U0212243

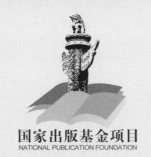

国家出版基金项目
NATIONAL PUBLICATION FOUNDATION

中国遗传学会遗传咨询分会组织编写

今日遗传咨询

GENETIC COUNSELING TODAY

主编 贺 林

人民卫生出版社

图书在版编目（CIP）数据

今日遗传咨询 / 贺林主编 . —北京：人民卫生出
版社，2019
ISBN 978-7-117-29411-9

Ⅰ.①今… Ⅱ.①贺… Ⅲ.①遗传咨询 Ⅳ.
①R394

中国版本图书馆 CIP 数据核字（2019）第 296684 号

人卫智网	www.ipmph.com	医学教育、学术、考试、健康，购书智慧智能综合服务平台
人卫官网	www.pmph.com	人卫官方资讯发布平台

今日遗传咨询

主　　编：贺　林
出版发行：人民卫生出版社（中继线 010-59780011）
地　　址：北京市朝阳区潘家园南里 19 号
邮　　编：100021
E - mail：pmph @ pmph.com
购书热线：010-59787592　010-59787584　010-65264830
印　　刷：人卫印务（北京）有限公司
经　　销：新华书店
开　　本：889 × 1194　1/16　印张：51
字　　数：1802 千字
版　　次：2019 年 12 月第 1 版　2019 年 12 月第 1 版第 1 次印刷
标准书号：ISBN 978-7-117-29411-9
定　　价：298.00 元

打击盗版举报电话：010-59787491　E-mail：WQ @ pmph.com
质量问题联系电话：010-59787234　E-mail：zhiliang @ pmph.com

主　　编 贺　林

副 主 编 王红艳　王晓红　马　端　张学军　郝晓柯

编　　者（按姓氏笔画排序）

丁一峰　复旦大学附属儿科医院	邢清和　复旦大学生物医学研究院
于世辉　金域医学	吕明丽　上海交通大学医学院附属国际和平妇幼保健院
马　竞　复旦大学出生缺陷研究中心	吕建利　山东省立医院
马　端　复旦大学出生缺陷研究中心	朱元昌　深圳中山泌尿外科医院生殖中心围着床期生殖
王　艺　复旦大学附属儿科医院	免疫重点实验室
王　振　中国科学院上海生命科学研究院	朱丽萍　上海市妇幼保健中心
王　珺　空军军医大学唐都医院	朱雅迪　首都医科大学附属北京天坛医院
王　静　山东省立医院	乔　杰　北京大学第三医院
王　慧　上海交通大学医学院附属国际和平妇幼保健院	任一昕　北京大学第三医院
王　磊　复旦大学生命科学学院	邬玲仟　中南大学
王　墨　重庆医科大学附属儿童医院	刘　杰　复旦大学附属华山医院
王文俊　安徽医科大学第一附属医院	刘　峰　上海交通大学医学院附属国际和平妇幼保健院
王红艳　复旦大学附属妇产科医院	刘丽梅　上海交通大学附属第六人民医院／
王树玉　首都医科大学附属北京妇产医院	上海市糖尿病研究所
王秋菊　中国人民解放军总医院	刘春敏　上海交通大学医学院附属国际和平妇幼保健院
王彦林　上海交通大学医学院附属国际和平妇幼保健院	刘雁军　美国查尔斯德鲁医科大学
王晓红　空军军医大学唐都医院	刘嘉茵　南京医科大学第一附属医院
王惠惠　复旦大学出生缺陷研究中心	关　明　复旦大学附属华山医院
王墨林　山东大学基础医学院	关　悦　美国埃默里大学公共卫生学院
牛建梅　上海交通大学医学院附属国际和平妇幼保健院	汤华阳　安徽医科大学第一附属医院
方向东　中国科学院北京基因组研究所	许厚琴　上海市妇幼保健中心
卢大儒　复旦大学生命科学学院	孙一忞　复旦大学附属华山医院
叶丽君　深圳中山泌尿外科医院生殖中心围着床期生殖	孙文靖　哈尔滨医科大学
免疫重点实验室	孙立群　上海交通大学医学院附属国际和平妇幼保健院
叶宝英　上海交通大学医学院附属国际和平妇幼保健院	孙金铃　上海交通大学医学院附属国际和平妇幼保健院

阳海平　重庆医科大学附属儿童医院

杜司晨　复旦大学出生缺陷研究中心

杜晓南　复旦大学附属儿科医院

李　扬　安徽医科大学第一附属医院

李　秋　重庆医科大学附属儿童医院

李　敏　上海交通大学医学院附属仁济医院

李亦学　中国科学院上海生命科学研究院

李奇霏　广西壮族自治区妇幼保健院

李艳明　中国科学院北京基因组研究所

杨　岑　北京大学第三医院

杨正林　四川省医学科学院/四川省人民医院

杨纪春　复旦大学出生缺陷研究中心

杨学礼　中国医学科学院阜外医院

杨雪艳　复旦大学

杨敏敏　复旦大学生命科学学院

肖德勇　复旦大学出生缺陷研究中心

吴　茜　上海交通大学 Bio-X 研究院

吴彤华　深圳中山泌尿外科医院生殖中心围着床期生殖
　　　　免疫重点实验室

余　涛　上海交通大学 Bio-X 研究院/上海市妇幼保健
　　　　中心

沈亦平　哈佛医学院波士顿儿童医院/上海儿童医学中心/
　　　　广西壮族自治区妇幼保健院、儿童医院、妇产医院、
　　　　出生缺陷预防控制研究所

沈鉴东　南京医科大学第一附属医院

宋梦帆　上海交通大学医学院附属国际和平妇幼保健院

张　进　复旦大学出生缺陷研究中心

张　倩　中国科学院北京基因组研究所

张　骏　复旦大学附属华山医院

张　琪　上海交通大学医学院附属第九人民医院/
　　　　上海市口腔医学研究所

张学军　安徽医科大学第一附属医院

张艳丽　临沂市妇女儿童医院

张晓博　复旦大学生命科学学院

张高福　重庆医科大学附属儿童医院

张赟健　复旦大学附属儿科医院

陈　刚　上海交通大学医学院附属第九人民医院/
　　　　上海市口腔医学研究所

陈　庆　复旦大学出生缺陷研究中心

陈　炯　上海交通大学医学院附属国际和平妇幼保健院

陈　新　中南大学

陈万涛　上海交通大学医学院附属第九人民医院/
　　　　上海市口腔医学研究所

陈子江　山东大学附属生殖医院

陈少科　广西医科大学第二附属医院

陈恕凤　中国医学科学院阜外医院

陈嘉妮　美国奥克拉荷马儿童医院

邵韵如　美国 Invitae 分子诊断实验室

范　星　安徽医科大学第一附属医院

范右飞　山东省立医院

呆 丽　上海交通大学医学院附属国际和平妇幼保健院

罗仕玉　广西壮族自治区妇幼保健院

金凯悦　复旦大学出生缺陷研究中心

周 舟　复旦大学生命科学学院

周 浩　复旦大学附属儿科医院

周文浩　复旦大学附属儿科医院

郑万威　复旦大学附属华山医院

项 盈　上海交通大学医学院附属上海儿童医学中心

赵欣之　复旦大学出生缺陷研究中心

赵欣荣　上海交通大学医学院附属国际和平妇幼保健院

郝丽丽　复旦大学出生缺陷研究中心

郝晓柯　空军军医大学西京医院

胡超平　复旦大学附属儿科医院

柏勊春　美国底特律医学中心分子遗传诊断室

施立晔　上海交通大学医学院附属国际和平妇幼保健院

贺 光　上海交通大学 Bio-X 研究院

贺 林　上海交通大学 Bio-X 研究院 / 中国遗传学会遗传咨询分会

秦胜营　上海交通大学 Bio-X 研究院

秦莹莹　山东大学附属生殖医院

袁 鹏　北京大学第三医院

袁慧军　陆军军医大学第一附属医院

桂宝恒　广西医科大学第二附属医院

夏文君　复旦大学出生缺陷研究中心

顾东风　中国医学科学院阜外医院

顾学范　上海交通大学医学院附属新华医院

倪天翔　山东大学附属生殖医院

徐从剑　复旦大学附属妇产科医院

徐晨明　上海交通大学医学院附属国际和平妇幼保健院

徐湘民　南方医科大学

高 明　首都医科大学附属北京天坛医院

高 敏　安徽医科大学第一附属医院

高应龙　浙江大学遗传学研究所

高金平　安徽医科大学第一附属医院

唐先发　安徽医科大学第一附属医院

黄卫东　新疆佳音医院

黄国英　复旦大学附属儿科医院

黄建波　复旦大学出生缺陷研究中心

黄宥芯　台湾台北马偕纪念医院 /Berry Genomics

黄荷凤　上海交通大学医学院附属国际和平妇幼保健院

黄涛生　美国辛辛那提儿童医院

龚瑶琴　山东大学基础医学院

盛宇俊　安徽医科大学第一附属医院

崔人婕　复旦大学出生缺陷研究中心

崔琳琳　山东大学附属生殖医院

康熙雄　首都医科大学附属北京天坛医院

梁 波　中国遗传学会遗传咨询分会

韩 波　山东省立医院

程 晖　安徽医科大学第一附属医院

傅启华　上海交通大学医学院附属上海儿童医学中心

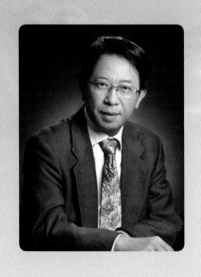

主编简介

贺林，遗传生物学家，中国科学院院士，发展中国家世界科学院院士。

1987—1991年，英国西苏格兰大学，博士学位；1991—1992年，英国爱丁堡大学，博士后；1993—1995年，英国医学研究委员会（MRC）爱丁堡人类遗传学研究所，高年资研究员。1996年至今，任中国科学院研究员，并先后任中国科学院上海生命科学研究中心（中科院脑研究所）、上海生理研究所、上海生命科学研究院营养科学研究所项目负责人；2000年至今，任上海交通大学讲席教授；2001年至今，任上海交通大学Bio-X研究院院长；2007—2012年，任复旦大学生物医学研究院院长；2007年至今，任复旦大学教授。

学术任职：首届国际转化医学学会主席，第十一届东亚人类遗传学联盟主席。两任国家"973计划"首席科学家，"十五""十一五"国家"863计划"主题和领域专家，数届国家自然科学基金委员会评委，国务院学位委员会学科评议组成员，中国遗传学会第八、第九届理事会副理事长，中华全国归国华侨联合会第九届委员会委员和特聘专家委员会副主任委员，中国遗传学会遗传咨询分会主任委员，上海市医学会医学遗传学专科分会创始人之一暨第一、第二届主任委员等。多所大学、研究机构、重点实验室和重大项目的名誉教授、学术委员会主任或委员等。被聘为 Journal of Bio-X Research 主编，Experimental Biology and Medicine、Human Molecular Genetics、Cell Research、Psychiatric Genetics、Journal of Genetics and Genomics 等10多种杂志的副主编、编委或顾问。

学术荣誉：享受国务院政府特殊津贴。获国家杰出青年科学基金资助、香港求是"杰出青年学者奖"；教育部"长江学者奖励计划"特聘教授，国家"百千万人才工程"第一层次人选（1999年），上海市科技精英；获何梁何利基金"科学与技术进步奖"、美国国家精神分裂症与抑郁症研究联盟（NARSAD）"杰出研究者奖"、第三世界科学院生物奖、谈家桢生命科学成就奖、上海市科技功臣奖、2019年美洲华人遗传学会（ACGA）"杰出教育奖"等。获国家自然科学奖二等奖2项，教育部科学技术（自然科学）奖一等奖2项，上海市自然科学奖一等奖1项，上海市科学技术进步奖1项等。发表SCI论文400余篇，主编和参编专著18部，申请和已获授权专利20多项。

前　言

2000 年,由我主编的《解码生命》一书正好在"人类基因组计划草图"尘埃落定之际出版,也是在当时国内对这一知识完全缺乏认识的情况下,较详细地介绍了人类基因组计划和后基因组计划的理念与概念,有力地推动了政府与民众的认识。在我眼中,人类基因组计划是人类真正系统地解读生命奥秘的开始。

时隔十九年的今天,作为主编启动《今日遗传咨询》的编写工作带来的是联翩浮想——这难道不正是《解码生命》的延续吗? 人类基因组计划带来了海量的数据,中国科学家也参与了 1% 的测序任务,但是时至今日有多少信息被我们真正利用起来? 由于当年参加 1% 人类基因组计划的目的很少被真正地认识到,造成人们对其产生的大量信息和数据使用意识的欠缺,使得在相当长一段时间内,解决与遗传问题相关疾病的工作停留在空白或无序阶段。而"遗传咨询"的核心任务不正是为了解读这些基因密码吗? 尤其是如今我国正面临着严重的出生缺陷问题,而且在全面二孩政策下,这一问题可能更加凸显出来,开展遗传咨询工作、降低出生缺陷发生率已经迫在眉睫。

尽管在这一征程中我国起步较晚,几年前当"遗传咨询师"这个职业在北美或欧洲已经存在了几乎 1/4 个世纪时,中国的遗传咨询领域还"停滞不前"。但是经过一群志同道合的遗传学工作者的努力,从 2015 年开始,中国的遗传咨询事业进入了"快车道"。2015 年 2 月 9 日,中国遗传学会遗传咨询分会(CBGC)在上海成立,我有幸担任主任委员。截至 2019 年,CBGC联手国家卫生健康委员会能力建设和继续教育中心,已成功举办了 14 届遗传咨询师初级班、4届中级班、2 届高级班以及一些公益普及班等,为我国培训了约 4 000 名遗传咨询工作者,为推动国家遗传咨询事业发展发挥了积极作用,得到了业内人士的肯定和认可。此外,CBGC 还前往美国,与两大权威遗传咨询机构——美国遗传咨询资质委员会(ABGC)和美国遗传咨询认证委员会(ACGC)交流了美国遗传咨询师培训和认证经验,将国际遗传咨询标准引进中国,逐步完善了国内遗传咨询的培训体系。

为了进一步促进遗传咨询在我国的发展和普及,我鼓足勇气领衔启动了《今日遗传咨询》的编写工作。这本书凝聚了遗传咨询基础和临床方面 100 多位国内外知名专家、学者、遗传咨询师多年工作的经验和智慧,内容涵盖遗传咨询概述、检测技术、临床应用,以及相关伦理、政策、法规等。本书理论知识与临床实践并重,不仅可用于提高群众认知,进行科普教育,也可作为遗传咨询师的专业培训用书,为有志于从事这项工作的人员答疑解惑、启迪思考。

　　中国遗传咨询之路最终要走向"造福患者,服务大众,实现健康中国"。要实现这一目标,还有很长的路要走。尽管前进的道路布满荆棘,未来充满种种不确定性,但我相信这本书的问世将帮助我们更有效地迎接长期困扰人类的遗传疾病的挑战!

2019 年 10 月

目　录

第1篇　遗传咨询概述

第2篇　遗传咨询检测技术

第 4 篇　遗传咨询伦理、政策及法规

第1篇

遗传咨询概述

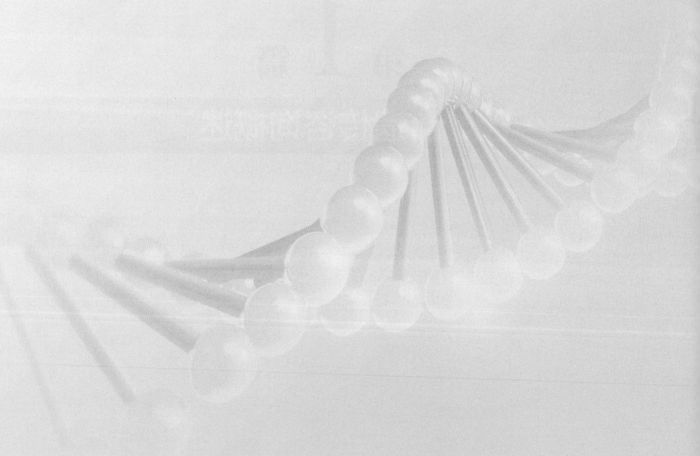

今日遗传咨询

GENETIC COUNSELING TODAY

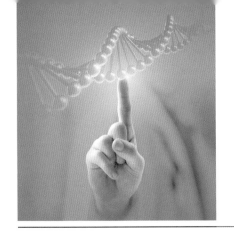

第1章

中国遗传咨询概要

缩写	英文全称	中文全称
ABGC	American Board of Genetic Counseling	美国遗传咨询资质委员会
ABMGG	American Board of Medical Genetics and Genomics	美国医学遗传学与基因组学资质委员会
ACGA	Association of Chinese Geneticists in America	美洲华人遗传学会
ACGC	Accreditation Council for Genetic Counseling	美国遗传咨询认证委员会
ACMG	American College of Medical Genetics and Genomics	美国医学遗传学与基因组学会
ASHG	American Society of Human Genetics	美国人类遗传学学会
CBGC	Chinese Board of Genetic Counseling	中国遗传学会遗传咨询分会
NGS	next generation sequencing	新一代测序
NSGC	National Society of Genetic Counselors	美国国家遗传咨询师协会

引言

中国是人口大国,也是出生缺陷的高发大国。但是在过去很长的一段时间里,这个影响中国全民健康的重大问题并没有得到有效控制,也许是因为没有找到合适的应对方法。近年来随着新一代测序(NGS)等遗传检测技术的迅猛发展,一系列颠覆性的新方法、新技术在产前诊断和辅助生殖中得以推广应用,积累了大量的遗传数据。而如何解读这些基因密码,则需要遗传咨询来发挥作用。遗传检测和遗传咨询就构成了"手心"与"手背"的关系,两者协同,缺一不可。

1　在中国开展遗传咨询的重要性

根据世界卫生组织估算,全世界低收入国家的出生缺陷发生率约为6.42%,中等收入国家发生率约为5.57%,而高收入国家的发生率约为4.72%。根据2012年卫生部发布的《中国出生缺陷防治报告》,我国出生缺陷发生率约为5.6%[1],虽然我国出生缺陷的发生率接近上述世界中等收入国家的平均水平,但是由于人口基数庞大,因此每年新增的出生缺陷病例总数不容小觑。在二孩政策开始执行前,我国每年新增出生缺陷为90万~100万例。这是什么概念?冰岛国的总人口数为30多万,也就是说我国每年新增出生缺陷的人数相当于三个冰岛国人口数!出生缺陷不仅仅是导致孕早期流产、死胎、围产儿死亡、新生儿死亡和婴幼儿夭折或先天残疾等悲剧的重要原因,还严重影响儿童的生活质量和患儿家庭的和谐幸福,并且,造成了潜在的人口损失和巨大的社会经济负担。根据2003年的资料保守估计,我国每年仅由神经管缺陷(包括无脑儿、脊柱裂和脑膨出等)造成的直接经济损失就超过2亿元,每年新出生的唐氏综合征(即21三体综合征)患儿生命周期康复费用的总经济负担超过100亿元,每年新发的先天性心脏病患儿生命周期诊疗费用更是超过126亿元。随着二孩政策的全面放开,"60后""70后"大龄备孕妈妈或高危孕妇不在少数,如何能够在生殖发育的多层面、整链条上保障每一个家庭出生的都是健康孩?这些急需解决的现实问题,有待于中国人运用聪明才智和把控正确政策进行解决[2]。

除了出生缺陷,癌症也是一大问题。根据世界卫生组织2014年发布的《世界癌症报告》,在过去4年全球癌症发病率升高了11%,其中我国的新增数位居第一;目前我国肿瘤发生率约6.4%,每年新发肿瘤约312万例[3]。此外,《中国心血管病报告2017》揭示我国民众普遍暴露于心血管病危险因素下,高血压、血脂异常呈普遍化趋势,糖尿病犹如洪水猛兽扑面而来,肥胖等相关疾病和健康问题持续增加,整体形势不容乐观[4]。

面对如此严峻的"健康"国情,人们表现出来更多的是焦躁与不知所措。人们在慌忙追赶"精准医学"的时髦时,却忽略掉了就在身边的克制疾病的利器——遗传咨询!

尽管科学技术不断发展、医疗水平持续提高,医生的工作强度不断加大,但是我国多种重大疾病包括肿瘤、心血管病、糖尿病以及精神疾病等的发病率"不降反升",令人深思。是医生不够努力还是医术出了问题?当然都不是!问题究竟在哪里?事实上,面对这些复杂疾病,传统医学或老医学无法解决和看清疾病问题的深层面的内容,对其进行精确的诊断和正确的治疗也就无从谈起。为解决这一困扰,人类启动了人类基因组计划,从基因的结构和功能上挑战,以此进一步认识遗传疾病。随着新一代测序技术的快速推进及成本的迅猛下降,特别是基因检测公司因美纳(Illumina)于2017年1月9日在J.P摩根健康大会上宣布的100美元一个人序列的时代即将到来的消息,使得基因测序转向临床的普遍应用变成了可能,同时带给人类海量的基因组数据。接踵而来的问题是,如何利用和解读这些海量数据,将其转化为人类的基因信息,找到预防、诊断和治疗疾病的有效方法?这就需要"解码生命"的专业人士,即本书的主角——遗传咨询师了。因此,在老或旧医学无法胜任的情况下,迫使新医学横空出世,其关系式带有浓厚的解码生命的特征:新医学 = 老医学 +(基因)组学 + 遗传咨询。新医学是带有革命性的、一场医学理念的变换,对它的正确认识将会加速人类掌握如何使用解决健康问题的真正钥匙,新一轮生命线的延长也将从此开始[5]。

2　中国遗传咨询事业扬帆起航

2.1　在 2015 年前的状况

几年前,当遗传咨询在我国还不为多数人所熟知时,遗传咨询师这个职业在北美洲或欧洲就已经作为金领职业存在了几乎 1/4 个世纪。又有几年过去了,遗传咨询师在中国的职业大典中仍是"零"。已经到了没法不问的时候,这么重要的职业为什么在我国迟迟没有落实?

要回答这个问题,可能要先了解一下,遗传咨询师是做什么的。遗传咨询师是经过严密的系统培训、培养,具备丰富的专业知识、长期的工作经验和良好的沟通技能,可以根据咨询用户的需求和家族史情况,给出合适的遗传检测建议,并在检测结果基础上给出正确的处理意见的一个专业群体。在美国,这个金领职业已经具备了完善的遗传咨询体系,由专业机构来进行遗传咨询指南的制定,拥有专门的遗传咨询委员会和专业遗传咨询培训机构。在美国,目前每 3.5 亿人口中就有大约 4 000 人具有遗传咨询师的职业证书和资质。由于相关职业系统的及时建立,北美洲的遗传病发病率、出生缺陷发生率已经大大降低。

相比之下,在 2015 年以前我国的遗传咨询领域发展严重滞后。

(1)相关政策缺失,专业机构缺乏。我国未制定任何正式的遗传咨询相关政策和指导性文件,以及相应的规章制度,包括技术设备规范、操作规程等。长期以来,我国没有独立的遗传咨询学科或科室,遗传咨询工作主要在具有产前诊断资质的医院开展,而且是由普通临床医生兼顾。据调查,超过 1/3 的医院没有开展遗传咨询工作。遗传咨询是基因测序转向临床应用必不可少的一环,但我国遗传咨询发展落后,专业机构缺乏,公众对遗传咨询认知不足,这些又制约了我国遗传检测等先进技术的应用和普及。

(2)没有专业的遗传咨询师,技术人员不足。随着技术快速发展,实验室给患者签发报告的信息量越来越大,报告所包含的许多临床意义不明确的信息该如何解读?如何对患者进行进一步的诊断和临床处理?这给患者和临床医生带来更多的困惑。我国没有专门的机构进行遗传咨询师的认证、考核及遗传咨询资料整理工作,导致遗传咨询人才培养机制不健全,在遗传及相关领域,如癌症风险预测等,均没有专业的遗传咨询师。对于传统医学教学而言,遗传学一直作为专业基础课讲授,没有相应的科室可以实习,造成医学毕业生忽视遗传咨询的重要性,内外妇儿等传统专业仍然是医学生心目中的就业目标。这也是为什么,长期以来患者越看越多,发病率越治越高,其核心是由于内外妇儿四大板块缺少遗传学这个中轴。

(3)遗传咨询开展水平不一,地域分布不均。我国遗传咨询工作开展极为不平衡,总体来说,经济发展好的地方优于经济滞后的地方,南方优于北方,东南沿海优于西部地区,大城市优于小城镇,城镇优于农村。咨询者得不到高质量,甚至得不到有关咨询服务,致使遗传病患者出生率增加。由于我国临床遗传咨询服务体系尚未建立,服务项目不多、覆盖人群有限,使得临床遗传学发展不仅落后于欧美发达国家,甚至比不上一些亚洲中等发达国家。

(4)群众认知不足,科普教育薄弱。遗传教育在我国的科普教育中仍然是非常薄弱的一环,许多人对基因、遗传、传染、近亲等概念的认识非常模糊,甚至会混淆;有遗传病家族史或者遗传病亲属的人总是抱有侥幸心理,不能及时就诊;许多人对于遗传咨询一无所知,相应知识匮乏。自愿婚检的男女比例不足 30%,给遗传病的发生提供了可乘之机。尽管基因科技日新月异,但难以被普通人理解,因此更需要专业遗传咨询师的解读与指导。

相比之下,个人健康意识不断提升,人们对遗传诊断、遗传咨询、遗传病治疗等个性化医学服务的需求与日俱增,这些都需要专业的遗传咨询师来完成。与此同时,健康事业也逐渐上升到了国家战略层面。2016 年 8 月 19 日至 20 日,在北京召开的全国卫生与健康大会上,明确了"没有全民健康,就没有全面小康"的战略。加快推进健康中国建设,实现中华民族伟大复兴的中国梦。并且,国家生育政策的调整、二孩政策的全面实施对生殖健康、妇幼保健、托幼等公共服务也提出了更高的要求。虽然遗传检测技术的出现为出生缺陷的预防、诊断和治疗带来了福音,但无论是无创产前检测,还是胚胎植入前遗传学诊断,在基因测序转向临床应用的过程中,遗传咨询都是必不可少的一环。

2.2 遗传咨询分会应运而生

遗传咨询通过联合人类基因组技术和人类遗传学知识,为患者开展遗传咨询、基因诊断、遗传病治疗等相关医学服务。遗传咨询师可以将先进的技术以易懂的方式宣传给大众,同时能为普通大众遇到的遗传问题提供建议及相关解决方案,使先进技术迅速、准确地转化为临床应用。为了保障全民健康、推进健康中国建设,在中国开展遗传咨询事业、建立遗传咨询师职业已经时不我待。因此,我于 2014 年 11 月 12 日递交了"建议成立中国遗传学会遗传咨询分会"的申请报告,仅用了 9 天时间就得到中国遗传学会的有关建立"中国遗传学会遗传咨询分会"的正式批文。随后,经过几个月紧张的筹建工作,第一批"敢于吃螃蟹人"勇敢地迈出了第一步,于是,在某种意义上,2015 年成为了我国遗传咨询事业具有里程碑意义的一年。

2015 年 2 月 9 日中国遗传学会遗传咨询分会(CBGC)在上海成立(图 1-1-1)。

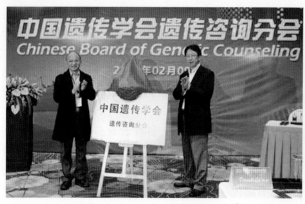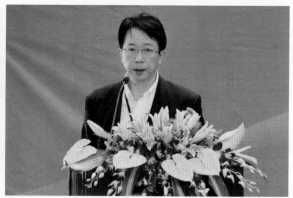

图 1-1-1 2015年2月9日中国遗传学会遗传咨询分会在上海正式成立

CBGC 以"建立标准化的遗传咨询流程,培训合格的遗传咨询师,从整链条打造'健康孩',提高国民健康水平"为宗旨;以"促进分子诊断技术的快速发展,努力提高遗传咨询水平,加速发现新的遗传病和降低我国出生缺陷发生率"为目标。其主要的任务包括:

- 建立专业的遗传咨询师培训和认证机构。
- 建立标准化的遗传咨询流程。
- 建立遗传咨询师临床实习规范。
- 建立各个领域的遗传咨询指南。
- 建立遗传咨询师资格标准和考核要求。
- 对合格的遗传咨询师颁发证书。
- 发现各类疾病的遗传病因。
- 解释各类遗传因素在疾病发生中的作用。
- 宣传最新的分子诊断技术及其在检测中的应用。
- 开展人类健康和疾病的遗传咨询。
- 提出诊疗建议。

这个年轻的分会一成立就受到了各方的关注和支持,第一批来自北京、上海、香港、重庆、四川、江苏、广东、山东、陕西、甘肃、辽宁、黑龙江、广西、贵州、宁夏、新疆等地的18家医院和8所科研院校的从事遗传学教学和科研的遗传学工作者组成了 CBGC 委员会,59位委员、20名顾问和途中新增的许多成员共同为在中国的土地上开展具有中国特色、符合中国国情的遗传咨询事业出谋划策。根据目前国内情况,首先建立遗传咨询师和临床遗传实验室主任的培训和认证体系,同时筹建临床遗传医师的培训和认证体系。粗略地说,培训对象的背景分别为生物学、医学和生物学、医学。

遗传咨询师的培训体系主要参考美国遗传咨询资质委员会(ABGC)和美国遗传咨询认证委员会(ACGC)认证的大学所开设的遗传咨询师课程设置,根据学员的不同背景和知识水平,分为初级、中级、高级三个等级的培训。遗传咨询师的认证考试也分为初级、中级、高级三个等级,每年组织一次全国统一考试,内容参考 ABGC 和 ACGC 的考试大纲,考试通过后可获取由国家卫生健康委和中国遗传学会联合颁发的统一培训合格证书。初级遗传咨询师可以对报告进行解读,一般不独立工作,但往往充当特定的临床遗传医师的助手;中级与高级遗传咨询师根据经验和工作所需有半独立和独立工作权限,如有资格签发检验报告的实验室主任或临床遗传医师。

2015年4月22日至30日第一届遗传咨询师培训班(初级班)在上海正式开班,得到了广大学员的热烈反响和积极参与!紧接着,2015年7月14日至20日第二届培训班在济南开班,2015年11月5日至11日第三届培训班在南宁开班,2015年11月7日至13日第四届培训班在沈阳开班……截至2019年,短短四年多的时间,已经举办了14届遗传咨询师初级班、4届遗传咨询师中级班和2届高级班(与哈佛大学合办第一届高级班)、1届遗传咨询普及班、3届遗传耳聋临床咨询师特别班。超出预料的是,场场人数爆满(图1-1-2)!并且,还在全国建立了多个培训基地,采取了集中教育、网上培训、案例分析和基地实习相结合的方式,社会反响热烈,为培养合格的遗传咨询师及推动我国遗传咨询事业作出了积极贡献。通过这种短期培训班的形式,在相对较短的时间内对已经有一定基础及经验,并有志于从事遗传咨询的人员进行有效培训,可以在全国范围内培养出一批有资质的、可以满足极缺岗位需求的专业人员。同时,CBGC 与合作医院签订合同,相互支持、承认培训基地和培训班中获得资质的遗传咨询师,根据各单位的不同需求帮助组建遗传咨询师团队。培训班的开展和相关课程还将为各大院校开展硕士课程提供很好的经验及材料,将为在全国范围内培养合格遗传咨询师提供政策制度、行业标准等方面的指导。

2016年3月22日国家卫生计生委(现国家卫生健康委)能力建设和继续教育中心发布了《关于实施临床遗传咨询能力专项培训项目的函》。该项目联合 CBGC,从2016年起实施临床遗传咨询能力专项培训,并正式将遗传咨询职业技能资质认证提上日程。项目中的遗传咨询师培训班课程体系参考美国 ABGC 认证的大学所开设的

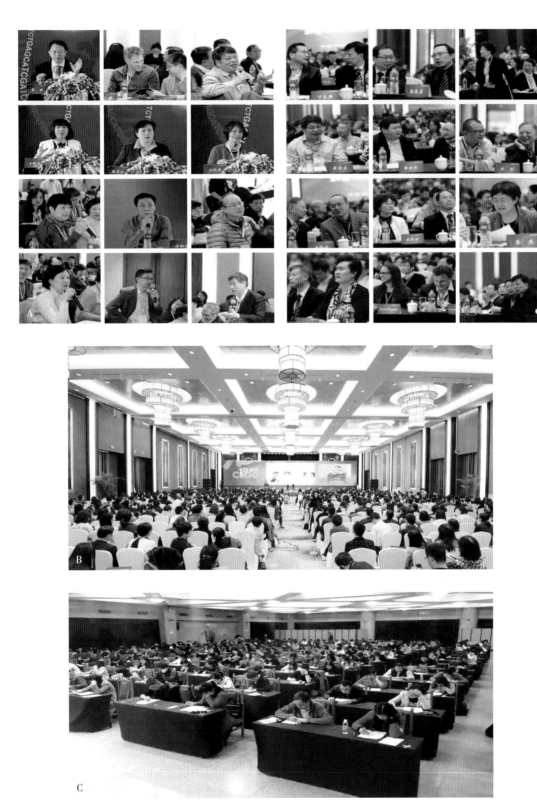

图 1-1-2　中国遗传学会遗传咨询分会会员和顾问在热议中国遗传咨询事业发展事宜（A）；
每届遗传咨询师培训班参加培训和考试的学员场场爆满（B、C）

遗传咨询师硕士项目的课程设置(表1-1-1),根据学员的不同背景和知识水平,设置初级班、中级班和高级班三个级别,其中初级和中级培训分为集中培训和远程培训,高级培训分为集中培训和实践培训。不论级别,最终考试合格者均可获得国家卫生健康委奖励的10个学分。计划每年举办2~4届初级班培训,1~2届中级班培训,1届高级班培训,同时设有对应三个级别的遗传咨询师认证考试。

表1-1-1　遗传咨询师培训班课程体系

课程	说明
集中培训	分四大类:基础理论、临床应用、检测技术和政策法规。不同级别的培训内容难度不同
远程培训	主要针对具体病例进行分析,具体形式包括视频教学、线上线下教育,测试及其他学习资源
实践培训	完成经典案例分析(一半以上工作应在授权的资质基地所提供的遗传咨询师工作室内完成)
案例共享(微信直播)和远程会诊	平均1~2周一次

参加国家卫生健康委能力建设和继续教育中心负责的"临床遗传咨询能力认证"全国统一考试合格者,由国家卫生健康委能力建设和继续教育中心颁发临床遗传咨询初级、中级或高级班能力合格证书。这一专项的实施标志着中国已初步以正规方式建立起"行业培训—资质认证—临床应用"的遗传咨询体系,为遗传咨询师正式纳入职业范畴奠定了坚实的基础,并使中国遗传咨询的正规化、标准化和职业化向前迈进了一大步。

2.3 开始进入快车道

为了进一步促进遗传咨询事业的发展,满足广大学员交流学习的需求,CBGC及时建立了自己的网站(www.cbgc.org.cn)(图1-1-3、图1-1-4)和微信公众号(GSC_CBGC)。

为进一步提高学员的能力和水平,尤其是解决实际问题的能力,CBGC联手美国遗传咨询师培训机构的培训专家,共同推出遗传咨询师远程培训(图1-1-5),在集中培训的基础上进一步明确遗传咨询的目标、方法与技巧。采用线上远程教学的方式,分为12周进行,每周2学时。学员登录CBGC官方网站社区板块,登录后即进入线上培训主页。这种方式充分考虑了大多数学员业余时间上课的现实,保证了最大的学习时间上的灵活性。在线论坛可以实现学员和教师在学习过程中的提问和答疑。所有章节后安排了实践练习与课后作业,学员可在网上提交作业,随时检查自己对知识的掌握程度。与集中培训注重遗传学知识的基础性和广度不同,远程培训着重培养实际解决遗传咨询相关问题的能力,具备以下亮点:

- 由美国遗传咨询师培训机构的培训专家亲自授课。
- 内容全面涵盖分子、细胞、药物遗传学。
- 注重培养从事遗传咨询工作的正确思路。
- 集中提高解决实际问题能力。
- 大量病例分析提高实战经验。
- 在线讲座保持时间灵活性。
- 即时网上论坛互动讨论解疑。

CBGC邀请在美国长期从事遗传咨询师培训和教育的专家教授对课程进行设计与经验传授。这些专家包括:美国医学遗传学与基因组学会(ACMG)成员、美国医学遗传学与基因组学资质委员会(ABMGG)认证的可以担任实验室主任的专家、针对临床药剂师的药物遗传学与个体化医疗培训的教授以及长期从事人类疾病基因组学

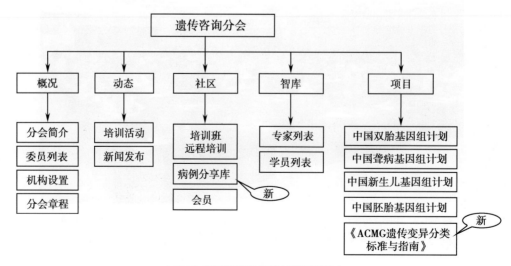

ACMG. 美国医学遗传学与基因组学会。

图 1-1-3　中国遗传学会遗传咨询分会网站架构介绍

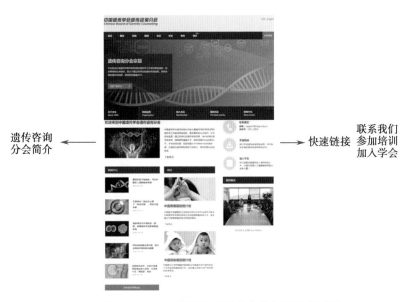

遗传咨询分会简介 ← ... → 快速链接 联系我们 参加培训 加入学会

图 1-1-4 中国遗传学会遗传咨询分会网站板块介绍

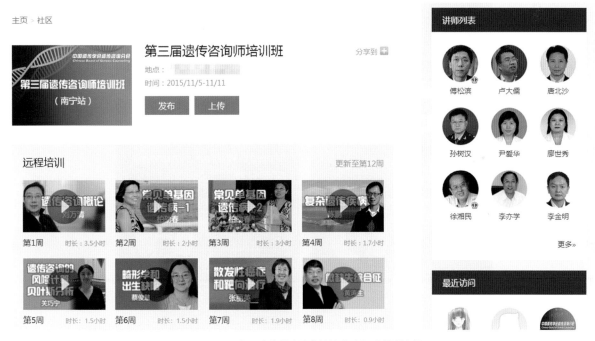

图 1-1-5 中国遗传学会遗传咨询分会远程培训介绍

研究的学者。本培训所用课程的设计来自各方面专家,通过对病例的精心挑选、仔细分析和讨论,着重培养学员正确的遗传咨询思路,让学员在充分掌握各种基础知识的基础上,通过实际病例分析启迪思考,设身处地地体会自己在遗传咨询中的角色与思维方式,从而提高解决实际问题的能力。

此外,经过我的倡导,以及在各方面人士的共同努力下,由 CBGC 主办的微信会员群"病例分享直播活动"正式上线(图 1-1-6)。借助直播这一与时俱进的全新模式,通过邀请大量的有临床遗传咨询知识和经验的专业人士,以公益的形式进行病例分享,帮助大家积累病例实践经验,提高遗传咨询能力和解决临床实际问题的能力,同时建立病例分享库供大家长期学习使用。活动得到了国内外知名遗传咨询专家的大力支持,他们纷纷积极参与,分享典型病例;直播也受到了广大观众的一致好评,场场火爆,已有 6 万余名分布于世界各地(中国、美国、英国、澳大利亚、加拿大等)的观众通过不同方式(手机、计算机等)观看了直播。

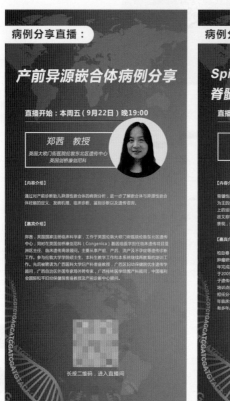

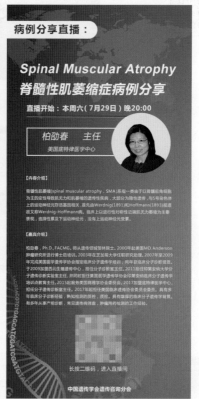

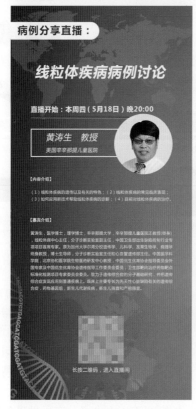

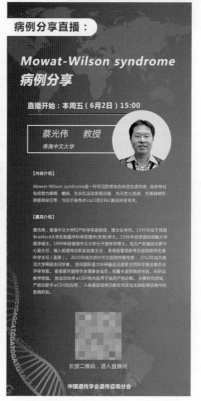

图 1-1-6 微信会员群"病例分享直播活动"

为进一步与国际接轨，参考国际上成熟的遗传咨询培训经验，让国际遗传咨询标准走进中国，CBGC 采取了"走出去"战略，赴美"取经"，与美国遗传咨询机构建立官方合作机制。

访问行动始于 2015 年 8 月，CBGC 派出国内本领域富有想象力的诸位学者组成了一个小型代表团，当时还借用了沈亦平教授的居所作了临时会场，与美国两大权威遗传咨询机构的代表——ABGC 代表委员 Susan Hahn（前主席）、美国遗传咨询认证委员会（ACGC）代表委员 Amanda Bergner 在波士顿进行了正式的官方会谈（图 1-1-7），此次访问是 CBGC 与美国遗传咨询机构进行的高水平的互动和交流，对国际平台的搭建具有一定的奠基意义：

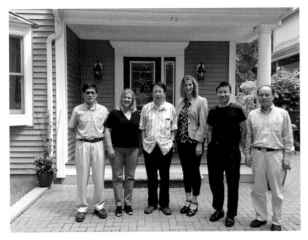

图 1-1-7　与美国同僚在沈亦平教授家的第一次
交流后的合影留念

- 与 ABGC/ACGC 商讨建立遗传咨询官方合作机制。
- 与美国院校合作制订遗传咨询师联合培训计划。
- 与美国实验室合作设立遗传咨询师海外临床培训站点。
- 分别在哈佛医学院和美国人类遗传学学会（ASHG）2017 年年会的全球华人大会上向同仁报告了我国遗传咨询进展和核心价值。

中美专家代表就遗传咨询师的培训和认证问题以及今后中美两国遗传咨询的共同发展进行了深入的交流，并就以下方面达成了共识：

- 将北美洲遗传咨询师的培训体系引入中国，建立中国遗传咨询师培训标准，规范遗传咨询师培训流程。
- 借鉴 ABGC 的考试机制，将 ABGC 的考试大纲、考试题库引入中国，建立中国遗传咨询师资格认证标准，形成全国性质的遗传咨询师认证体系。
- 参考 ACGC 对遗传咨询师培训机构的认证机制，建立中国遗传咨询师培训机构的认证标准。
- 引进美国优秀的遗传咨询师作为授课老师，筹备组织中美联合培养遗传咨询师项目。

- CBGC 派遣优秀人才赴美参加遗传咨询师培训项目，促进双方的学术交流。
- 中美两国的遗传咨询师资质互相认可。

同时，CBGC 与包括印第安纳大学（Indiana University）、犹他大学（The University of Utah）在内的多个美国院校建立了遗传咨询师联合培训计划；还与全球知名生物技术公司 Life Technologies 和波士顿儿童医院合作成立的 Claritas Genomics 公司、哈佛医学院 Christopher Walsh 实验室开展海外遗传咨询师培训合作，这些机构同时也作为 CBGC 遗传咨询师海外临床培训站点，用来接收 CBGC 派遣的优秀学员前来学习。学员可与专业医生、诊断实验室主任、医学顾问和有丰富经验的遗传咨询师交流，还有机会到各分子诊断实验室参观实习。在访问的最后一站，CBGC 代表与美国中部最大的第三方独立医学实验室 ARUP 实验室（ARUP laboratories）达成战略合作共识，特别是在双方都看好的基因测序技术促进健康发展的前景方面，加强今后的广泛合作，互相派遣优秀人才进行访问学习，增强创新人才的培养，同时开展具有广泛社会影响力和实际成效的跨国科研项目，包括遗传病的基础研究和实验室的关键技术创新等，加快重大疾病标志物的发现和诊断应用，提升技术平台的建设水平。2017 年又访问了美国贝勒医学院（Baylor College of Medicine）杨亚萍教授团队和辛辛那提儿童医院（Cincinnati Children's Hospital Medical Center）黄涛生教授团队，了解了遗传咨询在这两个机构的开展情况并建立了授课教师共享制度。

美国之行收获颇丰。在访问期间，2015 年 8 月 6 日我受邀以 CBGC 主任委员的身份在哈佛大学医学院做了题为"遗传咨询在精准医学中的重要应用"的学术演讲，介绍了中国遗传咨询的现状以及未来发展的方向和出路，提出了"新医学"的概念并阐述了遗传咨询的重要性。这次演讲引起了北美洲学者对我国遗传咨询事业的广泛关注和积极评价，为中国遗传咨询走向国际奠定了基础。两年后，在 ASHG 2017 年年会的全球华人大会上我代表 CBGC 介绍了中国遗传咨询事业的发展现状和未来趋势，提升了 CBGC 的国际影响力。由于这项工作的影响，我荣获了 2019 年美洲华人遗传学会（ACGA）"杰出教育奖"。实际上这是大家共同努力的结果！

2.4　从理论走向实践

2016 年 10 月 11 日至 15 日 CBGC 与上海市妇幼保健中心（以下简称"上妇幼"）联合举办了全球首次大型远程遗传咨询义诊活动，聚集了国内外遗传咨询领域的知名专家学者，以现场咨询和远程会诊的模式，为患者提供国内外顶尖遗传咨询师的一流服务。在紧跟着的 2017 年的儿童节，孩子们从"上妇幼"得到了一个特大礼包，即遗传咨询门诊从这一天起，正式进入常规化的运作状态（图 1-1-8）。

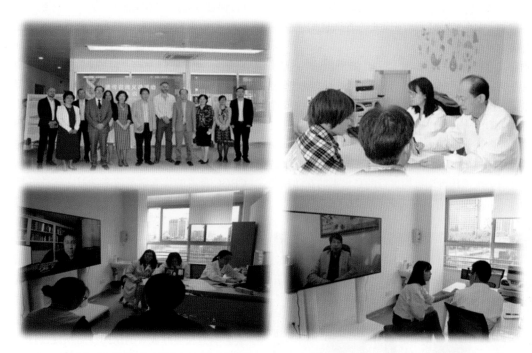

图1-1-8　2016年10月11日和2017年6月1日在"上妇幼"举行的遗传咨询全球义诊和
全球常规化会诊的仪式和场景

依托CBGC的专家库资源及部分北美洲和欧洲认证的遗传咨询师的一体化奉献,使得建立标准化的遗传咨询服务体系成为可能,在常态下实现了门诊和远程医疗相结合的方式,可为患者提供高品质的遗传咨询服务。同一天,"上妇幼"还正式挂牌成立"上海市'健康孩'协同创新中心",围绕"控制出生缺陷、促进健康发展"两大主线,以开展遗传咨询、遗传检测、加强三级预防管理为抓手,以促进儿童早期发展、提供全程保健服务为目标,致力于从根本上提高我国出生人口质量。我国人口的高质量需要"健康孩"的起始效应,好的"健康孩"起始离不开遗传咨询的重要作用。

此外,CBGC做的另一件促进遗传咨询发展的事是,联合医疗、研究单位和企业,共同开展"人类单靶标基因组计划",经过逐一剖析、首先解决各单项生命体问题。目前已经启动了"中国聋病基因组计划""中国双胎基因组计划""中国新生儿基因组计划"和"中国胚胎基因组计划",2016年10月正式启动了"中国先天性心脏病基因组计划"。"中国先天性心脏病基因组计划"将积累丰富的生物样本资源和海量的数字化样本资源,为未来先天性心脏病的产前诊断、早期干预、疾病管理或靶标药物开发等精准医疗奠定坚实的基础,对全面二孩政策下的中国人口质量以及儿童健康水平的整体提升具有重大意义。

3　中国遗传咨询的可见前景

今天,中国的遗传咨询事业已经启航,越来越多的人开始了解遗传咨询,金领职业遗传咨询师也开始受到生物学、医学专业毕业生、分子诊断实验室工作人员等群体的追捧。可以预见的是,未来遗传咨询师的就业前景一片光明。

● 在遗传专科门诊就业,是临床遗传专科医疗小组不可缺少的成员之一,帮助临床遗传专科搜集家族史、病史等,解释实验室检测报告,并为医生及患者及时提供有关预防、诊断和治疗的遗传咨询。

● 在第三方基因诊断公司及基于医院研究所的基因诊断实验室就业,是实验室临床服务小组不可缺少的成员之一。主要负责与送检医生的联系咨询,检测结果解释及报告的起草。遗传咨询师在了解基因与疾病的关系检测项目研发中也应起到重要作用。

● 在独立的遗传咨询诊所就业,可以为需要服务的人群提供独立的、专业的遗传咨询。

● 在社会其他功能部门就业,如法庭、保险公司、专利局、病患利益保护组织、罕见病联合会、新闻工作媒体机构等,均需要具有资质的遗传咨询师负责专门的服务及咨询。

但是遗传咨询这项重要事业远不是为了解决"就业"

这么简单,中国遗传咨询之路最终要抵达"造福患者,服务大众,实现健康中国"的目的地,我们还有很长的路要走。未来不但需要我们继续努力推动遗传咨询行业发展,力争使遗传咨询在各大医院常态化,还需要国家、政府以及方方面面的顶层设计,包括出台相应的职业设计方案、设立遗传咨询师职业、根据市场需求扩大遗传咨询师队伍和提高遗传咨询师的专业度等。中国遗传咨询事业任重道远,却值得所有热爱这项事业、关注国民健康的同道砥砺前行!

4　不懈努力换取的成效

汗水终于换取了一定的收获。2018 年 8 月上海市卫生计生委眼明手快,率先发布了《关于印发〈上海市遗传咨询技术服务管理办法(2018 版)〉的通知》(沪卫计规〔2018〕142 号),这犹如黄梅天里的一声春雷,开始冲刷霉腐与混浊,可谓里程碑式的工作。该通知可以分解出以下"干货"[6]:

4.1　国内第一个相应的管理办法问世

文件中的内容涉及遗传咨询的方方面面,但由于篇幅的原因,此处仅对作为第一要素的遗传咨询师的相关内容进行一定程度的介绍。

- 从事与婚前医学检查、孕前检查、产前筛查、人类辅助生殖技术相关的遗传咨询人员:应取得医师执业证书,符合相关技术人员准入基本条件,取得相关专业技术培训上岗证以及相关技术所需合格证书;应具备中级及以上专业技术职称,有两年以上相关工作经验,经市级妇幼保健专业机构遗传咨询相关知识和技能培训合格。能正确采集病史、绘制家系图谱;对常见遗传疾病能识别并给予初步建议与指导;对罕见或疑难案例能及时转诊。

- 从事与产前诊断(包括胚胎植入前遗传学诊断)、新生儿疾病筛查和诊治相关的遗传咨询人员:应取得医师执业证书,符合相关技术人员准入的基本条件,取得相关专业技术培训上岗证及相关技术所需合格证书;应具备中级及以上专业技术职称,有五年以上临床经验;在有遗传咨询培训资质的机构接受不少于三个月的系统培训和临床实践,并获得国家卫生健康委临床遗传咨询能力专项培训机构颁发的培训合格证书。能识别、诊断常见遗传疾病,推荐正确的遗传检测方法和项目,对实验室结果进行判读,对个体发病风险与再发风险作出评估,并对特殊案例落实及时转诊。

- 从事遗传检测实验室检测报告签发的人员:具有中级及以上专业技术职称,有生物学或遗传学专业背景,从事临床检验、遗传检测工作五年以上;经过有遗传咨询培训资质的机构培训,获得国家卫生健康委临床遗传咨

询能力专项培训机构颁发的培训合格证书。能正确判读实验结果及签发检测报告,协助遗传咨询临床医师向咨询对象解读检测报告,参与相关疾病的沟通和会诊。

- 从事遗传咨询的相关人员:应每三年接受上海市卫生计生行政部门委托的市级妇幼保健专业机构组织的复训。

4.2　向职业化迈进一大步

在 2019 年 CBGC 的年会上,国家卫生健康委员会两位正司级领导的出席充分反映了国家对这一领域的重视程度。他们在致辞中分别对这项事业所取得的成绩进行了赞扬,对遗传咨询培训班所取得的成绩给予了肯定。从他们的致辞中可以归纳出:

- 遗传咨询在防治出生缺陷中的作用日益凸显,而规范的遗传咨询服务是实现出生缺陷防治目标的质量保证和前提。因此,仍然需要行业学会在规范行业服务中发挥作用,要以提升遗传咨询能力为重点,加强出生缺陷防治人才队伍建设。

- 遗传咨询人才短缺无疑是出生缺陷防治能力的短板,是国家培训项目关注的重点。CBGC 要继续发挥专业优势。

- 以医学遗传学学科建设和技术发展为契机,推动出生缺陷防治工作创新发展。

- 从国家层面,推动建立遗传咨询专家委员会。

- 研究制定国家层面遗传咨询专科能力建设的培训标准和遗传咨询师职业的国家标准,联合遗传咨询专家委员会开展系列工作。

- 推动更丰富、更精准、更个性化的能力建设培训项目。

- 推动各方资源整合和遗传咨询师人才队伍建设的专业化、规范化和职业化,为遗传咨询师职业资格的设立奠定基础。

目前,国家卫生健康委员会的同仁们正在为推进我国遗传咨询的职业化认真地工作着。对大家来说,在经过多年的努力进取后,这次会议的消息无疑是带给大家的一份大礼!

结　语

中国遗传咨询起步较晚,所面临的形势已很严峻,要解决的问题也很棘手,可以借鉴的经验不多,需要汲取的教训却不少,但这是一项非做不可、还一定要做好的工作,因为这是关系到每一个中国人的健康事业,是解码生命和构建健康的必经之路。显然,咱们是第一批勇于吃螃蟹的人,同样要做好第二批还继续吃螃蟹的准备!尽管前进的道路曲折且布满荆棘,未来也充满种种不确定,但

是,我真切地希望有更多的人能加入进来,在这条艰难而
又伟大的道路上展露信心与决心!

(贺林)

参考文献

［1］中华人民共和国卫生部.中国出生缺陷防治报告(2012).［2019-04-15］.http://www.gov.cn/gzdt/2012-09/12/content_2223373.html.

［2］孙丽雅,邢清和,贺林.中国出生缺陷遗传学研究的回顾与展望.遗传,2018,40(10):14-27.

［3］World Health Organization.World cancer report 2014.［2019-04-15］.http://publications.iarc.fr/Non-Series-Publications/World-Cancer-Reports/World-Cancer-Report-2014.

［4］陈伟伟,高润霖,刘力生,等《中国心血管病报告2017》概要.中国循环杂志,2018,33(1):1-8.

［5］贺林.新医学是解决人类健康问题的真正钥匙——需"精准"理解奥巴马的"精准医学计划".遗传,2015,37(6):613-614.

［6］上海市卫生健康委员会.关于印发《上海市遗传咨询技术服务管理办法(2018版)》的通知.［2019-10-15］.http://wsjkw.sh.gov.cn/zcfg2/20180831/62125.html.

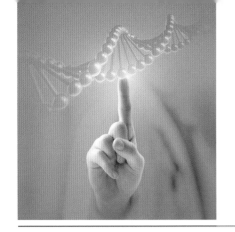

第2章

国际遗传咨询模式及遗传咨询师职能的发展简介

缩写	英文全称	中文全称
ABGC	American Board of Genetic Counseling	美国遗传咨询资质委员会
ACGC	Accreditation Council for Genetic Counseling	美国遗传咨询认证委员会
ASHG	American Society of Human Genetics	美国人类遗传学学会
NSGC	National Society of Genetic Counselors	美国国家遗传咨询师协会
PGD	preimplantation genetic diagnosis	胚胎植入前遗传学诊断

引言

过去几十年,基因组学领域研究的成果已大大改变了人们的认知和思维方式。为了让基因检测技术和遗传信息可以更好地为患者服务,遗传咨询师的职能也日益得到重视。本章旨在介绍国际遗传咨询的发展历史和模式演变,并对遗传咨询师的传统职能和新职能展开讨论,从而为我国遗传咨询的培训和认证体系提供参考。

第 1 节 | 遗传咨询的定义和模式演变

在遗传咨询发展成为独立的医学分科之前,人类对遗传疾病的风险评估已有很长一段历史。如很多宗教文化都反对近亲结婚,史书对于家族性的疾病也早有记载。尽管其中很多观念都缺乏科学依据,但可反映出人们自古以来想要防止后代患病的需求。

遗传咨询的概念最初应用在公共卫生领域,除了通过对疾病的风险评估、筛查、诊断和治疗来降低人口出生缺陷发生率,还被应用于其他社会问题,如贫穷、犯罪和精神疾病。社会心理学家、医学遗传学家、政府部门以及大众都非常积极的希望利用基因遗传学的发展来优化人类。Sorenson[1]指出科学的计划生育、优生优育(eugenics)是保证人类物种进化的发展趋势。美国在 20 世纪初曾对智力障碍人群强制实行绝育手术(Buck 和 Bell 案例),某些种族曾被禁止移民。到 20 世纪 30 年代,优生优育的概念风靡全世界。目前,很多患者对于遗传咨询的理解有偏差,担心因为个人的疾病家族史而丧失生育权。同时,因为遗传疾病的风险而受到求职和医疗保险歧视的事件也屡见不鲜。

随着人权伦理的争论越来越多,1947 年 Nuremburg Code 首先倡导患者的知情同意权和自主权,之后美国和其他国家出台了很多法律法规保护医学研究的受试者。1979 年贝尔蒙报告(Belmont Report)主张的三个伦理基本原则应用最广,即:尊重个人(知情同意,保护个人的隐私权)、有利原则(进行风险/受益评估)、公正原则(要求受试者的选择在程序和结果上都是公平的)[2]。直到

现在,临床遗传咨询和基因遗传学研究也大都采用这三个原则。

在这样的时代背景下,遗传咨询也渐渐从预防医学的模式转为了以个人为中心的医学心理模式,非指令性(nondirectiveness)也成了遗传咨询的核心价值观。1947年,Reed[3]正式提出医学遗传咨询的定义并描述了遗传咨询的三个目标:①传播人类遗传学的知识;②尊重患者的态度和反应;③向患者提供全面的遗传学信息。这个定义奠定了现代遗传咨询的基础。遗传咨询的实施者从政府公共卫生行政部门转为临床医学部门,同时遗传咨询强调患者有权利针对基因遗传风险作出自己的决定。1975 年,美国人类遗传学学会(ASHG)发表了遗传咨询的定义,指明遗传咨询是一个交流的过程,保障患者的自主权在这个交流过程中至关重要。遗传咨询师需要为患者提供信息支持和情感支持[4]。这种模式的转变让遗传咨询成为独特的、多方面的新兴医学专科。

2006 年,美国国家遗传咨询师协会(NSGC)给遗传咨询的定义是:遗传咨询是为了帮助患者理解和适应基因相关疾病对患者本人和其家属身体、心理、生活的影响。遗传咨询师是一个桥梁,它让基因检测技术和遗传信息可以更好地为患者服务,帮助把实验室的研究发现转化为临床应用。遗传咨询师的职能是根据患者的疾病史和家族史,来评估某种遗传病或基因疾病发生或者再发生的可能性,帮助患者理解不同的遗传模式、基因检测、遗传疾病的治疗、筛查和预防,有必要的话进行研究,同时为患者提供咨询,帮助其作出合适的决定,并且适应疾病、接受患病的风险[5]。遗传咨询的最终目标是帮助患者作出知情决定。知情决定必须具备两个条件:①决定必须基于全面的准确的信息;②决定必须符合患者的心理情况、社会和文化背景[6]。遗传咨询师不仅需要向患者提供客观准确的医学遗传学知识,运用心理评估和咨询技巧来了解影响患者对知识的理解和做决定的因素也同等重要[7]。新定义与原来的定义相比,已从单纯的生育遗传咨询延伸到包括肿瘤等常见病的遗传咨询;非指导性咨询原则已成为基本伦理概念。新定义将遗传咨询相关的教育和研究都归属于遗传咨询的范围。在新定义指导下,遗传咨询的范围越来越广。

遗传咨询的概念于 20 世纪初在美国提出,先后经历了优生优育模式(eugenic model)、预防医学模式(medical/preventive model)、决断模式(decision-making model)以及心理治疗模式(psychotherapeutic model)四个发展阶段[4]。不同发展阶段的工作重点是不同的。最初的优生优育模式是为遗传病受累家庭提供信息,并劝告他们不要生育。随着20世纪50年代医学重点转移至预防工作,遗传咨询进入了预防医学模式。遗传咨询师开始向患者家庭提供有关后代发病风险的信息,使家庭可以避免所罹患遗传病在后代身上再发。随着医学遗传学知识的不断更新及新的诊断和治疗技术的出现,遗传咨询工作的重点转变为帮助患者作出最符合其自身利益的选择,这便是决断模式。而心理治疗模式遗传咨询工作重点在于疏解咨询者所承受的心理及情感压力,同时帮助咨询者针对所遇到的问题作出最符合其意愿的选择,这种遗传咨询模式的着眼点是咨询者本身,而非咨询者所遇到的生理问题。

尽管临床遗传咨询的模式都遵循以个人为中心的医学心理模式,但是方式非常多样化,大致可以分为两类:健康教育模式(teaching model)和心理咨询模式(counseling model)[8]。在健康教育模式中,遗传咨询师认为客观的事实和数据是患者做决定的根本,因此提供健康教育信息是咨询过程的重点。遗传咨询师的角色更倾向于教育者、医学权威。而在心理咨询模式中,遗传咨询师认为患者做决定是基于他们对客观事实的主观理解和感受,因此评估患者对遗传信息的心理反应和影响其做决定的社会心理因素是咨询过程的重点。遗传咨询师的角色更倾向于辅助者和咨询者。这两个模式并不互相排斥,临床的遗传咨询师会因为个人教育经历、咨询专科和患者背景等因素而更倾向于选择某个咨询模式。但是对遗传咨询过程的研究表明,大多数遗传咨询师在临床都是采用健康教育模式,以传递信息为主,相对而言很少讨论患者的担忧、焦虑等心理问题。患者在咨询过程中更多的是作为消极被动的倾听者,很少发问,他们对遗传信息的理解和感受也很少被问[9]。比起健康教育模式,心理咨询模式下的患者满意度更高,更有可能作出知情的决定。目前临床普遍采用的遗传咨询模式将以往忽略的情感和心理问题纳入了咨询的范畴,并且成为遗传咨询环节非常重要的一部分[10]。因此,遗传咨询师不但要具有遗传学、临床遗传学、医学遗传学等基础理论知识,掌握实验室基因诊断方法,了解法律法规、伦理道德内容,同时要具备心理学知识并掌握咨询技巧。

第2节 | 遗传咨询师的培训与传统职能

过去10年中,遗传咨询在全球范围内飞速发展,经过

遗传咨询硕士培训和认证的专业遗传咨询师的数目也在不断增加。在欧美等发达地区,遗传咨询已作为一门医学专科,且现已具有较完善的遗传咨询师培训体系。例如,在美国成为遗传咨询师需要具备两个条件:①获得由美国遗传咨询资质委员会(ABGC)认证的遗传咨询硕士学位(录取同时有生物学、遗传学、心理学背景或临床工作经验的学生),由美国遗传咨询认证委员会(ACGC)负责设立和评估遗传咨询硕士项目的教育体系和认证标准。遗传咨询师的继续教育则由NSGC负责。②通过NSGC的认证考试。目前美国有超过4 000名认证遗传咨询师,远远不能满足临床需求。美国劳工部预测,未来的10年,遗传咨询师的需求量会增长大约30%,其他医药类行业从业人员的需求量增长是7%左右。

遗传咨询师的传统职能主要是指在临床工作,面对面地向患者提供咨询服务。根据2016年美国遗传咨询师行业报告显示,大部分遗传咨询师(70%)还是在履行这个传统职能,主要在医院门诊工作。临床遗传咨询同临床医学一样,分为孕产前、肿瘤、儿科、心血管疾病等不同的专科。目前,孕产前和肿瘤专科是美国临床遗传咨询最大的两个分科,占大约80%的比例[11]。

1　孕产前遗传咨询

孕产前遗传咨询主要针对目前和将来怀孕的风险,目标人群主要包括:高龄产妇(单胎>35岁,多胎>33岁),产前筛查结果异常者(如产前超声异常或血液检查结果异常),绒毛膜穿刺或羊膜腔穿刺结果异常者,某个常染色体隐性遗传病多发的种族(如1型戈谢病在艾希肯纳兹犹太人中突变基因携带者频率是1/18),孕期有药物、辐射、感染史者,近亲结婚者,父母一方或双方有基因遗传疾病家族史者或已知是某种常染色体遗传病的突变基因携带者。孕产前遗传咨询师向患者及其家属提供染色体异常、基因遗传病和出生缺陷的信息,并帮助患者选择产前筛查和诊断检测方法(如常见的唐氏综合征筛查、无创产前检测和核型分析等)。如果产前诊断确定,遗传咨询师会帮助患者理解检测结果和致病原因,对后续孕期和胎儿出生后的情况作出预测,以及安排后续筛查、治疗或流产的医疗措施和转诊。

随着基因检测技术在临床应用的发展,遗传咨询的专科也在不断更新扩张。孕前、产前遗传咨询的专科还包括辅助生殖遗传咨询、产前胎儿干预和治疗遗传咨询。辅助生殖遗传咨询主要针对基因遗传因素导致的多次流产、不孕不育及基因检测技术在辅助生殖领域的应用,如胚胎植入前遗传学筛查和诊断。遗传咨询师也会根据卵子或精子提供者的家族史提供疾病的风险评估,选择合适的基因检测项目进行诊断和遗传咨询。胎儿干预和治

疗遗传咨询是近几年发展起来的产前遗传咨询专科,主要针对产前诊断后对胎儿进行的侵入性医学治疗(如羊膜复位术和胎儿手术)。转诊指征包括:多发性先天异常、胎儿治疗有效的基因遗传病(如脊髓脊膜膨出、先天性肺气道畸形)、生产时需要进行胎儿手术或体外膜氧合的疾病等。

2　肿瘤遗传咨询

肿瘤遗传咨询主要针对遗传性和家族性癌症,目的是为了筛查有患癌风险的患者和其家属,从而提高患者的防癌意识,尽早进行癌症的预防和筛检,提高患者的生活品质并提供寿命保障。目前已知有超过五十多种癌症综合征是由遗传性癌症基因所引起的。如 *BRCA1/2* 在同一个家族中会引起乳腺癌、卵巢癌、胰脏癌等;*TP53* 在同一个家族中会引发胰脏癌、白血癌、软组织肉瘤等。肿瘤遗传咨询的目标人群包括:早发性癌症患者(如乳腺癌或结肠癌发病<50岁),多个有血缘关系的家属患同种癌症或相关癌症者(如乳腺癌和卵巢癌并发,结肠癌和子宫癌并发),同时罹患多种癌症者(如双侧乳腺癌),罕见癌症或肿瘤患者(如男性乳腺癌、甲状腺髓样癌、视网膜母细胞瘤等),有与遗传性肿瘤相关的其他临床症状的人(如多个结肠息肉),以及有遗传性肿瘤家族史的健康人群。

3　儿科遗传咨询

儿科遗传咨询主要针对产前或新生儿疾病筛查结果为异常、出生缺陷、神经肌肉障碍疾病、发育迟缓或智力障碍、孤独症、视力缺损、听力障碍、遗传性疾病、外观异常等的情况。儿科遗传咨询师通常会和临床遗传学家及儿科医生一起会诊患儿,帮助患儿和家属安排转诊和治疗。这个过程不仅需要跟患儿的儿科医生紧密沟通,还需要跟父母双方的家庭医生建立联系,因为儿科基因遗传病的诊断和治疗往往会影响到父母的疾病诊断和治疗。除此以外,儿科遗传咨询师与营养师及物理治疗师的合作也会比较多,因为很多遗传病的患儿在新生儿期就有临床症状,早期的医疗或饮食干预对于控制以后的病情发展很有帮助。如许多唐氏综合征的孩子,如果有完善的早期疗育课程,发育迟缓的情况会有所改善,成年后自我照顾能力较佳[12]。

4　心血管疾病遗传咨询

常见的可引起猝死或卒中的遗传性心血管疾病包括遗传性的心肌病、心律失常、主动脉疾病、心脏淀粉样变性,以及家族性的冠状动脉疾病、心肌萎缩症和先天性心脏病。在疾病诊断不明确的情况下,有心脏性猝死家族史的患者在50岁之前需要被转诊到心血管疾病的遗传咨询专科。通过家族史的准确记录和选择合适的基因检测,有可能会找到致病基因,从而通过定期检查与服药及调整生活习惯(如避免剧烈运动、戒烟酒)来降低猝死的风险[13]。目前,很多因遗传性心血管疾病导致的猝死还没有绝对有效的预防手段,这种未知性对患者及家属的身心健康都造成很大的负担。遗传咨询对于减轻患者和家属的社会心理负担及更好地适应基因诊断可以起到非常重要的作用[14]。

5　遗传咨询专科

很多专科遗传咨询门诊只针对一种或一类基因遗传疾病,从疾病的诊断到治疗对患者和家属进行长期随访。比较传统的专科遗传咨询多针对单基因遗传病,如遗传代谢病、神经肌肉退化性疾病等。近年来,多基因遗传病的专科遗传咨询也逐渐开展起来。如在1型或2型糖尿病患者中,通过对家族史、疾病史的调查和基因检测筛选出单基因糖尿病的患者,从而改变患者的治疗方案(如由 *GCK* 基因突变引起的单基因糖尿病一般不需要任何治疗)[15]。如迟发性阿尔茨海默病,虽然是多基因遗传病,目前基因检测结果对疾病的预防和治疗也没有明确的指导作用,但遗传咨询师可以通过基因检测结果(*APOE* 的基因型)为患者提供更准确的发病风险评估,对患者的生活习惯、医疗保险的选择、长期财政规划和人生规划都有积极的影响[16]。药物基因组学的兴起也促进了遗传咨询在这一领域的发展。通过基因检测来评估患者对某一类药物的反应和副作用的耐受能力,能够更有效地提高药物作用和减轻药物副作用。如 *CYP2C19* 的基因检测结果已经普遍被用于指导心脏手术后抗凝血剂的选择。

无论在哪个临床遗传咨询专科,遗传咨询的基本流程都包括:①评估患者的个人疾病史;②记录患者的三代家族疾病史;③讨论基因遗传病的风险(如患者本人和后代患某种遗传病的风险)并对风险进行量性评估;④指出其他有患病风险的家庭成员;⑤描述跟患者有关的基因遗传疾病的临床症状、筛查、诊断和治疗方法;⑥解释患者已有的医学检查结果;⑦讨论不同医学检测的用途、可能的结果和检测的局限性,包括筛查检测项目(如常染色体隐性遗传病携带者筛查、超声检查、肿瘤样本检查)和确诊检查项目(如各种评估量表、影像检查、血液检验);⑧讨论检测结果的意义和后续筛查治疗手段,以及提供情感支持和社会支持资源信息。在咨询过程中需要随时评估患者是否误解咨询内容,对于疾病风险及检测的局限性是否过于轻忽或重视。如果发现患者有任何生理或心理不适,可建议停止咨询或暂缓基因检测。在国内特殊的社会文化背景下,遗传咨询师尤其要关注患者与亲属之间的关系与情感压力,根据情况决定是否需要分开咨询,在多人家族咨询过程中保证患者本人的隐私权[17]。另外,患者的知情权需要保护,患者的不知情权也需要保护。如有亨廷顿病家族史的患者想要做胚胎植入前遗传学诊断(PGD)来确保后代没有患病,但患者并不想知道自己有没有CAG序列数目异常。这就需要遗传咨询师和检测实验室做好沟通工作,在报告结果时保护好患者的不知情权。

但我国还未出台针对遗传咨询的相关法律政策,遗传咨询师的培训体系和官方认证机构也不明确。随着基因组医学、个体化医学、精准医学等新型医学模式的不断深入,以及基因筛查和诊断在临床的广泛应用,遗传咨询的目标、模式和内容都在不断变化,患者对遗传咨询的需求也在不断增加,遗传咨询的复杂性和挑战性日益明显。同时,每个国家的历史文化背景、医疗体系、法律法规都不同,而遗传咨询工作又和这些因素息息相关。因此,如何根据遗传咨询和基因组研究的最新进展及国情来推动我国遗传咨询的发展,是亟待解决的问题。

(关悦　廖敏华　沈亦平)

第3节 遗传咨询师的新职能

遗传咨询师是介于实验室、医生、患者及家属之间的桥梁,也是一个翻译者,将实验室所出的检测报告,以专业的背景与临床医生讨论,用患者与家属能理解的语言协助他们面对困难的人生难题。不同专科的遗传咨询师,除了临床知识之外,着重的咨询技巧也不太一样。在基因检测应用有限的时候,一个咨询师可满足上述三方的需求。由于新一代测序技术的广泛应用,大大降低了基因检测的时间与费用,提升了检验的准度与应用范围,目前遗传咨询师的工作又可再细分为专职在实验室端编写检验报告、专责负责医疗人员端的沟通说明、第一线面对病患家属端的解说。而工作的地点也从医疗机构走出到基因检测公司及高端健康体检诊所,甚至是保险公司、政府部门及非营利机构。咨询的方式也渐渐从面对面的会谈,发展出电话、远程视讯,未来电子邮件甚至是社群网站都是新的咨询渠道。未来通过网络就能购买基因检测产品,消费者可自行采检后寄回检测公司,报告也可直接到订购者手中,不需要经过医院或诊所,但仍然需要专业的遗传咨询师进行解说及临床意义讨论,才不会让消费者因不明白检测意义而错失或误解重要信息[18-19]。遗传咨询师也加入到生物科技创新公司,利用所学的基因遗传学和咨询技巧,设计以患者为中心的基因检测大众产品[20]。另外,随着基因遗传检测在临床和商业机构的应用越来越普及,完善基因检测的保险报销机制,保护患者不受基因信息歧视也成为越发重要的社会问题。因此,有越来越多的遗传咨询师参与到政策立法工作中,协助政府设立相关法案,从而为更多遗传疾病患者争取更多的权利和福利。

结　语

欧美地区遗传咨询的行业发展体系已经比较成熟,

参考文献

[1] SORENSON J R.Genetic counseling:values that have mattered./BARTELS D M,LEROY B S,CAPLAN AL,et al.Prescribing our future:Ethical challenges in genetic counseling.New York:Aldine de Gruyter,1993:3-14.

[2] National Commission for the Protection of Human Subjects of Biome Beha Resea and Kenneth John Pres Ryan.The Belmont report:ethical principles and guidelines for the protection of human subjects of research-the national commission for the protection of human subjects of biomedical and behavioral research.New York:US overnment Printing Office,1978.

[3] Reed S C.Counseling in Medical Genetics.Philadelphia:Saunders,1955:441.

[4] KESSLER S.The psychological paradigm shift in genetic counseling.Soc Biol,1980,27(3):167-185.

[5] RESTA R,BIESECKER B B,BENNETT R L,et al.A new definition of Genetic Counseling:National Society of Genetic Counselors'Task Force report.J Genet Couns,2006,15(2):77-83.

[6] MARTEAU T M,DORMANDY E,MICHIE S.A measure of informed choice.Health Expect,2001,4(2):99-108.

[7] VEACII M P.Facilitating the genetic counseling process:a Practice manual.New York:Springer,2003.

[8] KESSLER S.Psychological Aspects of Genetic Counseling.IX.Teaching and Counseling.J Genet Couns,1997,6(3):287-295.

[9] ROTER D,ELLINGTON L,ERBY L H,et al.The Genetic Counseling Video Project(GCVP):models of practice.Am J Med Genet C Semin Med Genet,2006,142(4):209-220.

[10] AUSTIN J,SEMAKA A,HADJIPAVLOU G.Conceptualizing genetic counseling as psychotherapy in the era of genomic medicine.J Genet Couns,2014,23(6):903-909.

[11] National Society of Genetic Counselors.Professional Status Survey Reports.[2019-3-20].https://www.nsgc.org/p/cm/ld/fid=68.

[12] LIN H Y,CHUANG C K,CHEN Y J,et al.Functional independence of Taiwanese children with Down syndrome.Dev Med Child Neurol,2016,58(5):502-507.

[13] CARE M,CHAUHAN V,SPEARS D.Genetic testing in inherited

heart diseases：practical considerations for clinicians.Curr Cardiol Rep，2017，19(9)：88.

[14] ANDERSEN J，OYEN N，BJORVATN C，et al.Living with long QT syndrome：a qualitative study of coping with increased risk of sudden cardiac death.J Genet Couns，2008，17(5)：489-498.

[15] CHAKERA A J，STEELE A M，GLOYN A L，et al.Recognition and management of individuals with hyperglycemia because of a heterozygous glucokinase mutation.Diabetes Care，2015，38(7)：1383-1392.

[16] ROBERTS J S，LARUSSE S A，KATZEN H，et al.Reasons for seeking genetic susceptibility testing among first-degree relatives of people with Alzheimer disease.Alzheimer Dis Assoc Disord，2003，17(2)：86-93.

[17] GOLDIM J R，GIBBON S.Between personal and relational privacy：understanding the work of informed consent in cancer genetics in Brazil.J Community Genet，2015，6(3)：287-293.

[18] SWANSON A，RAMOS E，SNYDER H.Next generation sequencing is the impetus for the next generation of laboratory-based genetic counselors.J Genet Couns，2014，23(4)：647-654.

[19] VRECAR I，PETERLIN B，TERAN N，et al.Direct-to-consumer genetic testing in Slovenia：availability，ethical dilemmas and legislation.Biochem Med(Zagreb)，2015，25(1)：84-89.

[20] RABIDEAU M M，WONG K，GORDON E S，et al.Genetic counselors in startup companies：redefining the genetic counselor role. J Genet Couns，2016，25(4)：649-657.

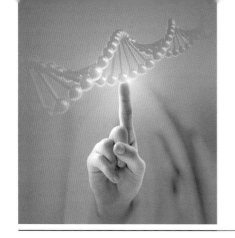

第3章

表观遗传变异的遗传咨询

缩写	英文全称	中文全称
5caC	5-carboxylcytosine	5- 羧基胞嘧啶
5fC	5-formylcytosine	5- 甲酰基胞嘧啶
5hmC	5-hydroxymethylcytosine	5- 羟甲基胞嘧啶
5mC	5-methylcytosine	5- 甲基胞嘧啶
AS	Angelman syndrome	安格尔曼综合征
BER	base excision repair	碱基切除修复
BWS	Beckwith-Wiedemann syndrome	贝 - 维综合征
ChIP	chromatin immunoprecipitation	染色质免疫沉淀
CpG	cytosine-phosphate-guanosine	胞嘧啶 - 磷酸 - 鸟嘌呤
DM1	myotonic dystrophy 1	1 型强直性肌营养不良
DMD	Duchenne muscular dystrophy	Duchenne 肌营养不良
DMR	differentially methylated region	差异甲基化区域
DNMT	DNA methyltransferase	DNA 甲基转移酶
eRNA	enhancer RNA	增强子 RNA
FMR1	fragile X mental retardation 1 gene	脆性 X 智力低下基因 1
FXS	fragile X syndrome	脆性 X 综合征
GC	gamete complementation	配子互补
HD	Huntington disease	亨廷顿病

续表

缩写	英文全称	中文全称
HDAC	histone deacetylase	组蛋白去乙酰化酶
HEP	Human Epigenome Project	人类表观基因组计划
ICR	imprinting control region	印记控制区
lncRNA	long non-coding RNA	长链非编码 RNA
MBD	methyl-CpG binding domain	甲基化 CpG 结合结构域
MDS	myelodysplastic syndrome	骨髓增生异常综合征
MECP2	methyl-CpG-binding protein-2	甲基化 CpG 结合蛋白 2
miRNA	microRNA	微 RNA
MR	monosomic rescue	单体救援
mRNA	messenger RNA	信使 RNA
ncRNA	non-coding RNA	非编码 RNA
NIH	National Institutes of Health	美国国立卫生研究院
patUPD(14)	paternal uniparental disomy(14)syndrome	父方 UPD(14)综合征
PCR	polymerase chain reaction	聚合酶链反应
PGC	primordial germ cell	人类原始生殖细胞
PHP	pseudohypoparathyroidism	假性甲状旁腺功能减退症
PRC	polycomb repressive complex	多梳蛋白抑制复合体
PWS	Prader-Willi syndrome	普拉德 - 威利综合征
qPCR	quantitative polymerase chain reaction	定量聚合酶链反应
RSS	Russell-Silver syndrome	拉塞尔 - 西尔弗综合征
siRNA	small interfering RNA	干扰小 RNA
STR	short tandem repeat	短串联重复序列
SUMO	small ubiquitin-like modifier	类泛素
SXCI	skewed X-chromosomal inactivation	X 染色体失活偏移
TDG	thymine DNA glycosylase	胸腺嘧啶 DNA 糖基化酶
TET	ten-eleven translocation	10-11 易位
TNDM	transient neonatal diabetes mellitus	短暂性新生儿糖尿病
TR	trisomic rescue	三体补救
TS	Temple syndrome	Temple 综合征

缩写	英文全称	中文全称
UPD	uniparental disomy	单亲二倍体
XCI	X-chromosome inactivation	X 染色体失活
XIC	X-chromosome inactivation center	X 染色体失活中心

引言

在胚胎发育过程中,一个受精卵细胞通过逐渐分裂、分化,产生各种不同的细胞类型,这些细胞尽管共享相同的基因组,具有相同的 DNA 序列,却具有不同的基因表达模式,执行不同的生物学功能;不仅如此,分化的细胞在通过有丝分裂进行复制后,新的细胞仍然维持原有细胞的类型和基因表达模式。这一现象表明,除了 DNA 序列信息,细胞中还存在着其他的可遗传信息,参与建立、维持或改变基因表达模式或细胞表型,其机制正是表观遗传学所研究的内容。

表观遗传学(epigenetics)一词最早由英国生物学家 Waddington 于 1942 年提出。此后 X 染色体失活、基因组印记等表观遗传现象被先后发现,其分子基础被证明是 DNA 甲基化、组蛋白修饰等表观遗传修饰变异[1]。到 20 世纪 90 年代,表观遗传学被定义为"对于非 DNA 序列改变(有丝分裂和/或减数分裂的)导致的可遗传的基因功能变化的研究"[2]。近年来,对于一些非遗传的,但能够造成基因表达长期改变的表观遗传变异,如某些组蛋白修饰的研究也被认为是表观遗传学[3]。

表观遗传修饰的建立与维持,对于人体正常发育具有不可替代的作用,表观遗传异常会导致发育异常和疾病。表观遗传修饰与遗传变异存在复杂的相互作用:一方面,遗传变异可能通过改变表观遗传修饰体现其功能;另一方面,表观遗传变异也会影响遗传变异功能的外显。在遗传咨询中,我们需要关注相关表观遗传变异的影响。

第 1 节｜表观遗传变异的分子基础

1　DNA 甲基化

1.1　胞嘧啶的甲基化修饰

在哺乳动物的基因组 DNA 中,胞嘧啶(C)碱基是主要的甲基化修饰位点:胞嘧啶环第五位碳原子与甲基团共价结合,形成 5- 甲基胞嘧啶(5mC)。在绝大多数情况下,这种 DNA 甲基化仅局限于胞嘧啶 - 磷酸 - 鸟嘌呤(CpG)二核苷酸中的胞嘧啶上,非 CpG 的甲基化主要富集于特定细胞类型,如胚胎干细胞[4]。

体内的 DNA 甲基化修饰通过 DNA 甲基转移酶(DNMT)催化完成,反应过程中,S- 腺苷甲硫氨酸是甲基的供体[5]。DNMT 家族成员中,DNMT1、DNMT3A 和 DNMT3B 参与 DNA 甲基化修饰。其中,DNMT1 主要通过对复制后处于半甲基化的 DNA 链进行甲基化修饰,从而维持新细胞基因组 DNA 的甲基化状态;DNMT3A 和 DNMT3B 是从头甲基化酶,可以同样的效率催化非甲基化和半甲基化 DNA 的甲基化修饰;此外 DNMT3L 与 DNMT3A 和 DNMT3B 具有较高的序列同源性,本身不能催化 DNA 的甲基化,但通过影响 DNMT3A 的活性,参与配子生成过程中 DNA 甲基化模式的建立。

DNA 甲基化在基因组上并非均匀分布,这首先是因为 CpG 二核苷酸的非均匀分布。在人类基因组上的约 98% 区域,CpG 二核苷酸的密度较低,这与进化过程中 5mC 发生脱氨基反应后转变为胸腺嘧啶(T),更容易逃脱 DNA 损伤修复机制,从而形成新生突变有关。这些零散的 CpG 二核苷酸通常高度甲基化。其余约 2% 的富含 CpG 二核苷酸的区域被称为 CpG 岛(CpG island),单个 CpG 岛的长度在几百碱基对至 2kb 之间。人类基因组内存在有近 3 万个 CpG 岛,在基因的启动子区和 5′ 端富集,约有 60% 以上基因的启动子区含有 CpG 岛,其他 CpG 岛也大多位于基因调控区域,CpG 岛往往处于非甲基化状态[6-7]。

1.2　DNA 甲基化的功能

对 DNA 甲基化的早期研究发现,基因启动子区的 CpG 岛中 DNA 高度甲基化与基因转录沉默密切相关,并且参与建立和维持诸如 X 染色体失活和基因组印记等表观遗传现象;此外转座因子的高度甲基化可抑制其转座活性,从而增加基因组的稳定性。因而 DNA 甲基化的功能长期被认为是抑制转录活性。但近年来越来越多的研究表明,DNA 甲基化的功能要复杂得多[8]。

DNA 甲基化对基因的调控作用与其位置相关[9]。全基因组 DNA 甲基化组和转录组的研究表明,在基因的 5′ 端,包括启动子区,转录起始位点下游 1kb 区域,尤其是第一个外显子,这些功能元件的高甲基化与转录沉默存在密切联系。但基因 5′ 端的甲基化并不总与转录沉默相关,某些特定基因转录起始位点区域附近的甲基化表明转录激活状态。顺式作用元件,如增强子、沉默子序列的甲基化会影响这些元件的功能,从而降低或增强基因的表达。整体上基因本体(gene body)区域的 DNA 甲基化与基因高表达水平相关。外显子区域的 DNA 甲基化程度高于内含子区域,不仅如此,DNA 甲基化还参与了基因可变剪接的调控:大约 22% 的可变外显子受 DNA 甲基化的调控,DNA 甲基化既可能增加也可能降低可变外显子被剪接至成熟信使 RNA(mRNA)的可能性。

DNA 甲基化对基因表达的调控可通过不同分子机制实现[8]。对于某些甲基化敏感的转录因子如 NRF、CTCF 等,其结合位点或邻近区域的 DNA 甲基化直接阻止转录因子与 DNA 的结合,从而影响基因的转录或基因可变剪接的调控。另一种方式是某些 DNA 结合蛋白可以特异性地结合甲基化或非甲基化的 CpG 位点,并募集其他分子共同调控基因的表达。甲基化 CpG 结合结构域(MBD)可与甲基化的 CpG 位点结合,甲基化 CpG 结合蛋白 2(MECP2)是第一种被发现具有该结构域的甲基化 DNA 结合蛋白,该蛋白可以通过与组蛋白去乙酰化酶(HDAC)和转录辅阻遏分子 Sin3A 共同作用抑制基因表达,与转录激活因子 CREB1 相互作用激活基因表达,以及通过结合甲基化的可变外显子影响 RNA 聚合酶 Ⅱ 的延伸速率以影响剪接。与甲基化 CpG 结合结构域相反,CXXC 结构域结合富含未甲基化 CpG 的 DNA 序列,CFP1 转录因子具有 CXXC 结构域,有研究表明其结合基因启动子区 CpG 岛,募集组蛋白精氨酸甲基转移酶以阻遏 CpG 岛甲基化和转录沉默。此外,环指状结构域识别半甲基化 DNA,UHRF1 通过环指状结构域识别新复制的 DNA,募集 DNMT1,从而在有丝分裂后维持 DNA 的甲基化修饰[4]。

1.3　5-甲基胞嘧啶的氧化产物与去甲基化

10-11 易位(TET)酶家族,包括 TET1、TET2 和 TET3,可以将 5-甲基胞嘧啶(5mC)氧化为 5-羟甲基胞嘧啶(5hmC)。不仅如此,TET 酶还可以进一步氧化 5hmC,形成 5-甲酰基胞嘧啶(5fC)和 5-羧基胞嘧啶(5caC),但 TET 酶催化这种氧化反应的活性要低得多[10]。

在人类基因组中,胞嘧啶的甲基化修饰是较为稳定和普遍的,在不同组织和细胞类型中,有 4%~5% 的胞嘧啶碱基(涵盖 70%~80% 的 CpG 二核苷酸)被稳定地甲基化修饰。而其羟甲基化修饰则要稀少得多,并具有明显的组织特异性。在羟甲基化修饰最为普遍的中枢神经系统,有 0.3%~0.7% 胞嘧啶碱基处于羟甲基化修饰状态,而在脾脏和睾丸组织中,这一比例仅为 0.03%~0.06%。5hmC 主要富集于低密度 CpG 区域,包括低表达基因启动子、基

因本体以及远端调控区域。至于 5fC 和 5caC,其丰度更低,仅为 5hmC 的 1/100~1/10,主要富集于基因转录起始位点附近以及远端调控区域。

5mC 的氧化与其去甲基化修饰相关[11]:当 5mC 被深度氧化为 5fC 和 5caC 后,其可被胸腺嘧啶 DNA 糖基化酶(TDG)识别为碱基错配而切除,随后通过碱基切除修复(BER)机制替换为未甲基化的胞嘧啶。TET/TDG/BER 通路被认为是主要的 DNA 主动去甲基化过程,这种主动去甲基化过程协助维持基因启动子区和远端调控区的低甲基化状态。5hmC 无法直接被 TDG 识别,在这一过程中主要起到缓冲池的作用。除了作为去甲基化过程的中间产物,5-甲基胞嘧啶的氧化产物是否具有独立的表观遗传调控作用仍然有待进一步研究。

1.4　DNA 甲基化及其氧化产物的检测方法

在聚合酶链反应(PCR)或其他分子克隆系统中并不包含 DNMT,因而 DNA 甲基化修饰在扩增过程中会消失。对 DNA 甲基化的检测主要在 DNA 样品进行甲基化依赖的扩增前通过预处理完成,预处理后的 DNA 可以与多种分子遗传学检测平台结合,对 DNA 甲基化进行位点特异或者全基因组范围的检测[12]。目前常用的预处理方法有三类:内切酶消化法、亲和富集法和亚硫酸氢盐转化法。

内切酶消化法利用对 CpG 位点甲基化敏感和不敏感的同裂酶来区分位点的甲基化状态。最常用于 DNA 甲基化检测的同裂酶是 Hpa Ⅱ 和 Msp Ⅰ,它们均识别 CCGG 位点,其中 Hpa Ⅱ 对识别位点中 CpG 的甲基化敏感,只能切割 CpG 未甲基化的 DNA,而无法切割甲基化的 DNA;而 Msp Ⅰ 对识别位点的 CpG 甲基化不敏感,无论是否存在甲基化均能切割,单独或同时使用两种酶,可以对 DNA 甲基化进行定量和定性分析。这一预处理方法的优点在于操作简便,成本低廉。缺点在于针对不同序列需选择不同组合的同裂酶,且并非所有的 CpG 位点都能被识别,同时存在酶不完全消化引起的假阳性问题。

亲和富集法主要有两种:一种是使用 5mC 特异的抗体,与变性后的单链 DNA 片段进行免疫共沉淀,以富集高度甲基化的 DNA;另一种是使用重组的甲基化 CpG 结合结构域,用层析的方法以分离富集高度甲基化的 DNA。后续通常进行核酸微阵列杂交或新一代测序分析,以获取基因组中高度甲基化的区域信息。亲和富集法提供了一种相对快速而高效的全基因组 DNA 甲基化检测策略。然而这一方法分辨率较低,无法确定单个 CpG 位点的甲基化情况;同时,该方法不能给出甲基化水平的绝对值,并受 CpG 位点的密度及甲基化水平影响而存在偏移。

亚硫酸氢盐转化法是使用亚硫酸氢钠对胞嘧啶(C)进行脱氨基反应,使之转化为尿嘧啶(U),而 5mC 抵抗这一反应。尿嘧啶在后续 PCR 扩增反应中被转化为胸腺嘧啶(T),这样 DNA 甲基化修饰的不同就被转化成了碱基序列的差异。这一方法能与大多数分子遗传检测平台兼容,结合测序可以检测每个 CpG 位点的甲基化状态,因而具有最高的分辨率,近年来成为主要的 DNA 甲基化检测方法。这一方法的缺点在于转化过程造成严重的 DNA 降解和损失,同时基因组中绝大多数的胞嘧啶转化为尿嘧啶 / 肠腺嘧啶,对于引物设计和序列比对等生物信息学过程带来了更高的要求。

DNA 甲基化的氧化衍生产物,包括 5hmC、5fC 和 5caC,其检测目前仍然不成熟。一方面,在很多组织中,这些氧化衍生产物的丰度很低,特别是 5fC 和 5caC;另一方面,检测 DNA 甲基化的方法并不能很好地区分几种不同的胞嘧啶衍生物。如 5hmC 可以抵抗亚硫酸氢盐的脱氨基反应,因而无法与 5mC 区分;而 5fC 和 5caC 则可以发生脱氨基反应,与胞嘧啶无法区分。近年来出现了几种不同的化学和酶修饰方法,可以对 5hmC、5fC 和 5caC 进行单碱基分辨率的检测[13]。

2　组蛋白修饰

2.1　组蛋白与核小体结构

组蛋白是人类及其他真核生物细胞核内的一类富含精氨酸和赖氨酸等碱性氨基酸残基的蛋白质。包括人类,大部分真核生物有 5 种组蛋白,即 H1、H2A、H2B、H3 和 H4,其中 H3 和 H4 较为保守。除了最为保守的组蛋白 H4 以外,其他组蛋白均有不同数量的变异体。组蛋白的主要作用是与 DNA 结合,与其他核蛋白(被统称为非组蛋白)和少量 RNA 共同形成染色质结构。人类基因组具有 30 亿对碱基,对于一个 2 倍体细胞来说约有总长达 2m 的 DNA,因而在通常情况下,基因组 DNA 需要维持高度折叠压缩状态,在细胞间期以染色质形式存在,而在有丝分裂或减数分裂过程中的特定阶段进一步聚缩形成染色体。染色质按其形态特征、活性状态和染色性能分为两种类型:常染色质和异染色质。前者结构较松散,折叠压缩程度低,与转录激活相关;后者结构紧密,折叠压缩程度高,与转录失活相关。

核小体是染色质的最基本单位,由 DNA 和组蛋白组成:H2A、H2B、H3 和 H4 四种组蛋白各两个分子形成二聚体,再聚合形成组蛋白八聚体,约 146 个碱基对(bp)的 DNA 分子盘绕在八聚体外面近 1.7 圈,构成核小体的核心结构;未盘绕于八聚体的 DNA 与组蛋白 H1 结合,形成完整的核小体结构,每个核小体总计包含约 200bp DNA。多个核小体形成一种“绳珠”模型。

组蛋白与 DNA 的紧密结合,可妨碍其他蛋白与 DNA 的结合,对于基因表达和 DNA 复制具有阻碍作用。但组蛋白中包含多个翻译后修饰位点,通过不同类型的共价修饰可以调控 DNA 的紧缩或松散程度,从而调控基因的表达,这就是组蛋白修饰,一类主要的表观遗传变异。目前研究较多的是核小体核心结构中 4 种组蛋白 N 端长尾的修饰。相比于 DNA 甲基化修饰,组蛋白修饰要复杂得多:常见的组蛋白修饰类型包括乙酰化、甲基化、磷酸化、泛素化、类泛素化、ADP 核糖基化和脱氨基化等;而对于某些修饰,如甲基化,还包含单甲基化、二甲基化和三甲基化(me、me2、me3)修饰,分别携带不同的表观遗传信息。组蛋白修饰也可以通过募集其他效应蛋白调控基因的转录活性[14]。

2.2　组蛋白乙酰化修饰

组蛋白乙酰化修饰是最早发现的组蛋白转录后修饰,指的是组蛋白 N 端长尾中赖氨酸残基的乙酰化修饰[15]。这一过程由一类组蛋白乙酰化转移酶(HAT)催化,以乙酰辅酶 A 为乙酰基供体实现,并可以通过一类组蛋白去乙酰化酶(HDAC)逆转去除乙酰化修饰。

组蛋白乙酰化通常与转录激活和常染色质相关,这是因为乙酰化可以中和高度碱性的组蛋白所携带的正电荷,削弱组蛋白与 DNA 结合,从而让染色质结构变得松散,并利于转录因子的结合与基因转录。与之相反,组蛋白的去乙酰化促使基因转录沉默。近年来众多研究发现 HDAC 抑制剂有望应用于癌症、炎症及神经疾病的治疗。

2.3　组蛋白甲基化修饰

组蛋白上不同类型的碱性残基均可发生不同程度的甲基化修饰:赖氨酸可发生单甲基化、二甲基化和三甲基化修饰,精氨酸可发生单甲基化和二甲基化修饰,组氨酸可发生单甲基化修饰[16]。

组蛋白的甲基化修饰是通过组蛋白甲基化转移酶来实现的。其中一些包含 SET 结构域的酶或 Dot1 类似蛋白可对赖氨酸甲基化,而一些 PRMT 家族蛋白可对精氨酸甲基化。反应过程中 S- 腺苷甲硫氨酸是甲基的供体。组蛋白甲基化修饰可在有丝分裂后被新形成的核小体结构遗传,但具体机制仍然不明。目前尚未在哺乳动物中发现组蛋白甲基化的跨代传递。组蛋白的甲基化修饰相对稳定,但并非永久的,可以被组蛋白去甲基化酶移除,主要是胺氧化酶和包含 JmjC 结构域的铁依赖的双加氧酶类。组蛋白甲基化转移酶和去甲基化酶具有较高的特异性,DNA 序列、DNA 甲基化和非编码 RNA 均参与甲基化转移酶和去甲基化酶对催化位点的识别。

组蛋白甲基化对于基因表达的调控作用依赖于甲基化位点和甲基化的程度,可以激活或者抑制基因的表达。整体上来说,目前功能较为明确的甲基化修饰包括:H3K4me3 与激活的启动子关联,H3K4me1 与增强子区域关联,H3K36me3 与转录活动的延续关联,H3K27me3 与多梳蛋白抑制表达关联,H3K9me3 与异染色质区域关联等[17]。组蛋白不同位点的甲基化和其他种类修饰可以协同发生或相互排斥,以完成精确的表观遗传调控过程。

目前普遍接受的调控模型认为,组蛋白甲基化通过被特异的染色质效应蛋白所识别并募集其他蛋白分子,以实现对染色质结构、基因转录活性以及可变剪接的调控。这些可以特异识别组蛋白甲基化状态的蛋白被称为组蛋白表观遗传信息的"阅读蛋白"(reader)。

2.4　组蛋白的其他修饰及多种修饰间相互作用

组蛋白磷酸化修饰是一种瞬时修饰,是指在组蛋白的丝氨酸、苏氨酸和酪氨酸残基上的磷酸化修饰,这一反应通过蛋白激酶催化并可被磷酸酶所去除。磷酸化修饰可中和组蛋白所携带的正电荷,让染色质结构变得松散。同时,组蛋白特异位点的磷酸化修饰也可以被阅读蛋白所识别,并发挥调控作用。14-3-3 家族蛋白是最早发现的可识别组蛋白磷酸化的效应蛋白。组蛋白磷酸化在有丝分裂、DNA 损伤修复、细胞凋亡和转录激活过程中起到重要的作用[18]。

泛素(ubiquitin)是生物体内广泛存在的小分子蛋白。组蛋白的泛素化修饰(ub)指组蛋白的赖氨酸残基与泛素蛋白羧基末端结合的共价修饰,主要为单泛素化修饰。组蛋白 H2AK119ub1 与转录沉默相关,H2BK123ub1 与转录激活相关。类泛素(SUMO)蛋白是一类与泛素有相似性的蛋白。组蛋白类泛素化修饰是指组蛋白的赖氨酸残基被 SUMO 蛋白所修饰,主要起到抑制基因转录的作用。

不同种类的组蛋白修饰具有直接和间接的相互作用:很多修饰均发生于同一赖氨酸残基上,因而可能产生相互拮抗作用,如 H3K9Ac 与 H3K9me3;另一些修饰发生于邻近残基而干扰阅读蛋白的识别,如 H3S10P 干扰 HP1 识别 H3K9me3;此外,邻近残基的修饰可能促进或抑制组蛋白修饰酶对催化位点的识别,如 H3S10P 有助于 GCN5 酶识别组蛋白 H3 并增强其乙酰转移酶活性;发生在不同组蛋白上修饰也存在相互作用,如 H2B 的泛素化对于 H3K4 的甲基化是必需的[14]。组蛋白与其他表观遗传修饰也存在相互作用:H3K9me3 和 H3K36me3 促进 DNA 甲基化,而 H3K4 的甲基化阻止 DNA 甲基化[19]。

2.5　组蛋白修饰的检测方法

组蛋白修饰发生在翻译后,其检测主要基于蛋白质化学方法。组蛋白修饰的检测和分析非常复杂,需关注各种组蛋白类型和变体,不同残基上的多种组蛋白修饰,以及多种修饰水平,修饰间还存在不同的组合类型。目前对组蛋白修饰的检测主要基于质谱的方法,不仅可以对已知修饰进行定性和定量分析,而且还可以发现新的修饰位点和修饰类型。以全部蛋白质酶解产生的肽段混合物为分析对象的自下而上(bottom-up)策略,以及以完整蛋白质分子为分析对象的自上而下(top-down)策略是两种主要的研究策略,应用高效液相色谱分离技术或以纳米材料为基础的高效特异性修饰蛋白质富集法则是主要的前处理方法[20]。

另一研究重点是组蛋白修饰在基因组上的定位,主要通过染色质免疫沉淀(ChIP)技术进行检测。这一方法是在保持组蛋白与 DNA 结合的状态下,用特定组蛋白修饰的特异抗体将修饰后的组蛋白 - DNA 复合物免疫沉淀富集。DNA 片段可以通过多种分子遗传学检测方法进行检测,常用方法包括定量聚合酶链反应(qPCR)、寡核苷酸阵列以及染色质免疫沉淀测序(ChIP-Seq)等[21]。

3　非编码 RNA 与 RNA 甲基化

3.1　非编码 RNA 的表观遗传功能

人类基因组中约有 2/3 的序列可被转录为 RNA,但只有约 1.5% 的序列编码蛋白。不编码蛋白质序列的 RNA 被统称为非编码 RNA(ncRNA),按长度分为短链非编码 RNA(sncRNA, ≤ 200nt)和长链非编码 RNA(lncRNA, >200nt)。非编码 RNA 执行多种生物学功能,如转录后调控和翻译等,也包括表观遗传变异的直接调控[22]。

短链非编码 RNA 中,微 RNA(miRNA)和干扰小 RNA(siRNA)介导的染色质重塑与 DNA 甲基化现象主要在酵母与植物中发现。Piwi 蛋白互作 RNA 被发现参与哺乳动物生殖细胞中的表观遗传调控过程:在小鼠中 Piwi 蛋白互作 RNA 可以诱导精原细胞基因组中转座因子的从头甲基化。

长链非编码 RNA 参与的表观遗传调控,一个被深入研究的例子是 XIST 介导的雌性哺乳动物体细胞中 X 染色体随机失活,包括异染色质的形成以及 DNA 甲基化。此外,哺乳动物基因组中增强子序列被大量转录为长链非编码 RNA,被称为增强子 RNA(eRNA),这些 RNA 的表达与增强子介导的转录激活呈正相关,研究表明,eRNA 参与形成或维持增强子与启动子间染色质成环结合构象,以及募集转录复合体,包括组蛋白修饰酶的组装。

3.2　RNA 甲基化修饰

RNA 同样存在广泛的化学修饰,主要是甲基化修饰,最常见的修饰发生在腺嘌呤碱基的第六位氮原子上,被称为 m6A。这一过程需要 m6A 甲基转移酶复合物,包括 METTL3、METTL14 和 WTAP 等组分,以 S- 腺苷甲硫氨酸为甲基供体,催化 m6A 形成。与绝大多数表观遗传修饰一样,m6A 甲基化也是可逆的,已知 FTO 和 ALKBH5 双加氧酶可催化 m6A 甲基化的去除,从而形成 RNA m6A 的动态平衡。m6A 主要富集于 mRNA 的蛋白质编码序列、3′ 非翻译区(特别是 miRNA 靶点及其邻近区域)、终止密码子附近、剪切位点附近及长的外显子区域。长链非编码 RNA 上同样存在着 m6A 修饰。m6A 可能也是通过被阅读蛋白识别而协同发挥调控作用。这些阅读蛋白主要通过 YTH 结构域与甲基化的 RNA 相结合。m6A 的功能还不完全清楚,可能包括 RNA 的转录、加工、转运、翻译、降解等过程,从而调控基因的正常表达[23]。

RNA 甲基化还可以发生于其他位点,包括腺嘌呤碱基的第一位氮原子甲基化(m1A)、胞嘧啶的第五位碳原子甲基化(m5C)和鸟嘌呤的第七位氮原子甲基化(m7G)等。

3.3　非编码 RNA 与 RNA 甲基化的检测

非编码 RNA 的检测需要将 RNA 反转录为 DNA。近年来分子遗传学检测手段的进步,特别是新一代测序技术的出现,大大加速了非编码 RNA 的研究。与 mRNA 相比,非编码 RNA 特别是长链非编码 RNA 往往具有较低的表达水平,并可能更不稳定,因而需要特定的富集和前处理方法,在数据分析中也需要额外的关注[24]。

m6A RNA 甲基化的检测目前还是主要依赖于 m6A 抗体免疫共沉淀和新一代测序技术完成,尚无可靠的单碱基分辨率的检测方法。

4　小　结

表观遗传变异的分子基础是发生在 DNA、RNA 和组蛋白水平上的各种表观遗传修饰。已知的表观遗传修饰都是可逆的,可以通过特定的酶建立、维持和去除修饰。表观遗传修饰对基因具有不同的调控作用,包括转录的激活和抑制、可变剪接控制、转录后调控等。尽管各种表观遗传修饰的作用机制各有不同,但往往都有某些识别特定修饰的阅读蛋白参与并募集其他效应蛋白。各种表观遗传修饰并非孤立存在,而是具有相互协同作用,共同调控染色质的结构,从而保证基因表达的精准和稳定。

第 2 节｜正常发育过程中的表观遗传现象

1　X 染色体失活

1.1　剂量补偿效应与 X 染色体失活

"剂量补偿效应"是在两性细胞性染色体数量存在差异的情况下,多数性连锁基因的表达水平仍能保持基本一致的生物学现象。在哺乳动物中,雌性体细胞有 2 条 X 染色体,而雄性仅 1 条,剂量补偿是通过 X 染色体失活(XCI)完成的。

1949 年美国学者巴尔等发现雌猫的神经细胞间期核中有一个被染料深染的小体而雄猫却没有,被命名为"巴氏小体"。此后巴氏小体在人类女性及多种雌性哺乳动物细胞中被发现,并被证明是高度异染色质化的 X 染色体。1961 年,英国学者莱昂提出假设:巴氏小体是失去活性的 X 染色体。在雌性胚胎发育早期,细胞中 1 条 X 染色体随机失活,保持仅有 1 条 X 染色体具有转录活性,称为 Xa,而失活的 X 染色体则被称为 Xi,Xi 在有丝分裂后仍维持失活状态,但在生殖细胞发育过程中恢复活性[25]。这就是 X 染色体失活的莱昂假说,这一假说后来进行了修正,失活的 X 染色体仍能表达部分基因。

1.2　X 染色体失活的分子机制

X 染色体失活是通过染色体上的单个 X 染色体失活中心(XIC)诱导发生的,XIC 缺失导致 X 染色体失活不发生,XIC 易位至常染色体可导致常染色体失活。人类 XIC 定位于 X 染色体长臂接近末端区域(Xq13),长度约为 1.3Mb。1991 年,研究者在这一区域中发现仅在 Xi 上表达的基因 *XIST*,表达一种长链非编码 RNA。通过对小鼠中的同源基因 *Xist* 的研究,这一基因被证明在发育早期诱导 X 染色体失活过程[26]。

在胚胎干细胞和受精卵中,两条 X 染色体均有活性,*Xist* 表达水平很低,无法启动 X 染色体失活过程。随着细胞分化的开始,一条 X 染色体表达 *Xist* 上调,并顺式覆盖整条 X 染色体;多梳蛋白复合体(PRC)在 *Xist* 覆盖的 X 染色体上富集,其中 PRC1 催化 H2AK119ub1 泛素化修饰,PRC2 催化 H3K27me3 甲基化修饰,促使基因沉默。

这一过程是可逆的和 Xist 依赖的,随机发生 X 染色体失活的稳定过程包括组蛋白 H4 去乙酰化和 DNA 的甲基化改变:Xi 上多数基因启动子区 CpG 岛 DNA 高甲基化,而基因体和基因间的甲基化水平较低。随着分化结束,体细胞中的 Xi 在有丝分裂中高度稳定并可维持终生,且不依赖于 Xist。发展成 Xa 的 X 染色体在分化早期停止表达 Xist,维持染色体转录活性[27]。XIC 上另外几个非编码 RNA,即 Tsix、Jpx 和 Ftx,参与调控 Xist 单等位基因表达模式的建立,其中 Tsix 是 Xist 的反义转录本,抑制 Xa 上 Xist 基因表达,促使该基因启动子 DNA 高度甲基化。

X 染色体失活具有严格的计数原则:每个二倍体常染色体组有 1 条 Xa,其余均为 Xi;四倍体细胞具有 2 条 Xa;非整倍体中如有 n 条 X 染色体,则 1 条为 Xa,n-1 条为 Xi。

Xi 可以在特定条件下重新激活:雌性哺乳动物生殖细胞发育过程中,Xi 在减数分裂发生前重新激活,形成 2 条 Xa;其他细胞重编程过程,如诱导多能干细胞过程也可重新激活 Xi。

1.3　X 染色体失活逃逸与失活偏移

X 染色体非整倍体可导致多种临床症状的发生。这一现象表明 Xi 中并非所有的基因均丧失转录活性,即 Xi 中的基因存在失活逃逸。人类 X 染色体中可能多达 25% 的基因发生失活逃逸,但其中部分基因存在组织差异和个体差异[28]。有部分发生 X 染色体失活逃逸的基因存在 Y 连锁基因的同种异型基因,无论其是否定位于拟常染色体区,这些基因的拷贝数实际上不存在性别差异。其余基因缺乏 Y 连锁基因的同种异型基因,因而可能与性别特异的表型相关。X 染色体失活逃逸基因缺乏 XIST 覆盖以及与 Xi 相关的表观遗传修饰。

X 染色体失活是随机发生的,但在人类和动物模型的不同组织中均发现某一条 X 染色体优先失活的情况,比例超过 75%,这一现象被称为 X 染色体失活偏移(SXCI),可能具有组织特异性[29]。X 染色体失活偏移可分为原发性偏移和继发性偏移。原发性偏移指 X 染色体失活时期的非随机选择,在人类中原发性偏移发生率可能较低,因为在正常新生儿和年轻女性很少能观察到失活偏移。继发性偏移由 X 连锁遗传突变影响细胞的增殖或生存所导致,对于杂合子个体来说,突变染色体为 Xi 的细胞会显著多于 Xa 的细胞,从而发生失活偏移。继发性偏移与年龄相关。

2　基因组印记

2.1　基因组印记的发现

核移植研究表明单亲胚胎——包含一对卵子或精子基因组的胚胎在发育早期就会死亡,这一现象证明父源和母源基因组在胚胎发育中起到不同的作用。研究表明,某些常染色体基因也存在单个等位基因表达。另一等位基因沉默的情况,表达模式存在亲本特异性,即仅有父源或母源的等位基因能够表达,这一现象被称为基因组印记,这些亲本特异性表达的基因被称为印记基因[30]。目前人类基因组中大约发现了 80 个印记基因,多数成簇存在。

2.2　基因组印记的分子机制与作用

印记基因多数成簇存在,同一基因簇上共同的印记控制区(ICR)可以控制多个印记基因的表达模式。印记控制区包含 DNA 差异甲基化区域(DMR),呈亲本特异性的甲基化,组蛋白 H3K9 甲基化共同参与 ICR 的调控。ICR 的表观遗传调控在生殖细胞发育期间重建,并维持整个生命周期。ICR 的甲基化状态并不表示该印记基因簇遵循同一表达模式,而是具有多种复杂的调控机制。如最早发现 IGF2/I119 印记基因簇中,父源等位基因 ICR 序列高度甲基化,抑制父本 H19 基因表达;母源等位基因 ICR 序列低甲基化,作为绝缘子与 CTCF 结合,通过阻遏增强子作用抑制母本 IGF2 基因表达。

印记基因的功能包括参与胚胎生长控制,其中控制胎盘的生长方面,总体上父本表达的印记基因增强胚胎生长,而母本表达的印记基因则起抑制作用。印记基因还参与出生后的生长发育、神经精神行为及肿瘤发生等。因而印记基因序列突变或 ICR 表观遗传异常可导致多种疾病和异常表型的发生。由于印记基因呈亲本特异性表达,其突变导致的表型不符合孟德尔遗传定律。

3　发育过程中的表观遗传重编程

在整个生命周期中,哺乳动物的基因组存在两次全基因组水平的表观遗传信息去除和重新建立的过程,即表观遗传重编程。两次重编程分别发生于植入前发育阶段以及产生新配子的原始生殖细胞阶段[31]。

植入前发育阶段的表观遗传重编程紧随受精过程的完成而开始,早于原核融合和细胞分裂。精子的表观基因组具有特殊性,其 DNA 处于高度甲基化状态,多数组蛋白被精蛋白所取代,形成更为致密的染色质结构。卵子 DNA 甲基化程度较低,染色质结构也较为松散。随着精子进入卵子细胞,来自精子和卵子的 DNA 均开始全基因组范围的去甲基化过程。这一过程包括几种不同的机制:① TET3 氧化 5mC,通过 TDG/BER 通路主动去甲基化,主要发生于来自精子的基因组;② TET3 氧化 5mC 后通过细胞分裂时 DNA 复制稀释,被动去甲基化,同样发生于精子基因组;③细胞分裂依赖的 DNA 复制稀释,导致被动去甲基化,卵子主要通过这种方式完成去甲基化。在这一表观遗传重编程过程中,基因组印记的亲本特异的 DNA 甲基化修饰仍然被保留下来,除了 DNMT1 以外,ZFP57 和 TRIM28 也参与对于印记位点 DNA 甲基化的保护作用。在桑葚胚至囊胚时期,胚胎基因组 DNA 甲基化达到最低水平,随后开始重新建立甲基化,人类胚胎这一过程持续至植入以后,X 染色体随机失活也在这一时期被建立起来[32]。这一阶段的组蛋白修饰仍不完全清楚,从胚胎二细胞期 H3K4me3 就逐步建立,较 H3K27me3 更早[33]。

当胚胎植入后,随着细胞分化,表观遗传被建立起来。但在生殖细胞的发育过程中,细胞将再次经历表观遗传重编程。人类原始生殖细胞(PGC)大约在胚胎发育第二周由上胚层细胞分化而来,随后细胞在第四周开始向生殖嵴迁移,表观遗传重编程便始于这一时期。这一时期随着 PGC 的增殖,基因组 5mC 水平逐渐降低,而 5hmC 水平较高,DNMT 被抑制而 TET 表达上调,但未发现 TDG/BER 通路有活性,表明 DNA 去甲基化过程主要是随着细胞增殖被动去甲基化。组蛋白修饰也在这一期间重编程,包括 H3K9me2 的去除和 H3K27me3 的建立等。在胚胎植入后失活的 X 染色体在这一阶段被重新激活。不同于植入前发育过程中的重编程,PGC 重编程过程中,基因组印记相关表观遗传修饰也被去除了。尽管如此,PGC 基因组中仍然有部分位点可能抵抗重编程过程。随着 PGC 迁移完成,在随后的配子发育过程中,新的表观遗传修饰被重新建立起来[34]。

4　表观遗传的跨代传递

传统上认为只有生殖细胞的 DNA 序列变异能够被遗传到下一代产生表型,获得性性状无法被遗传至下一代。然而近年来研究表明,环境和生活经历因素可以在不改变生殖细胞 DNA 序列的情况下导致遗传性性状的改变,表观遗传修饰被认为参与这一过程[35]。

在细胞分裂过程中,表观遗传修饰的稳定性不如 DNA 序列。不仅如此,多种表观遗传修饰可在环境因素的作用下发生改变。这些表观遗传修饰的变异可通过不同的机制影响其后代的表型。一种机制是通过生殖细胞的非编码 RNA,如精子中较高水平的 Piwi 蛋白互作 RNA,影响发育早期表观遗传重编程过程,从而将获得性性状传递至下一代;第二种机制是通过影响生殖细胞的基因组印记,由于植入前发育阶段的重编程不会去除基因组印记,因而改变的基因组印记可遗传至下一代;第三种机制是基因组中某些表观遗传修饰可以抵抗表观遗传重编程过程,这样获得性性状可能遗传二代及以上,这些

机制仍需要更多的研究证实[36]。

第 3 节　人类疾病与表观遗传异常

1　X 染色体失活对 X 连锁疾病表型的影响

1.1　X 染色体失活与 X 染色体非整倍体疾病

X 染色体非整倍体即 X 染色体缺失或者增多。由于染色体数目异常,将会导致许多基因拷贝数的改变,从而表现为具有多种畸形的综合征。X 染色体非整倍体导致的综合征包括:特纳综合征(X 染色体单体)、克氏综合征(XXY 综合征)、X 染色体三体综合征(XXX 综合征)。

由于 X 染色体失活,X 染色体非整倍体的表型往往较为温和。特纳综合征是唯一能够存活至出生的单体综合征[37]。很多克氏综合征和 X 染色体三体综合征患者在成年前没有明显临床症状,因生育障碍才被确诊,甚至终生未能发现[38-39]。X 染色体非整倍体的临床症状主要与 X 染色体上逃逸失活的基因相关。若 X 染色体失活发生异常,将导致 X 染色体非整倍体疾病更为严重的临床表型:特纳综合征患者通常智力发育正常,但某些特纳综合征患者体内较高比例细胞中包含环状 X 染色体[r(X)],这种异常的 X 染色体可能缺失 XIST 基因,导致 X 染色体不能正常失活,并导致患者精神发育迟滞[40]。因此,针对 X 染色体非整倍体的遗传咨询要关注患者的 X 染色体失活状况。

1.2　X 染色体失活偏移与 X 连锁遗传疾病

X 染色体上有 1 000 多种功能基因,很多都参与了重要生理功能。如果致病基因在 X 染色体上,就是 X 连锁遗传疾病。男性仅有 1 条 X 染色体,因而若携带致病突变,通常都导致疾病发生;但对于携带杂合突变的女性而言,X 染色体失活偏移将直接影响疾病的外显率和临床症状的严重程度。

有突变的 X 染色体优先失活,将显著减轻 X 连锁显性遗传病的临床表型。如雷特综合征(Rett syndrome)[OMIM# 312750],临床症状主要表现为进行性神经系统发育障碍,患者基本为女性,多由 MECP2 基因的杂合突变导致。对于 MECP2 基因突变携带者,突变 X 染色体完全失活可导致症状不发生,但突变遗传至后代可导致疾病发生[41]。

与之相反,正常 X 染色体优先失活可能导致 X 连锁

隐性遗传病在女性杂合突变携带者发病。Duchenne 肌营养不良（DMD）[OMIM# 310200]是 X 连锁隐性遗传病，由 *DMD* 基因突变导致。女性杂合携带者通常没有或仅有轻微的临床表型，但其中约 8% 具有中度到重度的临床症状，研究表明这一现象与正常 X 染色体优先失活相关[42]。

此外，X 染色体失活偏移与多种疾病相关，包括肿瘤、X 连锁智力障碍、孤独症、自身免疫性疾病、反复流产等[29]。

X 染色体失活偏移可能导致 X 连锁遗传疾病并无严格的显性／隐性遗传模式，应在遗传咨询中关注，若咨询者为杂合携带者，应综合各项因素，可对咨询者进行 X 染色体失活偏移检测，看失活的为哪条 X 染色体，是否存在染色体失活偏移现象，给出合理的遗传咨询意见与建议，指导咨询者优生优育。

2 印记基因疾病

2.1 印记基因突变与单亲二倍体

印记基因的正常表达模式对于正常的生长发育是必需的，其异常往往会影响胚胎发育并导致神经、发育和代谢等多种疾病的发生。遗传因素是印记基因疾病的主要致病原因之一，印记基因突变和单亲二倍体（UPD）是主要的致病因素。

印记基因的点突变和缺失突变均可造成疾病发生，在遗传咨询中需要关注的是印记基因突变所导致的疾病不符合孟德尔遗传定律，这是因为印记基因的单基因表达模式造成分离和自由组合定律失效。印记基因突变的遗传模式如图 1-3-1 所示。常见印记基因突变导致的疾病包括：①普拉德-威利综合征（PWS）[OMIM# 176270]，70%~80% 的病例由父源 15q11-q13 缺失导致；②安格尔曼综合征（AS）[OMIM# 105830]，约 70% 患者为母源 15q11-q13 缺失，25% 为母源 *UBE3A* 基因突变；③假性甲状旁腺功能减退症（PHP）[OMIM# 103580]，多为母源 *GNAS* 基因突变导致。

UPD 是指同源染色体或片段来自父母中的同一个个体[43]。UPD 可分为由单亲纯合染色体组成的同二体型和单亲杂合染色体构成的异二体型。UPD 的发生机制包括减数分裂 I 期或 II 期发生错误、合子后重组突变等。其中片段型 UPD 可由合子后父母源体细胞重组及数目和／或结构型染色体畸变形成；而整体型 UPD 可由配子互补（GC）、三体补救（TR）、单体救援（MR）、罗伯逊易位或其他易位以及等臂染色体的产生、缺失和重复等机制形成[44]。由于父母配子的基因组印记在原始生殖细胞发育过程中已建立，UPD 将导致印记基因表达模式的异常，包括不表达或双等位基因表达，导致发育异常和疾病发生。UPD 可能导致的印记基因疾病如表 1-3-1 所示。遗传咨询中需考虑这些疾病进行针对性检测以发现 UPD。UPD 检测方法包括针对染色体结构异常的细胞生物学方法，以及检测序列多态性的杂合缺失。

2.2 印记控制区表观遗传异常与胚胎生长发育异常

印记基因的正常表达模式依赖于印记控制区（ICR）的表观遗传修饰调控，表观遗传异常将导致印记基因亲源等位基因表达不平衡，从而影响胚胎生长发育过程[30,45]。印记控制区表观遗传异常最为典型的为贝-维综合征和拉塞尔-西尔弗综合征，这两种疾病半数以上的患者不存在 DNA 序列变异，将在此节重点阐述。辅助生殖会导致此类异常发病率上升。如辅助生殖受孕的胎儿患贝-维综合征的频率比正常受孕的胎儿高出 4~9 倍，而基因印记异常可能是造成辅助生殖较高流产率的因素[46]。

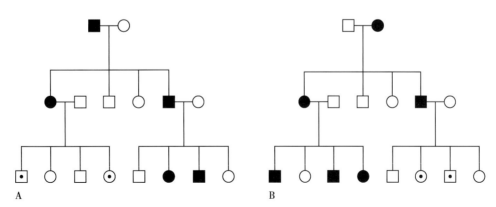

图 1-3-1 印记基因突变的遗传模式

A. 父源表达的印记基因，父亲传至子代的等位基因突变导致疾病发生，母亲传至子代的等位基因突变为携带者；B. 母源表达的印记基因，母亲传至子代的等位基因突变导致疾病发生，父亲传至子代的等位基因突变为携带者。

表 1-3-1　单亲二倍体相关综合征

综合征类型	父母起源(染色体)	基因印记疾病中UPD 发生率 /%	基因或染色体区域
短暂性新生儿糖尿病(TNDM)[OMIM# 601410]	母源 UPD(6)	40	ZFP57、PLAGL1、HYMAI
拉塞尔 - 西尔弗综合征(RSS)[OMIM# 180860]	母源 UPD(7)	5	7p12-p14?、7q31-qter?
贝 - 维综合征(BWS)[OMIM# 130650]	父源 UPD(11)	20	IGF2、H19、KCNQ1、CDKN1C
拉塞尔 - 西尔弗综合征(RSS)[OMIM# 180860]	母源 UPD(11)	—	11p15.5
Temple 综合征(TS)[OMIM# 605636]	母源 UPD(14)	>95	14q23
父方 UPD(14)综合征[patUPD(14)[OMIM# 608149]	父源 UPD(14)	100	14q
普拉德 - 威利综合征(PWS)[OMIM# 176270]	母源 UPD(15)	25	15q11-q13
安格尔曼综合征(AS)[OMIM# 105830]	父源 UPD(15)	7	UBE3A
假性甲状旁腺功能减退症(PHP)[OMIM# 103580]	父源 UPD(20)	—	—

注:UPD 为单亲二倍体,? 为有争议或者不确定,—表示无此项。

2.2.1　贝 - 维(Beckwith-Wiedemann)综合征

2.2.1.1　疾病概述

贝 - 维综合征(BWS)[OMIM# 130650]又称脐疝 - 巨舌 - 巨大发育综合征,为最普遍的小儿生长过度综合征[47]。发病率为 1/13 700～1/10 000,位于新生儿早期死亡病因的第 3 位,仅次于先天畸形和早产。BWS 病因为 11p15.5 印记基因簇异常,包括:① 11p15.5 印记控制区(ICR)IC1、IC2 的表观遗传修饰异常,在 60% 患儿中发现,包括 IC1 父源印记区母源等位基因过甲基化而导致 IGF2 基因的双拷贝表达和 H19 不表达,或 IC2 母源印记缺失导致 KCNQ1QT1 双拷贝表达;②父源 UPD 造成的父源表达印记基因过表达,在 20% 患儿中发现;③染色体缺失和倒位(10%)以及 CDKN1C 基因突变(10%)也是 BWS 的致病机制之一。

2.2.1.2　主要临床症状

BWS 的常见临床表现如下:

①生长:宫内生长过度、身体单侧肥大及皮下组织丰满等;②头及面容:巨舌、突眼、面中部发育不良、耳皱褶及切迹等;③腹部和内脏:腹壁缺损、内脏(心、肝、脾、胰、肾、肾上腺等)肥大、肾脏髓质发育不良等;④代谢及其他:新生儿低血糖、鲜红斑痣、胚胎类肿瘤、胎盘增大、脐带过长、羊水过多、骨龄提前等。

BWS 患儿基因型与其遗传病因有一定的相关性,如 H19、IC1 高甲基化和父源 UPD 嵌合体的 BWS 患儿,其肾母细胞瘤和肝母细胞瘤发生率明显高于其他基因变异;CDKN1C[MIM 600856]和 IC2 基因变异则易导致患儿腹壁缺损;IC1/IC2 基因变异和父源 UPD 嵌合体基因变异与偏身肥大有关等。

2.2.1.3　诊断与鉴别诊断

由于 BWS 的罕见性及妊娠早期特征不明显,临床诊断现未形成统一的标准。有学者建议具备主要标准中两个(腹壁缺损、巨舌、巨大儿)或一个主要标准加两个次要标准(巨肾或肾脏畸形、肾上腺细胞肥大、基因或染色体异常、羊水过多等)可诊断。但目前还未能达成一致意见。BWS 需与其他具有过度生长表现的疾病相鉴别,详见表 1-3-2。

表 1-3-2　BWS 与其他生长过度疾病的鉴别诊断

疾病	基因	遗传类型	重合特征	鉴别特征
Simpson-Golabi-Behmel 综合征	GPC3 GPC4	X 染色体隐性遗传	巨大儿 内脏肥大 巨舌 肾功能异常 易患胚胎型肿瘤	面部(粗糙的脸部特征、眼间距宽、巨口等) 唇裂 结构或传导型心脏畸形 多趾在内的骨骼畸形 发育迟缓
Perlman 综合征	DID3L2	常染色体隐性遗传	巨大儿 高发肾母细胞瘤	面部(小颌畸形、低位耳、低鼻桥等) 新生儿死亡率高 明显的智力障碍
Sotos 综合征	NSD1	常染色体显性遗传	巨大儿	面部(长头、额隆起、尖下巴等) 额叶分布稀疏的头发 智力受损 巨头

2.2.1.4 遗传咨询

大多数 BWS 患儿并无患此病的父母,遗传咨询应根据发病情况的不同区别对待:①阴性家族史(约占 85%),染色体核型正常的 BWS 患儿,如基因检测提示 *IC2* 低甲基化或 *IC1* 高甲基化且无基因序列异常,或染色体 11p15 区域父源 UPD,其同胞和子代患 BWS 的风险较低。如患儿父母一方为 *CDKN1C* 基因变异,父亲变异则其同胞和子代患 BWS 的风险 <50%,母亲变异则在 50% 左右。②阳性家族史(10%~15%),染色体核型正常的 BWS 患儿,父亲基因变异则其同胞及子代患 BWS 的风险 <50%,母亲基因变异则在 50% 左右。③单卵双生双胞胎(约占 1%)如果出现 BWS,其同胞和子代患 BWS 的风险较低。

2.2.2 拉塞尔 - 西尔弗(Russell-Silver)综合征

2.2.2.1 疾病概述

拉塞尔 - 西尔弗综合征(RSS)[OMIM# 180860]又称不对称身材 - 矮小 - 性发育异常综合征,约 50% 患儿都有轻微发育延迟。RSS 的发病率在西方国家为 1/10 000~1/3 000,国内尚无统计。RSS 病因[48]包括:① 11p15.5 印记控制区(ICR)的表观遗传修饰异常,在 50% 以上患儿中发现,主要是 *IC1* 父源印记缺失导致 *H19* 双拷贝表达和 *IGF2* 基因不表达;② 7 号染色体母源 UPD(mUPD7),导致母源表达基因过度表达和父源表达基因缺失;③ *GRB10* 基因突变。

2.2.2.2 主要临床症状

RSS 患儿以宫内生长受限和出生后生长缺陷为特征,出生体重 / 身长低于平均值的 2 个标准差;患儿一般成比例的矮小,头围正常,第 5 根手指弯曲变形;基本带有巨颅、三角脸、前额突出、口角下斜(鲨鱼嘴)、耳位低下、下颌畸形的特殊面容;由于偏侧生长不足造成四肢长度不对称;部分患儿具有喂养困难、多汗、低血糖、认知迟缓、语言障碍、先天畸形、肌阵挛 - 肌张力障碍等症状。

2.2.2.3 诊断与鉴别诊断

主要诊断标准为:①宫内发育迟缓,低于胎龄第 10 个百分位数;②出生后体重 / 身高比例低于第 3 个百分位数;③正常头围;④肢体、躯干 / 或面部不对称。次要诊断标准为:①上肢短但比例正常;②小指弯曲;③三角脸;④前额突出。辅助标准包括:①咖啡牛奶色素斑或皮肤色素变化;②泌尿生殖道异常(隐睾,尿道下裂);③运动、语言和 / 或认知迟缓;④喂食异常;⑤低血糖。如果符合主要诊断标准其中 3 项,或 2 项主要诊断标准及 2 项次要诊断标准,结合基因检测,即可作出诊断。

任何病因引起的宫内生长发育迟缓和短身材的现象都应与 RSS 相鉴别,如 3-M 综合征、范科尼贫血、Nijmegen 综合征和布卢姆综合征等。3-M 综合征与 RSS 均具有生长迟缓和部分相似的特殊面容(巨颅、前额突出)。但 3-M 综合征终身高低于平均值的 5~6 个标准差;特殊面容还包括下巴突出、肉质朝天鼻和中脸发育不全等;具有多处影像学检查异常包括骨骼细长、肋骨偏薄、椎体高、隐性脊柱裂、小骨盆、小髂翼和骨龄延迟等。此外 3-M 综合征为常染色体隐性遗传病,致病基因为 *CUL7*。范科尼贫血、Nijmegen 综合征和布卢姆综合征都具有生长发育缓慢和短小的特征,但这几种疾病所具有的小头、皮肤对阳光敏感及四肢畸形可与 RSS 相区别。

2.2.2.4 遗传咨询

RSS 有多种病因,异常方式主要有三种,即母源 UPD(mUPD7)、常染色体显性遗传和常染色体隐性遗传。需对先证者和父母进行遗传学检测,明确病因后根据遗传方式进行相应的遗传咨询。

3 重复序列扩展疾病与表观遗传异常

3.1 基因非编码区的重复序列扩展相关疾病的表观遗传异常

基因非编码区的重复序列扩展可导致表观遗传异常和基因表达沉默。以脆性 X 综合征(FXS)[OMIM# 300624][49]为例,该疾病是一种 X 连锁不完全显性遗传的神经发育性疾病。由脆性 X 智力低下基因 1(*FMR1*)的 5′ 非翻译区的(CGG)n 重复序列扩展导致。(CGG)n 重复序列长度具有多态性,正常人群(CGG)n 重复次数在 5~50 之间,n 在 50~200 间被称为前突变,大于 200 称为全突变。(CGG)n 全突变个体在发育早期会表达携带(CGG)n 全突变的 mRNA,这种异常的 mRNA 可以与基因启动子区 DNA 相结合,阻止基因转录,随即启动表观遗传沉默机制,组蛋白去乙酰化和 H3K9me3 修饰,最终全突变(CGG)n 自身及上游 250bp 的 CpG 岛高度甲基化稳定了基因的沉默状态,是导致 FXS 的分子机制[50]。

FXS 的临床症状具有多样性,与(CGG)n 重复序列及上游 CpG 岛的甲基化状态具有相关性。对于男性全突变携带者,几乎均发展成 FXS,但也有极少数未发生异常甲基化、表型极为轻微的报道。对于女性全突变携带者,由于 X 染色体失活的存在,仅有约半数发展成 FXS,X 染色体失活偏移与疾病的发生及临床症状严重程度存在相关性。

男性前突变携带者中未观察到(CGG)n 重复序列及上游 CpG 岛的甲基化异常,但部分老年男性前突变携带者出现震颤 / 共济失调综合征(tremor/ataxia syndrome),一种神经退行性疾病,研究发现前突变携带者具有较高的 *FMR1* mRNA 水平和较低的蛋白表达水平,表明转录后调控参与其中。约有 1/3 的女性前突变携带者发生卵巢功能早衰现象。近年来有研究表明前突变携带者的临床症状与(CGG)n 下游两个 DNA 差异甲基化区域(DMR)的甲基化水平相关。

1型强直性肌营养不良(DM1)[OMIM# 160900]是一组以肌无力、肌强直和肌萎缩为特点的常染色体显性遗传病[51]。除骨骼肌受累外,还常伴有白内障等多系统受累表现。该病是由 MDRK 基因[MIM 605377]的 3′UTR 区域 CTG 重复序列扩增引起的。正常人有 5~38 个 CTG 重复序列,DM1 患者的 CTG 重复序列常超过 100,甚至上千,重复扩增数越多,病情越严重。CTG 重复序列是 MDRK 基因座中的绝缘子的组成成分之一,该绝缘子与 CTCF 结合才得以发挥其功能。CTCF 与 DNA 的结合是甲基化敏感的,正常情况下,绝缘子处于去甲基化状态,与 CTCF 结合形成染色质绝缘子,抑制了 MDRK 基因座所转录的反义 RNA 而保护了常染色质区域。由于 DM1 患者 CTG 重复扩增使 CTCF 相对剂量不足,CpG 中 CTCF 结合位点发生甲基化并进一步拮抗 CTCF 位点结合,从而失去绝缘子功能,从 MDRK 基因座所转录的反义 RNA 诱发 RNA 介导的基因沉默,导致该区域的常染色质向异染色质转变[52]。

3.2 基因编码区的重复序列扩展相关疾病的表观遗传异常

发生在基因编码区的核苷酸重复序列扩展同样导致疾病发生。多聚谷氨酰胺障碍(polyglutamine disorder)就是由基因编码区的三核苷酸的串联重复导致编码蛋白中包含多个连续的谷氨酰胺残基(poly Q),这种蛋白质序列异常可影响蛋白质间相互作用。多个基因发生的多聚谷氨酰胺障碍与神经退行性疾病相关[53]。

亨廷顿病(HD)[OMIM# 143100]是一种由于 HTT 基因编码区 CAG 三核苷酸重复序列异常扩增引起的神经退行性疾病,是一种常见的多聚谷氨酰胺障碍[54]。疾病主要表现为中年发病,运动、认知和精神障碍进行性加重,临床症状为舞蹈样不自主运动及进行性认知障碍,直至痴呆。通常,HTT 基因中 CAG 重复次数为 11~34,HD 患者重复次数明显增加(一般大于 40),CAG 重复扩增越多,发病越早。突变 HTT 基因编码含 poly Q 的 HTT 蛋白,改变其与 REST/NRSF 复合体及 CBP 蛋白的结合。

REST/NRSF 是一种与 NRSEs 元件相结合的转录因子,在神经元内发挥重要功能。REST/NRSF 与组蛋白去甲基化酶(SMCX)、组蛋白去乙酰化酶(HDAC1 和 HDAC2)、组蛋白甲基转移酶(G9a)、染色体重塑因子 SWI/SNF 存在相互作用,故 REST/NRSF 的功能在突变型 HTT 作用下发生改变,随即通过上述因子介导表观遗传的相应改变。CBP 作为一种组蛋白乙酰转移酶和转录共激活因子,在 CREB 介导的转录活动中具有重要作用。突变型 HTT 的多聚谷氨酰胺肽段可直接结合到 CBP 和 p300/CEB 相关因子(P/CAF)的组蛋白乙酰转移酶结构域,从而干扰两者对组蛋白的乙酰化修饰。HD 患者在发病初期,体内观察到广泛的基因表达下调,可能与组蛋白的乙酰化修饰异常相关,动物模型研究表明,组蛋白去乙酰化酶抑制剂可能是潜在的治疗药物。

第4节 表观遗传信息协助遗传检测和遗传咨询

表观遗传变异检测为遗传检测和遗传咨询提供额外的参考信息,有助于增加检测准确性,提高遗传咨询质量。目前研究最多的是 DNA 甲基化以及小分子 RNA 表达在临床诊断中的应用,而组蛋白修饰由于其不稳定及高度动态变化的特点,在临床诊断中的应用面对更多的技术挑战[55-56]。

1 表观遗传信息辅助遗传检测

1.1 表观遗传信息辅助疾病诊断

在 X 染色体疾病中往往存在异常的 X 染色体失活,因而对 X 染色体失活特异的表观遗传修饰进行检测可用于对 X 染色体疾病的检测。在失活 X 染色体(Xi)上,失活目标基因的启动子区处于高甲基化状态,而活化的 X 染色体(Xa)上相应基因的启动子区则处于低甲基化状态。对相关区域 DNA 甲基化状态的定量分析,可以获取细胞中 X 染色体的定量信息。已有几项研究通过检测 X 染色体失活特异的差异甲基化区域(DMR)检测 X 染色体非整倍体疾病。

对 X 染色体失活偏移的检测有助于发现 X 连锁基因突变在女性携带者中的表型差异性。此外 X 染色体失活偏移提示多种疾病风险。检测 X 染色体失活偏移主要是利用女性体细胞的 X 染色体失活嵌合性和基因多态性进行的,失活染色体可通过甲基化鉴定,父源和母源 X 染色体(Xp/Xm)通过基因多态性显示。目前应用最广的位点是人雄激素受体基因第一外显子 GAG 短串联重复序列(STR)。在(CAG)n STR 上游约 100bp 处有一组甲基化敏感的酶切位点,其中包括 hpa II 酶切位点,当雄激素受体基因有 STR 长度多态性时,基因组 DNA 经 hpa II 消化后 PCR 扩增失活 X 染色体的 DNA 片段,通过变性聚丙烯酰胺凝胶电泳可以显示出长度不同的父本及母本等位基因的两种产物,两者的强度反映了带有失活 Xp 和失活 Xm 的体细胞的相对比例[57]。

检测印记控制区(ICR)的 DNA 甲基化状态有助于诊断印记基因疾病,正常情况下,ICR 在一个等位基因上高度甲基化,而在另一等位基因上低甲基化,甲基化水平接近 50%。对染色体微缺失、UPD 和单纯 ICR 表观修饰异常导致的印记基因疾病,相应 ICR 的 DNA 甲基化水平将显著上升或下降。

基因非编码区的重复序列扩展导致的疾病,往往在扩增的重复序列区域附近的 CpG 岛存在异常的甲基化状况。不仅包括前文所述的 FXS 与 DM1,其他如 C9orf72 基因重复序列扩展导致的肌萎缩性侧索硬化症患者中也发现上游 CpG 岛的异常甲基化[58]。异常的 DNA 甲基化水平与重复扩展的数量和临床表型均具有正相关性,异常 mRNA 介导的基因沉默可能是普遍机制。

肿瘤发生发展伴随 DNA 甲基化的异常,导致基因表达遗传。抑癌基因的高甲基化会导致其表达降低,而癌基因的低甲基化或促进其表达,例如 P16 在不同类型肿瘤中以 9%~49% 的频率被甲基化,BRCA1 在散发型乳腺癌和卵巢癌中以 10%~20% 频率被甲基化[59]。

1.2　表观遗传信息用于多组织混合样品检测

因为 DNA 甲基化较为稳定,目前有研究报道显示,可以根据 DNA 甲基化判断样品中 DNA 的组织来源,尤其是血液或其他体液中游离 DNA 的组织来源,例如低甲基化 SERPINB5[serpin peptidase inhibitor,clade B (ovalbumin),member 5]已经作为母血中胎儿游离 DNA 的标志物[60]。最近已有研究表明根据 DNA 甲基化鉴定其组织来源的可行性,并将其命名为血浆 DNA 组织绘图(plasma DNA tissue mapping),作者筛选了 5 800 个甲基化标记,这些甲基化标记可分为两大类:Ⅰ型为一种组织中甲基化修饰完全不同于其他组织的位点;Ⅱ型为在不同组织中甲基化密度不同的位点。根据这些甲基化标志位点可有效区分 DNA 的组织来源[61]。另外,还有报道称通过检测 4~9 个组织特异甲基化位点的 DNA 甲基化,也可以判断血浆 DNA 的组织来源[62]。Guo 等[63]报道根据 147 888 个 CpG 位点的甲基化可以判断肺癌、结直肠癌的恶性以及组织来源;Shuli Kang 等建立了命名为 CancerLocator 的统计方法,通过分析血液中游离 DNA 的甲基化可以判断有无患癌,并且可根据 DNA 甲基化谱判断游离 DNA 的组织来源。目前,根据表观遗传信息判断 DNA 组织来源多处于研究阶段,还没有真正应用于临床诊断的报道,但已经显示出了其在肿瘤游离 DNA 及母血胎儿游离 DNA 检测中的价值。

2　表观遗传信息对疾病进行分子分型

在疾病的诊断及治疗中,疾病类型的详细信息及种类划分将起到极为重要的作用。传统医学中,一般通过疾病的临床表现及病理学检测对疾病的类型进行划分,近些年来由于靶向治疗及精准医疗的兴起,对临床疾病的分类提出了更为细致和准确的要求。而疾病的分子分型则主要是通过对患者的病灶或体液中的分子变化进行分类,主要包括蛋白表达、DNA 序列变化、基因表达变化、表观遗传信息改变等分子水平的检测。目前根据表观遗传信息对疾病进行分子分型的研究同样多集中于肿瘤研究领域,基于 DNA 甲基化和小分子 RNA 表达可对乳腺癌[64]、肺癌[65]、胃癌[66]、肝癌[67]、中枢神经系统肿瘤[68]等进行精确的分子分类。

骨髓增生异常综合征(MDS)是一大类由于骨髓发育不良而导致的外周血细胞形成受阻的疾病,研究表明 5q31-q32 的缺失是导致该疾病的主要原因,但该区域基因的异常高甲基化同样也会导致该疾病,所以临床上也建议根据致病原因的不同对该疾病进行分类[69]。

目前,根据表观遗传学对疾病进行分子分类的研究多处于研究阶段,而在临床中的应用还需要从可操作性、花费、稳定性方面对其进行进一步的优化。

结　语

人类表观基因组计划(HEP)和美国国立卫生研究院(NIH)表观基因组路线图计划通过大规模的检测,为表观遗传学和表观基因组学的进一步发展提供了可能。表观遗传学信息提供了何时、何地、以何种方式去执行 DNA 遗传信息的指令,对基因表达、调控、遗传有重要作用。表观遗传研究的兴起使得对疾病的研究从对基因的探索演绎为对形成表型的过程和机制的探索。表观遗传变异与 DNA 变异不同之处在于大部分表观遗传变异是可逆的,这就为疾病的治疗提供了乐观的前景。虽然表观遗传学研究已经取得一定进展,但更多详细内容和机制,尤其是与疾病表型的关系还有待深入研究。相信通过对表观遗传学进行系统而深入的研究,将在疾病的预防、诊断和治疗方面发挥不可估量的作用。任何一种表观遗传病均有相应的靶基因发生变化,或表达过高,或表达过低,甚至沉默。表观遗传病临床表型具有一定的异质性,易于漏诊,如果早期确诊,部分表观遗传病可以通过临床干预而缓解,所以针对表观遗传疾病的遗传咨询就尤为重要,希望通过本章内容的学习使读者对该方面的内容有所了解,对临床工作的开展有所帮助。

(马端　赵欣之　马竞　张进　肖德勇　杜司晨　夏文君　郝丽丽　陈庆　黄建波)

参考文献

[1] BERGER S L,KOUZARIDES T,SHIEKHATTAR R,et al.An operational definition of epigenetics.Genes Dev,2009,23(7):781-783.

[2] RUSSO V E A,MARTIENSSEN R A,RIGGS A D.Epigenetic mechanisms of gene regulation.New York:Cold Spring Harbor Laboratory Press,1996,425-437.

[3] BERNSTEIN B E,STAMATOYANNOPOULOS J A,COSTELLO J F,et al.The NIH roadmap epigenomics mapping consortium.Nat Biotechnol,2010,28(10):1045-1048.

[4] SMITH Z D,MEISSNER A.DNA methylation:roles in mammalian development.Nat Rev Genet,2013,14(3):204-220.

[5] BESTOR T H.The DNA methyltransferases of mammals.Hum Mol Genet,2000,9(16):2395-2402.

[6] LANDER E S,LINTON L M,BIRREN B,et al.Initial sequencing and analysis of the human genome.Nature,2001,409(6822):860-921.

[7] LISTER R,PELIZZOLA M,DOWEN R H,et al.Human DNA methylomes at base resolution show widespread epigenomic differences.Nature,2009,462(7271):315-322.

[8] SCHÜBELER D.Function and information content of DNA methylation.Nature,2015,517(7534):321-326.

[9] TIRADO-MAGALLANES R,REBBANI K,LIM R,et al.Whole genome DNA methylation:beyond genes silencing.Oncotarget,2017,8(3):5629-5637.

[10] RASMUSSEN K D,HELIN K.Role of TET enzymes in DNA methylation,development,and cancer.Genes Dev,2016,30(7):733-750.

[11] WU H,ZHANG Y.Reversing DNA methylation:mechanisms,genomics,and biological functions.Cell,2014,156(1-2):45-68.

[12] LAIRD P W.Principles and challenges of genomewide DNA methylation analysis.Nat Rev Genet,2010,11(3):191-203.

[13] WU H,ZHANG Y.Charting oxidized methylcytosines at base resolution.Nat Struct Mol Biol,2015,22(9):656.

[14] KOUZARIDES T.Chromatin modifications and their function.Cell,2007,128(4):693-705.

[15] GRUNSTEIN M.Histone acetylation in chromatin structure and transcription.Nature,1997,389(6649):349-352.

[16] GREER E L,SHI Y.Histone methylation:a dynamic mark in health,disease and inheritance.Nat Rev Genet,2012,13(5):343-357.

[17] KUNDAJE A,MEULEMAN W,ERNST J,et al.Integrative analysis of 111 reference human epigenomes.Nature,2015,518(7539):317-330.

[18] SAWICKA A,SEISER C.Sensing core histone phosphorylation-a matter of perfect timing.Biochim Biophys Acta,2014,1839(8):711-718.

[19] DU J,JOHNSON L M,JACOBSEN S E,et al.DNA methylation pathways and their crosstalk with histone methylation.Nat Rev Mol Cell Bio,2015,16(9):519-532.

[20] NOBERINI R,SIGISMONDO G,BONALDI T.The contribution of mass spectrometry-based proteomics to understanding epigenetics.Epigenomics,2016,8(3):429-445.

[21] COLLAS P.The current state of chromatin immunoprecipitation.Mol Biotechnol,2010,45(1):87-100.

[22] HOLOCH D,MOAZED D.RNA-mediated epigenetic regulation of gene expression.Nat Rev Genet,2015,16(2):71-84.

[23] MEYER K D,JAFFREY S R.The dynamic epitranscriptome:N6-methyladenosine and gene expression control.Nat Rev Mol Cell Biol,2014,15(5):313-326.

[24] KUKURBA K R,MONTGOMERY S B.RNA Sequencing and Analysis.Cold Spring Harbor Protocols,2015,2015(11):951.

[25] LYON M F.Gene action in the X-chromosome of the mouse(Mus musculus L.).Nature,1961,190:372-373.

[26] PENNY G D,KAY G F,SHEARDOWN S A,et al.Requirement for Xist in X chromosome inactivation.Nature,1996,379(6561):131-137.

[27] WUTZ A.Gene silencing in X-chromosome inactivation:advances in understanding facultative heterochromatin formation.Nat Rev Genet,2011,12(8):542-553.

[28] CARREL L,WILLARD H F.X-inactivation profile reveals extensive variability in X-linked gene expression in females.Nature,2005,434(7031):400-404.

[29] MINKS J,ROBINSON W P,BROWN C J.A skewed view of X chromosome inactivation.J Clin Invest,2008,118(1):20-23.

[30] PETERS J.The role of genomic imprinting in biology and disease:an expanding view.Nat Rev Genet,2014,15(8):517-530.

[31] FENG S,JACOBSEN S E,REIK W.Epigenetic reprogramming in plant and animal development.Science,2010,330(6004):622-627.

[32] SMITH Z D,CHAN M M,HUMM K C,et al.DNA methylation dynamics of the human preimplantation embryo.Nature,2014,511(7511):611-615.

[33] LIU X,WANG C,LIU W,et al.Distinct features of H3K4me3 and H3K27me3 chromatin domains in pre-implantation embryos.Nature,2016,537(7621):558-562.

[34] TANG W W,DIETMANN S,IRIE N,et al.A Unique Gene Regulatory Network Resets the Human Germline Epigenome for Development.Cell,2015,161(6):1453-1467.

[35] HEARD E,MARTIENSSEN R A.Transgenerational epigenetic inheritance:myths and mechanisms.Cell,2014,157(1):95-109.

[36] BOHACEK J,MANSUY I M.Molecular insights into transgenerational non-genetic inheritance of acquired behaviours.Nat Rev Genet,2015,16(11):641-652.

[37] RANKE M B,SAENGER P.Turner's syndrome.Lancet,2001,358(9278):309-314.

[38] RADICIONI A F,DE MARCO E,GIANFRILLI D,et al.Strategies and advantages of early diagnosis in Klinefelter's syndrome.Mol Hum Reprod,2010,16(6):434-440.

[39] OTTER M,SCHRANDER-STUMPEL C T,CURFS L M.Triple X syndrome:a review of the literature.Eur J Hum Genet,2010,18(3):265-271.

[40] MATSUO M,MUROYA K,ADACHI M,et al.Clinical and molecular studies in 15 females with ring X chromosomes:implications for r(X)

formation and mental development.Hum Genet,2000,107(5):433-439.

［41］VILLARD L,KPEBE A,CARDOSO C,et al.Two affected boys in a Rett syndrome family:clinical and molecular findings.Neurology,2000,55(8):1188-1193.

［42］RICHARDS C S,WATKINS S C,HOFFMAN E P,et al.Skewed X inactivation in a female MZ twin results in Duchenne muscular dystrophy.Am J Hum Genet,1990,46(4):672-681.

［43］Preece M A,Moore G E.Genomic imprinting,uniparental disomy and foetal growth.Trends Endocrinol Metab,2000,11(7):270-275.

［44］DAWSON A J,CHERNOS J,MCGOWAN-JORDAN J,et al.CCMG guidelines:prenatal and postnatal diagnostic testing for uniparental disomy.Clin Genet,2011,79(2):118-124.

［45］ISHIDA M,MOORE G E.The role of imprinted genes in humans.Mol Aspects Med,2013,34(4):826-840.

［46］DEBAUN M R,NIEMITZ E L,FEINBERG A P.Association of in vitro fertilization with Beckwith-Wiedemann syndrome and epigenetic alterations of LIT1 and H19.Am J Hum Genet,2003,72(1):156-160.

［47］MUSSA A,RUSSO S,LARIZZA L,et al.(Epi)genotype-phenotype correlations in Beckwith-Wiedemann syndrome:a paradigm for genomic medicine.Clin Genet,2016,89(4):403-415.

［48］ABU-AMERO S,MONK D,FROST J,et al.The genetic aetiology of Silver-Russell syndrome.J Med Genet,2008,45(4):193-199.

［49］JACQUEMONT S,HAGERMAN R J,HAGERMAN P J,et al.Fragile-X syndrome and fragile X-associated tremor/ataxia syndrome:two faces of FMR1.Lancet Neurol,2007,6(1):45-55.

［50］COLAK D,ZANINOVIC N,COHEN M S,et al.Promoter-bound trinucleotide repeat mRNA drives epigenetic silencing in fragile X syndrome.Science,2014,343(6174):1002-1005.

［51］LONGMAN C.Myotonic Dystrophy.J R Coll Physicians Edinb,2006,36(1):51-55.

［52］CHO D H,THIENES C P,MAHONEY S E,et al.Antisense transcription and heterochromatin at the DM1 CTG repeats are constrained by CTCF.Mol Cell,2005,20(3):483-489.

［53］HE F,TODD P K.Epigenetics in nucleotide repeat expansion disorders.Semin Neurol,2011,31(5):470-483.

［54］WALKER F O.Huntington's Disease.Lancet,2007,369(9557):218.

［55］BERDASCO M,ESTELLER M.Aberrant epigenetic landscape in cancer:how cellular identity goes awry.Dev Cell,2010,19(5):698.

［56］ZOGHBI H Y,BEAUDET A L.Epigenetics and human disease.Cold Spring Harb Perspect Biol,2016,8(2):a019497.

［57］BOLDUC V,CHAGNON P,PROVOST S,et al.No evidence that skewing of X chromosome inactivation patterns is transmitted to offspring in humans.J Clin Invest,2008,118(1):333-341.

［58］XI Z,ZINMAN L,MORENO D,et al.Hypermethylation of the CpG island near the G4C2 repeat in ALS with a C9orf72 expansion.Am J Hum Genet,2013,92(6):981-989.

［59］ESTELLER M,CORN P G,BAYLIN S B,et al.A gene hypermethylation profile of human cancer.Cancer Res,2001,61(8):3225-3229.

［60］LO Y M,LAM W K.Tracing the tissue of origin of plasma DNA-feasibility and implications.Ann Ny Acad Sci,2016,1376(1):14-17.

［61］SUN K,JIANG P,CHAN K C,et al.Plasma DNA tissue mapping by genome-wide methylation sequencing for noninvasive prenatal,cancer,and transplantation assessments.Proc Natl Acad Sci USA,2015,112(40):E5503-E5512.

［62］LEHMANN-WERMAN R,NEIMAN D,ZEMMOUR H,et al.Identification of tissue-specific cell death using methylation patterns of circulating DNA.Proc Natl Acad Sci USA,2016,113(13):E1826-E1834.

［63］GUO S,DIEP D,PLONGTHONGKUM N,et al.Identification of methylation haplotype blocks aids in deconvolution of heterogeneous tissue samples and tumor tissue-of-origin mapping from plasma DNA.Nat Genet,2017,49(4):635-642.

［64］HENG Y J,LESTER S C,TSE G M,et al.The molecular basis of breast cancer pathological phenotypes.J Pathol,2017,241(3):375-391.

［65］SUZUKI M,YOSHINO I.Aberrant methylation in non-small cell lung cancer.Surg Today,2010,40(7):602-607.

［66］SUI W,SHI Z,XUE W,et al.Circular RNA and gene expression profiles in gastric cancer based on microarray chip technology.Oncol Rep,2017,37(3):1804-1814.

［67］GRAMANTIERI L,FORNARI F,CALLEGARI E,et al.MicroRNA involvement in hepatocellular carcinoma.J Cell Mol Med,2008,12(6A):2189-2204.

［68］CHEN R,SMITH-COHN M,COHEN A L,et al.Glioma subclassifications and their clinical significance.Neurotherapeutics,2017,14(2):284-297.

［69］TORMO M,MARUGAN I,CALABUIG M.Myelodysplastic syndrome:an update on molecular pathology.Clin Transl Oncol,2010,12(10):652-661.

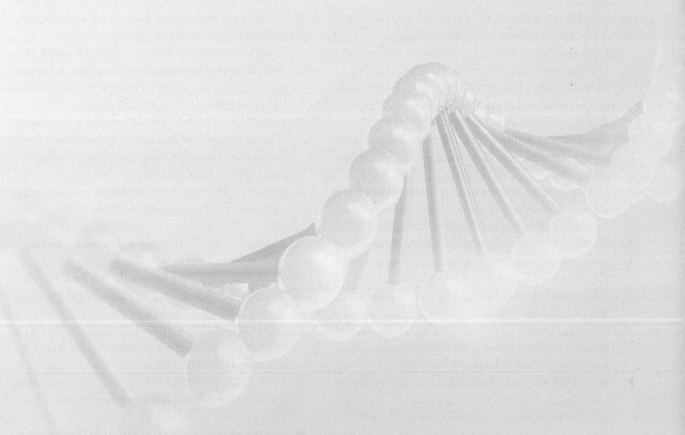

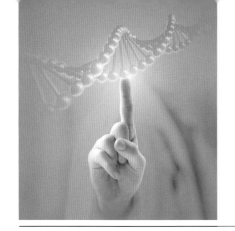

第4章

单基因突变的类型与遗传模式

缩写	英文全称	中文全称
AD	autosomal dominant	常染色体显性
AR	autosomal recessive	常染色体隐性
DMD	Duchenne muscular dystrophy	Duchenne 肌营养不良
mRNA	messenger RNA	信使 RNA
PCR-RFLP	polymerase chain reaction-restriction fragment length polymorphism	限制性片段长度多态性聚合酶链反应
XD	X-linked dominant	X 连锁显性
XR	X-linked recessive	X 连锁隐性

引言

遗传病（genetic diseases）是由于遗传物质改变而引起的疾病。根据遗传物质的改变形式，遗传病可以分为染色体病（chromosomal disorders）、单基因病（single gene disorders）和多基因病（polygenic diseases），其中单基因病是由于单个基因突变所引起的疾病，这类疾病在亲子之间传递规律遵循孟德尔遗传定律，因此也被称为孟德尔遗传病。根据致病基因位于核基因组还是线粒体基因组，单基因遗传病可以分为核基因遗传和线粒体遗传两类。本章主要介绍由核基因决定的单基因遗传病的遗传模式和突变类型，线粒体遗传病将在本篇第 7 章介绍。

第 1 节 | 单基因病的遗传模式

单基因病根据致病基因所在的染色体类型和致病等位基因显隐性的不同，可以分为以下五种类型：①常染色体显性遗传病；②常染色体隐性遗传病；③ X 连锁显性遗传病；④ X 连锁隐性遗传病；⑤ Y 连锁遗传病[1]。在遗传咨询过程中，通常是在调查家族中各成员发病情况的基础上，通过家系分析（系谱分析）来判断疾病在特定家系中的传递方式。因此，家系调查和系谱分析是确定遗传方式的主要依据。

1 系谱与系谱分析

系谱（pedigree）是用图示的方式表明家族中各成员之间的相互关系和发病情况，绘制系谱的常用符号见图1-4-1[2]。先证者（proband）是家系中第一个被医生或遗传研究者确认的遗传病患者，也是家系调查的线索人员。从先证者入手，调查家系中各成员的发病情况，按照各成员之间的相互关系绘制系谱。家系调查和系谱绘制过程中要注意：①家系中各成员的发病情况及亲缘关系等信息应准确无误；②家系调查对象应包括尽可能多的近亲成员，多量的遗传信息更有利于遗传方式的认定；③家系调查时，除主要临床特征外，还应注意有关成员的孕产史及近亲婚配等情况。

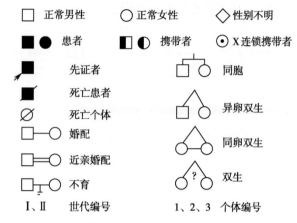

图 1-4-1　常用系谱绘制符号

2 常染色体显性遗传病

如果某一疾病的致病基因位于常染色体上，且致病基因为显性基因，即杂合子情况下可导致个体发病，这种遗传病称为常染色体显性（AD）遗传病。根据杂合子患病情况，可以将常染色体显性遗传病分为若干亚型，常见的亚型包括：①完全显性；②不完全显性；③不规则显性；④共显性；⑤延迟显性。

2.1 完全显性

如果用 A 表示常染色体显性遗传病的突变等位基因，a 表示正常的隐性等位基因，那么在完全显性（complete dominance）的情况下，杂合子 Aa 与显性纯合子 AA 的疾病表型完全相同。人类的致病基因最初都来自于基因突变，所以群体中致病基因频率很低，相同突变等位基因患者结婚的概率低，因此在群体中很难观察到常染色体显性遗传病的纯合子（AA）患者，群体中能观察到的患者多为杂合子（Aa）。

在完全显性的常染色体显性遗传病家系中最常见的婚配类型为杂合子患者（Aa）与正常人（aa）婚配。根据孟德尔的分离定律，这种婚配类型所生育的子女中，大约有 1/2 为患者（Aa），或者说每个孩子患病的概率是 1/2。

图 1-4-2 为一并指 I 型系谱。该系谱可以反映出常染色体完全显性遗传病遗传方式的主要特点，包括：①由于致病基因位于常染色体上，因而致病基因的遗传与性别无关，即男女患病机会均等；②因为致病基因来自患者亲代，所以患者双亲中有一个为患者，患者的子代或同胞

均有 1/2 的发病概率;③系谱中连续几代均有患者,即存在连续传递的现象;④双亲无病时,子女一般不会患病(除非发生新的基因突变)。

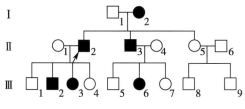

图 1-4-2 一个并指 I 型系谱

该家系中所有患者的基因型均为杂合子 Aa,所有正常个体的基因型均为 aa。如果家系中患者如Ⅲ6 与正常男性结婚,其子女的患病风险为 1/2;如果家系中正常人如Ⅲ7 与正常男性结婚,其子女的患病风险同群体发病率。

2.2 不完全显性

不完全显性(incomplete dominance)或称半显性(semidominance)遗传是指杂合子(Aa)的表型介于显性纯合子(AA)和隐性纯合子(aa)的表型之间,即在杂合子(Aa)中显性基因 A 和隐性基因 a 的作用均得到一定程度的表现。

软骨发育不全是一种不完全显性的遗传病。图 1-4-3 为一软骨发育不全的系谱,该系谱中Ⅰ1 和Ⅰ2 均为该病的杂合子(Aa)患者(轻型),他们的三名子女中,Ⅱ1 为杂合子(Aa)患者(轻型),Ⅱ2 表型正常(aa),Ⅱ3 为纯合子(AA)重型患者,因为骨骼畸形严重、胸廓小而致呼吸窘迫,合并脑积水等严重畸形,导致死胎。

2.3 不规则显性

不规则显性(irregular dominance)是指有些杂合子 Aa 个体不表现出相应的临床症状,但可以将致病基因传递给下一代,下一代可能患病。外显率(penetrance)是指一定基因型个体在特定环境条件下形成相应表型的比例,一般用百分率(%)表示。外显率为 100% 为完全外显,外显率低于 100% 则称为不完全外显或外显不全。导致不规则显性的常见原因是修饰基因的存在削弱或完全去除了致病基因缺陷对表型的影响,除此之外,环境因素也可能作为一种修饰因子影响主基因的表达,从而起到修饰的作用。

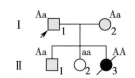

图 1-4-3 一个软骨发育不全系谱

图 1-4-4 为一先天性聋哑家系,家系中患者的基因型为杂合子 Aa;先证者的父亲Ⅱ3 尽管没有表现出疾病,但将致病基因传给了他的子代,所以Ⅱ3 带有致病基因,基因型也为 Aa;而家系中的血缘亲属如Ⅲ3、Ⅳ2、Ⅳ3、Ⅳ4 和Ⅳ5 的基因型可能是 aa,也可能是杂合子 Aa 而没有表现出疾病。

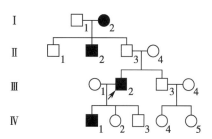

图 1-4-4 一个先天性聋哑(不规则显性)系谱

计算不规则显性遗传病家系中患者亲属的再发风险时,不仅要依据孟德尔的分离定律,还要考虑到外显率的大小。例如,该家系中Ⅳ1 与无亲缘关系的正常女性婚配,其子代的患病风险 =1/2 × 外显率。

2.4 共显性

共显性(codominance)是一对等位基因之间,没有显性和隐性的区别,在杂合子中两种基因所决定的表型都能得到充分表达。如人类的 ABO 血型、MN 血型和组织相容性抗原为共显性遗传。

ABO 血型是由一组复等位基因(I^A、I^B 和 i)所决定,其中 I^A 决定了 A 抗原的表达,I^B 决定 B 抗原,i 不决定任何抗原。I^A 和 I^B 对 i 均为显性,而 I^A 和 I^B 为共显性。因此 $I^A I^B$ 基因型为 AB 型血,$I^A I^A$ 或 $I^A i$ 均为 A 型血,$I^B I^B$ 或 $I^B i$ 均为 B 型血,而 ii 为 O 型血。

2.5 延迟显性

某些类型的显性遗传病,其杂合子(Aa)到一定年龄才表现出临床症状,称为延迟显性(delayed dominance)。亨廷顿病是一种进行性神经病变,临床典型表现为不自主的舞蹈样运动,患者常于 30~40 岁间发病,属于延迟显性疾病。图 1-4-5 为一亨廷顿病系谱,该家系中的第三代可能有患者,因未到发病年龄所以没有表现出临床症状。

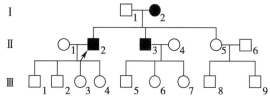

图 1-4-5 一个亨廷顿病系谱

3　常染色体隐性遗传病

一种疾病的致病基因位于常染色体上,而且致病基因是隐性基因,即只有隐性基因的纯合子发病,杂合子并不发病,称为常染色体隐性(AR)遗传病。带有隐性致病基因的杂合子虽然不发病,但是可以把致病基因传递给后代,导致后代患病,所以称为携带者(carrier)。

常染色体隐性遗传病的系谱特征包括:①患者的双亲通常表型正常,但都为携带者即 Aa。②患者的同胞约有 1/4 发病,而且男女发病机会均等;患者的正常同胞有2/3 的概率为携带者。③不连续遗传。④近亲结婚子代发病风险增高。

图 1-4-6 为一白化病患者家系,家系中患者Ⅳ1 的基因型为 aa,其父母Ⅲ3 和Ⅲ4 的基因型为 Aa,他们的致病基因是通过Ⅱ1 和Ⅱ4 从他们的共同祖先得到的,因此Ⅱ1 和Ⅱ4 的基因型也为 Aa。

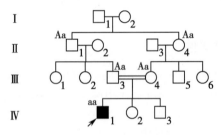

图 1-4-6　一个白化病系谱

计算常染色体隐性遗传病患者亲属的再发风险时,最重要的是要确定系谱中正常个体的基因型,即是否为携带者。只有夫妇双方均为携带者或一方为携带者一方为患者的情况下子代才可能成为隐性致病基因纯合子而患病。

4　X 连锁显性遗传病

与常染色体不同,位于性染色体的基因所决定的性状在群体分布上存在着明显的性别差异。如果决定某种疾病的基因位于 X 染色体上,而且致病基因对其相应的等位基因来说是显性的,这种遗传病即为 X 连锁显性(XD)遗传病。

因为男性只有 1 条 X 染色体,在 Y 染色体上缺少相应的等位基因,所以称为半合子(hemizygote)。对 X 连锁显性遗传病来说,只要一条 X 染色体上带有致病基因即可患病,所以女性纯合子 X^HX^H、杂合子 X^HX^h 或男性半合子 X^HY 均为患者,而基因型为 X^hX^h 的女性和基因型为 X^hY 的男性表型正常。对 X 连锁显性遗传病来说,女性有两条 X 染色体,其中任何一条 X 染色体上存在致病基因都会患病,因此 X 连锁显性遗传病女性患者多于男性,但通常男性患者的病情较重(原因见下文 X 染色体失活部分)。

图 1-4-7 为一家族性低磷酸血症佝偻病系谱,该病是一种 X 连锁显性遗传病,由该系谱我们可以总结出 X 连锁显性遗传病的主要特征:①女性患者多于男性患者。②患者的双亲之一为患者(除非有新发突变)。③由于交叉传递,男性患者的女儿均为患者,儿子全部正常;女性杂合子患者的子女各有 1/2 的发病率。④系谱中经常可以看到连续传递现象。

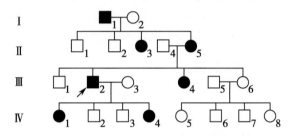

图 1-4-7　一个家族性低磷酸血症佝偻病系谱

5　X 连锁隐性遗传病

如果决定某种疾病的致病基因位于 X 染色体上,且为隐性基因,这种疾病称为 X 连锁隐性(XR)遗传病。对 X 连锁隐性遗传病来说,女性的两条 X 染色体都带有隐性致病基因(X^aX^a)才会患病,女性显性纯合子 X^AX^A 表型正常,杂合子 X^AX^a 为致病基因携带者,但表型通常为正常;男性半合子 X^AY 表型正常,而基因型为 X^aY 的男性为患者。血友病 A、Duchenne 肌营养不良(DMD)均为典型的 X 连锁隐性遗传病,该类疾病的系谱特点包括:①男性患者多于女性患者;②男性患者的双亲表型正常,但母亲为携带者;③由于交叉遗传,患者的兄弟、姨表兄弟、舅舅、外甥可能患病;④非连续遗传。图 1-4-8 为一血友病 A 患者家系。

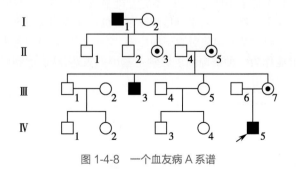

图 1-4-8　一个血友病 A 系谱

6　X 染色体失活与女性杂合子表型变异

X 染色体失活是指女性细胞中两条 X 染色体中的一条失去活性的现象,失活的 X 染色体形成 X 染色质(又称巴氏小体)。X 染色体失活发生在胚胎发育早期;失活的 X 染色体可以来自父方,也可以来自母方,但一个细胞中的某条 X 染色体一旦失活,由该细胞增殖而来的所有子细胞都具有相同的失活 X 染色体。由于女性的两条 X 染色体有一条失活,因此男女 X 染色体基因产物的剂量是相等的,这种现象称为剂量补偿(dosage compensation);由于女性有一条 X 染色体失活,所以每个细胞 X 染色体特定位点上的两个等位基因只有一个表达,导致杂合子表现出两个等位基因之一的细胞嵌合分布。如果在疾病所累及组织中,携带正常和突变等位基因的 X 染色体失活是随机的,杂合子个体就是正常细胞和突变细胞的嵌合体,因此,X 连锁显性遗传病杂合子女性的临床症状较男性患者轻。但由于 X 染色体失活发生在胚胎发育早期,同时由于其他因素(如 X 染色体缺失或易位)的影响,在疾病所累及的组织中表达正常基因和致病基因的细胞比例可能不同,因此,女性杂合子的表型变异很大。例如,X 连锁隐性遗传性聋哑基因的女性携带者,可以无症状,也可能表现出轻度耳聋,也可能由于失活偏倚(所有细胞都表达突变基因)而表现出与男性患者相同的临床表型。

7　Y 连锁遗传病

如果决定某种疾病的基因位于 Y 染色体,这种疾病称为 Y 连锁遗传病。Y 连锁遗传病传递规律比较简单,因为具有 Y 连锁基因的均为男性,所以这些基因随 Y 染色体进行传递,父传子、子传孙,又称为全男性遗传。Y 染色体上的基因相对较少,肯定的有 H-Y 抗原基因、外耳道多毛基因和睾丸决定因子基因等。图 1-4-9 为一外耳道多毛症系谱。

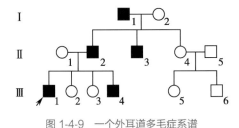

图 1-4-9　一个外耳道多毛症系谱

8　遗传异质性

遗传异质性(genetic heterogeneity)是指同一种疾病在不同家系中由不同的遗传改变引起。遗传异质性可以表现为遗传方式不同,如先天性聋哑可以是常染色体显性遗传,也可以是常染色体隐性或 X 连锁隐性遗传;同一种遗传方式还可以是基因位点不同,如常染色体隐性先天性聋哑存在许多不同位点,可以是 aa 纯合子患病,也可以是 bb 患病,如果婚配双方的基因型分别为 aaBB 和 AAbb,尽管夫妇双方都是隐性纯合子患者,但他们的子女都正常,基因型为 AaBb。许多遗传病存在遗传异质性,因此在进行遗传咨询时需要关注所分析的疾病是否存在遗传异质性。

9　贝叶斯定律计算单基因病再发风险

9.1　条件概率定律

贝叶斯(Bayes)定律又称条件概率定律,是由 Bayes 提出的一种确认两种相互排斥事件的相对概率理论,在遗传咨询中广泛用于精准计算遗传病再发风险[3]。为便于理解,贝叶斯定律可以表示为:某事件的后概率 = 某事件的联合概率 / 所有事件的联合概率之和,其中联合概率 = 前概率 × 条件概率。前概率是根据遗传规律得到的概率,条件概率是指在一定条件下发生该事件的概率。例如,计算一个常染色体隐性遗传病患者的正常同胞是携带者的概率就需要采用贝叶斯定律。根据常染色体隐性遗传特点,患者父母均为携带者 Aa,因此,患者同胞的基因型是 AA、Aa 或 aa 的概率分别为 1/4、1/2 和 1/4,这种根据遗传规律计算得到的概率为前概率。本例中要计算的是患者的正常同胞是携带者的概率,这里给的条件是表型正常,对于 AA 和 Aa 基因型的个体,表型正常的概率均为 1,对于基因型为 aa 的个体,表型正常的概率为 0。因此,可以列表计算(表 1-4-1)。

表 1-4-1　常染色体隐性遗传病患者正常同胞是杂合子的概率

概率	AA	Aa	aa
前概率	1/4	1/2	1/4
条件概率	1	1	0
联合概率	1/4	1/2	0
后概率	1/3	2/3	0

由以上计算可见,常染色体隐性遗传病患者的正常同胞是显性纯合子的概率为 1/3,是杂合子的概率为 2/3。

9.2　用贝叶斯定律计算不规则显性遗传病再发风险

图 1-4-4 为一不规则显性遗传病家系,如果家系中 Ⅳ2 与一正常男性结婚,其子女的再发风险如何?

尽管 Ⅳ2 的表型正常,但由于该病是不规则显性,Ⅳ2 仍然有可能携带致病基因,所以在计算其子女再发风险之前,首先应该计算Ⅳ2 是携带者的概率。

根据其父母的基因型,Ⅳ2 的基因型有两种可能,即 Aa 和 aa,假设该病的外显率为 90%,在Ⅳ2 表型正常的情况下,她是杂合子的概率计算见表 1-4-2。

表 1-4-2 不规则显性遗传病家系中Ⅳ2 是杂合子的概率

概率	Aa	aa
前概率	1/2	1/2
条件概率	1- 外显率 =10%	100%
联合概率	1/20	1/2
后概率	1/11	10/11

因此,考虑到Ⅳ2 的表型正常这个条件,她是 Aa 的概率为 1/11。如果与正常男性结婚,其子女是杂合子的概率为 1/11 × 1/2=1/22;再发风险为 1/22 × 90%=9/220。

如果他们婚后第一个孩子为患者,下个孩子的再发风险为多少?

由于第一个孩子患病提示Ⅳ2 是 Aa,因而下个孩子是杂合子的概率为 1/2,患病风险为 1/2 × 90%=45%。

9.3 用贝叶斯定律计算延迟显性遗传病再发风险

一 40 岁表型正常的妇女,其父亲为亨廷顿病患者,其女儿已经 20 岁,表型正常。问其女儿患亨廷顿病的风险为多少?已知杂合子在 40 岁以前发病者占 70%,20 岁前发病者占 10%。

由于该妇女的父亲为患者,她的基因型有两种可能:Aa 和 aa,考虑到她目前 40 岁还表型正常这个条件,她是 Aa 的后概率列表计算见表 1-4-3。

表 1-4-3 延迟显性遗传病家系中患者子代是杂合子的概率

概率	Aa	aa
前概率	1/2	1/2
条件概率	30%	100%
联合概率	0.15	0.50
后概率	0.23	0.77

因此,该妇女是杂合子的概率为 0.23。其女儿是杂合子的概率计算见表 1-4-4。

表 1-4-4 延迟显性遗传病家系中患者孙代是杂合子的概率

概率	Aa	aa
前概率	0.230×1/2=0.115	1-0.115=0.885
条件概率	90%	100%
联合概率	0.103 5	0.885 0
后概率	0.105	0.895

因此,其女儿的患病风险为 0.105。

第 2 节 基因突变的主要类型

按照突变的 DNA 分子在遗传过程中是否稳定,可将基因突变分为静态突变(static mutation)和动态突变(dynamic mutation)。静态突变是指突变 DNA 分子能稳定地传递给子代,是常见的突变类型。根据发生突变的不同分子遗传学机制,静态突变又分为碱基替换[或称点突变(point mutation)]和缺失 / 插入突变[4]。动态突变是指突变 DNA 在亲子传递过程中不断发生改变,这种改变往往是 DNA 重复序列拷贝数的增加。

1 碱基替换

碱基替换(base substitution)是 DNA 分子中某一特定碱基或碱基对被其他碱基或碱基对置换或替代的突变形式。碱基替换包括碱基转换(transition)和颠换(transversion),转换是指嘌呤取代嘌呤或嘧啶取代嘧啶,颠换是指嘌呤取代嘧啶或嘧啶取代嘌呤。碱基替换所产生的遗传效应取决于基因中发生碱基替换的位置和替换的性质,在基因编码区域、内含子区域或在基因调控区域发生的替换,其效应是不同的。

1.1 碱基替换发生在编码区

碱基替换发生在基因外显子编码区,可能会产生以下几个方面的效应:

(1)同义突变:尽管碱基序列发生了改变,但并不改变所编码的氨基酸,这类突变称为同义突变(same sense mutation),同义突变不影响蛋白质功能。如 GCG(Ala)→ GCC(Ala)。

(2)错义突变:编码某种氨基酸的密码子经碱基替换后,变成了编码另一种氨基酸的密码子,这种突变称为错义突变(missense mutation)。如 GCA(Ala)→ GAA(Glu)。

(3)无义突变:发生碱基替换后,编码氨基酸的密码子变成了终止密码子(UAG、UAA 或 UGA),称为无义突变(nonsense mutation)。无义突变会造成多肽链合成延伸在该突变密码子位置上提前终止。如 TCA(Ser)→ TAA(Ter)。

(4)终止密码突变:由终止密码突变为编码氨基酸的密码子,称为终止密码突变,这类突变会导致肽链合成延长,直到下一个终止密码。如 TAA(Ter)→ TCA(Ser)。

1.2 剪接突变

碱基替换如果发生在外显子和内含子接头处或其旁

侧保守序列,改变了内含子外显子接头序列(GT-AG 保守序列),将会影响到初级 RNA 剪接,使得产生的成熟的信使 RNA(mRNA)中含有内含子或缺失外显子,这类突变

称为剪接突变(splicing mutation)。剪接突变包括突变造成剪接位点消失(图 1-4-10A)、突变产生新的剪接位点(图 1-4-10B)或者激活潜在剪接位点(图 1-4-10C)。

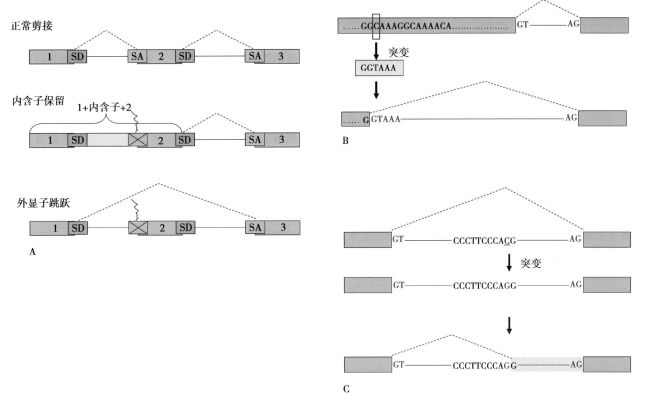

图 1-4-10　常见的剪接突变
A. 突变造成剪接位点消失;B. 突变产生新的剪接位点;C. 突变激活潜在剪接位点。

2　插入 / 缺失突变

一个或若干个碱基对的插入或缺失会造成插入 / 缺失突变,根据插入 / 缺失突变造成的表型效应可以分为移码突变和密码子插入 / 缺失。

2.1　移码突变

如果基因编码区插入 / 缺失的碱基数不是 3 的倍数,会导致插入 / 缺失位点之后的阅读框架发生改变,这类突变称为移码突变(frameshift mutation)。移码突变不仅导致突变位点之后的氨基酸组成发生改变,而且也会改变肽链长度,所以,移码突变的后果通常比点突变严重。

2.2　密码子插入 / 缺失

如果编码区插入或缺失的碱基数是 3 的倍数,称为密码子插入 / 缺失(insertion or deletion of codons),这类突

变会改变合成肽链的长度,其分子遗传学效应主要由插入或缺失的位置及氨基酸种类决定。

3　动态突变

在基因的编码区、非翻译区、启动子区或内含子区的三核苷酸重复序列的重复次数(拷贝数)在一代一代传递过程中发生明显增加(扩增),从而导致某些遗传病的发生,这类突变被称为动态突变(dynamic mutation)。动态突变常见于神经系统遗传病,重复拷贝数越多,病情越严重,发病年龄越小。例如,脆性 X 综合征就是由于 *FMR1* 基因 5′ 端非翻译区内(CGG)n 重复次数剧烈增加所致。正常人 *FMR1* 基因 5′ 非翻译区(CGG)n 重复拷贝数在 6~50 之间;当 n 大于 200 时,表现为脆性 X 综合征;当 n 介于 50~200 之间时,个体表型正常,但基因序列处在不稳定状态,在向后代传递过程中拷贝数会迅速增加,导致患者出现,故称为前突变。

4　基因突变检测结果解读

发现和正确解读疾病相关基因突变是遗传病分子诊断和临床指导的关键。基因检测发现的基因变异大体可以分为已知致病突变、已知多态和未知变异，确定检测到的未知变异（尤其是错义突变）是否是导致疾病的突变是解读基因检测结果的关键[5-7]。下面将以一个先天性聋哑家系分析结果为例，说明如何解读发现的未知错义突变的生物学效应[8]。

图 1-4-11A 是一个先天性聋哑家系，通过纯合子定位方法将该家系致病基因定位到 17q21 上 5.07cM 范围内，并将此区域命名为 DFNB99。采用全外显子组测序发现患者在 TMEM132E 基因内存在一个错义突变：c.1259G>A，p.Arg420Gln。为了确定该突变是否为导致疾病的突变，研究者进行了一系列工作：

（1）采用限制性片段长度多态性聚合酶链反应（PCR-RFLP）的方法检测突变是否与疾病表型共分离，检测结果显示Ⅲ1 和Ⅲ2 均为突变的携带者，患者Ⅳ1 和Ⅳ3 均为突变的纯合子，患者表型正常的同胞为杂合子携带者，提示该突变与疾病表型共分离。

（2）在 500 名无关正常个体中未检测到该突变。

（3）软件分析显示突变累及的精氨酸在进化中高度保守（图 1-4-11B），提示该氨基酸对维持蛋白质正常结构和功能具有重要作用。

（4）突变基因在疾病累及的组织中表达。检测了 TMEM132E 蛋白在小鼠各脏器的表达情况，发现该蛋白在耳蜗高表达，免疫组化实验进一步证实该蛋白在耳蜗毛细胞表达（图 1-4-11C），而毛细胞与听觉功能密切相关。

（5）斑马鱼模型分析：斑马鱼不仅听泡中有毛细胞，而且体表侧线的神经丘也是由毛细胞组成的，是研究毛细胞功能的良好模型。敲除斑马鱼 tmem132e 基因导致斑马鱼毛细胞结构异常和功能异常，采用人类 TMEM132E 基因的 mRNA 能够拯救以上表型，但是人类突变 TMEM132E 基因的 mRNA 不能拯救以上表型（图 1-4-11D、E），进一步证明该突变是导致疾病的突变。

综上所述，确定一个未知变异是否是导致疾病的突变，通常需要从以下几个方面进行分析：①该变异是否与疾病表型共分离？②该变异在正常人群中的携带频率？③该变异是否引起蛋白结构变化？④该变异所改变的氨基酸在进化中是否高度保守？⑤变异基因编码的蛋白是否在疾病累及组织中表达？⑥变异基因（蛋白）的体内、体外功能分析？

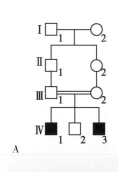
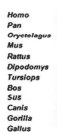
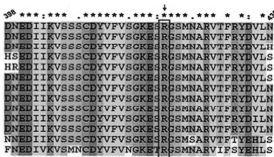
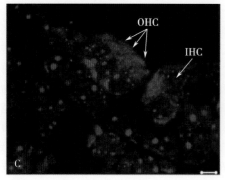
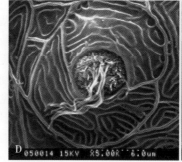
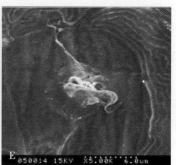

OHC.（耳蜗）外毛细胞；IHC.（耳蜗）内毛细胞。

图 1-4-11　一先天性聋哑家系结果解读

A. 一常染色体非综合性耳聋家系；B. 该错义突变改变了进化上高度保守的氨基酸残基；C. TMEM132E 蛋白在耳蜗内毛和耳蜗外毛细胞表达；D. 吗啉代（morpholino）对照组；E. 吗啉代敲除组。

结　语

单基因病是由于单个基因突变导致的疾病,可分为常染色体显性遗传病、常染色体隐性遗传病、X 连锁遗传病、Y 连锁遗传病等类型。在对单基因病进行分析时,要注意不同类型疾病的系谱特点,还要考虑 X 染色体失活、遗传异质性等问题。在遗传咨询中,可以采用贝叶斯定律精确计算单基因遗传病的再发风险。根据发生突变的不同分子遗传学机制,基因突变可以分为点突变、缺失 / 插入突变、动态突变等不同类型。发现和正确解读疾病相关基因突变是对疾病进行分子诊断和临床指导的关键,也是遗传咨询的重要内容。

（龚瑶琴　袁慧军　王墨林）

参考文献

[1] 左伋.医学遗传学.6 版.北京:人民卫生出版社,2013.

[2] NUSSBAUM R L,MCINNES R R,WILLARD H F.Thompson & Thompson genetics in medicine.JAMA,2007,267(267):2115.

[3] OGINO S,WILSON R B.Bayesian analysis and risk assessment in genetic counseling and testing.J Mol Diagn,2004,6(1):1-9.

[4] Griffiths A J F,Gelbart W M,Lewontin R C.Modern genetic analysis:integrating genes and genomes.New York:W H Freeman & Co,2002.

[5] CARTER H,DOUVILLE C,STENSON P D,et al.Identifying mendelian disease genes with the variant effect scoring tool.BMC Genomics,2013,14(3):1-16.

[6] MAHDIEH N,RABBANI B.An overview of mutation detection methods in genetic disorders.Iran J Pediatr,2013,23(4):375-388.

[7] CHOI Y,SIMS G E,MURPHY S,et al.Predicting the functional effect of amino acid substitutions and indels.PLoS One,2012,7(10):e46688.

[8] LI J,ZHAO X,XIN Q,et al.Whole-exome sequencing identifies a variant in TMEM132E causing autosomal-recessive nonsyndromic hearing loss DFNB99.Hum Mutat,2015,36(1):98-105.

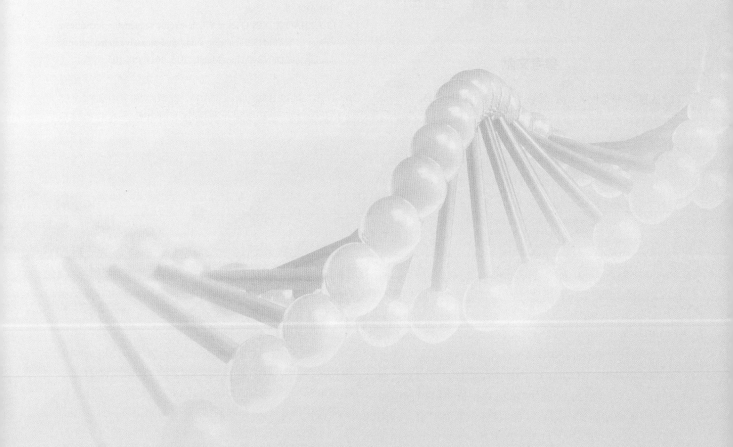

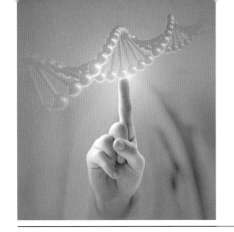

第5章

染色体异常

缩写	英文全称	中文全称
AFP	α-fetoprotein	甲胎蛋白
DGS	DiGeorge syndrome	迪格奥尔格综合征
FISH	fluorescence in situ hybridization	荧光原位杂交
hCG	human chorionic gonadotropin	人绒毛膜促性腺激素
NT	nuchal translucency	颈项透明层
PAPP-A	pregnancy associated plasma protein A	妊娠相关血浆蛋白A
PWS	Prader-Willi syndrome	普拉德-威利综合征
uE3	unconjugated estriol	游离雌三醇
VCFS	velo-cardio-facial syndrome	腭-心-面综合征
WHO	World Health Organization	世界卫生组织

引言

染色体是遗传物质的载体,人类的 24 种染色体(22 种常染色体,2 种性染色体)上共载有 20 000~25 000 个基因。人类染色体数目或结构改变而引起的疾病称为染色体病(chromosome disease)[1],由于染色体数目异常或结构异常涉及多个基因的改变,并在临床上呈现出一组复杂的症状与体征,又称染色体综合征(chromosome syndrome)。根据染色体改变性质的不同,染色体病可以分为染色体数目异常和染色体结构异常[2];根据改变所涉及染色体的类别不同,又可分为常染色体病和性染色体病[3]。

第 1 节 | 染色体数目异常

1 唐氏综合征

1.1 疾病概述

唐氏综合征于 1866 年由英国医生 Down 首先描述,也称先天愚型;1932 年,Waardenburg 根据患者典型的临床症状和患者母亲年龄通常偏大的特点,推测该病可能是由染色体的异常引起;1959 年,Lejeune 证实该病是由于患者体细胞内比正常人多了一条 21 号染色体所致,因此又被称为 21 三体综合征;1965 年,世界卫生组织(WHO)将这一病症命名为唐氏综合征(Down syndrome)。唐氏综合征是第一个得到证实的由染色体异常所致的疾病,也是临床上最常见的染色体病,还是智力低下患儿最常见的遗传病因之一。新生儿发病率为 1/800~1/600,在我国每年新生病例为 2.3 万~2.5 万。

1.2 主要临床症状

唐氏综合征患儿的主要临床表现为生长发育迟缓、不同程度的智力低下和包括特殊面容在内的一系列异常体征。

唐氏综合征患儿出生时身高和体重均较正常新生儿低,且患儿出生后的生长发育也迟于同龄儿童。患者多

表现为轻度到中度的智力低下,其智力会随年龄的增长而逐步降低,生活自理能力较弱。存活至 30 岁以上的患者会出现阿尔茨海默病的病理表现。随着治疗水平和护理水平的提高,患者一般可以活到成年,但在生活上仍需要不同程度的监护。患者均表现有特殊面容:面部扁平、短颈宽额、眼距宽、眼裂狭小、外眦上斜、内眦赘皮、鼻根低平、外耳小、耳郭常低位或畸形、舌大外伸和流涎等。患者其他症状或体征还包括:头围小;肌张力低;关节活动过度;四肢短小、手短宽而肥、小指短且内弯,第一、二趾间距宽;皮肤存在纹理异常,如通贯手、atd 角增大等。30%~40% 的患者患有先天性心脏病,主要是房室间隔缺损。患者患白血病的风险是正常人的 10~20 倍,主要包括急性淋巴细胞性白血病和急性非淋巴细胞性白血病。男性患者可有隐睾和不育;少数女性患者有生育能力,但有可能通过 21 号染色体的次级不分离而导致下一代患病。

X 线检查一般可见骨盆狭窄,小指第二指骨短甚至缺如,第十二肋骨缺失;部分患者可见十二指肠狭窄和巨结肠等。

1.3 诊断与鉴别诊断

唐氏综合征患儿典型的特殊面容、生长发育迟缓、智力低下、肌张力低下等特征,可以作为疾病临床诊断的重要依据,但是要作出确定诊断则必须依赖于核型分析和荧光原位杂交(FISH)技术等细胞遗传学分析。

嵌合型唐氏综合征患儿的表型因患儿体细胞中正常细胞所占比例的不同而相差悬殊,从接近正常到表现出典型的临床症状者皆有。当患者症状不典型时,细胞遗传学分析更是鉴定嵌合型唐氏综合征患者最主要、最直接的实验室检查手段。

研究表明唐氏综合征的主要症状实际上只与 21q22.3 这一微小片段的重复相关,即只要 21q22.3 多出一个拷贝就可以导致唐氏综合征。如这种类型的患者无法用核型分析来进行确定时,可以选择 21q22.3 作为探针利用 FISH 技术进一步诊断。

唐氏综合征的部分症状与先天性甲状腺功能低下的症状相似。先天性甲状腺功能低下是小儿常见的内分泌疾病,主要临床表现为体格和智力发育障碍,在出生后即有嗜睡、舌大而厚、哭声嘶哑、喂养困难、腹胀、便秘等症状。先天性甲状腺功能低下患者没有唐氏综合征典型的

特殊面容,可对患儿进行核型分析以及检测患儿血清中的促甲状腺素(TSH)、三碘甲腺原氨酸(T_3)和甲状腺素(T_4)水平等以便鉴别诊断。

1.4 遗传咨询

对于一个有唐氏综合征患儿的家庭来讲,首先作出正确诊断并确定其遗传类型是进行有效遗传咨询的前提[4-5]。

临床上绝大多数患者为单纯唐氏综合征,核型为47,XX(XY),+21。患者父母的年龄通常较大,染色体异常源于新生突变,即21号染色体在减数分裂过程中发生了同源染色体或姐妹染色单体的不分离,90%以上发生在卵细胞的形成过程中,其中又有80%发生在减数分裂Ⅰ期,余下的发生在精子的形成过程中,主要发生在减数分裂Ⅱ期。患儿父母再次生育唐氏综合征的风险比无唐氏综合征患儿生育史的夫妇高2~8倍。这种情况下,无需对患者的父母进行核型分析,但在其再次妊娠时应利用核型分析技术进行产前诊断来检测胎儿是否患有唐氏综合征。另外,由于染色体数目异常发生率与母亲妊娠年龄存在相关性,对于35岁以上的高龄孕妇也应对胎儿进行唐氏筛查以降低生育唐氏综合征患儿的风险。

少数患儿为易位型唐氏综合征,具有唐氏综合征典型的临床症状,但其核型中多出的不是完整的21号染色体,而是21q与一条D组或G组染色体的长臂经罗伯逊易位形成的衍生染色体,其中以der(14;21)(q10;q10)最为常见,患者核型为46,XX(XY),der(14;21)(q10;q10),+21。与单纯21三体不同,易位型患者的父母通常为年轻夫妇,一方为平衡易位携带者,核型为45,XX(XY),der(14;21)(q10;q10)。在这种情况下,患者父母再次生育易位型唐氏综合征患儿的风险远高于10%,再次妊娠时应利用核型分析进行产前诊断以确定胎儿核型。在此类家系中,罗伯逊平衡易位通过携带者在上下代之间传递,本病会呈现出明显的家族遗传倾向,此时不仅应对患儿父母进行核型分析以确定异常核型的来源,平衡易位携带者的双亲、兄弟姐妹和表型正常的子女也有可能是携带者,他们的子女也会有较高的发病风险。此时,不仅应对患儿及其父母进行遗传咨询,对于平衡易位携带者的家系也应进行扩大的家庭遗传咨询,以确定每一个平衡易位携带者。为了预防唐氏综合征,携带者婚后生育时应先进行产前诊断,确认胎儿核型正常后再继续妊娠至足月出生,否则可进行选择性流产。

若核型分析结果显示平衡易位携带者为21号染色体同源型罗伯逊易位,核型为45,XX(XY),der(21;21)(q10;q10)。由于der(21;21)(q10;q10)在减数分裂过程中不会出现分离,受精后只会形成两种合子且全部是异常的:由于缺少一条21号染色体而流产,或由于多了一条21号染色体成为易位型三体患儿,即再发风险为100%。对这种同源型罗伯逊平衡易位携带者应劝阻其生育,以避免唐氏综合征患儿的出生。

1.5 唐氏筛查

唐氏筛查是唐氏综合征产前筛选检查的简称,通过对孕妇的某些生化指标水平的测试和对胎儿的影像学检查,估算胎儿患唐氏综合征的危险系数,其主要目的就是在一定程度上规避唐氏综合征胎儿出生的风险。

唐氏筛查可在孕早期或孕中期进行。孕早期进行唐氏筛查的时间为9~13孕周,最佳时间在11~12周之间,时间过早对胎儿的伤害较大,甚至有引发流产的风险。孕早期唐氏筛查的主要手段为超声结合母体血清生化检查。通过超声测量胎儿的颈项透明层(NT)厚度,大于3mm为异常,且NT越厚,胎儿患病的风险越高;生化检查测量母体血清中的妊娠相关血浆蛋白A(PAPP-A)和人绒毛膜促性腺激素(hCG)等数值,一般怀有唐氏综合征胎儿的母体血清中游离 β-hCG亚单位浓度显著高于正常值,而PAPP-A往往低于正常值。结合超声和母体血清生化的检查结果,可对孕妇是否怀上患有唐氏综合征的胎儿进行风险评估。

孕中期进行唐氏筛查的时间为15~20孕周,最佳检查时间在16~18周之间,无论是提前或滞后,都会影响唐氏筛查结果的准确性。孕中期唐氏筛查的主要手段为母体血清生化检查,主要检测母体血清中甲胎蛋白(AFP)、人绒毛促性腺激素、游离雌三醇(uE3)和抑制素A(inhibin A)。由于孕妇血清中的AFP在孕早、中期呈逐渐增加的趋势,故以正常人群中位数的倍数(MoM)作为检验结果的标准,即正常人群为1.0MoM,唐氏综合征的母体血清AFP一般低于1.0MoM,多数在0.47~0.86MoM之间;怀有唐氏综合征胎儿的母体血清uE3低于正常值,推测可能与胎儿生长迟缓有关;另外,怀有唐氏综合征胎儿的母体血清中抑制素A和hCG升高。根据孕妇血清中这些标志物浓度的升高或降低并结合孕妇采血时的孕周、年龄和体重等信息,估算胎儿罹患唐氏综合征的可能性。中期唐氏筛查出高危风险的孕妇应通过绒毛膜穿刺、羊膜腔穿刺或无创DNA筛查来进一步确诊。

2 18三体综合征

2.1 疾病概述

Edwards于1960年报道了一个具有一条额外E组

染色体的患者,因此被称为 Edwards 综合征(Edwards syndrome)。后来确定多出的是一条 18 号染色体,故又称为 18 三体综合征(trisomy 18 syndrome)。本病在新生儿中的发病率是 1/8 000~1/6 000,是仅次于唐氏综合征的常染色体综合征。男女发病率之比为 1:4,原因尚不明确。

2.2　主要临床症状

18 三体综合征患儿通常表现为生长、运动和智力的发育迟缓及多发畸形,其中包括特征性的握拳方式(第 2、5 指压在第 3、4 指之上)和摇椅样的畸形足,还有小头畸形、枕骨突出;眼裂小、小眼球、内眦赘皮;鼻梁窄长;低耳位、畸形耳;小颌畸形;唇裂或腭裂;胸骨短;食管闭锁、肛门直肠畸形;隐睾、肾积水、囊性肾、单侧或双侧肾发育不全等。90% 以上的患儿有先天性心脏病,是患儿预后差的主要原因。大多数 18 三体的胚胎发生流产,近 50% 患儿的平均寿命不超过 1 个月,寿命长于一年的患儿不到 10%。死亡的主要原因包括由于心脏畸形引起的中枢性呼吸暂停、心脏衰竭,由于通气不足或上呼吸道阻塞引起的呼吸功能不全等。

2.3　诊断与鉴别诊断

对于单纯 18 三体综合征或 18 三体体细胞所占比例较高的嵌合型患儿来说,出生时低体重、特殊握拳方式、摇椅样畸形足以及胸骨短、先天性心脏病等临床症状可以为疾病的临床诊断提供重要依据,但要确诊还需依赖于核型分析和 FISH 技术等遗传学检测手段。

对于 18 三体细胞所占比例较低导致的临床症状不典型的患者,遗传学分析是其最主要、最直接的实验室检查手段。

对于 18 号染色体部分三体患儿来讲,使用荧光标记的 18p 或 18q 作为探针进行染色体涂染分析,是确定其核型的有效手段。

本病的临床症状非常明确,很少被误诊。临床上,Pena-Shokeir 综合征 I 型的一些症状与 18 三体综合征相似。Pena-Shokeir 综合征 I 型是一种常染色体隐性遗传病,主要临床症状有生长发育迟缓、运动神经异常、低耳位、泌尿生殖异常、先天性心脏病及预后差等。核型分析或 FISH 技术是鉴别诊断 18 三体综合征患儿与其他疾病的有效手段。

2.4　遗传咨询

作出正确诊断并确定其染色体异常种类是对生育 18 三体综合征患儿的家庭进行有效遗传咨询的基础。

临床上发现的大多数患者为单纯 18 三体综合征,核型为 47,XX(XY),+18。与唐氏综合征一样,18 三体

综合征患儿父母的年龄通常较大,染色体异常源于新生突变,即 18 号染色体在减数分裂过程中发生了同源染色体或姐妹染色单体不分离,90% 以上发生在卵细胞的形成过程中。患儿父母再次生育 18 三体综合征患儿的风险比无 18 三体综合征患儿生育史的夫妇高,但再发风险不超过 1%。18 三体综合征的发生风险同样随母亲妊娠年龄的增长而增加,对于 35 岁以上的高龄孕妇应对胎儿进行产前诊断以降低生育 18 三体综合征患儿的风险。

临床上有少数易位型 18 三体综合征患者,一般是 18 号染色体长臂或部分长臂在生殖细胞形成时或胚胎发育早期易位到另一条染色体上,受累者有两条正常的 18 号染色体和一条易位的 18 号染色体长臂或部分长臂,其症状也随易位的 18q 片段长度不同而轻重不一。对于这样的家系,应对患儿父母进行核型分析以确定异常核型的来源。若患儿双亲并非异常核型的携带者,仅需在再次妊娠时对胎儿进行产前诊断;若双亲之一为异常核型携带者,则需对异常核型携带者家系的其他成员进行遗传咨询,以确定家庭中每一个异常核型的携带者。为了预防 18 三体综合征,异常核型携带者婚后生育时均需先进行产前诊断,确认胎儿核型正常后再继续妊娠至足月出生,否则可进行选择性流产。

3　13 三体综合征

3.1　疾病概述

Patau 于 1960 年首先报道了一例具有一条额外 D 组染色体的患者,因此该病被称为 Patau 综合征(Patau syndrome)。后来 Yunis 确定多出的是一条 13 号染色体,故又称为 13 三体综合征(trisomy 13 syndrome)。本综合征在新生儿中的发病率介于 1/12 000~1/5 000 之间。女性患者明显多于男性患者,原因不明。

3.2　主要临床症状

13 三体综合征患儿的主要临床特征是生长发育迟缓和智力低下,往往比唐氏综合征和 18 三体综合征更严重。

13 三体综合征的临床症状主要有:出生时体重低、生长发育严重迟缓、严重的智力发育障碍;严重的中枢神经系统发育缺陷、前脑无裂畸形、视觉和嗅觉神经发育不完全;小头畸形、矢状缝宽、前额低斜;小眼球或无眼球;低耳位、畸形耳;小颌畸形;唇裂、腭裂或唇腭裂;多数伴有多指、特殊握拳方式;摇椅样畸形足;腹股沟疝、多囊肾;无脾或有副脾;80% 患有先天性心脏病,常见的为房间隔或室间隔缺损及动脉导管未闭;男性有隐睾,女性多有双角子宫及卵巢发育不全。13 三体综合征患儿的预后很

差,近 50% 患儿的寿命不超过 2 周,只有 5%~10% 的患儿寿命长于 1 年,且多为正常体细胞占较大比例的嵌合型患儿。

3.3 诊断与鉴别诊断

对于单纯 13 三体综合征或 13 三体体细胞所占比例较高的嵌合型患儿来说,出生时低体重、特殊握拳方式、摇椅样畸形足及胸骨短、先天性心脏病等临床症状可以为疾病的临床诊断提供重要的依据,但要确诊还需依赖于核型分析和 FISH 技术等遗传学检测手段。

对于 13 三体细胞所占比例较低导致的临床症状不典型的 13 三体综合征患者,遗传学分析是其最主要、最直接的实验室检查手段。

Holoprosencephaly-polydactyly 综合征是一种常染色体隐性遗传病,其脑畸形、轴后型多指等症状与 13 三体综合征的临床特征相似,在临床实践中经常被误判为 13 三体综合征;Pallister-Hall 综合征是一种常染色体显性遗传病,其宫内生长迟缓、轴后型多指、垂体功能障碍等症状与 13 三体综合征的临床特征类似;史-莱-奥综合征是一种常染色体隐性遗传病,其生长发育迟缓、智力低下、小头畸形、轴后型多指、腭裂等症状与 13 三体综合征的临床特征相似。这些综合征均具有一些与 13 三体综合征相同或相似的临床症状,可以利用细胞遗传学诊断技术进行鉴别诊断。

3.4 遗传咨询

临床上 80%~85% 的 13 三体患者为单纯 13 三体,核型为 47,XX(XY),+13。与唐氏综合征一样,这类 13 三体综合征患儿的父母年龄较大,同源染色体或姐妹染色单体在减数分裂过程中不分离均可导致 13 三体,90% 发生在母亲减数分裂Ⅰ期。患儿父母再次生育 13 三体综合征的风险比无 13 三体综合征患儿生育史的夫妇略高,再发风险一般不超过 1%。13 三体综合征的发生风险会随着母亲妊娠年龄的增长而增加,因此对于 35 岁以上的高龄孕妇应对胎儿进行产前检查以降低其生育 13 三体综合征患儿的风险。

小部分患者为易位型 13 三体综合征,最常见的核型是 46,XX(XY),rob(13;14)(q10;q10),+13,但大多数源于新生的不平衡易位,只有极少数由携带者亲代遗传而来。对于由携带者亲代遗传而来的家系,应对患儿父母进行核型分析以确定异常核型的来源,并对携带者的其他家庭成员进行遗传咨询,以防在这个家族中再次出生 13 三体综合征患儿。少部分携带者为 13 号染色体同源性罗伯逊易位,这样的携带者妊娠时流产率几乎为 100%,对这种同源型罗伯逊平衡易位携带者应劝阻其生育,以避免 13 三体综合征患儿的出生。

4 特纳综合征

4.1 疾病概述

1938 年,Turner 首先报道了该综合征的特点,即患者为女性表型,身材矮小、蹼颈、有原发闭经、副性征发育不良等特征,因此被称为特纳(Turner)综合征;1954 年,Polani 发现该综合征患者的 X 染色质呈阴性;1959 年,Ford 等证实该综合征患者的核型为 45,X,即比正常女性少了一条 X 染色体。本综合征在新生女婴中的发病率约为 1/2 500 [6]。

4.2 主要临床症状

特纳综合征患者最显著的临床特征是身材矮小、蹼颈、第二性征发育不良和不育。

特纳综合征主要的临床症状有:患者出生时体重低,身体发育迟滞,成年时身材显著矮小,仅在 120~140cm 之间;耳位低;颈短、颈蹼;后发际低;盾状胸,乳距宽;婴儿期的手、足淋巴水肿;第四掌骨缩短;肘外翻,膝关节异常;心脏或血管畸形;第二性征发育差,表现为成年外阴幼稚,阴毛稀少,乳房不发育,乳头发育不良、内陷,子宫发育不良,卵巢呈条索样,镜检卵巢无卵泡,因此也称为性腺发育不全综合征;原发闭经,不育。患者智力通常在正常范围,部分较正常人略低,少数患者智力发育迟缓,需要特殊教育;一些患者空间感知能力差。特纳综合征胎儿 99% 会出现自发性流产,在早期自然流产病例中约占 15%~20%。

4.3 诊断与鉴别诊断

特纳综合征在任何年龄段都可进行诊断。在女婴出生时,由于心脏问题、蹼颈及手、足淋巴水肿这些典型的临床症状而被诊断;在儿童期,因为生长发育迟缓、蹼颈或其他原因被诊断出来;青春期,由于身材矮小、第二性征发育不良、原发闭经等被诊断出来。另外,X 短臂等臂染色体患者,核型为 46,X,i(X)(p10),临床症状类似于 45,X,但没有身材矮小的症状。通常情况下,当一名个体表现出特纳综合征的典型症状时,还应利用核型分析或 FISH 技术等遗传学手段进行确诊。

努南综合征是一种常染色体显性遗传病,女性患者因身材矮小、蹼颈、先天性心脏病等主要特征常被误诊为特纳综合征;卡尔曼综合征是一类罕见的低促性腺激素性功能减退症,男女均可发病,女性患者青春期延迟、第二性征发育不全、原发性闭经等症状与特纳综合征的症状相似。但努南综合征和卡尔曼综合征患者的核型都是正常的。

4.4　遗传咨询

特纳综合征绝大多数为新发病例,临床患者可有不同的核型,最常见的核型为 45,X,占全部患者的 50% 以上,起源于减数分裂时 X 染色体不分离,其中大多源于父亲的减数分裂不分离。嵌合型核型约占 30%,主要有 45,X/46,XX、45,X/47,XXX、45,X/47,XXX/46,XX,源于 X 染色体在受精卵或胚胎早期发育时的不分离或丢失。另一种较为常见的核型是 X 等臂染色体,包括 46,X,i(X)(p10) 和 46,X,i(X)(q10)。特纳综合征再发风险低,通常不会在家族中遗传,但生育过特纳综合征患儿的孕妇妊娠时应进行产前诊断,以降低其再次生育特纳综合征患儿的风险。

4.5　特纳综合征的治疗

特纳综合征是由染色体的异常引起的,并没有根治的方法,目前对特纳综合征的治疗原则主要是对症治疗。

应用生长激素治疗可以改善特纳综合征患者的身高。患者应尽早接受生长激素替代治疗,可以有效促进身高增长,改善身材矮小。

应用雌激素替代治疗,特纳综合征患者可能获得接近正常的性发育。雌激素替代治疗通常在正常青春期(大约 12 周岁)开始进行,随后可给予人工周期替代治疗模拟月经来潮,可以促进子宫的成熟并维持第二性征的发育。人工周期替代治疗应一直持续到更年期,不仅可以促进特纳综合征患者第二性征的发育或改善,对于预防骨质疏松症、保持良好的骨完整性和心血管健康也至关重要。对于错过最佳治疗时间的特纳综合征患者,仍可以通过雌激素替代治疗来改善第二性征的发育。由于先天性的卵巢发育不良,即使能够通过人工周期使月经来潮,特纳综合征患者也没有正常的排卵功能,因此患者不具备生育能力。

5　克兰费尔特(Klinefelter)综合征

5.1　疾病概述

1942 年,Klinefelter 等首先报道了该综合征;1956 年,Bradbury 等发现患者体细胞内的 X 染色质呈阳性;1959 年,Jacob 等证实患者的核型为 47,XXY,即较正常男性多出一条 X 染色体,因此又称为 XXY 综合征。本综合征在新生男婴中的发病率为 1/1 000~1/500,在男性不育患者中占 10%。

5.2　主要临床症状

克兰费尔特综合征是男性不育症的主要原因之一,其主要临床症状为身材高大、睾丸发育障碍和不育。

克兰费尔特综合征患者在幼年期和儿童期无明显异常。在青春期后期克兰费尔特综合征患者的睾酮生成低于正常,引起睾丸发育不良,因此又称为先天性睾丸发育不全综合征,其各种临床症状也是在青春期之后开始逐渐显现。克兰费尔特综合征患者的主要临床特征有:身材瘦高;小睾丸或隐睾,精曲小管萎缩并呈玻璃样变性,缺乏生成精子的能力导致无精症;睾酮水平低下致第二性征发育不良,大部分患者喉结不明显、无胡须、体毛稀少,阴毛呈女性分布、稀少或无毛,皮下脂肪丰富、皮肤细嫩,部分患者出现乳房发育;少数患者有轻度到中度智力障碍,存在语言困难和阅读障碍;一些患者有社交障碍。乳腺癌发病率较正常男性高 20~50 倍。

5.3　诊断与鉴别诊断

由于克兰费尔特综合征患者在生命早期没有明显的异常症状,因此在青春期以前确诊的患者不到 10%。虽然青春期第二性征发育不良和瘦高身材都是克兰费尔特综合征患者的典型症状,但瘦高身材一般会被忽略,只有少部分患者因小睾丸或乳房异常发育会被怀疑是克兰费尔特综合征。大多数克兰费尔特综合征患者是在不育的背景下检测出来的。临床上若发现身材瘦高、性发育异常等特征性症状的不育症患者,特别是伴有异常激素水平和无精症等,应考虑克兰费尔特综合征。核型分析是确认克兰费尔特综合征的首选方法,也可考虑应用 FISH 技术或基因拷贝数变异分析来进行检测。

男性卡尔曼综合征患者青春期延迟或不存在,其睾酮水平低、小睾丸或隐睾、喉结小、不育等症状和克兰费尔特综合征的症状极为相似,但卡尔曼综合征患者一般有嗅觉丧失或减弱的症状,且核型是正常的。另外,脆性 X 综合征和马方综合征患者均有身材瘦高的症状,但前者睾丸较大且伴有中度到重度的智力低下,后者一般还有骨骼和心血管系统的症状。

5.4　遗传咨询

克兰费尔特综合征大多为新发病例,最常见的染色体核型为 47,XXY,源于减数分裂 X 染色体不分离,其中父源性的减数分裂不分离几乎都发生于减数分裂 I 期,母源性的减数分裂不分离大多发生在减数分裂 I 期,少部分发生在减数分裂 II 期;嵌合型核型约占 15%,主要为 47,XXY/46,XY,源于性染色体在胚胎早期发育时的不分离。生育过克兰费尔特综合征患儿的夫妇再次生育患儿的发病风险比无克兰费尔特综合征患儿生育史的夫妇略高,再次妊娠时应进行产前诊断以降低其生育患儿的风险。另外,该综合征的发生也随母亲年龄的增长而增加,所以高龄孕妇妊娠时也应考虑产前诊断以减少生育克兰费尔特综合征患儿的风险。

5.5 克兰费尔特综合征的治疗

克兰费尔特综合征是染色体异常导致的，所以并没有根治的方法，目前对克兰费尔特综合征患者的治疗原则主要是对症治疗。

应用激素替代疗法可以有效地改善克兰费尔特综合征患者的症状。睾酮替代疗法应从青春期早期开始进行，可以通过注射、皮肤贴剂或凝胶给药。睾酮治疗可以促进并维持第二性征的发育，促进患者变声、增加面部或身体的毛发、增加肌肉质量和阴茎大小等。成年期长期进行的睾酮治疗也有助于解决与克兰费尔特综合征相关的其他一些问题，如骨质疏松、情绪低落、性欲降低、自尊心低、能量水平低等。但睾酮治疗不能治疗已经闭锁的性腺细胞和已经增大的乳房。考虑到患者的心理原因，对于已经发育的乳房应采用手术进行矫正以帮助恢复男性体态，乳房切除还可以降低患者罹患乳腺癌的风险。存在较为严重的语言阅读和拼写方面障碍的患者，应考虑特殊教育。

6 X三体综合征

6.1 疾病概述

1959 年，Jacobs 等首先报道了被称之为"超雌症"的病例，患者比正常女性多了一条 X 染色体，因此称为 X 三体综合征，也称 XXX 综合征。X 三体综合征是一种女性比较常见的性染色体异常，新生女婴中的发病率为 1/1 000 左右，但在女性精神病患者中可高至 4/1 000。

6.2 主要临床症状

与 X 三体综合征相关的症状和身体特征因人而异，不同个体之间的差别很大。大多数 X 三体综合征个体表型正常，除了发育较早、平均身高较正常女性高之外，没有其他症状或只有非常轻微的症状。

X 三体综合征个体的身高较正常女性平均身高略高，下半身更为明显。X 三体综合征个体的智力通常在正常范围内，但未经早期干预或干预失败者的智商要较同龄对照组低 10~15 分。X 三体综合征个体在婴儿期和儿童期会出现发育迟缓，在运动技能方面会出现发展性的运动障碍，如学会坐起、走路的时间可能会延迟，表现出不协调和笨拙、精细运动技巧缺陷等；言语和语言发展也普遍延迟，基于语言的学习障碍频率增加，如阅读障碍、阅读理解力不足等。X 三体综合征个体出现焦虑和注意力

缺陷及多动障碍的概率较大，但通常情况下，这些异常会随着年龄的增长而改善。部分 X 三体综合征患者会出现情绪障碍、其他精神病症状或心血管系统的异常。大多数 X 三体综合征个体的性发育一般正常，有正常的青春期，生育能力也正常；少数个体可能有卵巢和/或子宫发育不全、青春期早发或延迟等问题。由于 X 三体综合征个体出现卵巢功能早衰的现象比较普遍，所以应在最适生育年龄段生育后代。

6.3 诊断与鉴别诊断

虽然新生儿疾病筛查研究证明 X 三体综合征在女性中的发生率约为 1/1 000，但据估计仅有约 10% 的病例能在临床上最终被确诊。

临床上若发现女性存在高身材、运动和语言发育迟缓、注意力缺陷及多动障碍、低血压、卵巢功能早衰或原发性卵巢功能不全等症状，且智力正常或略低，应考虑为 X 三体综合征，可应用核型分析进行确诊。若核型分析发现 X 染色体可能存在结构异常时，应选择 FISII 技术或 DNA 拷贝数变异分析技术进一步确定。

X 四体、X 五体综合征患者智力低下、运动发育迟缓、语言障碍等症状与 X 三体综合征患者相同，但这两种疾病比 X 三体综合征存在更多的先天畸形，且 X 五体综合征患者的身高通常较矮。另外，脆性 X 综合征的女性患者轻度智力低下等症状与 X 三体综合征患者很相似，马方综合征女性患者存在与 X 三体综合征患者相似的高身材，贝-维综合征患者存在和 X 三体综合征患者相似的认知障碍等，这些都需要通过核型分析进行鉴别诊断。

6.4 遗传咨询

X 三体综合征是由于亲代在减数分裂过程中 X 染色体发生不分离所致，其中 90% 是母源性的，且多数发生在减数分裂 I 期，因此不需要对其双亲进行核型分析。生育有 X 三体综合征个体的夫妻再次生育患儿的风险低于 1%，且该综合征的发生同样与母亲的年龄相关，所以再次生育时，尤其是高龄孕妇妊娠时，应该进行产前诊断，以降低其生育 X 三体综合征患儿的风险。

因运动发育迟缓、语言障碍或其他症状被确诊的 X 三体综合征患者，应该让患者了解这些异常会随着年龄的增长而改善，因此不需有太多的心理负担。应说明由于 X 三体综合征个体出现卵巢功能早衰的现象比较普遍，所以她们应该在最佳生育年龄生育后代。理论上 X 三体综合征个体在减数分裂时可能会由于次级不分离而生育 47,XXX 或者 47,XXY 的后代，但在实际的临床统计上她们生育染色体数目异常后代的概率与正常人几乎没有差别。

7　XYY 综合征

7.1　疾病概述

1961 年,Sandburg 在对一个唐氏综合征患者双亲例行的染色体检查中偶然发现了患儿父亲 47,XYY 的核型。47,XYY 综合征在男性中的发生率大约为 1/1 000,且不会受到双亲年龄的影响。

7.2　主要临床症状

XYY 综合征个体虽然比正常男性多了一条 Y 染色体,但其遗传失衡并不严重,与 XYY 综合征相关的症状和身体特征因个体和年龄而异。

多数 XYY 综合征男性有正常的寿命和生活,其最大的特点是身材高大,因此在高身材人群中检出的概率明显增加。XYY 综合征个体的智力通常在正常范围内,但低于同胞或同龄对照组 10~15 分,仅有少部分有轻度智力低下。XYY 综合征男性通常有肌张力低下,语言、运动技能发育迟缓等症状;在青春期通常有严重的痤疮,注意力缺陷和多动障碍发生的频率比较高;大约一半的 XYY 男孩有学习困难,最常见的是语言和阅读方面的障碍。XYY 综合征男性睾酮水平正常、性征和生育能力一般也正常,仅有少数患者有性腺发育不良、隐睾、尿道下裂和不育等症状。在某些情况下,部分 XYY 患者会发生行为异常,如暴发性脾气暴躁、多动、冲动、反抗行为,或在某些情况下出现反社会行为。

7.3　诊断与鉴别诊断

Kaiser Permanente 的报告认为,因为症状很少或无显著异常,约 88% 的 XYY 综合征男性未得到确诊。

约有 5% 的 XYY 综合征男性是在产前进行核型分析以检测唐氏综合征或其他染色体综合征时被确诊的;少部分 XYY 综合征男性是由于发育迟缓、学习问题或行为问题在儿童期通过会诊被诊断出来;少数 XYY 综合征男性患者是由于性腺发育不良或不育等症状在成人期被确诊。核型分析是确诊 XYY 综合征最直接、最准确的实验室技术手段。

克兰费尔特综合征患者比正常男性多了一条 X 染色体,其高身材以及发育、行为和认知功能的异常容易和 XYY 综合征混淆;Sotos 综合征是一种可变的遗传性疾病,其过度生长、大头、儿童期存在的运动和语言发育迟缓以及从轻度到严重的精神发育迟滞等症状与 XYY 综合征相似,这些都可以通过核型分析技术进行鉴别诊断。

7.4　遗传咨询

XYY 综合征核型源于父亲的 Y 染色体在减数分裂 Ⅱ 期发生的不分离,其双亲再次生育 XYY 综合征个体的概率并不比未生育 XYY 综合征个体的夫妇更高。理论上,XYY 综合征个体在减数分裂时可能会由于次级不分离而生育 47,XXY 或者 47,XYY 的后代,但通常在临床上见不到 XYY 父亲生育非整倍体后代的现象。

第 2 节 | 染色体结构异常

1　猫叫综合征

1.1　疾病概述

猫叫综合征[OMIM# 123450]于 1963 年由 Lejeune 首先报道,为第 5 号染色体短臂部分缺失所致,所以又称 5p⁻ 综合征。这是一种部分单体综合征,在染色体结构异常综合征中发病率较高,在 1/50 000~1/20 000 之间,在智力低下人群中约占 1%,女性患者略多于男性患者。

1.2　主要临床症状

猫叫综合征患者的主要临床表现为新生儿时期的猫叫样哭声、特殊面容、严重的智力障碍和生长发育迟缓等。

猫叫综合征新生儿最具特征性的表现之一是患儿的哭声高亢,类似猫的叫声。其他主要症状有:生长发育迟缓、严重的精神运动和智力低下;小头畸形、满月脸;眼距较宽、外眼角下斜、斜视、内眦赘皮;宽鼻梁;耳低位;小颌畸形;肌张力低下;低血压;先天性心脏病等。多数患者可活至儿童期,少数活至成年。随着年龄的增长,猫叫似的声音会消失,脸型也变得狭长。大多数猫叫综合征患儿存在语言障碍,约一半的患儿需要学习足够的语言技巧来进行沟通,一些人能够使用短句,而其他人只能用少数基本词、手势或手语来进行表达。

1.3　诊断与鉴别诊断

猫叫综合征一般在患儿出生时即可诊断。高频的哭泣是患儿最突出的临床特征,再加上特殊的面容以及肌张力低等典型特征,基本可以诊断为猫叫综合征,但最终的确诊还需要核型分析来确定。在特殊情况下,若临床怀疑与核型分析的结果不相符时,应利用5号染色体短臂的荧光探针进行FISH分析加以确定。

科恩(Cohen)综合征患儿可能有低血压、发育不良、小头症、关节过度运动和婴儿期心理运动延迟等与猫叫综合征患儿相似的症状,但科恩综合征患儿一般不具有与猫叫综合征患儿相同的面部畸形,且科恩综合征患儿常见的视力问题在猫叫综合征患儿也不常见;胎儿酒精综合征患儿的面部特征和精神运动延迟等症状与猫叫综合征相似,但胎儿酒精综合征患儿并不具备猫叫综合征患儿高频的哭泣声及缩短的鼻唇沟。

1.4　遗传咨询

当确诊一个个体为猫叫综合征患者时,其双亲应进行核型分析,以确定是否是染色体平衡易位或倒位的携带者。超过85%的猫叫综合征患者为新生突变所致,其双亲的核型正常,再次生育猫叫综合征患儿的概率并不比未生育猫叫综合征患儿的夫妇更高,但应注意生殖腺嵌合的情况。因此,患儿父母再次生育时应行产前诊断。

一部分猫叫综合征患者是由于遗传而来的,患者双亲之一为涉及染色体5p和另一条染色体之间的平衡易位或倒位携带者。携带者亲代在生殖细胞形成的减数分裂过程中同源染色体或姐妹染色体单体可能会出现不平衡重排,导致形成的配子中5p缺失,此时子代出现不平衡风险的概率为8.7%~18.8%。

2　22q11 微缺失综合征

2.1　疾病概述

22q11 微缺失综合征(22q11 microdeletion syndrome)[OMIM# 611867]是由22号染色体长臂微缺失导致的疾病,也是较为常见的染色体微缺失综合征,新生儿中的发病率约为1/5 000。以前被描述为独立疾病的迪格奥尔格综合征(DGS)[OMIM# 188400]、腭-心-面综合征(VCFS)[OMIM# 192430]、2型Opitz GBBB综合征(Opitz GBBB syndrome,type Ⅱ,GBBB2)[OMIM# 145410]和Cayler心脏综合征(Cayler cardiofacial syndrome)[OMIM% 125520]等,实际上都属于22q11微缺失综合征。

2.2　主要临床症状

22q11 微缺失综合征患者的主要临床表现包括发育迟缓、先天性心脏病、腭裂、特殊面容等。

22q11 微缺失综合征患者可以表现出身体任何部位的体征和症状,但即使是同一家庭受累的不同成员,其临床症状可能也不尽相同。除了从出生时经常出现的心脏异常、腭裂以及独特的面部特征以外,22q11 微缺失综合征患者还经常出现免疫系统问题引起的复发性感染,一些自身免疫性疾病如类风湿关节炎和格雷夫斯(Graves)病等。22q11 微缺失综合征患者还可能有呼吸问题、肾脏异常、低钙血症、血小板减少、听力障碍以及显著的进食困难和胃肠道问题。22q11 微缺失综合征患者还可出现有差异的骨骼异常,如轻度身材矮小、脊柱骨骼异常等。许多22q11 微缺失综合征儿童存在发育迟缓,包括生长和语言发育迟缓以及学习障碍。受累儿童有患注意力缺陷及多动障碍、自闭症的可能。后期22q11 微缺失综合征患者出现精神疾病的风险增加,如精神分裂症、抑郁症、焦虑症及双相情感障碍等。

2.3　诊断与鉴别诊断

当一个患儿存在先天性心脏病、腭裂、特殊面容、低钙血症等临床症状时,应考虑为22q11 微缺失综合征。当患儿长大一些,还可能出现免疫缺陷、学习困难等症状。由于为染色体微缺失综合征,一般的核型分析可能无法最终确认,应使用22号染色体迪格奥尔格区域的染色体片段作为探针进行FISH技术检测加以确诊。

CHARGE 综合征是一种常染色体隐性遗传病,其先天性心脏病、腭裂、肾脏异常和发育迟缓等症状与22q11 微缺失综合征的临床症状重叠;Alagille 综合征存在蝶形椎、先天性心脏病等症状;VATER 综合征和戈尔登哈尔综合征均存在心脏病、脊椎异常和肾脏异常。这些都有和22q11 微缺失综合征重合的临床症状,分子遗传学分析和FISH分析是对其进行鉴别诊断的有效手段。

2.4　遗传咨询

超过90%的22q11 微缺失综合征为散发的随机突变引起的,患者双亲再次生育22q11 微缺失综合征患儿的概率并不比未生育22q11 微缺失综合征患儿的夫妇更高,但因存在双亲之一为生殖腺嵌合的可能性,其双亲再次生育时,应进行产前诊断以确定胎儿的核型。少部分22q11 微缺失综合征患者源于家族的遗传,即患者双亲之一为22q11 微缺失综合征患者。22q11 微缺失综合征是以常染色体显性遗传的方式在家族中连续传递的,这种情况下,再次生育22q11 微缺失综合征患儿的概率为50%,无论是患者还是其双亲在妊娠时都应做FISH检测以判断胎儿核型。

3　普拉德 - 威利（Prader-Willi）综合征

3.1　疾病概述

1956 年，Prader 等报道了一系列具有精神障碍、身材矮小、性腺功能减退和肥胖症的患者，因此该病被命名为普拉德 - 威利综合征（PWS）［OMIM# 176270］。1981 年，Ledbetter 等人确定了位于 15q11 和 15q13 之间的缺失是导致普拉德 - 威利综合征的原因。发病率为 1/15 000~1/12 000，没有种族和群体的差异。

3.2　主要临床症状

普拉德 - 威利综合征是一种能够影响身体许多部位的复杂遗传病，其体征和症状可能因个体而异，从童年到成年可能随着时间的推移发生改变。普拉德 - 威利综合征患者的特征性临床症状包括胎儿活动减少、肥胖、肌张力低、智力低下、身材矮小、性腺功能减退、性腺功能不全、手脚小等。

在婴儿期，普拉德 - 威利综合征患儿的特征是生长发育迟缓、肌张力减退、喂养困难；从儿童期开始，神经系统的异常导致患者饥饿感不断，引起慢性过度饮食和肥胖。普拉德 - 威利综合征患者具有身材矮小、小手脚和特征性的面部特征，如前额狭窄、杏仁状眼睛及三角形口等。普拉德 - 威利综合征患者通常具有轻度至中度的智力发育障碍和学习障碍，常见的行为问题包括脾气暴躁、顽固和强迫行为。普拉德 - 威利综合征患者生殖器发育迟缓，青春期延迟或不完整，严重时无法生育。

3.3　诊断与鉴别诊断

临床上一般使用 Holm 在 1993 年制定的数字量表作为普拉德 - 威利综合征诊断的共识标准（表 1-5-1）[7]，但最终还要经过分子遗传学检查才能确诊。

颅咽管瘤及其他类型的下丘脑损伤与普拉德 - 威利综合征的临床症状有很大程度的重叠，尤其在年轻发病的患者；先天性肌强直性营养不良 1 型患者在出血时会出现低血压和严重的全身性虚弱，常伴有呼吸功能不全，发育迟缓和早期死亡；许多肌病和神经病变患儿会出现低血压等症状，分子遗传测试、肌电图、神经传导速度测试、肌肉活检是进行鉴别诊断的重要手段。雷特综合征可能出现低血压、肥胖症以及发育障碍，但这些症状一般出现在婴幼儿早期且具有进行性，患者缺乏普拉德 - 威利综合征的喂养问题、性腺功能减退和特征性面容等症状。

表 1-5-1　普拉德 - 威利综合征的共识诊断标准

序号	主要症状（每项 1 分）	次要症状（每项 0.5 分）
1	新生儿低血压，吮吸能力差	胎儿运动减少和婴儿嗜睡
2	喂养困难	典型的行为问题
3	1~6 岁体重超标，肥胖，过度饮食	睡眠呼吸暂停
4	特征性的面部特征	15 岁以下时身材矮小
5	生殖器小，青春期延迟和不足	色素沉着
6	发育迟缓，智力障碍	手脚小
7		手狭窄，尺骨边界直
8		内斜视，近视
9		唾液黏稠
10		语言表达缺陷
11		皮肤搔抓症

3.4　遗传咨询

普拉德 - 威利综合征是由于 15q11-q13 染色体区域缺失引起位于印记区的父源 SNRPN 基因、NDN 基因等丢失而导致的遗传综合征，也是第一个被证实是由印记错误所导致的遗传病。

大多数普拉德 - 威利综合征是由新生的 15q11-q13 缺失引起的，复发风险低于 1%。若亲代之一存在染色体易位，则再发风险为 25%；如果是父亲家族中存在印记缺陷所致，则再发风险高达 50%，此时患者父亲的其他家庭成员也会面临更大的发病风险；如果患者母亲为 15 号染色体自身的罗伯逊易位携带者，后代几乎 100% 发病。因此确诊一个个体为普拉德 - 威利综合征患者后，应对其双亲进行核型分析或 FISH 检测及 DNA 甲基化检测，以确定其核型或 DNA 是否正常，若双亲之一存在甲基化异常的印记缺陷或者是染色体平衡重排的携带者，再次妊娠时应进行相应的检查。

4　安格尔曼（Angelman）综合征

4.1　疾病概述

1965 年，Angelman 报道了 3 名"木偶孩子"，强调患儿异常的颅骨形态；1967 年，Bower 和 Jeavons 用"快乐木偶"一词形容他们在患者中观察到的情况；1982 年，

Williams 和 Frias 建议使用首报者 Angelman 的名字来命名该综合征。大多数安格尔曼综合征［OMIM# 105830］的发病源于 15q11.2-q13 的中间缺失,本病群体发病率在 1/20 000~1/12 000 之间[8]。

4.2 主要临床症状

安格尔曼综合征是一种复杂的遗传疾病,主要影响神经系统。主要临床症状包括生长发育迟缓、智力发育障碍、严重的语言障碍、共济失调等。

安格尔曼综合征患儿通常具有快乐、兴奋的特点,经常微笑或大笑,多动症、注意力短,对水较为迷恋。大多数安格尔曼综合征患儿有反复性的癫痫发作。多数安格尔曼综合征患儿存在睡眠困难,睡眠时间比正常儿童少;但随着年龄的增长,患者的兴奋性降低,睡眠问题往往有所改善。安格尔曼综合征患者其他常见的特征包括小头、异常平坦的皮肤、色素沉着不足导致的皮肤和毛发颜色较浅、脊柱侧凸等。

4.3 诊断与鉴别诊断

安格尔曼综合征也是一种遗传印记错误导致的遗传病,患者的临床症状在出生时通常不明显,对该综合征的诊断一般是在 1~4 岁之间。如果临床上发现一个孩子出现生长发育迟缓、运动和平衡问题(共济失调)、小头畸形以及频繁的发笑,医生可能就会怀疑安格尔曼综合征。细胞遗传学方面,通常利用 FISH 技术对疑似病例进行 15q11.2-q13 的缺失检测;DNA 水平通常是检查母源的 DNA 是否发生突变而导致 UBE3A 基因失活,或检测患者母亲位于 15q11.2-q13 的 DNA 是否出现异常甲基化而引起 UBE3A 基因失活。

Mowat-Wilson 综合征可以表现为快乐的个性、小头、癫痫、言语障碍等症状;Pitt-Hopkins 综合征有快乐的个性、小头、癫痫和共济失调等;Christianson 综合征的临床特征包括快乐的个性、小头、癫痫、严重的认知延迟和共济失调等。这些疾病的临床症状都与安格尔曼综合征的症状相同或相似,15q11.2-q13 的 FISH 检测以及 DNA 甲基化检测是进行鉴别诊断的有效方法。

4.4 遗传咨询

安格尔曼综合征是由位于 15q11.2-q13 区域内的母源印记的 UBE3A 基因缺失等异常引起的,先证者同胞的发病风险取决于导致 UBE3A 功能丧失的遗传机制。

约 70% 的安格尔曼综合征是由于随机的遗传错误导致 15q11.2-q13 缺失或是由父源的单亲二倍体(约 2%)引起的,复发风险非常低(<1%);如果先证者的病症是因为存在印记缺陷(2%~3%)或 UBE3A 基因突变(约

25%)引起的,则再发风险高达 50%,此时患者母亲的其他家庭成员也会面临更大的发病风险;理论上如果患者父亲为 15 号染色体自身的罗伯逊易位携带者,后代几乎 100% 发病。细胞遗传学可见的染色体重排通常是新生突变引起的,但也有可能是遗传的。当安格尔曼综合征是由缺失、单亲二倍体、印记缺陷、UBE3A 基因突变或染色体重排引起时,妊娠时可以采用 FISH 技术等细胞遗传学手段或 DNA 甲基化检测等分子遗传学技术进行产前诊断。

5 贝 - 维综合征

5.1 疾病概述

1964 年,Wiedemann 报道了一名伴有脐疝的巨舌症患者,并使用 EMG 综合征这一术语来描述患者先天性脐疝、巨舌症和巨人症的症状组合;1969 年,Beckwith 描述了一系列具有同样临床症状的患者,因此该病症被称为贝 - 维(Beckwith-Wiedemann)综合征［OMIM# 130650］。贝 - 维综合征是由染色体 11p15.5 区域内印记基因的缺失或突变引起的,是婴儿期最常见的过度生长综合征,其发病率大约为 1/13 700,发病没有种族或性别的差异。

5.2 主要临床症状

贝 - 维综合征是一种儿童过度生长障碍,可能影响身体的许多组织和器官,其体征和症状因人而异。

贝 - 维综合征患儿出生时就比一般新生儿大,在童年期间往往比同龄人高,8 岁左右生长出现迟滞。在一些患有贝 - 维综合征的儿童中,身体某一侧的特定部位可能异常增大,导致不对称或不均匀的外观,这种异常生长模式通常会随着时间的推移变得不那么明显。部分贝 - 维综合征患儿出生时腹壁缺损;一些患儿具有异常大的舌头,可能会干扰呼吸、吞咽和说话。其他主要特征包括腹部器官肿大、耳朵附近的皮肤出现皱纹或凹陷、婴儿期由于胰岛过度生长和激素胰岛素过量分泌导致的低血糖和肾脏异常等。贝 - 维综合征患儿具有肿瘤易感性,5%~7% 患儿患有肾母细胞瘤,绝大多数发生在 4 岁前。多数贝 - 维综合征患者没有严重的医疗问题,其预期寿命通常是正常的。

5.3 诊断与鉴别诊断

贝 - 维综合征也是一种遗传印记错误导致的遗传病,临床诊断主要基于体征和症状。怀疑为贝 - 维综合征的孩子通常比实际年龄长得大,身体两侧增长不对称,存在巨舌及腹壁缺损引起的脐疝等。但并不是每个贝 - 维综

合征患儿都会拥有一切体征和症状,因此最终确诊还需要11p15.5的FISH检测以及DNA甲基化检测来予以证实。

Simpson-Golabi-Behmel综合征1型患儿在出生前后会出现过度生长,且存在大头、大口、巨舌等症状;Perlman综合征患儿在出生前后会出现过度生长、内部器官异常扩大,并具有肾母细胞瘤易感倾向;Sotos综合征和Weaver综合征也具有出生前后过度生长的症状,这些临床症状都与贝-维综合征的症状相同或相似,同样需要细胞遗传学和分子遗传学技术进行鉴别诊断。

5.4　遗传咨询

贝-维综合征与位于染色体11p15.5区域内两个印记结构域的基因转录异常调控有关。

约85%的贝-维综合征没有家族史,是由于随机的新生突变或父源的单亲二倍体引起的,复发风险非常低(<1%)。如果先证者的病症是因为存在H19/IGF2印记控制区的超甲基化或CDKN1C、H19、ICR1/KCNQ1OT1基因突变引起的,则再发风险高达50%;如果患者母亲为包括11p15.5区域的平衡易位或倒位携带者,后代发病风险也为50%。如果贝-维综合征是由于染色体缺失、印记缺陷、CDKN1C/H19/ICR1/KCNQ1OT1基因突变或染色体重排时,妊娠时应该采用FISH技术或DNA甲基化检测等方法进行产前诊断以防止再发。

6　Williams-Beuren 综合征

6.1　疾病概述

1961年,Williams等描述了一种以冠状动脉狭窄、智力低下、特征性面容为特征的综合征;1962年,Beuren等报道了类似的综合征,并描述了牙齿异常和周围肺动脉狭窄的附加特征。Williams-Beuren综合征[OMIM#194050]是由染色体7q11.23上1.5~1.8Mb的半合子缺失导致的连续基因缺失综合征,新生儿群体发病率为1/10 000~1/7 500。

6.2　主要临床症状

Williams-Beuren综合征是一种罕见的基因缺失综合征,会导致各种体征、症状和学习问题,但具体症状因人而异,即使在同一个家庭的不同患者差别也可能很大。

Williams-Beuren综合征患儿具有独特的面部特征,包括小头、宽额、小而上翘的鼻子、齿间距宽、唇厚;虹膜中有星状图案,在蓝色或绿色眼睛中更为突出;其他的主要症状有生长发育迟缓、身材低于正常、轻度到中度的智

力低下、心血管畸形、肾脏畸形和尿道狭窄等。患儿常有声音嘶哑、腹股沟疝、特发性高钙血症、甲状腺素功能减低、脊柱侧屈,患儿对噪声非常敏感。Williams-Beuren综合征患儿存在学习障碍,注意力缺陷障碍,过分友好和善的性格,外向、社交性强、喜欢外出等。

6.3　诊断与鉴别诊断

Williams-Beuren综合征通常在儿童4岁之前诊断出来。医生通过患儿特异性的面部特征、生长发育迟缓、智力低下、虹膜中的星状图案等会怀疑其罹患Williams-Beuren综合征,辅助检查包括心电图或超声心动图检查心脏问题、超声检查肾脏和膀胱尿路状况、血压检查、血钙水平检查等。因为大多数Williams-Beuren综合征患者有包括ELN基因在内的7q11.23区域的缺失,因此利用ELN基因区域作为探针进行FISH检测可以作为确诊指标。

努南综合征是一种以特殊面容、身材矮小、智力低下、心血管异常、脊柱侧屈为特征的多发性先天畸形,与Williams-Beuren综合征患儿的症状相似,7q11.23区域的FISH检测以及PTPN11基因的序列分析可以加以鉴别。特发性高钙血症患儿与Williams-Beuren综合征患儿一样有无明显原因(特发性)的新生儿血钙水平升高,但患儿不具有与Williams-Beuren综合征患儿相关的特征性面部特征或心血管畸形。

6.4　遗传咨询

Williams-Beuren综合征是由7q11.23的杂合缺失所致,既可以是父源性的缺失引起,也可以是母源性的缺失引起,缺失片段大小一般为1.5~1.8Mb,还有一些非典型的小片段缺失。其缺失片段是由低拷贝重复序列介导的非等位同源重组产生。

大部分Williams-Beuren综合征病例为新生突变导致的,对于无Williams-Beuren综合征临床症状的父母,同胞的再发风险很低,对患者的双亲无需进行染色体或基因的鉴定。少部分家系呈染色体显性遗传方式,双亲之一同样为Williams-Beuren综合征患者,此时患者同胞或子代的再发风险为50%,此时患者或患者双亲妊娠时应利用基因拷贝数变异分析或FISH验证进行产前诊断。

结　语

染色体病无论涉及数目异常或结构异常,其结果均涉及许多基因的改变,并在临床上呈现出一组复杂的症状与体征,主要表现为智力显著低下、缺乏劳动和生活自

理能力,这给家庭和社会带来了沉重的负担。而规范的遗传咨询将会避免染色体病患儿的出生。同时,建立并完善与临床遗传咨询相配套的染色体病数据库,将有利于染色体病,特别是那些罕见染色体病的确诊。

（孙文靖 傅松滨）

参考文献

［1］贺林,马端,段涛.临床遗传学.上海:上海科学技术出版社,2013.

［2］傅松滨.医学遗传学.4版.北京:北京大学医学出版社,2018.

［3］邬玲仟,张学.医学遗传学.北京:人民卫生出版社,2016.

［4］FIRTH H V,HURST J A.临床遗传学.祁鸣,黄涛生,译.杭州:浙江大学出版社,2008.

［5］陆国辉.临床遗传咨询.北京:北京大学医学出版社,2007.

［6］NUSSBAUM R L,MCINNES R R,WILLARD H F,et al.Thompson & Thompson genetics in medicine.8th ed.Amsterdam:Elsevier,2015.

［7］HOLM V A,CASSIDY S B,BUTLER M G,et al.Prader-Willi syndrome:consensus diagnostic criteria.Pediatrics,1993,91（2）:398.

［8］FIRTH H V,HURST J A,HALL J G.Oxford desk reference:clinical genetics.New York:Oxford University Press,2005.

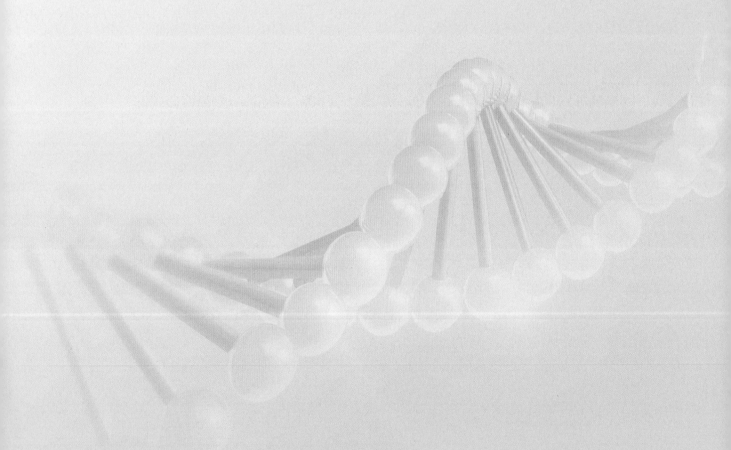

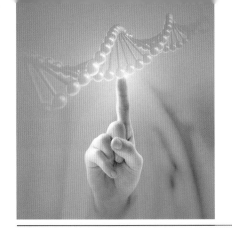

第6章

细胞遗传学检测技术有关的遗传咨询

缩写	英文全称	中文全称
ACMG	American College of Medical Genetics and Genomics	美国医学遗传学与基因组学会
AOH	absence of heterozygosity	杂合缺失
array CGH	array-based comparative genomic hybridization	比较基因组杂交芯片
ART	assisted reproductive technique	辅助生殖技术
CMA	chromosomal microarray analysis	染色体微阵列分析
CNV	copy number variant	拷贝数变异
EDTA	ethylenediaminetetra-acetic acid	乙二胺四乙酸
FFPE	formalin fixed and paraffin embedded	福尔马林固定石蜡包埋
FISH	fluorescence in situ hybridization	荧光原位杂交
ISCN	International System for Human Cytogenetic Nomenclature	人类细胞遗传学命名国际体系
NGS	next generation sequencing	新一代测序
PCR	polymerase chain reaction	聚合酶链反应
PGD	preimplantation genetic diagnosis	胚胎植入前遗传学诊断
PGS	preimplantation genetic screening	胚胎植入前遗传学筛查
RIF	recurrent implantation failure	反复种植失败
SGD	sperm genome decay	精子基因组衰减
SNP	single nucleotide polymorphism	单核苷酸多态性

续表

缩写	英文全称	中文全称
SNP array	single nucleotide polymorphism array	单核苷酸多态性微阵列芯片
UPD	uniparental disomy	单亲二倍体
VUS	variant of unknown significance	临床意义不明性变异

引言

临床实验室常用的细胞遗传学 (cytogenetics) 技术主要有三种:核型分析、荧光原位杂交 (FISH) 及染色体微阵列分析 (CMA)。通常情况下将核型分析归类为传统的细胞遗传学 (conventional cytogenetics),而将 FISH 和 CMA 归类为分子细胞遗传学 (molecular cytogenetics)。这些技术能够不同程度地检出染色体数量及结构的异常。染色体异常可以是固有的 (constitutional),指异常的染色体存在于一个个体的所有细胞或大多数细胞之中,也可能发生于体细胞 (somatic cells)。固有的染色体异常 (constitutional chromosomal abnormalities) 可能出现在下列三种情况中:①父母一方本身携带染色体异常,通过精子或卵子将异常的染色体传给下一代;②父母双方本身不携带染色体异常,但父母一方的精子或卵子在形成过程中存在新发染色体异常,这样的精子或卵子受精后将异常的染色体传给了下一代;③精子和卵子都不含有异常的染色体,但精子和卵子形成合子 (zygote) 后在早期的有丝分裂过程中发生了染色体异常。尽管固有的染色体异常通常也被称为胚系 (germline) 的染色体异常,但从严格的定义而言,只有前两种情况应该被称为胚系的染色体异常。三种常用的细胞遗传学技术 (核型分析、FISH 及 CMA) 在临床上主要应用于以下四个领域:胚胎植入前的筛查及诊断、产前染色体固有异常的诊断 (prenatal constitutional chromosomal abnormalities)、产后染色体固有异常的诊断 (postnatal constitutional chromosomal abnormalities) 及检测肿瘤 (白血病、淋巴瘤及实体肿瘤) 细胞中存在的获得性染色体异常 (acquired chromosomal abnormalities)。

作为基因及基因组检测临床服务的重要组成部分,遗传咨询师参与到细胞遗传学临床服务的各个环节:①搜集被咨询者的病史及家族史,包括绘制遗传系谱;②依据病史、家族史及患者的体征,并根据各种检测技术的临床适用指征,为被咨询者选取正确的检测项目,包括细胞遗传学及分子细胞遗传学的检测项目等;③确保临床实验室能获得适合于检测项目的样本 (涉及样本的采集、运输及储存),用于核型分析、FISH 及 CMA;④细胞遗传学临床检测过程中质量体系的管理及检测过程中非常规情况出现后的处理;⑤检测结果的解读;⑥检测报告的书写;⑦向患者解释检测结果并提供可能需要的支持,包括后续检测方案、心理辅导及提供各类资源的信息等。对一个遗传咨询师而言,掌握医学遗传学,尤其是细胞遗传学的理论知识及熟悉染色体分析的临床检测体系是实施细胞遗传学咨询的前提。有关细胞遗传学的理论知识已在本书的其他章节详细讲解,此处不再赘述。相比于核型分析及 FISH,虽然 CMA 技术在临床实验室的应用只有十余年的历史,但对人类基因组正常结构的理解以及对基因组微缺失 / 微重复 (microdeletions/microduplications) 与疾病关系的认识产生了重大的影响。因此,本章在概述细胞遗传学 3 种主要技术特性的同时,对 CMA 检测与遗传咨询有关的内容做了重点的介绍。此外,本章节中阐述的内容限定在 3 种常用的细胞遗传学技术 (核型分析、FISH、CMA) 在诊断胚系基因及基因组异常监测过程中经常遇见的一些遗传咨询问题,而这 3 种技术在体细胞变异 (肿瘤的筛查、分子诊断、预后判断、精准治疗药物的选择、治疗过程的监控、复发克隆的检出) 检测所涉及的遗传咨询问题没有被包括在内。

第 1 节 | 细胞遗传学技术的性能比较

1 核型分析、FISH 及 CMA 三种技术的主要特点

表 1-6-1 中所列核型分析的分辨率是指 550 条带以上的 G 显带核型;FISH 技术既可以检测基因组处于染色质状态的间期细胞 (interphase FISH),也可以检测基因组处于染色体状态的有丝分裂细胞 (metaphase FISH);CMA 平台是指高分辨率的全基因组扫描平台 (whole genome scanning)。

2 CMA 技术概述

2.1 CMA 的平台类型

目前临床应用的 CMA 平台有两类:比较基因组杂交芯片 (array CGH) 和单核苷酸多态性微阵列芯片

(single nucleotide polymorphism array, SNP array)。CMA 主要用于检测基因组中存在的拷贝数变异(CNV),也就是基因组中存在的片段缺失或重复(genomic deletion or duplication,又称 genomic loss or gain)。除了能检测 CNV,SNP array 还能检测基因组中存在的杂合缺失(AOH)。近年来,array CGH 平台技术也引入了能够检测 AOH 的设计。所以,尽管 array CGH 和 SNP array 原理有所不同,两大平台在临床应用的适用范围已无太大的差异[1-2]。

2.2　CMA 检测的实验室操作

有关 CMA 临床实验室检测流程及质量控制的内容请参阅有关的参考文献[3-5]。主要的事项包括:①芯片平台的选择;②芯片结果的验证;③实验操作的质量控制等。

2.3　CMA 检测技术的优缺点

2.3.1　CMA 技术的优点

与核型分析相比,CMA 技术的优点主要包括以下 4 方面。①不需要进行细胞培养,几乎可用于任何组织的 DNA 分析,缩短了实验周期、扩大了标本的检测类型、一定程度上消除了细胞培养过程中的选择性生长优势或劣势,使检测的结果更加客观。②CMA 可检出几万碱基对的基因组缺失或重复,而 550 条带的核型分析可达到的最高分辨率是 3~5Mb,相比较,CMA 比核型分析的分辨率高出近千倍;CMA 可在全基因组水平上同时检测多种染色体不平衡异常导致的基因或基因组病。③CMA 能比较准确、客观地界定 CNV 的区间及大小,而核型分析要依赖对染色体区、带的主观观察和判断。④单核苷酸多态性(SNP)信息融入到 CMA 技术之中,不但能检出 CNV,还能检测 AOH 的存在,进而推断:a. 可能存在的单亲二

倍体(UPD);b. 受检个体父母间亲缘关系;c. 一定比例的嵌合体。⑤更容易通过网络搜索和传输数据。

2.3.2　CMA 技术的缺点

与核型分析相比,CMA 技术的局限性在于:①不能检测染色体平衡易位、倒位及插入;②不能区分自由的三体型(free trisomy)和罗伯逊易位(Robertsonian translocation);③不能确定复杂性基因组异常重排的机制;④多倍体(三倍体和四倍体)不能或不容易被检测到(取决于选用的技术平台)。

2.4　CMA 检测结果的解读

2.4.1　CNV 的解读

(1) CNV 的区间越大,越可能有临床意义。但人类基因组中有一些大于 1Mb,有的甚至超过 5Mb 的 CNV 并无致病性[6-8];而一些很小的 CNV 如涉及关键基因或关键基因的一部分也可致病。

(2) CNV 包含的基因越多,越可能有临床意义。但所含基因的功能及致病性比基因的数量更为重要。由于 CNV 中可能含有对邻近基因有调控作用的功能区域,当考虑基因的致病性时,CNV 邻近的基因也应该予以考虑。

(3) 一般而言,缺失的 CNV 比重复的 CNV 更有临床意义。当一个 CNV 被归类为致病性的变异(pathogenic variant)时,缺失的 CNV 常含有单倍剂量不足的基因(haploinsufficiency),而重复的 CNV 可能含有三倍剂量敏感基因(triplosensitivity)。

(4) 新发变异比父母传递下来的(inherited)变异更可能具有致病性。但从表型正常父母传递下来的变异不一定没有临床意义,主要是由于一些致病性的 CNV 存在不完全外显(incomplete penetrance)和表现度的差异(variable expressivity)。

(5) 通过比较正常 CNV 和异常 CNV 的数据库有助

表 1-6-1　细胞遗传学技术特性的比较

方法	分辨率	优点	缺点
核型分析	3~5Mb	可检测整个基因组 可检出平衡移位、插入及倒位	需要可分裂细胞的细胞培养 分辨率低
FISH	50~200kb	可不需要细胞培养 分辨率比核型分析高 检测周期比核型分析快 能帮助确定复杂基因组重排的形成机制 可检测 FFPE 样本	只能针对染色体特定的区域进行检测 不同的染色体区域需要不同的 FISH 探针
CMA	5kb 至整条染色体	不需要细胞培养 远高于核型分析分辨率 准确的确定异常片段的大小及断裂点 含有 SNP 信息的 CMA 平台可检测杂合缺失 容易通过网络搜索和传输数据	不能检出平衡易位、插入及倒位 不能确定复杂性基因组重排的形成机制 低水平的嵌合状态不易被检出(20% 以下)

注:FISH 为荧光原位杂交,CMA 为染色体微阵列分析,FFPE 为福尔马林固定石蜡包埋,SNP 为单核苷酸多态性。

于判断 CNV 的临床意义。一般而言,某一 CNV 变异在正常人群中出现的频率越高,显示其非致病性的可能性就越大。由于 CNV 存在一定程度的种族差异,建立一个包括中国各民族在内的 CNV 数据库对于判断中国人特有的 CNV 的临床意义尤为重要。

通过综合分析 CNV 的剂量(缺失或重复)、大小、所包含基因的功能及其致病性、基因的数量,及参考有关的数据库,依据 CNV 与疾病的相关性将其分成 5 级:

(1) 致病性(pathogenic)变异:有足够的证据支持其致病性。下列 3 种情况均可归到这一类:①缺失或重复的 CNV 与一个已确定的微缺失 / 微重复综合征的致病区域在位置和大小上匹配;②缺失的 CNV 中包含因单倍剂量不足而致病的基因或基因的一部分,或重复的 CNV 中包含三倍剂量敏感基因的全部;③即使尚无报道,如果检测到的 CNV 远大于 1Mb,涉及许多功能上重要的基因,且是新发变异,也可归类为致病性的 CNV。值得注意的是,因不完全外显、表现度的差异等原因,相同致病类 CNV 在不同的个体之间并不一定导致相同的临床表型。

(2) 可能致病性(likely pathogenic)变异:指一个 CNV 有 90% 的可能是致病的。下列两种情况均可归到这一类:①一段缺失或重复的 CNV 与一个已报道的致病性缺失或重复有部分重叠;②一个 CNV 涉及可疑但并未在疾病致病机制中证实的基因,或涉及的基因虽有支持单倍剂量不足或三倍剂量敏感的证据,但不足以得出肯定结论。

(3) 可能良性(likely benign)变异:可能不致病。含基因的变异在正常人群中多次发生,但发生率未达 1%。

(4) 良性(benign)变异:属于人类基因组中的正常变异,与疾病的致病性无关。下列三种情况均可归到这一类:①涉及的 CNV 在 DGV 数据库或内部数据库中的发生率 >1%;②该 CNV 已在多个同行审议的出版物或经审校的数据库(如 ClinVar)中报告为良性;③正常人群中有发生,但发生率不到 1%,CNV 不包含任何基因或重要的基因组成部分。

(5) 临床意义不明性变异(VUS):此类变异不符合致病 CNV 条件也不符合良性 CNV 条件,文献报道中的结论尚未一致,暂没有足够的证据做肯定的分类。

2.4.2 AOH 的解读原则

AOH 大致有 3 种起因。①血源同一,这是由于父母是远亲关系。在基因组中表现为小的 AOH,分散在少数几条染色体上。②近亲关系(consanguinity),这是由于父母亲缘关系较近。在基因组中表现为许多染色体上有较大的 AOH 片段,纯合区总和在基因组中所占比例可以反映亲缘关系的程度:25% 左右的比例提示一级亲缘关系,12.5% 左右的比例提示二级亲缘关系,6.25% 左右的比例提示三级亲缘关系。虽然这些 AOH 本身不致病,但会增

加隐性遗传病的发生风险[9]。③单亲二倍体(UPD),这是一类特殊的遗传现象,是指某一染色体的两个拷贝均来源于父亲或母亲。包含异单亲二倍体(heterodisomy)和等单亲二倍体(isodisomy)两种情况。CMA 可以有效地检测出等单亲二倍体;如果在减数分裂时产生了重组,异单亲二倍体也会在某染色体上出现大片段 AOH 的现象,可以通过 SNP-CMA 技术检测得到提示。但 CMA 不能检出所有的 UPD,当 CMA 结果阴性时,不能排除 UPD 的存在。通常情况下,由 UPD 引起的 AOH 只发生在一条染色体上面,可以是整条染色体表现为 AOH,也可以异单亲二倍体和等单亲二倍体发生在同一染色体上,表现为区域性 AOH(segmental UPD)。已知第 6、7、11、14、15 及 20 号染色体有印记致病基因[10],当 AOH 发生在这几条中的一条染色体(较大可能性为 UPD),而 AOH 长度又超过确定的上线值(validated size)时,包含有该 AOH 的染色体为可能致病的变异,但需进一步通过甲基化检测的方法证实是否是 UPD,以及 UPD 是父源的还是母源的,并结合临床表征进行分析[3]。除了发生在第 6、7、11、14、15 及 20 号染色体上的 AOH 归类为可能致病外,其他大片段 AOH 及其所提示的所在染色体可能存在的 UPD 归类为临床意义不明性变异。但 AOH 的存在增加了隐性致病纯合的机会,应结合临床表型,在 AOH 区域内寻找可能导致疾病的处于纯合状态的隐性致病基因。

2.5 CMA 实验室报告的书写原则

2.5.1 实验室报告的标准

每个实验室根据自己的规定把分类后的 CNV/AOH 写入实验室报告。实验室可以选择不报告良性甚至可能良性的 CNV。但对于每一个写入实验室报告中的 CNV,需依照人类细胞遗传学命名国际体系(ISCN,2016)的标准写法[11]。比起 2013 版 ISCN,2016 版 ISCN 有多处大的改动,例如,2013 年版的"arr[hgl9]7q11.23(72,726,578-74,139,390)×1"改成 2016 年版的"arr[GRCh38]7q11.23(72726578_74139390)×1"。改动的地方包括:①基因组的版本注释不再采用[hg19],而是采用[GRCh38]形式。②"-"被"_"取代。③碱基位置中的分割号","被取消。④ 2016 版本提供长和短两种书写方法。短写方式:6p11.2(29641678_30187279)×1;长写方式:16p11.2(29320030×2,29641678_30187279×1,30321210×2);长写方式可以显示出可能的最大及最小缺失区域。⑤ 2016 版本允许注释胚系发生的 AOH,如 arr[GRCh38]8p23.2p12(5345962_29683235)×2 hmz c。详细内容请参考 2016 版的 ISCN。

2.5.2 报告中需要考虑的一些特殊情况

(1) 隐性遗传基因的携带状态(单拷贝缺失的片段中

含有隐性的致病基因）。如果临床症状与此致病基因相吻合，在此类情况下，可能有必要建议对未缺失拷贝的等位基因进行分子检测（如基因测序），确定剩余那个等位基因是否存在致病的变异。如没有，此 CNV 对所患疾病无明确诊断价值，被检测者为隐性致病基因的携带者。

（2）成年发病者症状发生前或未确诊疾病的变异状态。某些 CNV 尽管与患者就诊原因无关，但可能对尚未发生或临床上未检测到的疾病具有明确的诊断价值，例如涉及 Y 染色体上 AZF 区的基因缺失引起的男性不育，遵照美国医学遗传学与基因组学会（ACMG）指南，建议报告这类 CNV，以指导就医。有些实验室可能希望对特定疾病不予报告，但应在实验室检测报告中申明。

第 2 节
胚胎植入前细胞遗传学的遗传咨询

1　检测适应证

通过辅助生殖技术（ART）可以在体外得到受精的胚胎，然后将其移植到母体子宫中完成受孕的过程。受精胚胎在体外的培养阶段，可从培养五天的囊胚中选取若干个囊胚滋养层细胞进行遗传物质的检测，挑选正常的胚胎进行宫腔内移植，可以显著提高植入胚胎着床的成功率，也避免了由于遗传物质异常导致的反复流产及新生儿的出生缺陷。胚胎植入前对遗传物质的检测可分为两类：胚胎植入前遗传学筛查（PGS）及胚胎植入前遗传学诊断（PGD）。尽管 PGS 和 PGD 在适应证、检测的内容及方法等方面有相当程度的重叠，但有必要加以区分。

PGD 强调的是诊断体外受精的卵子或精子的供体一方或双方含有已知的基因及基因组缺陷，有确定的风险可导致胎儿患有遗传病。如供体一方是显性单基因病的患者，或供体双方是同一隐性致病基因的携带者，可以通过单基因病的 PGD 技术针对已知的致病基因进行检测；如供体一方是已知的染色体异常的携带者，如相互易位、Robertsonian 易位、倒位等，可以通过染色体的 PGD 技术针对已知的染色体异常进行检测。

PGS 强调的是筛查。体外受精的卵子或精子的供体来源于高龄孕妇、反复流产的孕妇、反复种植失败（RIF）的孕妇，无精子症，严重少、弱精子症及精子基因组衰减

（SGD）的患者。大量的证据显示这样的卵子和精子发生染色体非整倍体异常的风险较高。

2　技术平台及项目

1990 年，英国学者 Handyside 应用聚合酶链反应（PCR）扩增 Y 染色体特异序列对卵裂球细胞进行性别鉴定，选择女性胚胎植入宫腔后获得临床妊娠，避免了患有 X 连锁隐性遗传病的男性胎儿的出生，开创了 PGD 的先河。1995 年，针对非整倍体与高龄孕妇及反复流产孕妇的相关性，应用多颜色 FISH 技术对卵裂球细胞进行多条染色体（X、Y、13、18、21）的非整倍体筛查开启了 PGS 的时代。经过 20 多年的发展，目前针对染色体数量及结构异常进行 PGS/PGD 检测的常规方法，是在胚胎培养的第 5/6 日获取数个囊胚滋养外胚层细胞结合 CMA 技术进行检测。伴随新一代测序（NGS）技术的快速发展，未来有可能实现对所有体外受精的胚胎同时检测 24 条染色体的非整倍体数目异常及染色体大片段的缺失、重复等。

3　样本类型

通过 ART 得到受精卵，将体外培养的胚胎移入宫腔前用于 PGS/PGD 的 DNA 的来源可分为 3 种类型：①卵子 / 合子期的极体；②从培养 3d 的卵裂球（含有 8~16 个细胞）活检得到一个卵裂球细胞；③从培养 5~6d 的囊胚中选取 5 个左右的囊胚滋养层细胞。目前在临床应用的方法基本上是其中的第三种。已获得的大量临床数据显示，囊胚滋养外胚层细胞 DNA 结合 CMA 技术用于 PGS/PGD，显著提高了妊娠率，降低了多胎妊娠及流产率，增加了健康胎儿的活产率。目前也有研究尝试利用胚胎培养液中存在的游离 DNA 进行无创 PGS，但方法尚未成熟。

第 3 节
产前细胞遗传学的遗传咨询

1　检测适应证

表 1-6-2 列出了通过细胞遗传学检测进行产前诊断的主要适应证。由于有创的产前诊断有一定的导致胎儿

流产的风险,通常情况下推荐孕妇进行有创产前诊断的原则是:胎儿可能患有严重缺欠的概率大于有创操作导致胎儿流产的概率。例如,在正常怀孕的情况下,怀孕12周的自然流产率是7%,远高于在此期间取绒毛可能导致的0.5%~2.0%的流产风险;怀孕16周的自然流产率是2.5%,远高于在此期间取羊水可能导致的0.5%的流产风险等。有几点在遗传咨询时需要注意的事项:①孕妇年龄已不再是产前核型分析诊断的限制性条件。随着孕妇年龄的增长,生出唐氏综合征患儿的概率越来越大。②如果是同龄的孕妇,双卵双胎患唐氏综合征的概率明显高于单卵单胎,但单卵双胎母亲生出唐氏综合征患儿的概率与单卵单胎类似。因此,单胎及单卵双胎妊娠,母亲分娩时≥35岁;双卵双胎妊娠,母亲分娩时≥31岁,以上两种情况均界定为高龄孕妇。③绒毛组织取自胎盘,由于绒毛细胞存在2%左右的局限于胎盘的UPD,胎儿细胞的基因组偶尔会出现假阳性或假阴性的情况。

2 技术平台及其检测适应证

2.1 核型分析检测的适应证

当怀疑胎儿有染色体的数量及结构异常时,采取羊水或绒毛细胞经过培养后进行核型分析是最常用的实验室诊断方法(表1-6-2)。这些怀疑的证据常来源于:高龄孕妇,超声检测显示胎儿异常或宫内生长受限,传统的血清学筛查或无创产前检测(NIPT)检出的阳性病例,有染色体异常的家族史等。伴随着NIPT的广泛应用,目前最常见的临床情况是证实或进一步确定NIPT筛选得到的阳性病例。但就总的趋势而言,利用羊水或绒毛在产前进行核型分析检测的数量在明显下降。可能的原因是比起传统的血清学筛查方法,NIPT的假阳性率已明显降低,使得需要通过有创方法进行确诊的临床需求减少。遗传咨

表 1-6-2 细胞遗传学检测的适应证及所需标本类型

人群	检测的适应证	样本类型
胚胎植入前	不孕、不育	植入前的胚胎
	夫妻一方为染色体异常的携带者,如平衡移位、罗伯逊易位等	
	反复流产或死胎史	
	夫妻双方为同一种严重单基因病的携带者	
产前	高龄孕妇:单胎及单卵双胎妊娠,母亲分娩时≥35岁 双卵双胎妊娠,母亲分娩时≥31岁	羊水/绒毛/脐带血/流产的或死胎的胎儿组织
	异常的无创产前检测结果显示胎儿可能有染色体异常,包括传统的血清学/超声筛查或核酸检测基础之上的无创产前检测	
	超声检测显示胎儿异常或宫内生长受限	
	有染色体异常的家族史,如父母一方是染色体平衡移位的携带者,或曾生育过染色体异常的患儿等	
	自然流产或死胎史	
产后	多发先天畸形	外周血/皮肤活检
	神经发育问题	
	异常性别发育	
	心脏异常	
	癫痫或其他神经系统症状	
	不孕或多次流产	
	怀疑患有染色体不稳定疾患	
	有染色体异常的家族史	
肿瘤	血液及淋巴系统肿瘤	外周血/骨髓/受累的组织
	实体瘤	

询师应当非常明确,NIPT 是筛查技术,而非诊断技术。

2.2　FISH 技术检测的适应证

快速检测下列染色体(13、18、21、X、Y)是否存在非整倍体。比起核型分析,FISH 技术用于产前检测的优点包括:①可应用未培养的羊水间期细胞;②检测周期快,可在 36h 之内给出诊断的结果;③如怀疑胎儿患有某种微缺失 / 微重复综合征,可针对染色体特定区域进行检测。主要缺点是可能漏掉 FISH 探针未覆盖的染色体数量异常及染色体大片段的结构异常。

2.3　CMA 技术检测的适应证

针对胎儿进行染色体数量及结构异常的检测,核型分析是产前诊断的首选方法。但在下述情况下,CMA 优于核型分析检测:①需要快速得到检测结果;②细胞培养失败;③怀疑胎儿患有某种微缺失 / 微重复综合征;④怀疑存在 UPD,尤其是下列染色体的 UPD,包括 6、7、11、14、15 及 20 号染色体,因为已知这些染色体上含有可以致病的印记基因(imprinting genes)。

不同于针对胎儿的检测,CMA 已成为针对妊娠产物进行染色体数量及结构异常检测的主要手段。已知的数据显示,在早期妊娠产物中,染色体数量及结构异常的检出率可达 50%。

3　样本类型

羊水细胞和绒毛细胞在胎儿染色体检测中有许多不同点,取样的时间、安全性及检测方法的准确性是产前诊断检测的几个需要考虑的关键因素。表 1-6-3 和表 1-6-4 列出了涉及产前细胞遗传学检测所用的样本(羊水、绒毛、

脐带血及流产物)的采集、运输、储存及处理等方面的基本要求。在临床上,对于这些问题的回答是遗传咨询师经常遇到的。如为避免母体细胞污染,针对羊水取材,最先抽取到的 2ml 应该弃掉;针对活检的绒毛或从妊娠产物组织剥离的绒毛,尽管临床实验室在清理绒毛时会尽量去除可能导致母体细胞污染的组织,如蜕膜、血液等,但很难做到确保无母体细胞污染,尤其当绒毛上沾有母血或来源于妊娠产物的绒毛可见明显的降解时;对于宫内死亡的胚胎,实验室收到的标本常呈现严重的降解,很难分离出完整的绒毛,在此种情况下,实验室主任或遗传咨询师应该通知送检医生取消此项检测。可能的话,取妊娠产物的皮肤组织进行检测。除了在获取样本时避免母体细胞污染,也有必要在实施绒毛组织细胞 G 显带时,在采集绒毛组织的同时也抽取母亲的外周血,采用分子遗传学的方法检测母亲的外周血,确定 G 显带分析的细胞中是否含有母体细胞及母体细胞所占的比例。

表 1-6-3　产前细胞遗传学检测的取样及其风险

孕期及取样方法	理想的取样时间 / 周	取样导致流产的风险 /%
孕早期(0~13 周)		
绒毛		
经宫颈取样	9~12	0.5~2.0
经腹部穿刺取样	9~13	0.5~2.0
孕中期(14~26 周)		
羊水	16~18	0.5
脐带穿刺	18~40	1.0
胎儿镜	18~20	3.0
胎儿组织活检	18~20	3.0

表 1-6-4　细胞遗传学检测技术所需检测样本的具体要求

样本类型	所需标本量(最小样本量)	运输及储存	注意事项
外周血(G 显带)	新生儿 10ml(3~5ml)非新生儿 2~3ml	肝素钠盐抗凝管(绿色盖抽血管)	肝素锂盐作为抗凝剂不适合染色体分析
外周血(FISH 检测)	5~10ml(1ml)	肝素钠盐或 EDTA 抗凝管(紫色盖抽血管)	如果样本只用于 FISH 检测,可用 EDTA 抗凝管
外周血(CMA 检测)	5~10ml(1ml)	EDTA 抗凝管(紫色盖抽血管)或 ACD 抗凝管(黄色盖抽血管)	标本需要量取决于所用 CMA 检测平台
脐带血	3~5ml(1ml)	肝素钠盐抗凝管(绿色盖抽血管)	分娩时在无菌条件下搜集脐带血
骨髓穿刺液(bone marrow aspirate)	3~5ml(1ml)	肝素钠盐抗凝管(绿色盖抽血管)	也可以用骨髓穿刺所用的穿刺针管,无需将骨髓穿刺液转移到肝素钠盐抗凝管中

续表

样本类型	所需标本量 （最小样本量）	运输及储存	注意事项
骨髓环钻活检（bone marrow trephine）	1~3cm	将标本浸于无菌的、含有培养基，或平衡盐溶液的容器（leak-proof）	不要让标本接触到福尔马林
淋巴结	≥1cm³（0.3cm³）	将标本浸于无菌的、含有培养基，或平衡盐溶液的容器（leak-proof）	速冻的（snap-frozen）组织并不合适
实体瘤	≥1cm³（0.3cm³）	将标本浸于无菌的、含有培养基，或平衡盐溶液的容器（leak-proof）	不要让标本接触到福尔马林；速冻的（snap-frozen）组织并不合适
皮肤活检	3~4mm钻取活检组织（punch biopsy）	将标本浸于无菌的、含有培养基，或平衡盐溶液的容器（leak-proof）	钻取活检组织应该含有≥2mm的真皮/皮下组织
绒毛	清洗后30mg（10mg）	无菌防漏容器	肉眼可见绒毛的存在；如果无肉眼可见绒毛的存在，要及时通知有关的医生或遗传咨询师
羊水	20ml（10ml）	无菌管	为避免母体细胞污染，抽取羊水时，最先抽取到的2ml应该弃掉
流产物	清洗后10~30mg绒毛	将标本浸于无菌的、含有培养基，或平衡盐溶液的容器，储存在2~8℃的环境下，避免细菌过渡生长	如果可能应包括部分胎盘及胎儿的实体组织，如肺、肾、软组织/筋膜等；避免表皮组织；不要让标本接触到福尔马林
尸检标本	≥1cm³（0.3cm³）	将标本浸于无菌的、含有培养基，或平衡盐溶液的容器	首选肺、肾、真皮及皮下组织；不要让标本接触到福尔马林

注：FISH 为荧光原位杂交，EDTA 为乙二胺四乙酸，ACD 为枸橼酸葡萄糖，CMA 为染色体微阵列分析。

第4节 产后细胞遗传学的遗传咨询

1 技术平台及检测适应证

1.1 核型分析检测的适应证

临床实验室常用的核型分析方法是 G 显带。检测的主要适应证包括：①患者有明显的临床特征怀疑为染色体数量或结构异常的综合征，如 13 三体综合征、18 三体综合征、唐氏综合征、特纳综合征、克兰费尔特综合征、Wolf-Hirschhorn 综合征、Cri-du-chat 综合征等；②患者父母的一方是染色体平衡移位的携带者，患者本人被怀疑含有来源于此平衡移位染色体的衍生染色体。

1.2 FISH 检测的适应证

目前临床实验室常用的 FISH 探针类型是染色体区域特异性探针。这类探针在产后遗传病诊断中主要应用于以下几个方面：①探测染色体特定区域用于诊断染色体微缺失及微重复综合征；②鉴定标记染色体（marker chromosomes）的来源；③确定复杂的染色体重排的机制；④当应用 CMA 技术在患者中检测到某 CNV 时，有必要通过 FISH 确定此 CNV 是从父母遗传下来的，还是新发的。

1.3 CMA 检测的适应证

2010 年美国医学遗传学与基因组学会（ACMG）发表了 CMA 应用指南[12]，并数次做了进一步的解读[4,13]，世界各国已陆续发表了 CMA 应用指南[9-10]。这些指南建议在下列儿童遗传病诊断中用 CMA 技术替代核型分析作为第一线的检测手段：①不明原因发育迟缓和/或智力落后；②非已知综合征的多发畸形；③孤独症。对于有下列临床表型的患者，CMA 也是应用的指征，如非家族性的身材矮小、肥胖,未知原因的语言发育迟缓、癫痫及其他精神神经发育障碍等。

2　样本类型

产后胚系遗传病实验室检测所用的样本主要是外周血。当怀疑存在嵌合状态时,检测其他的组织(如肌肉组织等)将有助于诊断。需要注意的是:用于核型分析及FISH检测的外周血应该用肝素抗凝,而不是用乙二胺四乙酸(EDTA)抗凝;相反,用于CMA检测的外周血最好是用EDTA抗凝,而不是用肝素,因为肝素对DNA的扩增过程有明显的干扰,尤其不利于当CMA检测到的缺失或重复片段需要瞬时PCR(real time PCR)方法进一步确认时。

核型分析,及细胞分裂中期的FISH检测所需细胞必须是活细胞,经过培养后能产生分裂相。对于CMA所用的细胞来源可以是分裂期的细胞,也可是间期的细胞;可以是新鲜的样本,也可是长时间储存的样本,如福尔马林固定石蜡包埋(FFPE)样本或染色体制片后余留的细胞悬液。

结　语

自从1956年确定人类体细胞中含有46条染色体,1959年发现唐氏综合征是由于三条21号染色体所致,人类基因及基因组检测为临床服务已走过了60多年的历史。各种基因及基因组检测技术的发展及临床应用(核型分析、FISH、CMA、DNA印迹法、Sanger测序技术、各种PCR基因扩增技术及NGS技术等),检出了大量的基因及基因组的变异型,极大促进了人们对于这些变异型与疾病关系的理解,也对基因及基因组病的诊断、治疗、预防及健康管理起到了巨大的推动作用。人类基因及基因组临床检测体系持续的改善,可以确保获得可靠的检测样本、准确的检测结果及与临床实践相适应的实验室检测报告。然而,NGS技术在过去十余年中的快速发展及在临床的广泛应用,给人类基因及基因组临床检测体系带来了巨大的挑战。这些挑战涉及体系中的各个环节,包括临床适用指征,检测平台的设计要求,实验操作流程和质量控制,数据的分析、存储、和转移,选用的技术平台的实验结果验证,基因及基因组变异与疾病相关性的解释,以及患者检测前后的遗传咨询等。伴随着NGS技术准确性的不断提高、检测成本的不断下降、应用范围的不断扩展,毫无疑问,现在常用的细胞遗传学技术(染色体核型分析、FISH、CMA)的一些应用领域将逐渐被NGS所取代。例如,CMA检测技术的应用将会逐渐减少,因为CMA与核型分析技术相比所存在的

局限性,NGS都可以弥补;而且NGS的下列功能,CMA也不具备,如:①检测点变异;②检测微小片段的重复和缺失(低于探针覆盖和检测能力以下);③检测出低比例嵌合体(<10%);④检出基因表达异常和甲基化异常等。所以,每个遗传咨询工作者都能感受到技术进步给我们工作带来的机遇和挑战。

(于世辉)

参考文献

[1] MILLER D T,ADAM M P,ARADHYA S,et al.Consensus state- ment:chromosomal microarray is a first-tier clinical diagnostic test for individuals with developmental disabilities or congenital anomalies.Am J Hum Genet,2010,86:749-764.

[2] WANG J C,ROSS L,MAHON L W,et al.Regions of homozygos- ity identified by oligonucleotide SNP arrays:evaluating the inci- dence and clinical utility.Eur J Hum Genet,2015,23(5):663-671.

[3] KEARNEY H M,SOUTH S T,WOLFF D J,et al.American Col- lege of Medical Genetics recommendations for the design and performance expectations for clinical genomic copy number micro- arrays intended for use in the postnatal setting for detection of con- stitutional abnormalities.Genet Med,2011,13(7):676-679.

[4] REHDER C W,DAVID K L,HIRSCH B,et al.American College of Medical Genetics and Genomics:standards and guidelines for documenting suspected consanguinity as an incidental finding of genomic testing.Genet Med,2013,15(2):150-152.

[5] SOUTH S T,LEE C,LAMB A N,et al.ACMG Standards and Guidelines for constitutional cytogenomic microarray analysis, including postnatal and prenatal applications:revision 2013.Genet Med,2013,15(11):901-909.

[6] BATEMAN M S,MEHTA S G,WILLATT L,et al.A de novo 4q34 interstitial deletion of at least 9.3 Mb with no discernible pheno- typic effect.Am J Med Genet A,2010,152(7):1764-1769.

[7] FILGES I,RÖTHLISBERGER B,NOPPEN C,et al.Familial 14.5 Mb interstitial deletion 13q21.1-13q21.33:clinical and array-CGH study of a benign phenotype in a three-generation family.Am J Med Genet A,2009,149(2):237-241.

[8] ITSARA A,COOPER G M,BAKER C,et al.Population analysis of large copy number variants and hotspots of human genetic dis- ease.Am J Hum Genet,2009,84(2):148-161.

[9] DAWSON A J,CHERNOS J,MCGOWAN-JORDAN J,et al.CCMG guidelines:prenatal and postnatal diagnostic testing for uniparental disomy.Clin Genet,2011,79(2):118-124.

[10] PALMER E E,PETERS G B,MOWAT D.Chromosome micro- array in Australia:a guide for paediatricians.J Paediatr Child Health,2012,48(2):59-67.

[11] MCGOWAN-JORDAN J,SIMONS A,SCHMID M.An Interna- tional System for Human Cytogenomic Nomenclature.Cytogenet Genome Res,2016,149:1-2.

[12] MANNING M,HUDGINS L,PROFESSIONAL P,et al.Array-basedtechnology and recommendations for utilization in medical genetics practice for detection of chromosomal abnormalities. Genet Med,2010,12(1):742-745.

[13] Kearney H M,Thorland E C,Brown K K,et al.American College of Medical Genetics standards and guidelines for interpretation and reporting of postnatal constitutional copy number variants. Genet Med,2011, 13(7): 680-685.

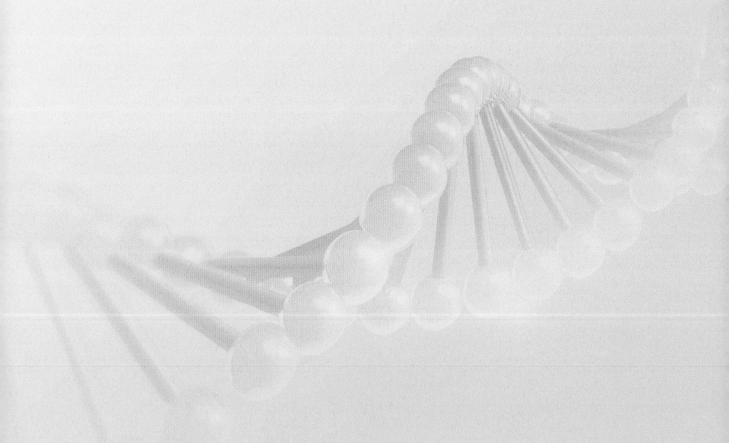

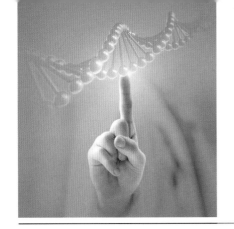

第7章

线粒体疾病遗传咨询

缩写	英文全称	中文全称
ADOA	autosomal dominant optic atrophy	常染色体显性视神经萎缩
AmAn	aminoglycoside antibiotics	氨基糖苷类抗生素
ATP	adenosine triphosphate	三磷酸腺苷
CoQ10	coenzyme Q10	辅酶 Q10
CPEO	chronic progressive external ophthalmoplegia	慢性进行性眼外肌瘫痪
HSP	H-strand promoter	H 链启动子
ISP	L-strand promoter	L 链启动子
KSS	Kearns-Sayre syndrome	卡恩斯 - 塞尔综合征
LHON	Leber hereditary optic neuropathy	Leber 遗传性视神经病变
MELAS	mitochondrial encephalomyopathy with lactic acidosis and stroke-like episode	线粒体脑肌病伴高乳酸血症和卒中样发作
MERRF	myoclonic epilepsy with ragged-red fibers	肌阵挛性癫痫伴破碎红纤维
mRNA	messenger RNA	信使 RNA
mtDNA	mitochondrial DNA	线粒体 DNA
NARP	neuropathy, ataxia, and retinitis pigmentosa	神经衰弱伴共济失调和色素性视网膜炎
OCT	optical coherence tomography	光学相干断层成像
OMIM	Online Mendelian Inheritance in Man	在线人类孟德尔遗传
ORF	open reading frame	开放阅读框
POLRMT	mitochondrial RNA polymerase	线粒体 RNA 聚合酶
RGC	retinal ganglion cell	视网膜节细胞
TAS	termination associated sequences	终止结合序列
TFAM	transcription factor A, mitochondrial	线粒体转录因子 A
TFB1M	transcription factor B1, mitochondrial	线粒体转录因子 B1
TFB2M	transcription factor B2, mitochondrial	线粒体转录因子 B2
tRNA	transfer RNA	转运 RNA

引言

线粒体是真核细胞中的一种细胞器,直径范围为 0.5~10μm。线粒体能产生供应细胞作为化学能量的绝大多数三磷酸腺苷(ATP),因此,有细胞"动力工厂"之称[1-2]。除了提供细胞能量,线粒体还参与了一系列其他细胞功能,如信号转导、细胞分化、细胞凋亡以及细胞周期和细胞生长的调控[3]。线粒体同时也是细胞内产生自由基的主要场所。线粒体功能缺陷与多种人类疾病相关[4],如母系遗传性疾病[如母系遗传性聋病、Leber 遗传性视神经病变(LHON)和其他神经肌肉疾病等]和复杂性疾病(如癌症、帕金森病、糖尿病、高血压等)。

线粒体遗传学研究始于 20 世纪 50 年代,我国遗传学家陈士怡教授发现酵母小菌落现象,而这种小菌落是由细胞质遗传引起的[5]。20 世纪 60 年代 Schatz 等在酵母和人类线粒体中发现了 DNA,进一步发现酵母小菌落是由于线粒体 DNA 缺失(mtDNA)所致[6]。1980 年有研究者首次报道了人类 mtDNA 母系遗传现象[7]。1981 年英国 Sanger 研究小组完成了人类线粒体基因组的测序[8]。同年,美国 Attardi 研究小组阐释了人类线粒体转录和翻译机制[9]。1988 年 Wallace 通过对 mtDNA 突变与 LHON 之间关系的研究[10],首次提出 mtDNA 突变可引起人类的疾病。这一系列的研究成果都为线粒体研究的深入开展奠定了坚实的基础,也开创了线粒体生物医学研究的一个崭新的时代。

第 1 节　线粒体基因组的分子结构和遗传学特征

线粒体自身带有遗传物质 DNA,即 mtDNA,为环状结构。

1　线粒体基因组的分子结构

1963 年 Nass 发现 mtDNA 后,人们又在线粒体内相继发现了信使 RNA(mRNA)、转运 RNA(tRNA)、核糖体 RNA(rRNA)及 DNA 聚合酶、RNA 聚合酶、核糖体和氨基酸活化酶等 DNA 复制、转录和蛋白质翻译所需的分子,说明线粒体具有独立的遗传体系。

1.1　线粒体的起源

线粒体与原核生物有许多共同的特点。内共生假说认为线粒体来源于被原始的前真核生物吞噬的好氧性细菌,这种细菌和前真核生物共生,在长期的共生过程中演化成了线粒体。线粒体单一的环状染色体含有多个拷贝的 DNA,同时线粒体拥有独立的 DNA、RNA 及蛋白合成系统。线粒体本身只保留了少量基因,如在人类 mtDNA 中只保留了编码线粒体蛋白合成所需要的 12S 和 16S 的 rRNA、22 种 tRNA 基因和组成线粒体氧化磷酸化复合体所需的 13 种多肽。而线粒体中的其他 1 500 余个蛋白是由分散在染色体中的核 DNA 编码,这些基因编码的线粒体蛋白在细胞质核糖体中合成,通过线粒体蛋白转入系统有选择地运输到线粒体内[11]。

1.2　线粒体基因组

线粒体具有自身的基因组,基因排列非常紧凑,基因之间没有间隔,无内含子序列。mtDNA 为环状双链 DNA 分子,一条是富含 G 的重链(H 链,外环),另一条是富含 C 的轻链(L 链,内环)。mtDNA 长度为 16 569bp,编码 37 个基因,包括编码氧化磷酸化呼吸链复合体必需的 13 个多肽,编码线粒体蛋白质合成所需的 22 个 tRNA 基因和 2 个编码 rRNA(12S rRNA、16S rRNA)的基因[3](图 1-7-1)。

1.2.1　线粒体基因组编码蛋白质的基因

线粒体基因组包含 13 个编码蛋白质的基因,包括细胞色素 b 基因(Cytb)、细胞色素氧化酶 3 个亚基基因(COX I、COX II 和 COX III)、NADH 氧化还原酶 7 个亚基基因(ND1、ND2、ND3、ND4、ND4L、ND5 和 ND6)和 ATP 酶 2 个亚基基因(ATPase6 和 ATPase8),这些都是线粒体内膜呼吸链的组成成分[3,12]。

1.2.2　线粒体基因组编码 tRNA 的基因

线粒体基因组包含 22 个编码 tRNA 的基因,其中 tRNA-Glu、Ala、Asn、Cys、Tyr、Ser(UCN)、Gln 和 Pro 由 H 链编码;tRNA-Phe、Val、Leu(UUR)、Leu(CUN)、Ile、Met、Ser(AGY)、Trp、Asp、Lys、Gly、Arg、His 和 Thr 则由 L 链编码。H 链编码的 tRNA 基因散布于蛋白质基因和 rRNA 基因之间,相邻基因间隔 1~30 个碱基或紧密相连,也可

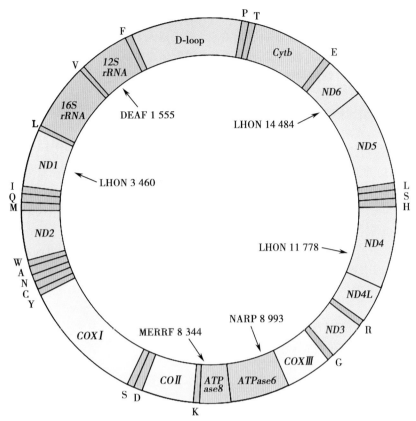

MERRF. 肌阵挛性癫痫伴破碎红纤维；LHON.Leber 遗传性视神经病变；DEAF. 耳聋；D-loop.D 环区；
NARP. 神经衰弱伴共济失调和色素性视网膜炎。

图 1-7-1　人类线粒体 DNA 结构图

发生重叠[13-16]。

1.2.3　线粒体基因组编码 rRNA 的基因

线粒体的 *12S rRNA* 和 *16S rRNA* 基因位于 H 链的 *tRNA^{Phe}* 和 *tRNA^{Leu(UUR)}* 基因之间，以 *tRNA^{Val}* 基因为间隔。rRNA 基因的二级结构很保守，形成多个大小不一的茎环结构。环的核苷酸代替率高于茎，并且 C>T 转换是一种常见的形式[17-20]。

1.2.4　线粒体基因组的非编码区

线粒体基因组中主要存在两段非编码区，一段为控制区（control region），又称 D 环区，另一段是 L 链复制起始区。D 环区位于 *tRNA^{Pro}* 和 *tRNA^{Phe}* 基因之间，是整个线粒体基因组序列和长度变异最大的区。L 链复制起始区长 30~50bp，位于 *tRNA^{Asn}* 和 *tRNA^{Cys}* 基因之间，该段可折叠成茎环结构。非编码区包含有 H 链复制起始区 OH 保守序列节段（conserved sequence blocks：CSB Ⅰ、CSB Ⅱ、CSB Ⅲ），L 链启动子（ISP），H 链启动子（HSP）以及终止结合序列（TAS）[21-23]。

1.2.5　潜在的开放阅读框

两栖类和哺乳类 mtDNA 中 HSP 的转录起始位点位于 *tRNA^{Phe}* 基因上游 35nt 处，这一段间隔区中存在一个潜在的开放阅读框（ORF），编码一个含 26 个氨基酸的多肽，相应的 RNA 长 155nt，包含起始密码子 ATG 和一个线粒体通用的终止密码子。在人的 Hela 细胞线粒体中也发现了相似的 RNA（7SRNA），也含有一个线粒体通用的终止密码子及 polyA 尾，是 Hela 细胞中含有 polyA 尾最多的线粒体 RNA（mtRNA），其间也有一个潜在的 ORF，编码 23 或 24 个氨基酸的多肽。

1.2.6　线粒体密码子系统特性

mtDNA 中的密码子与核基因密码子有某些差异[24-26]。主要有如下特征：

（1）AUA 成为起始密码子，而不是通用的 Ile 密码子。

（2）UGA 编码 Trp 密码子，而不是终止密码子。

（3）AGA，AGG 编码终止密码子，而不是 Arg 密码子。

（4）tRNA 兼用性较强，仅用 22 个 tRNA 来识别多达 48 个密码子。

1.3　线粒体基因突变类型

mtDNA 突变主要包括基因的碱基突变以及插入、缺失和拷贝数变异。

1.3.1 碱基突变

mtDNA 碱基突变包括错义突变和蛋白质生物合成基因突变。①错义突变又称氨基酸替换突变,发生于 mRNA 相关的基因上,主要与脑脊髓性及神经性疾病有关,如 LHON 和神经肌病;②蛋白质生物合成基因突变分为 tRNA 或 rRNA 基因突变,这类突变所致疾病较错义突变所致疾病表现出更具系统性的临床特征,并与线粒体肌病相关,典型疾病包括线粒体脑肌病伴高乳酸血症和卒中样发作(MELAS)、肌阵挛性癫痫伴破碎红纤维(MERRF)、母系遗传的肌病及心肌病。

1.3.2 缺失、插入突变

mtDNA 缺失发生的原因往往是由于 mtDNA 的异常重组或在复制过程中异常滑动所致,mtDNA 缺失突变主要引起绝大多数眼肌病,即卡恩斯 - 塞尔综合征(KSS),这类疾病多为散发而无家族史。而插入突变在 mtDNA 中则较为少见。

1.3.3 拷贝数变异

拷贝数变异通常为 mtDNA 拷贝数大大低于正常,分为常染色体显性或隐性遗传,提示该病是由核基因缺陷所致线粒体功能障碍。这种突变较少,仅见于一些致死性婴儿呼吸障碍、乳酸中毒或肝、肾衰竭的病例。

2 线粒体的遗传学特征

线粒体的遗传方式属于母系遗传(maternal inheritance)[7,27](图 1-7-2)。而且还具有 mtDNA 半自主复制、阈值效应、遗传瓶颈效应和 mtDNA 突变发生率高等特性。

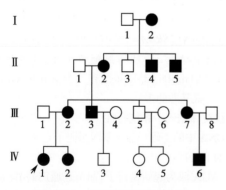

图 1-7-2 典型的母系遗传家系图

2.1 母系遗传

由于有性生殖中受精方式的限制,在精卵结合时,卵母细胞拥有 40 万 ~50 万拷贝的 mtDNA 分子,而精子中只有数百拷贝的 mtDNA。受精时 mtDNA 进入受精卵后被卵母细胞的核酸酶消化,因此,受精卵中的 mtDNA 几乎全都来自于卵子,来源于精子的 mtDNA 对表型无明显作用,这种双亲信息的不等量传递决定了线粒体遗传病的传递方式不符合孟德尔遗传,而是表现为母系遗传。因此,如果具有相同临床症状的家族成员都是从女性传递下来的,就有可能是由 mtDNA 突变造成的[7,27]。

2.2 线粒体 DNA 的半自主复制

核基因调控 mtDNA 的复制,mtDNA 的复制与细胞的类型和细胞的实时代谢需求有关。mtDNA 聚合酶在 mtDNA 复制中起作用。mtDNA 重链和轻链有不同的复制起点。一条链首先开始,然后是另一条链。复制方向相反,最后产生两个新的 mtDNA 分子。每一个线粒体有多份 DNA 拷贝。mtDNA 分子的数量是限制线粒体分裂的一个因素,当线粒体内有足够的 mtDNA、膜面积和膜蛋白时,便分裂为 2 个新的线粒体,类似于细菌的二分裂模式。线粒体不但可以彼此融合,而且还可以互相交换遗传物质。

2.3 线粒体 DNA 的转录

人类 mtDNA 有三个启动序列,分别是 H1、H2 和 L。H1 启动 2 个 rRNA 的转录,H2 启动除 2 个 rRNA 外的整个重链的转录,L 启动整个轻链的转录。重链的转录会伴随着一个多顺反转录物的产生,轻链则可以转录产生一个可作为引物的小片段转录物或者一个长片段转录物。当 mtRNA 酶存在时,轻链转录产生一个可作为引物的小片段转录物。全长的转录物然后被分割成有功能的 tRNA、rRNA 和 mRNA 分子。转录的发生涉及三种蛋白:线粒体 RNA 聚合酶(POLRMT),线粒体转录因子 A(TFAM)和线粒体转录因子 B1、B2(TFB1M、TFB2M)。这三种蛋白的结合开启了转录过程。转录发生的具体过程仍不清楚。但这三种蛋白和转录的发生存在着必然的联系。

2.4 线粒体 DNA 的遗传瓶颈效应

卵母细胞中大约有 10 万个线粒体,当卵母细胞成熟后,线粒体的数目会减少,可能少于 10 个,但不会超过 100 个,这个过程被称之为遗传瓶颈效应。由于线粒体是随机分布的,因此,如果通过遗传瓶颈携带某种突变的一个线粒体被保留下来,细胞分裂时,突变型和野生型 mtDNA 发生分离,随机地分配到子细胞中,使子细胞拥有不同比例的突变型 mtDNA 分子,这种随机分配导致 mtDNA 异质性变化的过程称为复制分离。在连续的分裂过程中,异质性细胞中突变型 mtDNA 和野生型 mtDNA 的比例会发生改变,向同质性的方向发展。在分裂不旺盛的细胞中突变 mtDNA 具有复制优势(如肌细胞),经过逐渐的积累,形成只有突变型 mtDNA 的同质性细胞,最终影响组织的功能。

2.5 线粒体 DNA 的阈值效应

在正常人的细胞中,所有的 mtDNA 都来源于母亲的卵细胞,若每个细胞内的所有 mtDNA 都相同,全部突变或者全部正常,称之为同质性(homoplasmy)。而在同一细胞里的 mtDNA 同时存在野生型 mtDNA 和突变型 mtDNA,称之为异质性(heteroplasmy)[28]。在异质性细胞中,异质性细胞的表型依赖于细胞内突变型和野生型 mtDNA 的相对比例,能引起特定组织器官功能障碍的突变 mtDNA 的最少数量称阈值[29]。在含有大量突变型 mtDNA 的组织细胞中,mtDNA 的供能不足以维持基本的细胞功能,就会出现异常性状,即线粒体疾病。而出现异常性状表型的阈值就是线粒体的阈值效应。阈值效应和细胞及组织的能量需求度密切相关[30 31]。因此,高能耗组织更容易受线粒体影响。

2.6 线粒体 DNA 的高突变率

研究表明,mtDNA 突变率明显高于核 DNA,为 10~20 倍[4]。mtDNA 高突变率可归结为以下 5 个方面:

(1) mtDNA 处于高超氧化物的环境下,mtDNA 更易受到损伤。

(2) 线粒体中的 mtDNA 损伤后,修复能力非常有限。由于缺乏有效的像核 DNA 所具有的多种 DNA 修复机制,mtDNA 发生损伤后,突变难以修复。

(3) mtDNA 复制频率较高,复制时不对称。亲代 H 链被替换下来后,长时间处于单链状态,直至子代 L 链合成,而单链 DNA 可自发脱氨基,导致点突变。

(4) 由于线粒体中的 mtDNA 缺乏组蛋白保护而呈现裸露的闭合双环状结构,使其更易被损伤。

(5) mtDNA 中基因排列非常紧凑,任何 mtDNA 的突变都可能会影响到其基因组内的某一重要功能区域。

确定一个 mtDNA 是否为致病性突变,应遵循以下 4 个评判标准:

(1) 突变发生在高度保守的序列或发生突变的位点有明显的功能改变。

(2) 突变可引起氧化磷酸化功能障碍。

(3) 正常人群没有发现该 mtDNA 突变,但是在不同家系中发现类似表型的患者中发现相同的突变。

(4) 存在异质性,而且异质性程度与疾病的严重程度呈现正相关。

第 2 节 线粒体疾病概述

线粒体疾病是由于线粒体呼吸链功能失调导致的一组异质性疾病。这些疾病可由核基因或 mtDNA 突变引起。由核基因突变导致的线粒体病,如常染色体显性视神经萎缩(ADOA)主要是核基因 *OPA1* 突变引起的;由 mtDNA 突变导致线粒体病,如仅累及单个器官(如 LHON 仅累及眼部),但常见线粒体病累及多个器官系统,并且多表现出神经和肌肉的病变,如卡恩斯-塞尔综合征(KSS)、慢性进行性眼外肌瘫痪(CPEO)、线粒体脑肌病伴高乳酸血症和卒中样发作(MELAS)、肌阵挛性癫痫伴破碎红纤维(MERRF)、神经衰弱伴共济失调和色素性视网膜炎(NARP)或亚急性坏死性脑脊髓病。然而,线粒体疾病患者的临床表现仍存在巨大的差异性,许多个体并不完全符合某一种特定疾病类别。线粒体疾病常见的临床症状有上睑下垂、眼外肌瘫痪、上下肢近端肌肉病变和运动失调、心肌病、感音神经性聋、视神经萎缩、色素性视网膜病变和糖尿病。中枢神经系统症状常表现为脑病、癫痫、痴呆、偏头痛、卒中样发作、共济失调和痉挛。这些临床缺陷的形成与严重程度依赖于多种因素,如胚胎发育早期线粒体突变基因组的复制分离程度、突变的线粒体基因在某一特定组织中存在的数量以及在临床上出现异常之前组织中突变的 mtDNA 达到的阈值水平等。

1 线粒体疾病研究历史

人类对线粒体疾病的初步认识始于 1959 年,Luft 发现第一例女性患者由于肌细胞线粒体异常导致失去呼吸控制(respiratoty control)[32]。直到 1988 年 Wallace 等通过对 mtDNA 突变和 LHON 之间关系的研究[10],发现 LHON 是 mtDNA 11 778 位 G 突变为 A 的线粒体疾病后,才真正明确提出线粒体疾病这一概念。

目前发现了大量与人类线粒体疾病相关的 mtDNA 突变位点。近几年来又发现大量核基因编码线粒体蛋白的突变和线粒体缺陷与神经退行性疾病、衰老和肿瘤相关。而线粒体遗传变异(由 mtDNA 和/或 nDNA)导致氧化磷酸化功能的缺陷是引起神经肌肉疾病;导致记忆、视力、听力丧失和体力下降;造成心血管病、糖尿病、肠胃病、酒精中毒症、神经退行性疾病如阿尔茨海默病、帕金森病,以及肿瘤等多种疾病的重要病因。

随着线粒体研究的深入,相继提出了"线粒体医学"

的概念和"衰老的线粒体理论""线粒体疾病""线粒体和细胞死亡",以及"衰老的线粒体自由基理论"等线粒体相关理论。

2　常见的线粒体疾病

很多人体重要的生化过程都在线粒体中进行,包括三羧酸循环、β-氧化和部分尿素合成过程。20世纪70年代,随着生化分析手段在临床实践中的应用,人们对线粒体相关疾病也进行了分类,具体分为底物转换与利用的缺陷、三羧酸循环系统没活力改变、电子传递链中断和氧化磷酸化失偶联等几类疾病。另外,线粒体疾病有着特征性的表现。第一,遗传方式复杂。构成氧化磷酸化的蛋白质组分,是由核DNA和mtDNA共同参与编码的,因此,缺陷基因的遗传方式可以是常染色体隐性或显性遗传,也可以是非孟德尔式的母系遗传。第二,疾病的表现非常复杂。常有多个系统、器官被涉及,而且,相同的突变在同一个家族中不同的个体,可有不同的临床表现。第三,环境因素和遗传背景在疾病的发生发展与表现上有着复杂的影响。

第3节
氨基糖苷类药物性耳聋

氨基糖苷类药物性耳聋是指由于使用氨基糖苷类抗生素(AmAn)而导致的耳聋。AmAn因其广谱高效的抗菌作用以及低廉的价格在临床上被广泛用于控制革兰氏阴性和阳性菌感染,但此类抗生素可导致不可逆转的听力损失。对常规量AmAn易感的耳聋可能具有母系遗传的倾向,这些易感个体具有线粒体12S rRNA基因m.1555A>G突变和m.1494C>T突变[33-34]。管敏鑫教授团队通过对中国汉族聋病人群进行系统的临床评估和分子遗传学研究,以AmAn作用的靶基因(线粒体12S rRNA)为突破点,在国际上首次全面系统地阐述了药物性耳聋致病的分子机制(图1-7-3)。通过对所收集的非综合征型聋病患者线粒体12S rRNA基因突变的筛查,绘制了我国汉族人群药物性耳聋患者线粒体12S rRNA基因突变频谱[35]。而且在国际上首次发现11个与药物性耳聋相关的新突变和10个继发性突变位点[36-46]。通过细胞与生化功能研究,首次阐述了线粒体遗传背景(线粒体单体型和继发性突变)和核修饰基因对m.1555A>G突变相关耳聋表型表达的修饰作用,并首次提出药物性耳聋

增强子理论和在国际上首次确定第一个耳聋核修饰基因*TRMU/MTO2*[47-49]。

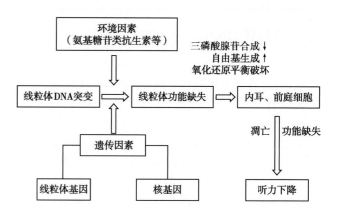

图1-7-3　氨基糖苷类药物性耳聋的发病机制

1　遗传病理学

药物性耳聋患者可分为两类:一类因接受了毒性剂量的AmAn而致聋,这类患者多无遗传背景;另一类是接受了常规剂量的AmAn而致聋,这类患者有遗传家族史。位于线粒体12S rRNA高度保守的解码区的同质性的m.1555A>G和m.1494C>T突变导致很多患者的氨基糖苷类抗生素耳聋。m.1555A>G突变和m.1494C>T突变会在12S rRNA的高度保守的A位形成新的1494C-G1555或1494U-A1555碱基对(图1-7-4)。这些改变使得12S rRNA在二级结构上与细菌的16S rRNA的相应区域的二级结构更加相似,因此,由于m.1494C>T和m.1555A>G突变在12S rRNA形成U-A和G-C配对使得AmAn的结合更加容易,这就是为何携带这些突变的人在接触了AmAn时会出现或加重耳聋的原因。携带m.1494C>T和m.1555A>G突变的细胞的生化特征是线粒体蛋白合成异常,进而细胞呼吸功能出现异常,细胞内外离子浓度失衡,最终导致毛细胞变性死亡。

2　临床特征

主要表现为双耳对称性高频听力损害。

3　实验室诊断

临床上线粒体12S rRNA的m.1555A>G和m.1494C>T

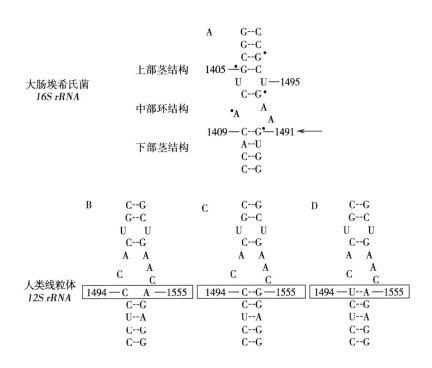

图 1-7-4 线粒体 *12S rRNA* 的 1555A>G 和 1494C>T 突变二级结构图
A. 大肠埃希氏菌的 *16S rRNA* 图;B. 人野生型的 *12S rRNA* 图;
C. 人 1555A>G 突变的 *12S rRNA* 图;D. 人 1494C>T 突变的 *12S rRNA* 图。

突变可以检测 AmAn 高敏个体,携带该突变的个体本人及其母系亲属均为高危人群。

4 预防、治疗及预后

针对 AmAn 高危人群,首先采取易感基因检测,指导临床医生优化给药方案,提高 AmAn 在人群中应用的安全性。AmAn 所致听力损害一旦发生,很难恢复。听力改善主要依靠佩戴合适的助听器,重度耳聋患者可以考虑人工耳蜗移植。

第 4 节
遗传性视神经病变

遗传性视神经病变是指任何疾病引起视网膜节细胞(RGC)及其轴突发生退行性变,表现为视神经纤维的变性和消失,传导功能障碍,出现视野改变、视力减退乃至丧失。ADOA 和 LHON 是最常见的两种视神经病变,常见青少年发病,危害严重,这两种病均与 RGC 损伤有关[50-51]。其中,50%~60% 的 ADOA 患者是由于携带编码线粒体蛋白的 *OPA1* 基因突变所致,而 LHON 是由 mtDNA 突变引起[52]。因此,线粒体功能障碍在 RGC 损伤和视神经萎缩中起重要作用。

1 遗传病理生理学

1.1 LHON 遗传病理生理学

mtDNA 突变是 LHON 发病的分子基础。自 1988 年 Wallace 等发现 LHON 家族中 mtDNA *ND4* m.11778G>A 突变以来[10],目前已发现 50 多个与 LHON 相关的 mtDNA 突变位点,这些突变位点分为原发突变和继发突变。原发突变,如 *ND4* m.11778G>A 突变,是 LHON 发病过程中必需的,仅发生在 LHON 家族中,此类突变往往造成显著的线粒体功能缺陷[10,53-54]。继发突变,如 *tRNAMet* m.4435A>G,往往与原发突变协同作用而影响 LHON 的发病[55],这类突变在 LHON 家族中存在,但也在正常人群中低于 LHON 患者的频率出现。

已经报道 10 个 LHON 相关的原发突变,位于编码线粒体呼吸链复合体 I 亚基的基因,其中三个原发位点

ND4 m.11778G>A,*ND1* m.3460G>A 和 *ND6* m.14484T>C 突变占 95% 以上[4,10]。这些突变导致进化上高度或中度保守的氨基酸发生改变,使编码蛋白质空间结构和功能稳定性发生改变,从而造成线粒体功能障碍和 ATP 代谢功能障碍,最终造成视网膜神经节细胞退行性变导致视力损伤。

在欧美人群中,m.4216T>C,m.4917A>G,m.9804G>A,m.13708G>A,m.15257G>A,m.15812G>A,m.7444G>A 等继发突变与 LHON 发病具有明显的相关性,而且往往与原发突变或者其他继发突变共同作用影响 LHON 的外显率和表现度[56-57]。*ND1* m. 3394T>C,m.3635G>A,m.3866T>C,*ND4* m.11696G>A,*ND5* m.12811T>C,*ND6* m.14502T>C,*tRNA*^*Met* m.4435A>G,*tRNA*^*Glu* m.14693A>G,*tRNA*^*Thr* m.15951A>G 等为中国人群中 LHON 相关的线粒体突变位点[55,58-66]。其中,*tRNA*^*Met* m.4435A>G 和 *tRNA*^*Thr* m.15951A>G 已被引用到在线人类孟德尔遗传(OMIM)数据库,作为阐述 LHON 发病机制的重要证据,同时被世界上最权威的线粒体研究数据库 MITOMAP 命名为 "LHON-modulator"(LHON 调控子)[4]。

LHON 的男性多发、不完全外显和家系内或家系间不同成员表现度的差异,表明其他因素,包括核修饰基因(X 连锁易感基因和其他核修饰基因)、线粒体继发突变和单体型、表观遗传因素以及环境因素(吸烟、饮酒、药物的使用、饮食习惯以及毒物接触等)等在 LHON 的发生发展过程中起到修饰作用[60,67]。管敏鑫教授团队利用外显子组测序的方法在中国 LHON 遗传家系中(携带 m.11778G>A 突变)成功鉴定了第一个核修饰基因 *YARS2*(酪氨酰-tRNA 合成酶 2),初步阐明了 *YARS2* 突变和 m.11778G>A 协同作用导致 LHON 表型表达的机制[68]。线粒体蛋白 YARS2 编码一类氨酰 tRNA 合成酶(AARS),负责把酪氨酸正确连接到 tRNA 上供线粒体蛋白质的合成。在 5 个 LHON 家系中发现同时携带 *YARS2* c.572G>T 纯合突变和 m.11778G>A 突变的母系成员发病,而携带 *YARS2* c.572G>T 杂合突变和 m.11778G>A 突变的其他母系成员视力正常。通过对源自患者的永生淋巴细胞株进行功能分析,发现 *YARS2* c.572G>T 突变导致蛋白表达的减少,tRNA 代谢障碍(包括降低氨酰化水平、tRNA 稳定性),加重与 m.11778G>A 突变相关的复合体Ⅰ和Ⅳ的活力损失,使线粒体功能障碍达到导致 LHON 发病的阈值,从而产生临床症状[68]。因此,在这些家系中核修饰基因 *YARS2* 和线粒体基因突变的协同作用是 LHON 发病的重要原因,这丰富了 LHON 的分子致病机制,为早期诊断、干预和防治提供了新的理论依据。

1.2　ADOA 遗传病理生理学

常染色体显性视神经萎缩(ADOA)[OMIM 165500]是一种由于视神经纤维退行性变所致的视神经萎缩,呈常染色体显性遗传,主要累及形成视神经的视网膜神经节细胞及其轴突[69-70]。发病率为 1/35 000~1/12 000。ADOA 表现为双眼隐匿性进行性视力下降,常在儿童期发病(平均发病年龄为 6~10 岁)。家系内和家系间患者的发病进程有显著差异,50%~75% 的患者随着年龄的增长视力逐渐下降。

OPA1 基因是 ADOA 的主要致病基因,定位于 3q28-q29,50%~60% 的 ADOA 患者携带 *OPA1* 基因突变[71]。到目前为止,已报道 354 个 *OPA1* 基因变异,包含 84 个错义突变(24%),48 个平截突变(13%),55 个移码突变(15%),28 个缺失/插入突变(8%),2 个重复(1%),88 个未知突变(25%),49 个无义突变(14%)。其中,ADOA 相关的致病性突变 300 多个,基础域(16 个,占 5.4%),GTP 酶区(118 个,占 40%),中央动力区(86 个,占 29%),GTP 酶效应区(25 个,占 8.4%)和非特异性结构域(51 个,17%),因此 GTP 酶区和中央动力区为 *OPA1* 基因突变热点区。而外显子 8、9、12 和 27 的突变频数较高,为 *OPA1* 基因突变热点区[71-74]。

遗传异质性研究表明 OPA4(18q12.2-q12.3),OPA5(22q12.1-q13.1)和 OPA8(16q21-q22)与 ADOA 有关[75-77]。OPA3(19q13-q13.3),OPA6(8q)和 OPA7(11q14.1)与常染色体隐性视神经萎缩密切相关[78-79]。OPA2(Xp11.4-p11.21)为 X 连锁视神经萎缩相关基因[80](表 1-7-1)。

表 1-7-1　原发性遗传性视神经萎缩相关基因

基因	基因座	OMIM	遗传方式	相关疾病
OPA1	3q28-q29	165500	AD	ADOA 和 ADOA+
OPA2	Xp11.4-p11.21	311050	X-link	视神经萎缩
OPA3	19q13.2-q13.3	165300	AD/AR	ADOAC 和 Costeff 综合征
OPA4	18q12.2-q12.3	605293	AD	视神经萎缩
OPA5	22q12.1-q13.1	610708	AD	视神经萎缩
OPA6	8q21-q22	258500	AD	视神经萎缩
OPA7	11q11.4-q21	612989	AD	视神经萎缩
OPA8	16q21-q22	—	AD	ADOAD

注:OMIM 表示在在线人类孟德尔遗传数据库中的编号;AD 为常染色体显性遗传,X-link 为 X 连锁遗传,AR 为常染色体隐性遗传,ADOA 为常染色体显性视神经萎缩,ADOA+ 为常染色体显性视神经萎缩综合征,ADOAC 为常染色体显性视神经萎缩合并白内障,ADOAD 为常染色体显性视神经萎缩合并耳聋;—表示无此项。

2 临床表现

2.1 LHON临床表现

所有的患者在发病前均呈健康而无明显症状。大多数患者在青年时期发病,男性多于女性。因致病突变不同,男女比例有所不同,病理过程可分为两期:

(1)急性期:患者发病后早期症状表现为视力模糊,视力急剧下降和视物颜色改变,约半数的患者双眼可同时发病。若单眼发病,则另一只眼也常在半年内发病。眼外部检查可见盲区扩大。80%的患者视力持续下降至眼前数指。急性期后期,中心视力可逐渐改善。改善的程度与致病突变有关,m.14484T>C致病突变引起的LHON,中心视力改善可较显著。急性期后,患者逐渐进入视神经萎缩期。

(2)视神经萎缩期:与其他原因所致的视神经萎缩非常相似,以致无法区别,视力也随着视神经的萎缩而下降,最终视力完全丧失而不能再恢复。部分患者可有残留视力并停止恶化。眼底检查可见视神经盘苍白、凹陷、边缘不清或扩大。

2.2 ADOA临床表现

ADOA表现为双眼隐匿性进行性视力下降,常在儿童期发病(平均发病年龄为6~10岁)[51]。家系内和家系间患者的发病进程有显著差异,50%~75%的患者随着年龄的增长视力会逐渐下降[52]。视力损伤是不可逆的,常表现为2级视力损伤,也有1级或3级视力损伤,视力由6/6到手动,平均视力为6/60~6/18[69]。眼底检查呈双眼对称性颞侧视神经盘苍白,提示RGC纤维进入视神经前减少[70]。Barboni等[81]报道,OPA1突变携带者视神经盘明显小于对照,神经视网膜边缘变形,视神经盘萎缩。而杯盘比大于0.5的视神经盘形态学改变在ADOA中也有报道[82]。光学相干断层成像测量视神经纤维层厚度,呈双眼视神经盘周围对称性变薄,颞侧1/4尤为明显[83-85]。由于乳头黄斑束的原发性受累,表现为盲中心暗点,少数患者表现为中心或旁中心暗点,而周边视野正常[52,82]。ADOA患者蓝黄轴颜色混淆,表现为蓝色盲,是ADOA的重要特征[86]。患者一般不会出现瞳孔传入障碍,瞳孔对光反射未见异常[87-88]。

3 实验室检查

3.1 眼科相关检查

3.1.1 视野改变

相对性中心暗点、绝对性中心暗点、周边视野缩窄、双颞侧偏盲表现。

3.1.2 眼电生理改变

视力≥0.1者:图形视觉诱发电位检查显示,P100波潜伏期延迟及振幅下降或无波形;视力<0.1者:闪光视觉诱发电位检查显示,P100波潜伏期延迟及振幅下降或无波形。

3.1.3 光学相干断层成像

神经纤维层有局部病变,黄斑中心凹处视网膜神经上皮层无明显改变。

3.1.4 视网膜地形图

视神经杯盘比未见改变,注意与青光眼做鉴别诊断。

3.2 生化检查

主要检测线粒体复合物活力,复合物Ⅰ活力可见下降,但此项检查因需肌肉活检故不常用。

3.3 分子遗传学检查

基因检测是本病的黄金诊断标准。根据中国人群LHON的线粒体突变频谱筛查三个原发突变(包括 ND1 m.3460G>A、ND4 m.11778G>A、ND6 m.14484T>C)以及其他继发突变(包括 ND1 m.3394T>C、m.3635G>A、m.3866T>C、ND4 m.11696G>A、ND6 m.14502T>C、tRNA^Met m.4435A>G、tRNA^Glu m.14693A>G、tRNA^Thr m.15951A>G等)。因其他突变致病的患者可做mtDNA测序以期检测少见突变,但因mtDNA多态性存在,测序结果很难与LHON的临床表现做相关解释。因此,mtDNA全测序和继发突变的检测目前并不作为LHON临床常规检测项目。

4 治疗和预后

4.1 支持疗法

遗传性视神经病变的治疗方法很局限[89]。根据患者的需求,为其提供辅助设施(如低视力教具等),积极治疗其他疾病(如糖尿病和癫痫),并警惕新的并发症(如心肌病和神经性耳聋)。建议患者戒烟、戒酒,避免与有毒物质接触(如一氧化碳,亚硝酸物等),注意缓解生活中的压力[90-91]。

4.2 神经营养疗法

复合维生素、琥珀酸盐、辅酶Q10(CoQ10)及其衍生物等,用于恢复急性期患者视神经盘血液循环,对视力恢复起辅助作用[92]。CoQ10在临床上比较常用,原发性CoQ10缺陷患者具有明显疗效。Huang等[93]报道CoQ10

使得携带 m.11778G>A 的患者的视力明显改善,另有报道 CoQ10 除了具有抗氧化作用外还能增强线粒体内膜电子传递[94]。

4.3　基因治疗

基因治疗是指将外源正常基因或有治疗作用的基因通过一定方式导入人体靶细胞,以矫正或弥补基因的缺陷,或者外源基因制造的产物发挥治疗作用,最终达到治疗疾病目的。

自然状态下细胞内大多数基因表达都有组织特异性和诱导表达性,人为操纵外源基因的导入和表达称为异位表达(ectopic expression)。用腺病毒载体将目的基因转染至细胞核进行异位表达,蛋白产物需线粒体靶向序列运送至线粒体[94]。艾地苯醌(idebenone)是一种 CoQ10 的类似物,目前被广泛用于治疗 LHON、ADOA 等线粒体疾病。艾地苯醌能在低氧条件下起作用,并被认为具有抗氧化特性,通过呼吸链复合体增加 ATP 的产生[95]。对 16 个线粒体细胞病患者进行随机双盲交叉性研究,CoQ10 可使血浆乳酸和氧化应激标记物水平降低[96]。Mashima 等[97]研究发现艾地苯醌联合维生素 B₂ 和维生素 C 可加速 LHON 患者的视力恢复。Floreani 等[98]对含 LHON 相关原发突变的胞质杂合体的生化特征进行研究,认为抗氧化剂(谷胱甘肽过氧化物酶、谷胱甘肽还原酶、超氧化物歧化酶、过氧化氢酶)对细胞有保护作用。有研究报道外源性谷胱甘肽是一种有效的外源性抗氧化物,可望成为治疗 LHON 的一种新型药物[99]。溴莫尼定(brimonidine)是一种 α₂ 受体激动剂,具有神经保护功能,对缺血视神经模型的研究表明,溴莫尼定具有抗凋亡作用,可减轻 RGC 的损伤,常被用于青光眼的治疗[100]。视神经病变模型的研究表明:美金刚、丙戊酸和前列腺素等均具有 RGC 保护作用[101-102]。

超氧化物歧化酶2基因导入携带同质性 m.11778G>A 突变的细胞后,超氧化物歧化酶表达量增加,活性氧损伤减轻,有效抑制细胞凋亡,对 RGC 具有保护作用,从而阻止视力下降[103]。Guy 等[104]应用腺病毒将人工合成的野生型 ND4 基因导入含 m.11778G>A 突变的胞质杂合体内,结果显示复合物 I 酶活力增强,ATP 产量增加,细胞的存活率提高。但是,由于线粒体膜蛋白具有较强的疏水性使异位表达方法的应用受到限制,即在细胞核内表达的 mtDNA 蛋白不能准确定位并进入线粒体发挥作用[105]。Bonnet 等利用靶定在线粒体膜表面上的 mRNA 对异位表达进行了优化,取携带 m.11778G>A 或 m.3460G>A LHON 患者的皮肤成纤维细胞进行培养,这些细胞复合物 I 酶活力均显著降低;然而利用优化的异位表达方法可以修复细胞在半乳糖培养基中的存活能力,增加 ATP 的合成率,提高复合物 I 的活性[106]。以上所述的异位表

达都是在细胞水平上进行的,而在临床应用之前必须有动物模型的验证。Ellouze 等在线粒体功能缺陷的大鼠模型上,电转野生型 Nd4 基因,转染基因可整合到核基因,并能够稳定表达,大鼠视功能恢复[107-108]。目前基因治疗仅基于动物模型的研究,应用于临床尚需进一步的研究。

5　遗传咨询

到目前为止,LHON 相关 mtDNA 突变携带者是否发病,何时发病尚不能预测。年龄和性别是 LHON 患者视力损伤的两个主要影响因素,男性存在约 50% 的发病风险,而女性的发病风险只有 10%。以往的研究表明:多数患者在 10~20 岁之间发病,随着年龄的增长,发病风险逐渐下降,50 岁后的发病率很低。LHON 呈母系遗传,男性携带者的后代将不携带此突变,而女性携带者将致病性 mtDNA 突变传给子代。而异质性突变的传递则相对比较复杂,母亲传给子代突变 mtDNA 的水平影响其发病风险。当血液中 mtDNA 突变阈值达到 60% 时,可能出现表型。

而对未发病异质性突变携带者的遗传咨询和产前诊断均比较困难。ADOA 的遗传方式是常染色体显性遗传,携带 OPA1 基因突变的患者有 50% 的概率将致病性突变传给下一代。携带突变的子代 43%~100% 表现出 ADOA 症状[109]。若母亲携带已知 ADOA 突变,可以通过产前诊断来确定妊娠风险。

第5节 | 线粒体脑肌病伴高乳酸血症和卒中样发作

线粒体脑肌病伴高乳酸血症和卒中样发作(MELAS),是最常见的母系遗传线粒体病。在儿童期发作,累及多个器官系统的疾病。临床表现复杂,病情反复发作。主要累及患者视力、智力和运动功能损伤,听力下降也常见[110-112]。

1　遗传病理学

MELAS 的分子特征是线粒体 tRNA 基因的点突变,约有 80% 的患者是线粒体 tRNA^{Leu(UUR)} 基因的 m.3243A>G 的碱基置换,该位点是转录终止子的结合部位,进化上高度保守,突变导致 tRNA^{Leu(UUR)} 基因结构

异常,转录终止因子不能结合,rRNA 和 mRNA 合成的比例也发生改变。此外,线粒体内蛋白质的胺酰化修饰程度下降,线粒体膜的通透性改变。这些病理变化与线粒体中蛋白质合成障碍有关。m.3243A>G 突变可能因突变所在 tRNA 空间结构发生改变,使其无法与密码子正确配对,从而导致蛋白质合成障碍[110-112]。少数患者为 *tRNA^{Leu(UUR)}* 基因 3271、3252 或 3291 位碱基的点突变[113-115]。

m.3243A>G 异质性程度与疾病严重程度呈正相关。肌组织中 m.3243A>G 突变型 mtDNA 达 40%~50% 时,出现 CPEO、肌病和耳聋,达 90% 时,可出现复发性休克、痴呆、癫痫、共济失调等[4,116-117]。

2　临床表现

MELAS 患者通常在 2~10 岁发病,发病前通常没有明显的发育迟缓,但四肢躯干短小则是常见的表现。最常见的起病症状为阵发性呕吐、癫痫发作和卒中样发作、血乳酸中毒、近心端四肢乏力和运动不耐症等。

癫痫伴随卒中样发作与短暂性失明常反复发作。卒中样发作的后遗症逐渐造成肢体活动障碍、偏瘫、视力下降、失忆等症状。这些后继症状通常在青春期之前就已出现。在这些患者中,听力下降、精神异常、乳酸症等也呈进行性恶化。

其他常见症状还有肌阵挛、共济失调、昏迷、视神经萎缩、心肌病、视网膜色素变性、糖尿病和神经炎等。本病累及器官系统多,表现复杂,病情可从轻微至十分严重,也常与其他线粒体疾病的症状重叠。

3　实验室检查

对 MELAS 患者需作全面体检,包括对发育迟缓的评估、听力检测、眼部检查、神经系统检查(脑电图、脑部 MRI)、心血管功能评估及实验室诊断,以期尽早确诊。

3.1　生化检测

血液和脑脊液的乳酸和丙酮酸浓度升高,血氨增高,氨基酸浓度异常,在激烈运动和卒中发作后,上升尤其明显。脑脊液的蛋白质浓度可升高。

3.2　肌肉活检与酶学分析

可检测线粒体呼吸链功能,复合物 Ⅰ、Ⅱ、Ⅳ 功能均下降,但此项结果也可为正常。

3.3　组织化学分析

可有破碎红纤维。

3.4　分子遗传学检查

主要检测三个主要突变位点(m.3243A>G,m.3271T>C,m.3252A>G)突变[4]。但是阴性结果不能排除本病。mtDNA 全序列检测也在逐步开展。致病突变为异质性,定性检测突变位点为阳性结果后,做定量分析。mtDNA 突变所致疾病的临床表现和严重程度均与突变异质性的比率、突变在各组织间的分布和阈值效应有关。但基因型和表型的相关性尚未明确。

4　治疗与预后

无特殊的治疗方法,一般采取对症治疗。对癫痫采取常规对症治疗。对乳酸升高而导致的酸中毒需及时纠正。饮食控制糖尿病,辅酶 Q、叶酸和维生素对改善症状有一定的辅助作用。预后常不良。

第6节 | 肌阵挛性癫痫伴破碎红纤维

肌阵挛性癫痫伴破碎红纤维(MERRF)是一种罕见的、异质性母系遗传并具有多系统紊乱的症状,包括肌阵挛性癫痫的短暂发作、不能够协调肌运动(共济失调)、肌细胞减少(肌病)、轻度痴呆、耳聋、脊髓神经的退化等。破碎红纤维(ragged-red fibers)是指大量的团块状异常线粒体主要聚集在肌细胞中,电子传导链中复合物Ⅱ的特异性染料能将其染成红色。一般来说,MERRF 在儿童期即可发病,病情可持续若干年[118]。

1　遗传病理学

主要病变位于 mtDNA 基因组中赖氨酸转运 RNA 基因。突变位点为 m.8344A>G,m.8356T>C,m.8363G>A 和 m.8361G>A[4,119-121]。m.8344A>G 突变占所有突变的 80%,其余 3 个突变约为 10%。mtDNA 第 8 344 位点(位于 *tRNALys* 基因处)A>G 的碱基置换,破坏了 *tRNALys* 中与核糖体连接的 TC 环,结果影响了线粒体氧化磷酸化复合体Ⅰ和复合体Ⅳ的合成,造成呼吸链功能下降,导致患者多系统病变。

2　临床表现

MERRF 患者通常于 10~20 岁发病。发病之前,约50% 的患者发育接近正常,50% 可有四肢躯干矮小。几乎所有患者的首发症状为阵发性癫痫,伴有进行性神经系统障碍(智力倒退、共济失调和意向性震颤),超过 90% 的患者肌肉活检有破碎红纤维,肌纤维紊乱、粗糙、线粒体形态异常并在骨骼肌细胞中积累,用 Gomori 三色染色法显示为红色,称破碎红纤维。

超过半数的患者有阳性家族史,并符合线粒体疾病母系遗传特征。突变大多为异质性,因阈值较高,所以并不是所有突变携带者都会发病,即使同一家系内的患者严重程度也可有很大不同。脑电图、心电图、肌电图检查常有异常发现。脑部 MRI 可见退行性病变、脑萎缩、基底神经节钙化。

严重的 MERRF 患者还可能出现类似卒中样发作或进行性眼外肌麻痹。脑部 MRI 检查可有类似亚急性坏死性脑脊髓病的脊髓小脑退行性病变。少数患者呈不典型的腓骨肌萎缩症(夏科 - 马里 - 图思病)。

3　实验室检查

3.1　生化检测

血浆和脑脊液的乳酸、丙酮酸和蛋白质浓度在运动后可有明显升高。

3.2　肌肉活检

破碎红纤维阳性,琥珀酸脱氢酶活力正常,而细胞色素 C 氧化酶活力低下。

3.3　分子遗传学检查

直接检测前文所述 4 个突变位点。4 个主要致病突变阴性的患者可考虑作 mtDNA 全测序和 mtDNA 片段缺失突变检测。

4　治疗与预后

无特殊的治疗方法。对癫痫采取对症治疗。物理疗法和有氧运动可以适度改善肌肉运动能力。辅酶 Q、叶酸、肉碱和其他维生素有一定的辅助作用。

儿童期发病的患者预后常不良,成人后发病的患者可有较长的生存期。

结　语

线粒体疾病已不再被认为是罕见的疾病。每 5 000 个儿童中就有 1 个可能患有线粒体疾病。不仅如此,研究显示,每 200 个成年人中就有 1 个携带 mtDNA 突变,而且携带的这些 mtDNA 突变可能会导致线粒体疾病的发生。在过去的 10 年里,有关线粒体疾病发病机制的研究飞速发展,然而合适的治疗策略却停滞不前。为此,实施预防和治疗相结合,重点在预防的标本兼治的策略是解决问题的关键,我国《国家中长期科学和技术发展规划纲要(2006—2020 年)》明确指出,今后的工作重点是提高全民人口素质,将疾病防治重心前移,使出生缺陷发生率降至 3%(2012 年出生缺陷发生率达 5.6%)。因此,深入研究我国人群线粒体疾病的遗传特征,发现致病基因,明确致聋基因在我国不同地域的分布特征、流行特点及其生物学功能,全面诠释母系遗传性疾病的分子致病机制,将利于建立系统的防控预警体系,有效地控制母系遗传性疾病的发病率,实现优生优育,推动我国单遗传性疾病的理论和实践创新,符合我国社会和经济发展的重大战略需求。

(冀延春　高应龙　管敏鑫　黄涛生)

参考文献

[1] GRAY M W.Mitochondrial evolution.Cold Spring Harbor Persp Biology,2012,4(9):a011403.

[2] FREY T G,MANNELLA C A.The internal structure of mitochondria.Trends Bioch Sci,2000,25(7):319-324.

[3] WALLACE D C,FAN W.Energetics,epigenetics,mitochondrial genetics.Mitochondrion,2010,10(1):12-31.

[4] LOTT M T,LEIPZIG J N,DERBENEVA O,et al.mtDNA variation and analysis using mitomap and mitomaster.Curr Protoc Bioinformatics,2013,441(23):1-26.

[5] CHEN S,EPHRUSSI B,HOTTINGUER H.Genetic nature of mutants lacking respiratory enzymes in the B-11 strain of baker's yeast.Heredity(Edinb),1950,4(3):337-351.

[6] SCHATZ G.THE ISOLATION OF POSSIBLE Mitochondrial precursor structures from aerobically grown baker's yeast.Biochem Biophys Res Commun,1963,12:448-451.

[7] GILES R E,BLANC H,CANN H M,et al.Maternal inheritance of human mitochondrial DNA.Proc Natl Acad Sci U S A,1980,77(11):6715-6719.

[8] ANDERSON S,BANKIER A T,BARRELL B G,et al.Sequence and organization of the human mitochondrial genome.Nature,1981,290(5806):457-465.

［ 9 ］DEFRANCESCO L，ATTARDI G.In situ photochemical cross-linking of HeLa cell mitochondrial DNA by a psoralen derivative reveals a protected region near the origin of replication.Nucleic Acids Research，1981，9（22）：6017-6030.

［ 10 ］WALLACE D C，SINGH G，LOTT M T，et al.Mitochondrial DNA mutation associated with Leber's hereditary optic neuropathy.Science，1988，242（4884）：1427-1430.

［ 11 ］GABALDÓN T，HUYNEN M A.Shaping the mitochondrial proteome.Biochim Biophys Acta，2004，1659（2-3）：212-220.

［ 12 ］HERRMANN J M，NEUPERT W.Protein transport into mitochondria.Current Opinion in Microbiology，2000，3（2）：210-214.

［ 13 ］ROSSMANITH W，TULLO A，POTUSCHAK T，et al.Human mitochondrial tRNA processing.The Journal of Biological Chemistry，1995，270（21）：12885-12891.

［ 14 ］MASUCCI J P，SCHON E A.tRNA processing in human mitochondrial disorders.Mol Biol Rep，1995，22（2-3）：187-193.

［ 15 ］HAYASHI J，OHTA S，KAGAWA Y，et al.Functional and morphological abnormalities of mitochondria in human cells containing mitochondrial DNA with pathogenic point mutations in tRNA genes.J Biol Chem，1994，269（29）：19060-19066.

［ 16 ］CREWS S，ATTARDI G.The sequences of the small ribosomal RNA gene and the phenylalanine tRNA gene are joined end to end in human mitochondrial DNA.Cell，1980，19（3）：775-784.

［ 17 ］ELSON J L，SMITH P M，GREAVES L C，et al.The presence of highly disruptive 16S rRNA mutations in clinical samples indicates a wider role for mutations of the mitochondrial ribosome in human disease.Mitochondrion，2015，25 ：17-27.

［ 18 ］SMITH P M，ELSON J L，GREAVES L C，et al.The role of the mitochondrial ribosome in human disease：searching for mutations in 12S mitochondrial rRNA with high disruptive potential.Hum Mol Genet，2014，23（4）：949-967.

［ 19 ］MONTOYA J，GAINES G L，ATTARDI G.The pattern of transcription of the human mitochondrial rRNA genes reveals two overlapping transcription units.Cell，1983，34（1）：151-159.

［ 20 ］BLANC H，ADAMS C W，WALLACE D C.Different nucleotide changes in the large rRNA gene of the mitochondrial DNA confer chloramphenicol resistance on two human cell lines.Nucleic Acids Res，1981，9（21）：5785-5795.

［ 21 ］FORAN D R，HIXSON J E，BROWN W M.Comparisons of ape and human sequences that regulate mitochondrial DNA transcription and D-loop DNA synthesis.Nucleic Acids Res，1988，16（13）：5841-5861.

［ 22 ］WALBERG M W，CLAYTON D A.In vitro transcription of human mitochondrial DNA.Identification of specific light strand transcripts from the displacement loop region.J Biol Chem，1983，258（2）：1268-1275.

［ 23 ］EICHLER D C，WANG T S，CLAYTON D A，et al.In vitro replication of mitochondrial DNA.Elongation of the endogenous primer sequence in D loop mitochondrial DNA by human DNA polymerase beta.J Biol Chem，1977，252（21）：7888-7893.

［ 24 ］KIRINO Y，YASUKAWA T，OHTA S，et al.Codon-specific translational defect caused by a wobble modification deficiency in mutant tRNA from a human mitochondrial disease.Proc Natl Acad Sci U S A，2004，101（42）：15070-15075.

［ 25 ］DUBOT A，GODINOT C，DUMUR V，et al.GUG is an efficient initiation codon to translate the human mitochondrial ATP6 gene.Biochem Biophys Res Commun，2004，313（3）：687-693.

［ 26 ］PURDUE P E，LUMB M J，FOX M，et al.Characterization and chromosomal mapping of a genomic clone encoding human alanine：glyoxylate aminotransferase.Genomics，1991，10（1）：34-42.

［ 27 ］CASE J T，WALLACE D C.Maternal inheritance of mitochondrial DNA polymorphisms in cultured human fibroblasts.Somatic Cell Genet，1981，7（1）：103-108.

［ 28 ］CHINNERY P F.Modulating heteroplasmy.Trends Genet，2002，18（4）：173-176.

［ 29 ］YEN M Y，WANG A G，WEI Y H.Leber's hereditary optic neuropathy：a multifactorial disease.Prog Retin Eye Res，2006，25（4）：381-396.

［ 30 ］TAYLOR R W，TURNBULL D M.Mitochondrial DNA mutations in human disease.Nature Reviews Genetics，2005，6（5）：389-402.

［ 31 ］DURHAM S E，SAMUELS D C，CREE L M，et al.Normal levels of wild-type mitochondrial DNA maintain cytochrome c oxidase activity for two pathogenic mitochondrial DNA mutations but not for m.3243A>G.Am J Hum Genet，2007，81（1）：189-195.

［ 32 ］LUFT H.Intubation anesthesia in cesarean section with change of placenta permeability.Zentralbl Gynakol，1959，81（17）：645-649.

［ 33 ］ESTIVILL X，GOVEA N，BARCELÓ E，et al.Familial progressive sensorineural deafness is mainly due to the mtDNA A1555G mutation and is enhanced by treatment of aminoglycosides.Am J Hum Genet，1998，62（1）：27-35.

［ 34 ］ZHAO H，YOUNG W Y，YAN Q，et al.Functional characterization of the mitochondrial 12S rRNA C1494T mutation associated with aminoglycoside-induced and non-syndromic hearing loss.Nucleic Acids Res，2005，33（3）：1132-1139.

［ 35 ］LU J，LI Z，ZHU Y，et al.Mitochondrial 12S rRNA variants in 1642 Han Chinese pediatric subjects with aminoglycoside-induced and nonsyndromic hearing loss.Mitochondrion，2010，10（4）：380-390.

［ 36 ］TANG X，ZHENG J，YING Z，et al.Mitochondrial tRNA[Ser(UCN)] variants in 2651 Han Chinese subjects with hearing loss.Mitochondrion，2015，23 ：17-24.

［ 37 ］YUAN H，QIAN Y，XU Y，et al.Cosegregation of the G7444A mutation in the mitochondrial COI/tRNA[Ser(UCN)] genes with the 12S rRNA A1555G mutation in a Chinese family with aminoglycoside-induced and nonsyndromic hearing loss.Am J Med Genet A，2005，138A（2）：133-140.

［ 38 ］YOUNG W Y，ZHAO L，QIAN Y，et al.Variants in mitochondrial tRNAGlu，tRNAArg，and tRNAThr may influence the phenotypic manifestation of deafness-associated 12S rRNA A1555G mutation in three Han Chinese families with hearing loss.Am J Med Genet A,2006,140(20):2188-2197.

[39] ZHU Y,QIAN Y,TANG X,et al.Aminoglycoside-induced and non-syndromic hearing loss is associated with the G7444A mutation in the mitochondrial COI/tRNA$^{Ser(UCN)}$ genes in two Chinese families.Biochem Biophys Res Commun,2006,342(3):843-850.

[40] HAN D,DAI P,ZHU Q,et al.The mitochondrial tRNA(Ala) T5628C variant may have a modifying role in the phenotypic manifestation of the 12S rRNA C1494T mutation in a large Chinese family with hearing loss.Biochemical and Biophysical Research Communications,2007,357(2):554-560.

[41] WEI Q P,ZHOU X,YANG L,et al.The coexistence of mitochondrial ND6 T14484C and 12S rRNA A1555G mutations in a Chinese family with Leber's hereditary optic neuropathy and hearing loss.Biochem Biophys Res Commun,2007,357(4):910-916.

[42] YUAN H,CHEN J,LIU X,et al.Coexistence of mitochondrial 12S rRNA C1494T and CO1/tRNA$^{Ser(UCN)}$ G7444A mutations in two Han Chinese pedigrees with aminoglycoside-induced and non-syndromic hearing loss.Biochem Biophys Res Commun,2007,362(1):94-100.

[43] ZHAO J Y,TANG X W,Lan J S,et al.Hearing loss and epilepsy may be associated with the novel mitochondrial tRNA$^{Ser(UCN)}$ 7472delC mutation in a Chinese family.Yi Chuan,2008,30(12):1557-1562.

[44] Tang X,Li R,Zheng J,et al.Maternally inherited hearing loss is associated with the novel mitochondrial tRNA$^{Ser(UCN)}$ 7505T>C mutation in a Han Chinese family.Molecular Genetics and Metabolism,2010,100(1):57-64.

[45] KOKOTAS H,GRIGORIADOU M,YANG L,et al.Homoplasmy of the G7444A mtDNA and heterozygosity of the GJB2 c.35delG mutations in a family with hearing loss.Int J Pediatr Otorhinolaryngol,2011,75(1):89-94.

[46] SHEN Z,ZHENG J,CHEN B,et al.Frequency and spectrum of mitochondrial 12S rRNA variants in 440 Han Chinese hearing impaired pediatric subjects from two otology clinics.Journal of Translational Medicine,2011,9(1):4.

[47] GUAN M X,YAN Q,LI X,et al.Mutation in TRMU related to transfer RNA modification modulates the phenotypic expression of the deafness-associated mitochondrial 12S ribosomal RNA mutations.Am J Hum Genet,2006,79(2):291-302.

[48] YAN Q,BYKHOVSKAYA Y,LI R,et al.Human TRMU encoding the mitochondrial 5-methylaminomethyl-2-thiouridylate-methyltransferase is a putative nuclear modifier gene for the phenotypic expression of the deafness-associated 12S rRNA mutations.Biochem Biophys Res Commun,2006,342(4):1130-1136.

[49] YAN Q,GUAN M X.Identification and characterization of mouse TRMU gene encoding the mitochondrial 5-methylaminomethyl-2-thiouridylate-methyltransferase.Biochim Biophys Acta,2004,1676(2):119-126.

[50] CARELLI V,ROSS-CISNEROS F N,SADUN A A.Mitochondrial dysfunction as a cause of optic neuropathies.Prog Retin Eye Res,2004,23(1):53-89.

[51] YU-WAI-MAN P,GRIFFITHS P G,CHINNERY P F.Mitochondrial optic neuropathies-disease mechanisms and therapeutic strategies.Prog Retin Eye Res,2011,30(2):81-114.

[52] YU-WAI-MAN P,GRIFFITHS P G,BURKE A,et al.The prevalence and natural history of dominant optic atrophy due to OPA1 mutations.Ophthalmology,2010,117(8):1538-1546,1546.e1.

[53] YEN M Y,YEN T C,PANG C Y,et al.Mitochondrial DNA mutation in Leber's hereditary optic neuropathy.Invest Ophthalmol Vis Sci,1992,33(8):2561-2566.

[54] SINGH G,LOTT M T,WALLACE D C.A mitochondrial DNA mutation as a cause of Leber's hereditary optic neuropathy.The New England Journal of Medicine,1989,320(20):1300-1305.

[55] QU J,LI R,ZHOU X,et al.The novel A4435G mutation in the mitochondrial tRNAMet may modulate the phenotypic expression of the LHON-associated ND4 G11778A mutation.Invest Ophthalmol Vis Sci,2006,47(2):475-483.

[56] LODI R,MONTAGNA P,CORTELLI P,et al.Secondary 4216/ND1 and 13708/ND5 Leber's hereditary optic neuropathy mitochondrial DNA mutations do not further impair in vivo mitochondrial oxidative metabolism when associated with the 11778/ND4 mitochondrial DNA mutation.Brain A Journal of Neurology,2000,123(9):1896.

[57] ANDALIB S,TALEBI M,SAKHINIA E,et al.Lack of association between mitochondrial DNA G15257A and G15812A variations and multiple sclerosis.J Neurol Sci,2015,356(1-2):102-106.

[58] ZHANG M,ZHOU X,LI C,et al.Mitochondrial haplogroup M9a specific variant ND1 T3394C may have a modifying role in the phenotypic expression of the LHON-associated ND4 G11778A mutation.Mol Genet Metab,2010,101(2-3):192-199.

[59] LIANG M,GUAN M,ZHAO F,et al.Leber's hereditary optic neuropathy is associated with mitochondrial ND1 T3394C mutation.Biochem Biophys Res Commun,2009,383(3):286-292.

[60] ZHANG J,JIANG P,JIN X,et al.Leber's hereditary optic neuropathy caused by the homoplasmic ND1 m.3635G>A mutation in nine Han Chinese families.Mitochondrion,2014,18:18-26.

[61] QU J,LI R,ZHOU X,et al.Cosegregation of the ND4 G11696A mutation with the LHON-associated ND4 G11778A mutation in a four generation Chinese family.Mitochondrion,2007,7(1-2):140-146.

[62] ZHOU X,WEI Q,YANG L,et al.Leber's hereditary optic neuropathy is associated with the mitochondrial ND4 G11696A mutation in five Chinese families.Biochem Biophys Res Commun,2006,340(1):69-75.

[63] ZHANG J,ZHOU X,ZHOU J,et al.Mitochondrial ND6 T14502C variant may modulate the phenotypic expression of LHON-

associated G11778A mutation in four Chinese families.Biochem Biophys Res Commun,2010,399(4):647-653.

[64] ZHAO F,GUAN M,ZHOU X,et al.Leber's hereditary optic neuropathy is associated with mitochondrial ND6 T14502C mutation.Biochem Biophys Res Commun,2009,389(3):466-472.

[65] TONG Y,MAO Y,ZHOU X,et al.The mitochondrial tRNA(Glu) A14693G mutation may influence the phenotypic manifestation of ND1 G3460A mutation in a Chinese family with Leber's hereditary optic neuropathy.Biochem Biophys Res Commun,2007,357(2):524-530.

[66] JIANG P,LIANG M,ZHANG C,et al.Biochemical evidence for a mitochondrial genetic modifier in the phenotypic manifestation of Leber's hereditary optic neuropathy-associated mitochondrial DNA mutation.Hum Mol Genet,2016,25(16):3613-3625.

[67] ZHOU X,QIAN Y,ZHANG J,et al.Leber's hereditary optic neuropathy is associated with the T3866C mutation in mitochondrial ND1 gene in three Han Chinese Families.Invest Ophthalmol Vis Sci,2012,53(8):4586-4594

[68] JIANG P,JIN X,PENG Y,et al.The exome sequencing identified the mutation in YARS2 encoding the mitochondrial tyrosyl-tRNA synthetase as a nuclear modifier for the phenotypic manifestation of Leber's hereditary optic neuropathy-associated mitochondrial DNA mutation.Hum Mol Genet,2016,25(3):584-596.

[69] COHN A C,TOOMES C,HEWITT A W,et al.The natural history of OPA1-related autosomal dominant optic atrophy.Br J Ophthalmol,2008,92(10):1333-1336.

[70] COHN A C,TOOMES C,POTTER C,et al.Autosomal dominant optic atrophy:penetrance and expressivity in patients with OPA1 mutations.American Journal of Ophthalmology,2007,143(4):656-662.

[71] DELETTRE C,LENAERS G,GRIFFOIN J M,et al.Nuclear gene OPA1,encoding a mitochondrial dynamin-related protein,is mutated in dominant optic atrophy.Nat Genet,2000,26(2):207-210.

[72] ALEXANDER C,VOTRUBA M,PESCH U E,et al.OPA1, encoding a dynamin-related GTPase,is mutated in autosomal dominant optic atrophy linked to chromosome 3q28.Nat Genet,2000,26(2):211-215.

[73] FERRÉ M,CAIGNARD A,MILEA D,et al.Improved locus-specific database for OPA1 mutations allows inclusion of advanced clinical data.Hum Mutat,2015,36(1):20-25.

[74] HOLDER G E,VOTRUBA M,CARTER A C,et al.Electrophysiological findings in dominant optic atrophy(DOA) linking to the OPA1 locus on chromosome 3q 28-qter.Doc Ophthalmol,1998,95(3-4):217-228.

[75] KERRISON J B,ARNOULD V J,FERRAZ SALLUM J M,et al.Genetic heterogeneity of dominant optic atrophy,Kjer type: Identification of a second locus on chromosome 18q12.2-12.3. Arch Ophthalmol,1999,117(6):805-810.

[76] BARBET F,HAKIKI S,ORSSAUD C,et al.A third locus for dominant optic atrophy on chromosome 22q.J Med Genet,2005,42(1):e1.

[77] CARELLI V,SCHIMPF S,FUHRMANN N,et al.A clinically complex form of dominant optic atrophy(OPA8) maps on chromosome 16.Hum Mol Genet,2001,20(10):1893-1905.

[78] REYNIER P,AMATI-BONNEAU P,VERNY C,et al.OPA3 gene mutations responsible for autosomal dominant optic atrophy and cataract.J Med Genet,2004,41(9):e110.

[79] BARBET F,GERBER S,HAKIKI S,et al.A first locus for isolated autosomal recessive optic atrophy(ROA1) maps to chromosome 8q.Eur J Hum Genet,2003,11(12):966-971.

[80] KATZ B J,ZHAO Y,WARNER J E,et al.A family with X-linked optic atrophy linked to the OPA2 locus Xp11.4-Xp11.2.Am J Med Genet A,2006,140(20):2207-2211.

[81] BARBONI P,CARBONELLI M,SAVINI G,et al.OPA1 mutations associated with dominant optic atrophy influence optic nerve head size.Ophthalmology,2010,117(8):1547-1553.

[82] YU-WAI-MAN P,SHANKAR S P,BIOUSSE V,et al.Genetic screening for OPA1 and OPA3 mutations in patients with suspected inherited optic neuropathies.Ophthalmology,2011,118(3):558-563.

[83] RONNBACK C,GRONSKOV K,LARSEN M.Retinal vessel diameters decrease with macular ganglion cell layer thickness in autosomal dominant optic atrophy and in healthy subjects.Acta Ophthalmol,2014,92(7):670-674.

[84] YU-WAI-MAN P,BAILIE M,ATAWAN A,et al.Pattern of retinal ganglion cell loss in dominant optic atrophy due to OPA1 mutations.Eye(Lond),2011,25(5):596-602.

[85] MILEA D,SANDER B,WEGENER M,et al.Axonal loss occurs early in dominant optic atrophy.Acta Ophthalmol,2010,88(3):342-346.

[86] PUOMILA A,HUOPONEN K,MäNTYJäRVI M,et al.Dominant optic atrophy:correlation between clinical and molecular genetic studies.Acta Ophthalmol Scand,2005,83(3):337-346.

[87] BREMNER F D,TOMLIN E A,Shallo-Hoffmann J,et al.The pupil in dominant optic atrophy.Invest Ophthalmol Vis Sci,2001,42(3):675-678.

[88] LA MORGIA C,ROSS-CISNEROS F N,SADUN A A,et al.Melanopsin retinal ganglion cells are resistant to neurodegeneration in mitochondrial optic neuropathies.Brain,2010,133(Pt 8):2426-2438.

[89] PFEFFER G,MAJAMAA K,TURNBULL D M,et al.Treatment for mitochondrial disorders.Cochrane Database Syst Rev,2012,(4):CD004426.

[90] KIRKMAN M A,YU-WAI-MAN P,KORSTEN A,et al.Gene-environment interactions in Leber hereditary optic neuropathy.Brain,2009,132(Pt 9):2317-2326.

[91] FRASER J A,BIOUSSE V,NEWMAN N J.The neuro-ophthalmology of mitochondrial disease.Surv Ophthalmol,2010,55(4):299-334.

［92］ SCHON E A,DIMAURO S,HIRANO M,et al.Therapeutic prospects for mitochondrial disease.Trends Mol Med,2010,16(6):268-276.

［93］ HUANG C C,KUO H C,CHU C C,et al.Rapid visual recovery after coenzyme q10 treatment of leber hereditary optic neuropathy.J Neuroophthalmol,2002,22(1):66.

［94］ JOHNS D R,COLBY K A.Treatment of Leber's hereditary optic neuropathy:theory to practice.Semin Ophthalmol,2002,17(1):33-38.

［95］ SACCONI S,TREVISSON E,SALVIATI L,et al.Coenzyme Q10 is frequently reduced in muscle of patients with mitochondrial myopathy.Neuromuscul Disord,2010,20(1):44-48.

［96］ RODRIGUEZ M C,MACDONALD J R,MAHONEY D J,et al.Beneficial effects of creatine,CoQ10,and lipoic acid in mitochondrial disorders.Muscle Nerve,2007,35(2):235-242.

［97］ MASHIMA Y,KIGASAWA K,WAKAKURA M,et al.Do idebenone and vitamin therapy shorten the time to achieve visual recovery in Leber hereditary optic neuropathy.J Neuroophthalmol,2000,20(3):166-170.

［98］ FLOREANI M,NAPOLI E,MARTINUZZI A,et al.Antioxidant defences in cybrids harboring mtDNA mutations associated with Leber's hereditary optic neuropathy.FEBS J,2005,272(5):1124-1135.

［99］ GHELLI A,PORCELLI A M,ZANNA C,et al.Protection against oxidant-induced apoptosis by exogenous glutathione in Leber hereditary optic neuropathy cybrids.Invest Ophthalmol Vis Sci,2008,49(2):671-676.

［100］ WHEELER L,WOLDEMUSSIE E,LAI R.Role of alpha-2 agonists in neuroprotection.Survey of Ophthalmology,2003,48(Suppl 1):S47-S51.

［101］ BIERMANN J,GRIESHABER P,GOEBEL U,et al.Valproic acid-mediated neuroprotection and regeneration in injured retinal ganglion cells.Invest Ophthalmol Vis Sci,2010,51(1):526-534.

［102］ TOUITOU V,JOHNSON M A,GUO Y,et al.Sustained neuroprotection from a single intravitreal injection of PGJ2 in a rodent model of anterior ischemic optic neuropathy.Invest Ophthalmol Vis Sci,2013,54(12):7402-7409.

［103］ QI X,SUN L,HAUSWIRTH W W,et al.Use of mitochondrial antioxidant defenses for rescue of cells with a Leber hereditary optic neuropathy-causing mutation.Arch Ophthalmol,2007,125(2):268-272.

［104］ GUY J,QI X,PALLOTTI F,et al.Rescue of a mitochondrial deficiency causing Leber Hereditary Optic Neuropathy.Ann Neurol,2002,52(5):534-542.

［105］ OCA-COSSIO J,KENYON L,HAO H,et al.Limitations of allotopic expression of mitochondrial genes in mammalian cells.Genetics,2003,165(2):707-720.

［106］ BONNET C,AUGUSTIN S,ELLOUZE S,et al.The optimized allotopic expression of ND1 or ND4 genes restores respiratory chain complex I activity in fibroblasts harboring mutations in these genes.Biochim Biophys Acta,2008,1783(10):1707-1717.

［107］ ELLOUZE S,AUGUSTIN S,BOUAITA A,et al.Optimized allotopic expression of the human mitochondrial ND4 prevents blindness in a rat model of mitochondrial dysfunction.Am J Hum Genet,2008,83(3):373-387.

［108］ MILLER J W.Preliminary results of gene therapy for retinal degeneration.N Engl J Med,2008,358(21):2282-2284.

［109］ TOOMES C,MARCHBANK N J,MACKEY D A,et al.Spectrum,frequency and penetrance of OPA1 mutations in dominant optic atrophy.Hum Mol Genet,2001,10(13):1369-1378.

［110］ INOUE K,IKEGAMI H,FUJISAWA T,et al.High degree of mitochondrial 3243 mutation in gastric biopsy specimen in a patient with MELAS and diabetes complicated by marked gastrointestinal abnormalities.Diabetes Care,2003,26(7):2219.

［111］ FLIERL A,REICHMANN H,SEIBEL P.Pathophysiology of the MELAS 3243 transition mutation.J Biol Chem,1997,272(43):27189-27196.

［112］ RUMMELT V,FOLBERG R,IONASESCU V,et al.Ocular pathology of MELAS syndrome with mitochondrial DNA nucleotide 3243 point mutation.Ophthalmology,1993,100(12):1757-1766.

［113］ HAYASHI J,OHTA S,TAKAI D,et al.Accumulation of mtDNA with a mutation at position 3271 in tRNA$^{(Leu)(UUR)}$ gene introduced from a MELAS patient to HeLa cells lacking mtDNA results in progressive inhibition of mitochondrial respiratory function.Biochem Biophys Res Commun,1993,197(3):1049-1055.

［114］ KELLAND E,RUPAR C A,PRASAD A N,et al.Response to:Letter to the Editor Regarding:The Expanding Phenotype of MELAS Caused by the m.3291 T>C tRNA Mutation E Kelland,C.A.Rupar,Asuri N.Prasad,K.Y.Tay,A.Downie and C.Prasad(1)by Josef Finsterer,MD,PhD［1］,Sinda Zarrouk-Mahjoub,PhD［2］［1］ Krankenanstalt Rudolfstiftung,Vienna［2］Genomics Platform,Pasteur Institute of Tunis,Tunisia.Mol Genet Metab Rep,2016,8:41-42.

［115］ GOTO Y,TSUGANE K,TANABE Y,et al.A new point mutation at nucleotide pair 3291 of the mitochondrial tRNA$^{Leu(UUR)}$ gene in a patient with mitochondrial myopathy,encephalopathy,lactic acidosis,and stroke-like episodes(MELAS).Biochem Biophys Res Commun,1994,202(3):1624-1630.

［116］ HSU C C,CHUANG Y H,TSAI J L,et al.CPEO and carnitine deficiency overlapping in MELAS syndrome.Acta Neurol Scand,1995,92(3):252-255.

［117］ CAMPOS Y,MARTIN M A,LORENZO G,et al.Sporadic MERRF/MELAS overlap syndrome associated with the 3243 tRNA$^{Leu(UUR)}$ mutation of mitochondrial DNA.Muscle Nerve,1996,19(2):187-190.

［118］ CHANG J C,LIU K H,CHUANG C S,et al.Treatment of human cells derived from MERRF syndrome by peptide-mediated mitochondrial delivery.Cytotherapy,2013,15(12):1580-1596.

［119］ ROSSMANITH W,RAFFELSBERGER T,ROKA J,et al.The expanding mutational spectrum of MERRF substitution G8361A in the mitochondrial tRNALys gene.Ann Neurol,2003,54(6):820-823.

［120］HERRERO-MARTÍN M D，AYUSO T，TUñóN M T，et al.A MELAS/MERRF phenotype associated with the mitochondrial DNA 5521G>A mutation.J Neurol Neurosurg Psychiatry，2010，81 (4):471-472.

［121］ALTMANN J，BÜCHNER B，NADAJ-PAKLEZA A，et al.Expanded phenotypic spectrum of the m.8344A>G"MERRF"mutation:data from the German mitoNET registry.J Neurol，2016，263(5):961-972.

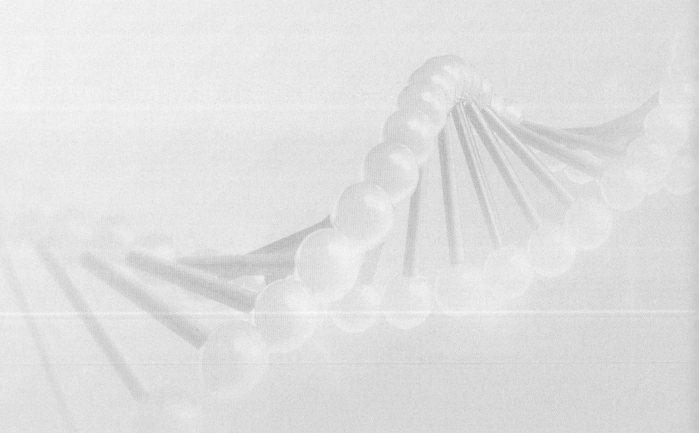

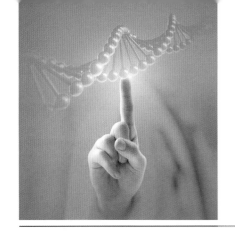

第 **8** 章

非孟德尔遗传病的遗传咨询

缩写	英文全称	中文全称
ACC	adrenocortical carcinoma	肾上腺皮质癌
CAVD	congenital absence of the vas deferens	输精管先天性缺乏症
CCHS	congenital central hypoventilation syndrome	先天性中枢性低通气综合征
CFTR	cystic fibrosis transmembrane conductance regulator	囊性纤维化穿膜传导调节蛋白
CpG	cytosine-phosphate-guanosine	胞嘧啶 - 磷酸 - 鸟嘌呤
EPP	erythropoietic protoporphyria	红细胞生成性原卟啉病
HH	hereditary hemochromatosis	遗传性血色病
HLA	human leucocyte antigen	人类白细胞抗原
HMBS	hydroxymethylbilane synthase	羟甲基胆素合成酶
HNPCC	hereditary non-polyposis colorectal cancer	遗传性非息肉性大肠癌
IBD	inflammatory bowel disease	炎症性肠病
IDDM	insulin-dependent diabetes mellitus	胰岛素依赖型糖尿病
LFS	Li-Fraumeni syndrome	利 - 弗劳梅尼综合征
LQTS	long QT syndrome	长 QT 综合征
mRNA	messenger RNA	信使 RNA
OMIM	Online Mendelian Inheritance in Man	在线人类孟德尔遗传
PPAR γ	peroxisome proliferator activatedreceptor γ	过氧化物酶体增殖体活化受体 γ
SHFM	split-hand/split-foot malformation	先天性裂手 / 裂足畸形

引言

对于许多单基因遗传病和一些双基因遗传病来说,孟德尔遗传(Mendelian inheritance)已被认为是完善的,像教科书般的经典。然而,绝大多数临床病例虽然呈现出家族性发病的特征,诊断后发现具有很强的遗传因素,但却不具有明确的孟德尔遗传模式。这些病例成为当今遗传咨询和疾病复发风险评估过程中的棘手问题。本章先回顾孟德尔遗传和非孟德尔遗传模式的概念,然后解析导致非孟德尔遗传这种不规则遗传模式的分子机制,最后以两种已知致病基因和基因突变的非孟德尔遗传病为例,来说明如何进行此类疾病的遗传咨询。本章重点尝试对各种具体的非孟德尔遗传的分子机制进行分类概括讲解,希望有助于深入理解这一类疾病。

第 1 节　孟德尔遗传和非孟德尔遗传

19 世纪,奥地利牧师葛利高尔·孟德尔(1822—1884年)对性状的遗传特征进行了研究,因此而成为发现基本遗传规律的第一人,被誉为“遗传学之父”,并以其名字命名了该规律,称之为孟德尔遗传定律。在孟德尔遗传定律中,遗传性状是受来自父母双方的各一等位基因构成的基因型所控制的,其中一个等位基因对另一个等位基因具有显性或隐性作用。其分离定律指出在一般生物体体细胞中等位基因是成对出现的,一个来自于父方,另一个来自于母方,而每一个生殖配子细胞中只含有每对等位基因中的一个;其自由组合定律指出一对以上的等位基因在分离过程中,每对等位基因的分离与其他各对等位基因的分离无关。孟德尔遗传即是遗传方式符合孟德尔遗传定律的基因所控制的性状,表现为正交和反交所产生的子代具有基本一致性状特征。

孟德尔遗传病又称单基因病,其发病率在世界人口中约为 1%,是人体中只要一个基因发生突变就可发病的一类遗传疾病。由于染色体有常染色体和性染色体,等位基因也有显性与隐性作用之别,根据致病基因所在染色体的种类和不同的作用,孟德尔遗传病可分为常染色体显性遗传(如神经纤维瘤病)、常染色体隐性遗传(如囊性纤维化)、性连锁显性和隐性遗传(如色盲和血友病)。另外,孟德尔遗传疾病及其致病基因的有关信息可查询在线人类孟德尔遗传(OMIM)网站。

孟德尔遗传构成了现代遗传学的基础,然而越来越多的遗传性状被发现并不符合自由组合定律,这是因为孟德尔当年分析豌豆的七对性状恰巧都是由属于不同基因组连锁区域上的基因所决定。事实上,不符合孟德尔遗传定律的遗传现象是广泛存在的。经典案例是原生动物表面构型的非核酸式遗传现象。Beisson 等[1]将草履虫的纤毛进行人工倒位,经历了 800 个草履虫细胞世代后纤毛也没回到正常表型。随后 Sonneborn 等[2]发现草履虫的沟口畸变也有与纤毛倒位相似的非核酸式遗传。我国顾福康等[3]率领的科研小组在纤毛虫细胞还未发育分离为两个个体前切去细胞质,结果细胞核仍可分裂为两个核,但不能分裂为两个不同个体,而是形成二核骈连体或背连体,而且这种二核骈连体或背连体也可以遗传。

因此,非孟德尔遗传(non-Mendelian inheritance)是指正交和反交所产生的子代性状不一致,只表现父方、母方性状或表现的双亲性状的遗传方式不符合孟德尔遗传定律。非孟德尔遗传的极端情况是单亲遗传,即仅遗传了一个亲本的基因型,而另一个亲本的基因型却永久性地丢失了。而在非极端的例子中,遗传了一亲本基因型的后代数量远超过遗传了另一亲本基因型的后代数量。通常情况下,非孟德尔遗传包括母体效应、计量补偿效应、基因组印记和核外遗传。

母体效应是母方基因型决定子代表型的现象。剂量补偿效应是女性两条 X 染色体中的一条随机失去转录活性,使得在男女中具有相近的基因表达剂量的遗传效应,XX 个体中随机失活的那条 X 染色体成为巴氏小体。基因组印记指来自父母双方的两个等位基因中只有一方转录表达,另一方不被转录表达或表达甚微,即被印记化。核外遗传是指细胞器和细胞质颗粒中的遗传物质所决定的遗传现象。

第 2 节　非孟德尔遗传的分子机制

本节以归类的思想来分析非孟德尔遗传的详细分子

机制。首先,需阐明一重要概念:不完全外显度。在人类家系研究中经常会遇到这一概念,不完全外显度是指不是所有的基因突变的携带者都表现出突变所对应的预期表型。正因为不完全外显度,遗传表型形成了连续可变的性状谱,有时遗传性状可以表现得极其微弱,只有在个体发病后才可发现其体内基因突变所带来的微弱表现[4]。一些最经典的孟德尔遗传病,如囊性纤维化,也可以表现出多个复杂基因的变异[5],其中绝大部分表型变异可归因于等位基因的突变[6],还有一小部分性状变异是由未知的可调节基因表达的作用造成的[7]。通常这种作用是指基因变异,因为基因功能通过其产物与细胞内其他分子的相互作用来实现,而基因变异可以影响这种相互作用所需要的阈值水平[5]。细胞内各种分子在每个生物进程中会受多种调节作用而并产生变化,这些生物进程包括 DNA 转录、RNA 剪接和翻译、蛋白折叠、蛋白多聚体形成、胞内转移和分泌小泡形成等[8]。此外,各种分子连同细胞会在严格调控机制下被清除掉[9]。在这里基因产物不仅仅是蛋白质,还有 RNA 分子,它们参与了 RNA 水平上调控[10]。机体内蛋白质组的复杂程度会受到信使RNA(mRNA)可变剪接的影响,而染色体中 DNA 序列的突变或变异会改变或破坏 mRNA 可变剪接的产物。蛋白折叠、多聚体形成以及亚细胞定位,需要诸如分子伴侣等辅助蛋白的参与。通常情况下辅助蛋白作为应激反应蛋白质时会成倍增加,来抵御机体外的刺激[11]。这些外来刺激很可能导致表型变异产生极端性状,以及遗传分离模式异常。

1 单基因异常偶尔导致的遗传性致死

绝大多数情况下,临床病例若都是由新生突变引起的,那么可以观察到一种明显的偶发性疾病的发生。然而,患者因身体问题或社会原因而导致不孕不育,则观测不到患者父母到子代的表型遗传。如果产生新生突变的父母有性腺嵌合体,有时伴有体细胞嵌合体,偶尔可以观察同胞对间有流产的情况,从而使得疾病的遗传模式并不符合孟德尔遗传。在阿佩尔综合征患者中常会检出的新生基因突变,FGFR2 基因中某些特殊位点上功能获得性突变通常会引起颅缝早闭和严重并指[12]。而严重的双侧无眼畸形是由早期神经和眼发育相关基因 SOX2 中新生的功能缺失突变所造成的[13]。最近在阿姆斯特丹型侏儒征(Cornelia de Lange syndrome)中发现了新的功能缺失的 NIPBL(nipped-B like)基因突变,人类的 NIPBL 蛋白与果蝇 nipped-B 蛋白类似,与酵母姐妹染色单体连联蛋白 SCC2 同源,在基因启动子和增强子有关作用中发挥重要角色[14]。大多数早期发作的先天性中枢性低通气综合征(CCHS)病例与 PHOX2B(paired-like homeobox

2B)基因中发生的多聚丙氨酸的重复插入突变有关[15]。CCHS 病例中也会发现患病子代从无病症的母方获得的单核苷酸缺失造成的 PHOX2B 的移码突变[16]。一些CCHS 患者会伴有其他神经系统发育疾病,如先天性巨结肠[15-16],在 CCHS 和先天性巨结肠这两种并发疾病中存在着 RET 和 GDNF 基因中的无义突变[15],这些突变起到改变 CCHS 表型的作用。

2 单基因遗传病中异质性的致病位点和多变的不完全外显度表型

随着群体遗传学研究技术进步和简单而清晰的家系疾病模型的应用,单基因遗传病的难题逐渐被破解。先天性巨结肠主要表现为结肠缺乏神经节细胞表型的异常变化,从而导致交感神经分布的异常。长型先天性巨结肠比较少见,是由 RET、GDNF、SOX10、EDN3 和 EDNRB 基因中一个发生突变引起的[17]。短型先天性巨结肠约占 80%,至少有 3 个染色体位点参与发挥作用,其中比较明确的是位于染色体 10q11 上的 RET 基因,它与 3p21 和 19q12 的其他基因位点相互作用产生累积效应[17]。此外,RET 基因内只发现编码蛋白胞外功能区域内的碱基突变与短型先天性巨结肠存在显著关联性,而其他区域内的突变却没有[17]。

前脑畸形的特征是前脑不完全分离成不同的半脑,从而导致颅面特征异常。许多情况下呈零星发病,但有些呈家族性复发特征。表型的严重程度即使在家族成员间也是非常多变的,可表现为独眼性的产前致死、超宽眼距或只有一颗中间门牙;而 36% 的致病因素携带者却没有任何临床表现[18]。前脑畸形的一些致病基因已被确定,如 SHH、ZIC2、SIX3 和 TGIF,但只在 20% 的前脑畸形病例中发现有与基因的突变有关[18-19]。其中,SHH 基因是最常见的与家族性疾病关联的基因[18-19]。SHH 基因至少含有蛋白编码区内突变,也存在复杂的基因顺式调控区,而在这区域的致病突变可能会导致未知的表型变化谱或不同的疾病外显度。此外,SHH 蛋白特定区域可以被胆固醇修饰,膳食中的胆固醇和药物可以干扰 SHH 蛋白的代谢,也会影响前脑畸形的发生[20]。

3 低外显度遗传病中已知基因多突变作用

遗传性血色病(HH)是因铁的过量储存导致了组织损伤,主要涉及不同遗传位点的纯合突变。在罕见的青春型 HH 个体中,已发现未知功能的 HJV 基因中存在着严重突变,抗菌炎症肽 hepcidin(HAMP)基因也存在着致病的纯合突变[21-22]。在常见的迟发型 HH 个体中 MHC 连接蛋白 HFE 常常会发生 2 个位点（C282Y 和 H63D）的单个纯合突变或复合杂合突变。然而，这些基因突变的外显度是很低的，特别是在绝经前妇女中。最近研究发现，HFE 和 HAMP 基因突变形成的双杂合子可导致更严重的症状[21]。HFE 与其他遗传位点的相互作用使得 HH 成为一种不可预知的少基因病。

4 正常等位基因在异常反式作用下导致的表型变化

正常等位基因相对于突变等位基因的表达异常可影响突变体表型的外显度。一个主要的色素性视网膜炎的染色体区域 RP11（19q13.4）的不完全外显度就是一个很好的例子。此区域中广泛表达的剪接因子 PRPF31 基因中的突变被证明可导致色素性视网膜炎，但病症仅在携带有高表达的野生型等位基因的个体中发生[23]。正常等位基因异常表达的分子机制尚不清楚，可能存在多种分子调节机制。红细胞生成性原卟啉病（EPP）也有类似的情况：亚铁螯合酶 FECH 基因中的突变未能导致缺陷表型，当具有反式作用第 3 内含子中一等位基因发生突变，一个隐藏的剪接位点会被加强，这一位点的频繁加强会导致正常剪接 mRNA 水平的下降[24]。一些输精管先天性缺乏症（CAVD）相关的囊性纤维化穿膜传导调节蛋白（CFTR）基因突变也与此类似。大多数患有这种病症的患者没有明显的囊性纤维化表型，但偶尔也会具有支气管扩张或鼻息肉等囊性纤维化的某些特征，甚至还有些是部分导电氯化转运体的缺陷[25]。有一些病例含有的 CFTR 基因突变中，有一个通常是已知的温和致病等位基因，但另一些病例则含有一恶性致病等位基因的杂合子。在某些情况下，温和致病等位基因是五聚胸腺嘧啶（T5）而不是七聚胸腺嘧啶（T7）或九聚胸腺嘧啶（T9）。T5 等位基因会导致产生的一定量的第 9 外显子缺失的转录本。CAVD 疾病中 T5 等位基因是第二种最常见的等位基因，仅次于最常见的恶性等位基因 CFTR 蛋白第 508 位的苯丙氨酸（Phe）发生缺失突变 ΔF508，这两个突变位点也存在着反式作用。当然，CAVD 在遗传模式上是双重异常，由于自然状态下出现的是不育症的表型，突变垂直传递是不可能的。然而随着人工生殖技术的发展，这种不可能逐渐被打破。

5 肿瘤抑制基因中低外显度的突变

按照二次打击理论，组织中正常等位基因需发生突变才有在第二次打击下导致肿瘤发生的机会，但生殖细胞中肿瘤抑制基因只要发生突变就容易导致家族性癌症的发生。通过对已知的肿瘤抑制基因研究，发现在大多数情况下，第二次打击不是必需的，一旦突变就会导致有关恶性肿瘤的表型出现，这呈现出显性孟德尔遗传。然而，有一些已知肿瘤抑制基因特定位点上的等位基因突变会引起极强的不完全外显度，并伴有其他异常表型的出现。在巴西，儿童肾上腺皮质癌（ACC）的发病率为其他国家的 10~15 倍，研究已发现 TP53 基因中 R337H 突变仅与 ACC 呈非孟德尔式家族集聚有关[26]。这一相对温和致病突变所表现出的性状特异性依赖于 pH 变化，研究已陆续发现了 TP53 基因中其他独特的与 ACC 相关的不完全外显度的突变[27]。ACC 家系成员中没有表现出多种癌症类型，所患有的肿瘤类型通常与 TP53 介导的利 - 弗劳梅尼综合征（LFS）有关，最常见的致病基因突变通常位于 DNA 结合结构域中[28]。

与遗传性非息肉性大肠癌（HNPCC）相关的 MLH1/2 和 DNA 修复酶基因中的突变在男性中呈较高外显度（80%），而在女性中的外显度度降低（40%）[29]，在此雌激素被认为起着保护性的作用。在犹太人群中高频出现的 MLH1 基因中 D132H 无义突变被报道出具有较低的外显度[30]。此等位基因与肿瘤的迟发性有关（平均发病年龄达 70 岁左右），不会引起杂合性丢失和微卫星的不稳定性，可通过显性负机制发挥作用[30]。

6 环境诱导的表型异常

感染炎症诱导的以遗传因素为主因的疾病早已被双胞胎和家系研究所证实，这类疾病通常呈非孟德尔遗传。人类主要组织相容性复合物 HLA2 类等位基因 DR3/DR4 杂合子很早被确定为 1 型青春性胰岛素依赖型糖尿病（IDDM）的最强风险因素，其分子和生物机制大概是在病毒感染过程中抗体表达发生了异常；而且与胰岛素基因连锁的数目可变串联重复序列，在人 4 岁时抗胰岛抗体形成过程中发挥重要作用[31]。另外，炎症性肠病（IBD）研究显示此病呈家族性集聚，但无清晰的遗传模式。已发现了一个与克罗恩（Crohn）病和溃疡性结肠炎紧密相关的 CARD15 基因，它编码一种胞内细菌成分的感受蛋白，参与机体对细菌抗原的抵抗反应，其中含有多个常见突变（致病的突变主要是两个无义和一个移码突变）。携带有此基因杂合子突变的人群只有 2 倍的发生克罗恩病或溃疡性结肠炎的风险，而携带有此基因复合杂合子或纯合子突变的人群则有 30~40 倍的发病风险[32]。最近，大规模病患同胞对连锁研究发现了 IBD 相关的两类基因，一类是编码相邻阳离子转运体（SLC22A4/SLC22A5），它们可与 CARD15 发生相互作用[33]；另一类是细胞内骨架蛋白（DLG5），可参与细胞形状和极性的维持[34]。一些脊柱疾病也是由对细菌抗原的免疫应答引起的,如强直性脊柱炎,这与患者的主要组织相容性复合物 HLAB27 基因存在着强烈的关联性[35]。急性间歇性卟啉症是一种低外显度的疾病,是由血红素生物合成酶羟甲基胆素合成酶(HMBS)基因突变导致的,具有几种不同的致病突变,一些是常见突变。10%~20% 个体的酶活性降低会间歇性诱发疾病的发生。有时药物、酒精、饥饿和压力就很可能是诱因[36]。

长 QT 综合征(LQTS)病因是一些离子通道基因发生突变,它们参与了心脏起搏的异常,与心动过缓、心动过速、昏厥发作(晕厥)和猝死有关[37]。许多突变携带者是无症状的,有时只有通过心电图才能检测出表型。通过基因检测识别出突变的携带者,可较早地通过适当的药物治疗或提供心脏起搏器来挽救生命。心理和身体压力是这种疾病最严重症状的诱因,不同的基因可能与不同的环境诱因相关联。此外,肥厚型心肌病的致病基因,也常导致猝死,通常无症状,但存在着风险人群。

7 含有多种不完全外显度亚表型的综合征

一些突变导致了复杂表型不同不完全外显度亚表型出现,有些突变是完全外显性的,如耳聋相关基因 GATA3 的功能缺失突变;由一些基因突变导致的甲状旁腺功能减退症患者常可检测出低钙血症和隐匿性肾脏异常[38]。目前,已发现了许多不同的耳聋基因,此时只有在家系中发现了罕见亚表型后,才有可能发现新的致病基因。另一个例子是在一癫痫家系中发现的 X 连锁的突触蛋白(SYN1)基因的突变。患有癫痫的男性一般有正常的智力,而这一家系女性患者中存在智力问题,如学习困难、巨头畸形和暴力行为。

在一些极端情况下,疾病表型的基因标志是温和多变的,患病状态的诊断有时是在对已知突变携带者做了仔细检查后才作出的。结节硬化症的一致病基因 TSC1 突变可导致非常温和的表型,而 TSC2 基因则会导致严重的表型[4]。在毛细血管畸形家系中也发现了不完全外显度,虽然 RASA1 基因突变的携带者表现出温和、常见的皮肤异常,但每个家庭中至少有一个人有脑动静脉畸形、自体动静脉内瘘或帕克斯韦伯综合征[39]。

8 印记基因 / 染色体区域

人体的一套常染色体基因分别来自母方和父方的等位基因,在一个基因或基因组域上标记其双亲来源信息,这类基因称作印记基因,这类基因表达与否取决于它们所在染色体的来源(父方或母方)以及在其来源的染色体

上该基因是否沉默。有些印记基因只从母源染色体上表达,而有些则只从父源染色体上表达。基因印记化造成了基因根据亲代的不同而有不同的表达。印记基因的存在能导致细胞中两个等位基因的一个表达,而另一个不表达。印记基因可能占人体全部基因的 0.1%~1%。印记基因常与人类疾病联系在一起,尤其是影响细胞生长、发育和行为的疾病。在人类中已经鉴定出至少 50 个印记基因,并且印记基因经常聚集在一个印记中心的控制之下。许多印记基因可以影响生长发育,它们可以是生长因子,如贝 - 维综合征的致病基因胰岛素样生长因子 IGF2,也可以是生长抑制因子,如罗素银综合征的致病基因 GRB10。印记基因也可能作用于行为和语言的形成,以及人类各种复杂行为的表现,如酒精依赖、精神分裂症和双相情感障碍。此外,基因组印记、异常印记和杂合性丢失现象可导致大多数肿瘤的发生[40]。经典的人类疾病基因组印记相关的例子是贝 - 维综合征(11 号染色体)、普拉德 - 威利综合征 / 安格尔曼综合征(15 号染色体)、拉塞尔 - 西尔弗综合征(7 号染色体)和奥尔布赖特遗传性骨病(20 号染色体)。

印记基因只调控转录,从而改变基因的表达,而不改变基因的 DNA 组成。DNA 甲基化是调控基因活性的常见方法[41]。一种被甲基化(灭活)的基因可以在下一代的雄性或雌性生殖系统中重新激活。如母细胞基因(因甲基化而灭活)可能是由雄性配子产生的未甲基化,并在精子中作为活性基因传递。

还有种情况是单亲二倍体,指个体只是继承了双亲一方的一对同源染色体[42]。单亲二倍体常与大龄产妇有关,而且在常规产前诊断中单亲二倍体常被检出为镶嵌三体。单亲二倍体常由减数分裂中不正常分离所导致,受精卵产生三份(三体)或一份染色体(单体),随后还产生了三体或单体的补救。这种补救会使三体胚胎中失活一个染色体或通过重复获得一个染色体。如果没有自发的救援,胎儿将会流产。染色体结构异常,如罗伯逊易位,也可能增加更新的可能性。罗伯逊易位涉及 13,14,15,21 和 22 号染色体,在这些染色体的着丝粒处发生断裂,从而导致染色体产生易位[如 t(13;14)][42]。单亲二倍体胎儿的表型是复杂多样的。镶嵌三体胎儿的胎盘和隐性等位基因纯合程度都会影响单亲二倍体的表型。

动物模型显示父母的基因印记在生殖细胞中可能会被不完全清除,且这种变化是可遗传的[43]。且遗传印记状态可被环境和营养因子改变,如双等位基因 IGF2 与 H19 表达经常出现在一些人体组织中,没有表型异常[44]。大量异常女性同卵双胞胎中发现了一新的贝 - 维综合征遗传机制,她们不共享造血系统,病患双胞胎显示母来源的 KvDMR1 甲基化的改变,KCNQ1OT1 上游胞嘧啶 - 磷酸 - 鸟嘌呤(CpG)岛区域的甲基化的改变,导致

基因本身双等位基因的表达差异。而 6q24 染色体相关的短暂性新生儿糖尿病源于父方此区域的单亲二倍体、不均衡拷贝或此区域内关键基因上游 CpG 岛印记区甲基化缺失[45]。故印记基因和表观遗传改变导致的疾病，通常为非孟德尔遗传病。

9　反常的遗传作用模式

一些疾病可发生异常的遗传作用模式这一罕见的情况。如在魁北克东部一青光眼病的庞大家系中，其致病基因 TIGR（编码小梁网糖皮质激素诱导反应蛋白）中 K423E 突变等位基因是以杂合子存在[46]。可能的原因是突变等位基因的纯合子能形成有功能的二聚体，从而使纯合突变不受影响。最近有关颅脑综合征的潜在缺陷研究也报告了相似的情况[47]。这种 X 连锁的综合征被证明是由 ephrin B1（EFNB1）上的基因突变引起，EFNB1 基因编码一种 ephrin 受体酪氨酸激酶的跨膜配体，结果突变杂合子女性比突变半合子男性更易严重患病。这个配体 - 受体系统在组织边界建立时也发挥着重要作用，随机 X 失活的女性发生异常情况会更严重，因为相互毗邻组织可能含有不同的突变型或野生型配体。Efnb1 敲除的小鼠模型也证实了这一点[47]。

10　群体遗传的分离畸变

群体遗传的分离畸变是观察到的基因型比例偏离预期的孟德尔频率的分离方式，常见的例子是与染色体 10q24 关联的常染色体显性遗传病——先天性裂手 / 裂足畸形（SHFM）[48]。畸形的患者数显著高于预期的 50% 的后代，患病父方的大量的男性后代是患者，患病父方的女性后代患者数量也在不断增加。在 7 个独立的家系样本中，发现指 / 趾发育相关基因 DACTYLIN 基因的部分重复和反复断裂是此病的发病原因[48]。目前，DACTYLIN 基因突变的分子机制尚不清楚，但在小鼠模型中也发现了类似的基因断裂[48]，可能是基因组中远距离调控作用控制着基因的断裂。

11　预期的异常遗传分离

一般来说，突发性的核苷酸三联体重复扩展可增加一个家族病的严重性，随着代际增加可明显增加其外显度。由代际不稳定引起的异常遗传模式代表案例为脆性 X 综合征（影响 FMRP 基因）和强直性肌营养不良（myotonic dystrophy，DM）。脆性 X 综合征的致病机制仍存在争论，比较确定的是 RNA 水平上的调控发挥重要作用[49]。最近，在神经退行性疾病脊髓小脑性共济失调 8 型

（spinocerebellar ataxia 8）患者中发现了一个未转译的三核苷酸 CTG 的重复扩展[50]，虽然其分子机制尚不清楚，但三核苷酸的世代扩展可以增加家系成员疾病的严重性。先天性角化不良（dyskeratosis congenita）也会出现代际不稳定，端粒酶（TERC）的 RNA 组分存在着潜在的突变，通过世代传递增加疾病的严重性，这主要是 TERC 基因突变与逐渐缩短端粒长度共遗传引起的[51]。

12　其他机制

特发性智力障碍与端粒重排有关，而染色体端粒区域的微卫星多态性可标记隐藏的端粒重排等位基因[52]，在细胞分裂过程中端粒区微卫星可以呈非孟德尔分离。线粒体遗传病呈现出典型的非孟德尔遗传模式。这些线粒体遗传病影响着许多高耗能组织，如视网膜、心脏、肾脏和肌肉，表现出母方遗传的特点，因为只有卵母细胞含有线粒体[53]。

第 3 节
两种非孟德尔遗传病介绍

前文解释了人类非孟德尔遗传病几个不同的分子机制。所举病例在病因学上至少有一个比较明确的基因。还有更多非孟德尔遗传还未发现其所涉及的基因或分子信号通路。表 1-8-1 概述了所讨论的病例。图 1-8-1 为将不同的机制连接起来的中心图。不符合孟德尔遗传的少基因病越来越多地涌现，疾病表型通常是由于细胞在环境作用下一个或几个染色体位点上发生了特定的 DNA 突变。

一般物质代谢在不同的细胞进程发挥着关键作用：细胞周期和细胞增殖调控、转录翻译和剪接调控，同时能量代谢也发挥了重要作用。此外，代谢监测机制在进化过程中被加强了，以至于可通过专门途径处理掉变异蛋白和异常 RNA：前体蛋白剪切成熟；蛋白酶和泛素化调控蛋白降解；压力反应系统对可激活蛋白分子伴侣处理异常折叠的蛋白；利用 RNA 分子调控基因表达；在衰老和衰退的关键机制上有关通路可以控制氧化压力和自由基产生的破坏性效应。当然，所有这些系统都是弹性的，随遗传和环境的变化而变化。清楚的是，基因组有许多等位基因突变不是发生在编码区，但可充当启动子和增强子在转录水平上进行基因调控。一些顺式调控元件可以在长距离的基因组范围发挥作用，并可被精确遗传。基因表达显然受复杂的表观遗传调控，了解染色质结构调控的机制研究处于开始阶段[54]。最后，环境变化在调节基因表

表 1-8-1 非孟德尔遗传病及其分子机制

遗传模式	分子机制	案例(相关基因)
单基因异常偶尔导致的遗传性致死	新生突变不断出现,导致胚胎流产	腹膜炎(*FGFR2*),双侧无眼畸形(*SOX2*),先天性中枢性低通气综合征(*PHOX2B*)
多变的不完全外显度造成的非孟德尔遗传	不完全外显度的双基因/少基因的疾病中基因-基因的相互作用	先天性巨结肠,前脑畸形,血色病
	与同一位置上已知等位基因/突变的相互作用	色素性视网膜炎(*PRPF31*),红细胞生成性原卟啉病(*FECH*),输精管先天性缺乏症(*CFTR*)
	肿瘤抑制基因中低外显度的突变,需要二次打击	已知基因中突变:*TP53*、*RB1*;错配修复基因:*MLH1*、*MSH6*、*MSH2*
	感染、化学/药物、压力等环境诱导的表型异常	1 型糖尿病,炎症性肠病,脊椎病,急性间歇性卟啉(*HMBS*),长 QT 综合征,肥厚型心肌病,癫痫
复杂多组分的表型	一些突变是完全外显性,另一些不完全外显性并导致异常分离模式	耳聋,甲状旁腺功能减退症,癫痫,攻击性行为
可变的性状表现度	多变的表现力较为极端以至于影响的性状会被忽略	*TSC1*、*HPE*、*RASA1*
印记基因/染色体区域	表型只出现在继承了隔代亲本的罕见遗传变异时;表观遗传的改变	贝-维综合征,普拉德-威利综合征,安格尔曼综合征,短暂新生儿糖尿病
	经常出现异常的同卵双胞胎	贝-维综合征
反常的遗传作用模式	杂合子的影响最严重	青少年型青光眼(*TIGR*),颅额神经综合征(*EFNB1*)
患者数远超预期	分离畸变	先天性裂手/裂足畸形(*SHFM3*)
预期的异常遗传分离	核苷酸三联体重复扩展;端粒缩短	强直性肌营养不良,脆性 X 综合征(*FMRP*),脊髓小脑性共济失调 8 型,先天性角化不良(*TERC*)
非孟德尔分离的端粒区微卫星	隐藏的端粒区等位基因的遗传模式	特发性智力障碍
线粒体病	细胞质母性遗传,异质性导致不可预知的严重程度和组织参与	线粒体突变导致多种组织器官异常,如肌肉、心脏、肾脏、视网膜疾病和糖尿病等

达方面起着主要作用[55-59],但个体对环境的反应是受部分基因影响的。因此,在一定生理状态中,内在基因组和外在时空环境相互作用背景下,任何个体的每个基因突变都是独特的,纯粹的孟德尔遗传并不存在。压力响应传导通路调节单基因或少/多基因和与其相互影响的环境组成的连续统一体[60-62]。非孟德尔遗传病的分子机制研究着眼于信号转导,揭示了一个从单一基因异常到复杂疾病的过程。

1 拉塞尔-西尔弗综合征

拉塞尔-西尔弗综合征又称原始侏儒症,发病率只有 1/100 000,20 世纪 50 年代 Silver 和 Russell 率先报道了此病。拉塞尔-西尔弗综合征主要特征是产前和产后生长发育迟缓,脸小呈三角形,正面突出,低位耳,头部周长不对称,小指弯曲,身材矮小等;此外,拉塞尔-西尔弗综合征患者在婴儿期和幼儿期晚期骨发育不成熟,伴有低血糖症。患者经常有咖啡牛奶斑,偶尔有尿道下裂和心脏缺陷。虽然这些患者通常体重过轻,但随着年龄的增长体重逐渐增加,他们的生长参数在童年时期有所改善。成年后的身高可达 150cm。有报道该病患者的生长激素缺乏,在美国生长激素疗法已被批准用于治疗身材矮小的儿童,包括那些患有拉塞尔-西尔弗综合征的儿童。

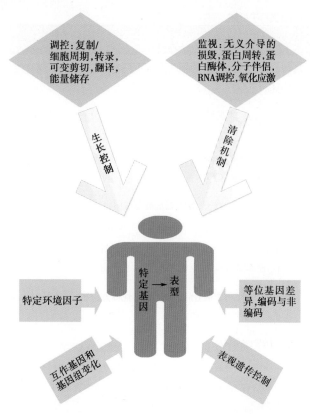

图 1-8-1　影响特定基因突变所产生的表型的因素
遗传、表观遗传和环境可以改变某一染色体位点的特定突变体所产生的表型结果,在调节过程中及在监视系统中遗传、表观遗传和环境均可发挥作用,最终重塑表型。

拉塞尔 - 西尔弗综合征的病因并不清楚。据报道,7、8、15、17 和 18 号染色体发生删除和易位的异常与本病有关[63]。尽管目前本病的诊断还没有统一标准,其临床诊断是基于上述 3 种或以上主要特征和一种或多个次要特征(如斜口或骨骼不对称)来判断。大多数有拉塞尔 - 西尔弗综合征的患者都有正常的核型。来自母方的 7 号染色体单亲二倍体中,若两个染色体均来自于母方,则大约有 10% 的概率患有拉塞尔 - 西尔弗综合征,而第一例母方单亲二倍性正是通过对表现为拉塞尔 - 西尔弗综合征的儿童隐性遗传疾病囊性纤维化的诊断发现的,基因检测显示,这名儿童具有双份位于 7 号染色体上来自母方的囊性纤维化致病基因突变[63]。

没有单个基因控制拉塞尔 - 西尔弗综合征中出现的所有表型,但有证据显示 7 号染色体上的两个不同区域与病症的主要表型有关。这两个独立的染色体区域分别为 7p11.2-p13 和 7q31-qter。7q31-qter 区域内的印记基因包括中胚层特异性转录本 *MEST* 和 γ-2 衣被蛋白 *COP* 基因,它们是这种疾病的候选致病基因,因为它们有助于个体生长,并具有双亲式的表达方式。这些基因在单亲二倍体中一旦失去功能,将抑制生长。在

7p11.2-p13 区域内的生长因子受体结合蛋白 *GRB10* 基因可能也是致病基因。此基因通过与 IGF1 受体或 GH 受体的相互作用来抑制生长。此外,有两名拉塞尔 - 西尔弗综合征患者已被检测出含有 7p11.2-p13 的单亲二倍体,该区域包含 *GRB10* 基因[64]。因此,拉塞尔 - 西尔弗综合征的遗传特征,特别是生长异常的解释在于来自母方的单亲二倍性的形成,可能存在多个基因的来自母方的单亲二倍体,而不仅仅是生长抑制剂基因(如 *GRB10*)和 / 或缺乏家长式表达的生长启动子基因(如 *MEST*)。目前越来越多的研究在找寻更多的拉塞尔 - 西尔弗综合征的遗传致病基因,将颠覆我们对表型 / 基因型关系的认识。

2　非孟德尔遗传的糖尿病

目前,糖尿病是继肿瘤、心脑血管疾病之后位列第三位的威胁人类健康的重大非传染性疾病。全球约有 1.51 亿患者,预计 2025 年全球患者人数将达 3.24 亿人[65]。目前,糖尿病可以分为 4 大类:①1 型糖尿病,是胰腺内产生胰岛素的 B 细胞遭受自身免疫系统攻击破坏后,胰岛素严重缺乏而引发的严重血糖代谢紊乱;②2 型糖尿病,是胰岛素抵抗和胰岛素分泌缺乏共同作用下引发的血糖代谢障碍;③特型糖尿病,是病因已经较明确的糖尿病,大都为单基因疾病,呈孟德尔遗传;④妊娠糖尿病,是在妊娠期间发生的糖尿病,该型糖尿病通常在分娩后消失,但此后发生 2 型糖尿病的危险度明显增高。

对于非孟德尔遗传的糖尿病的遗传咨询,重点在鉴别出特型糖尿病,这类糖尿病的特征为:①患病率低,属于糖尿病的特殊亚群。如已经发现的由 *MODY1-6* 基因、胰岛素基因、线粒体基因突变所导致的糖尿病患病人数在总糖尿病人群中只占 1%~5%[66]。②基因导致糖尿病的遗传模式符合孟德尔遗传。③基因变异导致严重的蛋白结构的改变,基因变异的外显力强,糖尿病的发病年龄低。④与基因相关的性状除了高血糖外,还有其他典型的异常临床表现,如神经系统的发育障碍、极度肥胖或脂肪萎缩等。如过氧化物酶体增殖体活化受体(*PPARγ*)基因的罕见突变可导致具有严重胰岛素抵抗特征的脂质萎缩型的糖尿病。目前,世界上仅报道了数个因 *PPARγ* 基因突变所导致的糖尿病家系[67]。据估计,上述基因对整体糖尿病人群病因学的贡献小于 5%。目前特型糖尿病在糖尿病人群中所占的比例不超过 5%。

结　语

孟德尔开创了现代遗传学的先河,让大家认识到了

决定性状的来自父方和母方的一对等位基因,顺着孟德尔规律,发现了一些单基因遗传病,这些疾病成为产前诊断检测的主要病种,也是产前遗传咨询的重点。随着分子细胞生物学和模式动物学的发展,人们越来越意识到大部分疾病是遗传和环境共同作用的结果,单基因的缺陷可能会被其他某些机制所修正,因此,疾病呈非孟德尔遗传模式,这些疾病是当今遗传咨询的难点。需要综合多种因素,进行整体系统的分析。相信随着科技的发展,特别是人工智能技术不断更新,遗传咨询可以做到更加精准。

(蔡雷　曾一凡)

参考文献

［1］BEISSON J,SONNEBORN T M.Cytoplasmic inheritance of the organization of the cell cortex in paramecium aurelia.Proc Natl Acad Sci U S A,1965,53(2):275-282.

［2］SONNEBORN D R,WHITE G J,SUSSMAN M.A mutation affecting both rate and pattern of morphogenesis in Dictyostelium discoideum.Dev Biol,1963,7(6):79-93.

［3］顾福康,张作人.纤毛虫形成包囊和脱包囊的研究及其意义.动物学杂志,1992(5):48-53.

［4］LANGKAU N,MARTIN N,BRANDT R,et al.TSC1 and TSC2 mutations in tuberous sclerosis,the associated phenotypes and a model to explain observed TSC1/TSC2 frequency ratios.Eur J Pediatr,2002,161(7):393-402.

［5］BADANO J L,KATSANIS N.Beyond Mendel:an evolving view of human genetic disease transmission.Nat Rev Genet,2002,3(10):779-789.

［6］CASPI M,COQUELLE F M,Koifman C,et al.LIS1 missense mutations:variable phenotypes result from unpredictable alterations in biochemical and cellular properties.J Biol Chem,2003,278(40):38740-38748.

［7］OLIVIER M.From SNPs to function:the effect of sequence variation on gene expression.Focus on "a survey of genetic and epigenetic variation affecting human gene expression".Physiol Genomics,2004,16(2):182-183.

［8］ZIMBER A,NGUYEN Q D,GESPACH C.Nuclear bodies and compartments:functional roles and cellular signalling in health and disease.Cell Signal,2004,16(10):1085-1104.

［9］LEHNER B,SANDERSON C M.A protein interaction framework for human mRNA degradation.Genome Res,2004,14(7):1315-1323.

［10］MATTICK J S.2004.RNA regulation:a new genetics? Nat Rev Genet,5(4):316-323.

［11］YOUNG J C,MOAREFI I,HARTL F U.Hsp90:a specialized but essential protein-folding tool.J Cell Biol,2001,154(2):267-273.

［12］GORIELY A,MCVEAN G A,RÖJMYR M,et al.Evidence for selective advantage of pathogenic FGFR2 mutations in the male germ line.Science,2003,301(5633):643-646.

［13］FANTES J,RAGGE N K,LYNCH S A,et al.Mutations in SOX2 cause anophthalmia.Nat Genet,2003,33(4):461-463.

［14］TONKIN E T,WANG T J,LISGO S,et al.NIPBL,encoding a homolog of fungal Scc2-type sister chromatid cohesion proteins and fly Nipped-B,is mutated in Cornelia de Lange syndrome.Nat Genet,2004,36(6):636-641.

［15］AMIEL J,LAUDIER B,ATTIE-BITACH T,et al.Polyalanine expansion and frameshift mutations of the paired-like homeobox gene PHOX2B in congenital central hypoventilation syndrome.Nat Genet,2003,33(4):459-461.

［16］MATERA I,BACHETTI T,PUPPO F,et al.PHOX2B mutations and polyalanine expansions correlate with the severity of the respiratory phenotype and associated symptoms in both congenital and late onset Central Hypoventilation syndrome.J Med Genet,2004,41(5):373-380.

［17］GABRIEL S B,SALOMON R,PELET A,et al.Segregation at three loci explains familial and population risk in Hirschsprung disease.Nat Genet,2002,31(1):89-93.

［18］MING J E,MUENKE M.Multiple hits during early embryonic development:digenic diseases and holoprosencephaly.Am J Hum Genet,2002,71(5):1017-1032.

［19］DUBOURG C,LAZARO L,PASQUIER L,et al.Molecular screening of SHH,ZIC2,SIX3,and TGIF genes in patients with features of holoprosencephaly spectrum:Mutation review and genotype-phenotype correlations.Hum Mutat,2004,24(1):43-51.

［20］EDISON R J,MUENKE M.Central nervous system and limb anomalies in case reports of first-trimester statin exposure.N Engl J Med,2004,350(15):1579-1582.

［21］MERRYWEATHER-CLARKE A T,CADET E,BOMFORD A,et al.Digenic inheritance of mutations in HAMP and HFE results in different types of haemochromatosis.Hum Mol Genet,2003,12(17):2241-2247.

［22］DELATYCKI M B,ALLEN K J,GOW P,et al.A homozygous HAMP mutation in a multiply consanguineous family with pseudo-dominant juvenile hemochromatosis.Clin Genet,2004,65(5):378-383.

［23］VITHANA E N,ABU-SAFIEH L,PELOSINI L,et al.Expression of PRPF31 mRNA in patients with autosomal dominant retinitis pigmentosa:a molecular clue for incomplete penetrance? Invest Ophthalmol Vis Sci,2003,44(10):4204-4209.

［24］GOUYA L,PUY H,ROBREAU A M,et al.The penetrance of dominant erythropoietic protoporphyria is modulated by expression of wildtype FECH.Nat Genet,2002,30(1):27-28.

［25］DOHLE G R,HALLEY D J J,VAN HEMEL J O,et al.Genetic risk factors in infertile men with severe oligozoospermia and azoospermia.Human Reproduction,2002,17(1):13.

［26］RIBEIRO R C,SANDRINI F,FIGUEIREDO B,et al.An inherited p53 mutation that contributes in a tissue-specific manner to pediatric adrenal cortical carcinoma.Proc Natl Acad Sci U S A,2001,98(16):9330-9335.

［27］VARLEY J M,MCGOWN G,THORNCROFT M,et al.Are there low-penetrance TP53 Alleles? evidence from childhood adrenocortical tumors.Am J Hum Genet,1999,65(4):995-1006.

[28] VARLEY J M.Germline TP53 mutations and Li-Fraumeni syndrome.Human Mutation,2003,21(3):313-320.

[29] MITCHELL R J,FARRINGTON S M,DUNLOP M G,et al.Mismatch repair genes hMLH1 and hMSH2 and colorectal cancer:a HuGE review.Am J Epidemiol,2002,156(10):885-902.

[30] LIPKIN S M,ROZEK L S,RENNERT G,et al.The MLH1 D132H variant is associated with susceptibility to sporadic colorectal cancer.Nat Genet,2004,36(7):694-699.

[31] WALTER M,ALBERT E,CONRAD M,et al.IDDM2/insulin VNTR modifies risk conferred by IDDM1/HLA for development of Type 1 diabetes and associated autoimmunity.Diabetologia,2003,46(5):712-720.

[32] RUSSELL R K,NIMMO E R,SATSANGI J.Molecular genetics of Crohn's disease.Curr Opin Genet Dev,2004,14(3):264-270.

[33] PELTEKOVA V D,WINTLE R F,RUBIN L A,et al.Functional variants of OCTN cation transporter genes are associated with Crohn disease.Nat Genet,2004,36(5):471-475.

[34] STOLL M,CORNELIUSSEN B,COSTELLO C M,et al.Genetic variation in DLG5 is associated with inflammatory bowel disease.Nat Genet,2004,36(5):476-480.

[35] REVEILLE J D.The genetic basis of spondyloarthritis.Curr Rheumatol Rep,2004,6(2):117-125.

[36] VON BRASCH L,ZANG C,HAVERKAMP T,et al.Molecular analysis of acute intermittent porphyria:mutation screening in 20 patients in Germany reveals 11 novel mutations.Blood Cells Mol Dis,2004,32(2):309-314.

[37] KEATING M T,SANGUINETTI M C.Molecular and cellular mechanisms of cardiac arrhythmias.Cell,2001,104(4):569-580.

[38] NESBIT M A,BOWL M R,HARDING B,et al.Characterization of GATA3 mutations in the hypoparathyroidism,deafness,and renal dysplasia(HDR)syndrome.J Biol Chem,2004,279(21):22624-22634.

[39] EEROLA I,BOON L M,MULLIKEN J B,et al.Capillary malformation-arteriovenous malformation,a new clinical and genetic disorder caused by RASA1 mutations.Am J Hum Genet,2003,73(6):1240-1249.

[40] FEINBERG A P.DNA methylation,genomic imprinting and cancer.Curr Top Microbiol Immunol,2000,249:87-99.

[41] PFEIFER K.Mechanisms of genomic imprinting.Am J Hum Genet,2000,67(4):777-787.

[42] BUTLER M G.Imprinting disorders:non-Mendelian mechanisms affecting growth.J Pediatr Endocrinol Metab,2002,15(Suppl 5):1279-1288.

[43] RAKYAN V K,BLEWITT M E,DRUKER R,et al.Metastable epialleles in mammals.Trends Genet,2002,18(7):348-351.

[44] WATERLAND R A,JIRTLE R L.Transposable elements:targets for early nutritional effects on epigenetic gene regulation.Mol Cell Biol,2003,23(15):5293-5300.

[45] TEMPLE I K,SHIELD J P H.Transient neonatal diabetes,a disorder of imprinting.J Med Genet,2002,39(12):872-875.

[46] MORISSETTE J,CLEPET C,MOISAN S,et al.Homozygotes carrying an autosomal dominant TIGR mutation do not manifest glaucoma.Nature Genetics,1998,19(4):319.

[47] WIELAND I,JAKUBICZKA S,MUSCHKE P,et al.Mutations of the ephrin-B1 gene cause craniofrontonasal syndrome.Am J Hum Genet,2004,74(6):1209-1215.

[48] MOLLERAT X J D,GURRIERI F,MORGAN C T,et al.A genomic rearrangement resulting in a tandem duplication is associated with split hand-split foot malformation 3(SHFM3)at 10q24.Human Molecular Genetics,2003,12(16):1959-1971.

[49] JIN P,ZARNESCU D C,CEMAN S,et al.Biochemical and genetic interaction between the fragile X mental retardation protein and the microRNA pathway.Nat Neurosci,2004,7(2):113-117.

[50] IKEDA Y,DALTON J C,MOSELEY M L,et al.Spinocerebellar ataxia type 8:molecular genetic comparisons and haplotype analysis of 37 families with ataxia.Am J Hum Genet,2004,75(1):3-16.

[51] VULLIAMY T,MARRONE A,SZYDLO R,et al.Disease anticipation is associated with progressive telomere shortening in families with dyskeratosis congenita due to mutations in TERC.Nat Genet,2004,36(5):447-449.

[52] COLLEAUX L,RIO M,HEUERTZ S,et al.A novel automated strategy for screening cryptic telomeric rearrangements in children with idiopathic mental retardation.Eur J Hum Genet,2001,9(5):319-327.

[53] SCHWARTZ M,VISSING J.New patterns of inheritance in mitochondrial disease.Biochem Biophys Res Commun,2003,310(2):247-251.

[54] VAN H V,YEYATI P L.Mechanisms of non-Mendelian inheritance in genetic disease.Human Molecular Genetics,2004,13(Suppl 2):225-233.

[55] CAI L,YUAN W,ZHANG Z,et al.In-depth comparison of somatic point mutation callers based on different tumor next-generation sequencing depth data.Sci Rep,2016,6(1):36540.

[56] HUANG T,LIU C L,LI L L,et al.A new method for identifying causal genes of schizophrenia and anti-tuberculosis drug-induced hepatotoxicity.Sci Rep,2016,6(1):32571.

[57] FANG S,ZHANG Y,XU M,et al.Identification of Damaging nsSNVs in HumanERCC2 Gene.Chem Bio Drug Des,2016,88(3):441-450.

[58] CAI L,YANG Y H,HE L,et al.Modulation of Cytokine Network in the Comorbidity of Schizophrenia and Tuberculosis.Curr Top Med Chem,2016,16(6):655-665.

[59] CAI L,WAN C L,HE L,et al.Gestational Influenza Increases the Risk of Psychosis in Adults.Med Chem,2015,11(7):676-682.

[60] CAI L,CAI M H,WANG M Y,et al.Meta-Analysis-Based Preliminary Exploration of the Connection between ATDILI and Schizophrenia by GSTM1/T1 Gene Polymorphisms.PLoS One,2015,10(6):e0128643.

[61] CAI L,DENG S L,LIANG L,et al.Identification of genetic associations of SP110/MYBBP1A/RELA with pulmonary tuberculosis in the Chinese Han population.Hum Genet,2013,132(3):265-273.

[62] CAI L,CHEN T,YANG J,et al.Serum trace element differences between Schizophrenia patients and controls in the Han Chinese

population.Sci Rep,2015,5：15013.

［63］HOFFMAN A R,VU T H,HU J.Mechanisms of genomic imprint-ing.Growth Horm IGF Res,2000,10（Suppl）:18-19.

［64］JOYCE C A,SHARP A,WALKER J M,et al.Duplication of 7p12.1-p13,including GRB10 and IGFBP1,in a mother and daughter with features of Silver-Russell syndrome.Hum Genet,1999,105（3）:273-280.

［65］EISENBARTH G S.Update in type 1 diabetes.J Clin Endocrinol Metab,2007,92（7）:2403.

［66］FAJANS S S,CONN J W.Tolbutamide-induced improvement in carbohydrate tolerance of young people with mild diabetes mel-litus.Diabetes,1960,9（2）:83-88.

［67］MCINTYRE E A,WALKER M.Genetics of type 2 diabetes and insulin resistance:knowledge from human studies.Clin Endocri-nol（Oxf）,2002,57（3）:303-311.

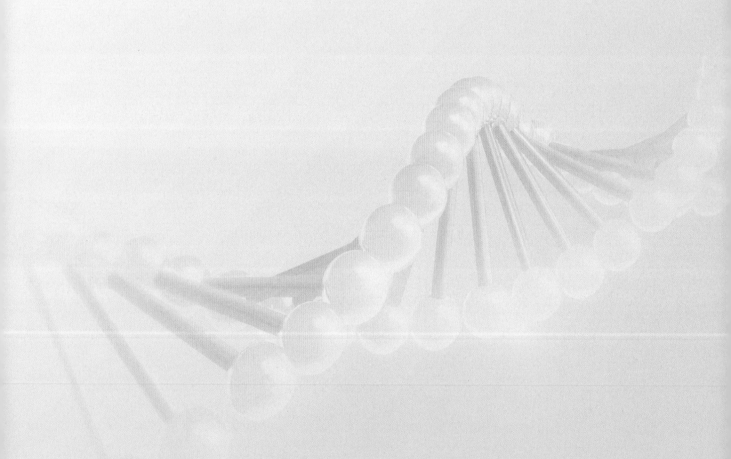

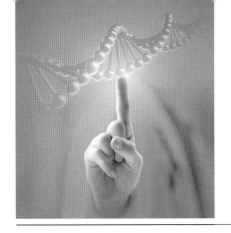

第**9**章

复杂疾病的遗传度及危险度评估

引言

复杂疾病（complex disease），又称为多基因遗传病（polygenic disease）或多因子遗传病（multifactorial disease），是指累加基因和环境因素共同影响形成的疾病，人类常见疾病如心脑血管疾病、代谢性疾病、精神行为异常、肿瘤等均属于复杂疾病。随着人们生活方式和节奏以及环境污染等因素的改变，复杂疾病的发生率不断攀升，部分疾病呈井喷式暴发，严重威胁国民健康。

第 1 节 | 复杂疾病的遗传规律

人类的许多遗传性状或疾病并非由一对等位基因决定，而是由多对等位基因共同控制。每一对等位基因对遗传性状或疾病形成的作用是微效的，称为微效基因。而若干对微效基因的效应累加在一起可以形成一个明显的表型效应，称为累加效应，相应的基因也称为累加基因。因此，由多个微效基因的累加效应控制遗传性状或疾病的遗传方式，称为多基因遗传或多因子遗传。此外，上述遗传性状或疾病的发生不仅受到多个微效基因的影响，还受环境因素的影响，这类遗传性状或疾病也称为复杂性状或复杂疾病。目前研究认为，多基因遗传的微效基因中，也可能存在一些起主要作用的基因，称为主基因（major gene）。

任何依赖于众多微小因素的加性效应的可变性状在人群中将呈现为正态分布。如图 1-9-1 所示，假定某性状依赖于 1 个、2 个或 3 个基因座的等位基因。当更多基因座包括在内时，就会出现两个结果：

（1）基因型和表型之间的简单对应关系不复存在了。除非有极端表型，否则不可能从表型来推断出基因型。

（2）随着基因座数目的增多，性状的分布越来越像正态分布曲线（也叫高斯曲线）。加上微小的环境或遗传差异将会使 3 个基因座分布的曲线更加平滑，成为标准的正态分布曲线。

以人的身高为例来具体解释复杂性状的遗传规律。假设有 3 个非连锁的基因座可以影响人的身高，等位基因 A、B、C 分别可以使身高在平均值 165cm 基础上增高 5cm，则基因型 AABBCC 个体的身高是 195cm，等位基因 A'、B'、C' 可以分别使身高在平均值（165cm）的基础上降低 5cm，那么基因型 A'A'B'B'C'C' 个体的身高将是 135cm，而等位基因 A、B、C 和 A'、B'、C' 之间的其他组合产生了介于这两者之间的其他身高值。假如一个极高身高（195cm）的个体（AABBCC）和一个极矮身高（135cm）的个体（A'A'B'B'C'C'）婚配，其子一代的基因型为杂合子（A'A'BB'CC'），身高表现为中等（165cm）。然而，环境因素（如营养好坏、阳光充足与否、是否进行体育锻炼等）对身高也会产生一定的影响，使子一代个体间的身高在 165cm 左右出现一定的变异。假如相同基因型的子一代个体间进行婚配，这 3 对非连锁的基因遵循分离定律和自由组合定律，可以产生 8 种配子，精卵随机结合形成 64 种基因型的合子，加上环境因素对身高的增强或抑制作用，使子二代身高变异分布绘成柱形图和曲线图，可见类似于正态分布。假如子二代个体间随机婚配，同

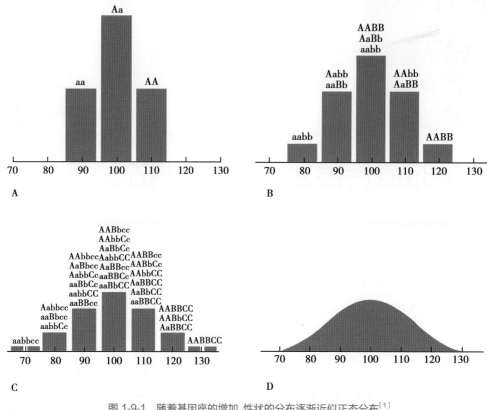

图 1-9-1　随着基因座的增加,性状的分布逐渐近似正态分布[1]
A. 1 个基因座;B. 2 个基因座;C. 3 个基因座;D. 多个基因座。

理,子 3 代的身高变异分布曲线将更加趋近于正态分布。

事实上,诸如身高之类的数量性状的决定基因远远不止 3 对,每个基因的作用也并不是对等的,并且有时基因座上含有 2 个以上的等位基因类型,对性状的影响更加复杂,加上环境因素的影响,使得数量性状在群体中的分布更为精细和复杂,通常形成连续的正态分布曲线。

综上所述,多基因遗传的规律是:

(1) 两个极端变异的个体婚配,其子一代都是中间类型(杂合子),也会产生环境因素影响的一定范围的变异。

(2) 两个中间类型的子一代个体婚配,其子二代大部分也是中间类型,但由于微效基因的分离和自由组合,以及环境因素的影响,变异范围比子一代要更加广泛,有时会出现极端变异的个体。

(3) 在一个随机婚配的群体中,多基因和环境因素都会影响到数量性状,变异范围更加广泛,但大多数个体接近于中间类型,很少有个体为极端变异。

第 2 节 遗传率

图 1-9-1D 中的正态分布曲线(高斯曲线)仅有两个参

数是特异的,即均值和方差。表型的总方差 V_P 是由于各种原因引起的方差之和——环境方差 V_E 和遗传方差 V_G。其中遗传方差 V_G 又可以分为由于单纯加性效应引起的方差 V_A 和显性方差 V_D。遗传率(heritability)是指整个方差中遗传方差所占的比例,即 V_G/V_P。严格说来,V_G/V_P 被称为广义遗传率,而 V_A/V_P 被称为狭义遗传率。即:

表型方差(V_P) = 遗传方差(V_G) + 环境方差(V_E)

遗传率(广义) = V_G/V_P

遗传方差(V_G) = 加性效应方差(V_A) + 显性效应方差(V_D)

遗传率(狭义) = V_A/V_P

多基因遗传性状或疾病是遗传因素和环境因素共同作用的结果,其中,遗传因素作用的大小可用遗传率来衡量,常用百分率(%)表示。遗传率越大,表明遗传因素对疾病发生的作用越大,反之,遗传率为 0 时,疾病完全由环境因素决定。对于遗传率高的疾病,其遗传率可高达70%~80%,表明遗传因素在决定疾病易患性上起重要作用,环境因素的作用较小;遗传率低的疾病,其遗传率仅为 30%~40%,表明环境因素在决定疾病易患性上起重要作用,遗传因素的作用不显著,可能不会出现明显的家族聚集现象。

表 1-9-1 列出了一些常见的多基因遗传病的患病率和遗传率。值得指出的是:

(1) 某种疾病的遗传率是根据特定环境中特定人群

表 1-9-1　常见多基因遗传病的群体患病率、先证者一级亲属患病率、性别比和遗传率[2]

疾病	群体发病率 /%	先证者一级亲属发病率 /%	性别比（男：女）	遗传率 /%
唇裂 ± 腭裂	0.17	4	1.6	76
腭裂	0.04	2	0.7	76
脊柱裂	0.3	4	0.8	60
无脑儿	0.5	2.8	—	35
先天性心脏病	0.1~0.2	（男性先证者）4 （女性先证者）1	0.2	70
先天性幽门狭窄	0.3	（男性先证者）2 （女性先证者）10	5.0	75
先天性巨结肠	0.02	（男性先证者）2 （女性先证者）8	4.0	80
先天性畸形足	0.1	3	2.0	68
精神分裂症	0.5~1.0	10~15	1	80
原发性癫痫	0.36	3~9	0.8	55
原发性高血压	4~10	15~30	1	62
冠心病	2.5	7	1.5	65
青少年型糖尿病	0.2	2~5	1	75
哮喘	1~2	12	0.8	80
消化性溃疡	4	8	1	37
强直性脊椎炎	0.2	（男性先证者）7 （女性先证者）2	0.2	70
原发性肝癌	0.05	5.45	3.5	52

注：一表示无此项。

的患病率估算出来的，不同的环境和人群遗传率会有所不同，因此不能完全适用于其他环境或人群。

（2）遗传率是群体统计量，不能应用到个体，若某种疾病的遗传率为50%，仅说明在该病的总变异中，遗传因素占50%的作用，而不能说明某个患者的发病50%由遗传因素决定。

（3）遗传率的估算仅适合于没有遗传异质性，也没有主基因效应的遗传病，如果某种遗传病的多个致病基因中有一个显性的主基因，则估算的遗传率可以达到100%，如果主基因为隐性，则由先证者的同胞估算的遗传率可以高于由父母或子女估算的遗传率。因此，只有当由同胞、父母、子女分别计算的遗传率相似时，这个遗传率才是合适的，才可以认为该病的发生可能是多基因遗传的结果。

第3节 | 易感性和阈值

在多基因遗传病中，若干作用微小但有累积效应的致病基因构成了个体患某种疾病的遗传因素。这种由遗传基础决定一个个体患病的风险称为易感性（susceptibility）。而由遗传因素与环境因素共同作用并决定一个个体是否易于患病的可能性称为易患性（liability）。

在群体中，易患性的变异呈正态分布（图1-9-2中的曲线），即群体中大部分个体的易患性近似平均值，易患性很高或很低的都很少。当个体的易患性达到一定限度时,个体就会患病。这种由易患性决定的多基因病的发病的最低限度,称为发病阈值(threshold)(图1-9-2中的阴影部分)。由此,易患性的变异在群体中的分布就被阈值分成两部分,大部分为正常个体,小部分为患者。阈值代表了在一定条件下,患病所必需的、最低的易患基因的数量。

虽然以一个个体来说,易患性难以测定,只能依据其婚后所生子女发病情况作出粗略估计,但一个群体的易患性平均值可由该群体的发病率(即超出阈值的部分)作出估计。以正态分布的平均值和标准差之间的关系作为估量的尺度;由患病率估计群体的阈值与易患性平均值之间的距离。而这个距离即以正态分布的标准差作为衡量单位。多基因病的易患性阈值与平均值距离越近,其群体易患性的平均值越高,阈值越低,则群体发病率也越高。反之,两者距离越远,群体易患性平均值越低;阈值越高,群体发病率越低。因此,可从群体发病率的高度计算出阈值与平均值之间的距离。

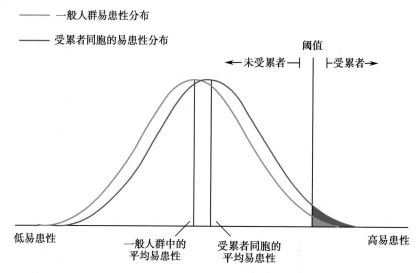

图 1-9-2 多基因阈值模型[1]

性状易患性是多基因的,呈正态分布(绿线);易患性高于一定阈值的个体患病(绿色阴影部分);他们的同胞(红色阴影部分 + 绿色阴影部分)比人群平均易患性高;其中大部分易患性超出了阈值;因此该疾病倾向于在家族中传递。

第4节 复杂疾病的再发风险预测

1 患者亲属的再发风险与遗传率和群体患病率密切相关

若多基因遗传病的群体患病率为 0.1%~1%,遗传率为 70%~80%,则患者一级亲属的再发风险可以通过 Edward 公式来估计:$q_r = \sqrt{q_g}$,公式中的 q_r 表示患者一级亲属患病率,q_g 表示群体患病率。若某种遗传病的遗传率高于 80% 或群体患病率高于 1%,则患者一级亲属患病率将高于群体患病率的平方根;若遗传率低于 70% 或群体患病率低于 0.1%,则患者一级亲属患病率低于群体患病率的平方根。例如,某地区人群中唇/腭裂的患病率为 0.17%,遗传率为 76%,则患者一级亲属再发风险 $q_r = \sqrt{q_g} = \sqrt{0.0017} \approx 4\%$;如果遗传率为 100%,患者一级亲属的再发风险上升到约 9%;如果遗传率为 50%,患者一级亲属的再发风险下降到约 2%。可见多基因遗传病的再发风险与疾病的遗传率高低有关。

在遗传率相同的情况下,多基因遗传病因群体患病率不同,患者亲属的发病风险率也不同。如果某种多基因遗传病在一般群体中的患病率越低,则其发病阈值越高,患者超过发病阈值而发病,说明带有更多的易感基因,因而患者亲属的再发风险相对增高。反之,在一般群体中的发病率越高,则发病阈值越低,患者携带有较少的易感基因,亲属再发风险也相对减少。表 1-9-2 列出了各种遗传率下群体患病率和患者一级亲属患病率的差异。例如,对于遗传率为50%的多基因遗传病,群体患病率为0.1%时,患者一级亲属患病率为1%,为群体患病率的10倍;群体患病率为1%时,患者一级亲属患病率为5%,为群体患病率的5倍;群体患病率为10%时,患者一级亲属的患病率为20%,为群体患病率的2倍。

表 1-9-2　患者一级亲属患病率、遗传率与群体患病率的关系[2]　单位:%

遗传率 /%	群体患病率		
	0.1%	1%	10%
50	1	5	20
60	2	6	24
70	3	8	28
80	4	10	30
90	6	13	33
100	8	16	36

2　患者亲属的再发风险与亲属级别有关

患者亲属再发风险在不同家庭中各不相同,平均再发风险的预测是根据经验数据获得的,并不像孟德尔性状那样遵从特定的遗传模式。多基因遗传病有明显的家族聚集倾向,患者亲属的患病率必定高于群体患病率,然而随着亲属级别的降低,再发风险也相应地迅速降低,向群体患病率靠拢(表 1-9-3)。

3　患者亲属的再发风险与亲属中患病人数有关

多基因遗传时,一个家庭中的患病人数越多,则亲属的再发风险越高。如唇腭裂的群体患病率为0.17%,遗传率76%,一对表型正常的夫妇第一胎生育了一个唇腭裂患儿,则再次生育唇腭裂患儿的风险为4%;如果他们第二胎又生了一个唇腭裂患儿,则第三胎生育唇腭裂患儿的风险上升到10%。更多患儿的出生并没有改变患病风

表 1-9-3　常见多基因遗传病的亲属级别与患病率的关系[2]

畸形	群体患病率 /%	亲属的患病率 /%			
		同卵双生	一级亲属	二级亲属	三级亲属
唇裂 ± 腭裂	0.001	0.4(400)	0.04(40)	0.007(7)	0.003(3)
畸形足	0.001	0.3(300)	0.025(25)	0.005(5)	0.002(2)
先天性髋脱位	0.002	0.4(200)	0.05(25)	0.006(3)	0.004(2)
先天性幽门狭窄	0.005	0.4(80)	0.05(10)	0.025(5)	0.007 5(1.5)

注:表中括号内数据表示同一般群体相比患病率增加的倍数。

险本身,只是提示这对夫妇携带更多唇腭裂的致病基因或暴露于更强的环境因素之中,他们虽未发病,但易患性更接近阈值,使得一级亲属的再发风险增高。这一点与单基因遗传病不同,如常染色体隐性遗传病,无论一个家庭已生育一个或者更多的患儿,患者同胞的再发风险理论上都仍是25%。

多基因遗传病具体的再发风险率可根据群体发病率、遗传率和双亲患病人数、同胞患病人数等因素,从Smith 经验风险率表(表 1-9-4)中查得。

4　患者亲属的再发风险与患者疾病严重程度有关

多基因遗传病发病的遗传基础是微效基因的累积效应。如果患者病情严重,说明其易患性远远高于发病阈值,可能携带更多的易感基因,其父母所携带的易感基因也多,易患性也更接近于阈值,再生育时其后代的患病风险也相应增高。如单侧腭裂患者的同胞再发风险为2.46%,单侧唇裂合并腭裂的患者同胞再发风险为4.21%,双侧唇裂加腭裂的患者同胞再发风险为5.74%,这说明缺

表 1-9-4　多基因病再发风险估计表（Smith 经验风险率表）[3]　　　　　　　　单位：%

群体患病率/%	遗传率/%	双亲患病数为0			双亲患病数为1			双亲患病数为2		
		患者同胞数为0	患者同胞数为1	患者同胞数为2	患者同胞数为0	患者同胞数为1	患者同胞数为2	患者同胞数为0	患者同胞数为1	患者同胞数为2
1.0	100	1	7	14	11	24	34	63	65	67
	80	1	6	14	8	18	28	41	47	52
	50	1	4	8	4	9	15	15	21	26
0.1	100	0.1	4	11	5	16	26	62	63	64
	80	0.1	3	10	4	14	23	60	61	62
	50	0.1	1	3	1	3	9	7	11	15

陷越严重，潜在的易患性越大，这也与单基因遗传病有所不同。在单基因遗传病中，无论病情轻重如何，其再发风险仍为 50% 或 25%。

5　当群体患病率存在性别差异时，亲属的再发风险与性别有关

某种多基因遗传病的群体患病率存在性别差异，说明不同性别的发病阈值是不同的。图 1-9-3 显示的是具有性别特异性阈值的多基因性状的再发特征。对于群体患病率较低而阈值较高的性别患者，其亲属再发风险相对更高。相反，对于群体中患病率较高而阈值较低的性别患者，其亲属的再发风险也相对降低，这种现象称为 Carter 效应。例如，先天性幽门狭窄男性的患病率为 0.5%，女性患病率仅为 0.1%，男性患病率是女性的 5 倍。男性患者的后代中儿子的再发风险为 5.5%，女儿的再发

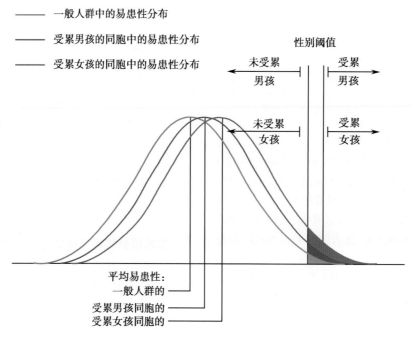

图 1-9-3　具有性别特异性阈值的多基因性状[1]
如果一个非孟德尔性状主要影响男性，那么男性阈值比女性要低，这与多基因阈值理论相符合。由此得出受累女性的亲属再发风险更高，但大部分再发病例为男性。

风险为 2.4%；而女性患者的后代中，儿子的再发风险高达 19.4%，女儿的再发风险达到 7.3%。这样的结果说明，女性患者携带比男性患者更多的易感基因。

从源头控制复杂疾病的发生，真正达到预测、预防疾病的目的。

（杨雪艳　王红艳）

结　语

随着人类基因组计划和国家人类基因组单倍型图计划等的相继完成，以及高通量基因分型技术的发展，对复杂疾病遗传因素的认识正在以前所未有的速度加深。对复杂疾病遗传度和危险度评估工作的开展，有助于我们

参考文献

［1］斯特罗恩 T，里德 A P. 人类分子遗传学：第 3 版 . 孙开来，译 . 北京：科学出版社，2007.
［2］陆国辉，徐湘民 . 临床遗传咨询 . 北京：北京大学医学出版社，2007.
［3］邬玲仟，张学 . 医学遗传学 . 北京：人民卫生出版社，2016.

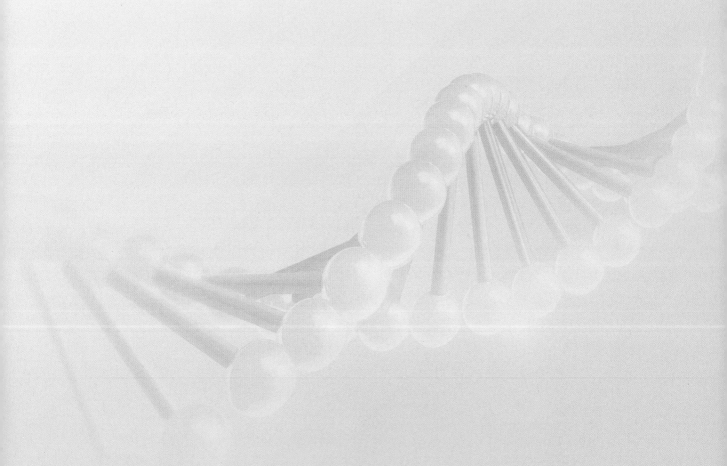

第 **2** 篇

遗传咨询检测技术

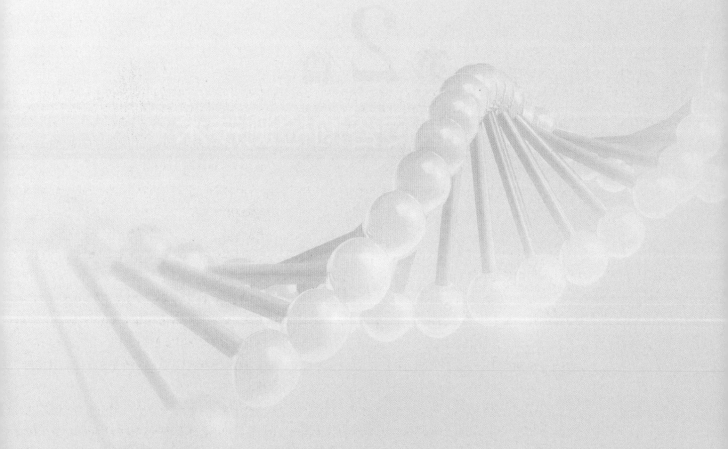

今日遗传咨询
GENETIC COUNSELING TODAY

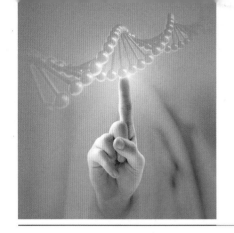

第1章

孕前筛查与诊断

缩写	英文全称	中文全称
AED	anti-epileptic drug	抗癫痫药物
array CGH	array-based comparative genomic hybridization	比较基因组杂交芯片
CCD	charge coupled device	电荷耦合器件
CMA	chromosomal microarray analysis	染色体微阵列分析
CMV	cytomegalovirus	巨细胞病毒
CNV	copy number variant	拷贝数变异
FGR	fetal growth restriction	胎儿生长受限
FISH	fluorescence in situ hybridization	荧光原位杂交
HSV	herpes simplex virus	单纯疱疹病毒
ISCA Consortium	International Standards for Cytogenomic Arrays Consortium	国际细胞基因组芯片标准协作组
OGTT	oral glucose tolerance test	口服葡萄糖耐量试验
PGD	preimplantation genetic diagnosis	胚胎植入前遗传学诊断
RV	rubellavirus	风疹病毒
SKY	spectral karyo-typing	光谱染色体核型分析
SMFM	Society for Maternal-Fetal Medicine	美国母胎医学会
SNP array	single nucleotide polymorphism array	单核苷酸多态性微阵列芯片
SOGC	Society of Obstetricians and Gynaecologists of Canada	加拿大妇产科医师协会
TOX	toxoplasma	弓形虫
TSH	thyroid stimulating hormone	促甲状腺素
UPD	uniparental disomy	单亲二倍体
VUS	variant of unknown significance	临床意义不明性变异
WHO	World Health Organization	世界卫生组织

引言

出生缺陷（birth defect）是指因遗传、环境或遗传与环境共同作用，使胚胎发育异常引起的个体器官结构、功能代谢和精神行为等方面的先天性异常。我国是出生缺陷高发国家，根据 2012 年国家公布的数据，我国出生缺陷的发病率为 5.6%，每年有 90 余万的新发病例[1]。因此出生缺陷的防治是优生优育的关键环节，是全面提高人口素质的前提条件，直接关系全民健康。

为减少出生缺陷的发生，世界卫生组织（WHO）提出出生缺陷"三级预防"策略。出生缺陷一级预防是指通过健康教育、选择最佳生育年龄、遗传咨询、孕前保健、合理营养、避免接触放射线和有毒有害物质、预防感染、谨慎用药、戒烟戒酒等孕前阶段综合干预，减少出生缺陷新生儿的发生；二级预防是指通过孕期筛查和产前诊断，识别胎儿的严重先天缺陷，早期发现、早期干预，减少缺陷儿的出生；三级预防是指对新生儿疾病的早期筛查、早期诊断、及时治疗，避免或减轻致残，提高患儿生活质量。

孕前保健是指通过确认和改善与女性健康和妊娠结局有关的生化指标、行为及社会风险因素，预防出生缺陷等不良妊娠结局，强调干预要在受孕前进行，以达到最大化效果。孕前保健是出生缺陷一级预防的重要内容，是提高出生人口素质、预防出生缺陷等不良妊娠结局、改善孕妇生殖健康水平的最有效、最经济的策略[2]。美国儿科学会和美国妇产科学会将孕前保健的主要内容分为 4 类：身体评估、风险筛选、疫苗接种和咨询[3]。本章主要讨论身体评估、风险筛选和咨询，即孕前筛查与诊断。

第 1 节　孕前筛查

加拿大卫生部强调，孕前父母的健康对孩子的健康是至关重要的[4]。然而，因为大多数女性在生育年龄不能确定什么时候（或是否）他们会怀孕，无法对孕前时期的定义达成一致。WHO 报道，近一半的妊娠是非计划的[5]。不同的研究结果发现，生育史（如早婚、冒险的性行为、妊娠时间间隔短和非法堕胎）、系统性疾病、叶酸补充、孕前体重、性传播疾病、口腔和心理健康、暴力、某些药物的使

用、环境毒素和辐射暴露、物质滥用、吸烟、饮酒、对某些疾病的免疫反应和遗传病家族史，这些因素与母体、新生儿和儿童的健康结局有关[6]。美国 2020 年健康民众的目标就是：增加接受孕前保健和实践积极孕前行为妇女的比例[7-8]。为提高当前和随后的妊娠结局的质量，应建议孕龄夫妇计划妊娠，计划怀孕的女性应该接受孕前保健。

孕前筛查是孕前保健的重要内容，指夫妇双方在怀孕之前通过病史评估、体格检查、辅助检查和遗传筛查，对其结果进行健康指导、合理用药或进一步孕前诊断，一些不适合妊娠的夫妇应建议避孕或采取胚胎植入前遗传学诊断（PGD）技术，减少或避免出生缺陷儿的产生。

1　孕前病史评估和咨询

1.1　健康史

1.1.1　慢性疾病

育龄女性中有很大一部分患有各种慢性病，曾接触或使用一些影响妊娠结局的物质，可能导致妊娠丢失、婴儿死亡、出生缺陷，或其他母儿并发症。根据美国妇产科协会孕前保健工作组的数据[9]，2002 年美国年龄在 18~44 岁的成年女性中，50% 是超重或肥胖，9% 患有糖尿病，6% 患有哮喘，3% 有心脏疾病，3% 有高血压，1% 有甲状腺疾病。年龄在 20~39 岁的女性中超过 80% 有龋齿或其他口腔疾病，这与母亲和婴儿的妊娠并发症有关。高危行为包括吸烟和怀孕期间饮酒（分别为 11% 和 10% 的女性）；55% 的女性面临饮酒怀孕的风险。孕前保健可以有效地减少异维甲酸、酒精滥用、抗癫痫药物（AED）、孕前糖尿病、叶酸缺乏、乙型肝炎、艾滋病、甲状腺功能减退症、母体苯丙酮尿症、风疹病毒阴性、肥胖、口服抗凝剂、性传播感染（如衣原体和淋病）和吸烟的不良结局。药物、毒品和病毒感染，这些致畸物质的暴露可能发生在胚胎期和胎儿期，导致不良结局。因此建议在孕前评估是否存在影响女性怀孕能力的慢性疾病，以及治疗慢性疾病药物的使用及其对妊娠潜在的影响。应考虑以下具体情况：糖尿病、贫血、甲状腺疾病、妇科疾病、高苯丙氨酸血症、哮喘、性传播疾病、心脏病、高血压、深静脉血栓形成、肾病、系统性红斑狼疮、癫痫、血红蛋白病、癌症、癫痫疾病、肺结核、风湿性关节炎和精神健康 / 精神疾病。

（1）糖尿病：动物和人类的研究证据表明，在患有孕

前糖尿病的女性中,血糖控制方面的改变与很多的结构出生缺陷有关[10]。前瞻性和回顾性队列研究已经证明,无论是孕前存在的还是妊娠期糖尿病(包括可能未识别的 2 型糖尿病)均增加先天性畸形的风险(4%~10%)。应对女性糖尿病患者提供孕前咨询,理想状态应该是多学科团队,加强一般健康和血糖控制,并告知先天性畸形的风险[11]。对于孕前存在 1 型或 2 型糖尿病或孕期第一次检查确认患 2 型糖尿病的风险增加的女性而言,血糖控制满意可以降低先天性异常的风险。最常见的异常见于心血管系统、中枢神经系统、面部和四肢。

(2) 哮喘:女性哮喘患者症状得到较好控制后再妊娠为宜,治疗哮喘药物如吸入性糖皮质激素类药和短效 β_2 受体激动剂对妊娠女性是安全的。

(3) 心脏病:女性心脏病患者孕前咨询先了解心脏功能,Ⅲ、Ⅳ级者建议不宜生育,Ⅰ、Ⅱ级进行孕妇风险评估,严重风险的损伤者建议不宜生育,中等以下风险的损伤者可进行超声心动图等检查,在心脏科和产科医生共同监护下,采取相应的治疗措施后再妊娠。先天性心脏病手术纠治或风湿性心脏病瓣膜置换后,心脏功能改善妊娠更好。

凡女性器质性心脏病合并有严重左心室流出道梗阻、肺动脉高压、马方综合征等患者;或年龄在 35 岁以上、心脏病病程较长、发生心力衰竭可能性极大者,应避免生育。

(4) 高血压:女性高血压患者应控制血压平稳后再妊娠为宜。一般认为严重慢性高血压患者、高血压合并有糖尿病、心或肾功能不全者或年龄超过 35 岁者不宜生育。

(5) 甲状腺疾病:女性甲状腺功能减退症(简称"甲减")患者,应在病情稳定情况下妊娠。因为甲减会增加流产、低出生体重儿、早产、死胎、子代智商评分下降等的发生率。孕妇产生的甲状腺相关激素阻断抗体可引起胎儿先天性甲减(克汀病)。患者要在内分泌科随访,定期检查、调节药物剂量,调控甲状腺功能至正常时再妊娠为好。患有甲状腺功能亢进症(简称"甲亢")的女性,应在服用小剂量药物即能控制病情的情况下妊娠最好,维持血清游离甲状腺素在正常值的上 1/3 范围。同时分娩后应检测胎儿促甲状腺素(TSH)水平,避免新生儿甲亢和甲减的发生。

(6) 癫痫:妊娠合并癫痫占所有妊娠女性的 0.5%。癫痫发作、癫痫持续状态、抗癫痫药物(AED)的致畸性以及患者遗传易感性均可导致不良妊娠结局。目前常用 AED 有苯妥英钠、维拉帕米、卡马西平、苯巴比妥等,均为有明确致畸作用的药物。要改善癫痫女性的妊娠结局,做到计划妊娠,有效的妊娠前咨询和准备十分重要。AED 可通过影响酶诱导影响避孕药的效果,最好考虑屏障避孕法作为备用手段。在妊娠前撤掉所有 AED 并不现实,一旦

育龄女性被诊断为癫痫,需要选择最佳的药物治疗方案,以在控制癫痫发作和避免畸形中找到最佳平衡点,因此,至少在妊娠前 6 个月,做到调整好药物剂量并有效控制癫痫。如果可能,尽量使用最小有效剂量的单一 AED。同时,叶酸的补充剂量也需要调整,以尽可能减少神经管缺陷,最大剂量可使用到 5mg/d。

1.1.2 传染性疾病

(1) TORCH:TORCH 是母亲在孕期受到感染的重要病原群,其中 T 是弓形虫(TOX);O 是其他病原体(others),如微小病毒 B19;R 是风疹病毒(RV);C 是巨细胞病毒(CMV);H 是单纯疱疹病毒(HSV)。成人 TORCH 感染临床症状轻微,无特异性的临床表现,但在无典型表现的人群中可能存在潜在的感染高危对象。因此,在知情同意的前提下不反对为准备妊娠的女性或孕早期女性进行 TORCH 抗体的筛查,以明确受检者对 TORCH 的自然免疫状态,同时也会筛查出可能存在的潜在感染者[12]。

1) 弓形虫:建议女性避免接触到猫的粪便、原始和未煮熟的肉类。宫内感染弓形虫的胎儿出生时不一定表现出症状,绝大部分在出生后会逐渐出现脉络膜视网膜炎、严重视力损伤、听力丧失或神经系统发育迟缓等后遗症。

2) 风疹病毒:国内 10%~15% 的女性 RV-IgG 阴性,在 RV 流行的时候容易受到感染,因此需要进行主动免疫。建议准备生育的女性在孕前 3 个月常规进行 RV-IgM 和 RV-IgG 抗体筛查,RV-IgG 抗体阴性的妇女应注射麻风腮三联疫苗后避孕 1~3 个月计划妊娠。有证据显示,孕前或孕早期注射疫苗后意外妊娠者,孕妇及胎儿是安全的。在孕 11 周前发生的 RV 宫内感染所致胎儿出生缺陷发生率高达 90%,以后逐渐下降,在孕 20 周后感染一般不会导致先天畸形,但可导致胎儿生长受限(FGR)。

3) 巨细胞病毒:绝大部分成人感染 CMV 无症状或症状轻微,我国成人 CMV-IgG 抗体阳性率在 90% 以上。目前对于 CMV 无疫苗预防及特殊治疗方法,建议待孕女性在孕前 3 个月筛查 CMV 抗体。CMV 是引起出生缺陷的重要原因之一,可导致婴儿智力迟钝和耳聋。在妊娠早期感染,还可导致流产和死产。

4) 单纯疱疹病毒:大部分成人感染 HSV 会有轻微症状或典型的疱疹。我国成人 HSV-IgG 抗体阳性率约为 95%。HSV 是散发性脑炎的一种常见病原,虽然胚胎感染不多见,但病死率高,幸存者多留有后遗症,如小头、脑钙化、大脑发育不全、智力低下等。孕前感染 HSV,建议治愈后怀孕。

(2) 识别和咨询女性患乙肝的风险。目前不推荐孕前常规对所有女性进行乙型肝炎检测。对于乙肝表面抗原阴性和没有进行乙肝疫苗接种的乙肝易感高危女性,应给予咨询更改风险因素和提供重组乙肝疫苗系列,妊娠不是乙肝病毒免疫接种的禁忌证[13]。

(3) 评估女性和她的性伴侣暴露于性传播疾病的风险(如衣原体、艾滋病、淋病、梅毒)。有高危性行为的人群,建议孕前筛查,如血清学检查阳性,建议夫妇双方一起治愈后再妊娠。

1.1.3　生育史

(1) 收集信息:包括月经、避孕和性生活史,不孕症,异常的巴氏涂片,在子宫内暴露于己烯雌酚等。

(2) 讨论过去的产科史:包括早期流产、妊娠次数、出生类型、分娩时间和具体并发症,如早产或分娩、妊娠糖尿病、妊娠期高血压疾病、产后抑郁症。复发性流产的患者必须考虑潜在的基因异常。复发性流产定义为2~3次或更多的连续自然流产,其发生率为1%。将近5.5%的有3次或以上流产的夫妇中,其中一方携带平衡易位重排、相互易位或罗伯逊易位。这个发病率估计是一般人群的10倍。除了父母和流产组织的核型分析,女性伴侣的调查应包括抗磷脂抗体筛查、红斑狼疮抗凝、系统性红斑狼疮、蛋白质c缺乏和V因子Leiden突变[14]。

(3) 讨论月经相关的问题,特别是过度的周期性出血、月经不调、月经过少。

(4) 讨论妇科疾病,如子宫内膜异位症、盆腔炎。

1.1.4　生活方式评估

评估生活方式问题,包括营养、运动方式、处方和非处方药物使用、其他物质使用、现在和过去的环境暴露。2015年加拿大妇产科医生协会(SOGC)关于孕前补充叶酸和多种维生素的指南建议,所有具有生育能力(怀孕是可能的)的生育年龄(12~45岁)的女性,在医疗健康访问期间(节育更新、巴氏检查、每年的妇科检查),无论其是否考虑怀孕,均应告知补充含叶酸的复合维生素的益处。因为很多妊娠是非计划的,这适用于所有可能怀孕的女性[15]。补充叶酸和多种维生素,至少在怀孕前2~3个月开始,维持整个孕早期。应该在评估影响其生育出生缺陷胎儿的风险的医疗和家族史之后才决定合适的剂量。通过这个营养计划可以降低先天性畸形的发生率和复发率,包括神经管缺陷(如无脑畸形、脊髓脊膜突出、脑脊髓膜突出)、口面部裂、先天性心脏病、尿道异常和肢体缺陷。

1.2　遗传史

全面的孕前史评估,识别有遗传风险的夫妇。女性和她们的伴侣在怀孕之前被告知可能会生育一个有出生缺陷或遗传性疾病的婴儿的风险后,他们可以决定关于怀孕的选择(包括避孕、人工授精、收养、侵入性产前诊断)。

1.2.1　家庭史

(1) 构造三代血统。

(2) 遗传疾病的评估,包括肌肉萎缩症、血友病、囊性纤维化、脆性X综合征、先天性心脏疾病、苯丙酮尿症、侏儒症、镰状细胞性贫血和家族黑矇性痴呆。

(3) 评估多因子的先天性畸形,如脊柱裂、无脑畸形、腭裂、唇裂、尿道下裂和先天性心脏病。

(4) 评估有主要遗传因素的家族性疾病,如发育障碍、早发型动脉粥样硬化、糖尿病、精神病、癫痫疾病、高血压、风湿性关节炎、耳聋、严重的折射性异常的眼病。

1.2.2　种族史

建立与种族起源相关的特定风险,如镰状细胞性贫血、家族黑矇性痴呆、神经管缺陷、β珠蛋白生成障碍性贫血、α珠蛋白生成障碍性贫血。

1.2.3　年龄

建立与年龄相关的风险(如15岁以下或35岁以上的女性可能携带生物风险增加)。应该告知胎儿非整倍性的风险随母亲年龄的增加而增加:20岁时生育一个唐氏综合征(又称21三体综合征)活产儿的风险为1/1 450,30岁为1/950,40岁为1/85。父亲高龄与新发显性突变的风险增加有关。一些研究表明遗传缺陷的风险,特别是新发显性单基因突变,父亲年龄为45岁的风险比20~25岁高4~5倍(软骨发育不全在活产儿中的发生率为1/27 000)。与父亲高龄相关的常染色体显性遗传病,包括软骨发育不全、多发性神经纤维瘤、马方综合征、天使综合征、华尔登布尔综合征、致死性发育不良、成骨不全和爱伯特综合征[16]。

2　体格检查

2.1　测量血压、体重,计算体重指数

Waller等[17]强调怀孕前肥胖(体重指数>30kg/m²)可作为结构性缺陷的一个风险因素。肥胖的女性生育以下1~7项结构缺陷婴儿的风险比非肥胖女性高至少2倍。这7项缺陷是脊柱裂、心脏缺陷、肛门直肠闭锁、肢体减少(脚趾、手指或四肢)、膈疝和脐膨出。

2.2　常规妇科检查

主要针对女性外生殖器和内生殖器(子宫、卵巢)的检查。

3　辅助检查

3.1　必查项目

包括以下项目:①血常规;②尿常规;③血型(ABO和

Rh);④肝功能;⑤肾功能;⑥空腹血糖;⑦HBsAg;⑧梅毒螺旋体;⑨HIV筛查;⑩宫颈细胞学检查(1年内未查者)。

3.2 备查项目

包括以下项目:①弓形虫、风疹病毒、巨细胞病毒和单纯疱疹病毒(TORCH)筛查;②宫颈阴道分泌物检查(阴道分泌物常规、淋球菌、沙眼衣原体);③甲状腺功能检测;④珠蛋白生成障碍性贫血筛查(广东省、广西壮族自治区、海南省、湖南省、湖北省、四川省、重庆市等);⑤75g口服葡萄糖耐量试验(OGTT,针对高危妇女);⑥血脂检查;⑦妇科超声检查;⑧心电图检查;⑨胸部X线检查[18]。

4 遗传筛查

与遗传性疾病相关的孕前筛查,是对常染色体隐性遗传状态进行遗传携带者的筛查[19]。遗传携带者往往外观看起来正常,但本身带有致病遗传物质,并且和遗传病患者一样能把致病遗传物质传给下一代。由于自身不发病,往往没有引起重视。因此,最重要的是将他们从正常人群中筛查出来,并提醒他们不能与有相同问题的人结婚生育。

4.1 遗传筛查的对象

(1)常染色体隐性遗传病患者的兄妹、父母的兄妹和其他亲属。如白化病患者的正常兄妹中有2/3是携带者,需要筛查。

(2)X连锁隐性遗传病男性患儿的母亲、姐妹、姨表姐妹等。如红绿色盲患儿,母亲通常是致病基因携带者,患儿的姐妹有1/2是携带者,需要筛查。

(3)迟发性显性遗传病患者的亲属。有些遗传病要到一定年龄才发病,如家族性结肠息肉症,通常在20岁左右发病,由于易转变为结肠癌,因此家族中其他人都应该进行筛查。

(4)染色体病患儿的父母、兄妹等。如父母之一是染色体平衡易位携带者,患儿的兄妹中有25%是携带者,需要筛查。

4.2 目前能筛查出的遗传性疾病

目前能筛查的病种主要有:半乳糖血症、苯丙酮尿症、家族性甲状腺功能低下、泰-萨克斯病、囊性纤维化、珠蛋白生成障碍性贫血、葡萄糖-6-磷酸脱氢酶缺乏症、血友病、镰形红细胞贫血等。

第2节 孕前诊断

1 孕前诊断的定义和作用

孕前诊断是指在怀孕之前应用各种检测手段,对夫妇双方进行诊断,判断其有无遗传性疾病如单基因遗传病、多基因遗传病和染色体病。对高危家庭夫妇双方进行孕前诊断,能够明确遗传方式,确定后代的再发风险,从而采取必要的防范措施,包括不宜生育、PGD或产前诊断,可有效降低出生缺陷的发生率,避免严重出生缺陷儿童的出生。对于严重的遗传病,即由于遗传因素导致患者全部或部分丧失自主生活能力和劳动能力,且缺乏有效的医疗治疗手段,后代再发风险高的疾病,若无法进行产前诊断,医学上应建议不宜生育。

2 孕前诊断的对象

需要进行孕前诊断的对象包括:

(1)夫妇双方或家系成员患有某些遗传病或先天性畸形者。

(2)曾生育过遗传病患儿的夫妇。

(3)不明原因智力低下或先天畸形儿的父母。

(4)不明原因的反复流产或有死胎、死产等情况的夫妇。

(5)婚后多年不育的夫妇。

(6)长期接触不良环境因素及患有某些慢性病的青年男女或孕妇。

(7)常规检查或常见遗传病筛查发现异常者。

(8)有染色体异常者及其家庭成员。

3 孕前诊断的方法

3.1 核型分析

核型分析(karyotype analysis)是细胞遗传学研究的基本方法,是研究物种演化、分类以及染色体结构、形态与功能之间关系所不可缺少的重要手段。通过核型分析,可以根据染色体结构和数目的变异情况来判断生物是否患有某种因染色体片段缺失、重复或倒置等引起的遗传病。有以下三种分析技术:

3.1.1　显带技术

通过特殊的染色方法使染色体的不同区域着色,使染色体在光镜下呈现出明暗相间的带纹。每个染色体都有特定的带纹,甚至每个染色体的长臂和短臂都有特异性。根据染色体的不同带型,可以更细致而可靠地识别染色体的个性。染色体特定的带型发生变化,则表示该染色体的结构发生了改变。一般染色体显带技术有 G 显带(最常用)、Q 显带和 R 显带等。

3.1.2　荧光原位杂交技术

荧光原位杂交(FISH)是 20 世纪 80 年代末在放射性原位杂交技术的基础上发展起来的一种非放射性分子细胞遗传技术,以荧光标记取代放射性核素标记而形成的一种新的原位杂交方法。FISH 的基本原理是将 DNA(或 RNA)探针用特殊的核苷酸分子标记,然后将探针直接杂交到染色体或 DNA 纤维切片上,再用与荧光素分子偶联的单克隆抗体与探针分子特异性结合,对 DNA 序列在染色体或 DNA 纤维切片上进行定性、定位和定量分析。

3.1.3　光谱染色体核型分析技术

光谱染色体核型分析(SKY)是一项显微图像处理技术,通过光谱干涉仪,由高品质电荷耦合器件(CCD)获取每一个像素的干涉图像,形成一个三维的数据库并得到每个像素的光程差与强度间的对应曲线,该曲线经傅立叶变换之后得到该像素的光谱,再经由软件分析之后用分类色来显示图像或将光谱数据转换成相应的红绿蓝信号后以常规方式显示。

3.2　染色体微阵列分析

近年来,随着分子生物学技术的飞速发展,经典的核型分析作为细胞遗传学诊断金标准的地位正在发生改变。染色体微阵列分析(CMA)能够在全基因组水平进行扫描,可检测染色体片断拷贝数变异(CNV),该技术对于染色体微缺失、微重复等小片断不平衡性重排具有突出优势,是经典核型分析的有效补充,因此被称为"分子核型分析"。CNV 可导致很多人类疾病,包括神经发育性疾病以及先天性异常,如先天性心脏病。2010 年,国际细胞基因组芯片标准协作组(ISCA Consortium)推荐将 CMA 作为对原因不明的发育迟缓、智力低下、多种体征畸形以及自闭症患者的首选临床一线检测方法[20]。

CMA 技术在产前诊断领域的应用越来越广泛,并有可能取代经典的核型分析,成为产前遗传学诊断的一线方法。但是,对于 CMA 检测到的 CNV 数据解读是一大挑战,并非所有 CNV 都具有致病性,对于临床意义不明性变异(VUS)的判读和解释尤其困难,往往会导致孕妇及家属焦虑,有时会作出错误的终止妊娠决定。2014 年我国[21]和 2016 年美国母胎医学会(SMFM)[22]均发表了

CMA 技术在产前诊断中的应用的专家共识,对 CMA 的应用进行了一系列规范,明确了该技术的适应证和禁忌证,以及遗传咨询相关问题。美国母胎医学会推荐,胎儿被检出具有 VUS 的孕妇应向专家寻求咨询,专家应检索数据库以向孕妇提供最新的有关基因型 - 表型关联性的信息(best practice)。如果有必要应提供进一步的检测。评估的第一步就是要明确父母一方是否具有和胎儿中所检测到的一样的 VUS。尽管新生的 CNV 更可能是病理性的,但即使父母与胎儿拥有同样的 CNV 也不总能排除胎儿异常的可能性。

3.2.1　CMA 技术类型

基于设计原理的不同,基因芯片主要有以下两大平台:

(1)比较基因组杂交芯片(array CGH),其基本原理是将待测样本 DNA 与正常对照样本 DNA 分别用不同的荧光标记,通过与芯片上固定探针进行竞争性杂交获得定量的拷贝数检测结果。

(2)单核苷酸多态性微阵列芯片(SNP array),其基本原理是将探针连接在微珠上,然后将携带探针的微珠随机黏附在芯片上,待测样本 DNA 和探针进行杂交及单碱基延伸,通过对荧光信号扫描,分析待测样本 CNV 及基因型,该平台在分析患者的基因组时不需要正常对照样本。通过 array CGH 技术能够准确地检出 CNV,而 SNP array 除了能够检出 CNV 外,还能够检测出大多数的单亲二倍体(UPD)和一定比例的嵌合体[23]。

3.2.2　CMA 检测的优点

(1)可在全基因组范围内同时检测多种染色体不平衡导致的遗传病。

(2)比传统核型分析的分辨率高,可以检出低至 50~100kb 的缺失和重复,且能比较准确、客观地界定 CNV(区间及大小),而不像核型分析那样依赖对区带强度的主观观察和判断。

(3)利用 SNP array 探针平台可同时检测杂合性缺失(loss of heterozygosity)和 >10% 比例的嵌合体。

(4)与核型分析相比,CMA 检测不需要进行细胞培养,分辨率高出近千倍,几乎可用于任何组织的 DNA 分析[24]。

3.2.3　CMA 检测的局限性

(1)不能检测染色体平衡易位、倒位及复杂性重排。

(2)不能检测出点突变和小片段插入。

(3)不能检测出低比例嵌合体(<10%)。

(4)可能检出临床意义不明的 CNV。

4　孕前诊断的遗传性疾病

遗传性疾病主要分为三大类:单基因遗传病、多基因

遗传病、染色体病。近年来又将线粒体病、体细胞遗传病也包括在内。按异常等位基因在常染色体上或在性染色体上，以及遗传性状是显性性状或隐性性状，将单基因遗传病分为4种类型：常染色体显性遗传、常染色体隐性遗传、X连锁显性遗传、X连锁隐性遗传。各类遗传性疾病的遗传特点和孕前遗传咨询见各章节。

5　我国孕前保健和出生缺陷一级预防策略的现状

孕前保健不仅是医学问题，还涉及社会经济、政治、文化等各个方面。在孕前保健的开展过程中，是否结合本地区特点展开干预，是孕前保健成功的关键[25]。我国的孕前保健起步较晚，尚未形成有效的孕前保健模式。国际上现已有孕前保健的成熟模式和方法，因此，我国开展孕前保健的核心问题，不在于研发新技术，而是在于如何普及现有技术，提高孕龄夫妇对这些技术的可及性，建立适合我国国情的孕前保健干预模式和方法[26]。

我国对出生缺陷预防工作十分重视。国家人口和计划生育委员会为落实《中共中央国务院关于全面加强人口和计划生育工作统筹解决人口问题的决定》精神，于2007年9月下发《国家人口和计划生育委员会关于开展出生缺陷一级预防工作的指导意见》，提出孕前保健与出生缺陷一级预防工作的具体方针、策略及人口计划生育系统应当发挥的作用。2009年，我国提出的"优生促进工程"，即孕前保健与出生缺陷一级预防策略具体实施方案的具体内容，包括以下六方面：宣传倡导、健康促进、优生咨询、高危人群指导、孕前优生健康检查和均衡营养。2010年国家人口和计划生育委员会、财政部联合印发的《国家免费孕前优生健康检查项目试点工作的通知》中列出了"国家免费孕前优生健康检查19项基本服务内容"（表2-1-1），目前已在全国大部分城市和地区广泛开展，期望有效降低出生缺陷的发生率。

表 2-1-1　国家免费孕前优生健康检查 19 项基本服务内容

序号	项目			女	男	目的	意义
1	优生健康教育			√	√	建立健康生活方式，提高风险防范意识和参与自觉性	规避风险因素
2	病史询问（了解孕育史、疾病史、家族史、用药情况、生活习惯、饮食营养、环境危险因素等）			√	√	评估是否存在相关风险	降低不良生育结局风险
3	体格检查	常规检查（包括身高、体重、血压、心率、甲状腺触诊、心肺听诊、肝脏脾脏触诊、四肢脊柱检查等）		√	√	评估健康状况，发现影响优生的相关因素	减少影响受孕及导致不良妊娠结局的发生风险
		女性生殖系统检查		√		检查双方有无生殖系统疾病	
		男性生殖系统检查			√		
4	实验室检查9项	阴道分泌物	白带常规检查	√		筛查有无阴道炎症	减少宫内感染
			淋球菌检测	√		筛查有无感染	减少流产、早产、死胎、宫内发育迟缓等
			沙眼衣原体检测	√			
5		血液常规检验（血红蛋白、红细胞、白细胞及分类、血小板）		√		筛查贫血、血小板减少等	减少因重症贫血造成的宫内发育迟缓；减少因血小板减少造成的新生儿出血性疾病
6		尿液常规检验		√	√	筛查泌尿系统及代谢性疾患	减少生殖道感染、宫内感染、胎儿死亡和宫内发育迟缓
7		血型（包括 ABO 血型和 Rh 阳/阴性）		√	√	预防血型不合溶血	减少胎儿溶血导致的流产、死胎死产、新生儿黄疸等
8		血清葡萄糖测定		√		糖尿病筛查	减少流产、早产、胎儿畸形等风险
9		肝功能检测（谷丙转氨酶）		√	√	评估是否感染及肝脏损伤情况	指导生育时机选择，减少母婴传播
10		乙型肝炎血清学五项检测		√	√		
11		肾功能检测（肌酐）		√		评价肾脏功能	指导生育时机选择，减少宫内发育迟缓
12		甲状腺功能检测（促甲状腺素）		√		评价甲状腺功能	指导生育时机选择，减少流产、早产、宫内发育迟缓、死胎死产、子代内分泌及神经系统发育不全、智力低下等

续表

序号	项目		女	男	目的	意义
13	病毒筛查4项	梅毒螺旋体筛查	√	√	筛查有无梅毒感染	减少流产、死胎死产、母婴传播
14		风疹病毒 IgG 抗体测定	√		发现风疹病毒易感个体	减少子代先天性风疹综合征、先天性心脏病、耳聋、白内障、先天性脑积水等
15		巨细胞病毒 IgM 抗体和 IgG 抗体测定	√		筛查巨细胞病毒感染状况	减少新生儿耳聋、智力低下、视力损害、小头畸形等
16		弓形虫 IgM 和 IgG 抗体测定	√		筛查弓形虫感染状况	减少流产、死胎、宫内发育迟缓等
17	影像1项	妇科超声常规检查	√		筛查子宫、卵巢异常	减少不孕、流产及早产等不良妊娠结局
18	风险评估和咨询指导		√	√	评估风险因素，指导落实预防措施	减少出生缺陷发生，提高人口出生素质
19	早孕和妊娠结局跟踪随访		√		了解早孕及妊娠结局相关信息，做好相关指导和服务	降低出生缺陷发生风险

结　语

　　孕前保健是以提高出生人口素质、减少出生缺陷和先天残疾发生为宗旨，为准备怀孕的夫妇提供健康教育与咨询、健康状况评估、健康指导为主要内容的医疗保健服务。孕前筛查和诊断是孕前保健的重要组成内容，是婚前保健的延续，产前筛查和诊断的前移，是出生缺陷一级预防的重要内容。在国际上，孕前保健已有一套成熟的模式和方法；在我国，孕前保健也得到越来越多的重视和实施。积极开展孕前筛查和诊断，可以有效降低出生缺陷的发生率，提高我国的人口素质。

（熊钰　徐丛剑）

参考文献

[1] 中华人民共和国卫生部．中国出生缺陷防治报告（2012）．[2019-04-15]．http://www.gov.cn/gzdt/2012-09/12/content_2223373.htm.

[2] LANCET T.CDC's roadmap for preconception health care.Lancet, 2006, 367 (9525):1792.

[3] American Academy of Pediatrics, American College of Obstetricians and Gynecologists.Antepartum care//American Academy of Pediatrics, American College of Obstetricians and Gynecologists. ACOG guidelines for perinatal care.5th ed.American College of Obstetricians and Gynecologists, 2002:73-124.

[4] Public Health Agency of Canada.Chapter 3:preconception care// Public Health Agency of Canada.Family-centered maternity and newborn care:national guidelines.4th ed.Ottawa:Health Canada, 2005.

[5] World Health Organization.Preconception care,report of a regional expert group consultation.[S.l.]New Delhi:2013.

[6] SESHADRI S, OAKESHOTT P, NELSON-PIERCY C, et al.Prepregnancy care.BMJ, 2012, 344 (344):e3467.

[7] ATRASH H, JACK B W, Johnson K.Preconception care:a 2008 update.Curr Opin Obstet Gynecol, 2008, 20 (6):581-589.

[8] United States Department of Health and Human Services.Healthy People 2020.[2019-05-20].https://www.cdc.gov/nchs/healthy_people/hp2020.htm.

[9] American College of Obstetricians and Gynecologists.ACOG Committee Opinion number 313, September 2005.The importance of preconception care in the continuum of women's health care. Obstet Gynecol, 2005, 106 (3):665-666.

[10] WALLER D K, SHAW G M, RASMUSSEN S A, et al.Prepregnancy obesity as a risk factor for structural birth defects.Arch Pediatr Adolesc Med, 2007, 161 (8):745-750.

[11] ALLEN V M, ARMSON B A.Teratogenicity associated with preexisting and gestational diabetes.J Obstet Gynaecol Can, 2007, 29 (11):927-934.

[12] 章锦曼，阮强，张宁，等．TORCH 感染筛查、诊断与干预原则和工作流程专家共识．中国实用妇科与产科杂志, 2016, 32 (6):535-540.

[13] CASTILLO E, MURPHY K, van SCHALKWYK J.No.342-hepatitis B and pregnancy.J Obstet Gynaecol Can, 2017, 39 (3):181-190.

[14] WILSON R D, AUDIBERT F, BROCK J A, et al.SOGC COMMITTEE OPINION No.253:genetic considerations for a woman's pre-conception evaluation.J Obstet Gynaecol Can, 2011, 33 (1):57-64.

[15] WILSON R D, WILSON R D, AUDIBERT F, et al.Pre-conception folic acid and multivitamin supplementation for the primary and secondary prevention of neural tube defects and other folic acid-sensitive congenital anomalies.J Obstet Gynaecol Can,

2015,37(6):534-552.

[16] TORIELLO H V,MECK J M.Statement on guidance for genetic counseling in advanced paternal age.Genet Med,2008,10(6):457-460.

[17] WALLER D K,SHAW G M,RASMUSSEN S A,et al.Prepregnancy obesity as a risk factor for structural birth defects.Arch Pediatr Adolesc Med,2007,161(8):745-750.

[18] 中华医学会妇产科学分会产科学组.孕前和孕期保健指南.中华妇产科杂志,2011,46(2):150-153.

[19] Ioannides A S.Preconception and prenatal genetic counseling.BEST PRACT RES CL OB,2017,42:2-10.

[20] MILLER D T,ADAM M P,ARADHYA S,et al.Consensus statement:chromosomal microarray is a first-tier clinical diagnostic test for individuals with developmental disabilities or congenital anomalies.Am J Hum Genet,2010,86(5):749.

[21] 染色体微阵列分析技术在产前诊断中的应用协作组.染色体微阵列分析技术在产前诊断中的应用专家共识.中华妇产科杂志,2014,49(8):570-572.

[22] DUGOFF L,NORTON M E,KULLER J A,et al.The use of chromosomal microarray for prenatal diagnosis.Am J Obstet Gynecol,2016,215(4):2-9.

[23] MELANIE M,LOUANNE H.Array-based technology and recommendations for utilization in medical genetics practice for detection of chromosomal abnormalities.Genet Med,2010,12(11):742-745.

[24] COOLEY L D,LEBO M,LI M M,et al.American College of Medical Genetics and Genomics technical standards and guidelines:microarray analysis for chromosome abnormalities in neoplastic disorders.Genet Med,2013,15(6):484.

[25] CURTIS M G.Preconception care:a clinical case of "think globally,act locally".Am J Obstet Gynecol,2008,199(6):257-258.

[26] 李笑天.孕前保健与出生缺陷一级预防策略.中华妇幼临床医学杂志(电子版),2010,6(2):82-84.

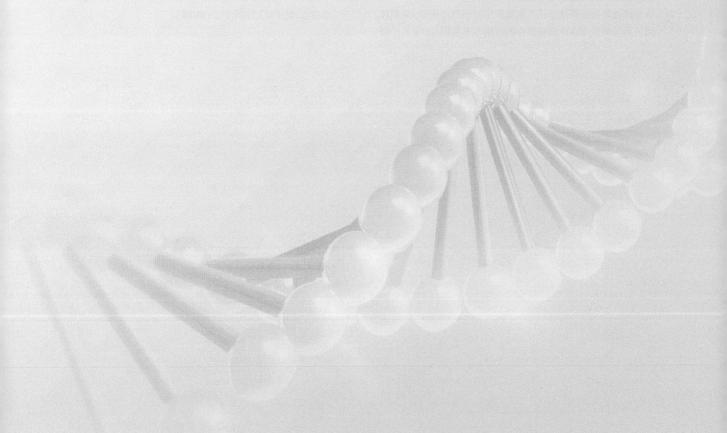

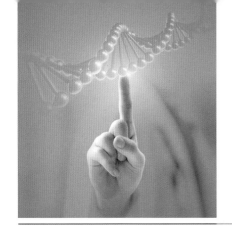

第2章

传统产前筛查与诊断

缩写	英文全称	中文全称
AFP	α-fetoprotein	甲胎蛋白
DIGFA	dot immunogold filtration assay	快速免疫金渗滤法
EDTA	ethylenediaminetetra-acetic acid	乙二胺四乙酸
ELISA	enzyme-linked immunosorbent assay	酶联免疫吸附测定
G6PD	glucose-6-phoshate dehydrogenase deficiency	葡萄糖-6-磷酸脱氢酶缺乏症
HBSS	Hanks' balanced salt solution	Hanks 平衡盐溶液
hCG	human chorionic gonadotropin	人绒毛膜促性腺激素
ISCN	International System for Human Cytogenetic Nomenclature	人类细胞遗传学命名国际体系
MAIA	magnetic antibody immunoassay	磁性抗体免疫测定
NIPT	non-invasive prenatal testing	无创产前检测
NOR	nucleolar organizing region	核仁组织区
NT	nuchal translucency	颈项透明层
PAPP-A	pregnancy associated plasma protein A	妊娠相关血浆蛋白 A
PHA	phytohemagglutinin	植物凝集素
SOD	superoxide dismutase	超氧化物歧化酶
TRFIA	time-resolved fluoroimmunoassay	时间分辨荧光免疫分析
uE3	unconjugated estriol	游离雌三醇

引言

我国出生缺陷发生率在 5.6% 左右,每年新增出生缺陷数 90 万~100 万例,随着疾病模式的转变、出生死亡率的下降,出生缺陷问题日益突出,已成为我国婴儿死亡、儿童和成人残疾的主要原因之一,也是我国 5 岁以内婴儿死亡的首要原因,约占 20%[1-2],特别是全面二孩政策实施后,高龄与高危孕产妇比例增加,出生缺陷发生率有升高趋势,这给出生缺陷的防控提出了更高的要求。出生缺陷的预防分为一级预防、二级预防及三级预防。一级预防是指预防出生缺陷的发生,降低其发生率,一般在孕前甚至婚前开始干预;二级预防,通过产前筛查和产前诊断识别胎儿的严重先天缺陷,早期发现、早期干预,减少缺陷儿的发生;三级预防是对于已经出生的患儿早期干预、早期治疗,避免致残,降低致残率,减轻疾病负担。其中二级预防措施是最重要、最有效的关键环节[3],这就涉及两项专业技术,产前筛查技术与产前诊断技术。

第 1 节　产前筛查

1　产前筛查标准与评估

产前筛查是指通过经济、简便和创伤小的检测方法,从孕妇群体中发现疑有某些先天缺陷胎儿的高危孕妇,以便进一步明确诊断,最大限度地减少异常胎儿的出生。产前筛查作为产前诊断技术的组成部分,有利于提高产前诊断的效率。目前开展产前筛查的方法主要分为血清学筛查、无创产前检测(NIPT)及超声筛查。其中血清学筛查是通过测定孕妇血清标志物,如妊娠相关血浆蛋白 A(PAPP-A)、游离 β-人绒毛膜促性腺激素(hCG)、甲胎蛋白(AFP)等生化指标,结合超声、年龄等指标综合计算风险,对胎儿 21 三体、18 三体、开放性神经管畸形等进行风险评估,筛选出高危孕妇,对高危孕妇进行产前诊断,从而减少上述出生缺陷患儿。

1.1　产前筛查标准

任何一个筛查项目开展的目的都是为了能向被筛查对象提供有关疾病的信息。这种信息应当有利于对疾病的诊断和防治,因此,筛查项目的普及开展必须遵循一定的标准。根据世界卫生组织 1968 年提出的要求,标准主要包括:①疾病定义明确,临床诊断可靠;②疾病会严重危害人体健康,甚至可能致命;③疾病的流行率相对较高且清楚,而且患病者和非患病者在人群中的分布情况明确;④具有经济效益,筛查项目本身所需要的费用低,其带来的经济和社会效益超过其给患者及其家属带来的心理副作用;⑤有相应的高度敏感性和特异性的确诊方法配合;⑥筛查阳性结果的随访措施包括向患者及其家属提供有关疾病风险和防治等的遗传咨询;⑦治疗、干预和管理策略必须有效和可接受。

1.2　产前筛查评估

筛查性检查一般具有方法简单、结果快速、成本低廉、可分析大批量标本的特点。但其敏感性和特异性均较差。所以必须遵从筛查性检查在先,诊断性检查在后,即"筛查→诊断"的原则。筛查检查的结果通常分为高危和低危两种。筛查高危只能为患者和医务人员提供"有可能患病"的信号,而筛查结果低危也不能百分百地排除患病的可能性;通常以百分比来表示这样的"可能性"(即风险率)的高低,百分比是多少则必须通过复杂的生物统计学方法进行计算才能得到。必须为筛查结果高危者提供诊断性的检查,以达到对所怀疑的疾病进行最终诊断的目的。否则,筛查检查就失去了意义。最好的产前筛查例子是目前国内外已经广泛使用的对唐氏综合征和 18 三体综合征的产前筛查,即所谓孕妇血清筛查。评估产前筛查可从以下 3 个方面考虑:

(1) 科学性:有绝对正确的金标准做参照;试验的可重复性即其他人易在相同条件下重复;筛查低危人群和低危人群中阳性率的比较,正确确定筛查试验的灵敏度,不造成偏倚。

(2) 有效性:一般要选择敏感性最高的试验做筛选试验,这样假阴性率低,被漏诊的病例较少;特异性最高的试验则用于临床确诊,这样假阳性率低,被误诊的病例较少。目前较为公认的是单一孕妇血清标记物检出率不低于 20%~25%,联合母血清标记物检出率不低于 55%~60%,超声纠正孕龄后假阳性率低于 5%。

（3）实用性：根据孕妇依从性、医疗服务依从性和成本 - 效益关系来评价筛查技术试验的实用性。

2 孕妇血清产前筛查意义及方法

2.1 孕妇血清产前筛查意义

在生命起源的最初阶段，尤其是妊娠 3~8 周的时候，是胚胎发育的敏感期，胎儿绝大多数器官组织分化均在这个时间完成，所以这个时期是各类畸形的主要发生期，如智力低下、无脑儿、脊柱裂、脊髓脊膜膨出、唇腭裂等。在高速发展的当今社会，出生缺陷已成为公共卫生问题。在发达国家出生缺陷的发生率是 2%~3%，而我国出生缺陷的发生率更高达 4%~6%。再加上我国出生总数高，所以出生缺陷数量很大。而且经过几十年的产前诊断经验，染色体异常的胎儿检出率并不高，如羊水细胞核型分析结果阳性率仅为 2%~3%，这说明原有高危人群的定义范围较宽泛。目前产前诊断适应对象仍以高龄孕妇占绝大多数，而实际染色体异常（以 21 三体为例）中只有 20% 是由高龄孕妇所分娩，因此如何从普通人群，特别是年纪小于 35 岁的人群中筛选出高危者，一直受到很多学者的关注。而产前筛查技术是针对所有孕妇的一项无创伤检查，根据相关指标结果，计算出孕妇妊娠目标染色体疾病或神经管畸形的风险率，进而对高风险结果的孕妇采取相应的产前诊断，以期最大限度地避免和减少缺陷儿的出生。与此同时，在筛查过程中还能发现部分死胎等其他先天缺陷胎儿或不良围产儿结局。可见孕妇血清产前筛查具有经济、简便、对胎儿无损伤等优点，在国内外已广泛普及，并作为孕妇常规检查项目。

2.2 孕妇血清产前筛查方法

2.2.1 孕妇血清产前筛查的原理

孕妇在孕早期或孕中期抽取静脉血，定量测定血中某些特异性生化指标，主要有 AFP、hCG 或游离 β -hCG、游离雌三醇（uE3）、抑制素 -A（inhibin-A）、PAPP-A 等。国际国内研究均认为 AFP 降低，uE3 降低，PAPP-A 降低，抑制素 -A 与游离 β -hCG 升高与胎儿唐氏综合征有关。在 18 三体中，母体 hCG 的水平是降低的，同时 AFP 异常增高与开放性神经管畸形相关。通过这些检测指标，结合孕妇年龄、体重、孕周等参数，运用统计分析软件计算出胎儿常见染色体疾病如唐氏综合征、18 三体综合征）、开放性神经管畸形等疾病的风险，对高风险结果的孕妇采取相应的产前诊断。

2.2.2 筛查的方案

2.2.2.1 孕妇血清学指标

目前应用广泛的血清标记物筛查指标有 AFP

β -hCG/ 游离 β -hCG、uE3、抑制素 -A 以及 PAPP-A。还有一些不断探索中的血清标记物，如特异性 β 1 糖蛋白、胎盘生长因子、超氧化物歧化酶（SOD）、尿抗中性粒细胞碱性磷酸酶等。

其中，PAPP-A 是孕早期最为敏感的指标；AFP、uE3 和抑制素 -A 是孕中期的敏感指标；而 β -hCG/ 游离 β -hCG 在孕早、中期都很敏感。但是各种标记物单独应用时都存在检出效率不高的问题，因此，学者们经过长期的研究，认为多项标记物联合筛查可以取得较高的筛查效率，符合卫生经济学效益。而不同的孕期，选择的敏感指标各不相同[4]。

2.2.2.2 筛查方案

（1）按筛查时间分类[5-7]

1）妊娠早期联合筛查：妊娠早期筛查能尽早发现染色体异常胎儿。妊娠早期筛查的最佳筛查时期是 11~13+6 周。

2）妊娠中期联合筛查：最佳筛查时间为 15~20+6 周。

3）妊娠早、中期序贯筛查：该筛查方案是分别计算每个孕妇孕早期和孕中期的风险值从而得到两份报告，最后结合早、中孕的筛查结果计算出一个综合的风险值，高危患者进行羊水细胞核型分析。该方法提高了检出率，降低了假阳性率，但应用过程中成本较高，并且有部分孕妇难以完成孕中期筛查部分，特别是孕早期高风险的孕妇，难以等待孕中期筛查，而孕早期低风险的孕妇，有一部分放弃孕中期筛查。

4）妊娠早、中期联合筛查：妊娠早期进行早期的血清标记物的检测，至妊娠中期再次进行中期的标记物的检测，结合孕妇年龄、孕周、体重、超声检测颈部透明层（NT）厚度等因素，综合计算孕妇妊娠目标染色体异常胎儿的风险度，孕妇最终会得到一个筛查报告。当结果为高风险时，需要进行遗传学诊断。联合筛查减少了孕早期有创产前诊断的使用。

（2）按筛查指标分类[8-13]

1）颈项透明层厚度测量：21 三体检出率约 77%，假阳性率 5%。

2）孕早期的血清筛查（PAPP-A 和游离 β -hCG）：21 三体检出率约 65%，假阳性率 4%。

3）孕早期颈项透明层厚度测量和孕早期的血清筛查：21 三体检出率约 85%，假阳性率 5%。

4）孕中期两联筛查（AFP 和 hCG）：21 三体检出率约 56%，假阳性率 5%。

5）孕中期三联筛查（AFP、hCG、uE3）：结合孕妇年龄的三联筛查，21 三体检出率约 65%，假阳性率 5%。

6）孕中期四联筛查（AFP、hCG、uE3、抑制素 -A）：检出率约 75%，假阳性率 5%。

7）早中孕联合筛查（四联筛查、颈项透明层厚度测量、PAPP-A):21 三体检出率约 89%,假阳性率 5%。

注:检出率均为经过孕妇年龄校正后的结果。

2.2.3 筛查方法

不仅检测指标的组合方案有多种,同样检测这些血清学指标的实验室方法也有不同,主要有以下几种:放射免疫法、金标法、酶联免疫吸附测定(ELISA)、时间分辨荧光免疫分析(TRFIA)、化学发光免疫法、无创产前检测等。

2.2.3.1 放射免疫法

1)特点:应用放射免疫法进行产前筛查早而且应用时间也较长,其检测的特异性和灵敏度作为定量测定的可靠方法为大家所公认。但是用该方法检测受到提纯或碘处理过程导致影响结果,试剂的稳定性差、有效期短,设备有特殊要求,使它在一般实验室开展受到限制。此外,此方法存在放射性污染,应用范围受到限制。因此现在已经极少使用。

2)原理:放射免疫法是利用放射性核素标记的与未标记的抗原,同抗体发生竞争性抑制反应的方法,研究机体对抗原物质反应的发生、发展和转化规律。

2.2.3.2 金标法

1)特点:1971 年 Faulk 和 Taytor 将胶体金引入免疫化学,此后免疫胶体金技术作为一种新的免疫学方法,在生物医学各领域得到了日益广泛的应用。在医学检验中的应用主要是免疫层析法(immunochromatography)和快速免疫金渗滤法(DIGFA),用于检测 HBsAg、hCG 和抗双链 DNA 抗体等,具有简单、快速、准确和无污染等优点。胶体金是一种常用的标记技术,是以胶体金作为示踪标志物应用于抗原抗体的一种免疫标记技术。

2)原理:取待检测的孕妇血清标本与工作液混溶,并加样于试剂条,混合液通过毛细作用携金迁移至检测带 T 带和质控带 C 带,从而分别出现不同颜色的粉色带,其中质控带 C 带的出现,不仅表示此次测试正确与否,更重要的是定量标示 C 带的 AFP(或 hCG)浓度,而检测带 T 带的色带深度取决于标本中 AFP(或 hCG)的浓度,因此,对比检测带 T 带和质控带 C 带的颜色深度,就可以确定待检孕妇血液的 AFP(或 hCG)的浓度范围。

金标法是在 ELISA 的基础上发展起来的,它的检测敏感性为 70%~85%,特异约为 94%,而其假阳性仅为 5%。曾经在国内外广泛应用。主要用于妊娠 14~17 周孕妇的唐氏综合征筛查。它具有检测灵敏度较高、安全方便、检测时间短(10min 左右即可观察结果)等多项优点。但由于检测准确性差,有较高的假阳性和假阴性率而目前极少采用。

2.2.3.3 **酶联免疫吸附测定**

1)特点:ELISA 是采取抗原与抗体的特异性反应与酶连接,然后通过酶与底物产生颜色反应,用于定量或定性测定。其方法简单,方便迅速,特异性强,因此在免疫化学中推广极快。

2)原理:将抗原或抗体结合到某种固相载体表面,并保持其免疫活性。同时使抗原或抗体与某种酶连接成酶标抗原或抗体,这种酶标抗原或抗体既保留其免疫活性,又保留酶的活性。在测定时,把受检标本(测定其中的抗体或抗原)和酶标抗原或抗体按不同的步骤与固相载体表面的抗原或抗体起反应。用洗涤的方法使固相载体上形成的抗原抗体复合物与其他物质分开,最后结合在固相载体上的酶量与标本中受检物质的量成一定的比例。加入酶反应的底物后,底物被酶催化变为有色产物,产物的量与标本中受检物质的量直接相关,故可根据颜色反应的深浅刊物定性或定量分析。由于酶的催化效率很高,故可极大地放大反应效果,从而使测定方法达到很高的灵敏度。

ELISA 曾是产前筛查唐氏综合征较为常用的检测方法,其检测特异性可达到 95%,敏感性可达到 75%~85%,且检测成本低,实验操作简单,重复性好,曾在国内外应用十分广泛。但 ELISA 本身受固相反应的制约,同时酶标显色的稳定性易受环境温度和酸碱度变化的影响,实验重复性差,故 ELISA 并非理想的检测技术。

2.2.3.4 时间分辨荧光免疫分析

1)特点:时间分辨荧光免疫分析是近年发展起来的一种微量分析方法,是在荧光分析的基础上发展起来的,它是一种特殊的荧光分析。是目前最灵敏的微量分析技术,其灵敏度高,较放射免疫分析高出 3 个数量级。它利用了荧光的波长与其激发波长的巨大差异克服了普通紫外 - 可见分光分析法中杂色光的影响。与普通分光不同,光电接收器与激发光不在同一直线上,激发光不能直接到达光电接收器,从而大幅度地提高了光学分析的灵敏度。常规荧光免疫不同,所用标记物不是普通荧光物质,而是镧系稀土元素铕(Eu^{3+})、钐(Sm^{3+})、铽(Tb^{3+})等,检测设备也不同于一般的荧光分光光度计,而是使用时间分辨荧光计测量,排除样品中非特异荧光的干扰,极大地提高了测定方法的灵敏度。时间分辨荧光免疫分析在灵敏度、特异性、稳定性及测量自动化程度等方面都表现优异,而其标准曲线范围宽(跨越 4~5 个数量级),最小检出值可达 10~18mol/L,分析速度快,通量高,远远超过放射免疫分析及发光免疫测定,同时操作简便,无放射性污染,因此成为免疫分析中具有发展潜力的一项技术,特别是在大规模筛查方面具有明显优势。

2)原理:将镧系元素铕(Eu^{3+})、钐(Sm^{3+})、铽(Tb^{3+})等通过具有双功能基团的螯合剂标记于抗体(或抗原)分子上。当标记抗体和待测抗原结合,采用紫外脉冲光源(340nm,每秒闪烁 1 000 次)进行激发,不仅发射出高强度的荧光(613nm),而且衰变时间也较长(10~1 000μs)。利用延缓测量时间,待短寿的本底荧光(样品池和待测样品中蛋白质等自然发生的非特异性荧光,衰变时间1~10ns)全部衰变后,再行测量,所得信号完全为长寿命镧系元素螯合物的特异荧光,从而有效排除非特异本底荧光的干扰,大大提高分析的特异性和灵敏度。此外,Eu^{3+}或Sm^{3+}的激发光与发射光之间有很大的Stokes位移,而且激发光的光谱较宽,有利于增高激发能,增强标记物的比活性;且发射荧光的谱带很窄,有助于降低本底,从而提高分析的特异性和灵敏度。时间分辨荧光免疫分析具有标记物制备简单、有效期长、无放射性污染、标准曲线工作范围宽、应用范围广以及可进行双标记,甚至多标记等优点,且它具备高敏感性和广泛的测量范围,出色的室间分析重复性,稳定可靠的商品化试剂,既没有放射免疫法中的试剂问题,也没有ELISA受固相反应的限制及基质底物影响的问题,是一种适合在一般实验室推广开展的分析方法。目前在我国应用比较广泛[14]。

2.2.3.5 化学发光免疫法

1)特点:化学发光免疫法具有高灵敏度的化学发光测定技术与高特异性的免疫反应相结合,用于各种抗原、半抗原、抗体、激素、酶、脂肪酸、维生素和药物等的检测分析技术。是继放射免疫分析、ELISA、荧光分析和时间分辨荧光免疫分析之后发展起来的一项最新免疫测定技术。20世纪70年代中期Arakawe首先报道此方法,发展至今已经成为一种成熟的、先进的超微量活性物质检测技术。应用范围广泛,近年来发展迅猛,是目前发展和推广应用最快的免疫分析方法,也是目前比较先进的标记免疫测定技术,灵敏度和精确度比ELISA高几个数量级,可以完全替代放射免疫分析、ELISA。主要具有灵敏度高、特异性强、试剂价格低廉、试剂稳定且有效期长(6~18个月)、方法稳定快速、检测范围宽、操作简单自动化程度高等优点。

2)原理:化学发光免疫分析包含两个部分,即免疫反应系统和化学发光分析系统。化学发光分析系统是利用化学发光物质经催化剂的催化和氧化剂的氧化,形成一个激发态的中间体,当这种激发态中间体回到稳定的基态时,同时发射出光子,利用发光信号测量仪器测量光子产量。免疫反应系统是将发光物质(在反应剂激发下生成激发态中间体)直接标记在抗原(化学发光免疫分析)或抗体(免疫化学发光分析)上,或酶作用于发光底物。

化学发光免疫法检测灵敏度高,可达10~15ng/L,化学反应简单、快速而无需催化剂,使得它在产前筛查领域应用广泛。采用吖啶酯类化合物(acridinium ester)作为标记物的优点是低背景噪声、化学反应简单、快速且无需催化剂。

此外,还有国内较少使用的磁性分离酶免疫法。它是20世纪80年代中期瑞士Serono诊断中心发明的一种非放射性核素免疫检测的先进技术,称为磁性抗体免疫测定(MAIA)技术,具有分离完全、快速、显色稳定、重复性好的优点。有报道此方法筛查唐氏综合征的检出率75%,假阳性率5.2%。

2.2.3.6 无创产前检测

1997年,香港中文大学卢煜明教授证实了孕妇外周血中存在胎儿游离DNA,通过利用高通量测序技术对母体外周血中胎儿游离DNA进行定量分析及生物信息分析,最终可实现对胎儿的染色体非整倍体患病风险进行评估,这类基于二代测序的母体血浆胎儿游离DNA检测技术称为无创产前检测。母体外周血含有的胎儿游离DNA,几乎全部来源于胎盘滋养层细胞,目前筛查的目标疾病包括21三体、18三体和13三体综合征。因该技术高检出率和低假阳性、低假阴性率,使行介入性产前诊断的孕妇数量大大下降,已经被越来越多的孕妇和检测机构采用。除了目前检测费用较高、实验较复杂以外,无创产前检测已经逐渐成为孕期筛查的重要手段之一[15-16]。

3 杂合子筛查

杂合子筛查(heterozygote screening)是指在非患病者群体中对某些隐性遗传病杂合子的筛查,又称携带者筛查。通过杂合子筛查可以将携带者(carrier)检测出来,进而对人群中的携带者频率、携带者本身健康状况及其生育患病后代的风险进行评估。携带者的检出对遗传病的预防具有积极的意义。因为人群中,虽然许多隐性遗传病的发病率不高,但杂合子的比例却相当高。例如苯丙酮尿症的纯合子在人群中比例如为1:10 000,携带者(杂合子)的比例为1:50,为纯合子的200倍[17-18]。

对发病率很低的遗传病,一般不做杂合子的群体筛查,仅对患者亲属及其对象进行筛查,也可以收到良好效果。对发病率高的遗传病,普查携带者效果显著。例如我国南方各省的α及β珠蛋白生成障碍性贫血的发病率特别高(共占人群8%~12%,有的省或地区更高),因此检出双方同为α或同为β珠蛋白生成障碍性贫血杂合子的机会很多。这时,进行婚姻及生育指导,配合产前诊断,就可以从第一胎起防止重型患儿出生,从而收到巨大的社会效益和经济效益,不仅降低了本病的发病率,而且防止了不良基因在群体中播散。目前国内在某些城市、地区或某些医院已经开展珠蛋白生成障碍性贫血、葡萄糖-6-磷酸脱氢酶缺乏症、耳聋基因杂合子筛查。也有筛查家族性杂合性高胆固醇血症、镰状细胞性贫血杂合子、苯丙酮尿症杂合子研究报道,但还较少用于临床。国外有报道常规开展黑色人种中的镰状细胞病、犹太人中的泰 - 萨克斯病以及北欧白色人种的囊性纤维变性等杂合子筛查。

脆性 X 综合征前突变筛查也属于这类筛查。超过 95% 的脆性 X 综合征是由于（CGG）n 重复扩展的动态突变和异常甲基化而导致 FMRP 蛋白合成减少或缺失所致，不到 5% 的患者是由于 *FMR1* 基因的缺失突变或点突变而导致 FMRP 蛋白功能异常而致病。因此建议在高危人群中进行 *FMR1* 基因的动态突变检查。

参考文献

［1］中华人民共和国卫生部, 中国残疾人联合会. 中国提高出生人口素质、减少出生缺陷和残疾行动计划（2002—2010 年）. 中国生育健康杂志, 2002, 13（3）:98-101.

［2］中华人民共和国卫生部. 中国出生缺陷防治报告（2012）.［2019-04-26］.http://www.gov.cn/gzdt/2012-09/12/content_2223373.htm.

［3］陆国辉, 陈天健, 黄尚志, 等. 产前诊断及其在国内应用的分析. 中国优生与遗传杂志, 2003, 11（1）:1-4, 7.

［4］鲍培忠. 多种血清标记物在产前筛查中作用的综合评价. 国外医学（计划生育分册）, 1999（2）:74-78.

［5］潘玲. 唐氏综合征产前筛查方案的进展. 中国产前诊断杂志（电子版）, 2009, 1（1）:35-42.

［6］WALD N J, RUDNICKA A R, BESTWICK J P.Sequential and contingent prenatal screening for Down syndrome.Prenat Diagn, 2006, 26（9）:769-777.

［7］BEAN L, BAYRAKTOYDEMIR P.American College of Medical Genetics and Genomics standards and guidelines for clinical genetics laboratories, 2014 edition:technical standards and guidelines for Huntington disease.Genet Med, 2014, 16（12）:e2.

［8］BRYANT L D, GREEN J M, HEWISON J.Prenatal screening for Down's syndrome:some psychosocial implications of a "screening for all" policy.Public Health, 2001, 115（5）:356-358.

［9］MAYMON R, PADOA A, DREAZEN E, et al.Nuchal translucency measurements in consecutive normal pregnancies.Is there a predisposition to increased levels? Prenat Diagn, 2002, 22（9）:759-762.

［10］SPENCER K, LIAO A W, SKENTOU H, et al.Screening for triploidy by fetal nuchal translucency and maternal serum free beta-hCG and PAPP-A at 10-14 weeks of gestation.Prenat Diagn, 2000, 20（6）:495-499.

［11］WAPNER R, THOM E, SIMPSON J L, et al.First-trimester screening for trisomies 21 and 18.N Engl J Med, 2003, 349（15）:1405-1413.

［12］YU S, FIEDLER S D, BRAWNER S J, et al.Characterizing small supernumerary marker chromosomes with combination of multiple techniques.Cytogenet Genome Res, 2012, 136（1）:6-14.

［13］SAHOTA D S, LEUNG T Y, CHAN L W, et al.Comparison of first-trimester contingent screening strategies for Down syndrome.Ultrasound Obstet Gynecol, 2010, 35（3）:286-291.

［14］QIN Q P, CHRISTIANSEN M, PETTERSSON K.Point-of-care time-resolved immunofluorometric assay for human pregnancy-associated plasma protein A:use in first-trimester screening for Down syndrome.Clin Chem, 2002, 48（3）:473-483.

［15］SOUTER V L, NYBERG D A, BENN P A, et al.Correlation of second-trimester sonographic and biochemical markers.J Ultrasound Med, 2004, 23（4）:505-511.

［16］LO Y M, CORBETTA N, CHAMBERLAIN P F, et al.Presence of fetal DNA in maternal plasma and serum.Lancet, 1997, 350（9076）:485-487.

［17］BARBER J C K.McKinlay Gardner RJ, Sutherland GR, Shaffer LG:chromosome abnormalities and genetic counselling.4th ed.New York:Oxford University Press, 2012.

［18］MIKHAIL F M, HEEREMA N A, RAO K W, et al.Section E6.1-6.4 of the ACMG technical standards and guidelines:chromosome studies of neoplastic blood and bone marrow-acquired chromosomal abnormalities.Genet Med, 2016, 18（6）:635-642.

第 2 节　产前诊断

1　产前诊断概念及意义

产前诊断又称宫内诊断或出生前诊断, 是指直接或间接地对孕期胎儿情况进行检测, 继而采取一些必要的措施防止严重遗传病、先天性畸形和智力障碍患儿的出生, 提高人口素质。产前诊断是近年发展起来的一个新领域。传统的产前诊断方法为绒毛膜穿刺、羊膜腔穿刺和脐带血穿刺。近年来, 随着医学分子生物学和细胞生物学的发展, 产前诊断借助于一些分子细胞生物学技术已使非侵入性产前诊断成为可能, 并且可使高危胎儿的基因突变分析或连锁诊断成为可能。可以说是分子生物学推动了产前诊断的发展。产前诊断从有创伤性向无创伤性推广的过程中, 分子细胞生物学技术更是具有举足轻重的作用[1]。

产前诊断技术可分为创伤性产前诊断和非创伤性产前诊断, 前者包括绒毛膜穿刺、羊膜腔穿刺、脐带血穿刺及胎儿镜检查;后者包括植入前诊断、胎儿细胞诊断、宫颈黏液冲洗及超声诊断。产前诊断由一系列预测胎儿出生前是否患有某些遗传性疾病或先天畸形的技术方法完成。在遗传咨询的基础上, 应用现代生物学、生物化学、免疫遗传学、细胞遗传学、分子遗传学技术, 对胚胎和胎儿的直接检测或通过母体检测, 预测胎儿在子宫内生长发育状况, 诊断胎儿是否有遗传缺陷及先天畸形, 以便早期发现, 这是预防患儿出生的有效手段。我国每年有 90 万~100 万新生儿患有出生缺陷,占新生儿的 5.6%。第 1 位是先天性心脏病,每年约 22 万例;第 2 位是神经管畸形,每年约 10 万例;第 3 位是唇腭裂,每年约 5 万例;第 4 位是唐氏综合征,每年约 3 万例。出生缺陷的原因分为两大类,一类与遗传因素相关,一类与环境因素相关。与遗传相关的有单基因遗传病、多基因遗传病、染色体病和线粒体病。与环境有关的致畸因素包括营养、疾病、感染、药物和接触有害物质等。随着人类健康水平的改善,原来儿科死亡率甚高的非典型遗传性疾病(如营养不良、传染病及感染性疾病)逐年减少,而与遗传有关的疾病则相应增加。据目前临床资料分析,普通人群中的遗传病流行率可高达 73‰。甚至有人认为,除了外伤性骨折以外,其他疾病都与遗传因素有关。

在各种常见的遗传病中,我国人群中唐氏综合征的发生率大致与国外相似,在 1/800~1/650;各地的苯丙酮尿症、进行性假肥大性肌营养不良等遗传病的发病率也与国外接近;中南部地区的珠蛋白生成障碍性贫血发病率高;先天性神经管畸形在我国北方部分地区高发;环境污染容易使孕妇接触致畸物质而导致胎儿染色体畸变风险高;感染性疾病、性传播疾病仍然相当普遍等:所有这些事实说明了广泛建立和健全产前诊断的必要性。目前,产前诊断已成为国外发达国家临床产科学的重要组成部分。在发达国家,大多数的 35 岁和 35 岁以上的孕妇都能接受产前诊断检查,对常见的唐氏综合征的产前诊断早已被明确列为产科常规检查项目之一。产前诊断的主要目的是为可能出现遗传病或与遗传因素有关的疾病以及具有其他导致畸胎因素的高风险家庭提供充足可靠的信息,使他们能够在妊娠期对异常的胎儿作出自己适当的选择。其具体表现在:①为高风险夫妇在计划怀孕之前提供风险咨询;②当诊断结果正常时,为风险家庭提供肯定证据,使之放心;③在诊断结果异常时,有关专业人员及时做好异常胎儿出生时和出生后处理的准备;④及早为个别愿意保留患病胎儿的孕妇提供有关遗传病的信息,做好精神上的准备,以利于妊娠期间或分娩后子女的保健和抚养;⑤为计划终止妊娠的风险夫妇提供信息,使他们在精神和物质上做好准备。

产前诊断直接关系胎儿健康及孕妇家庭的精神经济压力问题,故产前诊断项目的建立必须采取严肃认真的科学态度,并要具备一定的条件和遵循一定的标准。这主要包括:①疾病应该有明确的定义以及诊断标准;②疾病严重,需要终止妊娠;③对疾病无法治疗或疗效很差;④疾病向下代传播的风险高;⑤终止妊娠可被孕妇接受;⑥具有准确性高、特异性高、敏感性高的产前诊断方法。产前诊断需要有专业的医疗人员队伍,同时也要求

多种专业学科的配合,其中包括产科、儿科、检验科、临床遗传、细胞遗传、生物化学遗传、分子遗传以及遗传咨询等[2]。

2 产前诊断适应证

可以进行产前诊断的疾病大概分为 6 大类[3-4]:①胎儿感染(如巨细胞病毒感染、风疹病毒感染、单纯疱疹病毒感染、弓形虫病及性传播疾病等),目前主要采用免疫学及病原微生物核酸检测方法诊断;②染色体病[如唐氏综合征、13 三体综合征、18 三体综合征、特纳(Turner)综合征等],主要采用细胞遗传学方法诊断;③先天结构畸形(如开放性神经管缺损、先天性心脏病、腹壁缺陷、先天性髋脱位、先天性马蹄内翻足等),主要采用超声、胎儿磁共振等影像学诊断;④遗传性代谢疾病(如糖原贮积症、黏多糖贮积病、半乳糖血症、苯丙酮尿症、枫糖尿症等),主要采用生化遗传学方法诊断;⑤单基因疾病(如进行性假肥大性肌营养不良、珠蛋白生成障碍性贫血、血友病、脆性 X 综合征等),主要采用分子遗传学方法诊断;⑥其他。目前,在我国进行产前诊断的疾病仍然以胎儿感染疾病、先天结构畸形和染色体病等三大类为主。由于染色体病与孕妇年龄关系密切,随着我国孕妇年龄的升高以及卫生环境不断改善,染色体病占产前诊断中的比例越来越大。随着基因组工程的逐步完善和致病基因不断被发现,单基因疾病的产前诊断也呈现逐年增加的趋势。

3 产前诊断伦理原则

预防及降低遗传性疾病和先天缺陷胎儿的出生,提高出生人口素质和生命质量,是世界各国普遍关心的问题,也是世界文明进步和社会发展所必需的。在产前诊断与干预处理中,医师应该遵循患者利益第一和尊重患者自主选择的伦理学原则,从事产前遗传咨询和产前诊断的医生有责任和义务,根据现有的实验室检查和临床分析得出产前诊断结果,告知夫妻双方胎儿的情况和可能的预后,但医生不得有任何暗示或诱导夫妻双方做进一步选择的行为。在知情选择的基础上,根据上述各项处理原则,夫妻双方有权作出自己的选择。应当遵循把胎儿当作患者对待的伦理学概念。产前诊断与干预处理前,医师应向孕妇详细告知方案的利弊,供孕妇选择和作出最终的决定。对于出生后具有生存能力的畸形胎儿,尽管存在增加发病率和死亡率的危险,然而除非孕妇本身的情况不允许继续妊娠,否则胎儿伦理学原则反对终止妊娠。如夫妻双方有意愿终止妊娠,根据《中华人民共和国母婴保健法》第三章第十九条的规定,经

本人同意,并签署意见;如本人无行为能力,应当经其监护人同意,签署意见,方可以考虑施行人工流产终止妊娠。但是,将有先天缺陷的胎儿进行人工流产,违背了医学上抢救生命的基本宗旨,也违反了人人平等的准则,同时涉及伦理道德及妇女本身、胎儿、家庭和社会诸方面的利益。因此,不可能完全脱离人们对某些特殊利益的信仰,如家庭、职业、区域、民族、宗教、文化或理想,也不能脱离特定社会的道德传统去谈论有关人工流产的伦理。为此,在产前诊断中涉及道德选择问题上,米伦斯基提出了四项基本准则:第一,尊重夫妇双方的选择;第二,对个人和家庭不产生伤害;第三,产前诊断的结果可靠;第四,产前诊断和遗传咨询的自愿性。尽管各国存在着文化、社会制度、道德标准的差异,但这些准则无疑在世界各国有着共同性。

4　临床细胞遗传学基础

传统的细胞遗传学是通过研究人类染色体的数目、结构和功能的改变与疾病发生的关系,从而指导对疾病的诊断和再发风险的评估[5-6]。

4.1　染色体的数目和形态

1912 年,von Winiwarter 通过检查人睾丸切片,观察到有丝分裂,认为男性的染色体为 47 条,而推测女性的染色体为 48 条。1952 年,Hsu 采用低渗法制备染色体。 1956 年,Tjio 和 Levan 在收获细胞前向培基中添加秋水仙素,改进低渗制备法,确定了人类二倍体染色体数目确定为 46 条,从而奠定了临床细胞遗传学的基础。1959 年,Lejeune 等发现唐氏综合征患者染色体为 47 条,多了一条小的 G 组近端着丝粒染色体(21 号染色体)。1959 年,Jacobs 和 Strong 发现克兰费尔特综合征患者骨髓细胞的有丝分裂相中,染色体为 47 条,多出的染色体属于包括 X 染色体在内的一组染色体,其核型暂定为 47,XXY。1959 年,Ford 等证明 Tuner 综合征的核型只有 45 条染色体。1960 年丹佛城国际会议确立了染色体命名体系(丹佛体系),从此染色体病有了统一的命名。染色体分为 7 组:A(1~3)、B(4~5)、C(6~12)、D(13~15)、E(16~18)、F(19~20)、G(21~22),X 染色体大小与C组接近,Y 染色体与G组相似。1978 年,国际细胞遗传学命名委员会首次出版了人类细胞遗传学命名国际体系(ISCN),规定了正常染色体和异常染色体核型的命名格式和原则。此后,ISCN 的专家委员会持续对 ISCN 进行修改和更新,并定期发布最新版的 ISCN 至今。

正常人类体细胞有 46 条染色体。其中,正常男性染色体核型为 46,XY,而正常女性染色体核型为 46,XX。这种由 22 对常染色体和一对性染色体组成的核型称为二倍体。除男性性染色体外,每一编号染色体都由一对同源染色体组成,其中一条来自于父方,另一条来自于母方。而配子核型的染色体组为 22,X 或 22,Y,称为单倍体。

应用特殊染色体显带技术可以使染色体呈现出明暗相间的条带。不同编号染色体所出现的条带数目、形态和排列是不同的。这种染色体带纹的排列称为带型。辨认每一条染色体是通过识别染色体上稳定的和具有显著形态特征的带纹进行的,这些特征包括着丝粒、染色体长短臂以及某些特征性的条带。

4.2　染色体畸变

染色体数目或结构的改变称为染色体畸变,是引起染色体病的原因。

4.2.1　染色体数目异常

染色体数目的异常包括整倍体和非整倍体。前者染色体数目的改变是一个染色体组的倍数,例如三倍体、四倍体;后者染色体数目的改变不是一个染色体组的倍数。非整倍体又分为亚二倍体(如 45,X 综合征见图 2-2-1)和超二倍体,如唐氏综合征(图 2-2-2)、47,XXY 综合征、48,XXXY 综合征等。

4.2.2　染色体结构畸变

染色体的断裂和断裂以后断端异常重接是染色体机构畸变的遗传学基础。常见的结构畸变有缺失、重复、易位、倒位、插入、环状染色体、双着丝粒染色体等(图 2-2-3~图 2-2-6)。同时还有可能形成标记染色体。

5　细胞学产前诊断方法

细胞遗传学实验室诊断是通过细胞培养进行传统染色体分析的过程,是对染色体病进行诊断的主要方法。由于从具有分裂能力的细胞中得到染色体,细胞培养是细胞遗传学诊断的关键步骤。常用于实验室染色体诊断的组织包括羊水、绒毛、外周血。其中,外周血淋巴细胞需要通过分裂素的刺激才能获得分裂能力。细胞遗传学实验室中各种类型细胞培养的步骤及其操作要求基本一致,主要包括培养前准备(试剂准备、无菌条件下标本的采集等)、细胞培养以及细胞收获。各项步骤均会直接影响诊断的成败。诊断实验室应该拒绝接受没有患者姓名或标志不清的标本[7]。

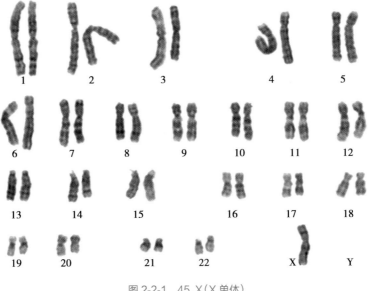

图 2-2-1　45,X(X 单体)

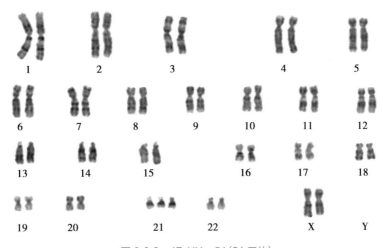

图 2-2-2　47,XX,+21(21 三体)

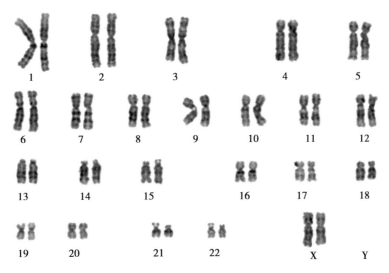

图 2-2-3　46,XX,inv(2)(2 号染色体倒位)

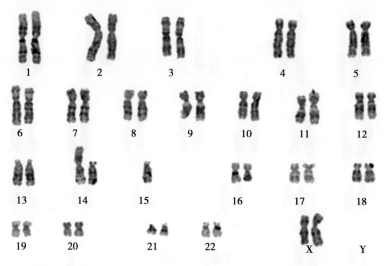

图 2-2-4　45,XX,t(14;15)(14 号染色体和 15 号染色体罗伯逊易位)

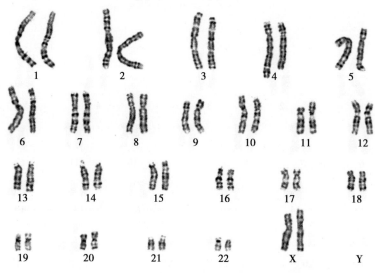

图 2-2-5　46,XX,t(4;11)(q33;p11.2)(4 号染色体和 11 号染色体平衡易位)

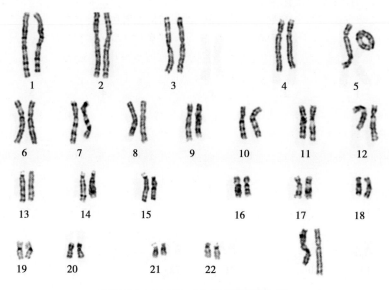

图 2-2-6　46,XX,r(5)(5 号环状染色体)

5.1 标本的收集和处理

5.1.1 羊水的收集和处理

羊水中的细胞来源于胎儿的多种组织,其中主要包括皮肤、泌尿道、胃肠道以及羊膜,这些细胞统称为羊水细胞。羊水中的多数羊水细胞都已死亡,所以不能直接得到用于核型分析的中期细胞。必须先将羊水低速离心,使具有生长能力的羊水细胞分离出来,然后将细胞加到培养液里进行培养。

孕中期通常可以抽取20ml羊水。最初抽出的1~2ml羊水可能混有母体细胞,故通常弃去不用。抽出的羊水样本放置在无菌离心管里。羊水必须在室温下保存和运送,并应尽快送到诊断实验室进行处理,以得到满意的细胞培养效果。

5.1.2 绒毛的收集和处理

由于绒毛的滋养层细胞具有自我分裂能力,所以绒毛有直接收获和常规的长期培养两种方法。直接收获不需要细胞培养,而是经过酶处理使单个细胞各自分离后就可以在当天收获。长期培养则需要7~10d的培养,得到足量的中期细胞才收获。

在条件允许的情况下,应该要求诊断实验室技术员参与绒毛取样时的标本收集,现场显微镜下对绒毛进行检测,以确保绒毛标本的质量。通常,每例所要求的纯净绒毛量应该不少于10mg。只有在确定已有足够量的绒毛组织后才结束绒毛取样手术。必须把绒毛标本迅速送到诊断实验室进行细胞培养前的处理。

母体细胞污染是绒毛取样过程中常见的现象,约占全部绒毛细胞培养病例的1.9%。为避免或减少母体细胞的污染,必须进行胎儿绒毛净化,把来源于母体的、表面光滑的蜕膜从绒毛组织中分离出来并将之弃去。此外,在绒毛净化过程中还必须将血凝块和其他杂质清除掉。

用于产前遗传病诊断的实体组织标本主要为绒毛和流产胎儿活检组织。目前对实体组织的细胞培养都是先将其经过酶消化处理,使单个细胞从组织中分离出来,然后按羊水细胞培养法进行处理。能对组织进行消化处理的酶主要有胶原酶和胰蛋白酶。后者消化作用强,但是会损害细胞膜的结构,使用时必须掌握好其浓度和时间。在对绒毛进行酶处理之前,要把混在绒毛组织中的母源性组织和血块清除掉。同样,也应该清除掉其他实体组织标本里的脂肪、失去活力的坏死组织和血块。

5.1.3 脐带血的收集和处理

胎儿脐带血细胞来源于胎儿的中胚层组织。脐带穿刺取得胎儿血,可以用于比较快速地进行胎儿染色体检测,还可以用于诊断胎儿血液系统疾病。脐带血穿刺通常在妊娠中晚期进行。在超声引导下,行脐带穿刺,抽血1~3ml,置于肝素抗凝管中,尽快送到诊断实验室

进行处理,并开始细胞培养。脐带血细胞中用于染色体检测的是有核细胞,以淋巴细胞为主。由于脐带血中红细胞较多,黏稠度大,因此在培养过程中要注意细胞的浓度。

5.2 细胞培养

细胞培养的目的是在适合细胞生长的环境下,通过有丝分裂刺激因子等刺激,使处于分裂静止或分裂不活跃状态的细胞转化为具有分裂能力或分裂活跃的细胞,从而为生化或分子遗传诊断提供足够量的细胞,为细胞遗传诊断提供分裂中期细胞以进行核型分析,制作特殊细胞系并将其长期冷藏保存。

影响细胞培养结果的因素很多,其中包括培养液的使用、培养皿的选择、标本处理,以及细胞培养过程中各重要步骤如接种和细胞收获等。它们之间关系密切,互相影响。

5.2.1 细胞培养所需条件

温度、湿度以及培养液的pH都会直接影响细胞培养的效果。

(1)培养液:所有的组织细胞都需要在培养液中生长,以利于细胞的生长和分化。不同组织细胞的培养必须选用不同的培养液。所有的培养液都是一种平衡液,含有不同细胞生长所必需的物质,其主要成分包括盐类、葡萄糖及酸碱缓冲系统等。大部分的培养液都加有酚红pH指示剂以显示其酸碱度。当培养液酸性太强时,颜色变黄;而在碱性太强时则变成粉红色。

培养液分为完全培养液和非完全培养液。非完全培养液使用前必须加配血清、抗生素、L-谷氨酰胺或其他细胞生长因子等,才能变为完全培养液而使用。

(2)抗生素:抗生素可阻止微生物在培养液中生长。部分抗生素会抑制细胞的生长,所以不宜过多地使用。常用的抗生素包括青霉素/链霉素混合剂、庆大霉素以及卡那霉素。抗真菌药物包括制霉菌素和两性霉素B,抗真菌药物可直接抑制细胞的生长,只有在不能控制真菌生长的情况下才使用。

当细菌污染时,细胞培养液通常变得混浊;发生霉菌污染时,就会出现棉花样改变。在倒置显微镜下可以容易地观察到细菌及霉菌的生长。支原体和病毒污染通常不易被发现。支原体污染可以使染色体发生断裂或引起染色体重排。

避免微生物污染最关键的是无菌操作。

(3)有丝分裂刺激剂因子:只有绒毛的滋养层才具有分裂能力的细胞。外周血主要为成熟淋巴细胞,必须经过有丝分裂刺激因子的刺激后才能分裂。常用的有丝分裂刺激剂是从红腰豆中提取的植物凝血素(PHA),它只作用于T细胞。PHA加入48h后细胞开始明显分裂,并在

68~72h 达最高峰。因此,常规的外周血培养是在 PHA 加入 72h 后开始收获。

除有丝分裂刺激因子外,能刺激细胞生长的还有生长因子,例如 B 细胞生长因子、髓细胞生长因子及纤维细胞生长因子等,可以根据不同的诊断目的选用。

(4) 细胞培养系统:分为开放系统和密闭系统两种。开放系统的培养皿盖保持松弛,使培养皿内外空气能够流通;密闭系统的培养皿盖保持密闭状态。

产前诊断实验室通常采用开放系统进行细胞培养,通常 5% 二氧化碳的培养箱,以使培养液的 pH 保持在 7.2~7.4 的范围。由于培养瓶内外空气流通,培养液容易蒸发,故通常在培养箱内放置无菌水以保持箱内湿度。由于培养箱内温度高、湿度大,容易发生微生物(特别是真菌)污染,这是使用开放系统的主要缺点。

密闭系统的培养液含缓冲系统以保持 pH 的恒定。由于密闭系统不需要湿度调节,故培养箱能保持干燥,微生物污染机会少。

(5) 培养时间:不同种类细胞的培养时间和处理方法差异很大。外周血细胞培养时间通常为 72h,培养过程中一般不需要进行特别处理。羊水细胞、绒毛细胞以及其他实体组织细胞的培养所需时间较长,通常为 5~10d 或更长。用原位培养法进行培养的羊水细胞一般在 8~9d 内收获,而用 T 型培养瓶法则需要 10~12d。在超过 1 个月细胞仍然不生长时,便可以算为培养失败。

5.2.2　培养方法

细胞培养分成悬浮培养和贴壁培养两种。悬浮培养用于血细胞培养;贴壁培养用于羊水细胞、绒毛细胞的培养。

(1) 培养瓶法:T 型培养瓶法既可用于细胞原代培养,也可用于细胞传代培养。细胞通常生长在培养瓶内的表面,待细胞分裂旺盛时及时收获。细胞收获前必须进行胰蛋白酶处理,使生长中的细胞从瓶壁表面脱落并形成游离的单个细胞,然后将其收集到试管里,进行收获 T 型培养瓶法收获后的细胞已全部脱落,当发生单个异常核型时,难以判断其细胞集落的来源。

(2) 原位培养法:已被广泛应用于产前诊断中。该方法使细胞在培养皿内贴壁生长,收获时不需经过酶处理,处于分裂中的细胞仍然保留在原来生长的位置上。优点为每个细胞集落都由单个细胞分裂后形成的细胞组成,所在细胞集落里出现的染色体改变,通常代表了培养前单个细胞的核型而体现了标本基因组成的真实性,有利于鉴别产前诊断过程中常出现的嵌合体。原位培养法的收获过程减少了酶处理这一步骤,缩短收获时间,减少人为误差,能有效地保证细胞培养质量。

5.2.3　细胞收获

经过适当时间的细胞培养,待细胞生长旺盛,分裂

出一定数目的中期细胞时,就可以进行细胞收获。收获的目的是尽量收集处于分裂过程的中期细胞。准确掌握细胞收获时机,是影响细胞培养结果的重要环节,收获时间判断的准确性与操作者的经验有关。细胞生长不足和生长过度,都不能收集到足够数量的中期细胞或其染色体形态不理想。因此必须在倒置显微镜下注意观察细胞生长及其分裂的变化。中期细胞在倒置显微镜下表现为有折射的小圆形细胞,且通常分布在细胞集落的边缘。

(1) 有丝分裂抑制素的使用:目前广泛使用的有丝分裂抑制素是秋水仙素或秋水酰胺。秋水酰胺可以通过与管蛋白的结合,抑制纺锤体的合成或破坏已形成的纺锤体,阻止后期姐妹染色单体之间的分离,从而使细胞的有丝分裂停留在分裂中期。秋水酰胺浓度及其作用时间与染色体形态关系密切。在一定浓度下,秋水酰胺作用时间越长,中期细胞越多,但染色体越短。

(2) 低渗处理:细胞低渗处理使收获后的细胞处于低渗溶液环境下,通过渗透作用使细胞膨胀变大的过程。低渗液的盐浓度比细胞质内的低,这使得水分在渗透压的作用下透过细胞膜进入细胞内,使细胞破裂,染色体均匀分布。低渗处理的时间很重要,时间太短不能使细胞充分膨胀,染色体交叉过多不易诊断;低渗时间太长,细胞过度膨胀而破裂,染色体会分散过度,造成人为的染色体丢失。目前使用的低渗液主要包括 0.075mol/L 的氯化钾溶液、0.8% 的枸橼酸钠溶液、氯化钾 / 枸橼酸钠混合液等。

(3) 细胞固定:细胞固定是通过固定液使细胞膜蛋白变性,终止细胞膜的水分渗透,使细胞固定在膨胀状态。最常用的固定液是甲醇 / 冰醋酸混合液(3:1)。固定液能吸收空气中的水分从而影响固定作用,因此应注意保持密封,宜每次新鲜配制使用。固定时间直接影响染色体的形态和分散度,制片前必须进行至少两次固定处理,每次不应少于 15min。

(4) 滴片:滴片是将经过固定的细胞悬液滴在玻片上,使染色体分散。细胞悬液的浓度要适中,通常先制作一张玻片,然后在倒置显微镜下观察滴片效果,如果发现细胞密度太大则需要适当稀释。理想的滴片,有足够多的分裂相中期细胞;细胞密度适宜;染色体分布均匀,交叉少;染色体形态清晰且直;镜下看不到细胞质。

有多种因素可影响滴片的效果,包括温度、湿度、玻片洁净程度、滴片距离以及滴片时玻片的角度等。使用的玻片必须经过多次洗涤,将玻片上的杂质特别是油渍清洗干净,然后泡在冷冻的蒸馏水中保存。从水中取出时,质量好的玻片表面应保持一层均匀的薄水膜。滴片后应将玻片放在加热炉或干燥板上进行干燥处理。一般在 60℃下隔夜干燥或在 90℃下干燥 1h。

5.2.4 核型分析

核型分析的目的是将畸变的染色体作出准确的诊断。影响核型分析的准确性因素主要包括制片质量、染色体显带染色的质量和分析者的经验及能力。

核型分析时按一定的方向进行,先用低倍镜查找,见合适的中期细胞时再转换到高倍镜下进行分析,应选择形态好的细胞进行核型分析,而且必须对每对染色体逐带对照;准确记录记数及核型分析坐标;必须对 20 个细胞进行数染色体或分析;每例分析的细胞必须来自两个以上不同的培养皿;原位培养时,每个细胞集落只选用一个中期细胞;当出现镶嵌体时,则按照有关标准的要求进行,原则记数 100 个细胞;染色体分析所需的带水平应为 400 左右,而微小的结构性染色体畸形分析则必须用 550 以上的带水平;产前诊断病例的诊断结果必须由副高以上职称有资质的技术人员核对签名发放报告。

近年来染色体自动扫描分析系统已经得到越来越广泛的应用。对染色体的识别程度取决于显微镜的分辨率和分析软件的能力。

5.3 常用诊断实验室操作程序

不同实验室的条件不一,技术人员的习惯各不相同,每个实验室应建立自己的实验室常规,这里介绍的程序只能作为参考。

5.3.1 羊水细胞原位培养法操作程序

有多种用于羊水细胞的培养液,必须保存在 −20℃ 环境下,解冻后两周内应使用完毕。

(1) 常规消毒:羊水细胞培养前先用紫外线灯消毒培养操作台 20min,全部操作在无菌条件下进行。羊水细胞培养瓶为无菌一次性使用。

(2) 羊水细胞离心:将无菌条件下取来的 20ml 羊水分装放入两个离心管(A 与 B)内(每管 10ml),在 1 000r/min 的条件下离心 5min,弃上清,留约 0.5ml 沉淀物(注亦可不离心做全羊水培养)。

(3) 羊水细胞接种和培养:无菌条件下将离心后的细胞小团打散,分别将离心管中的沉淀物放入 A 和 B 培养瓶内,培养瓶应标注患者姓名、实验室编号、培养皿编号、种植日期以及操作技术员姓名。每个培养瓶分别加入 McCOY 5A 培养液 3ml 及小牛血清 1ml(或全培基 4ml),密封瓶口,37℃ 培养。每个培养瓶分别放在不同的培养箱里。

(4) 羊水细胞观察:从种植后第 4 天开始,每天在倒置显微镜下观察细胞的生长情况,选择适当时机收获。密切注意观察细胞生长情况,切忌细胞集落过度生长。即使稍微过度生长的细胞集落,都会明显地减少中期细胞数。

(5) 羊水细胞换液:如果第 6 天还不能收获,必须换液,同时小心地将培养瓶中的红细胞以及其他杂物清洗干净。以后每间隔 3d,更换培养液一次。通常在细胞贴壁生长之前不换液,在良好的培养条件下,每个培养皿里通常可以得到 5~20 个含中期细胞的细胞集落。

(6) 羊水细胞收获

1) 秋水酰胺作用:收获前 3h 加入秋水酰胺,最终浓度为 0.1mg/L。

2) 低渗:收获时小心吸出培养液,避免搞混细胞集落,将培养液全部倒出,用 0.6% 的枸橼酸钠低渗液 10ml,37℃ 低渗处理 40min。通常按照湿度越高低渗时间越短的原则调整。

3) 预固定:取 3:1 的甲醇:冰醋酸固定液 1ml,小心缓慢地加入瓶内低渗液中。立即用吸管吸出 1ml 混有固定液的低渗液,重复 3 次,最后将瓶中液体全部倒出,再加 1ml 固定液,洗去瓶内残存的低渗液,吸出弃之。

4) 固定:加入新的 3:1 甲醇:冰醋酸固定液 6~7ml,放置 4℃,固定 1h。

由于在收获过程中细胞始终附着在培养瓶上,故切忌动作粗鲁,以免使易于脱落的中期细胞丢失。

5) 干燥:切除塑料瓶顶盖,将固定液倒出甩干,用酒精灯烤干瓶上的液滴,放温箱 37℃ 中干燥。在收获后的培养玻片背面标注患者姓名及实验室编号,以免标本混淆。

(7) 染色:G 带染色。

1) 胰酶处理:将玻片投入 0.24% 乙二胺四乙酸(EDTA)和 0.06% 胰酶混合液中处理消化 0.5~1min(视情况而定)。

2) 吉姆萨染色:消化完毕取出玻片立即投入吉姆萨染液中染色 5min。

3) 干燥:用自来水冲掉浮色,在空气中干燥,随后将培养盒四周拆除。

(8) 诊断:每例计数不同集落共 15~20 个分裂相,分析 3~4 个核型,必要时增加计数及分析数。细胞遗传学诊断标准按人类细胞遗传学命名国际体系(ISCN)进行。

5.3.2 羊水细胞培养消化法操作程序

1~5 步骤同羊水细胞原位制片法。

(1) 羊水细胞收获

1) 秋水酰胺作用:收获前 3h 加入秋水酰胺,最终浓度为 0.1mg/L,混匀后放回培养箱。

2) 收集羊水细胞:将培养液倒入离心管中,用 0.2% EDTA 与 0.5% 胰酶混合液 1ml 倒入培养瓶内,将贴壁生长的细胞洗涤两遍,将洗下的细胞收集到相应的离心管中;加入 2ml 胰蛋白酶 -EDTA 混合液,放回培养箱放置 2~5min,直到细胞脱落;将脱落细胞收集到相应的离心管里。

3）离心，将上清液吸出，但管内仍保留 0.5ml 上清液，然后用手指轻弹试管使单个细胞各自分散。

4）低渗：加入 37℃ 预热的 0.4% KCl 与 0.4% 枸橼酸钠 1:1 混合液 2ml，37℃ 低渗 20min。

5）预固定：加 3:1 的甲醇：冰醋酸固定液 7 滴预固定，离心，去上清。

6）固定：混悬细胞后，加新配制的上述固定液 4ml，沿管壁逐滴加入并用手指轻弹。固定 2 次，每次 20~30min。将离心管加盖后存放在 4℃ 冰箱里 ≥ 30min。

7）滴片：滴片前必须用新鲜配制冷冻后的固定液更换一次。将玻片从水中取出，把一端放在纸上让部分水分流去，再用移液管将 5~6 滴细胞悬液均匀地滴在预冷玻片上。滴片时应注意保持移液管垂直向下，而将玻片保持一定角度。

8）干燥：离心留沉淀物混匀滴玻片上置烤箱数小时。在倒置显微镜下观察滴片质量，并标注患者姓名、实验室编号等。

（2）染色：同羊水细胞原位制片法。

（3）诊断：同羊水细胞原位制片法。

5.3.3　绒毛细胞直接制备方法操作程序

绒毛细胞直接收获是收获细胞滋养层中的朗格汉斯细胞。朗格汉斯细胞在孕早期时自我分裂能力强，所以只需 2~3h 的处理就可以得到中期细胞以用于染色体分析。直接收获得到的细胞进行核型分析，对鉴别母体细胞污染和限制性胎盘嵌合体具有特别重要的参考价值，故在每一例绒毛细胞进行培养时都尽可能将其中的小部分进行直接收获处理。

（1）秋水酰胺作用：在解剖镜下挑选和确认绒毛后，漂洗干净置入含秋水酰胺的生理盐水中（最终浓度为 0.5mg/L）。

（2）低渗：以 1% 枸橼酸钠（每毫升含 0.5μg 秋水酰胺）低渗 30min。

（3）预固定及固定：用 3:1 的甲醇：冰醋酸固定液固定后，换固定液再固定 30min 以上。

（4）解离绒毛细胞：用 1:2:3 的甲醇：水：冰醋酸液解离细胞 10min，制成细胞悬液。

（5）涂片：将细胞悬液滴于预冷的玻片上，用 T 型管均匀涂开。

（6）烤片：在 60℃ 烤箱中烤片 12~24h。

（7）染色：同羊水细胞原位制片法。

（8）诊断：同羊水细胞原位制片法。

5.3.4　绒毛细胞培养方法操作程序

绒毛细胞从经过酶处理后的绒毛组织中分离出来，绒毛核心中的间充质细胞可以在培养过程中分化，得到足量的中期细胞用于核型分析。

（1）绒毛细胞短期培养

1）绒毛洗涤：将绒毛组织移至佩特里培养皿中，并在倒置显微镜下小心地将表面光滑的母源性蜕膜组织和血块清除干净，必要时可以用 Hanks 平衡盐溶液（HBSS）洗涤绒毛组织，用于长期培养。

2）绒毛培养：将供直接收获的绒毛放在盛有 3ml 经过预温的 RPMI 1640 培养液（含 20% 的小牛血清，1% 庆大霉素）的培养皿里，然后放入 CO_2 培养箱（箱内供应 5% CO_2，湿度为 100%，温度为 37℃）培养 3h。

3）细胞生长同步化：向培养皿中加入 0.1ml 浓度为 5~10mol/L 的氟尿苷（FUDR）溶液，FUDR 溶液的最终浓度为 3.3×10^{-7} mol/L，然后隔夜培养（约 15h）。第二天早晨向培养皿中加入 0.1ml 浓度为 10^3 mol/L 的胸苷溶液，并使其最终浓度为 3.3×10^{-5} mol/L。继续培养 5h 后，加入秋水酰胺（最终浓度为 10mg/L），然后再培养 1h。

4）收获：①用移液管将培养液从培养皿中吸出，再将经过预温的 3ml 浓度为 1% 的枸橼酸钠溶液加入培养皿，放回培养箱静置 20min；②小心地将 0.5ml 固定液加入培养皿中，以终止低渗液的作用；③将固定/低渗混合液吸出，随后逐滴加入 2ml 新鲜配制的固定液，在加固定液的同时将培养皿轻轻来回水平摇动；④更换固定液一次，然后放在 4℃ 冰箱中过夜。若急需结果，可以在更换固定液 20min 后滴片；⑤次日早晨将固定液吸出，稍等 1~2min 后，让固定液尽量蒸发；⑥视绒毛组织量的多少，加入 100~200μl 60% 的冰醋酸。在倒置显微镜下注意细胞从绒毛组织中分离的情况，同时轻轻摇动以利于细胞的分离。

5）用移液管将分离出来的细胞连同冰醋酸吸出，然后均匀地滴在经 70℃ 预热的玻片上。冰醋酸在室温下会自动挥发。将玻片放在 60℃ 电热板上隔夜干燥，然后显带染色。

注意事项：①用 FUDR 溶液对细胞进行生长同步化处理可以收获到较多的中期细胞，其染色体形态也较理想，缺点是占用时间较长。如果不使用同步处理，可以将绒毛组织放在培养液中 37℃ 下培养 1h，即可完成余下的低渗、固定以及冰醋酸处理等步骤，在当天收获。②在制片时可用移液管将绒毛在玻片上轻轻地来回拖动，这样可以分离出更多的细胞。

（2）绒毛细胞长期原位培养：长期培养的时间为 7~10d。绒毛组织由外层的滋养层细胞和内层的间充质核心组成。滋养层细胞体外培养时其分裂能力差，间充质核心包括纤维细胞、内皮细胞以及巨噬细胞。纤维细胞在体外培养分化能力强。

在长期绒毛细胞培养之前，必须首先把绒毛组织外层的滋养层细胞分离出去，然后将间充质核心中的细胞间物质分解以使纤维细胞分离出来。这个过程靠胶原酶的作用来完成。

1) 清洗绒毛组织:操作与直接收获法相同。

2) 将绒毛组织培养:绒毛组织加到盛有 3ml 0.25% 胰蛋白酶的培养皿中,然后放到培养箱中培养 2h。将绒毛和培养液移至离心管内离心 10min,除去上清液,将细胞团摇匀;加入 7.5ml 的 IV 型胶原酶溶液,再放回培养箱处理 90min;离心后将细胞团轻轻打松,与培养液混合后种植到 1 个 T 型培养瓶和 6 个佩特里培养皿中的培养玻片上(与羊水细胞原位培养相同)。

3) 换液:48h 后加入培养液 1.5ml,以后每隔 48h 换一次培养液直到收获。

4) 收获:收获操作程序与羊水细胞原位培养法相同。

5) 染色:染色操作程序与羊水细胞原位培养法相同。

5.3.5 染色体显带实验室操作程序

目前有多种染色体显带技术,其原理各不相同。显带的操作是一门艺术,其效果与实验室的条件、操作者的经验与手法关系密切。

(1) 各种显带技术的特点:应用 C 显带、核仁组织区(NOR)银染和荧光 Q 显带等准确识别有关染色体的正常多态性。

1) G 显带:染色体标本经过胰蛋白酶处理后,再用吉姆萨染色,可使每条染色体上呈现出深浅交替的横纹。深染的带为含有 A-T 多的染色体片段,含 G-C 多的不易着色。每条染色体都有较为恒定的带纹特征。

2) R 显带:同样用吉姆萨作为染料,但是应用不同的预处理方法而获得的与 G 带着色相反的带称为 R 带。

3) C 显带:常用于确认双着丝粒染色体,检测额外标记染色体是否含有重要的遗传物质;1 号、9 号、16 号染色体和 Y 染色体长臂常表现有多态性;此多态性可遗传,故可用于亲本来源的鉴定。

4) NOR 银染:显示 D 组、G 组染色体的 NOR;银染的不是含有核糖体基因的染色体本身,而是其附近(随体柄区)与转录有关、有活性的蛋白质,可有数量和大小不同的多态性,有可遗传性。

5) Q 显带:最早用于识别染色体结构的显带法。荧光素在染色体富含 A-T 的区带激发强的荧光,而在富含 G-C 的区带淬灭。染色体的染色质和蛋白质对 Q 带有重要影响。现常用于检测 D 组、G 组染色体随体;3 号、4 号和 Y 染色体长臂染色质区的正常多态性。

在临床诊断实践中有很多的病例,需要有策略地综合应用以上各种技术,才能确认患者是否真正为染色体异常患者或是属于具有染色体的正常多态性变化。另外,各诊断实验室应该根据具体条件,同时参考别人的经验,摸索出适合自己的操作程序。这里介绍的是笔者多年来常用的几种显带程序。

(2) 主要显带技术操作

1) 外周血染色体 G 显带

常规消毒:外周血淋巴细胞培养前先用紫外线灯消毒培养操作台 20min,全部操作在无菌条件下进行。

外周血淋巴细胞培养:取静脉血 2~3ml 置含肝素的无菌小瓶中,离心,取自体血清 1ml(或 1ml 小牛血清),加 RPMI 1640 培养基 4ml,加 PHA 0.25ml。调节 pH 至 7.2~7.4,再加入全血悬液 6~7 滴,置 37℃恒温箱中培养 72h。

秋水仙素:加入 50mg/L 的秋水酰胺,最终浓度 0.1~0.2mg/L,37℃作用 0.5~1h。

低渗:将培养物离心,弃上清液后,加 0.075mol/L KCl 6~8ml,37℃低渗处理 15min。

预固定:加 3:1 的甲醇:冰醋酸预固定,离心去上清液。

固定:用新配制的 3:1 的甲醇:冰醋酸固定液固定 3 次,每次 20~30min。

滴片:最后留沉淀物混匀,取部分滴至 0~4℃的湿玻片上,立即置入 60℃烤箱中烘烤数小时。

干燥:置玻片于 37℃恒温箱中 2~3d。

染色:0.24% EDTA 和 0.06% 胰酶混合液处理 1min 左右,将玻片放在 HBSS 中洗涤两次;吉姆萨染液染色 3~4min,将玻片用清水漂洗 1 次,然后让玻片上的水分在空气中蒸发掉,即制成 G 带标本。

诊断:油镜下计数 30 个分裂相,分析 3 个核型,作出染色体核型诊断。

异常时加大计数和分析量,必要时进一步做高分辨显带、C 显带、R 显带、NOR 银染等特殊检查。

注意事项:在每次使用显带染色试剂前应先试染一张玻片,以确定各试剂使用时所需时间;为保证显带染色质量,应按照时间和染片的数量,定时更换胰蛋白酶及吉姆萨液;全部试剂均在室温下使用。

2) C 显带实验方法

细胞培养:同常规方法。

收获:将玻片放入 0.2mol/L 盐酸溶液中室温下处理 1h(0.83ml HCl 加蒸馏水 50ml)。蒸馏水冲洗,然后干燥。根据片龄长短,将玻片放入 5% Ba(OH)₂ 溶液中,55~60℃水浴处理 2~10min。应将盛有 Ba(OH)₂ 的广口瓶放在 56℃水浴箱里以保持温度恒定。用蒸馏水冲洗玻片 3 次,随后过 70% 和 95% 酒精各一次,室温下晾干玻片。将玻片放在 65℃ 2×SSC 溶液(柠檬酸钠盐缓冲溶液)中孵育 2h,用水浴箱保持温度恒定。

染色:用 5% 吉姆萨染色 10~15min。

注意事项:Ba(OH)₂ 处理时间的长短会影响染色体的形态,时间过长则染色体变成空洞,过短则 C 带会分辨不清;Ba(OH)₂ 容易与空气中的 CO₂ 结合并形成碳酸钡结晶,沉淀在瓶底或附于玻片上影响效果。因此,在

Ba(OH)₂ 处理过程中必须将瓶盖密封。

3）R 带实验方法

细胞培养：常规外周血培养 72h。

收获：收获前 6h 加 5- 溴 -2′- 脱氧尿苷（BrdU）（最终浓度 30mg/L），收获前 0.5~1h 加 50mg/L 的秋水酰胺 1 滴（5 号针头），最终浓度为 0.1~0.2mg/L。

常规制片，玻璃片自然干燥 7~10d。

玻璃片处理：将玻璃片放入 pH 8.0、60℃ 的 2×SSC 液中（用 1mol/L NaOH 调 pH），置紫外线灯管下 10cm，垂直照射 20min。

染色：冲洗干净后吉姆萨液染色。

4）NOR 银染实验方法

细胞培养：常规培养。

收获：常规收获。

制片：取 50% 硝酸银（硝酸银 5g，蒸馏水 10ml）7 滴加甲酸液 1 滴（甲酸 0.1ml，蒸馏水 50ml，用甲酸钠调 pH 至 2.7）置于玻片上，在 60℃ 水浴中处理 1~2min。玻片变为棕黄色时，立即用流水冲洗干净。

染色：吉姆萨液染色。

5）Q 显带实验方法

细胞培养：常规培养。

收获：常规收获。

制片：将玻片泡在盛有奎纳克林染液的广口瓶中避光放置 10~15min；将玻片取出并用清水漂洗，洗去过多的奎纳克林染液；将玻片放在 Mc Ⅱ vaine 缓冲液 1min；在玻片上放置盖玻片，挤去多余的缓冲液和气泡。

读片：荧光显微镜下读片，进行核型分析（紫外线波长为 450~500nm）。

注意事项：因为染色体上的荧光在紫外线的照射下会逐渐消失，所以进行染色体分析时应尽量避免长时间操作；配备带有环状隔膜的镜头可以调节光线的强度，从而可以获得理想的对照，并且可以避免染色体过快褪色。

（3）其他染色体实验技术

1）染色体脆性部位标本制作方法

培养基：可用 MEM.MEM-FA 或 TC199 培养基，一般用后可收到满意效果。试剂按说明配制，调节 pH 至 7.6 加入常规量 PHA，加 2%~5% 小牛血清。

细胞培养：可根据不同需要加入不同诱导剂如 BrdU、FUDR、甲氨蝶呤等。37℃ 培养 96h。

常规收获制片，10% 吉姆萨染色显带。

诊断：油镜下检测有脆性部位分裂相，记录坐标及位置，用简图标出，每例计数 50~100 分裂相。观察摄影后标本褪色。胰酶常规消化，染色。油镜下，按原坐标及草图所示脆点方位图进行定位分析。

2）姐妹染色单体交换方法

细胞培养：常规外周血培养 24h。加入 BrdU（最终浓度为 10mg/L）继续培养 48h。

收获：收获前 0.5~1h 加入秋水酰胺，最终浓度为 0.1~0.2mg/L。

制片：常规制片，37℃ 放置 1d。玻片浸泡在 60℃ 2×SSC 液中，置紫外线灯管下 10cm 处，照射 30min。

干燥：自来水冲洗，晾干。

染色：吉姆萨液染色。

3）G 带高分辨实验方法

细胞培养：用含 20% 小牛血清的 RPMI 1640 培养液 5ml 加 PHA 0.25ml，pH 调至 7.2，加全血 6~8 滴，在 37℃ 温箱中培养 72h。加入胸腺嘧啶核苷最终浓度 0.3mg/ml 继续培养 17h。离心后弃上清液，加入 RPMI 1640 培养液混匀后再次离心弃上清液。将细胞放入含 20% 小牛血清的 RPMI 1640 培养液 5ml 中（pH 7.0）培养 4h。加入放线菌素 D（最终浓度 6mg/L）培养 1h。取 0.5mg/ml 的放线菌素 D，5 号针头加 6 滴。

收获：秋水仙素作用：加 50mg/L 的秋水酰胺 2 滴（5 号针头）培养 15min。

低渗：用 0.4% KCl 和 0.4% 枸橼酸钠（1:1）8ml 低渗 15min。

预固定：加 3:1 的甲醇：冰醋酸固定液 1ml 预固定。

固定：加 3:1 的甲醇：冰醋酸固定两次，每次 10min。

玻片老化：用湿冷玻片，立即放入 60℃ 烤箱中烤干。

染色：显带方法同 G 显带常规。

结　语

产前筛查及产前诊断工作关乎一个胎儿的生命健康和今后的生活质量、一个家庭的幸福与今后的生活状态，甚至影响整个国家人口素质，影响经济社会的健康可持续发展，责任重大。产前筛查与产前诊断技术伴随着医学及生物学技术的发展，技术方案不断更新，诊断水平日益提高。在当前国内外产期筛查与诊断方案、技术繁多的情况下，可根据本地区的医疗技术水平、经济发展水平等因素进行取舍，选择最适宜本地区的产前筛查与诊断方案，并在发展中不断优化、提高，借助不同的诊断技术，快速、准确识别有缺陷的胎儿，实现我国人口素质的全面提高。

（王树玉）

参考文献

［1］陆国辉.产前遗传病诊断.广州:广东科技出版社,2002.

［2］王培林.遗传病学.北京:人民卫生出版社,2000.

［3］吴刚,伦玉兰.中国优生科学.北京:科学技术文献出版社,2000.

［4］ANDREW R,DONNAI D.New Clinical Genetics.United Kingdom:Scion Publishing Ltd,2007.

［5］于萍,王和,袁粒星.产前诊断技术及其临床应用.中国优生与遗传杂志,2007,15(4):14-17.

［6］夏家辉,邬玲仟.遗传咨询与产前诊断.中华妇产科杂志,2003,38(8):474-477.

［7］陆国辉,徐湘民.临床遗传咨询.北京:北京大学医学出版社,2007.

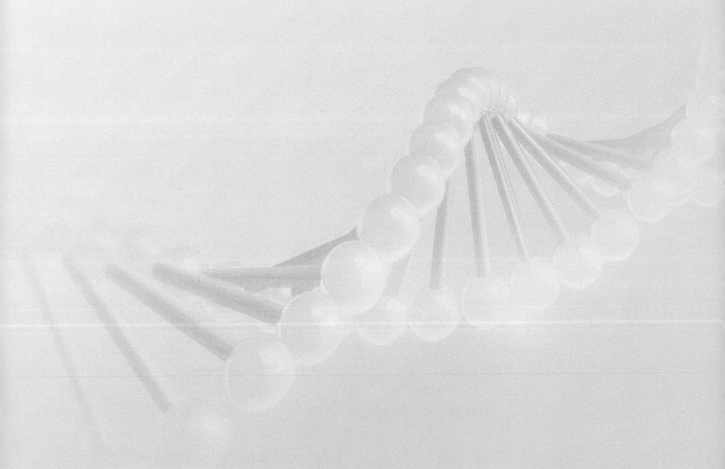

今日遗传咨询

GENETIC COUNSELING TODAY

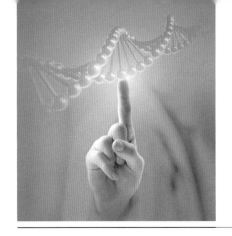

第 3 章

无创产前筛查与诊断

缩写	英文全称	中文全称
ACMG	American College of Medical Genetics and Genomics	美国医学遗传学与基因组学会
ACOG	American College of Obstetricians and Gynecologists	美国妇产科学会
BMI	body mass index	体重指数
cffDNA	cell-free fetal DNA	胎儿游离 DNA
CMA	chromosomal microarray analysis	染色体微阵列分析
CNV	copy number variant	拷贝数变异
CPM	confined placental mosaicism	局限性胎盘嵌合体
cSMART	circulating single-molecule amplification and resequencing technology	环状单分子扩增和重测序技术
ISPD	International Society for Prenatal Diagnosis	国际产前诊断学会
ISUOG	International Society of Ultrasound in Obstetrics and Gynecology	国际妇产科超声学会
IVF-ET	in vitro fertilization and embryo transfer	体外受精胚胎移植术
NIPS	non-invasive prenatal screening	无创产前筛查
NIPT	non-invasive prenatal testing	无创产前检测
NIPT plus	non-invasive prenatal testing plus	扩展的无创产前检测
PCR	polymerase chain reaction	聚合酶链反应
SMFM	Society for Maternal-Fetal Medicine	美国母胎医学会
SNP	single nucleotide polymorphism	单核苷酸多态性

引言

严重遗传病是重大出生缺陷的主要病因，是由于 DNA 突变导致的致愚、致残、致死性疾病，新生儿发病率大于 2%，我国每年出生这类患儿总数超过 33.5 万。染色体病和基因组病占严重遗传病的大部分，且 90% 属于新发突变（父母正常）致病，患者通常表现为智力低下、生长发育迟缓、多发畸形等。这类疾病难以治疗、给家庭和社会造成巨大负担，严重影响人口素质。要避免此类患儿的出生，产前筛查与诊断是最有效的方法。

传统的产前诊断方法是通过创伤性的手段如绒毛膜穿刺、羊膜腔穿刺、脐带血穿刺来获取胎儿遗传物质，这些有创取样手段会带来一定的流产及感染风险，且对这些风险和创伤的恐惧感成为孕妇及家属的心理负担。因此，通过无创方法对孕早、中期群体进行检查，发现高风险胎儿的无创产前检测（NIPT）技术对于防治出生缺陷具有重要意义。

1　无创产前检测的分子基础

1997 年，香港中文大学有研究者发现在孕妇外周血浆中存在胎儿游离 DNA（cffDNA）[1]，奠定了 NIPT 的科学基础。进一步研究发现，在几乎整个孕期孕妇的外周血中，长期稳定存在大量 cffDNA，cffDNA 大约占母血总游离 DNA 的 3%~13%，并随孕周增加而增加。在正常妊娠过程中，cffDNA 几乎全部来源于胎盘的滋养层细胞，cffDNA 在孕妇外周血浆中以 75~205bp 的小片段形式稳定存在，不断地自胎盘透过胎盘 - 母体屏障进入孕妇外周血循环中，并不断地进行降解和清除，整体处于一个快速的动态平衡当中，清除的半衰期约为 16min。研究表明从妊娠 4 周左右就可以从孕妇外周血中检出 cffDNA，孕 7 周建立胎儿胎盘循环后 cffDNA 可以以一定的比例稳定地存在于母体外周血中，至孕 10 周达到一个高峰，孕 10~21 周处于一个相对稳定的水平，孕 21 周后将会再次持续升高直至孕晚期。分娩后 2h，cffDNA 将全部清除而无法测到。如果妊娠的胎儿是唐氏综合征患儿，则母体血浆中来自于胎儿 21 号染色体的游离 DNA 片段会有 50% 的上升，并引起外周血中全部 21 号染色体来源的片段数量微量增加。

2　无创产前检测的研究进展

2008 年，Chiu 等[2-3]首次利用孕母外周血浆，采用新一代测序技术在妊娠 21 三体胎儿的孕妇外周血中检测出超量的 21 号染色体，证实了 NIPT 在方法学上的可行性。此后，通过孕期妇女血浆中 cffDNA 进行各种胎儿染色体病的产前筛查和诊断成为备受关注的研究热点。

随着 2010 年以来大规模平行测序技术的成熟，新一代测序技术在遗传病产前筛查和诊断方面显示出明显的技术优势，国内外多家机构进行了一系列以该技术方法为基础的胎儿非整倍体产前检测的应用研究（表 2-3-1）。2009 年 3 月至 2011 年 6 月，中南大学邬玲仟研究团队对 412 份包括 T21、T18、T13、T9、45，X、47，XXX 和 47，XXY 等常见染色体非整倍体胎儿母亲的外周血浆进行了基于新一代测序技术（Hiseq2000 测序平台）的 NIPT 临床研究，本次回顾性研究对多种常见染色体病检测复合灵敏度高达 100%，复合特异性高于 99.7%[4]，通过一次检测可同时观察包括 9 号染色体三体在内的全部样本的染色体非整倍体。2011 年 4 月至 10 月，北京协和医院刘俊涛研究团队进行了 2 023 例孕中期外周血浆样本的前瞻性研究，采用基于 Hiseq2000 测序平台的新一代测序技术，针对 T21、T13、T18 的检测灵敏度为 100%，假阳性率为 0.5%[5]；该研究首次证实在低龄孕妇（<35 岁）中，cffDNA 筛查仍能取得与高龄、唐氏综合征血清学筛查高风险孕妇相似的检测效力，对 T21、T18、T13 的检测灵敏度为 100%，假阳性率为 0.06%，提示 NIPT 有可能用于低风险人群。两次研究结果与国内外其他研究结果的一致性，证实了 NIPT 灵敏度和特异性远高于血清学筛查，已经接近于有创诊断水平，能够大幅度提高胎儿染色体非整倍体异常的检测效率。此后，NIPT 被不断地运用于临床实践中。

常用的 NIPT 是针对 T21、T18、T13 这三种最常见的染色体非整倍体疾病，但仍然有很多常见的严重遗传病未被覆盖。近些年来，研究人员尝试将 NIPT 的范围扩大到其他染色体非整倍体（尤其是性染色体非整倍体疾病）和一些常见的致病性基因组拷贝数变异（CNV），并取得一定成就。目前，已经有多家机构开始推行扩展的无创产前检测（NIPT plus）。我国湖南家辉遗传专科医院与北京贝瑞和康生物技术股份有限公司联合推出的扩展的无创产

表 2-3-1 2012—2014 年不同中心胎儿游离 DNA 筛查结果 单位:%

资料来源	T21		T18		T13		X 单体	
	灵敏度	特异性	灵敏度	特异性	灵敏度	特异性	灵敏度	特异性
Palomaki 等, 2011[6]	98.60	99.80	—	—	—	—	—	—
Palomaki 等, 2012[6]	—	—	100.00	99.70	91.70	99.10	—	—
Benn 等, 2012[7]	100.00	100.00	97.20	100.00	78.60	100.00	93.80	99.80
Norton 等, 2012[8]	100.00	99.97	97.40	99.93	—	—	—	—
Zimmermann 等,2012[9]	100.00	100.00	100.00	100.00	100.00	100.00	100.00	100.00
Liang 等, 2012[4]	100.00	100.00	100.00	100.00	100.00	99.75	100.00	99.75
Song 等, 2013[5]	100.00	100.00	100.00	99.94	100.00	100.00	50.00	100.00
Shaw 等, 2014[10]	100.00	100.00	100.00	100.00	100.00	100.00	75.00	100.00
Vrachnis 等, 2014[11]	100.00	99.70	100.00	99.80	—	—	—	—

注:—表示无此项。

前检测,将筛查的范围扩大到了全染色体基因组 7Mb 的片段变异和常见的微缺失微重复综合征。

3 无创产前检测的应用

3.1 无创产前检测的最初行业指南

随着 cffDNA 筛查的广泛应用,国内外有关专业团体纷纷提出针对其临床应用的行业指南或专家共识,对其临床应用进行规范。

3.1.1 国外相关指南

2012 年 12 月,美国妇产科学会(ACOG)和美国母胎医学会(SMFM)联合发布了关于 NIPT 用于胎儿非整倍体产前筛查的临床应用指南,首次推荐将 NIPT 作为高危人群的筛查方案。指南提倡所有胎儿非整倍体异常风险上升的孕妇都可以接受 NIPT,包括高龄孕妇、传统筛查高危孕妇、伴有唐氏综合征相关的超声异常病例,以及由于夫妻双方之一的平衡易位导致胎儿 21 三体风险升高的病例等[12]。指南还进一步建议:"该检测技术可以对于唐氏综合征胎儿实现大约 98% 的检出效率,同时假阳性率在 0.5% 以下。NIPT 应该在充分检测前咨询及患者充分知情选择的情况下实施。检测前孕妇应该充分了解该检测技术是一种筛查技术而不是取代绒毛膜穿刺或羊膜腔穿刺的诊断技术。筛查低危的结果并不能完全排除胎儿常见染色体异常的可能,对于筛查高危的病例,需要接受介入性产前诊断以确认疾病的诊断。NIPT 目前只能对于常见的 21、18、13 三体综合征有较高的筛查价值,而无法提供其他基因遗传的信息。NIPT 由于缺少相关的临床研究数据,目前不应该提供给低危人群或双胎 / 多胎人群。"[12]

国际产前诊断协会(ISPD)于 2013 年 4 月提出 NIPT 对于多胎妊娠、局限性胎盘嵌合体(CPM)以及嵌合体的指导意见,指出尚无法评价该方法对于三体性不一致多胎妊娠的有效性,理论上,检测效率应低于单胎妊娠,当发生双胎之一早期流产时,结果将不准确;对于嵌合体,包括局限性胎盘嵌合体,结果将不准确;NIPT 目前不能替代绒毛膜穿刺与羊膜腔穿刺[13]。

2014 年 7 月国际妇产科超声学会(ISUOG)也提出了 NIPT 与超声检查结合使用的应用指南,指出孕早期检查后提示三种情况下孕妇可能会希望进一步筛查 21、18、13 三体综合征风险:①孕早期通过母亲年龄、颈项透明层厚度、母血清标志物或其他超声指标计算具有高风险;②母亲高龄或生育过三体患儿,而不具有其他风险指标的孕妇;③希望进行 NIPT 一线筛查的孕妇[14]。如果 NIPT 结果正常,则孕早期超声颈项透明层厚度和母血生化指标就不应针对 T21、T18、T13 进行计算;如果先前 NIPT 结果正常,但胎儿结构异常,就应采用核型或芯片分析进行侵入性产前诊断;如果 NIPT 结果正常,就不必在"遗传超声图谱"中寻找包含指示 T21 的软指标,因其具有很高的假阳性率及很低的阳性符合率[14]。

3.1.2 国内专家共识

国内学者在这一方面也进行了大量的研究和探讨。2012 年 4 月 14 日,中华人民共和国卫生部产前诊断专家组在浙江杭州召开"2012 年产前分子诊断新技术专家研讨会"。会议主要就母血中 cffDNA 检测技术的临床应用问题进行了深入广泛的探讨,并形成了重要的专家共识:cffDNA 检测技术在目前发展阶段的目标疾病应该明确在胎儿 21 三体、18 三体和 13 三体异常,临床应用的定位在高级别的产前筛查技术是适宜的。其技术优势有:①对于目标疾病高的检出率和低的假阳性率;②筛查孕周范围大;③临床所需信息少,取材便捷,流程较简单,质量控制相对容易;④技术有后续进一步发展的空间;⑤由于该产前筛查体系的假阳性率极低,可以有效地降低需要产前诊断的数量,从而解决产前诊断技术力量不足的问题。同时该筛查技术的局限性有:①双/多胎、嵌合体以及父母中存在染色体异常的病例均不适于进行该技术的筛查;②检测费用较昂贵,从全国整体层面看大多数的孕妇从经济角度无法承受,不能有效解决我国当前的整体产前筛查和诊断的需求;③目前由于技术专业化程度较高,各医疗机构的产前诊断实验室尚无法独立开展,需要和商业公司合作,从而存在医疗风险界定的问题;④该技术迄今尚未取得食品药品监督管理领域的临床体外诊断应用许可,如果有相关医疗纠纷出现,不利于该技术的健康发展。

在此基础上,专家共识指出,该技术临床应用适应证包括:①传统血清学筛查高危的患者,或筛查临界风险值(如风险在 1/500~1/100)的患者;②高龄孕妇及珍贵儿妊娠,拒绝侵入性产前诊断的病例;③对该项技术有较高的认同度,自愿接受该项筛查技术的孕妇;④对侵入性产前诊断极度焦虑的孕妇;⑤由于转诊困难,无法预约产前诊断的孕妇(无接收机构进行产前诊断);⑥对于侵入性产前诊断存在禁忌证的孕妇(感染、前置胎盘、有先兆流产征象的孕妇);⑦就诊时处于较大孕周超出目前产前筛查范围的孕妇(如大于孕 23 周)。

当前不适于进行 cffDNA 检测筛查的情况有:①有直接产前诊断指征的孕妇;②双胎或多胎孕妇;③夫妇双方之一有明确染色体结构异常的孕妇;④胎儿怀疑有微缺失综合征或其他染色体异常或基因病的孕妇;⑤经济条件较差的孕妇;⑥对于研究型新技术有疑虑的孕妇。

同时,专家共识对于 NIPT 和传统血清学筛查技术之间的关系也进行有关论述,认为该技术体系作为新一代的高级别产前筛查技术,与现有的血清学及超声筛查体系存在以下两种结合的方式,从而为今后的临床研究指出了方向。①平行式:将该筛查新技术与现有产前筛查技术独立平行存在,作为提供给目标孕妇人群的另一种产前筛查技术选择,后续与当前的产前诊断技术体系相结合;②结合式:将该技术作为现有筛查体系的后续补充,即成为高级别的筛查技术存在,作为高风险或临界风险病例的二次筛查模式,后续与当前的产前诊断技术体系相结合[15]。

3.2　2015 年对利用胎儿游离 DNA 进行非整倍体筛查的新观点

自母血 cffDNA 用于非整倍体筛查后,ACOG 曾于 2013 年发表过委员会意见,对其应用人群等进行推荐。2015 年,ACOG 对之前的推荐意见进行了更新。推荐包括:应该告知所有患者产前检测的风险、收益以及其他替代性方法(包括不检测);cffDNA 检测仅能够筛查常见的

三体,如确实需要,也可以筛查性染色体组分;由于筛查结果可能不准确,对于 cffDNA 检测结果阳性的患者,应该推荐进一步诊断性检测;不应仅根据 cffDNA 筛查结果进行管理决策,包括是否终止妊娠;若孕妇 cffDNA 检测失败、结果不明确或难以解释,由于非整倍体风险增加,应该接受进一步遗传咨询,并进行全面的超声评估和诊断性检测;不应该以常规 cffDNA 筛查检测微缺失综合征;不推荐对于多胎妊娠进行 cffDNA 筛查;如果超声发现胎儿结构异常,应提供诊断性检测而非 cffDNA 筛查;患者应该了解阴性的 cffDNA 检测结果并不保证妊娠不会受累;cffDNA 筛查不能评估诸如神经管缺陷或腹壁裂等胎儿畸形的风险;接受 cffDNA 检测的孕妇应该接受血清甲胎蛋白筛查或超声评估风险;对于低危孕妇而言,传统血清学筛查仍然是首选的筛查方法[16]。

而 ISPD 也于 2015 年 4 月发表产前筛查策略的立场申明,认为目前可以考虑采用的产前筛查策略包括:① cffDNA 筛查可用于所有孕妇的一线筛查;② cffDNA 可用于血清学及超声筛查高风险的孕妇;③ cffDNA 可以用于传统筛查高风险或中间风险的孕妇;④ 11~13^{+6} 周颈项透明层厚度,联合孕 9~13 周的血清学指标;⑤在 11~13^{+6} 周颈项透明层厚度,联合孕 9~13 周的血清学指标的基础上增加其他血清学或超声指标;⑥在 11~13^{+6} 周颈项透明层厚度,联合孕 9~13 周的血清学指标临界风险的孕妇增加其他血清学或超声指标;⑦就诊较晚的孕妇接受孕中期四联筛查;⑧采取序贯或联合的方法将孕早期超声和血清学联合筛查与孕中期四联筛查相结合;⑨孕中期超声重新评估非整倍体风险[17]。

与此同时,SMFM 也对 cffDNA 进行非整倍体的产前筛查发表了文章,对进行筛查之前应当向孕妇说明的内容、适用人群和注意问题进行了推荐。适用人群包括:年龄≥35 岁的女性;胎儿超声提示非整倍体风险增加。尤其是 13,18 或 21 三体;既往妊娠应用 cffDNA 筛查发现染色体三体的情况(13,18 或 21 三体);非整倍体筛查阳性发现,包括孕早期筛查、序贯筛查、整合筛查或孕中期四联筛查;父母有平衡的罗伯逊易位(胎儿 13 或 21 三体风险增加)。其他推荐意见与 ACOG 相似。目前还缺乏足够的资料证实 cffDNA 筛查方案对于改善妊娠结局的有效性,因此尚不能推荐将其应用于所有的孕妇中。但如果患者要求选择专业协会所推荐的筛查方案之外的检测方法,也应该满足她们的需求[18]。

3.3　美国医学遗传学与基因组学会关于胎儿染色体非整倍体无创产前检测的共识

2016 年 7 月,美国医学遗传学与基因组学会(ACMG)发表声明,更新了关于胎儿染色体非整倍体 NIPT 的共识。

由于目前 NIPT 临床定位为筛查技术,故 ACMG 使

用了无创产前筛查（NIPS）而非无创产前检测（NIPT）这一统称。NIPS 技术自 2013 年 ACMG 首次发表声明以来，已快速整合进入产前检查体系。

在有关 NIPS 的临床适用性方面，该声明明确指出：①应告知所有孕妇，对于 21,18,13 三体综合征产前筛查来说，NIPS 是目前最敏感的检测技术手段；②肥胖孕妇外周血中的 cffDNA 浓度通常较低，建议肥胖孕妇直接使用传统筛查方法，而不是 NIPS；③不推荐 NIPS 用于筛查 21,18,13 号染色体以外的常染色体非整倍体；④对于性染色体非整倍体检测，医生应该在检测之前充分告知孕妇 NIPS 检测范围会扩大至性染色体，并且性染色体异常结果的假阳性相对较高；⑤在没有临床医师的指导下，第三方检测服务提供商不能直接向受检者提供胎儿性别鉴定结果；⑥对于已知拷贝数变异（CNV），医生应该在检测之前充分告知孕妇 NIPT 检测范围可扩大至 CNV，但 CNV 检测结果具有较高的假阳性和假阴性。如果发现了有临床意义的 CNV，应该进行产前诊断；⑦对于双胎 / 多胎检测，医疗机构应该咨询检测服务提供商是否提供相应的检测，以及检测准确性等情况；⑧不推荐对单基因病进行 NIPS，也不推荐 NIPS 用于单纯性别鉴定以及全基因组 CNV 筛查。

对于 NIPS 检测失败（no-calls），ACMG 指出，数据显示如要得到可靠的 NIPS 检测结果，cffDNA 含量不能低于 4%。如母体血浆中 cffDNA 含量不足则可能导致检测失败。ACMG 建议：①当在合适的孕周采血进行 NIPS 检测，出现因 cffDNA 含量低导致检测失败的结果，此时应提供诊断性检测，而不宜重复采血进行 NIPS 检测；②对于显著肥胖孕妇，应提供传统非整倍体筛查而不是 NIPS；③检测实验室应在 NIPS 检测报告中明确提供胎儿 DNA 含量信息；④检测实验室应建立针对胎儿 DNA 含量的分析方法并监测临床检测效度；⑤检测实验室如出现 NIPS 检测失败的情况时，应在报告上注明原因。

同时，ACMG 对于提供 NIPS 的医疗机构也提出了有关建议：①为 NIPS 结果阳性的患者提供产前诊断和专业的遗传专家指导；②为产前诊断结果仍然是阳性的患者提供准确、及时、全面的检测结果信息；③提前与孕妇交流，检测过程中可能会发现一些反映孕妇健康的基因组异常情况（微缺失 / 重复、平衡易位等），确定孕妇是否希望知道这些信息；④在产前筛查之前告知孕妇，产前诊断也能够直接检测染色体异常和 CNV，孕妇应该有选择检测方法的权利。

最后，ACMG 再次强调，NIPS 仍然只是一项筛查技术，并非诊断技术，疑似阳性患者仍然需要通过羊膜腔穿刺或绒毛膜穿刺等方法进行临床诊断[19]。

3.4 我国对于无创产前检测的技术规范

cffDNA 筛查在国内也得到广泛开展，任何一项新技术的发展、成熟和应用，必然会对现有的临床体系产生巨大的影响。新技术的出现，必然会经历怀疑、争议、磨合和平衡发展这几个阶段。现阶段而言，随着 cffDNA 筛查技术逐步进入产前筛查和产前诊断的临床实践，如何统一各级医务人员的认识，正确定位其临床应用适应证和禁忌证，确定该项技术在临床使用中的技术路线、产前咨询、规范应用等，以及指明下一阶段该领域的临床研究方向，均成为亟须解决的重要课题。在这种形势下，国家卫生计生委于 2016 年组织制定了《孕妇外周血胎儿游离 DNA 产前筛查与诊断技术规范》（以下简称《技术规范》），指导全国规范有序开展相关工作。

该规范强调 NIPT 临床应用中须遵循知情同意、孕妇自愿原则，指出：①不得以强制性手段要求孕妇进行产前筛查。②应当事先详细告知孕妇或其家属筛查的目标疾病，即唐氏综合征、18 三体综合征及 13 三体综合征，不能筛查其他染色体异常和神经管缺陷；以及各种产前筛查方法的优势、局限性和结果的不确定性。③应告知本技术的检出率、假阳性和假阴性率，强调该检测结果不是产前诊断结果，高风险结果必须进行介入性产前诊断以确诊。④应告知孕妇检测费用问题。⑤是否筛查以及对于筛查后的阳性结果的处理由孕妇或其家属决定。⑥接受 NIPT 的孕妇须签署知情同意书。

3.4.1 基本要求

在该规范的基本要求部分，对开展 NIPT 的机构、人员、设备试剂、工作开展都进行了明确的规定：

（1）在机构要求中，强调开展孕妇外周血 cffDNA 产前筛查与诊断的医疗机构应当获得产前诊断技术类《母婴保健技术服务执业许可证》。开展孕妇外周血 cffDNA 产前筛查与诊断采血服务的医疗机构（以下简称采血机构）应当为有资质的产前筛查或产前诊断机构。开展采血服务的产前筛查机构须与产前诊断机构建立合作关系，并向省级卫生计生行政部门备案。开展孕妇外周血 cffDNA 实验室检测的医疗机构（以下简称"检测机构"）应当具备临床基因扩增检验实验室资质，严格遵守《医疗机构临床实验室管理办法》《临床基因扩增检验实验室工作规范》相关规定。相应检验项目应当接受国家卫生计生委临床检验中心组织的室间质量评价。

（2）在人员要求中，强调从事孕妇外周血 cffDNA 产前筛查与诊断的专业技术人员应当按照《产前诊断技术管理办法》要求取得相应资质。从事孕妇外周血 cffDNA 产前检测的实验室人员除具备以上条件外，还应当经过省级以上卫生计生行政部门组织的临床基因扩增检验技术培训，并获得培训合格证书。

（3）在设备试剂要求中，强调在具备细胞遗传学实验诊断设备的基础上，同时具备开展孕妇外周血 cffDNA 产前筛查与诊断相应的主要设备，包括 DNA 提取设备、新一代基因测序仪或其他分子检测设备等。设备的种类、数量应当与实际开展检测项目及检测量相匹配。设备、试剂和数据分析软件应当符合《医疗器械监督管理条例》和《医疗器械注册管理办法》的规定，经过食品药品监督管理部门批准注册。

（4）在工作要求中特别强调

1）严格遵守《中华人民共和国母婴保健法》及其实施办法、《产前诊断技术管理办法》和《医疗机构临床实验室管理办法》等有关规定。

2）产前诊断机构与产前筛查机构建立合作关系时，双方应当签订协议明确各自责任和义务。具体要求如下：

①产前筛查机构主要负责制订产前筛查方案、检测前咨询、检测申请（包括签署知情同意书、标本采集、检测信息采集）、对检测结果为低风险人群进行后续咨询、妊娠结局随访等。产前筛查机构应当及时将检测标本送至有合作关系的产前诊断机构，由产前诊断机构安排进行后续检测。

②产前诊断机构主要负责确定产前诊断与诊断方案、标本检测、出具发放临床报告、对检测结果为高风险人群进行后续咨询、诊断与妊娠结局随访等。产前诊断机构负责对具有合作关系的产前筛查机构进行技术指导、人员培训和质量控制。

3）产前诊断机构与其他具备新一代基因测序等分子遗传技术能力的医疗机构合作时，双方应当签订协议明确各自责任和义务，并向省级卫生计生行政部门备案。具体要求如下：

①产前诊断机构负责临床服务。主要包括确定产前筛查与诊断方案、检测前咨询、检测申请（包括签署知情同意书、标本采集、检测信息采集）、依据检测结果出具发放临床报告、后续咨询、诊断与妊娠结局随访等。

②检测机构负责提供检测技术。包括检测技术平台建设、技术人员培训、技术支持、开展室内质量控制和室间评价、标本转运与检测、提供检测结果并对检测结果负责，按照本规定保存相关标本、信息资料等，接受卫生计生行政部门的监督检查。

4）产前诊断机构应当定期向省级卫生计生行政部门报送相关信息，由省级卫生计生行政部门汇总后按要求报送国家卫生计生委。

5）相关医疗机构要按照知情选择原则，自觉维护孕妇权益，保护孕妇隐私。医务人员要全面、客观介绍各类产前筛查与诊断技术的适用人群、优缺点以及可供选择的产前筛查与诊断方案等，取得孕妇或其授权委托人同意后方可开展。重要事项需经过本单位伦理委员会审议

通过。

6）严禁发布虚假医疗广告和信息，严禁夸大本技术临床应用效果。

7）严禁任何机构或人员利用孕妇外周血 cffDNA 产前筛查与诊断技术进行非医学需要的胎儿性别鉴定。

3.4.2　适用范围

在该规范的适用范围部分，对 NIPT 的目标疾病、适用时间、适用人群、慎用人群、不适用人群进行了明确规定。

（1）目标疾病：根据目前技术发展水平，孕妇外周血 cffDNA 产前筛查与诊断的目标疾病为 3 种常见胎儿染色体非整倍体异常，即唐氏综合征、18 三体综合征、13 三体综合征。

（2）适用时间：孕妇外周血 cffDNA 应当在孕 12 周以后检测，适宜检测孕周为 12^{+0}~22^{+6} 周，以便有足够的时间进行产前诊断和后续处理。

（3）适用人群

1）血清学筛查显示胎儿常见染色体非整倍体风险值介于高风险切割值与 1/1 000 之间的孕妇。

2）有介入性产前诊断禁忌证者（如先兆流产、发热、出血倾向、慢性病原体感染活动期、孕妇 Rh 阴性血型等）。

3）孕 20^{+6} 周以上，错过血清学筛查最佳时间，但要求评估唐氏综合征、18 三体综合征、13 三体综合征风险者。

（4）慎用人群：有下列情形的孕妇，其检测准确性有一定程度下降，检出效果尚不明确，或按规范应首先建议孕妇进行介入性产前诊断的情形。包括：

1）孕早、中期产前筛查高风险。

2）预产期年龄 ≥ 35 岁。

3）重度肥胖（体重指数 >40kg/m²）。

4）通过体外受精胚胎移植术（IVF-ET）受孕。

5）有染色体异常胎儿分娩史，但夫妇除外了染色体异常的情形。

6）双胎及多胎妊娠。

7）医生认为可能影响结果准确性的其他情形。

（5）不适用人群：有下列情形的孕妇进行检测时，可能严重影响结果准确性。包括：

1）孕周 <12^{+0} 周。

2）夫妇一方有明确的染色体异常。

3）1 年内接受过异体输血、移植手术、异体细胞治疗等。

4）胎儿超声检查提示有结构异常须进行产前诊断。

5）基因病家族史或高度提示胎儿罹患基因病可能。

6）孕期合并恶性肿瘤。

7）医生认为有明显影响结果准确性的其他情况。

除外上述不适用情形的，孕妇或其授权委托人在充分知情同意的情况下，可选择孕妇外周血 cffDNA 产前

检测。

在规范的临床服务流程部分,对检测前咨询及知情同意、检测信息采集、标本采集及运转、临床报告的出具发放、检测后咨询及处置、妊娠结局随访、标本及资料信息的保存这几个方面进行了详细的规定。强调了检测前咨询和知情同意原则,临床报告的出具发放方面,强调临床报告应当由副高以上职称并具备产前诊断资质的临床医师出具发放。临床报告应当以开展相关技术的产前诊断机构名义出具,以书面报告形式告知受检者。强调对检测结果为低风险的孕妇,采血机构应当建议其定期进行常规产前检查。对检测结果为高风险的孕妇,产前诊断机构应当尽快通知其到本机构进行后续咨询及相应诊断服务。咨询率应达到100%,产前诊断率应达到95%以上。

在妊娠结局随访方面,明确指出采血机构应当负责对孕妇的妊娠结局进行追踪随访。对检测结果为高风险的孕妇,妊娠结局随访率应达100%;失访率小于10%,对检测结果为低风险的孕妇,妊娠结局随访率应达到90%以上。随访时间至少到分娩后12周,有条件的可随访至分娩后1年。随访内容应包括:后期流产、引产、早产或足月产、死产、死胎等妊娠结局,是否为唐氏综合征、18三体综合征、13三体综合征患儿,有条件的可将后期流产、死胎的遗传学诊断纳入妊娠结局随访内容。

4 无创产前检测的遗传咨询

4.1 检测前咨询

NIPT采用新一代测序方法,对母体血浆中的来自胎盘的游离DNA进行检测。和所有产前分子遗传学检测一样,都需要在检测前后进行相应遗传咨询,检测前咨询应该说明该方法的目标疾病,以及不能筛查的疾病;应解释和说明各种产前筛查方法的优势、局限性和结果的不确定性;应告知本技术的检出率、假阳性和假阴性率,强调该检测结果不是产前诊断结果,高风险结果必须进行介入性产前诊断以确诊;应告知孕妇检测费用问题。

在开具cffDNA筛查申请单之前,应向孕妇进行检测前咨询,说明以下问题:① cffDNA筛查是可选择的。② cffDNA是一项筛查试验,它并不能确诊或除外胎儿罹患某一种染色体病的可能性。③应采用敏感的、中性的语言来描述常见胎儿非整倍体的临床特征。④对cffDNA技术方法进行描述,以大规模平行测序方法为例,向患者解释在母亲循环血液中含有游离的胎儿DNA片段,对DNA片段进行测序,实验室计数每一条目标染色体的片段数目,并确定其是否较预期游离DNA数量增加或减少。⑤应告知孕妇在何时、如何获取报告。⑥应告知患

者cffDNA的敏感性。⑦应阐明NIPT不是诊断性试验,而是筛查性试验,对于异常NIPT结果应通过绒毛膜穿刺或羊膜腔穿刺对培养的绒毛细胞或羊水细胞行核型分析或微阵列分析来进行验证,当然,是否行诊断性试验最终还是应由患者自行选择。⑧应告知患者阳性和阴性预测值。⑨应与孕妇充分讨论NIPT的局限性。⑩应向患者解释在一些罕见的情况下,NIPT会导致医生怀疑孕妇或胎儿存在某种情况,而不是胎儿非整倍体,包括母亲染色体异常、母亲罹患恶性肿瘤、胎儿或胎盘染色体异常(不是NIPT特异性靶向检测的那些非整倍体)。有一项研究发现在NIPT为性染色体非整倍体阳性的病例中有8.6%是由于母亲本身存在涉及X染色体的非整倍体。⑪应与患者讨论cffDNA的检测时机与检测周期。

4.2 检测后咨询

如果cffDNA结果异常,应将患者转诊至产前遗传咨询师处进行检测后咨询。cffDNA不是诊断性试验,而是筛查性试验,因此存在假阳性结果的可能性。不能仅仅依据异常cffDNA检测结果就建议患者终止妊娠,如果筛查结果提示胎儿罹患21三体、18三体或13三体综合征高风险,则应建议孕妇进一步行绒毛膜穿刺或羊膜腔穿刺对培养的绒毛细胞或羊水细胞行核型分析来进行验证。患者可以拒绝行进一步产前诊断,但必须留下相关医疗文件。如果患者决定仅仅根据异常cffDNA结果就终止妊娠的话,应该强烈建议他们通过诊断性试验来明确胎儿染色体核型是否异常,无论患者采取何种决定,都必须留下相应医疗文件。

4.3 胎儿游离DNA假阳性和假阴性结果的检测后咨询

4.3.1 胎儿游离DNA假阳性

大量文献报道cffDNA的检出率达99%,其假阳性率低于1%,但其阳性预测值也仅限于40%~90%。而且,仅根据异常cffDNA检测结果而未经有创产前诊断确认即终止妊娠的病例也有报道,因此,cffDNA筛查假阳性的比例是被低估了。鉴于存在以下原因,NIPT阳性患者必须通过有创产前诊断确诊。

发生cffDNA假阳性结果的原因包括以下几种:

(1) 局限性胎盘嵌合体(CPM):CPM是最主要的导致cffDNA筛查假阳性结果的原因。cffDNA是胎盘绒毛的细胞滋养细胞凋亡之后释放入母体血浆中的,细胞滋养细胞起源于胚泡的滋养层,而胎儿则是起源于内细胞群,因此细胞滋养细胞并不总是能够代表胎儿。合子后有丝分裂错误产生的染色体正常和染色体异常的嵌合体可以见于1%~2%的绒毛样本中,细胞滋养细胞、间充质核和胎儿的染色体核型可以不一样。大多数情况下,异常核

型的细胞往往局限于细胞滋养细胞和 / 或间充质核,但胎儿的染色体核型往往正常。87% 的绒毛嵌合体是局限性胎盘嵌合体所致。如果异常核型的细胞仅仅局限于细胞滋养细胞层,而不存在于间充质核或胎儿中,即所谓的局限性胎盘嵌合体 1 型,那么就可能会导致 cffDNA 筛查的假阳性结果;如果异常核型的细胞存在于细胞滋养细胞层和间充质核,而不存在于胎儿中,即所谓的局限性胎盘嵌合体 3 型,也可能会导致 cffDNA 筛查结果假阳性;如果异常核型的细胞仅仅局限于间充质核,而不存在于细胞滋养细胞层,即所谓的局限性胎盘嵌合体 2 型,那么 cffDNA 筛查的结果会和胎儿核型一致,则不会出现假阳性结果。正是由于胎盘嵌合体是相对常见的生物学现象,因此 cffDNA 筛查就是一项筛查性试验,其结果和胎儿核型不一致的情况就一定会发生。

(2) 双胎之一胎死宫内(vanishing twin):另一个导致 cffDNA 筛查假阳性结果的原因是双胎之一胎死宫内,如果发生胎死宫内的胎儿的染色体核型异常,如 21 三体,就可能会导致 cffDNA 筛查假阳性的结果。发生胎死宫内的胎儿的胎盘究竟会持续多长时间向母体血浆释放 cffDNA 目前尚不清楚,但有学者报道了 5 例双胎之一胎死宫内的病例,发生胎死宫内的胎盘最长可以到胎儿死亡后 8 周仍持续向母血中释放 cffDNA。有关双胎之一胎死宫内发生率的研究很少,有研究估计其发生率至少占全部妊娠的 0.23%。

(3) 母源性 CNV 或染色体非整倍体嵌和:孕妇本身存在 CNV 或孕妇为染色体非整倍体嵌和体可以导致 cffDNA 假阳性结果。有学者研究了母源性 CNV 导致 cffDNA 假阳性的发生机制,他们对 19 584 例来自欧洲的病例携带 CNV 的频率及其大小进行研究,发现 21 号、18 号和 13 号染色体存在携带非病理性 CNV 的负荷。他们认为母源性 CNV 会大大增加 cffDNA 筛查假阳性的风险。

(4) 母源性恶性肿瘤:妊娠合并恶性肿瘤相对罕见,其发生率约为 1/1 000。有学者报道了妊娠合并母源性恶性肿瘤导致 cffDNA 筛查假阳性的结果,在 125 426 例孕妇中,有 39 例 cffDNA 的结果显示有多种染色体非整倍体存在,其中 7 例(18%)孕妇合并恶性肿瘤,而由于母源性恶性肿瘤导致 cffDNA 筛查假阳性的情况较为罕见,约 10 000 例 cffDNA 筛查中会发生 1 例。母源性恶性肿瘤导致 cffDNA 筛查假阳性的发生机制可能为从恶性肿瘤中凋亡的 cffDNA 被释放到母体血浆中。

4.3.2 胎儿游离 DNA 假阴性

cffDNA 假阴性较假阳性相对少见,导致假阴性结果的原因主要为胎儿 DNA 含量不足以及胎儿嵌合体。现在由于成本控制的原因,很多孕妇没做 cffDNA 含量的检测,所以存在一定的漏诊率,必须要做后续的胎儿系统超声检查,如果发现异常,建议行有创产前染色体微阵列分析(CMA)。

(1) 胎儿 DNA 含量不足:母血中循环游离 DNA 中的胎儿 DNA 含量的定义为从总游离 DNA 中能够分离出来的 cffDNA 的量,胎儿 DNA 含量是一个比值,是一个能受到多种因素影响的动态的值。关于胎儿 DNA 含量的最低阈值已经被很多文献所讨论,一般认为胎儿 DNA 含量的切割值是 4%,才能够达到足够的测序读长深度,从而达到 cffDNA 筛查的目的。如果胎儿 DNA 含量低于 4%,那么会由于母血中的 cffDNA 含量不足,实际被检测到是母源性游离 DNA 而不是 cffDNA,从而导致 cffDNA 筛查假阴性的结果。胎儿 DNA 含量与母亲的体重和体重指数(BMI)相关。肥胖妇女由于脂肪细胞增加,导致母体血浆中母源性游离 DNA 含量增加,从而导致 cffDNA 的比例下降,另外,母亲体重的增加导致其血容量增加,从而进一步稀释 cffDNA,导致胎儿 DNA 含量下降,从而导致 cffDNA 筛查假阴性的结果。在那些不计算胎儿 DNA 含量的实验室中,母亲肥胖可能是导致 cffDNA 筛查假阴性的原因之一。

(2) 胎儿嵌合体:即染色体核型异常的细胞仅仅存在于胎儿,而胎盘细胞滋养层细胞的染色体核型却是正常的,会导致 cffDNA 筛查结果正常,这是导致 cffDNA 筛查假阴性最主要的原因。

5　单基因病无创产前检测

针对染色体非整倍体和基因组拷贝数变异的 NIPT 技术逐渐成熟,借助新一代测序,针对胎儿 T21、T18、T13 和一些临床意义明确的基因组拷贝数变异的 NIPT 已经能够在临床上应用,但针对单基因病的无创产前检测仍处在研究当中。由于单基因病种类繁多,遗传方式不同,致病基因的序列特征和突变类型各异,各类单基因病的 NIPT 不能一概而论。在近年的相关研究中,数字聚合酶链反应(PCR)和新一代测序逐渐成为单基因病 NIPT 的两个主流技术平台。

5.1　数字 PCR 平台上的单基因病无创产前检测

数字 PCR 被称为第三代 PCR,是在 TaqMan 探针法荧光定量 PCR 的基础上,通过制备仅包含单个模板分子的微反应和统计代表各个检测目标位点的阳性微反应个数,实现高精度绝对定量的技术。其基本流程包括配置 PCR 反应体系、制备微反应、荧光 PCR、读取荧光信号和数据分析。由于数字 PCR 采用的 MGB-TaqMan 探针可特异性区分序列间单个核苷酸的差异,可以直接针对单核苷酸多态性(SNP)位点设计探针,从而进行准确检测。数字 PCR 的高精度特点适合于探测胎儿变异给母血游离 DNA 的 SNP 分型带来的微小变化,借由胎儿 SNP 分型实现单基因病致病性点突变/CNV 的无创产前筛查。

拥有高精度定量能力的数字 PCR 为 cffDNA 中少量胎儿变异的直接检测提供了良好的技术平台,且相对低廉的成本是其应用于临床的一大优势。然而,数字 PCR 的低通量是一把双刃剑,虽利于少量临床样本检测的周转,但难以实现大量位点的同时检测,在一定程度上限制了数字 PCR 在单基因病 NIPT 中的进一步发挥。

5.2 新一代测序平台上的单基因病无创产前检测

新一代测序是染色体非整倍体 NIPT 的主流技术平台,也是单基因病 NIPT 技术发展的研究热点。新一代测序由 3 个主要技术环节——文库制备、测序和数据分析所构成,在每个环节上均有很大的灵活性和宽广的创新空间,可根据不同检测需求选择适宜的文库制备法,施以不等的测序深度,应用不同的分析算法。尽管基于不同平台的新一代测序技术原理各异(如 454 焦磷酸测序、边合成边测序、半导体测序等),但均能同时分析上百万个位点,这种特性为单基因病 NIPT 提供了新的思路。

利用新一代测序,除直接检测致病突变方法外,研究者开发了胎儿单体型分析方法,但该方法在检测孕妇游离 DNA 之前必须对胎儿父母进行基因组标记的分型,且需足够数量的可提供单体型识别信息的基因组标记,可能受到基因组结构重排的影响,无法检测新发突变,且检测成本相对较高。2014 年,邬玲仟研究团队开发环状单分子扩增和重测序技术(cSMART),将添加独特标签的 DNA 分子环化并以背对背引物反向 PCR 扩增来制备测序文库,并在数据分析中仅将带有同种标签的序列计数一次,提高了 NIPT 的定量准确度。将检测的目标位点由致病突变改为基因组标记 SNP,亦可将 cSMART 应用于胎儿单体型分析。

相较于数字 PCR,新一代测序平台更为普及,技术开发空间更大,研发力量更强。目前,不断下降的测序成本有望为新一代测序在单基因病 NIPT 中的应用扫除最后的障碍,将多种单基因病的 NIPT 与染色体病、基因组病 NIPT 相整合,为孕妇提供更全面的无创产前筛查。

5.3 单基因病无创产前检测的临床应用

目前,由于 RhD 基因分型和无创胎儿性别鉴定等父源变异的 NIPT 技术准确而稳定,已经在欧洲和美国的一些医学中心投入临床应用。针对其他各类单基因病及母源变异 NIPT 的应用实例近年来也频繁见诸报道,规模较

大的包括 2014 年 Xiong 等基于新一代测序开展的 85 例 β 珠蛋白生成障碍性贫血 NIPT(灵敏度 100%,特异度 92.1%)[20],2016 年 Orhant 等基于数字 PCR、新一代测序双平台开展的 26 例软骨发育不全 NIPT(灵敏度 100%,特异度 100%)[21],以及 2017 年 Han 等利用 cSMART 开展的 80 例常染色体隐性非综合征型耳聋无创产前检测(灵敏度 100%,特异度 96.5%)等[22]。

当孕妇血浆游离 DNA 中的胎源 DNA 比例或 cffDNA 模板浓度较低时,基于 cffDNA 分子定量的 NIPT 数据分析方法得到检测结果的统计学显著程度不足,可能导致检测失败或假阳性、假阴性结果,是 NIPT 灵敏度和特异性的重大制约因素。相对于染色体非整倍体和 5Mb 以上的 CNV,单基因病 NIPT 的检测位点更少,受到以上因素的更大制约。另一方面,由于单基因病科研样本相对稀少,单基因病 NIPT 未能如染色体非整倍体 NIPT 一样开展更大规模的临床试验,临床效度评价和质量控制标准相对缺乏。因此,单基因病 NIPT 的广泛临床应用当更加谨慎。

未来,胎儿来源细胞富集和胎儿来源 DNA 富集等技术开发以及算法优化将给 NIPT 技术带来改进,胎源 DNA 比例和 cffDNA 模板浓度对 NIPT 的影响可能被减小或消除,单基因病 NIPT 技术的灵敏度和特异性或可得到大幅提升。作为筛查技术,单基因病 NIPT 适用于患特定单基因病风险较高的胎儿个体,或在效价比高的前提下应用于高风险人群;作为诊断技术,可避免有创取样风险,提高单基因病产前诊断的依从性。

结　语

随着晚婚晚育、优生优育等观念的深入人心,以及国家二孩政策的开放,遗传病的产前筛查与诊断越来越受到人们的关注,随着新技术的应用,产前诊断技术不断朝着早期、快速、准确、无创的方向发展,测序技术的不断进步将使 NIPT 技术拥有更加广阔的发展空间,从而为国家的健康事业发展作出更大的贡献。

(陈新　邬玲仟)

参考文献

[1] LO Y M,CORBETTA N,CHAMBERLAIN P F,et al.Presence of fetal DNA in maternal plasma and serum.Lancet,1997,350(9076):485-487.

[2] CHIU R W,CHAN K C,GAO Y,et al.Noninvasive prenatal diagnosis of fetal chromosomal aneuploidy by massively parallel

genomic sequencing of DNA in maternal plasma.Proc Natl Acad Sci U S A,2008,105(51):20458-20463.

［ 3 ］ FAN H C,BLUMENFELD Y J,CHITKARA U,et al.Noninvasive diagnosis of fetal aneuploidy by shotgun sequencing DNA from maternal blood.Proc Natl Acad Sci U S A,2008,105(42):16266-16271.

［ 4 ］ LIANG D,LV W,WANG H,et al.Non-invasive prenatal testing of fetal whole chromosome aneuploidy by massively parallel sequencing.Prenat Diagn,2013,33(5):409-415.

［ 5 ］ SONG Y,LIU C,QI H,et al.Noninvasive prenatal testing of fetal aneuploidies by massively parallel sequencing in a prospective Chinese population.Prenat Diagn,2013,33(7):700-706.

［ 6 ］ PALOMAKI G E,KNIGHT G J,ASHWOOD E R,et al.Screening for down syndrome in the United States:results of surveys in 2011 and 2012.Arch Pathol Lab Med,2013,137(7):921-926.

［ 7 ］ BENN P,CUCKLE H,PERGAMENT E.Genome-wide fetal aneuploidy detection by maternal plasma DNA sequencing.Obstet Gynecol,2012,119(6):1270.

［ 8 ］ NORTON M E,BRAR H,WEISS J,et al.Non-Invasive Chromosomal Evaluation(NICE)Study:results of a multicenter prospective cohort study for detection of fetal trisomy 21 and trisomy 18.Am J Obstet Gynecol,2012,207(2):137.e1-e8.

［ 9 ］ ZIMMERMANN B,HILL M,GEMELOS G,et al.Noninvasive prenatal aneuploidy testing of chromosomes 13,18,21,X,and Y, using targeted sequencing of polymorphic loci.Prenat Diagn,2012, 32(13):1233-1241.

［ 10 ］ SHAW S W,HSIAO C H,CHEN C Y,et al.Noninvasive prenatal testing for whole fetal chromosomal aneuploidies:a multicenter prospective cohort trial in Taiwan.Fetal Diagn Ther,2014,35(1):13-17.

［ 11 ］ VRACHNIS N,VLACHADIS N,CREATSAS G.DNA sequencing versus standard prenatal aneuploidy screening.N Engl J Med, 2014,371(6):578.

［ 12 ］ American College of Obstetricians and Gynecologists Committee on Genetics.Committee Opinion No.545:Noninvasive prenatal testing for fetal aneuploidy.Obstet Gynecol,2012,120(6):1532-1534.

［ 13 ］ BENN P,BORELL A,CHIU R,et al.Position statement from the Aneuploidy Screening Committee on behalf of the Board of the International Society for Prenatal Diagnosis.Prenat Diagn,2013, 33(7):622-629.

［ 14 ］ SALOMON L J,ALFIREVIC Z,AUDIBERT F,et al.ISUOG consensus statement on the impact of non-invasive prenatal testing(NIPT)on prenatal ultrasound practice.Z Geburtshilfe Neonatol,2014,218(6):242-243.

［ 15 ］ 蒋宇林,朱宇宁,吕时铭,等.2012 年产前分子诊断新技术专家座谈会纪要.中华妇产科杂志,2012,47(11):804-807.

［ 16 ］ Committee Opinion No.640:Cell-free DNA screening for fetal aneuploidy.Obstet Gynecol,2015,126(3):31-37.

［ 17 ］ BENN P,BORRELL A,CHIU R W,et al.Position statement from the Chromosome Abnormality Screening Committee on behalf of the Board of the International Society for prenatal diagnosis.Prenat Diagn,2015,35(8):725-734.

［ 18 ］ WAX J R,CHARD R,LITTON C,et al.Prenatal aneuploidy screening using cell-free DNA.Am J Obstet Gynecol,2015,213(6):879-880.

［ 19 ］ GREGG A R,SKOTKO B G,BENKENDORF J L,et al.Noninvasive prenatal screening for fetal aneuploidy,2016 update:a position statement of the American College of Medical Genetics and Genomics.Genet Med,2016,18(10):1056-1065.

［ 20 ］ XIONG L,BARRETT A N,HUA R,et al.Non-invasive prenatal diagnostic testing for β-thalassaemia using cell-free fetal DNA and next generation sequencing.Prenat Diagn,2015,35(3):258-265.

［ 21 ］ ORHANT L,ANSELEM O,FRADIN M,et al.Droplet digital PCR combined with minisequencing,a new approach to analyze fetal DNA from maternal blood:application to the non-invasive prenatal diagnosis of achondroplasia.Prenat Diagn,2016,36(5):397-406.

［ 22 ］ HAN M,LI Z,WANG W,et al.A quantitative cSMART assay for noninvasive prenatal screening of autosomal recessive nonsyndromic hearing loss caused by GJB2 and SLC26A4 mutations.Genet Med,2017,19(12):1309-1316.

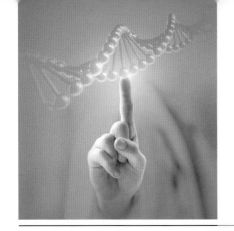

第4章

产后筛查与诊断

缩写	英文全称	中文全称
AABR	automatic auditory brainstem response	自动听性脑干反应
ABR	auditory brainstem respones	听性脑干反应
BH$_4$	tetrahydrobiopterin	四氢生物蝶呤
BH$_4$D	tetrahydrobiopterin deficiency	四氢生物蝶呤缺乏症
CDC	Centers for Disease Control and Prevention	美国疾病控制与预防中心
DHPR	dihydropteridine reductase	二氢蝶啶还原酶
ELISA	enzyme-linked immunosorbent assay	酶联免疫吸附测定
FEIA	fluorescent enzyme immunoassay	酶免疫荧光分析
FT$_4$	free thyroxine	游离甲状腺素
G6PD	glucose-6-phoshate dehydrogenase deficiency	葡萄糖 -6- 磷酸脱氢酶缺乏症
HHS	United States Department of Health and Human Services	美国卫生与人类服务部
HPA	hyperphenylalaninemia	高苯丙氨酸血症
NGS	next generation sequencing	新一代测序
NICU	neonatal intensive care unit	新生儿重症监护病房
OAE	otoacoustic emission	耳声发射
PCR	polymerase chain reaction	聚合酶链反应
Phe	phenylalanine	苯丙氨酸
PKU	phenylketonuria	苯丙酮尿症
PTPS	6-pyruvoyl-tetrahydropterin synthase	6- 丙酮酰四氢蝶呤合成酶
SACHDNC	Secretary's Advisory Committee on Heritable Disorders in Newborns and Children	美国新生儿和儿童遗传性疾病咨询委员会
SCID	severe combined immunodeficiency disease	重度联合免疫缺陷病
TRECs	T-cell receptor excision circles	T 细胞受体切除环
TRFIA	time-resolved fluoroimmunoassay	时间分辨荧光免疫分析
TSH	thyroid stimulating hormone	促甲状腺素
UNHS	universal newborn hearing screening	新生儿听力筛查
WHO	World Health Organization	世界卫生组织

引言

生育一个健康的后代是每个家庭的愿望。随着我国经济的快速发展和医疗水平的不断提高，儿童疾病谱已发生变化，出生缺陷已成为影响儿童健康和人口素质的重大公共卫生问题。产后筛查和诊断是出生缺陷三级预防策略的重要环节。对出生缺陷患儿的早期诊断，可以改善患儿预后，提高生存质量。

第 1 节 概述

随着社会的进步，出生缺陷疾病已日渐成为中国儿童残疾乃至死亡的主要原因。据《中国出生缺陷防治报告（2012）》数据显示，我国是出生缺陷高发国家，每年新增出生缺陷病例高达 90 余万例，其中先天性心脏病超过 13 万例，神经管缺陷约 1.8 万例，出生缺陷的筛查、治疗和预防迫在眉睫。根据世界卫生组织（WHO）的统计数据，每年仍然有大约 900 万儿童死亡。其中 37% 左右发生在新生儿期，而在 5 岁以下儿童死亡率相对较低的国家（例如每 1 000 例活产 <30%），新生儿死亡可占所有儿童死亡的 60% 以上。由此可见，产后遗传病的筛查与诊断关键时期在新生儿期。根据《中华人民共和国母婴保健法实施办法》、原卫生部《新生儿疾病筛查管理办法》要求，必须在新生儿期对严重危害新生儿健康的先天性、遗传性疾病施行的专项检查，以达到早期诊断、早期治疗的目的。

新生儿疾病筛查是指在新生儿群体中采用快速、敏感的方法，针对主要由先天和遗传因素导致的结构畸形和功能异常类疾病进行筛查的总称，其目的是对那些患病的新生儿在临床症状尚未表现，或疾病危害尚未造成不可逆影响之时，通过筛查得以早期诊断、治疗，防止机体组织器官发生不可逆的损伤，避免或减轻患儿发生严重的疾病或死亡。目前我国法定新生儿疾病筛查包括遗传代谢性疾病筛查、听力筛查、早产儿视网膜病筛查等。新生儿疾病筛查是集公众教育、组织管理、实验技术、临床诊治和随访为一体的系统工程，因此，优化整个体系的建设与管理显得更加重要。需要建立合理的工作流程，确保这个复杂系统从采样、实验室检测、结果报告到随访每个环节顺利并规范运行。信息网络是实现区域内新生儿疾病筛查系统管理与质量控制的途径[1]。

新生儿期对罕见病的诊断，除遗传病的高危病史、家族史、临床表现外，目前主要的诊断方法包括生化、酶学、组织学、影像学检查等。近年来随着分子生物学技术的蓬勃发展，与遗传代谢相关的检测技术越来越多，包括检测血液代谢物的串联质谱法、检测尿代谢物的气相色谱 - 质谱法及检测细胞分子遗传学相关的基因芯片技术及新一代测序（NGS）技术等广泛被应用于临床实践。

常用的生化检查包括血气分析和电解质、血糖、酮体、血氨、乳酸 / 丙酮酸、尿酸等检测。串联质谱法是新生儿疾病筛查领域最重大的进展之一，实现了 2min 内同时进行数十种代谢物分析，检测出包括氨基酸、有机酸、脂肪酸氧化代谢紊乱在内的多种遗传代谢性疾病。近几年来我国很多大型实验室也主要通过串联质谱技术来辅助临床医师进行遗传代谢病诊断。目前串联质谱法具有与多种新技术相结合的趋势，如与高分辨率液相色谱技术和超高性能液相色谱技术联用，向增加检测通量、提高检测性能及降低检测成本的方向发展。近 20 年来我国武汉、上海、北京、广州等地先后应用高效液相色谱、气相色谱 - 质谱、串联质谱进行氨基酸、有机酸、脂肪酸分析，可诊断大多数氨基酸病、有机酸病。生化和分析化学技术已成为遗传性代谢病的筛查和高危诊断的常规工具，显著扩大了我国罕见病诊断疾病谱。

酶学检测和突变分析是部分罕见性遗传病的确诊方法。国内可用酶活性测定诊断的疾病主要包括黏多糖病、糖原贮积症、脑白质营养不良、岩藻糖贮积症、黏脂贮积症、生物素酶缺乏症等。通过白细胞酶的测定可确诊戈谢病、甘油激酶缺乏症、尼曼 - 皮克病；通过皮肤成纤维细胞培养，有助于枫糖尿症、半乳糖代谢障碍、丙酸和甲基丙二酸代谢异常、黏脂质贮积症、过氧化物酶体病等病的诊断。突变分析在新生儿领域主要是作为阳性随访与诊断工具，对一些阳性样本进行二级筛查以提高检测的灵敏度与特异度，加快确诊速度，减少假阳性率。

目前应用相对成熟的分子技术包括聚合酶链反应（PCR）技术、芯片技术以及测序技术。其中 PCR 相关技术有高分辨熔解曲线分析、多重连接探针扩增等。高分辨熔解曲线分析已用于多种遗传代谢病基因突变筛查，对于已知突变或热点突变的检测，该技术是一种敏感、特异、经济的检测手段。多重连接探针扩增和基因芯片技术应用于染色体异常或基因大片段缺失所致疾病的检测。测序技术主要包括第一代 Sanger 测序技术以及高通量的 NGS 技术。Sanger 测序是目前遗传代谢病突变筛查分子诊断中应用最广泛也最成熟的技术，它可以检测出目标区域大部分的点突变及部分小片段的插入/缺失突变，但该技术在测序深度和通量上有一定局限。NGS 的出现，很好地弥补了 Sanger 测序通量不足、检测范围有限的问题，成为罕见病诊断的"终极武器"。

临床上存在大量遗传性疾病，如多发畸形综合征、遗传代谢病和原发性免疫缺陷病等患儿需要进入新生儿重症监护病房（NICU），在生命早期发现并明确诊断具有重要意义，可以优化治疗策略，提高生存质量，达到精准治疗的目的。如何利用 NGS 技术寻找更多与新生儿疾病相关的分子变异，以便快速启动任何适当的治疗，并减少焦虑的父母获得遗传咨询的时间，有着非常重要的临床意义。随着基因检测技术的日渐成熟，检测成本进一步下降，检测准确度逐渐提高，分子检测结果不仅能够帮助确定诊断新生患儿，还可为患者的预后评估、特异性治疗提供重要依据，同时通过检测患儿父母及家族成员致病基因的携带信息，为高危家族再次生育提供指导。值得一提的是，NGS 时代的新生儿疾病筛查挑战依然存在，且临床实践中除了检测结果，还应该关注可能由此对父母和医生的心理及家庭亲子关系造成的影响。

第2节　新生儿遗传代谢病的筛查与诊断

传统意义上的新生儿疾病筛查一般针对新生儿遗传代谢病，采取脐血或足跟血的纸片进行。列入筛查的疾病有苯丙酮尿症（PKU）、家族性甲状腺肿、葡萄糖-6-磷酸脱氢酶缺乏症（G6PD）和肾上腺皮质增生症。这些都是影响儿童智力和体格发育的严重疾病，若及早诊断和治疗，患儿的身心发育大多可达到正常同龄儿童的水平。随着新生儿疾病筛查技术发展，筛查病种越来越多。全球每年有近千万新生儿进行疾病筛查，西方和经济发达国家都建立并完善行之有效的筛查体系，有些国家把新生儿疾病筛查列入国家卫生法，或者通过行政手段实施，新生儿疾病筛查覆盖率达到了 100%。美国每年有 400 万新生儿接受新生儿疾病筛查，各州都有自己法定的新生儿疾病筛查病种。我国的新生儿疾病筛查工作起步较晚。自 1989 年起，北京、上海、广州、天津等地逐步开展了

PKU 和先天性甲状腺功能减退症常规筛查。1994 年国家颁布的《中华人民共和国母婴保健法》中已明确提出"逐步开展新生儿疾病筛查"的条文，使新生儿疾病筛查走上了法制化轨道[2]。

1 筛　查

血片采集是新生儿遗传代谢病筛查技术流程中最重要的环节，血片质量直接影响实验室检测结果，开展新生儿遗传代谢病血片采集及送检的医疗机构应当按本技术规范要求完成血片采集工作。在实施血片采集前，应当将新生儿遗传代谢病筛查的目的、意义、筛查疾病病种、条件、方式、灵敏度和费用等情况如实告知新生儿的监护人，并取得书面同意。对可疑阳性病例应当协助新生儿遗传代谢病筛查中心，及时通知复查，以便确诊或采取干预措施。

1.1　苯丙酮尿症

以苯丙氨酸（Phe）作为筛查指标。苯丙氨酸浓度阳性切值根据实验室及试剂盒而定，一般大于 120μmol/L（2mg/dl）为筛查阳性。筛查方法为荧光分析法、定量酶法、细菌抑制法和串联质谱法。

1.2　先天性甲状腺功能减退症

以促甲状腺素（TSH）作为筛查指标，TSH 浓度的阳性切值根据实验室及试剂盒而定，一般大于 10~20mIU/L 为筛查阳性。筛查方法为时间分辨荧光免疫分析（TRFIA）、酶免疫荧光分析（FEIA）和酶联免疫吸附测定（ELISA）。

2 诊　断

2.1　苯丙酮尿症和四氢生物蝶呤缺乏症

新生儿血苯丙氨酸浓度持续 >120μmol/L 为高苯丙氨酸血症（HPA）。所有高苯丙氨酸血症者均应当进行尿蝶呤谱分析、血二氢蝶啶还原酶（DHPR）活性测定，以鉴别苯丙氨酸羟化酶（phenylalanine hydroxylase，PAH）缺乏症和四氢生物蝶呤缺乏症（BH₄D）。四氢生物蝶呤（BH₄）负荷试验可协助诊断。

（1）PKU：高苯丙氨酸血症排除 BH₄D 后，苯丙氨酸浓度 >360μmol/L 为 PKU，血苯丙氨酸 ≤ 360μmol/L 为轻度高苯丙氨酸血症。

（2）BH₄D：最常见为 6-丙酮酰四氢蝶呤合成酶（PTPS）缺乏症（尿新蝶呤增高，生物蝶呤及生物蝶呤与新蝶呤百分比极低），其次为 DHPR 缺乏症（DHPR 活性明显

降低),其他类型少见。

2.2　先天性甲状腺功能减退症

确诊指标为血清 TSH 和游离甲状腺素(FT₄)浓度。其中血 TSH 增高、FT₄ 降低者,诊断为先天性甲状腺功能减退症;血 TSH 增高,FT₄ 正常者,诊断为高促甲状腺素血症。甲状腺超声检查、骨龄测定以及甲状腺放射性核素扫描等可作为辅助手段。

新生儿遗传代谢病筛查开展 50 年来,已使成千上万例新生儿患者被筛查出来,经过早期干预,使他们重获了新生。随着技术与制度的不断完善,新生儿遗传代谢病筛查将会使更多患儿受益,进而促进出生人口素质的提高。目前新生儿出生缺陷筛查体系覆盖的疾病有限,每种疾病需要采用不同的检测体系,从而增加筛查的复杂度,影响筛查效率。

鉴于绝大部分重大出生缺陷都有明确的致病基因,个体基因通常不会随着环境变化而变化,通过基因的突变检测不仅可实现更为准确的定性判定,并且对于晚发的出生缺陷疾病也能准确预测。随着 NGS 技术的出现,单个检测体系可实现数百个疾病基因的快速检测,因此,针对新生儿出生缺陷的基因筛查,一方面可与目前新生儿出生缺陷常规筛查相互验证提高检出率和准确性,同时也可弥补后者筛查病种有限以及无法筛查晚发病的不足,从而有望成为未来出生缺陷筛查的又一主力手段,实现更多新生儿遗传疾病的早发现、早预防、早治疗。

第 3 节　新生儿听力筛查与诊断

新生儿听力筛查(UNHS),是通过耳声发射、自动听性脑干反应和声阻抗等电生理学检测,在新生儿出生后自然睡眠或安静的状态下进行的客观、快速和无创的检查。新生儿听力筛查是早期发现新生儿听力障碍,开展早期诊断和早期干预的有效措施,是减少听力障碍对语言发育和其他神经精神发育的影响,促进儿童健康发展的有力保障。

1　筛　查

1.1　新生儿听力损失高危因素

(1) NICU 住院超过 5d。
(2) 儿童期永久性听力障碍家族史。
(3) 巨细胞病毒、风疹病毒、疱疹病毒、梅毒或毒浆体原虫(弓形虫)病等引起的宫内感染。
(4) 颜面形态畸形,包括耳郭和耳道畸形等。

(5) 出生体重低于 1 500g。
(6) 高胆红素血症达到换血要求。
(7) 病毒性或细菌性脑膜炎。
(8) 新生儿窒息(阿普加评分 1min 0~4 分或 5min 0~6 分)。
(9) 早产儿呼吸窘迫综合征。
(10) 体外膜氧。
(11) 机械通气超过 48h。
(12) 母亲孕期曾使用过耳毒性药物或袢利尿剂,或滥用药物和酒精。
(13) 临床上存在或怀疑有与听力障碍有关的综合征或遗传病。

1.2　工作内容及流程

(1) 正常出生新生儿实行两阶段筛查,出生后 48h 至出院前完成初筛,未通过者及漏筛者于 42d 内均应当进行双耳复筛。复筛仍未通过者应当在出生后 3 个月龄内转诊至省级卫生行政部门指定的听力障碍诊治机构接受进一步诊断。

(2) 于 NICU 治疗的婴儿出院前进行自动听性脑干反应(AABR)筛查,未通过者直接转诊至听力障碍诊治机构。

(3) 具有听力损失高危因素的新生儿,即使通过听力筛查仍应当在 3 年内每年至少随访 1 次,在随访过程中怀疑有听力损失时,应当及时到听力障碍诊治机构就诊。

2　诊　断

复筛未通过的新生儿应当在出生 3 个月内进行诊断。筛查未通过的 NICU 患儿应当直接转诊到听力障碍诊治机构进行确诊和随访。听力诊断应当根据测试结果进行交叉印证,确定听力障碍程度和性质。疑有其他缺陷或全身疾病患儿,指导其到相关科室就诊;疑有遗传因素致听力障碍,到具备条件的医疗保健机构进行遗传咨询。具体诊断流程:

(1) 病史采集。
(2) 耳鼻咽喉科检查。
(3) 听力测试:应当包括电生理和行为听力测试内容。主要有:声导抗(含 1 000Hz 探测音)、耳声发射(OAE)、听性脑干反应(ABR)和行为测听等基本测试。
(4) 辅助检查:必要时进行相关影像学和实验室辅助检查。

新生儿听力筛查按照原卫生部发布的《新生儿疾病筛查管理办法》相关条款执行。遵循知情同意原则,尊重监护人个人意愿选择,对进入筛查程序者,应当向其监护人出具筛查报告单并解释筛查结果,负责复筛、转诊及追访。

听觉对以后语言能力的发展相当重要,罹患听觉障碍的患者越早复健,对于日后的语言发展能力将会越好。对确诊为永久性听力障碍的患儿应当在出生后6个月内进行相应的临床医学和听力学干预。

筛查机构负责初筛未通过者的随访和复筛。复筛仍未通过者要及时转诊至诊治机构。诊治机构应当负责可疑患儿的随访,对确诊为听力障碍的患儿每半年至少复诊1次。对使用人工听觉装置的儿童,应当进行专业的听觉及言语康复训练,定期复查并调试。

第4节 | 新生儿先天性心脏病筛查与诊断

先天性心脏病(简称"先心病")发生率在活产新生儿中约为1%,其中1/4~1/3为重症先心病,包括危重和严重两种类型,分别指在新生儿期和婴儿期需要接受手术或介入治疗的先心病。重症先心病如果没有得到及时治疗,可发生心力衰竭、心源性休克、酸中毒、缺氧性脑损伤等严重后果,是导致婴儿死亡和儿童残疾的主要原因之一。2010年美国新生儿和儿童遗传性疾病咨询委员会(SACHDNC)建议应该对新生儿先心病进行普查,并于次年成立工作小组推进相关工作。

1 筛查

既往通常依靠出生后体格检查,常规的新生儿体格检查包括观察肤色、毛细血管充盈度、呼吸模式和频率、听诊心脏和肺、触诊股动脉搏动等,如果存在心脏杂音、呼吸急促或股动脉搏动减弱时要怀疑是否存在先心病,然后给予心电图、胸片、超声心动图等检查进行诊断。体格检查对新生儿危重先心病漏诊率较高,可超过50%,因此单纯体格检查并不是新生儿先心病筛查的理想方法。许多危重先心病患儿的共同特点是低氧血症,严重的低氧血症(如动脉血氧饱和度<0.80)可能表现出明显的发绀;经皮血氧饱和度测定由于无创、准确,采用新生儿专用探头(传感器),被推荐用于危重先心病的筛查。

2012年以来美国等多个西方国家推行应用经皮血氧饱和度测定在新生儿出生后早期筛查危重先心病,给予及时诊断和合理治疗,从而改善患儿预后,显著减少因发绀型先心病延误诊治而带来的社会经济负担。2011—2012年,我国学者进行了全球最大样本量(122 738例)的新生儿先心病筛查多中心前瞻性研究,证实了经皮血氧饱和度筛查同样适用于人口基数庞大的发展中国家,具备较高的准确性,筛查危重先心病的灵敏度为83.6%,特异度为99.7%。同时,该项研究还发现,如果把心脏杂音听诊和经皮血氧饱和度检测结合起来(双指标法),则可以明显提高对危重先心病(灵敏度93.2%,特异度97.7%)和所有重症先心病(灵敏度90.2%,特异度97.6%)的检出率,而特异度仍然维持在高度水平。之后,这些结果又在更大样本研究中得到进一步验证。

2016年4月上海市政府基于上述研究结果,通过反复论证,决定将新生儿先心病筛查纳入常规新生儿疾病筛查项目,将准确、简便、无创、经济的双指标法(即心脏杂音+经皮血氧饱和度)作为筛查方案(沪卫计妇幼〔2016〕11号)。目前上海市新生儿先心病筛查覆盖率已超过99%。相信随着这项工作的不断完善,必将促进我国更多地区开展新生儿先心病筛查。

2 诊断

任何筛查结果阳性的新生儿首先需要全面评价新生儿状况,绝大多数需要接受进一步超声心动图检查,以明确诊断。20世纪80年代以来,由于高分辨率的二维超声显像及多普勒技术的不断改进和联合应用,使心血管疾病的无创伤性显像进入一个新的时期,超声心动图已成为早期诊断各种先心病最有价值的方法。

仅有小部分患者在超声心动图检查后需要结合心导管检查或螺旋CT、磁共振造影等检查,以尽可能获取详尽的解剖学和生理学信息,指导制订最合理的治疗方案。应当强调,在某些情况下(如完全性异常肺静脉回流),需要儿科心脏病专家来解释高质量的超声心动图。

第5节 | 新生儿免疫缺陷病的筛查与诊断

重度联合免疫缺陷病(SCID)是联合免疫缺陷病中最严重的类型,常常在生后1年内死亡。早期诊断、发生感染前早期治疗,是改善预后的首要条件。SCID生后病死率极高,目前已经有可靠、经济的筛查手段,早期移植可明显改善预后,满足新生儿疾病筛查标准。

1 筛查

SCID患儿存在T细胞缺乏,检测T细胞数量可作为SCID的筛查手段。2001年美国疾病预防与控制中心(CDC)开始开展以T细胞计数为标准的SCID筛查方法研究。2005 年首先报道了采用定量 PCR 检测 T 细胞受体切除环(TRECs)的方法。TRECs 是 T 细胞在胸腺发育成熟过程中,编码 T 细胞受体的基因进行重组,重组过程中生成的小片段游离环状 DNA,其数量可间接反映 T 细胞数量。通过 TRECs 筛查 SCID 可以与其他新生儿常规筛查项目共用干血纸片,有利于该筛查方法的正式大范围推广。TRECs 检测价格便宜,包括设备、劳务和试剂等所需要的费用每个婴儿约为 4.25 美元,与其他筛查项目价格相当或更低;方法高度敏感、特异,筛选试验的灵敏度接近 100%,可有效检出 SCID 患儿。

美国威斯康星州 2008 年率先利用 TRECs 方法针对 SCID 进行遍及全州的新生儿疾病筛查。2015 年美国纳入加利福尼亚州等 11 个州的筛查项目。至今 70% 以上的美国新生儿生后接受了 SCID 筛查,美国卫生与人类服务部(HHS)建议将新生儿 SCID 筛查纳入常规疾病筛查项目。

国内已有从事免疫缺陷病临床和研究的机构进行相关的工作。随着对该疾病认识的逐渐加深,国家和社会对免疫缺陷疾病的日益重视,SCID 必将会被纳入新生儿疾病筛查的常规项目,早期发现具有潜在风险的患儿,在严重感染前明确诊断,尽早治疗,提高生存率,改善人口质量,大幅提高我国免疫缺陷病的防治水平。

2　诊　断

任何筛查结果阳性的新生儿都需要采集静脉血,进行淋巴细胞亚群检测(流式细胞术),如证实存在 T 细胞缺乏,可确诊为 SCID。由于多种基因突变均可导致 SCID(截至 2015 年,已发现 16 种可导致 SCID 的致病基因),需进一步进行基因检测,以明确其致病基因,有利于患儿的治疗及优生优育指导。在获得淋巴细胞亚群结果后,如果可能的话,应当咨询儿童免疫专家。

结　语

在新生儿期,应用适宜技术对常见出生缺陷进行筛查和诊断,有助于在疾病早期对患儿进行干预、治疗,有效避免残疾、死亡等不良预后,提高患儿生存质量,减轻家庭负担。

(周文浩　黄国英)

参考文献

[1] 中华人民共和国卫生部 . 新生儿疾病筛查技术规范(2010 年版). [2019-04-12].http://www.nhc.gov.cn/cmsresources/mohfyb-jysqwss/cmsrsdocument/doc10798.doc.

[2] 赵正言,顾学范 . 新生儿遗传代谢病筛查 .2 版 . 北京:人民卫生出版社,2015.

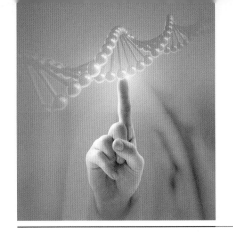

第 **5** 章

单细胞测序在生殖医学中的应用

缩写	英文全称	中文全称
ADPKD	autosomal dominant polycystic kidney disease	常染色体显性遗传多囊肾病
array CGH	array-based comparative genomic hybridization	比较基因组杂交芯片
ART	assisted reproductive technique	辅助生殖技术
cDNA	complementary DNA	互补 DNA
ChIP-Seq	chromatin immunoprecipitation sequencing	染色质免疫沉淀测序
CMT1A	Charcot-Marie-Tooth disease type 1A	夏科 - 马里 - 图思病 1A 型
CNV	copy number variant	拷贝数变异
CNV-Seq	copy number variation sequencing	拷贝数变异测序
CpG	cytosine-phosphate-guanosine	胞嘧啶 - 磷酸 - 鸟嘌呤
CTC	circulating tumor cell	循环肿瘤细胞
DOP-PCR	degenerate oligonucleotide primed-polymerase chain reaction	简并寡核苷酸引物聚合酶链反应
FACS	fluorescence-activated cell sorting	荧光激活细胞分选术
FISH	fluorescence in situ hybridization	荧光原位杂交
HLA	human leucocyte antigen	人类白细胞抗原
IMS	immunomagnetic separation	免疫磁珠分离
IVF	in virto fertilization	体外受精
IVF-ET	in vitro fertilization and embryo transfer	体外受精胚胎移植术
LCM	laser capture microdissection	激光捕获显微切割术
MALBAC	multiple annealing and looping-based amplification cycles	多次退火环状循环扩增
MARSALA	mutated allele revealed by sequencing with aneuploidy and linkage analyses	高通量测序同时检测突变位点、染色体异常以及连锁分析
MDA	multiple displacement amplification	多重置换扩增
mRNA	messenger RNA	信使 RNA
NGS	next generation sequencing	新一代测序

续表

缩写	英文全称	中文全称
PBAT	post-bisulfite adapter tagging	重亚硫酸盐处理后接头标记
PCR	polymerase chain reaction	聚合酶链反应
PGD	preimplantation genetic diagnosis	胚胎植入前遗传学诊断
PGS	preimplantation genetic screening	胚胎植入前遗传学筛查
RRBS	reduced representation bisulfite sequencing	简化代表性亚硫酸氢盐测序
scBS-Seq	single-cell bisulfite sequencing	单细胞重亚硫酸盐测序
scRNA-Seq	single-cell RNA sequencing	单细胞 RNA 测序
scRRBS	single-cell reduced representation bisulfite sequencing	单细胞简化代表性重亚硫酸盐测序
SNP array	single nucleotide polymorphism array	单核苷酸多态性微阵列芯片
SNV	single nucleotide variant	单核苷酸变异
STR	short tandem repeat	短串联重复序列
SUPeR-Seq	single-cell universal poly（A）-independent RNA sequencing	单细胞通用的、poly（A）-独立的 RNA 测序
WGA	whole genomic amplification	全基因组扩增
WGS	whole-genome sequencing	全基因组测序

引言

单细胞测序技术是在单细胞水平进行扩增与测序的一项新技术。他能够有效解决微量样本(如胚胎细胞、干细胞等)无法进行常规高通量测序,以及组织样本无法破解的细胞异质性(如神经细胞、肿瘤细胞)难题。在辅助生殖领域,由于人类早期胚胎中的细胞数目非常稀少而且很难获得,所以单细胞测序技术无疑对早期胚胎发育研究有着无可替代的重要意义,近年来发展得非常迅速。本章将从单细胞测序的意义、技术优势及技术难点几方面进行概述。

第 1 节 单细胞测序技术在精准医学中的意义

细胞是生命的单位,然而大多数的人类基因组、癌症或其他研究仍然是通过从多个细胞中抽提 DNA 来进行测序,这忽略了细胞间的差异对于控制基因表达、细胞行为的影响,实验结果往往表示的是细胞群体中信号表达的均值,或者只代表其中数量上占优势的细胞信息,单个细胞独有的细胞特性往往被忽略。近年来越来越多的研究表明,每个细胞即使是相同细胞系或个体来源的细胞,彼此的基因组、转录组和表观基因组都会有所差异[1];样本中单个细胞之间的基因表达调控也存在差异[2]。因此,要想更好地理解各类生物现象,单细胞水平上的研究显得日益重要。

单细胞测序技术旨在单个细胞水平对基因组或转录组进行扩增并测序,以检测单核苷酸变异(SNV)、拷贝数变异(CNV)、单细胞基因组结构变异、基因表达水平、基因融合、单细胞转录组的选择性剪接,甚至单细胞表观基因组的 DNA 甲基化状态等[3-4]。

2013 年,《科学》(Science)杂志将单细胞测序列为年度最值得关注的 6 大领域榜首。借助这一技术,研究者们可以在单细胞水平研究许多疾病和生物进程,包括神经细胞基因组异质性、癌变和肿瘤进化、肿瘤转移中的循环肿瘤细胞(CTC)、早期胚胎发育和不可培养的细菌等,极大改变了我们对这些生物现象的理解,给生命科学领域带来了翻天覆地的变化[5-10]。

1 单细胞测序技术在肿瘤研究中的应用

肿瘤的转移是导致癌症患者死亡的主要原因。早在 1896 年,澳大利亚籍医生 Ashworth 首次在癌症患者血液样品中观察到 CTC 的存在。在肿瘤转移过程中,癌细胞从原发肿瘤脱落,进入血液或淋巴循环系统,其中一些具有高度转移潜能的肿瘤细胞在循环系统中存活下来,成为 CTC,并进一步发展为远端器官转移肿瘤。CTC 是肿瘤发生远处转移的必经步骤,因此在外周血中检测到肿瘤细胞预示着有发生肿瘤转移的可能。

近些年来,对于癌症患者血液中 CTC 的计数已逐渐用于癌症治疗的疗效评估。如果能对 CTC 进行基因组分析将有助于我们更好地了解肿瘤转移的生物学机制;同时,作为一种非侵袭性的检测手段,CTC 的基因组分析还可以为疗效评价、预后判断以及个体化治疗提供及时可靠的依据。

癌症细胞研究是单细胞测序首先应用的领域。Navin 等[11]于 2011 年在《自然》(Nature)杂志发表过一篇文章,介绍了他们的单细胞基因组研究成果。科学家们发现拷贝数变异与肿瘤的进化模式有关,肿瘤在稳定增长之后会突然发生基因组失稳。该发现令研究团队吃惊,因为他们一直认为肿瘤细胞一直在缓慢地积累突变。这次研究工作也证实,单细胞技术非常强大,至少能够帮助他们发现人体单个肿瘤细胞里的基因拷贝数变异。Navin 与他的合作者们还在继续对三阴型乳腺癌患者进行研究,以了解拷贝数变异方面的情况,同时也希望能够更好地了解肿瘤转移的问题。Xu 等[12]对肾肿瘤进行单细胞测序,发现没有明显的细胞亚群,肿瘤细胞之间的突变频率和位置也不完全相同,表明肾肿瘤更加具有异质性,需要开发更加有效的细胞靶向疗法。这样也有利于研究肿瘤的发展机制和转移机制。Ramskold 等[13]运用单细胞转录组测序分析(SMART-Seq)技术,发现经过单个细胞测序会提高测量基因表达值时的噪声,但通过分析不同细胞类型中微量的个体细胞表达情况,依然可以鉴别出许多差异表达基因,发现了 CTC 中的活跃基因,并发现了不同的表达模式和候选标记。

2013 年北京大学生命科学学院生物动态光学成像中心谢晓亮、白凡课题组与北京大学肿瘤医院王洁团队合作的研究论文[7]中,研究人员通过单细胞基因测序手段首次报道了对于癌症患者单个外周血CTC的全基因组、外显子组测序结果,研究人员重点研究了肺癌患者外周血CTC的分子特性。在来自众多肺腺癌患者和小细胞肺癌患者的CTC中,成功检测到与癌症发生发展相关密切的原癌基因和抑癌基因上的重要单核苷酸变异和插入/缺失。

单细胞水平CTC基因突变的检测避免了反复穿刺活检给患者带来的伤害和痛苦,并能及时地提供个体化治疗所需的重要信息,例如导致癌症转移过程中发生表型转换的重要突变,以及癌症治疗过程中产生耐药性的重要突变。研究过程中研究人员意外地发现来自同一个患者的不同CTC都展现出高度一致的全基因组拷贝数变异模式,和同一患者的转移位肿瘤组织的拷贝数变异模式一致。这种现象在肺腺癌和小细胞肺癌的患者中都得到了验证。此外,在不同的肺腺癌患者中,CTC展现的全基因组拷贝数变异模式具有高度的相似性。肿瘤的异质性长期以来被当作是恶性肿瘤的重要特征。首次在CTC中观察到的高度一致的拷贝数变异模式将会改变传统上对肿瘤异质性的理解,揭示了特定的拷贝数变异在肿瘤形成及转移中发挥了重要的作用。进一步研究发现,小细胞肺癌患者的拷贝数变异模式与肺腺癌患者明显不同,展现出癌种之间一定的特异性。这种特异性可能跟肿瘤发展、转移所处的微环境相关。这项发现为将来基于CTC拷贝数变异来进行癌症患者分型提供了理论基础,对于揭示癌症转移的分子机制也具有重要意义,同时还为无创癌症诊断提供了一种新的技术手段。

2　单细胞测序技术在生殖医学中的应用

对于存在遗传风险,需要借助体外受精(IVF)技术辅助的夫妇而言,胚胎植入前遗传学诊断(PGD)技术是孕育出健康下一代的保证。PGD是接受体外受精等人工辅助生殖技术帮助的夫妻常用的一项技术,在胚胎被植入母体之前,医生们会从体外培养的胚胎中提取一个细胞,对其进行基因组分析。而新出现的单细胞全基因组测序(WGS)技术能够对胚胎进行结构异常,甚至是点突变的检测,分辨率极高,对体外受精卵分裂产生的极体进行基因组测序能够为临床医生们进行胚胎植入前的遗传学诊断和筛查提供非常有价值的帮助。这对于那些携带有染色体异常却又迫切地想要一个健康孩子的夫妻来说无疑是一大福音。

3　单细胞测序在发育生物学中的应用

单细胞测序使通过单个细胞研究个体发育成为可

能。Xue等[14]分别对人和小鼠胚胎从卵母细胞到桑葚胚进行单细胞转录组测序分析。发现每个发育阶段都可以被少量由共表达基因组成的功能模块准确区分,表明从分裂到桑葚胚阶段中细胞循环、基因调控、翻译和代谢中的转录谱以一定的顺序变化着,此外也研究了人和小鼠胚胎发育过程中基因表达情况的差异。Zong等[15]应用微流控系统对一个人的91个生殖细胞进行单细胞全基因组高通量测序,将得到的高密度基因分型结果绘制个人水平的染色体重组图,来观测个体生殖细胞基因组的多样性,发现在低分辨率情况下结果与种群数据一致,但高分辨率下表现出不同,这些差异表明个体特征可能在群体范围内被稀释。Tang等[16]通过单细胞转录组测序,研究体外胚胎内团细胞向胚胎干细胞转化的发生机制,发现了包括新陈代谢基因在内的分子和转录本可变剪切发生了显著变化,有助于研究疾病组织中成熟细胞的转变发生机制。

4　单细胞测序在神经科学中的应用

神经元细胞是最新一个被用来进行单细胞研究的对象[17-18],直至最近科学家们才开始有试验证据表明,神经元细胞之间也具有不同的基因组。2001年,当时还在美国加州大学圣地亚哥分校(University of California, San Diego)工作的Jerold Chun就在小鼠的大脑中发现了染色体非整倍体现象,随后又于2005年在人类大脑细胞当中发现了同样的现象。如果细胞里存在非整倍体现象,那么一定会有很多的基因突变,或者基因组突变。

McConnell等[5]从3个正常人的脑中取了110个额叶皮质神经细胞进行分析,发现相当大比例的神经细胞都含有大的拷贝数变异。对源自健康人皮肤细胞的神经元细胞进行的研究也发现了同样的情况,而且这些神经元细胞里的拷贝数变异要比其来源的皮肤细胞更多,这表明来自诱导性多潜能干细胞的神经元也可能适合对细胞异质性功能影响的研究。这些都可以用来研究异质性细胞群体的基因组多样性。

据美国国立精神卫生研究院(US National Institute of Mental Health)的Thomas Insel介绍,他们还只是刚刚开始尝试去了解大脑细胞的分子多样性问题。在这个领域单细胞研究技术起到了关键性的作用,不仅是在确定神经元细胞和神经胶质细胞的(分类)类型方面,同时也有利于了解体验和发育对大脑某个区域里的基因表达有何作用。

单细胞测序技术能够解析细胞间更加细微的差异,推动微生物、发育生物学、神经科学、免疫、癌症等领域的发展,正成为生命科学研究的焦点[17,19]。

第2节 | 单细胞测序技术及其优势

以"高通量"为特点的第二代测序技术和以"单分子测序"为标志的第三代测序技术,引起组学研究领域的巨大变革。高通量测序仪能够对几十万到几百万条DNA分子同时测序,精确读出数以千亿计的碱基,实现了快速、高效、低成本的基因组尺度测序。一般地,高通量测序需要从大量细胞中获取足够的DNA样品,因此测序结果是这些细胞"整体"的一个表征。然而,由于细胞异质性,相同表型的细胞的遗传信息可能存在显著性差异,很多低丰度的信息会在整体表征中丢失。为了弥补传统高通量测序的局限性,单细胞测序技术应运而生。单细胞测序技术的流程主要包括单细胞分离、细胞溶解与基因组DNA获取、全基因组扩增、测序与数据分析4个方面。

1 单细胞分离

要对单个细胞进行研究,首先要将目的细胞从生长环境中分离出来,并确保其生物完整性。目前常用的单细胞分离方法有连续稀释法、显微操作法、激光捕获显微切割术、拉曼镊子技术、荧光激活细胞分选术和微流控技术等。

1.1 连续稀释法

连续稀释法操作简单、成本低廉,主要通过连续稀释样品来获取单个细胞。其缺点在于容易出现分离错误或细胞丢失,不能进行靶向分离。因此,该技术很少用于复杂微生物样品的单细胞分离。

1.2 显微操作法

显微操作法是借助机械显微操纵仪或可视化镊子分离单个细胞。这种方法不仅操作简单、成本低廉,而且能够进行可视化操作,目前已经应用到许多难以培养微生物的单细胞分离中,例如从白蚁肠道中分离共生体,从水稻土壤中分离苍白杆菌等。显微操作法虽然实现了可视化分离,但是人力投入大和通量较低等不足限制了该技术的广泛应用。另外,该技术还会对细胞造成机械性损伤。

1.3 激光捕获显微切割术

激光捕获显微切割术(LCM)能够直接从组织块中分离单个细胞,广泛应用于临床研究中。该技术首先将组织进行切片、装片和染色处理,进而通过可视化操作分离单细胞。其优势在于,能够保持细胞的形态学结构,保留细胞在组织中的空间位置信息。但是其劣势在于,细胞核容易被刨切而导致染色体片段丢失。另外,该技术由于精确度有限,切割过程中会不可避免地掺入相邻细胞的原生质组分,因此不适用于转录组学分析。

1.4 拉曼镊子技术

拉曼镊子技术结合了拉曼显微光谱学和光学捕获技术,前者能够通过轮廓区分细胞而无需染色,后者利用激光捕获细胞。但这种方法仅限于分析形态学差异较大的细胞群。

1.5 荧光激活细胞分选术

荧光激活细胞分选术(FACS)是目前应用最多的单细胞分离方法。该方法不仅具备高通量的优势,而且可以根据细胞的多个特征(如大小,粒度等)进行分离;不仅可以分离体积较大的细胞(如细菌和癌细胞),还可以分离较小的细胞或颗粒(如病毒)。但是这种方法也存在缺点,首先它需要制备大量的细胞悬浮液,这在一定程度上降低了低丰度细胞的得率,其次细胞的高速流动可能造成机械性损伤;素有"芯片上的实验室"之称的微流控技术为单细胞研究开辟了新道路。该技术是利用微米级尺度上流体惯性可以忽略这一原理,通过人为控制流体流动来进行细胞分离。

1.6 微流控技术

微流控装置具有1个多通道结构,通道直径相当于1个单细胞的大小。另外,通道直径可以灵活调节,通道本身也可以进行多种功能性修饰(如捕获分子、抗体、电极等)。此外,微流控装置封闭的操作空间可以有效地避免污染;微升至纳升的操作体积可以保证较高的样品浓度,同时减少试剂消耗。

1.7 其他

最近出现的IMS-MDA,有望实现单细胞测序样品制备一体化。这项技术结合了免疫磁珠分离(IMS)和多重置换扩增(MDA),前者用于细胞分离,而后者用于全基因组扩增。IMS装置是在一种特制的磁珠上连接一抗,通过携带特异性标记的二抗,定向筛选细胞。靶细胞被固定在磁珠上后,MDA可以直接在磁珠上进行;而携带扩增产物的磁珠又可以直接用于后续测序。该方法操作简单快速,整个分离与扩增过程可在5h内完成。由于目前IMS-MDA应用较少,效果有待进一步评估。

2　细胞溶解与基因组 DNA 获取

分离得到单细胞后,需要将细胞进行溶解来获取基因组 DNA(gDNA)。这一步骤非常关键,基因组 DNA 的质量直接影响后续基因组扩增的效果。目前细胞溶解的方法可以分为 3 大类:物理法(如超声、冷冻、研磨、剪切、高压和热破坏法)、化学法(如 SDS、tritonX-100 和极端 pH)和酶降解法(如蛋白酶 K 和溶菌酶)。细胞溶解方法的选定,需要综合考虑多方面因素,如细胞的类型、下游用途、基因组 DNA 纯化难易程度等。

物理法和化学法操作简单、应用范围广。超声破碎法可以裂解大部分的单细胞,而且引起污染的可能性极小。冷冻法相对温和,但需要与其他方法联合使用,如酶裂解法。表面活性剂(SDS、tritonX-100)可以溶解细胞膜上的脂质和蛋白质,形成孔洞,进而彻底溶解细胞。极端 pH 法是一种快速简便的方法,但是需要后续的中和操作。虽然物理法和化学法相对简单,但是可能会降解基因组 DNA 或造成基因组 DNA 断裂。而酶裂解法是最温和的方法。

在传统高通量测序流程中,细胞溶解获得的基因组 DNA 需要通过进一步纯化后才能用于扩增。但是对于单细胞测序,为了避免基因组 DNA 在纯化过程中丢失,目前大部分流程已经省去了这一步骤。在某些基因组中,各位点仅存在 1 个拷贝,纯化过程中的样品丢失会直接导致扩增产物中的位点缺失,严重影响后续的基因组重建。基因组 DNA 纯化步骤的省略,对细胞溶解操作提出了更加苛刻的要求,那些可能与基因组扩增试剂相互作用的溶解试剂都应当避免使用。另外,DNA 结合蛋白通常会阻碍模板扩增,需要事先将其切割或变性;蛋白酶(如蛋白酶 K 和胰蛋白酶)可以高效地溶解 DNA 结合蛋白,目前广泛用于待扩增模板的预处理中。在设计单细胞测序工作流程时,应当谨慎选择细胞溶解方法,不仅需要尽可能彻底地溶解细胞,更要与后续基因组 DNA 获取和全基因组扩增相兼容。

3　全基因组扩增

高通量测序至少需要 200ng 的 DNA 样品,而 1 个细胞中的总 DNA 一般仅有数皮克,即使使用第三代测序技术可能也无法满足样品量的需求,因此全基因组扩增(WGA)对于单细胞测序是非常必要的。目前有多种方法可以用于 WGA,这些方法都是利用 DNA 聚合酶和不同形式的引物来进行扩增的,包括特异性的、简并的或杂合的引物。

3.1　基于聚合酶链反应技术的扩增方法

早期的 WGA 是通过聚合酶链反应(PCR)技术完成的,如长片段 PCR 和低频限制性位点 PCR,前者是在打断的模板两端连接特异性引物序列,随后进行 PCR 扩增;后者是根据基因组中已确定的重复序列设计特异性引物来进行扩增的。另外一些方法则是利用简并引物进行 PCR,无需连接反应和先验的序列信息。引物延伸预扩增 PCR 利用 1 条 15bp 的随机引物,与模板退火结合,进而引发聚合反应。简并寡核苷酸引物聚合酶链反应(DOP-PCR)利用部分碱基简并化的杂合引物与模板退火,进而进行模板扩增。基于 PCR 技术的扩增方法虽然能达到较高的覆盖度,但是存在严重的覆盖度不均匀性和扩增错误。

3.2　基于多重置换扩增的扩增方法

MDA 是目前最常用的 WGA。该方法通常利用枯草芽孢杆菌噬菌体 phi29 DNA 聚合酶,和具有核酸外切酶抗性的随机引物来进行扩增,扩增反应能够在 30℃的恒温条件下进行。phi29 DNA 聚合酶具有很强的链置换活性,能在扩增的同时取代模板的互补链;被取代的单链 DNA 同样可以作为模板指导合成,由此 MDA 可实现指数型扩增。另外,phi29 DNA 聚合酶还具有很强的持续合成能力,能够产生大分子的扩增产物。与基于 PCR 技术的扩增方法相比,MDA 的覆盖度均匀性有了明显提升。但是这种方法并不是无偏倚性、无误差的。首先,MDA 的全基因组覆盖度依然不均匀。MDA 初期,引物与模板的结合是随机的,不同区域的结合能力存在差异,进而引起扩增偏倚。其次,MDA 容易产生嵌合序列,这是 MDA 与基于 PCR 的扩增方法的共同缺陷。嵌合序列的形成会引起基因组重排,进而影响后续拼接和基因组重建。MDA 反应的单链中间体被认为是形成嵌合序列的元凶。

3.3　多重置换扩增与聚合酶链反应相结合的方法

鉴于 MDA 基因组覆盖度的不均匀性,我国科学家开发了一种新的基因组 DNA 扩增方法——多次退火环状循环扩增(MALBAC)技术,巧妙地将 MDA 与常规 PCR 结合起来,该方法是利用部分碱基简并化的杂交引物与模板退火结合,在链置换酶的作用下进行扩增的。扩增中间产物的 3′ 端带有特异性引物标记,经过一轮扩增后,互补的标记位于 5′ 端,两端的标记序列互补形成一个扩增子环;成环后的序列则不能被复制,从而避免了 MDA 的指数型扩增。环化的扩增子进一步通过常规 PCR 进行扩增,产生数微克的 DNA 样品。与 MDA 相比,MALBAC 的优势在于,扩增偏倚性明显降低,进而使得覆盖度显著提高。MDA 在 25× 测序深度下的覆盖度为 73%,而 MALBAC 在相同测序深度下的覆盖度可达

93%。另外,MALBAC 在单核苷酸多态性(SNP)等位基因检测水平上也有了明显提升。虽然 MALBAC 目前应用尚少,但其在降低扩增偏倚性、提高测序覆盖度等方面具有显著进步,应用前景十分广阔。在进行全基因组测序之前有必要对扩增产物的质量进行评估,常用的方法是对一些标记基因进行常规 PCR 扩增后,用 Sanger 测序法验证。

4 基因组测序及数据分析

成熟的第二代测序平台和快速发展的第三代测序技术已经为单细胞测序奠定了坚实的基础,因此测序费用、速度、数据量和准确率,不再是制约其发展的因素。事实上,真正制约单细胞基因组测序发展的,不是文库的读取技术,而是扩增产物的质量;扩增产物分子量越大、覆盖度越均匀,可选的建库方案和测序平台就越多。单细胞数据分析的基本流程与传统序列分析相似,数据分析前首先要移除接头序列、连接序列、标签序列、低质量碱基和污染 DNA。然而传统的序列拼接方法已经不再适用于单细胞测序技术,传统拼接方法建立在一定的假设之上,如嵌合序列比例较少,读取深度随基因组呈"泊松分布"等。显然,单细胞数据已经不再符合这一假说。目前研究人员通过计算机算法对单细胞数据进行预处理,降低扩增偏倚性,来满足传统拼接方法的假设。该方法随机选择一定数目(25 000 或 500 000)的 reads 序列,利用软件拼接成重叠群(contig),再用重叠群长度除以 reads 的数目,如果比值小于 1bp/read,则认为该重叠群覆盖度较高,可能存在扩增偏倚性,通过移除定位于其上的部分 reads 序列,实现文库标准化。扩增后的文库标准化提高了单细胞测序的效率,降低了拼接难度。考虑到单细胞测序数据覆盖度的高度不均匀性,单一覆盖度阈值可能会滤掉低覆盖度区域的序列信息,因此引入了可变覆盖度阈值的概念。利用迭代阈值的拼接方法,从"1"开始逐步递增,在各个阈值下分别拼接并重新计算覆盖度,减少低覆盖度区域数据的丢失。引入 k-bimers 的概念,利用配对的 reads 有效地避免由嵌合序列引起的拼接错误。这些优化后程序都能在一定程度上克服单细胞数据覆盖度不均匀的问题,高效地完成序列拼接与测序数据分析。

第3节
单细胞测序技术的难点

尽管单细胞测序技术给我们带来了很多惊喜,我们对该技术也寄予了厚望,但是该技术目前还不是实验室里一项常规的检测技术。仍然存在多个需要注意、不可避免的问题。如转录组(transcriptome)会根据各种刺激作出改变,而且这种改变在单细胞层面上表现得更加突出。考虑到这一点,我们应该慎重对待单细胞转录组数据,(至少在一定程度上将其看作是干扰试验(perturbation experiment)的结果,除非能够开发出破坏性较低的 RNA 分离技术。

1 细胞分离问题

单细胞分离技术几乎算是最需要开发,也最需要建立一套标准化体系的技术。使用膜片钳(patch pipette)或纳米管(nanotube)获取单个细胞的胞质内容物是目前分离细胞 RNA 的常规方法,但是这种操作容易遗漏细胞成分。使用微流体设备(microfluidic device)可以分离得到每一个单独反应室里的细胞,但是需要将细胞与其他底物分离开,而这些底物有可能会干扰细胞的转录状态。细胞在解离、分类富集的过程中,细胞的转录状态是否发生改变,就是要特别注意的一个问题。分散培养的细胞非常容易分离,但是用这种细胞做实验需要非常好的试验设计,以免因为缺乏微环境的影响而造成实验结果解读问题。最理想的情况是在组织或天然的微环境状态下,对单细胞进行内容物分离操作。只有这样,进行单细胞信使 RNA(mRNA)检测才能够反映出细胞在整体条件下最真实的状态,也只有这样,才能尽可能地减少人为操作给细胞带来的影响。

2 核酸扩增问题

在缺乏成熟的、强大的单分子测序技术的情况下,开展单细胞研究最大的问题就是底物(核酸)的扩增问题,因为扩增失误往往会导致最终的测序结果发生偏差,让我们无法得到目标核酸的序列。进行 DNA 测序时这个问题显得尤为突出,因为只有一个 DNA 分子可供测序。DNA 测序的最大问题就是测序的覆盖度(coverage)问题。以 PCR 技术为基础的扩增技术能够获得很高的覆盖度,但是会带来扩增不均一(uneven)和错误扩增的问题。如果要进行错误修正(error correction),并发现单碱基突变(single nucleotide variant),这又需要额外的统计学方法。对于单细胞测序而言,错误修正更加困难,因为缺乏好的对照,而且我们根本不知道单个细胞之间究竟会有多少个变异。

即便如此,随着生物技术的快速发展,随着实验方法的不断优化及设备和交叉技术(如微流控技术[20]、第三代测序技术的不断发展,这些问题也会在不久的将来得以解决,而单细胞测序技术用于临床检测也将备受期待。

参考文献

［1］PROSERPIO V,LONNBERG T.Single-cell technologies are revolutionizing the approach to rare cells.Immunol Cell Biol,2016,94(3):225-229.

［2］ROSENFELD N,YOUNG J W,ALON U,et al.Gene regulation at the single-cell level.Science,2005,307(5717):1962-1965.

［3］LIANG J,CAI W,SUN Z.Single-cell sequencing technologies:current and future.J Genet Genomics,2014,41(10):513-528.

［4］SHENDURE J,JI H.Next-generation DNA sequencing.Nat Biotechnol,2008,26(10):1135-1145.

［5］MCCONNELL M J,LINDBERG M R,BRENNAND K J,et al.Mosaic copy number variation in human neurons.Science,2013,342(6158):632-637.

［6］POTTER N E,ERMINI L,PAPAEMMANUIL E,et al.Single-cell mutational profiling and clonal phylogeny in cancer.Genome Res,2013,23(12):2115-2125.

［7］NI X,ZHUO M,SU Z,et al.Reproducible copy number variation patterns among single circulating tumor cells of lung cancer patients.Proc Natl Acad Sci U S A,2013,110(52):21083-21088.

［8］GUO H,ZHU P,WU X,et al.Single-cell methylome landscapes of mouse embryonic stem cells and early embryos analyzed using reduced representation bisulfite sequencing.Genome Res,2013,23(12):2126-2135.

［9］LASKEN R S,MCLEAN J S.Recent advances in genomic DNA sequencing of microbial species from single cells.Nat Rev Genet,2014,15(9):577-584.

［10］MARDIS E R.The impact of next-generation sequencing technology on genetics.Trends Genet,2008,24(3):133-141.

［11］NAVIN N,KENDALL J,TROGE J,et al.Tumour evolution inferred by single-cell sequencing.Nature,2011,472(7341):90-94.

［12］XU X,HOU Y,YIN X,et al.Single-cell exome sequencing reveals single-nucleotide mutation characteristics of a kidney tumor.Cell,2012,148(5):886-895.

［13］RAMSKOLD D,LUO S,WANG Y C,et al.Full-length mRNA-Seq from single-cell levels of RNA and individual circulating tumor cells.Nat Biotechnol,2012,30(8):777-782.

［14］XUE Z,HUANG K,CAI C,et al.Genetic programs in human and mouse early embryos revealed by single-cell RNA sequencing.Nature,2013,500(7464):593-597.

［15］ZONG C,LU S,CHAPMAN A R,et al.Genome-wide detection of single-nucleotide and copy-number variations of a single human cell.Science,2012,338(6114):1622-1626.

［16］TANG F,BARBACIORU C,BAO S,et al.Tracing the derivation of embryonic stem cells from the inner cell mass by single-cell RNA-Seq analysis.Cell Stem Cell,2010,6(5):468-478.

［17］CHI K R.Singled out for sequencing.Nat Methods,2014,11(1):13-17.

［18］COUFAL N G,GARCIA-PEREZ J L,PENG G E,et al.L1 retrotransposition in human neural progenitor cells.Nature,2009,460(7259):1127-1131.

［19］BLAINEY P C.The future is now:single-cell genomics of bacteria and archaea.FEMS Microbiol Rev,2013,37(3):407-427.

［20］KLEIN A M,MAZUTIS L,AKARTUNA I,et al.Droplet barcoding for single-cell transcriptomics applied to embryonic stem cells.Cell,2015,161(5):1187-1201.

第 4 节　单精子研究在生殖医学中的应用

世界范围内,不孕不育的发生率约为 15%[1-3],不孕不育已经成为涵盖社会和个人等多重因素的现代健康问题。20%~30% 的不孕不育是由男性因素引起,20%~35% 是由女性因素引起,25%~40% 是由双方因素引起,还有 10%~25% 的不孕找不到明确的原因[4]。对于男性因素来说,精子的健康无疑是生育的根本前提。

人的体细胞的染色体数目为 46 条。46 条染色体按其大小、形态配成 23 对,第 1 对到第 22 对为常染色体,为男女共有,第 23 对是一对性染色体,雄性个体细胞的性染色体为 XY,雌性则为 XX。在减数分裂期间,精原细胞只分配 23 条染色体到精子细胞中,同时也发生同源染色体重组事件。当精子细胞与卵细胞融合时,由此产生的受精卵再次拥有全部 DNA。同源染色体之间的重组是产生生物多样性的重要机制,兄弟姐妹之间的差异即由这些重组决定。受实验技术限制,此前科学家只能依赖很多个体的人群来估计重组在群体中发生的频率,无法具体到个人。随着单细胞扩增与新一代测序(NGS)技术的发展,单细胞分析与测序技术结合越来越紧密。自此,一系列单细胞测序技术在辅助生殖领域的应用被建立起来,显著地提高了人们对于生殖细胞的认识。这是单细胞测序在现实应用中发展得最快的一个领域。

2012 年,Wang 等[5]在 *Cell* 杂志发表研究,通过微流控单细胞基因组扩增技术(microfluidic single-sperm whole-genome amplification)对同一正常生育志愿者的 91 条单个精子进行测序,得出结论,每个精子经历大约 23 次重组。但是单个精子基因混合程度、数量和自发性基因突变所产生的严重性上存在很大的差异。研究人员也在每个精子鉴定出 25~36 个新的单核苷酸变异,这些突变在这名男性的双倍体细胞基因组中并不存在。这些随机突变是产生遗传变异的另一种方式,但是如果它们在基因组特定位点发生,则能够产生有害的影响,产生患有单基因病的受精卵、胚胎或新生儿。

这项研究中描述的单细胞测序技术能够帮助科学家及临床医生更好地理解男性生育力,将成为不孕不育症及遗传疾病研究的重要理论基础。

1 单精子测序在染色体疾病中的应用

多年以来,传统的精液常规分析一直是用于判断男性生育力的最基本临床指标。但常规精液分析只测定精子的密度、活率和形态等指标,这些指标只能反映最基本的精液质量,不能反映所有的精子功能。评价精子质量仍然是一种不精确的科学,这会导致治疗的不确定性。临床上大约有 1/3 不育患者,男性的常规精液分析结果均正常或接近正常。

精子染色体结构异常(包括染色体断裂、易位、倒位、插入及缺失)的发生率为 7%~14%[6]。如果染色体异常的精子参与受精过程,则会得到非整倍体的胚胎,最终导致流产、胎儿畸形或发育障碍[7]。研究显示[8],在染色体核型正常的不育患者中,其精子非整倍体率升高,这种改变在复发性流产的患者中尤其明显[9]。几乎没有证据表明,非整倍体精子的受精能力低于正常单倍体精子,这些异常的精子受精后,导致胚胎、胎儿及新生儿的染色体非整倍体率升高,最终导致流产及新生儿出生缺陷等不良妊娠结局。

2012 年,哈佛大学谢晓亮院士团队[10]在 Science 发表了单细胞 WGA 新技术——MALBAC。不同于以往的非线性或指数型扩增方法,利用特殊引物,使得扩增子的结尾互补而成环,从而很大程度上防止了 DNA 的指数性扩增,使得单细胞中 93% 的基因组能够被测序。利用 MALBAC 技术,可挑选单个精子进行 WGA,扩增产物行二代测序,对染色体进行拷贝数变异分析,从而了解单个精子染色体非整倍体率。对于染色体非整倍体率高的患者,可进行胚胎植入前遗传学筛查(PGS),利用显微操作技术获得极少量细胞,对早期胚胎进行全部染色体数目和结构异常的检测,从而挑选正常的胚胎植入子宫,以期获得正常的妊娠,提高患者的临床妊娠率,降低流产率及新生儿出生缺陷发生率。

2 单精子测序在单基因疾病 - 诊断生殖细胞嵌合突变及新发突变中的应用

目前已报道 7 000 多种单基因病,其中约一半的单基因病已找到对应的致病基因[11],其遗传方式及再发风险符合孟德尔遗传定律。根据致病基因性质及所在染色体可以分为常染色体疾病(显性和隐性)、X 连锁病(显性和隐性)、Y 连锁病还有线粒体病(母系遗传)。基因突变可发生在个体发育的任何阶段,以及体细胞或生殖细胞周期的任何时期。如果致病基因突变发生在体细胞中,那就不能遗传至下一代;但如果突变发生在生殖细胞中,可遗传至下一代。生殖细胞在减数分裂期间,对外界环境刺激具有较高的敏感性,导致生殖细胞的突变率比体细胞高很多。如果生殖细胞突变发生在配子发生的早期阶段,则通过减数分裂,多数配子都有可能携带这个突变基因,而不携带这个突变基因的配子数目相比就占少数,突变基因遗传给后代的可能性就会大大增加;而如果生殖细胞突变发生在配子发生的较晚阶段,携带突变基因的配子数目相比就只占少数,甚至可能只影响单个配子细胞,突变基因遗传给后代的可能性就会降低,其结局就与突变发生在早期截然不同。生殖细胞和体细胞是各自独立的细胞体系,在胚胎发育的早期阶段两者就隔离开了,因此它们是互相独立的系统,两者的发育基本互不影响。当生殖细胞发生基因突变,很可能就会影响到将来的精子细胞或卵细胞,但却不会对血液细胞、骨骼、皮肤等体细胞产生影响。

Tan 等[12]报道了一例常染色体显性遗传多囊肾病(ADPKD),先证者为 19 岁的女性,因腿疼就医意外发现自己为多囊肾病患者。先证者父亲在 50 岁时因尿路结石行 CT 检查时诊断为多囊肾,无其他家庭成员患此病。对先证者外周血测序发现其 PKD1 c.10745dupC(p.Val3584ArgfsX43)杂合截断突变,先证者父母双方外周血均未发现此突变。对先证者父亲精液行 NGS,发现约 10% 的精子携带 PKD1 c.10745dupC(p.Val3584ArgfsX43)杂合截断突变。目前,利用 MALBAC 技术,已经可以实现在单精子水平对突变位点的验证。

对于有明确致病基因突变,先证患儿父母无相关基因突变的单基因病家系,可对患儿父母行单个生殖细胞测序,以明确突变来源。可取母亲成熟卵排出的第一极体及受精卵排出的第二极体测序结合致病位点 SNP 连锁分析以排除母源遗传致病;可取父亲单个精子测序结合致病位点 SNP 连锁分析以明确是否父源遗传致病及突变精子所占的比例。对于仍有生育要求的夫妇,可借助辅助生殖技术,在植入前进行 PGD,利用显微操作技术获得极少量细胞,对早期胚胎进行致病位点检测及致病位点 SNP

连锁分析,挑选不携带致病位点且染色体数目和结构正常的胚胎植入子宫,以期获得正常的妊娠,提高患者的临床妊娠率,降低新生儿出生缺陷发生率。

3　单精子研究在单倍型分析中的应用

单倍型(haploid genotype),是单倍体基因型的简称,在遗传学上是指在同一染色体上进行共同遗传的多个基因座上等位基因的组合;通俗的说法就是若干个决定同一性状的紧密连锁的基因构成的基因型。按照某一指定基因座上基因重组发生的数量,单倍型甚至可以指至少两个基因座或整个染色体。更进一步地讲,单倍型也是指一个染色单体里面具有统计学关联性的一类单核苷酸多态性。

特定单倍型可用于预测自身免疫性疾病预后[13-14],或者预测器官移植的临床结果及对药物代谢物的生理反应[15]。单倍型结构的知识对于理解具有顺式调节的等位基因特异性事件是至关重要的,它可以为种群遗传学和遗传祖先的研究提供有价值的验证数据。个体基因组的单倍型结构对于预测复合杂合或确定亲代突变的亲本起源也是必不可少的。

虽然个体基因组的测序可以很容易地识别大多数杂合基因,但是在整条染色体长度上识别单倍型仍然是一个挑战。Kirkness[16]等人用 MDA 对单精子进行低深度测序,在整条染色体长度上识别单倍型,可用于确定亲代突变的亲本起源。

高通量测序技术为单精子分析的发展创造了条件,但单细胞测序技术目前尚不成熟,由于单个精子样品往往具有含量极少的 RNA,要获得这些样品之间存在的微妙的生物学差异信息,对于实验方法的准确度和灵敏度会有较高的要求;全基因组的扩增偏倚性和拼接软件的匮乏问题依旧存在;此外,目前还没有成熟的单细胞染色质免疫沉淀测序(ChIP-Seq)技术。值得关注的一点是,在这种测序过程中,单个精子细胞被破坏,这就意味着它们不能被用于受精。

随着分子生物学技术和高通量测序技术的快速发展,相信在不久的未来,单细胞测序技术将在男性不育领域发挥更大的作用,提高对于男性生育力的理解,帮助更多不孕不育夫妻找到不孕原因,在辅助生殖技术帮助下获得健康后代。

参考文献

[1] OMBELET W,COOKE I,DYER S,et al.Infertility and the provision of infertility medical services in developing countries.Hum Reprod Update,2008,14(6):605-621.

[2] LOUIS J F,THOMA M E,SØRENSEN D N,et al.The prevalence of couple infertility in the United States from a male perspective:evidence from a nationally representative sample.Andrology,2013,1(5):741-748.

[3] THOMA M E,MCLAIN A C,LOUIS J F,et al.Prevalence of infertility in the United States as estimated by the current duration approach and a traditional constructed approach.Fertil Steril,2013,99(5):1324-1331.e1.

[4] YESTE M,JONES C,AMDANI S N,et al.Oocyte activation deficiency:a role for an oocyte contribution？ Hum Reprod Update,2016,22(1):23-47.

[5] WANG J,FAN H C,BEHR B,et al.Genome-wide single-cell analysis of recombination activity and de novo mutation rates in human sperm.Cell,2012,150(2):402-412.

[6] UROZ L,TEMPLADO C.Meiotic non-disjunction mechanisms in human fertile males.Hum Reprod,2012,27(5):1518-1524.

[7] LAMB N E,HASSOLD T J.Nondisjunction—a view from ringside.N Engl J Med,2004,351(19):1931-1934.

[8] VEGETTI W,VAN ASSCHE E,FRIAS A,et al.Correlation between semen parameters and sperm aneuploidy rates investigated by fluorescence in-situ hybridization in infertile men.Hum Reprod,2000,15(2):351-365.

[9] NIEDERBERGER C.Re:Relationship between sperm aneuploidy,sperm DNA integrity,chromatin packaging,traditional semen parameters,and recurrent pregnancy loss.J Urol,2016,196(4):1232.

[10] ZONG C,LU S,CHAPMAN A R,et al.Genome-wide detection of single-nucleotide and copy-number variations of a single human cell.Science,2012,338(6114):1622-1626.

[11] BOYCOTT K M,VANSTONE M R,BULMAN D E,et al.Rare-disease genetics in the era of next-generation sequencing:discovery to translation.Nat Rev Genet,2013,14(10):681-691.

[12] TAN A Y,BLUMENFELD J,MICHAEEL A,et al.Autosomal dominant polycystic kidney disease caused by somatic and germline mosaicism.Clin Genet,2015,87(4):373-377.

[13] de BAKKER PI,MCVEAN G,SABETI P C,et al.A high-resolution HLA and SNP haplotype map for disease association studies in the extended human MHC.Nat Genet,2006,38(10):1166-1172.

[14] PETERSDORF E W,MALKKI M,GOOLEY T A,et al.MHC haplotype matching for unrelated hematopoietic cell transplantation.PLoS Med,2007,4(1):8.

[15] DRYSDALE C M,MCGRAW D W,STACK C B,et al.Complex promoter and coding region beta 2-adrenergic receptor haplotypes alter receptor expression and predict in vivo responsiveness.Proc Natl Acad Sci U S A,2000,97(19):10483-10488.

[16] KIRKNESS E F,GRINDBERG R V,YEE-GREENBAUM J,et al.Sequencing of isolated sperm cells for direct haplotyping of a human genome.Genome Res,2013,23(5):826-832.

第5节 | 单个卵母细胞测序在生殖医学中的应用

1 单细胞测序在卵母细胞中的研究

哺乳动物的卵母细胞是由卵巢所产生的,在出生时,卵巢内已经有未成熟的卵母细胞存在,而且在出生后卵母细胞数目不会增加。卵母细胞和精子结合受精便形成受精卵,形成了一个新生命。卵母细胞对受精和胚胎发育起着决定性的作用。出生前,卵巢中已有数百万个卵母胞形成,经过儿童期、青春期,到成年只剩10万多个卵母细胞。卵母细胞包裹在原始卵泡中,在性激素的影响下,每个月经周期通常只有一个卵细胞发育成熟,成熟的卵母细胞再从卵巢排到盆腔。这样算下来,女人从月经初潮开始,到45岁前后绝经期为止,一生仅有500多个卵原细胞能够发育成熟[1]。

目前对卵母细胞形成的调控所知甚少,卵泡发生的不同阶段以及卵母细胞正常生长、分化、成熟所需的条件,是体外培养的早期卵母细胞获得可存活的后代主要的因素。卵母细胞的数量相对有限,卵母细胞的质量直接影响了早期胚胎存活、妊娠的形成和维持、胎儿发育,甚至成人疾病[2]。由于卵母细胞的重要性,所以对卵母细胞进行多方位、多角度的测序是十分有必要的。

2 卵母细胞基因组测序

人类的繁殖始于卵母细胞的减数分裂,随后与精子融合形成受精卵,从而形成健康的胎儿。在此之前,每个人类卵母细胞都经历父源、母源基因组的同源重组,通过染色体交换保证基因多样性。因此,人类每个生殖细胞都有独特的基因组,并且卵母细胞随着女性年龄的增长,出现非整倍体的概率明显上升,所以对于卵母细胞来说进行单细胞测序非常实用和必要的[3]。

初级卵母细胞在女性胎儿时期完成同源重组,并停滞于第一次减数分裂时期。性成熟后,每个月经周期中,一个初级卵母细胞进行细胞分裂,排出二倍体的第一极体,成为次级卵母细胞并停滞于第二次减数分裂时期。与精子结合受精后,次级卵母细胞排出一个单倍体的第二极体[4]。剩余的受精卵中含有一个单倍体的雌原核(female pronucleus,FPN)和一个单倍体的雄原核(male pronucleus,MPN)。

人类卵母细胞的单细胞基因组分析技术对于减数分裂研究、PGS是十分重要的。人类卵母细胞的同源交换频率为精子的1.7倍以上,且减数分裂时更容易出现非整倍体。但之前有关卵母细胞交换谱的研究大多数是基于家谱的基因连锁分析,这种方法容易受到包括选择压力在内的多种因素的影响。利用单细胞全基因组测序技术便可在高分辨率的同时避免上述因素的影响。以前由于单细胞WGA的效率和不一致性,单细胞测序技术的应用是相对受限的。然而现在,人类单个卵母细胞基因组应用MALBAC技术,卵母细胞测序的覆盖率、准确率、深度大大提高。研究人员可以对同一女性供卵者的第一极体、第二极体以及卵母细胞原核进行测序分析,可使用SNP对二倍体的人类基因组进行分型,确定了卵母细胞减数分裂中的同源重组位点,首次建立了人类女性个人遗传图谱,并且对交叉互换干扰和染色单体干扰等遗传重组特点进行了全面的分析。同时,进一步探索了该研究成果对PGD的重要指导意义。通过对每个卵母细胞两个极体的基因组进行高精度的分析,研究人员能够准确地推断卵母细胞中基因组的完整性以及携带的遗传性致病基因的情况,从而选择一个正常的,没有遗传缺陷的胚胎用于胚胎移植。除此之外,卵母细胞原核的基因组信息,包括有关非整倍体和疾病相关等位基因的SNP信息,可以通过第一极体、第二极体的基因组信息准确推断。单个卵母细胞1×深度测序时的基因组覆盖率已达32%,超过单个精子测序时的基因组覆盖率。可能因卵母细胞的染色体结构较为疏松,其测序深度较好[5]。

目前通过体外受精胚胎移植术(IVF-ET)技术,全球范围内有超过600万的婴儿诞生。近年来随着不孕不育患者数目增加,卵母细胞或胚胎的单细胞测序需求大大增加。因人类胚胎发育不依赖于第一、第二极体,因此,可以将极体用于植入前诊断和遗传学筛查,精确地推演卵母细胞的基因组信息从而选择"正常"的受精卵。基于MALBAC的体外PGS技术,在IVF-ET过程中可以准确、高效地选择正常的受精卵进行移植。

单细胞卵母细胞测序技术有一个局限,就是只能用于检测女方来源的遗传疾病,因为它只检测卵母细胞发育过程中附属结构的遗传物质,而非精子的遗传物质。要想检测来自男方的遗传疾病或新发突变,需要对受精后胚胎进行检测。

3 卵母细胞转录组测序

细胞的特性、行为受到基因表达调控和表观遗传调控的精确调控,是由基因表达网络决定的[6]。因此,研究细胞的基因表达的时空规律对于理解基因表达调控机制和胚胎发育过程十分关键[7]。先前有研究人员使用多重定量 PCR 或微阵列芯片技术，测量关键基因的表达规律，例如有关卵母细胞成熟、合子基因激活的相关基因。但此方法只能覆盖小部分编码蛋白质的基因，为了更全面的研究胚胎发育过程，我们需要获得含有编码基因、非编码基因、长链非编码 RNA 等全部转录组的信息。现如今，研究人员可以通过使用单细胞 RNA 测序(scRNA-Seq)技术获得细胞转录组信息，以分析不同时期单个细胞的基因表达水平[8]。这一实验大大增强了分析单个细胞的转录组复杂性和稀有细胞群中细胞异质性(早期胚胎发育细胞)的能力。从单个细胞中分离出互补 DNA(cDNA)，使研究人员能够发现新的转录本，并定量地估计它们在细胞中的数量。因此，这种分析方法可以用于发现早期胚胎发育研究中的新转录本和可变剪切体。在 2013 年，研究人员利用 scRNA-Seq 对人类植入前的胚胎进行了测序，在对卵母细胞进行转录组测序后，发现了有 22 687 个母源表达基因，包括 8 701 个长链非编码 RNA，较之前的 cDNA 芯片技术发现的 9 735 个母源表达基因大幅增加，这为进一步了解卵母细胞转录组概貌提供了很好的依据[9]。尽管如此，scRNA-Seq 有 3 个缺点。首先，scRNA-Seq 使用的单细胞 cDNA 扩增方法必须依赖于多聚 T 引物的活性，只能捕获带有 poly(A)尾的 mRNA；其次，对于大多数长于 3kb 的 mRNA，5′ 末端距 mRNA 的 3′ 端超过 3kb 的部分是难以检测到的；最后，这个方法不能区分正义和反义的转录本。

为了充分揭示转录组的复杂性，理想的转录组测序应该覆盖单个细胞内的大多数 RNA 种类。scRNA-Seq 对真核细胞转录组的检测是有限的，只用于检测具有 poly(A)尾的 mRNA［poly(A)+RNA］。通过使用固定锚序列的随机引物，取代常用的 oligo(dT)引物，用于 cDNA 合成。单细胞通用的、poly(A)- 独立的 RNA 测序方法(SUPeR-Seq)能够检测到单细胞内的 poly(A)+ 和 poly(A)- RNA，一种新的单细胞转录组分析方法，SUPeR-Seq 在单细胞水平能够检测 poly(A)+ 和 poly(A)- 的 RNA，从而对转录组进行一个无偏好的扩增[10]。利用 SUPeR-Seq 的方法对人的卵母细胞和植入前胚胎进行检测，发现了 10 032 个新的环状 RNA，大部分都是母源表达的，提示它们在调节卵母细胞发生和形成多能性的合子的过程中起着重要的作用[11]。

相对于传统方法，单细胞转录组测序无需预先针对已知序列设计探针、不受探针限制，可对整体基因表达活动进行检测，有更高的检测通量、更广泛的检测范围、更加精准，是深入研究基因表达规律、胚胎发育机制的强大工具，但进一步对卵泡发生过程中转录组的动态变化的研究有待进一步的了解。

4　卵母细胞的 DNA 甲基化测序

DNA 甲基化是指在 DNA 胞嘧啶碱基的嘧啶环第 5 号位置的碳原子上的甲基修饰，可以特异性地影响染色体结构，DNA 构象和稳定性，以及 DNA 与蛋白质的相互作用，DNA 甲基化是基因表观调控的重要部分，在很多生物过程如基因转录、印记基因维持、X 染色体失活等过程中发挥重要作用[12-14]。DNA 甲基化在基因组水平的变化主要发生于原始生殖细胞和胚胎植入前阶段。目前的单细胞甲基化测序的方法主要有单细胞简化代表性重亚硫酸盐测序(scRRBS)以及基于重亚硫酸盐处理后接头标记(PBAT)技术的单细胞重亚硫酸盐测序 scBS-Seq，简化代表性亚硫酸氢盐测序(RRBS)方法更为简单可行[15-16]。其实验流程为：先提取出细胞的基因组 DNA，然后用一种限制性内切酶(如 MspI)来特异性地识别基因组 DNA 序列上的酶切位点(CCGG 序列)，并且进行酶切，分离出 150~500bp 的 DNA 片段。RRBS 要求的细胞起始量也较少，现在已经能实现在单个细胞水平上检测特定区域的甲基化程度。需要指出的是，虽然 scRRBS 仅能测到不足 10% 的基因组序列，但是这些区域是经过 MspI 酶切后的片段，典型特征是胞嘧啶 - 磷酸 - 鸟嘌呤(CpG)含量很高。CpG 的分布在全基因组范围内并不是均匀的，很多调节性元件(如启动子和增强子)和重复序列上 CpG 含量很高。RRBS 能够特异性富集 CpG 含量很高的区域，而基因组中这些 CpG 含量很高的区域正是调控基因表达的关键区域，如 CpG 岛、启动子等，也正是研究者最为关心的区域。在基因组内有超过 40% 以上的序列都是重复序列，其活跃程度的高低对整个基因组的稳定性都至关重要，而甲基化是调控其表达的重要手段，通过 RRBS 也能准确地检测到绝大部分重复序列的甲基化情况。这就要求我们发展出一种基于单个细胞的 RRBS 的方法，才能消除细胞与细胞之间的异质性带来的困扰。但是单个细胞作为起始量，DNA 分子就两个拷贝(一般的哺乳动物细胞)，按照常规方法来做 RRBS 测序文库，其中每一步的纯化带来的损失均较大，经过了前面几步纯化之后，DNA 分子就几乎全部损失掉了。针对这一问题设计并实现了在一个试管中进行多步反应的方法(one-tube reaction)，减少了多步纯化造成的模板 DNA 的损失。

在 2012 年，日本研究组开发了一种基于亚硫酸氢盐转化之后再利用随机引物加入测序接头的方法，可以实现很少量细胞为起始量的全基因组 DNA 甲基化测序——PBAT[17]。随后在 2015 年，基于这个方法基础上来自剑桥的研究组直接优化出了单细胞全基因组甲基化测序技术(scBS-Seq)。利用这个最新的方法，可以对于起始量很少的细胞进行少量细胞的全基因组 DNA 甲基化测序。

2014 年，研究人员采用 RRBS 对人类配子到植入后的人类早期胚胎甲基化组进行了系统分析，得到一系列发现：M Ⅱ阶段卵母细胞的甲基化水平平均为 48%；受精之后，雄原核的甲基化水平在短时间内会急剧降低，雌原核的甲基化水平也会随着发育而降低，父源基因组的去甲基化速度要相对较快，到二细胞阶段胚胎的甲基化水平降低到 32%。我们不难发现，配子阶段的甲基化水平相对较高，而且精子的甲基化水平明显高于卵，在受精之后，胚胎迅速去甲基化，到二细胞阶段基本降到一个比较低的值，而且在卵裂阶段保持基本稳定，最终到囊胚期的内细胞团，甲基化水平降到一个最低点，在着床之后的胚胎中又很快恢复到很高水平，甚至都超过了精子的甲基化程度[18]。

通过单细胞测序技术，能够从单细胞水平对卵母细胞的基因组、转录组以及 DNA 甲基化水平进行描绘，深入了解这个具有重要作用的细胞，为人类提供了一个卵母细胞发育过程中基因表达的表观遗传调控坐标，加深了人们对人类早期胚胎发育特征及表观遗传重编程过程的认识。对辅助生殖技术的安全性评估、生殖内分泌与代谢性疾病是否会遗传给后代或隔代遗传、反复流产与胚胎停育，以及临床上生殖细胞发育异常相关疾病等的研究具有非常重要的意义。

参考文献

[1] JAMNONGJIT M, HAMMES S R.Oocyte maturation：the coming of age of a germ cell.Semin Reprod Med, 2005, 23 (3)：234-241.

[2] VARGHESE A C, LY K D, CORBIN C, et al.Oocyte developmental competence and embryo development：impact of lifestyle and environmental risk factors.Reprod Biomed Online, 2011, 22 (5)：410-420.

[3] QIAO J, WANG Z B, FENG H L, et al.The root of reduced fertility in aged women and possible therapentic options：current status and future perspects.Mol Aspects Med, 2014, 38：54-85.

[4] DERNBURG A F, MCDONALD K, MOULDER G, et al.Meiotic recombination in C.elegans initiates by a conserved mechanism and is dispensable for homologous chromosome synapsis.Cell, 1998, 94 (3)：387-398.

[5] HOU Y, FAN W, YAN L, et al.Genome analyses of single human oocytes.Cell, 2013, 155 (7)：1492-1506.

[6] MARTINEZ A A, BRICKMAN J M.Gene expression heterogeneities in embryonic stem cell populations：origin and function.Curr Opin Cell Biol, 2011, 23 (6)：650-656.

[7] NIAKAN K K, HAN J, PEDERSEN R A, et al.Human pre-implantation embryo development.Development, 2012, 139 (5)：829-841.

[8] TANG F, BARBACIORU C, WANG Y, et al.mRNA-Seq whole-transcriptome analysis of a single cell.Nat Methods, 2009, 6 (5)：

377-382.

[9] YAN L, YANG M, GUO H, et al.Single-cell RNA-Seq profiling of human preimplantation embryos and embryonic stem cells.Nat Struct Mol Biol, 2013, 20 (9)：1131-1139.

[10] FAN X, ZHANG X, WU X, et al.Single-cell RNA-Seq transcriptome analysis of linear and circular RNAs in mouse preimplantation embryos.Genome Biol, 2015, 16：148.

[11] DANG Y, YAN L, HU B, et al.Tracing the expression of circular RNAs in human pre-implantation embryos.Genome Biol, 2016, 17 (1)：130.

[12] LI E, BEARD C, JAENISCH R.Role for DNA methylation in genomic imprinting.Nature, 1993, 366 (6453)：362-365.

[13] FULKA H, MRAZEK M, TEPLA O, et al.DNA methylation pattern in human zygotes and developing embryos.Reproduction, 2004, 128 (6)：703-708.

[14] HACKETT J A, SURANI M A.DNA methylation dynamics during the mammalian life cycle.Philos Trans R Soc Lond B Biol Sci, 2013, 368 (1609)：20110328.

[15] GUO H, ZHU P, WU X, et al.Single-cell methylome landscapes of mouse embryonic stem cells and early embryos analyzed using reduced representation bisulfite sequencing.Genome Res, 2013, 23 (12)：2126-2135.

[16] SMALLWOOD S A, LEE H J, ANGERMUELLER C, et al.Single-cell genome-wide bisulfite sequencing for assessing epigenetic heterogeneity.Nat Methods, 2014, 11 (8)：817-820.

[17] MIURA F, ENOMOTO Y, DAIRIKI R, et al.Amplification-free whole-genome bisulfite sequencing by post-bisulfite adaptor tagging.Nucleic Acids Res, 2012, 40 (17)：136.

[18] SMITH Z D, CHAN M M, HUMM K C, et al.DNA methylation dynamics of the human preimplantation embryo.Nature, 2014, 511 (7511)：611-615.

第 6 节　单细胞测序在生殖医学中的应用

我国是出生缺陷高发的国家之一，世界卫生组织估计，我国出生缺陷发生率约为 5.6%，每年新增出生缺陷数约 90 万例。遗传性疾病是造成出生缺陷的重要原因，分为染色体病、单基因遗传病、线粒体遗传病等。其中，单基因遗传病是由于一个或一对等位基因的突变引起的疾病，符合孟德尔遗传定律。虽然每种单基因遗传病的发病率较低，被称为罕见病，但是因为其种类繁多，总体患病率并不低，据统计每 1 000 个活产儿中就有 40~82 人患单基因遗传病，全世界每年新出生的由于或部分由于基因病造成的出生缺陷儿约为 790 万[1-2]。

PGD 是辅助生殖技术的一部分，其目的是在胚胎植入前,对体外培养的胚胎进行活检和遗传诊断分析,用于指导胚胎移植,帮助有生育某些已知遗传病患儿风险的夫妇挑选出不患病胚胎,以避免终止妊娠或复发性流产[3-5]。

1990 年,Handyside 等[6]报道了世界上首例 PGD 病例,通过特异性扩增 Y 染色体上的基因序列,筛选出女性胚胎,避免移植可能患 X 连锁隐性遗传疾病胚胎。随着遗传分析技术和辅助生殖技术的飞速发展,PGD 得到了广泛的临床应用,周期数逐年增加,可被用来检测单基因疾病、染色体异常、人类白细胞抗原(HLA)分型以及癌症易感基因等,目前已被用于上百种基因突变和染色体畸变的遗传诊断[5,7-9]。

1977 年,Sanger 和 Coulson 发表了快速测定 DNA 序列的方法,为破译基因和基因组提供了工具[10-12]。Sanger 测序法现在被称为"一代测序",其应用的高峰是 2001 年的人类基因组计划。Sanger 测序法具有低通量和高成本的限制,首个人类基因组序列约花费 5 亿~10 亿美元[13]。1998 年,随着自动化和计算的发展,第一个 96- 毛细管测序仪实现商业化,被称为高通量测序(high-throughput sequencing)[14]。2005 年,Shendure 等和 Margulies 等分别报道了新的测序方法,具有高效、高通量、高精度的特点[15-16]。高通量测序,或称新一代测序(NGS)的出现,大大降低了测序成本,对分子生物学研究的各个方面都产生了深远的影响,并逐渐应用于临床诊断。自 1989 年第一例 PGD 婴儿诞生以来,PGD 已经成功应用于临床 20 多年,尤其是随着高通量技术的发展,PGD 周期呈逐渐上升的趋势,目前已被用于上百种染色体畸变和基因疾病的诊断[5-9]。

美国国家基因研究所对 DNA 测序平台的费用的统计显示,由于 2008 年 NGS 代替了 Sanger 测序,测序费用大幅降低[17]。随着测序成本的降低,NGS 在基础研究领域和临床上都得到了广泛的应用。NGS 对于遗传性疾病的诊断和治疗同样有指导意义。利用 NGS 可对遗传病进行携带者筛查,特异度和灵敏度可达 99% 以上[18-19]。Martin 等[20]利用 NGS,对严重常染色体隐性或 X 连锁遗传病进行孕前携带者遗传筛查试验。研究发现,在使用自身卵母细胞或精子的夫妇中,有 5% 携带致病基因突变,而 1.94% 的女性赠卵者被发现携带 X 连锁突变,这些结果可用于指导临床遗传咨询和 PGD。对于线粒体疾病,可以通过 NGS 对整个 16.5kb 的线粒体基因组进行测序,确定突变率,并分析蛋白产物影响线粒体代谢的核基因[21-23]。NGS 还可以用于无创性产前诊断,Chiu 等[24]利用大规模平行测序技术,对母体血浆的 DNA 序列进行定量分析,以诊断胎儿唐氏综合征。

NGS 可直接检测胚胎的基因组序列,相比传统的 PCR 和荧光原位杂交(FISH)方法,以及最近的

Karyomapping 技术,NGS 能直接提供高通量、碱基水平的遗传信息。NGS 应用于 PGD 已有多家中心报道,多用于早期胚胎染色体异常及单基因疾病的遗传诊断。

1　染色体异常

染色体异常包括染色体数目异常和结构异常,常染色体数目异常可引起唐氏综合征(47,XN,+21),性染色体数目异常引可起特纳综合征(45,X)、克氏综合征(47,XXY)等[25-26]。染色体结构发生异常可引起普拉德 - 威利综合征(del15q11-q13)、迪格奥尔格综合征(del22q11)等[27-29]。

染色体易位是由于两条非同源染色体发生重排而造成的染色体异常,包括平衡易位和非平衡易位。染色体平衡易位是最常见的染色体结构异常,包括罗伯逊易位和相互易位等[30]。罗伯逊易位是最常见的染色体平衡易位,是由于两条近端着丝粒染色体的融合导致的,罗伯逊易位携带者虽无临床症状,但染色体异常妊娠的风险较高,可能导致自然流产、新生儿先天性畸形或智力低下[31-32]。染色体异常的 PGD 检测可用 FISH 或基于微阵列的方法,如比较基因组杂交芯片(array CGH)或单核苷酸多态性微阵列芯片(SNP array)[33]。罗伯逊易位携带者可通过基于 FISH 或 array CGH 的 PGD,筛选染色体正常或平衡的胚胎进行移植,以避免流产或缺陷儿的出生[34-36]。Lukaszuk 等[37]对罗伯逊易位的携带者实施了 PGD,利用 NGS 检测染色体的整倍性,这是对罗伯逊易位携带者实施基于 NGS 的 PGD 首次成功妊娠。Deleye 等[38]对 15 例染色体平衡易位患者进行 PGD,其中包括 8 例相互易位、4 例罗伯逊易位、2 例倒位和 1 例插入易位。该研究采用了全基因组大规模平行浅测序,并与 array CGH 相比较,该团队认为 NGS 可替代基于 array CGH 的 PGD,因其性价比更高,适合染色体易位携带者的 PGD。另外,对于染色体非平衡易位和节段性非整倍体,基于 NGS 的 PGD 与 array CGH 方法所得到的结果也有高度的一致性[39-40]。

Li 等[41]利用 MALBAC 进行胚胎全基因组扩增,然后使用 NGS 检测拷贝数变异,研究发现 3~15Mb 范围内的致病拷贝数变异均可在正确的基因组位置上准确检测到。通过拷贝数变异测序,可准确诊断染色体非整倍性或节段性不平衡,并能够精确量化来自易位染色体异常节段 1Mb 大小的末端染色体不平衡[42]。Łukaszuk 等[43]研究发现,采用 NGS 进行 PGD 的患者移植胚胎的妊娠率比对照组更高(84.4% 与 41.5%),NGS 组的植入率也更高(61.5% 与 34.8%),两组的流产率无明显差异。

2 单基因遗传病

单基因遗传病符合孟德尔遗传定律,是由于一个或一对等位基因的突变引起的疾病。虽然每种单基因病的发病率较低,但是因为其种类繁多,总体发病率并不低[1,44]。据人类孟德尔遗传在线报道,已发现的单基因遗传病有7 000多种,涉及基因3 000多个。单基因遗传病根据突变基因所在染色体的不同分为常染色体遗传病、X连锁遗传病和Y连锁遗传病。常见的基因突变类型包括点突变、单个或多个碱基的插入或缺失突变、融合基因、剪接突变、动态突变等。目前大多数单基因遗传病还缺乏有效的治疗方法,且多在婴幼儿期或少年期发病,一旦患病,致死率、致残率均很高,将给家庭和社会带来极大的负担。因此,避免患病儿的出生尤其重要。

对单基因疾病的PGD,遗传诊断方法常用PCR方法[45],事实上目前所有除FISH之外的PGD方法都是基于PCR技术[46]。但是使用PCR方法可能会因为样本污染、扩增失败或等位基因脱扣而导致假阳性或假阴性结果,为避免这种情况,可采用多次取材、多重PCR或联合连锁分析[47-49]。近年来芯片技术,如SNP array及Karyomapping等也开始应用于单基因疾病的PGD,特别是Karyomapping技术,包括对就诊夫妇、家系内患者和活检胚胎的单倍型连锁分析,可同时检测染色体整倍性及单基因遗传病[45,50-56]。

近年来NGS也开始被应用于单基因病的PGD,相对于Karyomapping技术,NGS可提供直接的序列信息,有更高的灵活性,也可用于新发突变的检测,而且成本更低。Treff等[57]采用NGS分别对多种单基因病(囊性纤维化、Walker-Warburg综合征、家族性自主神经功能异常、X连锁低血磷性佝偻病、神经纤维瘤病1型)进行了PGD。Peters等[58]首次报道了采用全基因组测序的方法,从单碱基水平检测胚胎微小新发突变,可提高PGD的准确性和全面性。来自中南大学的研究团队报告了一种基于NGS的PGD方法,用于诊断腓骨肌萎缩症1A型[即夏科-马里-图思病1A型(CMT1A)]。CMT1A以常染色体显性方式遗传,一般是由位于染色体17p11.2的外周髓鞘蛋白22(PMP22)基因1.4Mb串联重复而造成的。在该研究中,胚胎经卵裂球活检、MALBAC技术处理后,分别进行连锁分析和NGS。连锁分析利用短串联重复序列(STR)和SNP标记,另外的WGA产物用于NGS分析拷贝数变异,同时检测基因重复和染色体组成。研究证明NGS方法可以直接在单细胞水平有效检测1.4Mb的重复,基于NGS的PGD可用于有小的拷贝数变异导致的遗传性疾病。虽然样本数有限,但该团队认为,NGS可以低测序深度在单细胞水平检测至少约1Mb的

拷贝数变异[59]。NGS还可以检测胚胎新发突变,Peters等[58]首次报道了采用全基因组测序的方法,从单碱基水平检测胚胎微小新发突变,可提高PGD的准确性和全面性。

同其他方法一样,以NGS为基础的PGD最大的挑战是样本量的不足,胚胎活检所获得的细胞数通常只有几个,甚至是单细胞,用于测序的DNA模板非常少。MALBAC是一种新型的WGA技术,经MALBAC处理后测序的人类基因组在平均25×测序深度下可达93%的覆盖率[60]。MALBAC已成功用于人类单精子、单个卵细胞和胚胎的WGA,扩增产物应用于高通量测序及全基因组范围的染色体遗传分析[61-63]。Li等报道了将MALBAC技术应用于PGD,并与SurePlex的扩增方法进行比较。SurePlex技术是目前array CGH使用的标准WGA方法,其在建立体外分子文库时使用特异性的自插入简并引物,可利用侧翼的通用引发位点被PCR扩增[64]。该团队对MALBAC和SurePlex的扩增产物进行了拷贝数变异测序(CNV-Seq),研究发现3~15Mb范围内的致病拷贝数变异均可在正确的基因组位置上准确检测到,这表明以MALBAC和SurePlex为基础进行NGS可用于胚胎整倍性的PGD[41]。

目前,通过PGD可以将特定基因突变与染色体非整倍性的检测相结合,同时避免染色体异常和单基因遗传病[3]。高通量测序同时检测突变位点、染色体异常以及连锁分析(MARSALA)是一种新的PGD方法[65],本方法采用MALBAC进行WGA,针对单核苷酸变异位点对扩增产物进行PCR,将PCR产物与WGA产物混合在一起,同时以低测序深度(0.1×至2×)进行NGS,即可同时准确检测拷贝数变异与单核苷酸变异。同时,选择突变位点附近的SNP位点,可进行连锁分析。MARSALA目前已成功应用于多种单基因遗传病的PGD中,这种方法具有以下几个优点:①精度高、分析全面;②能够进行多重校验;③成本低;④操作方便;⑤对各种遗传病患者家系的兼容性高。

结　语

随着分子生物学技术的快速发展及其在生殖医学领域的广泛应用,遗传病可以在妊娠前被准确地诊断。通过PGD不仅能够防止单基因遗传病患儿的出生,还能防止突变基因继续遗传给下一代。NGS技术的应用,使PGD的诊断更加全面准确,适用范围更加广泛,成本也将进一步降低。与连锁分析相结合,基于单细胞高通量测序的PGD不仅可以针对已知的致病突变位点,对于新发或不明确的致病突变同样可以直接测序得出或采用间接方法

推断是否遗传给下一代。

（乔杰　王晓红　王珺　杨岑
袁鹏　任一昕）

参考文献

[1] YANG Y,MUZNY D M,REID J G,et al.Clinical whole-exome sequencing for the diagnosis of mendelian disorders.N Engl J Med,2013,369(16):1502-1511.

[2] SMEETS H J,SALLEVELT S C,DREESEN J C,et al.Preventing the transmission of mitochondrial DNA disorders using prenatal or preimplantation genetic diagnosis.Ann N Y Acad Sci,2015,1350:29-36.

[3] BERGER V K,BAKER V L.Preimplantation diagnosis for single gene disorders.Semin Reprod Med,2014,32(2):107-113.

[4] TUR-KASPA I,JEELANI R,DORAISWAMY P M.Preimplantation genetic diagnosis for inherited neurological disorders.Nat Rev Neurol,2014,10(7):417-424.

[5] BREZINA P R,KUTTEH W H.Clinical applications of preimplantation genetic testing.BMJ,2015,350:g7611.

[6] HANDYSIDE A H,KONTOGIANNI E H,HARDY K,et al.Pregnancies from biopsied human preimplantation embryos sexed by Y-specific DNA amplification.Nature,1990,344(6268):768-770.

[7] DE RYCKE M,BELVA F,GOOSSENS V,et al.ESHRE PGD Consortium data collection XIII:cycles from January to December 2010 with pregnancy follow-up to October 2011.Hum Reprod,2015,30(8):1763-1789.

[8] HARPER J C,WILTON L,TRAEGER-SYNODINOS J,et al.The ESHRE PGD Consortium:10 years of data collection.Hum Reprod Update,2012,18(3):234-247.

[9] DERKS-SMEETS I A,GIETEL-HABETS J J,TIBBEN A,et al.Decision-making on preimplantation genetic diagnosis and prenatal diagnosis:a challenge for couples with hereditary breast and ovarian cancer.Hum Reprod,2014,29(5):1103-1112.

[10] SCHUSTER S C.Next-generation sequencing transforms today's biology.Nat Methods,2008,5(1):16-18.

[11] SANGER F,AIR G M,BARRELL B G,et al.Nucleotide sequence of bacteriophage phi X174 DNA.Nature,1977,265(5596):687-695.

[12] SANGER F,NICKLEN S,COULSON A R.DNA sequencing with chain-terminating inhibitors.Proc Natl Acad Sci U S A,1977,74(12):5463-5467.

[13] REUTER J A,SPACEK D V,SNYDER M P.High-throughput sequencing technologies.Mol Cell,2014,58(4):586-597.

[14] MARTÍN J,CERVERO A,MIR P,et al.The impact of next-generation sequencing technology on preimplantation genetic diagnosis and screening.Fertil Steril,2013,99(4):1054-1061.

[15] SHENDURE J,PORRECA G J,REPPAS N B,et al.Accurate multiplex polony sequencing of an evolved bacterial genome.Science,2005,309(5741):1728-1732.

[16] MARGULIES M,EGHOLM M,ALTMAN W E,et al.Genome sequencing in microfabricated high-density picolitre reactors.Nature,2005,437(7057):376-380.

[17] WETTERSTRAND K.DNA Sequencing Costs:Data from the NHGRI Genome Sequencing Program(GSP).[2019-05-01].http://www.genome.gov/sequencingcosts.

[18] BELL C J,DINWIDDIE D L,MILLER N A,et al.Carrier testing for severe childhood recessive diseases by next-generation sequencing.Sci Transl Med,2011,3(65):65ra4.

[19] UMBARGER M A,KENNEDY C J,SAUNDERS P,et al.Next-generation carrier screening.Genet Med,2014,16(2):132-140.

[20] MARTIN J,ASAN,YI Y,et al.Comprehensive carrier genetic test using next-generation deoxyribonucleic acid sequencing in infertile couples wishing to conceive through assisted reproductive technology.Fertil Steril,2015,104(5):1286-1293.

[21] VOELKERDING K V,DAMES S A,DURTSCHI J D.Next-generation sequencing:from basic research to diagnostics.Clin Chem,2009,55(4):641-658.

[22] CALVO S E,COMPTON A G,HERSHMAN S G,et al.Molecular diagnosis of infantile mitochondrial disease with targeted next-generation sequencing.Sci Transl Med,2012,4(118):118ra10.

[23] LEMKE J R,RIESCH E,SCHEURENBRAND T,et al.Targeted next generation sequencing as a diagnostic tool in epileptic disorders.Epilepsia,2012,53(8):1387-1398.

[24] CHIU R W,CHAN K C,GAO Y,et al.Noninvasive prenatal diagnosis of fetal chromosomal aneuploidy by massively parallel genomic sequencing of DNA in maternal plasma.Proc Natl Acad Sci U S A,2008,105(51):20458-20463.

[25] VAN RIJN S,SWAAB H,ALEMAN A,et al.Social behavior and autism traits in a sex chromosomal disorder:Klinefelter(47XXY) syndrome.J Autism Dev Disord,2008,38(9):1634-1641.

[26] RAO E,WEISS B,FUKAMI M,et al.Pseudoautosomal deletions encompassing a novel homeobox gene cause growth failure in idiopathic short stature and Turner syndrome.Nat Genet,1997,16(1):54-63.

[27] JI Y,EICHLER E E,SCHWARTZ S,et al.Structure of chromosomal duplicons and their role in mediating human genomic disorders.Genome Res,2000,10(5):597-610.

[28] LEDBETTER D H,RICCARDI V M,AIRHART S D,et al.Deletions of chromosome 15 as a cause of the Prader-Willi syndrome.N Engl J Med,1981,304(6):325-329.

[29] LINDSAY E A,VITELLI F,SU H,et al.Tbx1 haploinsufficieny in the DiGeorge syndrome region causes aortic arch defects in mice.Nature,2001,410(6824):97-101.

[30] STERN C,PERTILE M,NORRIS H,et al.Chromosome translocations in couples with in-vitro fertilization implantation failure.Hum Reprod,1999,14(8):2097-2101.

[31] NIELSEN J,WOHLERT M.Chromosome abnormalities found among 34,910 newborn children:results from a 13-year incidence study in Arhus,Denmark.Hum Genet,1991,87(1):81-83.

[32] SCRIVEN P N,HANDYSIDE A H,OGILVIE C M.Chromosome

translocations：segregation modes and strategies for preimplantation genetic diagnosis.Prenat Diagn，1998，18（13）：1437-1449.

［33］IDOWU D，MERRION K，WEMMER N，et al.Pregnancy outcomes following 24-chromosome preimplantation genetic diagnosis in couples with balanced reciprocal or Robertsonian translocations.Fertil Steril，2015，103（4）：1037-1042.

［34］KO D S，CHO J W，LEE H S，et al.Preimplantation genetic diagnosis outcomes and meiotic segregation analysis of robertsonian translocation carriers.Fertil Steril，2013，99（5）：1369-1376.

［35］ALFARAWATI S，FRAGOULI E，COLLS P，et al.First births after preimplantation genetic diagnosis of structural chromosome abnormalities using comparative genomic hybridization and microarray analysis.Hum Reprod，2011，26（6）：1560-1574.

［36］MUNNE S.Preimplantation genetic diagnosis of numerical and structural chromosome abnormalities.Reprod Biomed Online，2002，4（2）：183-196.

［37］LUKASZUK K，PUKSZTA S，OCHMAN K，et al.Healthy baby born to a robertsonian translocation carrier following next-generation sequencing-based preimplantation genetic diagnosis：a case report.AJP Rep，2015，5（2）：e172-175.

［38］DELEYE L，DHEEDENE A，DE CONINCK D，et al.Shallow whole genome sequencing is well suited for the detection of chromosomal aberrations in human blastocysts.Fertil Steril，2015，104（5）：1276-1285.

［39］BONO S，BIRICIK A，SPIZZICHINO L，et al.Validation of a semiconductor next-generation sequencing-based protocol for preimplantation genetic diagnosis of reciprocal translocations.Prenat Diagn，2015，35（10）：938-944.

［40］VERA-RODRIGUEZ M，MICHEL C E，MERCADER A，et al.Distribution patterns of segmental aneuploidies in human blastocysts identified by next-generation sequencing.Fertil Steril，2016，105（4）：1047-1055.

［41］LI N，WANG L，WANG H，et al.The performance of whole genome amplification methods and next-generation sequencing for pre-implantation genetic diagnosis of chromosomal abnormalities.J Genet Genomics，2015，42（4）：151-159.

［42］WANG L，CRAM D S，SHEN J，et al.Validation of copy number variation sequencing for detecting chromosome imbalances in human preimplantation embryos.Biol Reprod，2014，91（2）：37.

［43］ŁUKASZUK K，PUKSZTA S，WELLS D，et al.Routine use of next-generation sequencing for preimplantation genetic diagnosis of blastomeres obtained from embryos on day 3 in fresh in vitro fertilization cycles.Fertil Steril，2015，103（4）：1031-1036.

［44］JAMUAR S S，TAN E C.Clinical application of next-generation sequencing for Mendelian diseases.Hum Genomics，2015，9：10.

［45］HARPER J C，SENGUPTA S B.Preimplantation genetic diagnosis：state of the art 2011.Hum Genet，2012，131（2）：175-186.

［46］DREESEN J，DESTOUNI A，KOURLABA G，et al.Evaluation of PCR-based preimplantation genetic diagnosis applied to monogenic diseases：a collaborative ESHRE PGD consortium study.Eur J Hum Genet，2014，22（8）：1012-1018.

［47］HARTON G L，DE RYCKE M，FIORENTINO F，et al.ESHRE PGD consortium best practice guidelines for amplification-based PGD.Hum Reprod，2011，26（1）：33-40.

［48］THORNHILL A R，SNOW K.Molecular diagnostics in preimplantation genetic diagnosis.J Mol Diagn，2002，4（1）：11-29.

［49］SENGUPTA S B，DHANJAL S，HARPER J C.Quality control standards in PGD and PGS.Reprod Biomed Online，2016，32（3）：263-270.

［50］TREFF N R，SU J，KASABWALA N，et al.Robust embryo identification using first polar body single nucleotide polymorphism microarray-based DNA fingerprinting.Fertil Steril，2010，93（7）：2453-2455.

［51］PARISI F，MICSINAI M，STRINO F，et al.Integrated analysis of tumor samples sheds light on tumor heterogeneity.Yale J Biol Med，2012，85（3）：347-361.

［52］ALTARESCU G，ZEEVI D A，ZELIGSON S，et al.Familial haplotyping and embryo analysis for Preimplantation genetic diagnosis（PGD）using DNA microarrays：a proof of principle study.J Assist Reprod Genet，2013，30（12）：1595-1603.

［53］HANDYSIDE A H，HARTON G L，MARIANI B，et al.Karyomapping：a universal method for genome wide analysis of genetic disease based on mapping crossovers between parental haplotypes.J Med Genet，2010，47（10）：651-658.

［54］NATESAN S A，HANDYSIDE A H，THORNHILL A R，et al.Live birth after PGD with confirmation by a comprehensive approach（karyomapping）for simultaneous detection of monogenic and chromosomal disorders.Reprod Biomed Online，2014，29（5）：600-605.

［55］KONSTANTINIDIS M，PRATES R，GOODALL N N，et al.Live births following Karyomapping of human blastocysts：experience from clinical application of the method.Reprod Biomed Online，2015，31（3）：394-403.

［56］GIMENEZ C，SARASA J，ARJONA C，et al.Karyomapping allows preimplantation genetic diagnosis of a de-novo deletion undetectable using conventional PGD technology.Reprod Biomed Online，2015，31（6）：770-775.

［57］TREFF N R，FEDICK A，TAO X，et al.Evaluation of targeted next-generation sequencing-based preimplantation genetic diagnosis of monogenic disease.Fertil Steril，2013，99（5）：1377-1384.

［58］PETERS B A，KERMANI B G，ALFEROV O，et al.Detection and phasing of single base de novo mutations in biopsies from human in vitro fertilized embryos by advanced whole-genome sequencing.Genome Res，2015，25（3）：426-434.

［59］GUI B，YANG P，YAO Z，et al.A new next-generation sequencing-based assay for concurrent preimplantation genetic diagnosis of charcot-marie-tooth disease type 1a and aneuploidy screening.J Genet Genomics，2016，43（3）：155-159.

［60］ZONG C H，LU S J，CHAPMAN A R，et al.Genome-wide detection of single-nucleotide and copy-number variations of a single human cell.Science，2012，338（6114）：1622-1626.

［61］LU S，ZONG C，FAN W，et al.Probing meiotic recombination and aneuploidy of single sperm cells by whole-genome sequencing.

Science,2012,338(6114):1627-1630.

[62] HOU Y,FAN W,YAN L,et al.Genome analyses of single human oocytes.Cell,2013,155(7):1492-1506.

[63] HUANG J,YAN L,FAN W,et al.Validation of multiple annealing and looping-based amplification cycle sequencing for 24-chromosome aneuploidy screening of cleavage-stage embryos.Fertil Steril,2014,102(6):1685-1691.

[64] DELEYE L,DE CONINCK D,CHRISTODOULOU C,et al.Whole genome amplification with SurePlex results in better copy number alteration detection using sequencing data compared to the MALBAC method.Sci Rep,2015,5:11711.

[65] YAN L,HUANG L,XU L,et al.Live births after simultaneous avoidance of monogenic diseases and chromosome abnormality by next-generation sequencing with linkage analyses.Proc Natl Acad Sci U S A,2015,112(52):15964-15969.

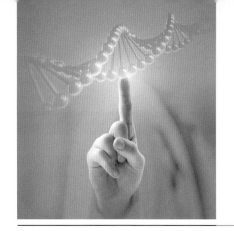

第6章

基因测序技术及应用

缩写	英文全称	中文全称
CCD	charge coupled device	电荷耦合器件
cDNA	complementary DNA	互补 DNA
CE	capillary electrophoresis	毛细管电泳
cffDNA	cell-free fetal DNA	胎儿游离 DNA
CGH	comparative genome hybridization	比较基因组杂交
ChIP	chromatin immunoprecipitation	染色质免疫沉淀
ChIP-Seq	chromatin immunoprecipitation sequencing	染色质免疫沉淀测序
CNV	copy number variant	拷贝数变异
cPAS	combinatorial probe-anchor synthesis	联合探针锚定聚合技术
ctDNA	circulating tumor DNA	循环肿瘤 DNA
ddNTP	dideoxyribonucleoside triphosphate	双脱氧核糖核苷三磷酸
DNB	DNA nano ball	DNA 纳米球
dNTP	deoxy-ribonucleoside triphosphate	脱氧核糖核苷三磷酸
ESTs	expressed sequence tags	表达序列标签
FDA	Food and Drug Administration	美国食品药品管理局
FFPE	formalin fixed and paraffin embedded	福尔马林固定石蜡包埋
FISH	fluorescence in situ hybridization	荧光原位杂交
G6PD	glucose-6-phoshate dehydrogenase deficiency	葡萄糖 -6- 磷酸脱氢酶缺乏症
HBV	hepatitis B virus	乙型肝炎病毒
HGP	Human Genomo Project	人类基因组计划
HGMD	Human Gene Mutation Database	人类基因突变数据库
HLA	human leucocyte antigen	人类白细胞抗原
miRNA	microRNA	微 RNA
mRNA	messenger RNA	信使 RNA

续表

缩写	英文全称	中文全称
NGS	next generation sequencing	新一代测序
NIPT	non-invasive prenatal testing	无创产前检测
OMIM	Online Mendelian Inheritance in Man	在线人类孟德尔遗传
PCR	polymerase chain reaction	聚合酶链反应
PGD	preimplantation genetic diagnosis	胚胎植入前遗传学诊断
PGS	preimplantation genetic screening	胚胎植入前遗传学筛查
RCA	rolling circle amplification	滚环扩增
SBL	sequencing by ligation	边连接边测序
SBS	sequencing by synthesis	边合成边测序
SMRT	single molecular real time	单分子实时
SNP	single nucleotide polymorphism	单核苷酸多态性
SNP array	single nucleotide polymorphism array	单核苷酸多态性微阵列芯片
TRS	targeted regions sequencing	目标区域测序
WES	whole exome sequencing	全外显子组测序
ZMW	zero-mode waveguide	零模波导孔

引言

自从 1953 年 Watson 和 Crick 提出 DNA 双螺旋结构模型以后,人们就开始探索研究 DNA 一级结构的方法,从 1977 年第一代 DNA 测序技术发展至今 40 年时间,DNA 测序技术已取得了相当大的发展。随着人类基因组计划 (HGP)的完成和测序技术的不断发展,测序技术在医学领域的应用越来越广泛。近几年,基因检测成为临床诊断和科学研究的热点,得到了日新月异的发展,越来越多的临床和科研成果不断涌现出来。同时,基因检测已经从单一的遗传疾病专业范畴扩展到复杂疾病和个体化应用更加广阔的领域,其临床检测范围包括高危疾病的新生儿筛查、遗传疾病的诊断和基因携带的检测,以及基因药物检测用于指导个体化用药剂量选择和药物反应等诸多方面的研究。目前基因检测在临床诊断和医学研究的应用正越来越受到医生的普遍重视,引起研究人员的极大兴趣。本章将对基因测序的技术原理及医学应用进行简要介绍。

第 1 节 第一代测序技术

第一代测序技术始于 1977 年 Sanger 发明的双脱氧链末端终止法[1]以及 Maxam 和 Gilbert 发明的化学裂解法[2]。化学裂解法操作过程较麻烦,后来逐渐被简单快速的 Sanger 测序法所代替。在过去的 30 多年里,Sanger 测序法因测序读长较长、数据准确性高等优点一直在第一代测序技术中占据主导地位。

1 第一代测序技术原理

1.1 Sanger 测序法

1.1.1 Sanger 测序法的原理

Sanger 测序法又称 DNA 双脱氧链末端终止法,是一种基于 DNA 聚合酶合成反应的测序技术。其基本原理是:使用特异引物在 DNA 聚合酶作用下进行延伸反应,利用 2′,3′- 双脱氧核糖核苷三磷酸(2′,3′-ddNTP 或简称 ddNTP)来终止 DNA 的延伸反应,以及采用聚丙烯酰胺凝胶区分长度差一个核苷酸的单链 DNA。

首先,它是一个 DNA 聚合反应,需要 DNA 模板、DNA 聚合酶、引物、4 种脱氧核糖核苷三磷酸(dNTP)。测序引物与 DNA 模板结合后,dNTP 在 DNA 聚合酶作用下合成与模板互补的 DNA 链。这个反应体系的核心在于,除了 4 种 dNTP 之外,还引入了一定比例的带不同放射性同位素标记的 ddNTP(^{32}P 或 ^{35}S)。由于 ddNTP 缺乏 DNA 链延伸所需要的 3′-OH,无法和下一个 dNTP 的磷酸基团形成磷酸二酯键,DNA 链的延伸就此终止(图 2-6-1)。

每一个碱基都有相同的概率被终止,这样的聚合酶链反应(PCR)产物是一组长度仅相差一个碱基的成百上千种 DNA 片段,它们具有共同的起始点(起始位置是由测序引物决定),终止在不同的核苷酸上。将合成的 PCR 产物分 4 个泳道在变性的聚丙烯酰胺凝胶上电泳,并经放射性自显影技术处理后,根据电泳所得到的 DNA 片段长度来排列反应产物带有的末端双脱氧核苷酸类型,可反向依次读取被合成的碱基顺序,从而得到待测的 DNA 序列。下图显示了 Sanger 测序法的原理(图 2-6-2)。

1.1.2 Sanger 测序法的步骤

1.1.2.1 模板 DNA 制备

(1)单链模板 DNA:Sanger 测序法使用的经典测序反应是将待测 DNA 片段克隆到 M13mp 载体中,得到单链的 DNA 模板,再按 Sanger 测序法进行测序。

(2)双链模板 DNA

1)将待测的 DNA 片段克隆到质粒载体上,得到含待测 DNA 克隆片段的双链质粒,通过碱变性处理,再与寡核苷酸引物序列一起退火,然后按 Sanger 测序法进行测序。

2)PCR 产物。

1.1.2.2 测序反应

测序循环反应也是 PCR,但与普通 PCR 扩增存在区别,见表 2-6-1。

表 2-6-1 测序循环反应与普通 PCR 扩增的区别

区别	测序循环反应	普通 PCR 扩增
引物	只有一条引物	需两条引物
扩增	产物线性扩增	产物指数扩增
需求	需要 dNTP 和 ddNTP	只用 dNTP
产物	产物是长度相差一个碱基的一系列片段	产物是长度相同的一种片段

注:PCR 为聚合酶链反应,dNTP 为脱氧核糖核苷三磷酸,ddNTP 为双脱氧核糖核苷三磷酸。

A
B
C
HO—P—O—P—O—P—O—CH2
OH OH OH
γ β α
碱基
5′末端的磷酸基团
3′,5′-磷酸二酯键

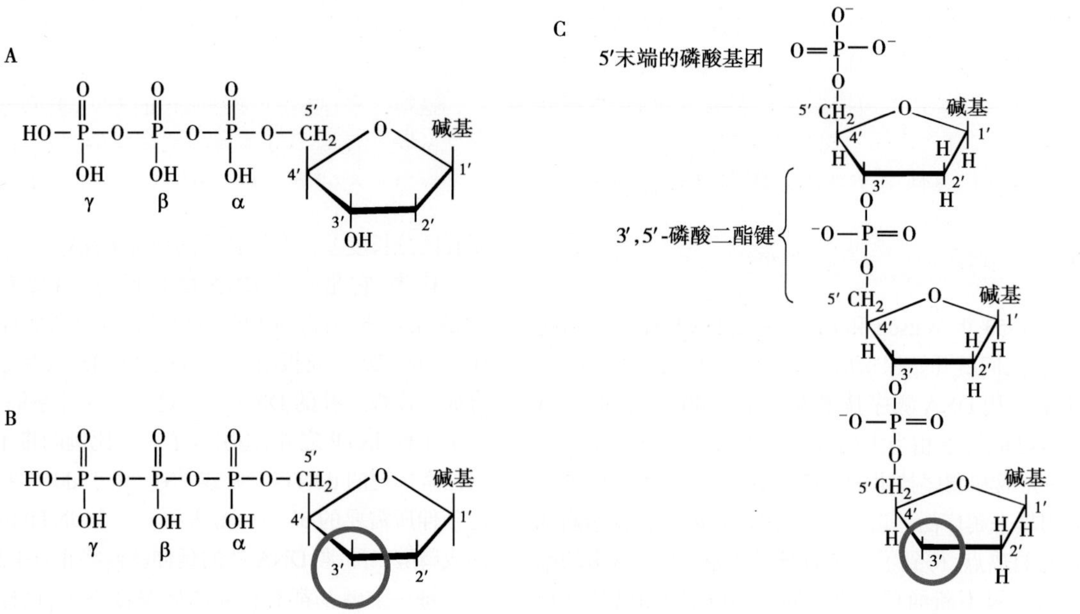

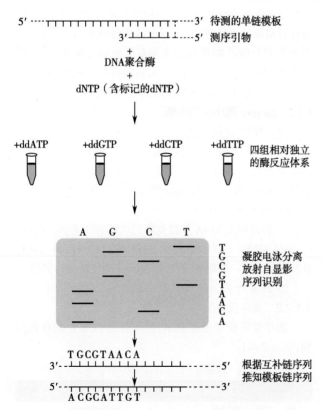

图 2-6-1 双脱氧链末端终止

A. 脱氧核糖核苷三磷酸（dNTP）结构示意图。B. 双脱氧核糖核苷三磷酸（ddNTP）结构示意图。C. dNTP 连接方式；ddNTP 在 dNTP 的 3′ 位置缺少一个羟基，因此不能与后续的 dNTP 形成磷酸二酯键。

5′ 3′ 待测的单链模板
3′ 5′ 测序引物
+
DNA聚合酶
+
dNTP（含标记的dNTP）
+ddATP
+ddGTP
+ddCTP
+ddTTP
四组相对独立的酶反应体系
A G C T
TGCGTAACA
凝胶电泳分离
放射自显影
序列识别
TGCGTAACA
3′ 5′
根据互补链序列推知模板链序列
5′ 3′
ACGCATTGT

dNTP. 脱氧核糖核苷三磷酸；ddNTP. 双脱氧核糖核苷三磷酸。

图 2-6-2 双脱氧末端链终止法测序原理示意图

测序循环反应中使用的测序酶是一种经过修饰的 T7 噬菌体 DNA 聚合酶，消除了 3′→5′ 外切酶活性，该酶活性非常稳定，具有很高的延伸能力和极快的聚合反应速度，是测定较长 DNA 的首选酶。

1.1.2.3 测序反应后的纯化

利用乙醇沉淀法去除反应产物中的 dNTP、ddNTP 和盐离子，得到纯化的 DNA 测序反应产物。

1.1.2.4 测序产物的凝胶电泳及识读

能否将测序反应中产生的各种不同长度的 DNA 片段进行有效分离是序列分析成败的关键。DNA 序列测定技术是在高分辨率变性聚丙烯酰胺凝胶电泳技术的基础上建立起来的。变性聚丙烯酰胺凝胶电泳能够分离长度达到 300~500bp 的碱基，而差别仅 1 个碱基的单链寡聚核苷酸。将合成的 PCR 产物分 4 个泳道在变性的聚丙烯酰胺凝胶上电泳，并经放射性自显影技术处理从而得到待测的 DNA 序列。

1.1.3 Sanger 测序法的发展过程

1.1.3.1 手工测序（同位素标记）

20 世纪 70 年代末采用同位素 ^{32}P 或 ^{35}S 标记 ddNTP，并通过人工肉眼分析聚丙烯酰胺凝胶电泳结果读取 DNA 测序信息。

1.1.3.2 DNA 序列的荧光自动测序

20 世纪 80 年代中期出现了荧光自动测序仪，其独特性在于用 4 种不同荧光染料标记的 ddNTP 代替手工测序的同位素标记，因此一个样品的 4 个测序可以在一个泳道内电泳，从而降低了测序泳道间迁移率差异对精确性的影响，采用聚丙烯酰胺凝胶电泳之后可以通过全自动激光激发以及荧光检测而直接读出碱基顺序，从而大大提高了 DNA 测序的速度和准确性。

20 世纪 90 年代中期，荧光自动测序仪发生从平板到毛细管的重大改进，用集束化的毛细管电泳代替聚丙烯酰胺凝胶电泳。毛细管电泳(CE)是以高压直流电场为驱动力,在毛细管内使荷电粒子按淌度或分配系数进行分离的一种电泳技术。毛细管电泳具有分辨率高、重现性好、灵敏度高、快速和易于实现自动化等优点。

目前最具代表性的荧光自动测序仪有 ABI3500XL 和 ABI3730XL。ABI3730XL 测序仪拥有 96 条电泳毛细管,4 种双脱氧核苷酸的碱基分别用不同的荧光进行标记,在通过毛细管末端时由激光激发不同的 DNA 片段上的 4 种荧光基团,从而发出不同颜色的荧光,荧光信号被电荷耦合器件(CCD)照相检测系统识别后直接将信号转换成为 DNA 序列。

1.2 Maxam-Gilbert 化学裂解法

Maxam-Gilbert 化学裂解法测序的基本原理是用化学试剂处理具有末端放射性标记的 DNA 片段,造成碱基的特异性切割,并产生一组具有不同长度的 DNA 链降解产物,经凝胶电泳分离和放射自显影之后,可直接读出待测 DNA 片段的核苷酸序列[2](图 2-6-3)。

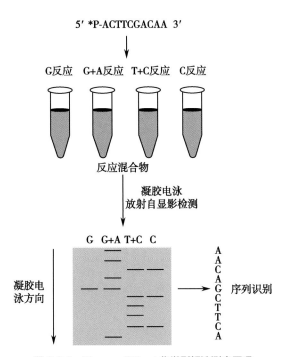

图 2-6-3 Maxam-Gilbert 化学裂解法测序原理

Maxam-Gilbert 化学裂解法设计了四组特异的反应:

(1) G 反应:用硫酸二甲酯使鸟嘌呤上的 N7 甲基化,加热引起甲基化鸟嘌呤脱落,导致多核苷酸链可在该处断裂。

(2) G+A 反应:用甲酸使 A 和 G 嘌呤环上的 N 原子质子化,从而使其糖苷键变得不稳定,再用哌啶使键断裂。

(3) T+C 反应:用肼使 T 和 C 的嘧啶环断裂,再用哌啶除去碱基。

(4) C 反应:在有盐存在时,只有 C 与肼反应,并被哌啶除去。

这样一来,同一个末端标记的 DNA 片段在四组互相独立的化学反应中分别得到部分降解,每一组反应特异地针对某一种或某一类碱基,生成四组放射性标记的分子,从共同起点(放射性标记末端)延续到发生化学降解的位点,每组混合物中均含有长短不一的 DNA 分子,其长度取决于该组反应所针对的碱基在原 DNA 全片段上的位置。最后,通过聚丙烯酰胺凝胶电泳进行分离此后组产物,再从放射自显影片上即可读出序列。化学裂解法的操作过程较为麻烦,后来逐渐被简单快速的 Sanger 测序法所代替。

2 Sanger 测序法的应用

Sanger 测序法在出现之后的 30 多年间,因其操作简便、测序读长较长(800bp~1kb)、数据准确性高、测序结果直观可视,一直是应用最为广泛的 DNA 测序方法,至今仍是验证新一代测序(NGS)结果的金标准,常用于验证由 NGS 发现的新变异位点。人类基因组计划的顺利实施就是全世界科学家利用第一代测序技术取得的辉煌成就。

2.1 Sanger 测序法技术层面的应用

2.1.1 Sanger 测序法确定基因

Sanger 测序法的出现使基因序列的研究成为可能,极大地促进了基因组学的发展,大量基因序列通过克隆测序的方法获得[3]。即将互补 DNA(cDNA)克隆到质粒载体中,然后转化到细菌中,培养并挑单克隆细菌,进行 Sanger 测序,测得的序列与数据库中的表达序列标签(ESTs)进行比对,如果数据库中无同源序列,则视为新基因。人类白细胞抗原(IILA)的单倍型序列也往往通过克隆测序来确定。此外,Sanger 测序法还广泛用于细菌、病毒、真菌、动植物种属等的鉴定。

2.1.2 Sanger 测序法检测基因突变

Sanger 测序法可用于从头测序,也可以用于重测序,可用于单核苷酸多态性(SNP)、插入缺失、突变的检测,常用于克隆产物验证、微生物 / 真菌鉴定、*HLA* 基因分型、病毒分型、二代测序结果的验证、甲基化等。

以下为 Sanger 测序法在 SNP 基因分型和插入缺失检测的应用实例(图 2-6-4、图 2-6-5)。

2.2 Sanger 测序法应用于临床医学

2.2.1 Sanger 测序与单基因遗传病的诊断

Sanger 测序法在遗传病,特别是单基因遗传病的诊断和治疗中具有广泛的应用(图 2-6-6),其临床应用实例不胜枚举,包括葡萄糖 -6- 磷酸脱氢酶缺乏症(G6PD)、珠蛋白生成障碍性贫血、异常血红蛋白病、血友病等遗传性血液病,黏多糖贮积症各种类型、糖原贮积症 Ⅱ 型、黏脂质贮积症、神经鞘脂贮积症等溶酶体贮积症,白化病、苯丙酮尿症、半乳糖血症、自毁容貌综合征等遗传性酶病,成骨不全各种类型、软骨发育不全、致死性侏儒症、假性软骨发育不全、多发性骨骺发育不良、迟发性脊椎骨骺发育不良、先天性脊柱骨骺发育不良、家族性低磷酸血症佝偻病等遗传性骨病。

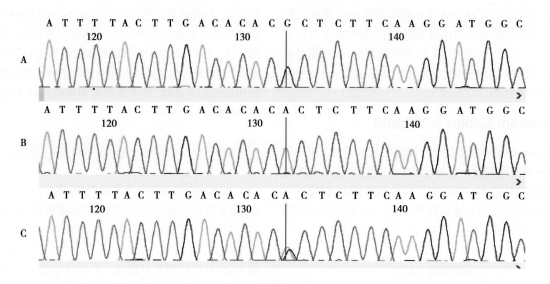

图 2-6-4　单核苷酸多态性基因分型举例

A. 蓝色竖线标注位置为黑色峰,对应的碱基为 G,由此判断此位置基因型为 GG;B. 蓝色竖线标注位置为绿色峰,对应的碱基为 A,由此判断此位置基因型为 AA;C. 蓝色竖线标注位置为黑色和绿色两个峰,对应的碱基分别为 G 和 A,由此判断此位置基因型为 GA。

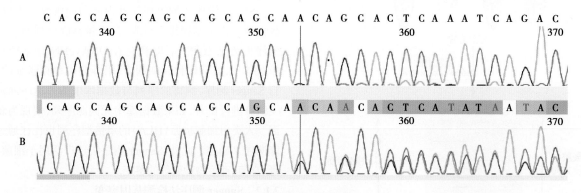

图 2-6-5　插入缺失检测举例

A. 野生型序列;B. 其中一个等位基因在第 353 个碱基处,插入了 GCA 3 个碱基,导致后面峰图均为双峰,由此判断此位置基因型为杂合插入型(-/GCA)。

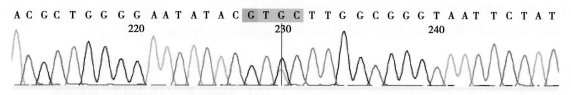

图 2-6-6　一位克鲁宗综合征患者的 *FGFR2* 基因上的一个错义突变(NM_000141.4,exon8/18,c.1025G>A,p.C342Y)导致了疾病的发生(OMIM、ClinVar 和 HGMD 已收录)

2.2.2 Sanger 测序法与遗传性乳腺癌 / 卵巢癌（*BRCA1/BRCA2*）筛查

Sanger 测序法已应用于肿瘤诊断、病情监测、预后和治疗等临床实践中。比如对 *BRCA1/BRCA2* 基因的检测分析（图 2-6-7），可用于早期发现遗传性乳腺癌 / 卵巢癌的易感人群，从而对这些人群采取必要的干预措施。

2.2.3 Sanger 测序法与肿瘤个性化用药

吉非替尼 / 厄洛替尼用药前必须要检测 *EGFR* 基因的状态，可以针对 *EGFR* 基因突变热点所在的第 18、19、20、21 外显子设计特异性扩增和测序引物进行直接测序（图 2-6-8）。

2.2.4 Sanger 测序法与乙型肝炎病毒（HBV）P 区耐药突变检测

乙肝患者在长期服用一些核苷类抗病毒药物过程中，往往会出现药物耐受现象，其体内乙肝病毒滴度反弹，其原因是体内的 HBV 发生了耐药的突变。因此检测突变类型并据此更换药物是患者的首选，而 Sanger 测序法能快速、便捷地检测到各种突变类型（图 2-6-9），用于指导用药。

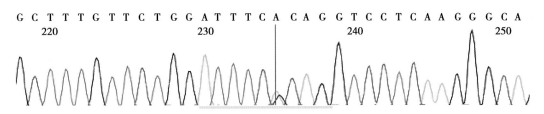

图 2-6-7　一位遗传性乳腺癌患者的 *BRCA1* 基因上的一个无义突变（NM_007294.3，exon12/23，c.4327C>T，p.Arg1443Ter）导致了疾病的发生（OMIM、ClinVar 和 HGMD 已收录）

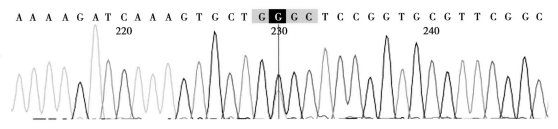

图 2-6-8　从一位肺癌患者癌组织中检测到 *EGFR* 基因上的一个无义突变（NM_005228.4，exon18/28，c.2155G>A，p.Gly719Ter）

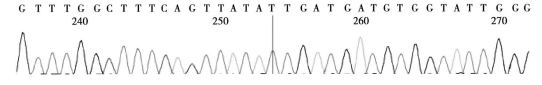

图 2-6-9　rtM204V>I 突变，该突变会导致乙肝抗病毒治疗药物拉米夫定（LAM）、恩替卡韦（ETV）、恩曲他滨（FTC）、替比夫定（LDT）等药物的耐药

3　Sanger 测序法的优点及局限性

3.1　Sanger 测序法的优点

3.1.1　测序结果准确率高

Sanger 测序法测序结果直观可视，不用建库因而假阳性结果极低，准确性高达 99.999%，可以分辨出碱基置换、颠换、缺失和插入 4 种变异形式。到目前为止，Sanger 测序法仍然是作为基因检测的金标准，也是 NGS 筛选单基因遗传病家系致病基因后进行家系内和正常对照组验证的主要手段。

3.1.2　测序结果读长较长

Sanger 测序法测序读长为 0.8~1kb，并适合从头测序、从头组装。

3.1.3　适用于单基因遗传病的基因检测

尽管有 NGS 的出现，但 Sanger 测序法对于致病基因位点明确并且数量有限的单基因遗传疾病致病基因的检测是非常经济和高效的，尤其对于一些临床上小样本遗传疾病基因的鉴定具有很高的实用价值。对于这类单基因的检测,除非这个基因很长,或有大片段的缺失、重复,否则在样本量比较少的情况下,用 NGS 来做单基因检测略为大材小用。

3.2 Sanger 测序法的局限性

Sanger 测序法也存在着相当大的局限性:

3.2.1 Sanger 测序法通量低,测序成本高

Sanger 测序法通量太低,从而导致基因组测序实验成本过高。据估算,用 Sanger 测序法完成一个人基因组的重测序大约需要 1 000 万美元,这样就使得一般的实验室无力单独承担大规模的测序实验研究项目。

3.2.2 不适合没有明确候选基因的疾病

Sanger 测序法比较适合对已知突变位点进行检测和验证,测序目的是寻找与疾病有关的特定的基因突变。对于没有明确候选基因或候选基因数量较多的大样本病例筛查是难以完成的,此类测序研究还要依靠具有高通量测序能力的 NGS。

3.2.3 Sanger 测序法灵敏度较低,无法发现低频突变

Sanger 测序法的检测灵敏度 10%~15%。肿瘤标本中突变型等位基因的比例在 0~100% 之间,那么对于那些突变比例低于 15% 的标本,如果用 Sanger 测序的方法进行检测,则很难发现突变。

3.2.4 Sanger 测序法不能检测出大片段缺失或拷贝数变异等基因突变的类型,因此对于一些与此相关的遗传性疾病还不能作出基因学诊断

阅读材料

人类基因组计划与 Sanger 测序法

人类基因组计划(HGP)是由美国科学家于 1985 年率先提出,于 1990 年正式启动。美国、英国、法国、德国、日本和中国科学家共同参与了这一项预算达 30 亿美元的人类基因组计划。人类基因组计划与曼哈顿原子弹计划、阿波罗计划并称为三大科学计划,人类基因组计划被誉为生命科学领域的"登月计划"。中国于 1999 年 9 月积极参加到这项研究计划中,承担其中 1% 的研究任务,即人类 3 号染色体短臂上约 3 000 万个碱基对的测序任务,中国也因此成为参加这项研究计划的唯一一个发展中国家。人类基因组计划的目的是揭开组成人体的 2.5 万个基因的 30 亿对碱基的秘密,发现所有的人类基因,找出它们在染色体上的位置,破译人类的全部遗传信息,同时绘制出人类基因的图谱。2001 年人类基因组计划工作草图的发表(由公共基因资助的国际人类基因组计划和私人企业赛雷拉基因组公司各自独立完成,并分别公开发表),被认为是人类基因组计划成功的里程碑[4-5]。截止到

2005 年,人类基因组计划的测序工作已经完成。人类基因组计划的完成,对于解码生命、了解生命的起源及生命体生长发育的规律、认识疾病产生的机制以及衰老等生命现象具有重要的意义,同时也可以为疾病的诊断和治疗提供基因水平的科学依据。

人类基因组计划产生了四大图谱:遗传图谱、物理图谱、序列图谱、转录图谱。

遗传图谱:又称连锁图谱(linkage map),它是以具有遗传多态性(在一个遗传位点上具有一个以上的等位基因,在群体中的出现频率皆高于 1%)的遗传标记为"路标",以遗传学距离(在减数分裂事件中两个位点之间进行交换、重组的百分率,1% 的重组率称为 1cM)为图距的基因组图。

物理图谱:是利用限制性内切酶将染色体切成片段,再根据重叠序列确定片段间连接顺序,以及遗传标志之间物理距离碱基对(bp)或千碱基对(kb)或兆碱基对(Mb)的图谱。

序列图谱(sequence map):序列分析采用一个区域的 DNA 序列重叠群使测序工作不断延伸,使用其中的序列标记位点 STS(sequence tagged sites)作为两个片段间的重叠区域,使分别被测序的短序列进行正确的拼接,最后获得 DNA 全序列图谱。

转录图谱(transcriptome map):是在识别基因组所包含的蛋白质编码序列的基础上绘制的结合有关基因序列、位置及表达模式等信息的图谱。在人类基因组中鉴别出占据 2%~5% 长度的全部基因的位置、结构与功能,最主要的方法是通过基因的表达产物信使 RNA(mRNA)反追到染色体的位置。

2001 年完成人类基因组框架图,全部采用基于 Sanger 双脱氧原理的自动化毛细管测序[6-7]。人类基因组计划的完成,标志着生命科学的研究进入了后基因组时代,即功能基因组时代。传统的第一代测序技术因其通量低、成本高和时间长的局限性,已经不能满足深度测序和重测序等大规模基因组测序的需要,在此背景下,新一代测序技术应运而生。

第 2 节 | 第二代测序技术

第二代测序即新一代测序(next generation sequencing,NGS),又称高通量测序(high-throughput sequencing)、深度测序(deep sequencing)或大规模平行测序(massively parallel signature sequencing,MPS),是相对于第一代测序——Sanger 测序法而言的。NGS 是 2005 年左右兴起

并迅速发展的一项技术,相对于 Sanger 测序法,NGS 有一个共同的特点就是测序高度平行化,即成千上万个测序反应可以在一个平台同时进行,且反应体系非常小,在很短的时间内获得大量的碱基信息,费用也大大降低,是对传统测序的一次革命性变革。NGS 仅用了短短 10 余年的时间就成功从科学研究转化为临床应用,在无创产前检测、肿瘤相关基因的检测等方面发挥出巨大的应用价值。

从 2001 年人类基因组草图完成至今,第二代测序技术不断改进和更新,极大地降低了个人基因组重测序的成本。2015 年,因美纳(Illumina)公司的 Hiseq X 平台已经达到了 1 000 多美元的个人基因组目标(图 2-6-10)[8],而 2017 年新出的 Illumina 的 Novoseq 平台及 2018 年新出的华大智造 DNBSEQ-T7 平台将使个人基因组测序成本进一步下降。

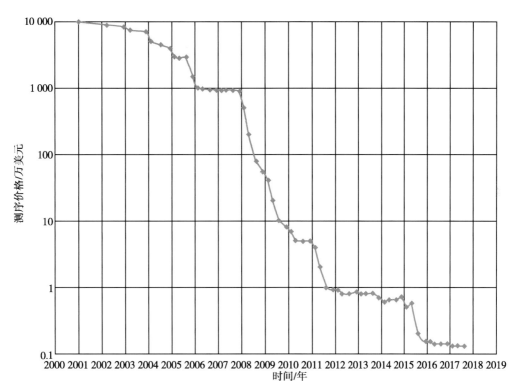

图 2-6-10 全基因组测序价格走势图

图中显示 2001—2015 年人类全基因组测序费用的快速下降过程。

1 第二代测序技术原理

在 Sanger 测序技术中,测序合成反应与序列读取的过程是分离的,与此相比,NGS 是同时完成测序模板互补链的合成与序列数据的读取,主要包括"边合成边测序(SBS)"和"边连接边测序(SBL)"两种[9]。

一般来说,NGS 包含以下连续的步骤:①向测序系统中加入 dNTP;②检验和确定被加入 dNTP 的类型;③去除测序反应的各种酶、荧光标记物或 dNTP 的 3′ 阻断基团等的洗脱反应,这样就实现了边合成边测序,如 454、Illumina、Ion Torrent 等测序技术;或者边连接边测序,如 SOLiD 技术。下面介绍几种主要的 NGS 平台的测序原理和技术特点。

1.1 罗氏 454 焦磷酸测序技术原理

罗氏 454 测序系统是第一个商业化运营 NGS 技术的平台,2005 年 454 公司推出了第一款 NGS 测序仪,该测序平台利用焦磷酸测序原理实现了边合成边测序[10-13]。

1.1.1 罗氏 454 测序原理

1.1.1.1 焦磷酸测序

焦磷酸测序(pyrosequencing)技术是在 Sanger 测序技术之后发展起来的一种新的 DNA 序列分析技术。焦磷酸测序是由 DNA 聚合酶(DNA polymerase)、三磷腺苷硫酸化酶(ATP sulfurylase)、荧光素酶(luciferase)和双磷酸酶(apyrase)4 种酶催化同一反应体系的酶级联化学发光反应,反应底物为 5′- 磷酰硫酸(APS)和荧光素。反应体系还包括待测序 DNA 单链和测序引物。在每一轮测序反应中,加入 1 种 dNTP,若该 dNTP 与模板配对,聚合酶就可以将其掺入到引物链中并释放出等摩尔数的焦磷酸基团(PPi)。硫酸化酶催化 APS 和 PPi 形成 ATP,后者驱动荧光素酶介导的荧光素向氧化荧光素的转化,发出与 ATP 量成正比的可见光信号,并由 Pyrogram™ 转化为一个峰值,其高度与反应中掺入的核苷酸数目成正比。根据加入 dNTP 类型和荧光信号强度就可实时记录模板 DNA 的核苷酸序列。

1.1.1.2 "油包水"扩增反应

将带有文库 DNA 的磁珠置于油相与水相的混合系统中,其中水相部分带有 PCR 扩增需要的所有成分,经机械振动形成乳化混合物,即微小的水滴散落在油相中,俗称"油包水"混合物。由于磁珠具有亲水性,它们存在于"油包水"混合物的"水相"中。绝大多数情况下,一个水滴中只含有一个微球。这样每一个水滴就形成了一个独特的 PCR 扩增微反应器,每个文库片段在各自的微反应器中进行 PCR 扩增,并且扩增产物仍可以结合到磁珠上。经过扩增,每个小片段都将被扩增约 100 万倍,从而达到下一步测序所要求的 DNA 量。

1.1.2 罗氏 454 测序步骤

1.1.2.1 DNA 文库制备

将待测 DNA 打断成 300~800bp 长的小片段,并在片段两端加上不同的接头,或将待测 DNA 变性后用杂交引物进行 PCR 扩增,连接载体,构建单链 DNA 文库。

1.1.2.2 连接

带接头的单链 DNA 被固定在磁珠上,每一个磁珠携带一个单链 DNA 片段。随后扩增试剂将磁珠乳化,形成"油包水"的混合物,这样就形成了许多只包含一个磁珠和一个独特片段的微反应器。

1.1.2.3 乳化扩增

每个独特的片段在自己的微反应器里进行独立的扩增,从而排除了其他序列的竞争,对于每一个片段而言,扩增产生几百万个相同的拷贝。

1.1.2.4 焦磷酸测序

454 系统使用 PTP(Pico titer plate)板作为测序的承载体,PTP 板孔的直径只能容纳一个磁珠。放置在 4 个单独的试剂瓶里的 4 种碱基,依照 T、A、C、G 的顺序依次循环进入 PTP 板,每次只进入一个碱基。如果发生碱基配对,就会释放一个焦磷酸。这个焦磷酸在 ATP 硫酸化酶和荧光素酶的作用下,释放出光信号,并实时地被仪器配置的高灵敏度 CCD 捕获到(图 2-6-11)。

1.1.3 罗氏 454 测序优缺点

罗氏 454 测序技术中每个测序反应都在 PTP 板上独立的小孔中进行,因而能大大降低相互间的干扰和测序偏差。但由于没有终止原件来阻止连续掺入,它最主要的

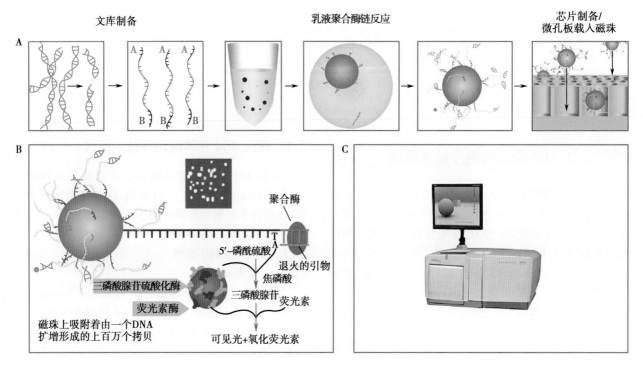

图 2-6-11　罗氏 454 测序步骤

A. 罗氏 454 测序平台文库构建和测序步骤;B. 焦磷酸测序原理;C. 罗氏 454 测序仪。

缺点是无法准确测量同聚物的长度,相同碱基的个数只能通过荧光强度推测获得,这就有可能导致结果不准确。也正是由于这一原因,罗氏454测序技术会在测序过程中引入插入和缺失的测序错误。

相较于其他二代测序平台,罗氏454的测序通量相对较小,单碱基测序成本高,很快被Illumina等后续出现的测序平台超越,最终于2014年退出测序技术竞争。

1.2 Illumina 测序技术原理

Illumina测序平台是继罗氏454测序平台之后第二个出现在高通量测序市场上的测序平台,它最早由Solexa公司开发,因此也被称为Solexa测序技术。Solexa测序

是一种基于边合成边测序的新型测序方法。通过利用单分子阵列实现在小型芯片(flow cell)上进行桥式PCR反应。由于新的可逆阻断技术可以实现每次只合成一个碱基,不同种类碱基标记不同颜色的荧光基团,再利用相应的激光激发荧光基团,从而读取碱基信息[11-14]。

1.2.1 Solexa 测序原理

1.2.1.1 可逆末端终结及边合成边测序

加入四种有阻滞剂和荧光标记的单核苷酸,如此循环,记录每个循环的荧光信息,最后得到序列信息。阻断技术是为了每次只结合上一个核苷酸,使碱基的信息可以一个一个地测序出来,即边合成边测序(图2-6-12、图2-6-13)。

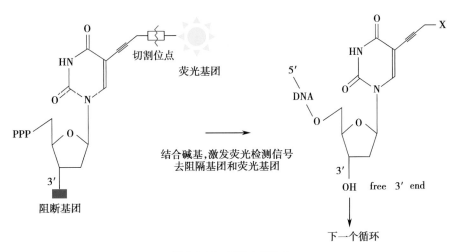

图 2-6-12 可逆末端终止

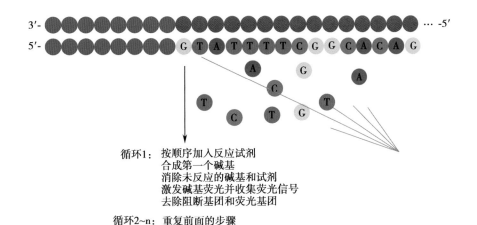

循环1:按顺序加入反应试剂
　　　　合成第一个碱基
　　　　消除未反应的碱基和试剂
　　　　激发碱基荧光并收集荧光信号
　　　　去除阻断基团和荧光基团

循环2~n:重复前面的步骤

图 2-6-13 边合成边测序

1.2.1.2 桥式 PCR

DNA文库建好之后,就要做文库的扩增成簇过程(cluster generation)。在桥式PCR反应中,正向引物和反向引物都被通过一个柔性接头(flexible linker)固定在一个载玻片大小的芯片(flow cell)上,这个芯片里面有8个通

道(lane),每个通道内表面都固定了两种DNA引物。桥式扩增(bridge amplification)实际上是把文库种到芯片上去进行扩增。Illumina测序仪使用的桥式PCR与传统的桥式PCR有所不同,它会交替使用Bst聚合酶进行延伸反应以及使用甲酰胺(formamide)进行变性反应。经30轮

桥式扩增把带有待测 DNA 片段的文库扩增到 1 000 个拷贝左右，这样就形成了簇（cluster）。测序文库的成簇过程实际上是一个测序荧光信号放大的过程，它可以使测序仪的光学成像系统清楚地捕捉并记录每一步合成测序的荧光激发信号。

1.2.2　Solexa 测序步骤

1.2.2.1　DNA 文库制备

将待测 DNA 打成 100~200 个碱基的小片段，在片段的两个末端加上接头。

1.2.2.2　桥式扩增

将 DNA 片段变成单链后通过接头与芯片表面的引物碱基互补而使一端被固定在芯片上。另外一端随机和附近的另外一个引物互补，也被固定住，形成桥状结构。通过 30 轮扩增反应，每个单分子被扩增大约 1 000 倍，成为单克隆的 DNA 簇，随后将 DNA 簇线性化。

1.2.2.3　测序反应及图像采集

加入 4 种有阻滞基团和不同荧光标记的 dNTP，每个循环只能掺入单个碱基。每次反应后清除未反应的 dNTP 和试剂，用激光扫描芯片，读取每条模板第一轮聚合上去的核苷酸种类。接着将这些阻滞基团和荧光基团切割，恢复 3′端黏性，继续聚合第二个核苷酸。如此循环，记录每个循环的荧光信息，最后得到序列信息（图 2-6-14）。

1.2.3　Solexa 测序优缺点

Solexa 测序对准确性的保证在于可逆终止子设计新颖，使得可以在引物延伸过程中每次掺入单个碱基，由于每次延伸前都将上一步的反应试剂洗脱，并加入新的反应体系，因此，每次延伸反应时 4 种 dNTP 的浓度都是均衡一致的，它们之间的自然竞争有效地减少了错误的掺入。

1.3　Life/Ion Torrent 测序原理

Ion Torrent 科技公司［后被 Life Technologies 公司收购，现为赛默飞世尔（Thermo Fisher Scientific）公司的子公司］于 2010 年推出了一种与其他测序平台检测方法不同的测序技术，它也是采取边合成边测序的策略，独特之处在于它不需要光学系统来记录测序结果，而是利用半导体传感器记录反应体系内的 pH 变化来判定核苷酸类型，所以也被称为半导体测序技术[13]。Life / Ion Torrent 平台目前主要有 2 种型号，较早的一个型号是 PGM，最新的型号是 Ion Proton。Ion Proton 与 PGM 测序原理一致，但是测序通量由 PGM 的 1G 数据上升至 10G 数据，测序精度也较 PGM 有大幅度提升。

1.3.1　Ion Torrent 测序原理

1.3.1.1　边合成边测序及"油包水"扩增

与罗氏 454 测序平台的边合成边测序及"油包水"扩增一样。

1.3.1.2　直接检测 H 离子，无需荧光检测

4 种 dNTP 依次流过 Ion 芯片，如果发生了碱基互补配对，那么高能磷酸键就会释放 H 离子，导致电位变化，从而根据已知加入的碱基，就可以判断待测序列是否与已知加入的碱基发生互补，从而达到测序目的（图 2-6-15）。例如胞嘧啶，如果互补的 G 存在，聚合酶在 DNA 链中掺入 C 核苷酸，如果核苷酸与下一个碱基不互补，则不释放任何离子，记录不到电压变化，也检测不出碱基。如果两个相同的碱基相邻，则掺入两个核苷酸，电压加倍，芯片记录两个被检出的碱基。

1.3.2　Ion Torrent 测序步骤

Ion Torrent 的测序步骤和罗氏 454 测序相似，主要包括：DNA 文库制备、"油包水"乳化扩增、收集纯化磁珠、上机测序及数据读取，不再赘述。

1.3.3　Ion Torrent 测序优缺点

该技术使用了一种布满小孔的高密度半导体芯片，一个小孔就是一个测序反应池，Ion Torrent 的测序过程在数百万个孔中同时发生，因此无论是使用一百万个孔的芯片，还是十亿个孔的芯片，测序过程都只需要几小时，这与传统的光学测序仪相比，时间大大缩短。因为它省去了成本昂贵的光学检测系统，所以降低了测序仪本身的成本。同时，操作也更为简单，速度也相当快，除了 DNA 文库制作时间（2d），整个上机测序可在 2~3.5h 内完成。不过整个芯片的通量并不高，目前是 10G 左右，但非常适合小基因组和外显子验证的测序。目前常用于医疗诊断测序等方面。

1.4　其他二代测序技术原理

1.4.1　SOLiD 测序仪简介

SOLiD 的全称是 Supported Oligo Detection，是由 ABI 公司（后与 Iron Torrent 公司合并为 Life Technologies 公司，现被 Thermo Fisher Scientific 公司收购为子公司）于 2007 年开始投入用于商业测序应用的仪器。

1.4.1.1　SOLiD 测序原理

"油包水"乳化扩增：SOLiD 的 PCR 过程与罗氏 454 方法类似，每条 DNA 在微珠上进行单克隆扩增，反应在"油包水"的乳浊液中进行。

边连接边测序：这一步是 SOLiD 测序的独特之处。它并没有采用以前测序时所常用的 DNA 聚合酶，而是采用了连接酶[11-14]。通过测序引物和荧光标记探针混合物杂交的反复循环达到测序的目的，当测序引物和探针结合后，编码两个碱基序列的探针的荧光信号被探测（图 2-6-16）。

1.4.1.2　SOLiD 测序步骤

SOLiD 测序步骤主要包括 DNA 文库制备、乳化 PCR 扩增、连接酶测序等步骤，具体如图 2-6-17 所示。

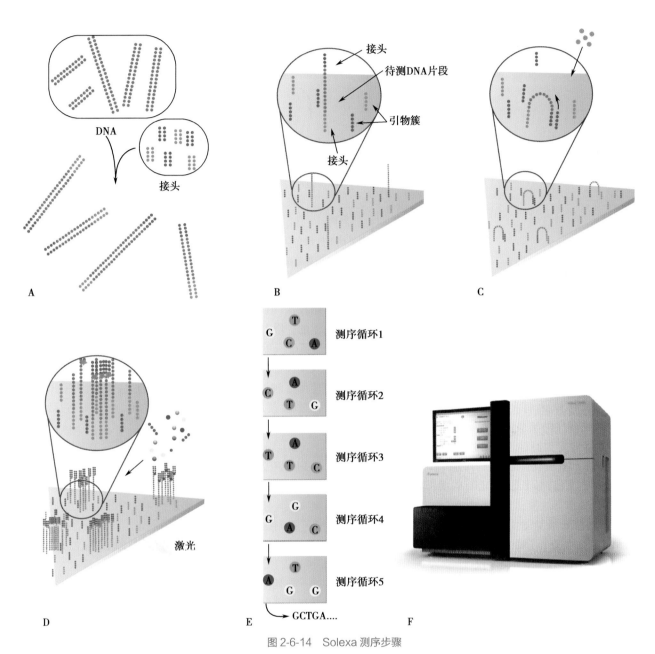

图 2-6-14　Solexa 测序步骤

A. 随机打断基因组 DNA 并在两端连上接头。B. 单链 DNA 片段连接到流动小室（即测序芯片）中。C. 桥式扩增产生双链 DNA。D. 通过变性和扩增反复循环在测序芯片上产生大量拷贝的 DNA。E. 在测序芯片中加入四种带标记的可逆终止子、引物、聚合酶；引物结合，聚合酶使得可逆终止子结合到 DNA 簇上，激光探测荧光信号并记下每一簇的第一个碱基序列；去除终止基团和荧光基团；结合和去除步骤反复循环读出 DNA 序列。F. Solexa 测序仪。

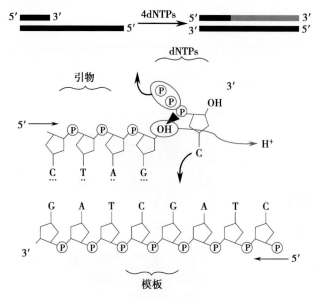

dNTP. 脱氧核糖核苷三磷酸。

图 2-6-15　Ion Torrent 测序直接检测 H 离子

1.4.1.3　SOLiD 测序的优缺点

SOLiD 测序两大特点是 8bp 探针循环和双碱基编码技术（two-base encoding），即通过双碱基对应一个荧光信号实现编码，利用 8bp 探针循环错位（两个信号重叠）结合编码表完成碱基信息解码，在测序过程中对每个碱基读取两次，因而减少了原始数据的错误率。

SOLiD 测序的实验操作过程远比 Illumina 复杂，测序产量很难稳定控制，而且它的"双碱基解码"造成与其他测序技术的分析软件难以兼容的弊端，加之在 Illumina 系统稳步增加测序读长时，SOLiD 的读长增加有限，其测序长度在 2010 年一度达到 75bp，但在此之后发展颇为缓慢，在激烈的市场竞争中被 Illumina 超越。SOLiD 系统于 2012 年之后退出了测序市场的竞争。

1.4.2　国产测序仪 - 华大测序仪

华大基因 2013 年收购美国的测序仪上市公司 Complete Genomics 之后，开始布局测序仪市场，于 2015 年 6 月推出 BGISEQ-500 测序仪，2016 年 11 月推出 BGISEQ-50 测序仪，2017 年 10 月推出 MGISEQ-200 和 MGISEQ-2000 测序仪，2018 年 10 月推出超高通量基因测序仪 MGISEQ-T7，日产数据高达 6TB。华大测序平台目前最长的读长为双端 150bp。

1.4.2.1　BGISEQ-500 测序原理及流程

BGISEQ-500 采用优化的联合探针锚定聚合技术（cPAS）和改进的 DNA 纳米球（DNB）核心测序技术，是行业领先的高通量测序平台之一（图 2-6-18）。

（1）DNB：基因组 DNA 首先经过片段化处理，再加上接头序列，并环化形成单链环状 DNA，随后使用的滚环扩增技术（RCA）可将单链环状 DNA 扩增 2 个数量级，所产生的扩增产物称为 DNA 纳米球（DNB）。

（2）cPAS：测序是基于合成的原理，一次测序循环进入 4 种带荧光基团和阻断基团的 dNTP，聚合反应之后，使用 2 种波长的激光（绿色和红色）去激发，再采用滤光片过滤，使用 2 个相机同时进行拍照，光信号经过数字化处理后即可获得待测序列。

（3）规则阵列（pattern array）：华大测序芯片的规则阵列采用先进的光刻和干法刻蚀技术，在硅片表面形成阵列和对准标记，通过"涂敷深紫外光刻胶 - 阵列图案曝光 - 显影暴露局部硅表面 - 汽相沉积（氨基硅烷修饰）"系列处理，来实现 DNB 的固定。硅片最后被切分成 25mm×75mm 的小片，成为测序芯片的基底。

1.4.2.2　BGISEQ-500 测序优缺点

与其他二代测序技术相比较，DNB 测序技术在降低试剂耗费的同时增加了数据产出，并且通过以下途径提高了测序准确性：①DNB 通过增加待测 DNA 的拷贝数而增强了信号强度，从而提高测序准确度；②不同于 PCR 指数扩增，滚环扩增方法的扩增错误不会积累；③DNB 与芯片上活化位点的大小相同，每个位点只固定一个 DNB，保证信号点之间不产生相互干扰；④由 PCR 等因素引入的测序数据的重复比率（duplication ratio）较低，因此最终有效数据占比会相对更高一些。

BGISEQ-500 测序读长也增加到了双端 100bp，测序能力得到了进一步增强，但需要注意的是该平台对测序前的实验操作和测序文库的条形码序列的碱基平衡有更高的要求。

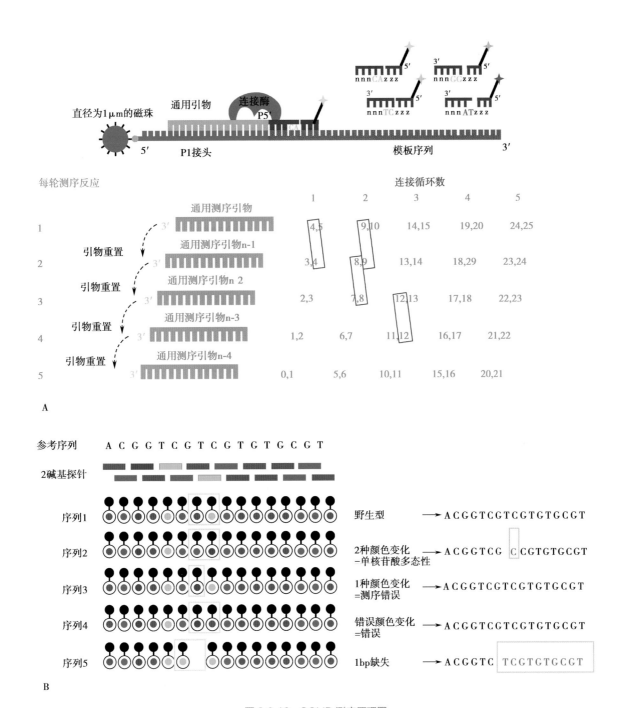

图 2-6-16　SOLiD 测序原理图

A. SOLiD 测序原理;B. 双碱基编码原理。

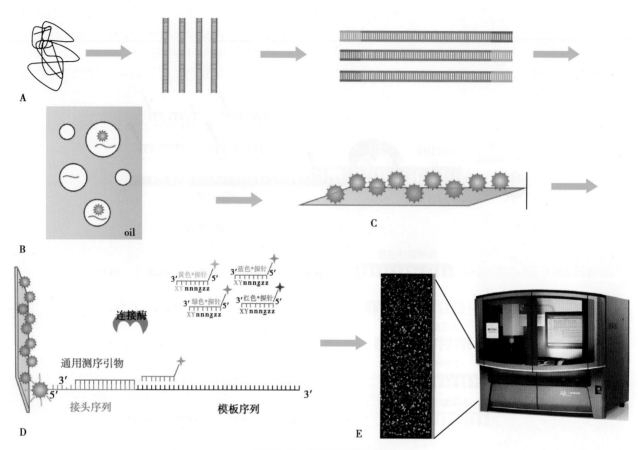

图 2-6-17　SOLiD 测序流程

A. 随机打断基因组 DNA 并连上接头；B. 乳化聚合酶链反应扩增模板；C. 处理带模板的小珠形成随机阵列；D. 用测序引物反复杂交循环实现测序；E. 通过编码碱基序列的带荧光标记的探针得出 DNA 序列。

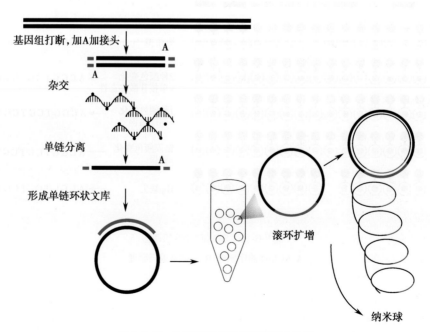

图 2-6-18　BGISEQ-500 测序原理及流程

2 第二代测序技术的应用

第二代测序技术平台无论在原理、操作细节、技术扩展等方面，都与传统的Sanger测序法存在着巨大的差异，在科研与临床领域都带来了革命性的变化。无论是对生物医学的发展，还是对微生物学、农学、动物学、植物学等的发展，第二代测序技术都发挥了非常重要的作用。尤其

在生物医学领域，各种应用迅速得到发展，如单基因遗传病的诊断、隐性遗传病的携带者筛查、胚胎植入前遗传学筛查、无创产前检测、癌症的诊断和早期筛查、癌症的分子分型和预后、肿瘤的个体化用药、药物基因组学等领域。

第二代测序检测流程可以简单地分为4个步骤（图2-6-19）[15]，即文库制备、测序、生物信息学分析和注释，每个步骤都非常关键。第一步文库构建的方式千奇百怪，不同的文库制备方法往往适用于不同的应用。

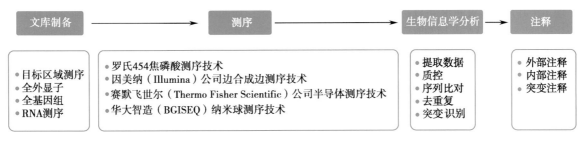

图 2-6-19　第二代测序检测流程

2.1　第二代测序技术应用策略

与Sanger测序相比，第二代测序平台最大的变化是无须克隆这一繁琐的过程，而是使用接头进行高通量的平行PCR、测序反应，并结合微流技术，利用高性能的计算机对大规模的测序数据进行拼接和分析。DNA接头的使用使第二代测序技术不再局限于单纯的基因组测序，而是作为一个平台，可以开展基因组学、转录组学等领域的诸多研究。第二代测序检测目标为DNA或RNA。DNA层面，可以检测基因组上的点突变、插入缺失、拷贝数变异、染色体结构变异、染色体数目变异等，还可以检测DNA上的多种修饰，如甲基化；RNA层面，第二代测序可以检测mRNA的表达量，寻找可变剪切突变等导致新的转录本，基因融合，还可以检测各种表达调控RNA如微RNA（miRNA）等。

2.1.1　目标区域测序（TRS）

与传统的第一代测序相比，第二代测序技术极大地提高了测序的速度，降低了测序的成本。然而，由于费用、时间、数据运算和存储等限制，大量样本的全基因组重测序仍不是一件很容易的事。因此，各种富集靶基因组的技术策略应运而生，条形码技术使同时检测大量样本成为可能，各种靶基因富集技术使靶向测序更加快速、高效、简便。靶向富集技术可以分为两大类，即基于PCR的和基于非PCR富集策略。这两种技术均可以用于靶向基因组文库的构建，最优富集策略的选择主要依赖于靶区域的大小、检测样本数、费用、耗时、所需解决的生物学问题等。以下为不同靶向富集策略及其临床应用的介绍。

阅读材料

靶向富集策略（图2-6-20）[16]

（1）基于PCR的富集策略：该策略被广泛用于第二代测序文库的构建，该策略的优点是兼容性强，不仅可以与一代测序兼容，而且可以兼容各种二代测序平台，只要在PCR过程中加上不同平台的接头序列。此外，该策略易于加上条形码序列，使得多样本同时测序变得更为便捷。基于PCR的富集策略包括长程PCR（long-range PCR）、多重PCR（multiplex PCR）和微滴PCR（microdroplet PCR）[17]。

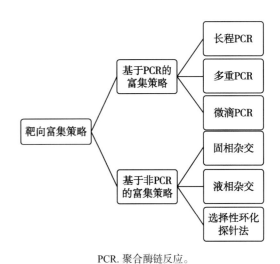

PCR. 聚合酶链反应。

图 2-6-20　多种靶向富集策略

1）长程 PCR（long-range PCR）：可用于检测几十万碱基对的基因序列，比如某些基因的全序列，包括内含子、外显子、启动子等。首先，需要设计扩增靶区域的引物，产物长度一般为 2~12kb，且相邻扩增子有重叠覆盖。各个扩增子单独扩增、纯化和定量后，混合在一起进行打断、建库。该方法适用于检测区域为大片段的连续区域，或其他富集方法比较困难。比如线粒体基因组的测序、HLA 基因分型等可用该策略。

2）多重 PCR（multiplex PCR）：即在一个反应体系里同时扩增多个片段。多重 PCR 可以扩增数十、数百甚至数千个片段，极大地降低了费用和时间。但是，多重 PCR 能够富集的区域大小有限，且成本随着基因数目或测序区域的增大而增大。

已有大量基于多重 PCR 的基因检测 panel 被开发出来，比如遗传性乳腺癌 / 卵巢癌（BRCA1、BRCA2）、家族性高胆固醇血症、遗传性耳聋等。大量研究表明，基于多重 PCR 方法能够准确、可靠、快速而廉价地检测突变，该方法可用于常规的诊断中。

3）微滴 PCR（microdroplet PCR）：是一种基于高通量多重扩增的富集过程。每个扩增子都在一个独立的"油包水"液滴中完成扩增，从而避免了不同扩增子之间的交叉污染。每个液滴里只包含一对引物，微滴 PCR 可在一个反应管中同时扩增多达数万个片段。液滴的产生过程可 由 RainDance 系 统（RainDance ThunderStorm system）自动完成。该技术已经在癌症、遗传性疾病等检测中得到了应用。

（2）基于非 PCR 的富集策略：该策略又称序列捕获方法，与基于 PCR 的富集策略相比，该方法是一个非常好的富集大范围的或高度分离的基因组区域，原理是基于DNA 杂交原理，序列捕获主要通过杂交反应达到靶基因组区域的富集。该策略包括固相杂交、液相杂交和选择性环化探针法。

1）固相杂交：该方法用包含大量与靶基因组区域互补探针的寡核苷酸芯片去富集基因组，利用目标基因区域定制的探针与基因组 DNA 进行芯片杂交，将目标基因区域 DNA 富集。

2）液相杂交：该方法是目前应用最广的一种靶向富集方法。该方法主要使用带生物素标记的 DNA 或RNA 探针，在液相中与靶基因组进行杂交，然后通过带链霉素的磁珠和磁铁去富集靶区域，去除非目标区域。该技术的商业化产品主要有罗氏的 SeqCap EZ（Roche NimbleGen）、安捷伦的 SureSelect（Agilent Technologies）和 Illumina 的 TruSeq。

3）选择性环化探针法：选择性环化探针是一条单链的 DNA 分子，其两端分别与目标区域的两端互补，且被一段 linker 序列分隔开。当探针与目标区域杂交后，通过

PCR，目标区域的间隔被补齐并形成环状分子。大量的探针与不同的目标区域结合并形成环状分子，随后通过共有引物进行扩增，形成富集文库。

2.1.2　全外显子组测序

全外显子组（whole exome）为人类基因组全部外显子区域的总称，全外显子组测序（WES）又称为定向外显子组捕获（targeted exome capture）。外显子组测序技术是指利用目标序列捕获技术将基因组的全部外显子区域DNA 捕获后进行高通量测序的技术。外显子区域包含人体蛋白质的编码信息，涵盖了大部分与个体表型相关的功能变异。与全基因组测序相比，外显子组测序仅针对人类基因组序列的 1%。在相同成本下，外显子组测序技术可对更多个体的蛋白编码信息进行研究，且覆盖度更深，数据准确性更高，更加简便、经济、高效，可用于寻找单基因病、复杂疾病及癌症等的致病基因和易感基因的研究[18]。

2.1.3　全基因组重测序

全基因组重测序（genome re-sequencing）是对基因组序列已知的个体进行基因组测序，并在个体或群体水平上进行差异性分析的方法[13]。全基因组重测序除了可以检测到点突变、小的插入缺失外，还可以检测拷贝数变异、大的插入 / 缺失、基因融合等。此外，还可以检测到内含子、启动子、非翻译区、调控元件等。因此，它为疾病和表型的研究提供了更多的线索。每一个人的基因组序列都存在差异，个体基因组序列的意义不言而喻，临床医师可以通过全基因组图谱了解患者的整体遗传信息，对预防、诊断、治疗和用药提供指导性意见，实现真正意义上的精准医疗。而且随着测序成本的下降，分析方法和存储技术的发展，个人基因组时代即将到来，其在遗传病诊断、药物基因组学等领域的应用将越来越广。

2.1.4　全基因组甲基化分析

DNA 甲基化在基因的表达调控、基因组印记等方面起着极其重要的作用，它是一个稳定的、可遗传的表观遗传学标记，它的遗传与很多人类疾病相关。全基因组甲基化分析可使甲基化检测的分辨率达到碱基对级别。主要方法包括酶消化法、亲和富集法和亚硫酸盐测序法。其中，酶消化法和亲和富集法的分辨率较低且只能定性，而亚硫酸盐测序法有很高的分辨率，且可以定量甲基化比例。全基因组亚硫酸盐测序法可以检测基因组中 95%的甲基化位点。

2.1.5　染色质免疫沉淀测序

将染色质免疫沉淀（ChIP）与第二代测序技术相结合的染色质免疫沉淀测序（ChIP-Seq）技术，能够高效地在全基因组范围内检测与组蛋白、转录因子等互作的 DNA 区段[19]。ChIP-Seq 的原理是：首先通过染色质免疫沉淀技术特异性地富集目的蛋白结合的 DNA 片段，并对其进行

纯化与文库制备,然后对富集得到的 DNA 片段进行高通量测序。研究人员通过将获得的数百万条序列标签精确定位到基因组上,从而获得全基因组范围内与组蛋白、转录因子等互作的 DNA 区段信息。

2.1.6 RNA 测序

RNA 是连接基因型和表型的一个桥梁,转录组测序分析已成为基因组和生物医学研究的一个重要手段。由于 RNA 测序具有更高的定量准确性,并能够提供更多的转本信息,已渐渐取代了基因表达芯片。RNA 测序可以检测到新转录本、可变剪切、非编码 RNA、基因融合等。RNA 测序包括总 RNA 测序、mRNA 测序和 miRNA 测序。对于 miRNA 测序,Sanger 测序在引物设计、测序反应等方面存在困难,而且 Sanger 测序只能针对已有 miRNA 设计引物。第二代测序技术研究 miRNA 的策略是:从总 RNA 中分离 18~30bp 的 miRNA 片段,两端加上接头,反转录成 cDNA,然后直接测序,可实现在无需预先知道序列信息的情况下高通量的研究 miRNA 分子。同时,通过高通量测序技术进行深度测序,可以检测到低表达的微量 miRNA 分子[20]。

2.1.7 宏基因组测序

宏基因组学(metagenomics)又叫微生物环境基因组学。它不需要通过培养,而是通过直接从环境样品中提取全部微生物的 DNA,构建宏基因组文库,利用基因组学的研究策略研究环境样品所包含的全部微生物的遗传组成及其群落功能。它是在微生物基因组学的基础上发展起来的一种研究微生物多样性、开发新的生理活性物质(或获得新基因)的新理念和新方法。第二代测序的发展使人们可以方便地根据微生物的 rDNA 设计通用引物,通过测序和分析一个或几个高变区,从而研究环境中微生物的遗传多样性和分子生态学信息。随着二代测序成本的下降,科学家们可以对环境微生物进行全基因组测序,从而全面分析微生物多样性。

2.2 第二代测序技术的临床应用

2.2.1 NGS 在孟德尔疾病诊断中的应用

孟德尔疾病又称单基因疾病,是单个基因突变导致的疾病,如珠蛋白生成障碍性贫血、囊性纤维化、Duchenne 肌营养不良等。单一的孟德尔疾病发病率比较低,但是各种孟德尔疾病总发病率并不低,为 4%~8.2%,每年大约有 790 万孟德尔疾病患儿出生[21-22]。据估计,在 2 万~2.5 万个人类基因中,大约 3 348 个基因的突变与孟德尔疾病有关[23]。

Sanger 测序法一直以来被视为孟德尔疾病诊断等分子诊断的金标准。但是耗时、费力的 Sanger 测序法在针对基因数目较多的孟德尔疾病如视网膜色素变性、遗传性耳聋等时,并不经济和高效。而 NGS 则显示了巨大的优势,它可以满足同时检测大量基因的需求。针对基因检测数目多少或区域大小,可选择多重 PCR panel、靶向捕获 panel,或选择全外显子组测序、全基因组测序等进行检测。

通过全外显子组测序,研究者从 1 例侏儒症患者的白细胞 DNA 中检测到了 FGFR3 基因上一个错义突变(FGFR3:NM_000142:exon9:c.G1138A:p.G380R),该突变在 ClinVar 和 HGMD 中均有报道,故确定该突变是侏儒症的致病突变,且该病的遗传模式为显性,从而确定了该患者的致病病因(图 2-6-21)。

通过遗传性眼科 panel 基因检测,研究者发现 1 例疑似眼科遗传病患者携带了 TGFBI 基因上的一个致病突变(TGFBI:NM_000358:exon4:c.C370T:p.R124C),该突变在 ClinVar 和 HGMD 中均有报道,是斑点状角膜营养不良的致病突变,且该病为显性遗传,从而确诊了该患者所患疾病(图 2-6-22)。

NGS 不仅用于致病突变的寻找和辅助诊断,而且用于隐性遗传病携带者筛查。在大约 7 000 种孟德尔疾病中,有 16% 为隐性遗传病,而且大部分常染色体隐

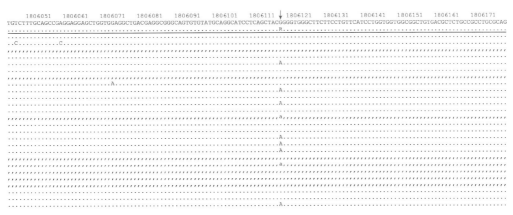

图 2-6-21 通过全外显子组测序检测到 1 例侏儒症患者携带的致病突变 FGFR3:
c.G1138A:p.G380R 突变(杂合)

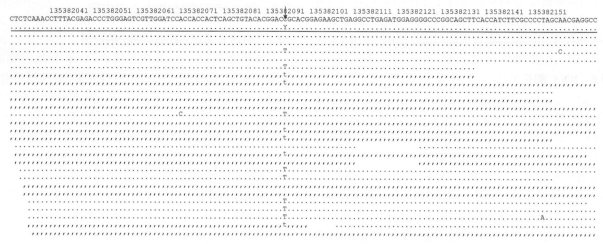

图 2-6-22　通过遗传性眼科 panel 测序检测到 1 例眼科遗传病患者携带的致病突变 *TGFBI*：
c.C370T：p.R124C 突变（杂合）

性遗传病在婴幼儿期就表现严重的疾病和极差的预后。因此，携带者的孕前筛查和遗传咨询是降低严重隐性遗传病的重要手段。Bell 等[24] 报道了包含 448 种严重隐性遗传病的孕前携带者筛查，panel 包含 437 个基因，7 717 个区域。他们检测了 104 个无关个体，发现平均每个人携带 2.8 个严重的隐性致病突变。

2.2.2　NGS 在胚胎植入前基因检测中的应用

　　胚胎植入前遗传学诊断（PGD）技术是指通过体外受精获得的胚胎在植入母体宫腔前进行的遗传学分析，选取遗传学正常的胚胎植入子宫获得健康婴儿。胚胎植入前遗传学筛查（PGS）是一种特殊的 PGD 技术，指通过体外受精获得的胚胎在植入母体宫腔前进行的染色体非整倍体筛查，选取染色体数目正常的胚胎植入子宫获得健康婴儿。PGD/PGS 的出现是辅助生殖技术和分子生物学技术飞速发展的结果，它能帮助人类选择生育最健康的后代。

　　PGS 主要技术有荧光原位杂交（FISH）、比较基因组杂交（CGH）、单核苷酸多态性微阵列芯片（SNP array）和单细胞高通量测序[25]。

2.2.3　无创产前检测

　　无创产前检测（NIPT）主要是通过孕期母体的外周血，对其中的游离 DNA（含有胎儿来源的 DNA）进行测序，来判断胎儿是否患有某些遗传病，如唐氏综合征、18 三体综合征及 13 三体综合征。染色体非整倍体是最主要的胎儿染色体异常遗传性疾病，以 21 三体、18 三体和 13 三体为主要形式。目前非整倍性染色体疾病尚无有效的治疗方法，唯一有效的途径是广泛开展产前筛查与诊断。但常规唐氏综合征产前筛查普遍存在假阳性和假阴性较高的问题，且通过羊膜腔穿刺和绒毛膜穿刺获得胎儿 DNA 会造成 1% 的流产风险。2008 年首次通过对母亲血浆胎儿游

离 DNA（cffDNA）进行 NGS 分析来检测三体[26-27]，随后大样本研究表明利用 NGS 技术进行染色体非整倍体的无创产前检测非常有效[28]。因其具有无创取样、无流产风险、高灵敏度、高准确性等特点，通过采集孕妇外周血、提取游离 DNA、采用 NGS 技术、结合生物信息分析方法，已成为目前染色体非整倍体产前筛查与诊断技术的主要手段。

2.2.4　NGS 在肿瘤临床中的应用

2.2.4.1　遗传性肿瘤基因筛查

　　遗传因素在某些肿瘤的发生中起着极为重要的作用，这种作用在遗传性肿瘤上表现最突出。比如遗传性乳腺癌 / 卵巢癌、遗传性非息肉病性结直肠癌、家族性视网膜母细胞瘤、1 型神经纤维瘤病等。

　　针对遗传性肿瘤，已有多种商业化的基因检测 panel 应用于临床，其中应用最为广泛的是遗传性乳腺癌 / 卵巢癌基因检测 panel（*BRCA1*/ *BRCA2*），这两个基因对遗传性乳腺癌 / 卵巢癌的贡献最大。对这两个突变基因的检测不仅能提供癌症的致病线索，而且可以提供干预和治疗措施。据报道，好莱坞电影明星安吉丽娜·朱莉由于遗传了突变的 *BRCA1* 基因，患乳腺癌和卵巢癌的概率比较高，因此接受预防性乳房切除术，以降低罹癌风险。此外，美国食品药品管理局（FDA）批准的首个口服类的多聚二磷酸腺苷核糖聚合酶（PARP）类抑制剂奥拉帕尼对 *BRCA1* 或 *BRCA2* 突变多种肿瘤有效。此外，Lin 等[29] 也开发了包含 68 个基因的遗传性乳腺癌基因 panel。

2.2.4.2　肿瘤体细胞突变检测与液体活检

　　NGS 可用于检测各种实体瘤和血液肿瘤的体细胞突变，它可以高通量、高灵敏、高特异地检测体细胞突变，不仅可用于检测新鲜的肿瘤组织，还可以检测石蜡包埋的组织样本、穿刺样本等。此外，NGS 还可以应用于液体活

检(liquid biopsy)。

液体活检与传统的组织活检相比有迅速、便捷、损伤性小等众多优点。临床医生可以用它来监测肿瘤对治疗的反应,预测肿瘤复发。从长远角度来看,液体活检还能够帮助医生在患者未出现任何症状的时候发现最初期的肿瘤。液体活检目前主要有三个方向:循环肿瘤DNA(ctDNA)、循环肿瘤细胞和肿瘤细胞释放出的外泌体。

ctDNA是肿瘤患者血液中游离的来自肿瘤的DNA,肿瘤细胞的DNA由很多种机制进入血液,比如分泌、吞噬作用、坏死。NGS能对血浆中的ctDNA进行高敏感性、高特异性的检测。ctDNA是一种具备广泛应用前景的肿瘤标志物,与组织学检测相比,具有取材方便、无创、患者依从性好、可连续监测等优点。早在1998年就有研究证实了利用ctDNA诊断癌症的可行性。在结肠癌、胰腺癌、肺癌、肝癌、膀胱癌和头颈部癌等癌症中,ctDNA中包含DNA点突变、甲基化、微卫星不稳定性等诸多变异信息[30]。但由于传统检测方法的局限性,只能钉对某一个或几个特定的基因进行检测,从而限制了其在癌症诊断领域的应用。高通量测序技术的发展使研究者能够对ctDNA进行全基因组测序[31]。Dawson等[32]证实采用基因测序技术检测ctDNA在监测肿瘤负荷的敏感性和动态性方面均优于传统的肿瘤标记物检测和循环肿瘤细胞检测。该研究提示利用基因测序技术检测ctDNA有望成为肿瘤患者早期诊断的有力手段。张鹗教授[33]的团队开发出了一种新型肿瘤ctDNA液体活检技术,该技术与甲基化检测的组合,不仅可以在癌症早期进行检测,而且能够实现组织定位。

2.2.5 NGS在药物基因组学研究中的应用

药物基因组学是通过关联基因表达或单核苷酸多态性(SNP)与药物的吸收(absorption)、分布(distribution)、代谢(metabolism)、排泄(excretion)过程及药物受体靶标,来研究患者携带的先天遗传或是后天获得的遗传变异对药物作用的影响的学科[34]。NGS在药物基因组学中的应用推动了药物基因组学研究和个体化用药的发展。

个体化治疗一直是肿瘤治疗过程中的热点问题,高通量基因测序技术的出现推动了肿瘤个体化治疗的进展。部分肿瘤患者基因组存在特征性的改变,如甲基化水平的改变,KRAS、EGFR、TP53、BRCA1、BRCA2基因突变等[35]。通过高通量测序技术可以精确检测出这些变异,从而帮助制订个体化的治疗措施,包括分子靶向药物或通路靶向药物的使用和放化疗的应用[36]。同时,采用高通量测序技术比较肿瘤原发灶与复发灶基因序列的差异,可以帮助评估化疗效果和了解耐药的潜在机制[37]。既往肿瘤患者的基因测序取材手段主要为组织活检,但该方式的有创性会影响对基因状况的实时观察,同时由于肿瘤存在异质性,单一部位的活检并不能反映肿瘤的全貌。采用高通量测序技术无创性检测ctDNA将会很好地解决上述问题[38]。

以下为从一个肿瘤患者的福尔马林固定石蜡包埋(FFPE)样本中检测到的KRAS基因上的一个耐药突变(KRAS:NM_004985:exon2:c.G35A:p.G12D)(图2-6-23),该突变使得抗EGFR治疗变得无效。因此,在进行抗EGFR靶向治疗前需要检测相应基因的突变,从而指导肿瘤的个性化用药。

3 第二代测序技术的优点及缺点

第二代测序技术最显著的特点是通量高,单碱基测序

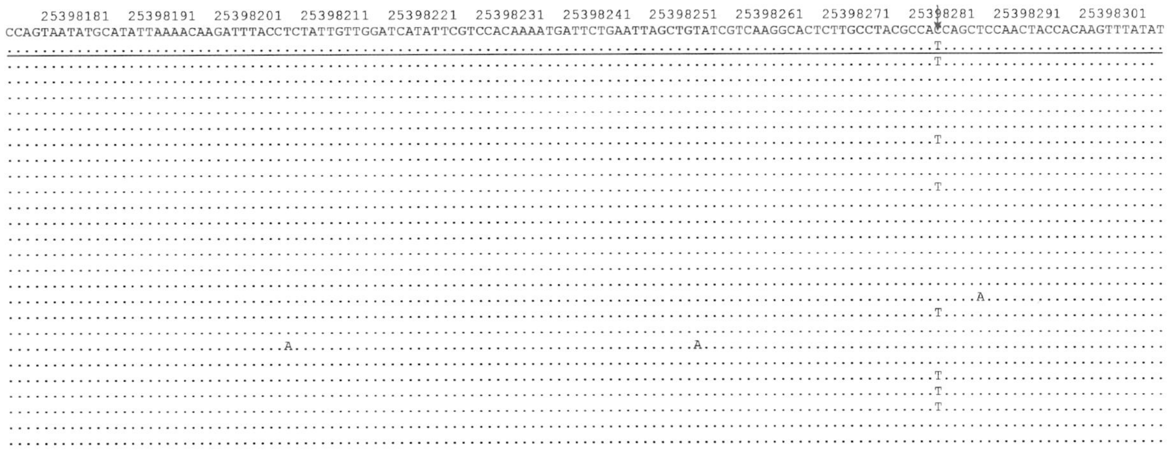

图2-6-23 KRAS基因突变NGS测序图:从一个肿瘤患者的福尔马林固定石蜡包埋样本中检测到KRAS基因的一个耐药突变,KRAS:NM_004985:exon2:c.G35A:p.G12D

成本低,一次测序运行可以对几十万条甚至数亿条 DNA 模板进行测序,利用这些特点,人们可以方便地进行全基因组深度测序、转录组测序、甲基化测序和染色质免疫沉淀测序等研究。虽然第二代测序技术的研发和应用将基因组水平的研究带入了一个全新的发展阶段,甚至从根本上改变了我们对各种生物学现象的传统认识,并对经典分子生物学研究手段造成了巨大的冲击,但其数据产生速度与通量依然远未满足现阶段生物学与医学研究的需求。

同时,第二代测序仪普遍存在的序列读长较短的问题也给生物信息学分析,尤其是复杂、重复序列的组装带来了很大的麻烦,而解决以上问题的希望自然而然地落在了第三代测序技术身上。

另外,第二代测序技术主要依赖 PCR 对待测模板进行扩增,所以很难避免 PCR 带来的碱基错配、优势片段扩增所造成的扩增不平衡。而第三代测序不需要 PCR 扩增,克服了 PCR 扩增对测序的影响,而且可以很好地解决重复片段的测序问题。人类基因组计划的测序工作虽然早已宣布完成,但限于技术条件,染色体着丝粒附近以及末端的大量重复序列当时并没有完成测序,这些区段的最终测序,很可能依赖第三代测序技术。

第 3 节　第三代测序技术

第三代测序技术又被称为单分子实时 DNA 测序技术,该方法基于纳米孔的单分子读取技术,不同于第二代测序技术依赖于 DNA 模板与固体表面相结合然后边合成边测序,第三代分子测序不需要进行 PCR 扩增。

1　第三代测序技术原理

1.1　PacBio RS Ⅱ测序技术

1.1.1　测序原理及流程

1.1.1.1　边合成边测序

太平洋生物科学(Pacific BioSciences)公司推出的单分子实时(SMRT)DNA 测序技术也是基于边合成边测序的原理[14],并以 SMRT 芯片为测序载体。

基本过程是:DNA 聚合酶和模板结合,4 色荧光标记 4 种 dNTP,在碱基配对阶段,不同碱基的加入会发出不同光,根据光的波长与峰值可判断进入的碱基类型。同时这个 DNA 聚合酶是实现超长读长的关键之一,读长主

要与酶的活性保持有关,它主要受激光对其造成的损伤所影响。

1.1.1.2　零模波导孔原理

该技术的关键是怎样将反应信号与周围游离碱基的强大荧光背景区别出来。他们利用的是零模波导孔(ZMW)原理。ZMW 是一个直径只有几十纳米的小孔,具有独特的光学特性,只有在靠近 ZMW 底部 30nm 的区域内,激发光才能进入并激发 dNTP 上的荧光基团发出荧光信号,这样就减少了测序的噪声,提高了测序准确度。在一个反应管(SMRT Cell:单分子实时反应孔)中有 15 000 个纳米级 ZMW,每个 ZMW 都能够包含一个 DNA 聚合酶及一条 DNA 样品链进行单分子测序,并实时检测插入碱基的荧光信号。

用于检测标记的荧光基团与 dNTP 结合的位置不在碱基上,而是在 5′ 三磷酸基团的第 3 个磷酸基上,这样在 dNTP 与测序模板互补结合到测序引物上时发生缩合反应后,荧光基团就随着焦磷酸一起被切掉了,省去了 Illumina SBS 测序方法中采用的去除碱基上荧光基团的步骤。当一个 dNTP 被加到 DNA 合成链的同时,它也进入了 ZMW 的荧光信号检测区,并在激发光的激发下发出荧光,光学系统记录所发出的荧光信号,将其转化为核苷酸种类(图 2-6-24)。

1.1.2　优缺点

无 PCR 扩增偏好性:样本不需要进行 PCR 扩增,避免了覆盖度不均一和 PCR artifacts;首次实现对碱基修饰进行直接测序:SMRT 技术可以通过检测相邻两个碱基之间的测序时间,来检测一些碱基修饰情况。如果碱基存在修饰,则通过聚合酶时的速度会减慢,相邻两峰之间的距离增大。

测序速度快:每秒约 10 个 dNTP,每个 SMRT cell 大约可同时进行 12 万个以上的单分子测序反应。

测序读长长:平均读长在 10kb 以上,最长读长可达 40kb。

敏感性强:可以检测频率在 0.1% 的低频突变。

但是其测序错误率比较高(达到 15%),这几乎是目前第三代测序技术的通病,但它的出错是随机的,并不会像第二代测序技术那样存在测序错误的偏向,因而可以通过多次测序有效地纠错。

1.2　Oxford Nanopore 纳米孔电流测序技术

1.2.1　测序原理及流程

Oxford Nanopore Technologies 公司所开发的纳米孔电流测序技术与以往的测序技术皆不同,它是基于电信号而不是光信号的测序技术[14]。该技术的关键之一在于一种特殊的纳米孔,孔内共价结合有分子接头。当 DNA 碱基通过纳米孔时,它们使电荷发生变化,从而短暂地影

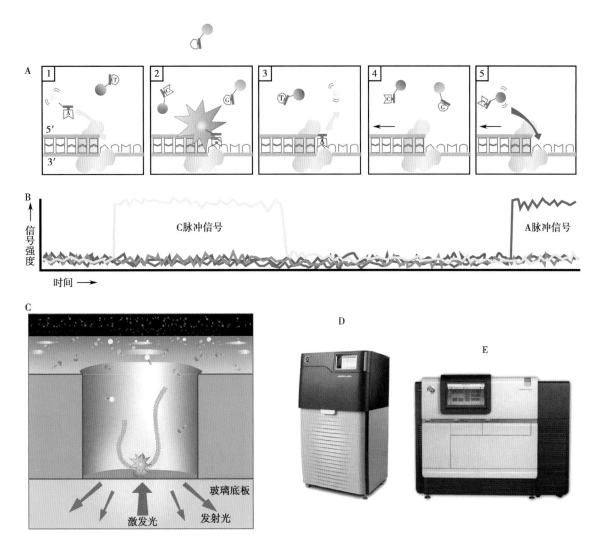

图 2-6-24　PacBio RS Ⅱ 测序原理

A. PacBio 边合成边测序原理；B. PacBio 实时检测聚合反应碱基的荧光信号；C. 零模波导孔结构；
D. PacBio Sequel 测序仪；E. PacBio RS Ⅱ 测序仪。

响流过纳米孔的电流强度(每种碱基所影响的电流变化幅度是不同的)，灵敏的电子设备检测到这些变化从而鉴定所通过的碱基(图 2-6-25)。

1.2.2　优缺点

纳米孔电流测序的主要特点是：读长很长，甚至可达 100kb；错误率目前为 1%~4%，且是随机错误，而不是聚集在读取的两端；数据可实时读取；通量很高(人类基因组有望在 1d 内完成)；起始 DNA 在测序过程中不被破坏；样品制备简单又便宜。理论上，它也能直接测序 RNA。纳米孔电流测序计算还有另一大特点，它能够直接读取出甲基化的胞嘧啶，而不必像传统方法那样对基因组进行亚硫酸氢盐处理。这对于在基因组水平直接研究表观遗传相关现象有极大的帮助。纳米孔的 ID^2 测序中，添加了一种不同的接头，使得互补链可以紧跟模板链通过纳米孔，对两条链进行测序，达到更高的准确度。另外，新的测序芯片纳米孔采用了双读取器的设计，使得能够同时对同一碱基进行两次信号识别，来确保更高的准确度，该方法的测序准确度可达 99.8%，而且一旦发现测序错误也能较容易地进行纠正。但目前还没有应用该技术的相关报道。

1.3　Helico BioScience 单分子测序技术

该测序技术是基于边合成边测序的思想，将待测序列随机打断成小分子片段并用末端转移酶在 3′ 末端加上多聚腺苷酸[poly(A)]，以及在 poly(A) 的末端进行荧光标记和阻断，把这些小片段与带有 poly(T) 的平板杂交成像来获得已经杂交模板所处的位置，建立边合成边测序的位点，加入聚合酶和被 Cy3 荧光标记脱氧核苷酸进行 DNA 合成，每次只加入一种脱氧核苷酸，然后将未参与合成的 dNTP 和 DNA 聚合酶洗脱，直接对 Cy3 成像，观测模板位点上是否有荧光信号，然后化学裂解核苷酸上的燃料并释放加入下一种脱氧核苷酸和聚合酶的混合物，进行下一轮反应。

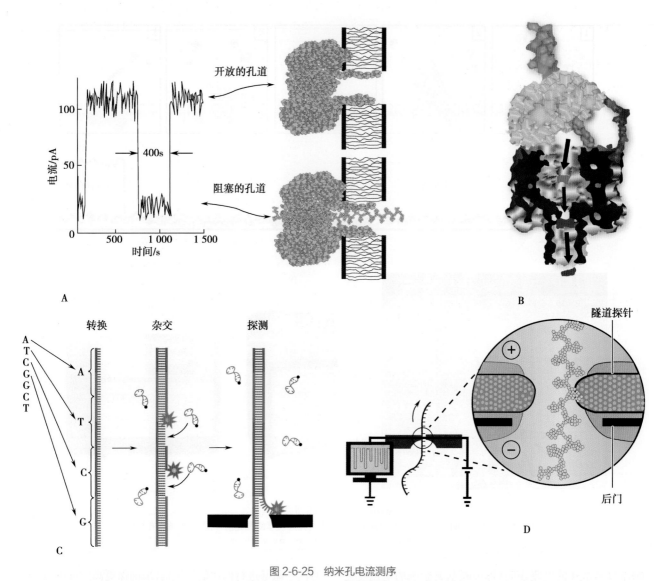

图 2-6-25　纳米孔电流测序

A. 利用核酸链穿越纳米孔时引起的电流强度改变来测序；B. 核酸外切酶测序；C. 结合信号转换和光学读取技术的纳米孔电流测序；D. 检测横向隧穿电流或电容法进行测序。

2　第三代测序技术的应用

2.1　全基因组从头测序

　　与第二代测序最高不超过 1kb 的读长相比，PacBio RS Ⅱ 的长读长将有效解决短序列数据的拼接难题。同时，与二代测序的模板样品需要扩增相比，PacBio RS Ⅱ 无需扩增可直接对单个分子进行测序，有效避免了 PCR 扩增偏好性和 GC 偏好性，PacBio RS Ⅱ 可轻松跨越 GC 含量异常（过高或过低）及高度序列重复的区域，实现序列覆盖的完整性和均一性。

2.2　基因组草图的优化或基因组完成图绘制

　　对前期已开展测序的动植物、微生物基因组结合三代长读长测序数据进行完善和提升。针对前期已经开展全基因组测序，获得基因组草图的动植物、微生物等，可以结合 PacBio RS Ⅱ 平台长读长 reads 进行补充，从而快速获得前期没有测得的信息及提升基因组的完整度。另外还可以针对前期没有检测获得的结构变异信息（structural-variation events）、串联重复序列信息（tandem duplication）、易位信息（inversion）等。尤其在微生物基因组完成图的绘制中，一天之内、成本低于 1 000 美元即可将基因组完善获得。

2.3 全长转录本测序

PacBio RS Ⅱ的长读长可实现全长转录本测序,并使基因可变剪接形式的识别成为可能,因此可以对新基因及其异构体进行更全面的研究。同时,长读长不再需要对RNA-Seq 的 reads 进行组装,因此可以更完整地对基因模型和转录的基因进行全面的注释,用以改进参考基因组中的基因注释信息。

2.4 宏基因组测序

长读长 reads 能够更为精准地鉴定水体、土壤、肠道等生态环境中微生物的种类,能够更快捷地获得更多微生物种的全基因组序列。

2.5 16S rDNA 全长测序

PacBio RS Ⅱ的平均读长为 8~10kb,而 16S rDNA 长度大约为 1 540bp,因此结合该平台测序可以成功测序获得 16S 的全长序列。

2.6 细胞器基因组测序

叶绿体基因组和线粒体基因组序列都包含重复序列、反向重复序列等复杂结构,PacBio RS Ⅱ的长读长可直接跨越这些区域获得这些细胞器的全基因组序列信息等,基因组组装不依赖于是否有近缘物种的线粒体和叶绿体基因组信息等、重测序能够检测到全面的 SNP 及插入/缺失信息。

2.7 全基因组重测序和稀有变异鉴定

PacBio RS Ⅱ长读长测序 reads 无 GC 偏好,能够全面获得基因组的遗传变异,包括 SNP 的鉴定、拷贝数变异(CNV)、SV 结构变异等,可运用至人类癌症基因组重测序等。PacBio RS Ⅱ平台测序周期在 10h 即可完成测序,可应用至需要快速反馈的临床检测中,如感染疾病中细菌的鉴定、病毒的鉴定等,取样开展重测序,和目前已有的细菌、病毒基因组数据库进行比对鉴定即可。

2.8 表观遗传学

PacBio RS Ⅱ利用测序过程聚合酶反应的动力学变化,首次实现对碱基修饰进行直接测序。当碱基有额外修饰时,DNA 聚合酶的合成速度会减慢,对应的信号会被检测出来。每种碱基修饰事件都会使聚合酶的"停顿模式"PacBio RS Ⅱ产生微小差异,最终反映到荧光脉冲信号的间隔上。除了甲基化修饰,还可以检测 5-hC、5-hmU、5-hU、1-mA、6-mA、8-oxoA、BPDE、6-mT、6-mG 等碱基修饰,甚至可以鉴别传统亚硫酸氢盐测序法无法区分的甲基化修饰和羟甲基化修饰。PacBio 平台可以在测序的同时检测表观遗传学修饰信息,只需对测序数据选择合适的软件即可分析碱基修饰信息。

结 语

DNA 是遗传信息的载体,数字化 DNA 的解码是生命科学研究的重要内容。对 DNA 进行序列测定是人类认识自然的一个重要组成部分。从最早期 DNA 测序的黑暗中艰难探索,到 Sanger 测序法的曙光指引,吸引了无数的科学家和企业家将 Sanger 测序法发扬光大,特别是人类基因组计划(HGP)的重要测序内容是通过 Sanger 测序法,以愚公移山的精神提前完成了。人类基因组计划的完成也大大加速了 DNA 测序的发展和临床应用。在Sanger 测序法发展的同时,科学家并不满足,其他的测序技术也在不断探索和发展,例如,虽然焦磷酸测序诞生之初的读长短、通量低,但是给测序带来了一股新风,最早诞生的罗氏 454 的 NGS 就是基于焦磷酸测序原理。此后多种 NGS 技术如雨后春笋般涌现,而且发展更新速度令人眼花缭乱。据悉,2017 年,Illumina 公司新推出的Novaseq 已经将个人基因组的全测序费用降低到 100 美元。从当初的 30 亿美元到 100 美元,甚至还有人在探索1 美元全基因组测序,这让我们心潮澎湃,这凝聚了众多科学家、工程师和企业家的心血,对于解码生命、探索自然具有重要的意义,又将为精准医学带来很大的益处。人类对 DNA 测序技术的探索和应用历史,对于今后的科学研究和应用转化具有重要的参考和借鉴作用。

DNA 测序技术发展至今已经非常成熟,其临床应用也不断拓展,特别是 NGS 因为其通量大而得到广大临床工作者的青睐。然而,对于 NGS 等基因检测的相关政府管理规定却相对滞后,甚至影响了我国精准医学的发展。希望相关管理部门能够积极制定各种引导政策,为 DNA测序的临床应用保驾护航。

DNA 测序已经发展成为一个巨大的产业,中国也成为世界上最大的 DNA 测序产量大国,然而在这些不断推陈出新的 DNA 测序仪中,看不到来自中国科学家和工程师设计和创造的 DNA 测序仪,这不免有些遗憾。期待中国尽早涌现自主创造的 DNA 测序仪,并以此带动我国生物医学仪器制造产业的发展。

(卢大儒 杨敬敏 张晓博)

参考文献

［1］SANGER F,NICKLEN S,COULSON A R.DNA sequencing with chain-terminating inhibitors.Proc Natl Acad Sci U S A,1977,74 (12):5463-5467.

［2］MAXAM A M,GILBERT W.A new method for sequencing DNA. Proc Natl Acad Sci U S A,1977,74(2):560-564.

［3］NOMURA N,MIYAJIMA N,SAZUKA T,et al.Prediction of the coding sequences of unidentified human genes.I.The coding sequences of 40 new genes(KIAA0001-KIAA0040)deduced by analysis of randomly sampled cDNA clones from human immature myeloid cell line KG-1.DNA Res,1994,1(1):27-35.

［4］LANDER E S,LINTON L M,BIRREN B,et al.Initial sequencing and analysis of the human genome.Nature,2001,409(6822):860-921.

［5］VENTER J C,ADAMS M D,MYERS E W,et al.The sequence of the human genome.Science,2001,291(5507):1304-1351.

［6］GREEN P.Against a whole-genome shotgun.Genome Res,1997,7 (5):410-417.

［7］WEBER J L,MYERS E W.Human whole-genome shotgun sequencing.Genome Res,1997,7(5):401-409.

［8］National Human Genome Research Institute.DNA sequencing costs:data.2016.［2019-05-01］.https://www.genome.gov/ sequencingcostsdata/.

［9］SHENDURE J,JI H L.Next-generation DNA sequencing.Nature Biotechnol,2008,26(10):1135-1145.

［10］MARGULIES M,EGHOLM M,ALTMAN W E,et al.Genome sequencing in microfabricated high-density picolitre reactors. Nature,2005,437(7057):376-380.

［11］MARDIS E R.The impact of next-generation sequencing technology on genetics.Trends Genet,2008,24(3):133-141.

［12］STRAUSBERG R L,LEVY S,ROGERS Y H.Emerging DNA sequencing technologies for human genomic medicine.Drug Discov Today,2008,13(13-14):569-577.

［13］METZKER M L.Sequencing technologies-the next generation. Nat Rev Genet,2010,11(1):31-46.

［14］NIEDRINGHAUS T P,MILANOVA D,KERBY M B,et al.Landscape of next-generation sequencing technologies.Anal Chem,2011,83(12):4327-4341.

［15］KAMPS R,BRANDãO R D,BOSCH B J,et al.Next-generation sequencing in oncology:genetic diagnosis,risk prediction and cancer classification.Int J Mol Sci,2017,18(2).

［16］BALLESTER L Y,LUTHRA R,KANAGAL-SHAMANNA R,et al.Advances in clinical next-generation sequencing:target enrichment and sequencing technologies.Expert Rev Mol Diagn,2016, 16(3):357-372.

［17］PRECONE V,DEL MONACO V,ESPOSITO M V,et al.Cracking the code of human diseases using next-generation sequencing:applications,challenges,and perspectives.Biomed Res Int,2015,2015:161648.

［18］NG S B,TURNER E H,ROBERTSON P D,et al.Targeted capture and massively parallel sequencing of 12 human exomes. Nature,2009,461(7261):272-276.

［19］MARDIS E R.ChIP-seq:welcome to the new frontier.Nat Methods,2007,4(8):613-614.

［20］NYGAARD S,JACOBSEN A,LINDOW M,et al.Identification and analysis of miRNAs in human breast cancer and teratoma samples using deep sequencing.BMC Med Genomics,2009, 2:35.

［21］BAIRD P A,ANDERSON T W,NEWCOMBE H B,et al.Genetic disorders in children and young adults:a population study.Am J Hum Genet,1988,42(5):677-693.

［22］JAMUAR S S,TAN E C.Clinical application of next-generation sequencing for Mendelian diseases.Hum Genomics,2015,9:10.

［23］AMBERGER J S,BOCCHINI C A,SCHIETTECATTE F,et al.OMIM.org:Online Mendelian Inheritance in Man(OMIM®), an online catalog of human genes and genetic disorders.Nucleic Acids Res,2015,43(Database issue):D789-798.

［24］BELL C J,DINWIDDIE D L,MILLER N A,et al.Carrier testing for severe childhood recessive diseases by next-generation sequencing.Sci Transl Med,2011,3(65):65ra4.

［25］BREZINA P R,KUTTEH W H.Clinical applications of preimplantation genetic testing.BMJ,2015,350:g7611.

［26］CHIU R W,CHAN K C,GAO Y,et al.Noninvasive prenatal diagnosis of fetal chromosomal aneuploidy by massively parallel genomic sequencing of DNA in maternal plasma.Proc Natl Acad Sci U S A,2008,105(51):20458-20463.

［27］FAN H C,BLUMENFELD Y J,CHITKARA U,et al.Noninvasive diagnosis of fetal aneuploidy by shotgun sequencing DNA from maternal blood.Proc Natl Acad Sci U S A,2008,105(42):16266-16271.

［28］CHIU R W,AKOLEKAR R,ZHENG Y W,et al.Non-invasive prenatal assessment of trisomy 21 by multiplexed maternal plasma DNA sequencing:large scale validity study.BMJ,2011, 342:c7401.

［29］LIN P H,KUO W H,HUANG A C,et al.Multiple gene sequencing for risk assessment in patients with early-onset or familial breast cancer.Oncotarget,2016,7(7):8310-8320.

［30］ANKER P,STROUN M.Circulating DNA in plasma or serum. Medicina Buenos Aires,2000,60(5):699-702.

［31］CHAUDHURI A A,BINKLEY M S,OSMUNDSON E C,et al.Predicting radiotherapy responses and treatment outcomes through analysis of circulating tumor DNA.Semin Radiat Oncol, 2015,25(4):305-312.

［32］DAWSON S J,TSUI D W Y,MURTAZA M,et al.Analysis of circulating tumor DNA to monitor metastatic breast cancer.N Engl J Med,2013,368(13):1199-1209.

［33］GUO S,DIEP D,PLONGTHONGKUM N,et al.Identification of methylation haplotype blocks aids in deconvolution of heterogeneous tissue samples and tumor tissue-of-origin mapping from plasma DNA.Nat Genet,2017,49(4):635-642.

［34］JOHNSON J A.Pharmacogenetics:potential for individualized drug therapy through genetics.Trends Genet,2003,19(11): 660-666.

［35］ASHFAQ R.Molecular profiling for personalized cancer care.Clin

Exp Metastasis,2012,29(7):653-655.

[36] KOUBKOVÁ L,VOJTĚŠEK B,VYZULA R. [Next generation sequencing-application in clinical practice].Klin Onkol,2014,27 Suppl 1 :61-68.

[37] VAN ALLEN E M,WAGLE N,SUCKER A,et al.The genetic landscape of clinical resistance to RAF inhibition in metastatic melanoma.Cancer Discov,2014,4(1):94-109.

[38] SCHWAEDERLE M,HUSAIN H,FANTA P T,et al.Use of liquid biopsies in clinical oncology:pilot experience in 168 patients. Clin Cancer Res,2016,22(22):5497-5505.

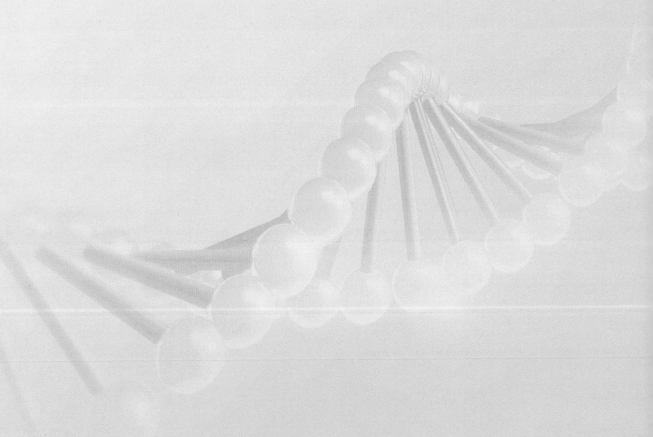

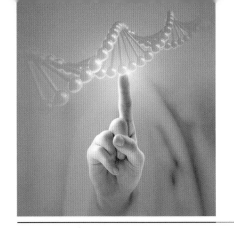

第7章

基因芯片的原理及应用

缩写	英文全称	中文全称
ACOG	American College of Obstetricians and Gynecologists	美国妇产科学会
array CGH	array-based comparative genomic hybridization	比较基因组杂交芯片
BAC	bacterial artificial chromosomes	细菌人工染色体
CCMG	Canadian College of Medical Geneticsits	加拿大医学遗传学家协会
cDNA	complementary DNA	互补 DNA
CGH	comparative genome hybridization	比较基因组杂交
CMA	chromosomal microarray analysis	染色体微阵列分析
CNV	copy number variant	拷贝数变异
CpG	cytosine-phosphate-guanosine	胞嘧啶 - 磷酸 - 鸟嘌呤
FDA	Food and Drug Administration	美国食品药品管理局
FISH	fluorescence in situ hybridization	荧光原位杂交
GWAS	genome-wide association study	全基因组关联分析
miRNA	microRNA	微 RNA
OMIM	Online Mendelian Inheritance in Man	在线人类孟德尔遗传
PCR	polymerase chain reaction	聚合酶链反应
PGD	preimplantation genetic diagnosis	胚胎植入前遗传学诊断
rRNA	ribosomal RNA	核糖体 RNA
SMFM	Society for Maternal-Fetal Medicine	美国母胎医学会
SNP	single nucleotide polymorphism	单核苷酸多态性

引言

自 20 世纪 90 年代以来，科研人员开始利用 DNA 芯片检测基因组上的突变、分析基因表达。此后，芯片技术飞速发展，检测通量越来越高、种类不断增多、成本不断下降。在遗传咨询中，基因芯片仍然是重要的检测手段。因技术成熟、通量高、快速、价格相对较低，基因芯片主要用于检测染色体拷贝数变异（CNV）、基因突变和基因表达。

1　基因芯片的基本含义与分类

基因芯片（gene chip，DNA chip，DNA microarray）是大量固定在特殊基质表面的微量 DNA 探针的集合，可用于同时检测大量基因的表达或对基因组多个位点进行分型。芯片上的探针是特殊序列的 DNA 片段，与待检测样本中的核酸进行杂交。根据杂交过程中释放出的荧光信号的强弱，可对待测样品中特定核酸的相对富集度或序列进行判断（图 2-7-1）。

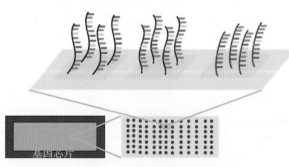

图 2-7-1　基因芯片的一般构造

基因芯片可用于检测 DNA，也可用于检测基因表达水平。检测 DNA 的芯片种类繁多：对单核苷酸多态性（SNP）位点进行分型的 SNP array、拷贝数变异检测和非平衡异位的比较基因组杂交芯片（array CGH）、评估甲基化水平的甲基化芯片、评估可变剪接的外显子芯片、融合基因芯片等。表达芯片则主要包括基因表达谱芯片、miRNA 芯片、长链非编码 RNA 芯片。

从制作上区分，芯片包括点印式芯片（spotted microarray）和合成式芯片（oligonucleotide microarray）。点印式芯片指的是将提前获得的探针［寡核苷酸、互补 DNA（cDNA）、聚合酶链反应（PCR）产物等］通过自动化机械臂按照特定位置点印到芯片基质上。这类芯片制作方法常在一些实验室中出现。合成式芯片通常指的是直接在芯片基质上"打印"特定序列的探针，目前 Agilent 和 Affymetrix 两家公司均是采用该方式制作芯片，但原位合成的技术和合成的探针长度有所差异。

根据荧光的选择，可将芯片分为单通道芯片（single-channel microarrays，one-color microarrays）和双通道芯片（two-color microarrays，two-channel microarrays），这一分类方式通常针对表达芯片。单通道芯片在使用过程中仅引入一种荧光，因此一次仅检测一个样本。双通道芯片涉及两种荧光，一般一个样本标记 Cy3，另一个样本标记 Cy5，然后进行杂交检测。在考虑芯片批次差异等因素的前提下，单通道芯片的数据可以和其他样本结果进行比较。双通道芯片比较的是一张芯片上两个样本各基因的相对表达情况，不可与其他芯片结果进行比较。

2　基因芯片的原理与工作流程

两条 DNA 单链杂交是基因芯片原理的核心，受检样品中若存在与探针互补的核酸片段，则能够与之形成紧密的非共价结合。提前将受检样品中的核酸进行荧光标记，杂交、清洗后，仅有能够与探针紧密结合的核酸被留在芯片中。通过读取、分析芯片中的荧光信号，判断受检样品的核酸序列或富集度（图 2-7-2）。

不同类型的芯片针对不同的检测目标，在制备、使用和工作原理上均有一定的差异。下面将主要从寡核苷酸（探针）、样品制备、杂交和洗涤、数据获得与分析四个方面简要介绍常见芯片的相关原理。

2.1　寡核苷酸（探针）

寡核苷酸的设计是影响微阵列灵敏度和特异性最重要的因素之一。表达芯片上的寡核苷酸需要与 cDNA 杂交；用于分析突变的芯片中，寡核苷酸则是等位基因特异性的；而在 array CGH 上固定的则是基因组 DNA。

2.1.1　表达芯片

表达芯片的寡核苷酸探针设计策略有多种。Affymetrix 公司利用光引导原位合成系统和序列特异

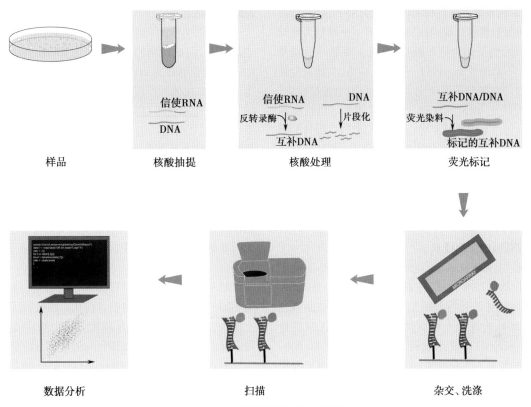

信使RNA
DNA
样品　核酸抽提

信使RNA　DNA
反转录酶　片段化
互补DNA
核酸处理

互补DNA/DNA
荧光染料
标记的互补DNA
荧光标记

数据分析　　　扫描　　　杂交、洗涤

图 2-7-2　基因芯片的一般工作流程

性掩膜（mask）产生的化学反应，在微阵列芯片表面原位合成探针。探针长度为 25mer。针对靶基因不同位置设计多对探针对，其中一条探针与靶基因完全匹配，另一条探针则与靶基因存在一个位点的错误配对。错配探针作为对照，可用来直接减除背景和交叉反应的信号。

因美纳（Illumina）公司表达芯片的核心技术在于其BeadArray 技术，即通过在光纤束（fiber optic bundles）或平面硅片（planar silica slides）的微孔内随机自我组装的硅珠上包被成千上万拷贝的特异的寡核苷酸探针，寡核苷酸的长度一般为 79bp，包括 29bp 的"地址"信息序列以及 50bp 基因特异序列。

另有一些公司选择使用更长的探针用于检测基因的表达。Agilent 公司使用喷墨技术原位合成长度为 60mer 的探针。罗氏 NimbleGen 基因表达芯片的探针长度为 45~60mer。更长的探针意味着更高的特异性，因此消减了对错配探针的需求，意味着成功获得高稳定的实验结果只需相对少量的探针，从而有效地增加了芯片的容量。

2.1.2　基因分型芯片（DNA 突变、SNP 检测）

当芯片用于检测突变或 SNP 时，探针则为等位基因特异性的寡核苷酸。较早的探针设计思路是针对靶位点设计 16~25nt 的探针，将检测突变的碱基设置在第 10 个碱基之后。最后根据检测的信号设定阈值，凡是超过阈值水平的信号即视为突变。卡式芯片则更近一步，用于检测每一个突变或 SNP 的探针包括野生型和突变型两种。根据靶分子与两种探针的结合情况（信号强度），判断其基因型。

Illumina 公司分型芯片的探针序列长度为 50mer，探针用于与靶分子 DNA 互补杂交，探针的 3′ 端的最末一个碱基则挨着待检测的 SNP 位点。杂交时，加入聚合酶，聚合酶在探针的 3′ 末端，加上一个与靶 DNA 配对的标记有荧光的双脱氧核苷酸（A 和 T 标记一种，G 和 C 标记另一种），以此判断靶分子的基因型。用于区分两种等位基因互补配对的 SNP（A/T 和 G/C）的探针则略有不同，设计探针的最后一个碱基正好在 SNP 位点上。对每一个位点设计 2 种探针，最末碱基为该 SNP 的两种碱基状态（"A"和"T"或者"G"和"C"）。靶 DNA 与探针杂交时能否与最后一个碱基互补配对，决定了能否进行后续下一个带标记碱基的聚合延伸，对应着有无荧光信号。由此判断靶分子的基因型。

Affymetrix 公司基于 Axiom 的分型芯片包括 2 种类

型的探针:与靶 DNA 互补结合的 30 碱基长度的捕获探针,最后一个碱基紧挨着待检测的突变或 SNP 位点;负责显色的四组显色探针。显色探针 3′ 端第一个碱基为特异性的,共四种,剩下的为简并碱基,根据 3′ 端第一个碱基的类型标记不同的荧光。经过一系列反应后,当捕获探针与显色探针均与靶分子发生完美匹配时,发生连接反应,并释放相应荧光,以此判断靶分子的基因型。当被检测 SNP 的两种等位基因互补配对(A/T 和 G/C)时,设计的捕获探针最后一个碱基覆盖在待测 SNP 位点,并且针对每个 SNP 的可能序列设计 2 个探针。靶 DNA 与捕获探针杂交时能否与最后一个碱基互补配对,决定了捕获探针与显色探针能否发生连接反应,进而有无荧光信号,由此判断靶分子的基因型。

2.1.3　比较基因组杂交技术

比较基因组杂交芯片(array CGH)是比较基因组杂交(CGH)的进一步发展,将其转移到芯片上进行,用 DNA 探针取代传统比较基因组杂交中的细胞中期染色体。array CGH 的探针大小变化很大,可以是代表目标区域的 25~85bp 的寡核苷酸链,也可以是长达 80 000~200 000bp 的细菌人工染色体(BAC)。探针的长度以及探针在基因组上的间隔,决定了芯片的分辨率。

覆盖全基因组的 array CGH 因探针的大小、类型不同,以及在基因组上的覆盖度不同可分为多种类型[1]。cDNA array CGH 的探针是 cDNA 片段,因此仅能检测外显子区域的异常。基于标志物的大插入克隆 array CGH 的探针是 80 000~200 000bp 的基因组 DNA,如细菌人工染色体,一般覆盖基因组的 10%。包含 SNP 的寡核苷酸 array CGH,不仅能检测特定位点的拷贝数,而且能辨别其等位基因的基因型。长寡核苷酸 array CGH 与上一种芯片类似,只是探针长度更长,达到 60~70mer,因此特异性更好。以上芯片在基因组上都存在空白(gap),因此基因组上的对应区域无法获得信息。瓦式芯片(tiling path array)的探针则相互交叠(overlapping),旨在获得全基因组所有区域的拷贝数信息。

此外,除了全基因组 array CGH 外,还有靶向 array CGH。靶向 array CGH 由靶向特定染色体或染色体片段区域的探针构建而成。

2.2　样品制备

与一般的核酸提取比较类似,只不过为了降低污染和提高检测灵敏度增加了纯化、扩增和标记等步骤。常用的标记物有生物素标记法、荧光素标记法和核素标记法。目前使用最普遍的是荧光素标记法,样本的标记在 PCR 过程中或反转录过程中加入。表达芯片,检测的原始材料为 RNA,而基因分型芯片和 array CGH 检测的原始材料则为 DNA。不同亚类的芯片,原始材料的准备过程也会

有所差异。

2.2.1　表达芯片

表达芯片其目的是明确基因在特定组织或细胞中的表达水平,因此检测的原始材料为 RNA。将待测样品的 RNA 体外反转录为 cDNA,利用 T7RNA 聚合酶线性扩增为 cRNA。在体外反应过程中,进行荧光标记。将标记好的 cRNA 片段化后,即可用于与芯片杂交。若为双荧光系统,则需要将对照组合处理组分别标记不同的荧光,等量混匀后与芯片杂交。

2.2.2　基因分型芯片(DNA 突变、SNP 检测)

基因分型芯片检测的是样品的 DNA。对于较早的突变芯片,突变位点在探针的中间,荧光信号来自于待测样品。因此,样品制备时,首先需要产生单链 DNA,然后对其进行片段化,并在这一过程中给靶分子标记荧光染料。

对于卡式芯片,待测样品基因组 DNA 需分成 2 份,用不同的限制性内切酶进行片段化。而后,片段两端连接上接头,PCR 扩增,再次片段化为较小的片段,并添加生物素标记。准备好的样品即可与芯片进行杂交。

如本章 2.1.2 所述,Illumina 公司分型芯片的荧光信号来自于杂交后聚合反应的双脱氧核苷酸。样品制备的过程中需要完成片段化,但并不需要对靶分子进行标记。

而对于 Affymetrix 公司基于 Axiom 的分型芯片,荧光信号来自于第二轮杂交的显色探针。因此,样品制备的过程中也不需要对靶分子进行标记。

2.2.3　array CGH

array CGH 的样品制备除了待测样品,还包括拷贝数正常的对照。提取对照和待测样品的基因组 DNA,分别标记不同的荧光,变性获得单链,即可与芯片进行杂交。对于异质性较高的样本,如肿瘤样本,检测拷贝数变异的灵敏度势必会下降。对照 DNA 的选择也是重要的一环,可考虑用性别匹配的基因组 DNA 作为对照,也可将来自几十个正常人的基因组 DNA,混成一个标准 DNA 对照样本。

2.3　杂交和洗涤

杂交是芯片工作流程中重要的一环,一般需要在特殊的杂交箱中进行,不同芯片杂交时间从几小时到几十小时不等。杂交的目的是使靶分子与探针能够配对结合,但在这个过程中一定会存在非特异性的结合,干扰结果判定。因此,杂交后洗涤同样重要,能确保仅有完全互补配对的靶分子结合在探针上。

2.4　数据获得与分析

经杂交、洗涤后,图像扫描仪捕获芯片上的荧光或同

位素信号,获得的图像就是基因芯片的原始数据。图像中每一个点对应的是哪一段序列,被测样品的该序列是什么情况,与疾病是否关联? 这些问题都需要在考虑芯片特征的基础上,基于统计学和生命科学的规律进行系统的分析。

2.4.1 信号与基因序列

Illumina 的分型芯片为微珠芯片。每一个微珠上偶联着几十万个完全相同的序列,每一条序列的 3′ 端为本章 2.1.2 所述的 50mer 探针序列,5′ 端为"地址序列"。地址序列相当于微珠的 ID,并且与探针序列一一对应。芯片制作过程中,将几十万种不同的微珠按一定比例预混好,撒在带有小孔的玻璃基片上。微珠随机落入小孔中,每个小孔刚好容纳一个微珠,根据每个微珠上的 Address 序列便可知道该位置所检测的究竟是哪一个位点。

Affymetrix 和 Agilent 公司芯片的探针合成技术有所不同,但都是采用原位合成探针的方式。因此,所有设计的探针都在确定的位置。获得杂交信号后,可通过信号的空间位置,来判定所对应的探针。

2.4.2 信号与基因表达水平

基因表达芯片的使用过程中,将片段化的靶分子进行标记,因此,最后检测到的荧光信号的强弱意味着与探针结合的情况,也就是表达水平。而对于双色荧光标记表达谱芯片,用两种不同的荧光分别标记实验组和对照组扩增后的 cRNA,杂交后根据芯片上两种荧光的相对强度比率,来判断相应基因表达量变化。

卡式分型芯片设计了等位基因特异性的探针,即野生型和突变型。杂交洗涤后,较强的荧光信号意味着该处的探针与靶 DNA 完全配对,即样品中存在对应基因型的 DNA。较弱或无荧光信号,则说明样本当中没有对应基因型的 DNA。根据每个位点两种探针释放的荧光信号,判断样品 DNA 在该位点的基因型。

Illumina 分型芯片根据杂交后聚合反应添加上的碱基释放的荧光信号或有无释放信号进行判定。一般标记的 G 和 C 发绿光,A 和 T 发红光。对于等位基因型不互补(A/G、A/C、T/G、T/C)的 SNP,根据探针发出荧光的颜色判断对应位点的基因型。对于等位基因型互补(A/T、G/C)的 SNP,每个位点根据可能基因型设计 2 种探针。以 A/T 类的 SNP 为例,只有探针"A"发荧光则证明靶分子该位点基因型为"TT";探针"A"和"T"都发荧光,则说明靶分子该位点为杂合型。

Affymetrix 的 Axiom 分型芯片在荧光信号的解读上与 Illumina 分型芯片有相似之处。3′ 端为 A 和 T 的显色探针最终会释放绿色荧光,3′ 端为 G 和 C 的显色探针为红色荧光。Axiom 分型芯片也采用两色进行分型,针对等位基因不互补和等位基因互补的位点采用不同的

探针类型,最终通过荧光颜色或有无荧光来进行基因型区分。

对于 array CGH,待测样品和对照样品分别标记不同的荧光探针,通过待测样品荧光与对照荧光信号的对比,判断样品的拷贝数。在一定程度上,与双荧光的表达芯片有相似之处。

2.4.3 芯片数据分析

2.4.3.1 SNP 分型数据获取及下游分析

对于 Affymetrix 产生的 SNP 分型结果,可以采用 Affymetrix 公司自带的 Genotyping Console 软件进行 SNP calling;也可通过其他的软件进行,如 Birdsuite 软件[2]。对于 Illumina 公司的 SNP 分型产生的原始数据,可以通过其自带的 Genome Studio 软件包的 Genotyping Module 将原始的图像信息转换成样本的基因型信息。对于获得的 SNP 的一个重要参数是检出率,即在所有被测样本中该 SNP 在多少个样本中被成功获取基因型。检出率可以根据样本类型、样本数以及应用目的自行设置。成功分型后的突变数据在应用于下游的研究之前,一般要对每个 SNP 进行哈迪 - 温伯格(Hardy-Weinberg)检验,通过检验的 SNP 可以用于下游的研究。

通过分型芯片获得的 SNP 数据可以进行后续的一系列的分析。①可以应用于基于病例 - 对照的全基因组关联分析(GWAS),筛选疾病相关突变,可用于该分析的软件有 SNPTEST[3]、plink[4]等;②也可用于基于家系的连锁分析(linkage analysis),可用的相关软件如 Merlin[5]、Haplo2ped[6]、SNPLINK[7]等;③可用于群体遗传学相关的研究,如自然选择事件的检测,可用的相关软件包括 selscan[8]、plink1.9[9]等。

2.4.3.2 表达芯片数据的分析流程

表达芯片结果的分析流程大致分为三大步:①首先是对原始数据的预处理,如将荧光图像信号变成表达数值,并进行背景校正(background correction)和归一化(normalization);②对标准化后的值进行差异表达分析获得差异表达的基因;③差异表达分析下游的一系列分析,如基因功能富集分析、聚类分析、分类分析、通路富集分析以及共表达网络分析等。

表达芯片预处理的第一步是将产生的原始的荧光信号的图像文件转换并输出为表达值文件。在此过程中,可以通过计算芯片原始图像数据信号信噪比的分布来衡量该芯片结果是否合格,好的芯片原始图像文件应该有较高的信噪比,即背景噪声低。背景校正是排除芯片中非特异性杂交造成的信号对阳性信号的影响。由于整个实验流程中有着多种系统误差,如提取 RNA、荧光标记、杂交以及信号扫描时的仪器设置等步骤都会引入系统误差,这些误差会干扰对真正差异表达基因的判断,因此表达数据的归一化在表达芯片分析过程中是非

常重要的一步,科研人员也花费了很大的努力开发和测试归一化的算法。常用的归一化的算法有 median 校正、quantile 校正、lowess 校正等。此外,由于表达芯片的每个基因都有多条探针,因此归一化处理可在探针水平进行,也可在整个基因水平进行。对于归一化后的基因表达值,可以开始进行差异表达分析筛选出不同组样本中的差异表达的基因。基本原理是基于两组用于比较的样本是否配对、是否已知其分布的不同,可以采用 T 检验和非参数检验。若用于比较的两组样本是非配对的,且已知其表达值的统计分布,可利用非配对 t 检验进行差异分析;若未知表达值的分布可用 Mann-Whitney 检验;若用于比较的两组样本是配对的且已知分布,可用配对的 t 检验;若未知分布可用 Wilcoxon 检验。对于 3 组及以上的差异分析可用方差分析法进行。

对于不同芯片平台获得的原始数据,除了可以应用本平台自带的软件进行预处理和差异表达分析之外,如 Illumina 的 Genome Studio 的 Gene Expression Module 和 Affymetrix 的 Expression Console Software,还有第三方可用软件。对于 Affymetrix 平台获得的表达芯片的原始图像数据,可用 R 包 affy 转换为表达值文件,进行背景校正和表达值的归一化后进行差异表达分析获得不同组之间差异表达的基因。对于 Illumina 平台产生的结果可以用 Genome Studio 的 Gene Expression Module 进行预处理分析以及差异分析。此外,常用的第三方分析软件有 lumi 和 limma,可进行背景校正、归一化以及差异表达分析。不同的平台获得差异表达基因的列表后,下游的分析步骤以及采用的软件基本一致。如,进行聚类分析时可用 cluster 加 Treeview 软件实现;功能富集以及 pathway 分析可用 IPA、DAVID 数据库、KEGG、Gene Ontology 等进行;共表达网络的构建可通过 WGCNA 软件进行。

2.4.3.3 甲基化芯片以及 array CGH 数据处理

近 20 多年来,随着人们对表观遗传学研究的深入,发现表观遗传学过程(如 DNA 甲基化)在细胞生物学和组织生理学中有着重要的作用,不正常的 DNA 甲基化可能会导致肿瘤的发生和发展[10]。因此,为了全基因组水平检测 DNA 甲基化在不同样本间的变化,人们除了利用全基因组甲基化测序外,还开放了 DNA 甲基化的芯片。目前应用最广的甲基化芯片是 Illumina 公司的 MethylationEPIC BeadChip,涵盖全基因组 850 000 个以上的甲基化位点,且可兼容石蜡包埋样本。对于 850K 芯片获得的数据,可以采用 Illumina 自带的分析分析软件 GenomeStudio Software and Methylation Module 进行所有的处理,最终获得差异甲基化的位点。也可利用第三方软件进行一系列的分析,包括样品质量控制、背景校正、归一化、差异甲基化位点 / 区域分析、聚类分析、

功能富集分析等。对于数据的预处理部分(质量控制、背景校正、归一化)可利用第三方软件如 RnBeads、lumi、MethyLumi、limma、HumMethQCReport、wateRmelon 等。对于归一化后的数据,可利用 limma、CpGAssoc、IMA、methylkit、MethLAB、MethVisual 等软件进行差异甲基化位点和区域的分析。甲基化数据的聚类分析可利用第三方软件如 ISVA、HumMeth27QCReport、methylkit、RPMM、SS-RPMMb 等[11]。

array CGH 数据的预处理与其他芯片类似,需要将光信号图像文件转换为比值,还需将芯片中信号的位置与基因组的位置进行对应。鉴定和检测染色体片段的缺失或插入,则需要进行统计分析,一般包括归一化(normalization)、去除噪声、检测异常、断点分析、拷贝数判定。有大量免费的软件可对 array CGH 的数据进行分析和可视化,如 CGH-Explorer[12]、M-CGH[13]、Array CyGHt[14]等。

2.4.4 异常遗传物质的致病性分析

经过数据分析,能够获得被测样品中特定遗传物质的信息。针对特定疾病相关突变位点定制的芯片,其检测出的结果意义明确,直接帮助进行分子诊断。

靶向全基因组的 SNP array 和 array CGH,特别是探针密度比较高的芯片,往往能检测出大量异常遗传物质。此时,对这些异常遗传物质进行定性则尤为重要。分析人员可优先考虑将检测出的突变信息与疾病突变数据库进行比对,如在线人类孟德尔遗传(OMIM)和 HGMD 等数据库,综合考虑该类突变在正常人群中的突变频率、突变位点可能的功能分析等多重因素,确定该类突变是否为致病因素。而在实际的分析中,往往会有大量的突变无法在 OMIM 和 HGMD 这类数据库中查证,而它们却又来自于具有一定临床疾病特征的个体。此时,不可盲目将这类突变与疾病关联起来,需要多方查证。利用家系分析,或者大量同类患者遗传物质分析,谨慎求证。

3　基因芯片在遗传咨询中的应用

遗传病的致病原因多种多样,并且存在致病基因(位点)未知的情况。对于由染色体拷贝数变异(CNV)、多种基因(位点)突变引起的遗传病,基因芯片可作为遗传学检查的有力技术。对于突变基因(位点)未知的遗传病,基因芯片亦可发挥一定的作用。

3.1　染色体微阵列分析筛查染色体病与基因组病

染色体微阵列分析(CMA)技术除了能对已知染色体重排异常进行精细定位外,还可发现大量未知的、导致异

常表型的染色体微缺失、微重复。主要用于神经和心血管等系统超声检测提示异常情况下的产前诊断,肿瘤相关基因检测,个体化治疗,以及其他基因遗传病的研究等。CMA 主要包括两种:array CGH 和 SNP array。利用 SNP array 分析拷贝数时,不需要正常对照样本,根据自身相互间 SNP 位点对比,与参考基因组比对,而进行分析。SNP array 除了能够检出拷贝数变异外,还能检测出单亲二倍体和嵌合体。

array CGH 可在全基因组范围内高分辨率地检测拷贝数变异,因此在临床中的应用越来越广泛[15-16]。常用于全身发育异常、智力障碍、孤独症、先天性畸形等患者致病基因的筛查,在肿瘤的研究中也展示了巨大的潜力。

3.1.1 CMA 应用于胚胎植入前遗传学诊断

胚胎植入前遗传学诊断(PGD)是辅助生殖的重要环节,帮助提高胚胎植入率和临床妊娠率。已有多个报道证实 array CGH 在胚胎植入前遗传学检测中发挥重要作用[17]。通过 array CGH 筛查,选择正常胚胎,可帮助提高胚胎植入率、临床妊娠率、降低早期流产率[18-19]。SNP array 在 PGD 中同样发挥重要作用。Tan 等[20]通过囊胚活检结合 SNP array 进行 PGD,比传统荧光原位杂交(FISH)方法的临床妊娠率显著提高。

3.1.2 array CGH 用于产前诊断

美国遗传协会(American Committee on Genetics)2009 年首次发布书面文件正式推荐将 array CGH 应用于产前诊断,推荐用染色体芯片检查取代核型检测超声结构异常胎儿[21]。加拿大医学遗传学家协会(CCMG)2010 发布指南[22],对于高龄孕妇、有家族史、超声检查异常的胎儿,推荐进行 array CGH 的筛查。2013 年美国妇产科学会(ACOG)和美国母胎医学会(SMFM)发布了《染色体微阵序列技术在产前诊断方面的应用》指南[23],该指南中指出:CMA 作为染色体正常超声、异常的附加检测项目。在我国,CMA 技术在产前诊断中的应用专家共识于 2014 年制定完成[24]。

对于高龄孕妇、有家族史、超声检查异常的胎儿,常推荐进行 array CGH 的筛查。据文献报道,在 638 例结构异常的新生儿中,17.1% 存在拷贝数变异[25]。在这些存在拷贝数变异的新生儿中,仅有 2.5% 为整个染色体非整倍体。剩下的 93 个拷贝数变异新生儿中,37 个为已知的变异,44 个为罕见变异,12 个存在嵌合情况。

3.1.3 CMA 评估先天性发育异常

在我国,CMA 在儿童遗传病诊断中的应用指南[26]指出,对以下临床表型的疾病,建议将 CMA 作为一线检测手段:①不明原因的智力落后和/或发育迟缓,如生长发育迟缓。②非已知综合征的多发畸形,特定的发育异常(如头小畸形、身材矮小或巨头畸形、过度生长);超过两项的面部畸形(如五官间距过大、耳鼻异常);天生身体畸形(如心脏缺陷、手部异常)。③孤独症。国内外也有临床研究支持将身材矮小、肥胖、语言发育迟缓、癫痫及其他精神神经发育障碍等作为 CMA 的应用指征。对此研究者需要进一步积累临床数据,以制定相应的指南。当某种疾病或综合征根据临床评估可能为单和/或多基因点突变为主的疾病时,CMA 不应作为首选检测方法。

3.1.3.1 array CGH 与发育迟缓和智力障碍

采用染色体 G 显带核型分析方式,研究人员能够诊断出约 3.7% 的发育迟缓患者存在染色质异常[27]。利用 FISH 对智力障碍患者进行分子诊断,2.5%~7% 的患者诊断出染色质异常[28-29]。这些结果提示,如果采用针对全基因组的、高分辨率的检测技术,诊断率将有可能大大提高。研究人员利用 array CGH 对 140 名智力障碍患者进行分析,发现 20% 存在基因组不平衡异位,11% 存在亚端粒重排[30]。随着 array CGH 探针覆盖度的逐步提高,发育迟缓、智力障碍这类疾病的分子诊断成功率将越来越高。

3.1.3.2 array CGH 与孤独症

在一般孤独症患者中,研究人员筛查发现 7%~10% 患者存在拷贝数变异[31-32]。Jacquemont 等[33]利用大插入克隆 array CGH 对 27 例"综合征型"孤独症患者进行了基因组检测,发现其中 8 例存在临床相关的染色质重排。这意味着,对于有生理缺陷的孤独症患者来说,array CGH 将是一个有力的诊断工具。

3.1.3.3 array CGH 与先天畸形

细胞学异常是多重先天性异常的主要致病原因。约 6% 染色体平衡异位的携带者表现出先天畸形的表型[34],约 1/4 的先天畸形患者被检测为"平衡的"复杂染色质重排[35]。针对这类患者,采用高分辨率的 array CGH 筛查发现,40% 该类患者存在"非平衡"染色质变异,而采用传统细胞遗传学技术无法分辨;18% 患者存在染色质复杂重排,断点数大于 3[36]。

3.1.3.4 array CGH 鉴定新的综合征

DNA 检测时常发现新的突变和染色体变异。在单个患者中发现新的染色体变异,并不能确定该变异的致病性。只有在多个可识别表型的患者中发现类似的染色体变异,才能帮助阐明该类变异与临床异常表型之间的关系,并帮助最终确定一个新的遗传综合征。这一过程强调多方合作,需要收集基因组数据和临床信息。array CGH 的应用在新遗传综合征的明确上发挥重要作用。

3.1.4 CMA 检测微结构异常染色体病

常见的微结构异常染色体病包括 22q11.2 微缺失综

合征、1p36 微缺失综合征、猫叫综合征、普拉德 - 威利综合征、安格尔曼综合征、威廉姆斯综合征。大部分微结构异常染色体病患者缺失的片段大小在兆碱基对级别,少数患者仅缺失几万碱基对,这种情况传统 FISH 无法检出。SNP array 和 array CGH 广泛用于以上综合征的分子遗传学检测。

3.1.5　array CGH 在恶性肿瘤中的应用

肿瘤细胞中可能存在多种基因组和表观修饰的突变,但每种突变对肿瘤的发生是否有作用或在肿瘤发展的哪个阶段起作用,却不得而知。拷贝数变异是肿瘤细胞中常见的突变之一,但在不同的肿瘤细胞中变异的类型非常繁多。运用 array CGH,能够检测出肿瘤细胞中肿瘤相关基因位点的拷贝数变异。如果肿瘤细胞群中存在某种拷贝数变异,能够提示该变异在肿瘤细胞群的适应和进化中起到重要作用。针对慢性淋巴细胞白血病,已经设计靶向 array CGH 用于临床试验,帮助揭示治疗方案与基因组变异之间的关联[37]。此外,在前列腺癌[38]、乳腺癌[39]、胃癌[40]、淋巴瘤[41-42]等多个肿瘤中,均发现拷贝数异常与预后存在相关性。

3.1.6　SNP array 诊断染色体异常

Wang 等[43]利用 SNP array 分析 551 例孕早期流产样本的遗传物质。在去除母体污染后,发现 55.1% 的样本存在临床上显著的染色体异常。这些染色体异常包括非整倍体、多倍体、部分非整倍体、致病性微缺失 / 微重复、单亲二倍体。其中部分染色体异常被认为可能是流产的原因之一。SNP array 在临床上是一个可靠、有力、高分辨率的遗传诊断工具。

3.2　定制芯片诊断单基因病的已知突变

3.2.1　基因芯片诊断珠蛋白生成障碍性贫血

珠蛋白生成障碍性贫血为常染色体隐性遗传病,主要由珠蛋白基因突变造成,分为 α - 珠蛋白生成障碍性贫血和 β - 珠蛋白生成障碍性贫血两种。α - 珠蛋白生成障碍性贫血由 16p13.3 上的 α - 珠蛋白基因(HBA)发生先天性突变造成,β - 珠蛋白生成障碍性贫血由 11p15.3 上的 β - 珠蛋白基因(HBB)发生先天性突变造成。在患者当中,这两类珠蛋白生成障碍性贫血都存在十多种热点突变,但也发现上百种其他位置的非热点突变。因此,快速致病位点的筛查需要能够一次检测多个位点。针对多个热点突变设计探针,制作"珠蛋白生成障碍性贫血诊断基因芯片"则能够实现简便、省时、同时筛查两种珠蛋白生成障碍性贫血。区小冰等[44]利用设计的芯片,对 62 例 α - 珠蛋白生成障碍性贫血和 93 例 β - 珠蛋白生成障碍性贫血患者进行基因诊断。通过分析芯片结果,明确了 155 例患者的分子病因,此外还发现 10 例 β - 珠蛋白生成障碍性贫血患者同时复合 α - 珠蛋白生成障碍性贫血

基因。

3.2.2　基因芯片诊断遗传性耳聋

我国人群中,遗传性耳聋致病基因比较明确,热点突变比例高。针对中国人群常见的致病基因 GJB2、SLC26A4、线粒体 12S rRNA、GJB3 中的 9 种突变设计基因芯片。利用包含 9 个热点突变的耳聋芯片,王国建等[45]对 158 例非综合征型耳聋患者进行基因筛查,突变检出率达到 42.41%。孙莲花等[46]采集了 3 056 例孕妇外周血,并利用芯片进行筛查,共检测到 156 例孕妇携带至少一种突变。携带遗传性耳聋基因突变的比例在抽查人群中达到 5.11%。Chang 等[47]则利用耳聋芯片对 430 名无家族史、临床上无听力损伤的孕妇进行筛查,发现 4.2% 的孕妇携带至少一个热点突变,其中有 6 名新生儿遗传了母亲的突变。鉴于遗传性耳聋在我国新生儿中有较高的发病率,利用芯片进行孕期筛查有望帮助做到一级预防。

3.3　基因分型芯片用于个体化治疗

罗氏的 Amplichip CYP450 检测芯片在 2005 年通过了美国食品药品管理局(FDA)批准进入临床使用,用以检测患者体内决定细胞色素氧化酶活性的多态性位点,预测患者药物代谢水平的高低,这也是第一张进入临床检查的 SNP array。除此之外,个体化用药基因型检测产品还包括 CYP2C9 和 VKORC1 基因型检测试剂盒,用于临床指导长效抗凝药物华法林的使用剂量;细胞因子 F2、F5 及 MTHFR 基因型检测试剂盒,指导个体化抗凝治疗;ALDH2 基因型检测有利于对心血管病高危人群进行宣教,进行早期预防及干预;在指导硝酸甘油临床用药、筛选酒精易感人群并采取有效的保护和干预措施等方面都具有潜在的应用价值。

3.4　其他芯片在临床上的应用

目前遗传性疾病已知的致病因素主要是染色体结构异常和基因突变,因此在遗传咨询中应用最为广泛的芯片主要是 array CGH、SNP array、突变检测芯片。随着疾病研究的深入,甲基化、组蛋白修饰、非编码 RNA 等与疾病的关系也逐步被揭示,相应的芯片也开始被应用于疾病研究。虽然尚不能成熟地应用于临床,但在研究中已经展现出巨大的前景。

甲基化芯片是疾病研究中较为常用的一种,常应用于肿瘤的诊断、分型、预后等研究中[10]。Milani 等[48]利用 Illumina GoldenGate 芯片检测了 401 例急性淋巴细胞白血病患者的 1 320 个胞嘧啶 - 磷酸 - 鸟嘌呤(CpG)位点甲基化水平。发现其中 40 个基因的甲基化水平可以鉴定疾病的分子亚型,其中 20 个基因的甲基化水平可评估患者治疗后复发的可能性。Hinoue 等[49]利用 Illumina

Infinium 27K 芯片分析了 154 名对照组和结直肠癌患者约 14 000 个基因的甲基化水平,发现基于甲基化获得的分子分型与预后突变标记相关联。这也提示甲基化在结直肠癌中不仅可用于分型,表观遗传和遗传物质的联合分析可能精准改善患者的预后。

4 基因芯片的优势与局限性

基因芯片种类繁多,功能多样而丰富,检测范围灵活多变,可以检测基因表达、DNA 突变、拷贝数变异、甲基化等,既能够进行全基因组范围内高通量检测,也可以靶向检测特定区域。检测成本相对低廉,目前市面上有较多的芯片生产商和服务商可供选择,使用门槛较低。以上特点使基因芯片在遗传咨询中占有重要地位。

然而,基因芯片技术也有它的局限性。当前大部分芯片的探针覆盖度偏低,因此将会漏掉基因组上大量其他区域的信息。提高芯片灵敏度和准确性,也是努力的方向。另外,基于杂交的 array CGH 虽然在拷贝数变异检测上大放异彩,却无法判断平衡异位和倒位。芯片的探针预先设计合成,因此对于有可能是致病因素的未知序列和基因,芯片则束手无策。

结　语

尽管存在一定的局限性,但毫无疑问,芯片在遗传诊断中仍有其重要地位。特别是在产前诊断中,基因芯片应用广泛,对提高人口素质有重要意义。基因芯片仍在不断发展,期待下一代芯片能拥有更高的分辨率和灵敏度,能面对棘手的样品和复杂的突变,并且拥有亲民的价格。

（郝晓柯　方向东　李艳明）

参考文献

[1] LOCKWOOD W W,CHARI R,CHI B,et al.Recent advances in array comparative genomic hybridization technologies and their applications in human genetics.Eur J Hum Genet,2006,14(2):139-148.

[2] KORN J M,KURUVILLA F G,MCCARROLL S A,et al.Integrated genotype calling and association analysis of SNPs,common copy number polymorphisms and rare CNVs.Nat Genet,2008,40(10):1253-1260.

[3] MARCHINI J,HOWIE B,MYERS S,et al.A new multipoint method for genome-wide association studies by imputation of genotypes.Nat Genet,2007,39(7):906-913.

[4] PURCELL S,NEALE B,TODD-BROWN K,et al.PLINK:a tool set for whole-genome association and population-based linkage analyses.Am J Hum Genet,2007,81(3):559-575.

[5] ABECASIS G R,CHERNY S S,COOKSON W O,et al.Merlin—rapid analysis of dense genetic maps using sparse gene flow trees.Nat Genet,2002,30(1):97-101.

[6] CHENG F,ZHANG X,ZHANG Y,et al.Haplo2Ped:a tool using haplotypes as markers for linkage analysis.BMC Bioinformatics,2011,12:350.

[7] WEBB E L,SELLICK G S,HOULSTON R S.SNPLINK:multi-point linkage analysis of densely distributed SNP data incorporating automated linkage disequilibrium removal.Bioinformatics,2005,21(13):3060-3061.

[8] SZPIECH Z A,HERNANDEZ R D.Selscan:an efficient multi-threaded program to perform EHH-based scans for positive selection.Mol Biol Evol,2014,31(10):2824-2827.

[9] CHANG C C,CHOW C C,TELLIER L C,et al.Second-generation PLINK:rising to the challenge of larger and richer datasets.Gigascience,2015,4:7.

[10] HEYN H,ESTELLER M.DNA methylation profiling in the clinic:applications and challenges.Nat Rev Genet,2012,13(10):679-692.

[11] WILHELM-BENARTZI C S,KOESTLER D C,KARAGAS M R,et al.Review of processing and analysis methods for DNA methylation array data.Br J Cancer,2013,109(6):1394-1402.

[12] LINGJAERDE O C,BAUMBUSCH L O,LIESTøL K,et al.CGH-Explorer:a program for analysis of array-CGH data.Bioinformatics,2005,21(6):821-822.

[13] WANG J,MEZA-ZEPEDA L A,KRESSE S H,et al.M-CGH:analysing microarray-based CGH experiments.BMC Bioinformatics,2004,5:74.

[14] KIM S Y,NAM S W,LEE S H,et al.ArrayCyGHt:a web application for analysis and visualization of array-CGH data.Bioinformatics,2005,21(10):2554-2555.

[15] SHINAWI M,CHEUNG S W.The array CGH and its clinical applications.Drug Discov Today,2008,13(17-18):760-770.

[16] SAVAGE M S,MOURAD M J,WAPNER R J.Evolving applications of microarray analysis in prenatal diagnosis.Curr Opin Obstet Gynecol,2011,23(2):103-108.

[17] 韩丹,陈大蔚,曹云霞,等.Array-CGH 技术在胚胎植入前遗传学诊断中的应用进展.中华临床医师杂志(电子版),2015,12(6):976-979.

[18] HELLANI A,ABU-AMERO K,AZOURI J,et al.Successful pregnancies after application of array-comparative genomic hybridization in PGS-aneuploidy screening.Reprod Biomed Online,2008,17(6):841-847.

[19] FIORENTINO F,SPIZZICHINO L,BONO S,et al.PGD for reciprocal and Robertsonian translocations using array comparative genomic hybridization.Hum Reprod,2011,26(7):1925-1935.

[20] TAN Y Q,TAN K,ZHANG S P,et al.Single-nucleotide poly-

morphism microarray-based preimplantation genetic diagnosis is likely to improve the clinical outcome for translocation carriers. Hum Reprod,2013,28(9):2581-2592.

［21］ACOG Committee Opinion No.446:array comparative genomic hybridization in prenatal diagnosis.Obstet Gynecol,2009,114(5):1161-1163.

［22］CCMG Cytogenetics Committee.CCMG guidelines for genomic microarray testing,2010.［2019-02-21］.https://www.ccmg-ccgm.org/documents/Policies_etc/Pract_Guidelines/PractGuide_CYTO_Microarray_13July10.pdf

［23］American College of Obstetricians and Gynecologists Committee on Genetics.Committee Opinion No.581:the use of chromosomal microarray analysis in prenatal diagnosis.Obstet Gynecol,2013,122(6):1374-1377.

［24］染色体微阵列分析技术在产前诊断中的应用协作组.染色体微阵列分析技术在产前诊断中的应用专家共识.中华妇产科杂志,2014,49(8):570-572.

［25］KLEEMAN L,BIANCHI D W,SHAFFER L G,et al.Use of array comparative genomic hybridization for prenatal diagnosis of fetuses with sonographic anomalies and normal metaphase karyotype.Prenat Diagn,2009,29(13):1213-1217.

［26］中国医师协会医学遗传学分会,中国医师协会青春期医学专业委员会临床遗传学组,中华医学会儿科学分会内分泌遗传代谢学组.染色体基因组芯片在儿科遗传病的临床应用专家共识.中华儿科杂志,2016,54(6):410-413.

［27］SHEVELL M,ASHWAL S,DONLEY D,et al.Practice parameter:evaluation of the child with global developmental delay:report of the Quality Standards Subcommittee of the American Academy of Neurology and the Practice Committee of the Child Neurology Society.Neurology,2003,60(3):367-380.

［28］FLINT J,KNIGHT S.The use of telomere probes to investigate submicroscopic rearrangements associated with mental retardation.Curr Opin Genet Dev,2003,13(3):310-316.

［29］RAVNAN J B,TEPPERBERG J H,PAPENHAUSEN P,et al.Subtelomere FISH analysis of 11 688 cases:an evaluation of the frequency and pattern of subtelomere rearrangements in individuals with developmental disabilities.J Med Genet,2006,43(6):478-489.

［30］MENTEN B,MAAS N,THIENPONT B,et al.Emerging patterns of cryptic chromosomal imbalance in patients with idiopathic mental retardation and multiple congenital anomalies:a new series of 140 patients and review of published reports.J Med Genet,2006,43(8):625-633.

［31］SEBAT J,LAKSHMI B,MALHOTRA D,et al.Strong association of de novo copy number mutations with autism.Science,2007,316(5823):445-449.

［32］MARSHALL C R,NOOR A,VINCENT J B,et al.Structural variation of chromosomes in autism spectrum disorder.Am J Hum Genet,2008,82(2):477-488.

［33］JACQUEMONT M L,SANLAVILLE D,REDON R,et al.Array-based comparative genomic hybridisation identifies high frequency of cryptic chromosomal rearrangements in patients with syndromic autism spectrum disorders.J Med Genet,2006,43(11):843-849.

［34］MADAN K,NIEUWINT A W,VAN BEVER Y.Recombination in a balanced complex translocation of a mother leading to a balanced reciprocal translocation in the child.Review of 60 cases of balanced complex translocations.Hum Genet,1997,99(6):806-815.

［35］WARBURTON D.De novo balanced chromosome rearrangements and extra marker chromosomes identified at prenatal diagnosis:clinical significance and distribution of breakpoints.Am J Hum Genet,1991,49(5):995-1013.

［36］DE GREGORI M,CICCONE R,MAGINI P,et al.Cryptic deletions are a common finding in "balanced" reciprocal and complex chromosome rearrangements:a study of 59 patients.J Med Genet,2007,44(12):750-762.

［37］SCHWAENEN C,NESSLING M,WESSENDORF S,et al.Automated array-based genomic profiling in chronic lymphocytic leukemia:development of a clinical tool and discovery of recurrent genomic alterations.Proc Natl Acad Sci U S A,2004,101(4):1039-1044.

［38］PARIS P L,ANDAYA A,FRIDLYAND J,et al.Whole genome scanning identifies genotypes associated with recurrence and metastasis in prostate tumors.Hum Mol Genet,2004,13(13):1303-1313.

［39］CALLAGY G,PHAROAH P,CHIN S F,et al.Identification and validation of prognostic markers in breast cancer with the complementary use of array-CGH and tissue microarrays.J Pathol,2005,205(3):388-396.

［40］WEISS M M,KUIPERS E J,POSTMA C,et al.Genomic alterations in primary gastric adenocarcinomas correlate with clinicopathological characteristics and survival.Cell Oncol,2004,26(5-6):307-317.

［41］MARTINEZ-CLIMENT J A,ALIZADEH A A,SEGRAVES R,et al.Transformation of follicular lymphoma to diffuse large cell lymphoma is associated with a heterogeneous set of DNA copy number and gene expression alterations.Blood,2003,101(8):3109-3117.

［42］RUBIO-MOSCARDO F,CLIMENT J,SIEBERT R,et al.Mantle-cell lymphoma genotypes identified with CGH to BAC microarrays define a leukemic subgroup of disease and predict patient outcome.Blood,2005,105(11):4445-4454.

［43］WANG Y,CHENG Q,MENG L,et al.Clinical application of SNP array analysis in first-trimester pregnancy loss:a prospective study.Clin Genet,2017,91(6):849-858.

［44］区小冰,张力,余一平,等.基因芯片诊断地中海贫血的研究.中华儿科杂志,2005,43(1):31-34.

［45］王国建,戴卜,韩东一,等.基因芯片技术在非综合征性耳聋快速基因诊断中的应用研究.中华儿科杂志,2008,6(1):61-66.

［46］孙莲花,李磊,王晓雯,等.芯片检测结合测序技术在遗传性耳聋产前基因筛查与诊断中的应用.中华耳鼻咽喉头颈外科杂

志,2012,47(12):991-995.

[47] CHANG L,ZHAO N,LIU P.Application of gene chip for detection of gene mutation of deafness in pregnant women.Mat Child Health Care China,2014,9(2):97-100.

[48] MILANI L,LUNDMARK A,KIIALAINEN A,et al.DNA methylation for subtype classification and prediction of treatment out-come in patients with childhood acute lymphoblastic leukemia. Blood,2010,115(6):1214-1225.

[49] HINOUE T,WEISENBERGER D J,LANGE C P,et al.Genome-scale analysis of aberrant DNA methylation in colorectal cancer. Genome Res,2012,22(2):271-282.

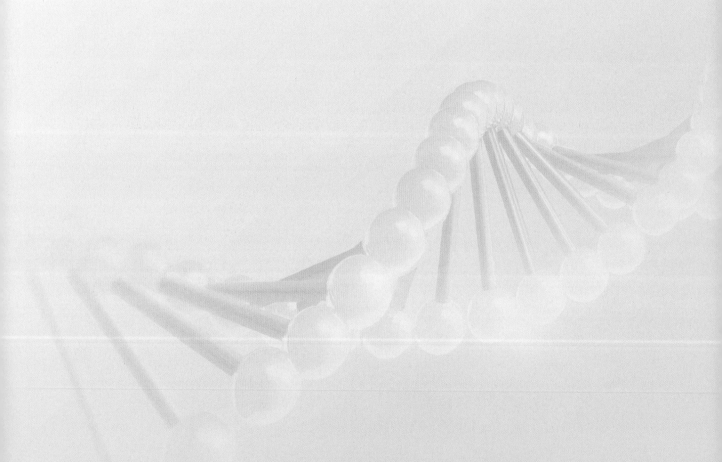

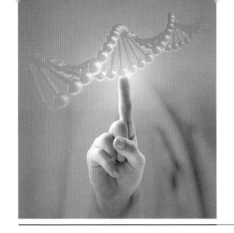

第8章

生物信息学在遗传咨询中的地位与应用

缩写	英文全称	中文全称
ACMG	American College of Medical Genetics and Genomics	美国医学遗传学与基因组学会
ACOG	American College of Obstetricians and Gynecologists	美国妇产科学会
APP	amyloid precursor protein	淀粉样前体蛋白
array CGH	array-based comparative genomic hybridization	比较基因组杂交芯片
cDNA	complementary DNA	互补 DNA
ceRNA	competing endogenous RNA	内源竞争 RNA
CFTR	cystic fibrosis transmembrane conductance regulator	囊性纤维化穿膜传导调节蛋白
ChIP	chromatin immunoprecipitation	染色质免疫沉淀
ChIP-Seq	chromatin immunoprecipitation sequencing	染色质免疫沉淀测序
circRNA	circular RNA	环状 RNA
CNV	copy number variant	拷贝数变异
CpG	cytosine-phosphate-guanosine	胞嘧啶 - 磷酸 - 鸟嘌呤
EBI	European Bioinformatics Institute	欧洲生物信息研究所
EMBL	European Molecular Biology Laboratory	欧洲分子生物学实验室
FDA	Food and Drug Administration	美国食品药品管理局
GLM	general linear model	一般线性模型
GWAS	genome-wide association study	全基因组关联分析
HDAC	histone deacetylase	组蛋白去乙酰化酶
HGMD	Human Gene Mutation Database	人类基因突变数据库
lncRNA	long non-coding RNA	长链非编码 RNA
MECP2	methyl-CpG-binding protein-2	甲基化 CpG 结合蛋白 2
miRNA	microRNA	微 RNA
MLM	mixed linear model	混合线性模型
mRNA	messenger RNA	信使 RNA

续表

缩写	英文全称	中文全称
mtDNA	mitochondrial DNA	线粒体 DNA
NCBI	National Center for Biotechnology Information	美国国立生物技术信息中心
ncRNA	non-coding RNA	非编码 RNA
OMIM	Online Mendelian Inheritance in Man	在线人类孟德尔遗传
PCR	polymerase chain reaction	聚合酶链反应
PCR-ASO	polymerase chain reaction-allele specific oligonucleotide	PCR 结合等位基因特异性寡核苷酸杂交法
PGD	preimplantation genetic diagnosis	胚胎植入前遗传学诊断
rRNA	ribosomal RNA	核糖体 RNA
RTT	Rett syndrome	雷特综合征
SMRT	single molecular real time	单分子实时
sncRNA	short non-coding RNA	短链非编码 RNA
SNP	single nucleotide polymorphism	单核苷酸多态性
SNP array	single nucleotide polymorphism array	单核苷酸多态性微阵列芯片
TDT	transmission disequilibrium test	传递不平衡检验
tRNA	transfer RNA	转运 RNA
UPD	uniparental disomy	单亲二倍体
WES	whole exome sequencing	全外显子组测序

引言

自 2001 年人类基因组序列图谱公布以后，与人类疾病相关的遗传信息出现了爆发式增长。以基因芯片和新一代测序为代表的高通量分析技术的成熟和广泛应用，使获取个人全部遗传数据的成本不断降低。同时，计算机不断增加的运算速度和存储容量也使分析和检索这些遗传数据变得更加方便快捷。分子遗传学的研究对象已经从传统的单基因疾病扩展到了复杂的多基因疾病，从单一层次的基因序列扩展到了包括基因组、转录组、蛋白质组、代谢组、表观遗传组在内的全方位多层次"组学"。毫无疑问，这些技术的进步和数据的积累极大地促进了人类对各种疾病的认识，为医疗健康事业带来了新的跨越式发展机会。顺应这一趋势，美国和中国分别于 2015 年和 2016 年相继开展了精准医疗计划，力争实现组学技术和大数据的临床转化。但是，大数据具有数量大、维度高、噪声高的特点，如何从中正确解读与个人生理病理相关的遗传信息仍然是该领域面临的最大挑战。在大数据和精准医疗时代的遗传咨询师，不仅要求是医学和遗传学领域的专家，也要求对统计学和计算机科学的相关原理和应用有清醒的认识，这样才能正确判断遗传检测的价值和局限性。这正是作为交叉学科的生物信息学对于遗传咨询的重要意义。

1　生物信息学的定义和基础

1.1　生物信息学的定义

生物信息学（bioinformatics）是一门集数学、计算机科学和生物学的工具及技术于一体的涵盖了生物信息的获取、处理、存储、分配、分析和阐述等各个方面，以理解海量的生物学数据为目的的学科。

生物信息学是随着人类基因组计划的启动而逐渐兴起的。与传统生物学以实验为主要研究手段不同，生物信息学以利用计算机开展数据分析为主要特征。随着各种高通量实验平台的广泛应用，生物信息学已经渗透到生物医学的各个分支中。比较典型的应用有生物序列分析、基因组关联分析、基因表达和调控分析、生物通路和网络分析、文本分析等。除了以揭示生物系统和生物过程的基本原理为目标以外，生物信息学也开展算法和软件开发、数据库构建等应用型研究。

1.2　组学测序技术和生物信息学的发展

生物信息学主要是靠以测序技术为代表的高通量技术的发展来推动的。测序技术的每一次变革都带来了对快速增加的生物医学数据的解读需求，也对基因组研究、疾病医疗研究、药物研发等领域产生了巨大的推动作用。

第一代 DNA 测序技术用的是 1977 年由 Sanger 开创的双脱氧链末端终止法或是由 Maxam 和 Gilbert 发明的化学裂解法。Sanger 提出的经典双脱氧链末端终止法核心原理是：由于 ddNTP 的 2′ 和 3′ 都不含羟基，其在 DNA 的合成过程中不能形成磷酸二酯键，因此可以用来中断 DNA 合成反应，在 4 个 DNA 合成反应体系中分别加入一定比例带有放射性同位素标记的 ddNTP，通过凝胶电泳和放射自显影后可以根据电泳带的位置确定待测分子的 DNA 序列。同一年，Gilbert 提出化学裂解法，该方法与 Sanger 测序法类似，先得到随机长度的 DNA 链，然后再通过电泳方法读取序列。但与 Sanger 测序法不同之处在于，Maxam-Gilbert 化学裂解法是先用特定的化学试剂标记碱基再用化学打断测序，而 Sanger 测序法是通过 ddNTP 随机合成测序。以 Sanger 测序法为基础，在 2001 年，人类完成首个人类基因组图谱，初步解开了人体内约 2.5 万个基因密码。

第一代测序技术的主要特点是测序读长长，准确性高。但其测序成本高、通量低等方面的缺点，严重影响了真正大规模的应用。进入 21 世纪后，经过不断的技术开发和改进，以罗氏公司的 454 技术、因美纳（Illumina）公司的 Solexa/Hiseq 技术和 ABI 公司的 SOLiD 技术为代表的第二代测序技术诞生了。与第一代测序技术相比，第二代测序技术在大大降低测序成本的同时，还大幅提高了测序速度，并且保持了较高的准确性。

454 测序技术是由罗氏公司开发的第一个商业测序平台。该技术的原理是酶级联化学发光反应：首先将聚合酶链反应（PCR）扩增的单链 DNA 与引物杂交，三磷腺苷双磷酸酶、底物荧光素酶和 5′- 磷酸硫酸腺苷共同孵育。在每一轮测序反应中只加入一种 dNTP，若该 dNTP 与模板配对，聚合酶就可以将其掺入到引物链中并释放出等摩尔数的焦磷酸。焦磷酸盐被硫酸化酶转化为 ATP，ATP 就会促使氧合荧光素的合成并释放可见光。可见光通过检测后转化为一个峰值，峰值与反应中掺入的核苷酸数目成正比，从而根据荧光测得 DNA 序列。

Solexa/Hiseq 和 SOLiD 测序技术核心思想都是边合成边测序。它们的技术原理与焦磷酸测序法类似，即生成新 DNA 互补链时，或者加入的 dNTP 通过酶促级联反应催化底物激发出荧光，或者直接加入被荧光标记的 dNTP 或半简并引物，在合成或连接生成互补链时释放出荧光信号。通过捕获光信号并转化为一个测序峰值，获得互补链序列信息。

二代测序技术使测序分析进入商业化模式，极大地促进了测序技术的推广和使用，导致了后人类基因组时代生物信息学研究的大爆发。自人类基因组图谱完成和二代测序问世以来，人类从对单基因的简单研究模式逐渐过渡到全基因组多组学复杂研究过程。继人类基因组计划之后，又开启了旨在确定和编目人类遗传多样性的国际人类基因组单体型图 HapMap 计划、人类基因组遗传多态性图谱千人基因组计划，旨在解析人类基因组中的所有功能性元件的 ENCODE 计划和提供癌症基因相关图谱的 TCGA 计划。

近年，太平洋生物科学公司（Pacific BioSciences）公司的单分子实时（SMRT）技术和 Oxford Nanopore Technologies 公司的纳米孔单分子测序技术，被称之为第三代测序技术。与前两代相比，最大的特点就是单分子测序。测序过程无需进行 PCR 扩增，避免了 PCR 过程可能引入突变或者改变样品中核酸分子的比例关系。另外，第二代测序的读长普遍偏短，在进行数据拼接时会遇到麻烦。以单分子实时测序和纳米孔为标志的第三代测序技术能够进行长片段基因组测序。

PacBio SMRT 技术其实应用了边合成边测序的思想。以 SMRT 芯片为测序载体，其基本原理是：DNA 聚合酶和模板结合，4 色荧光标记 4 种碱基，在碱基配对阶段，不同碱基的加入，会发出不同光，根据光的波长与峰值可判断进入的碱基类型。SMRT 技术的测序速度很快，每秒约 10 个 dNTP。但其测序错误率比较高，达到 15%。不过它的出错是随机的，并不会像第二代测序技术那样存在测序错误的偏向，因而可以通过多次测序来进行有效的纠错。

Oxford Nanopore Technologies 公司所开发的纳米孔单分子测序技术与以往的测序技术皆不同，它是基于电信号而不是光信号的测序技术。该技术的关键之一是，他们设计了一种特殊的纳米孔，孔内共价结合有分子接头。当 DNA 碱基通过纳米孔时，它们使电荷发生变化，从而短暂地影响流过纳米孔的电流强度。灵敏的电子设备检测到这些变化从而鉴定所通过的碱基。

随着新的测序技术出现，高通量测序成本逐步下降，目前市面上已经出现了针对个人的基因组测序分析。这种技术的发展为以后的个性化精准医疗提供了可能。同时生物信息学也伴随着测序技术得到了有效的发展，从全基因组水平上对疾病进行分析，从而指导和帮助临床医疗。

1.3　生物信息学的主要研究内容

1.3.1　基因组序列拼接和比对

基因组序列拼接为物种提供全基因组序列信息，是物种序列研究的基础。第一个人类全基因组序列拼接是基于一代测序技术，即 Sanger 测序法。其优点是读长片段的长度较长（超过 800bp），但是通量太低，成本非常高。目前的全基因组拼接多是基于二代测序技术。二代测序技术的读长片段在 50~400bp，以"短片段"和"高深度"为主要特点。基于二代测序数据的特点，研究人员开发并改进了许多基因组拼接的方法。基因组拼接方法主要分为两大类：第一类方法采用"重叠 - 排布 - 一致（overlap-layout-consensus）"拼接策略，简称"OLC 拼接策略"。简单地说，OLC 拼接策略首先计算所有测序读长片段的两两重叠区域，重叠区域需要达到一定条件的序列相似性。然后，根据读长片段之间的重叠区域，OLC 拼接策略可以确定所有重叠读长片段的顺序排布。基于读长片段的顺序排布和多个读长片段重叠区域的比对信息，OLC 拼接策略提取多重比对区域的一致序列，作为拼接得到的序列。大部分基于一代测序数据的拼接软件都是基于 OLC 拼接策略，比如 Celera、PCAP、Arachne 和 Phusion。而基于二代测序数据的 MaSuRCA 软件也用到了 OLC 拼接策略。第二类方法采用 de Bruijn graph 策略，首先将所有读长片段分割成一定长度的短 k-mer 序列，一般是 20~40bp。每个 k-mer 序列视为一个网络节点，k-mer 节点之间的重叠视为连接两节点之间的边。根据 k-mer 节点的连接情况，基于图论理论，找到连接所有节点的最短路径，形成长的拼接序列。很多基于二代测序数据的拼接软件采用 de Bruijn graph 策略，比如 Allpaths-LG、SOAPdenovo、Velvet、EULER-SR 和 ABySS。OLC 拼接策略受测序错误的影响比较小，相对于 de Bruijn graph 策略，计算量比较大。

经过基因组拼接，研究者可以得到物种的参考基因组序列。在研究该物种的其他个体的基因组序列时，只需要将新的测序数据与参考基因组序列进行比对即可。基因组序列比对是对测序产生的每一个读长片段，利用序列相似性，找到其在参考基因组上的位置。对于二代测序数据，常用的基因组比对的软件有 BWA、SOAP、Bowtie 和 Bowtie2 等。而对于转录组 RNA 短片段与基因组的比对，考虑到转录本剪接的存在，很多比对软件还加入了检测剪接点的功能，例如 TopHat、TopHat2、HISAT2、STAR 等。

1.3.2　基因组结构预测和注释

对于新物种从头拼接得到的全基因组序列，需要对基因组中具有编码蛋白能力的基因结构进行预测和注释。一般首先需要对基因组进行重复序列的屏蔽(Repeat-Mask)。一方面,可以用 RepeatMasker 将基因组与已知的重复序列库进行比对;另一方面,可以基于拼接得到的基因组序列,利用 RepeatModeler 等软件从头构建重复序列库。将这两方面重复序列库进行结合,共同注释基因组序列上的重复序列。

基因组结构预测的方法可以分为三类:基于同源性预测、从头预测和基于转录本结构预测。基于同源性预测方法主要利用其他进化距离上相近的物种的蛋白序列进行新物种的基因预测。基本方法是将已知蛋白序列与新基因组序列作比对,并且考虑内含子和剪切位点的位置,主要软件有 Exonerate 和 Genewise。从头预测方法从基因组序列本身出发,基于基因信号特征[包括起始和终止密码子、内含子剪切位点、转录因子结合位点、核糖体结合位点以及 Poly(A)等],结合编码区在统计学上的分布,利用马尔可夫或隐马尔可夫等概率模型,区分基因组上的编码与非编码区域,从而预测基因结构。常用的从头预测基因结构软件有 Genscan、Augustus 和 SNAP 等。转录本序列可以为基因结构注释提供更加可靠的证据。其一般做法是:将转录组数据(如 RNA-Seq 测序片段)比对到参考基因组上,根据比对的位置信息推断编码基因的位置和结构。常用的通过转录本预测基因结构的软件有 GIIRA、TopHat+Cufflinks、PASA 等。

实际操作中,可以综合运用多种基因组结构的预测方法,然后利用 EVidenceModeler、GLEAN 或 GAZE 等软件,对多种预测方法得到的基因集进行整合,得到综合的非冗余参考基因集。

1.3.3 基因组表观修饰分析

基因组的表观修饰是一种在没有核 DNA 序列改变的情况下基因功能发生的可逆且可遗传的变化,包括 DNA 的甲基化以及组蛋白乙酰化修饰等。它们在多个生物过程如基因表达、胚胎发育以及染色体稳定性等方面扮演重要作用。

对全基因组范围内 DNA 甲基化位点分析常用的方法包括亚硫酸氢盐处理法和甲基化免疫共沉淀法。前者的原理是通过亚硫酸氢盐处理样本 DNA,使非甲基化的胞嘧啶转变为尿嘧啶,而甲基化的胞嘧啶则保持不变。后者的原理是利用甲基化胞嘧啶抗体富集甲基化 DNA 片段。经过处理的 DNA 可以通过各类芯片平台和二代测序来检测。芯片平台主要针对已知的甲基化位点区域设计探针,例如,胞嘧啶-磷酸-鸟嘌呤(CpG)岛或启动子区域内的甲基化位点。而二代测序可以得到全基因组 DNA 甲基化图谱。对于组蛋白的修饰,常用的方式是利用染色质免疫沉淀(ChIP)技术,结合芯片和测序平台来检测。近年来兴起的各种染色体构象捕获技术(3C 和

Hi-C 技术),可以结合二代测序高通量地检测基因组区域间的相互作用和染色体的高级结构。

表观遗传修饰的功能分析可以 DNA 甲基化为例。筛选疾病和正常条件下的差异甲基化位点后,用对应基因进行功能富集分析,预测差异甲基化可能参与调控的生物学过程。同时甲基化表达谱可以用于疾病的分型。文献表示有多种癌症发现有甲基化 CIMP 的亚型,其预后与其他亚型有显著差异。另外,相比于往往出现在肿瘤晚期的蛋白质等大分子肿瘤标志物,原癌基因与抑癌基因甲基化水平的变化更适合用于早期诊断。

1.3.4 非编码区及非编码 RNA 分析

非编码区是指不能转录为对应信使 RNA(mRNA)并指导蛋白质合成的一段区域;非编码 RNA(ncRNA)是一类可以转录但无法编码蛋白质的 RNA。由非编码区转录而来的 RNA 是非编码 RNA,而非编码 RNA 则不一定全部来自于非编码区。

在真核生物中,非编码 RNA 在转录组中占据的比例是巨大的,按照长度来分,有长度约为 22nt 的微 RNA(miRNA),50~500nt 不等的核糖体 RNA(rRNA)和转运 RNA(tRNA)等,以及大于 200nt 的长链非编码 RNA(lncRNA)。尽管不编码蛋白质,但并不代表这些 RNA 不具有功能,如 miRNA 可与靶基因 mRNA 配对引导沉默复合体来降解 mRNA;lncRNA XIST 参与 X 染色体的失活过程;tRNA 参与 mRNA 的翻译过程等。

对于特定且已知的非编码 RNA,市面上有各种各样的芯片可用于检测,如表达谱芯片、PCR 芯片等;对于测序得到的 RNA-Seq 数据,既可以与已知非编码 RNA 进行匹配,也可进行从头识别。例如针对 lncRNA,从头识别要经过 Pfam 蛋白结构域数据库比对、ORF 长度识别、编码能力预测、长度控制等一系列过程。

非编码 RNA 识别之后的功能预测多通过与 mRNA 的共表达分析来进行。基于皮尔逊相关系数、斯皮尔曼相关系数等进行聚类,利用同一个类中的 mRNA 预测非编码 RNA 可能参与调控的生物学功能。除此之外,通过序列特征、结构、理化性质来预测非编码 RNA 潜在的作用靶点也很重要,如针对 miRNA 的 starBase 和 PicTar,以及针对 lncRNA 的 lncPro 等软件。进一步的功能验证则需要更加详尽的实验。

1.3.5 基因表达谱和基因调控网络分析

基因表达包括从染色体结构改变到蛋白质翻译修饰等一系列复杂过程,这一过程当中的调控工作又是通过蛋白质和核酸以及蛋白质间的相互作用完成的。因此,在不同组织、不同细胞时期以及不同外界信号调控外界环境条件下,基因表达会呈现出很大的特异性,这种特异性通过逆向工程可以反映基因调控网络的特征。目前已经有成熟的实验手段通过表达芯片和 RNA-Seq 测得细

胞内全部 mRNA 的表达数据。一方面,可以通过差异表达分析获得在某种生理病理条件下细胞内特异表达的基因;另一方面,可以通过基因表达谱来对疾病进行分子分型。

构建基因调控的网络多种多样,首先是最常见的布尔网络模型,将每一个基因的状态定义为开 / 关,从而用该网络包含的 n 个基因的状态表示网络特征。线性组合模型则将每一个基因的表达量更为准确地体现在网络当中。微分方程模型借助动力学分析更好地还原了基因表达过程的动态。随着机器学习算法的逐渐发展,研究基因调控网络也有了更多的参考。通过这些方法构建基因调控网络,再进一步运用到后续基因功能分析或预测当中,从而发掘基因表达中重要的相互作用关系。

1.3.6　全基因组关联分析

全基因组关联分析(GWAS)是将基因组中的单核苷酸多态性(SNP)或者拷贝数变异(CNV)作为分子遗传标志物,在全基因组层面上结合不同数学模型与对照组进行关联分析,从而比较发现影响目的性状或复杂疾病的遗传变异的方法。在进行 GWAS 前,首先要确定目标性状和研究群体,建立包含目标和对照性状信息的数据库;随后需要对样本的基因序列进行分型或测序分析,并控制样本质量,得到后续所需的 SNP 或 CNV 列表。常用的 GWAS 一般有两个或以上阶段,首先统计筛选阳性 SNP/CNV,缩小研究范围,随后结合更大的对照样本群体进行重复检验及基因分型验证分析。

利用 GWAS 研究质量性状经常采用 *Logistic* 回归模型,而对数量形状的研究则常常借助一般线性模型(GLM)。其中复杂的数量性状背景效应可能对结果造成影响,2005 年提出了用混合线性模型(MLM)对此类问题进行分析。GWAS 主要有基于无关个体和基于家系的两种关联分析。基于家系样本的研究常借助传递不平衡检验(TDT)排除人群混杂的影响。Plink 是最早用来分析 GWAS 数据的软件之一,常常与进行单倍型分析的 Haploiew 相结合得到最终可视化结果:阳性 SNP 或 CNV 在染色体上的分布情况,连锁不平衡图等。

2　组学技术和生物信息学在遗传咨询中的应用

2.1　在单基因突变的遗传性疾病检测中的应用

单基因突变引起的遗传性疾病是指受一对等位基因控制的遗传病,有 6 600 多种,常见的有囊性纤维化、亨廷顿病、脆性 X 综合征等,对人类健康造成了较大的威胁。根据致病基因显隐性和位置的不同,主要分常染色体显性遗传病、常染色体隐性遗传病和性染色体遗传病,其中常染色体显性遗传病发病率最高,比如家族性高胆固醇血症、亨廷顿病、软骨发育不全等[1]。

根据在线人类孟德尔遗传(OMIM)数据库的统计,在将近 7 000 种单基因遗传病中,有 4 000 多种致病基因和发病机制比较明确,对于发病机制比较清楚的单基因遗传病,可以采取常规的临床诊断或者症状前诊断进行检测,即根据患者的各种临床表现进行分析,结合家族史和家系分析,判断和确诊是否患有该单基因遗传病。此外,产前诊断和生化检查也被广泛应用于单基因遗传病的筛查中。但是以上方法都依赖于临床医生的经验,误诊率较高。而随着基因测序成本的大幅下降,利用组学测序技术检测单基因疾病的优势得到突显,随之在实践中的应用尤其是胚胎植入前遗传学诊断(PGD)也越来越广泛[2]。

利用组学技术检测单基因遗传病主要分为基因芯片和 DNA 测序技术。基因芯片是一种高通量大分子检测技术,将许多特定的寡核苷酸片段或者基因片段作为探针,样品 DNA 通过 PCR 扩增等掺入荧光标记分子,与探针进行杂交反应,通过激光共聚焦荧光显微镜对芯片进行扫描,获取信息,可以同时对上千种甚至更多基因的表达水平和突变进行快速准确地检测。比如 Karyomaping 基因芯片,是针对全基因组 SNP 位点设计的芯片,可用于筛查多种单基因疾病[3]。利用基因芯片进行 PGD,不仅可以保证准确性,提高效率,缩短患者等待时间,还能最大限度地降低流产或引产的风险。

相对于传统的 DNA 印迹法或者 PCR 结合等位基因特异性寡核苷酸杂交法(PCR-ASO)来说,基因芯片可以微量化、大规模、并行化并且高度自动化地处理有价值的生物样品,能够用最少量的样品得到最大价值的信息,对于临床诊断中的遗传性疾病检测具有重大的应用价值。然而,基因芯片依赖于特定的已知基因,灵敏度不够,对于遗传原理尚不清楚或者致病基因不明了的单基因遗传病来说有很大的局限性。

测序技术的发展弥补了基因芯片在遗传病检测方面的缺陷,测序技术分为第一代测序、第二代测序和第三代测序。第一代测序的优点是准确,但是通量很低,对于临床检测来说效率太低。现在更为常用的是第二代测序技术,又称高通量测序法,特点是数据量大、速度快、通量高、成本低。利用测序技术检测单基因遗传病目前主要有两种策略:一种是采用目标序列捕获高通量测序技术进行基因筛查,可以同时检测多种突变类型,一次检测多个基因和多个样本,能够有效解决临床上致病基因比较复杂的疾病;另一种是通过全外显子组测序(WES)获得外显子区域序列图谱,得到个体几乎所有的突变信息,通过分类和疾病关联分析,确定该疾病的突变[4]。例如临床上常见的囊性纤维病,利用 Illumina 公司设计的靶向重测序方法可以快速地鉴定囊性纤维化穿膜传导调节蛋白(CFTR)基因中的变异。该方法可以高效快速地为临床医生提供个体化的诊断辅助,已经获得欧洲体外诊断医疗器械的相关认证并在多个国家上市。

2.2 在多基因突变的遗传性疾病检测中的应用

不同于单基因突变的遗传性疾病,人类许多疾病可能是多因素或者多对基因控制的。这些疾病遗传不遵循经典的孟德尔遗传模式,而受到多对微效基因累加并与环境因素共同作用而发生,被称为多基因遗传病或复杂疾病。目前常见的多基因遗传病有包括糖尿病、高血压、癌症以及精神疾病等在内的 100 多种常见疾病,在群体中 15%~20% 的人患某种多基因遗传病。多基因遗传病往往呈现家族聚集倾向,而且与患者亲缘关系远近相关,即与患者亲缘关系越近,发病风险越高,反之则降低。但与单基因遗传病不同,多基因遗传病在系谱分析中并不具有清晰的遗传特征,在家族中发病率高于群体发病率,但低于单基因遗传病发病率。多基因遗传病常具有遗传异质性(genetic heterogeneity),在基因组中存在多个疾病易感基因可能增加疾病的易感性。多基因遗传病还表现出不同的临床表型,即具有表型异质性(phenotypic heterogeneity)。未知的遗传模式、复杂的遗传异质性和表型异质性,以及遗传因素和环境因素的双重影响,使得多基因遗传病的研究和治疗十分困难。

多基因遗传病的研究方法主要包括连锁分析、GWAS以及多种组学结合方式。其中,GWAS 是近年来兴起的研究多基因遗传病的主要方法。其原理是在一定人群中选择疾病组和对照组,通过全基因组范围内筛选出的SNP 位点的等位基因频率进行差异比较,计算变异与疾病的关联强度,确定出与疾病相关的变异。GWAS 研究在寻找遗传标记与复杂疾病间的关系,以及遗传咨询、早期诊断、风险评估等方面都有重要作用。截至 2017 年 5月,GWAS Catalog 数据库[5] 已经包含了 2 940 篇发表物和 36 066 个 SNP- 性状关系。

以阿尔茨海默病为例,这是一种典型的环境和遗传因素相互作用而发生的复杂疾病。阿尔茨海默病的确诊往往需要脑活检,对患者损伤较大,而且有很高的误诊 / 漏诊率。随着基因芯片、脑成像等技术发展成熟,阿尔茨海默病的诊断,特别是早期诊断进入了一个新阶段。通过连锁分析发现有大约 1% 的 65 岁前发病的患者主要具有淀粉样前体蛋白(APP)、早老素 1 或 2 基因突变这类常染色体显性遗传变异[6]。而多数患者具有一定环境和基因多态性的风险基因,如载脂蛋白 APOE 基因。APOEε4 等位基因携带者的阿尔茨海默病发生率较

非携带者增加 2~4 倍[7]。通过 GWAS 发现除了 APOE 基因外,还有如 CLU、PICALM、CR1、BIN1 及 CD33 等更多的风险基因[8-10]。随着样本量的增加,还发现了 CASS4、CUGBP、CELF1 等 20 个风险基因[11]。测序技术的发展使得阿尔茨海默病相关的低频突变被相继发现,如研究人员通过全外显子组测序和全基因组测序发现髓细胞 2蛋白受体(TREM2),水解膦酸酯酶 D3(PLD3)等新风险基因[12-13]。

2 型糖尿病也是一种复杂的多基因遗传病,主要由胰岛 B 细胞胰岛素分泌不足和 / 或胰岛素靶组织细胞发生胰岛素抵抗而发生。在多个大样本的 2 型糖尿病 GWAS 研究中,发现 TCF7L2、SLC30A8、PPAR7、IGF2BP2 等多个易感基因[14]。2 型糖尿病在很大程度上受到环境因素影响,不同种族、地区的患者有较大的差异,而大规模的关联分析则有助于找到复杂疾病之间的共性,为糖尿病的治疗提供帮助。在 2014 年对来自欧洲、东亚、南亚、墨西哥及墨西哥裔美国人的共 21 491 个患者样本和 83 964 个对照组样本进行全基因组关联荟萃分析中,发现了 TMWM154、SSR1-RREB1、FAF1、POI5F1-TCF19、LPP、ARL15、MPHOSPH9 这 7 个跨民族的新遗传区域[15],说明 2 型糖尿病在不同民族间也具有一定共性。

2.3 在染色体结构或数目变异的遗传性疾病检测中的应用

目前人类已知的染色体疾病有 200 余种。大多数染色体疾病由染色体数目异常引起,以唐氏综合征最为常见。另有部分染色体疾病因缺失或重复一段染色体片段(CNV)而引起,统称为染色体微缺失 / 微重复综合征[16]。大众熟知的帕金森病和阿尔茨海默病等多种神经系统疾病,多是由 CNV 引起。目前已经发布了多种与临床疾病相关的 CNV 数据库,如 Well Trust Sanger 学院开发的DECIPHER[17]。

目前检测染色体结构或数目变异的技术方法主要有核型分析、FISH、芯片技术和组学测序技术等。常规的核型分析难以发现 5Mb 以下的染色体缺失和重复;FISH 通量较低且成本很高,只能作为特定目标疾病或针对性排除某种疾病的情况下使用;芯片技术和组学测序技术的高通量检测优势,使得它们在临床检测染色体疾病中有很好的应用。

基于设计原理的不同,基因芯片主要有两大平台。一种是比较基因组杂交芯片(array CGH),其基本原理是将待测样本 DNA 与正常对照样本 DNA 分别用不同的荧光标记,通过与芯片上固定探针进行竞争性杂交获得定量的拷贝数检测结果(图 2-8-1)。array CGH 技术仅需少

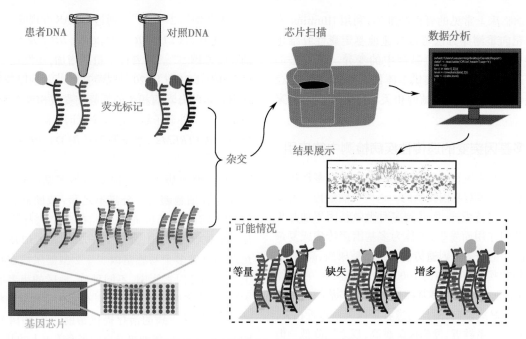

患者DNA 对照DNA 芯片扫描 数据分析

荧光标记

杂交 结果展示

可能情况

等量 缺失 增多

基因芯片

图 2-8-1 比较基因组杂交芯片实验操作流程

量的 DNA 即可系统地检测整个基因组 DNA 的扩增或缺失。与传统的核型分析相比,array CGH 不需要细胞培养、分辨率高(达到 0.05Mb)、操作简单、自动化程度高、减少了人为主观因素产生的误差。另外一种是单核苷酸多态性微阵列芯片(SNP array),其基本原理是将探针连接在微珠上,然后将携带探针的微珠随机黏附在芯片上,待测样本 DNA 和探针进行杂交及单碱基延伸,通过对荧光信号扫描,分析待测样本 CNV 及基因型,该平台在分析患者的基因组时不需要正常对照样本。通过 array CGH 技术能够准确地检出 CNV,而 SNP array 除了能够检出 CNV外,还能够检测出大多数的单亲二倍体(UPD)和一定比例的嵌合体[18]。近年来,两大平台技术不断改进,同时涵盖 CNV 和 SNP 的芯片具备双重优势,在检测的敏感性、特异性、可靠性等方面有了很大改善。array CGH 被《美国人类遗传学杂志》(*The American Journal of Human Genetics*)推荐为不明原因发育迟缓、智力低下、孤独症、多发畸形的首选遗传学诊断方法。2009 年美国妇产科学会(ACOG)推荐 array CGH 技术作为染色体疾病产前诊断的重要方法,应用到胎儿超声异常的遗传学诊断。

但是在检测多种肿瘤或遗传学疾病染色体异常的应用中,芯片技术的成本依旧较高昂,更重要的是,它和传统的核型分析等检测技术一样,属于侵入式检测技术,检测样本需羊水或绒毛膜,存在流产风险。

随着第二代高通量测序技术的发展,基于高通量遗传检测技术的染色体组拷贝数分析与 CMA 技术相比具有更快速准确、灵活、运行成本低的优点[19-20]。在临床

上其中一个重要的应用就是无创产前检测(NIPT),目前主要用于筛查包括唐氏综合征(21 三体综合征)、18 三体综合征(Edwards 综合征)和 13 三体综合征(Patau 综合征)的染色体疾病[21]。NIPT 技术为非侵入式取样,仅需要在孕 10 周时采集静脉血即可进行。对于唐氏综合征的筛查,相比传统的检测方法,NIPT 技术可将假阳性率降低 10 倍[22-24]。NIPT 的基本原理是提取孕妇外周血中的全部游离 DNA,把这些 DNA 进行高通量测序,然后和人类参考基因组进行比对,观察有多少条测得的序列可以比对到 21 号染色体,有多少条序列比对到其他染色体。在正常情况下 21 号染色体在整个基因组 DNA 中的占比为 1.5%。在孕龄三个月时,孕妇外周血中有大约 5% 的游离 DNA 来自胎儿。所以,正常情况下,来自胎儿的 21 号染色体占全部游离 DNA 的 7.5 ‰($1.5\% \times 5\% = 7.5‰$)。但是,当胎儿是唐氏综合征患儿的时候,来自胎儿的 21 号染色体会占整个游离 DNA 的 11.25 ‰($7.5‰ /2 \times 3 = 11.25‰$),比正常情况下多了 3.75 ‰,3.75 ‰的差别用以往的检测方法是无法区分的,但高通量测序通过对目标序列放大千万倍,并且对每一条 DNA 序列都进行测序,这就使得这一差异得以检测到。当胎儿被怀疑患唐氏综合征风险较高时,则建议孕妇做羊膜腔穿刺进行进一步检查。2016 年,美国医学遗传与基因组学会(ACMG)发表最新声明:NIPT能够在不同年龄人群中替代传统的三体综合征筛查技术。

除了应用于三体综合征的产前筛查,对于寻找染色体微缺失和微重复,高分辨率的全基因组测序也是非常

有效的检测方法。2016 年发表于 *Genetics in Medicine* 杂志上的论文探讨了低覆盖度全基因组测序在临床细胞遗传学中的应用,该研究揭示了对于传统核型分析或染色体芯片分析无法诊断的产前或产后样本,低覆盖度全基因组测序诊断具有很大的潜质[25]。已经有一些研究团队开发了可以有效发现染色体微缺失和微重复的生物信息学分析工具。比如 St. Jude 儿童研究医院的科学家开发的 CONSERTING,该软件可以通过全基因组测序有效发现肿瘤基因拷贝数变异及鉴定在基因组的起源[26]。

除了产前诊断和癌症基因组研究,高通量组学测序技术还可以应用于 PGD,用于对极体进行基因组测序并借助测序数据分析结果筛选异常胚胎。组学测序技术可以检测胚胎是否存在染色体异常,以及是否存在与遗传疾病有关的 DNA 序列变异。这项技术在 PGD 的应用将试管婴儿的成功率从 30% 提高到 60%。

2.4 在线粒体基因突变的遗传性疾病检测中的应用

细胞中的线粒体同样携带遗传物质,但与核基因组又有很大的不同(表 2-8-1)。由于缺乏组蛋白保护并且没有完整的突变修复功能,线粒体 DNA(mtDNA)的突变率非常高,线粒体 DNA 的高突变率产生了大量的致病突变体,这是线粒体疾病发生的重要原因[27]。致病性线粒体 DNA 突变一般具有以下特点:①突变位点在进化上较为保守,突变导致核苷酸或氨基酸替换,或基因编码产物的生物学功能丧失;②突变导致的生化损伤和疾病的临床表型能够分离;③当突变是异质性突变时,组织损伤程度与突变负荷呈一定的正相关;④同一突变可以从遗传上相互独立的患者中发现[28-29]。至今,已报道 250 余种线粒体 DNA 点突变和不计其数的线粒体 DNA 重组突变与人类疾病相关(http://www.mitomap.org)[30]。

表 2-8-1 人类线粒体基因组与核基因组的比较

特性	线粒体基因组	核基因组
大小	16 569bp	约 3.3×10^9bp
拷贝数 / 每个细胞	多倍体	体细胞二倍体,配子单倍体
编码基因个数	37	20 000~30 000
基因密度	450bp/ 个	约 40 000bp/ 个
基因内区	无	多数基因中有
编码基因所占比例	约 93%	约 3%
遗传密码	AUA 编码 Met,TGA 编码 Try,AGA 和 AGG 为终止密码子	通用密码子
相关蛋白	无组蛋白,与集中蛋白形成类核	组蛋白和非组蛋白
遗传学模式	母系遗传	Y 染色体为父系遗传,其他遵循孟德尔遗传
转录	所有基因以多顺反子形式进行转录	大多数基因独立转录

检测线粒体 DNA 变异情况是明确线粒体遗传病和开展遗传咨询过程中的必要环节。随着组学测序技术和生物信息学的发展,线粒体 DNA 突变检测从传统的部分测序进入到全基因组测序时代。相对于部分测序,线粒体全基因组测序能够提供更全面的序列信息,提高线粒体 DNA 突变检测的识别率[31]。1981 年 *Nature* 公布了人类线粒体基因组的全部序列[32]。线粒体基因组携带的基因数量并不多,迄今已知,它编码 2 种线粒体 rRNA(12S 和16S),22 种线粒体 tRNA 和 13 种呼吸作用相关酶的亚基(每种约含 50 个氨基酸残基)。

新一代测序技术在线粒体疾病的检测中得到了广泛的应用,有效地鉴定出更多新的致病基因突变类型。线粒体脑肌病是一种严重的线粒体遗传病,通常是由线粒体复合体Ⅰ缺乏所致。研究人员在一个 13 岁的男孩病例中发现,虽然他体内的线粒体复合体Ⅰ明显减少,但是他的脑肌病临床表型相对较轻,不同于以往的致死性婴儿脑肌病症状。通过对全线粒体组和超过 1 000 个编码线粒体蛋白质组的核基因外显子进行深度测序和生物信息学分析,发现他的致病基因是一个新的 *ACAD9* 基因的纯合突变[33]。卡恩斯 - 塞尔综合征也是一种典型的线粒体遗传病。借助高通量组学测序手段,医护人员在一位墨西哥裔患者的基因组内,检测到了一个 7 629bp 的 DNA 片段缺失,测序分析结果还显示,在缺失片段的两翼序列中有3bp 的精确短序列重复和 9~10bp 的不精确序列重复。这位墨西哥裔患者携带的基因组变异是一个新发现的卡恩斯 - 塞尔综合征致病突变[34]。

值得注意的是，每个线粒体中常有 2~10 个基因组备份，而每个细胞中又含有几个（如酵母）至上千个（如在肝脏等代谢旺盛的器官中）线粒体不等。所以，每个细胞中就含有几十至几千个线粒体基因组。线粒体基因组在自身更新复制过程中，即使出现复制错误或者变异，也会因为细胞中其他多个备份而在表型和功能上表现不出来。这种隐藏的核苷酸变异情况，通过新一代测序技术，很容易被检测出来。因为新一代测序技术，可以一次并行对几十万到几百万条 DNA 分子进行序列测定，高覆盖度的测序能准确而高效地检测出细胞中多备份的线粒体基因组上携带的 SNP，用于深入解析隐藏在线粒体基因组中的变异和进化信息。近期有研究报道，在一个只有男孩患有 Leber 遗传性视神经病变的家庭中，其母亲和患者都检测出线粒体异质态，即部分线粒体在 MT-ND4 基因上具有 m.11778G>A 的点突变。患者姐姐在进行遗传咨询的过程中，通过 Sanger 测序法检测，结果显示患者姐姐的线粒体为明显的同质态，但是经新一代测序技术检测，发现患者姐姐的线粒体也是异质态。这说明低敏感度的基因突变检测技术不能有效地区分线粒体的同质态和异质态，而新一代测序技术的敏感度更高，更适合进行此类检测[35]。

2.5　在表观修饰或非编码 RNA 变异的遗传性疾病检测中的应用

组学技术在表观修饰或非编码 RNA 变异的遗传性疾病检测中具有重要作用。表观修饰或非编码 RNA 属于表观遗传学范畴，包括 DNA 甲基化、miRNA、lncRNA、组蛋白修饰等。

其一，在 DNA 甲基化修饰异常的疾病——雷特综合征（RTT）中应用到的生物信息技术。雷特综合征是一种严重影响儿童精神运动发育的疾病，是女性严重智力低下的重要原因[36-37]。编码甲基化CpG结合蛋白2（MECP2）的基因是雷特综合征的致病基因，MECP2 突变影响甲基化，阻碍了它对下游靶基因表达的正常调控，最终导致脑功能障碍[38-39]。生物信息学技术已被应用于雷特综合征的研究，最显著的是 International Rett Syndrome Database（InterRett），即关于雷特综合征患儿的表型和基因型信息数据库。通过汇集有关雷特综合征的相关信息，研究人员希望能够通过统计分析得出由特定的雷特综合征引起的突变导致的表型的新结论[40]。最终，预期目标是希望这个数据库能辅助医生预测特定雷特综合征患者的症状及严重程度。

其二，在非编码 RNA 异常引起的疾病中的组学手段。miRNA 是非编码 RNA 中的一种，以 miR-96 基因为例，显示 miR-96 的点突变，这是一种在内耳毛细胞中表达的 miRNA，导致常染色体显性的、进行性的听力损失。这就是第一个研究涉及一种孟德尔遗传病中的 miRNA[41]。此外，lncRNA 可能作为疾病标记物，如 lncRNA-HBBP1 上调是 β - 珠蛋白生成障碍性贫血加重的因素。因此检测这些非编码 RNA 的表达或突变具有重要作用，目前应用到的组学检测手段包括：miRNA 芯片、lncRNA 芯片以及表达谱检测手段。一些 miRNA、lncRNA 疾病相关数据库也为临床检测提供了理论支持，如 miRCancer 等。

其三，在组蛋白修饰异常引起的疾病中的组学手段。组蛋白修饰异常引起的疾病有：鲁宾斯坦 - 泰比综合征（Rubinstein-Taybi 综合征），致病原因在于 CREB 结合蛋白组蛋白 3 低乙酰化；Genitopatellar 综合征，致病原因是 MYST4 突变影响组蛋白乙酰化酶；短指智力低下综合征，致病原因是 HDAC4 突变影响组蛋白去乙酰化；以及 ART-X 综合征、Rubinstein-Taybi 综合征等。其组学检测手段是应用染色质免疫沉淀（ChIP）及分析手段等。染色质免疫沉淀技术也称结合位点分析法，是研究体内蛋白质与 DNA 相互作用的有力工具，结合染色质免疫沉淀与新一代测序的染色质免疫沉淀测序（ChIP-Seq）技术，可以高效地在全基因组范围内检测与组蛋白修饰等相互作用的 DNA 区段。通过该技术将测序结果精确定位到基因组上，研究人员可获得全基因组范围内与组蛋白等相互作用的 DNA 区段信息。

3　应用于遗传咨询的生物信息学数据库及平台

3.1　基因组变异的生物信息学数据库及平台

3.1.1　OMIM

OMIM 为 "Online Mendelian Inheritance in Man" 的简称，即 "在线人类孟德尔遗传"。OMIM 是关于人类基因和遗传疾病书目信息的公共数据库，现在由美国国立生物技术信息中心（NCBI）发布[42]。OMIM 的内容来源于已发表的生物医学文献，每月更新约 700 条，主要着眼于可遗传的或遗传性的基因疾病，包括文本信息和相关参考信息、序列记录、图谱和相关其他数据库。数据库的修订和编辑在美国约翰霍普金斯大学医学院进行，作者来自于该大学和世界各地。OMIM 是一个关于基因和遗传表型权威的全文概述数据库，用于支持人类遗传学研究、教育以及临床遗传学的实践，可供学生、研究人员和临床医生使用。

3.1.2　ClinVar

ClinVar 是 NCBI 对报告的条件变量临床意义的存档。该数据库包括任何大小、类型或基因组位置的种系和体细胞变体。ClinVar 登记报告了人类与疾病相关的遗传变异以及该变异与人类健康的关系。数据库与 dbSNP 和 dbVar 紧密耦合,保存有关人类基因组变异位点的信息。ClinVar 中的数据有多种格式,包括 html,可下载为 xml、vcf 或制表符分隔的文本格式,此外,ClinVar 采用星标系统(star-based system),可以评估某个特定突变在疾病中的证据支持或注释作用[43]。

3.1.3　COSMIC

COSMIC 是一个数据库系统,旨在将世界上关于人类癌症体细胞突变的信息整合到一个单一系统中,使其易于研究。在超过 2 500 种人类癌症疾病中深层次探索哪些突变导致哪些癌症。通过系统地分析癌症基因组,在所有人类体细胞基因组注释中产生了大量的数据,为发现新的致癌物提供了有力的证据。近 10 年来,癌症遗传学和基因组学发展迅速,COSMIC 最初旨在详细描述编码基因点突变,目前描述了人类基因组中数百万的编码突变、非编码突变、基因组重排、融合基因、拷贝数异常和基因表达变体[44]。

3.1.4　HGMD

人类基因突变数据库(HGMD)是一个构成或与人类遗传病相关的生殖细胞系细胞核基因突变的广泛的核心收集[45]。数据编目包括编码、调节和剪接相关区域的单碱基对的替换、缺失、插入、重复、和复杂的重排,以及总基因缺失、插入、重复和复杂重排。然而,HGMD 不包括体细胞基因损伤或线粒体基因组突变。每个突变仅输入一次 HGMD,以避免复发和相同病变之间引起的混乱。自成立以来,HGMD 已经扩展到包括超过 87% 列出基因的互补 DNA(cDNA)参考序列、剪接点序列、疾病相关和功能多态性,并链接到公开的在线基因组特异性突变数据库。

3.1.5　MalaCards

MalaCards 是人类疾病及其注释的综合数据库(http://www.malacards.org/),是从 68 个数据来源开采的注释疾病综合汇编。MalaCards 囊括全球六大类疾病(癌症、新生儿疾病、遗传疾病、感染疾病、代谢疾病和罕见疾病),每类包括约 2 000 种疾病,每种疾病都有信息详细的"疾病卡"。它在 15 个主题部分中进行了详细的注释,包括摘要、症状、剖析上下文、药物、遗传测试、变异和出版物。别名和分类部分反映了经常冲突的疾病名称的来源、整合算法,提供有效的注释整合。MalaCards 有来自互补来源的信息相互联系的功能、详细的搜索功能、关系数据库基础设施和便利的数据转储功能,使其能够解决庞大的疾病注释领域问题,并促进系统分析和基因组序列解释。

MalaCards 还解决许多来自疾病数据复杂性以及信息来源多样性的问题[46]。

3.1.6　EMBL-EBI

欧洲生物信息研究所(EBI)是欧洲生物信息学研究和服务的中心,隶属于欧洲分子生物学实验室(EMBL)。EMBL-EBI 提供对各种主流序列分析应用的访问。包括序列相似性搜索服务,如 BLAST、FASTA、InterProScan 和多个序列比对工具,如 ClustalW、T-Coffee 和 MUSCLE。通过序列相似搜索服务,用户可以搜索主流序列数据库,如 EMBL-Bank 和 UniProt,以及 2 000 多个完整的基因组和蛋白质组。除了通过 web 浏览器可用,许多服务提供基于表示状态转移(REST)或简单对象访问协议(SOAP)的 web 服务接口[47]。

3.1.7　BioGPS

BioGPS 是一个集中分布式基因注释资源的集中式基因平台,是一个统筹和查询基因注释的新资源,细胞生物学家可以在这里查看基因表达图谱,分子生物学家能找到蛋白质结构域的信息[48]。与其他基因平台相比,BioGPS 的独特功能是社区可扩展性和用户可定制性,有助于确保资源收集始终是最新的。随着时间的推移,它将不断扩大,BioGPS 用户可以创建自己的相关插件集合,并将其保存为自定义的基因报告页面或"布局"。此外,2008 年 5 月更新了最受欢迎的插件"基因表达/活动图",包括约 6 000 个数据集,并增强了用户交互性,还添加了一个新的"基因列表"功能,允许用户保存查询结果以供将来参考。

3.1.8　Genecards

Genecards 是以色列的 Weizmann 研究所基因组研究中心开发的,是一种新型的专题概述资源,可以提供有效的访问分布式信息的模型,同时它也是一个免费访问的 Web 资源。所提供的信息旨在洞察当前的基因知识,整理归纳了基因变异、位置、表达、功能、通路、同源基因、疾病以及相关参考文献等信息[49]。它由 Perl 脚本编译,自动从几个数据库中提取相关信息,包括 SWISS-PROT、OMIM、Genatlas 和 GDB。通过分析用户与 GeneCards 的 web 界面的互动,开发了为方便用户浏览而优化的易于扫描的显示器。此外,提供"即时点击"查询重新配置支持的算法,以促进信息检索和探索。GeneDecks 识别具有共享注释的相似基因,并通过描述符富集分析找到集合共享注释。这种以设定为中心的功能解决了许多应用,包括微阵列数据分析、跨数据库注释映射和针对药物靶向的基因关联障碍。数据增强包括在正常和癌症组织中的基因表达模式的扩展可视化、集成的可选剪接模式显示、增强的多源 SNP 和途径部分。GeneCards 提供与基因相关研究试剂的直接联系,如抗体、重组蛋白、DNA 克隆和抑制性 RNA,并具有基因相关药物和化合物列表。

3.2 表观修饰或非编码 RNA 变异的生物信息学数据库及平台

3.2.1 miRCancer

miRCancer 是基于实验结果的第一个人类癌症 miRNA 表达谱综合数据库。该数据库通过文本挖掘提取 miRNA 癌症关联，并通过对搜索 PubMed 运行文本挖掘算法定期更新。所有的 miRNA-癌症关联在自动提取后经由手工确证。miRCancer 框架还包括一个集成的 miRNA 序列分析工具包，帮助研究人员发现 miRNA 的可能关系和功能。文本挖掘用于从在线电子文献自动提取 miRNA 表达信息，同时引入了新的编码系统 EICD-O 来注释癌症中的 miRNA 表达[50]。

3.2.2 circBase

circBase 数据库合并并统一了成套环状 RNA(circRNA)，并且能够在基因组环境中访问、下载和浏览支持它们表达的证据。目前主要收集来自各种人、鼠、秀丽隐杆线虫和矛尾鱼样本的数据。circBase 不会涵盖已经在其他资源中收集的类似物，circBase 包括以下功能：①简单的搜索界面为目标提供解决方案，方便用户关注少数基因或基因座；②批量数据检索的各种方法；③合并、统一和注释发布的数据集；④将 circRNA 连接到 UCSC 基因组浏览器，获得转录后调控元件的数据库。此外，已经描述了通过 RNA 测序数据的计算分析来检测 circRNA 的方法。该方法不依赖于先前存在的基因组注释(例如已知的转录物或剪接位点)[51]。

3.2.3 lncRNAdb

lncRNAdb 包含已经显示具有或与真核生物的生物学功能相关的 lncRNA 的全面列表，每个条目包含有关 RNA 的参考信息，包括序列、结构信息、基因组背景、表达信息、亚细胞定位、物种保守性、功能性证据和其他相关信息。可以通过查询已发表的 RNA 名称和别名、序列、物种和相关蛋白编码基因以及注释中包含的术语(如转录表达的组织和相关疾病)来搜索 lncRNAdb。此外，lncRNAdb 连接到 UCSC 基因组浏览器，用于来自各种来源的表达信息的可视化和非编码 RNA 表达数据库(NRED)；文献参考超链接到 PubMed，同时在提供 PubMed 参考文献链接的单独表格中列出，并简要描述与注释的 lncRNA 相关的其他生物成分(例如相关基因或相互作用蛋白)。lncRNAdb 提供了一个平台，用于整合与 lncRNA 有关的文献及与其他基因组元件的关联。用户可以通过 lncRNA 名称、核苷酸序列字符串、物种、注释状态或通过全文搜索来搜索数据库，结果可以显示在线阅读，并可作为制表符分隔文件下载。lncRNAdb 的新

功能包括 Illumina Body Atlas 表达谱、核苷酸序列信息、BLAST 搜索工具的集成，以及通过直接下载或 REST API 轻松导出内容[52]。

3.2.4 NONCODE

NONCODE 是专门用于非编码 RNA 的综合知识数据库，也就是说，RNA 没有被翻译成蛋白质。NONCODE 中的所有非编码 RNA 均自动从文献和 GenBank 中过滤[53-54]。NONCODE 的独特特征如下：① NONCODE 中的非编码 RNA 包括几乎所有类型的非编码 RNA，tRNA 和 rRNA 除外。② NONCODE 中的所有非编码 RNA 序列及其相关信息(例如功能、细胞功能、细胞定位、染色体信息等)已经通过咨询相关文献手工确认，超过 80% 的条目基于实验数据。③基于给定非编码 RNA 参与的细胞过程和功能，引入了一种新型分类系统，标注过程和功能类别，整合现有分类系统。④此外，根据是否与性别、组织特异性或肿瘤和疾病相关的其他类型，已将大约 1 100 个非编码 RNA 分为 9 个类别。⑤ NONCODE 提供了一个用户友好的界面，可视化平台和方便的搜索选项，允许有效地恢复序列。2016 年 NONCODE 还引入了三个重要的新功能：a. 保护注释；b.lncRNA 与疾病之间的关系；c. 通过预测分数，文献支持和长读序列方法支持来选择高质量数据集的界面。此外，NONCODE 包括几个公共数据库(Ensembl、RefSeq、lncRNAdb 和 GENCODE)的最新版本。为了探索 lncRNA 的保护信息，NONCODE 目前收入了 16 个物种(人、小鼠、大鼠、奶牛、鸡、果蝇、斑马鱼、线虫、酵母、拟南芥、黑猩猩、大猩猩、恒河猴、复鼠、鸭嘴兽、猩猩)，每个 lncRNA 基因的信息页上都有保护注释。用户可以通过系统发育树布局浏览其他物种中任何人类 lncRNA 基因的保守对应物。这种保护信息大大增加了研究 lncRNA 功能的便利性。

3.2.5 LNCipedia

LNCipedia 是用于注释人类 lncRNA 转录序列和结构的数据库，LNCipedia 提供从不同来源获得的 21 488 个注释的人类 lncRNA 转录物。除了对人进行 lncRNA 数据的收集、整理外，同时还包含 ncRNA 转录本在基因组位置、长度、结构、miRNA 结合、lncRNA 在其他数据库中相关记录等信息，如二级结构信息、蛋白质编码潜能和 miRNA 结合位点。有分析表明，与 miRNA 一样，许多 lncRNA 具有显著的二级结构，此二级结构与该 lncRNA 和蛋白质或蛋白质复合物的推定相关。链接特定 lncRNA 的可用文献，用户可以通过 web 界面提交文章。蛋白质编码电位通过两种不同的预测算法进行评估，编码潜力计算和 HMMER。此外，通过自动重新分析 PRIDE 数据库中大量公共可获得的质谱数据，整合了一种新的策略来检测潜在的编码 lncRNA。LNCipedia 是公开的，允许

用户根据不同的搜索条件查询和下载 lncRNA 序列和结构。该数据库还可以作为开展不同规模 lncRNA 研究的资源[55]。

3.2.6　LncRNADisease

LncRNADisease 为一个 lncRNA 相关疾病的数据库,由北京大学构建,该数据库收集和编辑了大约 480 项有实验支持的 lncRNA 疾病关联,包含 166 种疾病[56]。LncRNADisease 还在各种分子水平(包括蛋白质、RNA、miRNA 和 DNA)中编辑了 478 个 lncRNA 相互作用的条目。同时,还注释了与基因组信息、序列、物种的 lncRNA- 疾病关联。对疾病名称和 lncRNA 功能障碍的类型进行归一化,并为每个条目提供了详细的描述。此外,还开发了一种生物信息学方法来预测新型的 lncRNA 疾病关联,并将 1 564 个人类 lncRNA 的方法和预测的相关疾病整合到数据库中,支持上传、浏览、搜索和数据下载。

3.2.7　starBase v2.0

starBase(sRNA target base)是一个高通量实验数据 CLIP-Seq(或称 HITS-CLIP)和 mRNA 降解组测序数据支持的 miRNA 靶标数据库[57]。系统地鉴定了来自 108 CLIP-Seq(PAR-CLIP、HITS-CLIP)的 RNA-RNA 和蛋白质 -RNA 相互作用网络,该数据集由 37 个独立研究生成。通过分析数百万的 RNA 结合蛋白结合位点,确定了约 9 000 个 miRNA-circRNA,16 000 个 miRNA- 假基因和 285 000 个蛋白质 -RNA 调控关系。此外,starBase v2.0 已经更新,以提供迄今为止最全面的 CLIP-Seq 实验支持的 miRNA-mRNA 和 miRNA-lncRNA 相互作用网络。从 CLIP 支持的 miRNA 靶位点鉴定了约 10 000 个内源竞争 RNA(ceRNA)对。通过结合 13 个功能基因组注释,开发了 miRFunction 和 ceRNAFunction web 服务器预测来自 miRNA 介导的调节网络中的 miRNA 和其他非编码 RNA 的功能。此外,还开发了交互式 web 实现,以提供上述大型数据集的可视化、分析和下载。该数据库将大大扩展用户对非编码 RNA 功能及其协调调节网络的理解。

3.2.8　lncRNAs Atlas

lncRNAs Atlas(LNCat)是一个全面的数据库资源,用于存储 24 个当前可用的 lncRNA 注释资源的信息,为各种资源提供 lncRNA 结构的基因组浏览器,并从多个角度提供这些资源之间的综合比较分析结果的可视化。LNCat 支持快速探索、比较和集成不同的 lncRNA 注释资源,使研究人员能够在感兴趣的区域内实现 lncRNA 的精确注释。

3.2.9　lncRNASNP

lncRNASNP 数据库包括两个亚数据库 lncRNASNP-human 和 lncRNASNP-mouse,是一个人类和小鼠 lncRNA

中的 SNP 及其潜在功能数据库。lncRNASNP 数据库具有用于搜索和浏览 SNP、lncRNA 和 miRNA 区段的用户界面。所有这些人和小鼠 lncRNA 的数据都被导入到 lncRNASNP 数据库(http://bioinfo.life.hust.edu.cn/lncRNASNP/)中。lncRNASNP 数据库具有用于搜索和浏览 SNP、lncRNA 和 miRNA 区段的用户界面,旨在提供人类和小鼠 lncRNA 相关 SNP 的综合信息,探索其潜在功能。该数据库对 lncRNA 外显子序列中的所有 SNP 进行了表征,并预测了它们对 lncRNA 二级结构和 lncRNA-miRNA 相互作用的影响。此外,在 GWAS 连锁不平衡(LD)区域中鉴定了人类 lncRNASNP,以将 lncRNA 与表型连接。lncRNASNP 具有用于搜索和显示的用户界面。对 lncRNA、SNP 和 miRNA 研究有所帮助[58]。

3.2.10　Lnc2Cancer

Lnc2Cancer 是一个手工策划的癌症相关 lncRNA 数据库,具有实验支持,旨在为探索各种人类癌症相关的 lncRNA 提供高质量和集成的资源[59]。该数据库包括三种类型的非编码 RNA 分子:lncRNA、circRNA 以及由假基因转录而成的 RNA。癌症中 lncRNA 的编辑收集和总结对于彻底了解 lncRNA 在人类癌症发生过程中所起的作用至关重要。Lnc2Cancer 数据库包含 1 051 个手工编辑的 531 个 lncRNA 和 86 个人类癌症之间的关联。每个关联包括 lncRNA 和癌症名称、lncRNA 表达模式、实验技术、简要功能描述、原始参考和附加注释信息。Lnc2Cancer 提供了一个用户友好的界面,方便浏览、检索和下载数据。Lnc2Cancer 还为研究人员提供了提交新验证的 lncRNA- 癌症相关性的提交页面。随着对 lncRNAs 的兴趣日益增加,Lnc2Cancer 将显著提高研究者对癌症中 lncRNA 解除调控的理解,并有潜力成为及时和宝贵的资源。

3.3　线粒体基因突变的生物信息学数据库及平台

3.3.1　MITOMAP

人类线粒体基因组数据库,由人线粒体 DNA 背景信息、正常人和患者的已注释线粒体 DNA 列表以及 MITOMASTER 组成。该网站通过文献检索人工收录了与人类起源、法医取证、退行性疾病、癌症及衰老相关的线粒体 DNA 变异,用户可查询人线粒体基因位点、搜索公共线粒体基因序列及浏览或搜索已报道的普通人群的核苷酸变异体和临床疾病相关的变异[30]。

3.3.2　HmtDB

HmtDB 是一个可供群体遗传与线粒体疾病研究的公开数据库,迄今已收录 32 922 例(29 274 例正常人及 3 648 例患者)线粒体基因组,非洲、美洲、亚洲、欧洲等各大洲共9 978个变异位点。用户也可上传数据。该网站提供基于进化树系统的在线的分类工具,可用于预测任意线粒体基因组的单倍群。终端用户可通过多标准的查询系统浏览数据库,也可通过下载分类工具进行本地线粒体基因组分析以及下载有参照基因组的多联匹配及变异数据[60]。

3.3.3　mtDB

mtDB是一个人类线粒体基因组数据库,目前收录有7 010例人线粒体基因组。该数据库有三类功能:①浏览全部线粒体基因组并可通过链接下载;②浏览线粒体基因组的多态性位点;③自定义多态性位点查询对应的单倍型[61]。

3.3.4　MitoMiner 4.0

哺乳动物、斑马鱼及酵母的线粒体定位、表型和疾病数据库。MitoMiner 4.0整合了来自 Gene Ontology project 的注释信息、EnsemblCompara 的同源数据、MGI、ZFIN 和 SGD 的表型信息、BioGRID 相互作用数据、KEGG 的代谢通路数据以及 OMIM 和 ArrayExpress 的疾病数据,以上数据基于 Human Protein Atlas 的52个大规模蛋白质 GFP 标记及质谱结果和线粒体靶向序列预测结果进行整合。用户可通过该网站预测某一基因是否是线粒体蛋白、该基因的功能、组织特异性表达情况、模式动物中该基因敲除的表型、与该基因相互作用的其他基因以及该基因编码的蛋白与人类疾病是否相关[62]。

3.4　个体化用药相关的生物信息学数据库及平台

3.4.1　PharmGKB

PharmGKB 是药物遗传学和药物基因组学知识库,是用于研究遗传变异如何影响药物反应的一个交互式工具。PharmGKB 提供与文献、通路表征、实验方案信息整合的基因型、分子和临床数据以及外部资源的链接。用户可基于基因、药物、疾病和通路搜索并浏览该知识库[63]。

3.4.2　PACdb

PACdb 是药物基因组-细胞系数据库,用于研究与药理学相关的表型(包括基因型、基因表达和淋巴样母细胞系的药理学数据)。该数据库的数据来源于人群相关的基因型及细胞毒性的 GWAS 结果、回顾性分析人群差异表达的转录本簇结果、基因型与基因表达的相关分析结果、基因表达与药理学表型的相关分析下结果以及 miRNA / mRNA 和 miRNA / genotype 相关分析等,可辅助研究人员确定与某一药物反应表型相关的功能性多态性和单倍型[64]。

3.4.3　DrugBank

DrugBank 是唯一整合了药物数据和大规模的药物靶点信息的生物信息学和化学信息学数据库。该数据库收录了美国食品药品管理局(FDA)认证的2 021种小分子药物、233种蛋白质 / 多肽类药物、94种保健品以及超过6 000种实验性药物,此外包括与这些药物相关的4 338个蛋白质序列。用户可通过数种方式查询并浏览该数据库,方便临床医师及药物研究人员筛选候选药物[65]。

3.4.4　Therapeutic Target Database

即药物靶向数据库,提供已知的和在研的蛋白质和核酸药物靶点、靶向疾病信息、通路信息以及对应的靶向药物信息,该网站同时提供了包括靶点功能、序列、三维结构配体结合特性、药物结构、治疗类型、临床发展信息相关数据库的链接,且提供的所有信息都有相关文献。临床医师或研究人员可根据自己需求查询相关靶向药物信息[66]。

结　语

组学测序技术的出现,为遗传疾病的检测提供了新的有效手段。高通量组学测序和生物信息学的进步大大推动了遗传咨询的发展和应用。但是针对不同类型的遗传疾病检测,仍然需要对目前的高通量测序技术进行进一步的个性优化,以达到更加准确、更加灵敏、更加便捷的检测目标。另外,生物信息学分析和处理策略也有待优化,以期实现对高通量的检测数据进行精确的自动化处理,并将组学检测结果与临床大数据整合分析,为遗传咨询提供更加精准的咨询方案。为了满足人们不断增长的遗传咨询诉求,相信组学测序技术和生物信息学在不久的将来会有更大的进步。

(李亦学　王振　方向东　张倩)

参考文献

[1] BAMSHAD M J, NG S B, BIGHAM A W, et al. Exome sequencing as a tool for Mendelian disease gene discovery. Nat Rev Genet, 2011, 12(11): 745-755.

[2] CHANG L J, CHEN S U, TSAI Y Y, et al. An update of preimplantation genetic diagnosis in gene diseases, chromosomal translocation, and aneuploidy screening. Clin Exp Reprod Med, 2011, 38(3): 126-134.

[3] NATESAN S A, BLADON A J, COSKUN S, et al. Genome-wide karyomapping accurately identifies the inheritance of single-gene

defects in human preimplantation embryos in vitro.Genet Med, 2014,16(11):838-845.

[4] NG S B,BUCKINGHAM K J,LEE C,et al.Exome sequencing identifies the cause of a mendelian disorder.Nat Genet,2010,42(1): 30-35.

[5] WELTER D,MACARTHUR J,MORALES J,et al.The NHGRI GWAS Catalog,a curated resource of SNP-trait associations. Nucleic Acids Res,2014,42(Database issue):1001-1006.

[6] TAPIA-ARANCIBIA L,ALIAGA E,SILHOL M,et al.New insights into brain BDNF function in normal aging and Alzheimer disease.Brain Res Rev,2008,59(1):201-220.

[7] BERTRAM L,TANZI R E.Thirty years of Alzheimer's disease genetics:the implications of systematic meta-analyses.Nat Rev Neurosci,2008,9(10):768-778.

[8] BERTRAM L,LANGE C,MULLIN K,et al.Genome-wide association analysis reveals putative Alzheimer's disease susceptibility loci in addition to APOE.Am J Hum Genet,2008,83(5):623-632.

[9] HAROLD D,ABRAHAM R,HOLLINGWORTH P,et al.Genome-wide association study identifies variants at CLU and PICALM associated with Alzheimer's disease.Nat Genet,2009,41(10): 1088-1093.

[10] HOLLINGWORTH P,HAROLD D,SIMS R,et al.Common variants at ABCA7,MS4A6A/MS4A4E,EPHA1,CD33 and CD2AP are associated with Alzheimer's disease.Nat Genet,2011,43(5): 429-435.

[11] LAMBERT J C,IBRAHIM-VERBAAS C A,HAROLD D,et al.Meta-analysis of 74,046 individuals identifies 11 new susceptibility loci for Alzheimer's disease.Nat Genet,2013,45(12):1452-1458.

[12] CRUCHAGA C,KARCH C M,JIN S C,et al.Rare coding variants in the phospholipase D3 gene confer risk for Alzheimer's disease.Nature,2014,505(7484):550-554.

[13] JONSSON T,STEFANSSON H,STEINBERG S,et al.Variant of TREM2 associated with the risk of Alzheimer's disease.N Engl J Med,2013,368(2):107-116.

[14] ZEGGINI E,WEEDON M N,LINDGREN C M,et al.Replication of genome-wide association signals in UK samples reveals risk loci for type 2 diabetes.Science,2007,316(5829):1336-1341.

[15] MAHAJAN A,GO M J,ZHANG W H,et al.Genome-wide trans-ancestry meta-analysis provides insight into the genetic architecture of type 2 diabetes susceptibility.Nat Genet,2014,46 (3):234-244.

[16] LIANG D,PENG Y,LV W,et al.Copy number variation sequencing for comprehensive diagnosis of chromosome disease syndromes.J Mol Diagn,2014,16(5):519-526.

[17] FIRTH H V,RICHARDS S M,BEVAN A P,et al.DECIPHER: database of chromosomal imbalance and phenotype in humans using ensembl resources.Am J Hum Genet,2009,84(4):524-533.

[18] COOLEY L D,LEBO M,LI M M,et al.American College of

Medical Genetics and Genomics technical standards and guidelines:microarray analysis for chromosome abnormalities in neoplastic disorders.Genet Med,2013,15(6):484-494.

[19] PLAGNOL V,CURTIS J,EPSTEIN M,et al.A robust model for read count data in exome sequencing experiments and implications for copy number variant calling.Bioinformatics,2012,28 (21):2747-2754.

[20] DUAN J,ZHANG J G,DENG H W,et al.Comparative studies of copy number variation detection methods for next-generation sequencing technologies.PLoS One,2013,8(3):e59128.

[21] CHIU R W,CHAN K C,GAO Y,et al.Noninvasive prenatal diagnosis of fetal chromosomal aneuploidy by massively parallel genomic sequencing of DNA in maternal plasma.Proc Natl Acad Sci U S A,2008,105(51):20458-20463.

[22] BIANCHI D W,PARKER R L,WENTWORTH J,et al.DNA sequencing versus standard prenatal aneuploidy screening.N Engl J Med,2014,370(9):799-808.

[23] CUCKLE H,BENN P,PERGAMENT E.Cell-free DNA screening for fetal aneuploidy as a clinical service.Clin Biochem,2015, 48(15):932-941.

[24] BENN P,BORRELL A,CHIU R W,et al.Position statement from the Chromosome Abnormality Screening Committee on behalf of the Board of the International Society for Prenatal Diagnosis. Prenat Diagn,2015,35(8):725-734.

[25] DONG Z,ZHANG J,HU P,et al.Low-pass whole-genome sequencing in clinical cytogenetics:a validated approach.Genet Med,2016,18(9):940-948.

[26] CHEN X,GUPTA P,WANG J,et al.CONSERTING:integrating copy-number analysis with structural-variation detection.Nat Methods,2015,12(6):527-530.

[27] WALLACE D C.Mitochondrial diseases in man and mouse.Science,1999,283(5407):1482-1488.

[28] ZEVIANI M,SPINAZZOLA A,CARELLI V.Nuclear genes in mitochondrial disorders.Curr Opin Genet Dev,2003,13(3):262-270.

[29] CHEN G,DU W D,CAO H M.Mitochondrial DNA mutations and related human diseases.Yi Chuan,2007,29(11):1299-1308.

[30] BRANDON M C,LOTT M T,NGUYEN K C,et al.MITOMAP: a human mitochondrial genome database—2004 update.Nucleic Acids Res,2005,33(Database issue):611-613.

[31] 李天杰,曹延祥,赵红翠,等.动物线粒体基因组测序方法的研究进展.天津医药,2016,44(6):796-800.

[32] ANDERSON S,BANKIER A T,BARRELL B G,et al.Sequence and organization of the human mitochondrial genome.Nature, 1981,290(5806):457-465.

[33] GARONE C,DONATI M A,SACCHINI M,et al.Mitochondrial encephalomyopathy due to a novel mutation in ACAD9.JAMA Neurol,2013,70(9):1177-1179.

[34] MONTIEL-SOSA J F,HERRERO M D,MUNOZ MDE L,et al.Phylogenetic analysis of mitochondrial DNA in a patient with

Kearns-Sayre syndrome containing a novel 7629-bp deletion. Mitochondrial DNA,2013,24(4):420-431.

［35］CARRASCO S P,PALMA M C,LOPEZ M J,et al.Leber hereditary optic neuropathy:usefulness of next generation sequencing to study mitochondrial mutations on apparent homoplasmy.Med Clin (Barc),2016,146(4):163-166.

［36］BANERJEE A,CASTRO J,SUR M.Rett syndrome:genes, synapses,circuits,and therapeutics.Front Psychiatry,2012, 3:34.

［37］赵培伟,何学莲,林俊,等.Rett综合征的临床特点及MECP2 基因突变分析.中国当代儿科杂志,2014,16(4):393-396.

［38］LEWIS J D,MEEHAN R R,HENZEL W J,et al.Purification, sequence,and cellular localization of a novel chromosomal protein that binds to methylated DNA.Cell,1992,69(6):905- 914.

［39］杨文旭,潘虹.MeCP2在Rett综合征中的调控机制.遗传, 2014,36(7):625-630.

［40］MACKAY J,DOWNS J,WONG K,et al.Autonomic breathing abnormalities in Rett syndrome:caregiver perspectives in an international database study.J Neurodev Disord,2017, 9:15.

［41］MENCÍA A,MODAMIO-HØYBJØR S,REDSHAW N,et al.Mutations in the seed region of human miR-96 are responsible for nonsyndromic progressive hearing loss.Nat Genet,2009,41 (5):609-613.

［42］AMBERGER J,BOCCHINI C A,SCOTT A F,et al.McKusick's Online Mendelian Inheritance in Man(OMIM®).Nucleic Acids Res,2009,37:d793-796.

［43］LANDRUM M J,LEE J M,RILEY G R,et al.ClinVar:public archive of relationships among sequence variation and human phenotype.Nucleic Acids Res,2014,42(Database issue):980- 985.

［44］FORBES S A,BEARE D,GUNASEKARAN P,et al.COSMIC: exploring the world's knowledge of somatic mutations in human cancer.Nucleic Acids Res,2015,43(Database issue):805- 811.

［45］STENSON P D,BALL E V,MORT M,et al.Human gene mutation database(HGMD®):2003 update.Human Mutation,2003,21 (6):577-581.

［46］RAPPAPORT N,TWIK M,PLASCHKES I,et al.MalaCards:an amalgamated human disease compendium with diverse clinical and genetic annotation and structured search.Nucleic Acids Res, 2017,45(D1):877.

［47］MCWILLIAM H,LI W Z,ULUDAG M,et al.Analysis tool Web services from the EMBL-EBI.Nucleic Acids Res,2013,41(W1): 597-600.

［48］WU C,JIN X,TSUENG G,et al.BioGPS:building your own mash-up of gene annotations and expression profiles.Nucleic Acids Res,2016,44(D1):313-316.

［49］REBHAN M,CHALIFA-CASPI V,PRILUSKY J,et al.GeneCards:a novel functional genomics compendium with automated data mining and query reformulation support.Bioinformatics,1998,14(8):656-664.

［50］XIE B,DING Q,HAN H,et al.miRCancer:a microRNA-cancer association database constructed by text mining on literature.Bioinformatics,2013,29(5):638-644.

［51］GLAŽAR P,PAPAVASILEIOU P,RAJEWSKY N.circBase:a database for circular RNAs.RNA,2014,20(11):1666-1670.

［52］AMARAL P P,CLARK M B,GASCOIGNE D K,et al.lncRNAdb:a reference database for long noncoding RNAs. Nucleic Acids Res,2011,39(Database issue):146-151.

［53］LIU C,BAI B,SKOGERBØ G,et al.NONCODE:an integrated knowledge database of non-coding RNAs.Nucleic Acids Res, 2005,33(Database issue):112-115.

［54］ZHAO Y,LI H,FANG S,et al.NONCODE 2016:an informative and valuable data source of long non-coding RNAs.Nucleic Acids Res,2016,44(D1):203-208.

［55］VOLDERS P J,HELSENS K,WANG X,et al.LNCipedia: a database for annotated human lncRNA transcript sequences and structures.Nucleic Acids Res,2013,41(Database issue): 246-251.

［56］CHEN G,WANG Z,WANG D,et al.LncRNADisease:a database for long-non-coding RNA-associated diseases.Nucleic Acids Res, 2013,41(Database issue):983-986.

［57］LI J H,LIU S,ZHOU H,et al.starBase v2.0:decoding miRNA-ceRNA,miRNA-ncRNA and protein-RNA interaction networks from large-scale CLIP-Seq data.Nucleic Acids Res,2014,42 (Database issue):92-97.

［58］Gong J,Liu W,Zhang J Y,et al.lncRNASNP:a database of SNPs in lncRNAs and their potential functions in human and mouse. Nucleic Acids Research,2015,43(D1):181-186.

［59］NING S,ZHANG J,WANG P,et al.Lnc2Cancer:a manually curated database of experimentally supported lncRNAs associated with various human cancers.Nucleic Acids Res,2016,44(D1): 980-985.

［60］RUBINO F,PIREDDA R,CALABRESE F M,et al.HmtDB, a genomic resource for mitochondrion-based human variability studies.Nucleic Acids Res,2012,40(Database issue):1150- 1159.

［61］INGMAN M,GYLLENSTEN U.mtDB:Human Mitochondrial Genome Database,a resource for population genetics and medical sciences.Nucleic Acids Res,2006,34(Database issue): 749-751.

［62］SMITH A C,ROBINSON A J.MitoMiner v3.1,an update on the mitochondrial proteomics database.Nucleic Acids Res,2016,44 (D1):1258-1261.

［63］THORN C F,KLEIN T E,ALTMAN R B.PharmGKB:the Pharmacogenomics Knowledge Base.Methods Mol Biol,2013,311- 320.

［64］GAMAZON E R,DUAN S,ZHANG W,et al.PACdb:a database

for cell-based pharmacogenomics.Pharmacogenet Genomics,
2010,20(4):269-273.

[65] WISHART D S,KNOX C,GUO A C,et al.DrugBank:a knowl-
edgebase for drugs,drug actions and drug targets.Nucleic Acids
Res,2008,36(Database issue):901-906.

[66] YANG H,QIN C,LI Y H,et al.Therapeutic target database update
2016:enriched resource for bench to clinical drug target and tar-
geted pathway information. Nucleic Acids Res, 2016,44(D1):
1069-1074.

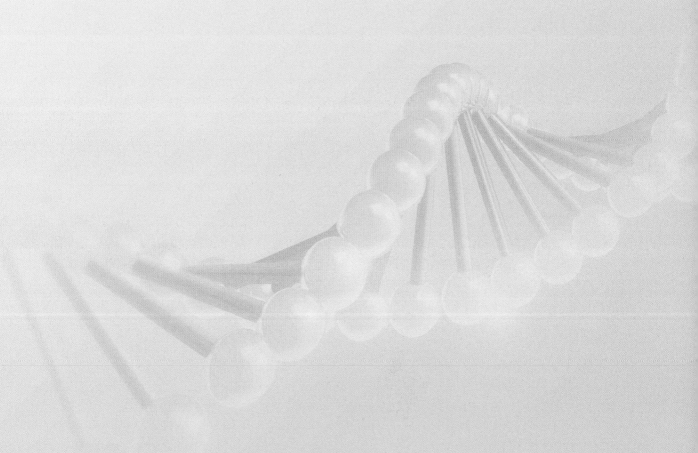

第3篇A

遗传咨询的临床应用

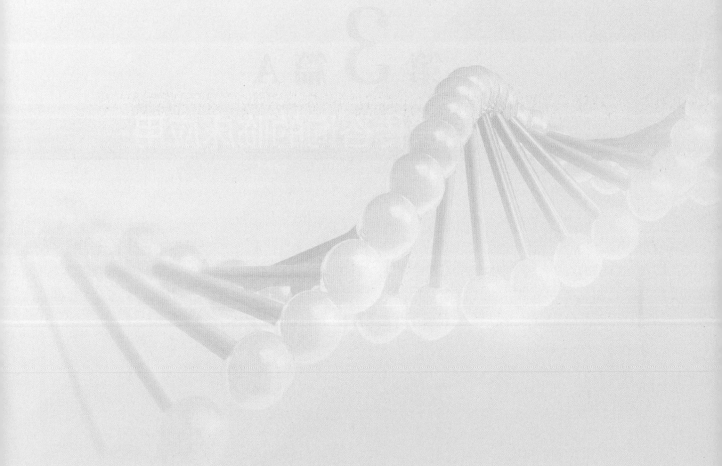

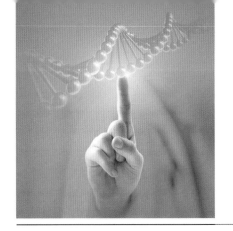

第**1**章

遗传代谢病的遗传咨询

缩写	英文全称	中文全称
2D-EP	two-dimensional electrophoresis	双向电泳
ACEI	angiotensin converting enzyme inhibitor	血管紧张素转化酶抑制剂
AFP	α-fetoprotein	甲胎蛋白
AGL	glycogen debranching enzyme	糖原脱支酶
ATP	adenosine triphosphate	三磷酸腺苷
BH$_4$	tetrahydrobiopterin	四氢生物蝶呤
DHPR	dihydropteridine reductase	二氢蝶啶还原酶
DS	dermatan sulfate	硫酸皮肤素
ERT	enzyme replacement therapy	酶替代疗法
FSH	follicle stimulating hormone	促卵泡激素
GA-Ⅰ	glutaric acidemia Ⅰ	戊二酸血症Ⅰ型
GAA	acid alpha-1,4-glucosidase	酸性 α-1,4-葡萄糖苷酶
GAG	glycosaminoglycan	糖胺聚糖
GAL	galactosemia	半乳糖血症
GALE	uridinediphosphate galactose-4-epimerase	尿苷二磷酸-半乳糖-4-表异构酶
GALK	galactokinase	半乳糖激酶
GALT	galactose-1-phosphate uridyltransferase	半乳糖-1-磷酸尿苷酰转移酶
GBE	glycogen branching enzyme	糖原分支酶
GC/MS	gas chromatography/mass spectrometry	气相色谱-质谱法
GCDH	glutaryl coenzyme A dehydrogenase	戊二酰辅酶 A 脱氢酶
GLUT2	glucose transporter 2	葡萄糖转运体 2
GSD	glycogen storage disease	糖原贮积症
GTP	guanosine triphosphate	鸟苷三磷酸
GTPCH	guanosine triphosphate cyclohydrolase	鸟苷三磷酸环化水解酶

续表

缩写	英文全称	中文全称
GYS2	glycogen synthase 2	糖原合成酶 2
HPA	hyperphenylalaninemia	高苯丙氨酸血症
HS	heparan sulfate	硫酸乙酰肝素
HSCT	hematopoietic stem cell transplantation	造血干细胞移植
IVA	isovaleric acidemia	异戊酸血症
IVD	isovaleryl-coenzyme A dehydrogenase	异戊酰辅酶 A 脱氢酶
KS	keratan sulfate	硫酸角质素
LSD	lysosomal storage diseases	溶酶体贮积症
MCAD	medium chain acyl-coenzyme A dehydrogenase	中链酰基辅酶 A 脱氢酶
MCADD	medium chain acyl-coenzyme A dehydrogenase deficiency	中链酰基辅酶 A 脱氢酶缺乏症
MMA	methylmalonic acidemia	甲基丙二酸血症
MPS	mucopolysaccharidoses	黏多糖贮积症
MS/MS	tandem mass spectrometry	串联质谱法
OMIM	Online Mendelian Inheritance in Man	在线人类孟德尔遗传
PA	propionic acidemia	丙酸血症
PAH	phenylalanine hydroxylase	苯丙氨酸羟化酶
PAS	periodic acid-Schiff	过碘酸希夫
PCC	propionyl-coenzyme A carboxylase	丙酰辅酶 A 羧化酶
PCR	polymerase chain reaction	聚合酶链反应
PCR-ASO	polymerase chain reaction-allele specific oligonucleotide	PCR 结合等位基因特异性寡核苷酸杂交法
PFKM	muscle-type phosphofructokinase	肌肉型磷酸果糖激酶
Phe	phenylalanine	苯丙氨酸
PKU	phenylketonuria	苯丙酮尿症
PTPS	6-pyruvoyl-tetrahydropterin synthase	6- 丙酮酰四氢蝶呤合成酶
PYGL	liver glycogen phosphorylase	肝磷酸化酶
PYGM	human myophosphorylase	人肌磷酸化酶
Tyr	tyrosine	酪氨酸
VUS	variant of unknown significance	临床意义不明性变异

引言

遗传代谢病是一组有生化代谢特征的遗传病,种类繁多,涉及全身各个系统,分散在临床各专业,临床表现多样。本章主要针对较常见的遗传代谢病,包括氨基酸代谢病、有机酸代谢病、脂肪酸 β 氧化障碍病、糖代谢疾病、溶酶体贮积症,从疾病概述、主要临床表现、诊断与鉴别诊断、遗传咨询等方面进行介绍。临床医师和遗传咨询师需掌握疾病的基本临床表现、诊断和鉴别诊断、实验室检查、疾病的遗传方式以及新生儿疾病筛查、产前诊断等临床和遗传咨询基本知识,并在临床实践中不断学习新技术、新知识,提高咨询水平。

第 1 节 | 氨基酸代谢病

1 苯丙酮尿症

1.1 疾病概述

苯丙酮尿症(PKU)是一种常染色体隐性遗传病,因患儿尿液中排出大量苯丙酮酸代谢物而得名。PKU 的发病率有种族和地区的差异,根据中华预防医学会新生儿疾病筛查学组收集的 1 796 万各地新生儿筛查数据,我国患病率约为 8.5/100 000[1-3]。PKU 是第一个可预防、可治疗的遗传病。

苯丙氨酸(Phe)是人体必需氨基酸,食入体内的苯丙氨酸一部分用于蛋白质的合成,一部分通过苯丙氨酸羟化酶(PAH)作用转变为酪氨酸(Tyr)。苯丙氨酸代谢途径见图 3-1-1。

苯丙氨酸羟化酶缺乏症因 PAH 基因突变导致 PAH 活性降低或丧失,苯丙氨酸不能正常转化为酪氨酸,酪氨酸及正常代谢产物合成减少,血苯丙氨酸含量在体内蓄积增加。苯丙氨酸含量增高影响中枢神经系统发育,导致智能发育落后,出现小头畸形、痉挛等神经系统症状。高浓度的苯丙氨酸及其异常代谢产物抑制酪氨酸酶活性,可使黑色素合成减少,临床出现皮肤毛发色浅。高浓度的

苯丙氨酸刺激旁路代谢途径,生成苯丙酮酸、苯乙酸和苯乳酸,并从尿中大量排出。苯乳酸使患儿尿液具有特殊的鼠尿臭味。

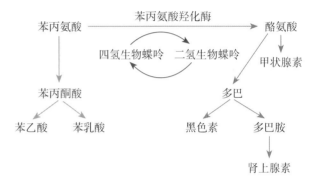

图 3-1-1 苯丙氨酸代谢途径

苯丙氨酸的代谢,除了需要有 PAH 的作用外,还必须要有辅酶四氢生物蝶呤(BH_4)参与,人体内的 BH_4 来源于鸟苷三磷酸(GTP),在其合成和再生途径中必须经过鸟苷三磷酸环化水解酶(GTPCH)、6- 丙酮酰四氢蝶呤合成酶(PTPS)、二氢蝶啶还原酶(DHPR)等的催化。PAH、GTPCH、PTPS、DHPR 等酶的编码基因缺陷都可造成相关酶的活力缺陷,导致血苯丙氨酸升高。另外,BH_4 是苯丙氨酸、酪氨酸和色氨酸等芳香氨基酸在催化过程中所必需的共同辅酶,缺乏时不仅苯丙氨酸不能氧化成酪氨酸,而且造成多巴胺、5- 羟色胺等重要神经递质的合成受阻,加重了神经系统的功能损害[4]。

目前,由高苯丙氨酸血症(HPA)导致的 PKU 根据酶的缺陷或基因缺陷分两类:苯丙氨酸羟化酶缺乏症和四氢生物蝶呤缺乏症。目前 PKU 的名称逐步被苯丙氨酸羟化酶缺乏症和四氢生物蝶呤缺乏症所取代。根据我国新生儿疾病筛查和 HPA 鉴别诊断数据,绝大多数(85%~90%)HPA 为苯丙氨酸羟化酶缺乏症,10%~15% 的 HPA 患者为四氢生物蝶呤缺乏症[4]。

1.2 主要临床表现

患儿出生时大多表现正常,新生儿期无明显特殊的临床症状,未经治疗的患儿 3~4 个月后逐渐表现出典型症状,头发由黑变黄,皮肤白,全身和尿液有特殊鼠尿臭味,常有湿疹。随着年龄增长,患儿智力落后越来越明显,年长儿约 60% 有严重的智力障碍(IQ 低于 50)。2/3 患儿有轻微的神经系统体征,如肌张力增高、腱反射亢进、小

头畸形等。约1/4患儿有癫痫发作,常在18个月以前出现,可表现为婴儿痉挛性发作、点头样发作或其他形式。PKU除了影响患者智能发育外,还可出现一些行为、性格的异常,如忧郁、多动、自卑、孤僻自闭等。

HPA通常根据治疗前最高的血苯丙氨酸浓度或天然蛋白摄入足够情况下血苯丙氨酸浓度分类:血苯丙氨酸 ≥ 1 200μmol/L(≥ 20mg/dl)为经典型苯丙氨酸羟化酶缺乏症;血苯丙氨酸 360~<1 200μmol/L(6~<20mg/dl)为轻型苯丙氨酸羟化酶缺乏症;血苯丙氨酸 120~<360μmol/L(2~<6mg/dl)为轻度HPA。此外,还可根据血苯丙氨酸浓度对 BH_4 的治疗反应分为 BH_4 反应性及 BH_4 无反应性苯丙氨酸羟化酶缺乏症。

1.3　诊断与鉴别诊断

1.3.1　诊断[1,5]

经典型苯丙氨酸羟化酶缺乏症主要表现有智能发育落后、皮肤和毛发色浅淡,汗液和尿液有鼠臭味,结合血苯丙氨酸浓度及苯丙氨酸/酪氨酸升高,排除 BH_4 缺乏症后可确立诊断。

1.3.1.1　血苯丙氨酸测定,荧光定量法

正常血苯丙氨酸浓度 <120μmol/L(2mg/dl)。串联质谱法:血苯丙氨酸浓度 >120μmol/L 及苯丙氨酸/酪氨酸 >2.0 诊断为HPA。由于串联质谱法可同时检测血苯丙氨酸和苯丙氨酸/酪氨酸,用于新生儿疾病筛查可显著降低假阳性率和召回率。

1.3.1.2　高效液相色谱尿蝶呤谱分析

苯丙氨酸羟化酶缺乏症尿新蝶呤及生物蝶呤代谢正常。四氢生物蝶呤缺乏症中各酶缺乏的尿蝶呤谱,根据缺陷酶不同各有差异:PTPS缺乏时,尿新蝶呤(N)明显增加,生物蝶呤(B)明显降低,生物蝶呤的百分比(B%)<10%(多数 <5%);对于尿新蝶呤明显增高,尿生物蝶呤正常或略低,B% 为 5%~10%,诊断需谨慎,可结合 BH_4 负荷试验协助分析。DHPR缺乏时,尿新蝶呤可正常或稍高,生物蝶呤明显增加,B% 增高,但部分 DHPR 缺乏患者可有正常尿蝶呤谱;GTPCH缺乏者,尿新蝶呤、生物蝶呤均极低,B% 正常。

1.3.1.3　红细胞 DHPR 活性测定

是 DHPR 缺乏症的确诊方法。外周血滴于干滤纸片(直径至少 8mm),采用双光束分光光度计测定 DHPR 活性,DHPR 缺乏症患者该酶活性极低。

1.3.1.4　基因诊断

基因诊断是 HPA 病因的确诊方法,应该常规进行,可发现患者是 *PAH* 基因、各型四氢生物蝶呤缺乏症基因的纯合或者复合杂合突变,父母为致病基因携带者。

1.3.1.5　CT 和 MRI 检查

根据疾病的严重程度,患者头颅 CT 或磁共振(MRI)结果可无异常发现,也可发现有不同程度脑发育不良,表现为脑皮质萎缩和脑白质脱髓鞘病变,后者在 MRI 的 T_1 加权图像上可显示脑室三角区周围脑组织条形或斑片状高信号区。新生儿疾病筛查诊断的患者,一般不常规做影像学检查。

1.3.1.6　智力测定

评估智能发育和受损程度。

1.3.2　新生儿疾病筛查

新生儿期 HPA 患儿无任何临床表现,随着预防医学的发展,HPA 的新生儿疾病筛查已成为常规技术。新生儿疾病筛查可使患儿在临床症状尚未出现,而其生化等方面的改变已出现时得以早期诊断、早期治疗,避免智能落后的发生。目前,典型的 HPA 在我国大中城市已经罕见,预防工作取得了良好的效果。

新生儿疾病筛查通过对出生 48~72h(哺乳 6~8 次以上)新生儿足跟采血,滴于专用滤纸片后晾干,寄送到筛查中心测定血苯丙氨酸浓度,筛查血苯丙氨酸浓度 >120μmol/L,或同时伴有苯丙氨酸/酪氨酸 >2.0(串联质谱法),需召回复查。召回复查建议采用定量法(荧光法或串联质谱法)测定血苯丙氨酸和酪氨酸浓度,计算苯丙氨酸/酪氨酸。血苯丙氨酸浓度 >120μmol/L 及苯丙氨酸/酪氨酸 >2.0 确诊为 HPA,进行进一步的病因鉴别诊断。

1.4　遗传咨询

1.4.1　治疗咨询

1.4.1.1　苯丙氨酸羟化酶缺乏症是第一种可通过饮食控制治疗的遗传病

天然食物中均含一定量苯丙氨酸,低蛋白饮食将导致营养不良,因此要用低苯丙氨酸饮食治疗。患者一旦确诊,应立即治疗,轻度 HPA 可不治疗,但需要定期检测血苯丙氨酸水平,若超过 360μmol/L 则需要治疗。开始治疗的年龄越小,预后越好,新生儿早期治疗者智能发育可接近正常人。晚治疗者都有程度不等的脑功能损伤。由于新生儿疾病筛查在我国已逐步推广和普及,筛查出的患者往往能在出生一个月内,甚至两周之内得到确诊和治疗,为患儿的健康成长提供了保证[6-7]。

1.4.1.2　苯丙氨酸是一种必需氨基酸,为生长和体内代谢所必需

患者低苯丙氨酸饮食治疗后需监测血苯丙氨酸,使血苯丙氨酸控制在相应年龄理想范围,以满足其生长发育的需要。过度治疗可导致苯丙氨酸缺乏,患儿出现嗜睡、厌食贫血、腹泻,甚至死亡的现象。

1.4.1.3　个体化治疗

由于每个患儿对苯丙氨酸的耐受量不同,故在饮食治疗中,仍应根据患儿具体情况调整食谱,治疗至少持续

到青春发育成熟期,提倡终生治疗。

1.4.1.4 家长的积极合作是成功的关键因素之一

如果家长充分了解治疗原则,饮食控制比较合理,患儿的智力发育往往正常;反之,即使早期治疗,患者仍有后遗症。

1.4.1.5 母源性 PKU 综合征

对成年女性 PKU 患者如果不控制饮食就怀孕,其后代虽然不是 PKU 患者,但母亲增高的血苯丙氨酸对胎儿会造成影响,出生后仍可出现智力落后、小头畸形、先天性心脏病、出生低体重儿等,称为母源性 PKU 综合征。为避免此类事件发生,应告知女性 PKU 患者怀孕之前半年起直至分娩需严格控制血苯丙氨酸浓度在 120~360μmol/L。

1.4.1.6 治疗后要定期采血监测血苯丙氨酸浓度,使血苯丙氨酸浓度控制在理想范围内(表 3-1-1)

患儿开始特殊奶粉治疗后每 3d 测定血苯丙氨酸浓度,以及时调整饮食,添加天然食物,代谢控制稳定后,苯丙氨酸监测可适当调整:<1 岁每周监测 1 次,1~12 岁每 2 周~1 个月监测 1 次,12 岁以上每 1~3 个月监测 1 次。如在感染等应激情况下血苯丙氨酸浓度升高或血苯丙氨酸水平波动,以及每次添加或更换食谱后 3d,需密切监测血苯丙氨酸浓度。年长儿入托、入学后的饮食治疗会有一定难度,需要家长和学校的积极配合,同时做好患者的心理辅导。

1.4.2 遗传咨询

(1) PKU 各型都属常染色体隐性遗传病,*PAH* 基因纯合或复合杂合突变方能致病。

(2) 避免近亲结婚。家族成员基因突变检测也可检出杂合子携带者,进行遗传咨询。

(3) 先证者父母均为杂合子携带者。其杂合位点遗传给后代的风险均为 50%,其后代遗传到父母双方的致病突变位点的概率为 25%,仅遗传到父母一方的突变位点,为杂合子携带者的概率为 50%。

(4) 若先证者配偶为正常非携带者,其后代均为杂合子携带者;若先证者配偶为杂合子携带者,其后代为杂合子携带者的概率为 50%,携带 2 个致病基因的概率为 50%;若先证者配偶也携带 PAH 纯合或复合杂合突变,则后代为纯合或复合杂合突变致病的概率为 100%。

1.4.3 产前诊断

对苯丙氨酸羟化酶缺乏症高危家庭进行产前诊断是优生优育、防止同一遗传病在家庭中重现的重要措施。对有本病家族史的夫妇及先证者可进行基因突变检测,明确患者突变类型。产前诊断于孕 10~13 周取绒毛或孕 16~22 周取羊水细胞进行 DNA 分析。

1.4.4 新生儿疾病筛查

开展和普及新生儿疾病筛查,及早发现 PKU 患儿,尽早开始治疗,可防止发生智力低下发生。

2 酪氨酸血症

2.1 疾病概述

酪氨酸血症(tyrosinemia)是由于酪氨酸分解代谢途径中先天性酶的缺陷导致血浆酪氨酸明显增高造成的疾病。根据酶缺陷的种类不同,分为三型:酪氨酸血症 I 型,又称为肝 - 肾型酪氨酸血症,因延胡索酰乙酰乙酸水解酶缺陷所致;酪氨酸血症 II 型,又称肝 - 皮肤型酪氨酸血症,因酪氨酸氨基转移酶缺陷所致;酪氨酸血症 III 型,是由于 4- 羟基苯丙酮酸双加氧酶缺陷所导致的一类以神经精神症状为主要表现的临床症候群。

表 3-1-1 不同年龄儿童蛋白需要量和血苯丙氨酸控制范围

年龄	蛋白需要量 /(g·kg⁻¹·d⁻¹)	无苯丙氨酸氨基酸需要量 /(g·d⁻¹)	苯丙氨酸耐受量 /(mg·d⁻¹)	血苯丙氨酸控制范围 /(μmol·L⁻¹)
0~3 个月	2.3~2.1	3~10	130~400	120~240
4~12 个月	2.1~2.0	3~10	130~400	120~240
1~3 岁	1.7~1.6	20~50	130~400	120~360
4~6 岁	1.6	20~50	200~400	120~360
7~9 岁	1.4	20~50	200~400	120~360
10~12 岁	1.1	50~90	350~800	120~360
13~15 岁	1.0	50~90	350~800	120~600
青少年 / 成人*	0.9	60~150	450~1 000	120~600

注:*女性患者孕前半年起直至分娩需严格控制血苯丙氨酸浓度在 120~360μmol/L。

酪氨酸血症各型均为常染色体隐性遗传病,全球发病率为1/120 000~1/100 000,中国的病例报道较少,发病率无确切数据[1,8]。

2.2　主要临床表现

根据发病年龄,酪氨酸血症可分为急性型、慢性型和亚急性型。不同类型的临床表现差异较大。

急性型最常见,约占全部病例的80%,多在生后几天至几周内起病,以急性肝功能衰竭为主要表现,临床上可见肝大、黄疸、贫血、出血倾向、厌食、呕吐及生长迟缓。如不经治疗常在生后1岁以内死亡。

亚急性型和慢性型在6个月~2岁起病,除肝功能损害表现外,还表现为肾小管功能损害及神经系统功能损害。临床上可见肝硬化、肾性糖尿、氨基酸尿、低磷酸血症佝偻病、易激惹或嗜睡、角弓反张伴剧烈疼痛等,严重时可危及生命。

慢性型患者可在肝硬化基础上逐渐进展为肝细胞癌。在已知的遗传代谢病中,酪氨酸血症Ⅰ型是肝癌风险最高的疾病,40%的患者可在2岁前发现肝细胞癌变。

2.3　诊断与鉴别诊断

2.3.1　临床诊断[9-12]

酪氨酸血症的诊断有赖于临床表现和实验室检查。酪氨酸血症以肝大及肝功能损害、肾性佝偻病和多神经病变为临床特征。急性型酪氨酸血症Ⅰ型以生后早期出现急性肝损害甚至肝功能衰竭为主要表现,可表现为出血倾向、黄疸及喂养困难。生化检查常见与转氨酶和胆红素轻度至中度增高不一致的显著凝血功能异常,伴甲胎蛋白(AFP)明显增高,尿液分析可见糖尿、蛋白尿等肾小管损害表现,由于起病时间早,佝偻病体征和多神经病变可不明显。亚急性型患儿肝大及肾小管损害显著,多神经病变常反复发作。慢性型以肝硬化、生长迟缓、显著的佝偻病体征、早期出现肝细胞癌为临床特征。

2.3.2　实验室诊断

血浆氨基酸分析可见酪氨酸、琥珀酰丙酮浓度明显增高。新生儿早期可无酪氨酸增高,部分患者可表现为高甲硫氨酸血症。尿有机酸分析可见琥珀酰丙酮排出明显增多。此外,4-羟基苯复合物,如4-羟基苯丙酮酸、4-羟基苯乳酸、4-羟基苯乙酸也常检出。基因诊断可确诊。

常规实验室检查有谷丙转氨酶、谷草转氨酶轻度或中度增高,凝血功能障碍表现突出,AFP增高极为常见,慢性患者AFP明显增高,常提示肝细胞癌可能。贫血、血小板减少、碱性磷酸酶增高、低磷血症也较常见。

2.3.3　鉴别诊断

急性型酪氨酸血症Ⅰ型要注意与其他可能导致早期急性肝损害的疾病鉴别,如先天或后天获得性感染性肝病、其他以肝损害为主要表现的代谢性疾病,如希特林蛋白缺乏症所致新生儿肝内胆汁淤积症(NICCD)、遗传性果糖不耐受、半乳糖血症、线粒体疾病、脂肪酸氧化缺陷等。亚急性型和慢性型应注意与原发性范科尼综合征、肾小管性酸中毒、家族性低磷酸血症佝偻病、胱氨酸尿症、眼脑肾综合征、肝豆状核变性等鉴别。

2.4　遗传咨询

2.4.1　治疗咨询

2.4.1.1　药物[13-14]

治疗药物有尼替西农(NTBC),通过阻止4-羟基苯丙酮酸向尿黑酸转化,减少异常中间代谢产物如琥珀酰丙酮A、琥珀酰丙酮的产生,从而发挥治疗作用。

2.4.1.2　饮食

采用低苯丙氨酸和低酪氨酸饮食可以降低血浆酪氨酸的水平,从而减少异常的中间代谢产物,但是治疗效果有限,而且过度严格限制蛋白摄入不仅不利于儿童的正常生长发育,而且由于组织蛋白分解增加,同样也会使血浆酪氨酸水平增高。

2.4.1.3　肝移植

对于肝功能衰竭、有肝细胞癌、饮食控制及NTBC治疗效果不佳等情况,需考虑肝移植。

2.4.2　遗传咨询

2.4.2.1　常染色体隐性遗传病

酪氨酸血症各型都属常染色体隐性遗传病,基因检测需纯合或复合杂合突变方能致病,家族成员基因突变检测可检出杂合子携带者,遗传规律和咨询要点与其他染色体隐性遗传疾病相似。

2.4.2.2　新生儿疾病筛查

新生儿期酪氨酸血症Ⅰ型患儿血酪氨酸水平可不增高,目前较可靠的新生儿疾病筛查方法是用干血滤纸片法测定血浆琥珀酰丙酮浓度。早期使用尼替西农治疗将极大改善酪氨酸血症Ⅰ型患者的预后。

2.4.2.3　产前诊断

在获知先证者及其父母的基因突变类型的前提下,于孕10~13周取绒毛或孕16~22周取羊水细胞进行DNA分析。

3　尿素循环障碍疾病

3.1　疾病概述

尿素循环障碍是指尿素循环过程中所需的酶活性降低或缺乏,导致氨的代谢受阻、血氨增高引起的疾病,共涉及7种酶,包括氨甲酰磷酸合成酶缺乏症、鸟氨酸氨甲酰转移酶缺乏症、瓜氨酸血症Ⅰ型、精氨酸琥珀酰尿症、精氨酸血症、鸟氨酸血症及 N- 乙酰谷氨酸血症。其中除了鸟氨酸氨甲酰转移酶缺乏症属于 X 连锁遗传,其他均为常染色体隐性遗传[15-16]。

血氨增高对大脑和神经组织损害最明显。虽然氨在人体内不断产生,但肝脏有强大的能力将氨转变为无毒的尿素,维持血氨在极低浓度。体内氨的来源分为内源性和外源性。内源性氨主要由机体氨基酸代谢产生,氨基酸的分解代谢一般是先脱去氨基,氧化形成 CO_2 和 H_2O,产生三磷酸腺苷(ATP)。膳食中蛋白质过多时,这一部分氨的生成量也增多。外源性氨指由消化道吸收入体内的氨,包括:①肠道内未被消化的蛋白质和未被吸收的氨基酸,经肠道细菌作用产生的氨;②血中尿素扩散到肠道,经细菌尿素酶作用水解生成的氨,此代谢称为尿素的肠肝循环。

尿素循环障碍疾病不同国家不同疾病的患病率不同,均以鸟氨酸氨甲酰转移酶缺乏症最常见,总体发病率在 1/70 000~1/30 000。

3.2　主要临床表现

尿素循环障碍可于任何年龄发病,临床表现为高氨血症的一系列症状,主要分为两型:新生儿期急性起病型和迟发型。新生儿期发病,病情凶险,多表现为生后数天内出现并迅速进展的代谢性脑病。患儿出生时可无异常,数天内开始出现易激惹、喂养困难、呼吸急促和昏睡等表现,并迅速发展为痉挛、昏迷和呼吸衰竭,若不及时治疗,常在 1 周内死亡,幸存者多遗留严重的智力损害。

迟发型多于婴幼儿期起病,症状相对较轻,临床表现多样,如肝大、反复发作的癫痫、生长发育障碍及行为异常等;儿童和成人期发病者常表现为慢性神经系统损伤,以各种行为异常、精神错乱、烦躁易怒和发作性呕吐为特征。环境应激、丙戊酸、高蛋白摄入和慢性疾病等因素会诱发高氨血症发作。

3.3　诊断与鉴别诊断

3.3.1　诊断

对于急性脑病者、恶心、嗜睡、激动、不安、行为异常或意识混乱,呕吐、头痛、昏迷者,需要进行血氨、电解质、血气分析、肝功能、肾功能、氨基酸谱、尿嘧啶及乳清酸等检测。

3.3.1.1　血氨是诊断尿素循环障碍最重要的检查

正常血氨值应该在 70μmol/L 以下,尿素循环障碍的患者在急性发病时,通常血氨值会高于 150μmol/L,甚至高于 1 000μmol/L。当患者状况好的时候或在代谢代偿失调早期,其血氨浓度可能在正常范围。

3.3.1.2　血串联质谱和血浆氨基酸分析

发现血氨升高,应立即进行血串联质谱和血浆氨基酸分析,初步判断尿素循环障碍原因,见表 3-1-2。

表 3-1-2　各型尿素循环障碍患者的氨基酸、有机酸分析鉴别

酶缺陷	CPS1	OTC	ASS	ASL	ARG	NAGS
血浆						
谷氨酸	↑	↑	↑	↑	↑	↑
丙氨酸	↑	↑	↑	↑	↑	↑
瓜氨酸	↓	↓	↑↑	↑↑	N	↓~N
精氨酰琥珀酸				↑↑		
精氨酸	↓~N	↓~N	↓~N	↓~N	↑↑	↓~N
尿液						
精氨酰琥珀酸					↑↑	
乳清酸	N	↑↑	↑	↑	↑↑	N

注:CPS1 为氨甲酰磷酸合成酶,OTC 为鸟氨酸氨甲酰基转移酶,ASS 为精氨酰琥珀酰合成酶,ASL 为精氨酰琥珀酸裂解酶,ARG 为精氨酸酶,NAGS 为 N- 乙酰基谷氨酸合成酶;N 表示正常。

3.3.1.3　尿气相质谱有机酸分析

可发现乳清酸、尿苷和尿嘧啶增高。

3.3.1.4　基因分析

进行相应尿素循环障碍酶缺陷的基因诊断。

3.3.2　鉴别诊断

引起血氨增高的疾病较多,可由尿素循环障碍酶缺陷引起,也可继发于有机酸血症,例如甲基丙二酸血症和丙酸血症,或者脂肪酸代谢病,包括中链酰基辅酶 A 脱氢酶缺乏症及原发性肉碱缺乏症等。新生儿期可出现一过性高氨血症,通常是早产儿。所有诊断为 Reye 综合征的患者,都应该详细地评估,考虑遗传代谢疾病。此外,感染、肝病等会导致血氨升高或暂时升高。

3.4　遗传咨询

3.4.1　治疗咨询[17-18]

尿素循环障碍主要的治疗方法是饮食控制,减少蛋白质摄入,减少血氨产生,利用药物促进血氨的代谢。治疗目的是要纠正生化代谢失调及确保生长发育所需的营养需求。

所有的治疗都必须定期检测血氨和氨基酸,特别要注意谷氨酰胺与必需氨基酸的浓度,所有的饮食必须营养完整而且符合正常生长发育的需求。所有尿素循环障碍疾病都有急性代谢失调的风险,特别是可被各种不同的诱因,如饥饿、大量蛋白质的摄入、感染、手术麻醉等诱发。为此,所有患者及家属应该被告知,并且需高度引起注意。

临床上当患者精神状态不好且血氨升高时,蛋白质的摄取下降,要给予较多的碳水化合物;如果症状持续进展,蛋白质的摄取就必须停止,并给予高能量饮食;如果患者不能口服进食,开始呕吐或者出现神经系统症状时,

必须到医院进行评估,并接受静脉营养及给药。患者在接受任何麻醉或手术之前,都应该进食高碳水化合物的食物或接受静脉营养。

降低血氨的药物有苯甲酸钠、精氨酸等。

3.4.2　遗传咨询

3.4.2.1　在尿素循环障碍疾病中,除了鸟氨酸氨甲酰转移酶缺乏症属于 X 连锁遗传外,其他都为常染色体隐性遗传

鸟氨酸氨甲酰转移酶缺乏症发病以男性患者为主,其致病基因多数由携带者母亲传递而来,如果母亲不是携带者,则致病基因可能源自新发突变。携带者母亲再生育时,其儿子有 1/2 的风险患病,女儿有 1/2 的概率是携带者。如果出现女性患者,则有如下几种可能:父亲是患者,同时母亲是携带者,X 染色体丢失或重排导致女性半合子等。属常染色体隐性遗传的尿素循环障碍患者,需纯合或复合杂合突变方能致病。

3.4.2.2　避免近亲结婚

家族成员基因突变检测也可检出杂合子携带者,进行遗传咨询。属于 X 连锁遗传的鸟氨酸氨甲酰转移酶缺乏症,男性患者的兄弟、外祖父、舅父、姨表兄弟、外甥、外孙等也有可能是患者,需要进行遗传咨询的基因检测。

3.4.2.3　产前诊断

对尿素循环障碍高危家庭进行产前诊断是优生优育、防止同一遗传病在家庭中重现的重要措施。对有本病家族史的夫妇及先证者可进行基因突变检测,明确患者突变类型。产前诊断于孕 10~13 周取绒毛或孕 16~22 周取羊水细胞进行 DNA 分析。

3.4.2.4　新生儿疾病筛查

开展和普及新生儿疾病筛查,及早发现尿素循环障碍患儿,尽早开始治疗,可防止智力低下发生。

（顾学范）

参考文献

[1] 顾学范.临床遗传代谢病.北京:人民卫生出版社,2015.

[2] 顾学范,王治国.中国 580 万新生儿苯丙酮尿症和先天性甲状腺功能减低症的筛查.中华预防医学杂志,2004,38(2):99-102.

[3] GU X,WANG Z,YE J,et al.Newborn screening in China: phenylketonuria,congenital hypothyroidism and expanded screening.Ann Acad Med Singapore,2008,37(12 Suppl):107-104.

[4] BLAU N,VAN SPRONSEN F J,LEVY H L.Phenylketonuria. Lancet,2010,376(9750):1417-1427.

[5] 叶军,顾学范,张雅芬,等.769 例高苯丙氨酸血症诊治和基因研究.中华儿科杂志,2002,40(4):210-213.

[6] AHRING K,BÉLANGER-QUINTANA A,DOKOUPIL K,et al.Blood phenylalanine control in phenylketonuria:a survey of 10

European centres.Eur J Clin Nutr,2011,65(2):275-278.

[7] MACDONALD A,GOKMEN-OZEL H,VAN RIJN M, et al.The reality of dietary compliance in the management of phenylketonuria.J Inherit Metab Dis,2010,33(6):665-670.

[8] KITAGAWA T.Hepatorenal tyrosinemia.Proc Jpn Acad Ser B Phys Biol Sci,2012,88(5):192-200.

[9] RUSSO P A,MITCHELL G A,TANGUAY R M.Tyrosinemia:a review.Pediatr Dev Pathol,2001,4(3):212-221.

[10] CHACE D H,LIM T,HANSEN C R,et al.Improved MS/MS analysis of succinylacetone extracted from dried blood spots when combined with amino acids and acylcarnitine butyl esters.Clin Chim Acta,2009,407(1-2):6-9.

[11] COUCE M L,DALMAU J,DEL TORO M,et al.Tyrosinemia type 1 in Spain:mutational analysis,treatment and long-term outcome.Pediatr Int,2011,53(6):985-989.

[12] 韩连书,叶军,邱文娟,等.血尿琥珀酰丙酮检测在酪氨酸血症-Ⅰ型诊断中的应用.中华儿科杂志,2012,50(2):126-130.

[13] LAROCHELLE J,ALVAREZ F,BUSSIèRES J F,et al.Effect of nitisinone(NTBC)treatment on the clinical course of hepatorenal tyrosinemia in Québec.Mol Genet Metab,2012,107(1-2):49-54.

[14] SANTRA S,BAUMANN U.Experience of nitisinone for the pharmacological treatment of hereditary tyrosinaemia type 1.Expert Opin Pharmacother,2008,9(7):1229-1236.

[15] BLAIR N F,CREMER P D,TCHAN M C.Urea cycle disorders: a life-threatening yet treatable cause of metabolic encephalopathy in adults.Pract Neurol,2015,15(1):45-48.

[16] MARTÍN-HERNÁNDEZ E,ALDÁMIZ-ECHEVARRÍA L, CASTEJÓN-PONCE E,et al.Urea cycle disorders in Spain:an observational,cross-sectional and multicentric study of 104 cases. Orphanet J Rare Dis,2014,9:187.

[17] BURRAGE L C,JAIN M,GANDOLFO L,et al.Sodium phenylbutyrate decreases plasma branched-chain amino acids in patients with urea cycle disorders.Mol Genet Metab,2014,113 (1-2):131-135.

[18] CELIK O,BUYUKTAS D,AYDIN A,et al.Ornithine transcarbamylase deficiency diagnosed in pregnancy.Gynecol Endocrinol,2011,27(12):1052-1054.

第 2 节　有机酸代谢病

1　异戊酸血症

1.1　疾病概述

异戊酸血症(IVA)是由于亮氨酸分解代谢中异戊酰辅酶 A 脱氢酶(IVD)缺陷而导致异戊酸、3 羟基异戊酸、异戊酰甘氨酸和异戊酰肉碱体内蓄积所致的常染色体隐性遗传疾病。由于其发病急和有特殊气味的特点及气相色谱 - 质谱法（GC/MS）的出现，是最早明确诊断的一种有机酸血症。IVA 患者中超过半数在新生儿期发生急性脑病，婴儿及儿童期可有反复呕吐、昏睡或昏迷及智力发育落后。

IVA 属于常染色体隐性遗传病。*IVD* 基因位于染色体 15q14-q15，该基因长 15kb，包含 12 个外显子，编码 394 个氨基酸的蛋白。美国和我国台湾地区 IVA 发病率分别为 1/250 000 和 1/365 000，德国人中较常见，约为 1/67 000。根据上海交通大学医学院附属新华医院的 50 万新生儿串联质谱法筛查数据，我国平均发病率为 1/160 000[1-2]。

1.2　主要临床表现

IVA 主要分为两种类型：急性新生儿型和慢性间歇型，两者不同表型的生化缺陷是相同的，都是异戊酰辅酶 A 活性缺陷。

（1）急性新生儿型：多在新生儿期 2 周内急性发病，表现非特异性喂养困难、呕吐、嗜睡和惊厥等。患者可出现低体温和脱水。在急性发作期有特殊的汗脚味，这种特殊气味是由于未结合异戊酸所致，患者汗液中更为明显。实验室检查可有阴离子间隙增高所致酸中毒、高氨血症、低或高血糖、酮症及低钙血症。由于骨髓抑制可有全血细胞、中性粒细胞和血小板减少。不及时处理可因脑水肿和出血导致昏迷或死亡。该病的临床表现容易与其他有机酸血症和尿素循环障碍相混淆，需要进行鉴别诊断。如果患者能够度过新生儿期的急性发作，将会进展为慢性间歇型。

（2）慢性间歇型：患者一般在新生儿期以后诊断，临床表现慢性间歇发作，仅表现为非特异性不能耐受空腹或发育落后。发作常由上呼吸道感染或摄入高蛋白质饮食诱发，反复发生呕吐、嗜睡，进展为昏迷、酸中毒伴酮尿，由于异戊酸水平过高还可出现"汗脚气味"，限制蛋白质饮食并输注葡萄糖可以缓解发作。急性发作时表现为酸中毒、酮症、昏迷和特殊气味，急性胰腺炎、骨髓增生异常综合征、范科尼综合征和心律失常均被报道过。间歇期可有轻度异戊酸的汗脚味，或无特殊气味。急性新生儿型患者在度过早期急性期后临床表现与慢性型类似，但容易在其他疾病时诱发代谢失代偿，导致疾病的急性发作。在绝大多数有机酸血症患者中，婴儿期疾病急性发作频率最高，随着年龄增长，感染机会减少、蛋白质摄入减少，这种发作的频率也就随之减少。绝大多数慢性间歇型患者精神运动发育正常，但是也有一些患者发育延迟，轻度甚至是重度智力低下。许多患者厌食高蛋白饮食。

近年来随着质谱技术在新生儿疾病筛查领域的应用，越来越多的无症状患者被发现，此类患者仅有生化指标异常而无临床症状，不同于典型的 IVA。

1.3　诊断与鉴别诊断

1.3.1　诊断[3-5]

对于有喂养困难、呕吐、嗜睡、惊厥和代谢性酸中毒等表现的患儿，必须进行血、尿质谱检测。血串联质谱和尿有机酸分析发现血异戊酰肉碱（C5）和尿异戊酰甘氨酸水平明显升高可确诊本病。急性发作时出现的"汗脚气味"对 IVA 的诊断提供有价值证据，但是这需要与戊二酸血症Ⅱ型相鉴别，后者也可发出相似的气味。这种气味在疾病缓解期通常不出现。在疾病缓解期，具有诊断意义的检查指标是尿中发现大量的异戊酰甘氨酸。外周血白细胞 *IVD* 基因分析可进一步明确诊断。

1.3.2　鉴别诊断

IVA 的临床表现容易与其他有机酸血症和尿素循环障碍相混淆，需要进行血尿质谱分析进行鉴别诊断。异戊酰辅酶 A 的中间代谢物也可见于 2- 甲基丁酰辅酶 A 脱氢酶（短支链羟酰基辅酶 A 脱氢酶，SBCAD）缺乏症，需要与之鉴别。急性发作时由于可伴有高血糖和酮症易被误诊为酮症酸中毒。

1.4　遗传咨询

1.4.1　治疗咨询

（1）急性期治疗的原则是促进合成代谢。IVA 患者在有其他疾病时需要提高能量摄入和减少亮氨酸摄入，可以摄入糖类和无亮氨酸的氨基酸酚。如果患者不能口服摄入则需要静脉补充葡萄糖，同时给予左旋肉碱 $100\sim200mg/(kg\cdot d)$ 和甘氨酸 $250\sim600mg/(kg\cdot d)$。必要时可做血液透析或腹膜透析。如果血氨升高，可给予苯甲酸钠或苯丁酸钠。

（2）慢性间歇期或缓解期以饮食治疗为主，通过饮食控制减少来自亮氨酸以及其分解产生的异戊酰辅酶 A 代谢物，总蛋白和能量必须足够保证正常的生长发育，因此必须注意监测体重、身长和头围等发育指标。对反复发作的患者则必须限制天然蛋白摄入，并同时补充无亮氨酸的氨基酸酚。药物治疗可用左旋肉碱 $50\sim100mg/(kg\cdot d)$ 和甘氨酸 $150\sim250mg/(kg\cdot d)$ 维持。

1.4.2　遗传咨询

（1）IVA 属于常染色体隐性遗传病，按常染色体隐性遗传方式进行遗传咨询，先证者携带纯合或复合杂合突变致病，先证者父母均为杂合子携带者。

（2）先证者后代风险评估：若先证者配偶为正常无携带者，其后代均为杂合子携带者；若先证者配偶为杂合子携带者，其后代为杂合子携带者的概率为 50%，携带纯合突变致病的概率为 50%；若先证者配偶也携带 *IVD* 纯合或复合杂合突变，则后代为纯合或复合杂合突变致病的概率为 100%。

（3）先证者母亲拟再生育，先证者及父母可进行 DNA 分析，并对其胎儿进行产前诊断。

（4）新生儿疾病筛查通过足跟采血，滴于专用滤纸片后晾干，寄送到筛查中心测定血酰基肉碱谱从而使患者得以早期诊断、早期治疗，避免智力落后的发生。

2　甲基丙二酸血症

2.1　疾病概述

甲基丙二酸血症（MMA）主要是由于甲基丙二酰辅酶 A 变位酶自身缺陷或其辅酶钴胺素（包括 cobalamin，又称 cbl 或维生素 B_{12}）代谢缺陷，导致甲基丙二酸、3-羟基丙酸及甲基枸橼酸等代谢物异常蓄积引起的疾病。根据酶缺陷类型分为甲基丙二酰辅酶 A 变位酶缺陷型（Mut型）及其辅酶钴胺素代谢障碍两大类。钴胺素代谢障碍包括 cblA、cblB、cblC、cblD-1、cblD-2、cblF、cblH。Mut、cblA、cblB、cblH 等缺陷，仅表现为 MMA，故称为单纯型 MMA。cblC、cblD 和 cblF 缺陷则表现为 MMA 伴同型半胱氨酸血症，故称为 MMA 合并同型半胱氨酸血症，临床上多数患者对维生素 B_{12} 治疗有效，又称维生素 B_{12} 有效型[6-7]。

甲基丙二酸是异亮氨酸、缬氨酸、甲硫氨酸、苏氨酸、胆固醇和奇数链脂肪酸分解代谢途径中甲基丙二酰辅酶 A 的代谢产物。正常情况下，甲基丙二酰辅酶 A 在甲基丙二酰变位酶及甲基钴胺素的作用下转化成琥珀酰辅酶 A，参与三羧酸循环。由于基因突变导致甲基丙二酰变位酶或甲基钴胺素活性下降导致甲基丙二酰辅酶 A 代谢受阻，其旁路代谢产物甲基丙二酸、丙酸、甲基枸橼酸等代谢物异常蓄积，引起脑、肝、肾、骨髓及心脏等多脏器损伤，出现临床症状。

已知导致 MMA 的所有致病基因均属常染色体隐性遗传病。cblC 型是钴胺素代谢障碍中最常见的类型，其编码基因 MMACHC 位于 1p34.1，含 5 个外显子，长 10 736bp，编码 282 个氨基酸。编码甲基丙二酰变位酶的基因为 MUT 基因，定位于 6p21，含 13 个外显子，总长 35kb，编码 750 个氨基酸。

MMA 患病率在不同国家或地区有较大差异：美国约 1.3/100 000，日本约 2/100 000，我国 1.2/100 000~3/100 000。我国各地临床遗传代谢病疑似患者检测资料显示，MMA 是中国有机酸血症患者最常见的类型，以合并型 MMA 多见（60%~80%），其中 cblC 亚型占 95%[1]。

2.2　主要临床表现

MMA 患者临床表现差异较大[8]。

早发型患者多于 1 岁内起病，尤其是新生儿期多见，以神经系统症状最为严重，常见的症状和体征是喂养困难、嗜睡、呕吐、惊厥，肌力、肌张力低下及贫血，后期表现为反复呕吐、抽搐、运动、语言及智力落后，部分患者出现肝肾损伤。

迟发型患者多在 1 岁后出现症状，甚至有成年期起病，常合并脊髓、外周神经系统损害，也有肝大、肝功能异常，肾小管酸中毒、间质性肾炎、高尿酸血症、尿酸盐肾病、遗尿症等慢性肾损害，贫血（cblC 亚型多为巨幼细胞性贫血）、粒细胞及血小板减少，严重时出现骨髓抑制等。儿童或青少年时期表现为急性神经系统症状，如认知能力下降、意识模糊及智力落后等，甚至出现亚急性脊髓退行性变，也有以精神症状或肾病为主要首发症状者。

随着新生儿疾病筛查的开展，部分经新生儿筛查确诊的 MMA 患者有代谢异常，但发育良好、无症状，称为"良性"MMA 患者，其长期预后有待进一步研究。

2.3　诊断与鉴别诊断[9-10]

2.3.1　诊断

对于原因不明的呕吐、惊厥、肌张力异常、发育落后、酸中毒、贫血、高血氨等患者，应及早进行血尿代谢物的质谱分析。由于该病临床表现及常规检查缺乏特异性，诊断依赖特异性生化分析，要常规进行血和尿的代谢物质谱检测。对于血 C3 及 C3/C2 增高且尿中有大量甲基丙二酸排出，可诊断 MMA，要根据血同型半胱氨酸浓度进一步分为单纯型及合并型。

由于该病死亡率较高，部分患儿可能在确诊前猝死，对高度可疑的患儿，应争取保留必要的标本（如尿、血清或血浆、干血滤纸片、冷冻组织等），便于死后确诊。

2.3.2　鉴别诊断

2.3.2.1　继发性甲基丙二酸血症

多是由于母亲慢性胃肠和肝胆疾病、恶性贫血、营养障碍及长期素食，导致患儿自胎儿期即处于维生素 B_{12} 及叶酸缺乏的状态，临床表现与 MMA 类似。此类患儿预后良好，维生素 B_{12} 短期补充治疗可逆转代谢异常。母亲疾病史、营养调查及血液维生素 B_{12}、叶酸、同型半胱氨酸测定，可作为鉴别诊断的首选方法。串联质谱法（MS/MS）检测其血 C3 及 C3/C2 正常可排除。

2.3.2.2　丙酸血症

是由于丙酰辅酶 A 酶羧化酶活性缺乏，导致体内丙酸及其代谢产物前体异常蓄积所致，临床表现与 MMA 类似，血 C3 及 C3/C2 增高，常伴有甘氨酸增高。依据临床表现和血串联质谱法检测结果，与 MMA 难区别，需结合尿有机酸谱，丙酸血症患者以尿 3-羟基丙酸及甲基枸橼酸增高为主，尿甲基丙二酸正常，而 MMA 患者尿甲基丙二酸增高，可以此鉴别。

2.4　遗传咨询

2.4.1　治疗咨询

2.4.1.1　急性期治疗

应以补液、纠正酸中毒及电解质紊乱为主,同时应限制蛋白质摄入,供给充足的热量,避免静脉滴注氨基酸。静脉滴注或口服左旋肉碱,肌内注射维生素 B_{12}。若伴有高氨血症,可静脉滴注或口服精氨酸。

2.4.1.2　长期治疗

维生素 B_{12} 无效或部分有效的单纯型 MMA 患者以饮食治疗为主,蛋白质总摄入量婴幼儿期应保证在 $2.5\sim3.0g/(kg\cdot d)$,儿童 $30\sim40g/d$,成人 $50\sim65g/d$。天然蛋白质摄入量控制在总蛋白摄入量的二分之一以下,其余蛋白通过给予不含异亮氨酸、缬氨酸、苏氨酸和甲硫氨酸的特殊配方奶粉或蛋白粉补充。由于异亮氨酸、缬氨酸和甲硫氨酸为必需氨基酸,需要定期监测血异亮氨酸、缬氨酸和甲硫氨酸水平,以免缺乏。大部分 MMA 合并同型半胱氨酸血症患者不需要严格控制天然蛋白质摄入。

维生素 B_{12} 用于维生素 B_{12} 有效型的长期维持治疗,肌内注射羟钴胺或者氰钴胺,$1.0\sim2.0mg$,每周 $1\sim2$ 次,羟钴胺效果优于氰钴胺。左旋肉碱可促进甲基丙二酸和丙酰肉碱排泄,常用剂量为 $50\sim200mg/(kg\cdot d)$。甜菜碱用于 MMA 合并同型半胱氨酸血症患者,$100\sim500mg/(kg\cdot d)$。叶酸用于合并贫血或同型半胱氨酸血症患者,$5\sim10mg/(kg\cdot d)$。

康复训练和语言认知能力培养很重要,有利于患者的生长发育。对于维生素 B_{12} 无效型且饮食控制治疗效果较差的患者,可尝试肝脏移植治疗。

患者要终身治疗随访,平时注意避免长时间饥饿、高蛋白饮食等诱发因素。当出现感染、发热或腹泻等情况时,需要及时就诊。

2.4.2　遗传咨询

2.4.2.1　常染色体隐性遗传病

本病各型均属常染色体隐性遗传病,具体携带情况需通过基因突变分析明确。先证者父母均为该病致病基因携带者,患者为纯合子或者复合杂合子,先证者同胞同样是患儿的概率为 25%,与性别无关,其中该病致病基因携带者的概率是 50%。

先证者后代必然携带该病致病基因。若先证者与正常人婚配,其子女都不会发病;若先证者与该病致病基因携带者婚配,其子代发病风险率为 50%。

2.4.2.2　产前诊断

MMA 由甲基丙二酰辅酶 A 变位酶缺陷(Mut 型)及其辅酶钴胺素代谢障碍两大类基因缺陷所引起,所以先证者遗传学诊断明确是产前诊断的基础。若其母亲再次妊娠,可在孕早期经绒毛膜穿刺取绒毛或孕中期经羊膜腔穿刺取羊水,提取胎儿细胞 DNA 进行基因检测,对已知突变位点进行靶向检测。对于携带与先证者相同基因型的胎儿建议采取干预性治疗。

2.4.2.3　新生儿疾病筛查

近亲婚配者后代的发病率可明显高出随机人群,应避免近亲结婚。新生儿疾病筛查可早期发现 MMA 患儿,及早开始治疗,目前许多国家以及我国一些经济发达地区已通过串联质谱法开展该病的新生儿筛查。

3　丙酸血症

3.1　疾病概述

丙酸血症(PA)是由于丙酰辅酶 A 羧化酶(PCC)缺陷,导致体内丙酰辅酶 A 转化为甲基丙二酰辅酶 A 异常,丙酸及其相关代谢物异常蓄积,出现一系列生化异常、神经系统和其他脏器损害症状[11]。

丙酸血症属于常染色体隐性遗传代谢病,PCC 是位于线粒体内的一种生物素依赖性羧化酶,由 α、β 两个亚单位组成 $\alpha_6\beta_6$ 多聚体,编码这两个亚单位的基因分别为 PCCA 和 PCCB。PCCA 基因定位于常染色体 13q32.3,含 24 个外显子,编码 728 个氨基酸,其中前 52 个氨基酸为前导肽,进入线粒体后被剪切,成熟亚单位包括 2 个功能区,即 N- 端生物素羧化酶区(氨基酸 62~509)和 C- 端生物素结合区(氨基酸 660~727)。PCCB 基因定位于常染色体 3q22.3,包含 15 个外显子,编码 539 个氨基酸,其中前 28 个氨基酸为前导肽,进入线粒体后被剪切,氨基酸 325-358 为脂酰辅酶 A 结合区。PCCA 或 PCCB 的等位基因突变可导致 PCC 活性缺乏。

丙酸血症患病率低于 MMA,存在种族和地区差异,美国活产新生儿患病率约 1/100 000,日本约 0.6/100 000,沙特阿拉伯 20/100 000~50/100 000,我国 0.6/100 000~0.7/100 000。

3.2　主要临床表现

根据发病年龄分为新生儿起病型和迟发型。

(1)新生儿起病型:生后出现无明显诱因进行性吸吮无力、拒食、呕吐、腹胀;迅速进展为神经系统表现,包括异常姿态及运动、肌无力、嗜睡和惊厥。如果不及时治疗,患者将出现昏迷、进行性脑水肿、呼吸窘迫、低体温,可在几天内死亡或出现永久性脑损伤。

(2)迟发型:临床进展慢性,表现为发育迟缓、慢性呕吐、蛋白质不耐受、运动障碍、肌张力障碍等。患者常有生长障碍、运动及语言发育落后、精神发育迟滞、癫痫发作、心肌病等。其他少见的并发症包括视神经萎缩、听力下降,有时可在应激状态如感染、损伤或手术等情况下,诱发急性或反复发作的脑病,昏迷或惊厥,发作时常伴有代谢性酸中毒、酮尿、高氨血症等。

3.3　诊断与鉴别诊断[12]

3.3.1　诊断

根据临床表现,结合常规实验室检查及血串联质谱法分析 C3 及 C3/C2 增高,尿 3- 羟基丙酸、丙酰甘氨酸及甲基枸橼酸增高即可确诊;*PCCA* 和 *PCCB* 基因检测有助于确定基因型及产前诊断。

3.3.2　鉴别诊断

由于疾病其起病急,新生儿期需要与败血症鉴别。几乎所有新生儿起病的丙酸血症都存在高氨血症。其他有机酸血症也可引起血 C3 增高或尿 3- 羟基丙酸增高,故患儿主要需与以下疾病进行鉴别。

3.3.2.1　甲基丙二酸血症

该病患者可有血 C3 及 C3/C2 增高、尿 3- 羟基丙酸及甲基枸橼酸增高,但同时伴有甲基丙二酸增高,而丙酸血症患者尿甲基丙二酸正常。

3.3.2.2　多种羧化酶缺乏症

多种羧化酶缺乏症包括生物素酶缺乏症及全羧化酶合成酶缺乏症,患者尿 3- 羟基丙酸、甲基巴豆酰甘氨酸及丙酰甘氨酸增高,因此仅依据尿有机酸谱不能与丙酸血症鉴别,需要结合血酰基肉碱谱。多种羧化酶缺乏症患者血 3- 羟基异戊酰肉碱(C5-OH)增高,而丙酸血症患者正常。

3.4　遗传咨询

3.4.1　治疗咨询

所有有机酸代谢障碍急性发作时均病情危重,死亡率高,存活者易遗留严重神经系统损害,早期治疗是挽救患儿的关键。因此,对于高度怀疑有机酸代谢障碍的患儿,可在确诊前对症治疗。丙酸血症的治疗应遵循减少丙酸及其相关代谢物的生成并加速其清除的原则。

3.4.1.1　新生儿及急性失代偿期

应以补液、纠正酸中毒及电解质紊乱为主,限制天然蛋白质的摄入,使用不产生丙酸前体的肠外氨基酸。积极补充热量,喂养特殊配方奶粉或蛋白粉(不含异亮氨酸、苏氨酸、甲硫氨酸及缬氨酸),静脉滴注或口服左旋肉碱,血氨增高者采用精氨酸、苯甲酸钠降血氨。

3.4.1.2　长期治疗

以控制蛋白质饮食为主,给予不含异亮氨酸、缬氨酸、甲硫氨酸和苏氨酸的特殊配方奶粉或蛋白粉,补充左旋肉碱利于丙酰辅酶 A 的代谢和清除。蛋白质总摄入量婴幼儿期应保证在 2.5~3.0g/(kg·d),儿童 30~40g/d,成人 50~65g/d。对于发热、感染、腹泻、手术、创伤或预防接种等诱发因素存在的患者应加强随访监测,以早期发现并及早治疗代谢危象。

3.4.2　遗传咨询

(1)针对该病病因、遗传、诊断、治疗及预后等问题予以解答。

(2)按常染色体隐性遗传方式提供遗传风险信息,具体携带情况通过基因突变分析明确。先证者父母均为该病隐性致病基因携带者。父母再生育与先证者同样的概率为 25%,与性别无关,携带者的概率是 50%,不发病。先证者后代必然携带该病致病基因。若先证者与正常人婚配,其子女都不会发病;若先证者与该病致病基因携带者婚配,其子女发病风险率为 50%。

(3)新生儿疾病筛查可及早发现和治疗患儿,减少并发症以及不良预后。目前许多国家以及我国一些发达地区已通过串联质谱法检测新生儿干血滤纸片,开展该病的新生儿筛查。

(4)对于出现先证者的家庭,产前诊断是优生优育、防止同一遗传病在家庭中重现的重要措施,但须先明确先证者病因及分子遗传学诊断。可在孕早期经绒毛膜穿刺取绒毛,或孕中期经羊膜腔穿刺取羊水,提取胎儿细胞 DNA 进行基因检测。

4　戊二酸血症Ⅰ型

4.1　疾病概述

戊二酸血症Ⅰ型(GA-Ⅰ)是由于戊二酰辅酶 A 脱氢酶(GCDH)缺陷导致赖氨酸、羟赖氨酸及色氨酸代谢异常,导致戊二酰辅酶 A 脱氢酶活性降低或丧失,赖氨酸、羟赖氨酸及色氨酸分解代谢阻滞,致使大量异常代谢产物如戊二酸、3- 羟基戊二酸等在组织及血液中蓄积,引起机体损伤,以神经系统变性损伤为主。本病为常染色体隐性遗传病,致病基因 *GCDH* 位于染色体 19p13.2,全长约 7kb,含 11 个外显子,编码 438 个氨基酸。

GA-Ⅰ在世界范围内的总发病率约为 1/100 000,具有种族和地区差异。上海交通大学医学院附属新华医院曾筛查 48 万例新生儿,仅确诊 1 例;浙江大学医学院附属儿童医院曾筛查近 13 万例,确诊 1 例。

4.2　主要临床表现[13-14]

绝大多数患儿于婴幼儿时期发病,临床表现多种多样,多数患儿出生时即有巨颅,或生后不久头围迅速增大,超出同年龄同性别正常儿童平均水平,多在 3~6 个月达到峰值,可伴轻微非特异性神经系统损伤症状,如喂养困难、呕吐及易激惹等。头围的异常增大可为早期诊断提供线索。患儿易发生急性脑病危象,大多以发热、感染、腹泻、常规免疫接种或轻微颅脑外伤等为诱因,出现急性肌张力减退、意识丧失和类似癫痫发作表现,随后可有进行性肌张力障碍,并有明显的发育倒退现象,如运动能力、语言能力、吸吮、咀嚼和吞咽反射等急性丧失。随病情进展,急性脑病危象反复发生,神经系统进行性损伤,最终可出现认知功能障碍。另外,轻微颅脑外伤后的急性硬膜下出血或视网膜出血亦较多见。极少数患者于青春期甚至成年时期发病,首次发病之前可无症状,或仅有轻微锥体外系体征,或有不同程度头痛。

4.3 诊断与鉴别诊断[15-17]

4.3.1 诊断

由于在出现急性脑病危象之前患者临床表现缺乏特异性,故大多数患儿在发生急性脑病危象之后才得到诊断,预后差。巨颅可作为早期诊断的一条线索。临床上凡有巨颅畸形,发育倒退,伴急性或进行性运动障碍,尿液的气相色谱-质谱法检测有机酸含量见戊二酸及3-羟基戊二酸水平升高,血串联质谱法检测结果见戊二酰肉碱水平升高,CT或MRI检查发现脑基底神经节病变及进行性脑萎缩者,可诊为GA-Ⅰ。外周血白细胞 *GCDH* 基因突变分析,可明确基因突变类型。

4.3.2 鉴别诊断

GA-Ⅰ患者婴幼儿期头围迅速增大的同时脑实质进行性萎缩,可与其他原因引起的脑积水鉴别。患者发热及感染诱发的急性脑病危象极易被误诊为中枢神经系统感染,如脑炎等。此外还需与其他可引起尿戊二酸水平升高的疾病进行鉴别,戊二酸血症Ⅱ型患者尿戊二酸水平也可升高,但血多种酰基肉碱水平增高可鉴别。

4.4 遗传咨询

4.4.1 治疗咨询

急性期要补充足量高碳水化合物,保证能量供给,纠正并扭转分解代谢状态。若血糖升高可加予胰岛素。同时要严格限制甚至停止天然蛋白质摄入,之后可根据病情逐渐增加天然蛋白质摄入量至代谢维持治疗时的摄入水平。另外要补充足量左旋肉碱。

维持期治疗包括饮食治疗和药物治疗两方面。基本原则是既能保证患儿正常生长发育,又能有效控制代谢水平,降低血浆及组织中戊二酸、3-羟基戊二酸及戊二酰肉碱的水平,减轻甚至阻止其对神经系统的毒性损伤。

饮食治疗应限制饮食中赖氨酸的摄入,并适当补充不含赖氨酸、低色氨酸的氨基酸粉以及各种微量元素。药物治疗主要应用左旋肉碱,预防继发肉碱缺乏。口服大剂量维生素 B$_2$,50~300mg/d,对少部分患者有效。

4.4.2 遗传咨询

4.4.2.1 常染色体隐性遗传病

GA-Ⅰ属常染色体隐性遗传病,需纯合或复合杂合突变方能致病,家族成员基因突变检测可检出杂合子携带者,遗传规律和咨询要点同其他常染色体隐性遗传病。

4.4.2.2 新生儿疾病筛查

通过串联质谱法测定血戊二酰肉碱水平,进行新生儿疾病筛查,可筛查出 GA-Ⅰ,早期治疗,避免和减轻神经系统的损伤。

4.4.2.3 产前诊断

在获得先证者及其父母基因突变类型的前提下,于孕 10~13 周取绒毛或孕 16~22 周取羊水细胞进行 DNA 分析。

(顾学范)

参考文献

[1] 顾学范.临床遗传代谢病.北京:人民卫生出版社,2015.
[2] 顾学范,韩连书,高晓岚,等.串联质谱技术在遗传性代谢病高危儿童筛查中的初步应用.中华儿科杂志,2004,42(6):401-404.
[3] GU X F,HAN L S,GAO X L,et al.A pilot study of selective screening for high risk children with inborn error of metabolism using tandem mass spectrometry in China.Chin J Pediatr,2004,42(6):401-404.
[4] ENSENAUER R,VOCKLEY J,WILLARD J M,et al.A common mutation is associated with a mild,potentially asymptomatic phenotype in patients with isovaleric acidemia diagnosed by newborn screening.Am J Hum Genet,2004,75(6):1136-1142.
[5] VOCKLEY J,ENSENAUER R.Isovaleric acidemia:new aspects of genetic and phenotypic heterogeneity.Am J Med Genet C Semin Med Genet,2006,142C(2):95-103.
[6] LIU M Y,LIU T T,YANG Y L,et al.Mutation profile of the MUT gene in Chinese methylmalonic aciduria patients.JIMD Rep,2012,6:55-64.
[7] 韩连书,王斐,胡宇慧,等.甲基丙二酸血症伴同型半胱氨酸血症患儿临床及基因突变分析.中华内分泌代谢杂志,2009,25(4):405-408.
[8] FOWLER B,LEONARD J V,BAUMGARTNER M R.Causes of and diagnostic approach to methylmalonic acidurias.J Inherit Metab Dis,2008,31(3):350-360.
[9] ACQUAVIVA C,BENOIST J F,PEREIRA S,et al.Molecular basis of methylmalonyl-CoA mutase apoenzyme defect in 40 European patients affected by mut(o) and mut-forms of methylmalonic acidemia:identification of 29 novel mutations in the MUT gene. Hum Mutat,2005,25(2):167-176.
[10] BACKE P H,YTRE-ARNE M,RøHR A K,et al.Novel deletion mutation identified in a patient with late-onset combined methylmalonic acidemia and homocystinuria,cblC type.JIMD Rep,

2013,11:79-85.

[11] FILIPOWICZ H R,ERNST S L,ASHURST C L.Metabolic changes associated with hyperammonemia in patients with propionic acidemia.Mol Genet Metab,2006,88(2):123-130.

[12] CHAPMAN K A,SUMMAR M L.Propionic acidemia consensus conference summary.Mol Genet Metab,2012,105(1):3-4.

[13] GOKMEN-OZEL H,MACDONALD A,DALY A,et al.Dietary practices in glutaric aciduria type 1 over 16 years.J Hum Nutr Diet,2012,25(6):514-519.

[14] HEDLUND G L,LONGO N,PASQUALI M.Glutaric acidemia type 1.Am J Med Genet C Semin Med Genet,2006,142C(2):86-94.

[15] 陈靖,王朝霞,张锦丽,等.八例戊二酸尿症 I 型患者的 GCDH 基因突变分析.中华医学遗传学杂志,2011,28(4):374-378.

[16] MOORE T,LE A,COWAN T M.An improved LC-MS/MS method for the detection of classic and low excretor glutaric aciduria type 1.J Inherit Metab Dis,2012,35(3):431-435.

[17] HERINGER J,BOY S P,ENSENAUER R,et al.Use of guidelines improves the neurological outcome in glutaric aciduria type I.Ann Neurol,2010,68(5):743-752.

第 3 节　脂肪酸 β 氧化障碍

中链酰基辅酶 A 脱氢酶缺乏症

1.1　疾病概述

中链酰基辅酶 A 脱氢酶缺乏症(MCADD)是由于中链酰基辅酶 A 脱氢酶(MCAD)功能缺陷,中链脂肪酸 β 氧化受阻,导致能量生成减少和毒性代谢中间产物蓄积引起的遗传病,为常染色体隐性遗传病。中链酰基辅酶 A 脱氢酶的编码基因 ACADM 位于常染色体 1p31.1,包含 12 个外显子,迄今已报道 95 种突变,以错义突变为主要突变类型。白色人种中最常见的突变是位于第 11 外显子的 c.985A>G 突变,导致其编码的成熟蛋白第 304 位赖氨酸被谷氨酸取代。随着串联质谱法的应用,多数欧美国家已将该病列入新生儿疾病筛查项目[1-3]。

MCADD 的发病率在不同国家和地区差异较大,白色人种患病率较高。英国为 1/10 600;亚洲患病率较低,日本新生儿患病率约为 1/52 000,上海交通大学医学院附属新华医院筛查 54 万例新生儿,确诊 4 例,患病率为 1/135 000。

1.2　主要临床表现

患儿大多在出生后 3 个月 ~3 岁之间发病,少部分在新生儿期或成人期发病,也有无症状者。患儿发病,通常有诱发因素,以长时间饥饿最为常见,并发感染性疾病也是常见的诱因。MCADD 患儿死亡率较高,发病的患儿中约 25% 死亡,可发生猝死。患儿症状不典型或无症状,也可出现婴儿猝死综合征。

在急性发病期,患儿的首发症状以嗜睡和呕吐常见,也可出现抽搐、急性脑病等表现,常迅速进展为昏迷或死亡,甚至可发生猝死。常有低血糖,严重时血糖可低至检测不出,部分患儿血糖正常,血糖降低伴尿酮体阴性有助于诊断,50% 的患儿伴有肝大。急性发病后存活的 MCADD 患者出现后遗症,包括生长发育迟滞、运动发育迟缓、智力障碍、语言发育落后、心理行为问题、慢性肌无力等。

成人期发病者,临床表现多样,可有多器官受损,包括肌肉、肝脏、神经系统或心血管系统等。

1.3　诊断与鉴别诊断

1.3.1　诊断

MCADD 的临床表现无特异性,对于原因不明的肝大、肌无力、低酮型低血糖及运动、智力发育迟缓的患儿需要怀疑脂肪酸氧化病的可能,结合实验室检查有助于诊断,包括血糖、转氨酶、血氨、肌酸激酶、血气分析等。串联质谱法分析肉碱谱可发现 C6~C10 升高,其中 C8 升高显著,是该病的特征性变化,结合血 C8/C10 可提高诊断的敏感性及准确性。尿气相色谱 - 质谱法检测有机酸含量发现尿二羧酸(如己二酸、辛二酸、癸二酸等)浓度升高,病情稳定时二羧酸正常。对 ACADM 基因进行突变分析有助于明确疾病诊断。

1.3.2　鉴别诊断

1.3.2.1　Reye 综合征

Reye 综合征有急性非炎症性脑病伴血氨升高,肝功能异常等,鉴别主要依靠血浆酰基肉碱谱分析,Reye 综合征无酰基肉碱水平增高。

1.3.2.2　多种酰基辅酶 A 脱氢酶缺乏症

多种酰基辅酶 A 脱氢酶缺乏症也可表现为嗜睡、呕吐、低酮型低血糖、肝大、急性脑病等,与 MCADD 的部分生化检测结果相似,如血浆中链酰基肉碱水平升高,尿己二酸、辛二酸、癸二酸等有机酸浓度增高。但多种酰基辅酶 A 脱氢酶缺乏症还有短链及长链等多种血酰基肉碱水平升高,其他有机酸如戊二酸、2- 羟戊二酸、乙基丙二酸等大量排泄。一般通过血串联质谱法进行酰基肉碱谱检测和尿液气相色谱 - 质谱法进行有机酸含量分析可以鉴别。

1.3.2.3　与其他遗传病鉴别

对于伴有氨基酸增高的患者需与氨基酸代谢病鉴

别,如酪氨酸血症、瓜氨酸血症Ⅱ型及半乳糖血症患者,也可伴有长链酰基肉碱增高,但同时伴有瓜氨酸、甲硫氨酸或酪氨酸增高。

1.4 遗传咨询

1.4.1 治疗咨询

(1)预防低血糖及合理治疗可有效降低 MCADD 患者的死亡率和残疾率。患者要避免饥饿和长时间空腹,婴儿期需增加喂养频次以提供充足热量摄入,防止过多动员脂肪。幼儿期可在睡前给予生玉米淀粉(1.5~2g/kg)以保证夜间有足够葡萄糖供应。

(2)急性期要纠正低血糖,补充足量液体及电解质是改善代谢失衡和清除有毒代谢物的关键。当患者存在低血糖时,应立即给予 0.5~1g/kg 葡萄糖溶液快速静脉滴注[5~8mg/(kg·min)],随后再维持足量葡萄糖溶液静脉滴注,患者血糖水平需维持在 5mmol/L以上。

(3)女性患者妊娠期体能消耗增加,会导致血糖降低和酮体增高,且患者饥饿耐受力降低,因此避免饥饿尤为重要。分娩时,尤其在产程延长和手术过程中要给予葡萄糖静脉滴注,监测代谢水平。

1.4.2 遗传咨询

1.4.2.1 常染色体隐性遗传病

MCADD 属常染色体隐性遗传病,需纯合或复合杂合突变方能致病,家族成员基因突变检测可检出杂合子携带者,遗传规律和咨询要点同其他染色体隐性遗传疾病相似。

1.4.2.2 新生儿疾病筛查

部分 MCADD 患儿症状不典型或无症状,当长期饥饿或能量需求增加时会急性发病,甚至出现婴儿猝死综合征。目前许多国家和地区已将该病列入新生儿疾病筛查项目。串联质谱法能检测到无症状 MCADD 新生儿血浆中升高的酰基肉碱,其中,C8 升高较为可靠,C8/C10、C8/C2 可作为辅助诊断。早期诊断、合理治疗可有效降低 MCADD 患者的死亡率和残疾率[4-5]。

1.4.2.3 产前诊断

在明确先证者基因型的基础上,产前诊断于孕10~13 周取绒毛或孕 16~22 周取羊水细胞进行 DNA分析。

(顾学范)

参考文献

[1]顾学范.临床遗传代谢病.北京:人民卫生出版社,2015.
[2]OERTON J,KHALID J M,BESLEY G,et al.Newborn screening for medium chain acyl-CoA dehydrogenase deficiency in England:prevalence,predictive value and test validity based on 1.5 million screened babies.J Med Screen,2011,18(4):173-181.
[3]ANDERSON S,BOTTI C,LI B,et al.Medium chain acyl-CoA dehydrogenase deficiency detected among Hispanics by New Jersey newborn screening.Am J Med Genet Part A,2012,158A(9):2100-2105.
[4]NIU D M,CHIEN Y H,CHIANG C C,et al.Nationwide survey of extended newborn screening by tandem mass spectrometry in Taiwan.J Inherit Metab Dis,2010,33(Suppl 2):295-305.
[5]COUCE M L,CASTIÑEIRAS D E,BÓVEDA M D,et al.Evaluation and long-term follow-up of infants with inborn errors of metabolism identified in an expanded screening programme.Mol Genet Metab,2011,104(4):470-475.

第4节 | 糖代谢疾病

1 半乳糖血症

1.1 疾病概述

半乳糖血症(GAL)是一种由于半乳糖代谢过程中某种酶的缺乏致代谢紊乱并引发一系列症状的常染色体隐性遗传病。半乳糖代谢中主要涉及三种酶:半乳糖-1-磷酸尿苷酰转移酶(GALT)、半乳糖激酶(GALK)和尿苷二磷酸-半乳糖-4-表异构酶(GALE),分别命名为 GALⅠ、GALⅡ、GALⅢ[1]。这三种酶将食物中摄取的外源性及内源性的半乳糖转化为葡萄糖,用于糖酵解[2]。

经典的半乳糖血症即 GALⅠ型,是由 GALT 缺乏引起的,位于半乳糖代谢的第二步,催化半乳糖-1-磷酸转化成葡萄糖-1-磷酸。GALⅠ酶编码基因位于 9p13,目前已报道有 336 个突变位点,以错义及无义突变为主[3]。GALT 的缺乏导致半乳糖、半乳糖-1-磷酸和半乳糖醇在各种组织中蓄积。GALⅠ型在全世界的发病率为1/80 000~1/40 000[4]。

GALⅡ型是由于缺乏 GALK,位于代谢途径的第一步,将半乳糖转化为半乳糖-1-磷酸,由于没有半乳糖-1-磷酸的积累,故不出现肝功能损害。GALⅡ酶编码基因位于染色体 17q25.1[5],已报道有 30 多个突变位点,以错义突变为主。本病较为罕见。

GALⅢ型是由于缺乏 GALE,位于代谢途径第三步,催化尿苷二磷酸-葡萄糖与尿苷二磷酸-半乳糖的互相转化,本病是非常罕见的。GALⅢ酶编码基因位于染色体 1p36[6]，已报道有 20 多个突变位点，多为错义突变。

1.2　主要临床表现

GAL Ⅰ 型即典型的 GALT 缺乏的患儿常常在围生期即发病，呈现急性进程，一般开始于生后第三天或第四天，进食奶类后出现呕吐、拒食、体重不增、腹泻、低血糖、嗜睡和肌张力减低等症状，随后出现黄疸及肝大。如未得到及时诊断而继续喂给乳类，将导致病情进一步恶化，患儿可出现腹水、肝功能衰竭、出血等终末期症状。如果用裂隙灯检查，患儿生后数周就可以见到较轻微的单侧白内障。此类患儿在病程第一周左右并发大肠埃希氏菌性败血症，如未得到及时的诊断与治疗，患儿多于新生儿期即夭折。上述症状一般限制半乳糖饮食可以得到明显的改善。但是，由于半乳糖 -1- 磷酸具有细胞毒性，它在组织中沉积会引起长期后遗症。这些长期后遗症包括智力落后、语言障碍、生长发育迟缓和共济失调。在女性患者中可能会出现卵巢功能障碍，表现为月经稀少、初潮后数年出现继发性闭经，而表现为条索卵巢的患者则出现原发性闭经[7-11]。

GAL Ⅱ 型即 GALK 缺乏型 GAL 较罕见。病情比经典型 GAL 轻，多无肝、脑损害，但大量乳糖被还原为半乳糖醇后累积在晶状体，表现为先天性白内障[10]。

GAL Ⅲ 型临床表现具有高度异质性。依据 GALE 酶活性在不同组织细胞的改变，临床分为全身型、周围型、中间型三型。全身型患者临床症状重，表现类似 GALT 缺陷患儿，需早诊断早治疗；而周围型和中间型缺陷仅限于血细胞，无症状，预后好。周围型通常不需限制半乳糖饮食，中间型治疗方案尚未明确，有研究报道未经治疗的中间型 GAL Ⅲ 型在儿童早期出现运动及认知发育落后[12]。

1.3　诊断与鉴别诊断

1.3.1　诊断

目前本病诊断常用的特异的实验室检查主要为血和尿中半乳糖及其代谢产物检测、酶学检测和基因诊断。这三种诊断方法各有其优缺点，均存在一定的假阴性和假阳性结果[13]。结合临床表现，根据以下检测方法进行诊断。

1.3.1.1　血和尿中半乳糖及其代谢产物检测[14-16]

（1）血半乳糖浓度测定可用半乳糖氧化酶或半乳糖脱氢法。

（2）红细胞半乳糖 -1- 磷酸测定可用酶联免疫分析、同位素稀释气相色谱 - 质谱法或者串联质谱法。

（3）尿中半乳糖检查尿糖阳性，葡萄糖氧化酶法尿糖阴性，纸层析可鉴别出其为半乳糖。

（4）尿中半乳糖和半乳糖醇浓度测定可用气相色谱分析。

1.3.1.2　酶学检测

半乳糖代谢相关酶测定为确诊本病的重要依据[17]。外周血红、白细胞、皮肤成纤维细胞，或肝活检组织等均可供测定酶活性之用，以红细胞最为方便。可用半定量的 Beutler 荧光点测试或者适宜的定量分析。

1.3.1.3　基因诊断

实验室可对 GAL 的相关基因 GALT 基因、GALK1 基因和 GALE 基因进行突变分析来确诊[18]。

新生儿疾病筛查一般是采用 Paigen 试验或者串联质谱法测定半乳糖及相关代谢产物[19]，阳性者再采用 Beutler 试验测定 GALT 活性。

目前 GAL 的诊断方法仍然是先进行半乳糖及代谢物的检测，以检测 GALT 活性的方法作为金标准，而基因诊断由于耗时相对较长，可以作为辅助诊断的方法。在减少基因诊断成本的基础上，用基因分析进行产前诊断将成为未来 GAL 诊断的发展方向。

1.3.2　鉴别诊断

本病需与引起肝脏异常的疾病相鉴别，例如肝内胆汁淤积症、尼曼 - 皮克病 C 型、肝豆状核变性等，这类疾病可通过 GALT 活性检测或者基因分析鉴别。

1.4　遗传咨询

1.4.1　治疗咨询

1.4.1.1　急性期

一旦考虑到本病，应立即停止乳类的摄入，改用不含乳糖的奶粉，以减少体内半乳糖及旁路代谢产物的蓄积，可以使本病急性期症状得到极大的改善。

1.4.1.2　并发症对症处理

（1）如果出现低血糖，可予持续葡萄糖输注来维持血糖浓度，葡萄糖的输注速度可控制在 6~9mg/（kg·min）。

（2）如果出现继发性肝功能衰竭的出血倾向，可输注新鲜冷冻血浆。

（3）高胆红素血症的治疗则需要依靠光疗。

（4）为预防继发性疾病，需补钙及维生素 D。建议新生儿期补钙量为 750mg/d，其后则需大于 1 200mg/d，并且需补充维生素 D 1 000IU/d，以减少骨质钙化不全。

（5）对合并败血症的患儿应采用适当的抗生素，并给予积极支持治疗。

（6）女性患者应从 12 岁开始小剂量的雌激素治疗。

患儿的预后取决于能否得到早期诊断和治疗[10]。①未经正确治疗者大都在新生儿期死亡，平均寿命约为 6 周，即便幸免，日后也会遗留智力发育障碍。②获得早期确诊的患儿生长发育大多正常，但多数在成年后可有学习障碍、语言困难或行为异常等问题。③女性患儿在年长后几乎都发生性腺功能不足，原因尚不甚清楚。有报道接受重组促卵泡激素（FSH）治疗的女性患者可有正常的卵巢发育。

1.4.2 遗传咨询

1.4.2.1 常染色隐性遗传病

本病三种类型均为常染色隐性遗传病,突变纯合子或复合杂合子个体均患病。

1.4.2.2 酶活性与基因型的关系

杂合子者,半乳糖代谢的 3 种相关酶活性(GALK、GALT、GALE)约为正常人的 1/2,而纯合子者酶活性则显著降低。先证者父母为携带者,即为杂合子,携带者可无临床症状。

1.4.2.3 先证者后代风险评估

若先证者配偶为正常非携带者,其后代均为杂合子携带者;若先证者配偶为杂合子携带者,其后代为杂合子携带者的概率为 50%,携带纯合致病突变的概率为 50%;若先证者配偶携带纯合或复合杂合突变,则后代为纯合或复合杂合突变致病的概率为 100%。

1.4.2.4 患儿父母再生育指导

先证者的同胞中有 1/4 患病风险,1/2 为携带者风险,1/4 可能为不带有致病突变的正常人。对有本病家族史的夫妇及先证者可进行基因突变检测,明确患者突变类型。产前诊断于孕 10~13 周取绒毛或孕 16~22 周取羊水细胞进行基因检测。

(张艳丽)

参考文献

[1] 顾学范 . 新生儿疾病筛查 . 上海:上海科学技术文献出版社,2003.

[2] GREENBERG C C,DANOS A M,BRADY M J.Glycogen branches out:new perspectives on the role of glycogen metabolism in the integration of metabolic pathways.Am J Physiol Endocrinol Metab,2006,291(1):e1-8.

[3] DE LUCCA M,BARBA C,CASIQUE L.A novel splicing muta-tion in GALT gene causing galactosemia in Ecuadorian family.Clin Chim Acta,2017,470:20-23.

[4] ATIK S U,GÜRSOY S,KOÇKAR T,et al.Clinical,molecular,and genetic evaluation of galactosemia in Turkish children.Turk Pediatri Ars,2016,51(4):204-209.

[5] STAMBOLIAN D,AI Y,SIDJANIN D,et al.Cloning of the galactokinase cDNA and identification of mutations in two families with cataracts.Nat Genet,1995,10(3):307-312.

[6] MACERATESI P,DAUDE N,DALLAPICCOLA B,et al.Human UDP-galactose 4'epimerase(GALE)gene and identification of five missense mutations in patients with epimerase-deficiency galac-tosemi.Mol Genet Metab,1998,61(3):26-30.

[7] OPENO K K,SCHULZ J M,VARGAS C A,et al.Epimerase-deficiency galactosemia is not a binary condition.Am J Hum Gene,2006,78(7):89-102.

[8] 姚梦霖,江载芳,赵小媛,等 . 半乳糖血症患儿血浆氨基酸谱变化及意义 . 临床儿科杂志,2005,23(8):527-529.

[9] 梅慧芬,刘丽 . 半乳糖血症诊断方法研究进展 . 国际儿科学杂志,2007,32(2):154-156.

[10] 胡亚美,江载芳 . 诸福棠实用儿科学 .7 版 . 北京:人民卫生出版社,2005.

[11] 顾学范 . 临床遗传代谢病 . 北京:人民卫生出版社,2015.

[12] 童凡黄,洪芳,钱古柃,等 . 尿苷二磷酸葡萄糖 -4- 表异构酶缺乏症二例 . 中华儿科杂志,2016,54(4):299-300.

[13] COELHO A I,RUBIO-GOZALBO M E,VICENTE J B,et al.Sweet and sour:an update on classic glactosemia.Inherit Metab Dis,2017,40(3):1-18.

[14] CHEN J,YAGUR C,REYNOLDS R,et al.Erythrocyte galactose 1-phosphate quantified by isotope-dilution gas chroma-tography-mass spectrometry.Clin Chem,2002,48(4):604-612.

[15] BERRY G T.Galactosemia:when is it a newborn screening emergency? Mol Genet Metab,2012,106(1):7-11.

[16] SCHADEWALDT P,KAMALANATHAN L,HAMMEN H W,et al.Stable-isotope dilution analysis of galactose metabolites in human erythrocytes.Rapid Commun Mass Spectrom,2003,17(24):2833-2838.

[17] LiNDHOUT M,RUBIO-GOZALBO M E,BAKKER J A,et al.Direct non-radioactive assay of galactose-1-phosphate:uridyltransferase activity using high performance liquid chromatography.Clin Chim Acta,2010,411(13-14):980-983.

[18] COELHO A I,BERRY G T.Galactose metabolism and health.Curr Opin Clin Nutr Metab Care,2015,18(4):422-427.

[19] BEUTLER E.Galactosemia:screening and diagnosis.Clin Biochem,1991,24(4):293-300.

2 糖原贮积症

2.1 疾病概述

糖原贮积症(GSD)是一组由于先天性酶缺陷导致糖代谢障碍引起的疾病。目前已证明糖原合成和代谢中所必需的各种酶至少有 8 种,由于这些酶缺陷所造成的临床疾病有 12 型,其共同的生化特征是糖原贮积异常,主要累及肝脏、心肌、肾脏及肌肉等组织器官[1-2]。少数为糖原贮积量正常,但糖原分子结构异常。其中 Ⅰ、Ⅲ、Ⅳ、Ⅵ、Ⅸ型以肝脏病变为主,以 Ⅰ、Ⅲ 和Ⅳ型的肝脏损害最为严重,Ⅱ、Ⅴ、Ⅶ型则以肌肉组织受损为主。GSD 多数属于常染色体隐性遗传,少数属于 X 连锁隐性遗传。各类型概况见表 3-1-3。

2.2 主要临床表现

2.2.1 Ⅰ型糖原贮积症

GSD-Ⅰa 患儿临床表现轻重不一:重症在新生儿期即可出现严重低血糖、酸中毒、呼吸困难和肝大等症状;

表 3-1-3　各型糖原贮积症概况

类型	别称及编号	致病原因	遗传方式	特点
Ⅰ 型 (GSD-Ⅰ)	Von Gierke 病	肝、肾等组织中葡萄糖 -6- 磷酸酶缺陷,6- 磷酸葡萄糖不能进一步水解成葡萄糖所致	常染色体隐性遗传	有家族遗传倾向,近亲结婚者易于发生。多发生于婴幼儿和青少年,GSD 中最为多见者。发病率约为 1/100 000。Ⅰa 型约占 80%,Ⅰb 型约占 20%[3]
Ⅰa 亚型	[OMIM# 232200]			
Ⅰb 亚型	[OMIM# 232220]			
Ⅱ 型 (GSD-Ⅱ)	Pompe 病[OMIM# 232300]	先天性酸性 α-1,4- 葡萄糖苷酶(GAA)缺陷所致。突变基因位于染色体 17q25.2-q25.3	常染色体隐性遗传	具有高度的遗传异质性。残存酶的活性水平与疾病严重程度、发病年龄和突变位点有关。患病率约为 1/40 000。GAA 基因突变存在明显的种族特异性[4]
Ⅲ 型 (GSD-Ⅲ)				多在婴幼儿时期发病。患者肝脏、肌肉组织中有短侧链糖原(界限糊精)累积[5]。在美国发病率约为 1/100 000,中国香港地区发病率约 1/25 650[6-7]
Ⅲa 亚型	Cori 病 或 Forbe 病、界限糊精病 [OMIM# 232400]	糖原脱支酶(AGL)缺乏,糖原分解不能正常进行,致使 1,6- 糖苷键连接点数量增多和糖原分子结构异常所致。AGL 基因[MIM 610860]位于 1p21	常染色体隐性遗传	最多见,约占 GSD-Ⅲ 型的 85%,肝脏和肌肉酶活性均缺乏
Ⅲb 亚型				约占 15%,仅有肝脏酶活性缺乏
Ⅲc 亚型				仅有淀粉 -1,6- 葡糖苷酶活性缺乏
Ⅲd 亚型				仅有低聚 -(1,4 → 1,4)- 葡聚糖转移酶活性缺乏
Ⅳ 型 (GSD-Ⅳ)	[OMIM# 232500]	位于 3p12 的糖原分支酶基因 GBE1[MIM 607839]突变导致糖原分支酶(glycogen branching enzyme,GBE)缺陷所致	常染色体隐性遗传	罕见
Ⅴ 型 (GSD-Ⅴ)	McArdle 病[OMIM# 232600]	位于 11q13 的人肌磷酸化酶(PYGM)基因[MIM 608455]发生突变,导致骨骼肌内磷酸化酶缺乏所致	常染色体隐性遗传	约半数以上的患者有阳性家族史,且以男性多见[8]。多发病于 20~30 岁,发展较慢,偏良性病程,一般患者生存期不受影响
Ⅵ 型 (GSD-Ⅵ)	Hers 病[OMIM# 232700]	位于 14q21-q22 的肝磷酸化酶(PYGL)基因[MIM 613741]突变造成的肝磷酸化酶缺失所致	常染色体隐性遗传	—
Ⅶ 型 (GSD-Ⅶ)	[OMIM# 232800]	肌肉型磷酸果糖激酶(PFKM)基因[MIM 610681]突变,导致肌磷酸果糖激酶缺陷所致	常染色体隐性遗传	罕见
Ⅸ 型 (GSD-Ⅸ)	[OMIM# 300798]	磷酸化酶激酶缺乏所致	常染色体和 X 连锁隐性遗传	—
Ⅺ 型 (GSD-Ⅺ)	Fanconi-Bickel 综合征[OMIM# 612933]	位于 3q26.1-q26.3 编码葡萄糖转运体 2(GLUT2)[MIM 138160]基因突变所致	常染色体隐性遗传	—
O 型 (GSD-O)	[OMIM# 240600]	位于 12p12.2.2 编码糖原合成酶(GYS2)[MIM 138571]基因突变所致	常染色体隐性遗传	—

注:—表示无此项。

轻症病例则常在婴幼儿期因生长迟缓、腹部膨胀等就诊。患儿身材明显矮小，骨龄落后，骨质疏松，但身体各部比例和智能都正常。无脾大，肌肉松弛，四肢伸侧皮下常有黄色瘤可见。少数婴幼儿在重症低血糖时尚可伴发惊厥。由于血小板功能不良，患儿常有出血倾向。远期并发症有肝腺瘤恶变、进行性肾功能不全等。

GSD-Ⅰb型除上述典型特征外，可出现反复细菌感染、口腔溃疡、感染性肠炎等。常合并脾大。

2.2.2 Ⅱ型糖原贮积症

（1）婴儿型：常在1岁内发病，主要累及骨骼肌和心肌，GAA活性严重缺乏。典型者于新生儿至生后3个月内起病，以全身性的肌力、肌张力减低（软婴状）为特征，喂养困难，常见巨舌、肝大和心脏扩大，可伴有充血性心力衰竭。病情进展迅速，常于1岁左右死于心力衰竭及呼吸衰竭。

（2）晚发型：1岁后起病，可晚至60岁。主要累及躯干肌、四肢近端肌群及呼吸肌。首发症状主要是疲劳、无力，少数以突发呼吸衰竭起病。临床表现为缓慢进展的近端肌体无力，下肢较上肢明显，跑步、仰卧起坐、上下楼梯、蹲起困难，行走无力。也可表现为咳嗽无力、呼吸困难等。躯干肌受累导致腰背痛、脊柱弯曲和脊柱强直。

2.2.3 Ⅲ型糖原贮积症

本型临床症状与GSD-Ⅰ类似，但较GSD-Ⅰ轻缓。可表现为肝大、低血糖、高脂血症和矮小，其中低血糖、高脂血症常见。不少患儿表现为肌无力，甚至发生肌痉挛，少数呈进行性肌病。病变涉及心肌者出现心脏增大和心电图异常，但心力衰竭和心律失常罕见。本病不累及肾脏，与GSD-Ⅰ不同。有个别患儿病情持续发展至肝硬化、肝功能衰竭。患儿可有特殊面容，如塌鼻梁及鼻尖上翘、眼睛深凹。儿童可有反复中耳炎或鼻窦炎。

2.2.4 Ⅳ型糖原贮积症

2.2.4.1 经典型

肝脏受累为主，患儿在1.5岁前出现生长发育落后、肝硬化和肝脾大，进行性发展为严重的门静脉高压及肝功能衰竭，常在5岁前死亡。

2.2.4.2 致死性围生期神经肌肉型

患儿出生时即有严重水肿，肌张力明显减弱，先天性多关节屈曲挛缩，不伴有肝硬化和肝功能衰竭，常在新生儿期死亡。

2.2.4.3 先天性神经肌肉型

患儿母亲妊娠期可有羊水过多和胎动减少。生后即起病，表现为不同程度的肌肉无力，严重者出现呼吸困难，常在婴儿早期死于呼吸循环功能衰竭。

2.2.4.4 儿童神经肌肉型

儿童期起病，表现为不同程度肌肉无力或运动不耐

受，可因心肌受累出现心肌病，严重者死于心力衰竭。

2.2.4.5 成人型神经肌肉型

成年起病，表现为慢性神经源肌肉无力，伴感觉缺失和尿失禁，部分患者出现痴呆表现。

2.2.5 Ⅴ型糖原贮积症

多数患儿在学龄期或更晚才发病，部分患者晚至成人期开始出现典型症状。临床表现以体能活动能力降低和肌疼痛性痉挛为特征，约半数患者在剧烈运动后可出现红葡萄酒样尿，严重者可引起急性肾衰竭。少数早发型患儿的病情严重，表现为全身肌力、肌张力低下和进行性呼吸困难，预后不佳。

2.2.6 Ⅵ型糖原贮积症

患儿临床表现相对较轻。多在幼儿期即呈现肝大和生长迟缓，低血糖症、高脂血症和酮体增高程度均较轻，无心脏和骨骼肌受累症状。随着年龄增长，肝大和生长迟缓情况也逐渐好转，且常在青春发育期消失。

2.2.7 Ⅶ型糖原贮积症

（1）经典型：表现为运动不耐受，运动时肌肉痉挛和疼痛，运动后继减现象。严重时出现骨骼肌溶解、黄疸、肌红蛋白尿伴高胆红素血症、高肌酸激酶血症、高尿酸血症和网织红细胞升高。

（2）晚发型：患者在儿童时期运动能力较差，青春期前后出现运动时肌肉痉挛和疼痛，50岁后出现轻度肌肉无力，并进行性发展导致严重肌肉功能丧失。

（3）婴儿型：表现为松软儿，可伴有指/趾远端关节屈曲和智力落后，常于1岁内死亡。

（4）溶血型：表现为遗传性非球形细胞性溶血性贫血，不伴有肌肉无力表现。

2.2.8 Ⅸ型糖原贮积症

磷酸化酶激酶缺乏所致的GSD并非一个单一疾病，而是一组不同的疾病，可以依据其病变累及的器官和遗传特征加以区分。

2.2.8.1 X连锁遗传性肝磷酸化酶激酶缺乏症

多数患儿在1~5岁时出现生长迟缓和肝大。血中胆固醇、甘油三酯和转氨酶轻度增高，乳酸和尿酸正常，血糖基本正常，饥饿时可见酮体增高。

2.2.8.2 常染色体遗传性肝和肌磷酸化酶激酶缺乏症

患儿在早年即出现肝大和生长迟缓，部分小儿伴有肌张力低下。

2.2.8.3 特定性肌磷酸化酶激酶缺乏症

患儿呈现运动后肌肉痛性痉挛和肌球蛋白尿，或表现为进行性肌无力和萎缩，不伴有肝脏、心脏等病变。

2.2.8.4 心脏磷酸化酶激酶缺乏症

迄今仅有少数报道，酶缺陷仅限于心肌内，患儿在婴儿期即呈现心脏增大和心力衰竭，病情进展快速，早年即夭折。

2.2.9　Ⅺ型糖原贮积症

患儿通常在 3~10 月龄出现症状,主要表现为肝肾糖原累积症状,如空腹低血糖、餐后高血糖、半乳糖血症、近端肾小管功能障碍、佝偻病和明显发育迟滞。年长患儿明显的表现是侏儒症。患儿早期可因骨质疏松症导致骨折。低磷酸血症佝偻病和骨质疏松症是不变的特征。肾小管肾病的主要特征是过度糖尿和轻度高磷酸盐尿、持续低磷酸血症、高尿酸血症、高氨基酸尿症和间歇性蛋白尿,不会进展成肾衰竭。

2.2.10　O 型糖原贮积症

患儿临床表现多样。低血糖可引起疲劳、面色苍白、恶心、呕吐和早餐前惊厥,也可表现为身材矮小和骨质疏松,但无肝脾大和其他型 GSD 的常见并发症。少数患儿可表现为高血糖和糖尿。

2.3　诊断与鉴别诊断

2.3.1　诊断

可结合典型的临床表现、生化检测、组织活检、酶活性检测以及基因检测等手段进行确诊。

2.3.1.1　生化检测

对患者相关生化指标进行检测,各型特点见表 3-1-4。

2.3.1.2　葡萄糖和肾上腺素耐量试验

对于Ⅰ型、Ⅲ型与 O 型 GSD,患者口服葡萄糖耐量试验呈现典型糖尿病特征。肾上腺素耐量试验中,注射肾上腺素 60min 后,血糖不升高。

2.3.1.3　胰高血糖素刺激试验

空腹和餐后 2h,肌内注射胰高血糖素 30~100μg/kg,注射后 0、15、30、45、60、90、120min 分别采取血样,测定血糖[9]。正常状况下,15~45min 血糖升高 1.5~2.8mmol/L,而Ⅰ型、Ⅲ型、Ⅳ型、O 型患者血糖无明显升高[11]。另外,Ⅰ型患者乳酸水平明显升高。Ⅲ型患者餐后 2~3h 重复应用胰高血糖素刺激,1h 后血糖升高至正常水平[10]。

2.3.1.4　前臂缺血运动试验

前臂缺血运动试验是最经典的筛查 GSD 的试验,但可能诱发患者肌肉疼痛和痉挛,甚至可诱发肌红蛋白尿和骨 - 筋膜室综合征,故不推荐使用。改良前臂非缺血运动试验研究发现:不采用袖带充气加压,其他步骤与前臂缺血运动试验相同,结果显示运动后血乳酸和血氨的变化与前臂缺血运动试验相似,对疾病评估具有同样的灵敏度和特异性[10]。

正常人运动后 1min 及 3min 时,血乳酸值较基线值升高 3~5 倍,然后逐渐下降至正常值[9]。一般认为运动后 4~5min 内血乳酸水平不升高或升高幅度小于基线的 1.5 倍,而血氨明显升高为异常。Ⅴ型患者乳酸浓度无明显升高,血氨浓度升高[12]。Ⅶ型患者乳酸浓度亦无明显升高。

2.3.1.5　再振作现象(继减现象)试验[10]

12min 行走试验:在跑步机上或在长走廊内,患者以尽可能快的速度连续行走 12min,期间监测心率并记录症状。Ⅴ型患者在初始阶段,随着行走时间的延长,心率加快、肌肉疲劳、肌痛等症状逐渐加重,但 5~10min 后心率恢复正常、症状改善。

15min 单车骑行试验:患者以中等运动强度(运动时心率提高达到预计最大心率的 60%~70%,预计最大心率 =

表 3-1-4　各型糖原贮积症 (GSD) 生化特点

类型	生化特点
Ⅰ型(GSD-Ⅰ)	患者空腹血糖低至 2.24 -2.36mmol/L,乳酸血症,高甘油三酯血症和高胆固醇血症,高尿酸血症。酮性低血糖及高甘油三酯血症,是该型患者的生化诊断标记
Ⅱ(GSD-Ⅱ)	血清肌酸激酶水平升高,为该型敏感指标,但无特异性[9]
Ⅲ型(GSD-Ⅲ)	患者空腹低血糖,血脂升高,血乳酸与尿酸多正常或轻度升高。血清肌酸激酶升高
Ⅳ型(GSD-Ⅳ)	患儿血糖一般正常。经典型患者可见总胆红素、结合胆红素、血氨、转氨酶升高
Ⅴ型(GSD-Ⅴ)	90% 以上患者的血清肌酸激酶呈轻、中度升高,可有一定波动性,运动有时可导致肌酸激酶急剧升高和肌球蛋白尿[10]
Ⅵ型(GSD-Ⅵ)	患者空腹血糖正常或轻度降低,酮体升高。转氨酶与血脂轻度升高。肌酸激酶、乳酸与尿酸常正常
Ⅶ型(GSD-Ⅶ)	以肌肉症状为表现的患者,大多数无症状时已表现为持续性高肌酸激酶水平,发病时则明显升高。网织红细胞与血尿酸亦可升高,而血红蛋白正常
Ⅸ型(GSD-Ⅸ)	患者空腹血糖降低,酮体升高。转氨酶升高,乳酸与尿酸常正常
Ⅺ型(GSD-Ⅺ)	患儿空腹低血糖,餐后高血糖。半乳糖血症,持续低磷酸血症,高尿酸血症。轻度高磷酸盐尿,高氨基酸尿症,间歇性蛋白尿和过度糖尿[9]
O 型(GSD-O)	患者空腹低血糖,乳酸升高,反复酮症

表 3-1-6　黏多糖贮积症临床症状

症状	MPS I H	MPS I H/S	MPS I S	MPS II (重度)	MPS II (轻度)	MPS III A~D	MPS IV A	MPS IV B	MPS VI	MPS VII
智能发育落后	+++	+/-	-	+++	-~+/-	+++	-	+/-	-	-
生长发育迟缓	+++	+/-~+	+/-	++	+/-~+	+/-	+++	++	++	+~++
面貌异常	+++	++	+	++	+	+/-~+	++	++	++	+/-~+
角膜混浊	+++	++	+	-~+/-	-	-	++	++	++	+/-
听力损失	++	+/-	+		+~++	++	++		+/-~+	++
多发性骨变性	+++	+~++	+	++	+~++	+	+++		+++	+/-
关节挛缩	+++	++	+/-~++	++	+	+	++		++	-~+/-
心脏症状	++	+/-	+/-	+~++	+/-~+	+/-	+		++	?
肝脾大	+++	+	+/-	++	+~++	+~++	+/-	+/-	+++	?
疝气	+++	+	+	+++	+~++	+	+/-		++	?
其他临床表征	安静无语			躁动不安 皮肤丘疹样突起		多动,注意力不集中	关节松弛 珐琅质薄			关节组织出现小肿块
发病年龄	4~18个月	≥1~2岁	5岁~青春期	1岁前~2岁	>2岁	>2岁	>1岁	>4岁	>2岁	
尿中所排出GAG	DS、HS	DS、HS	DS、HS	DS、HS	DS、HS	HS	KS、C6-S	KS	DS	DS、HS
是否进行新生儿疾病筛查	V	V	V	V	V	MPS III B	MPS VI A	V	V	

注:MPS为黏多糖贮积症,GAG为葡萄糖胺聚糖,DS为硫酸皮肤素,HS为硫酸乙酰肝素,KS为硫酸角质素,C6-S为6-硫酸软骨素;?表示未知,V表示有此现象。

进行特殊的生化酶学检验(涵盖血液及尿液两大部分),分述如下[3]:

1.3.1　尿液糖胺聚糖(GAG)定量检测

主要是采用二甲基亚甲蓝方法(dimethylmethylene blue),年龄的因素可能会影响到检查数值的高低;年龄小于2岁者其尿液肌酐酸浓度偏低,所测得的结果相对偏高,随着年龄的增长会逐渐下降。黏多糖贮积症患者其尿液黏多糖的检测值会增加,因此尿液黏多糖体定量检测可作为初步诊断的参考。

1.3.2　尿液黏多糖双向电泳(2D-EP)分析

主要是利用固定强度之电流使黏多糖体结构成分分离,根据黏多糖组成成分的图谱判定是否为黏多糖贮积症。不同类型的黏多糖贮积症所影响的黏多糖成分不同,双向电泳则可将大分子的黏多糖予以分开,电泳分离的位置则可用来判定黏多糖贮积症的类别,是黏多糖贮积症诊断的基础。

1.3.3　尿液液相层析串联质谱硫酸皮肤素(DS)、硫酸乙酰肝素(HS)及硫酸角质素(KS)定量分析

主要是利用串联质谱分析设备检测黏多糖异构物的浓度,此检测不仅可作为诊断依据,也可以作为日后治疗或疾病严重程度的生物指标。

1.3.4　白细胞酶活性检测

主要是检测患者白细胞中黏多糖特定型别水解酶的活性。若酶活性小于正常值的5%,则代表此酶活性明显缺乏,可初步判定为黏多糖贮积症患者,或仍需进一步确认是否有假性酶活性低下(pseudo-deficiency)的可能性。

1.3.5　分子生物学基因检测分析

不同类型的黏多糖贮积症所在的基因缺陷位置各有不同,基因检测的分析有助于更精确的诊断及疾病严重程度的预测,更重要的是对日后该疾病的遗传咨询、避免家族中该疾病再次发生有意义。近几年,分子生物基因分析的经验累积发现,发生率较高的第Ⅱ型黏多糖贮积症,患者的基因突变类型大都属于点突变,且较高集中在第二、第八及第九个外显子上,如 N63K、V82L、K347F、R468Q、R468W 等,部分则为小片段缺失,偶有患者为大段基因缺损。第Ⅰ型黏多糖贮积症基因分析,绝大多数的病例属于点突变,如两例 MPS Ⅰ H/S 患者,一例为 A79V 及

R619G 杂合子突变分别出现在两个等位基因上,另一例则是 *T364M* 同源合子变异;另一例 MPS I H 患者则是显示点突变 *Q584X* 及小段基因缺损(134del12)。至于第 III 型、第 IV 型及第 VI 型的黏多糖贮积症分子生物学分析亦大多属于点突变,偶见小片段基因缺损。

1.4 遗传咨询

目前已发现的黏多糖水解酶共有 11 种,个别的基因缺陷会导致个别的黏多糖贮积症发生,临床上分为 7 型,共有 11 个亚型。除了第 II 型属于 X 染色体隐性遗传之外,其他型皆为常染色体隐性遗传。

遗传咨询的重点在于必须建立在正确的诊断上,在第 II 型黏多糖贮积症方面,由于家族遗传或新的突变所导致的病例各占一半,所以进行家族的遗传分析及筛检出可能的女性携带者是遗传咨询工作上的重要目标。由于第 II 型患者几乎为男性,女性母亲为携带者,因此,在遗传咨询及后续进行家族成员的筛检时,必须十分谨慎小心。对于常染色体隐性遗传的其他类型,遗传咨询的重点在于疾病特型及照顾方法的说明、患者兄弟姐妹是否携带致病基因的详细检查事项,以确定有无其他家族成员是否患病,并咨询父母是否有无再生育的计划,并协助必要的产前遗传诊断。

黏多糖贮积症的遗传形式,除了第 II 型(MPS II)属于 X 染色体隐性遗传之外,其余的类型均为常染色体隐性遗传方式。第 II 型又称为 Hunter 综合征(Hunter syndrome),是亚洲地区最常见的黏多糖贮积症,约占半数的病例。其致病基因位于 Xq28 位点上,其 X 染色体隐性遗传方式与较常见的"蚕豆症""红绿色盲""血友病""Duchenne/贝氏肌营养不良"等疾病一样,患者几乎皆为男性。

女性拥有两个 X 染色体,男性只有一个 X 染色体(另一个为 Y 染色体,与 X 染色体上面的遗传基因无关)。所以绝大多数 X 染色体隐性遗传病的患者均为男性,而导致疾病的基因缺陷,大都也是来自无症状却带致病基因的母亲,即母亲的两个 X 染色体当中,一个带有致病的异常基因,另一个则带的是正常基因,这个正常基因会发挥功能来"中和"异常基因的不良影响,使女性成对基因当中一个发生缺陷时,并不至于生病,而成了无症状的隐性携带者。有一些 Hunter 综合征患者的基因缺陷导因于新的基因突变,其母亲基因检测为正常,因此并无再发风险。此现象称为 X 染色体去活化 X(chromosome inactive)或是电离化(lionization),一般女性拥有两条 X 染色体,但在胚胎时期细胞分裂过程中,随机地其中一条会失去活性形成巴氏小体(Barr body),只有另一条会表现出来。目前认为常染色体上有可以制造出阻碍因子(blocking factor)的基因,在胚胎阶段即以随机的方式与其中一条 X 染色体结合,此 X 染色体将会保有活性,另一条 X 染色体则将失去活性且基因鲜少被表现,因此女性携带者的染色体有可能是被抑制或是活化的状态,也就造成有些女性携带者表现出来的症状比较轻微,有些则较明显。

一位带有 X 染色体隐性遗传病基因的女性,X 染色体以 Xr 表示,若母亲是 Xr 携带者,则其所生女儿有 50% 成为和其母亲相同的携带者,另 50% 则为完全正常;其所生儿子有 50% 携带致病基因并且发病,另 50% 则为完全正常。若父亲带有 Xr,那么女儿将全为携带者,儿子则不会继承致病基因(图 3-1-2)。

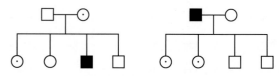

图 3-1-2　第 II 型黏多糖贮积症(X 染色体隐性遗传)家系图

其他类型的黏多糖贮积症,乃是以常染色体隐性的方式遗传;患者的父母一定是隐性致病基因携带者,而子女罹病的概率是 25%,不分性别;另外有 25% 的小孩则完全正常,但也有 50% 的概率子女会成为携带者(图 3-1-3)。

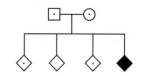

图 3-1-3　其他类型的黏多糖贮积症
(常染色体隐性遗传)家系图

在产前诊断上不管哪一型的黏多糖贮积症,主要是依赖羊膜腔穿刺,于孕 14~18 周时采集羊水,以进行生化遗传学及分子生物学检验。羊水标本的上清液可进行黏多糖定性、定量分析及双向电泳分析,羊水细胞培养后可进行特定酶定量分析及分子生物基因检测,为产前确认诊断的方法。胚胎植入前遗传学诊断(PGD)近年来越来越趋于成熟并应用在临床孕妇中,经过完整的遗传咨询及基因型确认后,可植入没有带基因的胚胎,将疾病完全终止。

黏多糖贮积症的新生儿疾病筛查,亦是一种早期筛查疾病的方式。然而,在进行先驱性、大规模的新生儿疾病筛查及基因检测,判断个案是否患病,通常需要包括对新生儿本身进行临床方面及实验室方面多方信息的评估,甚至有可能还需要进行家族间的检查以厘清检测数据之意义。对于基因检测的结果,一般而言国际上可归为几类:

（1）致病性变异（pathogenic variant）

已知致病性变异是基于先前已有的国内外文献病例报告，因此此变异归属为致病性；或者基于蛋白质功能的损失或对蛋白质间的相互作用的结果有显著影响，预测为致病性变异。

（2）良性变异（benign variant）

良性变异是以有文献支持并无临床意义，不会造成遗传疾病的变异。

（3）可能致病性变异（likely pathogenic variant）

相对于其他已知致病性变异的临床信息和证据，该类型变异目前并无文献支持其致病性，由预测软件来提供此变异的致病性。

（4）可能良性变异（likely benign variant）

相对于其他良性变异的临床讯息和证据，目前并无文献支持，是藉由预测软件来提供此良性的讯息。

（5）临床意义不明性变异（VUS）

这代表基因序列上发生了与资料库上不同的改变，但是此变化是否与疾病的风险相关联性还不清楚，尚无文献或预测软件提供可参考的信息。因此，更需要清楚地、耐心地向家属说明检查结果，配合耐心的持续追踪、仔细的临床评估，以厘清此变异的致病性。

1.5 治疗及预后

黏多糖贮积症是一个缓慢渐进发展的疾病，不会立即发病造成患者生命威胁，随着年龄的增长，累积在体内的黏多糖体会越来越多，进而影响到脏器功能、骨骼系统甚至外貌等。因此，每3~6个月定期追踪监测，如尿液特殊生化检验、外貌改变、脏器功能、行动或骨骼发育异常等症状，如开始产生病变，则立即开始接受支持性治疗、酶替代疗法或造血干细胞移植[5]。

1.5.1 酶替代疗法（ERT）

是利用基因工程技术制成人体因基因缺陷无法自身产生的酶的一种生物制剂疗法。十余年以前，黏多糖贮积症的治疗仅依靠临床症状的支持性疗法、康复治疗及心理支持。自1994年起，基因工程技术的发展越来越进步，溶酶体疾病的酶替代疗法如雨后春笋般相继出现。2003年黏多糖第Ⅰ型药物正式上市；2004年黏多糖第Ⅵ型药物正式上市；2006年黏多糖第Ⅱ型药物正式上市；2015年黏多糖第ⅣA型药物正式上市；2016年黏多糖第ⅢB型药物临床试验正式展开，经国外研发药厂评估后，中国台湾地区台北马偕纪念医院获选为亚太地区唯一试验场所，药物上市指日可待。

1.5.2 造血干细胞移植（HSCT）

造血干细胞移植虽然是黏多糖贮积症的治愈方式，然而，移植需要考量的因素比酶替代疗法更多，如移植前捐赠者的配对、移植期间感染的风险、移植后免疫抑制剂的使用与急性及慢性的排斥等，都需要谨慎考量。

黏多糖贮积症目前无法彻底治愈，患者需终身使用药物控制病情，并且愈早治疗，预后将会愈好。因此，唯有早期发现，早期施以酶替代疗法治疗，并耐心治疗，与医疗人员有良好的互动配合，才能达到疾病的控制与生活质量的改善。

2 鞘脂贮积症

2.1 疾病概述

本疾病属溶酶体贮积症，可分为四型（type Ⅰ ~ type Ⅳ），其中第Ⅱ型鞘脂贮积症（ML-Ⅱ、mucolipidosis Ⅱ、Ⅰ cell disease，[OMIM 252500]）及第Ⅲ型鞘脂贮积症（MLⅢ、mucolipidosis Ⅲ、pseudo-Hurler polydystrophy，[OMIM 252600]），两者均为N-乙酰葡萄糖胺-1-磷酸转移酶（N-acetylglucosamine-1-phosphotransferase）缺乏所造成的溶酶体贮积症，造成体内细胞无法顺利代谢一种称为黏脂（mucolipids）的脂质复合物，而在细胞中堆积，进而造成器官的损伤。第Ⅱ型及第Ⅲ型之间的差异在于临床上的表现，第Ⅱ型相对严重，通常于10岁前即死亡，第Ⅲ型通常较轻微且发病较晚，一般存活到成年[6]。

依据溶酶体酶实验，包括β-hexosaminidase、iduronate sulfatase、arylsulfatase A等酶活性在细胞中均很低，但在细胞外则相当高。显微镜下可见患者成纤维细胞的细胞质充满包涵体（inclusion bodies）。

2.2 主要临床表现

第Ⅱ型鞘脂贮积症的临床表现有如第Ⅰ型黏多糖贮积症，患者面容粗糙、骨骼异常、脊椎侧弯等。一般在出生时可见体重及身高皆低于正常范围，于新生儿时期即可见粗糙面容、颅颜异常、骨骼关节僵硬且有广泛性低张力，其他表现还有先天性髋关节脱位、骨折、疝气及两侧足内翻。唯一和黏多糖贮积症第Ⅰ型表现不同的是齿龈过度肥厚，这点在两者是可以区分的[7]。

患者生长发育容易迟缓，脸部特征有明显的前额高凸、眼皮水肿、内眦赘皮、鼻梁低平、齿龈增生、巨舌等。线性生长曲线在1岁前呈现减缓，在第2年则几乎停滞。由于关节逐渐僵硬，而逐渐变形成为爪状手，脊椎有侧弯的现象。患者腹部外观因为受到肝大的影响，可见明显的腹部凸出，以及脐疝气和腹股沟疝气，脾大较不明显。呼吸道经常感染，中耳炎也经常发生；角膜亦见混浊，心脏肥大且有心杂音。患者的心智迟缓通常是严重且缓慢渐进的。然而，在一项21位第Ⅱ型鞘脂贮积症患者的研究中发现,患者的动作迟缓比心智迟缓严重许多,在心肺方面的并发症常是导致患者在5~8岁死亡的主因。

第Ⅲ型鞘脂贮积症的病情较第Ⅱ型轻微,并且症状的发生时间也较晚,病情进展也略缓慢,因此可以活到成人。MLⅢ的患者在临床上与第Ⅰ型及第Ⅳ型黏多糖贮积症患者类似,但是在尿液的检测上并无黏多糖物质。手部与关节僵硬是一个普遍的早期症状,而这种症状甚至会影响到患者自己的穿衣服能力,在4~6岁时大部分的患者会有爪状手、脊椎侧弯。髋关节的进行性破坏在MLⅢ患者相当常见,会导致患者特殊步伐,偶有一些较轻的患者只会有髋关节和脊椎的病变。在6岁之后,脸部面容会变得更粗糙,皮肤也变得较厚。在眼科方面,虽不常见角膜混浊的情形,在7岁左右后做裂隙灯检查时亦会发现眼病变的产生。在心脏方面,10岁左右,会有心脏瓣膜的侵犯,MLⅢ患者的青春期发展是正常的,而骨骼方面,手、髋、肘与肩膀等处的关节在20岁以前是呈现慢性失调的[8]。

X线检查可见骨骼异常,同时骨盆和脊椎亦有变化,包含长骨体部发育不良、长骨翼部较低、股骨的近端扁平不规则化,背部脊柱体后段发育不良、腰椎部的前1/3发育不良,依据临床经验,男性患者在骨骼上的变化较女性严重,但原因不明[9]。

将近50%的患者皆有智能迟缓或学习障碍,虽然有报道过有患者可以活到80岁,但多半不超过30岁。

2.3　诊断与鉴别诊断

本疾病为常染色体隐性遗传,磷酸转移酶(phosphotransferase)是由三个亚单位(α₂、β₂、γ₂)所组成,分别由两个基因来调控,其中负责α/β的基因含有22个外显子(exons),位置在第12对染色体短臂上;另一个负责γ的基因,位在第16对染色体短臂上。在第Ⅱ型MLⅡ的患者中,多半在α/β基因上发生点突变(point mutation)或小的片段缺失(small deletion);而在第三型MLⅢ的患者曾有病例被诊断是单一碱基对的加入(an insertion of a single cytosine)造成γ单位基因的变化[10]。

2.3.1　特殊生化检验有两种方式
第一种是成纤维细胞在溶酶体的酶活性很低,第二种是在血浆中之溶酶体酶相当高。

2.3.2　产前诊断
可利用羊水中溶酶体酶活性上升而羊水细胞培养溶酶体酶活性下降来协助诊断。如已知家族中致病的突变点位,也可以借助分子生物学的方法进行产前诊断。

2.4　遗传咨询

此疾病为常染色体隐性遗传,大多是家族中出生了第一个病例,才检测发现父母亲双方皆为携带者。因此,在遗传咨询方面需向家属说明患者的父母是隐性携带者,而子女患病的概率是25%,不分性别均可能得病;另外有25%完全正常,但也有50%的概率子女会成为无症状的携带者[11]。

(黄宥芯)

结　语

遗传代谢病除了具有遗传病先天性、终身性和家族性的特征外,临床发病可在新生儿、儿童、青少年和成人不同时期,有生化代谢异常是其特征。疾病临床表现涉及多系统,遗传方式有隐性、显性、伴性等多种方式,诊断需要有生化、酶学、分子等实验室检测依据。了解遗传病的临床表现,选择针对性的项目检测,对精准诊断十分重要。

部分遗传代谢病的可治性,例如饮食治疗、药物治疗、细胞和组织移植的发展,极大改善了部分患者的预后。目前遗传代谢病预防的重点是做好三级预防,新生儿疾病筛查、产前诊断、未来的杂合子检测可提高遗传代谢病的预防水平。作为一名遗传咨询师,应该了解基因组医学的进展,掌握遗传代谢病的基本知识,常见的临床表现、检查方法,遗传咨询及预防方法,在必要时及时把患儿转诊到有条件的遗传专科诊治。

参考文献

[1] LIN H Y,CHUANG C K,HUANG Y H,et al.Causes of death and clinical characteristics of 34 patients with mucopolysaccharidosis Ⅱ in Taiwan from 1995-2012.Orphanet J Rare Dis,2016,11(1):85.

[2] LIN H Y,CHUANG C K,CHIU H C,et al.Mucopolysaccharidosis type Ⅱ-an unexpected "3 in 1" family.Pediatr Neonatol,2016,57(4):359-360.

[3] LIN S P,LIN H Y,WANG T J,et al.A pilot newborn screening program for mucopolysaccharidosis type Ⅰ in Taiwan.Orphanet J Rare Dis,2013,8:147.

[4] HWU W L,OKUYAMA T,BUT W M,et al.Current diagnosis and management of mucopolysaccharidosis Ⅵ in the Asia-Pacific region.Mol Genet Metab,2012,107(1-2):136-144.

[5] DE RU M H,TEUNISSEN Q G,VAN DER LEE J H,et al.Capturing phenotypic heterogeneity in MPS Ⅰ:results of an international consensus procedure.Orphanet J Rare Dis,2012,7:22.

[6] KORNFELD S,SLY W S.Ⅰ cell disease and pseudo-Hurler polydystrophy:disorders of lysosomal enzyme phosphorylation and

localization//SCRIVER C R,BEAUDETA L,SLY W S.The metabolic and molecular bases of inherited disease.New York:McGraw-Hill,2001:3421-3452.

[7] JONES K L.Leory I-cell syndrome//JONES K L.Smith's reconizable patterns of human malformation.5th ed.Philadelphia:WB Saunders,1997:452.

[8] LEROY J G,SPRANGER J W,FEINGOLD M,et al.I-cell disease: a clinical picture.J Pediatr,1971,79(3):360-365.

[9] TABER P,GYEPES M T,PHILIPPANT M,et al.Roentgenographic manifestation of Leory I-cell disease.AJR,1973,118:213.

[10] OKADA S,OWADA M,SAKIYAMA T,et al. I-cell disease:clinical studies of 21 Japanese cases.Clin Genet,1985,28(3):207-215.

[11] KELLY T E,THOMAS G H,TAYLOR H A Jr,et al.Mucolipidosis Ⅲ(pseudo-Hurler polydystrophy):clinical and laboratory studies in a series of 12 patients.Johns Hopkins Med J,1975,137(4): 156-175.

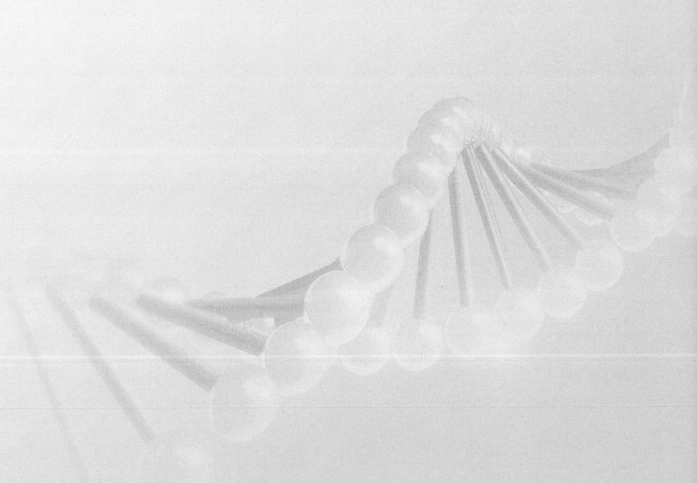

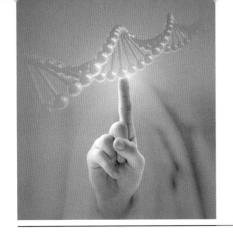

第 **2** 章

心血管疾病的遗传咨询

缩写	英文全称	中文全称
ACEI	angiotensin converting enzyme inhibitor	血管紧张素转化酶抑制剂
ACMG	American College of Medical Genetics and Genomics	美国医学遗传学与基因组学会
array CGH	array-based comparative genomic hybridization	比较基因组杂交芯片
ARVC	arrhy-thmogenic right ventricular cardio-myopathy	致心律失常型右心室心肌病
ASD	atrial septal defect	房间隔缺损
AVSD	atrio-ventricular septal defect	房室间隔缺损
BMD	Becker muscular dystrophy	贝氏肌营养不良
cDNA	complementary DNA	互补 DNA
CHD	congenital heart disease	先天性心脏病
CK	creatine kinase	肌酸激酶
CNV	copy number variant	拷贝数变异
CPR	cardiopulmonary resuscitation	心肺复苏
DCM	dilated cardiomyopathy	扩张型心肌病
DGS	DiGeorge syndrome	迪格奥尔格综合征
DMD	Duchenne muscular dystrophy	Duchenne 肌营养不良
DORV	double outlet of right ventricle	右心室双出口
EDMD	Emery-Dreifuss muscular dystrophy	Emery-Dreifuss 肌营养不良
EF	ejection fraction	射血分数
FDC	familial dilated cardiomyopathy	家族性扩张型心肌病
FGF	fibroblast growth factor	成纤维细胞生长因子
FH	familial hypercholesterolaemia	家族性高胆固醇血症
FHCM	familial hypertrophic cardiomyopathy	家族性肥厚型心肌病
FISH	fluorescence in situ hybridization	荧光原位杂交
FS	fractional shortening	缩短分数

续表

缩写	英文全称	中文全称
GWAS	genome-wide association study	全基因组关联分析
HCM	hypertrophic cardiomyopathy	肥厚型心肌病
HOS	Holt-Oram syndrome	霍尔特 - 奥拉姆综合征
ICD	implantable cardioverter defibrillator	植入型心律转复除颤器
IDC	idiopathic dilated cardiomyopathy	特发性扩张型心肌病
IFT	inflow tract	流入道
LDL	low density lipoprotein	低密度脂蛋白
LDLR	low density lipoprotein receptor	低密度脂蛋白受体
LGMD-1B	limb girdle muscular dystrophy 1B	肢带肌萎缩症 1B 型
LQTS	long QT syndrome	长 QT 综合征
LVH	left ventricular hypertrophy	左心室肥厚
MLPA	multiplex ligation-dependent probe amplification	多重连接探针扩增
OFT	outflow tract	流出道
OMIM	Online Mendelian Inheritance in Man	在线人类孟德尔遗传
PACM	pregnancy-associated cardiomyopathy	妊娠相关性心肌病
PDA	patent ductus arteriosus	动脉导管未闭
PPCM	peripartum cardiomyopathy	围产期心肌病
SAM	systolic anterior motion	二尖瓣收缩期前移
SCD	sudden cardiac death	心源性猝死
SNP	single nucleotide polymorphism	单核苷酸多态性
SNP array	single nucleotide polymorphism array	单核苷酸多态性微阵列芯片
TBX5	T-box transcription factor	T-box 转录因子 5
TC	total cholesterol	总胆固醇
TGA	transposition of great arteries	大动脉转位
TOF	tetralogy of Fallot	法洛四联症
VCFS	velo-cardio-facial syndrome	腭 - 心 - 面综合征
VSD	ventricular septal defect	室间隔缺损

引言

心血管疾病是危害人们健康的首要因素。我国每年死于心血管疾病的人数大约为 350 万,是我国居民的首要死因。大量的证据表明心血管疾病的发生是遗传因素和环境因素相互作用的结果,只是在不同种类的疾病中遗传因素的作用强度有所不同,即遗传度不同。例如,原发性高血压、冠心病的遗传度可达 60% 左右,而先天性心脏病的遗传度为 30%~40%。心血管遗传学的发展为阐明心血管疾病病因、预防和控制提供了科学依据,对改善人口素质作出了贡献。

具有遗传倾向的常见心血管疾病包括血脂异常、高血压、冠心病、先天性心脏病、心肌病、心脏传导性疾病等,现分述如下。

第1节 家族性高胆固醇血症

1 疾病概述

由基因突变,特别是单一基因突变,所致的高胆固醇血症多具有家族聚集性,常称为家族性高胆固醇血症(FH)。FH 为遗传性胆固醇代谢障碍。在明确鉴定出基因突变的 FH 中,85%~90% 的突变发生在低密度脂蛋白受体(LDLR)基因,LDLR 基因突变导致 LDLR 数量减少或功能受损,影响血液中的低密度脂蛋白(LDL)转运和清除障碍。多为杂合子,发病率为 0.20%~0.48%,纯合子发病率为 1/1 000 000~3/1 000 000[1]。

2 主要临床症状

FH 突出的特点为 LDL 明显升高,甘油三酯正常或轻度升高。LDLR 基因突变存在量效关系,突变携带者(杂合子)血液中的胆固醇水平一般比正常水平升高 2 倍,而纯合子和携带两个及以上突变的杂合子的 FH 患者其胆固醇水平通常是一般杂合子 FH 患者胆固醇水平的 4~5 倍[2]。FH 的临床表现包括脂质在真皮内沉积引起的黄色瘤(肌腱黄色瘤、掌皱纹黄色瘤、结节性黄色瘤、疹性黄色瘤、扁平黄色瘤等)和脂质在血管内沉积引起的早发动脉粥样硬化[3]。FH 患者多因动脉粥样硬化而早发冠心病和周围血管疾病。此外,角膜弓和高脂血症眼底改变是辅助诊断该疾病的两个重要特征。在极少数 FH 患者中可见脂质沉积侵袭脑部致失聪、失明[4-5]。

3 诊断与鉴别诊断

大多数病例根据血胆固醇水平、常染色体显性遗传家族史、黄色瘤、角膜弓和早发冠心病等特征性表现,可作出初步临床诊断。排除甲状腺功能减退、肾病综合征等因素导致的继发性高胆固醇血症后,成人符合以下项目中 2 项即可诊断为 FH:①未接受调脂药物治疗的患者血清 LDL-C 水平 ≥ 4.7mmol/L(180mg/dl);②有皮肤/肌腱黄色瘤或 <45 岁的人存在脂性角膜弓;③一级亲属中有 FH 或早发动脉粥样硬化性心血管病,特别是早发冠心病患者。儿童 FH 的诊断标准:未治疗的血 LDL-C 水平 ≥ 3.6mmol/L(140mg/dl)且一级亲属中有 FH 患者或早发冠心病患者。而进行基因检测是 FH 的确诊方式,可以用于确诊无明确早发心血管事件或 FH 家族史的 FH 患者,或用于鉴别有血脂异常家族史的非 FH 患者[6]。检测到 LDLR、ApoB、PCSK9 和 LDLRAP1 基因致病性突变是诊断 FH 的金标准,但未发现上述基因突变并不能除外 FH。

4 遗传咨询

FH 是一种常染色体遗传病,目前已知基因 LDLR[MIM 606945]、载脂蛋白 B(APOB)[MIM 107730]和前蛋白转化酶枯草溶菌素 9(PCSK9)[MIM 607786]为常染色体显性遗传基因,其突变均可能导致 FH,LDL 受体衔接蛋白 1(LDLRAP1)[MIM 605747]所致 FH 为常染色体隐性遗传,此外有极少数的 FH 患者是由 APOE[MIM 107741]等基因突变导致[7]。

LDLR 基因的每一个氨基酸置换均可产生不良突变效应,50% 以上的临床确诊 FH 患者中均可检测到 LDLR 基因的突变。至今检测出的 LDLR 基因的致病变异为 1 385 个[8]。我国已经报道的 FH 患者 LDLR 突变类型约 120 种[9]。由 APOB 基因突变导致 LDL 的 apoB-100 配体结合 LDLR 的能力受损，导致血浆中的 LDL 清除减少，LDL 水平升高，又称为家族性载脂蛋白 apoB-100 缺陷症。我国患者中以 *APOB* 基因 Arg3500Trp 位点的突变常见[10]。*PCSK9* 是一种促进 LDL 降解的丝氨酸蛋白酶，功能获得性突变可以使 PCSK9 活性增加，LDL 降解增加，导致 LDL 水平增高。我国人群中报道的 *PCSK9* 突变包括 R306S、D320N、V312F、R319E 错义突变及框移突变 934delGV312S，这些突变与患者的总胆固醇（TC）水平升高密切相关[11]。

如病例：男，21 岁。5 岁时右臂出现黄色瘤，而后逐渐至全身。15 岁时，TC 为 11.55mmol/L（正常范围为 3.0~5.7mmol/L），LDL 为 10.25mmol/L（正常范围为 2.1~3.1mmol/L）。给予依折麦布（10mg/d）和辛伐他汀（40mg/d）治疗，TC 和 LDL 均有所降低，但没有达到目标值。21 岁时，由于无法耐受大剂量药物所致的转氨酶升高停用降脂药，TC 和 LDL 分别增高至 14.37mmol/L 和 10.55mmol/L。他的父母为近亲婚配，他的姥姥和奶奶为亲姐妹。他的父亲 58 岁，母亲 55 岁，均没有出现黄色瘤，接受他汀类药物治疗，没有出现早发冠心病。他的父亲 TC 和 LDL 分别为 8.57mmol/L 和 7.23mmol/L，母亲 TC 和 LDL 分别为 8.71mmol/L 和 6.40mmol/L。测序确定为 *LDLR* 基因 Asp100Asn（298G>A）纯合子突变[5]。

参考文献

[1] 中华医学会心血管病学分会动脉粥样硬化及冠心病学组，中华心血管病杂志编辑委员会. 家族性高胆固醇血症筛查与诊治中国专家共识. 中华心血管病杂志，2018，46（2）：99-103.

[2] CUCHEL M，BRUCKERT E，GINSBERG H N，et al. Homozygous familial hypercholesterolaemia：new insights and guidance for clinicians to improve detection and clinical management. A position paper from the Consensus Panel on Familial Hypercholesterolaemia of the European Atherosclerosis Society. Eur Heart J，2014，35（32）：2146-2157.

[3] 杜传书. 医学遗传学. 3 版. 北京：人民卫生出版社，2014.

[4] HAN Y，GAO W，LIANG P，et al. Clinical features of bilateral temporal bone xanthoma with LDLR gene mutation. Int J Pediatr Otorhinolaryngol，2015，79（7）：1148-1151.

[5] LI H，ZHANG Y，WEI X，et al. Rare intracranial cholesterol deposition and a homozygous mutation of LDLR in a familial hypercholesterolemia patient. Gene，2015，569（2）：313-317.

[6] ONORATO A，STURM A C. Heterozygous familial hypercholesterolemia. Circulation，2016，133（14）：e587-e589.

[7] PATHTHINIGE C，SIRISENA N，DISSANAYAKE V. Genetic determinants of inherited susceptibility to hypercholesterolemia-a comprehensive literature review. Lipids Health Dis，2017，16（1）：103.

[8] LEIGH S，FUTEMA M，WHITTALL R，et al. The UCL low-density lipoprotein receptor gene variant database：pathogenicity update. J Med Genet，2017，54（4）：217-223.

[9] LI J J，LI S，ZHU C G，et al. Familial hypercholesterolemia phenotype in Chinese patients undergoing coronary angiography. Arterioscler Thromb Vasc Biol，2017，37（3）：570-579.

[10] 陈晨，陆志强. 家族性高胆固醇血症（FH）致病基因的研究进展. 复旦学报（医学版），2012，29（2）：207-211.

[11] 颜丽，杨兰生，何津春，等. 家族性高胆固醇血症致病基因 PCSK9 的研究进展. 医学综述，2015，21（21）：3844-3847.

第 2 节 | 肥厚型心肌病

1　概述

肥厚型心肌病（HCM）为不明原因引致左心室肥厚（LVH）的心肌疾病，无心室扩张，且不存在其他可导致 LVH 的心源性或系统性疾病。HCM 的临床表现轻重不一，轻者可无任何临床表现，重者可出现进行性心力衰竭，甚至心源性猝死（SCD）。常见的症状包括气短（尤其是劳力性气短）、胸痛、心悸、直立性低血压、先兆晕厥及晕厥。HCM 的 LVH 可见于任何时期，最常见于青少年期或成年早期。HCM 的临床诊断主要基于超声心动图和 / 或心脏磁共振等非侵入性的心脏影像学方法。病理学诊断基于心脏组织存在心肌紊乱或纤维化等。不涉及多系统疾病的家族性肥厚型心肌病（FHCM）的诊断可通过家族史及分子基因检测确诊，后者主要涉及编码肌小节不同成分的基因。FHCM 为常染色体显性遗传。

内科治疗可以提高生存率，改善生活质量。治疗方法包括药物治疗、侵入性间隔消融术及心脏起搏器或植入型心律转复除颤器（ICD）。应用药物或仪器治疗无效的心力衰竭患者，可以考虑心脏移植。对于存在持续性 / 阵发性房颤患者，需应用抗凝治疗以降低血栓栓塞的风险；基于患者个体体质，决定是否应用抗生素预防细菌性心内膜炎。评估 SCD 的风险是临床处理的重要组成部分。无 SCD 风险的 HCM 患者，可定期监测，以评估应用 ICD 的合适时机。避免竞技性的耐力训练、爆发性活动（如短跑）、紧张的静力训练（如举重），慎重应用脱水（如利尿剂）及减轻心脏后负荷的药物（如血管紧张素转化酶抑制剂、血管紧张素受体阻滞剂及其他直接扩血管药物）。如受累者存在致病性突变，需查明存在风险的其他家族成员的基因状态，并针对存在致病性突变者进行纵向评估。如受累者不存在致病性突变，则建议对存在风险的无症状的一级家属进行纵向评估。患有 HCM 的妊娠期女性,需要有经验的心脏病学专家及高危妇产科医生处理。

2 基本概念

2.1 HCM 的定义

HCM 为存在不明原因 LVH 的心肌疾病,无心室扩张,且不存在其他可导致 LVH 的心源性或全身性疾病,如压力负荷过重性疾病(长期高血压、主动脉瓣狭窄等)或贮积/浸润性疾病(法布里病、淀粉样变性等)等。HCM 是最常见的单基因遗传性心血管病,发病率为 1/500[1],是 35 岁以下青年人和运动员发生猝死的最主要原因,给家庭和社会造成了重大损失[2]。LVH 的外显率呈年龄依赖性,自婴儿期至晚年[3]均可出现,最常见于青春期开始时。

2.2 诊断

HCM 的临床诊断主要基于非侵入性的心脏影像学方法,如超声心动图和/或心脏磁共振。组织病理学特点包括心肌纤维化及心肌紊乱。心肌肥厚最常见的形式是非对称性间隔肥厚,肥厚的程度及范围存在多样化。LVH 可以是向心性的或局限于其他心壁或左心室心尖部。经胸超声心动图的表现包括:①二尖瓣收缩期前移(SAM)伴左心室流出道梗阻及二尖瓣反流;②收缩期心腔闭塞导致的心室中部梗阻;③舒张功能不全,包括限制性充盈型。编码肌小节成分的基因存在致病性突变的个体在左心室室壁厚度正常时即可检测到左心室舒张功能损害[4-5],提示舒张功能不全是 HCM 的早期表型,而非 LVH 的继发性表现。

2.3 HCM 的临床表现

HCM 的临床表现轻重不一,如无症状的 LVH、心律失常(心房颤动及恶性室性心律失常)、难治性心力衰竭。同一家族的表型亦存在差异。常见的症状包括气短(尤其是劳力性气短)、胸痛、心悸、直立性低血压、先兆晕厥及晕厥。

既往曾认为 HCM 的死亡率高,目前已知大多数 HCM 患者是相对轻症者,其寿命不受影响,其症状是可治疗的[6-8]。约 25% 的 HCM 患者存在静息性腔内梗阻,多数受到刺激(如前负荷或后负荷减轻时)后可发展为流出道梗阻[8-10]。梗阻程度与症状的严重性或 SCD 的风险并非完全一致。据报道,存在流出道梗阻的 HCM 患者症状进展及死亡的风险较不存在流出道梗阻者高[9,11]。HCM 患者发生心房颤动(简称"房颤")的风险增加,该类患者存在较高的血栓栓塞及症状恶化的风险,且房颤的患病率随年龄的增长而增加。5%~10% 的 HCM 患者进

展为终末期疾病,会出现收缩功能异常,甚至出现左心室的扩张及 LVH 的逆转。终末期疾病的年死亡率为 11%[12],需进行心脏移植。

少数 HCM 患者发生 SCD 的风险增加可能与室性心动过速或心室颤动(简称"室颤")有关。SCD 可以是首发症状[13]。研究表明,竞技性运动员发生 SCD 的原因包括 HCM[14]。SCD 在任何年龄段均可发生,最常见于青少年期或成年早期,且其风险是持续终生的。

2.4 HCM 的患病率

不明原因 LVH 的发病率为 1/500,据此估算,在美国大约有 600 000 名 HCM 患者。由此可知,HCM 是心血管系统最常见的单基因病之一。

2.5 HCM 的鉴别诊断

2.5.1 继发性 LVH

继发性 LVH 既可以是病理性的,也可以为生理性的。前者系由于压力负荷过重(如高血压、主动脉瓣狭窄)而产生,该重构可导致心脏舒张功能异常及心力衰竭。后者(如运动员心脏)缘于高强度的运动训练,这种训练可导致左心室室壁厚度增加,同时伴有左心室心腔增大,该重构为适应性重构,不会产生不良后果。去除潜在刺激后,如规范治疗高血压,运动员停止一段时间的训练,则病理性及生理性的继发性肥厚均可逆转。

2.5.2 存在 LVH 的综合征(伴有 LVH 的代谢性或肌肉性疾病)

2.5.2.1 基因 PRKAG2 出现致病性突变

编码腺苷酸激酶 γ- 亚单位的基因 PRKAG2 突变,糖原颗粒累积,并出现继发性心肌肥厚。存在高发病率的传导系统病变[15]及心室预激,有助于与 HCM 相鉴别。遗传方式为常染色体显性遗传。

2.5.2.2 Danon 病

编码溶酶体膜蛋白的基因 LAMP2 突变,自噬小体沉积,存在显著的 LVH,室性预激,疾病进展迅速且普遍预后不良,可出现致命的室性心律失常和/或终末期心力衰竭。心外特点包括骨骼肌病变及包括视网膜营养性萎缩症在内的神经性眼科疾病表现。遗传方式为 X 连锁。杂合子女性可表现为心脏型。

2.5.2.3 法布里病

α- 半乳糖苷酶缺乏活性,全身细胞进行性溶酶体贮积。经典型发生于 α- 半乳糖苷酶活性低于 1% 的男性患者,通常在儿童期或青少年期起病,表现为因肢端严重疼痛(肢端感觉异常)而出现间歇性哭闹、血管皮肤病变(血管扩张性疣)、少汗症、特征性的角膜和晶状体混浊、蛋白尿。肾功能损害呈渐进性,一般在 30~40 岁期间出现终末期肾病。多数男性患者在中年期出现心血管和/或脑

血管疾病。α - 半乳糖苷酶活性高于 1% 的男性患者可表现为心脏型或肾脏型。心脏型通常出现在 60~80 岁期间，常见 LVH、二尖瓣关闭不全和 / 或心肌病、蛋白尿，一般不发生终末期肾病。研究提示，成年男性不明原因的 LVH 中 3%~10% 可能系潜在的法布里病所致[16]。α - 半乳糖苷酶遗传方式为 X 连锁；杂合子女性 α - 半乳糖苷酶活性可显著降低并出现临床症状。

2.5.2.4　心脏淀粉样变性

由于淀粉样蛋白累积而出现 LVH，通常会导致限制性心肌病变[17-18]。淀粉样变性的类型（原发性、家族性或老年型）取决于淀粉样变性的蛋白，且严重影响预后。

（1）原发性淀粉样变性：浆细胞恶性增生，通常为多发性骨髓瘤，伴有异常的单克隆免疫球蛋白轻链。通常会影响肾脏且普遍预后差。

（2）转体基因的蛋白（TTR）淀粉样变性：TTR 突变所致，其特点为缓慢进展的外周感觉运动性神经病和自主神经病变、心肌病、玻璃体混浊及中枢神经系统淀粉样变性。通常在 30~40 岁或更迟发病。心脏淀粉样变性主要表现为进行性限制性心肌病变。遗传方式为常染色体显性遗传。

2.5.3　伴有 LVH 的儿童期起病的疾病[19]

对小儿心肌病注册组织的"孤立性"及"综合征"HCM 患儿进行研究发现[19]，先天性代谢缺陷中糖原累积症Ⅱ（GSDⅡ；Pompe 病）患者占 34%（25/74），畸形综合征中努南综合征患者占 78%（60/77），神经肌肉病变中遗传性共济失调患者占 88%（56/64）。

3　HCM 的遗传学

编码肌小节的某一基因（表 3-2-1）发生致病性突变是导致 HCM 的最常见原因。有家族史的先证者（成人及儿童）中 50%~60% 存在该类突变，无家族史的先证者中 20%~30% 存在该类突变[20]。约 6% 的受累者可存在一个以上的肌小节基因 DNA 突变（双等位基因突变或一个以上基因的杂合子突变），但极少存在一个以上的致病性突变[21]。已被证实的致病性突变超过 1 500 个。

表 3-2-1　肥厚型心肌病的分子遗传学
（按家族性肥厚型心肌病发病率降序排列）

基因	蛋白	OMIM	家族性肥厚型心肌病发病率
MYH7	肌球蛋白 -7	160760 192600	40%
MYBPC3	肌球蛋白 - 结合蛋白 C，心肌型	115197 600958	40%

续表

基因	蛋白	OMIM	家族性肥厚型心肌病发病率
TNNT2	肌钙蛋白 T，心肌	115195 191045	5%
TNNI3	肌钙蛋白 I，心肌	191044 613690	5%
TPM1	α1- 原肌球蛋白	115196 191010	2%
MYL2	肌球蛋白轻链 2，心室 / 心肌同源异构体	160781 608758	未知
MYL3	肌球蛋白轻链 3	160790 608751	1%
ACTC1	心肌肌动蛋白 α1	102540 612098	未知
CSRP3	半胱氨酸和甘氨酸富集蛋白 3	600824 612124	未知
ACTN2	α - 辅肌动蛋 -2	102573	未知
MYH6	肌球蛋白 -6	160710 613251	未知
TCAP	视松蛋白	604488	未知
TNNC1	肌钙蛋白 C，骨骼肌慢肌及心肌	191040 613243	未知
PLN	心肌受磷蛋白	172405 613874	未知
MYOZ2	肌原调节蛋白 2	605602 613838	未知
NEXN	微管链接蛋白	613121 613876	未知

注：数据编辑源于标准化参考文献，基因来自人类基因组命名委员会（HUGO Gene Nomenclature Committee，HGNC），OMIM 编号来自在线人类孟德尔遗传数据库；蛋白来自标准蛋白质序列数据库（Unified Protein Database，UniProt）[22]。

4　诊断思路

4.1　基因检测策略（HCM 致病基因的检测流程见图 3-2-1）

HCM 的基因检测应基于某一家族而非某一个体进行，将多个家族成员的基因检测结果与临床检查结果（超声心动图、心电图）相结合以得到最精确的结论。由此，可明确家族成员的表型，并通过基因分型及共分离分析加以验证。

4.1.1　家族史

需获取详细的三代至四代家族史。注意是否存在如

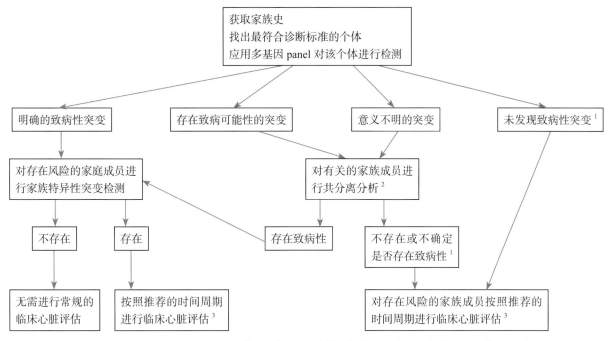

图 3-2-1 家族性肥厚型心肌病基因检测及临床心脏检查的筛选法

1. 出现新的基因检测方法时, 可以考虑再次对最符合诊断标准的个体进行检测; 2. 向基因检测实验室反馈; 3. 请参考表 3-2-2。

下病史: 心力衰竭、HCM、心脏移植、不明原因的死亡或猝死 (尤其是年龄 <40 岁的家属)、心脏传导系统疾病和 / 或心律不齐、不明原因的卒中或其他血栓栓塞性疾病。进行分子遗传学检测者应明确诊断为 HCM, 且是该家族中受疾病影响最严重者。

注意: ①医学问题 (如无法进行心脏筛查、外显率不全、在 HCM 发病前就因其他原因早逝) 和 / 或社会问题 (如与家族成员隔离、秘密收养及替代亲子鉴定) 会使家族史的获取复杂化, 故难以确定 HCM 的先证者是否为单一个例 (即家族中仅此一例); ②对家族成员进行临床评估可能会发现有价值的信息 (如发现既往未诊断的 HCM 患者); ③家族史应定期回顾及更新。

4.1.2 多基因 panel 的选择及可能检测结果的衡量

目前通用的多基因 panel 涵盖 HCM 相关基因或遗传性心肌病相关基因 (基因目录见表 3-2-1)。多基因 panel 所涵盖的基因及检出率在不同实验室是不同的, 而在同一实验室的不同时期也是不同的。每个实验室均有其自行的分类系统。突变的致病性没有统一标准。

检测结果包括以下 3 种分类:

阳性: 强大的数据支持所检出的突变能导致该疾病 (即致病性)。

意义不明: 所检出的突变可能会导致疾病, 但也可能是良性的, 需借助其他信息判断其临床意义。

阴性: 未检出任何会导致疾病的潜在突变。但是这一结果并非诊断性结果, 且存在不确定性。该结果不能排

除其他基因病变, 当发现新的导致 HCM 的突变基因时, 可考虑再次进行检测。

评估任何突变的致病性都需要详细审查实验室所提供的分类信息, 评估先证者与家族的个人史及家族史。家族成员基因检测的家系共分离分析可完善该评估。

4.1.3 存在风险的家族成员的基因检测

如果受检者明确存在致病性突变, 可对存在风险的家族成员进行基因检测以鉴定出有高 HCM 发病风险的携带杂合突变的成员。

如果检出的突变为疑似致病或临床意义不明, 可对该家系其他受累者进行检测分析 (部分家系共分离分析) 以协助解读突变。若符合 HCM 家系共分离 (正常人不携带该突变), 则提示该突变具有致病性; 如其他受累者不存在该变异, 则提示该变异不具有致病性。由于一级家属遗传到该突变的概率为 50%, 故需慎重考虑需进行检测的成员数目。将存在风险的家族成员的基因检测结果和临床评估相结合, 可以更全面地获取该家族疾病及突变传递的相关信息。如果共分离分析可排除该突变的致病性, 应将结果反馈给提供基因检测的实验室。如果检出的突变的临床意义不明, 则无需对未受累的存在风险的家族成员进行该突变的检测, 因为该检测结果无法协助解读突变, 也无法对家属发展为 HCM 的先天风险进行可靠的修正。

如果未检出突变, 则无需对存在风险家族成员行基因检测。

4.2　临床心血管筛查

对有 HCM 风险的家族成员进行心电图和超声心动图检查需符合现行推荐建议(见本节 5.3.1。包括遗传有家族致病性突变的家族成员及未进行基因检测或未提供信息的家族成员)。筛查出的 HCM 患者需进一步做其他检查以评估猝死的风险(见本节 6.1)。未检出家族特异性突变的家族成员的随诊需取决于该突变的致病性。若强有力的证据支持该突变具有致病性,则无需常规进行临床心血管筛查,除非是出现症状者。若没有强有力的证据支持该突变具有致病性,则需定期进行心血管筛查,出现症状者则需更早进行评估。

5　遗传咨询

5.1　遗传方式

编码肌小节的某一基因发生致病性突变是导致 HCM 的最常见原因,其遗传方式为常染色体显性遗传。遗传咨询和风险评估取决于 HCM 的遗传方式和分子基因检测的结果。

5.2　家庭成员的风险

5.2.1　先证者的父母

某些先证者的父母同样是受累者,某些先证者的病变则是由新发突变所致,据估计 30% 系新发突变所致[23]。建议对存在新发突变的先证者的父母进行超声心动图和心电图检查,并由精通 HCM 的心血管专家进行体格检查。不完全的外显率和 / 或较轻的表型可导致漏诊,而对先证者父母进行评估可以查找出既往漏诊的受累者。由此可知,在完成适当的诊断性评估后才可以明确家族史是否阴性。

5.2.2　先证者的同胞

先证者同胞的风险取决于其父母的基因状态:

如果先证者的父母之一存在致病性突变,则其同胞遗传到该等位基因的概率为 50%。然而该致病性突变无法预测其未来病变的严重程度及发病年龄。

如果先证者父母的 DNA 未检测到致病性突变,则其同胞的风险非常低,但由于生殖细胞嵌合,其风险仍要高于正常人。可对存在风险的同胞进行基因检测以明确其是否存在致病性突变基因。无论先证者的父母是否存在家族性的致病性突变,当同胞临床表现为受累者时,需对其进行基因检测。

父母均非受累者且无明确的家族性致病性突变时,先证者的同胞仍有发生基因疾病的可能性。据此可知,先证者的同胞的风险要高于正常人,但是无法确切评估其风险率。

5.2.3　先证者的后代

FHCM 患者的子女遗传致病性突变的概率为 50%,但由于外显率可以为不完全的,故无法预知其疾病的严重程度及发病年龄。

5.2.4　其他家族成员

其他家族成员的风险取决于先证者父母的基因状态。如果其父母系受累者,则相对应的家族也存在风险。

5.3　遗传咨询相关问题

5.3.1　诊疗指南

建议对所有的 HCM 患者均追查三代(或更多代)的家族史以协助查找存在风险的家族成员[24]。存在风险的家族成员应遵循筛查指南(表 3-2-2)进行临床评估,如存在家族性致病性突变时,可考虑进行基因检测。HCM 存在不同的表型及年龄依赖性的外显率,故应注意定期更新家族史。

表 3-2-2　存在风险的健康家族成员进行
临床筛查的指南[20]

年龄	筛查指南
<12 岁	无明确要求,除非存在以下情况时 • HCM 相关的早逝家族史,早期出现 LVH,或其他不利的并发症 • 参加高强度训练项目的竞技性运动员 • 症状 • 其他提示存在 LVH 的临床表现
12~18 岁	每 12~18 个月评估一次
>18 岁	每 ≤ 5 年或者有任何症状改变时进行评估 如果家族有晚发 LVH 或者 HCM 相关并发症时可增加评估频率

注:HCM 为肥厚型心肌病,LVH 为左心室肥厚。

5.3.2　明确遗传方式

由于编码同一肌小节蛋白的基因可存在 1 个以上的致病性突变(即双重杂合子状态),故需明确遗传方式以对家族成员进行精确的风险评估[25-26]。

5.3.3　如果某受累者存在致病性突变,可对存在风险的无症状家属进行基因检测

5.3.4　对存在风险的成年家族成员的基因检测

应基于正规的遗传咨询。其基因检测结果无法预测发病年龄、病情严重度、症状类型或无症状个体的疾病进展率。对存在风险的伴有非特异性症状或模棱两可性症状的个体,所进行的基因检测是预测性的,而非诊断性的,该检测可协助明确哪些家族成员会进展为 HCM 而需要进行监测,可协助确保哪些家族成员的风险不会增加。

5.3.5 对存在风险的18岁以下家族成员的基因检测

需要权衡利弊。

潜在风险：未成年人无法自主选择是否愿意获悉检测结果，而且该检测结果可能会影响其在家族或其他社交场合的声誉，并可能会影响其所受的教育及事业。

潜在利益：早期检出家族性致病性突变有助于对未成年人进行干预，同时有助于尽早发现无自觉症状的HCM及评估猝死的风险。

无家族性致病性突变者不会发生HCM，无需监测。

5.3.6 有症状者均需进行检测（不论其年龄大小）

明确的特异性诊断有益于儿童期即出现症状的个体。可参阅国家遗传咨询协会对成人期发病的未成年人进行遗传检测的立场声明及美国儿科学会、美国医学遗传学和基因组学学院的政策说明（即儿童基因检测和筛查的伦理性和政策性事宜）。

5.4 产前检测及胚胎植入前遗传学诊断

如果受累者存在致病性突变，则可能需要进行产前检测及胚胎植入前遗传诊断。对成年期发病的疾病进行产前检测并不常见。医学专家们和家庭成员们对于产前检测的解读可以是不同的。

6 临床处理

6.1 初步诊断后的评估

部分HCM患者存在SCD高风险，应用ICD可能会获益。评估SCD的风险预测指数是处理患者的标准程序。SCD的危险因素包括：①个人史中存在室颤、抢救成功的心脏骤停或持续性室性心动过速；②SCD的家族史；③极度LVH（>30mm）；④运动后低血压；⑤动态心电监护发现非持续性室性心动过速；⑥不明原因的晕厥。

除非既往存在心脏骤停或持续性室性心动过速，否则任何其他单一参数的阳性预测值都是非常低的，很难进行精确的风险评估。存在两个或两个以上危险因素与发生SCD的风险增高相关[27-28]，但是存在单个高风险因素者也可考虑植入ICD以进行初级预防。尽管有3%~5%SCD患者不存在危险因素，但是通常仍将不存在任何危险因素的个体视为低危组[7]。

ICD的应用指征包括[20-29]：①父母有持续性室性心动过速和/或室颤病史（见治疗症状）的患者应用ICD作为二级预防；②具有两个及两个以上危险因素的患者或具有单一危险因素的特定患者应用ICD作为一级预防。目前ICD是预防SCD的唯一有效治疗方法，但与累积发病率有关。

6.2 症状的治疗

由擅长诊断和治疗HCM的医师制订治疗方案可以提高生存率和改善生活质量。治疗方案包括药物治疗、侵入性间隔消融术及心脏起搏器或ICD。应用药物或仪器治疗无效的心力衰竭患者可以考虑心脏移植。目前尚无法避免和阻止疾病进展或逆转已出现的症状。

通常应用α受体阻滞剂、L-型钙通道阻滞剂、丙吡胺（其负性肌力作用可以减轻梗阻）及治疗房颤和/或室性心律失常的抗心律失常药物以减缓症状。存在梗阻者应避免应用血管紧张素转化酶抑制剂、血管紧张素受体阻滞剂、二氢吡啶类钙通道阻滞剂等血管扩张剂以免加重梗阻。

舒张功能障碍可加重劳力性呼吸困难及非梗阻性容量超负荷，是FHCM常见的特征之一，可以应用α受体阻滞剂及钙通道阻滞剂以减缓心率及增加舒张期充盈时间；也可以合理选用利尿剂以减轻症状性容量超负荷。应用利尿剂时，需注意HCM患者可能依赖前负荷以保持足够的心输出量。

药物治疗对于症状性梗阻无效时，可以考虑应用介入性间隔消融术以缓解症状，及外科肌肉切除术（去除室间隔部分肌肉）或酒精间隔消融术（通过室间隔穿支血管注入酒精以诱导引起梗阻的局部心肌发生坏死）。

存在房颤者可能需要控制心率及应用药物或侵入性操作以控制心律[20]。由于HCM患者并存房颤时有血栓栓塞的高风险，故阵发性房颤者也需应用抗凝药物。

6.3 原发性症状的预防

存在SCD高风险的FHCM患者可以考虑应用ICD。ICD是目前预防SCD的最佳方案，而且可以有效地感知及终止室性心动过速与室颤。据统计，应用ICD作为一级预防的年增长率为2%~4%，作为二级预防的年增长率为4%~11%[30-31]。

应用ICD时须警惕可能出现的并发症。在决定患者应用ICD的年龄和疗程时，需考虑累积发病率。据报道，HCM患者并发症的年发病率为5%。应用ICD作为一级预防的患者受不恰当的电击率约是其恰当治疗率的两倍[30-32]。在决定安装ICD时，需详尽而慎重地评估并积极告知患者。

6.4 继发性并发症的预防

HCM患者并发房颤时，存在血栓栓塞性并发症的高风险，故强烈推荐并发持续性或阵发性房颤者应用抗凝药物。一般认为，有梗阻的患者存在感染性心内膜炎的中度风险，既往的指南推荐该类人群应用抗生素预防治疗。目前官方指南建议个性化治疗[33]。

6.5　监测

HCM 患者中未达到应用 ICD 进行一级预防者需要每 12~24 个月进行 SCD 风险再评估[20]。存在风险的未受累的家庭成员可进行纵向评估（表 3-2-2）。由于具有诊断意义的 LVH 的外显率呈年龄依赖性的，某一次评估不能排除未来发展为 HCM 的可能性。

6.6　应避免的药物/环境因素

受累者应适度参加体育活动。FHCM 患者应[20,34]：①避免竞技性的耐力训练及参与接近竞技性运动员训练强度的娱乐活动；②避免爆发性活动（如短跑）及紧张的静力训练（如举重）；③避免在极端环境条件下锻炼及保持足够的水分。

为避免梗阻加重及症状恶化，存在流出道梗阻的患者需要谨慎饮酒，慎用浴缸、蒸汽房及桑拿浴，注意避免脱水/低血容量（故需慎用利尿剂），避免应用减轻后负荷的药物（如血管紧张素转化酶抑制剂、血管紧张素受体阻滞剂及包括二氢吡啶类钙通道阻滞剂在内的直接扩血管的药物）和治疗勃起功能障碍的药物（如西地那非、他达那非）。

诊断为 HCM 的患儿应用其他治疗方法无效后，才可考虑慎用兴奋剂类药物。应用兴奋剂类药物治疗的患儿需由儿科心脏病专家密切监控[35]。

6.7　存在风险的家族成员的评估

如果受累者存在致病性突变，需查明存在风险的家族成员的基因携带状态（图 3-2-1），并针对存在致病性突变者进行纵向评估（见本节 6.5 和表 3-2-2）。如果受累者不存在致病性突变，可对存在风险的无症状的一级家族成员进行纵向评估。

6.8　妊娠处理

妊娠相关的血流动力学变化及分娩致使 FHCM 女性患者，尤其是存在梗阻状态者，发生产科并发症的风险增高。强烈推荐有经验的心脏病学专家及妇产科医生进行围产期保健。

参考文献

[1] MARON B J.Hypertrophic cardiomyopathy：a systematic review. JAMA，2002，287（10）：1308-1320.

[2] MARON B J，MARON M S，SEMSARIAN C.Genetics of hypertrophic cardiomyopathy after 20 years：clinical perspectives.J Am Coll Cardiol，2012，60（8）：705-715.

[3] NIIMURA H，PATTON K K，MCKENNA W J，et al.Sarcomere protein gene mutations in hypertrophic cardiomyopathy of the elderly.Circulation，2002，105（4）：446-451.

[4] NAGUEH S F，BACHINSKI L L，MEYER D，et al.Tissue Doppler imaging consistently detects myocardial abnormalities in patients with hypertrophic cardiomyopathy and provides a novel means for an early diagnosis before and independently of hypertrophy. Circulation，2001，104（2）：128-130.

[5] HO C Y，SWEITZER N K，MCDONOUGH B，et al.Assessment of diastolic function with Doppler tissue imaging to predict genotype in preclinical hypertrophic cardiomyopathy.Circulation，2002，105（25）：2992-2997.

[6] MARON B J，CASEY S A，HAUSER R G，et al.Clinical course of hypertrophic cardiomyopathy with survival to advanced age.J Am Coll Cardiol，2003，42（5）：882-888.

[7] MARON B J，MCKENNA W J，DANIELSON G K，et al.American College of Cardiology/European Society of Cardiology clinical expert consensus document on hypertrophic cardiomyopathy.A report of the American College of Cardiology Foundation Task Force on Clinical Expert Consensus Documents and the European Society of Cardiology Committee for Practice Guidelines.J Am Coll Cardiol，2003，42（9）：1687-1713.

[8] ELLIOTT P M，GIMENO J R，THAMAN R，et al.Historical trends in reported survival rates in patients with hypertrophic cardiomyopathy.Heart，2006，92（6）：785-791.

[9] MARON M S，OLIVOTTO I，BETOCCHI S，et al.Effect of left ventricular outflow tract obstruction on clinical outcome in hypertrophic cardiomyopathy.N Engl J Med，2003，348（4）：295-303.

[10] MARON M S，OLIVOTTO I，ZENOVICH A G，et al.Hypertrophic cardiomyopathy is predominantly a disease of left ventricular out-flow tract obstruction.Circulation，2006，114（21）：2232-2239.

[11] SORAJJA P，NISHIMURA R A，GERSH B J，et al.Outcome of mildly symptomatic or asymptomatic obstructive hypertrophic cardiomyopathy：a long-term follow-up study.J Am Coll Cardiol，2009，54（3）：234-241.

[12] HARRIS K M，SPIRITO P，MARON M S，et al.Prevalence，clinical profile，and significance of left ventricular remodeling in the end-stage phase of hypertrophic cardiomyopathy.Circulation，2006，114（3）：216-225.

[13] MARON B J，OLIVOTTO I，SPIRITO P，et al.Epidemiology of hypertrophic cardiomyopathy-related death：revisited in a large non-referral-based patient population.Circulation，2000，102（8）：858-864.

[14] MARON B J.Sudden death in young athletes.N Engl J Med，2003，349（11）：1064-1075.

[15] KONNO T，CHANG S，SEIDMAN J G，et al.Genetics of hypertrophic cardiomyopathy.Curr Opin Cardiol，2010，25（3）：205-209.

[16] SACHDEV B，TAKENAKA T，TERAGUCHI H，et al.Prevalence of Anderson-Fabry disease in male patients with late onset hypertrophic cardiomyopathy.Circulation，2002，105（12）：1407-1411.

[17] SHAH K B, INOUE Y, MEHRA M R.Amyloidosis and the heart: a comprehensive review.Arch Intern Med, 2006, 166 (17): 1805-1813.

[18] DUBREY S W, HAWKINS P N, FALK R H.Amyloid diseases of the heart: assessment, diagnosis, and referral.Heart, 2011, 97 (1): 75-84.

[19] COLAN S D, LIPSHULTZ S E, LOWE A M, et al.Epidemiology and cause-specific outcome of hypertrophic cardiomyopathy in children: findings from the Pediatric Cardiomyopathy Registry. Circulation, 2007, 115 (6): 773-781.

[20] American College of Cardiology Foundation/American Heart Association Task Force on Practice Guidelines, American Association for Thoracic Surgery, American Society of Echocardiography, et al.2011 ACCF/AHA guideline for the diagnosis and treatment of hypertrophic cardiomyopathy: executive summary: a report of the American College of Cardiology Foundation/American Heart Association Task Force on Practice Guidelines.J Thorac Cardiovasc Surg, 2011, 142 (6): 1303-1338.

[21] INGLES J, SARINA T, YEATES L, et al.Clinical predictors of genetic testing outcomes in hypertrophic cardiomyopathy.Genet Med, 2013, 15 (12): 972-977.

[22] PINTO Y M, WILDE A A, VAN RIJSINGEN I A, et al.Clinical utility gene card for: hypertrophic cardiomyopathy (type 1-14). Eur J Hum Genet, 2011, 19 (8).

[23] MORITA H, REHM H L, MENESSES A, et al.Shared genetic causes of cardiac hypertrophy in children and adults.N Engl J Med, 2008, 358 (18): 1899-1908.

[24] HERSHBERGER R E, LINDENFELD J, MESTRONI L, et al.Genetic evaluation of cardiomyopathy — a Heart Failure Society of America practice guideline.J Card Fail, 2009, 15 (2): 83-97.

[25] RICHARD P, VILLARD E, CHARRON P, et al.The genetic bases of cardiomyopathies.J Am College Cardiol, 2006, 48 (9): a79-89.

[26] GIROLAMI F, HO C Y, SEMSARIAN C, et al.Clinical features and outcome of hypertrophic cardiomyopathy associated with triple sarcomere protein gene mutations.J Am Coll Cardiol, 2010, 55 (14): 1444-1453.

[27] ELLIOTT P M, POLONIECKI J, DICKIE S, et al.Sudden death in hypertrophic cardiomyopathy: identification of high risk patients.J Am Coll Cardiol, 2000, 36 (7): 2212-2218.

[28] DIMITROW P P, CHOJNOWSKA L, RUDZINSKI T, et al.Sudden death in hypertrophic cardiomyopathy: old risk factors re-assessed in a new model of maximalized follow-up.Eur Heart J, 2010, 31 (24): 3084-3093.

[29] GARRATT C J, ELLIOTT P, BEHR E, et al.Heart Rhythm UK position statement on clinical indications for implantable cardioverter defibrillators in adult patients with familial sudden cardiac death syndromes.Europace, 2010, 12 (8): 1156-1175.

[30] MARON B J, SPIRITO P, SHEN W K, et al.Implantable cardioverter-defibrillators and prevention of sudden cardiac death in hypertrophic cardiomyopathy.JAMA, 2007, 298 (4): 405-412.

[31] O'MAHONY C, LAMBIASE P D, QUARTA G, et al.The long-term survival and the risks and benefits of implantable cardioverter defibrillators in patients with hypertrophic cardiomyopathy.Heart, 2012, 98 (2): 116-125.

[32] LIN G, NISHIMURA R A, GERSH B J, et al.Device complications and inappropriate implantable cardioverter defibrillator shocks in patients with hypertrophic cardiomyopathy.Heart, 2009, 95 (9): 709-714.

[33] WILSON W, TAUBERT K A, GEWITZ M, et al.Prevention of infective endocarditis: guidelines from the American Heart Association: a guideline from the American Heart Association Rheumatic Fever, Endocarditis and Kawasaki Disease Committee, Council on Cardiovascular Disease in the Young, and the Council on Clinical Cardiology, Council on Cardiovascular Surgery and Anesthesia, and the Quality of Care and Outcomes Research Interdisciplinary Working Group.J Am Dent Assoc, 2007, 138 (6): 739-745, 747-760.

[34] MARON B J, CHAITMAN B R, ACKERMAN M J, et al.Recommendations for physical activity and recreational sports participation for young patients with genetic cardiovascular diseases.Circulation, 2004, 109 (22): 2807-2816.

[35] VETTER V L, ELIA J, ERICKSON C, et al.Cardiovascular monitoring of children and adolescents with heart disease receiving medications for attention deficit/hyperactivity disorder [corrected]: a scientific statement from the American Heart Association Council on Cardiovascular Disease in the Young Congenital Cardiac Defects Committee and the Council on Cardiovascular Nursing.Circulation, 2008, 117 (18): 2407-2423.

第3节 扩张型心肌病

1 概述

扩张型心肌病（DCM）是一组以左心室扩大、收缩功能减低为特征的心肌疾病，是导致儿童、青少年死亡和致残的主要原因，也是心脏移植的主要适应证[1]。其主要表现为左心室扩张、收缩功能不全及心肌收缩力下降。DCM的预后较差，5年死亡率为15%~50%[2-3]，大多数DCM患者最终发展为失代偿期充血性心力衰竭，并因心力衰竭、血栓栓塞及心律失常等并发症而死亡。

遗传性的DCM必须首先排除引起心脏扩张的其他因素。排除引起心脏扩张非遗传因素的先证者可诊断为特发性扩张型心肌病（IDC）。如果先证者有两个或两个以上的一级亲属符合IDC的诊断标准时，则可诊断为家族性扩张型心肌病（FDC）。随着对该病的系统性研究以及诊断手段的进展，目前 30%~50% 的 DCM 患者由基因突变所致。因技术手段限制，尚有一部分患者无法进行基因诊断，因此实际的比例可能更高。

遗传性 DCM 的遗传方式包括常染色体显性、常染色体隐性或 X 连锁遗传。线粒体遗传方式也有报道，但是线粒体遗传的患者临床表现异质性高（部分患者到成年期才有轻微异常），且往往属于某种综合征，因此本文未涉及该部分内容。个体化的遗传咨询和风险评估取决于 DCM 的不同亚型。

只有对有症状和无症状的 DCM 进行正确的诊断和治疗，才能尽可能提高患者的生存率，改善其生活质量。目前具体的治疗方法包括药物、心脏起搏器或 ICD。对于持续进展的 DCM 以及药物难以控制的心力衰竭患者，心脏移植仍然是最终的治疗方法。

DCM 的筛查方法包括体格检查、心电图以及超声心动图。需要注意的是，对于已经发现携带致病基因的无症状患者（包括儿童），特别是家族中存在早期发病者，应每 1~3 年检查一次。而对于未及时随诊或致病基因尚未明确的 IDC 患者，他们的直系亲属（包括成人和儿童），每 3~5 年应做一次常规检查。

DCM 患者妊娠风险高，怀孕过程中必须有产科医生密切随访。有 IDC 家族史的无症状女性，在妊娠过程中可能存在发生围产期心肌病（PPCM）和妊娠相关性心肌病（PACM）的风险，需要根据 DCM 指南进行管理。

2　基本概念

2.1　DCM 的临床表现

DCM 任何年龄均可发病[4-9]，但通常 40~60 岁年龄段发病率较高。该病起病缓慢，可能很多年都没有临床症状，在疾病的后期可出现以下情况：

2.1.1　心力衰竭

包括循环充血（如水肿、端坐呼吸、夜间阵发性呼吸困难）和 / 或心输出量下降（如乏力、劳力性呼吸困难）的相关症状。

2.1.2　心律失常和传导系统疾病

这些症状通常发生于心肌病和心力衰竭的后期。部分遗传因素如 LMNA、SCN5A、DES 等致病基因突变，可能会导致严重的传导系统异常或心律失常，且与左心室功能不全的严重程度不成比例。

2.1.3　血栓栓塞疾病

表现为左心室附壁血栓、卒中或全身多脏器栓塞等。

2.2　DCM 的诊断标准

同时具备以下两项时可确诊为 DCM。

（1）左心室扩大：成人最常用的评估方法为二维超声心动图，但心脏腔室大小受多种因素影响，需针对受测者的身高和性别进行优化[10]。由于儿童生长迅速，其左心室增大情况建议由心血管专家进行评估。

（2）收缩功能障碍：收缩功能障碍主要表现为心肌收缩力下降。左心室射血分数是最常用的评价收缩功能障碍的指标，可通过二维超声心动图、其他非侵入性研究（如心脏核显像或心脏 MRI）或左心室造影进行测量和评估。射血分数（EF）低于 50% 则考虑为收缩功能障碍。缩短分数（FS）是另一种代表收缩功能的指标，其小于 25% 也可诊断收缩功能障碍。

2.3　IDC 的诊断

IDC 是一种临床诊断。在排除其他病因（遗传除外）后，DCM 即可称为 IDC。需要注意的是，在临床上，往往在找到明确的遗传因素证据之前就已经作出 IDC 的诊断。IDC 的诊断标准并未区分遗传性和非遗传性病因，因此，只有一部分 ICD 患者有明确的遗传因素。

2.4　DCM 的常见病因

DCM 最常见的病因是缺血性损伤，例如冠状动脉疾病引起的心肌梗死即可导致 DCM 发病。除此之外，其他常见的病因包括瓣膜疾病和先天性心脏病、毒素（如蒽环霉素）、甲状腺疾病、炎症、心肌炎、严重的慢性高血压及辐射。以上病因均能通过详细的询问病史、有针对性的体格检查、实验室检查、超声心动图以及冠状动脉造影（如果怀疑冠状动脉疾病）加以明确。

2.5　FDC 的确定诊断

若一个家族中两个或两个以上的家族成员均符合 IDC 的诊断标准时（除外遗传因素，排除其他病因后），即可诊断为 FDC[4]。FDC 大多成年后发病，但发病年龄和外显率差异很大[4-9]。

2.6　围产期心肌病或妊娠相关性心肌病（PPCM/PACM）

既往认为 PPCM/PACM 与 DCM 的病因及发病机制并不相同。随着研究进展，研究者发现 PPCM/PACM 是发生于妊娠期间或产后不久的 DCM，属于 DCM 临床谱系的一部分。因此，所有针对于 DCM 的临床和基因检测的建议同样适用于 PPCM/PACM[11-13]。

2.7　DCM 的鉴别诊断

单纯型 DCM 必须与其他累及左心室的心肌病相鉴别，包括累及左心室的致心律失常型右心室心肌病（ARVC）[14]。DCM 还须与其他有 DCM 表现的综合征相鉴别[15-16]。值得注意的是，综合征型 DCM 患者由于具有 DCM 的相关表现，对这类患者应该定期行心血管监测。常见的综合征如下：

（1）*HFE* 相关性遗传性血色素沉着症（*HFE*-associated hereditary hemochromatosis）：遗传性血色素沉着症是由于 *HFE* 基因位点发生了双等位基因突变导致的一种常染色体隐性遗传病，可导致肝硬化、糖尿病、黑色素过度沉着以及血清铁和铁蛋白水平升高。虽然遗传性血色素沉着症患者由于体内铁负荷升高，可出现类似 DCM 表现，但其更为常见的表现是非扩张性和 / 或渗透性的心肌病。

（2）Emery-Dreifuss 肌营养不良（EDMD）：EDMD 的主要特征是关节挛缩、血清肌酸激酶（CK）水平增高、心律失常、儿童期肌无力。按照致病基因和遗传方式不同，目前 EDMD 可分为 6 型，其中 *LMNA* 基因突变为常染色体隐性和显性遗传，而 *EMD* 基因突变为 X 连锁遗传。

（3）肢带肌萎缩症 1B 型（LGMD-1B）：LGMD-1B 也是 *LMNA* 突变引起的常染色体显性遗传病，属于 LGMD 疾病谱。该病主要表现为轻微的关节挛缩、CK 水平增高、心律失常和肩 / 腰带肌无力。

（4）Laing 型远端型肌病（Laing distal myopathy）：又称为肌球蛋白肌病，为 *MYH7* 基因突变引起的常染色体显性遗传。该病在儿童期起病，主要表现为面部肌肉无力，逐渐累及脚踝、蹈趾、手指伸肌和颈屈肌。患者可出现心肌病变，但相对少见。

（5）Carvajal 综合征（Carvajal syndrome）：是 *DSP* 基因突变导致的常染色体隐性遗传疾病，主要表现为 DCM、掌跖角化病及羊毛状发。

（6）Duchenne 肌营养不良 / 贝氏肌营养不良（DMD/BMD）：是 *DMD* 基因突变导致的 X 连锁隐性遗传疾病。男性患者主要表现为渐进性肌肉无力和血清 CK 水平的增加，随着年龄增长逐渐出现运动能力的丧失。女性杂合子患者可能会表现为 DCM。

（7）Barth 综合征（Barth syndrome）：是 *TAZ* 基因突变导致的 X 连锁隐性遗传疾病，主要表现为生长发育迟缓、乳酸酸中毒、嗜中性粒细胞减少症和 3- 甲基戊二酸水平水平升高。

（8）线粒体 DCM：线粒体 DNA 突变可以导致各种复杂的表型，尤其是局灶节段性肾小球硬化和卡恩斯 - 塞尔综合征。

3　DCM 的病因和遗传学

既往研究认为，DCM 是遗传因素、自身免疫异常、病毒感染、毒物或药物等多因素共同作用导致的心肌病变[5]。然而，随着分子遗传学检测技术，尤其是全基因关联分析技术的发展，近年来研究发现，超过 40%DCM 患者具有家族遗传倾向[17]。大量研究表明，编码心肌结构蛋白、细胞骨架、核膜蛋白、离子通道蛋白等相关基因的突变与 DCM 发病有关，提示基因突变在 DCM 的致病机制中有重要作用[5,18]。

3.1　FDC

单纯型 DCM（在一些文献中也被称为 IDC）病因不明，推测可能与遗传因素有关。目前已有若干非家族性和家族性 IDC 的对照研究，但尚未确定其遗传基因频率。通过对多个 FDC 家系的研究，研究人员已经发现了 30 多种突变的致病基因，可以解释 40%~50% 的 FDC[5,16]（表 3-2-3）。部分散发病例（比如家族中只有 1 例 IDC 患者），也具有某些致病突变[19-20]。

Herman 等对 3 个 DCM 研究中心中筛选出 312 名患者进行研究，发现 10%~20% 的 DCM 患者（有或没有阳性家族史），携带致病性 *TTN* 截断突变[21]。然而多达 3% 的对照人群被证明也携带此基因突变。由于等位基因异质性的普遍存在，在很多发病家系中并未发现致病性基因突变。

拷贝数变异（CNV）也参与 DCM 发病，包括 *EYA4* 上一段长约 4.8kb 的基因缺失[22]、家族性 DCM 中大片段的 *LMNA* 基因缺失[23]和一个大家系中 *BAG3* 基因长达 8733bp 的全外显子缺失[24]。但应用多重连接探针扩增（MLPA）技术对 58 例先证者进行筛选，并未发现 *LMNA* 基因存在 CNN[25]。由于缺乏大型临床研究，IDC 或 FDC 基因组重排的发病率仍是未知的。

无论 DCM 患者是否存在致病性基因突变，应用超声心动图和常规心电图技术对其一级亲属进行评估，结果表明 20%~35% 的 DCM 先证者为家族性发病[26-28]。

3.2　散发型 DCM

尚未有研究对散发型 DCM（在一个家庭中仅 1 例患者）的遗传致病频率进行正式评估。然而，有研究者发现，家族性和散发型 DCM 患者的遗传基础是相似的[19-20]。

3.3　综合征型 DCM

许多 DCM 为综合征性遗传病（表 3-2-3）。如果患者家族史和 / 或体格检查显示出心脏外的疾病，则建议临床遗传学医生对其进行详尽评估，以排除综合征型疾病。

表 3-2-3　家族性扩张型心肌病的分子遗传学

基因	蛋白	OMIM	百分比 /%[1]	等位基因相关疾病
常染色体显性遗传				
TTN[2]	肌联蛋白	188840	10.0~20.0	• 肢带肌萎缩症 2J 型 • 肌肉病变,早期发病,致命性心肌病 • 近端肌病,早期呼吸肌受累 • 迟缓性胫骨肌营养不良
LMNA	核纤蛋白 -A/C	150330	6.0	• 部分性脂肪营养不良 • 腓骨肌萎缩症 2BI 型 • Emery-Dreifuss 肌营养不良 • 早年衰老综合征 • 非典型沃纳综合征 • LMNA 相关性肌病
MYH7	肌球蛋白 -7	160760	4.2	• Laing 型远端肌病 • 家族性肥厚型心肌病 • MYH7 相关肌球蛋白贮积性肌病 • 左心室心肌致密化不全 • MYH7 相关性肩腓骨肌病
MYH6	肌球蛋白 -6	160710	3.0~4.0	• 家族性肥厚型心肌病
SCN5A	钠通道 5 型 α 亚单位蛋白	600163	2.0~4.0	• 长 QT 综合征 3 型 • Brugada 综合征 • 特发性室颤 • 病态窦房结综合征 • 心脏传导系统疾病
MYBPC3	心脏型肌球蛋白结合蛋白 C	600958	2.0~4.0	• 家族性肥厚型心肌病
TNNT2	心肌肌钙蛋白 T	191045	2.9	• 家族性肥厚型心肌病 • 左心室心肌致密化不全 • TNNT2 相关家族性限制型心肌病
BAG3	BAG 家族分子伴侣调节蛋白 3	603883	2.5	• 进行性肌原纤维肌病
ANKRD1	锚蛋白重复结构域蛋白 1	609599	2.2	
RBM20	RNA 结合蛋白 20	613171	1.9	
TMPO	板层素相关多肽 2 亚型 α	188380	1.1	
LDB3	LIM 结构域结合蛋白 3	605906	1.0	• 肌原纤维肌病
TCAP	视松蛋白	604488	1.0	• 家族性肥厚型心肌病 • 肢带肌萎缩症 2G 型
VCL	纽带蛋白	193065	1.0	
TPM1	原肌球蛋白 α1	191010	<1.0	• 家族性肥厚型心肌病
TNNI3	心肌肌钙蛋白 I	191044	1.3	• 家族性肥厚型心肌病 • 限制型心肌病
TNNC1	(骨骼肌、心肌)慢肌肌钙蛋白 C	191040	<1.0	• 家族性肥厚型心肌病
ACTC1	心肌肌动蛋白 α1	102540	<1.0	• 家族性肥厚型心肌病

续表

基因	蛋白	OMIM	百分比 /%[①]	等位基因相关疾病
ACTN2	α 辅肌动蛋白 2	102573	<1.0	• 家族性肥厚型心肌病
CSRP3	半胱氨酸和甘氨酸富含蛋白 3	600824	<1.0	• 家族性肥厚型心肌病
DES	结蛋白	125660	<1.0	• 结蛋白病 • 肌原纤维肌病
NEXN	结合蛋白	613121	<1.0	• 家族性肥厚型心肌病
PSEN1	早老蛋白 -1	104311	<1.0	• 早发性阿尔茨海默病
PSEN2	早老蛋白 -2	600759	<1.0	• 早发性和晚发性阿尔茨海默病
SGCD	δ - 肌聚糖	601411	<1.0	• δ - 肌聚糖病(肢带肌萎缩症 2F 型)
EYA4	眼睛发育缺失蛋白 4	603550	?	• 常染色体显性非综合征性听力减退和耳聋
PLN	受磷蛋白	172405	?	
DSG2	桥粒芯蛋白 -2	125671		
X 连锁隐性遗传				
DMD	肌营养不良蛋白	300377	?	• 营养不良性疾病(Duchenne 肌营养不良、贝氏肌营养不良)
TAZ	Tafazzin 蛋白	300394	?	• Barth 综合征 • 心内膜弹力纤维增生症 2 型 • 家族性单纯型左心室心肌致密化不全
常染色体隐性遗传				
TNNI3	心肌肌钙蛋白 I	191044	<1.0	

注:①此基因突变导致的家族性扩张型心肌病的百分比。

②*TTN* 突变在扩张型心肌病发病中的作用仍然不能完全确定,因为在 3% 的对照组中也发现了该截断性突变,因此对结果的分析仍存在争议。研究表明,散发扩张型心肌病患者的 *TTN* 基因突变集中在肌联蛋白的 A 带区域[29]。但是,部分家族性扩张型心肌病中并非均是如此[30]。*TTN* 基因错义突变可能是良性的,但目前尚未存在正式的相关研究。

? 表示未知。

4 FDC 的诊断方法

当先证者确诊 IDC 后,需要根据指南对其进一步行相关的基因检测及分析。推荐对先证者进行包括家族史采集、一级亲属心血管评估和分子遗传学检测[31]。旨在明确诊断 FDC,并为患者及其亲属提供适当的咨询和检测。鉴于 DCM 起病缓慢,许多患者多年没有症状,以上步骤意义重大。

4.1 家族史

建议采集三到四代以心血管疾病为主家族病史,包括心力衰竭、DCM、心脏移植、不明原因的猝死、不明原因

的心脏传导系统疾病和 / 或心律失常、无法解释的卒中或其他血栓栓塞疾病,以评估是否存在 FDC。

当两个或两个以上家族成员均符合 IDC 的诊断标准时,即可诊断为 FDC。下一步需要对整个家系进行评估,以确定可能的遗传方式。

由于 FDC 存在多种遗传方式,推荐对父母双方所有家族成员均进行评估。否则,忽视父母任何一方所推断出的遗传方式可能是错误的。根据 Liu GS 等的研究,在一个 FDC 患病家庭中,父亲和母亲双方分别贡献了一个 *LMNA* 和一个 *PLN* 致病基因[32]。

4.2 对 DCM 患者直系亲属的评估

20%~35% 的 IDC 可能是家族性的(也可能是遗传性

的)。为了确诊 FDC,需要对先证者的家庭成员进行心血管系统的评估,找到支持 DCM 诊断的证据。建议对新发患者的一级亲属进行包括病史、体格检查、超声心动图和心电图在内的筛查,若存在异常发现(包括无症状性疾病)即可诊断 FDC[31]。

由于 DCM 的外显率与年龄呈相关性,如果已确诊 FDC,需要对高危一级亲属定期执行心血管评估,以便及早发现异常。若 DCM 相关的异常被发现后,必须立即进行完整的心血管评估(见临床处理部分)。

4.3　分子遗传学检测

建议对 IDC、FDC、PPCM 或 PACM 的患者行分子遗传学检测。目前已知的遗传突变均来源于家系连锁分析,相反在大部分研究中,并未对单纯型 DCM 进行遗传基因检测。初步数据显示,家族性和单纯型病例之间存在近似的致病性基因突变频率[19]。因此,对单纯型 DCM 病例也应考虑进行分子遗传学检测。一些心血管遗传医学中心已经开展相关项目。

4.3.1　单基因检测

目前已知的基因型 - 表型的相关性相对较少,然而,对有传导系统疾病或有过早、意外猝死的家族病史的患者,均应行 *LMNA*、*SCN5A* 及 *DES* 基因检测[31,33]。

4.3.2　多基因 panel 检测

目前对多种基因行分子遗传学检测已成为心血管遗传医学中心的常规检测项目,因此许多基因被组合成 panel。研究显示,超过 40% 的家族性 DCM 有遗传基础,表明大型多基因 panel 的检出率相似。因此推荐医疗服务机构使用多基因 panel 对患者及其亲属进行基因检测,且尽力做到以下内容:详尽采集家族史及临床表现。由于多基因 panel 包含基因不尽相同,需细致比较后选择合适的 panel。例如,线粒体相关疾病发病年龄较早,并不是所有的实验室都需要评估线粒体基因,对于线粒体基因的评估可能更适合于儿科疾病。需要注意的是,检测 DCM 的基因 panel 要不断更新。例如,对某一患者行多基因 panel 检测并没有发现致病的基因突变,可能是由于该 panel 包含基因较少。建议更新 panel 后进行重复测试,以提高检测阳性率。

对基因检测结果的解读,尤其是单纯型 DCM,目前具有挑战性。因为很多突变似乎是特异性的,而在散发病例中,通常不会对其他家庭成员进行检测以评估基因分离的情况。一些突变的意义可能不明,除非其符合美国医学遗传学与基因组学会(ACMG)基因突变的 2 类标准(ACMG 指南:序列中的变异以前没有报道,但是可能致病)[34]。而分子遗传诊断实验室的报告在一定程度上基于以上的证据,因此对这些类型的变异可能存在不同解释。然而,也有可能在一个单纯型疾病的个体中检测出明

确的致病性突变。部分先证者可能存在不止一种罕见的致病性突变,使基因检测结果的解释更加复杂[19,20,32,35]。

任何医疗机构在进行基因检测前必须认识以上内容,以便更准确地为患者及其亲属进行遗传咨询[4,5,7,8,16,36]。考虑到 DCM 基因检测结果解读的复杂性,DCM 患者应该选择具有资质的心血管基因研究中心。在该机构中,经认证的遗传咨询师与心血管遗传学专家合作,可以更好地解读基因检测结果[37]。

5　遗传咨询

5.1　遗传方式

FDC 可以为常染色体显性、常染色体隐性或 X 连锁遗传。80%~90% 的 FDC 为常染色体显性遗传;X 连锁遗传占 5%~10%;常染色体隐性遗传相对少见。早期发病的患者及其家庭,往往为常染色体隐性遗传。此外,早期发病者也可由常染色体显性遗传的 DCM 相关基因突变引起。

虽然线粒体遗传也参与 FDC 发病,但此类患者在临床表现及发病年龄变异度大,且通常是综合征型的,因此超出了本节的讨论范围。

5.2　家族成员的风险 - 常染色体显性遗传 DCM

5.2.1　先证者的父母

常染色体显性遗传的患者通常父母有一方发病。此外,常染色体显性 DCM 的先证者也可能是由新发基因突变引起的,但目前比例尚不清楚。对于新发突变先证者的父母的评估方法可参见相关部分。通过对先证者父母进行心血管系统评估,可能会发现其中一个存在之前未能诊断出的异常,或临床表现比较轻,之前未引起重视。比如在超声心动图上发现诊断 DCM 的证据,但尚没有心力衰竭的临床症状。在一些病例中,父母双方可能同时存在 DCM 相关的致病性基因突变。先证者的致病基因可能来自父母之一或双方父母。

需要注意的是,尽管许多人诊断为常染色体显性 IDC /FDC,同时父母也有受累,但仍可能不存在相关家族史。原因可能是家庭成员未能认识到患有疾病、父母在出现症状之前早逝或者受携带致病基因的父母发病较晚。此外,如果先证者父母携带致病突变,但先证者未携带该突变,可能是其父母携带致病突变的体细胞嵌合体,且临床症状轻微。

5.2.2　先证者的同胞

先证者同胞的发病风险取决于父母的遗传状况。如果先证者的父母携带致病基因,则其同胞的发病风险为50%。由于不同突变的致病机制和外显率可能不同,所以

无法对先证者同胞的发病年龄和严重程度作出预测。如果父母双方均携带致病基因,则先证者同胞有高达75%的机会遗传到一或两种与DCM相关的致病性基因突变。即使父母没有携带DCM致病基因的征兆,先证者的同胞患病风险仍然高于一般人群,但目前尚无法精确预测。对于先证者同胞的评估方法请参见相关部分。如果在父母白细胞的DNA中没有检测到存在于先证者的致病突变,则其同胞遗传该致病突变的风险相对较低,但考虑到其父母可能为生殖细胞嵌合体,致病风险仍无法完全排除。此外,还有一种罕见的情况,先证者双亲并未携带先证者的致病突变,但有父母一方或双方在心血管检查中确诊为无症状的DCM。在这种情况下,先证者同胞患病的风险高达50%,因为受累的父母可能存在与先证者不同的致病突变。

5.2.3 先证者的子女

常染色体显性DCM患者的每个孩子均有至少50%的机会遗传父母的致病突变。由于不同突变的致病机制和外显率可能不同,所以无法对先证者子女的发病年龄和严重程度作出预测。

5.3 家族成员的风险 - 常染色体隐性遗传DCM

5.3.1 先证者的父母

先证者的父母必然是杂合子,携带一种致病突变。携带者没有症状,无发病的风险。

5.3.2 先证者的同胞

每一个先证者的同胞都有25%的概率同时遗传两个致病性突变,从而存在患DCM的风险,有50%的概率成为无症状的携带者,25%的概率不遗传任何致病突变,既不会发病也不是携带者。对于先证者的同胞的评估方法请参见相关部分。

5.3.3 先证者的子女

除非先证者与同样的患者或携带者结婚,否则他或她的后代只是致病突变的携带者。

5.4 家族成员的风险 - 由DMD或TAZ基因突变导致的非综合征X连锁遗传DCM

5.4.1 先证者的父母

受累男性的父亲不会患有DCM,也不会是*DMD*或*TAZ*致病基因的杂合子。在一个家庭中,如果有多名患者,男性患者的母亲必然是杂合子,携带致病基因。值得注意的是,一名女性有超过一个以上患病的孩子,而没有其他患病的亲属,如果在其白细胞DNA中不能检测到*DMD*或*TAZ*致病突变,则该女性应为生殖细胞嵌合体。如果家庭中只有一名男性患者(即单纯型),其母亲的遗传状态有以下几种可能性:①该患者为新发突变,他的母亲不是携带者。②患者母亲有新的突变基因,包括"生殖细胞突变",该突变出现在怀孕期间,存在于她身体的每一个细胞中;或者为只存在于她的一些生殖细胞中的"生殖细胞嵌合体"。③患者母亲是与DCM相关的致病突变的携带者(杂合子),但未将致病突变传递给其他后代或其他后代尚未出现症状。

5.4.2 先证者的同胞

先证者同胞的患病风险取决于母亲的遗传状况。如果先证者的母亲携带*DMD*或*TAZ*的致病突变,每次妊娠遗传该突变的概率为50%。遗传致病突变的男性将会发病,女性将会是杂合子,未必一定会发病。先证者是一个单纯型病例(即一个家庭中仅此1例),如果在母亲的白细胞DNA中不能检测到*DMD*或*TAZ*致病突变,则其母亲有可能为生殖细胞嵌合体,那么先证者同胞的患病风险很低,但仍高于一般人群。

5.4.3 先证者的子女

患病的男性会将*DMD*或*TAZ*致病突变以杂合子的形式传递给他们所有的女儿。儿子均正常。

5.4.4 先证者的其他家庭成员

先证者的姨母有可能成为*DMD*或*TAZ*致病突变的杂合子,而姨母的后代,根据他们的性别,可能会是杂合子或患病。

5.4.5 杂合子(携带者)检测

如果*DMD*或*TAZ*致病突变已在先证者中被发现,那么为明确其遗传状况,对高危女性亲属进行分子基因检测是非常必要的。

5.5 遗传咨询相关问题

无症状的、不符合DCM诊断标准的高危亲属,若心脏检查结果异常,如出现左心室增大但收缩功能正常,射血分数减低但左心室大小正常,超声心动图正常但有明显的传导系统疾病和/或心律失常等情况,在排除其他原因导致的心脏异常后,则考虑其处于DCM的早期阶段。这样的结果会使家庭风险评估和管理/监测变得更加复杂。

通过分子遗传学检测明确了家族中特定的致病突变后,需对存在DCM发病风险但目前尚无症状的成人亲属进行检测。这种测试应该在正式的基因咨询机构进行,但并不能预测发病年龄、症状的严重程度、症状类型或进展的速度。且上述测试为预测性而非诊断性。

年龄小于18岁的无症状个体也需要进行分子遗传学检测,因为DCM的发病情况是高度可变的,甚至可在婴儿和儿童时期发病。目前已经有早期发病逐渐进展的DCM家庭的文献报道。基因检测有助于识别高危儿童,及早诊断和治疗,能有效预防疾病的发展,提高患儿的生存率和生活质量。在早期发病逐渐进展的DCM的家庭中,一旦明确家族性致病突变,需对高危亲属进行更严格的临床筛查,以早期发现那些无症状但临床检测异常的心血管疾病。在对存在成年发病风险的无症状未成年人进行上述基因测试时,可能会出现自我否定、基因歧视、对携带致病基因亲属的怨恨等风险,需根据未成年人的心理发育特点调整,但早期治疗的好处足以超过潜在的风险。具体情况,请参见国家遗传咨询协会关于成年发病的未成年人检测的立场声明(Genetic Testing of Minors for Adult-Onset Conditions,参见 https://www.nsgc.org/p/bl/et/blogid=47 & blogaid=860),以及美国儿科学会、美国医学遗传学与基因组学会的政策声明:基因测试和儿童筛查的伦理和政策问题。

DNA 储存库是集合所有已知核酸的核苷酸序列、单核苷酸多态性(SNP)、结构、性质以及相关描述,包括它们的科学命名、来源物种分类名称、参考文献等信息的资料库,基因和基因组的资料也包含在 DNA 数据库中。建议将患者的 DNA 信息存储于 DNA 库中,随着分子遗传学检测方法的进步以及我们对基因突变和疾病的理解的深入,医学工作者对 DNA 库中患者的遗传检测结果也许会有更详尽的解读。

5.6 产前检测和胚胎植入前遗传学诊断

一旦某一家系中明确了与 DCM 发病相关的基因突变,则该家系中女性成员在妊娠中风险可能会增加。因此,进行 DCM 相关基因的产前检测和胚胎植入前遗传学诊断是非常合理的。

然而,由于检测的目的是终止妊娠而不是早期诊断,目前部分医学专业人士、患者及其亲属对产前检测和胚胎植入前遗传学诊断有着不同的看法。从医学伦理学角度出发,大多数诊断中心会根据产前检测的结果让胎儿父母作出是否终止妊娠的选择。

6 临床处理

6.1 临床治疗

DCM 的临床治疗包括药物治疗、安装起搏器和 ICD。通过对有症状和无症状患者进行上述治疗,可以改善,甚至显著延缓 DCM 的自然病程。

DCM 的临床症状包括心力衰竭、心律失常或卒中,出现上述症状,表示已进入 DCM 疾病的晚期阶段。需由专业的心血管专家对患者行全面的药物治疗[血管紧张素转化酶抑制剂(ACEI)、β 受体阻滞剂]以及抗心律失常治疗(如心脏起搏器、ICD)。

针对特发性或家族性 DCM 患者,医学工作者需首先告知他们这种特发性或家族性 DCM 是可以治疗的。通过治疗可以缓解 DCM 发病,而且在症状出现之前接受治

疗,还有可能阻止 DCM 进展为症状性疾病。对于已经出现心力衰竭、心律失常或血栓栓塞症状的患者,合理的治疗可以提高其生存率和生活质量。其次,医学工作者需在特发性或家族性 DCM 患者中合理的普及医学知识,使其了解心力衰竭、包括先兆晕厥和晕厥在内的心律失常以及血栓性疾病的早期症状,并且告知其在新出现上述任何症状时要紧急寻求医疗救助。建议对 DCM 亲属和 / 或护理人员进行心肺复苏(CPR)培训,特别是家族中有猝死和 / 或明显心律失常者,及时的 CPR 能挽救 DCM 患者的生命。对于进展性 DCM 和难治性心力衰竭治疗的最终方法依然是心脏移植,其他更全面的指导方针请参见2013 年美国心脏病协会基金会 / 美国心脏协会(ACCF/AHA)发布的指南。

6.2 临床监测

(1)对于已知致病突变的无症状患者,应每 1~3 年进行一次包括体格检查、心电图和超声心动图在内的心血管检查。

(2)对于 FDC 家庭中无症状的一级亲属,若致病突变未知,则根据年龄,每 3~5 年进行一次包括体格检查、心电图和超声心动图在内的心血管检查。如果家族中一个一级亲属确诊了特发性或家族性 DCM,则该个体的一级亲属也要按照上述建议进行定期检查。

对于 IDC 患者无症状的一级亲属,从儿童时期开始,每 3~5 年就应该进行一次包括体格检查、心电图和超声心动图在内的心血管检查。如果其中一个一级亲属发现支持 DCM 的证据,则可诊断为 FDC,并且在本章节中提到的监测建议也应该扩展到该个体的一级亲属。

如果高危亲属在心血管检查过程中发现异常,如左心室增大但收缩功能正常、射血分数减低但左心室大小正常、超声心动图正常但心电图异常等,虽然不符合 DCM 诊断标准,但可以考虑为早期 DCM[4-5,7]。对此类患者,需要进行全面的心血管评估来寻找疾病的产生原因,例如是否存在心肌梗死病史的冠状动脉疾病,或使用心脏毒性药物的病史等,之后每年进行筛查。

6.3 对有风险的亲属进行评估

通过对 DCM 先证者一级亲属的评估策略,对患者无症状的年长和年幼亲属进行评估,以便尽早发现疾病征兆并早期治疗,以延缓疾病发展,改善生活质量。

当存在已知致病突变时,患者亲属均可行基因检测以帮助评估疾病风险。然而,即使无症状的亲属未发现该致病突变,考虑到一些家庭可能有两个或更多的致病性基因突变。需谨慎解释可能的发病风险,并密切随访。

6.4 妊娠管理

大多数情况下,DCM 患者禁忌妊娠。有 IDC 或 FDC 高危风险的孕妇应该由专业产科医生密切随访,尽早发现可疑症状。无症状的妇女,如果有 IDC 的家族史,妊娠过程中可能会有 PPCM 和 PACM 的风险。近几年的研究结果发现 PPCM 和 PACM 患者也存在一定的遗传基础[11-13]。因此,医疗工作者必须意识到 PPCM/PACM 可能会存在潜在的遗传因素,并遵循 DCM 评估的指导方针,这些患者应考虑生殖遗传咨询和基因检测。

参考文献

[1] RICHARDSON P,MCKENNA W,BRISTOW M,et al.Report of the 1995 World Health Organization/International Society and Federation of Cardiology Task Force on the definition and classification of cardiomyopathies.Circulation,1996,93(5):841-842.

[2] KOMAJDA M,JAIS J P,REEVES F,et al.Factors predicting mortality in idiopathic dilated cardiomyopathy.Eur Heart J,1990,11(9):824-831.

[3] CODD M B,SUGRUE D D,GERSH B J,et al.Epidemiology of idiopathic dilated and hypertrophic cardiomyopathy.A population-based study in Olmsted County,Minnesota,1975-1984. Circulation,1989,80(3):564-572.

[4] BURKETT E L,HERSHBERGER R E.Clinical and genetic issues in familial dilated cardiomyopathy.J Am Coll Cardiol,2005,45(7):969-981.

[5] HERSHBERGER R E,SIEGFRIED J D.Update 2011:clinical and genetic issues in familial dilated cardiomyopathy.J Am Coll Cardiol,2011,57(16):1641-1649.

[6] DELLEFAVE L,MCNALLY E M.The genetics of dilated cardiomyopathy.Curr Opin Cardiol,2010,25(3):198-204.

[7] HERSHBERGER R E,MORALES A,SIEGFRIED J D.Clinical and genetic issues in dilated cardiomyopathy:a review for genetics professionals.Genet Med,2010,12(11):655-667.

[8] JUDGE D P.Use of genetics in the clinical evaluation of cardiomyopathy.JAMA,2009,302(22):2471-2476.

[9] SIVASANKARAN S,SHARLAND G K,SIMPSON J M.Dilated cardiomyopathy presenting during fetal life.Cardiol Young,2005,15(4):409-416.

[10] VASAN R S,LARSON M G,LEVY D,et al.Distribution and categorization of echocardiographic measurements in relation to reference limits:the Framingham Heart Study:formulation of a height-and sex-specific classification and its prospective validation.Circulation,1997,96(6):1863-1873.

[11] ELKAYAM U,AKHTER M W,SINGH H,et al.Pregnancy-associated cardiomyopathy:clinical characteristics and a comparison between early and late presentation.Circulation,2005,111(16):2050-2055.

[12] MORALES A,PAINTER T,LI R,et al.Rare variant mutations in pregnancy-associated or peripartum cardiomyopathy.Circulation,2010,121(20):2176-2182.

[13] VAN SPAENDONCK-ZWARTS K Y,VAN TINTELEN J P,VAN VELDHUISEN D J,et al.Peripartum cardiomyopathy as a part of familial dilated cardiomyopathy.Circulation,2010,121(20):2169-2175.

[14] SEN-CHOWDHRY S,SYRRIS P,PRASAD S K,et al.Left-dominant arrhythmogenic cardiomyopathy:an under-recognized clinical entity.J Am Coll Cardiol,2008,52(25):2175-2187.

[15] HERSHBERGER R E,COWAN J,MORALES A,et al.Progress with genetic cardiomyopathies:screening,counseling,and testing in dilated,hypertrophic,and arrhythmogenic right ventricular dysplasia/cardiomyopathy.Circ Heart Fail,2009,2(3):253-261.

[16] HERSHBERGER R E,HEDGES D J,MORALES A.Dilated cardiomyopathy:the complexity of a diverse genetic architecture. Nat Rev Cardiol,2013,10(9):531-547.

[17] LAKDAWALA N K,WINTERFIELD J R,FUNKE B H.Dilated cardiomyopathy.Circ Arrhythm Electrophysiol,2013,6(1):228-237.

[18] MCNALLY E M,GOLBUS J R,PUCKELWARTZ M J.Genetic mutations and mechanisms in dilated cardiomyopathy.J Clin Invest,2013,123(1):19-26.

[19] HERSHBERGER R E,NORTON N,MORALES A,et al.Coding sequence rare variants identified in MYBPC3,MYH6,TPM1,TNNC1,and TNNI3 from 312 patients with familial or idiopathic dilated cardiomyopathy.Circ Cardiovasc Genet,2010,3:155–161.Hershberger R E,Parks S B,Kushner J D,et al.Coding sequence mutations identified in MYH7,TNNT2,SCN5A,CSRP3,LBD3,and TCAP from 313 patients with familial or idiopathic dilated cardiomyopathy.Circ Cardiovasc Genet,2010,3(2):155-161.

[20] HERMAN D S,LAM L,TAYLOR M R,et al.Truncations of titin causing dilated cardiomyopathy.N Engl J Med,2012,366(7):619-628.

[21] SCHÖNBERGER J,WANG L,SHIN J T,et al.Mutation in the transcriptional coactivator EYA4 causes dilated cardiomyopathy and sensorineural hearing loss.Nat Genet,2005,37(4):418-422.

[22] GUPTA P,BILINSKA Z T,SYLVIUS N,et al.Genetic and ultrastructural studies in dilated cardiomyopathy patients:a large deletion in the lamin A/C gene is associated with cardiomyocyte nuclear envelope disruption.Basic Res Cardiol,2010,105(3):365-377.

[23] NORTON N,LI D,RIEDER M J,et al.Genome-wide studies of copy number variation and exome sequencing identify rare variants in BAG3 as a cause of dilated cardiomyopathy.Am J Hum Genet,2011,88(3):273-282.

[24] NORTON N,SIEGFRIED J D,LI D,et al.Assessment of LMNA copy number variation in 58 probands with dilated cardiomyopathy.Clin Transl Sci,2011,4(5):351-352.

[25] BAIG M K,GOLDMAN J H,CAFORIO A L,et al.Familial dilated cardiomyopathy:cardiac abnormalities are common in

asymptomatic relatives and may represent early disease.J Am Coll Cardiol,1998,31(1):195-201.

［26］GRÜNIG E,TASMAN J A,KüCHERER H,et al.Frequency and phenotypes of familial dilated cardiomyopathy.J Am Coll Cardiol,1998,31(1):186-194.

［27］MICHELS V V,MOLL P P,MILLER F A,et al.The frequency of familial dilated cardiomyopathy in a series of patients with idiopathic dilated cardiomyopathy.N Engl J Med,1992,326(2):77-82.

［28］ROBERTS A M,WARE J S,HERMAN D S,et al.Integrated allelic,transcriptional,and phenomic dissection of the cardiac effects of titin truncations in health and disease.Sci Transl Med,2015,7(270):270ra6.

［29］NORTON N,LI D,RAMPERSAUD E,et al.National Heart,Lung,and Blood Institute GO Exome Sequencing Project and the Exome Sequencing Project Family Studies Project Team.Exome sequencing and genome-wide linkage analysis in 17 families illustrate the complex contribution of TTN truncating variants to dilated cardiomyopathy.Circ Cardiovasc Genet,2013,6(2):144-153.

［30］LIU G S,MORALES A,VAFIADAKI E,et al.A novel human R25C-phospholamban mutation is associated with super-inhibition of calcium cycling and ventricular arrhythmia.Cardiovasc Res,2015,107(1):164-174.

［31］ACKERMAN M J,PRIORI S G,WILLEMS S,et al.HRS/EHRA expert consensus statement on the state of genetic testing for the channelopathies and cardiomyopathies this document was developed as a partnership between the Heart Rhythm Society (HRS) and the European Heart Rhythm Association (EHRA). Heart Rhythm,2011,8(8):1308-1339.

［32］RICHARDS C S,BALE S,BELLISSIMO D B,et al.ACMG recommendations for standards for interpretation and reporting of sequence variations:revisions 2007.Genet Med,2008,10(4):294-300.

［33］LI D,MORALES A,GONZALEZ-QUINTANA J,et al.Identification of novel mutations in RBM20 in patients with dilated cardiomyopathy.Clin Transl Sci,2010,3(3):90-97.

［34］CALESHU C,DAY S,REHM H L,et al.Use and interpretation of genetic tests in cardiovascular genetics.Heart,2010,96(20):1669-1675.

［35］POSAFALVI A,HERKERT J C,SINKE R J,et al.Clinical utility gene card for:dilated cardiomyopathy(CMD).Eur J Hum Genet,2013,21(10):e1-e5.

［36］HANSON E L,HERSHBERGER R E.Genetic counseling and screening issues in familial dilated cardiomyopathy.J Genet Couns,2001,10(5):397-415.

［37］YANCY C W,JESSUP M,BOZKURT B,et al.2013 ACCF/AHA guideline for the management of heart failure:a report of the American College of Cardiology Foundation/American Heart Association task force on practice guidelines.J Am Coll Cardiol,2013,62(16):e147-239.

第 4 节 | 长 QT 综合征

1 疾病概述

长 QT 综合征（LQTS）是一组常染色体遗传性疾病，主要表现为心电图 QT 间期延长，可伴 T 波及 ST 段改变，易发生以尖端扭转型室性心动过速为特征的恶性心律失常、反复晕厥、心脏骤停甚至猝死。LQTS 可分为先天性与获得性两种形式。在一般人群中的患病率约为 1/2 000[1]。先天性（遗传性）LQTS 在临床上又分为两型：Jervell-Lange-Nielsen（JLN）综合征和 Romano-Ward（RW）综合征。各种 LQTS 共同的病理生理基础在于心肌细胞膜上的离子通道功能异常。

2 主要临床症状

LQTS 的临床症状为尖端扭转型室性心动过速所致，LQTS 患者往往在 40 岁之前出现症状，特别是儿童和青少年期。女性多于男性。症状包括晕厥、黑矇、心悸、胸闷及头晕等。在一些病例中，晕厥或猝死可以是首发并唯一的症状。诱发因素包括情绪紧张、劳累、运动、突然惊吓、使用延长 QT 间期的药物等。

3 诊断与鉴别诊断

3.1 诊断

1993 年提出的修正的 Schwartz 计分法如表 3-2-4 所示，用于临床上诊断遗传性 LQTS，灵敏度和特异度均较高。按照该计分法 ≤ 1 分者 LQTS 的诊断可能性小；2~3 分者诊断可疑；≥ 4 分者诊断肯定[2]。

2015 年公布的《遗传性原发性心律失常综合征诊断与治疗中国专家共识》[3]中对 LQTS 诊断标准建议为：① Schwartz 风险评分 ≥ 3.5 分且无 QT 间期延长的继发原因；②存在至少一个基因的明确致病突变；③十二导联心电图上校正的 QT 间期 >500ms 且无 QT 间期延长的继发原因。以上三条具备一条即可诊断。另外，十二导联心电图上校正的 QT 间期在 480~499ms 之间且无 QT 间期延长的继发原因，伴有无法解释的晕厥，没有发现致病突变也可诊断。

表 3-2-4 修正的 Schwartz 评分

诊断依据	计分
心电图表现(无影响心电图的药物服用史、疾病史)	
校正的 QT 间期:≥ 480ms	3
460~470ms	2
450ms(男性)	1
尖端扭转型室性心动过速	2
T 波电交替	1
T 波切迹(3 个导联以上)	1
年龄校正后静息心率低于正常 2 个百分位数	0.5
临床表现	
晕厥:有应激	2
无应激	1
先天性耳聋	0.5
家族史	
家族成员中有肯定的长 QT 综合征	1
直系亲属中有年龄 <30 岁时发生的无法解释的心脏性猝死	0.5

因此,对 LQTS 的诊断需结合病史、家族史、典型心电图等情况,高度怀疑时建议进行家系调查和基因检测[4]。

3.2 鉴别诊断

需鉴别先天性和获得性 LQTS 并除外由药物、电解质紊乱、颅内病变等引起的 QT 间期延长,此外还应与引起晕厥的其他原因,如其他恶性心律失常、颈椎病、癫痫、低血压、低血糖等相鉴别。

4 遗传咨询

LQTS 基因型分为 15 个亚型,LQT1、LQT2 和 LQT3 最为常见,占总发病率的 90% 以上。分别由编码钾离子通道、钠离子通道、钙离子通道等结构蛋白及相关因子和膜调节蛋白的基因突变造成,如表 3-2-5 所示[4]。

对遗传性 LQTS 家系进行遗传分析时,应分析先证者及家系成员的临床资料和心电图资料,推测其相应的分型,并进行基因突变筛查。一旦确定患者有家族性基因突变,应对其家族成员进行基因检测,以发现携带突变基因的成员[5]。

如病例:患儿,男,2 岁 9 个月,午睡中突然出现尖叫、抽搐,其母发现其面色苍白、呼之不应,入院时口唇青紫,无自主心率和呼吸,抢救后恢复自主心率。1h 后患儿再次抽搐,予苯巴比妥肌内注射,抢救时出现室颤波形,立即予电除颤。入院后心电监护显示频发尖端扭转型室性心动过速、心室颤动,电除颤后可恢复窦性心律。常规

表 3-2-5 长 QT 综合征分型[4]

亚型	致病基因	基因位置	基因编码的蛋白
LQT1	KCNQ1〔MIM 607542〕	11p15.5	Kv7.1(I_{Ks} a 亚单位)
LQT2	KCNH2〔MIM 152427〕	7q36.1	Kv11.1(I_{Kr} a 亚单位)
LQT3	SCN5A〔MIM 600163〕	3p21	Nav1.5(I_{Na} a 亚单位)
LQT4	ANK2〔MIM 106410〕	4q25-q27	锚蛋白 2
LQT5	KCNE1〔MIM 176261〕	21q22.12	minK(I_{Ks} b 亚单位)
LQT6	KCNE2〔MIM 603796〕	21q22.12	MiRP1(I_{Kr} b 亚单位)
LQT7	KCNJ2〔MIM 600681〕	17q24.3	Kir2.1(I_{k1} a 亚单位)
LQT8	CACNA1C〔MIM 114205〕	12p13.3	Cav1.2($I_{Ca,L}$ a 亚单位)
LQT9	CAV3〔MIM 601253〕	3p25	窖蛋白 3
LQT10	SCN4B〔MIM 608256〕	11q23.3	NavB4(I_{Na} b4 亚单位)
LQT11	AKAP9〔MIM 604001〕	7q21-q22	A 激酶锚蛋白 9
LQT12	SNTA1〔MIM 601017〕	20q11.2	a-1 肌养蛋白结合蛋白
LQT13	KCNJ5〔MIM 600734〕	11q24	Kir3.4($I_{K,Ach}$ 亚单位)
LQT14	CALM1〔MIM 114180〕	14q32.11	钙调蛋白 1
LQT15	CALM2〔MIM 114182〕	2p21	钙调蛋白 2

十二导联体表心电图:窦性心律,尖端扭转型室性心动过速,校正的QT间期为490~550ms,ST-T改变。患儿外周血基因检测:*SCN5A*[MIM 600163]基因外显子编码区的一个杂合突变c.1231C>T[6],符合LQTS3型的基因特征。根据患儿病史、体征、相关检查,确诊为LQT3。诊断后予美西律口服后未再出现晕厥及尖端扭转型室性心动过速发作[6]。

参考文献

[1] SCHWARTZ P J,STRAMBA-BADIALE M,CROTTI L,et al.Prevalence of the congenital long-QT syndrome.Circulation,2009,120(18):1761-1767.

[2] SCHWARTZ P J,MOSS A J,VINCENT G M,et al.Diagnostic criteria for the long QT syndrome.An update.Circulation,1993,88(2):782-784.

[3] 中华心血管病杂志编辑委员会心律失常循证工作组.遗传性原发性心律失常综合征诊断与治疗中国专家共识.中华心血管病杂志,2015,43(1):5-21.

[4] 王芳,赵雯娜,刘福颂,等.遗传性长QT综合征患者携带SCN5A及AKAP9突变基因报道一例.中华老年心脑血管病杂志,2016,18(8):868-870.

[5] 籍振国,马国平.遗传性长QT综合征.实用心电学杂志,2016,25(5):305-308.

[6] 陈希,袁越.先天性长QT综合征3型一例.中国小儿急救医学,2017,24(3):239-240.

第5节　冠状动脉粥样硬化性心脏病

1　疾病概述

冠状动脉粥样硬化性心脏病通常被称为冠心病,是冠状动脉(简称"冠脉")发生粥样硬化病变而引起血管腔狭窄或阻塞,造成心肌缺血、缺氧或坏死而导致的心脏病。冠心病是全球范围内第一致死性疾病,给人类健康带来极大危害。目前认为冠心病的危险因素主要包括高血压、血脂异常、吸烟、糖尿病、肥胖等。本病临床上多见于40岁以上的中老年人,近些年发病年龄有年轻化趋势。

2　主要临床症状

临床分为隐匿型、心绞痛型、心肌梗死型、心力衰竭型(缺血性心肌病)和猝死型五个类型。心绞痛是冠脉供血不足,心肌急剧的、暂时的缺血与缺氧所致。其发作特点为阵发性胸骨后压榨性疼痛,持续数分钟,常发生于劳动或情绪激动时,休息或舌下含服硝酸甘油片后症状消失。疼痛发作时,可伴有虚脱、出汗、呼吸短促、焦虑、心悸、恶心或头晕症状。心肌梗死时疼痛部位和性质与心绞痛相同,但程度更重,持续时间更长,且休息和舌下含服硝酸甘油片多不能缓解。少数患者无疼痛,一开始即表现为休克或急性心力衰竭。

3　诊断与鉴别诊断

冠心病的诊断主要依赖典型的临床症状,结合年龄和冠心病危险因素,除外其他原因(如冠脉炎等引起冠脉口狭窄、主动脉夹层等)所致胸痛,再结合心电图和心电图负荷试验、核素心肌显像等辅助检查发现心肌缺血或冠脉阻塞的证据,以及心肌损伤标志物判定是否有心肌坏死。冠脉造影是目前冠心病诊断的"金标准",发现显著的固定狭窄有助于诊断,并可据此指导进一步治疗。心肌酶学检查是急性心肌梗死诊断和鉴别诊断的重要手段之一。临床上根据心电图和心肌坏死标记物(如肌钙蛋白I或T、肌酸激酶同工酶CK-MB)的动态变化可明确诊断为急性心肌梗死[1]。

4　家族史和遗传因素

双生子和家系研究都证实冠心病具有家族聚集性,遗传度为30%~60%。家族史是冠心病的独立危险因素。具有早发冠心病家族史的个体(男性一级亲属发病时<55岁,女性一级亲属发病时<65岁)发生冠心病的风险是无家族史个体的1.5~1.7倍。而且,家庭中冠心病患病时间越早,患者比例越高,与患者亲缘关系越近,患冠心病的危险性也越高。

近年冠心病基因组和遗传学研究取得了重大进展。中国人群冠心病基因组研究发现8个影响国人冠心病风险的主要易感基因,分别为2号染色体*WDR35*[MIM 613602]、4号染色体*GUCY1A3*[MIM 139396]、6号染色体*BTNL2*[MIM 606000]、*PHACTR1*[MIM 608723]和*TCF21*[MIM 603306]、9号染色体*CDKN2A*[MIM 600160]/*CDKN2B*[MIM 600431]以及12号染色体*ATP2B1*[MIM 108731]和*C12orf51*基因[2]。国际冠心病协作联盟基因组研究进一步报道了50余个冠心病易感位点[3]。大多数常见变异使冠心病发病风险增加5%~30%,这些遗传变异可以解释冠心病遗传因素中超过10%的作用。在这些定位的冠心病易感基因中,有一些基因参与血脂代谢,如*SORT1*[MIM 602458]、*PCSK9*[MIM 607786]、*LPA*[MIM 152200]、*LIPA*[MIM

61349〕、*APOA5-A4-C3-A1*〔MIM 606368〕和 *LDLR*〔MIM 606945〕等基因。另有一些基因与血压调节显著相关,如 *GUCY1A3*〔MIM 139396〕、*ATP2B1*〔MIM 108731〕、*SH2B3*〔MIM 605093〕、*SCARB1*〔MIM 601040〕,这进一步从遗传学角度证实了高血压和高脂血症是动脉粥样硬化和冠心病发生的重要因素。

遗传因素作为一种终生存在的危险因素,可以应用于早期预测高危个体,进而指导或采取早期改变生活方式的干预,对于防治心血管疾病具有重要意义。目前中国和欧美已经开展评估冠心病易感基因对心血管疾病发病的预测价值,提示遗传易感因素是心血管疾病发病的独立危险因素,具有潜在的转化价值。同时也应注意到,即使个体具有高风险的遗传背景,通过良好的生活方式同样可以降低冠心病发病风险近 50%[4]。

参考文献

[1] THYGESEN K,MAIR J,KATUS H,et al.Recommendations for the use of cardiac troponin measurement in acute cardiac care.Eur Heart J,2010,31(18):2197-2204.

[2] LU X,WANG L,CHEN S,et al.Genome-wide association study in Han Chinese identifies four new susceptibility loci for coronary artery disease.Nat Genet,2012,44(8):890-894.

[3] NIKPAY M,GOEL A,WON H H,et al.A comprehensive 1,000 genomes-based genome-wide association meta-analysis of coronary artery disease.Nat Genet,2015,47(10):1121-1130.

[4] KHERA A V,EMDIN C A,DRAKE I,et al.Genetic risk,adherence to a healthy lifestyle,and coronary disease.N Engl J Med,2016,375(24):2349-2358.

第6节 原发性高血压

1 疾病概述

高血压是以体循环动脉血压持续升高为特征的疾病,是最常见的心血管疾病之一。长期高血压可损伤心、脑、肾等重要器官的结构和功能,是心脑血管疾病的主要危险因素。临床上将高血压病分为原发性高血压和继发性高血压两大类。据估计,90% 以上的高血压患者病因不明,称为原发性高血压,简称高血压病;另外,有 5%~10% 的高血压患者可以找到血压升高的明确病因,血压升高是某些疾病的临床表现,此类称为继发性高血压。

《中国居民营养与慢性病状况报告》(2015 年)显示[1],我国 18 岁及以上居民高血压患病率为 25.2%,男性 26.2%,女性 24.1%。据估计全国高血压患病人数近 2.7 亿[2]。

2 主要临床症状

大多起病缓慢,缺乏特殊表现。常见的早期症状有头痛、头晕、心悸、失眠、紧张、烦躁等。随病程进展可出现左心室肥厚、微量白蛋白尿等靶器官损害表现。高血压体征一般较少,而有些体征常提示继发性高血压,如腰部肿块提示多囊肾或嗜铬细胞瘤;下肢血压明显低于上肢,提示主动脉缩窄;腰部或肚脐两侧的血管杂音提示肾血管狭窄。

3 诊断与鉴别诊断

根据《中国高血压防治指南(2010)》[3],高血压诊断是在未使用降压药物的情况下,非同日测量 3 次静息坐位血压,收缩压 ≥ 140mmHg 和 / 或舒张压 ≥ 90mmHg,或既往有高血压史,目前正在服用抗高血压药,可诊断为高血压。

目前仍以诊室血压作为高血压诊断的主要依据。有条件的应同时积极采用家庭血压或动态血压诊断高血压。家庭血压 ≥ 135/85mmHg;动态血压白天 ≥ 135/85mmHg,或 24h 平均值 ≥ 130/80mmHg 为高血压诊断的标准。

另外,对于首次发现并确诊为高血压的患者,一定通过详细询问病史、全面体检结合有关辅助检查,鉴别是原发性还是继发性。对于原发性高血压,应根据是否合并其他心血管危险因素和靶器官损害情况,进行心血管危险分层,进一步指导治疗和判定预后。而继发性高血压的病因多样(表 3-2-6),病理生理机制复杂、临床表现各异,有些可通过手术、介入治疗等得到根治或改善。

表 3-2-6 继发性高血压病因分类[4]

器官 / 系统	病因
肾脏	肾实质疾病
	肾动脉狭窄
内分泌	原发性醛固酮增多症
	嗜铬细胞瘤
	库欣综合征
	肢端肥大症
	甲状腺功能亢进 / 减退
	甲状旁腺功能亢进
	其他盐皮质激素类高血压病(如利德尔综合征)
心血管	主动脉缩窄
其他	阻塞性睡眠呼吸暂停综合征
	外源性药物使用(如类固醇、口服避孕药等)

4 高血压病遗传机制和基因检测

4.1 易感基因鉴定

血压升高受环境因素和遗传因素及其交互效应的影响。在遗传机制方面,高血压遗传易感性与大量微效基因相关。双生子研究、家系研究和流行病学研究显示,遗传因素可以解释群体中 30%~60% 的血压变异[5-6]。既往通过连锁分析以及候选基因关联研究,发现了部分血压变异相关的易感基因,涉及交感神经系统、肾素 - 血管紧张素 - 醛固酮系统、激肽释放酶 - 激肽系统等多个系统。随着全基因组关联分析(GWAS)和二代测序技术的发展,通过高通量芯片或者外显子组测序鉴定的高血压遗传易感基因或区域已达 200 余个。

国际上较早的大规模血压 GWAS 研究结果公布于 2009 年,Global BPgen 协作组和 CHARGE 协作组在各自近 3 万人样本中进行检测,又相互交叉验证,共同确定了与收缩压、舒张压相关的 13 个易感基因[6-7]。东亚人群中进行的血压水平 GWAS 研究,收集了中、日、韩等国家近 5 万人的样本,独立发现与血压相关的 6 个易感基因,同时验证了既往欧洲人群中报告的部分基因(CASZ1、FGF5、ATP2B1 和 CYP17A1),提示影响血压的遗传因素存在种族差异[8]。尤其是位于 12q24.13 的易感基因 ALDH2 与血压水平的关联,在东亚人群中存在特异性和基因多效性。

中国汉族人群目前最大规模的血压和高血压 GWAS 研究结果发表于 2015 年,在 8.1 万个体中鉴定了 4 个新的血压易感基因(CACNA1D、CYP21A2、MED13L 和 SLC4A7),涉及钙离子通道、细胞色素 P450 酶以及鸟苷酸环化酶等重要代谢通路,并且重复验证了 14 个既往报道的血压易感区域(CASZ1、MOV10、FGF5、CYP17A1、SOX6、ATP2B1、ALDH2、JAG1、FIGN、ULK4、GUCY1A3、HFE、TBX3-TBX5 和 TBX3)[9]。

4.2 易感基因检测的意义和潜在应用

尽管单个基因变异对血压的影响不大,但是多个易感基因的综合作用可以影响心血管疾病的发病。在遗传咨询中,可以运用遗传风险评分评价易感基因的累积效应,评估个体携带多个高血压易感基因时未来心血管疾病的发病风险。

例如,选择东亚人群 22 个与收缩压、舒张压或高血压相关的遗传变异位点[单核苷酸遗传多态性(SNP)]进行基因分型,在我国 2.6 万一般人群中平均随访观察 7.9 年。综合每个个体携带 22 个 SNP 位点的危险等位基因情况,对每个个体进行遗传风险评分发现,与遗传风险评分最低组的个体相比,评分最高组个体的高血压和心血管病的发病风险分别增高 40% 和 26%[10]。国内外类似的研究,为一般人群筛查、综合环境和遗传危险因素早期确定高血压及心血管病的易感人群提供了重要科学依据,为复杂疾病的遗传咨询实践提供了新方法。

综上所述,原发性高血压的发生机制复杂,受多种环境因素和遗传因素的共同影响。高血压作为心血管疾病的重要危险因素,其易感基因的检测有助于早期评估心血管疾病发病风险,识别心血管病高危个体,尽早进行个体化防治,包括生活方式干预或必要的药物治疗。同时也为高血压新药的研发提供了潜在靶点,为精准医疗提供了重要的科学依据。

参考文献

[1] 国家卫生计生委疾病预防控制局 . 中国居民营养与慢性病状况报告(2015 年). 北京:人民卫生出版社,2015.

[2] 国家心血管病中心 . 中国心血管病报告 2016. 北京:中国大百科全书出版社,2017.

[3] 中国高血压防治指南修订委员会 . 中国高血压防治指南 2010. 中华高血压杂志,2011,19(8):701-743.

[4] 杜传书 . 医学遗传学 .3 版 . 北京:人民卫生出版社,2015.

[5] LEVY D,DESTEFANO A L,LARSON M G,et al.Evidence for a gene influencing blood pressure on chromosome 17:genome scan linkage results for longitudinal blood pressure phenotypes in subjects from the Framingham heart study.Hypertension,2000,36(4):477-483.

[6] LEVY D,EHRET G B,RICE K,et al.Genome-wide association study of blood pressure and hypertension.Nat Genet,2009,41(6):677-687.

[7] NEWTON-CHEH C,JOHNSON T,GATEVA V,et al.Meta-analysis of genome-wide association studies identifies common variants associated with blood pressure variation in east Asians.Nat Genet,2011,43(6):531-538.

[8] KATO N,TAKEUCHI F,TABARA Y,et al.Meta-analysis of genome-wide association studies identifies common variants associated with blood pressure variation in east Asians.Nat Genet,2011,43(6):531-538.

[9] LU X,WANG L,LIN X,et al.Genome-wide association study in Chinese identifies novel loci for blood pressure and hypertension.Hum Mol Genet,2015,24(3):865-874.

[10] LU X,HUANG J,WANG L,et al.Genetic predisposition to higher blood pressure increases risk of incident hypertension and cardiovascular diseases in Chinese.Hypertension,2015,66(4):786-792.

第7节 先天性心脏病的病因及遗传学诊断

先天性心脏病（CHD）是人类最常见的发育畸形之一，为儿童医疗保健工作增加了大量的经济负担和心理负担。大约1%的儿童出生即存在心脏缺陷。每年，许多儿童死于CHD，其死亡率远远高于肿瘤、白血病等恶性疾病。心脏是人类胚胎发育过程中第一个成熟的器官，因CHD而死亡的病例约占所有新生儿死亡的3%，其中46%的先天性畸形死亡与CHD有关。事实上，某些严重的心脏畸形可能在孕早期或孕中期发生流产，实际CHD的发生率远远高于此，足以引起人们的广泛关注。目前，超过300种遗传综合征存在先天性心脏发育缺陷。本节主要讨论CHD的遗传学因素和相关诊断方法，以及如何为CHD患儿及其家庭提供遗传咨询。

1 心脏的胚胎发育

正常的心脏由4个腔室、8根血管和4个主要瓣膜构成，它的发育是一个相对迅速而明确的过程，这一过程出现异常，即可导致心脏结构的畸形。如图3-2-2所示，人类心脏发育始于胚胎发育的第2周。一组被称为血管生成细胞（angiogenetic cell）的细胞群，逐渐发育成心脏。心肌细胞（cardiomyocytes）由中胚层干细胞分化而成，它们排列于2条心内膜管中形成新月形生心区（cardiac crescent）。在胚胎发育第3周，心脏形成线型管样结构。两条原始心管逐渐向中线靠拢合并，由头向尾融合成1条心管。心管两端的位置即流出道（OFT）和流入道（IFT）。流出道将发育为主动脉和肺动脉，而流入道最终发育成房室管。心管融合后，位于心脏外层的原始心肌层也已形成。胚胎发育第4周末，由于生长速度的差异，心管开始出现环样结构，是后期心脏正确结构形成的关键因素。此外，心脏是胚胎发育过程中第一个不对称发育的器官，这种环形结构对最终形成左右不对称的球形结构也是至关重要的。在这一过程中，心管逐渐延长、膨大和扭曲。最终，心房和心室分隔形成、主肺动脉发育成熟，肺循环和体循环正式建立。在胚胎发育第7~8周，心脏发育基本完成[1]。心脏是胚胎发育过程中第一个出现功能的器官。胎儿的生长发育需要营养和氧气的支持，这主要依赖于心脏的功能支持，因此许多心脏畸形可导致胎儿死亡。

2 心脏发育的基因调控

心脏发育是一个迅速而复杂的过程，这一过程需要多种基因参与调控。在妊娠前8周，直至发育成熟，胚胎心脏对外界刺激非常敏感，任何微小的异常均可导致心脏畸形。目前研究表明，在心脏形成的最早阶段（新月形生心区阶段）存在2个前体池[2]。第1个发育成左心室、左心房和右心房，第2个则形成右心室并随后发育成流出道和静脉窦（图3-2-2）。大约有上千种基因参与心脏早期发育[3]。心脏形态发生过程中的基因表达是由转录因子调控的，比较重要的转录因子包括Nkx2.5，GATA4及BX5[4]。这些转录因子精确调控相关基因的表达模式和表达时间，决定着心肌细胞分化、瓣膜形成、房室分隔发生和小梁形成。这些重要基因的功能或表达存在缺陷，即可导致CHD的发生。目前仅存在12种先天性心脏畸形，如房间隔缺损（ASD）、法洛四联症（TOF）和室间隔缺损（VSD）等。不同的综合征常合并相似的畸形（图3-2-2）。

如此多的基因参与调控却仅能导致有限的几种CHD，说明不同基因缺陷能引起相同的CHD。同时，相同的基因缺陷却可以导致不同的心脏畸形[4]。例如，心管环样结构形成同时启动心脏不对称发育，右环化为心脏的形态奠定了基础，这一复杂过程需要许多基因的参与。其中，左-右不对称（left-right asymmetry）信号基因 *PITX2* 参与这一过程，并贯穿胚胎发育始终。多种信号分子（如转化生长因子β超家族成员 *NODAL*、*SHH* 等）调控 *PITX2* 基因表达，上述任何基因的异常均可导致 *PITX2* 基因表达异常，引起心脏环样结构发育畸形[5]。*DYNEIN* 基因突变也能导致心脏环样结构异常，引起卡塔格内综合征（Kartagener syndrome）和内脏转位[6]。

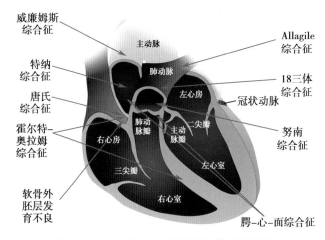

图 3-2-2 不同综合征合并先天性心脏畸形示意图

3　先天性心脏病的分类

从生殖遗传咨询的角度，可将 CHD 分为以下 4 类：

Ⅰ 孤立的，非综合征；

Ⅱ 孤立的，家族性综合征；

Ⅲ CHD 伴多发畸形，非综合征；

Ⅳ CHD 伴多发畸形，家族性综合征。

医务工作者应格外重视第 2 组和第 4 组的患者，因第 2 组和第 4 组疾病为常染色体显性遗传，且再发风险率高达 50%。

从病因学的角度，可将 CHD 的患者分为以下几类：

(1) 染色体异常。

(2) 微缺失综合征。

(3) 符合孟德尔遗传定律的单基因 / 基因对缺陷。

(4) 环境因素 / 母体暴露。

(5) 多基因遗传。

(6) 未知病因。

4　先天性心脏病的遗传学因素

早在 1745 年就有文献论证遗传因素引起 CHD，至 20 世纪 50 年代，证实唐氏综合征、特纳综合征等先天性疾病为染色体数目异常所致，并可通过遗传学方法检查确诊。遗传因素主要包括染色体异常、微缺失综合征、单基因病及多基因病等。90% 的 CHD 为多基因遗传，另有部分畸形与环境因素有关。

4.1　染色体异常

4.1.1　唐氏综合征

唐氏综合征（Down syndrome）是最常见的染色体异常疾病，40%~50% 的唐氏综合征患者合并先天性心脏畸形[7]。与正常新生儿相比，患有唐氏综合征的新生儿更容易发生 CHD[8]。最为常见的心脏畸形为房室间隔缺损（AVSD），其次是 VSD。此外，单纯 ASD、TOF 和动脉导管未闭（PDA）也较常见。唐氏综合征同时合并智力发育迟缓、肌张力低下和特殊面容。出生时，即可存在特殊面部特征，如眼距宽、鼻根低平、头围小、眼裂小，眼外侧上斜、内眦赘皮、外耳小，其他特征包括肌张力低下、关节松弛、手指粗短。在产前超声和产后 X 线检查常见双泡征，提示十二指肠闭锁。21 三体是最常见的基因缺陷，占所有唐氏综合征的 95%。部分患者存在嵌合型 21 三体，这一部分患者的临床症状相对较轻。其他基因缺陷包括染色体易位，如 14/21 号染色体易位。在这部分染色体易位的患者中，因其父母可能存在 14/21 号染色体易位，因此其父母的染色体分析具

有参考价值。通常，14/21 号染色体易位的患者没有临床表型。还有一种少见的情况，即父母携带 21/21 号平衡易位的染色体，因为 21 单倍体无法存活，因此所有存活的后代均患有唐氏综合征。母亲年龄与唐氏综合征发病关系密切[9]。母亲生育年龄越大，其后代患唐氏综合征的风险率呈指数增长。在绝大多数国家，对于存在唐氏综合征高危因素的孕妇，推荐行产前筛查，而确诊则常规依赖于羊膜腔穿刺。唐氏综合征伴心脏缺陷的基因候选区域定位于染色体 21q22，D21S3 和 PFKL 两个标记之间。唐氏综合征细胞黏附分子 DSCAM 是决定胎儿脑部和心脏发育的共同基因。其横跨该候选区域长度超过 840kb，提示 DSCAM 可能为唐氏综合征发病的重要基因[10]。过量表达的 DSCAM 能导致心脏隔膜和房室管的发育异常[11]。

4.1.2　18 三体综合征

18 三体综合征（trisomy 18 syndrome）又称为 Edwards 综合征，也是常见的染色体异常疾病。几乎所有的患者均存在多个瓣膜结节状发育异常和包括 VSD、AD、TOF 和 PDA 在内的多种 CHD[12-13]。其他心脏外发育异常包括宫内生长发育受限、小头畸形、枕骨突出、小下颌、低位耳、脑部畸形、特殊握拳姿势及短胸骨。大部分患儿于 6 个月内死亡，70% 患儿于生后 1 个月死亡[14]。

4.1.3　13 三体综合征

13 三体综合征（trisomy 13 syndrome）又称为 Patau 综合征，大约 80% 的 13 三体综合征合并 CHD，包括 PDA、右位心、ASD、VSD、TOF、瓣膜异常。其他临床表现包括特异性颅骨畸形、单一脐动脉、小眼畸形、宫内生长发育受限、唇腭裂、脐部突出及多指畸形。该病预后差，仅有 3% 的患儿存活至 1 岁[14]。

4.1.4　特纳综合征

特纳综合征（Turner syndrome）包括多种染色体异常，其中 45，X 最为常见。疾病的临床表现为身材矮小、短颈、颈蹼及乳头间距增大。大约 40% 的特纳综合征患者合并 CHD，最常见的心脏畸形包括主动脉缩窄和二叶式主动脉瓣[15]，偶可见主动脉狭窄和左心发育不全综合征。心脏畸形是特纳综合征成人患者最主要的死亡原因，因此必须高度重视。特纳综合征伴心脏畸形的致病基因目前尚未明确。同源域转录因子 SHOX2（Xp22.33）可能是一部分特纳综合征表型的候选基因。SHOX2 基因的单倍剂量不足可导致身材矮小和骨骼发育异常。同时，SHOX2 基因在心脏发育过程中扮演重要角色，该基因敲除导致小鼠胚胎因窦房结分化障碍和起搏功能下降而死亡，该基因缺乏可导致窦房结区域 Nkx2.5、Cx40 和 Cx43 的异常表达[16]。SHOX2 基因是窦房结正常发育所必需的，具有防止窦房结细胞转变为工作心肌细胞的作用。

4.2 微缺失综合征

4.2.1 迪格奥尔格综合征(DGS)和腭 - 心 - 面综合征(VCFS)

这两个微缺失综合征均由染色体 22q11.2 缺失引起的,应用荧光原位杂交(FISH)技术能够检测该微缺失[17-19]。DGS 的主要临床特征包括胸腺发育不良、甲状旁腺功能减退及特殊的面部特征(如鼻及鼻梁基部宽大)。大约90%的DGS患者存在先天性心脏发育畸形[20],其中圆锥动脉干发育不良最为常见。其他常见畸形包括 TOF、主动脉弓中断、右心室双出口(DORV)及大动脉转位(TGA)。DGS 患者易并发低钙血症,因此对于即将行心脏手术的患者,必须尽早诊断是否合并 DGS,以防止手术过程中出现意外。VCFS 的临床表现与 DGS 不尽相同,主要包括学习障碍、腭裂、身材矮小和出生后生长发育迟缓。心脏畸形在 VCFS 患者中也很常见,包括圆锥动脉干畸形、VSD 或 TOF。位于染色体 22q11.2 微缺失区域的基因超过 35 个,研究表明转录因子 TBX1 为 DGS/VCFS 合并心脏畸形的主要致病基因[21-22]。TBX1 参与第二心脏发育区的形成和 OFT 区域心肌的发育。小鼠 Tbx1 基因的单倍剂量不足可导致第四主动脉弓的缺失或发育异常,Tbx1 基因的纯合子缺失可导致单主动脉弓和肺动脉内径偏小[23]。此外,Tbx1 基因敲除小鼠的心脏可出现永存动脉干畸形。TBX1 蛋白能激活成纤维细胞生长因子(FGF)8 和 FGF10 的表达,在新月形生心区分泌多种信号蛋白。另外,TBX1 可以调节 PITX2 的表达,而 PITX2 在心脏的左 - 右不对称发育中扮演重要角色[24]。

4.2.2 威廉姆斯综合征

威廉姆斯综合征(Williams syndrome)是由于染色体 7q11.23 缺失引起的微缺失综合征[25]。大约80%的威廉姆斯综合征患者存在 CHD,70% 的患者存在主动脉瓣上狭窄(supra-aortic valve stenosis)。患者临床表现为嘴唇突出、声音嘶哑,几乎所有患者均有不同程度的精神发育异常,表现为过度的外向,喜用华丽辞藻与人过度交流。威廉姆斯综合征的微缺失大部分缺失长度为 1.5Mb[26],ELN(elastin)基因微缺失可诊断威廉姆斯综合征。弹性蛋白(elastin)是弹力纤维的主要组成部分,为包括心脏、血管在内的组织器官提供结构支撑。弹性蛋白特异性表达于妊娠晚期和出生后早期。ELN 基因突变或缺失破坏了弹力纤维的正常结构,引起血管壁增厚和弹力降低,导致血管狭窄和对血流的顺应性降低[27]。LIMK1 是威廉姆斯综合征的另一致病微缺失基因[28],LIMK1 基因邻近 ELN,编码调节肌动蛋白微丝的丝氨酸蛋白激酶[29],是连接细胞外刺激与骨架结构改变的传导信号的关键成分,该基因的单倍剂量不足,可导致威廉姆斯综合征患者精神发育异常和内脏发育缺陷。

4.3 单基因遗传病

4.3.1 霍尔特 - 奥拉姆综合征

霍尔特 - 奥拉姆综合征(HOS)又称为心手综合征,是一类表现为 CHD 和肢体畸形的单基因综合征[30-32]。继发孔型 ASD、VSD 及传导异常是该类疾病最常见的心脏缺陷。许多患者存在心脏传导功能的异常,这也是他们容易发生猝死的原因。骨骼异常变异度很高,由轻度拇指发育不良至严重的肢体畸形(如海豹肢症)均可发生。经基因连锁分析,发现该病的致病基因为 T-box 转录因子 5(TBX5)[31-33]。TBX5 存在许多突变位点可导致基因单倍剂量不足,引起 HOS[34]。TBX5 互补 DNA(cDNA)的编码区域包含 9 个外显子,长度为 1.5kb,编码 518 个氨基酸。TBX5 由与 NKX2.5[35] 和 GATA4[36] 相互作用的 N- 端结构域、与 24- 核苷酸双链 DNA 回文结构相结合的 DNA 结合结构域(包含 180 个氨基酸残基)及 C- 端功能性结构域组成[33]。蛋白之间相互结合形成二聚体,并与 DNA 大沟和小沟相互作用[37]。

最初,人们发现该综合征存在基因型 - 表型的相关性[38],目前已报道的不同 TBX5 突变有 100 余个。无效等位基因导致心脏和肢体同时出现畸形。错义突变则产生更独特的表型:G80R 基因突变导致严重的心脏畸形但只有轻微骨骼异常,R237Q 和 R237Y 基因突变导致广泛的上肢畸形但心脏异常较为轻微。人类 TBX5 基因和非洲爪蟾 Xbra 基因同源性高达 74%,这一现象说明该 DNA 结合区域的三维结构在不同物种间是相似的。氨基酸残基 80 在 T-box 序列中高度保守,并与目标 DNA 的大沟相互作用;残基 237 位于 T-box 结构域,选择性与 DNA 小沟结合[38]。然而,一项大规模临床研究表明该疾病并不存在明显基因型 - 表型相关性[39],这也让遗传咨询变得十分困难。即使在相同 TBX5 位点突变的患者中,因其编码 GC-box、T-box 家族结合元件、NKX2.5 结合区域的某些位点出现错义突变,可能会干扰蛋白 -DNA 的相互作用,出现不同的表型[40]。

HOS 患者肢体和心脏畸形的发病类型和严重程度具有很大差异[31,38]。对一对同时存在 TBX5 突变和 HOS 的同卵双胞胎进行分析发现,两人均存在相似的但是不完全相同的复杂心脏缺陷,包括继发孔型 ASD、大型膜周部 VSD、多种肌肉畸形、肺动脉狭窄和中度三尖瓣反流。双胞胎之一存在 PDA 而另一个则不存在该种心脏畸形[34]。他们同时存在相同的前壁畸形 - 双侧桡骨发育不良、桡侧畸形手和腕骨骨化延迟。然而,这一对双胞胎的手部畸形是不相同的,双胞胎其中之一双手拇指残缺,而另一个则右手拇指的近端和远端指节残留且左手拇指远端指节发育不良。与其他患者相比，这一对双胞胎的临床表现非常相似，充分说明修饰基因在临床表型中发挥重要作用[34]。

所有的 HOS 患者均需接受遗传咨询。60%~70% 的先证者父母一方发病，其他 30%~40% 为新发突变。目前报道非 HOS 但存在心脏畸形的患者存在 9 个体细胞突变，这些突变均为错义突变[41]。建议对先证者的父母进行体格检查和上肢的 X 线检查，可以发现拇指和腕骨微小畸形；建议对先证者父母进行心电图和超声心动图检测，以发现其传导功能与结构有无异常。先证者同胞的发病风险取决于其父母的基因型。如果先证者父母一方发病，则其同胞有 50% 的概率携带致病基因。若父母没有临床症状，其同胞的发病风险相对较低。HOS 患者的子女有 50% 的机会携带致病基因。若患者存在心脏传导功能障碍，则疾病随时间推移可能逐渐恶化。对这一类患者，推荐定期行心电图检测，以及早发现问题。许多存在房室传导阻滞的患者最终需要植入心脏起搏器。存在房室传导阻滞的患者可应用抗心律失常药物，但不推荐预防性用药。

4.3.2 努南综合征

努南综合征（Noonan syndrome）也是常染色体显性遗传的单基因病。努南综合征的部分临床症状与特纳综合征相似，包括身材矮小、精神发育迟滞、低发际线、短颈、颈蹼。但两者的心脏畸形存在区别，大约 60% 的努南综合征患者合并先天性心脏畸形，最常见的为肺动脉瓣狭窄和肥厚型心肌病。RAS/ mitogen-activated protein-kinase（MAPK）信号通路中许多基因获得功能突变与努南综合征相关[42-43]。最常见的突变基因为 PTPN11，其编码蛋白激酶 SHP2[44]，参与许多疾病的发展。PTPN11 基因突变可引起 SHP2 活性升高，导致 RAS/MAPK 信号转导通路的过度激活，最终形成半月形心脏瓣膜[45]。此外，以下基因的激活突变也参与努南综合征发病，例如，编码 RAS 鸟氨酸交换因子的 SOS1[46]、GTPase KRAS[47] 及 RAS/MAPK 信号通路下游的效应分子 RAF1[48] 均能引起 RAS/MAPK 信号通路的调节异常，最终导致努南综合征。

4.3.3 Alagille 综合征

Alagille 综合征（Alagille syndrome）是累及多系统的单基因疾病，其临床表现包括蝶样锥体、慢性胆汁淤积和心脏畸形，90% 以上的患者存在心脏畸形。该疾病最常见的心脏异常为心脏流出道畸形，表现为外周肺动脉狭窄、TOF 及 VSD[49]。大多数病例存在编码与 Notch 家族受体结合的 JAG1 基因突变[50]。最近研究表明，NOTCH2 基因突变也可导致 Alagille 综合征[50]，这也进一步证明了 Notch 信号通路异常与该病相关[51]。Notch 基因编码一类高度保守的细胞表面受体，它们调节从海胆到人等多

种生物细胞的发育。Notch 信号影响细胞正常形态发生的多个过程，包括多能祖细胞的分化、细胞凋亡、细胞增殖及细胞边界的形成[52]。心脏发育过程中，Notch 信号通路参与心肌细胞分化、房室管边界细胞形成、瓣膜发育、心室小梁形成和 OFT 的重塑。Jag1/Notch2 双杂合子小鼠表现出与 Alagille 综合征患者高度相似的心脏畸形[53]，进一步提示这一配体 - 受体组合在 OFT 发育中的重要作用。

对以上 CHD 相关综合征的研究帮助我们更好地理解心脏发育过程相关的分子机制。然而，绝大多数的 CHD 为孤立性即非综合征型，对于这部分 CHD 遗传机制的理解大都来自对家系的连锁分析。临床上 80% 的 CHD 为散发性，对这部分 CHD 的遗传机制目前仍知之甚少。但流行病学研究发现，相对于人群发病率，散发性 CHD 患者的同胞和子代存在较高的 CHD 发病率（表 3-2-7）。例如，CHD 的群体患病率约为 1.0%。CHD 患儿的同胞患此病的可能性为 2%，有 2 个 CHD 同胞的小儿患病可能性增至 30%，单亲患病的儿童其危险性亦增加，并与患病单亲的性别有关。以上数据高度提示遗传因素仍然在散发性 CHD 中发挥重要作用。心脏特异转录因子基因（如 NKX2.5、GATA4 及 TBX5）[3] 通过相互作用和调控下游基因，在心脏发育过程中发挥关键作用，是最早发现与非综合征型 CHD 有关的基因。

表 3-2-7 先天性心脏病的总体发病率

分类	发病率 /%
人群发病率	1
患者同胞发病率	2
患者后代发病率	3
2 个同胞（或 1 个同胞 + 父母一方）发病率	30
2 个以上一代亲属发病率	50

5 先天性心脏病的环境因素

5.1 妊娠合并糖尿病

妊娠合并糖尿病包括糖尿病合并妊娠和妊娠糖尿病，是 CHD 的危险因素之一，其胎儿 CHD 的发生率为 3%~6%，是正常妊娠人群的 5 倍[54]。通常，糖尿病母亲胎儿的心血管畸形包括圆锥动脉干畸形和大血管错位。

5.2　药物作用

孕期服用药物会对胎儿产生不良影响,严重者可导致胎儿畸形甚至流产。外国研究人员对 CHD 患儿和正常儿童进行病例对照研究发现,妊娠早期总用药是 CHD 发病的危险因素(OR=1.13)[55]。研究还发现,泌尿道感染患者使用磺胺类药物后,CHD 风险是对照组的 7.5 倍,苯妥英钠使 CHD 风险提高 3.7 倍,抗癫痫药使 CHD 风险增加 1.6 倍,β 受体阻滞剂使 CHD 风险增加 1.85 倍[55]。维 A 酸通常被用来治疗痤疮等皮肤病。然而,研究表明维 A 酸是一类强的致畸物,孕妇应用该类药物可导致致死性的胎儿心脏畸形。维 A 酸能够抑制 *TBX1* 的表达[56]。因此,胎儿暴露后可导致 CHD,常见为圆锥动脉干畸形,与 DGS/VCFS 患者的心脏畸形高度相似[57]。此外,妊娠早期服用阿司匹林、四环素类药及避孕药等均会增加胎儿 CHD 发病风险。

6　先天性心脏病的遗传学新技术

CHD 主要受遗传因素和环境因素的相互作用,遗传因素是 CHD 发病的重要原因,其中 20%~30% 的 CHD 患儿同时合并其他系统畸形。常用的检测方法如核型分析对致病性染色体异常的检出率较低,且只能检测 5~10Mb 以上的染色体片段重复和缺失,无法检测低于 5Mb 的染色体畸变。越来越多的新技术可以帮助我们发现先天性心脏畸形相关的突变基因,而最近发展起来的染色体微阵列分析技术是一种高分辨率分子遗传学技术,能对整个基因组亚显微水平的染色体畸变进行检测,分为比较基因组杂交芯片(array CGH)和单核苷酸多态性微阵列芯片(SNP array)。

array CGH 作为强有力的工具,能检测到不平衡的染色体改变。它能够检测 DNA 序列的 CNV 并将其定位在染色体上[58]。其基本原理为:分别用不同的荧光标记体系标记来自待检组织和正常组织的全基因组 DNA(分别称为测试 DNA 和参照 DNA),各取等量标记产物制备成混合探针,与足够量的同一种属来源的 Cot-I DNA 先进行预杂交以封闭基因组上的重复序列,然后与正常中期分裂象进行染色体原位抑制杂交。随后,测试 DNA 探针和参照 DNA 探针竞争性地与染色体上的靶序列杂交,经计算机软件分析,将染色体上每一像素上测试 DNA/参照 DNA 荧光强度的比率进行换算,以研究测试 DNA 拷贝数的增多或缺失[59]。最新的 array CGH 技术能检测全基因组区域、特定的染色体和特定区域的 DNA 拷贝数变化。应用该技术,能精确地检测染色体异常、微缺失和微重复,并将其定位于基因组。例如:CHARGE 综合征临床表现为眼部畸形、CHD、后鼻孔闭锁、生长发育迟缓、精神发育迟滞、生殖系统发育不良、耳部异常及听力丧失。应用 array CGH 技术将一段 2.3Mb 的微缺失定位于染色体 8q12,随后发现该区域的 *CHD7* 基因为 CHARGE 综合征的致病基因[60]。

单核苷酸多态性(SNP)指由于单个核苷酸碱基的改变而导致的核酸序列的多态性,在不同个体的同一条染色体或同一位点的核苷酸序列中,绝大多数核苷酸序列一致而只有一个碱基不同的现象。例如,Jacobsen 综合征是一种罕见的由 11 号染色体远端缺失导致的以脑发育迟缓、智力障碍和多发畸形为主要表现的连续基因缺失综合征。Glessner 等[61]运用 SNP array 和全外显子组测序技术对 538 名 CHD 患者和健康对照进行比较,将一段缺失定位于 11q24.2-q25,随后发现该区域的 *ETS1* 基因为 Jacobsen 综合征的致病基因。

7　先天性心脏病的遗传咨询和产前诊断

近年来 CHD 已成为我国出生缺陷的首位病因,也是 5 岁以下儿童死亡的主要原因,给患儿家庭和社会带来了巨大的危害。因此,遗传咨询和产前诊断对理解 CHD 发生和预防遗传病再发非常重要。CHD 的遗传学咨询评价步骤见图 3-2-3。

CHD 的群体患病率约为 1.0%。CHD 患儿的同胞患病率为 1%~3%,有两个同胞患病则危险度增加至 5%~10%。单亲患病的儿童其发病危险性亦增加,并与父母的性别有关。若有两个以上一级亲属分别发病,则再发风险率提高至 50%(表 3-2-8)。

表 3-2-8　先天性心脏病再发风险率

患病亲属	后代再发风险率 /%
后代之一发病	1~3
父亲发病	1~5
母亲发病	2.5~18
2 个子女发病	5~10
2 个以上一代亲属发病	50
二代或三代亲属孤立性发病	同群体发病率

不同类型 CHD 的发病率和再发风险率见表 3-2-9。

对于 CHD 女性患者或亲属患有 CHD 的女性,建议孕期应接受正规产前检查和唐氏筛查,筛查高危者应行胎儿染色体分析,主要包括羊膜腔穿刺、绒毛膜穿刺及脐带血穿刺,以排除染色体异常。发现胎儿染色体核型异

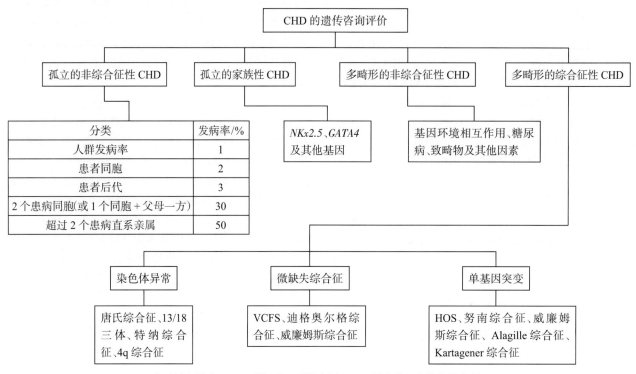

CHD. 先天性心脏病；VCFS. 腭 - 心 - 面综合征；HOS. 霍尔特 - 奥拉姆综合征。

图 3-2-3　先天性心脏病的遗传咨询评价步骤

表 3-2-9　先天性心脏病的遗传危险度

疾病名称	发病率（每 1 000 名存活新生儿）	再发风险率 /%	
		同胞	后代
VSD	2.5~5	2.1~4.2	4.0
ASD	1.0	2.9~3.7	2.5
PDA	0.5~1.2	1.0~3.5	1.7~4.3
法洛四联症	0.7	3.0	1.7~4.3
房室管畸形	0.7	2.6	
肺动脉瓣狭窄	0.8	1.5~2.7	3.6
主动脉瓣狭窄	0.5	2.2	3.9
主动脉缩窄	0.15	1.0~1.8	2.7
大血管错位	0.4	1.7	
肺动脉瓣闭锁	0.2	1.3	
永存动脉干	0.15	1.2	
三尖瓣闭锁	0.15	1.0	
Ebstein 畸形	0.12	1.0	
左心发育不全综合征	0.2	2.7	
心内膜弹力纤维增生症	0.17	3.8	

注：VSD 为室间隔缺损，ASD 为房间隔缺损，PDA 为动脉导管未闭。

常者，应高度怀疑存在胎儿心脏畸形。胎儿超声对胎儿 CHD 诊断的灵敏度和特异度均较高，是目前首选的诊断方法。美国超声心动图协会胎儿超声心动图指南指出，妊娠 18~22 周是胎儿超声心动图筛查的最佳时期。此外，妊娠 11~13 周测胎儿颈项透明层厚度，即使染色体核型正常，颈项透明层增厚胎儿心脏缺陷的概率也会明显增高，诊断的灵敏度 40%，特异度可达 99%。

此外，许多畸形常伴有心脏缺陷，因此，检测心脏以外的畸形是非常重要的。在自发性流产的胚胎或死胎中，超过 70% 的 CHD 患儿伴心脏外畸形，而多达 25% 生后存活的 CHD 患儿伴心脏外畸形。因此，对妊娠 16~20 周经超声诊断 CHD 的胎儿，推荐行羊膜腔穿刺检测。

综上所述，正常心脏发育依赖于胚胎发育早期的正常基因表达，在这一阶段任何基因缺陷都能导致 CHD 的发生。虽然大多数的胎儿心脏发育异常为胚胎致死性，但仍有 1% 的新生儿患有 CHD，为患儿家庭和社会增加了巨大负担。遗传因素在 CHD 发病中的作用逐渐受到重视，日新月异的新技术更进一步加深了对人类心脏发育的认识。

结 语

综上所述,遗传学研究和检测技术的迅速发展,为心血管疾病的临床诊断和治疗带来广阔的前景和挑战,遗传因素在心血管疾病发病中的作用被日趋重视。但是心血管疾病遗传、环境因素和个体差异均十分突出,需要更加精确、更加个体化的心血管评估和分子遗传学检测,以便更准确地为患者及其亲属提供遗传咨询,从而及早采取预防措施,实施精准治疗,造福于更多的心血管病患者。

（顾东风　鲁向锋　陈恕凤　杨学礼
王静　吕建利　范右飞　韩波　黄涛生）

参考文献

[1] SRIVASTAVA D.Genetic assembly of the heart：implications for congenital heart disease.Annu Rev Physiol,2001,63：451-469.

[2] BUCKINGHAM M,MEILHAC S,ZAFFRAN S.Building the mammalian heart from two sources of myocardial cells.Nat Rev Genet,2005,6(11):826-835.

[3] SRIVASTAVA D,OLSON E N.A genetic blueprint for cardiac development.Nature,2000,407(6801):221-226.

[4] CLARK K L,YUTZEY K E,BENSON D W.Transcription factors and congenital heart defects.Annu Rev Physiol,2006,68：97-121.

[5] RYAN A K,BLUMBERG B,RODRIGUEZ-ESTEBAN C,et al.Pitx2 determines left-right asymmetry of internal organs in vertebrates.Nature,1998,394(6693):545-551.

[6] SUPP D M,WITTE D P,POTTER S S,et al.Mutation of an axonemal dynein affects left-right asymmetry in inversus viscerum mice.Nature,1997,389(6654):963-966.

[7] FREEMAN S B,TAFT L F,DOOLEY K J,et al.Population-based study of congenital heart defects in Down syndrome.Am J Med Genet,1998,80(3):213-217.

[8] CLEVES M A,HOBBS C A,CLEVES P A,et al.Congenital defects among liveborn infants with Down syndrome.Birth Defects Res A Clin Mol Teratol,2007,79(9):657-663.

[9] HOOK E B,CROSS P K,SCHREINEMACHERS D M.Chromosomal abnormality rates at amniocentesis and in liveborn infants.JAMA,1983,249(15):2034-2038.

[10] BARLOW G M,CHEN X N,SHI Z Y,et al.Down syndrome congenital heart disease：a narrowed region and a candidate gene.Genet Med,2001,3(2):91-101.

[11] BAUMANN J.Down syndrome cell adhesion molecule—a common determinant of brain and heart wiring.Pediatr Res,2007,62(1):1.

[12] MATSUOKA R,MISUGI K,GOTO A,et al.Congenital heart anomalies in the trisomy 18 syndrome,with reference to congenital polyvalvular disease.Am J Med Genet,1983,14(4):657-668.

[13] PONT S J,ROBBINS J M,BIRD T M,et al.Congenital malformations among liveborn infants with trisomies 18 and 13.Am J Med Genet A,2006,140(16):1749-1756.

[14] BREWER C M,HOLLOWAY S H,STONE D H,et al.Survival in trisomy 13 and trisomy 18 cases ascertained from population based registers.J Med Genet,2002,39(9):e54.

[15] GRAVHOLT C H.Turner syndrome and the heart：cardiovascular complications and treatment strategies.Am J Cardiovasc Drugs,2002,2(6):401-413.

[16] BLASCHKE R J,HAHURIJ N D,KUIJPER S,et al.Targeted mutation reveals essential functions of the homeodomain transcription factor Shox2 in sinoatrial and pacemaking development.Circulation,2007,115(14):1830-1838.

[17] DE LA CHAPELLE A,HERVA R,KOIVISTO M,et al.A deletion in chromosome 22 can cause DiGeorge syndrome.Hum Genet,1981,57(3):253-256.

[18] SCAMBLER P J,KELLY D,LINDSAY E,et al.Velo-cardio-facial syndrome associated with chromosome 22 deletions encompassing the DiGeorge locus.Lancet,1992,339(8802):1138-1139.

[19] MORROW B,GOLDBERG R,CARLSON C,et al.Molecular definition of the 22q11 deletions in velo-cardio-facial syndrome.Am J Hum Genet,1995,56(6):1391-1403.

[20] MCDONALD-MCGINN D M,KIRSCHNER R,GOLDMUNTZ E,et al.The Philadelphia story：the 22q11.2 deletion：report on 250 patients.Genet Couns,1999,10(1):11-24.

[21] LINDSAY E A,VITELLI F,SU H,et al.Tbx1 haploinsufficieny in the DiGeorge syndrome region causes aortic arch defects in mice.Nature,2001,410(6824):97-101.

[22] MERSCHER S,FUNKE B,EPSTEIN J A,et al.TBX1 is responsible for cardiovascular defects in velo-cardio-facial/DiGeorge syndrome.Cell,2001,104(4):619-629.

[23] JEROME L A,PAPAIOANNOU V E.DiGeorge syndrome phenotype in mice mutant for the T-box gene,Tbx1.Nat Genet,2001,27(3):286-291.

[24] NOWOTSCHIN S,LIAO J,GAGE P J,et al.Tbx1 affects asymmetric cardiac morphogenesis by regulating Pitx2 in the secondary heart field.Development,2006,133(8):1565-1573.

[25] TASSABEHJI M.Williams-Beuren syndrome：a challenge for genotype-phenotype correlations.Hum Mol Genet,2003,12 Spec No 2：r229-237.

[26] PÉREZ JURADO L A,PEOPLES R,KAPLAN P,et al.Molecular definition of the chromosome 7 deletion in Williams syndrome and parent-of-origin effects on growth.Am J Hum Genet,1996,59(4):781-792.

[27] EWART A K,MORRIS C A,ATKINSON D,et al.Hemizygosity

at the elastin locus in a developmental disorder, Williams syndrome.Nat Genet,1993,5(1):11-16.

[28] TASSABEHJI M,METCALFE K,FERGUSSON W D,et al.LIM-kinase deleted in Williams syndrome.Nat Genet,1996,13(3):272-273.

[29] ARBER S,BARBAYANNIS F A,HANSER H,et al.Regulation of actin dynamics through phosphorylation of cofilin by LIM-kinase.Nature,1998,393(6687):805-809.

[30] HUANG T.Current advances in Holt-Oram syndrome.Curr Opin Pediatr,2002,14(6):691-695.

[31] BASSON C T,BACHINSKY D R,LIN R C,et al.Mutations in human TBX5[corrected]cause limb and cardiac malformation in Holt-Oram syndrome.Nat Genet,1997,15(1):30-35.

[32] LI Q Y,NEWBURY-ECOB R A,TERRETT J A,et al.Holt-Oram syndrome is caused by mutations in TBX5,a member of the Brachyury(T)gene family.Nat Genet,1997,15(1):21-29.

[33] ZARAGOZA M V,LEWIS L E,SUN G,et al.Identification of the TBX5 transactivating domain and the nuclear localization signal.Gene,2004,330:9-18.

[34] HUANG T,LOCK J E,MARSHALL A C,et al.Causes of clinical diversity in human TBX5 mutations.Cold Spring Harb Symp Quant Biol,2002,67:115-120.

[35] HIROI Y,KUDOH S,MONZEN K,et al.Tbx5 associates with Nkx2-5 and synergistically promotes cardiomyocyte differentiation.Nat Genet,2001,28(3):276-280.

[36] GARG V,KATHIRIYA I S,BARNES R,et al.GATA4 mutations cause human congenital heart defects and reveal an interaction with TBX5.Nature,2003,424(6947):443-447.

[37] GHOSH T K,PACKHAM E A,BONSER A J,et al.Characterization of the TBX5 binding site and analysis of mutations that cause Holt-Oram syndrome.Hum Mol Genet,2001,10(18):1983-1994.

[38] BASSON C T,HUANG T,LIN R C,et al.Different TBX5 interactions in heart and limb defined by Holt-Oram syndrome mutations.Proc Natl Acad Sci U S A,1999,96(6):2919-2924.

[39] BRASSINGTON A M,SUNG S S,TOYDEMIR R M,et al.Expressivity of Holt-Oram syndrome is not predicted by TBX5 genotype.Am J Hum Genet,2003,73(1):74-85.

[40] SUN G,LEWIS L E,HUANG X,et al.TBX5,a gene mutated in Holt-Oram syndrome,is regulated through a GC box and T-box binding elements(TBEs).J Cell Biochem,2004,92(1):189-199.

[41] REAMON-BUETTNER S M,BORLAK J.TBX5 mutations in non-Holt-Oram syndrome(HOS)malformed hearts.Hum Mutat,2004,24(1):104.

[42] GELB B D,TARTAGLIA M.Noonan syndrome and related disorders:dysregulated RAS-mitogen activated protein kinase signal transduction.Hum Mol Genet,2006,15(2):R220-226.

[43] RAZZAQUE M A,NISHIZAWA T,KOMOIKE Y,et al.Germline gain-of-function mutations in RAF1 cause Noonan syndrome.Nat Genet,2007,39(8):1013-1017.

[44] TARTAGLIA M,MEHLER E L,GOLDBERG R,et al.Mutations in PTPN11,encoding the protein tyrosine phosphatase SHP-2,cause Noonan syndrome.Nat Genet,2001,29(4):465-468.

[45] CHEN B,BRONSON R T,KLAMAN L D,et al.Mice mutant for Egfr and Shp2 have defective cardiac semilunar valvulogenesis.Nat Genet,2000,24(3):296-299.

[46] TARTAGLIA M,PENNACCHIO L A,ZHAO C,et al.Gain-of-function SOS1 mutations cause a distinctive form of Noonan syndrome.Nat Genet,2007,39(1):75-79.

[47] SCHUBBERT S,ZENKER M,ROWE S L,et al.Germline KRAS mutations cause Noonan syndrome.Nat Genet,2006,38(3):331-336.

[48] PANDIT B,SARKOZY A,PENNACCHIO L A,et al.Gain-of-function RAF1 mutations cause Noonan and LEOPARD syndromes with hypertrophic cardiomyopathy.Nat Genet,2007,39(8):1007-1012.

[49] KAMATH B M,SPINNER N B,EMERICK K M,et al.Vascular anomalies in Alagille syndrome:a significant cause of morbidity and mortality.Circulation,2004,109(11):1354-1358.

[50] LI L,KRANTZ I D,DENG Y,et al.Alagille syndrome is caused by mutations in human Jagged1,which encodes a ligand for Notch1.Nat Genet,1997,16(3):243-251.

[51] MCDANIELL R,WARTHEN D M,SANCHEZ-LARA P A,et al.NOTCH2 mutations cause Alagille syndrome,a heterogeneous disorder of the notch signaling pathway.Am J Hum Genet,2006,79(1):169-173.

[52] HIGH F A,EPSTEIN J A.The multifaceted role of Notch in cardiac development and disease.Nat Rev Genet,2008,9(1):49-61.

[53] MCCRIGHT B,LOZIER J,GRIDLEY T.A mouse model of Alagille syndrome:Notch2 as a genetic modifier of Jag1 haploinsufficiency.Development,2002,129(4):1075-1082.

[54] WREN C,BIRRELL G,HAWTHORNE G.Cardiovascular malformations in infants of diabetic mothers.Heart,2003,89(10):1217-1220.

[55] KÄLLÉN B A,OTTERBLAD OLAUSSON P.Maternal drug use in early pregnancy and infant cardiovascular defect.Reprod Toxicol,2003,17(3):255-261.

[56] ROBERTS C,IVINS S M,JAMES C T,et al.Retinoic acid down-regulates Tbx1 expression in vivo and in vitro.Dev Dyn,2005,232(4):928-938.

[57] CIPOLLONE D,AMATI F,CARSETTI R,et al.A multiple retinoic acid antagonist induces conotruncal anomalies,including transposition of the great arteries,in mice.Cardiovasc Pathol,2006,15(4):194-202.

[58] PINKEL D,SEGRAVES R,SUDAR D,et al.High resolution analysis of DNA copy number variation using comparative genomic hybridization to microarrays.Nat Genet,1998,20(2):207-211.

[59] SNIJDERS A M,NOWAK N,SEGRAVES R,et al.Assembly of

microarrays for genome-wide measurement of DNA copy number. Nat Genet, 2001, 29 (3): 263-264.

[60] VISSERS L E, VAN RAVENSWAAIJ C M, ADMIRAAL R, et al. Mutations in a new member of the chromodomain gene family cause CHARGE syndrome. Nat Genet, 2004, 36 (9): 955-957.

[61] GLESSNER J T, BICK A G, ITO K, et al. Increased frequency of de novo copy number variants in congenital heart disease by integrative analysis of single nucleotide polymorphism array and exome sequence data. Circ Res, 2014, 115 (10): 884-896.

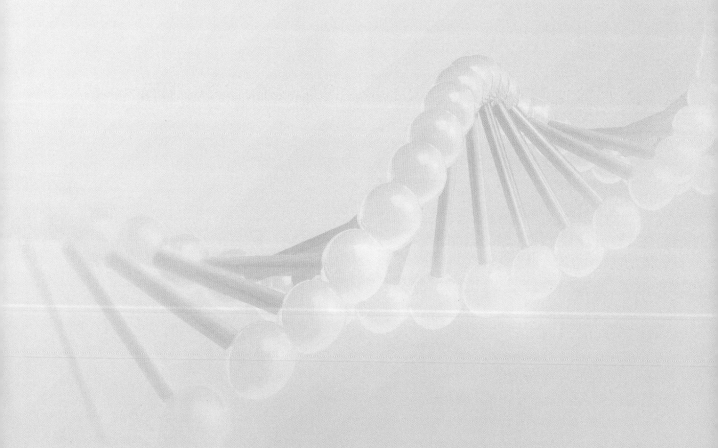

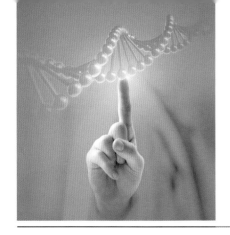

第 **3** 章

精神疾病与遗传咨询

缩写	英文全称	中文全称
5-HT	5-hydroxytryptamine	5- 羟色胺
5-HTT	5-hydroxytryptamine transporter	五羟色胺转运体
ADHD	attention deficit/ hyperkinetic disorder	注意缺陷多动障碍
BDNF	brain derived neurophic factor	脑源性神经营养因子
BPD	bipolar disorder	双相情感障碍
CMA	chromosomal microarray analysis	染色体微阵列分析
CNV	copy number variant	拷贝数变异
COMT	catechol-O-methyl transferase	儿茶酚氧位甲基转移酶
DGS	DiGeorge syndrome	迪格奥尔格综合征
FDA	Food and Drug Administration	美国食品药品管理局
GABA	γ -aminobutyric acid	γ- 氨基丁酸
GTR	genetic testing registry	基因检测注册表
GWAS	genome-wide association study	全基因组关联分析
MECP2	methyl-CpG-binding protein-2	甲基化 CpG 结合蛋白 2
NCBI	National Center for Biotechnology Information	美国国立生物技术信息中心
NGS	next generation sequencing	新一代测序
PDD-NOS	pervasive developmental disorder-not otherwise specified	待分类的广泛发育障碍
SCZ	schizophrenia	精神分裂症
SNP	single nucleotide polymorphism	单核苷酸多态性
SSRIs	selective serotonin reuptake inhibitors	选择性 5- 羟色胺再摄取抑制剂
TPH2	tryptophan hydroxylase2	色氨酸羟化酶 2
VCFS	velo-cardio-facial syndrome	腭 - 心 - 面综合征
WES	whole exome sequencing	全外显子组测序

引言

精神疾病(又称心理疾病)是一系列以行为、心理活动上的紊乱为主要表现的神经系统疾病,包括精神分裂症、重性抑郁症、双相情感障碍、孤独症等。精神疾病的发病是患者自身的遗传、心理等内在因素,与家庭、社会环境等外在因素共同作用的结果。

根据世界卫生组织统计,目前全世界精神疾病的患者已超过 15 亿。而中国作为精神疾病发病最严重的国家之一,各种精神障碍的患病率高达 17.5%,其中重性精神病的患病率约为 1%,且随着社会经济的发展和生活压力的不断增大,这个数字还在逐年提高。精神疾病不仅给个人的生存和健康造成了诸多不便,也给患者的家庭带来了极大的心理和经济负担,并成为影响社会稳定的因素之一[1-2]。

第 1 节 | 精神分裂症

1　疾病概述

精神分裂症(SCZ)是以基本个性改变,思维、情感以及行为的分裂,精神活动与环境的不协调为主要特征的一类精神疾病。本病多在青壮年起病,病程迁延,进展缓慢,有衰退的可能,一般无意识障碍和智力障碍。1911 年,瑞士精神病学家 E. Bleuler 认为该病的主要特征是在思维、感受、意志以及人格的主观感觉上表现出不一致和不完整,从而提出了精神分裂症(schizophrenia)这个新名称,一直沿用至今。

精神分裂症是最具代表性的常见重性精神神经疾病之一,在全世界范围的发病率约为 1%,我国现有患者 700多万例。精神分裂症具有致残率高、社会破坏性大、终身患病、预后不佳的特点,严重影响我国的社会稳定、经济发展和人口健康。长期以来,精神分裂症在临床诊疗上存在很多问题,如诊断量表评估的客观性差异、病症多样化、复发率高、治疗效果差等。因此精神分裂症的基础研究和遗传咨询对我国人口健康具有重大的科学价值和社会经济意义。

精神分裂症的遗传学基础极为复杂,存在较强的遗传异质性。与其他常见疾病类似,精神分裂症的发生是遗传因素与环境因素共同作用的结果,涉及多个易感基因的共同作用,而表观遗传学机制和环境因素等都发挥了不同的作用。家系、双生子和寄养子的研究都表明遗传因素在精神疾病的发生中具有重要作用,其遗传度为60%~85%[3]。而且,科学家们也发现了许多与该病关联的易感性疾病风险基因。流行病学、发育遗传学和神经影像学等研究提出了精神分裂症的神经发育模型:精神疾病的症状是发病多年历程的最终结果;而精神分裂症的神经递质紊乱模型主要包括多巴胺和谷氨酸相关的信号通路紊乱等[4]。

2　主要临床症状

精神分裂症的常见症状分为阳性和阴性:阳性症状是正常人不会遇到,但存在于精神分裂症患者中的症状,包括妄想(通常是不合理的,如被迫害)和幻觉(主要形式为幻听);阴性症状指正常情绪反应或思维过程中存有的一些缺陷,如思维和言语混乱、情绪表达障碍、认知功能障碍、社会活动参与度降低,以及失去动力等。通常药物治疗对阳性症状比较有效,但对阴性症状则效果较差。精神分裂症患者通常还伴随有其他精神问题,如焦虑症、重性抑郁或药物滥用[5]。

精神分裂症一旦发病往往会伴随患者一生。通常疾病是突发性的、不定期的,其症状通常最早出现在青少年的晚期和成年的早期,并在发病间歇期表现出令人较为满意的恢复状态。但是疾病往往会以隐匿的形式发生,在发病后只有部分恢复或者恢复很差。大多数患者在疾病发生的前几年会有显著的社会心理功能退化;在最初退化的几年之后,疾病的发展进入平台期。曾有研究提示,患者状况在 50 岁之后会得到改善。这些数据与欧洲国家和美国的一些研究结果一致,即精神分裂症患者晚年有较好的结果,但是也有一些与此不一致的报道。

精神分裂症的发病高峰为青春期晚期至成年早期(20~25 岁),男性一般早于女性,且男性的发病率比女性高1.5 倍。在所有患者中,约 40% 的男性和 23% 的女性在19 岁之前就表现出了该病的症状。以往报道认为精神分裂症在世界范围内的患病率均为 1% 左右,但考虑到环境因素的作用,不同国家或地区的患病率则不尽相同。根据美国精神卫生研究院对五个城市的流行病学报道,精神分裂症的 1 年现患率为 1%,终身患病率为 1%~1.9%;而用同样的方法对香港地区的社区进行调查,终身患病率则为 0.12%~0.13%。根据 1982 年国内六大行政区 12 个单位的流行病学协作调查,我国精神分裂症终身患病率为 5.69‰,时点患病率则为 4.75‰[6]。

3　诊断与鉴别诊断

精神分裂症的诊断几乎全部依赖于医生的主观判断,很难找到一种能够客观评价疾病的器质性指标。辅助性神经生化学、神经电生理学、功能影像学等检查手段,主要用于鉴别诊断,以排除其他疾病引起的类似于精神分裂症的症状。

目前常用的精神疾病诊断标准有下列几种:世界卫生组织的《疾病和有关健康问题的国际统计分类》1992 年第 10 次修订版(简称"ICD-10")诊断标准,美国精神病学会《精神疾病诊断与统计手册》1994 年第 4 版(简称"DSM-Ⅳ")诊断标准,以及中华医学会精神科分会 2001 年出版的《中国精神障碍分类与诊断标准》(第 3 版)(简称"CCMD-3")。

阅读材料

【《中国精神障碍分类与诊断标准》(第 3 版)(简称"CCMD-3")】

精神分裂症是一组病因未明的精神病,多起病于青壮年,常缓慢起病,具有思维、情感、行为等多方面障碍,及精神活动不协调。患者通常意识清晰,智力尚好,有的患者在疾病过程中可出现认知功能损害。自然病程多迁延,呈反复加重或恶化,但部分患者可保持痊愈或基本痊愈状态。

【症状标准】至少有下列 2 项,并非继发于意识障碍、智力障碍、情感高涨或低落,单纯型分裂症另有规定。

(1) 反复出现的言语性幻听。

(2) 明显的思维松弛、思维破裂、言语不连贯,或思维贫乏、思维内容贫乏。

(3) 思想被插入、被撤走、被播散、思维中断,或强制性思维。

(4) 被动、被控制,或被洞悉体验。

(5) 原发性妄想(包括妄想知觉、妄想心境)或其他荒谬的妄想。

(6) 思维逻辑倒错、病理性象征性思维,或语词新作。

(7) 情感倒错或明显的情感淡漠。

(8) 紧张综合征、怪异行为或愚蠢行为。

(9) 明显的意志减退或缺乏。

【严重标准】自知力障碍,并有社会功能严重受损或无法进行有效交谈。

【病程标准】

(1) 符合症状标准和严重标准至少已持续 1 个月,单纯型另有规定。

(2) 若同时符合分裂症和情感性精神障碍的症状标准,当情感症状减轻到不能满足情感性精神障碍症状标准时,分裂症状需继续满足分裂症的症状标准至少 2 周以上,方可诊断为分裂症。

【鉴别诊断】器质性疾病所致精神障碍、药物或精神活性物质所致精神障碍、心境障碍、偏执性精神障碍、强迫性神经症等。

【特殊疾病】22q11.2 区域微缺失可导致不同表型,如迪格奥尔格综合征(DGS)和腭 - 心 - 面综合征(VCFS),二者症状有重叠,且临床表现有差异。其中腭 - 心 - 面综合征则主要表现为腭裂、面容畸形、心脏畸形,伴有学习障碍、认知异常等。精神分裂危险增高是腭 - 心 - 面综合征患者的常见伴随症状,其中 20%~30% 可能发展为精神分裂症。

4　精神分裂症遗传机制和遗传咨询

精神分裂症的发病是遗传因素和环境因素共同作用的结果。遗传因子是发病的主要原因,但二者的影响又难以完全分离。家系和双生子的研究分析证明,当同卵双胞胎中其中一方是精神分裂症患者,另一方也受到该病影响的概率超过 40%;当双亲中一位患有精神分裂症,其子女的患病风险约为 13%;而当双亲都患有精神分裂症时,子女的患病风险将达到 50%[7]。

对精神分裂症患者脑部结构和功能影像学的研究目前主要集中在中脑腹侧被盖部、边缘系统、前额叶皮质三个部位,涉及的神经回路中有多巴胺、γ- 氨基丁酸(GABA)、5- 羟色胺(5-HT)及谷氨酸类神经递质。精神分裂症发病机制的假说大多是基于这些神经回路,包括多巴胺假说、γ- 氨基丁酸假说、5- 羟色胺假说和谷氨酸假说,此外还有神经发育假说和免疫学假说,其中多巴胺假说最为经典。γ- 氨基丁酸通过抑制多巴胺的释放而调节其功能,因此当其发生功能缺陷时,会引起回路中多巴胺浓度增高,从而诱发精神分裂症,这是 γ- 氨基丁酸假说的理论基础。5- 羟色胺假说认为 5- 羟色胺受体可以诱发精神分裂症。5- 羟色胺受体抑制剂氯氮平作为非典型性精神病药物,既可以缓解精神分裂症的阴性症状,又可以抑制多巴胺 D_2 受体,治疗精神分裂症的阳性症状。总之,每一种假说都有一定的证据来支持,但又都存在其局限性,不能对精神病的发病进行全面的解释,因此,关于精神分裂症的致病机制目前仍尚无定论。精神分裂症的致病机制研究关乎对患者的治疗和用药指导,因此刻不容缓。

4.1 精神分裂症的易感基因鉴定

4.1.1 精神分裂症的连锁分析和关联分析

近二十年来精神分裂症遗传学研究取得了显著的进展。连锁分析报道了几十个候选区域,包括:22q12.3、22q11.2、22q11-q13、1q42.1、18p、15q15、14q32.3、13q34、13q32、12q24、11q14-q21、1q21-q22、10q22.3、8p21、6q13-q26、6p22.3、6p23、5q11.2-q13.3、3p25 等。其中,6p22-p24、1q21-q22 以及 13q32-q34 是获得最多证据被认为是最有希望找到该疾病遗传因子的区域。自 2002 年以来,若干个重要的候选基因与精神分裂症的关联被陆续发现。更重要的是,这些结果在世界上不同人群的研究中成功地得到了重现,如 Dysbindin(*DTNBP1*)、Neuregulin-1(*NRG1*)、Disrupted in Schizophrenia 1(*DISC1*)等基因。全基因组关联分析目前已发现了多个精神分裂症的易感基因,如主要组织相容性复合体(major histocompatibility complex,MHC)区域、*CACNA1C* 等,单个基因突变对疾病的发生有一定贡献,而个体患病是多基因共同作用的结果[8-9]。

4.1.2 精神分裂症全基因组关联分析

2008 年,英国卡迪夫大学的 O'Donovan 等报道了关于精神分裂症的一项研究成果:他们在 479 个精神分裂症病例和 2 900 多例正常对照样本中开展了全基因组关联分析,并在 16 000 例额外样本中进行验证,发现了 3 个与该病显著关联的位点,荟萃分析证实了其中 *ZNF804A* 基因的显著性[9]。国际精神分裂症联盟报道了在 3 300 例欧洲精神分裂症样本和 3 500 例对照样本中进行的全基因组关联分析(GWAS),发现主要组织相容性复合体区域(MHC region)是精神分裂症的一个易感区域,并且一个含有上千等位基因的多基因组分是精神分裂症和双相情感障碍共同的风险区域[10]。2014 年,精神病基因组学联盟(PGC)发表最新研究,采用 36 989 例精神分裂症病例和 113 075 例对照样本,总共发现了 108 个在统计学上有显著性的位点,其中 83 个以往从未报道过[11]。其中,*DRD2* 等多个谷氨酸能神经传递通路中基因的关联再一次强调了精神分裂症治疗相关的分子。这是到目前为止关于精神分裂症规模最大的 GWAS。2017 年 10 月上海交通大学 Bio-X 研究院研究团队基于 36 180 份受试者样本,完成了中国汉族人群全基因组关联分析及验证,同时结合精神病基因组学联盟的欧洲样本数据,开展了大样本跨种族分析以及精细定位研究,确定了 113 个全局阳性基因或基因组区域,其中 30 个为首次发现(其中 7 个为中国人群特有[12])。

从 2006 年至今,精神疾病的全基因组关联分析已在欧、亚等多个人种超过 10 万例样本中进行,被研究的疾病包括精神分裂症、双相情感障碍、孤独症、重性抑郁等,单个研究的样本量也从最初的几百例增加到了如今的上万例。表 3-3-1 所示包括精神分裂症在内的部分疾病易感基因和位点。

表 3-3-1　常见精神疾病全基因组关联分析研究报道的易感基因和位点

疾病	研究(作者,年份)	样本量(病例/对照)	基因/区域	阳性关联位点
精神分裂症	O'Donovan 等,2008	479/2 937	*ZNF804*	rs1344706
	Stefansson 等,2009	2 663/13 498	*HISTIH2BJ*	rs6913660
			PRSS16	rs6932590
			PGDB1	rs13211570
			NOTHCH4	rs3131296
			NRGN	rs12807890
			TCF4	rs9960767
	Alkelai 等,2010	107 个家系	*DOCK4*	rs2074127
			CEACAM21	rs4803480
				rs
	精神病基因组学联盟(PGC),2014	36 989/113 075		108 个阳性位点
	Sekar 等,2016	28 799/35 986	*C4*	rs13194504
				rs210133
	师咏勇等,2017	36 180		113 个阳性位点
双相情感障碍	Ferreira 等,2008	4 387/6 209	*ANK3*	rs10994336
重性抑郁症	Sullivan 等,2009	1 738/1 802	*PCLO*	11 个阳性位点

4.1.3　精神分裂症的重要罕见变异

有研究报道某些罕见变异（如 *NRXN1* 基因的缺失）也是精神分裂症等心理疾病发病的风险因素[13]。2014年，*Nature* 发表了一篇关于精神分裂症的大规模外显子测序研究[14]，通过在 2 536 例精神分裂症样本和 2 543 例健康对照中进行全外显子组测序（WES），发现是由多个罕见且具破坏性的突变组成的多基因组分导致了疾病的发生，其中包括之前 GWAS 发现的电压门控基因和拷贝数变异 (CNV) 研究发现的 *ARC* 基因形成的复合物，脆性 X 精神阻滞蛋白的大量靶标同样出现在病例样本突变中。

4.1.4　精神分裂症的微缺失和拷贝数变异

二十年前对 22q11.2 微缺失与精神分裂症的关联研究的跟踪调查证实，那些早先发现有 22q11.2 微缺失的个体中，三分之一在成年后都被诊断患有精神分裂症或情感性分裂疾病。22q11.2 是目前唯一证实的可以引起散发性精神分裂症的遗传性结构变异，在散发群体中所占比例达 1%~2%[15]。与此同时，研究发现在散发性精神病病例中，新生拷贝数变异的发生频率（10%）是普通人的 8 倍（1.3%），相比之下，遗传性拷贝数变异的频率（30%）仅为普通人的 1.5 倍（20%）。受新生拷贝数变异影响的这些基因在神经发育和 RNA 加工相关的通路中得到了富集。相反，在家族性精神分裂症样品中，遗传性拷贝数变异的频率是散发性样本或正常人的 2 倍，而新生拷贝数变异则没有富集，说明在家族性精神病中遗传性拷贝数变异起到了更关键性的作用。

目前，已经发现的风险性较高的复发拷贝数变异区域除了 22q11.2 外还包括 2p16.3、1q21.1、15q13.1-q13.3、16p11.2 等，他们的风险值和其中与神经精神过程相关的候选基因如表 3-3-2 所示。

表 3-3-2　精神病相关的拷贝数变异区域和基因

基因座	相关基因	比值比（95% 置信区间）
2p16.3	*NRXN1*	4.78（2.44~9.37）
15q13.1-q13.3	*CHRNA7*、*APBA2*、*NDNL2*、*TJP1*	11.4（4.8~27）
16p11.2	*MAPK3*、*DOC2A*、*SEZ6L2*	8.4（2.8~25.4）
16p12.1-p12.2	*EEF2K*、*CDR2*	
16p12.4-p13.1	*NDE1*、*NXPH2*、*NTAN1*	2.98（不显著）
1q21.1	*GJP8*	9.1（4.2~19.4）
15q11.2	*CYF1P1*	2.8（2.0~3.9）
22q11.2	*DGCR8*、*ZDHHC8*、*PRODH*、*COMT*、*TBX1*	0.17（0.05~0.56）

此外，在缺失的区域发现的功能性候选基因包括儿茶酚氧位甲基转移酶基因（*COMT*），脯氨酸脱氢酶基因（*PRODH*），微 RNA 加工基因 *DGCR8*，根据大脑表达推定的棕榈酰转移酶基因（*ZDHHC8*），和鸟嘌呤核苷酸结合蛋白 β 亚基类似多肽基因 *GNB1L*。

4.2　精神分裂症易感基因检测和遗传咨询

4.2.1　精神分裂症易感基因检测

迄今，在美国国立生物技术信息中心（NCBI）网站上基因检测注册表（GTR）登记的精神分裂症相关各类检测涵盖了来自 23 个独立实验室的 87 种产品，共涉及 56 个基因 / 染色体区段的异常，如序列改变（变异和 / 或突变）、染色体微缺失等，具体信息参见网站链接（https://www.ncbi.nlm.nih.gov/gtr/all/tests/?term=schizophrenia），其中与精神分裂症直接相关的检测有 41 项（包括两种抗精神分裂症药物基因检测），大部分为本章所述，包括精神分裂症的易感基因常见变异、罕见突变检测以及染色体微缺失 / 重复检测。检测方法包括荧光原位杂交、缺失 / 重复分析、新一代测序（NGS）技术和目标变异分析等。

值得一提的是两种抗精神病药物基因检测：

氯氮平（clozapine）是治疗精神分裂症最有效的抗精神病药之一，对治疗难治性精神分裂症亦有效，可降低有复发风险患者的自杀行为。氯氮平导致锥体外系副作用可能性较小，严重不良反应是导致粒细胞减少，因此氯氮平治疗需要监测白细胞和中性粒细胞的绝对计数。氯氮平主要依靠 CYP1A2 代谢，其他代谢酶包括 CYP2D6 和 CYP3A4，约 7% 的白色人种个体存在 CYP2D6 酶活性降低。美国食品药品管理局（FDA）批准药品标签：CYP2D6 酶活性较低或服用 CYP2D6 酶抑制剂的个体需减少氯氮平的使用剂量。

甲硫达嗪（别名：甲硫哌啶 / 硫利达嗪），英文名 thioridazine，主要由 CYP2D6 酶代谢，该酶低活性可导致该药物标准剂量出现较高的血药浓度，可增加心律失常的风险。FDA 批准药品标签：CYP2D6 酶活性较低或服用 CYP2D6 酶抑制剂的个体禁用硫利达嗪。

4.2.2　精神分裂症的遗传咨询

精神分裂症的遗传咨询可以为精神分裂症患者及其家属提供一定的预防性建议和措施，保护有精神分裂症发病风险的儿童的健康，减轻社会心理压力，或者避免其他环境危险因素；提醒父母注意一些精神分裂症的早期预警信号，并对其进行早期诊断和治疗。对于有精神分裂症家族史的遗传咨询对象，可以帮助他们更好地了解这一疾病，防止歧视、被歧视等心理问题或者其他对家庭的潜在影响。最后，遗传咨询可以改善某些患者的治疗依从性，使其能够深入理解精神分裂症的发病、治疗及对后代的影响。精神分裂症的遗传咨询通常由专业遗传咨询师提供或者由精神科医生兼任。

4.2.3 精神分裂症遗传咨询的步骤

（1）信息收集：包括明确咨询对象的疾病诊断、家族史和既往史、用药信息，收集必要的病历资料、辅助检测结果等。遗传咨询师必须采集尽可能完整的家族史并绘制疾病系谱图，一般来说，家族史回顾需试图追溯三代或四代。最重要的是，遗传咨询师必须澄清或排除所有家庭成员精神分裂症的实际诊断可能性，避免混淆。

（2）风险评估：计算精神分裂症家系中特定亲属（包括家系中患者出生/未出生的子女、现有其他家庭成员等）的再发风险是一个非常复杂的过程。因此，遗传咨询师必须使用经验数据（特定家系中精神分裂症患者和精神分裂症患者亲属数量等信息），采用贝叶斯推理分析（Bayesian inference analyses）计算罹患精神分裂症的风险。此外，精神分裂症症状出现较早且更严重的家系可能携带更多的精神分裂症致病基因，因此这类家系中亲属的再发风险相对较高。不同家系的精神分裂症再发风险会因其他因素不同而改变，表 3-3-3 所示为大样本流行病调查得到的精神分裂症患者不同级别亲属的发病风险。

表 3-3-3　精神分裂症患者不同级别亲属的发病风险

与精神分裂症患者的亲属关系	发病风险 /%
一般人群	1
一级堂/表兄弟姐妹	2
叔姑姨舅	2
侄子(女)/外甥(女)	4
孙子(女)/外孙(女)	5
父母	6
同胞	9
子女	13
异卵双生子	17
同卵双生子	48

遗传咨询师也要注意收集其他精神疾病的诊断信息（如一过性精神障碍、抑郁症、双相情感障碍，或者对上一代个体疾病诊断的不规范性症状描述等），应尽可能挖掘出家庭成员精神健康背景的所有信息，因为提供信息越完整，对疾病再发风险的估计就越准确。

（3）给精神分裂症患者或家属的对策和建议：遗传咨询师的主要职责是提供支持，并确保咨询对象能够作出任何必要的决定。根据抗精神病药物基因组学研究结果，通过对患者的 DNA 进行检测，筛选出一种对患者益处最大且危害最小的药物，能更好地缓解症状，而不引起严重的副作用。FDA 批准的第一个药物代谢酶基因检测（*CYP2D6*，涉及药物快/慢代谢型）可帮助医生选择合适剂量的抗精神病药物处方。

遗传咨询有益于咨询对象深刻理解精神分裂症的原因，并纠正许多可能错误的观念。遗传咨询不是万能的，大多是履行"总是去安慰"这一职责。但是，若能够真正解析精神分裂症发病的全部分子机制，就有可能在出生前或个体出现症状前对这些基因进行检测，甚至是基因治疗，能够精准地预测个体发展为精神分裂症的可能性，防止精神分裂症的发生，大大减少或潜在地消除罹患精神分裂症的风险。精神分裂症遗传学研究进展给我们带来无限的希望。

第 2 节 | 重性抑郁症

1　疾病概述

抑郁症也是一种常见精神疾病，主要临床表现为持久性的情绪低落，常伴有焦虑症状和躯体化症状。流行病学调查结果显示，2010 年全球抑郁症发病率为 4.3%，是导致人类健康状况不良的主要疾病。世界卫生组织将其列为在世界范围内造成人类疾病负担的第四大原因，并预测到 2030 年抑郁症将跃居成为仅次于艾滋病、排名第二的疾病负担。

重性抑郁症在临床上又被称为重性抑郁障碍，是抑郁症的一个主要临床分型，在诊断为抑郁症的患者中，大约 30% 应诊断为重性抑郁症。重性抑郁症主要表现为患者长期处在抑郁的情感状态，同时自尊心降低，对以往喜爱的事物失去了兴趣。其他典型的症状还包括：回避社交活动、食欲降低、性欲减退、失眠、难以集中注意力、记忆力减退等，严重的还会有自杀倾向[1,16]。

据流行病学调查，青春期青少年的重性抑郁症发病率相对升高，在 15~18 岁达到成人的发病率；在 30~40 岁之间最易产生首次重性抑郁发作，老年患者往往会伴有认知障碍或其他生理疾病（如卒中、帕金森病、心血管疾病），而儿童患者则一般表现为急躁易怒、成绩下降、没有安全感。该病对患者的日常生活、工作、家庭、人际关系，乃至其他身体功能都会产生严重的负面影响[1]。

重性抑郁症在全世界不同地区的患病率不尽相同，

日本为 3%，而美国为 17%，大部分人一生患上抑郁症的概率在 8%~12% 之间。与精神分裂症不同的是，重性抑郁症在女性中的患病率高于男性，约为男性的 2 倍。例如：在北美男性一年发病一次的概率为 3%~5%，而女性则为 8%~10%。同卵双生子和异卵双生子的一致率比较研究显示该病的遗传率在 40% 左右。重性抑郁症的诊断主要依据 2000 年修订的《精神疾病诊断与统计手册》（DSM-Ⅳ-TR），由专业的精神科医生根据评定量表来进行，目前尚没有明确的生化指标可以用于抑郁症的诊断[17-19]。

2 主要临床症状

抑郁症在临床上是以心境低落、思维迟缓、认知功能损害、意志活动减退和躯体症状为主，具有高发病、高复发、高致残的特点。

（1）轻度抑郁的临床表现

①"内苦外乐"：患者的言谈、行为和仪表无异常，甚至给人以愉快乐观的假象。深入检查可发现其内心痛苦悲观、自卑消极，无法自行排除精力、体力、脑力的下降和严重顽固的失眠等征象。②社会功能下降：无法完成日常的学习任务，不能胜任原本非常熟练的工作。③睡眠障碍：大多患者出现失眠、易醒和早醒现象；个别则嗜睡不起，睡眠质量不高。④意识清晰：患者能意识到自己有病，求医愿望强烈。⑤心境低落：患者心情郁闷，兴趣和愉快感丧失。若无原因地持续 2 周以上，甚至数月不见好转，常视为轻度抑郁症最典型的症状。

（2）中度抑郁的临床表现

①病理性忧郁情绪：持续性情绪低下，心境恶劣，缺乏兴趣，活力、精力减退。典型患者呈现特殊的"Ω 面容"，即"哭丧面容"。②精神运动性阻滞：懒散无力，行动迟缓，很少有自发行动。严重时患者长时间端坐，纹丝不动，缄默不语，有如泥塑木雕，称之为"抑郁性木僵"。③忧郁性认知：具体称为"抑郁症认知三联症"。第一组症状是对当前情况，患者认为事事不顺，挫折不断，对任何事情只看到阴暗面，对生活毫无信心，自我评价过低；第二组症状是考虑到将来而产生无望感，患者对未来不抱任何希望和期待，想到的全是最坏的前景；第三组症状是反省过去，患者认为自己一无是处，简直是十足的废物，自卑自贬。④脑功能迟滞：思维迟钝，注意力涣散，记忆力下降。患者自感"整个头脑像被浆糊粘住似的"不清醒。⑤焦虑：患者激惹性低，往往为小事紧张、激动、难以自控。⑥强迫：抑郁症常伴有强迫症状。⑦顽固性睡眠障碍：主要表现为失眠、入睡困难和早醒。⑧躯体症状：呈现全身多种器官组织并非特异性难以定位的躯体不适，如头痛、脚部缩窄感、疲乏无力等。

（3）重度抑郁的临床表现

①妄想：所涉及的内容纯属无中生有的病态想法。如有的说自己品行不端，贪污腐败；有的称自己患了不治之症等。在妄想的支配下，也可产生自伤、自杀行为。②幻觉：一般以幻听为主，往往"听"到重复的几个字或几句话，内容常是贬抑性的。③抑郁性木僵：患者缄默不语，动作迟钝，不食不动，呆若木鸡。④有明显的自杀言行。

3 诊断与鉴别诊断

目前尚无特异的抑郁症诊断工具。临床常用的症状评定量表主要有三种：汉密尔顿抑郁分级量表、贝克抑郁自评问卷和抑郁自评量表，均能用来可靠地评定抑郁的程度。

3.1 CCMD-3 诊断标准

抑郁发作以心境低落为主，与其处境不相称，可以从闷闷不乐到悲痛欲绝，甚至发生木僵。严重者可出现幻觉、妄想等精神病性症状。某些病例的焦虑与运动性激越很显著。

【症状标准】以心境低落为主，并至少有下列 4 项：

（1）兴趣丧失、无愉快感。

（2）精力减退或疲乏感。

（3）精神运动性迟滞或激越。

（4）自我评价过低、自责，或有内疚感。

（5）联想困难或自觉思考能力下降。

（6）反复出现想死的念头或有自杀、自伤行为。

（7）睡眠障碍，如失眠、早醒，或睡眠过多。

（8）食欲降低或体重明显减轻。

（9）性欲减退。

【严重标准】社会功能受损，给本人造成痛苦或不良后果。

【病程标准】

（1）符合症状标准和严重标准至少已持续 2 周。

（2）可存在某些分裂性症状，但不符合分裂症的诊断。若同时符合分裂症的症状标准，在分裂症状缓解后，满足抑郁发作标准至少 2 周。

【鉴别诊断】器质性精神障碍或精神活性物质和非成瘾物质所致抑郁、其他神经症和精神病伴发的抑郁状态等。

3.2 不同类型的抑郁症

（1）内源性抑郁：内源性抑郁是一种以持续性情绪低落为基本特征的精神障碍，伴有思维和行为改变，常出现睡眠障碍。其发病机制主要是由于脑内儿茶酚胺类神经递质代谢紊乱所致。

(2) 更年期抑郁症：首次发病于更年期阶段的精神障碍，女性多见，常有某些诱因致病。患者多出现消化、心血管和自主神经系统紊乱表现。患者思维与行为抑制往往不明显，而伴有突出的焦虑紧张症状。这是本病的一个重要特点。

(3) 老年性抑郁症：老年性抑郁症指首次发病于老年期。以持久的抑郁心境为主要表现，伴有自我低估、情绪改变及精神运动性障碍为特征疾病。

(4) 儿童期抑郁症：儿童期抑郁症指发生在儿童时期持续的心境不愉快，以抑郁情绪为主要特征。本病大多因家庭生活事件，如父母对子女期望值过高，家庭管教方式不恰当，父母感情不和或离婚等均构成对儿童的重大应激事件。本病一般起病急，持续时间较短，预后较好。

(5) 隐匿性抑郁症：近年来有人应用这个名词来描述一些抑郁情绪不太明显的患者，由于躯体症状较为突出，患者起初总是找其他科医生诊治，做过许多检查，最后终因疗效不佳转入心理科，本病主要表现为躯体症状，具有广泛性或指定部位的疼痛，可以说是全身性的不适，因而给诊断带来困难，因为可能与真正的器质性病变并存，而其抑郁症状反而隐匿不露。症状多见于全身软弱无力、易疲劳、食欲减退、体重下降、睡眠障碍。患者总是认为患有某种躯体性疾病，有些患者怀疑是患了心脏病或癌症，要求医生反复进行各项检查。

(6) 反应性抑郁：反应性抑郁又称心因性抑郁。与内源性抑郁发病不同，本病往往是在受到超强精神打击或持久的精神紧张因素而发病。由于内因和外因相互作用，超过了个体心理承受能力而致，如工作和生活中的挫折、高考落榜、失业、离婚、人际关系冲突等，但患者病前人格特征也有一定的心理或性格缺陷使其适应障碍，对患病起重要作用。临床表现以突出的抑郁情绪为主，同时也存在认知行为和躯体调节功能等多方面的障碍。治疗原则以心理治疗为主，抗抑郁药起辅导作用。

4　重性抑郁症的发生机制和遗传咨询

重性抑郁症的发生是生物学与社会、心理因素共同作用的结果，受遗传因素、心理因素和社会因素等不同程度的影响，而遗传因素主要决定了个体对疾病的易感性，遗传度为31%~50%。神经生化研究初步证实，抑郁的发生与中枢神经递质代谢异常和受体功能改变有关，而经内分泌研究发现，抑郁症的下丘脑-垂体-肾上腺轴出现了功能异常。

单胺假说（monoamine hypothesis）一直被认为是重性抑郁症病理生理机制的关键点，该假说认为大脑皮质神经元突触间隙中单胺类神经递质5-羟色胺、去甲肾上腺素和多巴胺单胺类神经递质的浓度决定抑郁症状的严重程度。有研究人员发现，五羟色胺转运体（5-HTT）基因启动子区域（5-HTTLPR）多态性参与调控5-羟色胺转录水平，从而影响人们由于生活压力而患抑郁症的风险：相对于那些长等位基因纯合子的个体来说，有1~2个短等位基因拷贝的个体在遇到压力事件后更多地表现出了抑郁症状或被诊断为抑郁症。

神经学研究认为重性抑郁障碍可能与海马体（大脑中的情绪与记忆中心）的神经发生有关。海马主要调控人的情绪和记忆，而患者脑内海马体积减小，海马体神经元减少，从而造成抑郁的心境和受损伤的记忆力。此外，重性抑郁可能与下丘脑-垂体-肾上腺轴的过分活跃有关。患者的皮质醇水平上升，脑垂体和肾上腺体积变大，说明内分泌系统的紊乱可能是造成重性抑郁症发病的原因之一。此外，心理因素如性格、认知模式、应对负面事件的方式，以及社会环境因素，如贫穷、战争、家庭破裂、儿时受到的虐待，还有药物滥用也是重性抑郁症发生的风险因素[20-21]。

4.1　重性抑郁症的易感基因鉴定

4.1.1　重性抑郁症易感基因

与单胺能神经递质代谢、转运、调节等相关的基因一直是抑郁症关联研究的热点，包括5-羟色胺、多个受体亚型及转运体基因、去甲肾上腺素转运体（norepinephrine transporter）基因、色氨酸羟化酶2（TPH2）基因、单胺氧化酶基因等，其中TPH2作为限速酶参与脑内5-羟色胺的合成，文献报道该基因上有多个单核苷酸多态性（SNP）位点与抑郁症相关。此外，脑源性神经营养因子（BDNF）Val66Met多态导致BDNF跨膜转运和表达水平下降，与抑郁症疾病关联；儿茶酚氧位甲基转移酶（COMT）在体内代谢多种儿茶酚类神经递质，rs4680（Val158Met）与抑郁症的发生及严重程度有关。此外，抗抑郁药物基因组学研究证据较多的选择性5-羟色胺再摄取抑制剂（SSRIs）疗效相关易感基因包括5-HTT、HTR2A、MAOA、BDNF、TPH2、CYP2D6、CYP2C19等[22-23]。

4.1.2　重性抑郁症全基因组关联分析

2009年，美国国立卫生研究院遗传学研究人员发表了第一个较大规模的抑郁症全基因组关联分析，比较了大约1 738例抑郁症患者和1 802例正常对照，检测了435 291个SNP位点，发现200个SNP位点与抑郁症相关，其中位于突触前细胞质蛋白基因PCLO中的11个位点与抑郁症的关联性最强[24]。2013年，精神病基因组学联盟发表了一项重性抑郁症大型GWAS研究，但未能发现足够有意义的结果[25]。

4.2 重性抑郁症易感基因检测和遗传咨询

4.2.1 重性抑郁症易感基因检测

迄今,在 NCBI 网站上 GTR 登记的重性抑郁症相关基因检测涵盖了来自 5 个独立实验室的 14 种产品,共涉及 6 个基因/染色体区段的异常,如序列改变(变异和/或突变)、缺失、重复等,6 个基因/染色体区段的异常参见网站信息(https://www.ncbi.nlm.nih.gov/gtr/all/tests/?term=major depressive disorder),包括 FKBP5 基因、HTR2A 基因、MDD1 基因、MDD2 基因、SLC6A4 基因和 TPH2 基因。检测方法包括荧光原位杂交、缺失/重复分析、NGS 技术和目标变异分析等。

其中,值得一提的是来自 AssureRx Health, Inc. 的 Gene Sight Psychotropic 这一针对抑郁症的检测产品,有助于预测抗抑郁药物的个体化反应,检测包括 CYP1A2、CYP2B6、CYP2C19、CYP2C9、CYP2D6、CYP3A4、HTR2A 和 SLC6A4 共 8 个基因的染色体微缺失/重复及定向变异分析。

4.2.2 重性抑郁症遗传咨询

重性抑郁症遗传咨询可参考本章相应内容,尤其是遗传咨询的步骤,基本相同。

值得注意的是,重性抑郁症遗传咨询风险评估,目前尚无与表 3-3-3 一样详尽的统计数字。对于有家族史的重性抑郁症患者的一级亲属,其父母、子女或同胞罹患抑郁症的风险是一般人群的 2 倍或 3 倍;而复发性抑郁症患者一级亲属的发病风险可能是普通人的 4~5 倍。抑郁症同卵双子的同病率是 33%~86%,异卵双生子的同病率是 16%~38%。

第 3 节 | 双相情感障碍

1 疾病概述

双相情感障碍(BPD)又称两极躁郁症,也是一种严重的精神疾病,该病的特征是患者躁狂和抑郁症状反复交替发作。在躁狂期,患者常表现出异常兴奋、易怒的情绪特征,且睡眠减少;而在抑郁,患者则表现出悲观、低落的情绪,且伴有一系列神经功能紊乱症状,严重者有自杀可能。

双相情感障碍在美国人群中的发病率为 4.4%,遗传性可达到 85%~89%,在其他国家中的发病率则相对较低,约 1%。与单相抑郁症女性患病率几乎是男性的两倍不同,双相情感障碍在男女中的患病率差异不大,一般发病年

龄在 25~30 岁,25 岁之前发病的首发抑郁是双相情感障碍的重要预测因素[26-28]。

2 主要临床症状

双相情感障碍,一般是指既有躁狂或轻躁狂发作,又有抑郁发作的一类心境障碍。躁狂发作时,表现为情感高涨、言语增多、活动增多;而抑郁发作时则出现情绪低落、思维缓慢、活动减少等症状。病情严重者在发作高峰期还可出现幻觉、妄想或紧张性症状等精神病性表现。与单相抑郁症相比,双相情感障碍的临床表现更为复杂、治疗更为困难、预后更差、患者自杀的风险更大,并且 35% 抑郁症患者在接受抗抑郁剂治疗过程中转发躁狂或者轻躁狂而成为双相情感障碍。

双相情感障碍是针对单相情感障碍而区分开来。单相、双相的区别最早由 Leonhard 提出,他认为情感具有两极性,抑郁和躁狂是两个极端表现,患者情绪在两极波动,因而质疑现代精神病学的创始人 Kraepelin 将其合并命名为躁狂抑郁性精神病(manic-depressive in sanity, MDI),并率先于 1962 年提出单、双相情感障碍这一概念,后经完善和发展,构成当今情感障碍分类和诊断的基础。

与精神分裂症类似,双相情感障碍的诊断也根据患者自述或亲友描述,通过精神科医生的行为观察和量表测试,采用 DSM-Ⅳ 和 ICD-10 以及双相情感诊断量表(Bipolar Spectrum Diagnostic Scale, BSDS)进行诊断。根据双相情感障碍症状不同,DSM-Ⅳ 诊断标准将其分为四类:

(1)Ⅰ 型(bipolar Ⅰ):表现为重躁狂,轻抑郁。

(2)Ⅱ 型(bipolar Ⅱ):正好反之,即抑郁重,躁狂轻。

(3)循环型情感性精神障碍(cyclothymia):心境高低反复交错出现。

(4)未分型情感性精神障碍(not otherwise specified):兼有躁狂和抑郁症状,但又不属于上述任何一种亚型。

Ⅰ 型障碍指躁狂发作前后紧接着抑郁发作,而 Ⅱ 型障碍以重抑郁和轻躁狂为主。双相情感障碍的一次发病可表现为单相性或双相性,但整个病程中必须两种症状都至少发作一次才可以称为双相情感障碍,否则为单相情感障碍。

3 诊断与鉴别诊断

目前尚无可靠的实验室诊断指标,临床诊断主要根据既往病史和目前的症状。单双相情感障碍诊断要点是有或无躁狂、轻躁狂发作,双相情感障碍至少有 1 次躁狂,轻躁狂或混合发作,单相情感障碍仅有重性抑郁发作而无躁狂、轻躁狂或混合发作。几种通用的诊断分类系统都列出了躁狂和抑郁诊断标准。

3.1 诊断标准

CCMD-3 对双相情感障碍的诊断标准是目前发作符合某一型躁狂或抑郁标准，以前有相反的临床相差悬殊或混合性发作，如在躁狂发作后又有抑郁发作或混合性发作。

根据 DSM-Ⅳ 规定，重性抑郁症和双相情感障碍诊断标准的分界点是有无躁狂发作或轻躁狂发作，双相情感障碍分为Ⅰ型和Ⅱ型。

（1）Ⅰ型的诊断标准为：至少有一次躁狂发作或躁狂发作不能用分裂情感障碍解释，也不能叠加在精神分裂症、分裂样障碍、妄想障碍或精神病性障碍之上。可分为轻躁狂发作、躁狂发作、混合发作或重性抑郁症发作。

（2）Ⅱ型的诊断标准为：至少一次重性抑郁症发作或一次轻躁狂发作，无躁狂发作。

可见Ⅰ型和Ⅱ型均可有重性抑郁症发作，但前提是有无躁狂发作，躁狂和轻躁狂症状标准相同，但时间标准（躁狂为1周，轻躁狂为4d）和严重程度标准不同，轻躁狂严重程度不是以引起明显社交、职业功能障碍或达到必须住院程度，一般也不伴有精神病性症状。诊断标准：目前发作符合某一型躁狂或抑郁标准，以前有相反的临床相或混合性发作，如在躁狂发作后又有抑郁发作或混合性发作。

【症状标准】反复出现心境高涨或低落，但不符合躁狂或抑郁发作症状标准。

【严重标准】社会功能受损较轻。

【病程标准】符合症状标准和严重标准至少已2年，但这2年中，可有数月心境正常间歇期。

【排除标准】

（1）心境变化并非躯体病或精神活性物质的直接后果，也非分裂症及其他精神病性障碍的附加症状。

（2）排除躁狂或抑郁发作，一旦符合相应标准即诊断为其他类型情感障碍。

3.2 临床分型

1970 年 Dunner 将双相情感障碍分为3型：双相情感障碍Ⅰ型，至少一次躁狂发作；双相情感障碍Ⅱ型，复发性抑郁伴有轻躁狂或环性心境障碍；双相情感障碍Ⅲ型，复发性抑郁不伴有轻躁狂。

因为大约80%的非双相情感障碍Ⅰ型患者无"轻躁狂"的治疗经历，进而将最初的Ⅱ型和Ⅲ型合并为双相情感障碍Ⅱ型。

目前，第5版《精神疾病诊断与统计手册》（DSM）将双相情感障碍中曾有抑郁发作、但未达到病程标准或症状标准的轻躁狂发作患者，归为"其他特定的双相情感障碍"。将有关双相情感障碍及相关障碍分为7个亚型：

（1）双相情感障碍Ⅰ型。

（2）双相情感障碍Ⅱ型。

（3）环性心境障碍。

（4）物质或药物所致双相情感障碍及相关障碍。

（5）躯体疾病导致双相情感障碍及相关障碍。

（6）其他特定的双相情感障碍及相关障碍。

（7）非特定的双相情感障碍及相关障碍。

4 双相情感障碍的遗传机制和遗传咨询

双相情感障碍的发病同样受到了遗传因素和环境因素的双重影响。Kieseppä 等人的双生子研究表明，Ⅰ型双相情感障碍在同卵双生子中先证者的同病率为43%，在异卵双生子中则为6%，遗传性在93%左右[29]。Ⅰ型和Ⅱ型双相情感障碍总体的同病率在同卵双生子中为42%，异卵双生子为11%，总的遗传性则为71%[30]，这说明相对于环境因素而言，遗传因素是该病发生的主要原因，对于遗传物质不同的个体，相同的环境对引起疾病的作用是有限的。除此之外，生理生化因素也是双相情感障碍发展进程中的重要因素，这是因为疾病发作过程中，患者大脑里某些生物化学物质存在一定程度的紊乱，而这一点也可以从患者的用药中体现。

4.1 双相情感障碍的易感基因鉴定

尽管对双相情感障碍的发病机制仍然知之甚少，但目前已有大量证据指向遗传物质改变对发病风险的贡献，如全基因组关联分析和连锁分析已经发现了导致双相情感障碍发生的一些易感基因和染色体区域。Ferreira 等人通过在4 387例双相情感障碍患者和6 209例健康对照中对基因组180万个变异位点进行关联分析，发现 ANK3 基因的多态性位点 rs10994336 与疾病发生有关联，此外，他们还为之前报道过的位点——CACNA1C 基因的 rs1006737 与双相情感障碍之间的关联提供了进一步的证据，从而证明其发病机制可能涉及离子通道的病变[31]。除此之外，研究证实的其他可能性较高的易感基因和位点还包括涉及 γ-氨基丁酸神经传递的 GABRB1 基因（rs7680321），涉及谷氨酸神经传递的 GRM7 基因（rs1485171），以及与突触功能有关的 SYN3 基因（rs11089599）。此外，一些研究还发现双相情感障碍和精神分裂症之间存在遗传易感性的重叠，如 DAOA、DISC1、DTNBP1 等基因在这两种疾病的关联分析中都曾被报道过[32-33]。

双相情感障碍的 GWAS 研究尽管已开展的规模不如精神分裂症如此庞大，但同样也发现了不少有意义的结果。例如 Ferreira 等人在4 387例躁郁症患者和6 209例对照中对人类基因组180万个变异位点进行了全基因组关联分析,发现 ANK3 基因的多态性位点 rs10994336 与重性抑郁症发病相关,该研究同时证实了之前报道的一个易感位点,位于 CACNA1C 基因的 rs1006737 的显著性。这些结果都指向了一个结论,即离子通道病可能与双相情感障碍的发病机制有一定关联[31]。另一个关于双相情感障碍的 GWAS 同样证实了这一观点,同时还发现了一个新的易感基因 ODZ4;并且对双相情感障碍和精神分裂症的联合分析证实 CACNA1C 基因和 NEK4-ITIH1-ITIH3-ITIH4 多基因区域的多态性位点与两种疾病都有十分强的关联性。该研究还发现增加样本量有利于双相情感障碍关联结果的确定。在一个双相情感障碍和重性抑郁症 GWAS 结果联合的荟萃分析中,研究者发现位于 3p21.1 的一个多态性位点 rs2251219 与这两种心境障碍疾病均显著相关,这一结果也为双相情感障碍和重性抑郁症之间重叠的遗传易感性提供了证据[34-35]。

4.2 双相情感障碍易感基因检测和遗传咨询

4.2.1 双相情感障碍易感基因检测

迄今,在 NCBI 网站上 GTR 登记的双相情感障碍相关基因检测涵盖了来自 2 个独立实验室的 11 种产品,共涉及 18 个基因/染色体区段的异常,如序列改变(变异和/或突变)、缺失、重复等,18 个基因/染色体区段的异常参见网站信息(https://www.ncbi.nlm.nih.gov/gtr/all/tests/?term=bipolar)。检测方法包括荧光原位杂交、缺失/重复分析、NGS 技术和目标变异分析等。

4.2.2 双相情感障碍的遗传咨询

双相情感障碍遗传咨询可参考本章相应内容,尤其是遗传咨询的步骤,基本相同。

值得注意的是,双相情感障碍遗传咨询风险评估,目前尚无与表 3-3-3 一样详尽的统计数字。家系中双相情感障碍患者的数量和疾病严重程度与患者亲属的再发风险有关,随着亲属级别的降低,发病风险也相应下降。

第4节
儿童孤独症

1 疾病概述

儿童孤独症(childhood autism)也称孤独性障碍或自闭症,是一类严重的发育行为异常疾病,患者具有不同程度的社会互动交流障碍、语言和非语言交流障碍,以及刻板重复的行为和狭隘兴趣。成年后依然有 50%~70% 的患者社会适应不良、生活不能自理、终生需要照顾,从而成为社会和家庭的负担。据世界卫生组织统计,在中国有 60 万~180 万的孤独症患儿,本病多见于男孩。2001 年,原卫生部、公安部、中残联联合组织的全国 0~6 岁残疾儿童抽样调查结果显示,儿童孤独症在 0~6 岁残疾儿童致残原因中占据首位,高达 78%,成为严重影响儿童精神健康的最常见疾病[36]。

儿童孤独症通常发生于 3 岁之前,一般在 3 岁之前就会表现出来,从婴儿期开始出现,一直延续到终身,是一种严重情绪错乱的疾病。孤独症无种族、社会、宗教之分,与家庭收入、生活方式、教育程度无关[37]。

1943 年,Leo Kanner 最早报告的 11 例均在婴儿出生后就起病,故称为"婴儿早期孤独症"。以后,他和其他学者观察更多病例后,发现有些患儿开始 1~2 年发育尚正常,以后才起病。现在一般将起病年龄定为 30 个月以内[38]。

由于孤独症起病如此之早,症状奇特和预后严重,故引起学者的广泛兴趣及社会的关注。美国、英国、加拿大等国家设有孤独症专门学会,办有专门杂志,并且从社会、心理、神经生理、生化、遗传等多方面作了深入探讨,发表不少专著和文章。

2 主要临床症状

儿童孤独症的主要症状就是和别人交往有障碍。患儿沉静在自己的世界里,无法用语言、表情、动作跟别人甚至自己的父母进行沟通、交流。有的孩子在开始时会被误认为是弱智或性格内向,还有的孩子在一两岁时看起来很正常,到 3 岁左右才发现有异类表现。孤独症患者学习正常人的语言会很困难,与人交流及与外界沟通也很困难,他们可能会重复几种动作(拍手、摇摆)。当日常生活出现变化,他们会强烈抵制。孤独症对行为的影响,除了语言和社交困难外,还包括在父母、家人面前表现得极为亢奋或沮丧。具体如下。

(1)早期表现为极度孤独,不会对亲人微笑。喂奶时,患儿不将身子紧贴大人。伸手去抱时,患儿无迎接姿势,不会将身子贴近母亲,眼睛也不看抱他的人。

(2)社交困难,缺乏与人交往,缺乏感情联系,对父母也毫不依恋。与陌生人相处,也不感到畏惧。缺乏与人眼对眼的注视,不爱做游戏,很少与同龄朋友一起玩耍,常常说出或作出一些不合社交的事情来。

(3)语言发育迟缓或障碍。患儿通常缄默,或说话呈模仿语言。对语言的理解表达能力低下,不会用手势表示"再见"。不会理解和运用面部表情、动作、姿态及音调等与人交往。缺乏想象力和社会性模拟,语言刻板,与外界交流困难。

(4)仪式性和强迫性行为。坚持重复刻板的游戏模式,重复相同的生活,坚持某些物件的摆置形式,不能变动。一旦有所变化,他们会极为沮丧,别人变动,患儿便大吵大闹。

(5) 智力大多低于正常人,只有20%的患儿智商高于正常人或与正常人相当。

(6) 对某些无实质意义的物件,表现出特殊兴趣,甚至产生依恋,而对亲人却不产生依恋。

此外,患儿还可能有感知障碍,对视、听、触等多种感觉迟钝或过敏;抽象思维能力很差,少数患儿可能伴有癫痫发作。

以下的18种行为就是孤独症的早期表现,如果发现孩子同时具备以下7种行为,就应该怀疑他有孤独症倾向了。

(1) 对声音没有反应。

(2) 难于介入同龄人。

(3) 拒绝接受变化。

(4) 对环境冷漠。

(5) 鹦鹉学舌。

(6) 喜欢旋转物品。

(7) 莫名其妙地发笑。

(8) 抵抗正常学习方法。

(9) 奇怪的玩耍方式。

(10) 动作发展不平衡。

(11) 对疼痛不敏感。

(12) 缺乏目光对视。

(13) 特别依赖某一物品。

(14) 不明原因的哭闹。

(15) 特别好动或不动。

(16) 拒绝拥抱。

(17) 对真正的危险不惧怕。

(18) 用动作表达需求。

3　诊断与鉴别诊断

与其他精神障碍相似,儿童孤独症的诊断主要依据详细而客观的病史,全面的精神检查,必要的心理评估,躯体、神经系统检查及必要的辅助检查。

阅读材料

【《中国精神障碍分类与诊断标准》(第3版)(CCMD-3)】

儿童孤独症是一种广泛性发育障碍的亚型。以男孩多见,起病于婴幼儿期,主要为不同程度的人际交往障碍、兴趣狭窄和行为方式刻板。约有四分之三的患儿伴有明显的精神发育迟滞,部分患儿一般性智力落后但某方面具有较好的能力。CCMD-3将孤独症分为五个亚类,

即:孤独症(autistic disorder)、阿斯伯格综合征(Asperger syndrome)、其他待分类的广泛发育障碍(PDD-NOS)、雷特综合征(Rett syndrome)以及童年瓦解综合征(childhood disintegrative disorder)。孤独症行为量表、Gilliam孤独症评定量表(GARS)、孤独症诊断访谈量表修订版(ADI-R)、儿童期孤独症评定量表、孤独症诊断观察量表(ADOS)等可有效明确疾病诊断。

【症状标准】在下列1、2、3项中,至少满足7条,且1项中至少满足2条,2和3项至少各有1条。

1. 人际交往存在质的损害,至少2条。

(1) 对集体游戏缺乏兴趣,孤独,不能对集体的欢乐产生共鸣。

(2) 缺乏与他人进行交往的技巧,不能以适合其智龄的方式与同龄人建立伙伴关系,如仅以拉人、推人、搂抱作为与同伴的交往方式。

(3) 自娱自乐,与周围环境缺少交往,缺乏相应的观察和应有的情感反应(包括对父母的存在与否亦无相应反应)。

(4) 不会恰当地运用眼对眼的注视及面部表情,手势、姿势与他人交流。

(5) 不会做扮演性游戏和模仿社会的游戏(如不会玩过家家等)。

(6) 当身体不适或不愉快时,不会寻求同情和安慰;对别人的身体不适或不愉快也不会表示关心和安慰。

2. 言语交流存在质的损害,主要为语言运用功能的损害。

(1) 口语发育延迟或不会使用语言表达,也不会用手势、模仿等与他人沟通。

(2) 语言理解能力明显受损,常听不懂指令,不会表达自己的需要和痛苦,很少提问,对别人的话也缺乏反应。

(3) 学习语言有困难,但常有无意义的模仿言语或反响式言语,应用代词混乱。

(4) 经常重复使用与环境无关的言词或不时发出怪声。

(5) 有言语能力的患儿,不能主动与人交谈、维持交谈,及应对简单。

(6) 言语的声调、重音、速度、节奏等方面异常,如说话缺乏抑扬顿挫,言语刻板。

3. 兴趣狭窄和活动刻板、重复,坚持环境和生活方式不变。

(1) 兴趣局限,常专注于某种或多种模式,如旋转的电扇、固定的乐曲、广告词、天气预报等。

(2) 活动过度,来回踱步、奔跑、转圈等。

(3) 拒绝改变刻板重复的动作或姿势,否则会出现明显的烦躁和不安。

(4) 过分依恋某些气味、物品或玩具的一部分,如特

殊的气味、一张纸片、光滑的衣料、汽车玩具的轮子等，并从中得到满足。

（5）强迫性地固着于特殊而无用的常规或仪式性动作或活动。

【严重标准】社会交往功能受损。

【病程标准】通常起病于3岁以内。

【排除标准】排除阿斯伯格综合征、Heller综合征、雷特综合征、特定感受性语言障碍、儿童精神分裂症。

【鉴别诊断】包括单纯发育延迟/智力低下、语言发育障碍、语言学习障碍、听力缺陷、Landau-Kleffner综合征、雷特综合征等。

4 孤独症的遗传机制和基因检测

目前尚不能阐明儿童孤独症的病因和发病机制。

儿童孤独症的复杂性更表现在其致病原因的多样性和不确定性。目前所有已知孤独症的遗传病因尚不足解释百分之十五的病例。当前国际上以多中心、多样本、全基因组为主要特征的孤独症遗传学研究正开始取得令人瞩目的成果，预期今后几年将会有根本性的突破。

脑部MRI检查证实孤独症患者脑部无脑萎缩及破坏性病变，脑体积无论是从大体病理或MRI所见均增大。目前虽未发现皮质、丘脑、基底节的病理性改变，但已证实在边缘系统脑区内神经元密度增加。边缘系统异常与社会交往异常、多动或迟钝、注意力分散及学习困难等有关。

在孤独症患儿中有25%其血中5-羟色胺含量升高；部分患儿服用5-羟色胺摄取抑制剂如氟苯氧丙咪（tluoxetine）有一定疗效，由此说明儿茶酚胺系统可能受累。阻断多巴胺5-羟色胺受体，对孤独症患儿的自残行为及迟发性运动障碍有效。另外，孤独症患儿内源性阿片肽类增加，可能是导致自残行为及其他孤独症样症候的原因。褪黑激素异常可能与本病患儿的睡眠障碍有关。

4.1 儿童孤独症易感基因鉴定

儿童孤独症的病因尚不太清楚，可能与遗传因素、器质性因素以及环境因素有关。

4.1.1 儿童孤独症易感基因

1991年，Folstein和Piven报道孤独症的同卵双生子同病率为82%，异卵双生子同病率为10%。流行病学调查也确认孤独症同胞患病率为3%，远高于一般群体。已有的遗传病因学研究显示多种遗传变异均参与孤独症的发生。染色体异常能够解释约1.3%的孤独症患者，通过后续对这些异常染色体的细胞遗传学分析和候选重测序，发现了几个孤独症的致病或易感基因，如

NRXNl、SHANK3、NLGN3、NLGN4X等[39-41]。全基因组扫描研究发现了一些阳性的连锁区域，如染色体1p、2q、3p、6q16-q21、7q31-q33、13q、15q等。同时发现了一些可能与孤独症相关的所谓候选基因，例如FOXP2、OXTR、NRP2、HoxA1、WNT2基因等[42]。需要指出的是，有关孤独症儿童染色体和基因异常的研究结果并不一致。多数学者认为，孤独症很可能是多基因遗传病。

4.1.2 儿童孤独症全基因组关联分析

至今已有三个研究小组进行了孤独症相关的GWAS研究，这三项研究的样本主要来自美国两个最大孤独症遗传资源样本库。但与其他复杂疾病相比，孤独症全基因组关联分析发现的变异似乎较少，因此有理由认为常见变异对孤独症的贡献度远远低于新发或罕见变异对疾病的病因贡献度。

4.1.3 儿童孤独症的拷贝数变异

2008年，吴柏林等在《新英格兰医学杂志》（The New England Journal of Medicine）发表的《染色体16p11.2缺失或重复与孤独症密切相关》的文章，描述了在孤独症全基因组研究方面的新发现，引起了广泛关注[43]。全基因组CNV研究发现新发和罕见CNV在孤独症遗传病因中具有重要作用。与正常对照相比，孤独症患者携带的新发或罕见变异显著升高。同期，通过CNV研究也发现了多个与孤独症相关的区间以及易感或致病基因，如15q11.13、7q11.23、16p13.2、22q11.2等区域，有研究人员估计CNV大概能够解释7.2%的孤独症患者的病因[44-45]。

4.1.4 儿童孤独症的罕见突变

近年来，对大样本量的孤独症家系进行外显子组测序发现新发和罕见的点突变或小的插入缺失在孤独症的遗传病因中起到一定的作用，仅2012年就有四个独立的研究小组利用外显子组测序技术对一共900多个孤独症家系进行外显子组测序，并且发现了几个频发的新发突变基因，包括CHD8、GRIN2B、KATANAL2、SCN2A等[46-47]。

4.1.5 儿童孤独症的表观遗传学及动物模型

CNV分析以及最近的外显子组和全基因组测序发现的罕见或新发的结构变异或点突变还只能够解释一部分孤独症患者病因，绝大部分患者的遗传病因尚不明确。除了遗传因素作用外，多个证据也支持表观遗传异常参与了孤独症的发生。多个研究小组通过细胞遗传学研究重复报道15q11.13、7q等基因组印记区域与孤独症相关；与孤独症相关的转录因子或修饰蛋白有BDNF、DLX5、EGR2、甲基化CpG结合蛋白2（MECP2）等。其中最值得关注、研究最多的就是MECP2，即甲基化CpG结合蛋白2。MECP2基因编码一种甲基化DNA结合蛋白，可间接地对神经突触功能产生重要影

响。当 MECP2 基因突变或者缺失丧失功能时,可导致雷特综合征;而当 MECP2 的基因拷贝数异常增多时,却又会导致男性患者具有严重孤独症症状的疾病。2016 年 1 月,上海生命科学研究院仇子龙等成功建立了在神经系统中特异性过表达 MECP2 基因的转基因食蟹猴模型,发现 MECP2 转基因猴表现出类人类孤独症的刻板行为与社交障碍等行为,该项工作为观察孤独症的神经科学机制研究提供了一扇重要的窗口,并为之后进一步研究孤独症的干预方法提供了坚实的基础[48-49]。

4.2　儿童孤独症易感基因检测和遗传咨询

4.2.1　儿童孤独症易感基因检测

迄今,在 NCBI 网站上 GTR 登记的儿童孤独症相关基因检测涵盖了来自 60 个独立实验室的 305 种检测产品,共涉及 81 个基因 / 染色体区段的异常,如序列改变(变异和 / 或突变)、缺失、重复等,81 个基因 / 染色体区段的异常参见网站信息(https://www.ncbi.nlm.nih.gov/gtr/all/tests/?term=autism),其中孤独症直接相关的检测有 172 种,检测方法包括核型分析、荧光原位杂交、染色体微阵列分析(CMA)、NGS 技术、目标变异分析、甲基化分析和 RNA 检测等。孤独症基因检测存在明显的弊端,就是检出率较低,通常只占不到 15%,其中 CMA 的检出率不到 7%。对于患儿的父母和家庭来说,这是一种价值有限的工具。

建议所有诊断孤独症的儿童接受 CMA 和脆性 X 综合征(fragile X syndrome)的 DNA 分析,如果怀疑平衡易位则应同时进行核型分析。其中 CMA 可以检测染色体片段的缺失 / 重复,即 CNV,进而明确 6%~7% 的孤独症患者的致病原因。因为脆性 X 综合征的许多非躯体性症状与孤独症相似,所以需要进行相应的检测。脆性 X 综合征是遗传性智力残疾障碍中最常见的一种类型,因为染色体 Xq27 处存在性部位而得名,是致病基因 FMR1 的(CGG)n 三核苷酸动态突变所致。新一代测序基础上制备的各种孤独症检测 panel 属于个性化医疗产品,并非常规性应用。

孤独症风险评估测试可用于 6 个月以下的婴儿,前提是父母已经生出了一个明确诊断的孤独症患儿,检测结果有助于开展疾病的早期诊断和早期干预。

4.2.2　儿童孤独症的遗传咨询

儿童孤独症遗传咨询可参考本章相关内容,尤其是遗传咨询的步骤,基本相同。

值得注意的是儿童孤独症遗传咨询风险评估,目前尚无与表 3-3-3 一样详尽的统计数字。孤独症的同卵双生子同病率为 82%,异卵双生子同病率为 10%。流行病学调查也确认孤独症同胞患病率为 3%,远高于一般群体。已有的遗传病因学研究显示多种遗传变异均参与孤独症的发生,其中染色体异常能够解释约 1.3% 的孤独症患者的病因,CNV 大概能够解释 7.2% 的孤独症患者的病因。

对于孤独症基因检测结果的注释,需要非常谨慎。首先,即使孤独症基因检测显示一切正常,也并不能改变孤独症的临床诊断,这仅仅意味着孤独症的病因尚不清楚,咨询师可以推荐咨询对象接受进一步的检测;其次,任何非正常的结果只是说明经检测发现了一个遗传学异常,可能与孤独症有关,也可能无关;再次,若找到的是真正导致孤独症的遗传学异常,则可据此为其他家庭成员提供遗传咨询;最后,在某些特殊情况下,找到的遗传学异常难以解释疾病的发生,可能需要对患儿父母进行相同的基因检测,便于检测结果的澄清或注释。

结　语

1　精神疾病诊断的特殊性

与其他的多基因疾病不同,精神疾病缺乏客观的诊断标准,对于疾病的判定和分类是由精神科医生以《精神疾病诊断与统计手册》(DSM)为基础,根据患者表现出来的症状或以问卷调查的结果判定的,而不同类型的精神疾病之间有时会存在表型的重叠(如抑郁症和双相情感障碍患者都存在一定程度的抑郁症状,而精神分裂症的某些阳性症状和双相情感障碍有一定相似性),因此往往容易出现错误的诊断结果。例如,长期的跟踪调查显示,有 15% 初诊被诊断为双相情感障碍的患者最终被重新诊断为精神分裂症,而 4% 的精神分裂症患者最终被诊断为双相情感障碍。这种诊断界限的模糊导致各种精神病之间存在遗传因素(如易感基因或风险区域)的重叠。

精神病基因组学联盟的交叉疾病研究组(cross-disorder group)曾将精神分裂症、重性抑郁症、双相情感障碍、孤独症、注意缺陷多动障碍(ADHD)这五种精神疾病的全基因组数据进行了比较研究,以判断遗传变异对单一种类疾病遗传性的影响,以及在这些疾病中的共享程度。研究发现在精神分裂症和双相情感障碍中遗传相关性相对较高,而在精神分裂症和孤独症中程度较低。精神分裂症和重性抑郁症,双相情感障碍和重性抑郁症属于中等程度。导致这种相关性的因素可能包括对疾病的错误分类,但该结果仍为不同类型疾病间遗传因素的重叠提供了强有力的证据,精神分裂症、双相情感障碍等精神情感疾病可能起源于共同的诱发机制[50]。

2 抗精神病药物基因组学

抗精神病药物能够缓解精神分裂症患者的症状,但抗精神病药物治疗精神分裂症同样存在个体间的疗效差异,同时也会出现一些药物,如长期服用氯丙嗪可导致锥体外系反应。

大多数作用于中枢神经系统的药物主要由CYP450酶代谢,其中CYP3A可以代谢50%的抗精神病药物,其次是CYP2D6、CYP2C19、CYPlA2和CYP2C9。由于种族差异,特定代谢酶表型在不同地区和不同人群中分布不同,虽然CYP3A4在人群中的活性相差悬殊,目前仍未发现这种酶多态性的遗传基础。CYP2D6在精神病领域研究的最广泛,现在已知的等位基因型已经有100多种,*CYP2D6*4*、*CYP2D6*6*和*CYP2D6*5*是最常见的突变型。另外CYP2C19和CYP2C9也是与精神药物关系密切的P450酶系,它们常见的突变型是*CYP2C19*3*,*CYP2C9*2*和*CYP2C9*3*等[51]。

抗精神病药物在神经递质系统中有大范围的药物靶点,包括神经递质合成、降解药物的酶、受体和专门的药物转运体。目前大部分相关的药物基因组学研究主要集中于非典型抗精神病药物的代表氯氮平和利培酮上,利培酮是目前治疗精神分裂症的一线药物。氯氮平和利培酮对精神分裂症阴性症状和阳性症状都有很好的疗效,其锥体外系不良反应的发生率较低,其中5-羟色胺2A受体的两个多态性位点T102C和His452Tyr与氯氮平的疗效相关。在多巴胺受体中,D2和D3受体受到较多关注,*DRD3*基因的Ser9Gly多态性位点对典型抗精神病药物和氯氮平的疗效均有影响[52]。

3 精神疾病的遗传咨询必要性

全世界所有国家的精神疾患负担持续增加,对社会、经济和家庭等方面造成严重影响,精神疾病遗传咨询的需求越来越迫切。通常,精神疾病患者及其亲属有非常强烈的意愿,希望更多地了解精神疾病发生的原因以及不同级别亲属的疾病再发风险,遗传咨询可在不同程度上回答此类问题。

一些基因检测公司可以提供直接面向消费者(精神疾病患者及亲属等)的服务,但是缺乏精神病专科医生或者专业的遗传咨询师的深入解释,势必造成不必要的恐慌或误解。此外,抗精神病药物可缓解疾病症状,减轻患者痛苦,然而精神疾病患者通常需要终生用药,在此期间又不可避免地要服用其他药物;并且这类药物在治疗中其疗效和副作用也可表现出显著的个体差异,因而抗精神病药物基因组学研究将有助于精神疾病的个体化医疗。

我们正处在一个新时代的边缘,遗传学/基因组学的各类产品和工具,使得精神科医生能够为他们的患者选择耐受性和有效性最佳的治疗方案,实现精神疾病精准医疗的最终目标。

（贺光 吴茜 温祖佳 贺林）

参考文献

[1] 郝伟.精神病学.5版.北京:人民卫生出版社,2004.

[2] PHILLIPS M R,ZHANG J,SHI Q,et al.Prevalence,treatment,and associated disability of mental disorders in four provinces in China during 2001-05:an epidemiological survey.Lancet,2009,373(9680):2041-2053.

[3] GOTTESMAN II,SHIELDS J.A critical review of recent adoption,twin,and family studies of schizophrenia:behavioral genetics perspectives.Schizophr Bull,1976,2(3):360-401.

[4] BUCKLEY P F,MILLER B J,LEHRER D S,et al.Psychiatric comorbidities and schizophrenia.Schizophr Bull,2009,35(2):383-402.

[5] OWEN M J,SAWA A,MORTENSEN P B.Schizophrenia.Lancet,2016,388(10039):86-97.

[6] 12地区精神疾病流行学调查协作组.国内12地区精神疾病流行学调查的方法及资料分析.中华神经精神疾病杂志,1986,19:65.

[7] HERSEN M,BEIDEL D C.Adult Psychopathology and diagnosis.Hoboken:Wiley,2012.

[8] STEFANSSON H,OPHOFF R A,STEINBERG S,et al.Common variants conferring risk of schizophrenia.Nature,2009,460(7256):744-747.

[9] O'DONOVAN M C,CRADDOCK N,NORTON N,et al.Identification of loci associated with schizophrenia by genome-wide association and follow-up.Nat Genet,2008,40(9):1053-1055.

[10] International Schizophrenia C,PURCELL S M,WRAY N R,et al.Common polygenic variation contributes to risk of schizophrenia and bipolar disorder.Nature,2009,460(7256):748-752.

[11] Schizophrenia Working Group of the Psychiatric Genomics Consortium.Biological insights from 108 schizophrenia-associated genetic loci.Nature,2014,511(7510):421-427

[12] LI Z,CHEN J,YU H,et al.Genome-wide association analysis identifies 30 new susceptibility loci for schizophrenia.Nat Genet,2017,49(11):1576-1583.

[13] SUDHOF T C.Neuroligins and neurexins link synaptic function to cognitive disease.Nature,2008,455(7215):903-911.

[14] PURCE S M,MORAN J L,FROMER M,et al.A polygenic burden of rare disruptive mutations in schizophrenia.Nature,2014,506(7487):185-190.

[15] XU B,ROOS J L,LEVY S,et al.Strong association of de novo copy number mutations with sporadic schizophrenia.Nat Genet,2008,40(7):880-885.

［16］DELGADO P L,SCHILLERSTROM J.Cognitive difficulties associated with depression:what are the implications for treatment？Psychiatric Times,2009,26(3):26.

［17］KESSLER R C,BERGLUND P,DEMLER O,et al.The epidemiology of major depressive disorder:results from the National Comorbidity Survey Replication(NCS-R).JAMA,2003,289(23):3095-3105.

［18］KESSLER R C,BERGLUND P,DEMLER O,et al.Lifetime prevalence and age-of-onset distributions of DSM-Ⅳ disorders in the National Comorbidity Survey Replication.Arch Gen Psychiatry,2005,62(6):593-602.

［19］SULLIVAN P F,NEALE M C,KENDLER K S.Genetic epidemiology of major depression:review and meta-analysis.Am J Psychiatry,2000,157(10):1552-1562.

［20］CASPI A,SUGDEN K,MOFFITT T E,et al.Influence of life stress on depression:moderation by a polymorphism in the 5-HTT gene.Science,2003,301(5631):386-389.

［21］MAYBERG H.Brain pathway may underlie depression.Scientific American,2007,17(4):26-31.

［22］Levinson DF.The genetics of depression:a review.Biol Psychiatry,2006,60(2):84-92.

［23］ZILL P,BAGHAI T C,ZWANZGER P,et al.SNP and haplotype analysis of a novel tryptophan hydroxylase isoform(TPH2)gene provide evidence for association with major depression.Mol Psychiatry,2004,9(11):1030-1036.

［24］SULLIVAN P F,DEGEUS E J,WILLEMSEN G,et al.Genome-wide association for major depressive disorder:a possible role for the presynaptic protein piccolo.Mol Psychiatry,2009,14(4):359-375.

［25］Major Depressive Disorder Working Group of the Psychiatric GWAS Consortium,RIPKE S,WRAY N R,et al.A mega-analysis of genome-wide association studies for major depressive disorder.Mol Psychiatry,2013,18(4):497-511.

［26］MERIKANGAS K R,AKISKAL H S,ANGST J,et al.Lifetime and 12-month prevalence of bipolar spectrum disorder in the National Comorbidity Survey replication.Arch Gen Psychiatry,2007,64(5):543-552.

［27］MCGUFFIN P,RIJSDIJK F,ANDREW M,et al.The heritability of bipolar affective disorder and the genetic relationship to unipolar depression.Arch Gen Psychiatry,2003,60(5):497-502.

［28］DIFLORIO A,JONES I.Is sex important？Gender differences in bipolar disorder.Int Rev Psychiatry,2010,22(5):437-452.

［29］KIESEPPÄ T,PARTONEN T,HAUKKA J,et al.High concordance of bipolar I disorder in a nationwide sample of twins.Am J Psychiatry,2014,161(10):1814-1821.

［30］EDVARDSEN J,TORGERSEN S,RØYSAMB E,et al.Heritability of bipolar spectrum disorders unity or heterogeneity?J Affect Disord,2008,106(3):229-240.

［31］FERREIRA M A,O'DONOVAN M C,MENG Y A,et al.Collaborative genome-wide association analysis supports a role for ANK3 and CACNA1C in bipolar disorder.Nat Genet,2008,40(9):1056-1058.

［32］Wellcome Trust Case Control Consortium.Genome-wide association study of 14,000 cases of seven common diseases and 3,000 shared controls.Nature,2007,447(7145):661-678.

［33］CRADDOCK N,OWEN M J.The beginning of the end for the Kraepelinian dichotomy.Br J Psychiatry,2005,186:364-366.

［34］PAMELA S,STEPHAN R,LAURA J S,et al.Large-scale genome-wide association analysis of bipolar disorder identifies a new susceptibility locus near ODZ4.Nat Genet,2011,43(10):977-983.

［35］MCMAHON F J,AKULA N,SCHULZE T G,et al.Meta-analysis of genome-wide association data identifies a risk locus for major mood disorders on 3p21.1.Nat Genet,2010,42(2):128-131.

［36］MANZI B,LOIZZO A L,GIANA G,et al.Autism and metabolic diseases.J Child Neurol,2008,23(3):307-314.

［37］WARD A J.A comparison and analysis of the presence of family problems during pregnancy of mothers of "autistic" children and mothers of normal children.Child Psychiatry Hum Dev,1990,20(4):279-288.

［38］KANNER L.Follow-up study of eleven autistic children originally reported in 1943.J Autism Child Schizophr,1971,1(2):119-145.

［39］KIM H G,KISHIKAWA S,HIGGINS A W,et al.Disruption of neurexin 1 associated with autism spectrum disorder.Am J Hum Genet,2008,82(1):199-207.

［40］DURAND C M,BETANCUR C,BOECKERS T M,et al.Mutations in the gene encoding the synaptic scaffolding protein SHANK3 are associated with autism spectrum disorders.Nat Genet,2007,39(1):25-27.

［41］JAMAIN S,QUACH H,BETANCUR C,et al.Mutations of the X-linked genes encoding neuroligins NLGN3 and NLGN4 are associated with autism.Nat Genet,2003,34(1):27-29.

［42］GLESSNER J T,WANG K,CAI G,et al.Autism genome-wide copy number variation reveals ubiquitin and neuronal genes.Nature,2009,459(7246):569-573.

［43］WEISS L A,SHEN Y,KORN J M,et al.Association between microdeletion and microduplication at 16p11.2 and autism.N Engl J Med,2008,358(7):667-675.

［44］PINTO D,PAGNAMENTA A T,KLEI L,et al.Functional impact of global rare copy number variation in autism spectrum disorders.Nature,2010,466(7304):368-372.

［45］SCHAAF C P,ZOGHBI H Y.Solving the autism puzzle a few pieces at a time.Neuron,2011,70(5):806-808.

［46］O'ROAK B J,DERIZIOTIS P,LEE C,et al.Exome sequencing in sporadic autism spectrum disorders identifies severe de novo mutations.Nat Genet,2011,43(6):585-589.

［47］SANDERS S J,MURTHA M T,GUPTAA R,et al.De novo mutations revealed by whole-exome sequencing are strongly associated with autism.Nature,2012,485(7397):237-241.

［48］JONES P L,VEENSTRA G J,WADE P A,et al.Methylated DNA and MeCP2 recruit histone deacetylase to repress transcription.Nat Genet,1998,19(2):187-191.

［49］LIU Z,LI X,ZHANG J T,et al.Autism-like behaviours and germline transmission in transgenic monkeys overexpressing MeCP2.

Nature,2016,530(7588):98-102.

[50] LEE S H,RIPKE S,NEALE B M,et al.Genetic relationship between five psychiatric disorders estimated from genome-wide SNPs.Nat Genet,2013,45(9):984-994.

[51] DAHL M L.Cytochrome p450 phenotyping/genotyping in patients receiving antipsychotics:useful aid to prescribing? Clin Pharmacokinet,2002,41(7):453-470.

[52] MANCAMA D,ARRANZ M J,KERWIN R W.Genetic predictors of therapeutic response to clozapine:current status of research.CNS Drugs,2002,16(5):317-324.

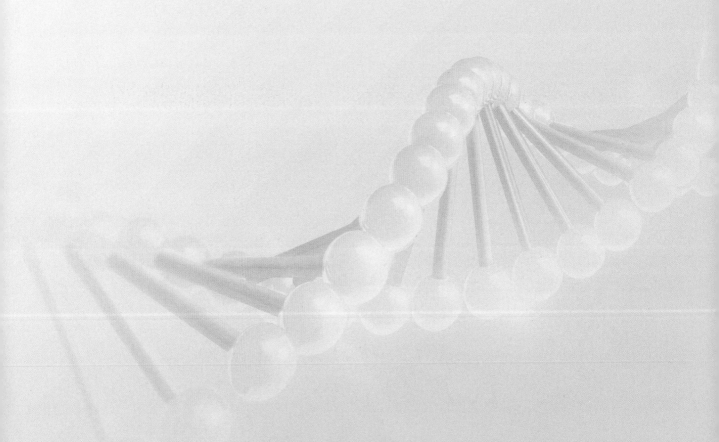

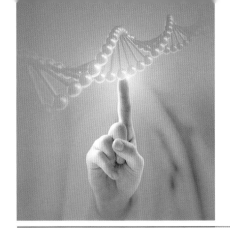

第4章

中枢神经系统疾病与遗传咨询

缩写	英文全称	中文全称
AD	Alzheimer disease	阿尔茨海默病
ADI	Alzheimer Disease International	国际阿尔茨海默病协会
APP	amyloid precursor protein	淀粉样前体蛋白
CADASIL	cerebral autosomal dominant arteriopathy with subcortical infarcts and leukoencephalopathy	伴有皮质下梗死和白质脑病的常染色体显性遗传性脑动脉病
CNV	copy number variant	拷贝数变异
CSF	cerebral spinal fluid	脑脊液
DBS	deep brain stimulation	脑深部电刺激术
DRPLA	dentatorubral pallidoluysian atrophy	齿状核红核苍白球丘脑下部核萎缩
GWAS	genome-wide association study	全基因组关联分析
HD	Huntington disease	亨廷顿病
NMDA	N-methyl-D-aspartic acid	N- 甲基 -D- 天冬氨酸
PD	Parkinson disease	帕金森病
PGD	preimplantation genetic diagnosis	胚胎植入前遗传学诊断
PKS	Parkinson syndrome	帕金森综合征
SCA17	spinocerebellar ataxia type 17	17 型脊髓小脑性共济失调
siRNA	small interfering RNA	干扰小 RNA
SJS	Stevens-Johnson syndrome	史 - 约综合征
TIA	transient ischemic attack	短暂性脑缺血发作
VUS	variant of unknown significance	临床意义不明性变异

引言

神经系统遗传性疾病 (neurogenetic disorders) 系指由遗传物质 (染色体、基因或线粒体) 的数量、结构和功能改变所致的以神经系统功能异常为主要临床表现的疾病。神经系统遗传性疾病可于任何年龄发病, 但多数在 30 岁以前出现临床症状与体征。近 10 年来, 随着分子遗传学研究技术的迅速发展和人类基因组计划的圆满完成, 对神经系统遗传性疾病, 尤其是在分子遗传学及分子诊断研究方面的认识已有了相当大的提高。以往, 此类疾病的诊断通常只能依靠病史搜集、临床特征、影像学检查及致病基因产物的化合物检测, 然而因此类疾病的异质性极大, 且进展十分缓慢, 影像学表现又无特异性, 化合物检测试剂费用昂贵, 所获结果经常模棱两可, 因此传统的临床诊断方式对此类疾病的诊断具有严重的局限性。本章节介绍最常见的四种中枢神经系统疾病的分子遗传学与遗传咨询相关内容。

第 1 节 | 阿尔茨海默病

1 疾病概述

阿尔茨海默病 (AD) 是最常见的痴呆症形式, 也是最常见的神经退行性疾病。尽管 AD 在女性中更为常见, 但影响发病的主要因素是年龄而非性别。AD 患者广泛分布于全球各国各人种。

据 2013 年统计, 在美国起病年龄小于 65 岁的 AD 患者数量大约有 20 万。这种早发型 AD 呈家族聚集倾向, 但其中不到 1% 的 AD 是由于常染色体显性遗传基因突变造成的。无论何种原因导致的 AD, 目前明确诊断的依据是做脑部组织病理检查。

2 临床表现

AD 的典型症状表现为隐匿起病的健忘, 患者出现反复说同样的事情并且反复提问, 丢三落四, 容易忘事和迷路, 计算困难 (如找零或者记账) 以及用词不恰当。非典型性 AD 的临床表现包括情感 (行为) 的改变, 语言障碍所导致的进行性失语, 或者由于后皮质区萎缩所导致的视觉障碍。大约有三分之一的早发型 AD 会出现非典型症状[1]。

随着 AD 病情发展, 所有的认知功能都会受到影响。在疾病的早中期, 患者受影响的主要是短期记忆; 随后, 长期记忆也会受损; 最终会丧失对人脸的识别能力, 甚至不认识家人。中晚期 AD 患者可能会出现精神病症状, 如抑郁、焦虑、幻觉妄想。他们判断能力较差, 定时定向能力较差, 丧失语言能力, 生活无法自理, 大小便失禁。许多患者出现帕金森样表现, 跌倒风险增加; 还会出现肌阵挛和癫痫, 最终卧床不起。AD 病程因人而异, 平均为 12 年。患者最终可能死于不明原因的感染、吸入性肺炎或者脱水。AD 患者及其家属通常觉得被孤立和遗弃。

3 诊断

由于神经影像学技术和脑脊液 (CSF) 生物标志物的不断发展, 以及临床和病理评估水平的日益提高, AD 诊断标准也不断推陈出新。AD 的非典型性表现可归纳为患者记忆力相对保留, 但脑部组织病理检查可找到 AD 典型的病理特征。在最新标准中已经提到, AD 的诊断标准必须是起病缓慢, 症状逐渐加重并导致任意功能域的认知减退, 影响患者正常生活, 且排除其他类型的痴呆[2]。除了神经系统病史外, 确诊 AD 还需符合临床标准, 通过实验室检查和腰椎穿刺等排除感染、副肿瘤性疾病、激素性或代谢性的痴呆。在临床就诊期间可使用简明精神量表进行快速的神经心理学筛查。为明确认知障碍的类型和范围, 还需进行更全面的神经心理学检查。此外, 诊断还需要神经影像学检查和神经心理测试, 并且通常需要通过腰椎穿刺查 CSF 生物标志物 (β-淀粉样蛋白和 tau 蛋白)。典型 AD 患者的磁共振成像 (MRI) 结果显示海马体积缩小, 颞顶叶萎缩。功能性影像学可以发现患者颞顶叶皮质代谢水平下降, 血流减少。用淀粉样蛋白标记的 PET 影像检查能起到辅助诊断的作用, 但由于其适用范围有限且价格昂贵, 故在本文不进行赘述。CSF 中 β 42 淀粉样蛋白水平低, 总 tau 蛋白和磷酸化 tau 蛋白水平高, 可增加 AD 诊断的准确性, 神经影像学检查、生物标志物及神经心理学测试能够提高诊断的可信度,但这并非完全可靠。某些正常老年人大脑中也有淀粉样蛋白沉积,说明用神经影像学检查淀粉样蛋白的方法无法100%准确预测AD[1]。目前权威的诊断标准是通过尸检进行病理学检查,找到大脑中淀粉样斑块和由高度磷酸化的tau蛋白形成的神经原纤维缠结。

4 治疗和管理

主要采取对症治疗。尽管已开展许多临床试验,目前可用于临床的治疗方法包括胆碱酯酶抑制剂(多奈哌齐、卡巴拉汀、加兰他敏)和N-甲基-D-天冬氨酸(NMDA)受体拮抗剂(美金刚)。这些化合物能够轻微改善某些患者的认知和行为功能,减缓疾病发展速度,但无法阻止病情发展或完全将其治愈。而部分患者服用这些药物病情无改善,且会出现胃肠道并发症和睡眠障碍等副作用[3]。另外,当出现抑郁和焦虑,可予抗抑郁药和抗精神病药物进行治疗。

非药物疗法包括行为矫正,认知功能重塑以及大脑刺激活动。由于患者和家属被社会孤立,所以加入互助团体和日托中心以及参加为痴呆症患者的家庭设计的文化活动将有助于改善这一问题。例如国际阿尔茨海默病协会(ADI)这类组织,会对法律问题和处理患者的疑难行为等重要话题举办研讨活动。

5 遗 传 学

目前已知的有三个基因与常染色体显性遗传性AD有关:位于14q24.3上的Presenilin-1(PSEN1)、位于1q31-q42上的Presenilin-2(PSEN2)和位于21q21.2上的淀粉样前体蛋白(APP)基因。约50%的常染色体显性遗传性AD是由于PSEN1突变导致的。报道发现PSEN2突变的携带者未出现AD症状,因此认为PSEN1和APP的外显率能达到100%(表3-4-1)。

表3-4-1 阿尔茨海默病的遗传危险因素

基因名	染色体定位	遗传特征	外显率	发病年龄
PSEN1	14q24.3	常染色体显性	100%	24~65 岁(平均发病年龄45岁)
PSEN2	1q31-q42	常染色体显性	<100%	39~75 岁(平均发病年龄54岁)
APP	21q21.2	常染色体显性	100%	40~60 岁
APOE	19q13.2	常染色体显性	剂量相关危险因素	个体间存在巨大差异

目前在PSEN1上发现的突变已超过180种。虽然有些突变存在基因型-表型的相关性,但在家系间,甚至同一家系中,表型差异也可以非常显著。携带基因突变的患者通常在40~50岁发病,发病年龄最小仅20岁,最大的可达70岁,但60岁后起病罕见。除了记忆丧失和/或视觉/空间障碍等典型的阿尔茨海默病症状外,患者所有的认知领域都会受到影响,包括行为、情绪、执行功能和语言等,其中失语和行为/情感障碍常见。此外,帕金森样表现、共济失调、肌阵挛、癫痫、痉挛性瘫痪等症状均有报道[4-5]。

10%~15%常染色体显性遗传性AD患者携带APP突变。该基因上已发现了25个点突变和重复扩增突变[6]。除了认知减退,APP表型包括自主神经功能紊乱、癫痫、行为改变、颅内出血和尸检发现的大脑淀粉样血管病[7-8]。

PSEN2突变则非常罕见。在有德裔、意大利裔和西班牙裔的家系中已发现大约15种突变[9]。其患者的发病年龄差异巨大,且有报道发现该基因突变不完全外显,癫痫相对常见。尸检发现,人脑内除了淀粉样斑块和tau蛋白异常折叠外还常常能找到路易小体(与帕金森病相关),而这一病理改变能够解释患者幻觉的产生[10]。

AD发病与遗传易感因素有关,不到1%的患者是由于常染色体显性遗传的基因突变引起的。据估计AD的遗传率达58%~79%[11]。通过全基因组关联分析(GWAS)研究发现,大量的基因位点与发病风险相关。在这些基因中,只有载脂蛋白E基因(APOE)的发病风险能在各项研究的反复验证中仍为阳性,提示其对发病风险作用明确。

APOE有三个等位基因:e2、e3和e4。e4在增加AD发病风险中呈现出剂量依赖效应,而e2则被认为具有保护作用。携带e4单倍体能增加AD发病风险2~3倍,而携带e4/e4基因型则发病风险增加15倍[12-13]。发病风险与年龄相关,在携带e4/e4基因型的人群中,85岁之前男性和女性出现AD的概率分别为50%和60%。而在携带e3/e4的人群中,85岁之前,男性和女性出现AD的概率分别为23%和30%[13]。

由于该基因导致患病的风险显著增加,使得人们对于通过该基因预测AD发病产生了兴趣。但是目前不支持将APOE基因检测用于诊断性或预测性基因检测[14]。该基因的突变对于AD发病既非充分条件,也非必要条件。REVEAL研究发现,在进行遗传咨询后愿意了解自己APOE基因型的患者,大多能正确接受自己的检测结果。然而少部分患者(9%)在得知检测结果后,会出现抑郁,持续时间最长可达1年。研究还发现遗传咨询有助于减轻焦虑,原因可能是遗传咨询帮助患者认识到预测风险与实际患病风险之间的区别[15]。研究组中APOE基因型结果的揭晓,导致一些APOE e4等位基因阳性的患者某些行为的改变。

将基因检测结果用于预测 AD 患病风险并不有效,明确这些基因能更好地理解 AD 致病机制,但不用于预测性基因检测。

6　遗传咨询

目前 AD 无干预措施,因此 AD 的基因检测还无法应用于临床。但对于某些患者或家系,基因检测帮助他们理解家族性疾病以及明确病因。患者基因检测的结果,能提示家系其他成员的患病风险,每个成员可根据自己的风险采取不同措施。对许多个体而言,进行基因检测会增加焦虑感。因而,遗传咨询师的重要工作之一就是帮助家系成员应对可能来自于其他家系成员的压力。对于许多家系而言,在基因检测前进行详细讨论,能够预防来自家系其他成员的压力。另外有些家系认为不到迫不得已,他们不想引发家系焦虑或不想把检测结果透露给其他家系成员。

遗传咨询师应了解是谁以及是什么原因使来访者对基因检测感兴趣。如果家庭成员意见不一致,而患者本人没有做好心理准备,遗传咨询师可以尝试举行一次家庭会议使家系成员达成共识。此外,应向家庭成员提供替代方案,例如,把 DNA 保存在基因检测中心或进行尸检。如果仍然不能达成一致意见,咨询师必须尊重法律赋予医疗决策者的权利或近亲的意愿。

在基因突变未知的家系中,由于存在三个常染色体显性遗传的致病基因以及 APOE,使检测过程变得复杂。如果费用不是问题,那么基因检测按照下列顺序:首先做 PSEN1,然后 APP(先检测点突变然后检测重复突变),最后检测 PSEN2(如果家庭成员为伏尔加德裔,应先检测 PSEN2)。随着全外显子组或全基因组检测技术的进步,AD 的基因检测也在飞速发展,这意味着筛出的一些不明意义的位点也需要考虑。被检测的家系应明白三个基因检测结果都是阴性的话,只会降低而非完全消除常染色体显性遗传的风险。APOE 基因检测不建议用于诊断。尽管 APOE e4/e4 基因型可能解释 AD 的早发以及家族聚集性,但这一结论还不确定。同样的,在常染色体显性遗传家系中,如果 AD 基因的检测结果阴性,则应该考虑检测额顶叶变性和朊蛋白病。

一旦检出突变,其他家系成员便可以进行检测,正如上文所述,临床指南并不支持 APOE 基因检测。然而,患者可能希望继续检测。此时如果内科医生建议基因检测,则由遗传咨询师提供指导。某些患者在进行得到基因检测结果后,也许会提出咨询的要求,其需要了解携带 e4 等位基因并不意味他们一定会患病,相反,即使他们不携带 e4 等位基因,但有阳性家族史,他们患病的风险仅会有轻微的降低。

第 2 节 伴有皮质下梗死和白质脑病的常染色体显性遗传性脑动脉病

1　疾病概述

伴有皮质下梗死和白质脑病的常染色体显性遗传性脑动脉病(CADASIL)是导致成人卒中及血管性痴呆最常见的遗传性疾病。这种遗传性脑小动脉病在 1955 年首次被报道,1993 年用连锁分析的方法确定该病致病基因定位于 19q12[16]。1996 年该病的致病基因 NOTCH3 被克隆[17-18]。

自 1966 年以来,全世界范围内 CADASIL 家系已超过 500 个。尽管人们对该疾病的认识越来越深刻,但仍有可能漏诊。据估算该疾病患病率为 4.14/100 000,且大约有 0.05% 的腔隙性脑梗死患者携带 NOTCH3 基因突变[18]。然而,同时有腔隙性脑梗死及神经影像上白质异常的患者中,起病年龄小于 65 岁的患者中有 2% NOTCH3 基因突变,在小于 50 岁起病的患者中则为 11%。

与散发性缺血性脑卒中和老年人的血管性痴呆相比,CADASIL 通常缺乏血管病的危险因素。尽管如此,CADASIL 的许多临床表现、认知特征及神经影像学异常,都与伴发皮质下缺血性血管性痴呆的散发性小动脉病有重叠之处。老年患者中散发性小动脉病大多与 AD 的神经病理密切相关,而 CADASIL 却没有淀粉样蛋白异常沉积及神经原纤维缠结。因此,与这些散发性疾病相比,CADASIL 临床病理联系显得更清晰。因此这种相对少见的单基因疾病作为更常见的散发性缺血性脑梗死和血管性痴呆的模型。

2　临床表现

CADASIL 的临床表现较多,发病年龄差异较大,尽管家系内和家系间临床表现有差异,但 CADASIL 有几项关键特征:先兆偏头痛;皮质下缺血事件,包括缺血性脑卒中和短暂性脑缺血发作(TIA);进展至痴呆的认知功能障碍;心理疾病或其他精神紊乱;5%~10% 的患者癫痫发作,但很少作为首发症状[19-20]。

20%~40% 的 CADASIL 患者经历了先兆偏头痛,出现该症状的患者不到所有患者的一半,但频率却高于一般人群 4~5 倍[21]。如果患者的症状包括先兆偏头痛,则其往往为首发症状,平均起病年龄在20余岁(年龄范围6~48岁)[19,21]。先兆通常以视觉或感觉异常为特征,运动或言语异常也可能发生。视觉先兆症状常包括伴闪光的在视野中"之"字形游走的盲点(闪烁盲点);视力下降伴双眼一侧视野偏盲(偏侧同向偏盲)或视力模糊。感觉症状包括麻木或刺痛。CADASIL偏头痛患者50%以上为不典型偏头痛,包括基底动脉型头痛、无头痛的先兆或持续性的先兆症状等[22-24]。缺血性疾病发作之前的临床特点可能与一般人群中的其他偏头痛患者相同。

缺血性脑卒中和短暂性脑缺血发作是CADASIL的主要临床表现,60%~85%的患者均会出现[21]。在多数CADASIL家系中,卒中往往为首发症状。缺血性事件通常发生在中年,平均起病年龄为40岁(年龄范围20~70岁),且通常没有血管病危险因素[19,21,25]。它们通常表现为典型的腔隙综合征,即产生运动或感觉异常[26]。然而,一些缺血性事件因缺乏临床表现不易被察觉,另一些则产生轻微或模糊的症状,如疲劳、头晕或头脑混乱。但仍会有突发性局灶性神经功能缺损,可表现为构音障碍伴或不伴运动、感觉症状、单肢无力或感觉异常、孤立的步态障碍或非流利性失语[26]。上述急性神经功能缺损可能与头痛有关,且如为发作性,可能与伴先兆的偏头痛混淆[22]。缺血性事件通常反复发作,许多患者在数年之内就可经历2~5次卒中。随着卒中的复发,患者神经功能缺损逐渐累积,最终导致进一步的认知和功能下降。

高达90%的患者存在认知功能障碍,以注意力减退、处理速度和执行能力下降为特征[27-28]。这些神经功能障碍先于卒中或短暂性脑缺血发作的发作,多在40余岁时开始出现,最早可在20余岁时出现。突变基因携带者在出现缺血性疾病或重大残疾之前,可能不会引起关注[27]。然而,定势转移、反应抑制、工作记忆、言语流畅性和抽象推理上的异常,在缺血性事件发作之前就能够通过常规的神经心理评估被发现[28-29]。这些异常与患者在疾病早期主诉的精神不佳、紊乱和记忆力下降等症状一致[30]。与此相反的是即使在疾病的晚期,情景记忆往往保存完好[27]。综合看来,尽管CADASIL患者出现认知障碍的年龄更小,但其认知障碍的特点仍与皮质下缺血性血管性痴呆的患者类似。CADASIL患者发生脑卒中后可出现执行功能障碍,且随着梗死的反复和年龄的增长而逐渐恶化[19,27,30]。CADASIL患者局部认知功能缺损最终进展为多个认知区域的弥漫性损害,60%的患者年龄大于60岁并且符合《精神疾病诊断与统计手册》(第4版)(DSM-Ⅳ)痴呆标准[28]。约10%的患者仅患有痴呆。在疾病后期,痴呆患者经常有步态异常、尿急伴或不伴尿失禁、假性延髓性麻痹[26]。至去世前,大部分患者生活无法自理[31]。

精神症状也是CADASIL患者的主要特征。20%~45%的患者有明显的情绪障碍,包括重性抑郁症和与重性抑郁症交替发作的躁狂期,后者可能会被误认为是双相情感障碍而不是CADASIL的前驱症状[19,25-26,32-33]。虽然发病年龄各不相同,情绪障碍患者常同时伴有认知功能障碍和/或缺血性疾病。家系早期症状的特点是出现轻度抑郁症和患者行为或个性发生改变,包括出现新发的或程度加重的躁狂,以及对家庭和工作生活的动力和兴趣减退。除了情绪不稳、淡漠外,患者常常还有睡眠障碍。少数患者出现妄想或幻觉,极少数患者有自杀未遂史[32-33]。

总之,尽管CADASIL患者临床表现多变,但是一些临床过程可能具有共性。在患有偏头痛的年轻人或者中年人中可能有一部分为CADASIL,如果合并卒中,可能性更高。其平均发病年龄约37岁。疾病的早期阶段可能会出现轻度认知障碍与精神异常,但这些症状可能会被忽视,直至功能下降致残,甚至卒中或短暂性脑缺血发作发生才被注意到。功能性障碍在40岁以前罕见,但其发病率随年龄增长迅速增加。痴呆是与运动障碍有关的一种病,通常在60岁以后发病,近40%的患者到65岁时行走需帮助。CADASIL平均病程约20年,男性平均死亡年龄为65岁,女性平均死亡年龄为70岁。肺炎伴或不伴呼吸困难是最常见的死亡原因[19,25,31]。

3 诊 断

CADASIL的临床确诊主要依赖于临床病史和神经学检测。磁共振是检测出CADASIL患者皮质下梗死和白质脑病的最佳方法。除了神经影像,皮肤活检也可用于CADASIL诊断。采用NOTCH3抗体进行皮肤活组织免疫组化灵敏度可达96%,特异性可达100%[34]。然而,诊断CADASIL金标准仍是NOTCH3基因检测。

磁共振图像上出现的广泛弥漫性白质高信号是CADASIL的一个标志。这些白质病变最早在20~30岁之间出现,早于缺血性疾病发病10~15年[23,35]。因未得到广泛研究,小于20岁的个体中是否出现高信号的白质病变不得而知,但所有基因突变携带者到35岁时出现明显的白质脑病[23]。随着年龄的增长,点状病变更加分散和对称。这些影像学结果虽不能确定诊断,但能高度提示CADASIL。白质高信号可在基底节和丘脑发生,从而可用于区分CADASIL和多发性硬化[23,35,36]。脑干和胼胝体也可能受累,但眶额区和枕叶脑白质通常不会受累。

腔隙性脑梗死通常出现在40~50岁患者的白质高信号区[35]。大约有三分之一的CADASIL患者会出现脑部微出血,50岁后更容易出现。但它们并非该病独有特征,也与高血压、糖尿病相关[35]。

虽然脑萎缩可能是疾病进展更好的标志,但MRI研究表明 CADASIL 患者的白质脑病程度和 / 或腔隙性梗死体积与认知损害的程度和功能障碍呈正相关[37-38]。

4 治疗和管理

CADASIL 目前仍无法治愈。虽然无有效治疗方法，但仍应进行二级预防。根据发作频率，可能需要预防性治疗先兆偏头痛。偏头痛发作频繁的患者可能获益于抗癫痫药物或 β 受体阻滞剂。一些病例研究和初步报告已经证明了乙酰唑胺的有效性[39]。偏头痛患者应避免使用缩血管药物如麦角衍生物和曲坦类，而应使用非甾体抗炎镇痛药[39-40]。

由于缺乏经验数据，CADASIL 患者脑缺血事件的预防目前基于散发的非心源性缺血性脑卒中。例如，患者应使用抗血小板药物代替抗凝药如华法林，因为后者有相应的出血风险。

CADASIL 患者的认知障碍很难治疗。一项在广泛认知损害患者中进行盐酸多奈哌齐治疗的随机安慰剂对照的临床试验研究[41]发现，其能改善某些执行功能的评分，但未能达到血管性痴呆评估量表分量表中表现改善的首要目标。这些研究结果的临床意义尚不清楚，在 CADASIL 患者中，盐酸多奈哌齐的使用超出了说明书的范畴，偶发性皮质下缺血性血管性痴呆也属于这种情况。

5 遗传咨询

CADASIL 是 NOTCH3 基因突变引起的。NOTCH3 基因编码一种单跨膜受体，该受体主要表达于血管平滑肌细胞。该基因已被报道约 200 种突变。NOTCH3 基因有 33 个外显子，但大多数 CADASIL 患者相关的基因突变发生在 2 至 24 号外显子上。超过 70% 的 CADASIL 患者的突变集中在 3 号或 4 号外显子[42]。在 CADASIL 中基因型与表型的相关性很弱[43]。虽然确切的频率还不得而知，但新发突变已有报道[44]。NOTCH3 基因纯合突变已被报道，但相应患者与单杂合突变携带患者表型似乎没有区别[45]。

基因检测适用于临床症状典型、神经影像学结果特异、有家族史（至少有一名一级亲属 60 岁以前发生过卒中或痴呆）的患者。如果伴先兆偏头痛且先证者无心血管疾病的危险因素则增加了检测出潜在的 NOTCH3 基因突变的可能性，但若不伴先兆偏头痛也不排除突变的存在，即使无明确家族史，基因检测也适用于有特征性脑白质病变伴认知障碍的患者。如果患者仅有先兆偏头痛，神经影像上只有几个高信号灶却无家族史，则基因检测无明确益处。

与其他神经退行性疾病一样，CADASIL 的遗传咨询

提出了关于诊断性检测和预测性检测的问题。应全面评估家族史，特别关注那些伴或不伴有先兆偏头痛、卒中或短暂性脑缺血发作、痴呆、癫痫和 / 或精神疾病或有住院史的家系成员。应特别注意多发性硬化症的家族史。三代家系信息应包括疾病起病年龄、诊断和死亡年龄。病例记录包括神经影像学结果、尸检研究、皮肤活组织检查（如果有），可用于鉴别诊断。相应的家族史可能会因一些不完整的健康信息、误诊、早期死亡、假血缘关系或未公开的收养而变得模糊。家族史阴性的患者检测到 NOTCH3 基因突变的可能性较小。无论是否是新发突变，遗传咨询都应讨论后代是否会有 50% 的风险携带 NOTCH3 基因突变。

尽管检测到 NOTCH3 基因的突变有助于确诊，但基因检测在 CADASIL 临床效用有限，目前尚无治愈方法，且对症治疗无确切效果。因此基因检测的目的是明确诊断及鉴别高危家系成员。通过 NOTCH3 基因检测以明确病因，确诊疾病对于患者及其家属来说都非常重要。对于有明显认知障碍的患者，遗传咨询应有医疗代理、法律监护人或近亲参与。

遗传咨询应帮助咨询者决定是否进行基因检测，更好地服务于家庭，而不是个人。如果家系成员未能达成共识，决定权通常在于最亲的家属。有重度认知功能障碍的患者需要有代理的参与是无可辩驳的，而对一个轻中度认知障碍患者而言，其他家庭成员的意见则不那么重要。例如，患者判断力和决策能力下降但仍能半独立地完成日常活动，如果患者持相反意见，家庭成员可能不需要委托代理人作是否进行基因检测的决定来支持家系成员的意愿。遗传咨询应易化决策制定，尊重患者和家系成员的意愿。尚未决定是否进行基因检测的家系可考虑先将 DNA 保留在基因检测机构，为将来的基因检测作准备。

一旦确定患者携带 NOTCH3 基因突变，家系成员也可进行该基因检测。对于许多无症状却有风险的个体而言，家族史是家系成员要求基因检测的原因。

减轻患者及其亲属的心理压力应该是遗传咨询的重点之一。无症状的未成年人不应接受基因检测。

预测性基因检测应仅提供给已明确携带 NOTCH3 基因突变的家系。在致病基因未明确的情况下，对于无临床症状却有潜在风险的个体进行基因检测得到的阴性结果是无意义的。该结果不能区分被检测者确实没有携带致病基因还是携带了致病基因但并不是 NOTCH3 基因的突变。遗传咨询应帮助明确家系中适合最先进行基因检测的家系成员。明确了家系中携带了 NOTCH3 基因突变会让无临床症状、有潜在风险的家系成员想进行基因检测，原因包括：减少不确定感；计划未来；医疗和生活方式的选择；组建家庭。遗传咨询需要解决每一个问题，特别是考虑到预测性基因检测的局限性，后者包括目前没有医

疗手段和生活行为方式可减少 CADASIL 的风险。无临床症状、有潜在风险的家系成员无论基因检测结果如何，都应考虑未来的经济和健康计划。在生育决策中，基因检测结果阳性的家系成员应考虑试管婴儿或者胎儿基因检测。

NOTCH3 基因突变外显率接近 100%。然而，在家系中及家系间的患者的发病年龄、疾病严重度和病程均各有不同，因此进行临床预测难度很大。这就意味着，当一个无临床症状的家系成员得知自己携带了 *NOTCH3* 突变基因，往往会致力于寻找症状，因为他能预见这些不明显的症状会随时间流逝逐渐加重，发病不可避免。CADASIL 早期症状无法与独立的、非综合征的健康问题（如头痛、与年龄相关的轻微认知变化、轻微的感知变化）进行区分，因此会加重携带者寻找疾病症状的心理负担。在 CADASIL 中无先兆偏头痛出现的频率和普通人群类似也是造成这种负担的原因之一。基因检测前的遗传咨询应帮助这些无临床症状、有潜在风险的家系成员预见疾病的多变性，适应这种不可预测性。尽管 CADASIL 主要是成人起病，但在明确 CADASIL 的家系中，儿童起病也有报道。在少数已证实的 *NOTCH3* 基因突变儿童病例中，大多数患儿表现为先兆偏头痛或除卒中之外的非典型表现。尽管没有进行基因检测，检测前的遗传咨询还是可以帮助咨询者了解基因检测确诊为 CADASIL 家系后，无症状、高患病风险的未成年家系成员的医疗处理。如果神经影像学检查早于基因检测前的遗传咨询和 *NOTCH3* 基因检测，父母可能对能有效预测子女是否有 CADASIL 的 MRI 结果未做好准备。

应考虑无症状高风险的家系成员在基因检测结果出来前的潜在心理压力。患者在收到基因检测结果后重度抑郁或自杀的风险是临床医生必须考虑和关心的问题。与基因检测结果相比，基因检测前的基线压力是基因检测结果出来后压力严重度更好的预测指标。因此，基因检测前的遗传咨询应明确高风险个体对心理支持的需求。

第 3 节 | 亨廷顿病

1 疾病概述

亨廷顿病（HD）又称慢性进行性舞蹈症，是一种选择性累及大脑皮质和基底节区神经元的常染色体显性遗传性神经变性疾病。HD 起病隐袭，进行性加重。多于 30~50 岁起病，儿童（1~5 岁）和老年（85 岁）起病的患者也有报道。男女发病比例无明显差异。临床上主要表现为运动障碍、进行性智能减退及精神异常，病程 17~20 年[46]。HD 的发病率在各人群中不一，高加索人中发病率为 5/100 000~7/100 000，远高于日本（0.5/100 000）、中国和芬兰等[47-48]。据报道中国香港地区的 HD 发病率约为 3.7/100 000[49]，目前关于中国内地的 HD 发病率还缺乏相关报道。

HD 最早于 13 世纪由 Walker 首次报道，1872 年由 George Huntington 进行了系统性描述并最终被命名为亨廷顿病。1983 年 Gusella 等通过连锁分析将 HD 致病基因定位到 4 号染色体上[50]。1993 年致病基因 Huntingtin（*HTT*）被亨廷顿病协作研究组（Huntington disease collaborative research group）发现并准确定位于染色体 4p16.3。*HTT* 基因共有 67 个外显子，编码由 3 144 个氨基酸组成的 Huntingtin（H）蛋白。位于 *HTT* 基因外显子 1 上的三核苷酸 CAG 重复拷贝的不稳定扩增与 HD 发病密切相关。正常的 *HTT* 等位基因包含有 6~35 次（CAG）n 重复拷贝，编码一段多聚谷氨酰胺链（polyglutamine，polyQ）连于 H 的 N 端。而异常的 *HTT* 等位基因，包含有 ≥ 36 次（CAG）n 重复拷贝，编码产生突变的 H。关于突变的 H 引起 HD 发生的具体机制，目前还不清楚。

2 临床表现

亨廷顿病是一种常染色体显性遗传的神经退行性疾病，临床表现为不自主运动、精神症状和认知功能障碍。

运动表现：舞蹈症（chorea）一词源于希腊语，意为"舞蹈"，指身体各个部位无意识的、随机的、舞蹈样动作。虽然舞蹈症是 HD 最典型的外在特征，但它不是普遍存在的，也不是 HD 的首发运动特征，眼球运动异常（快速眼球运动或扫视眼球运动减慢）会先于舞蹈症发生[46]。除此以外，HD 还伴有肌张力障碍、强直和运动迟缓等。吞咽困难是 HD 的常见病症，通常发生在疾病发展的后期，可能会导致吸入性肺炎。

精神症状：Huntington 博士最初描述 HD 时，除了舞蹈症外还提到了抑郁症。最近很多报道称 HD 患者抑郁症的发病率是正常人的 2 倍，且自杀风险是正常人的 4~6 倍[47-48]。但是，抑郁症是由 HD 引起，还是因患者无法接受自己患有 HD 这一事实所致仍未可知。HD 患者其他的精神症状包括精神病、双相情感障碍、冷漠、易怒和执拗[49]。

认知障碍：HD 早期的认知变化包括注意力难以集中和执行力差（执行力包括计划、执行连续任务和判断）[50]。HD 患者往往很少意识到自己的疾病，这既为自己也为家人/朋友带来明显的适应性问题。认知障碍是不断发展的，患者最终无法说话或照顾自己。

HD 通常发生在 40~50 岁之间,虽然认知和运动表现可能早于神经系统病变,但发病年龄以神经系统病变为准。发病年龄和 CAG 的重复数呈负相关,CAG 重复数越多发病年龄越早,但是 CAG 重复数只影响着 70% 患者的发病年龄。大约 25% 的患者 50 岁以后才出现 HD 症状且病情进展缓慢,然而 5%~10% 的患者青少年期发病且病情进展迅速。HD 后代的遗传早现是一个典型现象,特别是当 HD 遗传自父系。遗传早现是由 CAG 扩增的不稳定性引起的。

HD 临床病程一般是 10~15 年,营养和物理治疗可以延长患者的生存期。在 HD 症状发生之前有一个可识别的前驱阶段,这个阶段早于 HD 的正式诊断多年,主要特征是认知和运动表现的微妙变化和精神障碍。在早期临床阶段,HD 患者出现轻微的运动特征(如眼部运动减缓)和较为明显的行为 / 情绪改变(如抑郁、躁动、冷漠、焦虑);在中期阶段,患者主要表现为舞蹈症样的运动增加,言语及吞咽困难和体重减轻;而在晚期阶段,相较于舞蹈症,HD 患者更多地表现为强直和运动迟缓。在这一阶段,患者无法说话、行走和照顾自己,亦出现体重减轻、无法吞咽和窒息。

3　诊　断

自从 1993 年 CAG 重复数的异常扩增被发现以来,*HTT* 等位基因中 CAG 的重复数 ≥ 36 一直是 HD 的黄金诊断标准。在缺乏遗传检查的时候,主要通过认知能力及精神状态的改变,运动表现和阳性家族史诊断 HD。

在缺乏遗传检查时,诊断没有明确 HD 家族史的人是否患有 HD 十分困难。这些人有可能是被收养的、非亲生的,或者与家庭成员缺乏联系。如果一个患者有典型的临床症状但没有 HD 家族史,则需要排除引起舞蹈症的其他原因,如卒中、感染和自身免疫。因为大部分的患者没有家族史或是家族史不明确,所以遗传检查不可避免。

虽然临床检查可以支持 HD 的诊断,但是在大多数情况下,仅仅有临床检查是不够的。患者临床表现除了舞蹈症以外,还包括眼部运动减缓、运动保持困难(如不能保持伸舌动作 10s)和难以执行特殊的行为任务(卢里亚任务:患者需要模仿一系列医生演示的手势)。MRI 虽然可以证明尾状核萎缩,但却不是 HD 的主要诊断方式。

4　治疗和管理

情绪:抑郁、焦虑、易怒是 HD 最普遍的症状之一,会致使患者活动能力丧失。这些情绪问题破坏 HD 患者的

家庭社会关系,使得患者的心理状况变得更为复杂。情绪症状可以通过药物和行为治疗缓解。

舞蹈症:对因舞蹈样的运动导致活动能力丧失的患者,可以通过药物阻止多巴胺发挥作用(精神安定剂)或减少多巴胺的分泌(四苯喹嗪)。四苯喹嗪是目前临床上唯一被批准用于缓解舞蹈症的药物,但是会引起患者抑郁。

行为:行为障碍对患者及其家庭最具破坏性。在某些情况下,患者可以通过抗抑郁药物和行为治疗得到缓解。家庭成员和看护者需要学习如何应对这些问题行为,美国亨廷顿病学会(HDSA)已经颁布官方指南指导看护者如何照顾患者。

临床研究性治疗:目前未能证明抗氧化剂、抗炎药物、线粒体补充剂的长期保护作用。基因疗法是目前最具前景的治疗途径之一,如通过干扰小 RNA(siRNA)沉默 *HTT* 异常等位基因[51]。虽然这种疗法最初在小鼠模型上试验成功,但应用到临床还需要很多年。

5　分子遗传学检查

自从 *HTT* 基因的发现以来,CAG 重复数的分析对 HD 患者的诊断十分重要。尽管现代分子生物学技术已有了深入的发展,但由于 *HTT* 基因包含的 CAG 碱基特殊性,其 GC 含量高达 70% 以上,要较准确的进行 CAG 重复数检测并不容易。目前多采用 PCR 结合 DNA 测序的方法进行检测。对 *HTT* 基因中 CAG 重复数的检测分析已经被广泛应用。目前已有很多针对检测结果的指南[52-53],这些指南蕴含着我们对 HD 现阶段的认识并与未来的变化相适应。目前的检测结果分为以下 4 类。

5.1　正常等位基因(9~26 个 CAG 重复数)

正常的等位基因不会引起 HD,在 ≥ 99% 的减数分裂过程中 CAG 重复数能够稳定遗传,这意味着 CAG 重复数出现有意义的增加和减少是不可能的。如果一个人有 2 个 CAG 重复数,都在正常范围内,也不会发生 HD 和遗传给下一代。

5.2　中间等位基因(27~35 个 CAG 重复数)

中间等位基因与 HD 没有必然联系,但是在遗传时有发生致病性突变的倾向。超过此范围的上限则会发生 HD[54],低于此范围的下限必然不会发生 HD[55]。

CAG 重复数:CAG 重复数与不稳定倾向有关,重复数越大越可能发生扩增[56]。此外,中间等位基因 CAG 重复数越多越可能发生致病性的突变,甚至 1~3 个 CAG 重复数的扩增就使得 CAG 重复数进入致病的范围。相对应的,如果 CAG 重复数是 27 个,则需要 9 个重复数的扩

增才能进入致病的范围。

父系遗传和母系遗传:分离分析证明 CAG 重复数的不稳定性,特别是 CAG 重复数的扩增倾向与父系遗传有更大的关系。到目前为止,几乎所有中间等位基因发生致病性的扩增都和父系遗传有关。但是,仅 36 个 CAG 重复数的等位基因母系遗传时发生大量扩增,证明了 CAG 重复数较高的中间等位基因母系遗传时发生致病性扩增在理论上是可行的[57]。

父母的年龄:父母的年龄越大,遗传时中间等位基因 CAG 重复数发生扩增的风险越高。

5.3 不完全外显的等位基因(36~39 个 CAG 重复数)

不完全外显的等位基因是指该等位基因携带者是否发生 HD 是不确定的。HD 外显率在一定程度上依赖于 HD 的诊断方式。有关神经系统疾病发病率的数据表明,大部分 39 个 CAG 重复数的等位基因携带者在 75~80 岁之间发生 HD,而大部分 36 个 CAG 重复数的等位基因携带者在这个年龄还未发病[58]。

5.4 完全外显的等位基因(≥40 个 CAG 重复数)

完全外显的等位基因必然会引发 HD,且 CAG 重复数越多发病年龄越早。虽然这种年龄相关的外显率模型已有报道,但是我们在将之应用到特殊的临床案例中时需谨慎。虽然对"正常"的等位基因中 CAG 重复数是否会影响 HD 的发病年龄一直存在争论,但已有大量数据证明,完全外显等位基因的长度决定着 HD 的发病年龄。

6 遗传咨询

HD 的家族诊断:HD 的家族诊断基于以下三点,存在典型的临床特征、该病存在家族史及 HTT 基因中 CAG 重复数存在致病性的扩增。大部分情况下,HTT 基因的分子检测将证实 HD 的临床诊断。对 HTT CAG 重复数没有发生致病性扩增的患者,应当考虑数种症状类似于 HD 的遗传异质性疾病(HD 拟表型综合征),包括:齿状核红核苍白球丘脑下部核萎缩(DRPLA)、17 型脊髓小脑性共济失调(SCA17)、遗传性铜蓝蛋白缺乏症(neuroferritinopathy)、亨廷顿病样综合征 1 型(由 PRNP 基因中一段八肽区域的扩增引起的)、亨廷顿病样综合征 2 型(由 JPH3 基因中 CAG 的重复扩增引起)[59]。这些疾病与 HD 临床表现十分相似且都是常染色体遗传。其他的 HD 拟表型综合征与 HD 的遗传模式、临床症状以及实验室检查不同。HD 的分子诊断是 HD 预测性检查必不可少的部分,通过分子检测可以判断患者的家庭成员有无 HD 的发病风险。即使检测结果正常,我们也不

能完全排除 HD 的发病风险。

预测性检查:自 1993 年 HTT 基因被发现以来,很少有人去做 HD 的预测性检查。但在 HTT 基因被发现之前,却有很多人表示希望通过分子检测预测他们的患病风险,而后续的分析结果却表明做基因检测的人数远低于预期人数。患病风险低的人愿意去做预测性检查,而高风险人群却逃避检查。这一现象受以下因素的影响:缺乏有效的治疗手段、医疗保险中的基因歧视问题、检查费用及检测结果产生的心理问题。

产前诊断:和预测性检查相似,产前诊断的人数也低于预期人数。针对影响生育决策的因素的研究证明患者在平衡自己的观点和配偶、家庭、朋友以及社会的观点上困难重重。

检查的不良后果:预测性检查的不良后果(如自杀)是一个需要关注的问题。大部分被检查者不会出现不良后果,但大约 1% 的被检查者会出现自杀、自杀未遂以及因精神病住院等现象。有文献报道称在 HD 检查后 5 年内发生灾难性精神事件的人人多都有精神病史,凸显了在 HD 检查过程中心理健康评估的重要性,但该研究不是对照性研究,这些不良后果和 HD 检查结果的相关性还未可知。也有人认为对于大部分患者来说预测性遗传检查不论结果如何都不会导致严重的精神问题,但对于风险人群来说心理健康筛查还是必须的。

未成年人检测:HD 基因检测中最受争议的话题是对未成年人的检测,检测无症状的未成年人,还是检测出现 HD 神经症状的未成年人以诊断其是否患有青少年型 HD 是争议的主要内容。相关指南一致认为对无症状未成年人的检测应该推迟到其成年后[60]。在未能明确未成年是否受益情况下,这些指南保护了未成年人自主决定的权益。虽然大部分医者同意这些指南,但也有人认为对未成年人预测性基因检测的利弊缺乏实验性证据[61]。

青少年型 HD(发病年龄 <20 岁)占 HD 发病总数 5%~10%[62]。青少年型 HD 的典型特征不同于成人,表现为认知障碍、行为变化、强直和肌张力障碍。如果没有分子检测,则很难区分轻微的神经症状(如"阵痛")和/或认知障碍是否与青少年型 HD 有关。但即使基因检测结果显示 CAG 重复数异常,扩增的 HTT 等位基因是否导致了上述症状仍不清楚,特别是当症状不明显或者 CAG 重复数在成人致病范围内时。这些病因解释起来十分复杂,有人建议在分子检测之前通过一段时间的留观来确定这个病程是否是发展性的。

总之,未成年人的预测性和症状性检查经验提示,"一刀切"的方法并不代表患者及其家庭的最大利益,医生应该仔细考虑每个病例的特殊性并采取最有益的方式帮助他们。

第4节 | 帕金森病

1　疾病概述

尽管存在着一些更早的记载，James Parkinson 在 1817 年发表的《关于震颤麻痹的研究》是第一次对这一疾病作出详细临床描述的文章。在文章中，他描述了"帕金森病"相关的震颤、运动迟缓、屈曲姿势和典型步态。帕金森病(PD)是仅次于阿尔茨海默病的第二大常见的神经系统退行性疾病，55 岁以上人群患病率大约为 1%[63-64]。

2　临床表现

原发性帕金森病(简称帕金森病)是因中脑黑质致密部色素(多巴胺能)细胞丧失而发病，表现有运动迟缓、肌僵直、静止性震颤、姿势不稳等，对左旋多巴有显著疗效。但引起上述症状群的疾病很多，临床表现与 PD 相似，统称为帕金森综合征(PKS)。包括：①继发性疾病如脑炎后、药物性(特别是抗精神病药物)、中毒(1-甲基-4-苯基-1,2,3,6-四氢吡啶、CO、锰、汞等中毒后)、血管性(多发性腔隙性梗死)、脑外伤、其他(肝脑变性、正常压力性脑积水、脑肿瘤、甲状腺功能亢进或减退等)；②遗传性疾病如路易小体痴呆、亨廷顿病、肝豆状核变性、哈勒沃登-施帕茨病、家族性基底节钙化、神经棘红细胞增多症；③变性性疾病如进行性核上性麻痹、多系统萎缩、帕金森-痴呆-肌萎缩侧索硬化复合征，皮质基底节变性、阿尔茨海默病等。由于抗 PD 药物只对 PD 有效，而对各种 PKS 效果不肯定或无效，故对 PD 及 PKS 必须严加鉴别，以免贻误病情或造成浪费。

3　诊　断

由于 PD 的早期症状通常轻微，想要作出肯定的诊断往往需要对患者进行数月或数年的随访，这取决于患者出现临床表现的早晚以及疾病进展的快慢。能帮助临床评估的早期主诉包括疲乏、僵直、灵活性的下降和足部拖曳感[65]。患者的朋友、同事和家人可能会注意到患者面部表情的变化，字迹变小，语调低沉，说话音量减小，弯曲的手臂姿势以及伴随着走路时手臂摆动幅度的减少。

许多患者和家属在回顾时会想起一些 PD 的前驱期症状，而当时这些症状似乎和疾病并不相关，如嗅觉减退或快动眼期睡眠行为障碍。这些前驱期症状反映了 PD 在神经系统其他部分的病理变化通常要先于皮质下运动系统，也就是基底节。

临床检查时，医生会寻找患者运动迟缓的征象。虽然运动迟缓这一表现对经验丰富的临床医生来说会很明显，只需通过在检查室中观察患者即可，对于运动迟缓正式的评估则需要让患者快速敲击拇指与四指或是在地上踏脚。PD 患者会比预期的动作缓慢，并且在重复该动作后幅度减小，往往某一侧更为明显。

静止性震颤常常是最容易识别的 PD 征象，但也并非普遍存在。PD 的震颤主要是手臂静止时手部的"搓丸样"动作，而动作性震颤也可见于手臂、下肢或下颌。在某些情况下医生需要使用一些策略去引出静止性震颤，如让患者用对侧肢体完成动作。肌强直是 PD 的另一主要特征，也可通过体检评估。

影像学诊断方法(如 MRI 或者 CT 扫描)目前用于排除 PKS 的一些可治病因(如卒中、感染和肿瘤)。但是传统的影像学技术不能提供确诊 PD 的证据，如今新的扫描技术 DaTSCAN™ 已可通过显示结合的放射性示踪物的变化来证明基底节中多巴胺的减少，该检测可提供支持 PD 进展的证据，但不能区分 PD 和多系统萎缩或是其他非典型性 PKS。

4　治疗与管理

目前 PD 还无法治愈或通过干预延缓其进程，但许多运动症状可经治疗得以缓解。

药物治疗：许多患者不会积极治疗，直至运动系统症状不断加重而影响日常生活。到了那个阶段，治疗往往是通过多巴胺增强药物来缓解多巴胺的缺乏。这对大多数患者有效，但这些药物(左旋多巴、多巴受体激动剂等)会带来副作用，使部分患者无法耐受，包括异动及性格改变。针对运动症状的治疗目前已有大量药物治疗方案。

物理治疗：已经证明某些特定干预方式对该病治疗的有效性。这些试验项目注重于患者的四肢运动和发声的再训练。由于 PD 患者运动迟缓、幅度小，这类疗法就训练患者做夸张的动作(或夸张的发声)，借此重新刺激大脑来产生更大幅度的动作，并重新让感官系统适应这样的动作[66]。

脑深部电刺激术(DBS)：PD 的神经外科手术疗法最早出现在 20 世纪 50 年代，并在一些案例中取得了成功。最初，该疗法通过毁损特定大脑核团来消除非正常的基底神经节运动信号。近来，DBS 成为运动症状无法用药物有效控制后的一种选择。手术是在患者基底神经节植入电极，可能存在一定风险，但通常风险不大。DBS 并非对 PD 的全部症状都有效，所以患者对于手术的风险和疗效有一个理性的预期非常重要。

除上述治疗方法外,其他治疗也可能对患者有益,如运动疗法、职业疗法、音乐疗法等,其中中国的太极拳疗法获得关注[67],太极拳在放松、心身合一、想象、力量或平衡等方面对身体进行训练,取得了一定疗效,期望有更多的中国传统运动治疗 PD 的研究得到开展。

5　遗　传　学

除了少数符合孟德尔遗传定律的家系,大多数患者并没有近亲家庭成员发病的报告,因此 PD 曾被认为"没有遗传因素"。然而,早期的流行病学研究为遗传因素在原发性 PD 病因学的重要性研究中埋下了伏笔[68-69]。后续的研究证实了遗传因素在 PD 早发病例中的重要性,而其在晚发病例中影响甚微[70-71]。尽管已进行了许多大规模的全基因组关联分析,目前对散发性晚发性 PD 的遗传学基础仍然知之甚少。

5.1　常染色体显性遗传的 PD

最早记录的孟德尔遗传 PD 家系是 1997 年的四个意大利和希腊家系[72]。这几个家系为常染色体显性遗传模式,伴典型的病理学改变(路易小体)。四个家系中的患者都携带突触蛋白基因(*SNCA*)上 p.Ala53Thr 杂合突变。后续的单倍体分析证实这些家系均源自于同一祖先。后来在瑞士和韩国家系中也发现了 p.Ala53Thr 突变,表明这一突变能在其他人群中独立出现。

自上述突变被报道后,*SNCA* 基因的其他点突变和致病性拷贝数变异(CNV)(包括二倍体和三倍体)只有个别报道[72-73]。总体来说,*SNCA* 基因突变只是 PD 的一个罕见病因。然而,*SNCA* 基因相关性 PD 的发现揭示了 PD 的标志性病理学改变——路易小体由 α 突触核蛋白构成[74]。

在一个常染色体显性遗传家系中,人们发现了 *UCHL1* 基因 p.Ile93Met 杂合突变[75]。由于该基因上并未发现其他 PD 致病突变,有部分研究者对这一突变的致病性表示怀疑[76]。另一些罕见的常染色体显性遗传的 PD 基因也相继被发现,且 *GRN* 和 *MAPT* 等基因的突变可能会导致伴 PKS 的额颞叶痴呆或非典型性 PKS[77]。

5.2　常染色体显性遗传的"危险因素"

LRRK2 和 *GBA* 这两种基因的发现支持 PD 常染色体显性遗传的易感性,也成为 PD 遗传学研究的一个重要突破。最值得注意的是,这两种基因在 PD 患者中十分常见,而却迟迟没有被临床医生和研究者发现[78-79]。*LRRK2* 基因较大,包含 51 个外显子,该基因上分布大量错义突变。迄今只有少数 *LRRK2* 基因突变被证明有致病性,大多数

实验室把研究方向集中在此类少数突变上。对于其他 *LRRK2* 基因突变的综合研究成果中能证明其致病性的证据也十分有限,所以在大部分病例中不推荐进行 *LRRK2* 基因全长测序[80]。

一些研究尝试去统计 *LRRK2* 基因突变在散发病例和家族性病例中的出现比例,以及突变基因携带人群中 PD 的外显率。大多数研究还是研究较常见的突变,如 p.Gly2019Ser 突变。该突变在散发型 PD 患者中携带率为 1%,在家族性 PD 中为 4%[81]。同一突变的发生率在不同种族间差异非常大,如 p.Gly2019Ser 突变在北非或德系犹太血统的人群中发生率最高(分别占家族性 PD 中的 37% 和 18%)[81-82]。由于奠基者效应,另一些突变在其他种族则可能是高频突变,例如,巴斯克血统中的 p.Arg1441Gly 突变[78]。目前已发布了关于 p.Gly2019Ser 突变携带者的外显率最完整的研究数据。虽然不同研究得到的外显率数据不相同,但总的来说外显率与年龄相关,公开文献所报道的终生外显率在 30%~74% 之间波动。尽管存在不完全外显的情况,仍有人多数文献认为 *LRRK2* 基因是常染色体显性遗传的基因[83]。

2004 年 *LRRK2* 基因作为 PD 常见的遗传危险因素被发现,2009 年 *GBA* 基因突变与 PD 之间的关系被正式确定[84]。在此之前,人们早就发现 *GBA* 基因的纯合及复合杂合突变都会导致一种溶酶体贮积症——戈谢病。通过对患戈谢病的 PD 患者的临床观察研究,葡萄糖脑苷脂酶缺乏诱发 PKS 的可能性不断增加[85]。由于 PD 在戈谢病患者家系成员中发病率高,*GBA* 基因的单杂合突变成为了 PD 的危险因素。由于德系犹太人的携带率(在该人群中 N370S 突变是最常见的奠基者突变)比其他人群更高,据统计学分析,德系犹太 PD 患者中 *GBA* 基因突变患者比例为 10.7%~31.3%;而在其他人群中该比例为 2.3%~9.4%。由 *GBA* 基因突变诱发的 PD 相对于原发性 PD 来说,发病年龄更早,更容易出现痴呆[86]。*GBA* 基因突变携带者发病的实际风险仍是未知数,但应该很低,所以,并不建议对无症状个体进行遗传学检测。

5.3　常染色体隐性遗传的 PD

PARK2(*Parkin*)基因的突变最早是在青少年(<20 岁)发病的常染色体隐性遗传 PD 患者中检出,随后也在发病年龄较早(<45 岁)的患者群中检出。虽然据说 *PARK2* 基因突变会导致青少年型 PD,但是 *Parkin* 基因相关的 PD 和原发性 PD 不论是在临床表现还是在病理上都存在显著区别。首先,*Parkin* 基因相关性 PD 患者缺少路易小体这一 PD 的特征性神经病理学改变[87]。其次,除了相对早发之外,*Parkin* 基因相关性 PD 患者的病程通常比典型 PD 患者缓慢、轻微,这与一般神经系统变性疾病发病越早、病程发展急的特点完全相反。最后,*Parkin* 基因相关

性 PD 患者的临床表现也与典型 PD 不符,其特点是无嗅觉减退,病程早期就会表现出肌张力障碍和反射亢进,且长期口服左旋多巴疗效较好[88-89]。

另外两种基因的突变也与早发性常染色体隐性遗传性 PD 相关。*PARK7*(*DJ-1*)基因突变最早在意大利和荷兰的一些近亲结婚家系中检出[90]。随后,*PARK6*(*PINK1*)基因突变在数个近亲结婚的早发性 PD 家系中被发现[91]。这两个基因均位于 1p36 上,位置很近。这两种基因上都发现超过 30 种突变,从点突变到拷贝数变异。其中,*PINK1* 基因突变是常染色体隐性遗传性 PD 第二常见的病因[92]。

对于携带早发性隐性遗传性 PD 基因的单杂合突变是否是晚发性、原发性 PD 的危险因素一直存在争议。这一观点基于如下的发现:PD 患者携带此类基因单杂合突变以及常染色体隐性遗传性 PD 先证者的携带单杂合突变的家系成员患 PD 风险增加。遗憾的是,基于不同方法学的研究都没有结论[93]。

6　遗传咨询

由于 PD 是一种常见病,在同一家系中可能同时存在遗传和散发的病例,从而导致是否真正有家族史的判断更加复杂。外显率低以及发病年龄较晚可能会掩盖帕金森的遗传方式。再者,排除了家族遗传的危险因素却还是无法肯定为原发性 PD。

当回顾 PD 的家族史时,遗传咨询师应当注意,一些 PD 患者实际上并未被正式地诊断过 PD。因此,咨询师不仅要询问其他患有 PD 的家系成员,还要询问家系成员中是否有出现诸如屈曲姿势、拖步、面具脸和震颤之类的特定症状。另外,需要咨询师注意的是,相当比例的 PD 患者不出现震颤。同时,咨询师也应当深入了解家系中出现的其他孟德尔遗传的神经系统疾病(如痴呆、运动神经元病、共济失调等)。人群背景也会提供重要的线索,如 *LRRK2* 基因突变常见于巴斯克人群、德系犹太人群和北非人群。

第5节 | 神经系统遗传性疾病的遗传咨询的相关问题

1　家族谱的绘制及家族史记录

综合理解临床症状之后,由于疾病的症状区别要靠很细微的差异,彼此的病程变化又很类似,要正确的作出诊断,不是一件简单的事情,建议所有遗传咨询师多与临床医师讨论,参与临床诊疗过程。多了解个案,才能更准确地辨别疾病。许多检测工具需要有足够的评测经验才能正式地进行病患评估,虽然遗传咨询师不需要做到这一步,但在面对怀疑自己可能患有阿尔茨海默病而前来咨询的患者时,学习和了解这些评测工具,可以作为初筛的参考。只有了解疾病的临床表现,才能更正确地协助患者及家属了解遗传关系,用举例或描述症状,协助资料提供者确认家族中可能的带因者以及发病时间。在疾病初期,部分患者仍会有意识地掩盖自己的退化症状,以阿尔茨海默病患者为例,他们可能会因为工作能力下降而更换工作,也会因为无法理解别人的话而常常跟邻居吵架,甚至是本来温文儒雅的人开始说出很没礼貌的话,患者的生活习性会突然改变,这其实也是疾病症状的一种。家属一开始都会忽视这些变化,直到患者进一步出现幻想、幻听、幻觉或很明显的记忆障碍才会带患者就医,在记录家族史时就会错估发病年龄。虽然这些神经退化性疾病目前都没有治愈的方法,但提早发现并尽早就医,能延缓病程发展,通过精神科药物协助,减轻病患幻觉、躁动、睡眠等症状,对提高家属及患者的生活品质有很大的帮助。

在询问家族史的过程中,遗传咨询师也可以了解患者及家属对疾病的了解程度,即使家族中有许多患者,他们对于疾病的了解程度常常还是一知半解,在咨询过程中可协助家属更正疾病相关观念。另外,通过交谈,咨询师能侧面了解患者和家属对疾病及基因检测的真实想法与恐惧心理,由于该类疾病无法预防、不能治愈、病程长,会造成很重的家庭负担,当受检者直接面对"愿不愿意做基因检测""对于疾病是不是全面理解"的问题时,可能会出现说谎的情况。因此在检测前的咨询过程,遗传咨询师需要协助患者及家属做好心理建设,使他们知晓发病年龄范围,了解疾病起因,为其解释疾病病程变化。当患者及家属对这些知识有一定程度的理解后,他们对疾病就不再害怕,能理性地面对疾病并作出决策[76]。

2　基因检测的冲击

到目前为止,神经退化性疾病没有预防及治疗的方法。五十岁才会发作,三十岁就知道自己逃不过命运的枷锁,要如何面对往后的人生。当然也有人非常乐观,认为早点知道可以做好人生的规划,还没结婚也能跟另一半商量是否要结婚、生小孩,如果想要生下一个无带因的孩子,可以进行胚胎筛检,在孩子出生后还能有一段时间的陪伴[77]。看起来似乎做基因检测好处比较多,但每个人的观念、个性、想法不同,地方民情不同,所要面对的难处也不同,遗传咨询师应确认患者完全理解疾病的内容、基因检测的意义,讨论可能面对的结果、可以进行的预防措施、目前医疗及福利政策上的限制，进行无引导式的咨询（non directive counselling），并尊重个案所作出的选择[58,78,79]。要注意的是，有时候这些谈话无法在一次咨询过程中就做完，可以建议分次进行，减轻心理压力，在咨询期间也可以多与家人或病友讨论，全方位理解后，患者才能作出真正想要的选择。

对于可预防、可治疗的疾病，基因检测越早进行越好，如史-约综合征（SJS）或恶性高热症（malignant hyperthermia）。对于药物不良反应明显，并且有极大致命风险的基因变异，越早知道越能避开触发的危险[80]。这种对生命安全、健康管理很有帮助的项目，大家都愿意进行，只要父母同意就能进行，甚至国家也会主动列入新生儿筛检项目。但是药物相关的基因检测，面对遗传性癌症基因检测的时候，需考量的事情很多。家族性乳腺癌或大肠癌这类疾病，在癌症出现前提早进行手术或早期筛查，可以大大降低致病的风险[81]，对患者日后的健康管理也有很大的帮助。如美国影星安吉丽娜·朱莉在做完 *BRCA1/2* 基因检测之后所引起的议题，确定自己携带致病基因之后，该在什么时候进行预防性手术？手术的范围多大才恰当？个案所选择的预防性措施是否过度？该如何面对之后的人生？有人建议青少年时期就进行，以便让带因者早点规划人生，在三十岁以前就完成结婚生子，在生育之后进行预防性的手术，将可能罹癌的乳房、卵巢切除；但是这样的做法也有人反对，毕竟仅切除这两个器官也不能解决所有风险。而神经退化性疾病的基因检测呢？对于这种无法预防，也无治疗方式，且病程漫长的疾病，几岁进行基因检测比较恰当？是否因为这样的原因就要进行胚胎筛选？这都是非常有争议性的问题[82]。

神经退化性疾病病程漫长，患者自主控制能力的丧失，家人照顾的辛酸，社会资源的巨大耗费，不仅对患者来说很痛苦，对家人的压力也非常大，有较高比例的患者会尝试自杀，以求自己与家人的解脱。为了不让同样痛苦的事情再发生于后代子孙，有人会选择进行胚胎植入前遗传学诊断（PGD），或羊膜腔穿刺，将带有基因变异的孩子筛出。但是有人认为这些疾病发病时间较晚，亨廷顿病最早20岁发病，小脑萎缩症最早30多岁发病，肌萎缩侧索硬化症最早的记录也近30岁，阿尔茨海默病和PD最早约30多岁或近40岁发病。这些疾病的患者在发病前智力或其他方面的身体发育正常，平均有30年的正常生活，是否该剥夺患者前30年的生活，而进行胚胎筛选或人工流产。另外，目前医学越来越进步，30年后或许就已经研发出可以治疗甚至治愈这些疾病的方法。如果是50岁才发病的疾病，这个胎儿还应该因为这个基因变异被舍弃吗？当面对这样的议题时，希望咨询师可以协助思考一下，并不是每个带因胚胎都必须要中

止妊娠，有些亨廷顿病的父母也很愿意把孩子生下来。只要父母认真地思考过，遗传咨询师就要尊重他们的决定[83]。

在检测前的遗传咨询，除了补充个案对于疾病的认知，也能在谈话之中侧面了解受检者对于疾病严重性的认识以及以后人生安排等观念。即使家族中患者较多，或甚至自己的父亲就是患者，许多人对于疾病仍然没有全面的了解，也不知晓遗传的可能性，有些人会认为自己将来一定也是如此，或是认为男生或女生比较容易得病。对于重大的疾病，有不少人拒绝了解并且拒绝接受检测，他们宁可什么都不知道，等到疾病征兆出现时才去面对。也有人盲目地跟着亲属一起来听咨询，以为跟自己关系不大，咨询完才了解被遗传的可能性而不知所措。甚至也有个案因为看到的患者症状比早期轻微，以为生病也没什么不方便，忽视疾病对生活带来的影响。过于乐观的个案，很有自信地认为自己不会发生基因变异，表示非常愿意做检测，等到结果一揭晓通常受不了打击，这是遗传咨询师最不想看到的事情。所以对神经退化性疾病患者进行检测前咨询时，咨询师务必要跟个案确认他的心理状态，如果是阳性结果他有什么想法，之后有什么打算；如果是阴性结果他的想法跟措施是什么，反复询问多次确认。不是每个人对于阴性结果都欣然接受，当兄弟姐妹亲人都是阳性结果，只有某一个人是阴性结果，此时个别人会出现罪恶感或其他负面的感受[84]。甚至有些个案觉得自己是家中唯一没有基因变异的人，要承担的压力就更沉重，这样的结果可能比得到阳性报告还要难受。因此在检测前的咨询过程中，如果发现个案还没有准备好，必须提醒暂缓进行检测，避免上述事情发生[85]。

3　相关检测技术

目前神经退化性疾病的基因检测方式有很多种，每种检验技术的优缺点也不一样，基本都是先针对已经确诊的个案进行较全面的基因检测，例如，早发性阿尔茨海默病相关基因有3个，要花费的时间和费用比较高，等确定之后，其他家族成员只要确定有没有带有相同变异点即可，大多以PCR和Sanger测序方法就可以完成，家族成员的检测费用与等待时间较短。但是，目前在神经退化性疾病中，能找到致病基因变异点的比例很低，虽然先进的检测方法已能检测全基因，但人体两万多个基因中，哪些与神经退化性疾病真正相关，目前正在研究中。基因检测技术所面对两大难题，一是分析技术还不够强大；二是证据不充分。虽然目前计算机运算硬件设备已经非常完善，但是面对下一次测序所产生的资讯量，除了计算机的运算速度要快，如何从中完整地找出

基因变异,还是目前生物信息科学家努力的目标之一。发现变异后,再去比对过去研究文献、疾病资料库、临床报告和一些预测基因变异结构变化的工具[86],就可知道这个变异是否与疾病高度相关或只是一个人群中常见的多态性(polymorphism)。但科学发展还是有限,仍有许多基因上的变异缺乏强而有力的证据,如能断定这就是致病的变异点,这类的变异称为临床意义不明性变异(VUS)[87]。因此在检测前咨询中,遗传咨询师需提醒个案与家属,并不是基因检测就一定能找到答案,就算找出变异点,也很可能是未明确的变异点,目前还无法确认是否一定与疾病相关。

4　检测结果咨询

对患者来说,基因检测只是另一种确定诊断的方法,在治疗上就能对症下药,不必再多方尝试其他药物或检测。对于来确定检测结果的亲属,咨询师仍需确认他们对于检测结果是阳性或阴性的想法及看法,毕竟经过一段时间的思考,其想法可能会改变,并且要先询问受检者是否愿意将检验结果告诉别人,未经同意,就算是父母也不能由咨询师告知。所以大部分检测结果只当面告诉个案,不建议透过电话或信件通知,如果别人询问,都只能以保密的缘由拒绝。如果其他人想知道,请他们自己去询问个案,以免造成家庭甚至是家族的纠纷。咨询师在为亲属做咨询的时候,应注意保护患者隐私。

从未发病个案的身上,无法提前预估其得到突变基因的可能性。很多个案说,我的个性比较像爸爸,所以患病的机会很高;或是我们家族男生患病的人数比较高,我是女生患病概率小。但这种常染色体显性遗传的基因,如同丢硬币一样,概率为50%。揭晓结果之后咨询师依循家族谱记录,建议其他有风险的亲属来做基因检测。但面对新的个案,整个咨询过程都要重复,不能先入为主地设想他们已经有家人来咨询过了,所以具备比较多知识背景。而且每个人的观念与想法都不一样,必须仔细确认咨询对象的想法与观念。另外个体对于悲伤、失望等负面情绪有时不会当时表现出来,可能过几天、几个月才会比较明显地展露。在结束咨询及检测之后,咨询师还要有一段时间的追访,个案是否有就医或社会福利等其他资源需求,需要咨询师协助提供。

结　语

近十年来,尽管我国神经遗传性疾病的研究取得了较为显著的进步,但仍存在一些问题:①基因诊断成本高,检测技术复杂,临床上能够开展基因诊断的疾病检测

实验室还不够多;②各研究机构、医疗中心实验室之间缺乏标准化的操作规程和质量认证体系,需建立一套完善的遗传性疾病诊断控制体系和遗传咨询的解读方案;③在蛋白质功能研究方面尚较薄弱,许多神经遗传性疾病的发病机制尚未完全阐明,有待进一步探索。我国具有神经遗传性疾病病种资源丰富的独特优势,为该类疾病的研究创造了良好条件。在不久的将来,随着基因诊断技术体系的不断完善,蛋白功能及发病机制的日益阐明,各学科间的深入交流及相互合作,神经系统遗传性疾病的研究必将谱写新的篇章。

(孙一忞　颜宏利　廖敏华　关明)

参考文献

[1] BALASA M,GELPI E,ANTONELL A,et al.Clinical features and APOE genotype of pathologically proven early-onset Alzheimer disease.Neurology,2011,76(20):1720-1725.

[2] MCKHANN G M,KNOPMAN D S,CHERTKOW H,et al.The diagnosis of dementia due to Alzheimer's disease:recommendations from the National Institute on Aging-Alzheimer's Association workgroups on diagnostic guidelines for Alzheimer's disease.Alzheimers Dement,2011,7(3):263-269.

[3] MASSOUD F,LEGER G C.Pharmacological treatment of Alzheimer disease.Can J Psychiatry,2011,56(10):579-588.

[4] ADAM M P,ARDINGER H H,PAGON R A,et al.Gene reviews[Internet].Seattle(WA):University of Washington,Seattle,1993-2018[2019-04-26].https://www.ncbi.nlm.nih.gov/books/NBK1116/.

[5] Alzheimer Disease & Frontotemporal Dementia Mutation Database.[2019-04-25].http://www.molgen.ua.ac.be/ADMutations/.

[6] MCNAUGHTON D,KNIGHT W,GUERREIRO R,et al.Duplication of amyloid precursor protein(APP),but not prion protein(PRNP)gene is a significant cause of early onset dementia in a large UK series.Neurobiol Aging,2012,33(2):426 e13-21.

[7] BASUN H,BOGDANOVIC N,INGELSSON M,et al.Clinical and neuropathological features of the arctic APP gene mutation causing early-onset Alzheimer disease.Arch Neurol,2008,65(4):499-505.

[8] WU L,ROSA-NETO P,HSIUNG G Y,et al.Early-onset familial Alzheimer's disease(EOFAD).Can J Neurol Sci,2012,39(4):436-445.

[9] TANZI R E.The genetics of Alzheimer disease.Cold Spring Harb Perspect Med,2012,2(10):687-694.

[10] JAYADEV S,LEVERENZ J B,STEINBART E,et al.Alzheimer's disease phenotypes and genotypes associated with mutations in presenilin 2.Brain,2010,133:1143-1154.

[11] GATZ M,REYNOLDS C A,FRATIGLIONI L,et al.Role of genes and environments for explaining Alzheimer disease.Arch Gen Psychiatry,2006,63(2):168-174.

[12] FARRER L A,CUPPLES L A,HAINES J L,et al.Effects of age,

sex,and ethnicity on the association between apolipoprotein E genotype and Alzheimer disease.A meta-analysis.APOE and Alzheimer disease meta analysis consortium.JAMA,1997,278(16):1349-1356.

[13] GENIN E,HANNEQUIN D,WALLON D,et al.APOE and Alzheimer disease:a major gene with semi-dominant inheritance. Mol Psychiatry,2011,16(9):903-907.

[14] GOLDMAN J S,HAHN S E,CATANIA J W,et al.Genetic counseling and testing for Alzheimer disease:joint practice guidelines of the American College of Medical Genetics and the National Society of Genetic Counselors.Genet Med,2011,13(6): 597-605.

[15] ASHIDA S,KOEHLY L M,ROBERTS J S,et al.The role of disease perceptions and results sharing in psychological adaptation after genetic susceptibility testing:the reveal study.Eur J Hum Genet,2010,18(12):1296-1301.

[16] TOURNIERLASSERVE E,JOUTEL A,MELKI J,et al.Cerebral autosomal dominant arteriopathy with subcortical infarcts and leukoencephalopathy maps to chromosome 19q12.Nat Genet, 1993,3(3):256-259.

[17] DUCROS A,NAGY T,ALAMOWITCH S,et al.Cerebral autosomal dominant arteriopathy with subcortical infarcts and leukoencephalopathy,genetic homogeneity,and mapping of the locus within a 2-cM interval.Am J Hum Genet,1996,58(1):171-181.

[18] DONG Y,HASSAN A,ZHANG Z,et al.Yield of screening for CADASIL mutations in lacunar stroke and leukoaraiosis.Stroke, 2003,34(1):203-205.

[19] DICHGANS M,MAYER M,UTTNER I,et al.The phenotypic spectrum of CADASIL:clinical findings in 102 cases.Ann Neurol,1998,44(5):731-739.

[20] VELIZAROVA R,MOURAND I,SERAFINI A,et al.Focal epilepsy as first symptom in CADASIL.Seizure,2011,20(6): 502-504.

[21] HERVE D,CHABRIAT H.Cadasil.J Geriatr Psychiatry Neurol, 2010,23(4):269-276.

[22] VAHEDI K,CHABRIAT H,LEVY C,et al.Migraine with aura and brain magnetic resonance imaging abnormalities in patients with CADASIL.Arch Neurol,2004,61(8):1237-1240.

[23] CHABRIAT H,TOURNIERLASSERVE E,VAHEDI K, et al.Autosomal dominant migraine with MRI white-matter abnormalities mapping to the CADASIL locus.Neurology,1995, 45(6):1086-1091.

[24] VERIN M,ROLLAND Y,LANDGRAF F,et al.New phenotype of the cerebral autosomal dominant arteriopathy mapped to chromosome 19:migraine as the prominent clinical feature.J Neurol Neurosurg Psychiatry,1995,59(6):579-585.

[25] DESMOND D W,MORONEY J T,LYNCH T,et al.CADASIL in a North American family:clinical,pathologic,and radiologic findings.Neurology,1998,51(3):844-849.

[26] CHABRIAT H,VAHEDI K,IBA-ZIZEN M T,et al.Clinical spectrum of CADASIL:a study of 7 families.Cerebral

autosomal dominant arteriopathy with subcortical infarcts and leukoencephalopathy.Lancet,1995,346(8980):934-939.

[27] AMBERLA K,WALJAS M,TUOMINEN S,et al.Insidious cognitive decline in CADASIL.Stroke,2004,35(7):1598-1602.

[28] BUFFON F,PORCHER R,HERNANDEZ K,et al.Cognitive profile in CADASIL.J Neurol Neurosurg Psychiatry,2006,77(2): 175-180.

[29] PETERS N,OPHERK C,DANEK A,et al.The pattern of cognitive performance in CADASIL:a monogenic condition leading to subcortical ischemic vascular dementia.Am J Psychiatry,2005,162(11):2078-2085.

[30] PETERS N,HERZOG J,OPHERK C,et al.A two-year clinical follow-up study in 80 CADASIL subjects:progression patterns and implications for clinical trials.Stroke,2004,35(7):1603-1608.

[31] OPHERK C,PETERS N,HERZOG J,et al.Long-term prognosis and causes of death in CADASIL:a retrospective study in 411 patients.Brain,2004,127(11):2533-2539.

[32] REYES S,VISWANATHAN A,GODIN O,et al.Apathy:a major symptom in CADASIL.Neurology,2009,72(10):905-910.

[33] LEYHE T,WIENDL H,BUCHKREMER G,et al.CADASIL: underdiagnosed in psychiatric patients? Acta Psychiatr Scand, 2005,111(5):392-396;discussion 396-397.

[34] JOUTEL A,FAVROLE P,LABAUGE P,et al.Skin biopsy immunostaining with a *NOTCH3* monoclonal antibody for CADASIL diagnosis.Lancet,2001,358(9298):2049-2051.

[35] VANDENBOOM R,LESNIKOBERSTEIN S A,FERRARI M D, et al.Cerebral autosomal dominant arteriopathy with subcortical infarcts and leukoencephalopathy:MR imaging findings at different ages—3rd-6th decades.Radiology,2003,229(3):683-690.

[36] O'RIORDAN S,NOR A M,HUTCHINSON M.CADASIL imitating multiple sclerosis:the importance of MRI markers.Mult Scler,2002,8(5):430-432.

[37] LIEM M K,VANDERGROND J,HAAN J,et al.Lacunar infarcts are the main correlate with cognitive dysfunction in CADASIL. Stroke,2007,38(3):923-928.

[38] JOUVENT E,VISWANATHAN A,MANGIN J F,et al.Brain atrophy is related to lacunar lesions and tissue microstructural changes in CADASIL.Stroke,2007,38(6):1786-1790.

[39] DONNINI I,NANNUCCI S,VALENTI R,et al.Acetazolamide for the prophylaxis of migraine in CADASIL:a preliminary experience.J Headache Pain,2012,13(4):299-302.

[40] CHABRIAT H,JOUTEL A,DICHGANS M,et al.Cadasil.Lancet Neurol,2009,8(7):643-653.

[41] DICHGANS M,MARKUS H S,SALLOWAY S,et al.Donepezil in patients with subcortical vascular cognitive impairment:a randomised double-blind trial in CADASIL.Lancet Neurol,2008, 7(4):310-318.

[42] JOUTEL A,VAHEDI K,CORPECHOT C,et al.Strong clustering and stereotyped nature of NOTCH3 mutations in CADASIL patients.Lancet,1997,350(9090):1511-1515.

［43］ SINGHAL S，BEVAN S，BARRICK T，et al.The influence of genetic and cardiovascular risk factors on the CADASIL phenotype.Brain，2004，127（9）：2031-2038.

［44］ JOUTEL A，DODICK D D，PARISI J E，et al.De novo mutation in the NOTCH3 gene causing CADASIL.Ann Neurol，2000，47（3）：388-391.

［45］ LIEM M K，LESNIK OBERSTEIN S A，VOLLEBREGT M J，et al.Homozygosity for a NOTCH3 mutation in a 65-year-old CADASIL patient with mild symptoms：a family report.J Neurol，2008，255（12）：1978-1980.

［46］ BLEKHER T，JOHNSON S A，MARSHALL J，et al.Saccades in presymptomatic and early stages of Huntington disease.Neurology，2006，67（3）：394-399.

［47］ PAULSEN J S，NEHL C，HOTH K F，et al.Depression and stages of Huntington's disease.J Neuropsychiatry Clin Neurosci，2005，17（4）：496-502.

［48］ SCHOENFELD M，MYERS R H，CUPPLES L A，et al.Increased rate of suicide among patients with Huntington's disease.J Neurol Neurosurg Psychiatry，1984，47（12）：1283-1287.

［49］ ROSENBLATT A.Neuropsychiatry of Huntington's disease.Dialogues Clin Neurosci，2007，9（2）：191-197.

［50］ PEINEMANN A，SCHULLER S，POHL C，et al.Executive dysfunction in early stages of Huntington's disease is associated with striatal and insular atrophy：a neuropsychological and voxel-based morphometric study.J Neurol Sci，2005，239（1）：11-19.

［51］ DIFIGLIA M，SENA-ESTEVES M，CHASE K，et al.Therapeutic silencing of mutant huntingtin with siRNA attenuates striatal and cortical neuropathology and behavioral deficits.Proc Natl Acad Sci U S A，2007，104（43）：17204-17209.

［52］ NANCE M，the American College of Medical Genetics/American Society of Human Genetics Huntington's Disease Genetic Testing Working Group.Laboratory guidelines for Huntington disease genetic testing.Am J Hum Genet，1998，62：1243-1247.

［53］ POTTER N T，SPECTOR E B，PRIOR T W.Technical standards and guidelines for Huntington disease testing.Genet Med，2004，6（1）：61-65.

［54］ KREMER B，GOLDBERG P，ANDREW S E，et al.A worldwide study of the Huntington's disease mutation：the sensitivity and specificity of measuring CAG repeats.N Engl J Med，1994，330（20）：1401-1406.

［55］ KELLY T E，ALLINSON P，MCGLENNEN R C，et al.Expansion of a 27 CAG repeat allele into a symptomatic huntington disease-producing allele.Am J Med Genet，1999，87（1）：91-92.

［56］ CHONG S S，ALMQVIST E，TELENIUS H，et al.Contribution of DNA sequence and CAG size to mutation frequencies of intermediate alleles for Huntington disease：evidence from single sperm analyses.Hum Mol Genet，1997，6（2）：301-309.

［57］ LACCONE F，CHRISTIAN W.A recurrent expansion of a maternal allele with 36 CAG repeats causes Huntington disease in two sisters.Am J Hum Genet，2000，66（3）：1145-1148.

［58］ LANGBEHN D R，BRINKMAN R R，FALUSH D，et al.A new model for prediction of the age of onset and penetrance for Huntington's disease based on CAG length.Clin Genet，2004，65（4）：267-277.

［59］ SCHNEIDER S A，WALKER R H，BHATIA K P.The Huntington's disease-like syndromes：what to consider in patients with a negative Huntington's disease gene test.Nat Clin Pract Neurol，2007，3（9）：517-525.

［60］ International Huntington Association and the World Federation of Neurology Research Group on Huntington's Chorea.Guidelines for the molecular genetics predictive test in Huntington's disease.J Med Genet，1994，31（7）：555-559.

［61］ DUNCAN R E，DELATYCKI M B.Predictive genetic testing in young people for adult-onset conditions：where is the empirical evidence？ Clin Genet，2006，69（1）：8-16 ；discussion 17-20.

［62］ NANCE M A，MYERS R H.Juvenile onset Huntington's disease—clinical and research perspectives.Ment Retard Dev Disabil Res Rev，2001，7（3）：153-157.

［63］ DE LAU L M，BRETELER M M.Epidemiology of Parkinson's disease.Lancet Neurol，2006，5（6）：525-535.

［64］ VAN DEN EEDEN S K，TANNER C M，BERNSTEIN A L，et al.Incidence of Parkinson's disease：variation by age，gender，and race/ethnicity.Am J Epidemiol，2003，157（11）：1015-1022.

［65］ LEES A J，HARDY J，REVESZ T.Parkinson's disease.Lancet，2009，373（9680）：2055-2066.

［66］ FOX C，EBERSBACH G，RAMIG L，et al.LSVT LOUD and LSVT BIG：behavioral treatment programs for speech and body movement in Parkinson disease.Parkinsons Dis，2012，2012：391946.

［67］ 倪夏琨，丁正同，邬剑军，等 .［11C］-β-CFT 脑多巴胺转运体 PET 显像在帕金森病诊断中的应用 .中国临床神经科学，2009，17（4）：371-376.

［68］ MARDER K，TANG M X，MEJIA H，et al.Risk of Parkinson's disease among first-degree relatives：A community-based study.Neurology，1996，47（1）：155-160.

［69］ PAYAMI H，LARSEN K，BERNARD S，et al.Increased risk of Parkinson's disease in parents and siblings of patients.Ann Neurol，1994，36（4）：659-661.

［70］ ROCCA W A，MCDONNELL S K，STRAIN K J，et al.Familial aggregation of Parkinson's disease：the mayo clinic family study.Ann Neurol，2004，56（4）：495-502.

［71］ TANNER C M，OTTMAN R，GOLDMAN S M，et al.Parkinson disease in twins：an etiologic study.JAMA，1999，281（4）：341-346.

［72］ POLYMEROPOULOS M H，LAVEDAN C，LEROY E，et al.Mutation in the alpha-synuclein gene identified in families with Parkinson's disease.Science，1997，276（5321）：2045-2047.

［73］ SINGLETON A B，FARRER M，JOHNSON J，et al.Alpha-Synuclein locus triplication causes Parkinson's disease.Science，2003，302（5646）：841.

［74］ GIASSON B I，DUDA J E，MURRAY I V，et al.Oxidative damage linked to neurodegeneration by selective alpha-synuclein nitration in synucleinopathy lesions.Science，2000，290（5493）：985-989.

[75] LEROY E,BOYER R,AUBURGER G,et al.The ubiquitin pathway in Parkinson's disease.Nature,1998,395(6701):451-452.

[76] HEALY D G,ABOU-SLEIMAN P M,WOOD N W.Genetic causes of Parkinson's disease:UCHL-1.Cell Tissue Res,2004,318(1):189-194.

[77] RADEMAKERS R,CRUTS M,VAN BROECKHOVEN C.The role of tau(MAPT) in frontotemporal dementia and related tauopathies.Hum Mutat,2004,24(4):277-295.

[78] PAISAN-RUIZ C,JAIN S,EVANS E W,et al.Cloning of the gene containing mutations that cause PARK8-linked Parkinson's disease.Neuron,2004,44(4):595-600.

[79] ZIMPRICH A,BISKUP S,LEITNER P,et al.Mutations in LRRK2 cause autosomal-dominant parkinsonism with pleomorphic pathology.Neuron,2004,44(4):601-607.

[80] ROSS O A,SOTO-ORTOLAZA A I,HECKMAN M G,et al.Association of LRRK2 exonic variants with susceptibility to Parkinson's disease:a case-control study.Lancet Neurol,2011,10(10):898-908.

[81] HEALY D G,FALCHI M,O'SULLIVAN S S,et al.Phenotype,genotype,and worldwide genetic penetrance of LRRK2-associated Parkinson's disease:a case-control study.Lancet Neurol,2008,7(7):583-590.

[82] PUSCHMANN A.Monogenic Parkinson's disease and parkinsonism:clinical phenotypes and frequencies of known mutations.Parkinsonism Relat Disord,2013,19(4):407-415.

[83] HOULDEN H,SINGLETON A B.The genetics and neuropathology of Parkinson's disease.Acta Neuropathol,2012,124(3):325-338.

[84] SIDRANSKY E,NALLS M A,AASLY J O,et al.Multicenter analysis of glucocerebrosidase mutations in Parkinson's disease.N Engl J Med,2009,361(17):1651-1661.

[85] TAYEBI N,WALKER J,STUBBLEFIELD B,et al.Gaucher disease with parkinsonian manifestations:does glucocerebrosidase deficiency contribute to a vulnerability to parkinsonism? Mol Genet Metab,2003,79(2):104-109.

[86] SIDRANSKY E,LOPEZ G.The link between the GBA gene and parkinsonism.Lancet Neurol,2012,11(11):986-998.

[87] POULOPOULOS M,LEVY O A,ALCALAY R N.The neuropathology of genetic Parkinson's disease.Mov Disord,2012,27(7):831-842.

[88] ALCALAY R N,SIDEROWF A,OTTMAN R,et al.Olfaction in Parkin heterozygotes and compound heterozygotes:the CORE-PD study.Neurology,2011,76(4):319-326.

[89] DE ROSA A,VOLPE G,MARCANTONIO L,et al.Neurophysiological evidence of corticospinal tract abnormality in patients with Parkin mutations.J Neurol,2006,253(3):275-279.

[90] BONIFATI V,RIZZU P,VAN BAREN M J,et al.Mutations in the DJ-1 gene associated with autosomal recessive early-onset parkinsonism.Science,2003,299(5604):256-259.

[91] VALENTE E M,ABOU-SLEIMAN P M,CAPUTO V,et al.Hereditary early-onset Parkinson's disease caused by mutations in PINK1.Science,2004,304(5674):1158-1160.

[92] CROSIERS D,THEUNS J,CRAS P,et al.Parkinson disease:insights in clinical,genetic and pathological features of monogenic disease subtypes.J Chem Neuroanat,2011,42(2):131-141.

[93] KLEIN C,LOHMANN-HEDRICH K,ROGAEVA E,et al.Deciphering the role of heterozygous mutations in genes associated with parkinsonism.Lancet Neurol,2007,6(7):652-662.

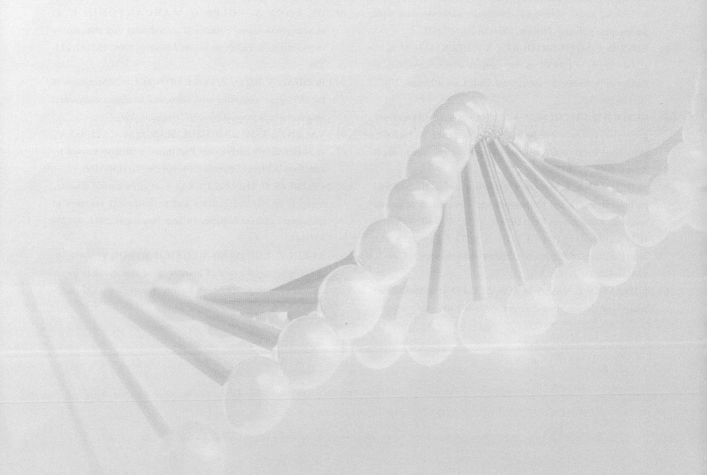

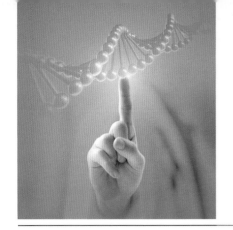

第5章

儿童神经系统疾病与遗传咨询

缩写	英文全称	中文全称
AS	Angelman syndrome	安格尔曼综合征
BMD	Becker muscular dystrophy	贝克肌营养不良
CNV	copy number variant	拷贝数变异
CpG	cytosine-phosphate-guanosine	胞嘧啶 - 磷酸 - 鸟嘌呤
DMD	Duchenne muscular dystrophy	Duchenne 肌营养不良
EEG	electroencephalogram	脑电图
FSH	follicle stimulating hormone	促卵泡激素
ILAE	International League Against Epilepsy	国际抗癫痫联盟
IRSF	International Rett Syndrome Foundation	国际雷特综合征基金会
MECP2	methyl-CpG-binding protein-2	甲基化 CpG 结合蛋白 2
MELAS	mitochondrial encephalomyopathy with lactic acidosis and stroke-like episode	线粒体脑肌病伴高乳酸血症和卒中样发作
MERRF	myoclonic epilepsy with ragged-red fibers	肌阵挛性癫痫伴破碎红纤维
MLPA	multiplex ligation-dependent probe amplification	多重连接探针扩增
mtDNA	mitochondrial DNA	线粒体 DNA
nDNA	nuclear DNA	核 DNA
OMIM	Online Mendelian Inheritance in Man	在线人类孟德尔遗传
PCR	polymerase chain reaction	聚合酶链反应
PDE	pyridoxine dependent epilepsy	吡哆醇依赖性癫痫
PGD	preimplantation genetic diagnosis	胚胎植入前遗传学诊断
rRNA	ribosomal RNA	核糖体 RNA
RTT	Rett syndrome	雷特综合征

续表

缩写	英文全称	中文全称
SEGA	subependymal giant cell astrocytoma	室管膜下巨细胞星形细胞瘤
SEN	subependymal nodule	室管膜下结节
TAND	tuberous sclerosis-associated neuropsychiatric disorders	结节性硬化相关的神经精神疾患
tRNA	transfer RNA	转运 RNA
TSC	tuberous sclerosis complex	结节性硬化症
UMDF	United Mitochondrial Disease Foundation	线粒体疾病基金会

续表

引言

儿童神经系统遗传性疾病是遗传性疾病中重要且具代表性的一大类疾病,在线人类孟德尔遗传(OMIM)包含的已知的遗传性疾病中,以神经系统症状为首发症状的疾病占一半以上;儿科神经系统疾病涉及所有的遗传模式和种类,疾病与神经发育密切相关,临床症状的出现、疾病的发生发展及共患疾病复杂多样,在临床诊断中存在一定困难;常见的儿童神经系统遗传病包括染色体疾病、单基因病、线粒体疾病、印记障碍等[1-2]。临床可依据表型特点、遗传学检测、生化代谢检测以及病理组织学检查等方法进行诊断和咨询,从而有针对性的给予治疗并进行干预方案的选择、预后判断和出生缺陷的有效预防。

1 结节性硬化症

1.1 疾病概述

结节性硬化症(TSC)是最常见的神经皮肤综合征之一,是常染色体显性遗传病[OMIM 191100],目前已知的致病基因为 *TSC1*[OMIM 605284]和 *TSC2*[OMIM 101092]。人群患病率为 1/10 000~1/6 000,2/3 为散发病例。TSC 于 1862 年由 von Recklinghausen 首次报道。TSC 可出现脑、皮肤、周围神经、肾等多器官受累,临床特征是面部血管纤维瘤、癫痫发作和智力减退等[3-4]。

1.2 临床表现

TSC 可累及全身多个系统,临床表现根据不同受累组织和器官而不同。96%~100% 的患儿有皮肤表现,如色素脱失斑、面部血管纤维瘤、皮脂腺瘤、鲨革斑、甲周纤维瘤等;85% 以上有中枢神经系统症状,表现为癫痫、智力落后、皮质发育不良、颅内肿瘤[室管膜下结节(SEN)和室管膜下巨细胞星形细胞瘤(SEGA)];结节性硬化相关的神经精神疾患(TAND)表现为孤独症、注意力缺陷和学习认知障碍。癫痫为结节性硬化的突出表现,可出现各种发作类型,婴儿期即出现婴儿痉挛发作最为常见,其次为部分性发作;皮质发育不良者占 90%;心脏病变见于 80% 病例,主要表现为胎儿期起始的心脏横纹肌瘤和心律失常;肾脏累及见于 50% 的病例,表现为肾血管平滑肌脂肪瘤、多囊肾或肾细胞癌;肺淋巴管肌瘤病常见于青年女性,临

床表现为自发性气胸、咯血、乳糜胸和呼吸衰竭。中枢神经系统肿瘤是发病和死亡的主要原因;肾脏疾病是导致早期死亡的第二大原因[5]。

TSC 的临床症状有年龄依赖性,临床上 *TSC2* 突变的症状较 *TSC1* 严重。

1.3 诊断与鉴别诊断

1.3.1 临床诊断

TSC 的诊断标准分为主要表现和次要表现(表 3-5-1)[6]。确定诊断:至少满足 2 项主要表现或 1 项主要表现加 2 项次要指标。可能诊断:满足 1 项主要表现或 2 项次要表现。

1.3.2 基因诊断

临床上进行基因检测的流程为:首先进行 *TSC2* 基因的序列分析;如果未找到致病突变,则进行 *TSC1* 基因的序列分析;如果仍未找到 *TSC1* 和 *TSC2* 基因的致病突变,则建议行靶基因的缺失/重复分析;若仍未发现致病突变,应考虑进行体细胞嵌合分析。目前建议采用包含 *TSC1* 和 *TSC2* 基因及其他相关疾病基因的基因 panel 进行检测[7]。

表 3-5-1 结节性硬化症的诊断标准

表现	诊断标准
主要表现	Ⅰ. 面部血管纤维瘤(≥3 个)或前额斑块
	Ⅱ. 甲(周)纤维瘤(≥2 个)
	Ⅲ. 色素脱失斑(≥3 个,直径大于 5mm)
	Ⅳ. 鲨革斑或多发胶原瘤
	Ⅴ. 多发视网膜结节状错构瘤
	Ⅵ. 脑皮质结构异常(包括结节和脑白质辐射状迁移线)
	Ⅶ. 室管膜下结节
	Ⅷ. 室管膜下巨细胞星形细胞瘤
	Ⅸ. 心脏横纹肌瘤(单发或多发)
	Ⅹ. 肺淋巴管肌瘤病
	Ⅺ. 肾血管肌脂瘤(≥2 个)
次要表现	Ⅰ. 牙釉质多发性小凹(≥3 个)
	Ⅱ. 口腔内纤维瘤(≥2 个)
	Ⅲ. 非肾脏错构瘤
	Ⅳ. 视网膜无色素斑
	Ⅴ. "斑驳状"皮肤改变
	Ⅵ. 多发性肾囊肿

只要证实存在 *TSC1* 或 *TSC2* 的致病性突变(表 3-5-2),可以明确诊断本病,符合临床诊断标准的病例中 75%~90% 能检测到杂合致病突变,但有 10% 的 TSC 患者 *TSC1* 或

TSC2 突变检测阴性,故基因突变检测阴性时不能完全排除 TSC 诊断,其临床特点仍是 TSC 的诊断条件。同时也强调,如果检测结果为其他类型的突变,且未证实为致病性,不能确定其影响 TSC1/2 复合体的功能,则不能作为明确诊断 TSC 的标准[6]。

表 3-5-2　结节性硬化症的致病基因

基因(占比 /%)	OMIM	定位	遗传方式	编码蛋白
TSC1(24)	605284	9q34.13	AD	错构瘤蛋白
TSC2(66)	191092	16p13.3	AD	薯球蛋白
未知(10)				

注:AD 为常染色体显性遗传。

1.3.3　鉴别诊断

本病皮肤的表现(如色素脱失斑、面部血管纤维瘤等),要与白癜风、贫血痣、花斑、伏格特 - 小柳 - 原田综合征(Vogt-Koyanagi-Harada syndrome)、多发性毛发上皮瘤等鉴别,结合 TSC 其他表现及基因检测结果可鉴别。

肾囊肿可见于 1%~2% 无其他 TSC 表现的人群,肾血管肌脂瘤和肺淋巴管肌瘤病也可极偶尔见到,需综合其他临床表现进一步排除[8]。

75%~80% 心脏横纹肌瘤的新生儿或婴儿可能是 TSC,故临床需谨慎处理此类患儿,必要时行基因检测。

1.4　遗传咨询

TSC 的遗传模式为常染色体显性遗传。

1.4.1　家族成员的遗传咨询

根据其常染色体显性遗传的遗传模式,其后代携带致病突变的概率是 50%。1/3 的先证者的父母中有患病。如果在父母亲的外周血 DNA 中不能检测到先证者中发现的致病突变,则有两个可能:先证者是新突变或者父母是生殖细胞嵌合体。由于父母症状轻或发病晚可导致假阴性的家族史,从而导致外显率降低。因此,除非对先证者的父母进行了适当的临床评估和 / 或分子遗传测试,否则无法证实明确阴性的家族史。先证者同胞的受累风险取决于先证者父母的遗传状况。如果父母受累或具有已知的家系致病突变,则同胞的患病风险为 50%。即使父母不受累,但由于生殖细胞嵌合的可能性,同胞仍有 1%~2% 的患病风险,高于一般人群。其他家庭成员的风险取决于先证者的父母遗传状况,如果父母受累或有家系致病突变,则家庭成员可能患病[9]。

1.4.2　产前诊断

高风险怀孕(家族史阳性):一旦在家系中明确 *TSC1* 或 *TSC2* 致病突变,就应进行 TSC 产前检测和胚胎植入前遗传学诊断。对于尚未明确家系致病突变的孕妇,可行高分辨率肿瘤超声检查,但灵敏度尚不明确。MRI 可能用于胎儿评估。(注意:心脏肿瘤直到妊娠中期才能被检查发现。)

低风险怀孕(家族史阴性):当在胎儿超声检查中发现与横纹肌瘤一致的心脏病变时,家族史阴性胎儿的患病风险为 75%~80%[6]。

附:相关网址

结节性硬化症联盟
http://www.tsalliance.org/

2　雷特综合征

2.1　疾病概述

雷特综合征(RTT)[OMIM 312750]是一种严重影响儿童精神运动发育的遗传性疾病,由 Andreas Rett 于 1966 年首先报道。女性的发病率为 0.5/10 000~1/10 000,是女性严重智力低下的重要原因,近年的研究也发现有男性患者,但病情相对较轻。雷特综合征患者具有生理、认知、行为和运动等疾病特征,临床主要表现为语言倒退、手失用及刻板动作,伴有严重的精神运动发育迟滞及倒退。雷特综合征的致病基因是位于染色体 Xq28 区域的甲基化 CpG 结合蛋白 -2(*MECP2*)[OMIM 300005]基因[10-11]。研究发现 90%~95% 的典型雷特综合征及 40%~50% 的非典型雷特综合征患者中可检测到 *MECP2* 基因突变,我国总的突变检出率约为 84%[12-13]。

2.2　临床表现

主要表现为严重的智力低下、丧失正常手功能、部分或完全丧失语言表达功能、无目的性的手部刻板动作等,80% 有癫痫发作、脊柱侧弯、发育障碍等(表 3-5-3)。*MECP2* 基因相关疾病的女性患者包括经典型、变异型和轻度学习障碍型[14]。男性携带 *MECP2* 基因通常是致死性的。在罕见的幸存男性患儿中,最常见的临床表现是严重的新生儿脑病和小头畸形,并持续恶化,多在两岁前夭折。该表型中不具有致病性 *MECP2* 突变的个体可具有 *FOXG1* 突变。有些发育倒退可以更晚、更慢[11]。

雷特综合征的自然病程可分为四个阶段。①第一阶段:6~18 个月开始,首先出现头围生长减慢,肌张力降低和大运动功能减退,眼对视减少、社交障碍、手失用;②第二阶段:功能快速减退期,1~4 岁开始,出现手部中线位的刻板动作,头围生长慢,易激惹;③第三阶段:平台期,2~10 岁开始,可持续数年,病情稳定或者社交功能有改善,这一阶段癫痫为主要症状,运动功能障碍明显;④第四阶段:10 岁以后,部分患儿可进入此阶段,出现行走不能,需要坐轮椅,表情淡漠,运动迟缓,癫痫发作改善,可有脊柱侧弯。

表 3-5-3　雷特综合征的临床表现

临床表现	具体描述
社交行为障碍	12~18 个月龄,随着头围生长减慢,运动功能障碍及社交行为异常开始显现,并伴有睡眠障碍和刻板运动,突出表现在手部的刻板动作,可以有搓手、捏手、手部轮替、拍手、看手等,非典型的表现还包括用手撩头发、嗽嘴、磨牙、后退姿态等。这些障碍可以有一定时间的稳定期或波动性,可以有间歇性改善,通过眼神、肢体语言和面部表情表达
癫痫	50%~90% 可以出现癫痫发作,随着年龄的增长,癫痫发生率逐渐增高。癫痫发作主要表现为全面强直阵挛、肌阵挛和部分性发作性的意识障碍。脑电图表现为睡眠期持续棘慢波发放
锥体外系症状	可出现夜间磨牙、流涎、表情缺乏、运动徐缓、肌张力障碍等
生长发育障碍	头围通常小于两个标准差,身高体重发育明显落后。可以有小头畸形、脊柱侧弯、骨质疏松、吞咽或咀嚼困难、便秘、睡眠障碍
心血管及自主神经功能异常	猝死发生率高,主要因长 QT 综合征;可伴有明显的交感神经张力高,如痛觉过敏、呼吸欠规则、睡眠呼吸暂停等

2.3　诊断与鉴别诊断

2.3.1　临床诊断

2010 年国际雷特综合征临床研究协会提出新的修订版诊断标准(表 3-5-4)[15]。典型雷特综合征诊断标准:在一段发育倒退期后出现一定程度的能力恢复或稳定期,满足所有的主要标准及排除标准;支持标准在典型的雷特综合征中常见,但不是必须要满足。非典型雷特综合征诊断标准:在一段发育倒退期后出现一定能力的恢复或稳定期;至少 4 条主要标准中满足 2 条或者在 11 条支持标准中符合 5 条。

表 3-5-4　雷特综合征的诊断和排除标准[15]

诊断标准	具体描述
主要标准	Ⅰ.部分或完全丧失已获得的有目的的手的技能 Ⅱ.部分或完全丧失已获得的语言功能 Ⅲ.步态异常:运动功能障碍(肌张力障碍性)或安全丧失 Ⅳ.手的刻板运动:如绞手、挤手、拍手、拍打、咬手、洗手、搓手等自发性动作
典型的雷特综合征排除标准	Ⅰ.围产期或生后获得脑损伤,神经代谢性疾病或严重感染导致的获得性神经病变 Ⅱ.出生前后 6 个月有严重的精神运动发育异常
不典型雷特综合征支持标准	Ⅰ.清醒期呼吸异常 Ⅱ.清醒期磨牙 Ⅲ.睡眠节律紊乱 Ⅳ.肌张力异常 Ⅴ.周围血管舒缩障碍 Ⅵ.脊柱侧凸或脊柱后凸 Ⅶ.生长发育迟缓 Ⅷ.手足厥冷、细小 Ⅸ.不合时宜的发笑或尖叫发作 Ⅹ.痛觉敏感性降低 Ⅺ.眼神交流强烈(眼睛对视)

2.3.2　基因诊断

目前雷特综合征的致病基因见表 3-5-5,包括 *MECP2*、*CDKL5*、*FOXG1*,对于相应的临床表现,可使用单基因 Sanger 测序,或使用包括相关基因在内的基因 panel。如果点突变为阴性的,应进一步做拷贝数变异(CNV)分析以明确相关基因是否存在小片段缺失或重复。

2.3.3　鉴别诊断

本病应与安格尔曼综合征[OMIM 105830]鉴别:安格尔曼综合征的特征是智力障碍、严重的语言障碍,共济失调以及不适当的愉快表现。小头畸形和癫痫发作常见。发育迟缓首次在 6 个月左右被注意到,然而,其他独特的临床特征直到 1 岁以后才能显现出来。发育倒退有助于区分雷特综合征与安格尔曼综合征,安格尔曼综合征中癫痫发作往往比雷特综合征更为难治,基因诊断有助于鉴别。

表 3-5-5　雷特综合征致病基因

基因	OMIM	定位	遗传方式	蛋白	临床表现
MECP2	300005	Xq28	XD	甲基化 CpG 结合蛋白 -2	大多为典型表现
CDKL5	300203	Xp22.13	XD	细胞周期依赖性激酶 -5	生后 1 周 ~5 个月起病,婴儿痉挛,严重发育障碍,脑发育不良,脑电图表现高峰失律
FOXG1	164874	14q12	AD	叉头框蛋白 -1	起病早(生后 6 个月内),小头,哭吵,竖头晚,对声音不敏感,胼胝体发育不良

注:XD 为 X 染色体显性遗传,AD 为常染色体显性遗传。

2.4　遗传咨询

MECP2 基因相关疾病以 X 连锁方式遗传。

2.4.1　家庭成员的遗传咨询

女性先证者的父母：大约 99.5% 的病例是家系中单次发生的，不论其是新发突变还是来自父母一方（嵌合体），如果在先证者中鉴定出致病性 *MECP2* 变体，则应向父母建议分子遗传学检测；具有 *MECP2* 突变患儿的母亲可能因为选择性的 X 染色体失活，导致她不受影响或影响轻微。

男性先证者的父母：患儿父亲不会患有 *MECP2* 相关疾病，也不会成为 *MECP2* 致病突变的携带者；如果在先证者中鉴定出 *MECP2* 致病突变，则应向母亲提供分子基因检测；具有 *MECP2* 突变患儿的母亲可能因为选择性的 X 染色体失活，导致她不受影响或影响轻微。

先证者的同胞：同胞的风险取决于父母的遗传状况；当先证者的母亲与先证者有相同的 *MECP2* 突变位点时，同胞遗传 *MECP2* 基因等位基因的概率为 50%；如果父母中没有检测到致病性突变，则同胞的风险很低。然而，即使在从任一亲本的白细胞提取的 DNA 中未发现存在于先证者中的致病性 *MECP2* 突变，也不能排除任一亲本中的生殖细胞嵌合现象[16]。

女性先证者的后代：先证者 50% 的后代患病；女性先证者发生雷特综合征的风险很高，但也可能因为 X 染色体不平衡失活，导致出现表型变异；男性先证者大多发生严重的新生儿脑病，即使能存活超过 1 岁也会存留严重的智力障碍。

男性先证者的后代：男性先证者不能生育。

先证者的其他家庭成员：其他家庭成员的风险取决于先证者母亲的遗传状况；如果母亲受影响或有致病性 *MECP2* 突变，她的家人可能面临风险。

具有经典雷特综合征的女性患者的姐妹可能因为 X 染色体不平衡失活而几乎无症状，但她们携带 *MECP2* 致病突变。遗传咨询需要解决这种可能性，因为未受影响的姐妹可能将致病性 *MECP2* 突变传给他们的子女。

2.4.2　产前诊断

如果携带 *MECP2* 致病基因的孕妇家族中检测到相同致病突变，那么进行产前诊断是可行的。具有 *MECP2* 突变的幸存男性婴儿很可能具有严重的智力障碍。但具有 *MECP2* 突变的女性，同时合并 X 染色体失活，则考虑为雷特综合征患儿。有一个 *MECP2* 相关疾病患儿的父母，即使在从亲本白细胞提取的 DNA 中未检测到存在于先证者中的 *MECP2* 突变，生殖细胞嵌合仍不能排除。因此，无论这种变异在父母中是否已被证实，这种情况都适合提供产前诊断。对于已证实的含致病性突变的家庭，胚胎植入前遗传学诊断（PGD）是一种选择。

附：国际雷特综合征基金会

国际雷特综合征基金会（IRSF）
地址：4600 Devitt Drive Cincinnati OH 45246
电话：800-818-7388；513-874-3020
传真：513-874-2520
网站：www.rettsyndrome.org

3　吡哆醇依赖性癫痫

3.1　疾病概述

吡哆醇依赖性癫痫（PDE）[OMIM 266100]由 Hunt 等在 1954 年首次报道，是一种少见的常染色体隐性遗传病，特征为新生儿期或婴儿早期出现难以控制的癫痫发作，且抗癫痫药无效，而大剂量吡哆醇可控制发作，需要终身维持治疗。2006 年，*ALDH7A1* 基因[OMIM 107323]被确定为 PDE 的致病基因[17]。PDE 发病率为 1/700 000~1/20 000)[18]。

3.2　临床表现

经典型 PDE 在新生儿期或婴儿早期即出现难以控制的癫痫发作，发作形式多样，包括局灶性发作、痉挛发作、肌阵挛发作、强直 - 阵挛发作、失张力发作，甚至癫痫持续状态等。常用抗癫痫药物无疗效，可通过大剂量吡哆醇完全控制且需终生维持治疗，一旦停用吡哆醇，癫痫发作会在 1~7 周内复发。部分患儿母亲孕期曾有异常胎动，提示存在胎儿期癫痫发作的可能。此外，PDE 患儿常伴随智力发育障碍，尤其是表达性语言受损。约 1/3 的患儿临床表现不典型，主要包括：癫痫发作时间晚，最晚可至 3 岁；发作最初可通过抗癫痫药物控制或最初应用吡哆醇无效；停用吡哆醇后癫痫复发间隔时间长，最长可达 5.5 个月。

本病脑电图（EEG）缺乏特异性，常见的发作间期 EEG 表现为背景活动异常伴各种阵发性异常，包括局灶性、多灶性或广泛性癫痫样放电，暴发 - 抑制、高度失律等；发作期 EEG 因发作类型不同而异。少数患者吡哆醇治疗前后 EEG 均正常；头颅 MRI 可正常，或出现多种非特异性异常。

3.3　诊断与鉴别诊断

3.3.1　临床诊断

PDE 在新生儿期或婴儿早期即出现难以控制的癫痫发作，常规抗癫痫药物无效，可静脉注射 100mg 吡哆醇，癫痫发作会在几分钟内停止,而脑电图会在几分钟到数小时相应改变,少数病例初次应用吡哆醇治疗时,随惊厥停止可出现短暂的昏迷、肌张力减低、呼吸不规则等,因此,有条件者应在 EEG 和呼吸监护下给药。如果癫痫未停止,吡哆醇的剂量可增加到 500mg,控制发作后需要每日补充约 30mg/kg 吡哆醇以控制复发。实验室检测到血和尿液 α-氨基哌啶酸(α-AASA)浓度升高,血清和脑脊液中哌啶酸浓度升高。

3.3.2　基因诊断

PDE 的致病基因为 *ALDH7A1*(表 3-5-6),对于临床怀疑为 PDE 的患者,可对 *ALDH7A1* 基因测序进一步明确诊断。首先可选择单基因 Sanger 测序,或使用包括 *ALDH7A1* 基因在内的基因 panel。如果点突变为阴性,则进一步分析 *ALDH7A1* 基因是否存在小片段缺失或重复。

表 3-5-6　吡哆醇依赖性癫痫致病基因

基因	OMIM	定位	遗传方式	蛋白
ALDH7A1	107323	5q23.2	AR	P6C 脱氢酶

注:AR 为常染色体隐性遗传。

3.3.3　鉴别诊断

本病主要与其他单基因或基因 CNV 导致新生儿期及婴儿早期发病的癫痫及癫痫性脑病鉴别。此外,无脑回及巨脑回畸形等也需要鉴别,基因及头颅影像学检查有助于鉴别诊断[19]。

3.4　遗传咨询

PDE 的遗传方式为常染色体隐性遗传。

3.4.1　家庭成员的遗传咨询

PDE 是一种常染色体隐性遗传疾病,推测其先证者的父母均为杂合子(即一种 *ALDH7A1* 突变的携带者);建议其进行 *ALDH7A1* 基因筛查进行验证。如均为杂合子携带者,则其下一个同胞有 25% 的可能为患者,50% 为携带者,25% 为无携带正常人。无症状同胞建议进行遗传学检测及相关的遗传咨询。对风险亲属的携带者检测需要事先明确家族中的 *ALDH7A1* 致病突变。

若 PDE 的患者决定生育,如果其配偶没有携带相关基因突变,则后代将是 *ALDH7A1* 基因杂合子(携带者)。但目前先证者后代的随访尚无结论性报道,他们的生育状况尚不清楚。

3.4.2　产前诊断

如果先证者父母均为 *ALDH7A1* 致病突变的携带者,其后代会有 25% 患病,产前诊断依赖于胎儿基因检测,对于已证实的含致病性突变的家庭行胚胎植入前遗传学诊断也是一种选择[20]。对于产前诊断确诊者若不终止妊娠,产前补充吡哆醇可能会控制胎儿惊厥发作,并改善神经发育。自妊娠早期起给予孕妇吡哆醇 100mg/d 是安全的,对胎儿无任何不良反应,同时还可以治疗妊娠呕吐。

附:国际 PDE 患者注册

国际 PDE 患者注册(International PDE Reqistry)
邮箱:pde@cw.bc.ca
网站:www.pdeonline.org

4　Dravet 综合征

4.1　疾病概述

Dravet 综合征是一种罕见且严重的婴幼儿发作性遗传性癫痫综合征,1978 年由 Dravet 首先报道,2001 年国际抗癫痫联盟(ILAE)将其正式命名为 Dravet 综合征[OMIM 607208]。总体发病率为 1/40 000~1/20 000,男:女约为 2:1,约占小儿各型肌阵挛性癫痫的 29.5%,占 3 岁以内婴幼儿童癫痫的 8%。常由 *SCN1A* 基因突变[OMIM 182389]引起。典型的特征是早期起病,表现为发育正常的婴儿热惊厥,全面性或局灶性阵挛发作,之后可出现无热惊厥,可表现为其他癫痫发作类型(肌阵挛型和不典型性失神发作,局灶性发作或癫痫持续状态)直到成年。癫痫发作通常伴随着精神运动发育迟缓和认知障碍。EEG 无特异性,早期 EEG 可以是正常的,之后可表现全面性和多灶性的痫样放电,对癫痫药物耐药是本病的主要特征之一,发病早期发作频繁。患儿神经影像学是正常的,之后出现异常。该病的长期预后不良,可因为癫痫持续状态或无法解释的原因出现癫痫性猝死。Dravet 综合征属于临床难治性的癫痫性脑病,临床药物治疗疗效不佳,预后不良。多数患儿虽采用药物联合治疗、生酮饮食治疗、迷走神经刺激等,均不能控制发作。钠离子通道阻滞剂(卡马西平、奥卡西平等)会加重此类发作,手术治疗无效。

4.2　临床表现

患儿出生及早期发育多正常。起病在 1 岁以内。首次发作常为热性惊厥,可为一侧性或全面性阵挛或强直阵挛发作,热性惊厥具有发作持续时间长和反复发作特点,可出现持续状态。在病程中常有热敏感特点。患儿多于 1 岁后出现无热惊厥,并常表现为多种发作类型(肌阵挛、不典型失神、部分性发作、全面强直阵挛发作等),常常伴有持续状态。1/4 的患儿可以始终无肌阵挛发作。30% 的患儿可发生不典型失神持续状态。部分性发作发生率为 43.0%~78.6%,表现为偏侧肢体(或)头部偏转发作或阵挛发作,亦有运动性发作伴有意识障碍和自主神经症状、自动症、肌张力降低等。Dravet 综合征患儿一般不出现强直发作。1 岁以后伴随出现多种发作类型,同时患儿出现精神运动发育迟滞,尤其是语言发育迟缓。Dravet 综合征患儿的 EEG 在疾病初期通常是正常的,随后会表现为非特异性的异常,包括全面性或多灶性的痫样放电以及背景活动变慢等,有时患儿可出现发作后的脑电抑制,提示有癫痫性猝死的危险因素。

4.3 诊断与鉴别诊断

4.3.1 临床诊断

可根据临床表现、病程发展、诱发因素(热敏感性)、容易出现癫痫持续状态等诊断 Dravet 综合征。

病程早期做头颅磁共振检查可以是阴性,之后可表现脑容量不足、小脑延髓池扩大、大脑或小脑轻度萎缩。

需依据以下标准进行 Dravet 综合征的诊断[21-23]:

(1) 有癫痫和热性惊厥家族史倾向,高热可能与疫苗接种有关,引起大多数患者的惊厥;其他诱因包括视觉闪光刺激、洗热水澡、过度疲劳等。

(2) 1 岁以内起病,5~8 个月最多。起病初期智力发育正常,神经系统查体正常,EEG 和磁共振表现正常。

(3) 疾病初期为全面性、单侧或单侧交替的热性惊厥,随后出现肌阵挛发作、不典型失神发作等多种类型。

(4) 疾病初期 EEG 正常,1 岁后可见全面性棘慢波和多棘慢波,局灶性异常,患儿早期对光和图形刺激及高度敏感诱发脑电图异常。

(5) 大年龄儿童发作频率及类型增多,还可出现发育迟滞、认知功能障碍、人格改变、共济失调和锥体束征。

(6) 多数可发现 SCN1A 基因突变。

(7) 对各种抗癫痫药物治疗反应差。

4.3.2 基因诊断

目前已知的与 Dravet 综合征有关的基因突变位点有 SCN1A、PCDH19、SCN1B、SCN2A、SCN9A、GABRG2、CACNB4 等(表 3-5-7)[21,24-28]。70%~80% 的病例是由 SCN1A 的突变导致,其中 90% 为新发突变。有报道称 8%~10% 存在嵌合体突变。大部分病例存在单倍体剂量不足,环境因素可能导致 SCN1A 突变患者的表型出现差异。目前已通过动物模型和 iPSC 研究发现了 Dravet 综合征的病理生理致病机制。

目前可采用癫痫基因 panel 检测,阴性者可行全外显子组测序进行基因检测、CNV 以及嵌合体的检测分析进行诊断。

4.3.3 鉴别诊断

本病首先需要与一般的热性惊厥鉴别。与热性惊厥相比,Drave 综合征具有以下鉴别要点:①起病年龄更早,往往 1 岁之内起病,而热性惊厥起病年龄多为 18~22 个月;②发作主要表现为阵挛发作或一侧部分发作而非全面强直阵挛发作或强直发作;③发作更频繁且持续时间较长,常常呈持续状态。

本病需与 PDE[OMIM 266100]、叶酸反应性癫痫[OMIM 229050]、有机酸血(尿)症、生物素酶缺乏症、葡萄糖转运体 1 缺乏症[OMIM 606777]等鉴别,遗传代谢筛查及基因检测有助于鉴别。

4.4 遗传咨询

Dravet 综合征不同基因的遗传方式有差异,详见表 3-5-7。

表 3-5-7   Dravet 综合征致病基因及遗传方式

基因	OMIM	定位	遗传方式	蛋白
SCN1A	182389	2q24.3	AD	Na⁺ 通道 α1 亚基
PCDH19	300460	Xq22.1	XL	原钙黏蛋白 19
GABRG2	137164	5q34	AD	GABA(A)受体 γ2 亚基
SCN1B	600235	19q13.11	AD/AR	Na⁺ 通道 β1 亚基
SCN2A	182390	2q24.3	AD	Na⁺ 通道 α2 亚基
SCN9A	603415	2q24.3	AD/AR	电压门控 Na⁺ 通道 Nav1.7
CACNB4	601949	2q23.3	AD	Cav2.1(L 型钙离子通道蛋白)

注:AD 为常染色体显性遗传,XL 为 X 连锁遗传,AR 为常染色体隐性遗传。

4.4.1 家庭成员的遗传咨询

70%~80% 的 Dravet 综合征由 SCN1A 基因突变引起,SCN1A 基因是通过常染色体显性遗传模式遗传,对于 SCN1A 基因突变导致的 Dravet 综合征,其中 90% 为新发突变,7% 为嵌合体突变,对于先证者为新发突变的家庭,其再发的风险较小,但不能排除其存在嵌合体突变的可能,建议进行产前诊断。引起 Dravet 综合征的其他相关致病基因包括 SCN1B、SCN2A、SCN9A、GABRG2、CACNB4,相关遗传咨询则需要结合父母的携带情况进行,值得注意的是 PCDH19 基因相关 Dravet 综合征的遗传模式为一种特殊的 X 连锁遗传,家系成员中携带 PCDH19 基因突变的杂合子女性受累,而携带突变的半合子男性不受累,SCN1A 基因突变阴性的女性 Dravet 综合征患儿 PCDH19 基因突变率为 6.7%~25%,对于 SCN1A 基因突变阴性的女性 Dravet 综合征患儿应进行 PCDH19 基因突变筛查,明确病因并指导遗传咨询。

4.4.2 产前诊断

如果诊断为 Dravet 综合征的高危家庭,母孕前应充分评估父母双方基因携带情况,而产前诊断依赖于胎儿基因检测,对于已证实的含致病性突变的家庭,胚胎植入前遗传学诊断也是一种选择。

附：Dravet 综合征基金会

Dravet 综合征基金会（Dravet Syndrome Foundation）
电话：203-392-1950
传真：203-907-1940
邮箱：info@dravetfoundation.org
网站：www.dravetfoundation.org

5 线粒体脑肌病

5.1 疾病概述

线粒体疾病是由于线粒体 DNA（mtDNA）或核 DNA（nDNA）缺陷引起线粒体呼吸链氧化磷酸化功能障碍的一组遗传性疾病[29]，临床可表现为多系统受累，临床表型异质性较高。线粒体脑肌病是指累及脑、骨骼肌为主的线粒体病，最常见的如亚急性坏死性脑脊髓病（即利氏病，[OMIM 256000]），线粒体脑肌病伴高乳酸血症和卒中样发作（MELAS，[OMIM 540000]）和肌阵挛性癫痫伴破碎红纤维（MERRF，[OMIM 545000]）。国际报道，成年人 mtDNA 突变为 1/5 000，而线粒体病 nDNA 突变率为 2.9/10 万[30]，国内尚缺乏相关的流行病学资料。

线粒体病的特征是双基因组共同编码：mtDNA 编码呼吸链所有 80 种蛋白中的 13 种蛋白或多肽，而 nDNA 编码剩余的蛋白。其中 mtDNA 为长达 16 569kb 的环状裸露双链 DNA，包含 37 个基因：2 个核糖体 RNA（rRNA）基因，22 个转运 RNA（tRNA）基因及上述 13 个编码呼吸链蛋白的结构基因[31]。线粒体脑肌病的双基因组突变见表 3-5-8。

表 3-5-8 线粒体病的基因突变特征及功能缺陷

基因组	突变方式	遗传方式	功能及缺陷
线粒体 DNA	重组（大片段缺失）	母系遗传	由缺失区域所包含的基因决定
	点突变		蛋白合成基因、特殊蛋白编码基因
核 DNA	点突变	孟德尔遗传常染色体隐性或 X 连锁隐性遗传较多见	呼吸链亚单位编码基因
			组装蛋白编码基因
			维持线粒体 DNA 稳态基因（整合和复制）：多发缺失（质量改变）、耗竭（数量改变）
			线粒体 DNA 翻译缺陷
			控制内膜脂质环境基因
			代谢动力学缺陷（线粒体分裂、融合、运动）

5.2 临床表现

5.2.1 线粒体脑肌病伴高乳酸血症和卒中样发作（MELAS）

主要的临床表现为：①卒中样发作，通常 40 岁前起病；②脑病表现（惊厥发作和 / 或智力衰退）；③肌病表现（高乳酸血症和 / 或肌肉病理发现破碎红纤维）。此外，必须具备以下 3 项中的 2 项：早期精神运动发育正常、反复头痛、反复呕吐。除了以上经典的临床表现，部分患者还可伴随运动不耐受、肢体乏力、矮小、听力下降、心律失常等表现。卒中样发作往往伴随偏头痛样发作或癫痫，卒中部位多见于大脑后部皮质及皮质下白质，与大动脉血供分布不相符。随着每一次的卒中样发作，患者的病情呈阶梯式恶化，起病越早的患者存活年龄越小。患者的母系亲属往往携带同样的突变，但由于突变比例较低，而可能只有轻度的临床表现或无症状。MELAS 典型的头颅 MRI 表现为与血供不相符的两侧半球后部即颞、顶、枕叶皮质及皮质下白质多发异常信号，有时可在头颅 CT 上见基底节钙化。

5.2.2 利氏病

由 mtDNA 或 nDNA 基因突变引起，表现为急剧进展的神经系统退行性变，往往为致死性，平均发病年龄为 7 个月，80% 的患者于 2 岁前起病。临床症状包括：全身肌无力、肌张力低、共济失调、眼外肌麻痹、癫痫及发作性高乳酸血症，早期症状通常为吸吮无力、竖头不稳、运动倒退、呕吐和易激惹。典型的病程为反复发作，逐渐恶化，应激或感染可诱发。利氏病的头颅 MRI 表现有特异性，为双侧对称的壳核、苍白球、尾状核、丘脑、脑干等的病变。

5.2.3 肌阵挛性癫痫伴破碎红纤维（MERRF）

通常儿童或青少年起病，早期生长发育正常，特征性的临床表现为：①肌阵挛发作，可伴有全面性癫痫发作；②共济失调；③肌病（病理可发现破碎红纤维）。部分患者可出现心肌病、限制性呼吸困难等严重表现，也可出现感音神经性耳聋、智力低下、眼外肌麻痹、运动不耐受、多发脂肪瘤和周围神经病等其他症状[32]。80% 以上的 MERRF 患者有线粒体脑肌病家族史，但其家族成员的临床表现具有很强的临床异质性，从无症状到致死性心肌病等都可见。MERRF 患者 CT 和 MRI 可见小脑萎缩和大脑白质病变。

5.3 诊断与鉴别诊断

5.3.1 临床诊断

线粒体脑肌病的临床表现具有很强的异质性，依据多系统受累的症状，不同综合征的临床组合特点，结合实验室检查、常规的头颅影像及电生理改变，需考虑到线粒体脑肌病的可能。需进行线粒体生物标志物测定（血乳酸等）和呼吸链复合物功能检查，有些伴有肌肉损害的患者可通过肌肉活检明确诊断。典型的线粒体肌病病理表现为改良 Gomori 染色下可见破碎红纤维,COX 染色下酶活性下降或缺失,部分患者 SDH 染色下可见肌间小血管高度染色现象。多数 MELAS 和 MERRF 患者肌肉活检可见破碎红纤维。

5.3.2　基因诊断

基因检测在线粒体脑肌病的诊断中占有非常重要的地位,可最终明确诊断并进行分型。MELAS 和 MERRF 绝大多数为 mtDNA 突变。80% 的 MELAS 患者可发现 m.3243A>G 突变,其次为 m.13513G>A、m.3271T>C 和 m.3252A>G(表 3-5-9)。80% 的 MERRF 患者为 m.8344A>G,其次为 m.8356T>C、m.8363G>A 和 m.8361G>A。而利氏病可由 mtDNA 突变或 nDNA 突变导致,且核基因突变仍被不断发现(表 3-5-10)。

表 3-5-9　MELAS 的突变谱

突变位点	基因
m.3243A>G	MT-TL1
m.3271T>C	
m.3252A>G	
m.3291T>C	
m. 3256C>T	
m.3260A>G	
m.583G>A	MT-TF
m.1642G>A	MT-TV
m.1644G>A	
m.4332G>A	MT-TQ
m.5521G>A	MT-TW
m.5814A>G	MT-TC
m.7512T>C	MT-TS1
m.8316T>C	MT-TK
m.8296A>G	
m.12146A>G	MT-TH
m.12299A>G	MT-TL2
m.3481G>A	MT-ND1
m.3697G>A	
m.3946G>A	
m.3949T>C	
m.7023G>A	MT-CO2
m.9957T>C	MT-CO3
m.12770A>G	MT-ND5
m.13042G>A	
m.13084A>T	
m.13513G>A	
m.13514A>G	
m.13528A>G	
m.14453G>A	MT-ND6
m.14787_14790del	
m.14864T>C	MT-CYB

表 3-5-10　利氏病的基因突变谱

突变来源	基因
线粒体 DNA	
大片段缺失	少见
亚单位及组装蛋白基因突变(复合物Ⅰ、Ⅱ、Ⅲ、Ⅳ)	复合物Ⅰ:MT-ND1、ND6、MT-TK、TL1、TV、TW
	复合物Ⅳ:COX Ⅲ
	复合物Ⅴ:MT ATP6
转运 RNA 突变	最常见:tRNA Lys
核 DNA	
亚单位、组装蛋白和辅酶 Q10	复合物Ⅰ:NDUFS1、2、3、4、7、8,NDUFV1,NDUFA1、2、10、11、12,NDUFAF2,C8ORF38,C20ORF7,FOXRED1,C12ORF65
与线粒体 DNA 的合成和翻译相关,可引起复合物Ⅰ或更多复合物缺陷	线粒体 DNA 耗竭:SUCLA2、POLG 线粒体 DNA 转录:TSFM、EFG1、LRPPRC、TACO1 反密码子相关:GTBPB3 甲硫氨酰转运 RNA 转甲酰酶缺乏:MTF
丙酮酸脱氢酶复合物	PDHA1、PDHB、DLAT、DLD、PDHK
硫胺素焦磷酸激酶缺乏	TPK1
硫胺素转运缺陷	SLC19A3
脂肪酸 β 氧化	ECHS1
糖原合成	GYG2

线粒体基因突变存在异质性及突变比例,不同的组织突变比例可不同,因此,对于外周血淋巴细胞未检测到致病突变而临床高度怀疑的患者,可对其他组织进行检测,如皮肤成纤维细胞、毛囊、尿沉渣或骨骼肌(最为可靠)等。

5.3.3　鉴别诊断

MELAS 需要和病毒性脑炎、脑血管病等鉴别;MERRF 需要和其他原因导致的共济失调和伴随癫痫发作的疾病鉴别,特别是伴随癫痫的小脑性共济失调和其他有机酸尿症;利氏病需要和其他有机酸尿症、病毒感染及免疫性疾病鉴别。

5.4　遗传咨询

线粒体基因突变者,遵循母系遗传的方式。携带突变的男性不会把该突变传给后代,而携带突变的女性,无论是否有临床症状,均会将该突变传给下一代。核基因突变者,常染色体隐性遗传较为多见,少数为 X 染色体-连锁隐性遗传,遵循孟德尔遗传定律。

5.4.1　家族成员的遗传咨询及治疗

对于线粒体基因突变患者,其父不存在携带该突变的高风险,不会发病。患者的母亲往往携带该突变,可出现临床症状,也可没有。外周血淋巴细胞未检测到突变的患者母亲,可通过其他组织如成纤维细胞、毛囊、尿沉渣细胞或骨骼肌等检测到。有少数患者是体细胞发生了新发的突变。患者同胞的发病取决于其母亲,如果母亲携带该突变位点,则其同胞均从母亲处遗传到该突变,可出现或无临床症状。外周血淋巴细胞突变比例较高的女性,其后代出现症状的可能性更大。母亲一方的亲属是否携带突变位点,亦取决于患者母亲的遗传背景。如果患者母亲携带该突变位点,则患者的同胞和其母亲也需要进行线粒体基因的检测。携带较高突变比例的成员,其出现症状的可能性较高。

　　携带致病线粒体基因突变的成员,其临床表型由多种因素决定,是否患病及严重程度取决于线粒体基因突变的比例、分布的组织及不同组织的阈效应[33]。不同的家庭成员往往获得不同的突变比例,因此临床表现各异。解释无症状突变携带者的遗传检测结果是非常困难的,根据分子检测结果来预测发病情况也是不可能的,遗传风险的测定,及产前诊断的可行性讨论的最佳时机是在孕前。然而,筛选母系亲属的线粒体基因突变仍然非常必要,特别是早期持续监测突变携带者的心脏等功能,可以及时有效地发现问题并且干预。然而目前尚缺乏证实有效预防发病的方法。

5.4.2　产前诊断

　　对于核基因突变患者,如果突变位点明确,则进行产前诊断相对容易。

　　对于线粒体基因突变的患者,产前诊断较为困难。因胚胎和取样于胎儿的组织(如羊水脱落细胞核绒毛膜细胞)的突变比例可能无法代表整个机体,胎儿母亲的突变比例和胎儿取样标本的突变比例不一定和胎儿其他组织相一致,而且伴随之后的线粒体随机分离,该突变比例在宫内和出生后都可能出现新的变化,因此通过产前检查来预测胎儿的表型具有很大的不确定性[34]。尽管线粒体基因突变患者产前诊断的作用不确定,但临床实验室提供相关基因的检测和常规的产前诊断筛查却有可能实现[34]。胚胎植入前的遗传学诊断可能成为部分基因突变位点明确家庭的优先选择。部分女性患者可能出现不孕情况。MELAS 女性患者在孕前应接受遗传咨询。在怀孕期间,患者及高风险女性成员均应监测糖尿病、心脏疾患、呼吸困难等需要干预的情况。

附:线粒体疾病基金会

线粒体疾病基金会(UMDF)
　　地址:8085 Saltsburg Road, Suite 201, Pittsburg PA 15239

　　电话:888-317-8633(toll-free);412-793-8077
　　传真:412-793-6477
　　邮箱:info@umdf.org
　　网站:www.umdf.org

6　Duchenne 肌营养不良

6.1　疾病概述

　　Duchenne 肌营养不良(DMD)[OMIM 310322],也称为进行性假肥大性肌营养不良,是最常见的遗传性疾病之一。活产男婴中患病率为 1/4 700~1/3 500。DMD 由于编码肌萎缩蛋白(dystrophin)的 DMD 基因[OMIM 30037]的突变所引起,为 X 连锁隐性遗传。DMD 主要是男孩发病,女性为致病基因的携带者。

6.2　临床表现

　　DMD 通常于儿童早期(5 岁前)起病,表现为进行性加重的对称性肌无力,且通常伴有腓肠肌肥大,血清肌酶显著升高。早期观察可发现独站、独走等运动发育稍慢于同龄儿,而后逐渐出现动作笨拙、步态不稳、鸭步步态、无诱因经常摔跤、爬梯困难等。随着病情逐渐加重,患儿从仰卧位起立时需先翻转为俯卧,再以双手支撑地面和下肢缓慢站立,称为 Gower 征。患者腱反射消失,腓肠肌肥厚,血清肝酶及肌酸激酶等肌酶可显著升高,肌酸激酶可达 5 000~150 000IU/L,正常 <200IU/L,肌肉 MRI 及磁共振波谱成像可显示肌肉萎缩和肌肉脂肪沉积。

　　30% 的 DMD 患儿可伴有智力低下,部分患者可表现为行为异常、脾气暴躁等。病变呈进行性加重,一般在 13 岁左右就丧失行走能力,需要坐轮椅。大多数患儿最终卧床不起,并发关节挛缩、脊柱侧凸、褥疮、肺炎等,晚期多并发扩张型心肌病,特征是左心室扩张,充血性心力衰竭。DMD 患者多在 20 岁前死于心肺衰竭。

　　DMD 基因缺陷的轻型表型为贝克肌营养不良(BMD),通常发病稍晚,患者临床表现相对较轻,可存活到 40 岁左右或更长。DMD 基因突变的女性携带者多数无肌无力的临床表现,但有扩张型心肌病的高发风险。

6.3　诊断与鉴别诊断

6.3.1　临床诊断

　　对于近端肌无力、腓肠肌肥大、肌酶显著升高的男性患者,首先进行基因检测,如果未发现突变位点,则进行肌肉活检,免疫组化染色或蛋白质印迹法检测。肌肉活检早期表现为非特异性的肌营养不良病理改变,包括肌纤维大小不一、变性、坏死、再生,而晚期可见脂滴沉积及结缔组织的增生,免疫组化染色中肌萎缩蛋白表达的缺失可明确诊断[35]。

6.3.2 基因诊断

临床疑似DMD的患儿可进行*DMD*基因检测,多数都可以找到明确的致病突变位点。DMD/BMD患儿的基因突变类型中,60%~70%为外显子的缺失,5%~10%为外显子的重复,25%~35%为单核苷酸的突变,包括微缺失、微插入、单个碱基突变及剪切位点突变等[36]。因此分子检测时,一般先进行*DMD*基因CNV的检测[外显子的缺失或重复,可通过多重连接探针扩增(MLPA)方法等[37]],如果未发现异常,则进行基因测序[38]。DMD女性患者的分子诊断依据为Xp21.2缺失、重组,或X染色体整体缺失,X染色体的单亲二倍体,*DMD*基因的复合杂合突变或X染色体的非随机失活。

6.3.3 鉴别诊断

DMD的鉴别诊断主要包括肢带型肌营养不良、病毒性肌炎及代谢性肌病等。一些严重的常染色体隐性遗传病临床上也可表现肌酸激酶的升高。对仅表现为肌酸激酶明显升高的男性患儿,有80%可能患DMD,15%可能患有BMD,5%为其他疾病。

6.4 遗传咨询

DMD为X连锁隐性遗传。

6.4.1 家族成员的遗传咨询

在所有DMD患者中,约1/3的患者为自发突变,2/3突变来源于母亲。患者的同胞是否患病与其母亲是否携带该突变位点有关。女性携带者把*DMD*突变位点传给下一代的概率是50%,即女性携带者的儿子中1/2是健康男孩,1/2是DMD患者;所生女儿则1/2是健康女孩,1/2是女性携带者。DMD男性患者通常无法生育,而BMD男性患者或DMD相关的扩张型心肌病患者可以生育,但所生的女孩全部都是携带者,男孩则都不会获得该突变位点。

为了早期进行心脏方面的监测和下一代的遗传咨询及产前诊断,需要确认家族内的所有女性携带者。肌酶升高通常提示为女性携带者,但肌酶正常并不能除外女性携带者的可能,因为只有约70%的女性携带者肌酶水平异常升高。且血清肌酶水平会随着年龄渐长而逐渐下降,故应在确诊患者中,早期对其女性亲属的肌酶进行测定。

分子检测的方法依据不同突变方式及位点而定,对于*DMD*基因外显子大片段缺失或重复的家庭,可进行*DMD*基因的CNV检测;对于点突变的DMD家庭,则需进行测序。因此,如果特异性的致病位点已找到,则应该为其家族提供遗传咨询和分子遗传学检测,检测对象包括患者的姐妹,母亲一方的女性亲属,以及已经确定或可疑的女性携带者的一级亲属。

6.4.2 产前诊断

如果突变位点已明确,可以对高危女性进行携带者筛选及产前诊断,可采集胎儿的羊水细胞或绒毛膜细胞进行基因测定。对于一些DMD患者,其母亲外周血淋巴细胞未检测到该突变位点时,仍需进行产前诊断,因为部分*DMD*突变存在于其母亲的卵细胞中,即存在卵细胞的嵌合现象。对于未检测到突变位点的家庭,可进行连锁分析。连锁分析一般需要采集多位家庭成员的外周血标本,由遗传咨询师或分子诊断实验室决定合适的对象。然而,由于*DMD*基因本身具有较高的重组率及自发突变率,连锁分析结果的解释通常较为复杂,一般以“是携带者的概率”或者“是DMD患者的风险”来表示,而非绝对的是与不是。

有症状的女性携带者最好在备孕前就进行扩张型心肌病的评估,或者一旦发现怀孕立即进行。无症状的女性携带者应该考虑在孕前监测心脏,或发现怀孕后进行监测。明确有扩张型心肌病的孕妇应该接受心脏科和高危产科的治疗和/或监管。

附:全美肌营养不良联盟和集爱杜氏肌病关爱中心

全美肌营养不良联盟(Muscular Dystrophy Association-USA)

地址:222 South Riverside Plaza;Suite 1500;Chicago IL 60606

电话:800-572-1717

邮件:mda@mdausa.org

网站:www.mda.org

集爱杜氏肌病关爱中心/DMD专项基金

公众号:集爱杜氏肌病关爱中心

网站:www.dmd-fund.org

全国热线:400-839-8500

邮箱:jiaidmd@163.com

7 脆性X综合征

7.1 疾病概述

脆性X综合征(fragile X syndrome,[OMMI 300624])是X连锁遗传病,由Martin等于1943年首次报道[39]。该病是由于基因DNA序列不稳定性,导致核苷酸重复系列的异常扩展所导致,主要见于男性,女性发病较轻,临床主要表现为智力发育障碍、颅面畸形(长脸、大耳)、语言发育障碍、学习障碍、孤独症及异常的行为,癫痫发作常见[40]。其致病基因为脆性X基因(*FMR1*,[OMIM 309550])。

7.2　临床表现

脆性 X 综合征最常见的临床特征为智力发育障碍，4%~8% 的男性发育迟缓是由于脆性 X 综合征所导致，患者的智商在 20~60 之间波动，其智力低下的严重程度与 *FMR1* 基因 CGG 重复数目扩展程度密切相关。行为异常也是其显著的临床特征，包括孤独症样行为、刻板、多动、焦躁、易怒等[41]。

脆性 X 综合征可以表现特殊面容，包括长脸、下颌及额头突出、大耳、长人中、大嘴、上嘴唇薄、牙齿咬合不正、成年男性存在大睾丸。由于其存在连接组织蛋白缺陷，患者表现关节松弛，特别表现在掌指关节活动过度、扁平足、漏斗胸。该病对内分泌影响较为轻微，在儿童时期，身高比同龄人要高，但其最终身高则偏低。患者生育功能受损。该基因病变的携带者可表现为早绝经，促卵泡激素（FSH）升高[42]。

15%~20% 的脆性 X 综合征患者可出现癫痫发作，包括全身强直阵挛性发作、肌阵挛发作或局灶性发作，发作程度轻重不一，其 EEG 特点是一侧或者双侧中央 - 颞区有中 - 高幅棘波，发作主要见于睡眠期，与良性小儿癫痫伴中央颞区棘波比较相似[43]，抗癫痫药物常可以控制发作。

7.3　诊断与鉴别诊断

7.3.1　临床诊断

脆性 X 综合征患者早期临床特征不典型，发育迟缓是其显著的临床表现，对于不明原因发育迟缓的患儿需要考虑存在脆性 X 综合征，特别是男性及存在家族史的患者。美国医学遗传学专业实践与指导委员会（American college of medical genetics professional practice and guidelines committee）[44] 建议对于以下患者进行进一步脆性 X 综合征的基因诊断：①精神发育迟缓，孤独症样行为，特别是具有脆性 X 综合征的表现，如特殊面容及行为表现，此外，其家族中存在男性或者女性不明原因的智力发育迟缓；②家族中曾有诊断的脆性 X 综合征及不明原因智力低下患者；③女性携带者的产前诊断；④在既往检查发现存在脆性位点；⑤女性显示高促卵泡激素水平，特别是存在卵巢功能早衰；⑥表现为晚发共济失调，意向震颤。

7.3.2　基因诊断

脆性 X 基因（*FMR1*）位于 Xq23.7，在其基因区域内，存在一个不稳定的 DNA 序列，即 CGG 三个核苷酸重复序列，正常人基因重复为 5~50 次，无症状携带者的扩展数目为 50~200 次（前突变），而患者的重复扩展数目在 200 次以上，大于 1 000 次为全突变，重复数目扩展过多时（一般超过 230 次），*FMR1* 基因会发生过度甲基化修饰，影响 FMR1 蛋白转录。临床上用于检测 *FMR1* CGG 三个核苷酸重复序列的方法包括[45]：①聚合酶链反应（PCR），其对

于小于 100 次的前突变的检测比较敏感，对于比较大的前突变和全突变则有时显现不出，随着新的敏感的 PCR 检测方法不断涌现将进一步解决这一缺陷。② DNA 印迹（Southern blot）分析，可用来检测 *FMR1* 基因的正常、前突变和全突变。临床上联合 DNA 印迹及 PCR 作为检测的金标准。③ CGG 重复序列测序，CGG 丢失是导致 *FMR1* 基因不稳定的重要因素，CGG 重复序列的数目和位置有助于维持其稳定性。检测 CGG 重复序列主要用于发现女性携带者和一些 CGG 重复较小的前突变。④甲基化分析，被用来联合 PCR 进行检测 CGG 重复。⑤测序分析，有小部分患者是由于 *FMR1* 基因致病型突变。⑥缺失 / 重复检测，不到 1% 的脆性 X 综合征是由于 *FMR1* 基因的缺失 / 重复导致，PCR 检测如显示 *FMR1* 无扩增，则需要进一步进行缺失 / 重复检测。

7.3.3　鉴别诊断

脆性 X 综合征的早期临床特征不典型，发育迟缓是其显著的临床表现，对于不明原因发育迟缓的患儿需要考虑存在脆性 X 综合征，特别是男性及存在家族史的患者[46]。在脆性 X 综合征患者中，孤独症样表现及注意力缺陷多动障碍比较普遍，需要与其他病因导致的孤独症及注意力缺陷多动障碍进行鉴别[41]。此外，其他影响智力发育和行为异常的疾病包括：Sotos 综合征［OMIM 117550］、普拉德 - 威利综合征［OMIM 176270］、安格尔曼综合征［OMIM 105830］及雷特综合征［OMIM 312750］在早期需要与脆性 X 综合征进行鉴别，进行相关基因检测可以进一步明确诊断。

7.4　遗传咨询

脆性 X 综合征的遗传模式为 X 连锁显性遗传。

7.4.1　家族成员的遗传咨询

对于先证者的父母，其母亲可能存在 *FMR1* 基因全突变，对于女性 *FMR1* 基因前突变携带者，则其父亲可能同样为前突变携带者。而其同胞发生脆性 X 综合征的风险则取决于其性别及其父母的携带情况。家族中其他成员的 *FMR1* 基因则取决于其血缘关系和性别[47]。

女性 *FMR1* 基因前突变携带者发生 *FMR1* 相关卵巢功能早衰及脆性 X 综合征相关的震颤 / 共济失调综合征的风险增高，而男性 *FMR1* 基因前突变携带者发生 FXTAS 的风险增高，携带 *FMR1* 基因全突变的脆性 X 综合征男性患者存在智力低下，普遍不会再生育，而约 50% 的女性 *FMR1* 基因全突变携带者存在智力低下，其后代 50% 的概率携带全突变，如为男性则为患者。携带 *FMR1* 基因前突变的男性，其所有女性后代携带此前突变，虽男性后代不携带，但其女儿将携带 *FMR1* 基因前突变，其后代 50% 的概率携带此前突变，前突变是否转化为全突变取决于分裂过程中 CGG 的重复次数。

7.4.2 产前诊断

女性 *FMR1* 基因全突变携带者怀孕时需要进行产前诊断,产前诊断依赖于胎儿基因检测,对于已证实的含致病性突变的家庭,胚胎植入前遗传学诊断也是一种选择。

附:相关网址

脆性 X 综合征研究基金会
http://www.fraxa.org/

8 安格尔曼(Angelman)综合征

8.1 疾病概述

安格尔曼综合征(AS)[OMIM 105830],最早由英国儿科医生 Angelman 报道[48],是一组由于 15q11-q13 的母源 *UBE3A* 基因表达缺陷所导致的神经发育性疾病。其发病率为 1/24 000~1/12 000[49]。临床上表现为一系列严重的神经发育障碍,包括严重的智力障碍、语言缺失、癫痫发作、运动障碍、睡眠及喂养问题、特殊的面容、特异性刻板行为以及异常的脑电波发放。典型症状通常在 1 岁后比较明显[50]。

8.2 临床表现

安格尔曼综合征患儿在临床上具有一组相似的行为、运动、面容及临床特征,1995 年 Williams 等对安格尔曼综合征临床特征进行归纳,2006 年进行了更新[50],具体如下。

8.2.1 几乎所有安格尔曼综合征患儿具有的典型临床表现

①严重的发育迟缓,但是没有明显的发育倒退,或者技能丧失,在 6~12 个月以后发育迟缓才逐渐明显,甚至很严重;②语言障碍,仅能够使用很少或者不能使用字词,接受性语言(即听懂别人的语言)以及非语言性的沟通能力略强于表达性语言;③运动或平衡能力存在障碍,通常表现为步伐僵硬、共济失调或者四肢抖动;④独特的行为,包括常常微笑、大笑、总是呈现快乐的状态、容易激动、手部拍打的动作、多动、保持注意力集中的时间短;⑤围生期无特殊,头颅 MRI 显示大脑结构基本正常,或存在髓鞘化延迟,血代谢检查无异常。

8.2.2 80% 以上的患儿具有的临床表现

①头围小,小于正常的 2 个标准差以下,且通常在 2 岁后比较明显;②癫痫,通常在 3 岁之前开始发作,随着年龄增长癫痫严重程度会减弱,但是会持续整个成年期;③异常脑电波,呈现特异波形,表现为阵发性中高幅(2~3.5Hz)棘慢波,但临床不一定伴随癫痫发作。

8.2.3 20%~80% 的患儿有以下表现

①喜欢伸舌;②婴儿期喂养困难;③嘴巴较宽,牙齿间隙较大,龋齿;④流口水;⑤喜欢咬东西,嘴部过度咀嚼;⑥常常伴有斜视,外斜视;⑦在染色体缺失亚型中出现皮肤和瞳孔颜色较同家族人浅;⑧步态较宽,踝关节外翻或者伴有脊柱侧弯;⑨睡眠周期紊乱,睡眠减少,伴有便秘;⑩对水或某些能发出特殊声响的材料(类似矿泉水瓶)有特别偏好;⑪年龄较大时出现肥胖。

8.3 诊断与鉴别诊断

8.3.1 临床诊断

安格尔曼综合征在临床上的诊断主要依据其特异性的临床表现,对于智力障碍、语言缺失、癫痫发作及异常的脑电发放、运动障碍、睡眠及喂养问题、特殊面容及特殊行为表现,应考虑诊断安格尔曼综合征的诊断并做进一步基因确诊。

8.3.2 基因诊断

安格尔曼综合征在遗传学中的病因是影响 15q11-q13 的母源 *UBE3A* 基因表达缺陷。其具体的机制为[51]:① 15q11.2-q13 区带(包括 *UBE3A*)母源性缺失(60%~75%);② 15q11.2-q13 区带(包括 *UBE3A*)存在父源性单亲二倍体(3%~7%);③ 15q11.2-q13 区带存在印记缺陷(2.5%);④ *UBE3A* 基因突变(11%)。目前仍然有 10%~15% 的安格尔曼综合征分子机制不明确。

在临床上怀疑安格尔曼综合征的患儿,首选进行 DNA 甲基化分析,可选择甲基化特异性的 MLPA,可以检测到约 80% 的基因缺失、单亲二倍体及印记缺陷。如果 DNA 甲基化分析为阴性,可进一步选择对 *UBE3A* 进行测序分析来发现点突变,如为阴性,进一步分析 *UBE3A* 是否存在小片段缺失和重复[52]。

通过全基因组芯片分析或者 FISH 原位杂交技术发现 15q11-q13 片段存在缺失,需要进一步确定其缺失的片段是否来源于母系。此外,在临床拟诊断为安格尔曼综合征的患儿,其甲基化分析为阴性,在 *UBE3A* 基因分析的时候也可以选择包含 *UBE3A* 基因在内的二代测序基因包,可同时将其鉴别诊断的基因纳入其中。

8.3.3 鉴别诊断

安格尔曼综合征患儿早期的临床表现没有特异性,需要与其他类型的癫痫、线粒体脑病、脑性瘫痪等鉴别,此外其他类型的临床综合征,可能由染色体微缺失和重复导致,如 Phelan-McDermid 综合征(染色体 22q13.3 缺失,[OMIM 606232]),MBD5 综合征(染色体 2q23.1 缺失,[OMIM 156200])、KANSL1 缺失综合征(染色体 7q21.31 缺失,[OMIM 610443])等,一些单基因疾病如 Pitt-Hopkins 综合征(*TCF4*,[OMIM 610954])、Christianson 综合征(*SLC9A6*,[OMIM 300243])、Mowat-Wilson 综合征（*ZEB2*，［OMIM 235730］）、Kleefstra 综合征（*EHMT1*，［OMIM 610253］）、雷 特 综 合 征（*MECP2*，［OMIM 312750］）等，也可有安格尔曼综合征类似的临床表现，可以通过分子诊断进行鉴别[53]，此外对于一些安格尔曼综合征，在婴幼儿期临床表现不典型，使用 CMA 发现存在 15q11.2-q13 片段基因缺失，需要进一步进行甲基化检测与普拉德 - 威利综合征［OMIM 176270］鉴别[52]。

8.4　遗传咨询

安格尔曼综合征的分子机制包括：① 15q11.2-q13 区带（包括 *UBE3A*）母源性缺失；② 15q11.2-q13 区带（包括 *UBE3A*）存在单亲二倍体；③ 15q11.2-q13 区带存在印记中心缺陷；④ *UBE3A* 基因突变；⑤分子诊断未确诊。不同的分子机制有不同的遗传模式，具体见表 3-5-11[51,54-55]。

表 3-5-11　安格尔曼综合征相关分子机制

分子机制	比例 /%	同胞再发风险
缺失（Ⅰa）	65.0~75.0	<1%
父母存在染色体非平衡易位（Ⅰb）	<1.0	可能达 50%
父源性单亲二倍体（Ⅱa）	3.0~7.0	<1%
父亲存在染色体易位的父源性单亲二倍体（Ⅱb）	<1.0	如果其父亲存在 15：15 染色体罗伯逊易位，其同胞再发风险可达 100%
印记中心缺失（Ⅲa）	0.5	如其母亲存在印记中心缺失，其同胞再发风险可达 50%
v 印记中心甲基化异常（Ⅲb）	2.5	<1%
UBE3A 基因突变（Ⅳ）	11.0	如其母亲存在 *UBE3A* 基因突变，其同胞再发风险可达 50%
分子机制未知（Ⅴ）	10.0~15.0	风险未知

8.4.1　家庭成员的遗传咨询

对于安格尔曼综合征患儿，其基因型为缺失型，其父母进行染色体分析排查是否存在染色体非平衡易位，95% 的缺失为新发突变，其母亲不携带此突变，其同胞的再发风险 <1%，但如果父母存在染色体非平衡易位，则其同胞的再发风险可能达到 50%。对于比较少见的父亲存在平衡易位的父源性单亲二倍体（Ⅱb），如果其父亲存在 15：15 染色体罗伯逊易位，其同胞再发风险可达 100%。印记中心缺失（Ⅲa）的安格尔曼综合征患儿，如其母亲存在印记中心缺失，其同胞再发风险可达 50%。*UBE3A* 基因突变（Ⅳ）的安格尔曼综合征先证者，如其母亲存在 *UBE3A* 基因突变，其同胞再发风险可达 50%。此外，还有部分临床诊断的安格尔曼综合征分子机制未知，则风险未知。

8.4.2　产前诊断

对于所有分子机制明确的安格尔曼综合征（Ⅰa、Ⅰb、Ⅱa、Ⅱb、Ⅲa、Ⅲb、Ⅳ）先证者，建议进行产前诊断。而对于携带 *UBE3A* 突变和印记中心缺失的母亲可选择采取 PGD。

附：安格尔曼综合征基金会

安格尔曼综合征基金会（Angelman Syndrome Foundation, Inc.ASF）

地址：4255 Westbrook Drive, Suite 219, Aurora IL 60504

电话：800-432-6435（toll-free）；630-978-4245

传真：630-978-7408

邮箱：info@angelman.org

网站：www.angelman.org

（王艺　杜晓南　张赟健
胡超平　丁一峰　周浩）

参考文献

［1］SCHOTT J M, FOXNC, ROSSOR M N.Genetics of the dementias. J Neurol Neurosurg Psychiatry, 2002, 73 Suppl 2（2）：ii27-ii31.

［2］STEINBART E J, SMITH C O, POORKAJ P, et al.Impact of DNA testing for early-onset familial Alzheimer disease and frontotemporal dementia.Arch Neurol, 2001, 58（11）：1828-1831.

［3］CURATOLO P, BOMBARDIERI R, JOZWIAK S.Tuberous sclerosis.Lancet, 2008, 372（9639）：657-668.

［4］CRINO P B, NATHANSON K L, HENSKE E P.The tuberous sclerosis complex.N Engl J Med, 2006, 355（13）：1345-1356.

［5］EBRAHIMI-FAKHARI D, MEYER S, VOGT T, et al.Dermatological manifestations of tuberous sclerosis complex（TSC）.J Dtsch Dermatol Ges, 2017, 15（7）：695-700.

［6］TENG J M, COWEN E W, WATAYAKANEDA M, et al.Dermatologic and dental aspects of the 2012 International Tuberous Sclerosis Complex Consensus Statements.JAMA Dermatol, 2014, 150（10）：1095-1101.

［7］NELLIST M, BROUWER R W, KOCKX C E, et al.Targeted next generation sequencing reveals previously unidentified TSC1 and TSC2 mutations.BMC Med Genet, 2015, 16：10.

［8］NORTHRUP H, WHELESS J W, BERTIN T K, et al.Variability of expression in tuberous sclerosis.J Med Genet, 1993, 30（1）：41-43.

［9］CABAN C, KHAN N, HASBANI D M, et al.Genetics of tuberous sclerosis complex：implications for clinical practice.Appl Clin Genet, 2017, 10：1-8.

［10］LEONARD H, COBB S, DOWNS J.Clinical and biological progress over 50 years in Rett syndrome.Nat Rev Neurol, 2017, 13（1）：37-51.

［11］FELDMAN D，BANERJEE A，SUR M.Developmental dynamics of Rett syndrome.Neural Plast，2016，2016：6154080.

［12］张晶晶，包新华.Rett 综合征的致病基因 CECP2 的研究进展——MECP2 的基因结构、功能及调控基因.北京大学学报（医学版），2009，41（6）：712-715.

［13］LI M R，PAN H，BAO X H，et al.MECP2 and CDKL5 gene mutation analysis in Chinese patients with Rett syndrome.J Hum Genet，2007，52（1）：38-47.

［14］MOOG U，SMEETS E E，VAN ROOZENDAAL K E，et al.Neurodevelopmental disorders in males related to the gene causing Rett syndrome in females（MECP2）.Eur J Paediatr Neurol，2003，7（1）：5-12.

［15］NEUL J L，KAUFMANN W E，GLAZE D G，et al.Rett syndrome：revised diagnostic criteria and nomenclature.Ann Neurol，2010，68（6）：944-950.

［16］MARI F，CASELLI R，RUSSO S，et al.Germline mosaicism in Rett syndrome identified by prenatal diagnosis.Clin Genet，2005，67（3）：258-260.

［17］MILLS P B，STRUYS E，JAKOBS C，et al.Mutations in antiquitin in individuals with pyridoxine-dependent seizures.Nat Med，2006，12（3）：307-309.

［18］BEEN J V，BOK L A，ANDRIESSEN P，et al.Epidemiology of pyridoxine dependent seizures in the Netherlands.Arch Dis Child，2005，90（12）：1293-1296.

［19］MEFFORD H C，YENDLE S C，HSU C，et al.Rare copy number variants are an important cause of epileptic encephalopathies.Ann Neurol，2011，70（6）：974-985.

［20］VANKARNEBEEK C D，TIEBOUT S A，NIERMEIJER J，et al.Pyridoxine-dependent epilepsy：an expanding clinical spectrum.Pediatr Neurol，2016，59：6-12.

［21］GATAULLINA S，DULAC O.From genotype to phenotype in Dravet disease.Seizure，2017，44：58-64.

［22］CONNOLLY M B.Dravet syndrome：diagnosis and long-term course.Can J Neurol Sci，2016，43 Suppl3：3-8.

［23］BAULAC S，GOURFINKEL-AN I，NABBOUT R，et al.Fever，genes，and epilepsy.Lancet Neurol，2004，3（7）：421-430.

［24］GONTIKA M P，KONIALIS C，PANGALOS C，et al.Novel SCN1A and GABRA1 gene mutations with diverse phenotypic features and the question on the existence of a broader spectrum of Dravet syndrome.Child Neurol Open，2017，4：2329048X17706794.

［25］TAKAORI T，KUMAKURA A，ISHII A，et al.Two mild cases of Dravet syndrome with truncating mutation of SCN1A.Brain Dev，2017，39（1）：72-74.

［26］LE S V，PHT L，TKV L，et al.A mutation in GABRB3 associated with Dravet syndrome.Am J Med Genet A，2017，173（8）：2126-2131.

［27］CETICA V，CHIARI S，MEI D，et al.Clinical and genetic factors predicting Dravet syndrome in infants with SCN1A mutations.Neurology，2017，88（11）：1037-1044.

［28］KANG J Q，MACDONALD R L.Molecular pathogenic basis for GABRG2 mutations associated with a spectrum of epilepsy syn-dromes，from generalized absence epilepsy to Dravet syndrome.JAMA Neurol，2016，73（8）：1009-1016.

［29］BERNIER F P，BONEH A，DENNETT X，et al.Diagnostic criteria for respiratory chain disorders in adults and children.Neurology，2002，59（9）：1406-1411.

［30］GORMAN G S，SCHAEFER A M，NG Y，et al.Prevalence of nuclear and mitochondrial DNA mutations related to adult mitochondrial disease.Ann Neurol，2015，77（5）：753-759.

［31］DIMAURO S，SCHON E A，CARELLI V，et al.The clinical maze of mitochondrial neurology.Nat Rev Neurol，2013，9（8）：429-444.

［32］MANCUSO M，ORSUCCI D，ANGELINI C，et al.Phenotypic heterogeneity of the 8344A>G mtDNA “MERRF” mutation.Neurology，2013，80（22）：2049-2054.

［33］CHINNERY P F，TAYLOR D J，MANNERS D，et al.No correlation between muscle A3243G mutation load and mitochondrial function in vivo.Neurology，2001，56（8）：1101-1104.

［34］BOUCHET C，STEFFANN J，CORCOS J，et al.Prenatal diagnosis of myopathy，encephalopathy，lactic acidosis，and stroke-like syndrome：contribution to understanding mitochondrial DNA segregation during human embryofetal development.J Med Genet，2006，43（10）：788-792.

［35］LI X，ZHAO L，ZHOU S，et al.A comprehensive database of Duchenne and Becker muscular dystrophy patients（0-18 years old）in east China.Orphanet J Rare Dis，2015，10：5.

［36］JUAN-MATEU J，GONZALEZ-QUEREDA L，RODRIGUEZ M J，et al.DMD mutations in 576 dystrophinopathy families：a step forward in genotype-phenotype correlations.PLoS One，2015，10（8）：e0135189.

［37］ZENG F，REN Z R，HUANG S Z，et al.Array-MLPA：comprehensive detection of deletions and duplications and its application to DMD patients.Hum Mutat，2008，29（1）：190-197.

［38］OKUBO M，MINAMI N，GOTO K，et al.Genetic diagnosis of Duchenne/Becker muscular dystrophy using next-generation sequencing：validation analysis of DMD mutations.J Hum Genet，2016，61（6）：483-489.

［39］MARTIN J P，BELL J.A pedigree of mental defect showing sex-linkage.J Neurol Psychiatry，1943，6（3-4）：154-157.

［40］HAGERMAN R J，HAGERMAN P J.The fragile X premutation：into the phenotypic fold.Curr Opin Genet Dev，2002，12（3）：278-283.

［41］HATTON D D，SIDERIS J，SKINNER M，et al.Autistic behavior in children with fragile X syndrome：prevalence，stability，and the impact of FMRP.Am J Med Genet A，2006，140A（17）：1804-1813.

［42］AMOS W J，PRATT V M，PHANSALKAR A，et al.Consensus characterization of 16 FMR1 reference materials：a consortium study.J Mol Diagn，2008，10（1）：2-12.

［43］MUSUMECI S A，COLOGNOLA R M，FERRI R，et al.Fragile-X syndrome：a particular epileptogenic EEG pattern.Epilepsia，1988，29（1）：41-47.

［44］Shaffer L G.American College of Medical Genetics guideline on the cytogenetic evaluation of the individual with developmental delay or mental retardation.Genet Med,2005,7(9):650-654.

[45] JACQUEMONT S,BIRNBAUM S,REDLER S,et al.Clinical utility gene card for:fragile X mental retardation syndrome,fragile X-associated tremor/ataxia syndrome and fragile X-associated primary ovarian insufficiency.Eur J Hum Genet,2011,19(9):843-849.

[46] RAUCH A,HOYER J,GUTH S,et al.Diagnostic yield of various genetic approaches in patients with unexplained developmental delay or mental retardation.Am J Med Genet A,2006,140(19):2063-2074.

[47] Health supervision for children with fragile X syndrome.American Academy of Pediatrics Committee on Genetics.Pediatrics,1996,98(2 Pt 1):297-300.

[48] WILLIAMS C A,FRIAS J L.The Angelman("happy puppet")syndrome.Am J Med Genet,1982,11(4):453-460.

[49] MERTZ L G,CHRISTENSEN R,VOGEL I,et al.Angelman syndrome in Denmark.Birth incidence,genetic findings,and age at diagnosis.Am J Med Genet A,2013,161A(9):2197-2203.DOI:10.1002/ajmg.a.36058.

[50] WILLIAMS C A,BEAUDET A L,CLAYTON-SMITH J,et al.Angelman syndrome 2005:updated consensus for diagnostic criteria.Am J Med Genet A,2006,140(5):413-418.

[51] JIANG Y,LEV-LEHMAN E,BRESSLER J,et al.Genetics of Angelman syndrome.Am J Hum Genet,1999,65(1):1-6.

[52] RAMSDEN S C,CLAYTON-SMITH J,BIRCH R,et al.Practice guidelines for the molecular analysis of Prader-Willi and Angelman syndromes.BMC Med Genet,2010,11:70.

[53] TAN W H,BIRD L M,THIBERT R L,et al.If not Angelman,what is it? A review of Angelman-like syndromes.Am J Med Genet A,2014,164A(4):975-992.

[54] GLENN C C,DENG G,MICHAELIS R C,et al.DNA methylation analysis with respect to prenatal diagnosis of the Angelman and Prader-Willi syndromes and imprinting.Prenat Diagn,2000,20(4):300-306.

[55] SADIKOVIC B,FERNANDES P,ZHANG V W,et al.Mutation update for UBE3A variants in Angelman syndrome.Hum Mutat,2014,35(12):1407-1417.

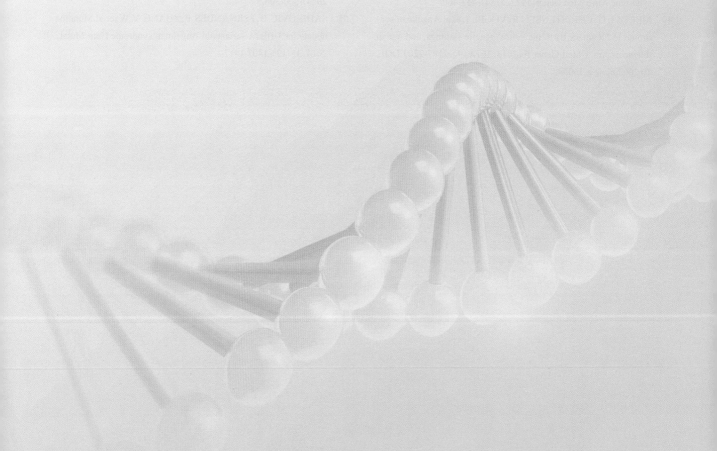

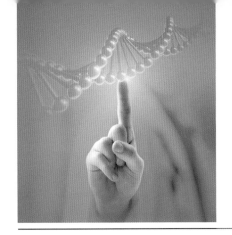

第6章

骨骼相关疾病与遗传咨询

缩写	英文全称	中文全称
ACH	achondroplasia	软骨发育不全
AER	apical ectodermal ridge	外胚层顶嵴
A-P	anterior-posterior	前后轴
BMP	bone morphogenetic protein	骨形态发生蛋白
CDH	congenital dislocation of hip	先天性髋关节脱位
DDH	developmental dysplasia of the hip	发育性髋关节发育不良
D-V	dorsal-ventral	背腹轴
FGF	fibroblast growth factor	成纤维细胞生长因子
OI	osteogenesis imperfecta	成骨不全
OMIM	Online Mendelian Inheritance in Man	在线人类孟德尔遗传
PAP	posterior polydactyly	轴后多指 / 趾
P-D	proximal-distal	近远轴
PDGF	platele derived growth factor	血小板衍生生长因子
PPD	preaxial polydactyly	轴前多指 / 趾
SD	syndactyly	并指 / 趾畸形
TGF-β	transforming growth factor-β	转化生长因子 - β
WES	whole exome sequencing	全外显子组测序

引言

遗传性骨骼系统疾病是一类影响骨和软骨组织组成和结构的遗传性疾病，临床表现为各类骨骼组织生长、发育异常，以四肢、躯干和／或头颅的大小、形状异常为主要特征，如身材矮小、关节错位、头颅四肢畸形、脊柱弯曲异常、骨密度变化等，有时合并存在其他系统畸形。遗传性骨骼系统疾病分类的主要依据有：临床或影像学上受累的骨骼部位（如干骺端发育不良）；以希腊语直接描述受累骨骼外观或疾病进程（如致死性骨骼发育不良）；以人名命名（如 Kniest 骨发育不良）；使用描述发病机制的术语（如软骨发育不全、成骨不全）。骨骼发育不良依据已知的分子遗传学基础、病因学及表型，被划分为 436 种、42 类。骨骼发育不良以软骨发育不全组病、Ⅱ 型胶原病、ⅩⅠ 胶原蛋白病、短肋发育不良伴或不伴多指组病、干骺端发育不良、成骨不全及骨密度减少等为最常见类型。明确遗传性骨骼系统疾病的分子遗传学基础，从基因水平探索其致病机制，是开展遗传咨询、产前诊断、治疗研究的基础。本章主要详细讲解常见的几种骨骼系统遗传病及其遗传咨询。

第 1 节 | 发育性髋关节发育不良

1　疾病概述

发育性髋关节发育不良（DDH）[OMIM 142700]也称为先天性髋关节脱位（CDH）、发育性髋关节脱位，是指股骨头、髋臼在形状、大小、方向或组织学上存在异常，是小儿骨科最常见，但处理比较困难的先天性四肢畸形之一[1]。DDH 按其病变程度不同主要分为髋臼发育不良、髋关节半脱位、髋关节脱位 3 种类型。公元前 400 年，Hippocrates 在他的医学著作《复位法》(*Instruments of Reduction*) 中就有对该病的论述，但一直认为是不可治疗的。100 多年前采用手法复位及手术治疗以来，在治疗方法及疗效方面均有突破性进展。现认为该病为多基因遗传病。

DDH 的发病率差异较大，受很多因素的影响，如地域、生活习惯、民族等，有明显的种族和地区差异。欧洲某些国家可达 4%，而非洲的发病率则低至 0.05%。我国的资料显示发病率在 1%~4%，出生发病率约为 0.5%，北方地区发病率高于南方地区，华北地区的发病率为 3.8%，华东地区为 1.1%，华南地区为 0.7%。多为单侧，左侧较右侧多，双侧脱位者以右侧为重。多见于女性，男女之比为 1∶5~8。头胎特别是臀位产儿中有较高的发病率，约有 16% 的臀位产儿并发 DDH，是正常胎位的 2~10 倍，某些风俗习惯及气候条件对发病率也有一定影响。

2　主要临床症状

DDH 主要病理变化发生在髋臼、股骨头、股骨颈和关节囊等几个部位。出生时髋臼前、上、后缘均发育不良，由于没有股骨头的刺激，髋臼发育受阻，髋臼逐渐变小、变浅，臼底充满脂肪纤维组织，圆韧带经过不断牵拉往往增厚肥大充塞于髋臼中。股骨头较小，新生儿的股骨头为畸形，表面有光滑的软骨面。圆韧带肥厚，在站立前期尚容易回纳，由于股骨头脱位后不能在髋臼内正常运动，股骨头的形状可逐步改变，头可变大或变小，形态不规则，呈尖锥形，股骨头受压处往往出现部分股骨头扁平。股骨头骨骺出现迟缓。由于髋关节脱位，股骨颈一般变短变粗，是肢体缩短的一个原因。股骨颈前倾角增大，关节囊松弛，随股骨头脱位而被拉长呈管状，"哑铃型"或"葫芦状"，因狭窄部太小，股骨头不能通过而造成手法复位失败。关节周围肌肉不同程度挛缩，臀中肌松弛，骨盆前倾，腰椎生理前凸加大[2-3]。

DDH 患儿在站立、负重以前病理变化及临床表现较轻，治疗效果亦较好，负重后病变加重，疗效亦逐年下降。

2.1　站立前期

即新生儿和婴儿期，该期的主要特点是：一部分为髋臼发育不良或不稳定髋，另一部分为半脱位或脱位。临床表现较轻，症状常常不明显，往往不能引起家长的注意。可能的表现有：

（1）关节活动受限，典型表现为患儿肢体常处于屈曲位，不愿伸直，活动较健侧差，无力，牵拉时可伸直，当松手后又呈屈曲状，患肢也可呈伸直外旋位，或双下肢呈交叉位。

（2）肢体缩短，单侧脱位时，患肢缩短。

（3）患儿会阴部增宽，以双侧脱位者更为明显。

（4）臀部、两侧大腿内侧或腘窝的皮肤皱褶不对称，患侧皮皱增多、加深。

（5）牵动患侧下肢时，有弹响声或弹响感，有时患儿会哭闹。

2.2　脱位期

患儿站立及行走后，症状日益明显，诊断并不困难，其表现首先是站立、走路的时间较正常幼儿晚。站立时骨盆前倾，臀部后耸，腰部前凸明显，行走时呈摇摆状，跛行，双侧者出现"鸭步"。检查时可见患肢缩短，内收肌挛缩，外展受限，大转子上移等。

3　诊断与鉴别诊断

3.1　站立前期诊断

发现患儿具有站立前期临床表现时，应作下列检查，以明确诊断[3-4]。

3.1.1　髋关节屈曲外展试验

正常新生儿及婴儿可外展至70°~80°，若只能外展至50°~60°，则为阳性（+），40°~50° 为强阳性（++）。对髋活动受限或外展试验阳性者，应认为是可疑病例而列为 X 线检查对象。

3.1.2　Galeazzi 征或 Allis 征

双髋屈曲 90°，双腿并拢，双侧内踝对齐，因髋脱位使大腿缩短，患侧膝关节较对侧低而呈阳性。该征仅适用于单侧脱位者。

3.1.3　弹跳征

弹跳征（sign of the jerk）是国内外公认的诊断 DDH 的最主要的检查方法，也是可行的方法，操作分两步进行：

（1）入口弹跳（jerk of entry），即 Ortolani 试验。平卧，屈膝屈髋 90°，双手握住双膝同时外展、外旋，如果外展到一定程度受限，膝外侧不能触及床面，为外展试验阳性。4、5 指托起大粗隆，当外展至一定程度突然弹跳，股骨头滑进髋臼，则外展可达 90°，称为 Ortolani 征。该试验阳性即可诊断 DDH，但当小儿哭闹、乱动或内收肌挛缩时，虽有脱位，但该征仍可阴性。因此阴性结果不能排除 DDH。本试验仅适用于 3 周内的新生儿。

（2）出口弹跳（jerk of exit），即 Barlow 试验。仰卧，双髋双膝各屈曲 90°，拇指放在大腿内侧小转子处加压，向外上方推压股骨头，感到股骨头从髋臼内滑出髋臼外的弹跳。若去掉拇指压力，则股骨头又自然弹回髋臼内，为 Barlow 试验阳性。阳性结果表示有可能脱位而目前尚不

处于脱位状态，所以诊断为不稳定髋。本法不能用于 3 周以上婴儿，以免造成损伤。

3.1.4　超声学检查

近年来有关髋关节脱位的超声学检查研究进展很快，因其可用于新生儿，有利于早期诊断，可作为普查手段应用[5]。但是，尽管有很好的超声技术，仍有大约 15% 的病例在出生时不能被发现。因此，在超声和 X 线的辅助下，对高风险的婴儿进行反复的体检是对本病早期诊断的策略。

3.1.5　放射学检查

（1）X 线检查：新生儿及婴儿期普通 X 线检查对诊断髋关节脱位有一定困难。在出生后 4 个月拍摄包括双髋的骨盆片，可测定下列指标：①髋臼指数，正常新生儿为 28°~30°，凡大于 35° 者髋臼发育差，很可能是脱位；② Perkin 线测量法，对股骨头骨骺尚未出现的新生儿可检测股骨颈喙突，在正常髋关节 X 线片上，股骨颈喙突应在 Perkin 线以内；③ Rosen 外展投照法，阳性结果可确定 DDH 诊断。

（2）CT 或 MRI 扫描对显示髋关节局部情况，尤其是软组织及软骨部分均可得到清楚显示，可用于诊断有困难者。

3.2　脱位期诊断

Trendelenburg 征阳性：在正常情况下，用单足站立时，臀中、小肌收缩，对侧骨盆抬起，才能保持身体平衡。如果站立侧患有 DDH 时，因臀中、小肌肌肉松弛，对侧骨盆不但不能抬起，反而下降。X 线可确定脱位的性质和程度。

3.3　鉴别诊断

（1）先天性髋内翻：步态跛行，患肢短缩，屈髋自如，外展受限，Allis 征阳性，Trendelenburg 征阳性。X 线颈干角明显变小，股骨颈近股骨头内下方有一三角形骨块，大转子高位。

（2）病理性髋脱位：新生儿或婴儿期有髋部感染的病史，X 线见股骨头骨骺缺如。

（3）麻痹性髋脱位：明显肌肉萎缩，肌力降低，尤其是臀肌肌力减弱，X 线示半脱位。

（4）痉挛性髋脱位：有早产窒息史及上神经元损伤表现。

4　致病机制

DDH 病因迄今不明，国内外对其病因研究集中在遗传因素、原发性髋臼发育不良及关节韧带松弛、机械因素（臀位产儿、不恰当的新生儿包裹方式等）、内分泌因素（雌

激素、松弛素等)、宫内异常(羊水过少及巨大儿)等方面。目前多数学者认为 DDH 是一种复杂的多基因病,是遗传因素和环境因素共同作用的结果。

DDH 的遗传背景复杂,尚未阐明。多数认为本病属于多基因遗传病,其遗传特点为:亲缘关系越近发病率越高,同卵双生儿发病率明显高于异卵双生儿。该病女性患者明显多于男性,先证者的双亲之一绝大多数并非患者。也有单一基因病如马方综合征、Ehlers-Danlos 综合征等表现为 DDH 症状[6]。男性-男性的传递方式也可在 DDH 家系中见到。

目前 DDH 分子遗传学研究主要采用的方法有基于多代家系的连锁分析、基于核心家系的传递不平衡检验及基于群体的关联分析等。Basit 等综述了可能与 DDH 有关的候选易感基因位点,主要有 GDF5、TBX4、IL-6、ASPN、TGFB1、PAPPA2、HOXB9、UQCC、HOXD9、DKK1、COL1A1、CX3CR1、UFSP2、13q22、17q21.31-17q22 等[7]。疾病复杂的多基因遗传机制和遗传异质性均可导致易感基因定位时出现不一致的连锁分析和关联分析结果。因此,对于不同种族、不同研究方法中得到验证的 DDH 易感基因及易感基因位点区域应该给予深入的研究。DDH 作为一种复杂的多基因遗传病,是多个微效基因和主效基因功能的叠加及与环境因素共同作用的结果,不同的患病个体之间存在很大的遗传异质性,而且不符合孟德尔遗传定律,因此阻碍了易感基因研究的进展。虽然目前已有研究成功鉴定出几个 DDH 的易感基因,但仅仅停留在关联分析层面上,并未见到更为深入的研究。例如,DDH 患者易感基因是否存在基因突变,基因突变后通过怎样的途径影响髋臼软骨的发育。到目前为止,对 DDH 遗传学方面的了解是远远不够的,需要进一步探索相关致病机制。

5　遗传咨询

(1) 按多基因病估计,DDH 再发风险率为 5%,但视不同的情况而异(表 3-6-1)。

表 3-6-1　发育性髋关节发育不良再发风险

患者	风险对象	风险率	患者	风险对象	风险率
女性	兄弟	3.0%~4.0%	男性	兄弟	较女性的稍高
	姐妹	8.0%		姐妹	较女性的稍高
	子女	12.5%		子女	较女性的稍高
父或母加一子女	子女	10.0%~15.0%			

(2) 臀位者发病风险升高 10~15 倍,臀位时间越长发病风险越高。

(3) DDH 患儿若能获得及时合理的治疗,则预后良好,治愈率可达 90% 以上,否则势必造成关节功能丧失。及时处理胎位异常,减少臀位产以及改变不正确的新生儿包裹习俗对减少 DDH 发病率有一定作用。

参考文献

[1] 陆国辉,徐湘民.临床遗传咨询.北京:北京大学医学出版社,2007.

[2] SYRCLE J.Hip dysplasia:clinical signs and physical examination findings.Vet Clin North Am Small Anim Pract,2017,47(4):769-775.

[3] KOTLARSKY P,HABER R,BIALIK V,et al.Developmental dysplasia of the hip:What has changed in the last 20 years?World J Orthop,2015,6(11):886-901.

[4] ALSALEEM M,SET K K,SAADEH L.Developmental dysplasia of hip:a review.Clin Pediatr(Phila),2015,54(10):921-928.

[5] WICART P,BOCQUET A,GELBERT N,et al.Congenital dislocation of the hip:optimal screening strategies in 2014.Orthop Traumatol Surg Res,2014,100(Suppl 6):339-347.

[6] KRAEUTLER M J,GARABEKYAN T,PASCUAL-GARRIDO C,et al.Hip instability:a review of hip dysplasia and other contributing factors.Muscles Ligaments Tendons J,2016,6(3):343-353.

[7] BASIT S,HANNAN M A,KHOSHHAL K I.Developmental dysplasia of the hip:usefulness of next generation genomic tools for characterizing the underlying genes-a mini review.Clin Genet,2016,90(1):16-20.

第 2 节　先天性马蹄内翻足

1　疾病概述

先天性马蹄内翻足(congenital equinovarus)[OMIM 119800]是一种常见的严重影响足的形态和功能的先天性畸形,占足部畸形的 85%,其主要临床特征为前足内翻和内收,跟内翻及踝关节下垂,伴有或不伴有胫骨内旋[1]。全世界发病率约 1‰,但种族间有明显差异,中国人患病率为 0.39‰,夏威夷人和毛利人(Maori)的发病率可达 7‰。

2　主要临床症状

临床上,先天性马蹄内翻足是出生就能作出诊断的畸形,主要包括足前部的内翻和内收、足跟内翻、踝下垂,年长儿常伴有小腿内旋甚至股骨内旋,按其严重程度分为两型。轻型又称松弛型,畸形较轻,足跟大小正常,小腿没有变细,足背和踝前仍有皮纹;重型或称僵硬型,足跟小并伴下垂和内翻,小腿肌萎缩,足背和踝前皮肤拉紧,内侧和足底有较深皮纹。

3　诊断与鉴别诊断

3.1　诊断

X线检查可了解畸形程度,正位片上距骨与跟骨的纵轴正常为20°~40°,小于20°为跟内翻,第一跖骨的纵轴基本平行,大于20°为前足内收。侧位片上距骨的纵轴与跟骨跖面的延伸线互成35°~55°角,若小于35°则为足后部下垂。

由于胎儿跗骨的骨化中心在胎龄28周时才出现,加上难以确定投照体位,因而放射学检查对产前诊断意义不大。

先天性马蹄内翻足的产前诊断较为困难,遗传学诊断尚无明显进展,因跗骨骨化中心出现迟,且难以投照,放射学检查意义不大。仅超声学检查具有实际应用价值,经不断探索,目前已能在孕12周显示出踝部异常,对可疑者应追踪观察。

3.2　鉴别诊断

(1) 新生儿足内翻:新生儿足内翻与先天性马蹄内翻足外观相似,多数为一侧,足呈马蹄内翻但足内侧不紧,足可以背伸触及胫骨前面,经手法治疗1~2个月可完全恢复正常。

(2) 神经源性马蹄足:神经改变引起的马蹄足,随儿童发育畸形逐渐变明显,应注意肠道和膀胱功能有无改变,足外侧有无麻木区,特别注意腰骶部小凹或窦道及皮肤的色素改变,必要时应行MRI检查确定是否存在脊髓栓系。肌电图及神经传导功能检查对了解神经损伤有帮助。

(3) 脊髓灰质炎后遗马蹄足:出生时足部外观无畸形,发病年龄多在6个月以上,有发热史,单侧多见,伴有腓骨长短肌瘫痪,早期无固定畸形,大小便正常,可有其他肌肉瘫痪。

(4) 脑瘫后马蹄足:围生期或生后有缺氧史,大多于出生后就发现异常,马蹄足畸形随生长逐渐明显,但在睡眠中可消失或减轻,一经刺激畸形更明显。马蹄为主,内翻少,无内收,畸形多为双侧性或同侧上下肢,双下肢交叉步态,下肢肌痉挛明显,常伴有智力减退。

(5) 多关节挛缩症:马蹄足呈双侧性,足畸形为全身多个关节畸形的一部分,全身大多数肌肉萎缩、变硬,脂肪相对增加,马蹄足僵硬不易矫正,髋、膝关节常受累。

4　致病机制

先天性马蹄内翻足的病因未明,目前认为神经肌肉发育异常、骨骼发育异常、血管发育异常、宫内发育阻滞、吸烟及环境致畸因素等均可导致先天性马蹄内翻足的发生,但其致病机制尚不明确。先天性马蹄内翻足是由遗传因素、外源性致畸因素包括环境因素等共同作用而引起的复杂疾病[2]。

先天性马蹄内翻足可作为其他遗传疾病表型的一部分,以孟德尔方式遗传,如吹笛脸综合征、Larsen综合征、Pierre-Rob综合征中先天性马蹄内翻足均遵守一定的遗传法则,某些严重的染色体异常也合并先天性马蹄内翻足,但目前仍未清楚先天性马蹄内翻足的基本遗传缺陷。

研究表明先天性马蹄内翻足的发病与几类相关基因的改变有着密切的联系,主要有HOX、PITX1、DTDST、NAT2、COL9A1、IGF、WNT7、LMO7等基因。需进一步对先天性马蹄内翻足的易感基因进行精确定位并进行功能研究,从而为阐明先天性马蹄内翻足的发病机制和遗传干预、产前诊断和基因治疗提供理论基础[3-4]。

单纯性先天性马蹄内翻足的遗传方式一度认为属于多基因遗传病,但不少学者的研究提示该病更符合多因子影响下的孟德尔单基因显性遗传,但不完全外显。由于超声检查已能在孕12周时发现先天性马蹄内翻足的异常表现,其致病基因必然在此之前就发生异常表达,并认为与HOX基因家族中HOXA和HOXD的5′端成员有关。有研究认为先天性马蹄内翻足的软组织挛缩、硬化、超微结构异常系由转化生长因子β(TGF-β)、血小板衍生生长因子(PDGF)异常表达所致。

5　遗传咨询

(1) 如果是散发性单纯性先天性马蹄内翻足再发风险为1%~5%。

(2) 先证者是男性时,兄弟姐妹或子女的再发风险都为3%,先证者是女性时,兄弟姐妹的再发风险为5%,子女为3%;男性风险比女性的高。

(3) 30%~40%病例有明显的病因,如先天性脊柱裂、神经肌肉疾病等。

参考文献

[1] 陆国辉,徐湘民.临床遗传咨询.北京:北京大学医学出版社,

2007.

[2] Bacino C A, Hecht J T.Etiopathogenesis of equinovarus foot malformations.Eur J Med Genet,2014,57(8):473-479.

[3] Zionts L E.What's New in Idiopathic Clubfoot? J Pediatr Orthop,2015,35(6):547-550.

[4] O'Shea R M, Sabatini C S.What is new in idiopathic clubfoot?Curr Rev Musculoskelet Med,2016,9(4):470-477.

第3节 | 马方综合征

1 疾病概述

马方综合征(Marfan syndrome)[OMIM 154700]由原纤维素基因突变引起。以骨骼、眼及心血管系统的缺陷为主要特征。因累及骨骼使手指细长,呈蜘蛛指/趾样,故又称为蜘蛛指/趾综合征(arachnodactyly)[1]。由于部分轻症患者临床未能作出诊断,其准确发病率难以统计,目前数据为 1/20 000~1/5 000。

2 主要临床症状

患者约 2/3 呈家族性发病,另 1/3 为散发病例,常与父亲高年龄有关,具有高度的表型异质性。

马方综合征通常累及多个器官系统,但以骨骼、心血管和眼睛受累最常见,且随着年龄增长畸形呈进行性发展[2]。

(1)骨骼:通常在开始走路后发现,患者身材不成比例地增高,肢体细长,蜘蛛脚样指/趾及关节囊松弛导致关节活动过度,手长度超过身高的 11%,足长度超过身高的 15%,上、下部量比例下降。下列两项检查可助临床诊断:①拇指征,即以四指包着拇指握紧拳头时,拇指端露出掌外,此乃拇指过长而手掌宽度较窄之故;②分段测量,立位测量耻骨联合至足底高度占整个身高的比例,正常人该比值小于 0.55,马方综合征患者则大于该数值。可见胸廓畸形(漏斗胸或鸡胸),脊柱侧凸或后凸畸形,可伴有椎体滑脱、扁平足、复发性髋脱位,全身结缔组织张力不足还可导致腹股沟疝、膈疝、自发性气胸及肺气肿等。

(2)心血管:以二尖瓣脱垂最常见,由此引起最严重的二尖瓣反流,但通常没有症状;更为严重的是升主动脉扩张,可见于 90% 马方综合征的患者。随着扩张加重(直径超过 60mm),主动脉变得易于破裂,特别是在妊

娠或剧烈体育运动心输出量高等情况下。主动脉变宽导致瓣膜伸展而引起主动脉反流,左心室将扩大,进而发生心肌病,最终导致充血性心力衰竭,是患者最常见的死亡原因。

(3)眼睛:悬韧带松弛导致晶状体移位,双侧对称,约 75% 脱位方向向上,同时轻度向后移位。部分患者可见近视,角膜增大,虹膜透照,脉络膜变薄,小晶状体及蓝巩膜等。

(4)其他:可见尖头畸形,硬脑膜扩张,骶部脊膜膨出等,但头围正常,智力发育不受影响。腭裂或者悬雍垂裂,下颌前突,牙齿错位咬合,常见颞颌关节病。

在同一马方综合征家族里,具有相同基因突变的直系成员都会表现为严重的眼、心血管和骨骼系统异常;但具有相同基因突变的同胞或其他近亲患者则只表现出某一系统的轻度异常。

3 诊断

(1)放射学检查:常见指/趾骨细长,四肢长管状骨过度生长征象,胸部 X 线检查可见心影扩大及升主动脉扩张。

(2)超声心动图:超声心动图在婴儿早期即可显示瓣膜异常及主动脉扩张。

对疾病的诊断主要靠临床表现,其诊断标准是:心血管、骨骼和眼睛特征性异常以及阳性家族史(指一级亲属)四大类中的两类,再加上第三类的某些表现。

实验室诊断作用不大。虽然管状骨的生长过快在胎儿期已经出现,但大部分肢体过长的发生出现在妊娠晚期,因而通过超声或放射学检查评价肢体长度灵敏度不高,缺乏实用价值。

FBN1 基因突变分析是一种费时、价高而且实验操作复杂的检测,其结果也不一定能完全达到诊断目的(仅有 70% 的临床病例显示阳性)。马方综合征检测失败或不合理的结果往往会给患者及其家属带来社会、人生以及医疗等方面的负面影响,因此必须慎重考虑后作出基因的实验室诊断。但是,结合超声或放射学检查阳性结果和阳性家族史,通过产前基因分析作诊断具有实用价值。

4 致病机制

本病属常染色体显性遗传性疾病,基因的外显型完全。原纤维蛋白基因(fibrillin-1,FBN1)突变是马方综合征的遗传病理基础,该基因位于第 15 号染色体 15q21.1 区域,基因全长约 110kb,编码序列为 9.3kb,由 65 个外显子组成,编码的蛋白分子量约为 350kD,原纤维蛋白

(fibrillin)含 2 871 个氨基酸,其中约 14% 为半胱氨酸,含 46 个 EGF 样重复序列。在马方综合征患者中,已经发现 100 种以上的突变,广泛分布于 *FBN1* 基因整个区域,多数为错义突变和拼接突变,大部分基因突变属功能丧失 (loss of function)[3-4]。基因突变的位置与表型无关,但新生儿突变多集中于第 24 到第 32 外显子。

目前认为,除了 *FBN1* 基因突变外,马方综合征发病还与转化生长因子 - β 调控异常有关,转化生长因子 - β 是支配细胞功能的细胞分裂家族的成员。

原纤维蛋白是构成微纤丝或弹力纤维的主要成分,广泛地分布于主动脉、晶体悬韧带及骨膜。由于原纤维素异常造成结缔组织的伸展过度,导致主动脉扩张及晶体状体移位。它在骨骼缺陷中的作用则通过骨膜间接发挥,结缔组织覆盖在骨膜表面,并在正常的生长过程中提供反作用力,当骨膜的弹性增加时,将出现骨骼生长过度。

5　遗传咨询

(1) 按常染色体显性遗传方式进行风险计算,基因表达完全。

(2) 对 *FBN1* 的基因分析和检查可以早期诊断。约 15% 的患者属基因新突变。对有疑问的家属成员要定期作眼科检查,密切观测晶状体移位的发生以作及时的诊断。

(3) 要避免心脏负荷大的运动,以避免发生充血性心力衰竭或动脉瘤破裂导致死亡。

(4) 密切观察怀孕患者妊娠期的血流动力学改变对心血管的影响,若主动脉直径在妊娠晚期时超过 45mm,应主张在 38 周行剖宫产术。主动脉根部直径大于 40mm 的女性患者不宜怀孕。

(5) 对女性患者应给予包括妇产科、胎儿医学科、心血管科和临床遗传科等的综合性医疗服务和处理。

参考文献

[1] 陆国辉,徐湘民.临床遗传咨询.北京:北京大学医学出版社,2007.

[2] DIETZ H C.Marfan syndrome//PAGON R A,ADAM M P,ARDINGER H H,et al.Gene Reviews[Internet].Seattle(WA):University of Washington,Seattle,2017.

[3] RAMACHANDRA C J,MEHTA A,GUO K W,et al.Molecular pathogenesis of Marfan syndrome.Int J Cardiol,2015,187:585-591.

[4] PEPE G,GIUSTI B,STICCHI E,et al.Marfan syndrome:current perspectives.Appl Clin Genet,2016,9:55-65.

第 4 节　软骨发育不全

1　疾病概述

软骨发育不全(ACH)[OMIM 100800]是最常见的一种短肢型侏儒症。该病发病率低,新生儿发病率为 25/1 000 000~66/1 000 000,没有种族差异。主要表现为四肢粗短(主要以长骨如股骨、肱骨缩短为主)、面中部发育不良,伴有头大。软骨发育不全是一种常染色体显性遗传病,100% 外显率,是由 *FGFR3* 基因突变而引发的肢根型短肢侏儒症。软骨发育不全在婴儿期或儿童早期即可确诊[1-2]。

2　主要临床症状

肢体粗短是其临床特征,出生时不明显,1 年后才显示出生长不对称等异常。身材矮小,成年男性患者平均高度为 125~137cm,女性为 118~130cm。纯合子患者表现更严重的短肢畸形,常因呼吸道损害而死亡[1-2]。

该病主要表现包括头颅增大且前额突出,脑积水,面中部发育不良(面中部凹陷、塌鼻梁),睡眠窒息常见,成年患者常有胸腰段驼背畸形。

婴儿患者肌张力减退,可随年龄增长而逐渐减轻,但运动系统发育迟缓,出生后 3~4 个月才能控制头部,24~36 个月才能行走,大多数患者的活动技能发展滞后。若无严重脑积水或合并其他中枢神经系统并发症,患者智力通常发育正常。患者常在学龄期出现中耳炎,并逐渐发展为听力性耳聋。

手指粗短,第 3、4 指背离而使手部呈三叉戟样外观,可有肘部关节伸展受限,下肢弯曲呈弓形(膝内翻)或有足内翻畸形。

3　诊　断

3.1　临床诊断

放射学特征包括特征性的第 1 至第 5 腰椎椎弓根间距逐渐变小,尾椎弓变短并可导致椎管前后径变窄,坐骨小切迹狭窄,管状骨粗短,掌指骨短小,肋骨短伴末端凹陷,骨骺端变宽凹陷呈 V 型外观,颅盖大,颅底窄小,额骨前突而枕骨后突,枕骨大孔缩小呈漏斗状。X 线检查可以明确软骨发育不全骨骼畸形的详细情况,亦用于区别与软骨发育不全相类似的其他类型的侏儒症,三维 CT 扫描及 MRI 检查对显示骨骼畸形如枕骨大孔和腰椎形状及有无脊髓压迫具有独特优势。

超声学检查可用于产前诊断。纯合子患者畸形严重,超声检查可在胎儿 3 个月时发现畸形。

可以用分子遗传学方法分析基因突变,通过胎儿镜检查,取绒毛组织或羊水细胞作基因检测是最可靠的产前诊断方法。

3.2　鉴别诊断

(1)严重的软骨发育低下:骨骼特征性改变与软骨发育不全非常类似,只是症状稍轻。婴儿期骨骼发育比例失调及影像学改变不明显,3 岁以下患者很难诊断。大约 70% 的患者有 *FGFR3* 基因突变,但这些突变不同于软骨发育不全的突变。当软骨发育低下的症状较重时,很难与软骨发育不全相互鉴别,只能通过基因检测确诊。

(2)严重软骨发育不全伴发育迟缓及黑棘皮病:是一种极其罕见的骨骼系统遗传病,以身材极度矮小、严重的胫骨弯曲、复杂的发育迟缓为特征。*FGFR3* 基因编码的 *p.Lys650Met* 残基为特征性突变。

(3)致死性骨发育不良:该症一般为婴儿期致死,可与软骨发育不全鉴别。

(4)假性软骨发育不全:假性软骨发育不全的临床表现出现于 2 岁左右,而软骨发育不全出生时就表现出来。

4　致病机制

本病属常见染色体显性遗传,外显完全,表型异质性十分低,但散发病例占 80%~90%。与 *FGFR3* 基因突变相关,Gly380Arg 突变占 95% 以上,个别为 Gly375Cys、Gly346Glu 突变[3-4]。

基因定位于 4p16.3,其大小为 16.5kb,包含 19 个外显子和 18 个内含子,与其他 *FGFR* 基因一样,具有高度保守的结构。其结构主要由三部分组成:胞外区(配体结合区)、跨膜区和胞内区。胞内区包括被疏水性插入序列分开的酪氨酸激酶区。跨膜区 Gly380Arg 突变可以影响高度疏水的跨膜区 α - 螺旋形成,在缺乏成纤维细胞生长因子(FGF)配体时可以激活受体。软骨发育不全型突变受体可激活 Stat1、Stat5a、Stat5b,上调细胞周期抑制子 p16、p18、p19,从而抑制软骨细胞增殖。

5　遗传咨询

(1)软骨发育不全是一种常染色体显性遗传病,男女患病机会均等,患者子女有 1/2 的概率患病。但由于软骨发育不全患者的生育适合度下降,大约 7/8 的患者携带的

突变为新生突变,因此软骨发育不全患者通常为散发病例,询问家族史后一般无法发现常染色体显性遗传病的系谱特点。

(2)患者的父母都是杂合子患者时,其生育纯合子子女的风险为 1/4,出生后短期内死亡。

(3)高风险孕妇:孕妇本人或孕妇与配偶均为软骨发育不全患者时,该孕妇为高风险孕妇,应进行 *FGFR3* 基因的分子遗传学分析。低风险孕妇:正常身高的孕妇常规围产期超声检出胎儿四肢短,这种情况下,胎儿有可能患软骨发育不全,可通过三维螺旋 CT 进一步检查胎儿是否可能有骨骼异常,如果进一步检查结果仍怀疑胎儿有骨骼异常,需做胎儿 *FGFR3* 基因突变筛查。

(4)建议患者作产前诊断或辅助生殖是预防该病的最好方法。

(5)对矮小畸形造成的心理障碍提供心理咨询及辅导。

(6)应把怀孕患者视为高危患者,给予特别产科医疗护理。

参考文献

[1] 陆国辉,徐湘民. 临床遗传咨询. 北京:北京大学医学出版社,2007.

[2] 邬玲仟,张学. 医学遗传学. 北京:人民卫生出版社,2016.

[3] ORNITZ D M, LEGEAI-MALLET L. Achondroplasia: development, pathogenesis, and therapy. Dev Dyn, 2017, 246(4): 291-309.

[4] BOUALI H, LATRECH H. Achondroplasia: current options and future perspective. Pediatr Endocrinol Rev, 2015, 12(4): 388-395.

第 5 节　先天性颅骨畸形

1　疾病概述

先天性颅骨畸形是由于颅骨膜性化骨胚基的先天性异常,导致发生颅缝骨化,最终因颅缝早期骨化闭合,造成颅缝早闭(craniosynostosis)发育而成的颅骨畸形。资料显示,美国的新生儿发病率为 1/3 000~1/2 000[1-2]。

2　主要临床症状

临床表现与颅缝骨化的解剖部位有关[3-4]。

矢状缝连接两块顶骨。矢状缝融合过早，颅骨两侧生长受限，头部前后径加长而两侧的距离甚窄，成舟状头（scaphocephaly）。这个词来自于希腊语的 scaphe（一种轻型小船），用来描述长而窄的头颅，与这种小船倒置的形象相似。

冠状缝融合过早则头颅前后径短而两侧长。头部从侧方看来，前额变大并向上突出，因而成为短头畸形（brachycephaly）。

若只一侧冠状缝和鳞状缝闭合过早，头部产生不对称的畸形，从前方或头顶部看，患侧前额部扁平，成为斜头畸形（plagiocephaly）。

所有颅缝均过早骨化闭合者，颅骨的各方向发育都会受限制，结果朝阻力最小的前囟方向生长。头顶尖，颅底相对下压，鼻尖发育落后，眼眶浅，称之为尖头畸形（turricephaly）。

3 诊 断

3.1 临床检查

对于有先天性颅骨畸形家族史的患者，应格外注意以下几方面内容：

（1）出生后待头部产瘤消退后，上述颅骨畸形日趋明显。

（2）眼球突出，视神经盘水肿，视神经萎缩，斜视和眼球活动受限。

（3）脑部受压可有智力不全，严重者可有惊厥。

（4）常合并有蝶骨小翼过分发育、腭弓过高和鼻后孔闭锁等畸形，鼻后孔闭锁可使鼻咽腔受阻，鼻部黏液分泌物过多。

3.2 辅助检查

X线摄片对诊断各种颅骨畸形很有帮助。头颅正侧位片观察头颅大小形状，测量头颅各径，可了解颅缝闭合情况。骨化的颅缝密度增加。颅骨可显示轻重不同的指压痕以及鼻窦发育不良等变化。

3.3 鉴别诊断

主要与因为睡眠体位造成的头颅畸形相鉴别。体位造成的头颅畸形不需要手术治疗，改变睡眠习惯和姿势即可。必要时可以戴颅骨塑形绑带。

4 致病机制

颅缝早闭是婴儿或儿童颅骨的全部或部分骨缝闭合过早，引起颅骨生长或脑生长的一系列病理变化。可导致狭颅症、颅骨畸形，并可导致颅内压增高，引起严重后果。

4.1 正常颅骨发育过程

正常成人颅骨由28块骨头组成，扁骨组成颅骨顶端，由骨缝连接。骨缝是微动关节。而在出生时，人类颅骨由45块相互分离的骨性成分组成；在生长过程中，许多骨性成分逐渐相互融合，成为一块密质骨，形成诸如额骨、顶骨等大块密质骨。

头颅的顶部骨头最初由致密结缔组织相互连接，出生时这些部位是可以移动的，具有一定的可塑性，以利于经过产道时头颅的变形和在以后生长过程中保证大脑生长的空间。

在特定的骨性成分结合处的结缔组织较大的区域被称为囟门。在生长和骨化过程中，囟门结缔组织被骨组织逐渐取代，后囟门通常在出生后8周左右闭合，前囟门要保持开放到18个月左右。

4.2 病理机制

当一个或更多的颅缝过早地融合，颅骨生长被限制而沿着颅缝走向生长，从而形成各种畸形。颅缝融合，使得骨骼之间缺乏可塑性，而大脑仍然生长，导致颅内容积相对不足，颅内压增高。

颅缝早闭常单独发生，然而20%的病例常是某种遗传综合征的伴随症状。现在已经发现超过150种遗传综合征与颅缝早闭有关，其中最多见的是克鲁宗综合征和阿佩尔综合征。可依据特征鉴别各种遗传综合征，并进行相应的基因检测来确定诊断。有先天性颅骨畸形家族史者，常能被发现伴有遗传综合征，但是许多新的基因突变引起的综合征者，却未发现有家族史（表3-6-2）[5-11]。

5 遗传咨询

先天性颅骨畸形为常染色体显性遗传。若父母一方为患者，则其子女中1/2可患病；若父母均为患者，则子女几乎都要患病；若父母中有一方患病而本人未患病时，其子女也不会患病。家族中患病女性生育时，须进行产前诊断预防再生育类似患儿。

一般于孕9~12周采集绒毛、16~20周采集羊水或孕20~24周采集胎儿脐带血进行检测。若先证者基因突变明确，则直接对胎儿进行该致病位点的突变检测。若先证者基因突变不明确，可通过连锁分析、全外显子组测序等技术进行判断分析，发现致病位点，从而对胎儿进行该致病位点的突变检测。

表 3-6-2 部分与颅缝早闭关系密切的常见遗传综合征的典型症状及基因突变

常见的相关综合征	典型症状体征（部分或全部与颅缝早闭同时存在）	基因突变
克鲁宗综合征	宽大膨出的眼睛、钩形鼻、面部扁平	FGFR2、FGFR3
阿佩尔综合征	并指/趾、面中部扁平	FGFR2
Crouzonodermoskeletal 综合征	宽大膨出的眼睛、钩形鼻、面部扁平、黑天鹅绒般的皮肤皱襞、脊柱缺陷、下颌良性赘生物	FGFR3
Jackson-Weiss 综合征	肥大弯曲的踇趾、面中部扁平	FGFR1、FGFR2
Loeys-Dietz 综合征	眼裂宽大、腭垂裂或腭裂、动脉纤曲、动脉瘤	TGFBR1
Muenke 综合征	冠状缝融合、手足骨骼遗传缺陷、听力下降	FGFR3
Pfeiffer 综合征	宽而短的拇指或大足趾、蹼指/趾或并指/趾	FGFR1、FGFR2
Saethre-Chotzen 综合征	面部两侧不对称、前发际低、眼睑下垂、蹼指/趾或并指/趾、宽大足趾	TWIST1
Shprintzen-Goldberg 综合征	眼睛膨出、面部扁平、疝、长而细的手指、发育延迟、智力迟钝	FBN1

参考文献

[1] 贺林,马端,段涛.临床遗传学.上海:上海科学技术出版社,2013.

[2] 贺林.常见出生缺陷产前诊断的行业规范与指南.北京:人民卫生出版社,2013.

[3] SILVA SANDRA,PHILIPPE JEANTY.Cloverleaf skull of Kleeblattschädel.The Fetus Net Macro Media,2004,45:289-292.

[4] KABBANI H,RAGHUVEER T S.Craniosynostosis.Am Fam Physician,2004,69(12):2863-2870.

[5] HUNTER D J,KRAFT P,JACOBS K B,et al.A genome-wide association study identifies alleles in FGFR2 associated with risk of sporadic postmenopausal breast cancer.Nat Genet,2007,39(7):870-874.

[6] HAFNER C,HARTMANN A,VOGT T.FGFR3 mutations in epidermal nevi and seborrheic keratoses:lessons from urothelium and skin.J Invest Dermatol,2007,127(7):1572-1573.

[7] LAMY A,GOBET F,LAURENT M,et al.Molecular profiling of bladder tumors based on the detection of FGFR3 and TP53 mutations.J Urol,2006,176(6Pt1):2686-2689.

[8] MASSAGUÉ J.Receptors for the TGF-beta family.Cell,1992,69(7):1067-1070.

[9] WRANA J L.TGF-beta receptors and signalling mechanisms.Miner Electrolyte Metab,1998,24(2-3):120-130.

[10] JOSSO N,DI CLEMENTE N,GOUÉDARD L.Anti-Müllerian hormone and its receptors.Mol Cell Endocrinol,2001,179(1-2):25-32.

[11] BIANCHI D W,CIRILLO-SILENGO M,LUZZATTI L,et al.Interstitial deletion of the short arm of chromosome 7 without craniosynostosis.Clin Genet,1982,19(6):456-461.

第 6 节 成骨不全

1 疾病概述

成骨不全(OI),又称脆骨病(brittle bone disease),是一种由于间充质组织发育不全,胶原形成障碍而造成的罕见遗传性疾病。多数为常染色体显性遗传,少数为常染色体隐性遗传。该病具有遗传异质性,群体发病率为 1/25 000~1/15 000,男女发病无明显差异,是一种以骨骼脆性增加和骨量减少为主要特征的单基因遗传性疾病。OI 主要表现为轻微外力下反复骨折,具有较高的致残率和致畸率。此外,OI 还可累及其他组织器官,如巩膜、耳、牙本质、皮肤、韧带,导致蓝巩膜、听力障碍、牙本质发育不全、皮肤松弛、韧带松弛等症状和体征[1]。以往对 OI 的认知不足,OI 患者未能得到及时诊断及治疗,近年 OI 的诊断及治疗水平有所提高,采用双磷酸盐药物、手术矫形、物理康复等措施,能够降低骨折发生率,减少骨畸形发生,缓解疼痛,但临床医师对 OI 的分子遗传学机制认识尚不充分。OI 的发病与骨基质蛋白Ⅰ型胶原的合成、翻译后修饰、代谢密切相关。

2 主要临床症状

OI 临床表现复杂,有明显的异质性,主要为骨脆性增加,轻微损伤即可引起骨折,严重者表现为自发性骨折。

患者影像学特征表现为：长骨多发性骨折、大量骨痂、骨皮质变薄、松质骨密度降低、骨小梁稀疏或消失、头颅增大、囟门及颅缝闭合延迟和伴轻度钙化不全。

　　OI一般按照1979年Sillence的标准进行分型，分为四种类型，以Ⅰ型最轻，发生率最高；Ⅱ型最为严重，通常在胎儿期死亡。大多数OI都可以按照Sillence标准进行分类。然而，OI的表型变异范围很广，还存在其他类型。随着研究的深入，分出了更多表型，Glorieux分别描述了Ⅴ型和Ⅵ型OI的临床特征，在OI患者中约占4%；Ward提出了Ⅶ型的临床特征，Cabral等提出了Ⅷ型特征，由于肽脯氨酸顺反异构酶（PPIB）基因突变而导致的OI被认为是Ⅸ型。各种类型的OI临床症状严重程度不同，其中症状最为严重的是可致死的Ⅱ型，其次是Ⅷ型、Ⅲ型、Ⅳ型、Ⅴ型、Ⅵ型、Ⅶ型，症状最轻的是Ⅰ型。所有类型的OI都可能出现骨折，Ⅰ型OI可能存在轻度骨畸形，其中60%的OI患者颅骨内有缝间骨。

　　上述分类标准（Ⅰ～Ⅸ型）有时在临床上仍不易区分，因为每一类型的临床特征有重叠之处，但不同类型间没有较为一致的基本特征（表3-6-3）。例如，身材矮小是Ⅳ型OI

常见特征，而有些Ⅰ型OI患者也具有这一特征。Ⅱ型OI是胚胎致死型，但在一些病例中，患儿可存活几年。由于临床表现变异范围广泛，科学家们还在对OI的定义作出新的诠释。Horacio提出，对于由编码Ⅰ型胶原的COL1A1和COL1A2基因突变引起的综合征可定义为OI。

3 诊 断

　　诊断OI主要是依据患者的临床特征，利用X线影像学方法检测患者的骨骼，尤其是四肢骨骼和脊柱的形态和特征，并配合观察巩膜颜色、牙齿发育状况和韧带松弛状况。由于该病是由基因突变引起的遗传性疾病，所以还可以通过了解家谱信息、检测基因型及并发症等方法进行诊断。多数OI症状严重且治愈困难，降低OI胎儿的出生率很重要，对胎儿的OI诊断尤其重要。如果胎儿家族有遗传病史，可先对胎儿进行基因检测，根据基因型初步判断，无病史的可利用三维超声进行产前诊断。Solopova等曾利用磁共振成像检测出1例患有Ⅱ型OI的胎儿。在青少年时期，OI会导致身材矮小，引起骨折、

表3-6-3　OI的分型、相关症状及常见基因突变

分型	临床严重程度	临床典型特征	异常的蛋白	常见的基因突变	遗传方式
Ⅰ	轻度或无畸形	身高正常或较矮小，蓝色巩膜。有牙本质形成不全属ⅠA型，无牙本质形成不全属ⅠB型。幼儿学步期可造成长骨骨折，快速生长期可有脊柱压迫性骨折	A1（Ⅰ）	COL1A1基因翻译提前终止	常染色体显性
ⅡA	围生期致死	出生时多条肋骨和长骨骨折，明显畸形，宽长骨，X线片上头骨密度降低，黑暗的巩膜，无牙本质不全	A1（Ⅰ）或A2（Ⅰ）	COL1A1或COL1A2的错义突变	常染色体显性
ⅡB	围生期致死	除牙本质不全外，其他临床特征与ⅡA相同	A1（Ⅰ）或A2（Ⅰ）	CRTAP基因丢失	常染色体显性
ⅡC	围生期致死	头骨矿化严重不足，长骨扭曲细长，明显畸形，肋骨和长骨骨折	A1（Ⅰ）	COL1A1基因突变	常染色体隐性
Ⅲ	严重畸形	严重身材矮小，三角脸，重度脊柱侧弯，蓝色巩膜，严重牙本质形成不全，长骨易变形，四肢与脊柱发生畸形而影响呼吸功能，因此危及生命	A1（Ⅰ）或A2（Ⅰ）	COL1A1或COL1A2基因错义突变，COL1A2的无效等位基因	常染色体显性，常染色体隐性罕见
Ⅳ	中度畸形	轻到中度脊柱侧弯，肢体变形，蓝色或白色巩膜。有牙本质形成不全者属ⅣA型，无牙本质形成不全者属ⅣB型。身材矮小，可有听力障碍	A1（Ⅰ）或A2（Ⅰ）	COL1A1或COL1A2基因错义突变	常染色体显性
Ⅴ	中度畸形	轻到中度的身材矮小，桡骨前端易位，骨间膜矿化，骨板呈现筛板状，白色巩膜，无牙本质形成不全	未知	未知	未知
Ⅵ	轻度到重度畸形	中度身材矮小，脊柱侧弯，类骨质沉积，骨板呈现鱼鳞状，白色巩膜，无牙本质形成不全	PEDF	SERPINF1基因突变	常染色体隐性
Ⅶ	轻度畸形	身材稍矮，髋关节内翻，近端肢体短小，白色巩膜，无牙本质形成不全	CRTAP	CRTAP基因突变	常染色体隐性
Ⅷ	严重畸形到围生期致死	轻微身材矮小，圆脸，白色巩膜，肋骨薄，严重骨骼生长不足，骨极端矿化不足	P3H1	LEPRE1基因突变	常染色体隐性
Ⅸ	中度到严重畸形	身材矮小，骨痂增生，骨密度降低，胸骨脊柱后侧凸，肋骨和长骨多处骨折，明显畸形，灰色巩膜	CYBP	PPIB基因突变	常染色体隐性

畸形、疼痛,并可能伴随一些并发症,可根据表型初步判断,再通过影像学相关资料进行确诊。由于 OI 的症状和其他一些骨科病的症状相似,所以在诊断时要注意 OI 与其他疾病的区别,正确判断。

4　致病机制

胶原纤维是维持骨韧性的重要成分,而 OI 的主要发病机制是骨基质蛋白 I 型胶原合成障碍。I 型胶原之所以不能正常合成,是由于成骨细胞减少或功能低下,与其相应的骨胶原基因功能缺陷(如 I 型胶原的编码基因 COL1A1、COL1A2 等突变),致使骨基质内胶原不成熟,软骨只能发育到骨钙化阶段,无真正的类骨形成,致骨质脆弱。近年来有研究表明 FK506、CRTAP、P3H1、PPIB、SERP1NH1、SERPF1、SP7/OS 等基因也参与了 OI 的发病过程[2-5]。临床表现中的骨折主要是由于软骨只能发育到软骨钙化阶段,而后无真正类骨形成。多次骨折、错位、重叠、成角及骨赘形成,可致肢体畸形等。

5　遗传咨询

目前对于 OI 的治疗还没有十分成功的方法。人们曾用激素类药物、维生素、矿物质等,但均未取得很好的效果。1987 年,Devogelaer 首次采用双膦酸类药物帕米膦酸二钠对 1 例 12 岁 OI 患者进行治疗,临床症状明显改善。此后,帕米膦酸二钠得到广泛应用。该药能明显增加骨密度,减轻慢性骨痛,增加骨皮质层厚度。但它对阻止长骨畸形,延缓脊柱侧凸尚无明显作用。目前对 OI 患者的骨骼畸形主要采用手术矫正。

遗传咨询对于 OI 阳性的家庭非常重要,是预防 OI 遗传和提倡优生的重要措施之一。多数 II 型病例是由于新的显性突变,II 型复发的风险为 5%~10%。OI 目前的诊断比较困难,遗传分子学的研究使 OI 的诊断较为精确,并在一定程度上显示了地域、种族发病的特点,为 OI 的诊治提供了依据。OI 患者或其配偶妊娠时,可行产前检查,一般可在妊娠 10~12 周时,做绒毛膜穿刺或在 16~18 周时做羊膜腔穿刺,获得胎儿细胞,提取并检测 DNA,可有效降低下一代 OI 患病率。严重的 OI 可通过不同技术,如 I 型胶原基因测定、蛋白质分析和超声检查在妊娠中期(14~18 周)作出诊断。

参考文献

[1] RAUCH F,GLORIEUX F H.Osteogenesis imperfecta.Lancet,2004,363(9418):1377-1385.

[2] STOLL C,DOTT B,ROTH M P,et al.Birth prevalence rates of skeletal dysplasias.Clin Genet,1989,35:88-92.

[3] SILLENCE D O,SENN A,DANKS D M.Genetic heterogeneity in osteogenesis imperfecta.J Med Genet,1979,16:101-116.

[4] PLOTKIN H.Syndromes with congenital brittle bones.BMC Pediatr,2004,4(1):16.

[5] 任旋,陈慧,张秀德.成骨不全遗传学研究进展.中国全科医学,2012,15(3B):946-948.

第 7 节　低磷酸血症佝偻病

1　疾病概述

低磷酸血症佝偻病(hypophosphatemic rickets),又称低血磷抗维生素 D 佝偻病、家族性低磷酸血症佝偻病,是一种罕见的肾小管遗传缺陷性骨病,故又称肾性低血磷性佝偻病,发病率约为 1/25 000[1]。1937 年,Albright 首例报道并命名为低血磷抗维生素 D 佝偻病。1941 年,Christensen 发现本病呈家族性,1958 年,Winters 证实本病为 X 连锁显性遗传疾病,缺陷基因定位于 X 染色体短臂(Xp22.2-p22.1)上。男女均可发病,父亲患病只能将此病传给女儿,母亲患病可传给儿子和女儿。女性较多,但症状轻。男性发病数少,但症状较严重。另一种罕见的为常染色体显性或隐性遗传疾病,此外亦有个别散发病例。本病主要表现为近端肾小管对磷的重吸收降低,且不能对甲状旁腺激素起反应,血磷一般为 0.65~0.97mmol/L(2~3mg/dl),血钙及甲状旁腺激素多正常,同时 1,25-$(OH)_2D_3$ 合成障碍或其作用机制紊乱,从而使类骨质明显增多、骨基质矿化障碍[2-6]。

2　主要临床症状

患者出生后均正常,本病大多至 1 岁后出现症状,2~3 岁后逐渐明显,骨关节疼痛随年龄增长而加重。当站立行走,双下肢负重(多为 2~3 岁)后逐渐出现骨骼弯曲畸形,形成 "O" 形、"X" 形或 "L" 形腿,有的甚至出现臀部后翘、翼状肩。还会出现四肢无力,牙列不齐,牙齿过早脱落,无特殊面容,智力正常,罕见抽搐。年长儿仍有活动性佝偻病,骨骼畸形多较严重。家族性发病是其特征。常规剂量维生素 D 治疗无效。

骨骼 X 线片可见轻重不等的佝偻病变化,活动期与恢复期病变同时存在,在股骨、胫骨最易查出。其他表现有骨龄落后、膝外翻或内翻;干骺端增宽,呈碎片状,骨小梁粗大,在胫骨近端、远端以及股骨、桡骨、尺骨远端、干骺端皆可出现杯口状变化。

3　诊断和鉴别诊断

3.1　诊断

本病一般根据家族史,类似佝偻病的临床表现,血磷和尿磷、血钙和尿钙的测定,X 线检查和维生素 D 试验治疗等可以明确诊断,通过检测 PHEX、FGF23、DMP1 等基因的突变可进一步确诊。

诊断要点:

(1) 多在 1~2 岁后发病,部分患儿有阳性家族史。

(2) 有佝偻病严重骨骼畸形的各种表现,如下肢弯曲畸形、手 / 脚镯等。

(3) 血磷显著降低,尿磷增高,血钙、尿钙及甲状旁腺激素多正常。

(4) 骨 X 线检查有活动性佝偻病表现。

(5) 生长发育迟缓,身体矮小。

(6) 常规维生素 D 及钙剂治疗无效。

(7) 长期坚持磷酸盐合剂和维生素 D 治疗者,可使临床及 X 线表现得以改善。

3.2　鉴别诊断

(1) 维生素 D 缺乏性佝偻病:虽两者 X 线表现极相似,但此病发病年龄较小,多在 2 岁以内。常有低钙引起的手足搐搦表现,血钙低,血磷及尿磷正常。经常规维生素 D 及补钙治疗 2~4 周症状明显好转,血液中钙、磷、碱性磷酸酶趋于正常。而低磷酸血症佝偻病很少有此病的全身性临床症状和体征,常规剂量的维生素 D 治疗无效,家庭成员中常有低磷血症是其特征之一[7-8]。

(2) 维生素 D 依赖性佝偻病:较少见,一般属于常染色体隐性遗传疾病,是由于肾脏缺乏 1- 羟化酶,不能合成 1,25-$(OH)_2D_3$。从生后数个月起发病,常伴有肌无力,早期可出现手足搐搦症,血钙降低,血磷正常或降低,血氯增高,并可出现氨基酸尿,虽经常规剂量维生素 D 治疗,但长骨 X 线片上仍显示佝偻病征象。增加维生素 D 剂量到 10 000IU/d 才见疗效。用 0.25~2μg/d 的1,25-$(OH)_2D_3$ 治疗即可痊愈。而低磷酸血症佝偻病血钙正常,以血磷降低为主。

(3) 原发性肾小管酸中毒:此病患儿多身材矮小,下肢肌肉无力,行走困难伴下肢痛,具有佝偻病的骨骼改变,但血二氧化碳结合力降低,血 pH 降低,血氯升高,尿 pH 偏碱性。低磷酸血症佝偻病以血磷降低、尿磷增高为主要的实验室检查特征,而无酸中毒的表现。

4　致病机制

本病主要为 X 连锁显性遗传,由 PHEX(phosphate-regulating endopeptidase homolog,X-linked) 基 因［OMIM 300550］突变引起,该基因定位于 Xp22.1-p22.2,含 18 个外显子,编码由 749 个氨基酸残基组成的类似内肽酶结构的膜蛋白,具有调节磷代谢功能。

PHEX 基因突变导致本病发生的分子机制,主要为基因突变导致膜蛋白异常、肾近曲小管对磷的重吸收障碍和肾维生素 D 代谢调节障碍、大量磷从尿中排出,导致低血磷,小肠吸收钙盐减少,使骨化障碍而引起儿童佝偻病,在成人为软骨病改变。

5　遗传咨询

本病主要呈 X 连锁显性遗传,男性患者将此病传给女儿,女性患者可传给儿子和女儿;偶见一些病例属于常染色体隐性遗传疾病,亦有部分病例为散发性。造成先天性疾病的原因很复杂,包括妊娠期间的感染、高龄生育、近期婚配、辐射、化学物质、自身免疫、遗传物质异常等。为降低新生儿出生缺陷的发生率,预防应从孕前贯穿至产前。

婚前体检在预防出生缺陷中起到积极的作用,但效果取决于检查项目和内容,主要包括血清学检查(如乙型肝炎病毒、梅毒螺旋体、艾滋病毒)、生殖系统检查(如筛查宫颈炎症)、普通体检(如血压、心电图)以及询问疾病家族史、个人既往病史等,需做好遗传病咨询工作。

孕妇尽可能远离烟雾、乙醇(酒精)、药物、辐射、农药、噪声、挥发性有害气体、有毒有害重金属等危害因素。在妊娠期产前保健的过程中,需要进行系统的出生缺陷筛查,包括定期的超声检查、血清学筛查等,必要时还要进行染色体检查和一些产前诊断,例如,羊水细胞培养及有关生化检查(羊膜腔穿刺时间以妊娠 16~20 周为宜);孕妇血及羊水甲胎蛋白测定;超声检查(妊娠 4 个月左右即可应用);X 线检查(妊娠 5 个月后),对诊断胎儿骨骼畸形有利;绒毛细胞的性染色质测定(受孕 40~70d 时),预测胎儿性别,以帮助对 X 连锁遗传病的诊断;基因连锁分析和胎儿镜检查等。

一旦出现异常结果,需要明确是否终止妊娠、胎儿在宫内的情况、出生后是否存在后遗症,是否可治疗、预后如何等,以防止患有严重遗传病和先天性畸形胎儿的出生。

参考文献

［1］贺林,马端,段涛 . 临床遗传学 . 上海:上海科学技术出版社,

2013.

[2] 贺林.常见出生缺陷产前诊断的行业规范与指南.北京:人民卫生出版社,2013.

[3] 金贞爱,金正勇.佝偻病的诊治研究进展.中国妇幼保健,2010,28(25):4161-4164.

[4] THACHER T D,FISCHER P R,ISIEHEI C O,et al.Prevention of nutritional rickets in nigerian children with dietary calcium supplementation.Bone,2012,50(5):1074-1080.

[5] KOVACS C S.The role of vitamin D in pregnancy and lactation:insights from animal models and clinical studies.Annu Rev Nutr,2012,32:97-123.

[6] NAGATA Y,IMANISHI Y,ISHII A,et al.Evaluation of bone markers in hypophosphatemia rickets/osteomalacia.Endocrine,2011,40(2):315-317.

[7] 董慧敏,周文营,罗敏琪.血清钙、磷、锌元素及骨碱性磷酸酶在佝偻病患儿中的水平分析.中国儿童保健杂志,2012,20(5):469-471.

[8] 刘鹤丽,葛明慧,罗晓红.1319 例儿童骨碱性磷酸酶测定结果分析.中国妇幼保健,2010,25(3):352-353.

第8节　多指/趾畸形

1　疾病概述

多指/趾畸形是一种最常见的先天重复性四肢畸形,表现为一个或多个指/趾全部或部分的重复发生。据中华人民共和国卫生部于 2012 年 9 月发布的《中国出生缺陷防治报告》中数据显示,2000 年后我国多指/趾围生期(监测期为孕满 28 周至出生后 7d)出生缺陷发生率全国排名均为第 2 位(表 3-6-4)[1]。多指/趾畸形的发病特点是男性高于女性,约为 5∶1;右手多于左手,比例为 2∶1。轴后多指/趾(PAP)畸形的发生率高于轴前多指/趾(PPD)畸形[2-4]。多指/趾畸形虽然不像遗传代谢性疾病、心血管畸形等容易危及患者生命,但严重影响患者的生活质量。

目前研究指出,多指/趾畸形具有明显的常染色体显性遗传特征。基因分析已发现,虽然不同类型的多指/趾畸形已明确了其各自的表达位点,但却涉及在肢体形成中产生作用的大量基因、蛋白质及转录因子等。到目前为止,已确定引起先天性多指/趾畸形的主要基因与胚胎发育和组织形态发生等相关途径有关。随着先天性多指/趾畸形研究的进一步深入,很多研究中不断发现新的表型、致病基因及位点,对进行临床基因诊断具有很大的挑战。多指/趾畸形具有显著的临床表型异质性,通常认为是遗传和环境共同作用的结果。有研究发现,多指/趾畸形患者的临床表型在地域间存在异质性。在南美,轴后多指/趾畸形患者在该群体中的比率占绝对优势,足部的轴后多趾多数表型为第五趾多趾,重复位置主要在远端指骨、中间指骨和近端指骨,并发现手部和足部多指/趾畸形之间存在不同的致病途径。在美国,多指/趾畸形病例中 B 型轴后多指/趾畸形的发生概率最高,且该畸形主要发生在手部。当多指畸形发生在一只手时,左手的发生概率高于右手。在巴基斯坦的研究发现,轴后多指/趾畸形为主要临床表型,且 A 型轴后多指/趾畸形居多[5]。中国人群中,有研究曾对收治的 459 例非综合征型多指/趾畸形病例进行回顾性分析,发现轴前多指/趾畸形为主要表型,且以 I 型表型为主,轴后以 A 型表型为主;轴前多指/趾畸形多发生在右上肢,轴后多指/趾畸形以下肢为主。

表 3-6-4　围生期出生缺陷发生率顺位

顺位	1996 年	2000 年	2005 年	2010 年	2011 年
1	总唇裂(14.50)	总唇裂(14.07)	先天性心脏病(23.96)	先天性心脏病(28.82)	先天性心脏病(40.95)
2	神经管缺陷(13.60)	多指/趾(12.45)	多指/趾(14.66)	多指/趾(15.91)	多指/趾(16.73)
3	多指/趾(9.20)	神经管缺陷(11.96)	总唇裂(13.73)	总唇裂(13.17)	总唇裂(11.43)
4	脑积水(6.50)	先天性心脏病(11.40)	神经管缺陷(8.84)	神经管缺陷(6.48)	脑积水(5.47)
5	先天性心脏病(6.20)	脑积水(7.10)	脑积水(7.52)	脑积水(6.00)	马蹄内翻足(5.17)
6	肢体短缩(5.21)	肢体短缩(5.79)	肢体短缩(5.76)	马蹄内翻足(5.08)	尿道下裂(5.03)
7	马蹄内翻足(4.69)	马蹄内翻足(4.97)	尿道下裂(5.24)	尿道下裂(4.87)	并指/趾(4.88)
8	尿道下裂(3.08)	尿道下裂(4.07)	马蹄内翻足(5.06)	并指/趾(4.81)	神经管缺陷(4.50)
9	并指/趾(3.08)	并指/趾(3.95)	并指/趾(4.94)	肢体短缩(4.74)	肢体短缩(4.09)
10	小耳(2.86)	直肠肛门闭锁或狭窄(3.43)	小耳(3.60)	小耳(3.09)	小耳(2.79)

注:数据来源于《中国出生缺陷防治报告(2012)》。括号内数字为出生缺陷发生率,以万分之一计。

2 主要临床症状

目前，多指/趾畸形最广泛采用的是 Tentamy 和 McKusick 的分类方法，按照受累指/趾分为轴前多指/趾（桡侧）和轴后多指/趾（尺侧）多指/趾畸形两大类。形态学上存在两种类型的轴后多指/趾畸形，即根据额外指/趾发育的情况分为发育良好的"A"和发育不良的"B"。在 A 型中，额外指/趾与第五或一个额外的掌/跖骨相接，为显性性状遗传。在 B 型中，额外指/趾生长不良，常见皮肤蒂形式，其遗传学更为复杂，外显率约为 65%。有时 A 型和 B 型也在同一家族中发现。

轴前多指/趾分为四型。Ⅰ型为拇指/跚趾多指/趾，有一个或多个拇指/跚趾二指/趾节骨骼成分的重复，它的重复程度从仅有拇指/跚趾尖端变宽伴轻微分叉到包括掌骨在内的完全重复。在许多人群中，这种多指/趾畸形类型最为常见，其遗传学特点还不完全清楚。Ⅱ型为拇指/跚趾三指/趾骨多指/趾畸形，拇指/跚趾可并拢，掌骨正常，多指/趾由远端指骨重复组成，呈现"鸭嘴"外观。Ⅲ型表型为食指/趾多指/趾畸形。Ⅳ型为多指/趾并指/趾畸形，在这种情况下，如果没有多指/趾存在，并指/趾也不会发生。目前所研究的多指/趾畸形家系，大部分为常染色体显性遗传，也有少数以常染色体隐性遗传的方式传递。

除了上述独立的、非综合征型的各型多指/趾畸形以外，在许多综合征中，典型的多指/趾畸形也作为一部分症状而出现。如 13 三体综合征患者中 75% 伴有轴后多指/趾，13q31-q34 区的三体或缺失，都会导致这个表型。Greig 综合征中有伴颅面畸形的多指/趾并指/趾畸形；Pallister-Hall 综合征的症状是伴多指/趾并指/趾畸形的下丘脑错构瘤；一种生长过度综合征伴多指/趾并指/趾畸形的出现；Ellis-Wan Crefyeld 综合征、Carpenter 综合征和巴尔得-别德尔综合征均以多指/趾畸形为特征；Curry Jones 综合征、Opitz 三角头综合征、Laurin-Sandrow 综合征等也都伴有一定程度的多指/趾并指/趾畸形。在这些综合征中出现的多指/趾畸形有的以常染色体显性性状出现，也有些以常染色体隐性遗传的方式传递。

3 诊 断

诊断主要依靠手、足的外部形态观察和 X 线摄片来确定并分型。对于较难分型的临床表型，可结合 Sanger 测序、芯片技术、全外显子序列分析等分子检测技术手段，检测致病基因突变，确定多指/趾畸形的分型。

超声检查是目前胎儿肢体畸形最主要的产前诊断方法。但是，胎儿手、足部畸形产前诊断漏检率较高，其原因

为手是胎儿肢体中活动最频繁、姿势最丰富、最易受遮挡的部位，也是肢体畸形最易发生的部位。超声检查的基础是胎儿形态和结构的解剖学异常，较小的畸形如多指等，由于解剖学改变不明显以及受胎龄、胎儿体位与姿势等影响，较难进行准确的宫内诊断。由于胎儿在宫内没有固定的姿势，胎儿自身及医师操作等因素的影响，肢体畸形产前诊断率较低。文献报道，胎儿手足畸形在孕 17~20 周诊断符合率为 72.2%，但对于肢体末梢畸形，如多指/趾等，目前检出率较低。因此，超声产前诊断虽具有无创、快速等特点，但超声诊断多指/趾畸形因受仪器设备分辨率和切面定位、胎儿姿势以及超声诊断人员水平等限制，诊断率只能达到 60%~70%。加之多指/趾畸形表现程度差异很大，因而探讨基因诊断很有必要。

产前基因诊断可以结合家系情况和致病基因情况。在家系足够大且致病基因未知情况下，采用连锁分析、全外显子组测序、芯片技术等确定胎儿基因型，同时需要获得准确的家系资料。在突变已知的情况下对胎儿直接进行突变检测仪确定胎儿基因型。两者经常联合使用以提高诊断准确率。

4 致病机制

骨骼发育是胚胎发育中一个极其复杂的事件，它涉及不同时间、不同空间若干基因的先后表达以及这些基因间复杂而精确的相互作用。四肢在近远轴（P-D）（肩至手）、前后轴（A-P）（拇指至小指）、背腹轴（D-V）（手背至手掌）三个轴上的模式有不同特征，在胚胎四肢发育中的形成受不同信号分子网络调控。调控肢芽发育的各个轴向信号分子之间的相互作用，协调了肢芽在三个方向上的生长和模式发生。三个轴向发育机制的互相协调与控制能保证肢翼的正常发育和成型。并不仅仅是前后轴信号通路的异常可以导致多指/趾畸形的发生，三个轴向发育信号通路网络中任何一个基因表达质或量的异常都可能会影响骨骼发育而导致多指/趾畸形的发生，如外胚层顶嵴（AER）区域的 *Bmp7* 缺陷小鼠表现为轴前多指/趾畸形、AER-FGF 下游调控基因 *Etv4/5* 失活可导致轴前多指/趾畸形[6-14]。

5 遗传咨询

多指/趾畸形病例分为散发或家族遗传，其中家族遗传方式分为常染色体显性遗传和常染色体隐性遗传，并以常染色体显性遗传为主。常染色体显性遗传时，父亲或母亲是多指/趾畸形患者，其子女的患病概率为 1/2。常染色体隐性遗传时，父母均为携带者，即携带有一个多指/趾畸形致病突变位点的杂合子，其子女有 1/4 的风险

患病,1/2 的风险成为多指/趾畸形致病突变携带者,并有 1/4 的可能性为不带有多指/趾畸形致病突变的正常人;只有父亲或母亲为患者,其子女不会患病,但会成为致病基因突变的携带者。

非综合征型多指/趾畸形可以通过外科手术进行矫正,但对多指/趾畸形的分子机制还需进行深入研究,从而实现对其进行正确的诊断分类、出生缺陷筛查和遗传咨询具有重要意义。目前已经定位了一些与多指/趾畸形相关的基因,这些基因主要集中在 2 号和 7 号染色体。另外,在 13q21-q32 和 19p13-p13.2 等区域也发现一些多指/趾畸形致病基因。目前已了解到与肢端发育有关的致病基因大约有 100 个,包括 *GLI3*、*ZRS*、*preZRS*、*ETV*、*TWIST1*、*HAND2*、*FGFs*、*Gremlin*、*MSX1*、*ZIC3*、*SHH*、*LMBR1/C7orf2*、*LMBR2*、*HOX*、*EN2*(*EN-GRAILED2*)、*FGFR*、*RAR*(*retinoic acid receptors*)、*WNT*(*wg and int*)、*BMP* 等。

参考文献

[1] 中华人民共和国卫生部.中国出生缺陷防治报告(2012).[2019-3-29].http://www.gov.cn/gzdt/2012-09/12/content_2223373.htm.

[2] XIANG Y,BIAN J X,WANG Z G,et al.Clinical study of 459 polydactyly cases in China,2010 to 2014.Congenit Anom,2016,56:226-232.

[3] Castilla E E,Da G D M,LUGARINHO D F R,et al.Hand and foot postaxial olydactyly:two different traits.Am J Med Genet,1997,73:48-54.

[4] WOOLF C M,MYRIANTHOPOULOS N C.Polydactyly in American negroes and whites.Amer J Hum Genet,1973,25:397-404.

[5] MALIK S,ULLAH S,AFZAL M,et al.Clinical and descriptive genetic study of polydactyly:a Pakistani experience of 313 cases.Clin Genet,2014,85:482-486.

[6] MALIK S.Polydactyly:phenotypes,genetics and classification.Clinical Genetics,2014,85(3):203-212.

[7] CASTILLA E,PAZ J,MUTCHINICK O,et al.Polydactyly:a genetic study in South America.Am J Hum Genet,1973,25:405-412.

[8] TALAMILLO A,BASTIDA M F,FERNANDEZ-TERAN M,et al.The developing limb and the control of the number of digits.Clin Genet,2005,67:143-153.

[9] BIESECKER L G.Polydactyly:how many disorders and how many genes? Am J Med Genet,2002,112:279-283.

[10] OGINO T.Clinical features and teratogenic mechanisms of congenital absence of digits.Dev Growth Differ,2007,49(6):523-531.

[11] ZELLER R,LÓPEZ-RÍOS J,ZUNIGA A.Vertebrate limb bud development:moving towards integrative analysis of organogenesis.Nat Rev Genet,2009,10(12):845-858.

[12] ZELLER R,LOPEZ-RIOS J,ZUNIGA A.Vertebrate limb bud development:moving towards integrative analysis of organogenesis.Nat Rev Genet,2009,10(12):845-858.

[13] WANG C K,OMI M,FERRARI D,et al.Function of BMPs in the apical ectoderm of the developing mouse limb.Dev Biol,2004,269(1):109-122.

[14] ZHANG Z,VERHEYDEN J M,HASSELL J A,et al.FGF-regulated Etv genes are essential for repressing Shh expression in mouse limb buds.Dev Cell,2009,16(4):607-613.

第9节 并指/趾畸形

1 疾病概述

并指/趾畸形(SD)是由于在肢体发育过程中,相邻的手指或脚趾没有分开造成的肢体畸形。作为最常见的一种遗传性肢体畸形,美国爱荷华州的发病率为 0.03%~0.1%,在高加索人群中的发病率更是高达 0.5%。多呈常染色体显性遗传,另外有两个隐性遗传和一个 X 连锁隐性遗传的表型。本病具有显著的临床异质性,可以累及单侧或双侧,可以呈对称或不对称畸形。表型多变,在同一个体中会出现上下、左右肢体表型的不对称。可以分为部分并指/趾或完全并指/趾,皮肤融合性并指/趾和骨性融合并指/趾,可以仅涉及指/趾骨,也可以进一步延伸至掌骨或跖骨,甚至到腕骨或跗骨水平。极轻度表型可能只是皮肤纹理的异常。

2 主要临床症状

本文主要在 Sajid Malik 分类方案的基础上,进行阐述[1]。

2.1 并指/趾畸形 I 型

在所有已知的非综合征型的并指/趾畸形中,I 型并指/趾最为常见。I 型并指/趾表现为中轴织带第 3、4 指并指,和/或第 2、3 趾并趾。在发现几个并指/趾家系中存在多个特征性表型和遗传变异后,又将 I 型并指/趾分为 4 型。

(1)并指/趾畸形 I-a 型(Weidenreich 型,第 2、3 脚趾并趾):这种常染色体显性遗传病最初被 Weidenreich 命名。本型是表现最不明显的一型,在临床实践中经常被忽视。其在男性的患病率约为 4/10 000,占所有非综合征型病例的 70%。其特征为第 2、3 脚趾的皮肤性融合,双手正常。极少情况下,也会涉及其他脚趾,双脚表型通常一致。症状轻微的表型是第 2、3 脚趾间的蹼轻微上升，或者只能通过皮纹异常检测才能发现。严重者，蹼可达到趾骨的顶端，甚至可以看到趾甲的紧密融合，第 2 脚趾倾斜内翻。

(2) 并指 / 趾畸形 I -b 型(Lueken 型，第 3、4 并指和第 2、3 并趾)：这类亚型表现为第 3、4 指和第 2、3 趾的皮肤性融合，也会存在以指端骨桥形式的骨融合，严重时可能累及第 2~5 手指、第 1~5 脚趾。

(3) 并指 / 趾畸形 I -c 型(Montagu 型，第 3、4 并指)：这种罕见的常染色体显性遗传的特点是双手第 3、4 手指的皮肤 / 骨性融合，双脚正常。Hsü 报道的 1 个中国家系中，23 例受累者中显示了不同程度的双手第 3、4 或第 3、4、5 手指的骨性融合，只有 1 例患者存在第 3~5 脚趾的部分融合。

(4) 并指 / 趾畸形 I -d 型(Castilla 型，第 4、5 趾并趾)：这种亚型表现为第 4、5 脚趾的皮肤性融合，而且是已报道的第二常见的孤立性脚趾融合，发病率为 0.22/10 000。各种轻微形式的皮肤性融合在临床实践中易被忽视。特别是由于错误的穿鞋方式，损坏了第 5 脚趾的外形。这一亚型的遗传模式和外显率尚少见报道。

2.2 并指 / 趾畸形 II 型

II 型并指 / 趾又称并多指 / 趾(Vordingborg 型，第 3、4 手指和第 4、5 脚趾并多指 / 趾)，是临床上异质性最强的一类并指 / 趾畸形，呈常染色体显性遗传。本型的标志性特征是第 3、4 手指的皮肤性 / 骨性融合，第 4、5 脚趾在并趾区域内的完全或部分的多趾。另外，本型常伴有短指和屈曲指，是唯一有中轴多指 / 趾的并指 / 趾畸形。本型具有显著的表型异质性，其所有的临床变异(约 18 种)可归结为 3 类：典型的(a 型)；轻微变异的(b 型)；罕见表型的(c 型)。

2.3 并指 / 趾畸形 III 型

并指 / 趾畸形 III 型(Johnston-Kirby 型，第 4、5 或第 3、4、5 并指)第 5 指的中节指骨发育不全，第 4 指为了适应与第 5 指的融合，通常外翻，特别是完全融合的情况下。并指通常内收，而且受影响的并指的指甲内侧通常也融合在一起。远端指节可能会形成骨桥，脚一般不受影响。

第 4、5 指并指，同时也是眼齿趾发育不良的一个特征，除此之外，眼齿趾发育不良还有眼睛、耳朵等其他颜面特征。

2.4 并指 / 趾畸形 IV 型

并指 / 趾畸形 IV 型(Haas 型，所有手指完全并指)患病率为 0.033/10 000，呈常染色体显性遗传。表现为完全的皮肤性融合，伴有轴前或轴后多指。指甲可能为完全融合或只有轻微分离。手指的屈伸能力有限，而且手指连接在一起外观呈杯形。指骨有可能融为一个骨团，但是掌骨不存在骨性联结。

有文献报道，IV 型并指 / 趾存在两种表型：①典型的 Haas 型并指，没有脚趾的参与；②除了手的完全融合外，还伴有 5 个脚趾的可变融合。Haas 型并指已被证明是拇指多指畸形的另一种形式，只不过拇指多指畸形症状更轻。

2.5 并指 / 趾畸形 V 型

V 型(Dowd 型，第 4、5 掌骨的融合)的标志性特征是第 4、5 掌骨的融合。其他症状包括融合的第 4、5 掌骨的缩短，第 2~5 手指的尺侧偏斜，第 3、4 手指间的指叉，第 5 手指的屈曲指，远端指骨的短指，以及受影响的手指远端指节间的折痕消失。脚部特征为：第 1 跖骨增生，第 2~5 跖骨缩短，导致跖骨内翻，脚趾外翻。

2.6 并指 / 趾畸形 VI 型

VI 型(Mitten 型，第 2~5 指 / 趾并指 / 趾)右手第 2~5 手指融合在一起，而且远端指骨被合并为一个结状结构，脚部表现为第 2~5 趾并趾，也可为第 2~5 趾的皮肤性融合。

2.7 并指 / 趾畸形 VII 型

VII 型(Cenani-Lenz 型，所有手指、脚趾严重的骨性融合，并伴有手部的变形)为常染色体隐性遗传，个体表现为严重的手、脚畸形。其特点是手骨排列紊乱，导致指骨无法识别。腕骨、掌骨和指骨不规则骨性融合，给人以手被套在丝袜里的感觉。这种异常可能涉及桡骨和尺骨的融合、缩短或退化，导致桡骨脱位以及前臂缩短。下肢的变化类似于上肢，可能有些趾骨缺失。另外，某些罕见的患者可能累及颅面和肾脏功能。

Klan 等建议将本型并指分为两种截然不同的临床表型：①勺头型；②少指型。勺头型和少指型包含或不包含肾脏畸形，都是由于参与 Wnt/β 信号通路的 *LRP4* 基因发生突变导致功能异常。

2.8 并指 / 趾畸形 VIII 型

VIII 型(Orel-Holmes 型，第 4、5 掌骨的融合)的特征为第 4、5 掌骨融合，小指尺侧偏斜，无其他异常。第 4、5 掌骨缩短，使远端的指骨过度分离，无法与其他手指平行。本型为 X 连锁隐性遗传。

2.9 并指 / 趾畸形 IX 型

IX 型(Malik-Percin 型，第 3、4 掌骨融合，伴中轴少指、轴前并指 / 趾)特征为中轴少指，第 3、4 掌骨融合为一个掌骨，拇指畸形，小指发育不全和屈曲指，另伴有轴前并趾，而且所有的脚趾趾骨发育不全。由于其并没有延伸至腕骨 / 跗骨，而且也不是以骨骼的异常排列为特征，临床上其严重程度要弱于Ⅶ型。

3　诊　断

主要依靠观察手、足的外部形态和 X 线片来诊断并确定其分型。同时依据形态学和基因型相关性，利用基因诊断，通过突变基因分析、全外显子序列分析，检测致病基因突变，确定并指 / 趾畸形的分型。

超声检查是目前胎儿肢体畸形最主要的产前诊断方法。但是，胎儿手、足部畸形产前诊断漏检率较高，其原因为手是胎儿肢体中活动最频繁、姿势最丰富、最易受遮挡的部位，也是肢体畸形最易发生的部位。文献报道，胎儿手足畸形在孕 17~20 周诊断符合率为 72.2%，但对于肢体末梢畸形，如并指 / 趾等，目前检出率较低。加之并指 / 趾畸形表现程度差异很大，因而探讨基因诊断很有必要。

产前基因诊断可以结合家系情况和致病基因情况。在家系足够大且致病基因未知情况下，采用连锁分析、全外显子组测序、芯片技术等确定胎儿基因型，同时需要获得准确的家系资料。在突变已知的情况下对胎儿直接进行突变检测确定胎儿基因型。两者经常联合使用以提高诊断准确率。

4　致病机制

4.1　手胚胎发育时序

肢体的发育是按照由近端向远端的顺序而发展的，胚胎第 4 周时，胚胎外侧体壁（wolf 脊）形成，并开始有丝分裂，上肢芽出现，并逐渐长大；第 4、5 周时，AER 形成，远端手板出现，外缘部分伴有指板痕迹；第 5 周时，在指板中呈放射状凝集的中胚层细胞分化形成手指线，手指线被指蹼组织隔开；第 6 周时，指蹼间辐射状细胞凋亡区首先在背侧形成，然后手指尖分开，指蹼间的细胞凋亡过程逐渐向近端扩展，至第 6 周末指蹼间隙形成，但手指仍会继续延长，并在手指末端形成触垫，此时指骨也处于逐渐分化的状态；第 8 周时，出现掌指骨骨化中心，手指独立几近完全；第 11 周时，手指分开完成，所有指骨的骨化中心出现。

4.2　指蹼发育的分子调控及机制

从分子水平来讲，胚胎发育过程中手指指蹼间的分开是 FGF 家族、SHH 蛋白、骨形态发生蛋白（BMP）家族以及同源异型框转录因子 MSX2 之间交互作用的结果，而 AER 对这些因子的功能起着调控作用，AER 对于指

蹼的形成和分化起决定性作用[2-5]。在上肢发育的早期，中胚层外侧板内 FGF10 的表达诱导外胚层远端 FGF8 和 FGF4 表达，诱使外胚层远端形成 AER，随后在 AER 源性 FGF 和极化区分泌的 SHH 蛋白共同调控下，内胚层出现 BMP 的表达，并形成由头端及尾端顺序的梯度，为手指发育提供导向。通过 AER 源性 FGF 与 BMP 调控产物结合来诱导指 / 趾骨的软骨形成；这类 FGF 还可以和与指蹼间细胞凋亡级联放大有关的表达因子（如 MSX2、锌指转录因子）结合，通过这些方式，AER 调控指 / 趾及指 / 趾蹼在指 / 趾板内的正常发育和分化。

在指 / 趾间组织发生细胞凋亡的过程中，AER 也开始退化，但其在软骨形成区的功能仍然活跃，持续调控 FGF 的表达，这与指 / 趾的增长和增粗有关，由于肢端胚胎发育过程中存在多种调控分子的复杂的交互作用，因此，任何原因导致 AER 退化中断、指 / 趾间组织识别错误或细胞凋亡异常，均可出现并指 / 趾畸形。研究表明，BMP 修饰因子 germlin 的异位表达、BMP 过度表达、AER 源性 FGF 表达减少或过度表达均与并指 / 趾畸形的形成有关，这可能是细胞凋亡级联放大中断所致。指 / 趾的正常发育和分化与下列 3 种机制有关，任何影响这 3 种机制的因素都可以导致并指 / 趾畸形的形成，这些机制包括：①指 / 趾序列的正确发育，以及指 / 趾间组织的正常识别；②细胞凋亡级联放大的准确诱导；③ AER 增殖活性的适时退化，如指 / 趾序列发育正常，AER 增殖活性退化，但在指蹼分化中出现了细胞凋亡的缺陷，指 / 趾蹼间组织仍然相连，但这并不会影响指 / 趾的增长，最终导致皮肤型并指 / 趾畸形的出现；如果起初手 / 足板发育正常，AER 持续增殖未退化，导致指 / 趾间组织细胞凋亡级联放大诱导的缺失，最终会出现指 / 趾顺序和指 / 趾蹼发育分化异常，表现为单纯性并指 / 趾、复杂性并指 / 趾。除了上述的分子机制外，研究表明，宫内损伤也是先天性并指 / 趾畸形的原因之一，如胚胎发育早期羊膜破裂可以导致最初独立发育的手指后期在宫内再次相连。

5　遗传咨询

并指 / 趾畸形病例分为散发和家族遗传，其中家族遗传方式分为常染色体显性遗传、常染色体隐性遗传、X 连锁隐性遗传，并以常染色体显性遗传为主。①常染色体显性遗传：父亲或母亲是多指 / 趾畸形患者，其子女的患病概率为 1/2 ；②常染色体隐性遗传：父母为携带者，即携带有一个多指 / 趾畸形致病突变位点的杂合子，其子女有 1/4 的风险患病，1/2 的风险成为多指 / 趾畸形致病突变携带者，并有 1/4 的可能性为不带有多指 / 趾畸形致病突变的正常人；③ X 连锁隐性遗传：父亲为并指 / 趾患者，母亲正常，下一代有 1/2 的概率成为携带者，无患病风险；母亲

表 3-6-5　并指 / 趾畸形分型及致病基因

类型	OMIM	手指	脚趾	遗传模式	位置 / 基因
Ⅰ-a 型;Weidenreich 型	609815	正常	仅第 2、3 脚趾	AD	3p21.31
Ⅰ-b 型;Lueken 型	185900	第 3、4 手指,皮肤 / 骨性融合	第 2、3 脚趾,皮肤融合	AD	3q34-q36
Ⅰ-c 型;Montagu 型	—	仅第 3、4 手指,皮肤 / 骨性融合	正常	AD	HOXD13
Ⅰ-d 型;Castilla 型	—	正常	仅第 4、5 脚趾,皮肤融合	—	—
Ⅱ-a 型;Vordingborg 型	186000	并多指,轴中(第 3、4 手指)	并多趾,轴后(第 4、5 脚趾)	AD	2q31;HOXD13
Ⅱ-b 型;Debeer 型	608180	并多指在中部和轴后	轴后多趾	AD	22q13.3;FBLN1
Ⅱ-c 型;Malik 型	610234	中部并多指	轴后并多趾	AD	14q11.2-q13
Ⅲ型;Johnston-Kirby 型	186100	第 4、5 手指,小指短	正常	AD	6q21-q23;GJA1
Ⅳ-a 型;Haas 型	186200	所有手指并在一起;轴前或轴后多指,杯形手	正常	AD	7q36;ZRS 区(LMBR1)
Ⅳ-b 型;Andersen-Hansen 型	—	所有手指并在一起;轴前或轴后多指,杯形手	多种并趾类型,伴有多趾	—	—
Ⅴ型;Dowd 型	186300	第 4、5 手指并指伴掌骨融合;第 4、5 掌骨发育不全	轴中并趾	AD	2q31;HOXD13
Ⅵ型;Mitten 型	—	第 2、5 手指	第 2、5 脚趾	AD	—
Ⅶ-a 型;Cenani-Lenz 型;勺头型	212780	所有骨性并指伴有掌骨融合,勺头形状	所有骨性并趾伴有跗骨融合	AR	—
Ⅶ-b 型;少指型	—	少而变形的手指	多变的并趾类型	AD	15q13.3;GREM1-FMN1
Ⅷ-a 型;Orel-Holmes 型	309630	第 4、5 掌骨融合	正常	XR	FGF16
Ⅷ-b 型;Lerch 型	—	第 4、5 掌骨融合	正常	AD	—
Ⅸ型;Malik-Percin 型	609432	轴中骨性融合伴有指骨的减少	轴前并趾伴远端趾发育不良	AR	17p13.3

注:OMIM 编号来源于在线人类孟德尔遗传数据库;AD 为常染色体显性遗传,AR 为常染色体隐性遗传,XR 为 X 连锁隐性遗传;—表示无此项。

为并指 / 趾患者,父亲正常,下一代有 1/2 的概率患病,1/2 的概率为携带者。

　　非综合征型并指 / 趾畸形可以通过外科手术进行矫正,但对并指 / 趾畸形进行深入的分子机制研究,从而实现对其进行正确的诊断分类、出生缺陷筛查和遗传咨询具有重要意义。目前已经定位了一些与并指 / 趾畸形相关的基因,可详见表 3-6-5[6-12]。

结　语

　　遗传性骨骼系统疾病的临床表现复杂多样,遗传异质性较强。以全外显子组测序(WES)为代表的下一代测序技术不断探索遗传性骨骼系统疾病的新发突变和致病基因,结合蛋白组学、分子细胞学和表观遗传学等领域的

拓展,为研究遗传性骨骼系统疾病打开了一扇大门。相信在不久的将来,基因组学的发展能使遗传性骨骼系统疾病的临床分子诊断进一步推广,使遗传咨询、信息监测和临床治疗更好地服务于患者。

(傅启华　李敏　项盈　游国岭)

参考文献

［1］刘金秀,陈玮,王香荣,等.并指(趾)畸形的分类及遗传学研究进展.国际生殖健康 / 计划生育杂志,2016,35(2):170-176.

［2］MONTERO J A,GANAN Y,MACJAS D,et al.Role of FGFs in the control of programmed cell death during limb development. Development,2001,128(11):2075-2084.

［3］FERIARI D,LICHTLER A C,PAN Z Z,et al.Ectopic expression of MSX2 in posterior limb bud mesoderm impairs limb morphogenesis while inducing BMP4 expression inhibiting cell proliferation and promoting apoptosis.Dev Biol,1998,197(1): 12-24.

［4］DAHN R D,FALLON J F.Interdigital regulation of digit identity and homeotic transformation by modulated BMP signaling. Science,2000,289(5478):438-441.

［5］MERINO R,MACIAS D,GANAN Y.Control of digit formation by activin signalling.Development,1999,126(10):2161-2170.

［6］JORDAN D,HINDOCHA S,DHITAL M,et al.The epidemiology, genetics and future management of syndactyly.Open Orthop J, 2012,6:14-27.

［7］DENG H,TAN T.Advances in the molecular genetics of non-syndromic syndactyly.Curr Genomics,2015,16(3):183-193.

［8］CHOPRA K,TADISINA K K,PATEL K R,et al.Syndactyly repair. Eplasty,2013,13:ic51.

［9］MALIK S.Syndactyly:phenotypes,genetics and current classification.Eur J Hum Genet,2012,20(8):817-824.

［10］MALIK S,SCHOTT J,ALI S W,et al.Evidence for clinical and genetic heterogeneity of syndactyly type Ⅰ:the phenotype of second and third toe syndactyly maps to chromosome 3p21.31. Eur J Hum Genet,2005,13(12):1268-1274.

［11］MALIK S,GRZESCHIK K H.Synpolydactyly:clinical and molecular advances.Clin Genet,2008,73(2):113-120.

［12］DAO K D,SHIN A Y,BILLINGS A,et al.Surgical treatment of congenital syndactyly of the hand.J Am Acad Orthop Surg,2004, 12(1):39-48.

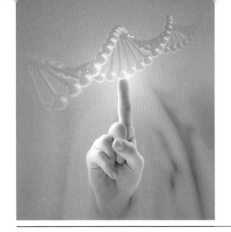

第7章

口腔遗传性疾病与遗传咨询

缩写	英文全称	中文全称
CBM	cherubism	巨颌症
DD	dentin dysplasia	牙本质发育不良
DGI	dentinogenesis imperfect	牙本质发育不全
DPP	dentin phosphoprotein	牙本质磷蛋白
DSP	dentin sialoprotein	牙本质涎蛋白
FAP	familial adenomatous polyposis	家族性腺瘤性息肉病
GT	geographic tongue	地图样舌
HGF	hereditary gingival fibromatosis	遗传性牙龈纤维瘤病
HLA	human leucocyte antigen	人类白细胞抗原
OI	osteogenesis imperfecta	成骨不全
PLS	Papillon-Lefevre syndrome	帕皮永 - 勒菲弗综合征
WSN	white sponge naevus	白色海绵状斑痣

引言

口腔遗传性疾病是指主要病变发生在口腔颌面部组织器官的遗传性疾病，例如：主要发生于牙齿的遗传病，有釉质发育不全、牙本质发育不全和短根牙等；还有一类是其他系统的遗传病引起相关口腔组织的损害，如颅骨锁骨发育不全、先天性外胚叶发育不全和成骨不全等，均可出现口腔组织器官的病损。

口腔遗传性疾病根据不同的标准有不同的分类方法：根据遗传物质发生改变的特点，可分为单基因遗传病、多基因遗传病和染色体遗传病等；根据遗传病主要的发病部位，可分为遗传性牙体硬组织疾病、累及口腔及口腔周围软组织的遗传性疾病、颌骨相关的遗传性疾病、遗传性口颌面裂以及累及口腔多种组织和器官的遗传性疾病。

口腔遗传性疾病的遗传咨询，能够帮助人们了解和理解遗传因素对患者疾病的作用，及其对医学、家庭和社会的影响。通过对家族史的梳理和分析，来评估疾病的发生、再发或后代发生的风险和程度；通过进行有关疾病的遗传咨询，指导临床诊断、实验室检查、治疗处理及预防教育等；并提供与疾病有关的各种可以求助的渠道及研究方向；辅导促进知情选择和对所患疾病及其再发风险的逐步认知和接收。口腔的遗传咨询相对于其他遗传咨询而言，主要涉及口腔自身的组织器官，如牙齿形态数目变化、釉质和牙本质异常引起的牙齿颜色变化、牙齿脱落或牙周形态、面型容貌异常、口颌功能障碍等；其他涉及儿童、肿瘤等方面的咨询内容也不少见[1]。

第1节 | 口腔遗传咨询内容

1　先天性畸形的遗传咨询

口腔遗传性疾病的主要临床特征是出生时就具有的先天性畸形，这也是患者或其家属来医院就诊的主要原因。口腔临床医师应与专业遗传咨询人员配合，了解、分析导致先天性畸形的原因是单基因遗传病、多基因遗传病还是染色体病。针对造成先天性畸形的病因，开展相应的遗传咨询。与一般的单基因遗传病相比，先天性畸形通常有其复杂且不完全清楚的发病机制和明显的临床表型。

在进行遗传咨询时，应特别关注再发风险，由于大多数口腔颅颌面出生缺陷是多基因性疾病，发病机制不十分清楚，因而在评估再发风险时，并不会像单基因疾病一样按一定的规律计算，而应通过查询文献，使用经过长期研究得到的有关疾病的发病和转归风险；同时，也应考虑到再发风险受性别、亲缘关系的密切程度、临床表型严重程度、暴露因素等多种因素影响。此外，先天性畸形的胎儿或患儿，往往会造成流产、新生儿死亡或新生儿畸形，这对孕妇来说是心理和感情上的一次沉重打击，因而一般会产生一定的自卑感。在这种情况下，心理咨询及其言语技巧显得尤为重要，应采取一定的措施，避免对患者父母造成不必要的伤害。

2　儿科领域的口腔遗传咨询

许多口腔遗传性疾病和出生缺陷是在出生后才被发现的。遗传咨询师经常会面对有出生缺陷的患儿或有畸形的死胎，也有一些是与遗传病有关的死亡婴儿。有些遗传病，患儿在出生后要经过相当长一段时间才会出现明显的表型，如痣样基底细胞癌综合征等。遗传咨询师应针对患者的年龄和症状等作出最合适的咨询。

3　口腔肿瘤的遗传咨询

通过对口腔恶性肿瘤基因和有关肿瘤易感性的测定，肿瘤的诊断、治疗和预后评估越来越精准。由于肿瘤基因突变异常复杂的特点和患者对肿瘤存在的极端恐慌的心理，肿瘤遗传咨询有其相关的特点：需要多方面配合；特殊的心理咨询知识点和技巧；患者的肿瘤知识教育，为易感者提供有关肿瘤的防治知识，以达到对肿瘤患者早期诊断、早期治疗，这是肿瘤遗传咨询的主要目的。

4　美容咨询

对于一些局限于口腔某些部位的遗传性疾病而言，患者关心更多的是形象和美观问题。如釉质发育不全患者,其釉质出现一些特征性表现,患者可能是通过到口腔科就诊时偶尔发现。由于这些疾病对整个生命状况一般不会产生严重影响,患者更多的是关注如何通过口腔医学的相关技术,修复和改善其外形。在这种情况下,口腔临床医师应具有一定的职业敏感性,判断其牙釉质的一些特征性变化,结合家族史调查,对患者作出正确的诊断和咨询。

第2节 | 牙相关遗传性疾病

牙相关遗传性疾病不仅发生在牙体硬组织(牙釉质、牙本质、牙骨质)和牙周组织(牙周膜、牙槽骨),也可以出现遗传性疾病的特征性变化。这类遗传性疾病可以导致牙数目和形态的改变。下面将分别叙述牙体硬组织、牙周组织以及牙数目和形态变化相关的遗传病。

1 牙体硬组织相关遗传性疾病

1.1 牙釉质发育不全

牙釉质发育不全或釉质形成缺陷,是指牙釉质外形和硬度呈现异常的遗传性疾病,常伴有口腔或口腔外组织的异常,乳牙、恒牙均可累及。目前有100种以上的牙釉质发育不全,人群中牙釉质发育不全的发病率约为1/14 000。本节主要描述牙源性相关基因突变引起的牙釉质发育不全(异常主要局限于牙釉质)和系统性遗传性疾病或综合征引起的牙釉质异常[2]。

1.1.1 临床表现

牙釉质发育不全是一组复杂的遗传性疾病,由于致病基因、遗传特性等不同,表现出复杂多样的临床特征。根据牙釉质结构特征、临床表现和遗传特征,把其分为4型:发育不全型、钙化不全型、成熟不全型和混合型。

(1)发育不全型:牙釉质硬度和颜色正常,牙釉质表面光滑或多窝沟、点隙。前牙的形态可出现异常。

(2)钙化不全型:牙釉质矿化程度低,表面粗糙、质地较软、容易碎裂;牙釉质色泽异常,色泽灰暗。

(3)成熟不全型:牙釉质的厚度和硬度基本正常,但颜色呈现一定变化,如色素沉着、白灰样的改变等。

(4)混合型:全口或部分牙,甚至同一颗牙出现发育不全型、成熟不全型或钙化不全型等。牙釉质表现出一种混合的病理特征。

1.1.2 病理特征

观察牙齿的膜片和脱钙切片,牙釉柱间质较正常宽

而显得清晰,釉柱横纹异常明显,脱钙切片Mallory染色可见淡染区。在一些发育不全型的牙釉质发育不全中,发现牙釉质的厚度仅为正常的1/4,牙釉质表面有窝沟、点隙样凹陷,多数区域的牙釉柱排列不规则,丧失正常形态。

1.1.3 诊断

根据患者的临床特征、X线片、家系分析等可作出初步诊断。本病应与遗传性乳光牙、四环素色素沉着斑、氟斑牙、放射线引起的牙釉质发育不全等相鉴别。

1.1.4 候选致病基因

引起牙釉质发育不全的相关致病基因有AMEL、ENAM、MMP20和KLK4等[3-4]。目前已知的导致牙釉质发育不全的基因突变谱见表3-7-1。

AMEL是编码釉原蛋白的基因,定位于性染色体上,该基因突变所引起的牙釉质发育不全表现为X染色体连锁的遗传特点。临床特征表现为发育不全型、成熟不全型、发育不全和成熟不全混合型等[4]。ENAM是编码釉蛋白的基因,定位于4号染色体,该基因突变引起牙釉质发育不全,呈常染色体显性或隐性遗传,临床表现为局部牙釉质发育不全或牙釉质发育不全伴随或不伴随开颌[5]。

表 3-7-1 牙釉质发育不全基因突变谱

编号	位置	遗传类型	所在基因名称	表型
1	1q32.2	AD	LAMB3	ⅠA
2	2q24.2	AR	ITGB6	ⅠH
3	4q13.3	AR	AMBN	ⅠF
4	4q13.3	AD	ENAM	ⅠB
5	4q13.3	AR	ENAM	ⅠC
6	4q21.1	AR	C4orf26	ⅡA4
7	8q24.3	AD	FAM83H	Ⅲ
8	11q22.2	AR	MMP20	ⅡA2
9	14q32.11	AR	GPR68	ⅡA6
10	14q32.12	AR	SLC24A4	ⅡA5
11	15q21.3	AR	WDR72	ⅡA3
12	17q21.33	AD	DLX3	Ⅳ
13	17q24.2	AR	FAM20A	ⅠG
14	19q13.33	AR	ACPT	ⅠJ
15	19q13.41	AR	KLK4	ⅡA1
16	Xp22.2	XD	AMELX	ⅠE
17	Xq22-q28	XL	AI1E2	ⅠE

注:AD为常染色体显性遗传,AR为常染色体隐性遗传,XD为X连锁显性遗传,XL为X连锁遗传。

1.1.5 系统性遗传病与釉质发育异常

牙的异常表现可以是某些综合征的局部表现,可作为诊断某些综合征的一个标准[6]。

视锥-视杆细胞营养不良伴釉质发育不全,又称Jalili综合征。该综合征伴随发育不良/钙化不全型牙釉质发育不全。表现为牙发育不良,颜色呈黄/棕色,釉质大部分缺失[7]。

毛发-牙-骨综合征(TDO综合征)患者的牙釉质薄而均匀,表面呈小坑凹,严重釉质缺损,有时牙釉质色泽呈黄褐色改变,髓腔扩大,根短且根尖孔开放,出现长冠牙或牛牙症,乳牙和恒牙均可累及[8]。

维生素D依赖性佝偻病为常染色体隐性遗传,临床特征与典型维生素D缺乏病相类似,故称之为假性维生素D缺乏性佝偻病。牙病变出现早于骨骼病变,牙釉质呈黄/棕色,并伴有牙周病,X线显示牙髓腔呈大四角形,牙根较短,牙釉质和牙本质均可累及。由于上述特点,患者易出现牙折断和磨损脱落等。

1.2 遗传性牙本质发育异常

遗传性牙本质发育异常性疾病包括两大类,一类为牙本质发育不全(DGI),另一类为牙本质发育不良(DD)。牙本质发育不全分为Ⅰ型、Ⅱ型和Ⅲ型3种表型,牙本质发育不良分为Ⅰ型和Ⅱ型2种表型,其中牙本质发育不全Ⅱ型、Ⅲ型和牙本质发育不良Ⅱ型为独立发生于牙本质的发育异常,通常为常染色体显性遗传。牙本质发育不全Ⅰ型和Ⅱ型是通常所指的遗传性乳光牙本质,发病率1/8 000~1/6 000,乳牙和恒牙均可累及,病变严重程度和牙不同发育阶段有关,乳牙受累最严重,其次是恒切牙和第一磨牙;第二、第三磨牙较少累及[9-10]。

1.2.1 临床表现

刚萌出的牙形态正常,但颜色呈灰蓝色、棕色或琥珀色改变,有明显的乳光色和半透明改变。因为表层牙釉质缺乏内层正常牙本质的支持,在外力作用下极易折断和剥脱,暴露的脆弱牙本质很容易被磨耗,使得牙冠变短,同时继发增生的乳光牙本质,也使髓腔狭窄或闭塞。X线检查见病变牙呈球形牙冠,颈部紧缩、根细、呈线状或完全消失。

有时受累牙可见正常牙髓腔或牙髓腔明显增大,形成牙本质壁薄的壳状牙。X线显示乳恒牙可出现较大的髓腔和根管,表现为牙釉质厚度正常,但牙本质很薄,髓腔较大,薄的牙本质可见于整个牙或牙根部。壳状牙多见于乳牙的牙本质发育不全。

1.2.2 病理特征

釉牙本质界变异较大,釉质容易失去,牙本质小管少而不规则,球间牙本质增多。牙髓腔表面可见少数不规则的成牙本质细胞,有时细胞或牙髓残余被包埋于结构素乱的牙本质中。受累的乳牙髓腔往往不闭锁,形成菲薄的牙本质。

1.2.3 诊断

根据牙特有的乳光浅黄褐色、易磨耗和折裂,X线片呈典型的髓腔容积扩大,容易作出诊断。

1.2.4 候选致病基因

牙本质发育不全Ⅱ型、Ⅲ型和牙本质发育不良Ⅱ型属于常染色体显性遗传,牙本质涎蛋白(DSP)和牙本质磷蛋白(DPP)是牙本质基质中两种主要的非胶原蛋白,对牙本质形成和矿化起重要作用,是引起该病的关键基因[11]。

1.2.5 系统性遗传病与牙本质发育异常

由于牙本质和骨发育等存在一定的相似性,因此,一些影响骨发育的遗传性疾病,往往会影响牙本质的发育。

(1)家族性低磷血症佝偻病:牙发育异常,伴多发性牙周脓肿,但无龋坏、创伤、相应牙的牙周疾病。X线检查显示牙根发育不良,髓腔增大。

(2)胶原基因突变相关综合征:患牙表现为牙本质和牙釉质发育不全,如牙呈灰或棕色改变、牙釉质容易折裂及早期缺失,牙冠小,牙体磨损严重。X线显示乳牙和恒牙根短、收缩,乳牙和年轻恒牙髓腔迅速闭塞[12]。

(3)非胶原基因突变相关综合征:患牙呈黄、灰色变,球形牙冠,乳恒磨牙颈部显著缩窄,髓腔变小或狭窄,牙釉质和牙本质的硬度均较正常低。

1.3 牙骨质相关遗传性疾病

牙骨质增生是较为常见的牙骨质相关遗传病,其特点是大量继发性牙骨质沉积于牙根表面,孤立发生的遗传性牙骨质增生包括弥漫性牙骨质增生和巨大牙骨质瘤,其他造成牙骨质增生的有畸形性骨炎、致密性成骨不全、加德纳综合征等;其他一些非遗传因素也会造成牙骨质增生,如牙根炎症、牙自身的修复和无对合的伸长牙等。

1.3.1 弥漫性牙骨质增生

属于常染色体显性遗传病[13]。

(1)临床表现:颌骨无膨隆畸形,病变增大的同时,对应的颌骨组织萎缩,无牙区颌骨无改变,病变仅发生于有牙区颌骨,颌骨以外无类似病变。X线检查可见牙根周围不规则的密度增高。

(2)病理特征:见典型的表现,增生的牙骨质与牙根融合,病变无包膜,钙化程度与牙骨质相似,病变后期形成密度很高的死骨。

(3)诊断:根据X线片特有的牙根周围不规则的密度增高,骨小梁形态消失等特征,一般可以诊断。

1.3.2 巨大牙骨质瘤

巨大牙骨质瘤又称家族性巨大牙骨质瘤,为常染色体显性遗传病。临床表现为牙骨质的良性增生性病变,以上、下颌骨多发的骨质膨胀性生长为主要表现,上、下颌骨前部为好发区域,通常会出现明显的咬合紊乱和面部畸形,严重影响颌面部外形、口腔功能、视力和听力等功能。此外,还常伴发四肢反复长骨骨折等全身表现[14]。

2 牙周相关遗传性疾病

牙周组织由牙龈、牙周膜、牙槽骨和牙骨质组成。牙周组织的遗传病会导致牙龈肿胀出血、牙齿脱落等,有时也伴有全身症状。在此只介绍一些牙周组织异常导致牙脱落的系统性遗传病或综合征。

2.1 掌跖角化及牙周病综合征

掌跖角化及牙周病综合征(syndrome of keratosis palmoplantaris with periodontopathia)又称帕皮永 - 勒菲弗综合征(PLS),是一种罕见的常染色体隐性遗传病,致病基因定位于 11 号染色体,发病率为 0.1/10 万~0.4/10 万。临床特征是在发病早期出现乳恒牙的牙周组织破坏,手掌脚掌的皮肤过度角化,伴有牙周组织过早破坏的严重早发性牙周炎常导致患者乳牙和恒牙过早脱落,对细菌的易感性增加。牙龈肿胀、出血、口臭明显,随着最后一个乳磨牙的萌出,开始出现牙周组织的破坏,深牙周袋形成,牙槽骨吸收,导致牙脱落,牙受累与萌出的顺序基本一致,到 4 岁左右几乎所有乳牙均脱落。牙脱落后炎症减轻,牙龈恢复正常表现,一直维持到恒牙萌出时。恒牙萌出时,又重新出现牙周组织破坏的过程。14 岁左右大部分牙脱落。牙槽突通常彻底被破坏,但即使是在牙周破坏活动期,口腔中的其他组织仍可表现正常[15-16]。

2.2 遗传性牙龈纤维瘤病

遗传性牙龈纤维瘤病(HGF)又称牙龈纤维组织广泛性增生、家族性或特发性牙龈纤维瘤病。此病大多存在家族聚集性,为常染色体显性或隐性遗传,发病率无性别差异,偶有散发病例报道。该疾病具有高度的遗传异质性,不同的家系存在不同的致病基因,是一种罕见的以牙龈组织弥漫性、渐进性增生为主要特点的良性病变。发病率国内尚无确切报道。临床表现为全口牙龈呈弥漫性增生肥大,表面光滑或呈结节状,颜色和点彩与正常牙龈相同。质地硬如皮革,形似橡皮[17]。本病的诊断需要与其他原因引起的牙龈增生鉴别,如苯妥英钠、维拉帕米和环孢素等,再如炎症、妊娠、白血病以及服用一些药物引起的牙龈增生等。这些因素引起的牙龈增生一般不及遗传性牙龈纤维瘤病严重和显著。病史及临床检查有助于这类牙龈增生与遗传性牙龈纤维瘤病的鉴别。目前已知的

遗传性牙龈纤维瘤病基因突变谱见表 3-7-2。

表 3-7-2 遗传性牙龈纤维瘤病基因突变谱

编号	位置	遗传类型	所在基因名称	表型
1	2p23.3-p22.3	—	GINGF3	牙龈纤维瘤病 3 型
2	2p22.1	AD	SOS1	牙龈纤维瘤病 1 型
3	5q13-q22	—	GINGF2	牙龈纤维瘤病 2 型
4	11p15	—	GINGF4	牙龈纤维瘤病 4 型

注:AD 为常染色体显性遗传,—表示无此项。

3 牙数目和牙形态相关遗传性疾病

牙数目和牙形态异常在临床中较为常见,一些单基因遗传病、多基因遗传病均可出现牙数目和牙形态异常。多数情况下牙数目和牙形态异常可作为某些综合征的局部临床表型而出现,如颅骨锁骨发育不全征、少汗型外胚层发育不全征、牙 - 甲综合征和唐氏综合征等。

3.1 牙数目增多相关遗传性疾病

牙数目增多或称多生牙,是指牙列中多出一个或几个牙。最常发生的是上颌中切牙之间的正中牙,其次易发生多生牙的部位包括上下颌前磨牙区、上颌侧切牙区等。多生牙的形态多样,包括圆锥形、尖锥形、圆柱形、多尖形、不规则形等,有的多生牙形态接近正常。牙数目增多属于一种单独的表征,有时也是一些综合征的表现,孤立发生的多牙畸形为常染色体显性遗传。

3.1.1 颅骨锁骨发育不全征

颅骨锁骨发育不全征也称为 Marie Sainton 综合征,是一种少见的常染色体显性遗传性疾病,发病率约为1/10 万,具有明显的家族聚集性。临床表现为全身骨骼和牙齿发育不良。最典型的临床特征是囟门闭合迟缓或不闭合,锁骨发育不全,乳牙滞留、埋伏牙和多生牙。一般情况下,符合以上 3 点,即可作出临床诊断,应用染色体和基因分析可进一步确诊[18]。其主要候选致病基因是RUNX2,该基因定位于 6 号染色体,编码成骨特异性的转录因子[19-20]。

3.1.2 家族性腺瘤性息肉病

家族性腺瘤性息肉病(FAP)是以结直肠内生长大量腺瘤性息肉为主要特征的一种常染色体显性遗传病。牙齿表现为多生牙、埋伏牙、先天性缺牙、后牙牙根长而尖、牙瘤、牙骨质增生等[21]。其候选致病基因为APC;但目前对 APC 基因突变后导致牙异常的机制尚不清楚。目前已知的家族性腺瘤性息肉病突变谱见表 3-7-3。

表 3-7-3 家族性腺瘤性息肉病基因突变谱

编号	位置	遗传类型	所在基因名称	表型
1	1p34.1	AR	*MUTYH*	多发性大肠腺瘤
2	5q14.1	AR	*MSH3*	家族性腺瘤性息肉病
3	5q22.2	AD	*APC*	加德纳综合征
4	5q22.2	AD	*APC*	脑肿瘤息肉病综合征
5	5q22.2	AD	*APC*	大肠腺瘤性息肉病
6	16p13.3	AR	*NTHL1*	家族性腺瘤性息肉病

注:AR 为常染色体隐性遗传,AD 为常染色体显性遗传。

3.2 牙数目减少相关遗传性疾病

尽管牙缺失与环境因素有一定的关系,但先天缺牙和遗传因素仍然关系密切。在家族性的先天部分无牙中,以常染色体显性遗传较多见,并且临床表现变异较多。

单基因突变相关的先天性缺牙,也称家族性牙发育不全。此类牙缺失有明显的遗传异质性、相同的临床表型,在不同的个体,可能是由不同基因的改变或相同基因的不同改变引起。其中,*MSX1* 和 *PAX9* 基因与单纯先天缺牙有关。外胚层发育不良为 X 连锁隐性遗传,临床表现为全口无牙或部分无牙畸形。

3.3 牙形态异常相关遗传性疾病

3.3.1 牛牙症

指牙体大、牙根长度相对较短的病症。正常牙的牙冠和牙根有一定的比例关系,多根牙从根分叉到颈部交界的距离小于从牙颌面到牙颈部的距离,但牛型牙正好相反,根分叉到颈部交界的距离大于从牙颌面到牙颈部的距离,牙髓腔的位置向根方移动。牛牙症可以单独发生,也可以在综合征中出现,如毛发 - 牙 - 骨综合征、无汗型外胚层发育不良、牛型牙 - 少牙畸形和唐氏综合征等。

3.3.2 小牙畸形

多发生于上颌侧切牙,常为圆锥形牙,出现小牙畸形的遗传病较多,如毛发 - 牙 - 骨综合征、特纳综合征、皮肤异色病和外胚层发育不良等。

3.3.3 融合牙、畸形中央尖、牙内陷

多数人认为这些牙发育畸形与遗传有关,如在一些家系研究中发现,畸形中央尖呈常染色体显性遗传模式。

3.3.4 牙根过短与髓腔狭窄

临床表现为全口牙的牙根短而小,失去正常的冠根比例。牙根变短可能由某些单基因遗传病引起或为某些综合征的局部表现。如遗传性乳光牙本质,综合征如牙关节骨发育不良综合征。

3.3.5 遗传性全口牙的髓腔缺失或髓腔狭窄

主要和牙本质的异常增生有关。髓腔闭锁可出现在牙萌出前或萌出后。引起髓腔结构异常的单基因遗传病有 Ⅱ 型牙本质发育不良、遗传性乳光牙本质、成骨不全和家族性低磷酸血症佝偻病等。

第 3 节 口腔颌面部其他组织相关遗传病

1 颌骨相关遗传性疾病

1.1 巨颌症

巨颌症(CBM)又称家族性颌骨纤维异常增殖症。是一种良性、具有自限性的疾病。约 80% 的病例有家族性遗传倾向,为常染色体显性遗传[22]。主要特征为上、下颌骨呈对称性无痛性肿大。病变区纤维组织在骨髓腔中扩展生长,腐蚀骨皮质,致骨皮质变薄、易折。最常累及的部位为颌面骨、颅骨、股骨和腓骨等。

1.1.1 临床表现

幼儿期发病,男性较多见。一般情况下,2~5 岁开始发病,青春期最初 2 年表现为颌骨的快速膨隆;青春期后进展速度减慢;30 岁时开始发生骨改建。

病变主要侵犯下颌骨,多见于下颌角区,常为颌骨对称性肿大,下颌牙槽突膨胀,使舌抬起,影响语言、咀嚼、吞咽和呼吸。上颌也可被侵犯,若侵犯眶底,可将眼球抬高,露出巩膜。上颌受累者常同时伴有下颌骨的广泛受累。颌骨表面光滑或呈不规则形,乳牙移位,牙列不齐,牙间隙增大或牙缺失,有时伴有牙齿萌出困难。

1.1.2 X 线表现

颌骨对称性膨隆,可有多囊性密度减低区,边界清楚,有少量骨间隔,早期病变仅限于下颌磨牙区或下颌角,继而可向升支及喙突发展,骨皮质变薄甚至消失。上颌结节及上颌窦也可累及。常见多个未萌牙或移位牙位于囊性透射区。

1.1.3 病理特征

肉眼观察病变组织呈红褐色或灰褐白色,质脆易碎。镜下见病变处骨组织被富含血管的纤维结缔组织代替。成纤维细胞较多,纤维纤细,排列疏松,其间有大量弥漫性或灶性分布的多核巨细胞。病变后期纤维成分增多,巨细胞减少,同时可见新骨形成。

1.1.4 诊断

根据临床表现、X线特点以及家族史等方面协助巨颌症的诊断。

1.1.5 候选致病基因

巨颌症致病基因存在遗传异质性,除 *SH3BP2* 基因外,还存在其他的致病基因,确切分子机制尚不明确[23]。

1.2 骨硬化症

骨硬化症(osteopetrosis)又称石骨症,主要表现为全身弥漫性骨密度增高,其发病与破骨细胞功能降低导致的骨吸收功能障碍有关。骨质不能按正常代谢进行破骨与成骨,骨质持续形成并逐渐替代髓腔,一直扩展至骨皮质表面,使骨质极度致密且脆弱,并失去原来的结构,脆性增加,很容易发生骨折,多发性、反复性骨折是其临床特点[24-25]。

1.2.1 临床表现

牙萌出迟缓、先天性牙缺失、畸形牙、牙釉质发育不全、牙根停止发育、牙早期脱落、牙间隙增大以及错𬌗畸形等,颌骨弥漫性硬化可发生畸形,由于骨髓腔缩小,易发生骨髓炎,并大范围形成死骨。

1.2.2 X线检查

可见全身骨骼普遍硬化,骨质增厚,髓腔变窄或完全闭塞,颅骨变化主要在颅底,表现为密度均匀增加,增厚不明显,颅盖骨密度也可增大。颌骨皮质增厚,骨弥漫均匀硬化,骨髓腔被骨质所充填,牙槽骨硬板不明显。

1.2.3 病理特征

破骨细胞功能缺陷,钙化软骨基质和原始骨小梁重吸收变慢,以致软骨基质持续钙化,骨组织不能改建,钙化的软骨细胞堆积,骨质变得致密而硬脆。

1.2.4 诊断

根据患者全身弥漫性骨密度增高、易骨折及多发性骨折,以及X线特征等可以作出诊断。

1.2.5 候选致病基因

目前认为和常染色体隐性遗传的骨硬化症相关的致病基因包括 *CA-II*、*TCIRG1*、*CLCN7*、*OSTM1* 和 *PLEKHM* 等,所有这些基因和破骨细胞功能密切相关。目前已知的骨硬化症致病基因突变谱见表3-7-4。

1.3 成骨不全

成骨不全(OI)又称脆骨病,是一种累及骨骼、肌腱、韧带、牙本质和巩膜等的疾病,典型的特征是骨骼脆性增加、骨关节进行性畸形、蓝巩膜、牙本质发育不全及听力下降,是由于编码I型胶原的基因发生突变,造成胶原合成缺陷,而导致的骨基质形成不全,60%为常染色体显性遗传。

表 3-7-4 骨硬化症突变谱

编号	位置	遗传类型	所在基因名称	表型
1	6q21	AR	OSTM1	骨硬化症5型
2	7p15.2	AR	SNX10	骨硬化症8型
3	8q21.2	AR	TCIRG1	骨硬化症3型
4	13q14.11	AR	TNFSF11	骨硬化症2型
5	16p13.3	AR	CLCN7	骨硬化症4型
6	17q21.31	AR	PLEKHM1	骨硬化症6型
7	18q21.33	AR	TNFRSF11A	骨硬化症7型
8	11q13.2	AR	TCIRG1	骨硬化症1型

注:AR为常染色体隐性遗传。

1.3.1 临床表现

颌骨的皮质骨变薄,牙本质和牙釉质发育不全,易发生牙釉质折裂及早期丧失,牙本质易磨损,牙冠可磨损至牙槽嵴,牙冠小,牙根短,牙髓腔常闭塞。

1.3.2 病理特征

骨皮质变薄,骨小梁纤细稀疏,呈纵向排列,无交叉的骨小梁。骨髓腔内有许多脂肪及纤维组织,骨较正常短,周径变细,两端膨大。

1.3.3 诊断

根据骨脆弱、易骨折以及巩膜的颜色特点,可初步作出诊断。

1.3.4 候选致病基因

I型胶原基因突变是临床各型成骨不全的主要病因。90%的成骨不全是编码I型胶原的基因 *COL1A1* 或 *COL1A2* 发生突变而引起的常染色体显性遗传疾病;其余成骨不全则主要是由于调节I型胶原基因转录或翻译的基因发生突变所致,如 *CRTAP*、*LEPRE1*、*PPIB*、*SERPINH1*、*FKBP10* 等基因突变。目前已知的成骨不全突变谱见表3-7-5。

1.4 颅骨锁骨发育不全征

颅骨锁骨发育不全征为常染色体显性遗传,20%~40%表现为新突变。以锁骨缺如/发育不良、多生牙为主要特征,半数以上有家族史。

1.4.1 临床表现

面型圆短、小脸、额顶部突出,上颌骨、颧骨发育不全,鼻根宽、鼻梁塌陷,眼距宽。腭盖高拱,可伴有腭裂、腭黏膜下裂,下颌骨联合延迟、上颌骨发育不良等。

表 3-7-5   成骨不全突变谱

编号	位置	遗传类型	所在基因名称	表型
1	1p34.2	AR	*P3H1*	成骨不全Ⅷ型
2	3p22.3	AR	*CRTAP*	成骨不全Ⅶ型
3	5q33.1	AR	*SPARC*	成骨不全Ⅳ型
4	7q21.3	AD	*COL1A2*	成骨不全Ⅱ型
5	7q21.3	AD	*COL1A2*	成骨不全Ⅲ型
6	7q21.3	AD	*COL1A2*	成骨不全Ⅳ型
7	8p21.3	AR	*BMP1*	成骨不全ⅩⅢ型
8	9q31.2	—	*TMEM38B*	成骨不全ⅩⅣ型
9	11p15.5	AD	*IFITM5*	成骨不全Ⅴ型
10	11p11.2	AR	*OI16*	成骨不全ⅩⅥ型
11	11q13.5	AR	*SERPINH1*	成骨不全Ⅹ型
12	12q13.12	AR	*WNT1*	成骨不全ⅩⅤ型
13	12q13.13	AR	*SP7*	成骨不全ⅩⅡ型
14	15q22.31	AR	*PPIB*	成骨不全Ⅸ型
15	17p13.3	—	*SERPINF1*	成骨不全Ⅵ型
16	17q21.2	AR	*FKBP10*	成骨不全Ⅺ型
17	17q21.33	AD	*COL1A1*	成骨不全Ⅱ型
18	17q21.33	AD	*COL1A1*	成骨不全Ⅰ型
19	17q21.33	AD	*COL1A1*	成骨不全Ⅲ型
20	17q21.33	AD	*COL1A1*	成骨不全Ⅳ型

注:AR 为常染色体隐性遗传,AD 为常染色体显性遗传,一表示无此项。

乳牙萌出正常,除第一恒磨牙和其他个别牙外,多数恒牙不能正常萌出。正常恒牙牙冠形成后,牙板再次形成多生牙,在上颌中切牙和尖牙部发生率较高。乳牙吸收缓慢或恒牙萌出受阻,这些特征与骨吸收障碍有关。恒牙根的形态异常出现于萌出停止之后。

1.4.2   病理特征

骨质出现硬化特征,骨细胞和成骨细胞稀少,细胞间缺乏结合质,骨髓腔较小,其中血管少,呈显著的纤维性变。

1.4.3   诊断

根据临床表现和病理特征作出诊断。

1.4.4   候选致病基因

RUNX2 基因突变在颅骨锁骨发育不全征患者中的检出率为 65%~80%,在家系患者中的检出率高于散发病例。*RUNX2* 定位于 6 号染色体,又称为 *CBFA1* 基因,编码成骨特异性的转录因子。

1.5   下颌面骨发育不全

又称多发性面部异常综合征或第一鳃弓综合征,是常染色体显性遗传。患者呈特征性的鸟面容,睑裂斜向下外方,下睑缺损呈切迹状。面骨发育不良,尤以下颌骨和颧骨发育不良显著,正常颧骨隆突消失,小颌畸形、巨口畸形,整个面部呈鱼样,面部瘘管。腭高拱,牙齿排列异常,唇裂。

2   遗传性的颌骨肿瘤或瘤样病变

2.1   痣样基底细胞癌综合征

痣样基底细胞癌综合征又称 Meier-Gorlin 综合征,为常染色体显性遗传。病变累及牙、颌骨、皮肤、眼、生殖、神经 6 个主要器官、系统,约有 38 种异常的表型。其特征是多发性基底细胞痣或基底细胞癌、颌骨多发性囊肿、肋骨畸形、颅内钙化、皮肤异常、其他肿瘤等。

2.1.1   临床表现

颌骨牙源性角化囊肿,下颌骨多于上颌骨,单发或多发,常为双颌同时累及;痣样基底细胞癌,主要发生于面部、颈部、躯干上部、眶周、眼睑、鼻、颧突等部位,上唇为面部最常发部位,一般为单侧,多数病损处于静止状态;肋骨畸形,包括分叉肋、融合肋、肋骨发育不全或部分缺失;颅内钙化,最常见为大脑镰钙化,其次为小脑幕钙化。

2.1.2   病理特征

基底细胞痣病理改变差异很大,由良性至晚期溃疡性基底细胞癌。

2.1.3   诊断

根据多发性基底细胞痣、颌骨多发性囊肿、脊柱和肋骨畸形、颅内钙化即可进行诊断。

2.1.4   候选致病基因

痣样基底细胞癌综合征具有常染色体显性遗传特征,主要与肿瘤抑制基因 *PTCH* 和 *PTCH2* 突变有关,还与 sonic hedgehog 信号通路相关基因突变相关。目前已知的痣样基底细胞癌综合征致病基因突变谱见表 3-7-6。

表 3-7-6　痣样基底细胞癌综合征突变谱

编号	位置	遗传类型	所在基因名称	表型
1	9q22.3	AD	*PTCH*	Meier-Gorlin 综合征 1 型
2	1p32-1p34	AD	*PTCH2*	Meier-Gorlin 综合征 1 型
3	1p32.3	AR	*ORC1*	Meier-Gorlin 综合征 1 型
4	2q23.1	AR	*ORC4*	Meier-Gorlin 综合征 2 型
5	6p22.3	—	*GMNN*	Meier-Gorlin 综合征 6 型
6	12q13.12	AD	*WNT10B*	牙齿发育不全, 选择性, 表型 8
7	16q11.2	AR	*ORC6*	Meier-Gorlin 综合征 3 型
8	16q24.3	AR	*CDT1*	Meier-Gorlin 综合征 4 型
9	17q21.2	AR	*CDC6*	Meier-Gorlin 综合征 5 型

注:AD 为常染色体显性遗传,AR 为常染色体隐性遗传,一表示无此项。

2.2　多骨性骨纤维异常增殖症

多骨性骨纤维异常增殖症又称奥尔布赖特综合征或骨纤维结构不良,其特征是纤维组织增生并通过化生而成骨,形成的骨为幼稚的交织骨。若多骨发病伴有皮肤色素沉着和内分泌紊乱,特别是性早熟,称为奥尔布赖特综合征。好发年龄为 11~30 岁,一般在儿童期发病,常于青年或成年时就诊。好发部位为股骨和胫骨,其次为颌骨和肋骨。通常正常骨组织被吸收,而代之以均质梭形细胞组成的纤维组织和发育不良的网状骨骨小梁,可能系网状骨未成熟期骨成熟停滞,导致出生后网状骨支持紊乱,或构成骨的间质分化不良所致。

多骨性骨纤维异常增殖症分为两种类型:Jaffe-Lichtenstein 型,见于任何年龄,女性略多于男性,存在两处以上的病变,常伴有皮肤的褐色斑样色素沉着;McCune-Albright 型,多见于年轻女性,多数骨骼受侵,皮肤的色素沉着和女性性早熟等内分泌异常是本疾病的特征,常伴有垂体前叶的腺瘤,主要侵犯颌面部诸骨和颅骨。

2.2.1　临床表现

症状较轻,病程较长,可长达数年或数十年之久。多数患者的主要症状是轻微疼痛、肿胀以及局部压痛,如果病变范围大,可出现关节功能障碍。受累骨的强度受到明显影响,肢体可出现弯曲畸形,病理性骨折是常见的并发症。许多患者因病理性骨折而发现本病,少数无症状者可因拍摄 X 线片而偶然发现。骨纤维异常增殖症分为 3 型,即单发型、多发型和内分泌紊乱型。其表现各不相同,但肿块、畸形、病理骨折是其主要症状。病变骨膨胀变形,在浅表骨表现明显,并可产生轻微疼痛。病

变使骨质强度减弱,可出现各种弯曲畸形,下肢常因负重而发生髋内翻、膝外翻或膝内翻等畸形,约有 2/3 的患者发生病理性骨折,有时仅为皮质骨的裂纹骨折,有时是完全性骨折。

2.2.2　病理特征

骨小梁发育异常,被纤维组织替代。病变组织大体呈白色、灰白色或苍黄色,比正常骨组织稍软,切割时有含砂感或弹性感,巨大骨损害多从骨髓向外侵蚀和扩展,管状骨和扁平骨的骨皮质仅留两层薄壳,去除外壳如去包膜。镜下见网状骨骨小梁的大小、形状和分布不一,无规律地包埋于质地疏松或致密的富含细胞和血管的结缔组织中。骨小梁变异较大,多呈球形,在横切面呈曲线形、C 形或弓形,边缘不规则,骨细胞腔隙宽阔。骨小梁由粗纤维的原骨构成,紧密排列形成骨网。

2.2.3　诊断

病程缓慢,症状较轻,出现较晚,疼痛为主要症状。X 线片显示长骨骨干或干骺端的磨砂玻璃样改变,皮质往往膨胀变薄,或有病理性骨折。病理检查病损内含有大量纤维组织和不等量的交织骨,纤维组织和骨小梁有移行。

2.2.4　候选致病基因

多数学者认为本病是由原始间叶组织发育异常、骨骼内纤维组织异常增生所致,致病基因不明确。

2.3　遗传性牙源性角化囊肿

又称颌骨角化囊肿。具有特征性病理改变、少见的生长方式和较高的复发率,多发生于亚裔人群。

2.3.1　临床表现

多见于青少年。初期无自觉症状,若继续生长,骨质逐渐向周围膨胀,则形成面部畸形,根据不同部位可出现相应的局部症状。发病年龄以 20~30 岁最多见,多发于下颌骨,好发部位为下颌角、下颌升支及下颌体后部,且常为多发性。常见症状为颌骨无痛性膨胀,继发感染时有溢脓或干酪样物流出,牙齿可因囊肿出现继发性的挤压、移位等。

2.3.2　病理特征

囊肿由复层鳞状上皮衬里,一般较薄,由 4~8 层厚度均匀的立方或柱状细胞组成,呈栅栏排列,一般无上皮钉突,当伴发感染时,可出现钉突。囊壁的上皮肌纤维包膜均较薄,在囊壁的纤维包膜内有时含有子囊或上皮岛,囊内为白色或黄色的角化物或油脂样物质。

2.3.3　诊断

根据病史及临床表现作出诊断。X 线显示为一清晰圆形或卵圆形的透明阴影,边缘整齐,周围常呈一明显的白色骨质反应线,但角化囊肿有时边缘不整齐。

3　唾液腺相关遗传性疾病

唾液腺相关的遗传病较少见，通常也是一些系统性遗传病在唾液腺的局部表现，主要有唾液腺发育异常和唾液腺移位。

3.1　先天性唾液腺缺失

先天性唾液腺缺失又称泪腺和唾液腺发育不全。临床表现为口干，重症者随时需含水。口腔黏膜干燥，黏膜面光滑或粗糙。唇及口角常发生皲裂。因缺乏唾液冲洗，易引发环状龋。

3.2　干燥综合征

干燥综合征又称舍格伦综合征。病因不明，为常染色体隐性遗传，目前认为该病属于慢性炎症性自身免疫病，其基本病变为以唾液腺和泪腺为主的外分泌腺体受到淋巴细胞和浆细胞浸润而被损伤，导致唾液和泪液分泌量显著减少，以致患者出现口干和眼干等突出的临床表现。根据口干、眼干、关节炎等症状即可诊断[26-27]。

4　口腔黏膜相关遗传性疾病

口腔黏膜相关的遗传性疾病较多，某些存在特征性的表现，也是较容易发现的遗传性口腔疾病之一；但同时这些疾病也存在很多共性特征，较难鉴别诊断。

4.1　大疱性表皮松解症

大疱性表皮松解症包括几种涉及皮肤和口腔等黏膜的水疱性疾病。用于描述一组以皮肤和黏膜对机械损伤易感并形成大疱为特征的多基因遗传性皮肤病。

4.1.1　分类

根据大疱发生的位置，结合相关的临床体征和遗传类型可分为以下几方面：

（1）Ⅰ型：单纯型，又称为表皮内型，局限型。特征为无瘢痕形成，可有常染色体显性遗传、隐性遗传及伴性遗传的不同类型。皮损为大小不等的大疱和水疱，无棘层松解征，愈后不留瘢痕，可留有暂时性色素沉着。受累患儿生长发育正常。毛发、甲、牙、黏膜很少受累。至青春期可获改善。

（2）Ⅱ型：结合型或交界型。主要特征为皮肤萎缩，为常染色体隐性遗传，损害为松弛的大疱，棘层松解征阳性，愈后留有萎缩性瘢痕，常伴发粟粒疹，有色素障碍。身体和智力发育正常。毛发、牙常不累及。

（3）Ⅲ型：真皮型，又称为营养不良型。特征为皮肤萎缩和瘢痕形成，为常染色体显性或隐性遗传。损害除

松弛的大水疱外，常有血疱，棘层松解征阳性，愈后留有萎缩性瘢痕和色素障碍，黏膜易受累。随侵犯部位不同，可有失音、吞咽困难、唇龈挛缩等表现。并有甲和牙发育不良，毛发脱落及侏儒、爪手、假性并指等畸形。有癌变倾向。

（4）Ⅳ型：获得性（非遗传性），包括各种获得性大疱性表皮松解症。

4.1.2　临床表现

手、足是最常受累的部位，面部、颈部、四肢及躯干都有可能出现病变。口腔表现：Ⅱ型和Ⅲ型大疱性表皮松解症中的多数亚型有口腔黏膜病损，多见于软硬腭交界处、舌部，血性，易破溃。大疱重复出现，瘢痕形成，可导致舌萎缩、舌粘连、前庭沟消失、口周狭窄。部分患者伴随牙釉质发育不全，有小陷凹，易于龋坏，萌出延迟。

4.1.3　病理特征

营养不良型大疱发生于基底膜下方，上皮与结缔组织分离，其间有凝血块，上皮在此区变薄，结缔组织乳头血管扩张，有炎症细胞浸润。

4.1.4　诊断

根据本病的临床特点、遗传学类型和活组织检查可确诊。

4.1.5　候选致病基因

营养不良型大疱性表皮松解症是由于染色体3p21上的Ⅶ型胶原基因 COL7A1 突变导致Ⅶ型胶原合成减少或者缺失引起，使皮肤在机械创伤或表皮摩擦时，发生表皮与真皮的分离，严重时全身泛发皮肤黏膜水疱糜烂、多系统受累、皮肤鳞癌等严重致死性表现。其致病基因明确，能为临床基因诊断和产前诊断提供依据和保障。在妊娠早期对患者下一代进行胎儿 DNA 筛查，准确率可达98%[28-30]。

4.2　白色海绵状斑痣

白色海绵状斑痣（WSN）又称遗传性黏膜白色角化症，是一种罕见的良性常染色体显性遗传疾病。此病的特征为黏膜白色海绵状斑痣，主要发生于口腔黏膜、颊黏膜，其他黏膜不同程度受累。

4.2.1　临床表现

本病具有家族性特征，婴儿期即可发病，至青春期达到高峰[31]。好发于颊黏膜、唇、口底、舌和牙龈。病损对称，偶有单发。皮损为珍珠样白色或灰白色，高起于黏膜，发生于颊黏膜者为厚的、白色的、柔软的海绵状皱褶，四环素和青霉素可加重皮损。表面角化层有时脱落，形成粗糙表面，但不同于白斑的表面粗糙发硬。

4.2.2　病理特征

上皮显著增厚但层次分明，表层细胞角化不全。基底细胞增生但分化良好。棘细胞层增厚，有丝分裂增

多,细胞肿胀与空泡变性。部分细胞核固缩及单个细胞角化。

4.2.3　诊断

根据临床特点和组织学检查,可以诊断此病。

4.2.4　候选致病基因

白色海绵状斑痣患者角蛋白 K4、K13 缺陷及其基因突变类型多变,没有固定的规律可循,需要继续深入研究以探明其致病规律[32]。

4.3　舌相关遗传性疾病

人类的舌不仅能感受味觉和辅助进食,还是语言的重要器官。人类全身上下,最强韧有力的肌肉就是舌头。舌乳头上皮细胞经常轻度角化脱落,与唾液和食物碎屑混合而形成一层白色薄苔,称为舌苔。哺乳类动物的舌主要功能为味觉,另外还有吸吮、舔食、搅拌食物和帮助吞咽等功能。舌相关遗传性疾病在临床上较多见,下面就简单介绍几种。

4.3.1　地图样舌

地图样舌(GT)也称游走性舌炎或局限性剥脱性舌炎,是一种浅层的慢性边缘性剥脱性舌炎。病损表现常在舌面的不同部位,并可变换大小和形状,具有游走性的特点,故又称之为游走性舌炎。

(1)临床表现:在舌表面黏膜出现部分丝状乳头萎缩消失,起初为点状,逐渐扩大形成圆形、椭圆形或不规则形的红色光滑区,似舌黏膜剥脱掉一片,而其周围的丝状舌乳头则角化增生,呈现增厚稍隆起的黄白色边缘,因此,在舌面正常黏膜与病变区黏膜间轮廓清晰,形似地图状,故称为地图样舌。由于丝状舌乳头可以边剥脱边修复,故剥脱区的大小、形状可能经常变化,有时只有一片剥脱区,有时多个剥脱区同时存在,相互融合波及整个舌面。

地图样舌患儿一般没有明显的自觉症状,病变区较大时对刺激性的食物如辣的、酸的食物比较敏感,可有轻度烧灼感或刺痒感。有部分患儿合并裂纹舌,在舌背上形成较深而弯曲的沟,有的家长见到后会比较紧张。本病可间歇缓解,有一定的自限性,即剥脱的丝状舌乳头可自行修复,使舌黏膜表面完全恢复正常。但仍可间歇性发作,有的病程可以长达数年,甚至到成年,部分患儿可随着年龄的增长而自愈。

(2)病理特征:舌部病损区黏膜下层的急性及慢性炎症浸润,上皮细胞水肿,嗜中性粒细胞形成微脓肿。病损的白色增厚区域表现为上皮下嗜中性粒细胞浸润、微脓肿、白细胞入侵上皮层、上皮内水肿、细胞连接破坏、上皮细胞内糖原沉积以及表层细胞脱落等。红斑区域表现为上皮下层及上皮层单核细胞浸润,出现两种类型基底层细胞(典型的基底层细胞或者不成熟的基底层细胞),棘细胞层内形成细丝束状,颗粒层缺失,表层不完全角化。两者的区别是红斑区域丝状乳头消失。

(3)诊断:地图样舌的诊断基于临床检查结果及病史。根据病变好发于舌尖、舌中央和舌缘,特征性的舌圆形或椭圆形红斑,以及游走性特征即可诊断。单纯的地图样舌不主张治疗,因为它对人体没有明显损害,若有疼痛和其他并发症,可以对症治疗。

(4)候选致病基因:地图样舌是一种多基因遗传病。人类白细胞抗原(HLA)中的 HLA-A、HLA-B、HLA-DR、HLA-Cw6 可能与该疾病的发生有关[33]。

4.3.2　裂纹舌

裂纹舌(fissured tongue)又称阴囊舌、脑回舌或皱褶舌,以舌背不同形态、不同排列、不同深浅长短、不同数目的沟纹或裂纹为特征。裂纹舌是一种常见的口腔黏膜疾病,病因不清,可能与年龄、地理环境、人种、营养因素及遗传因素有关;也可能是某些全身疾病在舌黏膜上的表现;其他因素如病毒感染、迟发性变态反应、苔藓样变等也会引起裂纹舌,并存在较大的个体差异。目前多采用局部对症和针对病因的治疗,但效果并不理想,患者痛苦难耐。近年来,中药免疫法治疗裂纹舌越来越受到重视,并取得了一定的疗效。

(1)临床表现:舌背表面出现不同形态的裂隙,裂纹大小、数目、形态及深度不一。有时需舌伸出向下卷曲或刷牙轻咬才能看得清晰。舌背中央呈前后向、深纵形脉纹裂隙,两旁分叉若干且较浅,对称排列,支脉裂隙伸向两旁舌缘,犹如叶脉状。脑纹舌,沟纹则迂回舌背,如大脑沟回。舌裂隙内上皮完整,乳头大部分存在,多无明显不适,如上皮受到损伤破坏,经微生物感染,易发生炎症,出现对各种刺激敏感的症状。舌体肥大,可形成巨舌。

(2)病理特征:沟纹可深达黏膜下层或肌层,沟纹表面上皮增生角化,上皮钉突增长,形状不规则;某些区域表皮明显变薄,无角化层。炎症时可见淋巴细胞、浆细胞浸润,毛细血管扩张和组织水肿。扫描电镜可见丝状乳头、菌状乳头明显改变,乳头呈半球状或矮柱状,形成机制可能是由于上皮细胞内折成裂隙,裂隙逐渐加深、增宽和延长。

(3)诊断:根据临床表现可以诊断本病。

(4)候选致病基因:与地图样舌类似,裂纹舌也是多基因遗传病,与人类白细胞抗原基因有关,但具体的遗传机制还不是很明确[34-35]。

结　语

口腔遗传性疾病种类多而复杂,对疾病的精确诊断提出了挑战。通过对疾病的分类研究,可逐渐掌握遗传性疾病的发病机制,利用这些规律指导临床诊断、实验室检查、治疗处理及预防教育等,从而降低口腔遗传性疾病的发病率。

（陈刚　张瑱　陈万涛）

参考文献

[1] 段小红.口腔遗传病学.北京:人民卫生出版社,2012.

[2] ALACHIOTI X S,DIMOPOULOU E,VLASAKIDOU A,et al.Amelogenesis imperfecta and anterior open bite:etiological, classification,clinical and management interrelationships.J Orthod Sci,2014,3(1):1-6.

[3] ZHANG C,SONG Y,BIAN Z.Ultrastructural analysis of the teeth affected by amelogenesis imperfecta resulting from FAM83H mutations and review of the literature.Oral Surg Oral Med Oral Pathol Oral Radiol,2015,119(2):e69-76.

[4] KIM Y J,KIM Y J,KANG J,et al.A novel AMELX mutation causes hypoplastic amelogenesis imperfecta.Arch Oral Biol,2017, 76 :61-65.

[5] SMITH C E,HU Y,HU J C,et al.Ultrastructure of early amelogenesis in wild-type,Amelx-/-,and Enam-/-mice:enamel ribbon initiation on dentin mineral and ribbon orientation by ameloblasts. Mol Genet Genomic Med,2016,4(6):662-683.

[6] KRIPNEROVA T,KRULISOVA V,PTAKOVA N,et al.Complex morphological and molecular genetic examination of amelogenesis imperfecta:a case presentation of two Czech siblings with a non-syndrome form of the disease.Neuro Endocrinol Lett,2014,35(5): 347-351.

[7] CHERKAOUI J I,LYAHYAI J,GUAOUA S,et al.Novel splice site mutation in CNNM4 gene in a family with Jalili syndrome.Eur J Med Genet,2017,60(5):239-244.

[8] AL-BATAYNEH O B.Tricho-dento-osseous syndrome:diagnosis and dental management.Int J Dent,2012,2012 :514692.

[9] LI F,LIU Y,LIU H,et al.Phenotype and genotype analyses in seven families with dentinogenesis imperfecta or dentin dysplasia. Oral Dis,2017,23(3):360-366.

[10] BELTRAME A P,ROSA M M,NOSCHANG R A,et al.Early rehabilitation of incisors with dentinogenesis imperfecta type Ⅱ-case report.J Clin Pediatr Dent,2017,41(2):112-115.

[11] ARNOLD P,KOOPMANN L,PETERS F,et al.Deficiency of the DSPP-cleaving enzymes meprin α and meprin β does not result in dentin malformation in mice.Cell Tissue Res,2017,367(2): 351-358.

[12] ZHANG H,YUE H,WANG C,et al.［Corrigendum］Clinical characteristics and the identification of novel mutations of COL1A1 and COL1A2 in 61 Chinese patients with osteogenesis imperfecta.Mol Med Rep,2017,15(2):1002.

[13] D'INCAU E,COUTURE C,CRÉPEAU N,et al.Determination and validation of criteria to define hypercementosis in two medieval samples from France(Sains-en-Gohelle,AD 7th-17th century;Jau-Dignac-et-Loirac,AD 7th-8th century).Arch Oral Biol,

2015,60(2):293-303.

[14] JIN X,JING H,LIU Y,et al.Familial gigantiform cementoma on 99mTc MDP bone scintigraphy.Clin Nucl Med,2016,41(11): 896-898.

[15] CHAUBAL T,BAPAT R,WADKAR P.Papillon lefevre syndrome.QJM,2017,110(8):527.

[16] ASLAM A,OVAIS N,RIAZ M U,et al.Papillon-Lefevre syndrome:prosthodontic rehabilitation of oral function.J Coll Physicians Surg Pak,2016,26(10):872.

[17] ALMIÑANA-PASTOR P J,BUITRAGO-VERA P J,ALPISTE-ILLUECA F M,et al.Hereditary gingival fibromatosis:characteristics and treatment approach.J Clin Exp Dent,2017,9(4):e599-599e602.

[18] DINÇSOY B F,DINÇKAN N,GÜVEN Y,et al.Cleidocranial dysplasia:clinical,endocrinologic and molecular findings in 15 patients from 11 families.Eur J Med Genet,2017,60(3):163-168.

[19] ZENG L,WEI J,HAN D,et al.Functional analysis of novel RUNX2 mutations in cleidocranial dysplasia.Mutagenesis,2017, 32(4):437-443.

[20] CHOPIN M,PRESTON S P,ATL L,et al.RUNX2 Mediates plasmacytoid dendritic cell egress from the bone marrow and controls viral immunity.Cell Rep,2016,15(4):866-878.

[21] ALMEIDA F T,PACHÊCO-PEREIRA C,PORPORATTI A L, et al.Oral manifestations in patients with familial adenomatous polyposis:a systematic review and meta-analysis.J Gastroenterol Hepatol,2016,31(3):527-540.

[22] TSODOULOS S,ILIA A,ANTONIADES K,et al.Cherubism:a case report of a three-generation inheritance and literature review. J Oral Maxillofac Surg,2014,72(2):405.e1-9.

[23] YOSHITAKA T,MUKAI T,KITTAKA M,et al.Enhanced TLR-MYD88 signaling stimulates autoinflammation in SH3BP2 cherubism mice and defines the etiology of cherubism.Cell Rep, 2014,8(6):1752-1766.

[24] 汪璐璐.骨硬化症的口腔颌面部特征及其相关治疗.临床口腔医学杂志,2013,29(5):317-319.

[25] DETAILLEUR V,VANSTEENKISTE G,RENARD M,et al.Dental care approach in patients with osteopetrosis.Eur Arch Paediatr Dent,2016,17(6):435-443.

[26] NAIR J J,SINGH T P.Sjogren's syndrome:review of the aetiology,pathophysiology & potential therapeutic interventions.J Clin Exp Dent,2017,9(4):e584-584e589.

[27] GOULES A V,TZIOUFAS A G.Primary Sjögren's syndrome: clinical phenotypes,outcome and the development of biomarkers. Autoimmun Rev,2016,15(7):695-703.

[28] ATANASOVA V S,JIANG Q,PRISCO M,et al.Amlexanox enhances premature termination codon read-through in COL7A1 and expression of full length type Ⅶ collagen:potential therapy for recessive dystrophic epidermolysis bullosa.J Invest Dermatol, 2017,137(9):1842-1849.

[29] SHINKUMA S,MASUNAGA T,MIYAWAKI S,et al.A case of recessive dystrophic epidermolysis bullosa with a novel c.6885_6898del14 mutation in the COL7A1 gene.J Dermatol Sci,

2017,88（1）:139-141.

[30] WATSON K D,SCHOCH J J,BEEK G J,et al.Compound hetero-zygosity of dominant and recessive COL7A alleles in a severely affected patient with a family history of dystrophic epidermolysis bullosa:clinical findings,genetic testing,and treatment implica-tions.Pediatr Dermatol,2017,34（2）:166-171.

[31] SANJEETA N,NANDINI D B,PREMLATA T,et al.White sponge nevus:report of three cases in a single family.J Oral Max-illofac Pathol,2016,20（2）:300-303.

[32] CAI W,CHEN Z,JIANG B,et al.Keratin 13 mutations associated with oral white sponge nevus in two Chinese families.Meta Gene,2014,2:374-383.

[33] PICCIANI B L,DOMINGOS T A,TEIXEIRA-SOUZA T,et al.Geographic tongue and psoriasis:clinical,histopathological,immunohistochemical and genetic correlation-a literature review.An Bras Dermatol,2016,91（4）:410-421.

[34] GONZAGA H F,MARCOS E V,SANTANA F C,et al.HLA alleles in Brazilian patients with fissured tongue.J Eur Acad Der-matol Venereol,2013,27（2）:e166-170.

[35] PICCIANI B L,SOUZA T T,SANTOS V C,et al.Geographic tongue and fissured tongue in 348 patients with psoriasis:correla-tion with disease severity.ScientificWorldJournal,2015,2015:564326.

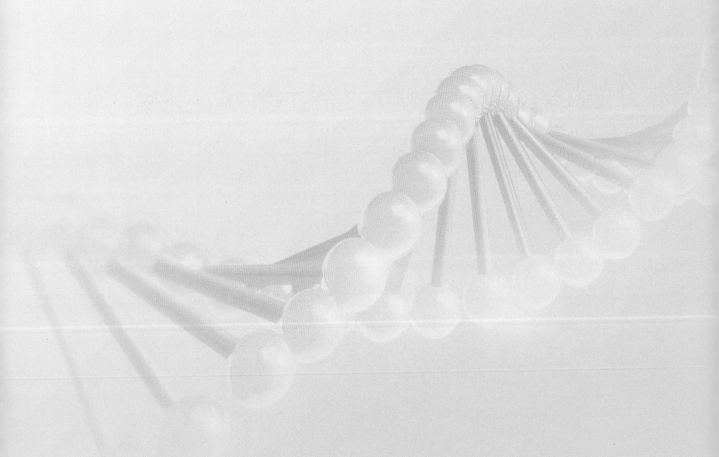

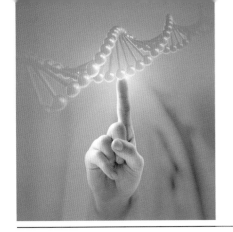

第**8**章

眼病的遗传咨询

缩写	英文全称	中文全称
ERG	electroretinogram	视网膜电图
FFA	fundus fluorescein angiography	荧光素眼底血管造影
LTBP2	latent transforming β binding protein 2	潜在转化 β 结合蛋白 2
NGS	next generation sequencing	新一代测序
OMIM	Online Mendelian Inheritance in Man	在线人类孟德尔遗传
RP	retinitis pigmentosa	视网膜色素变性
RPE	retinal pigment epithelium	视网膜色素上皮

引言

与遗传相关的眼部疾病很多,从眼前节的角膜、巩膜、虹膜、晶状体到眼后节的玻璃体、视网膜、脉络膜,以及眼睑、结膜、眼外肌等各种眼附属器官可受累。目前已知眼遗传病与全身性系统性疾病有眼部表现的疾病共约608种。主要分为以下几类:①基因病,包括单基因或多基因的异常,如视网膜色素变性、先天性白内障、高度近视、马方综合征等;②染色体病,包括染色体结构和功能的异常,如唐氏综合征伴眼部外形改变、部分视网膜母细胞瘤等;③线粒体遗传病,如Leber遗传性视神经病变。本章主要介绍四种在中国人群中最为常见的单基因遗传眼病。

第1节 | 视网膜色素变性

1 疾病概述

视网膜色素变性(RP)[OMIM# 268000]是一种常见的眼科单基因遗传性疾病,是失明的主要原因之一[1]。RP是由光感受器(photoreceptor)视杆细胞(rod cell)和视锥细胞(cone cell),或视网膜的视网膜色素上皮(RPE)细胞异常导致的进行性视力丧失,是视网膜营养不良的一种形式[2]。RP可分为非综合征型(nonsyndromic RP)和综合征型(syndromic RP)。非综合征型RP是指病变仅累及眼,综合征型RP病变累及多器官,导致多功能障碍。世界范围内非综合征型RP发病率为1/3 000~1/7 000,我国的发病率约为1/3 500[2]。非综合征型RP为本节重点介绍内容。

1.1 遗传方式

非综合征型RP其遗传模式较为复杂。50%~60%的RP表现为常染色体隐性遗传模式,30%~40%的患者表现为常染色体显性遗传模式,5%~15%的患者则表现为X连锁遗传模式,极少数病例表现为双基因遗传(digenic inheritance)[1]。在RP的致病基因中,*PRPH2*及*ROM1*两个基因可以引起双基因显性遗传。*PRPH2*基因编码一

个36kD的糖蛋白,分布于视网膜的视锥细胞和视杆细胞的外节段,*ROM1*的表达模式与*PRPH2*相似。在这种遗传模式中,单独的*PRPH2*基因突变或单独的*ROM1*基因突变不会引起任何症状,只有两个基因同时突变,才可引起显性遗传的RP[3]。

1.2 病因及致病机制

目前已鉴定的RP疾病基因能解释60%~70%的RP大家系,约50%的散发病例。目前在线人类孟德尔遗传(OMIM)已收录65个RP致病基因。致病基因见表3-8-1。

RP主要是一种由致病基因突变导致的光感受器的视杆细胞死亡,并可进一步累及视锥细胞,或视网膜的视网膜色素上皮细胞的异常导致的进行性视力丧失。目前发现的RP基因中,它们的功能涉及光电信号级联(phototransduction cascade)、维生素A的代谢(vitamin A metabolism)、细胞结构或细胞骨架(structural or cytoskeletal)、RNA内含子剪切(RNA intron-splicing factors)等。光电信号级联相关基因包括*RHO*、*PDE6A*、*PDE3B*、*CNGA1*、*CNGB1H*和*SAG*等,这些基因的突变主要导致视觉传导的光电转化级联受阻,抑制蛋白结合到磷酸化的视紫红质,使光激活的视紫红质失活,从而终止了光诱导的级联反应。维生素A代谢相关的基因包括*ABCA4*、*RLBP1*、*RPE65*、*LRAT*和*RGR*,这些基因主要编码转运蛋白,基因突变导致从血清转运到视网膜的维生素A不足而引发RP[2]。

2 主要临床症状

RP初期普遍的临床症状是暗光适应障碍或夜盲症(nyctalopia or night blindness),始见于儿童或青少年期,至青春期症状加重,视野逐渐收缩,至中年或老年,黄斑受累致中心视力减退,甚或严重障碍而失明。通常双眼发病[1]。

暗适应检查早期视锥细胞功能正常,视杆细胞功能下降,晚期视杆细胞功能丧失,也累及视锥细胞。视野早期有环形暗点,位置与赤道部病变相符,之后环形暗点向中心和周边逐渐扩大。疾病后期,视野逐渐缩小,视物范围缩小,最后中心视力消失,形成管状视野。黄斑部至晚期也可被累及,视网膜萎缩,脉络膜大血管明显可见,呈豹纹状眼底[1]。

表 3-8-1　在线人类孟德尔遗传（OMIM）数据库收录的视网膜色素变性致病基因

表型	表型 OMIM#	基因	染色体定位	基因 OMIM#	遗传方式
RP59	613861	DHDDS	1p36.11	608172	AR
RP76	617123	POMGNT1	1p34.1	606822	AR
RP20	613794	RPE65	1p31.3	180069	AR
RP19	601718	ABCA4	1p22.1	601691	AR
RP18	601414	PRPF3	1q21.2	607301	AD
RP35	610282	SEMA4A	1q22	607292	AD、AR
RP12	600105	CRB1	1q31.3	604210	AR
RP67	615565	NEK2	1q32.3	604043	AR
RP39	613809	USH2A	1q41	608400	AR
RP75	617023	AGBL5	2p23.3	615900	AR
RP58	613617	ZNF513	2p23.3	613598	AR
RP71	616394	IFT172	2p23.3	607386	AR
RP54	613428	C2orf71	2p23.2	613425	AR
RP28	606068	FAM161A	2p15	613596	AR
RP33	610359	SNRNP200	2q11.2	601664	AD
RP38	613862	MERTK	2q13	604705	AR
RP26	608380	CERKL	2q31.3	608381	AR
RP47	613758	SAG	2q37.1	181031	AR
RP55	613575	ARL6	3q11.2	608845	AR
RP56	613581	IMPG2	3q12.3	607056	AR
RP4	613731	RHO	3q22.1	180380	AD、AR
RP61	614180	CLRN1	3q25.1	606397	AR
RP68	615725	SLC7A14	3q26.2	615720#	AR
RP40	613801	PDE6B	4p16.3	180072	AR
RP41	612095	PROM1	4p15.32	604365	AR
RP49	613756	CNGA1	4p12	123825	AR
RP43	613810	PDE6A	5q32	180071	AR
RP62	614181	MAK	6p24.2	154235	AR
RP14	600132	TULP1	6p21.31	602280	AR
RP48	613827	GUCA1B	6p21.1	602275	AD
RP7,双基因	608133	PRPH2	6p21.1	179605	AD、AR
RP25	602772	EYS	6q12	612424	AR
RP42	612943	KLHL7	7p15.3	611119	AD
RP9	180104	RP9	7p14.3	607331	AD

续表

表型	表型 OMIM#	基因	染色体定位	基因 OMIM#	遗传方式
RP10	180105	*IMPDH1*	7q32.1	146690	AD
RP73	616544	*HGSNAT*	8p11.2-p11.1	610453	AR
RP1	180100	*RP1*	8q11.2-q12.1	603937	AD、AR
RP64	614500	*C8orf37*	8q22.1	614477	AR
RP31	609923	*TOPORS*	9p21.1	609507	AD
RP70	615922	*PRPF4*	9q32	607795	AD
RP66	615233	*RBP3*	10q11.22	180290	AR
RP65	613660	*CDHR1*	10q23.1	609502	AR
RP44	613769	*RGR*	10q23.1	600342	AD、AR
RP72	616469	*ZNF408*	11p11.2	616454	AR
RP50	613194	*BEST1*	11q12.3	607854	AD
RP7,双基因	608133	*ROM1*	11q12.3	180721	AD、AR
RP27	613750	*NRL*	14q11-q12	162080	AD
RP51	613464	*TTC8*	14q31.3	608132	AR
RP37	611131	*NR2E3*	15q23	604485	AD、AR
RP74	616562	*BBS2*	16q13	606151	AR
RP45	613767	*CNGB1*	16q21	600724	AR
RP13	600059	*PRPF8*	17p13.3	607300	AD
RP17	600852	*CA4*	17q23.1	114760	AD
RP36	610599	*PRCD*	17q25.1	610598	AR
RP30	607921	*FSCN2*	17q25.3	607643	AD
RP57	613582	*PDE6G*	17q25.3	180073	AR
RP77	617304	*REEP6*	19p13.3	609346	AR
RP78	617433	*ARHGEF18*	19p13.2	616432	AR
RP11	600138	*PRPF31*	19q13.42	606419	AD
RP46	612572	*IDH3B*	20p13	604526	AR
RP69	615780	*KIZ*	20p11.23	615757	AR
RP60	613983	*PRPF6*	20q13.33	613979	AD
RP23	300424	*OFD1*	Xp22.2	300170	XR
RP3	300029	*RPGR*	Xp11.4	312610	XL
RP2	312600	*RP2*	Xp11.3	300757	XL

注:AR 为常染色体隐性遗传,AD 为常染色体显性遗传,XL 为 X 连锁遗传。

3 诊断与鉴别诊断

3.1 临床诊断与鉴别诊断

根据暗光适应障碍或夜盲症病史、视野进行性缩小、晚期形成管状视野，结合视网膜电图（ERG）和荧光素眼底血管造影（FFA）结果进行诊断。ERG 无反应，尤其 b 波消失是本病的典型改变，这种改变常早于眼底改变。FFA 显示，疾病初期在眼底赤道部，色素有突出的小点。视神经盘蜡黄、视网膜血管狭窄和骨细胞样色素沉着称为本病的三联征。根据上述病史、症状、视功能、ERG 及 FFA 检查结果，进行临床诊断。但应该与以下疾病鉴别诊断：

（1）梅毒或病毒感染导致的先天性或后天性脉络膜视网膜炎症后的继发性 RP：先天性梅毒感染孕妇和妊娠第 3 个月风疹感染孕妇可引起胎儿眼底病变。出生后眼底所见与本病几乎完全相同，ERG、视野等检查结果也难以区分。应该明确患儿父母血清梅毒反应阴性及母亲妊娠早期无风疹病史后，才能诊断为原发性色素变性。

后天性梅毒和某些急性传染病（如麻疹、流行性腮腺炎等）均可引发脉络膜视网膜炎。炎症消退后的眼底改变，有时与原发性色素变性类似。可从病史、血清学检查以及眼底色素斑大且位置较深、形状不规则、有脉络膜视网膜萎缩斑、视神经盘萎缩呈灰白色、夜盲程度较轻等方面加以鉴别。

（2）高度近视引起的视网膜病变：高度近视引起的视网膜病变主要表现为退行性变化，包括萎缩和变性，视网膜色素上皮正常的结构被改变，当变性范围不断扩大，玻璃体可贴附并牵引萎缩的视网膜，致视网膜裂孔或视网膜脱离。

（3）无脉络膜症：RP 早期应特别注意与无脉络膜症（choroideremia）[OMIM 303100]鉴别诊断。该病为 X 连锁隐性遗传，夜盲，视野缩小。其致病基因为 *CHM*。

3.2 分子遗传学诊断

由于高度的遗传异质性，参与 RP 致病的基因太多，RP 遗传诊断存在较大困难。高通量的新一代测序技术（NGS）是 RP 遗传诊断的有效手段[4]。可以一次性完成已知 RP 致病基因突变检测。

对于存在生育 RP 患者的高风险孕妇，在确定家系致病突变后，可进行产前诊断。检测方法主要通过获取胎儿绒毛、脐带血等，提取 DNA，通过测序对胎儿 DNA 进行基因诊断，确诊胎儿是否携带与先证者相同的致病突变。

4 遗传咨询

目前尚无有效防止病情进展的治疗方法。RP 患者应避免强光刺激，低视力者可佩戴助视器。营养素、血管扩张剂及抗氧化剂（维生素 A 及维生素 E）可用于 RP 治疗，但治疗作用尚缺乏循证医学的证据。女性 RP 患者如果怀孕，须中止服用维生素 A[5]。因此，进行基因诊断和产前诊断对预防该病的发生具有重大意义。对 RP 患者进行临床确诊、家系调查及遗传方式判定，并进行分子遗传学检测，明确致病突变，是产前诊断的基础。

RP 的高度遗传异质性会给遗传诊断和遗传咨询带来严重困难，建议每个 RP 患者及家庭接受遗传咨询，对患者或家属提出的遗传问题要给予指导。完整的家系调查更有益于遗传咨询。应尽量对所有家系成员进行详细全面的眼科检查，不仅有利于患者的遗传诊断，且有助于对家系其他成员的风险估计，根据家系遗传模式进行相应的遗传风险评估。因此，在遗传咨询和分子诊断过程中，应充分尊重患者及家人的知情权和隐私权，应该在得到充分遗传咨询的基础上才能进行分子诊断。后代患病风险评估如下：

（1）建议患者及其亲属在知情同意条件下，进行已知 RP 致病基因检测，根据检测结果，评估无症状成员的患病风险。对有生育 RP 患者高风险的夫妇，建议选择产前基因诊断。

（2）常染色体显性遗传 RP 患者与正常配偶的子女发病的风险为 50%，发病无性别差异。

（3）常染色体隐性遗传的患者与正常配偶的子女的发病风险较低，由于正常人群中有一定 RP 致病基因携带率，经验风险为 1/8。

（4）X 连锁隐性遗传 RP 患者，母亲与正常配偶生育后代为男孩，发病率为 50%，为女孩则不会患病，但 50% 为携带者。

第 2 节 | 先天性色觉缺陷

1 疾病概述

先天性色觉缺陷（congenital defective color vision）包括色盲和色弱两大类。色盲不能分辨自然光谱中的各种颜色或某种颜色；色弱能看到正常人所看到的颜色，但辨认颜色迟缓或很难辨认，在光线较暗时，有的几乎和色盲差不多,或表现为色觉疲劳,它与色盲的界限一般不易严格区分。先天性色觉缺陷多为隐性遗传,男性患者远多于女性患者,即有色盲男性将遗传基因(X染色体)经过其女儿传给外孙(男性)一代[6]。色觉障碍的发生率男性为5.14%,女性为0.73%,多为双眼发病。

视锥细胞内含有感受红、绿、蓝三种不同波长光线刺激的感光物质,因而具有感受三种基本颜色(红、绿、蓝)的能力[7]。每一种感色成分主要对一种颜色发生兴奋,若三种成分同时按不同比例接受刺激,可同时感觉到不同的颜色;若三种成分受到一致的刺激,其混合结果感到白色。造成色盲的原因是用于感受特定波长的视锥细胞病变或缺乏,或其中缺乏必要的感光色素,造成对某一波长处及周围范围无法作出如同常人的反应,例如,红色盲就是其对应长波长段的视锥细胞或色素异常,导致对红光及邻近波长色光不能作出常态反应。色弱的人本身不缺乏感受红、绿、蓝三种不同波长色光的视锥细胞或色素,但其感受某一波长的视锥细胞异常,使得它主要接受的色光的波长峰值发生移动,导致对某一颜色反应能力降低。

2　主要临床症状

色盲分为全色盲和部分色盲(红色盲、绿色盲、蓝黄色盲等)。色弱包括全色弱和部分色弱(红色弱、绿色弱、蓝黄色弱等)。他们有的能辨别明暗变化但不能感受颜色的差别;有的只能用两种颜色来匹配所有颜色,如红绿色盲;也有的在颜色匹配时所用的颜色波长与正常人用的波长有些差异,如红色弱患者需要更多的红色才能和正常人所见红色一样,这类人是辨色能力异常中最轻的。具体如下:

(1)全色盲:属于完全性视锥细胞功能障碍,与夜盲(视杆细胞功能障碍)恰好相反,患者尤喜暗、畏光,表现为昼盲。仅有明暗之分,而无颜色差别,而且所见红色发暗、蓝色光亮。此外,还有视力差、弱视、中心性暗点、摆动性眼球震颤等症状。它是色觉障碍中最严重的一种,较少见。

(2)红色盲:又称第一色盲。患者主要是不能分辨红色,对红色与深绿色、蓝色与紫红色以及紫色不能分辨。常把绿色视为黄色,紫色看成蓝色,将绿色和蓝色相混为白色。

(3)绿色盲:又称第二色盲,患者不能分辨淡绿色与深红色、紫色与青蓝色、紫红色与灰色,把绿色视为灰色或暗黑色。临床上把红色盲与绿色盲统称为红绿色盲,较常见。平常说的色盲一般就是指红绿色盲。

(4)蓝黄色盲:又称第三色盲。患者蓝黄色混淆不清,对红、绿色可辨,较少见。

(5)红绿色盲:大多数色觉缺陷的人难以分辨红、黄、

绿颜色。患有这种类型色觉缺陷的人可能会有如下困扰:很难区分红色、橘色、黄色、棕色和绿色;和正常人看到的相比,他们看到的这些颜色更暗淡;没办法区别各种程度的紫色;会混淆红色与黑色。

(6)全色弱:又称红绿蓝黄色弱。其色觉障碍比全色盲程度要低,视力无任何异常,也无全色盲的其他并发症。在物体颜色深且鲜明时则能够分辨;若颜色浅而不饱和时则分辨困难,少见。

(7)部分色弱:有红色弱(第一色弱)、绿色弱(第二色弱)和蓝黄色弱(第三色弱)等。其中红绿色弱较多见,患者对红、绿色感受力差,照明不良时,其辨色能力近于红绿色盲;但物质色深、鲜明且照明度佳时,其辨色能力接近正常。

3　诊断与鉴别诊断

3.1　临床诊断

色盲和色弱的检查大多采用主觉检查,一般在较明亮的自然光线下进行,常用检查方法如下:

(1)假同色图:通常称为色盲本,它是利用色调深浅程度相同而颜色不同的点组成数字或图形,色觉障碍者辨认困难,或不能读出,可按照色盲表规定确认属于何种色觉异常。

(2)色线束试验:是把颜色不同、深浅不同的毛线束混在一起,令被检者挑出与标准线束相同颜色的线束。此法颇费时间,且仅能大概定性不能定量,不适合于大面积的筛选检查。

(3)颜色混合测定器:它可以定量地记录红绿光匹配所需的量,以判定红绿色觉异常,此法既能定性又能定量。

3.2　基因鉴别诊断

色觉缺陷的基因主要通过X连锁遗传方式传递[8-9]。色觉缺陷主要发生于男孩,只在特定情况下才发生于女孩;女孩患病的情况发生于他的父亲是色觉缺陷者,母亲恰巧是携带者;女性通常只是携带了致病基因,这意味着她们有可能将这个致病基因传递给她们的孩子,而自己却没有色盲的症状;通常是母亲传给儿子,但母亲只是一个携带者,并没有相应症状;它通常是隔代遗传,例如,只有祖代和孙代会患病。

到目前为止,已鉴定的先天性色觉缺陷疾病基因位于X染色体上的 *OPN1LW*、*OPN1SW*、*OPN1MW* 等基因,以及其他染色体上的部分基因如 *CNGB3*、*GNAT2*、*PDE6C* 等基因[10]。目前 OMIM 已收录8个先天性色觉缺陷致病基因,见表3-8-2。

表 3-8-2　在线人类孟德尔遗传（OMIM）数据库收录的先天性色觉缺陷致病基因

表型	表型 OMIM#	基因	染色体定位	基因 OMIM#	遗传方式
蓝锥体细胞性色盲	303700	*OPN1MW*	Xq28	300821	XR
色盲(绿色盲)	303800	*OPN1MW*	Xq28	300821	XL
蓝锥体细胞性色盲	303700	*OPN1LW*	Xq28	300822	XR
色盲(红色盲)	303900	*OPN1LW*	Xq28	300822	XL
色盲(蓝色盲)	190900	*OPN1SW*	7q32.1	613522	AD
全色盲 2 型	262300	*CNGB3*	8q21.3	605080	AR
全色盲 3 型	216900	*CNGA3*	2q11.2	600053	AR
全色盲 4 型	613856	*GNAT2*	1p13.3	139340	AR
全色盲 5 型	613093	*PDE6C*	10q23.33	600827	AR
全色盲 6 型	610024	*PDE6H*	12p12.3	601190	AD、AR
全色盲 7 型	616517	*ATF6*	1q23.3	605537	AR

注:XR 为 X 连锁隐性遗传,XL 为 X 连锁遗传,AD 为常染色体显性遗传,AR 为常染色体隐性遗传。

4　遗传咨询

先天性色觉缺陷具有明显的遗传特性,建议色盲者及家庭接受遗传咨询,通过优生优育来避免后代再出现色盲者。完整的家系调查更有益于遗传咨询。应尽量对所有家系成员进行详细全面的眼科检查,有助于对家系其他成员进行相应的遗传风险评估。结合 OMIM 已收录的 8 个先天性色觉缺陷致病基因(*OPN1LW*、*OPN1SW*、*OPN1MW*、*CNGB3*、*GNAT2*、*PDE6C*、*PDE6H* 和 *ATF6*)突变,再根据家系遗传模式有助于为患者进行相应的遗传诊断[11]。由于色觉缺陷的基因主要通过 X 连锁遗传方式遗传,可以对红绿色盲后代进行患病风险评估:

(1)一个正常女性如与一个色盲男性婚配,父亲的色盲基因可随 X 染色体传给他们的女儿,不能传给儿子;女儿再把父亲传来的色盲基因传给她的儿子。

(2)一个正常携带色盲基因的女性与一个正常男性婚配,即母亲(携带者)与正常配偶生育后代,若生育男孩,发病率 100%;女孩则不会患病,但 50% 为携带者。

(3)一个色盲女性与一个正常男性婚配,即母亲的色盲基因可随 X 染色体传给他们的女儿和儿子,生育后代为男孩,发病率为 100%;为女孩则不会患病,但 100% 为携带者。

(4)一个色盲女性与一个色盲男性婚配,即母亲的色盲基因可随 X 染色体传给他们的女儿和儿子,生育后代发病率为 100%。

第3节
先天性白内障

1　疾病概述

先天性白内障(congenital cataract)是一种比较常见的儿童眼病,是造成儿童失明和弱视的重要原因,占儿童致盲眼病的第二位,表现为晶状体发育异常导致的晶状体先天性混浊。在先天性白内障中,有 1/3~1/2 的病例与遗传有关。根据是否合并其他系统的疾患,遗传性的先天性白内障又可分为非综合征型(nonsyndromic cataract)和综合征型(syndromic cataract)。非综合征型先天性白内障是指病变仅累及眼,其中仅表现为先天性白内障的患者约占 70%,同时伴有眼部其他异常者占 15%。综合征型白内障病变累及多器官,导致多功能障碍,该类型患者占 15%。根据临床上先天性白内障晶状体混浊的形态、部位及程度,先天性白内障可分为前极性、后极性、膜性、核性、绕核性、中央粉尘状、点状、圆盘状、缝性、前轴胚胎性、珊瑚状、花冠状、结晶样、硬核液化及全白内障等十余种类型[12]。

1.1　遗传方式

遗传性先天性白内障主要有三种遗传模式:常染色体显性遗传、常染色体隐性遗传和性染色体连锁遗传,其中以常染色体显性遗传最为常见[13-14],在血缘配婚比率高的地区(近亲或远亲结婚),常染色体隐性遗传也并不少见。性染色体连锁遗传主要是 X 连锁遗传,而且均是某些多系统综合征的一个组成部分。Y 连锁遗传是否存在目前还存在争议。先天性白内障具有基因异质性,相同表型可由不同基因突变引起。而同一基因的不同位点的突变也可以引起不同的表型,如 *CRYGD* 突变可引起核性、珊瑚状白内障。也有研究发现同一基因位点突变可导致多个不同的表型[15-16]。

1.2 病因与发病机制

导致先天性白内障的因素可以分为遗传性和非遗传性两类。非遗传性的因素主要是胚胎在发育过程中母体所处环境以及母体健康状况、子宫内环境状况等。母亲怀孕时的营养或代谢失调(如维生素 A 缺乏、钙质代谢异常等)以及接受过量 X 线照射等都可以引起小儿的先天性白内障。已明确的先天性白内障致病基因主要包括四大类:晶状体蛋白基因、晶状体膜蛋白基因、晶状体发育调控蛋白基因及晶状体细胞骨架蛋白基因(表 3-8-3)[17-19]。这些基因突变可导致晶状体蛋白结构改变,引起晶状体纤维结构和排列异常,影响晶状体膜转运功能及细胞间信息传递,造成细胞代谢紊乱,最终影响晶状体的透明性。

2 主要临床症状

先天性白内障的组织病理改变包括上皮、核、悬韧带以及晶体囊膜的改变[14]。先天性白内障最主要的临床表现为不同程度的晶状体混浊,可出现斜视、眼球震颤、小眼球和小角膜、虹膜或脉络膜发育异常、玻璃体永存动脉、视力减退甚至失明等症状。而且一旦发生眼球震颤,即使是手术也很难使视力恢复。另外,患儿还会出现对光线的刺激反应降低、瞳孔发白、缺乏光亮、不能注视等症状[13]。

3 诊断与鉴别诊断

随着对先天性白内障研究的不断深入,越来越多的先天性白内障致病基因以及相关的突变位点得到发现和确认,这些基因的作用机制也逐渐明确,为先天性白内障的基因诊断提供了理论依据。由于存在高度的遗传异质性,先天性白内障遗传诊断曾经存在较大困难。随着基因检测技术的不断发展,更多的检测技术,尤其是高通量新一代测序技术已逐渐成为先天性白内障遗传诊断的有效手段。运用新一代测序技术,可以实现一次性完成已知的先天性白内障致病基因的突变检测。对于有生育先天性白内障患者的高风险孕妇,可进行产前诊断,即在确定其致病突变的基础上,通过获取胎儿绒毛、脐带血等组织提取的 DNA,测序诊断胎儿是否携带与先证者相同的致病突变。

表 3-8-3 先天性白内障主要致病相关蛋白基因及其染色体定位

先天性白内障致病相关蛋白基因	染色体定位	表型 OMIM#	基因型 OMIM#
GJA8	1q21.2	116200	600897
CRYGC	2q33.3	604307	123680
CRYBB2	22q11.23	601547	123620
CRYGD	2q33.3	115700	123690
HSF4	16q22.1	116800	602438
EPHA2	1p36.13	116600	176946
CRYAA	21q22.3	604219	123580
CRYBA1	17q11.2	600881	123610
PITX3	10q24.32	610623	602669
BFSP2	3q22.1	611597	603212
GCNT2	6p24.3-p24.2	110800	600429
GJA3	13q12.11	601885	121015
MIP	12q13.3	615274	154050
CRYAB	11q23.1	613763	123590
CRYBB1	22q12.1	611544	600929
FYCO1	3p21.31	610019	607182
LIM2	19q13.41	615277	154045
CRYGS	3q27.3	116100	123730
MAF	16q23.2	610202	177075
CRYBB3	22q11.23	609741	123630
CRYBA4	22q12.1	610425	123631
CTPL1	9q13-q22	605749	605749
VIM	10p13	116300	193060
CHMP4B	20q11.22	605387	610897
BFSP1	20p12.1	611391	603307
TDRD7	9q22.33	613887	611258
AGK	7q34	614691	610345
CRYGB	2q34	615188	123670
WFS1	4p16.1	116400	606201
FOXE3	1p33	612968	601094

4 遗传咨询

建议先天性白内障患者及家庭接受遗传咨询,对患者或家属提出的遗传问题给予指导。完整的家系调查更有益于遗传咨询。应尽量对所有家系成员进行详细全面的眼科检查,不仅有利于患者的遗传诊断,且有助于对家系其他成员的风险估计,根据家系遗传模式进行相应的遗传风险评估。因此,在遗传咨询和分子诊断过程中,应充分尊重患者及家属的知情权和隐私权,应该在进行充分遗传咨询的基础上才能进行分子诊断。后代患病风险评估如下:

(1)建议患者及其亲属在知情同意条件下,进行已知先天性白内障致病基因及相关突变位点检测,根据检测结果,评估无症状成员的患病风险。对有生育先天性白内障患者的高风险夫妇,建议进行知情选择产前基因诊断。

(2)常染色体显性遗传白内障家庭中,父母任一方是患者,子女有 1/2 概率发病。若双亲都是患者,其子女有 3/4 的可能发病。在有些家族中,可以连续几代出现此病患者。

(3)有时因内外环境的改变,携带致病基因的患者不一定表现出相应的表型(不完全外显),一些本应发病的患者可以成为表型正常的致病基因携带者,而他们的子女仍有 1/2 的可能发病,出现隔代遗传。

(4)无病的子女与正常人结婚,其后代一般不再发病。

第 4 节 原发性婴幼儿青光眼

1 青光眼简介

青光眼是在全世界范围内除了白内障以外最常见的导致失明的眼病[20]。青光眼传统上是一组以眼压升高为特征的眼部疾病。然而更确切地讲,青光眼是一种涉及视神经盘特征性萎缩的视神经病变,常伴有典型视野缺损[21]。

青光眼可以根据眼睛前房角特征和潜在病因分为开角型青光眼、闭角型青光眼和发育性青光眼。开角型青光眼是以逐渐丧失周边视野随后丧失中心视野为特征的视神经病变,通常但并不总是伴随着眼压升高的情况。视神经盘在眼底检查中呈现出一种"镂空"的外观,与神经节细胞轴突的丧失有关。闭角型青光眼的特征在于前房角变窄或闭合。正常的前房角能为房水提供排水通道。当这种排水通道变窄或闭合时,排水不足导致眼压升高和视神经损伤。开角型青光眼是欧洲或非洲人群中最常

见的青光眼类型,而在亚洲人群中,闭角型青光眼更为常见[22]。而发育性青光眼一般是指在婴儿期或者幼儿期发病的一种青光眼。对婴幼儿而言,青光眼可能会对视觉系统造成额外的伤害,包括大的屈光不正、散光、斜视和弱视。早期诊断和转诊对于确保最佳视力至关重要。

上述的几种青光眼类型也可以分为原发性和继发性的。简而言之,继发性青光眼是由于其他潜在的病因(能引起眼压升高的炎症、创伤、糖皮质激素治疗、血管扩张性视网膜病变等,或能造成前角变窄或闭合的瞳孔纤维化、脉络膜肿胀出血、晶状体异位等)间接造成的,而原发性青光眼往往是独立发生的。

从遗传学的角度来讲,青光眼是一组由单基因病和多因素病组成的眼病。本节将重点讨论原发性婴幼儿青光眼的遗传基础、分子诊断及相关的遗传咨询。

2 原发性婴幼儿青光眼

2.1 流行病学

原发性婴幼儿青光眼发生率约为 1/10 000。这是造成婴幼儿失明的主要原因[23]。有 2/3 以上患者双眼都受到影响,但发病可能呈现不对称性[24]。有 40% 的患者在出生时就出现症状,有 86% 的患者在 1 岁之前就会发病[25],但症状的发生从出生到儿童期晚期都有可能。然而,原发性婴幼儿青光眼的发病率与人种、地理区域和高频率近亲生育高度相关。沙特阿拉伯和斯洛伐克吉普赛人群(由于高度频繁的近亲婚配)的发病率估计为 1/2 500,西方国家人群的发病率在 1/30 000 和 1/18 500 之间不等[26-27]。

2.2 病理机制和临床特征

原发性婴幼儿青光眼是由胎儿期前角结构发育异常而导致的房水排水受阻和眼内压升高,并最终导致视神经损伤的眼病。此外,年龄在两三岁以下的儿童眼部含有弹性较大的胶原蛋白,眼压升高会导致角膜增大,以及巩膜的膨胀、扩大和变薄。造成前角发育不全的潜在根本原因尚不清楚。目前有理论认为神经嵴细胞迁移和发育至关重要,因为有证据表明神经鞘细胞在眼睛前房小梁网的发育中起关键作用[28-29]。

典型的原发性婴幼儿青光眼的特征包括慢性或间歇性溢泪、畏光和一定程度的眼睑痉挛。家长或儿科医护人员也可能会注意到角膜直径增大或角膜不对称。

单侧或非对称病例倾向于在早期被发现,因为在检查时容易观察到角膜直径的微小差异。然而,当一病例是双侧发生或对称时,增大的角膜可能不易被识别,或者被认为是婴儿可爱的特征,错过及时医疗关注的时机直到

症状进一步发展。延迟诊断的另一个潜在原因是将溢泪归因于更常见的鼻泪管阻塞。眼部检查应该可以观察到角膜增大、由角膜水肿引起的角膜混浊、结膜充血、溢泪、眼睑痉挛、视神经杯/盘值增大及眼球增大。

在幼儿中更有可能出现角膜水肿和混浊，而在大一些的患儿中更容易出现角膜增大和眼球增大[30]。需要注意的是，发病年龄越大，临床症状可能越少。4 岁以后发病的，视神经杯/盘值增大有可能是唯一的症状。

2.3　已知单基因原发性婴幼儿青光眼

原发性婴幼儿青光眼通常是散发性疾病。然而，一些报告表明，10%~27% 的病例是遗传的。在某些情况下，为常染色体隐性和显性遗传，而在其他情况下是多因素的，具有不完全遗传的特征[23,31-32]。

国际人类基因组组织为青光眼相关基因位点制定了具体的命名规则。具体来说，"GLC"代表涉及青光眼的基因的一般名称。"1、2 和 3"分别表示原发性青光眼中的不同类型——开角型、闭角型和先天性/婴幼儿青光眼。"A、B、C 和 D"为每种青光眼类型的基因在基因图谱上定位的顺序编号[27]。本节将着重介绍 GLC3 代表的先天性/婴幼儿青光眼的相关基因位点。到目前为止，有四个位点在 GLC3 的分组内，即 GLC3A、GLC3B、GLC3C 和 GLC3D。

2.3.1　GLC3A

GLC3A 在 2 号染色体的 2p22.2 区域。在此位点上的基因是 CYP1B1［OMIM* 601771］。与此基因对应的是原发先天性开角型青光眼，少年或成年发病的原发开角型青光眼（［OMIM# 231300］，glaucoma 3A，primary open angle，congenital，juvenile，or adult onset）。

CYP1B1 基因编码的蛋白是细胞色素 P450 亚家族 I 多肽 1（cytochrome P450，subfamily I，polypeptide 1）。CYP1B1 由 3 个外显子和 2 个内含子组成，其中第一个外显子是非编码区，第二个和第三个外显子参与 CYP1B1 蛋白的编码和翻译[26]。人类基因突变数据库（Human Gene Mutation Database）目前记录了共 193 个不同突变。CYP1B1 突变可能是错义、无义、插入或缺失，导致 CYP1B1 蛋白的酶活性和功能的破坏[33]。在全球不同的人群中已经报道了 CYP1B1 突变的分布，在沙特阿拉伯和斯洛伐克吉普赛人群中发现了 90%~100%，美国和欧洲人口中有 14%~30%，而在日本人和中国人中有 15%~20%[33-35]。

CYP1B1 突变主要显示常染色体隐性遗传模式。疾病往往是由纯合突变或者复合杂合突变引起。在某些携带 CYP1B1 突变的家族中，观察到不完全外显率和可变表达的现象，携带相同突变的患者在疾病严重性和发病年龄上表现出很大的差异，有些突变携带者甚至不表达疾病表型[26-27]。

此外，CYP1B1 复合杂合突变还可以引起眼前节发育不良（［OMIM# 617315］，anterior segment dysgenesis 6，multiple subtypes）。

2.3.2　GLC3B 和 GLC3C

GLC3B 和 GLC3C 两个位点分别被定位到 1 号染色体的 1p36.1-p36.2 区域和 14 号染色体的 14q24.3，并与两种原发先天性青光眼（［OMIM% 600975］，glaucoma 3，primary infantile，B；［OMIM% 613085］，glaucoma 3，primary congenital，C）相对应。但两个位点的基因是什么目前还未知，所以暂时无法测序。

2.3.3　GLC3D

GLC3D 位于 14 号染色体的 14q24.3 区域。在此位点上的基因是 LTBP2［OMIM* 602091］，与此基因对应的是原发先天性青光眼 3D（［OMIM# 613086］，glaucoma 3，primary congenital，D）。LTBP2 基因编码潜在转化 β 结合蛋白 2（latent transforming beta binding protein 2），一种在组织修复过程和细胞黏附中起作用的基质蛋白。LTBP2 突变也是主要显示常染色体隐性遗传模式。人类基因突变数据库目前记载了 6 个具有青光眼表型的突变。有数据表明，R299X 是吉普赛人群中主要的先天性青光眼始祖突变[36]。其他突变则是在一些近亲通婚的巴基斯坦和伊朗家庭中发现的。

LTBP2 隐性突变还能引起其他疾病表型，如晶状体微小症和/或巨型角膜症［OMIM# 251750］和 3 型韦-马综合征［OMIM# 614819］。

2.3.4　其他相关基因 MYOC（GLC1A）

MYOC 对应的是先天性开角型青光眼 A（［OMIM# 137750］，glaucoma 1A，primary open angle）。该型发病时间可以在青少年期，与 GLC3A 的表型有一定的重合。MYOC 突变呈现常染色体显性遗传。如同很多其他常染色体显性遗传疾病，MYOC 的突变在家族内也呈现差异表达或不完全表达。

2.4　原发婴幼儿青光眼的分子诊断

当临床眼科工作者在排除了其他能导致婴幼儿青光眼的病因时，可以借助多基因测序的办法看能否找到致病突变。一个阴性的检测结果并不能完全排除遗传病的可能性，因为考虑到疾病本身的遗传异质性，GLC3B 和 GLC3C 位点的基因未知，而且还可能存在其他未知基因。尤其是在患者有家族史的情况下，如患者的一个兄弟或姐妹有类似的病史，而父母双方不呈现疾病表型，则隐性遗传的可能性非常大。大多数基因突变为点突变。当测序结果显示在一个隐性基因中有一个杂合致病突变，则需要借助其他基因检测手段来寻找大片段的缺失或重复。如果测序能找到同一个基因中的两个杂合致病突变，则建议对父母的基因进行这两个杂合突变的检测，以确定隐性遗传模式。近亲婚配在中国较少见，所以如果出现纯合突变的结果，则需要谨慎解读，尤其是要调查该突变本身在中国人群中的携带率。如果测序结果找到一个基因中的两个杂合突变，但突变的致病性未明，就需要临床工作者结合患者的临床症状、家族史及父母携带突变的情况综合分析。

基因的多效性也给基因检测报告的解读增加了一定的复杂性。以 *LTBP2* 为例，有些突变可以引起青光眼的表型，有些突变则可以引起巨型角膜症或韦 - 马综合征。巨型角膜症有时可以间接引起青光眼，而韦 - 马综合征的表型则需要临床工作者同时对眼部系统外的表型进行一定的检查才能发现。

结 语

由于眼遗传病具有高度临床异质性和遗传异质性，眼病可以是全身系统性疾病的局部表现，也可以是单纯的眼部疾病。进行眼遗传病的诊断不仅需要有一般眼病的临床知识和相应的专业技能，还应掌握相应的遗传学理论，运用合适的遗传学诊断策略，对患者作出诊断。从而评估遗传风险，提供生育指导，这也是目前预防眼遗传病最理想的手段。

（杨正林　陈嘉妮）

参考文献

［1］ HARTONG D T，BERSON E L，DRYJA T P.Retinitis pigmentosa. Lancet，2006，368（9549）：1795-1809.

［2］ FERRARI S，DI IORIO E，BARBARO V，et al.Retinitis pigmentosa：genes and disease mechanisms.Curr Genomics，2011，12（4）：238-249.

［3］ DAIGER S P，SULLIVAN L S，BOWNE S J.Genes and mutations causing retinitis pigmentosa.Clin Genet，2013，84（2）：132-141.

［4］ SIMPSON D A，CLARK G R，ALEXANDER S，et al.Molecular diagnosis for heterogeneous genetic diseases with targeted high-throughput DNA sequencing applied to retinitis pigmentosa.J Med Genet，2011，48（3）：145-151.

［5］ PETRS-SILVA H，LINDEN R.Advances in gene therapy technologies to treat retinitis pigmentosa.Clin Ophthalmol，2014，8127-8136.

［6］ NATHANS J，THOMAS D，HOGNESS D S.Molecular genetics of human color vision：the genes encoding blue，green，and red pigments.Science，1986，232（4747）：193-202.

［7］ MERBS S L，NATHANS J.Absorption spectra of the hybrid pigments responsible for anomalous color vision.Science，1992，258（5081）：464-466.

［8］ HAYASHI T，MOTULSKY A G，DEEB S S.Position of a 'green-red' hybrid gene in the visual pigment array determines colour-vision phenotype.Nat Genet，1999，22（1）：90-93.

［9］ ASENJO A B，RIM J，OPRIAN D D.Molecular determinants of human red/green color discrimination.Neuron，1994，12（5）：1131-1138.

［10］ NEITZ J，NEITZ M.The genetics of normal and defective color vision.Vision Res，2011，51（7）：633-651.

［11］ DAVIDOFF C，NEITZ M，NEITZ J.Genetic testing as a new standard for clinical diagnosis of color vision deficiencies.Transl Vis Sci Technol，2016，5（5）：2.

［12］ 裴雪婷，鲍永珍.先天性白内障的基因诊断.眼科研究，2007，25（9）：714-717.

［13］ 邹玉平.白内障基础与临床.北京：人民军医出版社，2014.

［14］ 贺林.解码生命.北京：科学出版社，2000.

［15］ KUMAR M，AGARWAL T，KAUR P，et al.Molecular and structural analysis of genetic variations in congenital cataract.Mol Vis，2013：192436-192450.

［16］ 杨帆，孙慧敏.先天性白内障的分子遗传学研究及其相关表现型.天津医科大学学报，2006，12（1）：137-141.

［17］ HEJTMANCIK J F.Congenital cataracts and their molecular genetics.Semin Cell Dev Biol，2008，19（2）：134-149.

［18］ 王慧妍，于永斌.先天性白内障的基因遗传学研究.国际眼科杂志，2007，7（5）：1375-1377.

［19］ Online Mendelian Inheritance in Man Database.［2019-04-20］. http://omim.org.

［20］ KINGMAN S.Glaucoma is second leading cause of blindness globally.Bull World Health Organ，2004，82（11）：887-888.

［21］ Jr P B，Rosenberg L F，Gedde S J，et al.Primary open-angle glaucoma preferred practice pattern（®）guidelines.Ophthalmology，2016，123（1）：P112-P151.

［22］ THAM Y C，LI X，WONG T Y，et al.Global prevalence of glaucoma and projections of glaucoma burden through 2040：a systematic review and meta-analysis.Ophthalmology，2014，121（11）：2081-2090.

［23］ DELUISE V P，ANDERSON D R.Primary infantile glaucoma（congenital glaucoma）.Surv Ophthalmol，1983，28（1）：1-19.

［24］ MOLLER P M.Goniotomy and congenital glaucoma.Acta Ophthalmol（Copenh），1977，55（3）：436-442.

［25］ YANOFF M，FINE B S.Ocular pathology：a text and atlas.3rd. Philadelphia：Lippincott，1989.

［26］ TRABOULSI E I.Genetic diseases of the eye.2nd.New York：Oxford University Press，2012.

［27］ KHAN A O.Genetics of primary glaucoma.Curr Opin Ophthalmol，2011，22（5）：347-355.

［28］ TRIPATHI B J，TRIPATHI R C.Neural crest origin of human trabecular meshwork and its implications for the pathogenesis of glaucoma.Am J Ophthalmol，1989，107（6）：583-590.

［29］ KUPFER C，KAISER-KUPFER M I.Observations on the development of the anterior chamber angle with reference to the pathogenesis of congenital glaucomas.Am J Ophthalmol，1979，88（3 Pt 1）：424-426.

［30］MORIN J D,MERIN S,SHEPPARD R W.Primary congenital glaucoma—a survey.Can J Ophthalmol,1974,9(1):17-28.

［31］MCGINNITY F G,PAGE A B,BRYARS J H.Primary congenital glaucoma:twenty years experience.Ir J Med Sci,1987,156(12):364-365.

［32］WALTON D S.Primary congenital open angle glaucoma:a study of the anterior segment abnormalities.Trans Am Ophthalmol Soc,1979:77:746-768.

［33］LIM S H,TRAN-VIET K N,YANOVITCH T L,et al.CYP1B1,MYOC,and LTBP2 mutations in primary congenital glaucoma patients in the United States.Am J Ophthalmol,2013,155(3):508-517e5.

［34］WIGGS J L,LANGGURTH A M,ALLEN K F.Carrier frequency of CYP1B1 mutations in the United States(an American Ophthalmological Society thesis).Trans Am Ophthalmol Soc,2014,112:94-102.

［35］ABU-AMERO K K,OSMAN E A,MOUSA A,et al.Screening of CYP1B1 and LTBP2 genes in Saudi families with primary congenital glaucoma:genotype-phenotype correlation.Mol Vis,2011,17:2911-2919.

［36］ALI M,MCKIBBIN M,BOOTH A,et al.Null mutations in LTBP2 cause primary congenital glaucoma.Am J Hum Genet,2009,84(5):664-671.

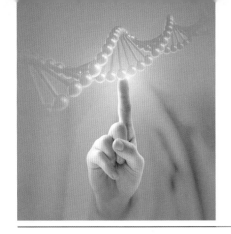

第 9 章

耳聋的遗传咨询

缩写	英文全称	中文全称
AABR	automatic auditory brainstem response	自动听性脑干反应
ACMG	American College of Medical Genetics and Genomics	美国医学遗传学与基因组学会
AMP	Association for Molecular Pathology	美国分子病理学会
array CGH	array-based comparative genomic hybridization	比较基因组杂交芯片
ASHG	American Society of Human Genetics	美国人类遗传学学会
CAP	College of American Pathologists	美国病理学会
CNV	copy number variant	拷贝数变异
FSS	Freeman-Sheldon syndrome	弗里曼谢尔登综合征
HDR	hypoparathyroidism-deafness-renal dysplasia	甲状旁腺功能减退 - 耳聋 - 肾发育不良
iPTH	intact parathyroid hormone	全段甲状旁腺激素
mtRNA	mitochondrial RNA	线粒体 RNA
NGS	next generation sequencing	新一代测序
NICU	neonatal intensive care unit	新生儿重症监护病房
PGD	preimplantation genetic diagnosis	胚胎植入前遗传学诊断
PGS	preimplantation genetic screening	胚胎植入前遗传学筛查
SHL	syndromic hearing loss	综合征型耳聋
SNP array	single nucleotide polymorphism array	单核苷酸多态性微阵列芯片
TEOAE	transient evoked otoacoustic emissions	瞬态诱发耳声发射
VUS	variant of unknown significance	临床意义不明性变异
WES	whole exome sequencing	全外显子组测序
WGS	whole genome sequencing	全基因组测序

引言

耳聋是导致听觉和言语交流障碍的常见疾病，50%~70% 的耳聋是由遗传因素所致。遗传性耳聋是指父母的遗传物质传递给后代所引起的听力损失，父母一方或双方可以是与子代表型类似的耳聋患者，也可以是听力正常的致病基因携带者。根据是否合并其他器官或系统病变，遗传性耳聋可分为非综合征型和综合征型耳聋两大类，本章主要选择有代表性的非综合征型和综合征型耳聋病例予以介绍。

第 1 节 | 非综合征型耳聋

1　疾病概述

非综合征型耳聋是指仅有听觉系统的症状，不伴随其他器官和系统的异常，是近几年逐渐被认识的一种单基因病，发病率为 1/1 000~1/800。其遗传方式主要有常染色体显性遗传、常染色体隐性遗传、X 连锁遗传、Y 连锁遗传[1]、线粒体突变母系遗传。每一种遗传方式均有其特有的遗传学特征。非综合征型耳聋具有高度的遗传异质性，存在着不同的表型及亚表型，基因型与表型相关性分析需综合考虑遗传和表型的异质性。

2　主要临床症状

耳聋患者的听力损失表型涉及听力学，要根据如下术语和定义进行描述[2]。

2.1　听力损失的类型

（1）传导性听力损失：与外耳、中耳疾病或者畸形有关。听力学测听显示在 0.5、1、2kHz 频率上有正常的骨导阈值（<20dB）和一个气骨导差（>15dB）。

（2）感音神经性听力损失：与内耳、耳蜗神经的病变

和畸形相关。在 0.5、1、2kHz 频率上气骨导差 <15dB。如果知道听力损失的部位，如内耳毛细胞、外毛细胞、血管纹、螺旋神经节或者是听觉通路上的病变，则要明确指出。

（3）混合性听力损失：与外耳及中耳和内耳 / 耳蜗相关的听力损失。在 0.5、1、2kHz 频率上骨导的听力损失 >20dB，气骨导差 >15dB。

（4）中枢性听力损失：病变位于脑干与大脑，累及蜗神经核及其中枢传导通路、听觉皮质中枢时所导致的耳聋。

2.2　听力损失的程度

听力损失的程度按照两耳听力中听力好的一侧耳的平均听阈来评估。平均听阈为语言频率 0.5、1、2、4kHz 的听力水平的平均值。根据听力损失严重程度不同可以分为轻度（20~40dB）、中度（41~70dB）、重度（71~95dB）和极重度（超过 95dB）。

2.3　听力图的形态特点描述

低频上升型曲线：低频最差的听力比高频高出 15dB。中间频率 U 型曲线：中间频率最差的听力比低频和高频高出 15dB。高频曲线：①轻度下降型曲线（gently sloping），在 0.5kHz 和 1kHz 的平均听力曲线与 4kHz 和 8kHz 的平均听力曲线相差 15~29dB；②快速下降型曲线，在上述频率的差距在 30dB。平坦型曲线：在 250~8 000Hz（250、500、1 000、2 000、3 000、4 000、8 000Hz）所有频率听力均下降，平均听阈 ≤ 80dB。

2.4　单侧 / 双侧

听力损失可分为单侧和双侧听力损失，一般听力损失为双侧时，通常要说明听力损失为对称性的还是不对称性的。不对称性是指在两耳之间至少是两个频率听力水平相差 10dB（在语言频率 0.5、1、2kHz 好耳的听力应当比差耳的听力低 20dB）。

2.5　估测发病年龄

发病年龄分为如下几个阶段：先天性，出生至 10 岁，11~30 岁，31~50 岁，>50 岁，以及不确定发病年龄的。在一个家系中如果发病年龄不同则需详细说明。

2.6 进行性听力损失

在一个10年之内的语言频率(0.5、1、2kHz)平均听力损失超过15dB,这种听力损失称为进行性听力损失。通常超过50岁的人出现进行性听力损失可能与年龄相关,而不是由基因缺陷造成的。在一些特殊的病例中,发病时间与患者年龄应当做详细说明。

2.7 耳鸣及前庭症状

是否存在耳鸣应进行描述,如果有口头的描述,如低调、高调或是噪声性的应进行记录。如果存在前庭症状,则需进行详细的描述。前庭功能分为正常和异常,如果是异常的,则应给出报告结果。

3 诊断与鉴别诊断

通过医生详细问诊及耳科听力学相关检查(包括纯音测听、言语测听、听性脑干反应、耳蜗微音电位、畸变产物耳声发射、前庭功能检查)、影像学及实验室相关检查确认患者的临床表型。根据患者临床表型及是否有环境因素或家族遗传史,来进一步排除非遗传性耳聋。由于耳聋具有高度的遗传异质性,针对遗传性耳聋,遗传学家们估计有250~300个基因与遗传性耳聋相关,需要通过不同的基因检测方法,帮助不同类型耳聋患者寻找真正的耳聋致病基因。

3.1 常见耳聋基因的检测与临床应用

针对新生儿、聋哑学校及极重度耳聋患者,首先选择对常见耳聋基因(GJB2、GJB3、SLC26A4和MT-RNR1)进行检测。常见耳聋基因的检测方法主要包括:测序技术[包括Sanger测序和新一代测序(NGS)];荧光定量聚合酶链反应技术;基因芯片技术;用于目标区域基因拷贝数的低通量检测技术[包括多重连接探针扩增技术、荧光原位杂交技术、数字聚合酶链反应技术]等。在2007年,我国开展了一种规模化防控预警聋病的三级预防模式"新生儿听力及基因联合筛查"[3],即在新生儿出生时或出生后3d内,在常规听力学筛查的同时,采集脐带血或足跟血进行常见耳聋基因的筛查,是在广泛开展新生儿听力筛查的基础上,融入聋病易感基因分子水平筛查。联合筛查可将发现听力损失的时间提早到出生后30d之内,为基于基因组学的精准医学的实施提供了理论依据。

历经近10年的临床实践,包含有GJB2、SLC26A4和MT-RNR1这三种基因突变位点的检测方法已广泛应用于新生儿联合听力筛查及孕妇早中期的聋病易感基因筛查。其中GJB2基因(NM_004004;[OMIM 121011])编码connexin26(Cx26)蛋白,定位于13q11-q12染色体区域,共

包含2个外显子,编码226个氨基酸。GJB2基因是最早认识的与先天性重度耳聋相关的基因,可引起常染色体显性或隐性遗传性非综合征型耳聋。该基因突变导致的听力损失在各个不同种族人群的极重度非综合征型听力损失患者中所占比例高达30%~50%。SLC26A4基因(NM_000441;[OMIM 605646])编码pendrin蛋白,定位于7q22.3染色体上,共包含21个外显子,编码780个氨基酸。该基因是临床上常见的大前庭水管综合征的致病基因,该基因突变也可以导致相对较常见的彭德莱综合征,该综合征的遗传方式为常染色体隐性遗传。MT-RNR1基因为线粒体基因,编码12S rRNA,其中1555A>G与1494C>T两个突变位点是氨基糖苷类药物的耳聋性敏感致病位点。除此之外,GJB3基因作为中国人群中首次克隆并鉴定的耳聋基因,也被列入常规的基因筛查检测,该基因是被发现的第一个与高频听力下降相关的基因[4]。常见致聋基因及其突变位点相关信息如表3-9-1所示。耳聋基因筛查作为一种公共健康保障措施,不仅能够早期发现先天性耳聋患者,还能发现迟发性耳聋患者和药物敏感性耳聋基因携带者,并通过遗传咨询建议和后期有效的干预,避免聋致哑悲剧的发生,该模式目前已成为聋病规模化防控模式的典范。但对于上述常见耳聋基因的检测,仅能解答36%左右的聋病患者的致病基因。在临床上仍有约64%的耳聋患者无法通过常规的耳聋基因检测明确致病原因,面对这种情况,亟须通过覆盖更多耳聋基因的遗传诊断/检测手段来帮助患者明确病因。

3.2 已知耳聋相关基因的检测与临床应用

针对通过常见耳聋基因检测未检测到致病基因的个体,一般采取目标区域捕获测序技术(NGS Panel)的方法进一步帮助患者明确病因。该方法是对选定的目标基因组区域DNA富集后进行高通量测序的技术手段,类似于"智能渔网",能将感兴趣的基因一次性捕获。2010年至今已有多篇基于不同种族耳聋群体利用覆盖不同耳聋基因数量的NGS Panel进行耳聋遗传诊断的报道[5-7],拓展了对耳聋致病基因突变谱的重新认识,提高了对稀有变异的检测发现概率。最重要的是,帮助更多病因不明的耳聋患者找寻到了真正的致病"幽灵"。目前国内市场已有针对耳聋基因的NGS Panel,检测能够覆盖到包含非综合征型耳聋及综合征型耳聋相关的100~200个基因,目前已报道的非综合征型耳聋基因共100余个,其中包括74个常染色体隐性基因,47个常染色体显性基因,6个X连锁基因,2个线粒体基因。针对已知耳聋基因,不同检测机构采用HisSeq 2000/2500/4000测序平台提供了更广的基因覆盖度及高通量的检测,为耳聋患者遗传基因的鉴定提供了更经济有效的新途径,具有巨大的临床应用潜力。

表 3-9-1　中国人群常见耳聋基因及其突变位点信息

基因名称	碱基突变	氨基酸突变	变异类型
GJB2	c.471G>A	p.Met157Ile	VUS
	c.109G>A	p.Val37Ile	pathogenic
	c.299_300 delAT	—	pathogenic
	c.176_191 delGCTGCAAGAACGTGTG	—	pathogenic
	c.235 delC	—	pathogenic
	c.605_606 insAGAAGACTGTCTTCACAGTGTTCATGATTGCAGTGTCTGGAATTTG	p.Cys202Ter	likely pathogenic
	c.98T>C	p.Ile33Thr	likely pathogenic
	c.457G>A	p.Val153Ile	likely benign
	c.35 delG	—	pathogenic
	c.187G>T	p.Val63Leu	pathogenic
	c.-23+10C>A	—	VUS
	c.571T>C	p.Phe191Leu	VUS
	c.-22-6T>C	—	VUS
	c.608T>C	p.Ile203Thr	benign
	c.176_191delGCTGCAAGAACGTGTG	p.del 16bp codon 59	pathogenic
	c.35delG	p.del 1bp codon 11	pathogenic
	c.427C>T	p.Arg143Trp	pathogenic
	c.35G>T	p.Gly12Val	pathogenic
	c.257C>G	p.Thr86Arg	pathogenic
	c.229T>C	p.Trp77Arg	pathogenic
	c.583A>G	p.Met195Val	pathogenic
	c.511_512 insAACG	p.Ala171GlufsX40	pathogenic
	c.230G>A	p.Trp77Ter	pathogenic
	c.676G>A	p.Val226Ile	likely benign
	c.675A>T	p.Pro225Pro	VUS
	c.672G>A	p.Lys224Lys	VUS
	c.665C>A	p.Ser222Ter	VUS
	c.664T>A	p.Ser222Thr	VUS
	c.663G>C	p.Lys221Asn	VUS
	c.656C>T	p.Ser219Phe	VUS
	c.651T>C	p.Tyr217Tyr	VUS
	c.650_655delGAT	—	pathogenic
	c.649T>G	p.Tyr217Asp	likely benign
	c.647G>T	p.Arg216Ile	VUS
	c.645T>C	p.Ile215Ile	VUS
	c.642A>G	p.Leu214Leu	VUS
	c.633_636delGT	—	pathogenic

续表

基因名称	碱基突变	氨基酸突变	变异类型
GJB2	c.627A>G	p.Glu209Glu	VUS
	c.626A>G	p.Glu209Gly	VUS
	c.612G>T	p.Leu204Leu	VUS
	c.603T>G	p.Ile201Met	VUS
	c.594G>A	p.Val198Val	VUS
	c.593T>G	p.Val198Gly	VUS
	c.591A>G	p.Ala197Ala	VUS
	c.589G>A	p.Ala197Thr	likely benign
	c.588T>G	p.Ile196Met	VUS
	c.587T>G	p.Ile196Ser	VUS
	c.587T>C	p.Ile196Thr	benign
	c.585G>T	p.Met195Ile	VUS
	c.582C>T	p.Phe194Phe	VUS
	c.576_579delCA	—	pathogenic
	c.566C>A	p.Thr189Asn	VUS
	c.565_568delGA	—	pathogenic
	c.561G>A	p.Glu187Glu	VUS
	c.561_565delGAG	—	pathogenic
	c.558G>A	p.Thr186Thr	VUS
	c.555C>T	p.Pro185Pro	VUS
	c.546G>A	p.Val182Val	VUS
	c.537C>T	p.Asp179Asp	VUS
	c.535G>T	p.Asp179Tyr	VUS
	c.529A>G	p.Thr177Ala	VUS
	c.526A>G	p.Asn176Asp	VUS
	c.525C>A	p.Pro175Pro	VUS
	c.522_537delACG	—	pathogenic
	c.512_513insAAC	—	pathogenic
	c.511_512insAAC	—	pathogenic
	c.510C>T	p.Asn170Asn	VUS
	c.510C>A	p.Asn170Lys	likely benign
	c.509_510insA	—	pathogenic
	c.505T>G	p.Cys169Gly	VUS
	c.505T>A	p.Cys169Ser	VUS
	c.504_505insAAG	—	pathogenic
	c.502A>G	p.Lys168Glu	VUS
	c.500T>G	p.Val167Gly	benign

续表

基因名称	碱基突变	氨基酸突变	变异类型
GJB2	c.494G>A	p.Arg165Gln	VUS
	c.490C>G	p.Gln164Glu	VUS
	c.475_476insTCT	—	pathogenic
	c.474C>T	p.Tyr158Tyr	VUS
	c.470T>C	p.Met157Thr	VUS
	c.465_468delAT	—	pathogenic
	c.464A>G	p.Tyr155Cys	VUS
	c.453G>A	p.Met151Ile	VUS
	c.452T>C	p.Met151Thr	VUS
	c.450_471delTCA	—	pathogenic
	c.448T>A	p.Phe150Ile	VUS
	c.445G>T	p.Ala149Ser	likely benign
	c.444C>T	p.Ala148Ala	VUS
	c.438C>T	p.Phe146Phe	VUS
	c.436_439delCT	—	pathogenic
	c.426C>A	p.Phe142Leu	pathogenic
	c.426_430delTTC	—	pathogenic
	c.425T>C	p.Phe142Ser	VUS
	c.409_410insA	—	pathogenic
	c.407_408insA	—	VUS
	c.399G>A	p.Trp133Ter	VUS
	c.399_410delCTC	—	pathogenic
	c.396G>A	p.Leu132Leu	VUS
	c.384C>T	p.Ile128Ile	likely benign
	c.383_384insTCC	—	pathogenic
	c.377_378insATG	—	pathogenic
	c.376G>A	p.Val126Ile	VUS
	c.363_373delGAG	—	pathogenic
	c.360_364delGAG	—	likely pathogenic
	c.353T>C	p.Ile118Thr	VUS
	c.350A>T	p.Asp117Val	VUS
	c.350A>G	p.Asp117Gly	VUS
	c.345_346insT	—	pathogenic
	c.340G>A	p.Glu114Lys	likely benign
	c.335_338delAA	—	likely pathogenic
	c.329_346delAGT	—	VUS
	c.328G>T	p.Glu110Ter	VUS

续表

基因名称	碱基突变	氨基酸突变	变异类型
GJB2	c.328_331delGG	—	pathogenic
	c.327G>A	p.Gly109Gly	VUS
	c.327_330delGG	—	pathogenic
	c.327_342delAGT	—	pathogenic
	c.326_341delAAG	—	pathogenic
	c.323_338delAGG	—	pathogenic
	c.312G>T	p.Arg104Ser	VUS
	c.312G>A	p.Arg104Arg	VUS
	c.306G>C	p.Lys102Asn	VUS
	c.306G>A	p.Lys102Lys	VUS
	c.303_307delGAG	—	pathogenic
	c.300_303delAT	—	pathogenic
	c.298_299insCGG	—	pathogenic
	c.298delC	—	pathogenic
	c.291C>T	p.Tyr97Tyr	VUS
	c.290_291insA	—	likely pathogenic
	c.288C>T	p.Ala96Ala	VUS
	c.287C>G	p.Ala96Gly	VUS
	c.284_285insCAC	—	pathogenic
	c.282C>T	p.His94His	VUS
	c.281A>T	p.His94Leu	VUS
	c.270_271insT	—	pathogenic
	c.269_270insT	—	pathogenic
	c.267C>G	p.Leu89Leu	likely benign
	c.265C>T	p.Leu89Phe	VUS
	c.264G>C	p.Ala88Ala	VUS
	c.264G>A	p.Ala88Ala	VUS
	c.260_264delGCC	—	pathogenic
	c.258G>T	p.Thr86Thr	VUS
	c.258G>A	p.Thr86Thr	VUS
	c.249C>T	p.Phe83Phe	VUS
	c.249_253delTTC	—	pathogenic
	c.241C>T	p.Leu81Leu	VUS
	c.235delC	—	pathogenic
	c.232_233insG	—	pathogenic
	c.225G>T	p.Arg75Arg	VUS
	c.219C>T	p.His73His	likely benign

续表

基因名称	碱基突变	氨基酸突变	变异类型
GJB2	c.204C>G	p.Tyr68Ter	VUS
	c.195C>T	p.Tyr65Tyr	VUS
	c.194A>G	p.Tyr65Cys	likely pathogenic
	c.186C>T	p.Asn62Asn	likely benign
	c.183G>A	p.Lys61Lys	VUS
	c.177C>T	p.Gly59Gly	VUS
	c.176G>A	p.Gly59Asp	likely pathogenic
	c.174A>G	p.Pro58Pro	VUS
	c.158G>A	p.Cys53Tyr	pathogenic
	c.141G>A	p.Glu47Glu	VUS
	c.135A>T	p.Gly45Gly	VUS
	c.128T>G	p.Val43Gly	benign
	c.128T>C	p.Val43Ala	VUS
	c.127_131delAGG	—	pathogenic
	c.126G>T	p.Glu42Asp	likely benign
	c.126G>A	p.Glu42Glu	VUS
	c.120A>C	p.Ala40Ala	VUS
	c.118G>A	p.Ala40Thr	VUS
	c.109G>T	p.Val37Phe	likely pathogenic
	c.108C>T	p.Leu36Leu	VUS
	c.106_107insCCGTCCTCTTCATTTTTCGCATTATGATCC		VUS
	c.87_91delTTC	—	likely pathogenic
	c.78_79insCGTCCTCTTCATTTTTCGCATTATGATCCC		VUS
	c.78C>T	p.Thr26Thr	VUS
	c.72G>C	p.Trp24Cys	VUS
	c.56G>T	p.Ser19Ile	VUS
	c.50C>G	p.Ser17Cys	VUS
	c.47A>C	p.His16Pro	VUS
	c.46C>T	p.His16Tyr	likely benign
	c.37_38insG	—	pathogenic
	c.36T>G	p.Gly12Gly	benign
	c.35_36insG	—	pathogenic
	c.33G>T	p.Gly11Gly	VUS
	c.21G>A	p.Gln7Gln	likely benign
	c.15G>A	p.Thr5Thr	VUS
	c.14C>T	p.Thr5Met	VUS
	c.11G>T	p.Gly4Val	likely benign
	c.7_8insT	—	pathogenic
	c.2T>C	p.Met1Thr	VUS

续表

基因名称	碱基突变	氨基酸突变	变异类型
GJB3	c.580G>A	p.Ala194Thr	likely pathogenic
	c.539G>A	p.Arg180Gln	VUS
	c.357C>T	p.Asn119Asn	VUS
	c.704G>A	p.Arg235Gln	VUS
	c.250G>A	p.Val84Ile	VUS
	c.791C>T	p.Ala264Val	VUS
	c.667C>A	p.Pro223Thr	likely pathogenic
	c.651_662 delCCTGCACAAGGA	—	VUS
	c.798C>T	p.Asn266Asn	VUS
	c.94C>T	p.Arg32Trp	VUS
	c.9G>T	p.Trp3Cys	VUS
	c.16C>T	p.Leu6Phe	likely benign
	c.22G>A	p.Ala8Thr	likely benign
	c.23C>A	p.Ala8Asp	likely benign
	c.23C>T	p.Ala8Val	likely benign
	c.27A>G	p.Leu9Leu	VUS
	c.33C>T	p.Ser11Ser	VUS
	c.51C>T	p.Ser17Ser	VUS
	c.53C>T	p.Thr18Ile	VUS
	c.54A>G	p.Thr18Thr	VUS
	c.56C>T	p.Ala19Val	VUS
	c.57G>A	p.Ala19Ala	VUS
	c.60C>T	p.Phe20Phe	VUS
	c.61G>A	p.Gly21Arg	VUS
	c.64C>A	p.Arg22Ser	VUS
	c.64C>T	p.Arg22Cys	VUS
	c.65G>A	p.Arg22His	VUS
	c.69C>G	p.Ile23Met	VUS
	c.73C>T	p.Leu25Leu	VUS
	c.82G>A	p.Val28Met	VUS
	c.84G>A	p.Val28Val	VUS
	c.87C>T	p.Phe29Phe	VUS
	c.88G>T	p.Val30Phe	VUS
	c.95G>A	p.Arg32Gln	VUS
	c.95G>T	p.Arg32Leu	VUS
	c.99G>A	p.Val33Val	likely benign
	c.100C>G	p.Leu34Val	VUS

续表

基因名称	碱基突变	氨基酸突变	变异类型
GJB3	c.104T>C	p.Val35Ala	VUS
	c.108C>T	p.Tyr36Tyr	VUS
	c.109G>A	p.Val37Met	benign
	c.109G>C	p.Val37Leu	VUS
	c.109G>T	p.Val37Leu	VUS
	c.114G>A	p.Val38Val	VUS
	c.119C>A	p.Ala40Glu	VUS
	c.123G>T	p.Glu41Asp	VUS
	c.123_124delGC	—	VUS
	c.125G>A	p.Arg42His	VUS
	c.126C>T	p.Arg42Arg	VUS
	c.127G>A	p.Val43Met	benign
	c.130T>A	p.Trp44Arg	VUS
	c.131_132insG	—	VUS
	c.131G>A	p.Trp44Ter	VUS
	c.131G>C	p.Trp44Ser	VUS
	c.131G>T	p.Trp44Leu	VUS
	c.135G>T	p.Gly45Gly	VUS
	c.136G>A	p.Asp46Asn	VUS
	c.143_145delAGA	—	pathogenic
	c.151T>G	p.Phe51Val	VUS
	c.154G>C	p.Asp52His	VUS
	c.158G>T	p.Cys53Phe	VUS
	c.163A>C	p.Thr55Pro	VUS
	c.165C>T	p.Thr55Thr	VUS
	c.174C>T	p.Pro58Pro	VUS
	c.177C>A	p.Gly59Gly	VUS
	c.186C>T	p.Asn62Asn	benign
	c.187G>A	p.Val63Ile	VUS
	c.194_196delACG	—	pathogenic
	c.195C>T	p.Tyr65Tyr	VUS
	c.196G>A	p.Asp66Asn	VUS
	c.197A>G	p.Asp66Gly	VUS
	c.209C>A	p.Pro70His	VUS
	c.219C>A	p.Asn73Lys	VUS
	c.220A>G	p.Ile74Val	VUS
	c.223C>T	p.Arg75Cys	VUS

续表

基因名称	碱基突变	氨基酸突变	变异类型
GJB3	c.224G>A	p.Arg75His	VUS
	c.239A>G	p.Gln80Arg	VUS
	c.246C>G	p.Ile82Met	VUS
	c.247T>C	p.Phe83Leu	VUS
	c.248T>G	p.Phe83Cys	VUS
	c.256T>C	p.Cys86Arg	VUS
	c.260C>T	p.Pro87Leu	VUS
	c.263C>T	p.Ser88Leu	VUS
	c.264G>A	p.Ser88Ser	VUS
	c.271G>C	p.Val91Leu	VUS
	c.271G>T	p.Val91Phe	VUS
	c.280C>A	p.His94Asn	VUS
	c.282C>T	p.His94His	VUS
	c.283G>A	p.Val95Met	VUS
	c.289T>C	p.Tyr97His	VUS
	c.292C>A	p.Arg98Ser	VUS
	c.292C>T	p.Arg98Cys	VUS
	c.293G>A	p.Arg98His	VUS
	c.293G>C	p.Arg98Pro	VUS
	c.295G>A	p.Glu99Lys	VUS
	c.300G>A	p.Glu100Glu	VUS
	c.301C>T	p.Arg101Trp	VUS
	c.302G>T	p.Arg101Leu	VUS
	c.306G>A	p.Glu102Glu	VUS
	c.308G>A	p.Arg103His	VUS
	c.310C>T	p.Arg104Trp	likely benign
	c.311G>A	p.Arg104Gln	likely benign
	c.313C>A	p.His105Asn	benign
	c.316C>T	p.Arg106Cys	VUS
	c.328G>A	p.Gly110Arg	VUS
	c.328G>C	p.Gly110Arg	VUS
	c.330G>A	p.Gly110Gly	VUS
	c.334C>A	p.Gln112Lys	likely benign
	c.337T>G	p.Cys113Gly	VUS
	c.338G>A	p.Cys113Tyr	VUS
	c.338G>T	p.Cys113Phe	VUS
	c.339C>T	p.Cys113Cys	VUS

续表

基因名称	碱基突变	氨基酸突变	变异类型
GJB3	c.340G>A	p.Ala114Thr	likely benign
	c.341delC	—	VUS
	c.341C>T	p.Ala114Val	likely benign
	c.344A>C	p.Lys115Thr	likely benign
	c.347T>G	p.Leu116Arg	VUS
	c.348G>T	p.Leu116Leu	VUS
	c.351C>T	p.Tyr117Tyr	VUS
	c.352G>A	p.Asp118Asn	likely benign
	c.357C>A	p.Asn119Lys	likely benign
	c.358G>A	p.Ala120Thr	likely benign
	c.372C>T	p.His124His	likely benign
	c.373G>A	p.Gly125Arg	VUS
	c.377G>A	p.Gly126Asp	VUS
	c.378C>T	p.Gly126Gly	VUS
	c.385T>A	p.Trp129Arg	VUS
	c.388A>C	p.Thr130Pro	VUS
	c.392A>C	p.Tyr131Ser	VUS
	c.420C>A	p.Ile140Ile	VUS
	c.427T>C	p.Phe143Leu	likely benign
	c.440A>C	p.Tyr147Ser	VUS
	c.451A>C	p.Thr151Pro	VUS
	c.451A>G	p.Thr151Ala	likely benign
	c.452C>G	p.Thr151Ser	likely benign
	c.452_453delCT	—	VUS
	c.454C>A	p.Leu152Ile	VUS
	c.454C>T	p.Leu152Phe	VUS
	c.455T>C	p.Leu152Pro	VUS
	c.473T>G	p.Met158Arg	VUS
	c.474G>A	p.Met158Ile	VUS
	c.477G>A	p.Pro159Pro	benign
	c.478C>T	p.Arg160Cys	VUS
	c.479G>A	p.Arg160His	benign
	c.479G>C	p.Arg160Pro	VUS
	c.479G>T	p.Arg160Leu	VUS
	c.480C>T	p.Arg160Arg	VUS
	c.486G>A	p.Val162Val	VUS
	c.491G>A	p.Cys164Tyr	VUS

续表

基因名称	碱基突变	氨基酸突变	变异类型
GJB3	c.497A>T	p.Asn166Ile	likely benign
	c.498C>T	p.Asn166Asn	VUS
	c.499G>A	p.Val167Met	likely benign
	c.503C>A	p.Ala168Asp	likely benign
	c.504C>T	p.Ala168Ala	VUS
	c.506C>T	p.Pro169Leu	benign
	c.508delT	—	VUS
	c.508T>C	p.Cys170Arg	VUS
	c.516C>T	p.Asn172Asn	VUS
	c.520G>C	p.Val174Leu	VUS
	c.529T>A	p.Tyr177Asn	VUS
	c.533T>C	p.Ile178Thr	VUS
	c.542C>T	p.Pro181Leu	VUS
	c.546C>G	p.Thr182Thr	VUS
	c.546C>T	p.Thr182Thr	likely benign
	c.555A>T	p.Lys185Asn	likely benign
	c.562A>C	p.Thr188Pro	VUS
	c.567C>T	p.Tyr189Tyr	benign
	c.570delC	—	VUS
	c.571A>C	p.Met191Leu	VUS
	c.579C>T	p.Gly193Gly	benign
	c.581C>A	p.Ala194Asp	VUS
	c.585C>T	p.Ser195Ser	VUS
	c.586G>A	p.Ala196Thr	VUS
	c.587C>T	p.Ala196Val	VUS
	c.589G>A	p.Val197Ile	likely benign
	c.589G>C	p.Val197Leu	likely benign
	c.595A>G	p.Ile199Val	VUS
	c.598G>A	p.Val200Ile	benign
	c.604A>C	p.Thr202Pro	benign
	c.609C>G	p.Ile203Met	VUS
	c.616C>T	p.Leu206Phe	VUS
	c.617T>C	p.Leu206Pro	VUS
	c.623A>C	p.Tyr208Ser	benign
	c.624C>T	p.Tyr208Tyr	VUS
	c.636C>G	p.His212Gln	likely benign
	c.639G>T	p.Arg213Ser	VUS

续表

基因名称	碱基突变	氨基酸突变	变异类型
GJB3	c.640G>A	p.Val214Ile	likely benign
	c.646C>T	p.Arg216Ter	VUS
	c.647G>A	p.Arg216Gln	likely benign
	c.651C>A	p.Gly217Gly	VUS
	c.655C>A	p.His219Asn	likely benign
	c.657C>A	p.His219Gln	likely benign
	c.659A>T	p.Lys220Met	VUS
	c.660G>A	p.Lys220Lys	VUS
	c.670C>G	p.Arg224Gly	likely benign
	c.670C>T	p.Arg224Ter	VUS
	c.671G>A	p.Arg224Gln	likely benign
	c.677G>T	p.Gly226Val	likely benign
	c.683G>A	p.Ser228Asn	likely benign
	c.685C>T	p.Pro229Ser	likely benign
	c.687C>T	p.Pro229Pro	VUS
	c.690G>A	p.Ser230Ser	VUS
	c.694T>C	p.Ser232Pro	benign
	c.697G>A	p.Ala233Thr	likely benign
	c.697G>C	p.Ala233Pro	benign
	c.699C>T	p.Ala233Ala	VUS
	c.702C>G	p.Ser234Arg	likely benign
	c.702C>T	p.Ser234Ser	VUS
	c.703C>T	p.Arg235Ter	VUS
	c.706G>A	p.Ala236Thr	VUS
	c.712A>C	p.Thr238Pro	benign
	c.718C>T	p.Arg240Cys	VUS
	c.719G>A	p.Arg240His	likely benign
	c.721T>C	p.Cys241Arg	VUS
	c.726C>G	p.His242Gln	likely benign
	c.730A>C	p.Lys244Gln	VUS
	c.734T>C	p.Leu245Pro	VUS
	c.741G>C	p.Glu247Asp	likely benign
	c.746G>A	p.Gly249Glu	likely benign

续表

基因名称	碱基突变	氨基酸突变	变异类型
GJB3	c.752T>G	p.Val251Gly	benign
	c.761A>G	p.Asp254Gly	likely benign
	c.762C>A	p.Asp254Glu	likely benign
	c.783G>C	p.Gln261His	likely benign
	c.785C>T	p.Ala262Val	VUS
	c.790G>A	p.Ala264Thr	likely benign
	c.797A>C	p.Asn266Thr	likely benign
	c.802A>C	p.Thr268Pro	VUS
	c.809T>A	p.Ile270Asn	VUS
	c.811T>C	p.Ter271Arg	VUS
SLC26A4	c.1804-6G>A	—	likely pathogenic
	c.269C>T	p.Ser90Leu	pathogenic
	c.754T>C	p.Ser252Pro	pathogenic
	c.2027T>A	p.Leu676Gln	pathogenic
	c.2235+5A>G	—	VUS
	c.600 +3_+4 insG	—	VUS
	c.1975G>C	p.Val659Leu	pathogenic
	c.678T>C	p.Ala226Ala	VUS
	c.349 delC	p.Leu117SerfsX9	pathogenic
	c.1995A>G	p.Ile665Met	VUS
	c.225C>G	p.Leu75Leu	VUS
	c.2048T>C	p.Phe683Ser	likely pathogenic
	c.2168A>G	p.His723Arg	pathogenic
	c.1983C>A	p.Asp661Glu	likely pathogenic
	c.1790T>C	p.Leu597Ser	VUS
	c.1829C>A	p.Ser610Ter	pathogenic
	c.1544+9C>T	—	pathogenic
	c.1545 -7 delC	—	VUS
	c.290T>A	p.Val97Glu	VUS
	c.697G>C	p.Val233Leu	likely pathogenic
	c.1334T>G	p.Leu445Trp	pathogenic
	c.1545_1546 insC	—	likely pathogenic
	c.1761_1767 delAATACAG	—	likely pathogenic

续表

基因名称	碱基突变	氨基酸突变	变异类型
SLC26A4	c.200C>G	p.Thr67Ser	VUS
	c.1517T>G	p.Leu506Arg	likely pathogenic
	c.1707+5G>A	—	pathogenic
	c.919-2A>G	—	pathogenic
	c.2167C>G	p.His723Asp	pathogenic
	c.147C>G	p.Ser49Arg	VUS
	c.1543 delT	—	likely pathogenic
	c.235C>T	p.Arg79Ter	pathogenic
	c.1905G>A	p.Glu635Glu	VUS
	c.1229C>T	p.Thr410Met	pathogenic
	c.2283A>G	p.Thr761Thr	benign
	c.501T>A	p.Asn167Lys	VUS
	c.426A>T	p.Pro142Pro	VUS
	c.1540C>T	p.Gln514Ter	pathogenic
	c.589G>A	p.Gly197Arg	pathogenic
	c.1363A>T	p.Ile455Phe	likely pathogenic
	c.2007C>G	p.Asp669Glu	likely pathogenic
	c.1003T>C	p.Phe335Leu	pathogenic
	c.1519 delT	p.Leu507Ter	likely pathogenic
	c.1686_1687 insA	—	VUS
	c.413_413 delT	—	VUS
	c.507T>C	p.Thr169Thr	VUS
	c.890C>T	p.Pro297Leu	VUS
	c.757A>G	p.Ile253Val	VUS
	c.7G>T	p.Ala3Ser	VUS
	c.281C>T	p.Thr94Ile	pathogenic
	c.2131G>A	p.Asp711Asn	VUS
	c.85G>T	p.Glu29Ter	likely pathogenic
	c.916dupG	p.ins 1 bp codon 306	pathogenic
	c.1174A>T	p.Asn392Tyr	pathogenic
	c.230A>T	p.Lys77Ile	pathogenic
	c.1586T>G	p.Ile529Ser	pathogenic
	c.1079C>T	p.Ala360Val	pathogenic

续表

基因名称	碱基突变	氨基酸突变	变异类型
SLC26A4	c.259G>T	p.Asp87Tyr	pathogenic
	c.1007T>C	p.Leu336Ser	VUS
	c.337G>C	p.Val113Leu	VUS
	c.1225C>T	p.Arg409Cys	pathogenic
	c.1614+1G>A	—	pathogenic
	c.600+2T>A	—	pathogenic
	c.1720G>A	p.Ala574Thr	likely pathogenic
	c.1594A>C	p.Ser532Arg	pathogenic
	c.2271_2272 insTCT	p.Glu757_Leu758insSer	VUS
	c.1336C>T	p.Gln446Ter	pathogenic
MT-RNR1	m.908A>G	—	pathogenic
	m.64T>C	—	VUS
	m.34T>C	—	VUS
	m.401C>T	—	VUS
	m.460T>C	—	VUS
	m.314T>C	—	VUS
	m.951G>A	—	VUS
	m.380A>G	—	VUS
	m.791G>A	—	VUS
	m.180A>G	—	VUS
	m.542T>C	—	VUS
	m.358T>C	—	VUS
	m.894T>C	—	VUS
	m.105C>T	—	VUS
	m.1107T>C	—	VUS
	m.1438G>A	—	VUS
	m.752C>T	—	VUS
	m.735A>G	—	VUS
	m.827A>G	—	VUS
	m.1598G>A	—	VUS
	m.839A>G	—	VUS
	m.1382A>C	—	VUS
	m.1555A>G	—	pathogenic

续表

基因名称	碱基突变	氨基酸突变	变异类型
MT-RNR1	m.1520T>C	—	VUS
	m.1005T>C	—	benign
	m.1008A>G	—	likely benign
	m.1016T>C	—	VUS
	m.1018G>A	—	benign
	m.1027A>G	—	likely pathogenic
	m.1040T>C	—	likely benign
	m.1041A>G	—	VUS
	m.1048C>T	—	benign
	m.1050C>T	—	benign
	m.1095T>C	—	pathogenic
	m.1116A>G	—	VUS
	m.1119T>C	—	benign
	m.1120C>T	—	likely benign
	m.1168A>G	—	VUS
	m.1187T>C	—	VUS
	m.1189T>C	—	benign
	m.1193T>C	—	likely benign
	m.1194C>A	—	VUS
	m.1194C>T	—	benign
	m.1195T>C	—	benign
	m.1209C>G	—	VUS
	m.1211G>A	—	likely benign
	m.1217G>A	—	VUS
	m.1241C>T	—	VUS
	m.1243T>C	—	benign
	m.1245T>C	—	benign
	m.1273G>T	—	VUS
	m.1291T>C	—	pathogenic
	m.1310C>T	—	likely benign
	m.1312C>T	—	benign
	m.1317A>G	—	VUS
	m.1327G>A	—	VUS

基因名称	碱基突变	氨基酸突变	变异类型
MT-RNR1	m.1374A>T	—	VUS
	m.1375C>T	—	VUS
	m.1378C>T	—	VUS
	m.1379A>C	—	VUS
	m.1380G>A	—	VUS
	m.1384A>C	—	benign
	m.1385C>T	—	VUS
	m.1389G>T	—	VUS
	m.1391T>C	—	VUS
	m.1393G>A	—	benign
	m.1406T>C	—	benign
	m.1410G>A	—	VUS
	m.1413T>C	—	VUS
	m.1418G>A	—	VUS
	m.1420T>C	—	likely benign
	m.1438A>G	—	benign
	m.1440G>A	—	benign
	m.1442G>A	—	likely benign
	m.1450C>G	—	VUS
	m.1454G>A	—	VUS
	m.1454G>C	—	VUS
	m.1462G>A	—	benign
	m.1464G>A	—	benign
	m.1489G>A	—	VUS
	m.1494C>T	—	pathogenic
	m.1497C>T	—	VUS
	m.1498C>T	—	VUS
	m.1503G>A	—	benign
	m.1508C>T	—	likely benign
	m.1533C>T	—	benign
	m.1543T>C	—	VUS
	m.1549G>A	—	VUS
	m.1557A>G	—	benign

续表

基因名称	碱基突变	氨基酸突变	变异类型
MT-RNR1	m.652G>A	—	VUS
	m.663A>C	—	VUS
	m.663A>T	—	VUS
	m.667T>C	—	VUS
	m.671T>C	—	benign
	m.680T>C	—	benign
	m.703A>C	—	VUS
	m.709G>A	—	VUS
	m.710T>C	—	VUS
	m.725C>T	—	VUS
	m.742T>C	—	VUS
	m.750A>G	—	VUS
	m.753A>G	—	benign
	m.757A>C	—	VUS
	m.769G>A	—	VUS
	m.825T>A	—	VUS
	m.851A>G	—	VUS
	m.870C>T	—	benign
	m.871A>G	—	VUS
	m.915C>A	—	VUS
	m.919A>G	—	VUS
	m.921T>C	—	VUS
	m.927G>A	—	VUS
	m.928A>G	—	VUS
	m.930G>A	—	VUS
	m.942A>G	—	VUS
	m.956C>T	—	VUS
	m.961T>C	—	benign
	m.961T>G	—	pathogenic
	m.980T>C	—	likely benign
	m.990T>C	—	likely benign

注:数据来源于华大基因数据库。—表示无此项,pathogenic 表示已知致病性变异,likely pathogenic 表示可能致病性变异,VUS 表示临床意义不明性变异,likely benign 表示可能良性变异,benign 表示良性变异(其中 *GJB2* 基因参考序列为:NM_004004;*GJB3* 基因参考序列为:NM_024009;*SLC26A4* 基因参考序列为 NM_000441;*MT-RNR1* 基因参考序列为 NC_012920)。

3.3 耳聋新基因的发现与临床意义

对于常见耳聋基因筛查及已知耳聋相关基因检测均未发现可疑的致病变异个体，需再次结合患者的病史进行分析，明确遗传因素致病的权重，再进一步针对可能存在的新致病基因进行挖掘。人类基因组共由大约31.6亿个碱基对组成，有180 000个外显子，包含了所有蛋白质的编码序列，占人类全部基因组序列的1%[8]。2009年 Nature 杂志发表了国际上首次利用全外显子组测序（WES）技术发现弗里曼谢尔登综合征（FSS）致病基因的文章[8]，此后该技术开始广泛应用于检测包括耳聋在内的遗传性疾病基因突变。WES能够在短时间内覆盖大范围的基因型，获得更加丰富、更有意义的数据，结合大量公共数据库提供的外显子组数据，找到引起致病变异的可能性很高，可更好地解释疾病的发病机制。

然而，任何技术方法都有其应用的局限性，目前认为85%的疾病相关突变位于外显子编码区[9]，而对于发生在非编码区的变异，以及基因组结构的变异包括拷贝数变异（CNV）、颠换（inversion）、易位（translation）等，WES便显得束手无策。因此，如果采用WES方法，仍未能发现与表型共分离的候选致病位点，预示着致病基因有可能位于非编码区或是存在基因组结构变异的可能，深入分析可考虑采用全基因组测序（WGS）技术，以及基于全基因组扫描的比较基因组杂交芯片（array CGH）和单核苷酸多态性微阵列芯片（SNP array）技术，在全基因组范围内搜寻疾病相关的候选位点和区域。对于耳聋遗传学病因分析，由于全基因组测序检测费用昂贵、测序覆盖整个基因组，基因变异信息解析时间长，目前主要应用于少数的科研项目。

3.4 基因检测结果的临床解读

基因检测不等于基因诊断，对于基因检测结果的正确解读是聋病遗传咨询的关键问题。2015年美国医学遗传学与基因组学会（ACMG）联合美国分子病理学会（AMP）和美国病理学会（CAP）修订了序列变异解读的标准和指南，并发表在 Genetics in Medicine 杂志上[10]，建议使用特定标准术语来描述孟德尔疾病相关的基因变异——"致病""可能致病""临床意义不明""可能良性"和"良性"，这在一定程度上为变异位点准确解读提供了部分依据。

每个人基因组中都有400万~500万个基因变异位点，这些位点中有些是在正常个体和患者个体中均有的中性基因变异（neutral variants），有些才是致病变异位点，在人与人之间只有0.1%的序列差异中，致病性变异位点往往是在人群中罕见的或是唯一的，准确和完整的临床信息对于众多临床意义不明确或存在分歧的检测结果的解读至关重要。遗传咨询师作为解读咨询者基因密码的专业人员，需要直面遗传咨询的患者及其家庭，直面复杂的大数据检测结果，遗传咨询师除了需要懂基因，更需要懂临床，当基因检测结果只是唯一的证据时，需告知家庭变异致病的可能性，并制订出一系列可被咨询者理解和接受的精准指导和干预措施。

4　遗传咨询

遗传咨询最早于1941年被提出，1975年美国人类遗传学学会（ASHG）对其赋予定义，简言之，遗传咨询是帮助咨询者理解遗传因素对疾病的作用，解释遗传检测结果及其在疾病诊断、治疗和预后上的意义，告知遗传方式和预测后代的患病风险，指导再生育方法选择的交流沟通过程（communication process）[11-12]。

聋病遗传咨询的大体流程为：首先，遗传咨询师通过问诊来进一步排除环境因素的影响。询问患者的相关病史，绘制出家系图谱，通过分析家系图谱的遗传特性，提出最可能的遗传规律和模式。根据相关听力检查或是已经确诊的听力学记录来判断患者的听力损失情况，确定患者的听力损失类型及听力损失程度，询问患者的发病年龄及家族中相同症状患者的情况。其次，指导患者及其家庭选择适当的基因检测方法，帮助患者寻找耳聋的致病基因。最后，对患者的基因型与临床表型信息进行综合分析，评估疾病发生、发展趋势，提供合理的指导建议，并同时疏导由基因检测结果产生的患者及家属的心理问题。下面将聋病遗传咨询对象归纳为6类主要群体，并介绍对于不同群体的咨询方法。

4.1 孕前咨询群体：听力正常夫妻，伴单方／双方有耳聋家族史

针对耳聋再发风险的孕前咨询，我们首先根据咨询者描述的家族成员听力情况绘制出家系图谱，图3-9-1所示的咨询者A家庭（Ⅲ-1和Ⅲ-2）是一对听力正常（测听结果无异常）的育龄夫妻进行孕前咨询，男方咨询者的父母均为聋哑人，且男方咨询者的母亲家族有2名耳聋患者。本案例咨询者最关注的问题是遗传因素是否会导致下一代耳聋的发生及发生风险性。那么，首先需要通过基因检测来帮助这个家庭查寻到耳聋的真正致病原因，再做咨询指导。

本案例中男方咨询者（Ⅲ-1）家庭中存在较高的遗传风险，其耳聋患者发生在Ⅱ代，建议男方咨询者（Ⅲ-1）的父亲（Ⅱ-3）和母亲（Ⅱ-4）采血分别进行包含有127个基因的遗传性耳聋NGS Panel检测，男方家族的其他成员（Ⅱ-1、Ⅱ-2、Ⅱ-5、Ⅱ-6）采血备用验证基因变异位点。

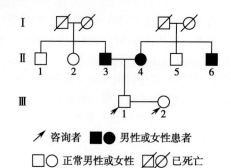

图 3-9-1　咨询者 A 家庭为听力正常夫妻,男方
咨询者父母聋哑且母亲家族有 2 名耳聋患者
(本案例来自参与"中国聋病基因组计划"的咨询家庭)

通过耳聋基因检测结果(图 3-9-2)发现男方咨询者父亲(Ⅱ-3)的耳聋基因是 *SLC26A4* 复合杂合突变(参考序列 NM_000441,c.1174A>T 杂合突变和 c.1336C>T 杂合突变,突变位点是已经报道过的致病突变),男方咨询者母亲(Ⅱ-4)的耳聋基因是 *MYO15A* 复合杂合突变(参考序列 NM_016239,c.7396-1G>A 杂合突变和 c.4823C>A 杂合突变,突变位点均未被报道,致病属性分别为可疑致病和临床意义不明)。对于男方咨询者母亲(Ⅱ-4)基因检测发现的两个尚未报道过的变异位点,根据 2015 年的《ACMG 遗传变异分类标准与指南》[10]致病变异证据标准分析为致病基因突变。*SLC26A4* 基因是常染色体隐性遗传非综合征型耳聋 4 型(DFNB4)致病基因,*MYO15A* 基因是常染色体隐性遗传非综合征型耳聋 3 型(DFNB3)致病基因。明确了家族中聋病患者的致病基因型后,对家族其他成员利用 Sanger 测序法检测到的基因突变位点进行验证,结果发现男方咨询者(Ⅲ-1)携带了 *SLC26A4* 基因杂合突变和 *MYO15A* 基因杂合突变(图 3-9-2)。

通过上述男方咨询者(Ⅲ-1)家庭的基因检测,明确了男方咨询者存在的潜在耳聋遗传危险因素(携带 *SLC26A4* 基因杂合突变和 *MYO15A* 基因杂合突变)。对于女方咨询者(Ⅲ-2),无耳聋家族史和其他系统疾病,建议其进行了 81 个基因的非综合征型耳聋NGS Panel 检测,其中包含有 2 个线粒体遗传性非综合征型耳聋基因 *MT-RNR1* 和 *MT-TS1*。基因检测结果(图 3-9-2)显示女方咨询者(Ⅲ-2)*SLC26A4* 基因和 *MYO15A* 基因序列均无变异,2 个线粒体基因无变异。在本案例中,特别要强调对于听力正常且无耳聋家族史的女方咨询者(Ⅲ-2),一定不要忽略线粒体 DNA(mtDNA)检测,mtDNA 占人体遗传信息 1%,子代 mtDNA 是来自卵细胞,属于母系遗传。

综合咨询者双方的基因结果:可以确认有耳聋家族史的男方(Ⅲ-1)家庭为常染色体隐性遗传,尽管男方咨询者携带两个耳聋基因杂合突变位点,但其配偶(Ⅲ-2)不携带这两个耳聋基因的任何突变位点且耳聋相关线粒体基因无突变,所以子代再发耳聋的风险较低,孕前指导建议是选择自然妊娠。

4.2　孕前咨询群体:夫妻双方中仅有一方为耳聋患者且有耳聋家族史

我们首先根据 B 家庭咨询者描述的家族成员听力情况绘制出家系图谱,图 3-9-3 所示的咨询者(Ⅳ-9 和Ⅳ-10)是一对育龄夫妻进行孕前咨询,男方咨询者及其家族成员中共有 9 名耳聋患者,听力下降为开始于 20~40 岁之间的迟发型中重度听力损失。本案例咨询者最关注的问题是如何避免下一代耳聋再发风险。

根据图 3-9-4 基因检测结果,可以看到男方咨询者

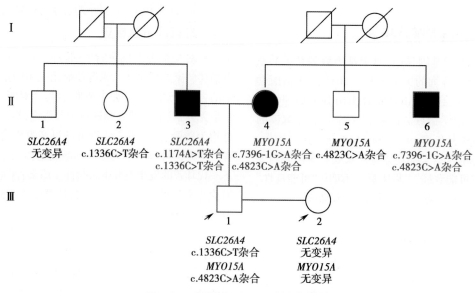

图 3-9-2　咨询者 A 家庭的基因检测结果
红色字体显示致病基因突变,蓝色字体显示突变基因携带,黑色字体显示无基因突变。

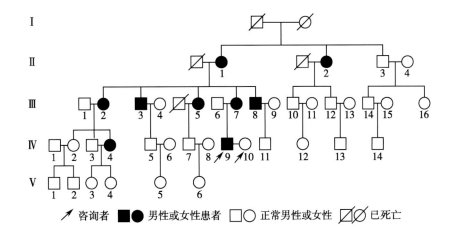

图 3-9-3　咨询者 B 家庭，男方咨询者为耳聋患者且伴有耳聋家族史，女方咨询者为听力正常
（本案例来自参与"中国聋病基因组计划"的咨询家庭）

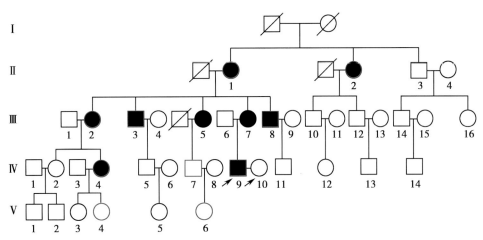

图 3-9-4　咨询者 B 家庭的基因检测结果
红色框是携带显性致病基因突变的家庭人员。
（本案例来自参与"中国聋病基因组计划"的咨询家庭）

（Ⅳ-9）的家系遗传特征：①耳聋表型在这个家系 3 代中连续出现，且在该家系中耳聋被连续地代代相传，两种性别患病的概率相同；②耳聋患者的双亲中有一位为耳聋患者，符合常染色体显性遗传。在对这个家庭进行生育指导之前，首先需要明确男方咨询者的遗传致病基因。建议男方咨询者（Ⅳ-9）进行包含有 127 个基因的遗传性耳聋 NGS Panel 检测，男方的父亲（Ⅲ-6）和母亲（Ⅲ-7）及其他成员采血备用验证基因变异位点。基因检测结果发现男方咨询者（Ⅳ-9）*EYA4* 杂合突变（参考序列 NM_172105），*EYA4* 基因是常染色体显性遗传非综合征型耳聋 10 型（DFNA10）的致病基因，在其家族成员进行该突变位点验证（图 3-9-4），发现存在突变疾病表型共分离现象。其中，Ⅳ-7 年龄 30 岁（无听力异常主诉，但测听显示双耳 2~8kHz 对称性缓降型中度感音神经性听力下降），Ⅴ-4 年龄 4 岁（对声音反应良好，测听结果无异常），Ⅴ-6 年龄 5 岁（对声音反应良好，测听结果无异常），因此在这个案例中明确

男方咨询者（Ⅳ-9）致病基因之外，对于 3 个（Ⅳ-7、Ⅴ-4、Ⅴ-6）携带致病基因突变但尚未有显著听力异常的成员，需要在成年后定期检测听力变化。

常染色体显性遗传性耳聋的后代子女发病概率高达 50% 或以上，再发风险大。对于本案例的孕前咨询夫妻，建议通过第三代试管婴儿技术方法，利用胚胎植入前遗传学诊断（PGD）阻断家族中 *EYA4* 基因的传递。

4.3　聋哑夫妻孕前咨询群体

同证婚配是遗传学中一种普遍现象，聋哑夫妻的婚配模式会增加连续的遗传性状变异发生概率。图 3-9-5 所示的咨询者（Ⅱ-1 和 Ⅱ-2）是一对聋哑夫妻。本案例咨询者最关注的问题是下一代耳聋发生的风险。建议夫妻双方（Ⅱ-1 和 Ⅱ-2）分别进行遗传性耳聋 NGS Panel 检测，双方的父母亲（Ⅰ-1、Ⅰ-2、Ⅰ-3、Ⅰ-4）采血备用验证基因变异位点。

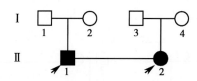

咨询者　■● 男性或女性患者　□○ 正常男性或女性

图 3-9-5　C 家庭咨询者为聋哑夫妻,双方均为家中独子/女,
无耳聋家族史
(本案例来自参与"中国聋病基因组计划"的咨询家庭)

基因检测结果(图 3-9-6)发现男方咨询者(Ⅱ-1)的耳聋基因是 *GJB2* 复合杂合突变(参考序列 NM_004004,c.235delC 杂合突变和 c.299_300delAT 杂合突变,突变位点均为已经报道过的致病突变),女方咨询者(Ⅱ-2)的耳聋基因是 *TMC1* 纯合突变(参考序列 NM_138691,c.797T>C,突变位点未被报道,致病属性是临床意义不明),根据《ACMG 遗传变异分类标准与指南》[10]致病变异证据标准分析为致病基因突变。*GJB2* 基因是常染色体隐性遗传非综合征型耳聋 1 型(DFNB1)的致病基因,*TMC1* 基因是常染色体隐性遗传非综合征型耳聋 11 型(DFNB11)的致病基因。咨询者(Ⅱ-1 和Ⅱ-2)配偶双方均不携带彼此致病基因的任何突变位点,同时女方咨询者(Ⅱ-2)无耳聋相关线粒体基因突变。

综合咨询者双方的基因结果,可以确认均为常染色体隐性遗传。由于咨询者夫妻双方的致病基因不同且均不携带对方基因的任何突变位点,所以子代再发耳聋的

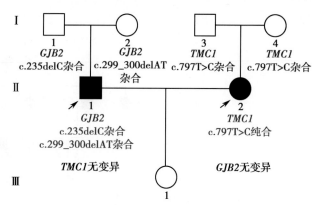

图 3-9-6　咨询者 C 家庭的基因检测结果
红色字体显示了致病基因突变,蓝色字体显示为突变基因携带,
黑色字体显示基因无变异。
(本案例来自参与"中国聋病基因组计划"的咨询家庭)

风险较低,孕前指导建议是选择自然妊娠。检测结束 6 个月后这对聋哑夫妻顺利生产一名女婴(Ⅲ-1),并顺利通过听力筛查。

4.4　新生儿聋病易感基因筛查阳性家庭

2007 年我国学者提出在新生儿听力筛查中融入聋病易感基因筛查。2011 年多中心大数据研究证明,联合筛查可以有效提高耳聋患儿早期发现概率[13],可第一时间发现耳聋病因,发现聋病易感基因携带者,发现药物敏感者,并建立了联合筛查流程(图 3-9-7)[14]。当耳聋基因筛

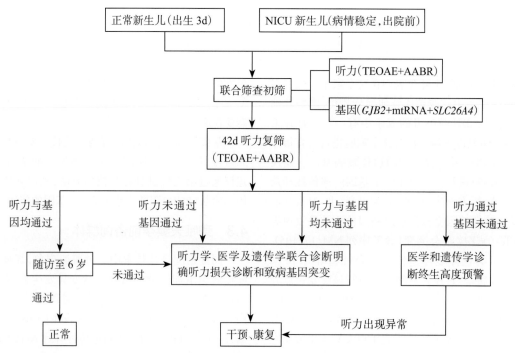

NICU.新生儿重症监护病房;TEOAE.瞬态诱发耳声发射;AABR.自动听性脑干反应;mtRNA.线粒体 DNA。

图 3-9-7　新生儿听力与耳聋基因联合筛查流程图

查结果显示存在突变位点(包括杂合突变或纯合突变)时，医生需要对基因结果的临床意义进行正确的解析并给予适当的咨询建议。

(1) 听力与基因筛查均"未通过"的新生儿：对于听力与基因筛查均"未通过"的新生儿，需立即进行听力学、医学及遗传学联合诊断，明确听力损失诊断和致聋基因，及时给予干预，以尽量避免因聋致哑。

(2) 听力筛查"通过"而基因筛查"未通过"的新生儿：对于听力筛查"通过"而基因筛查"未通过"的新生儿，要进行进一步的医学和遗传学诊断，有耳聋倾向或遗传倾向者，需终生高度预警，进行听力学监控和随访，并给予遗传咨询；听力一旦出现异常，及时给予干预。

(3) 听力筛查"未通过"而基因筛查"通过"的新生儿：对于听力筛查"未通过"而目前常见的易感基因筛查"通过"的新生儿，需立即进行听力学、医学及遗传学联合诊断，明确听力损失诊断和致聋基因，及时给予干预。

(4) 听力筛查和基因筛查均"通过"的新生儿：对于听力筛查和基因筛查均"通过"的新生儿，需进入目前成熟的听力筛查流程，但是不排除其他基因导致的迟发性听力减退的情况，听力一旦出现异常，需进行听力学、医学及遗传学联合诊断，明确听力损失诊断，及时给予干预。

4.5　产前咨询群体：听力正常孕妇，携带常见耳聋基因突变，无耳聋家族史

在我国人群中，*GJB2*、*SLC26A4*、*MT-RNR1* 基因突变检出率为 4%~6%[15]，目前北京市多家医院在妊娠早期孕妇中也开展了聋病易感基因的筛查工作，将聋病防控关口前移至产前阶段。对于筛查检出携带突变的孕妇，建议孕妇本人及其配偶同时进行这 3 种常见耳聋基因的全序列检测，根据双方的基因检测结果进行产前咨询，对于夫妻双方携带有同一基因的相同或不同突变位点的高危携带家庭，耳聋发生风险相对增加，产前诊断可有效防止聋儿出生。

4.6　孕前/产前咨询群体：生育二孩的遗传咨询

随着我国实施全面二孩政策，要求再生育的妇女数量不断增加。对于已生育一个耳聋患儿的家庭，希望对再次妊娠的耳聋再发风险进行评估。弄清咨询家庭的遗传方式和明确致病基因是预测未来胎儿受累概率的基础，从而提供正确的指导建议及有效的干预策略。

如图 3-9-8 所示，对于两个生育二孩的家庭，建议图中Ⅱ-1 进行耳聋基因检测数量覆盖度较大的遗传性耳聋 NGS Panel 检测，父母（Ⅰ-1、Ⅰ-2）采血备用验证基因变异位点。基因检测存在以下 3 种可能结果：

(1) Ⅱ-1 致病基因明确，且父母亲（Ⅰ-1、Ⅰ-2）是基因突变携带者：图 3-9-8 左侧家庭，孕育二孩的聋病再发

风险度相对较高，可采取产前诊断方法，或选择 PGD 试管婴儿技术进行主动性防控。父母都是携带者，其后代将有 25% 的患病风险。表型正常的子女中有 2/3 将同其父母一样，是该基因突变的杂合携带者，不同性别的患病率相同。图 3-9-8 右侧家庭，二孩的聋病再发风险已客观存在，仅能采取产前诊断获悉胎儿是否存在耳聋基因型。

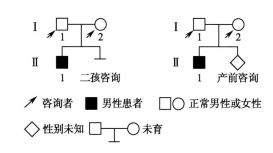

图 3-9-8　生育二孩的家庭，左图为孕期咨询，右图为产前咨询
（本案例来自参与"中国聋病基因组计划"的咨询家庭）

(2) Ⅱ-1 致病基因明确，但父母亲（Ⅰ-1、Ⅰ-2）均不携带突变位点：是在临床遗传咨询中的一类特殊案例，Ⅱ-1 的基因突变位点属于新生突变。新生突变可能来源于亲代生殖细胞的减数分裂、精卵细胞形成过程中发生的突变，也可能是在受精卵形成后发生的突变。由于二孩的聋病再发风险无法预测，建议可选择产前诊断获悉胎儿是否存在第一个孩子的耳聋基因型。

(3) Ⅱ-1 致病基因不明确：可能存在已知耳聋基因结构变异或耳聋新基因的可能性，建议图 3-9-8 左侧家庭可进行 WES 和 array CGH/SNP array 分析。对于图 3-9-8 右侧产前咨询家庭，给予医生进行致病基因分析的时间有限，无法完成进一步病因分析，建议二孩出生后监测听力变化。

第 2 节　综合征型耳聋

1　疾病概述

遗传性综合征型耳聋，是指患者除了听力损失，还同时伴有全身其他器官系统的疾病，在遗传性耳聋中约占 30%。综合征型耳聋（SHL）具有高度的表型异质性，表现出多种明显的或隐匿的临床特征，因此对于单个散发病例不可避免地会遇到诊断不力，难以决定这些表型符合哪一种综合征的诊断，从而造成无法进行有效的干预指导，严重影响患者的生存质量。

2 主要临床症状

基于患者表现出多种明显的临床特征，根据是否存在结缔组织异常、声音异常、神经系统异常、乳房异常、眼睛异常、胎儿发育或出生异常、肿瘤、内分泌系统异常、头或颈部异常、免疫系统异常、生长异常、四肢异常、胸腔异常、血液和造血组织异常、肌肉组织异常、心血管系统异常、腹部异常、骨骼系统异常、呼吸系统异常、耳朵异常、代谢/内稳态异常、泌尿生殖系统异常、体壁异常等23大类，组织涉及的相关专业医生进行联合会诊，完成临床表型的充分评估和诊断。

3 诊断与鉴别诊断

对患者进行常规的全身检查，主要关注神经系统、免疫系统、血液系统和心血管系统的检查；同时关注毛发、皮肤、虹膜、巩膜、口唇的颜色；腭、颌、眼裂、眼距、脊柱、四肢等部位的发育情况。

4 遗传咨询

患者早期表型上仅表现出耳聋症状：甲状旁腺功能减退-耳聋-肾发育不良（HDR）综合征。

首先根据咨询者描述的家族成员听力情况绘制出家系图谱，图3-9-9所示的咨询者来自一个三代相传的耳聋家系，家系中共有3名耳聋患者，包括2名女性和1名男性，患者均为感音神经性耳聋，且为语后聋。患者早期通过常见耳聋基因筛查芯片检测未找到家系中的致病原因，为进行进一步确诊，来聋病门诊就诊进行遗传咨询。建议先证者（Ⅲ-1）进行遗传性耳聋NGS Panel检测，其余亲属（Ⅰ-1、Ⅰ-2、Ⅱ-1、Ⅱ-2）采血备用验证基因变异位点。

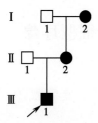

⬀咨询者 ■●男性或女性患者 □○正常男性或女性

图3-9-9 三代相传的综合征型耳聋患者家庭

通过基因检测结果发现先证者（Ⅲ-1）携带 GATA3 基 因 c.826C>T 杂 合 突 变（参 考 序 列 NM_002051.2），GATA3 基因为常染色体显性遗传基因，该基因突变可导致 GATA3 蛋白质编码提前终止（R276*），造成 GATA3 蛋白的单倍体不足。GATA3 基因是甲状旁腺功能减退-耳聋-肾发育不良（HDR）综合征即 Barakat 综合征的致病基因，是一种罕见的常染色体显性遗传性疾病。HDR 综合征的主要临床表现有手足抽搐、不同程度的感音神经性耳聋和先天性肾脏发育缺陷，但不同的 HDR 综合征患者可有不同的疾病谱。

先证者携带的突变早期没有文献报道，根据《ACMG遗传变异分类标准与指南》致病变异证据标准分析为致病基因突变。通过基因检测明确了家族中聋病患者的致病基因型后，对于家族其他成员利用 Sanger 测序法进行检测到的基因突变位点的验证，结果发现Ⅰ-2、Ⅱ-2携带与先证者相同的 GATA3 基因杂合突变（图3-9-10）。表明家系患病人群中均携带 GATA3 基因杂合突变，符合家系共分离现象。

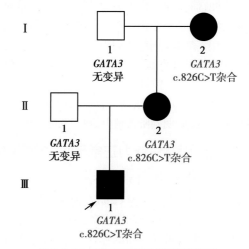

图3-9-10 咨询者家庭的基因检测结果
红色字体显示了致病基因突变，黑色字体显示基因无变异。
[本案例来自参与"中国聋病基因组计划"的咨询家庭]

先证者Ⅲ-1，男性，出生史正常，7岁时发现双耳感音神经性听力下降。先证者8岁行肾脏超声检查时偶然发现先天性左肾缺如。先证者母亲Ⅱ-2，31岁，19岁时发现双耳感音神经性聋，有中耳炎病史，偶有耳鸣及眩晕。先证者的祖母Ⅰ-2，52岁，20岁时发现双耳感音神经性聋，有中耳炎病史。通过全身系统检查未见耳聋症状以外的其他系统疾病，但通过实验室检查发现先证者Ⅲ-1及其母亲Ⅱ-2患有低钙血症，血清全段甲状旁腺激素（iPTH）值位于最低值临界水平。肾脏超声检查显示仅先证者检测出左侧肾缺如，家系内3位患者最初均仅表现为语后感音神经性听力下降，未发现患有其他系统疾病。耳聋综合征的临床表型异质性，使临床医师通过体格检查、实验室及影像学检查很难对病情进行精准判断和准确诊断，导致临床医生常常忽略其他病症而作出错误的诊断。通过遗传咨询，不仅可以帮助患者寻找到致病基因，还可帮助患者早期发现以后可能出现的情况，起到早发现早治疗的目的。

综合先证者及家系中患者的基因结果,可以确认均为 HDR 综合征,只是由于异质性导致患者临床表型不一致。针对 HDR 综合征的治疗主要以对症为主,根据听力损失程度,尽量保存或利用残存听力,恢复或部分恢复已损失的听力,选择合适的助听器或行人工耳蜗植入,尽早开展听觉和言语训练。针对甲状旁腺功能减退造成的低钙血症,以及可能存在的肾功能缺陷,应积极补充钙剂或维生素 D 制剂,定期监测血钙、iPTH 值、肾功能状态,预防并发症。此类罕见耳聋综合征,需要耳鼻咽喉科、内分泌科及肾脏科医师多学科联合会诊、治疗,为患者提供个性化综合治疗方案,长期予以有效的医疗管理,提高患者的生活质量。通过遗传咨询帮助患者家系明确了致病基因,并且分子诊断早于临床诊断,可有效地进行定期治疗。

结　语

由于耳聋在新生儿中的患病率极高,是人类常见的致残性疾病。在耳聋患者中,其中约 50% 的耳聋是由遗传因素导致的。通过遗传咨询,根据咨询者描述的家庭成员聋病的发生情况,包括发病年龄、耳聋类型、程度、发展趋势,合并其他器官疾患(综合征),绘制家系图谱,分析疾病的遗传方式。选择适当的基因检测方法,帮助患者明确致病基因,完成遗传学基因诊断。根据基因检测结果,为患者估计发病风险并预测其子代患病风险,提供正确的生育指导,为检测结果是高风险的咨询者提供下一步咨询指导。建议采取适当的产前诊断方法,或通过 PGD 和胚胎植入前遗传学筛查(PGS)为代表的第三代试管婴儿的方法阻断耳聋的发生,降低出生缺陷,提高人口素质。

(王秋菊)

参考文献

[1] WANG Q J,RAO S Q,ZHAO Y L,et al.The large Chinese family with Y-linked hearing loss revisited:Clinical investigation.Acta OtoLaryngol,2009,129(6):638-643.

[2] 王秋菊.关于非综合征型遗传性听损伤家系遗传学及听力学描述术语建议案.中华耳科学杂志,2003,1(4):46-47.

[3] 王秋菊,赵亚丽,兰兰,等.新生儿聋病基因筛查实施方案与策略研究.中华耳鼻咽喉头颈外科杂志,2007,42(11):809-813.

[4] XIA J H,LIU C Y,TANG B S,et al.Mutations in the gene encoding gap junction protein beta-3 associated with autosomal dominant hearing impairment.Nat Genet,1998,20(4):370-373.

[5] YANG T,WEI X,CHAI Y,et al.Genetic etiology study of the nonsyndromic deafness in Chinese Hans by targeted next-generation sequencing.Orphanet J Rare Dis,2013,8(1):85.

[6] TEKIN D,YAN D,BADEMCI G,et al.A next-generation sequencing gene panel(Miami OtoGenes)for comprehensive analysis of deafness genes.Hear Res,2016,333(2):179-184.

[7] BROWNSTEIN Z,FRIEDMAN L M,SHAHIN H,et al.Targeted genomic capture and massively parallel sequencing to identify genes for hereditary hearing loss in middle eastern families.Genome Biol,2011,12(9):R89.

[8] NG S B,TURNER E H,ROBERTSON P D,et al.Targeted capture and massively parallel sequencing of 12 human exomes.Nature,2009,461(7261):272-276.

[9] CHOI M,SCHOLL U I,JI W,et al.Genetic diagnosis by whole exome capture and massively parallel DNA sequencing.Proc Natl Acad Sci U S A,2009,106(45):19096-19101.

[10] RICHARDS S,AZIZ N,BALE S,et al.Standards and guidelines for the interpretation of sequence variants:a joint consensus recommendation of the American college of medical genetics and genomics and the association for molecular pathology.Genet Med,2015,17(5):405.

[11] ANDERSON V E.Sheldon C.Reed,Ph.D.(November 7,1910-February 1,2003):genetic counseling,behavioral genetics.Am J Hum Genet,2003,33(6):629-632.

[12] HELGA V T,WILLIAM R,ROBERT J G.遗传性听力损失及其综合征.王秋菊,韩东一,翟所强,等译.北京:人民军医出版社,2006.

[13] QIU J W,ZHAO Y L,RAO S Q,et al.Newborn hearing concurrent gene screening can improve care for hearing loss:a study on 14 913 Chinese newborns.Int J Pediatr Otorhinolaryngol,2011,75(4):535-542.

[14] QIU J W,JIA L X,JUN S,et al.Nationwide population genetic screening improves outcomes of newborn screening for hearing loss in China.Genet Med,2019,21(10):2231-2238.

[15] 张萌,李珊珊,杨树法,等.一般孕妇人群中筛查耳聋相关基因的回顾性分析.中国优生与遗传杂志,2016,5:22-24.

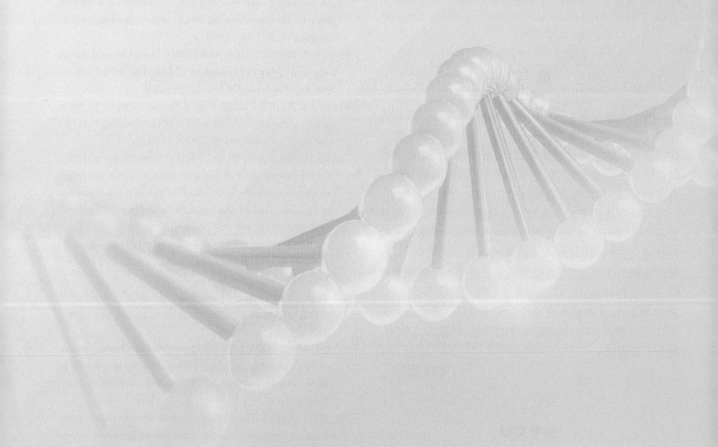

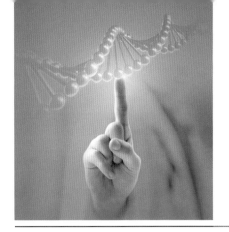

第10章

血液疾病的遗传咨询

缩写	英文全称	中文全称
AA	aplastic anemia	再生障碍性贫血
APTT	activated partial thromboplastin time	活化部分凝血活酶时间
CDA	congenital dyserythropoietic anemia	先天性红细胞生成异常性贫血
cDNA	complementary DNA	互补 DNA
CNV	copy number variant	拷贝数变异
DBA	Diamond-Blackfan anemia	Diamond-Blackfan 贫血
DVT	deep venous thrombosis	深静脉血栓形成
FA	Fanconi anemia	范科尼贫血
G6PD	glucose-6-phoshate dehydrogenase deficiency	葡萄糖 -6- 磷酸脱氢酶缺乏症
HA	hemophilia A	血友病 A
HAMPAS	hereditary erythroblastic multinuclearity with a positive acidified serum test	伴酸溶血试验阳性的遗传性幼红细胞多核症
HB	hemophilia B	血友病 B
Hb	hemoglobin	血红蛋白
HbF	fetal hemoglobin	胎儿血红蛋白
HMWK	high molecular weight kininogen	高分子量激肽原
HPFH	hereditary persistence of fetal hemoglobin	遗传性持续性胎儿血红蛋白症
MKLP1	mitotic kinesin-like protein-1	有丝分裂驱动蛋白样蛋白 1
MLPA	multiplex ligation-dependent probe amplification	多重连接探针扩增
MMC	mitomycin C	丝裂霉素 C
mRNA	messenger RNA	信使 RNA
NADP	nicotinamide adenine dinucleotide phosphate	烟酰胺腺嘌呤二核苷酸磷酸
NBS	Nijmegen breakage syndrome	Nijmegen 破裂综合征

续表

缩写	英文全称	中文全称
PCR	polymerase chain reaction	聚合酶链反应
PT	prothrombin time	凝血酶原时间
PTA	plasma thromboplastin antecedent	血浆凝血激酶前质
RFLP	restriction fragment length polymorphism	限制性片段长度多态性
RPS19	ribosomal protein S19	糖体蛋白 S19
SBDS	ribosome maturation factor	核糖体成熟因子
VTE	venous thrombus embolism	静脉血栓栓塞症
vWD	von Willebrand disease	血管性血友病
vWF	von Willebrand factor	血管性假血友病因子

续表

引言

血液疾病是指由各种原因(如感染、化学性、物理性、变态反应性、肿瘤、代谢性、失血性、遗传性及原因不明)引发的血液和造血组织及器官的疾病。其临床共同特征为:贫血、感染、出血、溶血现象和黄疸,肝、脾、淋巴结肿大。在血液系统疾病中,与遗传有关的占绝大多数。由遗传因素导致的红细胞、白细胞、出凝血及血栓性疾病称为遗传性血液病。本章主要选择有代表性的遗传性血液病予以介绍。

第 1 节 | α- 地中海贫血

1 疾病概述

α- 地中海贫血(简称"α- 地贫")属于血红蛋白病的一种,它是由于人 α- 珠蛋白基因突变使 α- 珠蛋白肽链合成减少或丧失而导致的遗传性溶血性贫血[OMIM# 604131]。α- 地贫为常染色体隐性遗传,主要分布在地中海地区、非洲及东南亚等热带和亚热带地区,我国长江以南各省区也是该病的高发区,尤以海南省、广西壮族自治区和广东省为甚,其人群基因携带率分别为 45.04%、19.11% 和 12.70%。当高发区人群中夫妻双方均携带特定 α- 地贫基因突变时,其后代有 1/4 的机会患中间型 α- 地贫(Hb H 病)或重型 α- 地贫(Hb Bart 胎儿水肿综合征)[1-2]。

2 主要临床症状

根据 α- 地贫的表型特征,临床上将其分为轻型 α- 地贫(携带者)、中间型 α- 地贫和重型 α- 地贫三大类。其中,α- 地贫基因携带者个体无明显的临床症状,其智力、寿命和生长发育基本不受影响。α- 地贫基因携带者又包含静止型 α- 地贫和 α- 地贫特征两种类型,静止型 α- 地贫即 α⁺- 地贫杂合子,仅一条染色体上的一个 α- 珠蛋白基因发生缺失或突变(-α/αα 或 α^{T}α/αα),

由于遗传缺陷只涉及一个 α- 基因,临床上可为无血液学表型或轻微血液学表型改变。轻型 α- 地贫个体中具有小细胞低色素的表型特征,称为 α- 地贫特征,包括 α⁰- 地贫杂合子(--/αα)和 α⁺- 地贫纯合子或双重杂合子(-α/-α 或 -α/α^{T}α)。中间型 α- 地贫又称 Hb H 病,是上述静止型和轻型 α- 地贫组合而成的基因型(--/-α 或 --/α^{T}α),因 α- 珠蛋白链合成显著减少,人体合成的与 α- 链组装成 HbA(α2β2)的 β- 链冗余而聚合成 β4 四聚体(Hb H),β4 易分解为游离的 β 链并沉积聚集形成 H 包涵体,使红细胞受损导致慢性溶血性贫血。该类地贫临床症状多表现为中度溶血性贫血,但表型变化范围大,具有典型的小细胞低色素贫血特征,患者常有不同程度的肝脾大,血红蛋白(Hb)分析常发现 Hb H 带,Hb A2 水平降低,脐血样品中可检测到 5%~30% 的 Hb Bart。重型 α- 地贫为 α⁰ 纯合子(--/--),因细胞缺乏 α- 链,γ- 链聚合成不能释放氧的 Hb Bart(γ4 四聚体)。因此,该病又称 Hb Bart 胎儿水肿综合征,受累胎儿在孕中、晚期或生后不久死亡,脐血中以 Hb Bart 为主,有少量的 Hb H 和 Hb Portland。

3 诊断与鉴别诊断

α- 地贫的临床诊断根据临床表现、血液学表型指标和基因检测的结果来决定。基因检测是针对导致该病发生的人体细胞中两种 α- 珠蛋白基因(HBA2,[OMIM *141850];HBA1,[OMIM + 141800])的突变分析,目前已知的中国人群 α- 地贫突变谱见表 3-10-1,基因缺失是 α- 地贫的主要致病原因,合计已鉴定 69 种致病突变,含大片段 CNV 31 种、α- 珠蛋白基因点突变 38 种。CNV 中的 12 种 α- 珠蛋白基因多拷贝变异只有在与 β- 地贫基因复合时才能产生疾病表型(见本章第 2 节)。中国人群 α- 地贫突变谱是我国确诊该病的诊断标准。"表型与基因型结果相符"是正确开展遗传病诊断的基本原则。因此,在临床应用时,除临床资料外,需注意采集血液学表型指标,家系分析是完成临床诊断的重要途径。血液学检测的小细胞低色素症参数(MCV<80fl 和 / 或 MCH<27pg)是 α- 地贫特征的基本阳性指标,α- 地贫特征和 HbH 病常有 Hb A2 降低(其标准根据不同仪器水平有变化,一般为 Hb A2<2.5%),用于区分 β- 地贫(Hb A2 升高)。α- 地贫的鉴别诊断重点为缺铁性贫血和中间型 β- 地贫。

表 3-10-1　中国人群 α- 地贫突变谱

编号	HGVS 命名	碱基改变	所在基因	表型
基因大片段缺失（19 种）				
1	Chr16 : Telomere_235263del	α^0	α1、α2	α^0
2	NC_000016.9 : g.71955_235250del	$--^{163.3}$	α1、α2	α^0
3	NC_000016.9 : g.194214_238840del	$--^{44.6}$	α1、α2	α^0
4	NC_000016.9 : g.196190_258010del	$--^{61.9}$	α1、α2	α^0
5	NC_000016.9 : g.198215_225854del	$-\alpha^{27.6}$	α2	α^+
6	NC_000016.9 : g.199800_233300del	$--^{THAI}$	α1、α2	α^0
7	NC_000016.9 : g.200820_232670del	$--^{FIL}$	α1、α2	α^0
8	NC_000016.9 : g.203509_225434del	Qinzhou del	α2	α^+
9	NC_000016.9 : g.215400_234700del	$--^{SEA}$	α1、α2	α^0
10	NC_000016.9 : g.219817_(223755_224074)del	$-\alpha^{4.2}$	α2	α^+
11	NC_000016.9 : g.220158_226502del	$-\alpha^{6.3}$	α2	α^+
12	NC_000016.9 : g.220220_225884del	$-\alpha^{5.6}$	α2	α^+
13	NC_000016.9 : g.(220831_220860)_(231920_232003)del	$--^{11.1}$	α1、α2	α^0
14	NC_000016.9 : g.221260_252033del	$--^{30.8}$	α1、α2	α^0
15	NC_000016.9 : g.222621_224517del	$-\alpha^{2.8}$	α2	α^+
16	NC_000016.9 : g.223300_227103del	$-\alpha^{3.7}$	α1、α2	α^+
17	NC_000016.9 : g.225800_228500del	$-\alpha^{2.7}$	α1	α^+
18	NC_000016.9 : g.225996_228387del	$-\alpha^{2.4}$	α1	α^+
19	NC_000016.9 : g.227121_228400del	$-\alpha^{1.2}$	α1	α^+
基因点突变或小缺失 / 插入（38 种）				
20	HBA2 : c.-23C>G	CAP +15（C>G）	α2	α^+
21	HBA2 : c.27delC	codon 8（-C）	α2	α^+
22	HBA2 : c.28A>T	codon 9（A>T）	α2	α^+
23	HBA2 : c.46G>A	codon 15（G>A）	α2	α^+
24	HBA2 : c.52G>T	codon 17（G>T）	α2	Hb Dapu
25	HBA2 : c.91_93del	codon 30（-GAG）	α2	α^+
26	HBA2 : c.94A>T	codon 31（A>T）	α2	Hb Debao
27	HBA2 : c.95G>A	codon 31（G>A）	α2	α^+
28	HBA2 : c.123del	codon 40（-G）	α2	α^+
29	HBA2 : c.133del	codon 44（-C）	α2	α^+
30	HBA2 : c.134del	codon 44（-C）	α2	α^+
31	HBA2 : c.149_150del	codon 49（-GC）	α2	α^+
32	HBA2 : c.178G>C	codon 59（G>C）	α2	Hb Zurich-Albisrieden
33	HBA2 : c.301-24delinsCTCGGCCC	IVS-Ⅱ-119（+CTCGGCCC,-G）	α2	α^+
34	HBA2 : c.355A>T	codon 118（A>T）	α2	α^+
35	HBA2 : c.369_370delinsGA	codons 122/123（-CG,+GA）	α2	Hb Nanning
36	HBA2 : c.369C>G	codon 122（C>G）	α2	Hb Westmead
37	HBA2 : c.377T>C	codon 125（T>C）	α2	Hb Quong Sze

续表

编号	HGVS 命名	碱基改变	所在基因	表型
38	HBA2：c.427T>C	codon 142（T>C）	α2	Hb Constant Spring
39	HBA2：c.+47G>C	3'UTR +47（G>C）	α2	α^+
40	HBA2：c.+51_+54del	3'UTR +51_+54（−CCT）	α2	α^+
41	HBA2：c.+92A>G	3'UTR +92（A>G）	α2	α^+
42	HBA2：c.+104G>T	3'UTR +104（G>T）	α2	α^+
43	HBA1：c.1A>G	initiation codon（A>G）	α1	α^+
44	HBA1：c.2T>A	initiation codon（T>A）	α1	α^+
45	HBA1：c.2del	initiation codon（−T）	α1	α^+
46	HBA1：c.84G>T	codon 27（G>T）	α1	α^+
47	HBA1：c.95+1G>A	IVS-Ⅰ−1（G>A）	α1	α^+
48	HBA1：c.95+9C>T	IVS-Ⅰ−9（C>T）	α1	α^+
49	HBA1：c.96-1G>C	IVS-Ⅰ−117（G>C）	α1	α^+
50	HBA1：c.96-2A>G	IVS-Ⅰ−116（A>G）	α1	α^+
51	HBA1：c.99G>A	codon 32（G>A）	α1	α^+
52	HBA1：c.188T>C	codon 62（T>C）	α1	α^+
53	HBA1：c.223G>C	codon 74（G>C）	α1	Hb Q−Thailand
54	HBA1：c.237del	codon 78（−C）	α1	α^+
55	HBA1：c.301−31_301−24delinsG	IVS-Ⅱ−118（−CTCGGCCC,+G）	α1	α^+
56	HBA1：c.354_355insATC	codons 117/118（+ATC）	α1	Hb Phnom Penh
57	HBA1：c.357_358insTCA	codon 118（+TCA）	α1	α^+

基因大片段重复（12 种）

编号	HGVS 命名	碱基改变	所在基因	表型
58	Chr16：Telomere_282199dup		α1、α2	$\alpha\alpha\alpha\alpha^{282.2}$
59	NC_000016.9：g.84105_238055dup		α1、α2	$\alpha\alpha\alpha\alpha^{153.9}$
60	NC_000016.9：g.97615_299525dup		α1、α2	$\alpha\alpha\alpha\alpha^{201.9}$
61	NC_000016.9：g.94455_213000dup，NC_000016.9：g.213925_281325dup		α1、α2	$\alpha\alpha\alpha\alpha^{186.8}$
62	NC_000016.9：g.123895_245125dup		α1、α2	$\alpha\alpha\alpha\alpha^{121.2}$
63	NC_000016.9：g.155381_290220dup		α1、α2	$\alpha\alpha\alpha\alpha^{134.8}$
64	NC_000016.9：g.215125_284579dup		α1、α2	$\alpha\alpha\alpha\alpha^{69.4}$
65	NC_000016.9：g.215144_236065dup		α1、α2	$\alpha\alpha\alpha\alpha^{20.9}$
66	NC_000016.9：g.219817_224074dup		α2	$\alpha\alpha\alpha^{anti4.2}$
67	NC_000016.9：g.222201_227178dup		α1、α2	$\alpha\alpha\alpha\alpha^{4.9}$
68	NC_000016.9：g.223300_227103dup		α1、α2	$\alpha\alpha\alpha^{anti3.7}$
69	NC_000016.9：g.226268_360306dup		α1、α2	$\alpha\alpha\alpha\alpha^{135.9}$

注：Hb 为血红蛋白,del 为缺失,dup 为重复。

4　遗传咨询

4.1　α-地贫携带者及高风险夫妇

临床上就诊者主要为已生育 α-地贫患儿的年轻或中年夫妇，α-地贫基因携带者多数为某种突变基因的杂合子（如 ––/αα 或 –α/αα），少数为突变基因的纯合子（如 –α$^{3.7}$/–α$^{3.7}$）或双重杂合子（–α$^{3.7}$/–α$^{4.2}$），除部分 α$^+$-地贫（如 –α$^{3.7}$/αα 和 –α$^{4.2}$/αα）无任何可检测的表型外，一般均有 α-地贫特征的血液学表型，但无临床症状且终生稳定，对个体精神和身体发育无碍，无需治疗。咨询的首要任务是确定个体的 α-地贫基因型诊断结果（上述表 3-10-1 中任何突变阳性者），根据基因型进行夫妻生育风险的评估，只有当夫妻双方均为阳性突变携带者，且至少有一方携带 α^0-地贫基因时，才诊断为高风险夫妇，妊娠时有 1/4 的概率出生 Hb Bart 胎儿水肿综合征患儿（双方均为 ––/αα 杂合子）或 Hb H 病患儿（一方为 α^0-地贫杂合子，一方为 α$^+$-地贫杂合子），有 1/2 的概率出生携带者、1/4 的概率出生正常基因型的新生儿。α-地贫携带者与正常人婚配，有 1/2 的概率生出携带者、1/2 的概率出生基因型正常新生儿，其后代患病的概率为 0。

4.2　Hb H 病的遗传规律及产前诊断

由于 Hb H 病患者基因型构成复杂，表型差异很大（Hb 在 60~110g/L 之间，发病年龄差异大，多数不需输血，少数严重者需要输血），遗传咨询主要聚焦于以下三方面要点：①根据基因型评估患者的疾病严重性和预后，一般而言，非缺失型的病情重于缺失型，特别是我国南方常见的基因型为 ––/α^{CS}α 的患者病情更为严重；②高风险夫妇纳入产前诊断需要慎重处理，由于 Hb H 病为非致死性疾病，此项咨询须严格执行医学伦理学原则；③ Hb H 病患者（以 ––/–α 杂合子为例）与 α-地贫基因携带者（以 ––/αα 杂合子为例）的生育风险评估：有 1/4 的概率出生 Hb Bart 胎儿水肿综合征患儿，1/4 的概率出生 Hb H 病患儿，有 1/2 的概率出生 α-地贫杂合子（基因型为 ––/αα 或 –α/αα）。

4.3　Hb Bart 胎儿水肿综合征的临床处置

Hb Bart 胎儿水肿综合征为致死性疾病，中国人群最常见的 α-地贫基因型为东南亚型缺失纯合子（––^{SEA}/––^{SEA}），极少数为复合另两种 α-地贫基因型——泰国型（––^{SEA}/––^{THAI}）或菲律宾型（––^{SEA}/––^{PHIL}），目前尚未见报道表 3-10-1 所列的其他罕见类型（––/）缺失导致的 Hb Bart 胎儿水肿综合征。受累胎儿通常在出生前因严重贫血在宫内死亡，由于合并巨大胎盘，分娩时易引起孕妇大出血，助产预防大出血是临床处理的关键措施。因此，临床上应尽早对高风险夫妇进行产前诊断，若诊断为 Hb Bart 胎儿水肿综合征，需及时与受累胎儿的双亲沟通，在知情选择的情况下，对患儿适时进行引产。

5　非孟德尔遗传及修饰基因

在我国 Hb H 病患者中，曾经发现由新发突变与常见的生殖系突变复合导致的疾病表型，这种情况下，α-地贫表型需要考虑新发突变是嵌合体的情况。此外，α-珠蛋白基因多拷贝中的三联体（ααα/ααα）为我国南方人群的常见变异（基因携带率为 1.67%），该变异是影响 β-地贫表型的重要修饰因素（见本章第 2 节）。

（徐湘民）

第 2 节　β-地中海贫血

1　疾病概述

β-地中海贫血（简称"β-地贫"）是由于人 β-珠蛋白基因突变使 β-珠蛋白肽链合成减少或丧失而导致的遗传性溶血性贫血［OMIM# 613985］。β-地贫也是常见的常染色体隐性遗传病，其在世界上的主要分布地区与 α-地贫相似，同时也是我国南方的区域性重大疾病，广西壮族自治区、海南省、贵州省、广东省和云南省人群基因携带率分别为 6.66%、5.11%、4.63%、4.20% 和 2.70%。当高发区人群中夫妻双方均携带 β-地贫基因突变时，其后代有 1/4 的概率患中间型或重型 β-地贫[1-2]。

2　主要临床症状

临床上将 β-地贫分为轻型（携带者）、中间型和重型三类疾病。β-地贫基因携带者可分为 β$^+$- 和 β^0-地贫（表 3-10-2）杂合子二类，β$^+$- 和 β^0-地贫分别表示 β-珠蛋白基因部分或完全受到抑制的表型状态，与 α-地贫一样，β-地贫基因携带者为无症状、发育正常的个体。中间型和重型 β-地贫患者的临床表型特征基本相同，只是存在程度上的差异。典型的重型 β-地贫临床表现包括：小细胞低色素性贫血、面色灰暗及黄疸、体格发育不良、特殊面容（头颅增大、颧骨突出、眼距增宽、鼻梁低平），患儿常并发支气管炎或肺炎，当并发有含铁血黄素沉着时，因过多的铁沉着而引起心脏、肝、胰腺、脑垂体等脏器的损害，其中最严重的是心肌损害而导致心力衰竭,此为导致患儿幼年死亡的重要原因之一。临床上根据发病年龄、4 岁前输血状况、Hb 下降水平、肝脾大程度,以及身体发育状况这五项指标的综合评估进行诊断。中间型 β - 地贫表现为 2 岁及 2 岁以后发病,4 岁前无需输血或偶然输血,Hb 水平维持在 60~100g/L,肝脾中度肿大(0~4cm),以及发育基本正常。重型 β - 地贫表现为 2 岁之前发病,4 岁前每年需输血 8 次及以上,Hb 水平维持在 60g/L 及以下,肝脾重度肿大(>4cm),以及发育不良。

3 诊断与鉴别诊断

β - 地贫的临床表现主要取决于 β - 珠蛋白基因的突变类型,中间型和重型的准确诊断除临床指标外,还取决于 β - 珠蛋白基因和遗传修饰基因的检测结果。基因检测是针对导致该病发生的人体细胞中 β - 珠蛋白基因(HBB,[OMIM+ 141900])的突变分析,目前已知的中国人群 β - 地贫突变谱见表 3-10-2,基因点突变是 β - 地贫主要致病原因,合计已鉴定 97 种疾病相关的遗传突变,含 β - 珠蛋白基因点突变 84 种,大片段 CNV 11 种(包括 2 种 HPFH 和 2 种复合型地贫),以及 β - 珠蛋白基因多拷贝变异 2 种,多拷贝变异单独存在时并不引起表型,但推测若与 α - 地贫基因复合时可产生致病表型。β - 珠蛋白基因簇大片段缺失可能导致一种使胎儿血红蛋白(HbF)显著升高的遗传性持续性胎儿血红蛋白症(HPFH),由于 HbF 仍然有正常的携氧功能,故这类疾病临床表型很轻甚至正常。中国人群 β - 地贫突变谱是我国确诊该病的诊断标准。此外,影响中国人群 β - 地贫临床表型的重要修饰基因目前已经鉴定了 4 个(见本节“5 修饰基因”),其精准诊断需要结合这些基因遗传变异的分析。对于 β - 地贫的表型分析,与 α - 地贫一样,小细胞低色素症参数(MCV<80fl 和 / 或 MCH<27pg)仍然是重要的阳性指标。需要特别指出与 α - 地贫不一样的阳性表型指标为:β - 地贫携带者有 Hb A2 水平升高,而对于中间型和重型 β - 地贫患者,一般会伴有明显的 HbF 水平升高。β - 地贫的鉴别诊断重点为缺铁性贫血,以及各种中间型 β - 地贫病例的不同遗传病因的鉴定,包括常见的 Hb H 病与中间型 β - 地贫的鉴别诊断。

4 遗传咨询

4.1 β - 地贫携带者及高风险夫妇

与 α - 地贫一样,临床上开展 β - 地贫携带者遗传咨询的首要任务是通过分子检测确定疑似个体及其配偶的 β - 地贫基因型(表 3-10-2 中任何突变阳性者),根据基因型进行夫妻生育风险的评估,当夫妻双方均为阳性突变携带者,才能诊断为高风险夫妇。同时,需要进一步细分为是重型或中间型的高风险,一般情况下,导致 β⁰/β⁰ 的突变基因型及大多数 β⁰/ β⁺ 被诊断为重型 β - 地贫高风险。中间型 β - 地贫的常见高风险基因型见下文,其中,夫妻双方均携带 β⁺ - 地贫基因突变,与夫妻双方均携带 α⁺ - 地贫基因的含义完全不一样,前者为 β - 地贫的高风险,而后者则排除了 α - 地贫高风险(仅有 1/4 概率的风险为 α - 地贫特征)。上述重型或中间型 β - 地贫高风险夫妻,妊娠时出生重型或中间型 β - 地贫患儿的概率均为 1/4,另有 1/2 的概率生出携带者,1/4 的概率出生正常基因型的新生儿。β - 地贫携带者与正常人婚配不会出生 β - 地贫患儿。

4.2 中间型 β - 地贫的遗传病因及产前诊断

中间型 β - 地贫患者的基因型构成复杂,表型差异很大,目前已知的中国人群中间型 β - 地贫较常见的遗传病因学包括:① 导致 β⁺/ β⁺ 的突变基因型;② HbEE(HbE 纯合子)和 β⁰ 或 β⁺/HbE;③导致 β⁰/β⁰ 及 β⁰/ β⁺ 的突变基因型,复合 KLF1 基因突变或 HBG1:rs368698783(A)变异;④ β⁰ 或 β⁺/βᴺ 复合 α α/α α α;⑤ β⁰ 或 β⁺ 复合导致 HPFH 的基因型。因此,在遗传咨询时,系统检查得到患者父母及患儿(家系分析)的各种相关基因型资料,对中间型 β - 地贫患者的临床精确诊断十分必要,同时也是指导家庭下一次生育的重要信息。由于中间型 β - 地贫患者可以长期生存,故与 Hb H 病一样,其产前诊断的临床实施也是一个面临伦理学挑战的事件,须慎重处理。另一个产前诊断评估胎儿风险的重要问题是,当 β⁰/β⁰ 患者父母同时携带可以减轻 β - 地贫临床表型的 KLF1 基因突变或 HBG1:rs368698783(A)变异时,可以向当事人家庭提供胎儿有 1/2 的概率为中间型 β - 地贫患儿而非重型 β - 地贫患儿的信息。

4.3 重型 β - 地贫临床处置及预期寿命

重型 β - 地贫为致死性疾病,虽然目前通过骨髓移植治疗可以成功治愈患者,但代价昂贵。在孕早、中期通过对高风险夫妇进行产前诊断,及时选择性人工流产受累患病胎儿是目前临床处置重型 β - 地贫的主要措施之一。输血治疗与否、是否正规输血并联合使用除铁治疗是决定重型 β - 地贫患者预期寿命的重要因素。接受规则高量输血和系统正规除铁治疗的患者可长期存活,相反,不接受输血等治疗的患儿期望寿命 5 岁,接受不规则输血治疗的患者期望寿命 13~19 岁,接受规则高量输血但不接受除铁治疗的患者期望寿命 20 岁以上。

表 3-10-2　中国人群 β- 地贫突变谱

编号	HGVS 命名	碱基改变	表型
基因点突变或小缺失 / 插入(84 种)			
1	HBB：c.−249C>T	−199（C>T）	β^+
2	HBB：c.−140C>T	−90（C>T）	β^+
3	HBB：c.−136C>A	−86（C>A）	β^+
4	HBB：c.−136C>G	−86（C>G）	β^+
5	HBB：c.−123A>T	−73（A>T）	β^+
6	HBB：c.−100G>A	−50（G>A）	β^+
7	HBB：c.−82C>A	−32（C>A）	β^+
8	HBB：c.−81A>C	−31（A>C）	β^+
9	HBB：c.−80T>C	−30（T>C）	β^+
10	HBB：c.−79A>C	−29（A>C）	β^+
11	HBB：c.−79A>G	−29（A>G）	β^+
12	HBB：c.−78A>C	−28（A>C）	β^+
13	HBB：c.−78A>G	−28（A>G）	β^+
14	HBB：c.−77A>G	−27（A>G）	β^+
15	HBB：c.−75G>T	−25（G>T）	β^+
16	HBB：c.−50A>C	CAP +1（A>C）	β^+
17	HBB：c.−43C>T	CAP +8（C>T）	β^+
18	HBB：c.−29G>A	+22（G>A）	β^+
19	HBB：c.−23A>G	CAP +26（A>G）	β^+
20	HBB：c.−12C>T	CAP +39（C>T）	β^+
21	HBB：c.−11_−8del	CAP +43/+40（-AAAC）	β^+
22	HBB：c.2T>C	initiation codon ATG>ACG	β^0
23	HBB：c.2T>G	initiation codon ATG>AGG	β^0
24	HBB：c.3G>A	initiation codon ATG>ATA	β^0
25	HBB：c.17_18del	codon 5（−CT）	β^0
26	HBB：c.19G>A	codon 6（G>A）	Hb C
27	HBB：c.25_26del	codon 8（−AA）	β^0
28	HBB：c.27_28insG	codons 8/9（+G）	β^0
29	HBB：c.43delC	codon 14（−C）	β^0
30	HBB：c.45_46insG	codons 14/15（+G）	β^0
31	HBB：c.48_49insG	codons 16/17（+G）	β^0
32	HBB：c.52A>T	codon 17（A>T）	β^0
33	HBB：c.59A>G	codon 19（A>G）	Hb Malay
34	HBB：c.79G>A	codon 26（G>A）	Hb E
35	HBB：c.84_85insC	codons 27/28（+C）	β^0
36	HBB：c.91A>G	codon 30（A>G）	β^0
37	HBB：c.92+1G>T	IVS- I −1（G>T）	β^0
38	HBB：c.92+2T>C	IVS- I −2（T>C）	β^0

续表

编号	HGVS 命名	碱基改变	表型
39	HBB：c.92+5G>C	IVS-Ⅰ-5（G>T）	β⁺
40	HBB：c.92+6T>C	IVS-Ⅰ-6（T>C）	β⁺
41	HBB：c.93−21G>A	IVS-Ⅰ-110（G>A）	β⁺
42	HBB：c.93−15T>G	IVS-Ⅰ-116（T>G）	β⁰
43	HBB：c.93−3T>G	IVS-Ⅰ-128（T>G）	β⁺
44	HBB：c.93−2A>G	IVS-Ⅰ-129（A>G）	β⁰
45	HBB：c.93−1G>C	IVS-Ⅰ-130（G>C）	β⁰
46	HBB：c.94delC	codon 31（−C）	β⁰
47	HBB：c.107A>G	codon 35（A>G）	β⁺
48	HBB：c.108C>G	codon 35（C>G）	β⁰
49	HBB：c.109delC	codon 36（−C）	β⁰
50	HBB：c.110delC	codon 36（−C）	β⁰
51	HBB：c.113G>A	codon 37（G>A）	β⁰
52	HBB：c.114G>A	codon 37（G>A）	β⁰
53	HBB：c.115del	codon 38（−A）	β⁰
54	HBB：c.123_124insT	codons 40/41（+T）	β⁰
55	HBB：c.126_129del	codons 41/42（−TTCT）	β⁰
56	HBB：c.126_130delinsA	codons 42/44（−CTTTG,+A）	β⁰
57	HBB：c.130G>T	codon 43（G>T）	β⁰
58	HBB：c.135del	codon 44（−C）	β⁰
59	HBB：c.165del	codon 54（−T）	β⁰
60	HBB：c.165_177del	codons 55/59（−TATGGGCAACCCT）	β⁰
61	HBB：c.189_195del	codons 62/64（−TCATGGC）	β⁰
62	HBB：c.216_217insA	codons 71/72（+A）	β⁰
63	HBB：c.216_217insT	codons 71/72（+T）	β⁰
64	HBB：c.268_281del	codons 89/93（−AGTGAGCTGCACTG）	β⁰
65	HBB：c.287_288insA	codon 95（+A）	β⁰
66	HBB：c.315+1G>A	IVS-Ⅱ-1（G>A）	β⁰
67	HBB：c.315+2del	IVS-Ⅱ-2（−T）	β⁰
68	HBB：c.315+5G>C	IVS-Ⅱ-5（G>C）	β⁺
69	HBB：c.316−197C>T	IVS-Ⅱ-654（C>T）	β⁺
70	HBB：c.316−90A>G	IVS-Ⅱ-761（A>G）	β⁺
71	HBB：c.316−3C>T	IVS-Ⅱ-848（C>T）	β⁺
72	HBB：c.316−1G>T	IVS-Ⅱ-850（G>T）	β⁰
73	HBB：c.319C>G	codon 106（C>G）	Hb L' Aquila
74	HBB：c.335_346del	codons 111/115（−TCTGTGCTGG）	β⁰
75	HBB：c.339T>A	codon 112（T>A）	β⁰
76	HBB：c.364G>T	codon 121（G>T）	β⁰
77	HBB：c.383A>G	codon 127（A>G）	β⁰

续表

编号	HGVS 命名	碱基改变	表型
78	HBB:c.+32A>C	stop codon +32（A>C）	β^+
79	HBB:c.+108A>C	poly A（A>C）；AATAAA>CATAAA	β^+
80	HBB:c.+108A>G	poly A（A>G）；AATAAA>GATAAA	β^+
81	HBB:c.+110T>C	poly A（T>C）；AATAAA>AACAAA	β^+
82	HBB:c.+111A>G	poly A（A>G）；AATAAA>AATGAA	β^+
83	HBB:c.+112A>G	poly A（A>G）；AATAAA>AATAGA	β^+
84	HBB:c.304G>C	codon 101（G>C）	Hb Rush
基因大片段缺失（11 种）			
85	NC_000011.9：g.5134113_5252589del	Filipino del	β^0
86	NC_000011.9：g.5135464_5254173del	β 118kb del	β^0
87	NC_000011.9：g.5057966_5291566del	Chinese I（$\varepsilon\gamma\delta\beta$）^{0}	（$\varepsilon\gamma\delta\beta$）^{0}
88	NC_000011.9：g.5191148_5270051del	Chinese $^G\gamma$（$^A\gamma\delta\beta$）^{0}	（$\delta\beta$）^{0}
89	NC_000011.9：g.5204076_5271203del	Yunnanese（$^A\gamma\delta\beta$）^{0}	（$\delta\beta$）^{0}
90	NC_000011.9：g.(5240000_5246696)_5271087del	Cantonese（$^A\gamma\delta\beta$）^{0}	（$\delta\beta$）^{0}
91	NC_000011.9：g.5246909_5268823del	β 21.9kb del	（$\delta\beta$）^{0}
92	NC_000011.9：g.5247493_5248849del	Taiwanese del	β^0
93	NC_000011.9：g.5247824_5255222del	β 7.3kb del	β^0
94	NC_000011.9：g.5193974_5273251del	HPFH-6	遗传性持续性胎儿血红蛋白增高症
95	NC_000011.9：g.5222878_5250288del	HPFH-7	遗传性持续性胎儿血红蛋白增高症
基因大片段重复（2 种）			
96	NC_000011.9：g.5217204_5285011dup	β 67.8kb dup	
97	NC_000011.9：g.5361649_5157109dup	β 204kb dup	

注：Hb 为血红蛋白，del 为缺失，dup 为重复。

5　修饰基因

目前已经阐明的影响 β-地贫表型的遗传因素有两类：α-地贫 CNV 及调节 HbF 的各种已知基因的遗传变异，其中重要的遗传修饰基因包括位于 19p15 的 *KLF1*，位于 11p15 的 *HBG1* 和 *HBG2*，位于 2p16 的 *BCL11A* 基因及位于 6q23 的 *MYB*[3-4]。这些基因的变异可以上调 HbF 水平，故当 β-地贫患者合并这类突变时可以减轻其临床表型。破坏发生于 *KLF1* 基因编码产物的锌指结构的一组突变和 *HBG1*：rs368698783（A）变异是中国人群减轻 β-地贫的重要遗传修饰因素。α-地贫 CNV 主要通过影响合成 Hb 的 α 和 β-珠蛋白链的平衡来修饰 β-地贫的临床表型，如 β-地贫杂合子与 α 三联体复合会增大 α 和 β-珠蛋白链的不平衡，因此而产生中间型 β-

地贫表型。此外，在我国 β-地贫患者中，曾经发现少数罕见的显性突变和单亲二体导致的临床案例。

（徐湘民）

参考文献

[1] 徐湘民.地中海贫血预防控制操作指南.北京：人民军医出版社，2011.

[2] HIGGS D R，ENGEL J D，STAMATOYANNOPEULOS G.Thalassemia.Lancet，2012，379：373-383.

[3] SANKARAN V G，WEISS M J.Anemia：progress in molecular mechanisms and therapies.Nat Med，2015，21：221-230.

[4] PERKINS A，XU X，HIGGS D R，et al.Kruppeling erythropeiesis：an unexpected broad spectrum of human red blood cell disorders due to KIF1 variants.Blood，2016，127：1856-1862.

第 3 节 葡萄糖 -6- 磷酸脱氢酶缺乏症

1　疾病概述

葡萄糖 -6- 磷酸脱氢酶是 X 染色体上管家基因编码的一种细胞内酶，也是红细胞中磷酸戊糖途径的起始酶和关键酶。葡萄糖 -6- 磷酸脱氢酶缺乏症（G6PD）［OMIM# 300908］是人类最常见的遗传性红细胞酶缺乏症。葡萄糖 -6- 磷酸脱氢酶缺乏不仅影响烟酰胺腺嘌呤二核苷酸磷酸 (NADP) 的生物合成，而且妨碍红细胞对氧化损伤的抵御作用，从而导致溶血、新生儿黄疸和智力低下[1]。

G6PD 是位于 Xq28 的 G6PD 基因突变引起酶活性降低所致。根据酶活性和临床表现可分为 5 型。Ⅰ型：重度酶活性降低(~0%)，临床表现为先天性非球形细胞溶血性贫血；Ⅱ型：重度酶活性降低(<10%)，伴有急性溶血性贫血；Ⅲ型：轻度至中度酶活性降低(10%~60%)，临床表现为药物性溶血性贫血；Ⅳ型：轻度酶活性降低或酶活正常(>60%)，无临床症状；Ⅴ型：酶活性增高，罕见，无临床症状。

2　主要临床症状

根据诱发溶血的不同原因，可将临床表现分为四类。

(1) 蚕豆病：葡萄糖 -6- 磷酸脱氢酶缺乏者在摄食蚕豆后发生的急性溶血性贫血称为蚕豆病。大多发生于蚕豆成熟季节，食入新鲜蚕豆后发生。轻者不伴有黄疸和血红蛋白尿，重者可在短期内出现溶血现象，极重者病情发展迅速，可出现惊厥、昏迷、休克、急性肾衰竭等。

(2) 药物诱发的溶血性贫血：葡萄糖 -6- 磷酸脱氢酶缺乏患者服用包括抗疟药、解热镇痛药、硝基呋喃类、磺胺类、酮类、砜类等氧化型药物后引起急性溶血性贫血，临床表现与蚕豆病相似。

(3) 感染诱发的溶血性贫血：细菌感染如伤寒、细菌性肺炎、败血症，以及病毒感染等均可诱发葡萄糖 -6- 磷酸脱氢酶缺乏者发生溶血，临床表现与蚕豆病相似，但溶血程度多较轻，黄疸不明显。

(4) 新生儿葡萄糖 -6- 磷酸脱氢酶缺陷溶血症：葡萄糖 -6- 磷酸脱氢酶缺乏的新生儿临床主要表现为黄疸，贫血一般为轻至中度，黄疸突出，重者可能发生胆红素脑病。如及时治疗，黄疸一般持续 7~10d 后逐渐消退。

3　诊断与鉴别诊断

G6PD 的诊断主要依赖于检测葡萄糖 -6- 磷酸脱氢酶活性的实验室检查，主要包括高铁血红蛋白还原试验、荧光斑点试验、硝基四氮唑蓝定量法、葡萄糖 -6- 磷酸脱氢酶 /6- 磷酸脱氢酶比值法等。

凡病史中有急性溶血特征，并有食蚕豆或服药物史，或新生儿黄疸，或自幼出现原因未明的慢性溶血者，可能有患此病的风险，加上以下葡萄糖 -6- 磷酸脱氢酶缺乏试验的任何一条均可作出诊断：①一项筛选试验活性为严重缺乏；②一项葡萄糖 -6- 磷酸脱氢酶活性定量测定其活性较正常平均值降低 40% 以上；③两项筛选试验葡萄糖 -6- 磷酸脱氢酶活性均为中间缺乏值；④一项筛选试验葡萄糖 -6- 磷酸脱氢酶活性为中间缺乏值，伴有明显家族史；⑤一项筛选试验葡萄糖 -6- 磷酸脱氢酶活性属中间缺乏值，伴有 Heinz 小体生成试验阳性，但要有 40% 的红细胞有 Heinz 小体，每个红细胞有 5 个或 5 个以上的 Heinz 小体，并排除血红蛋白病。

4　遗传咨询

该病可按 X 染色体不完全显性遗传方式进行遗传咨询。男性女性均可患病，男性同胞患病会以 100% 概率遗传给儿子不遗传给女儿，女性同胞患病会以 50% 概率分别遗传给女儿和儿子。

第 4 节 血友病

1　血友病 A

1.1　疾病概述

血友病 (hemophilia) 是一组遗传性血液性疾病，主要表现为活化的凝血活酶生成障碍，凝血时间延长，轻微创伤后易出血，重症患者没有明显外伤也可发生自发性出血。根据患者所缺乏凝血因子的种类，可以分为血友病 A (因子Ⅷ缺乏)、血友病 B (因子Ⅸ缺乏) 和血友病 C (因子Ⅺ缺乏)[2]。血友病 A 多见，约为血友病 B 的 7 倍。我国的血友病发病率为 2.73/100 000[3]。

血友病 A (HA) ［OMIM# 306700］，又称为Ⅷ因子缺乏症 (factor Ⅷ deficiency)，是血友病中最常见的一型，占

80%~85%[4]。血友病 A 由 Scholein 于 1973 年首次提出。1893 年 Wright 发现血友病患者的凝血时间延长,认为本病是一种原发性出血性疾病。1911 年 Acklis 在体外实验研究中发现,血友病的这种凝血时间延长能被正常血浆纠正。20 世纪 30 年代 Feisly 首次用正常血浆治疗血友病获得成功。

1.1.1　遗传方式

血友病 A 是由于位于 Xq28 上的凝血因子Ⅷ(coagulation factor Ⅷ,FⅧ)的编码基因 F8[OMIM * 300841]发生突变而导致的 FⅧ功能异常。该病属 X 染色体连锁隐性遗传,女性传递,男性发病。男性发病率约为 1/5 000,女性罕见发病,占血友病的 80%~85%[5]。

本病的遗传方式有以下四种:

(1) 患病男性与正常女性婚配,子女中男性均正常,女性为携带者。

(2) 正常男性与携带者女性婚配,子女中男性半数为患者,女性半数为携带者。

(3) 患病男性与携带者女性婚配,所生男孩半数为患者;所生女孩半数为患者,半数为携带者。

(4) 患病男性与患病女性婚配,其子女均为患者。这种情况在目前极为少见。

1.1.2　病因和发病机制

血友病 A 的病因就是由于患者血浆中缺乏因子Ⅷ的凝血活性(因子Ⅷ:C),因子Ⅷ:C 是内源性凝血系统中激活因子Ⅸ的辅因子。当血浆因子Ⅷ的凝血活性缺乏时,不能与Ⅸa、CA²⁺及磷脂组成复合物,以致血液凝血酶原酶的形成发生障碍,凝血酶原不能转变为凝血酶,纤维蛋白原也不能转变为纤维蛋白,从而导致凝血缺陷性出血。

血友病 A 致病是由于因子Ⅷ基因自发性突变所致。F8 基因全长 186kb,由 26 个外显子和 25 个内含子组成,编码 2351 个氨基酸的 FⅧ前体,在去除由 19 个氨基酸组成的信号肽及一系列的修饰加工后可形成含有 2 332 个氨基酸的成熟 FⅧ蛋白质。目前已发现 F8 基因的 2 000 余种基因突变,其中 45% 的重型血友病 A 是由 F8 内含子 22 倒位所致,1%~3% 的重型血友病 A 患者为 F8 内含子 1 倒位,其他患者则多为点突变,极少数为插入或缺失[6-7]。

1.2　主要临床症状

根据患者血液循环中 FⅧ因子活性(FⅧ:C),血友病 A 可以分为轻型、中间型和重型[8],见表 3-10-3。

本病的主要临床表现为止血异常和反复出血,其特点是延迟、持续而缓慢的渗血,急性大出血甚为少见。一般认为因子Ⅷ的浓度越低,则出血越严重。临床出血症状可早在出生后几天即可出现,也可迟至成年后发病。血友病 A 常见以下特点:

表 3-10-3　血友病 A 临床分型

临床分型	FⅧ活性 /%	出血表现
轻型	5~40	大手术或外伤可致严重出血 罕见自发性出血
中间型	1~5	小手术或外伤可致严重出血 偶有自发性出血
重型	<1	肌肉或关节自发性出血

(1) 血友病 A 主要表现为关节、肌肉和深部组织出血,也可有胃肠道、泌尿道、中枢神经系统出血及拔牙后出血不止等。若反复出血,不及时治疗可导致关节畸形和 / 或假肿瘤形成,严重者可危及生命。

(2) 外伤或手术后延迟性出血是本病的特点。

(3) 轻型患者一般很少出血,只有在损伤或手术后才发生出血;重型患者自幼即有出血,可发生于身体的任何部位;中间型患者出血的严重程度介于轻型和重型之间[9]。

1.3　诊断与鉴别诊断

血友病 A 的主要诊断包括临床诊断,实验室诊断及基因诊断。

根据男性患者,有或无家族史,有家族史者符合隐性遗传规律,有关节、肌肉及深部组织出血等临床表现及实验室检查结果异常等,典型病例诊断无困难。2013 年版《血友病诊断与治疗中国专家共识》[3],血友病 A 的实验室诊断主要包括:①血小板计数正常,凝血酶原时间(PT)、凝血酶时间、出血时间等正常,血块回缩试验正常,纤维蛋白原定量正常;②重型血友病患者活化部分凝血活酶时间(APTT)延长,轻型血友病患者 APTT 仅轻度延长或正常;③确诊试验,确诊血友病依赖于 F 活性(F:C)和血管性假血友病因子抗原(vWF:Ag)的测定。血友病 A 患者 FⅧ:C 减低或缺乏,vWF:Ag 正常,FⅧ:C/vWF:Ag 比值明显降低。

基因诊断方法:①长 PCR(long PCR)或反向 PCR(inverse PCR)检测内含子 22 倒转;②标准 PCR 或反向 PCR 检测内含子 1 倒转;③ F8 基因测序;④多重连接探针扩增(MLPA)技术可用于检测缺失或插入[10]。

血友病 A 应与血友病 B、因子Ⅺ缺陷症和血管性血友病等遗传性出血性疾病鉴别。

产前诊断:①利用母亲血浆中胎儿游离 DNA 检测胎儿性别,如果胎儿性别为男,则需要进行进一步检查;②羊膜腔穿刺获取羊水细胞,按照上述基因诊断方法进行诊断。

1.4　遗传咨询

1.4.1　家系调查

血友病 A 为隐性遗传性疾病,一般规律是男性患病,女性携带。约有 2/3 的血友病 A 患者有阳性的家族出血史，一般需追寻三代以上，必要时可进行患者家族成员的普查。

1.4.2 携带者的诊断

现代诊断已能准确判断血友病 A 携带者，其方法包括遗传表型分析法和基因型分析法，后者更为准确。血友病 A 先证者的母亲有约 2/3 的可能为携带者：①突变可能发生在先证者外祖母受孕时的卵子，因此突变出现在母亲的每一个细胞，在外周血细胞检测到突变基因；②突变发生在母亲的胚胎早期形成体细胞嵌合体，在外周血可能检测不到基因突变；③突变仅出现在母亲的卵子中，这种生殖腺嵌合体的可能性为 15%~20%，在血细胞中检测不到基因突变，但子代患病的风险增加[11]。

1.4.3 产前诊断

患者亦可能为新发突变，即突变发生在胚胎早期（体细胞突变），患者仅部分细胞存在突变。

家族中携带致病基因的女性生育时须行产前诊断预防再生育类似患儿。一般于孕 9~12 周采绒毛，18~22 周采羊水或 22~26 周采胎儿脐带血进行检测。一般先通过 *SRY* 基因检测进行胎儿性别鉴定，若先证者突变类型为内含子 22 倒位或内含子 1 倒位突变，则直接对胎儿进行内含子 22 或内含子 1 倒位检测，若先证者突变类型为 *F8* 基因编码区点突变，则直接对突变位点进行检测[12]。

2 血友病 B

2.1 疾病概述

血友病 B（HB）［OMIM# 306900］又称为因子Ⅸ缺乏症[13]。本病在男性中的发病率为 3.3/100 000，低于血友病 A，但多有家族史阳性。

2.1.1 遗传方式

血友病 B 同血友病 A 一样，属于 X 连锁隐性遗传性血液性疾病，男性患者，女性携带。约 1/3 的血友病 B 由基因突变引起。本病携带者的出血发生率高于血友病 A 患者。血友病 B 的遗传规律与血友病 A 相同。

2.1.2 病因与发病机制

血友病 B 是由于位于 Xq27.1 上的凝血因子Ⅸ（FⅨ）基因（F9）（MIM 306900）发生突变而导致的 FⅨ功能异常。血友病 B 的男性发病率为 1/25 000，占血友病总数的 15%~20%。女性多为携带者。70% 有家族史，30% 为散发病例。1952 年，Aggeler 和 Biggs 等先后报道了此病。

F9 基因长度为 34kb，由 8 个外显子、7 个内含子及侧翼序列组成。其信使 RNA（mRNA）长 2802bp，其中包括 5′端非翻译区 29bp 及 3′端非翻译区 1309bp，成熟的 FⅨ由

415 个氨基酸组成，是一种维生素 K 依赖性丝氨酸蛋白酶原。目前 *F9* 基因突变已报道一千多种，包括点突变、缺失、插入和重排或倒位，其中点突变是最常见的基因突变，约占 90%[14]。

FⅨ与 FⅧ、Ca^{2+} 和磷脂等辅因子一起参与 FX 的活化，是内源性凝血途径的关键凝血因子。当 *F9* 突变时，FⅨ活性减弱甚至消失，使 FX 无法正常活化，凝血活酶难以形成，正常的凝血无法进行，从而导致出血。

2.2 主要临床症状

根据患者血液循环中 FⅨ因子活性（FⅨ:C），血友病 B 可以分为轻型、中间型和重型（同血友病 A）。

血友病 B 的主要临床表现与血友病 A 相似，也以创伤性出血为特点，但临床出血较血友病 A 轻，出血的程度与 FⅨ活性高低有明显关系。关节腔出血和其他部位的血肿也是血友病的特征之一。

2.3 诊断与鉴别标准

血友病 B 的诊断标准同血友病 A 一样，包括临床诊断、实验室诊断和基因诊断。

血友病 B 的临床诊断：①凝血时间、血小板计数、出血时间、血块收缩及 PT 同血友病 A。② APTT 延长，能被正常血清纠正，但不能被吸附血浆纠正。轻型可正常，亚临床型也正常。③与血友病 A 实验室诊断不同的是，血友病 B 患者存在 FⅨ:C 降低或缺乏。

血友病 B 的基因诊断主要是 *F9* 基因测序，辅以血友病 A 基因诊断中的其他方法。

血友病 B 的产前诊断类似于血友病 A，只是检测的基因为 *F9*。

血友病 B 应与其他出血性疾病进行鉴别，最重要的鉴别手段是基因诊断。

2.4 遗传咨询

由于血友病 B 的遗传模式同血友病 A 一样，因此遗传咨询参照 HA。

2.4.1 家系调查

同血友病 A。

2.4.2 携带者的诊断

因子Ⅸ的基因序列可用多种方法检测出潜在的携带者的基因缺失，如寡核苷酸探针杂交法 / 限制性片段长度多态性（RFLP）、DNA 印迹法、PCR 等。

2.4.3 产前诊断

RFLP、DNA 印迹法、PCR 等基因诊断技术均可用于产前诊断，通过对孕第 6~11 周胎儿绒毛或羊水细胞 DNA 的 RFLP 分析，确定胎儿是否携带血友病 B 基因。尽早选择性地对胎儿终止妊娠[15]。

3 丙型血友病

3.1 疾病概述

因子Ⅺ缺陷症（factor Ⅺ deficiency）曾经称为血友病 C（hemophilia C）[OMIM# 612416]，是一种罕见的遗传出血性疾病，大多为常染色体隐性遗传，部分为常染色体显性遗传。男女均可发病，不同种族发病率有差异。Rosenthal 等于 1953 年首次报道此病[16]。

该病是由位于常染色体 4q35 的凝血因子Ⅺ（FⅪ）基因（*F11*）发生纯合、复合杂合、杂合突变导致，一般纯合突变和复杂杂合突变患者 FⅪ 水平低于正常人的 15%。在杂合突变患者中，FⅪ 水平为正常的 25%~75% 或更高。在呈显性遗传患者中，FⅪ 水平为正常的 10%~20%，有严重的出血倾向[17]。

FⅪ 曾被称为血浆凝血激酶前质（PTA），是由两个相同的亚单位通过二硫键连接组成的丝氨酸蛋白酶，分子量为 160 000。FⅪ 由肝脏合成，在循环血液中以共价键与高分子量激肽原（HMWK）形成复合物。活化的 FⅫ（FⅫa）激活 FⅪ 形成活化的 FⅪ（FⅪa），后者在 Ca²⁺ 存在时激活 FⅨ。*F11* 突变使 FⅪ 无法激活 FⅨ，凝血活酶难以生成，从而导致出血[18]。

F11 基因全长 23kb，含 15 个外显子和 14 个内含子。目前已发现数十种突变，以点突变为主。

3.2 主要临床症状

通常只有纯合子患者有出血症状，杂合子无出血倾向。出血程度比血友病 A 和血友病 B 轻，出血多发生于创伤和手术后，自发出血少见。表现为皮肤瘀斑、鼻出血、月经过多，偶尔可发生泌尿道出血，关节出血和血肿很少发生。创伤、手术、拔牙后可出现较严重出血，但也有术后无异常出血的病例。FⅪ 水平低于 20% 者可能发生严重出血。

3.3 诊断与鉴别诊断

根据临床出血症状、遗传类型和实验室检查进行诊断。FⅪ 活性水平（FⅪ∶C）测定最为重要。

基因诊断：由于点突变多见，因此以基因测序为主。如果怀疑有缺失或扩增，则可使用 MLPA 等方法进行诊断。

产前诊断：测序分析胎儿 *F11* 是否发生突变，结合父母 *F11* 测序，判断突变来源。

3.4 遗传咨询

对于先证者，应先进行临床诊断和基因诊断。如果发现 *F11* 存在突变，则应对父母的 *F11* 进行测序，以确定

突变来源。如果先证者的父母计划生育下一胎，则应明确该病的遗传模式，并对下一胎进行产前诊断。

4 血管性血友病

4.1 疾病概述

血管性血友病（vWD）是一种常见的遗传性出血性疾病，患者血管性假血友病因子（vWF）基因突变导致血浆 vWF 数量减少或质量异常。据估计，普通人群中 vWD 的发生率高达 1%，而临床症状明显的患者发病率接近 1/1 000。由 von Willebrand 于 1926 年首次报道。

4.1.1 病因、分类和遗传方式

VWF 突变是发生 vWD 的原因。vWD 分为三型，1 型[OMIM# 193400]、2 型[OMIM# 613554] 和 3 型[OMIM# 277480]，其中 2 型又分为四种亚型，即 2A 型、2B 型、2M 型和 2N 型。vWD 多为常染色体显性遗传，包括 1 型、2A 型、2B 型和 2M 型。少数为常染色体隐性遗传，包括 2N 型、3 型、部分 1 型和部分 2A 型。

1 型为 vWF 部分缺乏，临床症状较轻，占 vWD 患者的 60%~80%；2 型为 vWF 质的异常，占总患病数的 20%~30%；3 型亦称重型 vWD，临床出血表现严重，血浆 vWF 完全缺乏[19]。

4.1.2 发病机制

vWF 由血管内皮细胞与巨核细胞合成。vWF 的主要作用：①与血小板膜糖蛋白（GP）Ⅰb-Ⅸ-Ⅴ 复合物及内皮下胶原结合，介导血小板黏附至血管损伤部位；②作为 FⅧ 的载体，具有稳定 FⅧ 的作用。vWF 异常时，导致血小板黏附异常和 FⅧ 稳定性减弱，从而引起出血。

VWF 基因定位于 12p13.3，全长 178kb，包括 52 个外显子和 51 个内含子，转录 9kb 的 mRNA，编码 2813 个氨基酸组成的前体蛋白，包括 22 个氨基酸组成的信号肽、741 个氨基酸的前肽及 2050 个氨基酸的成熟亚单位，其中前肽包含与黏附蛋白结合的 Arg-Gly-Asp（RGD）序列。在 22 号染色体上存在一个 *VWF* 假基因，其序列与 *VWF* 基因外显子 23~34 有近 97% 的同一性。

1 型 vWD 突变类型主要为缺失、移码及无义突变，无明显热点区域[20]。2A 型 vWD 突变主要发生在 A2 区，2B 型和 2M 型基因突变主要见于 A1 区，2N 型 vWD 突变则主要见于 D 区及部分 D3 区。3 型 vWD 突变分散在 *VWF* 基因各个区域，主要为无义突变及小插入或缺失引起的移码突变，少数为大片段缺失、错义突变及剪接位点突变，患者多为纯合子或复合杂合子。

4.2 主要临床症状

自幼发病，以皮肤、黏膜出血为主，表现为皮肤瘀点、

瘀斑、鼻出血和齿龈出血,女性月经增多,重者可发生内脏出血,关节、肌肉血肿少见;多为自发性出血或外伤、手术后过度出血;在出血程度上有较大的个体差异,部分 I 型 vWD 患者无自发性出血表现;有或无出血表现家族史,有家族史者符合常染色体显性或隐性遗传规律。

4.3 诊断与鉴别诊断

(1)有或无家族史,有家族史者符合常染色体显性或隐性遗传规律。

(2)有自发性出血或外伤、手术后出血增多史,并符合 vWD 临床表现特征。

(3)血浆 vWF:Ag<30% 和/或 vWF:RCo<30%,FⅧ:C<30% 见于 2N 型和 3 型 vWD。

(4)排除血友病、获得性 vWD、血小板型 vWD、遗传性血小板病等。

(5)基因诊断:主要采用 VWF 基因测序和 MLPA 等方法。由于 VWF 外显子多,可采用外显子捕获或多重 PCR 获取所有外显子,然后进行深度测序。突变热点检测可能出现假阴性。

vWD 分型诊断见表 3-10-4。

产前诊断:产前诊断的重点对象是可能罹患重型血管性血友病(vWD3 型)的胎儿。对有家族史,或父母是 vWD 患者或突变基因携带者,应明确其基因型。既可针对父母携带的基因型进行胎儿基因检测,亦可对胎儿进行 VWF 所有外显子进行检测,后者可发现新发突变。

由于 vWD 1 型和 2 型症状较轻,且该病的出血程度有很大的差异,一般不威胁患儿的生命,故是否对这类胎儿进行产前诊断取决于父母的愿望。

4.4 遗传咨询

对于家族性 vWD 患者,在女性生育时应做遗传咨询,以确定遗传模式、临床分型和基因突变类型,然后结合遗传咨询师建议决定是否要怀孕。如果患者已经怀孕,应结合遗传咨询结果,综合考虑后再决定是否终止妊娠。

表 3-10-4　血管性血友病的分型诊断

特征	I 型	2A 型	2B 型
遗传方式	常染色体显性	常染色休显性或常染色体隐性	常染色体显性
出血倾向	轻、中度	多中度,个体差异大	多中度,个体差异大
vWF:Ag	降低	降低或正常	降低或正常
vWF:RCo	降低	降低	降低
FⅧ:C	降低	降低或正常	降低或正常
vWF:RCo/vWF:Ag	正常	降低或正常	降低或正常
RIPA	降低或正常	降低	增加
vWF 多聚体	正常	异常(缺乏大、中分子多聚物)	异常(缺乏大分子多聚物)
DDAVP 治疗反应	有效,vWF 多聚体增加	部分有效,vWF 中分子多聚体增加	慎用,可导致血小板减少

特征	2M 型	2N 型	3 型
遗传方式	常染色体显性或常染色体隐性	多为常染色体隐性	常染色体隐性或共显性
出血倾向	多中度,个体差异大	多中度,个体差异大	重度
vWF:Ag	降低或正常	多数患者正常	缺如
vWF:RCo	降低	多正常	缺如
FⅧ:C	降低或正常	显著降低	显著降低
vWF:RCo/vWF:Ag	降低或正常	正常	—
RIPA	降低	多正常	缺如
vWF 多聚体	正常	正常	无
DDAVP 治疗反应	部分有效,vWF 多聚体增加	部分有效,vWF 多聚体增加	无效

注:vWF 为血管性假血友病因子,vWF:Ag 为血管性假血友病因子抗原,vWF:Rco 为血管性假血友病因子瑞斯托霉素辅因子,RIPA 为瑞斯托霉素诱导的血小板聚集,DDAVP 为 1- 去氨基 -8- 右旋 - 精氨酸血管加压素。vWF:Ag 正常参考值为 30%~200%,缺如则 < 3%;vWF:RCo(vWF 瑞斯托霉素辅因子)正常参考值为 ≥ 30%,缺如则 < 3%;FⅧ:C 正常参考值为 60%~160%;vWF:RCo/vWF:Ag 正常参考值为 0.5~0.7;RIPA(瑞斯托霉素诱导的血小板聚集)正常参考值为 50%~80%;—表示无参考意义。

第5节 | 凝血因子减少或缺乏

1 遗传性凝血因子XII缺陷症

1.1 疾病概述

遗传性凝血因子XII缺陷症是一种罕见的常染色体隐性遗传病,部分患者可能呈常染色体显性遗传。该病由 Ratnoff 于 1955 年首次报道。男女均可患病,发病率尚无确切报道。由于第一位患者叫 John Hageman,故该病又被称为 Hageman 因子缺陷症[21]。

因子XII(FXII)是一种由肝脏合成的、含有 596 个氨基酸残基的单链糖蛋白。FXII 最初以无活性的酶原形式存在,当其在精氨酸 353- 缬氨酸 354 肽键处裂解后则变为有活性的 αFXIIa,αFXIIa 能够激活 FXI,启动内源性凝血途径[22]。αFXIIa 还可进一步裂解为 βFXIIa,两者具有相同的轻链部位(含酶催化区),故具有相同的生物活性。FXII 除了参与内源性凝血途径的启动外,还参与纤溶系统和补体系统的激活。F12 基因[MIM* 610619]位于 5 号染色体上(5q33-qter)[23],包含 14 个外显子和 13 个内含子。F12 基因缺陷包括错义、启动子和剪接突变等。其中单个碱基改变引起的错义突变是导致遗传性凝血因子XII缺陷症的主要原因。

1.2 主要临床症状

遗传性凝血因子XII缺陷症无明显的临床症状,患者一般无自发性出血现象,仅表现为 APTT 延长[21,24]。少数患者可发生血栓栓塞,可能是因为 FXII 缺陷使纤溶系统激活受阻,导致纤溶活性降低。

1.3 诊断与鉴别诊断

1.3.1 诊断

遗传性凝血因子XII缺陷症的诊断需结合家族史和实验室检查。患者 PT、凝血酶时间正常,APTT 延长。FXII 促凝活性降低,FXII 抗原含量降低或正常。同时可通过 F12 基因测序,结合多态性连锁分析进行基因诊断。

1.3.2 鉴别诊断

遗传性凝血因子XII缺陷症需要与获得性凝血因子XII缺乏症相鉴别。获得性凝血因子XII缺乏症无家族史,FXII 缺乏主要由原发疾病导致,例如:肝硬化、重症肝炎、弥散性血管内凝血等。

1.4 遗传咨询

经过实验室检查后,对可能为遗传性凝血因子XII缺陷症的患者进行家族史调查,绘制家系图,并采集其家系直系亲属的血标本,除进行常规的实验室检查外,还需提取先证者及家系成员的基因组 DNA 进行基因诊断。

2 因子V缺乏症

2.1 疾病概述

凝血因子V缺乏症发病率很低,可分为遗传性和获得性两种。获得性凝血因子V缺乏症的发生主要是由于产生凝血因子V的抑制物。

2.1.1 遗传方式

遗传性凝血因子V缺乏症(hereditary deficiency of factor V)[OMIM# 227400]是一种罕见的常染色体隐性遗传性出血性疾病,发病率约为百万分之一。本病最早在 1947 年由 Owren 提出并命名为副血友病[25]。

2.1.2 病因与发病机制

该病是由于体内生成的凝血因子V比正常水平低或者由于凝血因子V工作异常而导致凝血反应过早受阻,无法形成血凝块[26]。

凝血因子V(F5)[OMIM* 612309]定位于 1 号染色体 q24,全长约 80kb,含 25 个外显子,尤以 13 号外显子最大长约 3kb。mRNA 全长 6 914bp,编码含 2 224 个氨基酸的前凝血因子V,其中包括含 28 个氨基酸残基的信号肽。成熟的凝血因子V包含 2 196 个氨基酸,由 5 个结构域构成,即 A1-A2-B-A3-C1-C2,各区域的划分:依次在 317、663、1 545、1 877、2 037 氨基酸位将全长 2 196 氨基酸的凝血因子V分为 5 个区域。凝血因子V是凝血过程中的一个重要的辅因子,主要是辅助活化的凝血因子X激活凝血酶原,促进凝血的过程。此外,其可被活化的蛋白C(APC)灭活,辅助 APC 灭活凝血因子VIII从而参与抗凝过程。凝血因子V在凝血系统中起着促凝和抗凝的双重作用,其功能障碍与出血和血栓均有关[25]。

2.2 主要临床症状

遗传性凝血因子V缺乏症杂合子通常无症状,纯合子或复合杂合子临床表现为程度不等的出血,但大多较血友病轻微。10% 以上表现为轻度出血,鼻出血与月经过多常见,较少表现为关节出血和血肿形成。严重凝血因子V缺乏症儿童患者可在年龄很小时便发生出血。有些患者在很小的时候,就发生中枢神经系统(脑和脊髓)出血。

根据抗原含量和活性,遗传性凝血因子V缺乏症分为 2 型:I 型表现为凝血因子V抗原(FV:Ag)和凝血因子Ⅴ活性（FⅤ：C）的同步降低；Ⅱ型则是由于存在异常凝血因子Ⅴ蛋白所致,往往FⅤ：Ag正常而FⅤ：C明显降低[27]。

2.3　诊断与鉴别诊断

临床表型诊断：凝血因子Ⅴ缺乏症通过各种血液测试诊断,具有以下实验室检查特点：凝血酶原时间（PT）及活化部分凝血活酶时间（APTT）均延长,且可被正常吸附血浆所纠正,确诊常需进行凝血因子活性和抗原测定。

基因诊断：① F5 基因测序；② MLPA 可用于检测缺失或插入[28]。

鉴别诊断：凝血因子Ⅴ含量异常患者应同时检查凝血因子Ⅷ的含量,以排除凝血因子Ⅴ和凝血因子Ⅷ联合缺乏症,该联合缺乏症是一种完全不同的疾病治疗。还需排除灰色血小板综合征和获得性凝血因子Ⅴ缺乏症,因此凝血因子Ⅴ的抗原水平只可用来作为辅助诊断,仍有必要进一步检测血小板凝血因子Ⅴ水平。

2.4　遗传咨询

凝血因子Ⅴ缺乏症是一种常染色体隐性遗传性出血性疾病,对携带有该致病基因的家系进行遗传咨询和产前诊断显得尤为重要。其遗传特征有：①致病隐形基因在常染色体上,遗传与性别无关；②患儿双亲是表型正常的致病基因携带者；③子代有 25% 概率得病,50% 为表型正常的致病基因携带者,25% 完全正常；④近亲婚配,子女得病的概率明显增加。迄今,全世界有关遗传性凝血因子Ⅴ缺乏症个例报道 200 余例,报道了 20 余种遗传性凝血因子Ⅴ缺乏症的基因突变类型,基因变异的种类包括碱基替换、碱基插入和碱基缺失等,导致无义突变、移码突变和错义突变。已报道的突变均集中在外显子编码区,几乎累及单一的外显子,且基因突变好发于编码 F5 B区的第 13 号外显子,这可能与外显子 13 较大[约占 F5 互补 DNA(cDNA)全长的 40%]有关[29]。

因此若父母双方都为 F5 突变基因携带者,女性生育时须行产前诊断预防生育纯合子患儿。一般于孕 9~12 周采绒毛,或 18~22 周采羊水或 22~26 周采胎儿脐带血进行检测。一般直接对 F5 基因编码区进行检测,重点为第 13 号外显子[30]。

凝血因子Ⅴ不稳定,其在血中的半衰期为 4.5~36h,平均 12~14h。故遗传性凝血因子Ⅴ缺乏症主要采用输注新鲜血浆进行治疗。血小板凝血因子Ⅴ的半衰期目前还不清楚,除非需进行手术,否则没有必要进行预防性治疗。因为遗传性凝血因子Ⅴ缺陷症患者 F5 基因缺陷的异质性较多,每个家族间症状的差异也较大。患者的预后与出血和所需输血的数量、频率有着直接关系,严重的可以接近于血友病,但多数患者症状较血友病轻。

第6节｜血小板无力症

1　疾病概述

血小板无力症（thrombocytasthenia）[OMIM# 273800],又称 Glanzmann 血小板无力症,由 Glanzmann 于 1918 年首次报道,是一种常见的遗传性血小板功能障碍疾病,表现为常染色体隐性遗传。此病发病原因主要是 GP Ⅱ b 或 GP Ⅲ a 的编码基因 ITGA2B（MIM 607759）和 ITGB3（MIM 173470）突变导致 GP Ⅱ b/Ⅲ a 血小板表面纤维蛋白原受体复合物异常,从而引起血小板功能障碍[31],主要特征为出血时间延长、血小板聚集障碍、凝块缩退表现为减弱至消失。其发病率因地域、种族和风俗的不同而不尽相同,一般为 1/2 000 000~1/500 000[32]。

2　主要临床症状

本病患者多表现为自发性中到重度皮肤黏膜出血,幼年发病,出血倾向伴随终身,常见的出血表现为牙龈出血、鼻出血和皮肤紫癜,手术或分娩等严重情况可致出血不止,女性患者青春期后可能出现月经过多[33]。突变基因携带者（杂合子）的 GP Ⅱ b/Ⅲ a 蛋白量为正常人的一半,出血表现为无至轻度出血,患者（纯合子）出血症状明显,严重者出血不止。

3　诊断与鉴别诊断

本病可根据临床表现和实验室血小板相关检查进行诊断。实验室检查特点为血小板计数正常,镜下形态正常且分散存在,出血时间明显延长,凝血象正常,血小板对生理性诱聚剂诸如 ADP、凝血酶、胶原等反应微弱或缺如,但对瑞斯托霉素的凝聚反应无明显异常[3]。对于携带者（杂合子）,由于其临床表现和实验室指标均不明显或缺如,确诊相对困难,但可通过基因测序或免疫印迹技术确定。

另外,本病需与其他血小板数目和形态正常的血小板功能障碍类疾病进行鉴别：

（1）继发性血小板无力症：一些系统性疾病,诸如系统性红斑狼疮、尿毒症、白血病、肝脏病变等,会有血小板膜 GP Ⅱ b/Ⅲ a 蛋白量减少的现象,有时更能检测到抗 GP Ⅱ b/Ⅲ a 的自身抗体,引起继发性血小板减少症。

（2）遗传性凝血因子缺乏症：血友病 A 或血友病 B 的

患者症状与本病较为相似,但其出血表现多为自发性,且出血严重程度与凝血因子的类型及水平相关,据此可加以鉴别。

(3) 灰色血小板综合征:即 α 贮存池病,是一种罕见的常染色体隐性遗传病,主要表现为血小板 α 颗粒及其所含蛋白质减少或缺失,轻到中度出血,常伴血小板减少、骨髓纤维化及脾大等,经瑞氏染色,镜下可见血小板形态改变为缺乏颗粒且呈灰色。

(4) 先天性无纤维蛋白原血症:多为常染色体隐性遗传,临床表现为出血时间不延长,但凝血试验异常,且在外源性纤维原存在情况下可恢复血小板聚集。患者血浆纤维蛋白原水平非常低,但其双亲往往表现为正常或轻微降低。

此外,患病孕妇或夫妻双方均正常的情况下可进行产前诊断。取胎儿 gDNA 样本,对 GPⅡb 或 GPⅢa 的编码基因 *ITGA2B* 和 *ITGB3* 进行分子遗传学分析,根据先证者的突变情况对特定区域进行 PCR 测序分析。

4　遗传咨询

本病遵循常染色体隐性遗传模式,一般情况可按常染色体隐性遗传方式进行遗传咨询。先证者同胞患病概率取决于父母是否患病:父母均健康,其同胞患病概率为 25%;其中之一患病,患病概率为 50%。患者与正常人婚配,后代一般不患病,与携带者(杂合子)婚配,后代患病的概率为 50%。携带者因临床表现和实验室指标微弱,难以检测,可通过特定基因区段测序进行确定。

第 7 节 | 易栓症

1　疾病概述

易栓症(thrombophilia)不是单一疾病,而是指由于抗凝蛋白、凝血因子、纤溶蛋白等的遗传性、获得性缺陷或存在获得性危险因素而容易发生血栓栓塞的疾病或状态[34]。1965 年,Egeberg 在对 1 例遗传性抗凝血酶 -Ⅲ 缺陷症的报道中首次提出了易栓症这一概念。

遗传性易栓症发病机制是由于基因突变导致凝血活性增强、抗凝活性减弱或纤溶功能下降[35]。由于涉及的因子较多,相对多见的遗传性易栓症发病机制如下。

(1) 因子 V 突变与血栓形成:凝血因子 V 基因发生

G1691A 突变,导致第 50 位的精氨酸被谷氨酰胺替代,称之为凝血因子 V Leiden 突变(*F5 Leiden*)。*F5 Leiden* 导致失去对活化蛋白 C(APC)的抑制作用,导致血栓形成的倾向性增高,称为 APC 抵抗(APCR)。

(2) 凝血酶原突变与血栓形成:凝血酶基因 3′ 端非编码区 20210 核苷酸 G → A 的突变可增高血浆凝血酶原的水平,同时增高发生静脉血栓的危险性。

(3) 抗凝血酶 -Ⅲ 缺乏症:AT-Ⅲ 是血浆中最重要的抗凝物质之一,编码基因位于 1q25.1,主要由肝细胞合成。抗凝血酶除抑制凝血酶外,还抑制Ⅸa、Ⅹa、Ⅺa、Ⅻa 及Ⅶa 等凝血因子,故在抑制血栓形成中起重要作用。遗传性抗凝血酶缺陷分两种类型:Ⅰ 型为合成减少Ⅱ 型结构异常。两种类型都可导致抗凝血酶活性不同程度的降低。遗传性 AT-Ⅲ 缺陷属于常染色体显性遗传。

(4) 纤溶酶原缺乏症:异常纤维蛋白原血症也可导致易栓症,约 0.8% 静脉血栓患者有异常纤维蛋白原血症,其中产后静脉血栓患者中比例较高。

2　主要临床症状

尽管易栓症的病因有多种,但临床表现多类似。主要表现为深静脉血栓形成(DVT),多发生在下肢静脉,其次为肠系膜静脉,少部分可发生肺栓塞和动脉血栓。多数首次发病时间 <50 岁,可早至 20 岁。随着年龄增长,发病逐渐增多。有诱发因素存在时容易发病。

3　诊断与鉴别诊断

3.1　诊断

实验室诊断:抗凝蛋白缺陷是中国人群最常见的遗传性易栓症,建议筛查的检测项目包括抗凝血酶、蛋白 C 和蛋白 S。存在抗凝蛋白活性下降的个体,有条件时应进行相关抗原水平的测定,明确抗凝蛋白缺陷的类型。上述检测未发现缺陷的 DVT 患者,建议进一步检测血浆同型半胱氨酸、FⅧ、FⅨ、FⅪ 和纤溶相关蛋白等。

遗传性易栓症实验检测的时机:在静脉血栓形成的急性期可因消耗导致抗凝蛋白水平短暂下降,故不推荐在急性期进行抗凝蛋白活性水平检测。肝素抗凝治疗可能会干扰抗凝血酶活性的检测结果,建议停用肝素 24h 以上进行检测。华法林抗凝治疗常伴有蛋白 C 和蛋白 S 活性水平的下降,蛋白 C 和蛋白 S 活性的检测应在完成口服抗凝治疗,停用华法林至少 2 周以后进行。抗凝蛋白活性水平的检测还易受其他获得性因素(包括生理性因素)的影响,出现一过性降低,因此一般不应仅凭一次实验室检测的结果确诊遗传性抗凝蛋白缺陷[36]。

症状前诊断:下列情况建议接受遗传性易栓症筛查。①发病年龄较轻(<50岁);②有明确静脉血栓栓塞症(VTE)家族史;③复发性VTE;④少见部位(如下腔静脉、肠系膜静脉、脑、肝、肾静脉等)的VTE;⑤特发性VTE(无诱因VTE);⑥女性口服避孕药或绝经后接受雌激素替代治疗的VTE;⑦复发性不良妊娠(流产、胎儿发育停滞、死胎等);⑧口服华法林抗凝治疗中发生双香豆素性皮肤坏死;⑨新生儿暴发性紫癜。

基因诊断:由于涉及的致病基因较多,可在临床及实验室诊断的基础上进行相应的基因测序和/或缺失重复片段检测。

产前诊断:针对复发性流产妇女,必须仔细询问病史与家族史,检测临床常见的凝血、抗凝和纤溶指标,如凝血酶原时间(PT)、活化部分凝血活酶时间(APTT)、凝血酶时间、纤维蛋白原、抗凝血酶Ⅲ和D-二聚体等。必要时进行基因检测[37]。

3.2 鉴别诊断

主要是和获得性易栓症区别,两者都有血栓生成倾向,但前者是基因缺陷导致相应蛋白减少和/或质量异常,后者是由于存在容易导致血栓形成的疾病,如抗磷脂综合征、肿瘤性疾病、骨髓增殖性肿瘤、阵发性睡眠性血红蛋白尿症、肾病综合征、炎症性肠病等所致。

4 遗传咨询

易栓症中50%~60%的血栓形成可归因于遗传风险。早期发现携带血栓易感基因的人群,能有效降低此类疾病的发病率、致残率和致死率。同时,基因检测可以指导易栓症患者个体化治疗。如果存在致病基因变异,同时血栓形成反复发作,原则上需要长期抗凝治疗。对于存在遗传缺陷的初发血栓形成者,以及尚未发现遗传缺陷的复发性静脉血栓形成者,治疗后需密切随访观察。不存在遗传缺陷的初发血栓形成者,原则上无需长期抗凝治疗。

第8节 再生障碍性贫血

1 再生障碍性贫血的易感基因

1.1 疾病概述

再生障碍性贫血(AA)[OMIM# 609135],简称"再障",是一种由多种病因引起的骨髓造血功能障碍综合征,主要表现为骨髓造血细胞增生降低、骨髓造血组织被脂肪组织替换、外周血全血细胞减少,临床上常表现为较重的贫血、感染和出血症状。骨髓中无恶性细胞、无网状纤维增生。该疾病的发病率为2/1 000 000~5/1 000 000,其中大部分病例为先天性再生障碍性贫血。

1.2 易感基因

有证据表明,再生障碍性贫血可能与IFNG[MIM 147570]、NBS1[MIM 602667]、PRF1[MIM 170280]或SBDS[MIM 607444]的功能异常有关。也有报道称TERT[MIM 187270]或TERC[MIM 602322]基因突变所导致的骨髓衰竭也可能进一步发展为再生障碍性贫血。

1.2.1 γ干扰素(IFNG)

又称Ⅱ型干扰素,是对病毒和细胞内细菌感染和肿瘤控制的先天和适应性免疫关键的细胞因子。编码基因位于12q15,异常的IFNG表达常与许多自身炎症和自身免疫性疾病有关。有报道指出[38],γ干扰素介导再生障碍性贫血中干细胞隔室的最终损伤,研究对比了IFNG在67例白血病再发性贫血患者和正常对照组中的VNDR 1349多态性分布情况,最终得出结论:IFNG基因位于1349处的12个"CA"重复序列的纯合性与高加索人受试者中再生障碍性贫血的发生风险密切相关。

1.2.2 Nibrin(NBS1,又称NBN)

该编码基因位于8q21.3,最早被报道该基因的突变与Nijmegen破裂综合征(Nijmegen breakage syndrome,NBS)相关(以小头症、生长迟缓、免疫缺陷和癌症倾向为特征的常染色体隐性染色体不稳定综合征),而相关研究者在对一名11岁患有再生障碍性贫血的日本女性的检测中确定了NBS1存在I71V纯合突变[39]。但该名患者并未出现Nijmegen破裂综合征的相关发病症状。患者的成淋巴细胞系的细胞遗传学分析结果显示,在不存在剪切蛋白的情况下,染色体畸变的数量、结构变化显著增加,从而表明该基因组的不稳定性。

1.2.3 perforin-1(PRF1)

该编码基因位于10q22.1,编码溶胞颗粒的主要溶胞蛋白之一,与此同时,它也是T细胞和自然杀伤细胞介导的细胞溶解的关键效应分子。最初在5例非相关性的再生障碍性贫血患者中检测到了PRF1基因突变。其中5例患者中有4例在骨髓活检中显示出血细胞增多的情况,但没有相应的血细胞增多综合征的临床表现。这些患者体内的穿孔蛋白水平非常低,甚至不存在,穿孔素颗粒水平也为0,天然杀伤细胞的细胞毒性明显降低。从而得出结论,PRF1基因的改变可能导致再生障碍性贫血中细胞毒性T细胞的异常增殖和活化[40]。

1.2.4　核糖体成熟因子（*SBDS*）

该编码基因位于7q11.21。其编码高度保守的蛋白质,在核糖体生物合成中发挥了重要作用。最早的相关研究报道,在91名非相关性的再生障碍性贫血患者中,发现4名患者存在*SBDS*基因的杂合突变[41]。与其他再生障碍性贫血患者相比,这些患者平均年龄偏小(5~19岁)。其中两位患者的母亲被检测到是该突变基因的携带者,这两例和另一名未经检查的母亲患有亚临床轻度贫血史。杂合突变携带者SBDS蛋白表达部分丧失,表明其单倍体不足。另外,虽然在患者的粒细胞中观察到端粒缩短,但其淋巴细胞具有正常的端粒长度。*SBDS*基因中的纯合子或复合杂合突变导致Shwachman-Diamond综合征(一种儿童胰腺功能不全并伴有中性粒细胞减少综合征),但没有一例再生障碍性贫血患有胰腺外分泌失败或骨骼异常。值得注意的是,在4位先证者中,有一位先证者存在可能与再障致病有关的*TERT*(telomerase reverse transcriptase)基因的杂合突变。

另有研究指出,*MASTL*基因突变可能与再生障碍性贫血存在一定关联,但具体仍在进一步探讨中。

2　先天性纯红细胞再生障碍性贫血

2.1　疾病概述

先天性纯红细胞再生障碍性贫血(congenital pure red cell aplasia)[OMIM# 105650]又称为Diamond-Blackfan贫血(DBA),是一种罕见的先天性再生不良性贫血,1936年由Josephs首次报道。该病的发病率为1/1 000 000~9/1 000 000,与种族有关。约30%的患者生长发育迟缓,50%伴有先天畸形,90%以上在1岁以内出现血液系统症状[42]。目前已发现20多个核糖体蛋白基因突变可导致DBA,因此有人认为该病是核糖体病。此外,*GATA1*[MIM 305371]和*TSR2*[MIM 300945]也是致病基因。

2.2　主要临床症状

DBA患者明显的贫血多于出生后2~3个月出现。约1/3的患者合并先天性发育畸形,如拇指三指节畸形、先天性心脏病、尿道畸形、斜视或表现为特纳综合征的外貌。贫血严重者可影响患儿的生长发育及重要脏器功能。

2.3　诊断与鉴别诊断

DBA的诊断应该与患儿临床表现、实验室检查和组织病理学特征相结合,主要有以下诊断标准:①患者年龄在1岁以内;②大细胞(正细胞)正色素性贫血;③网织红细胞明显减少;④骨髓增生活跃,选择性红系前体细胞明显减少;⑤血清促红细胞生成素水平增高。

鉴别诊断:主要与儿童暂时性幼红细胞减少症、范科尼贫血、Shwachman-Diamond综合征、皮尔森综合征、先天性角化不良、软骨毛发发育不全等疾病鉴别。

2.4　遗传咨询

DBA致病基因多达20余个,每个基因突变都有可能导致疾病的发生。第一个被发现的DBA基因突变是核糖体蛋白S19(*RPS19*)基因[MIM* 603474],约25%的DBA患者有*RPS19*突变[43]。其他的致病核糖体蛋白质基因还包括*rpl5*、*rps10*、*rpl11*、*rpl35a*、*rps7*、*rps17*、*rps24*和*rps26*等。核糖体蛋白基因突变导致的DBA属于常染色体显性遗传,而*GATA1*和*TSR2*突变导致的DBA则属于X连锁遗传[6-7]。

大多数情况下,DBA属常染色体显性遗传,但也有*GATA1*相关的DBA和*TSR2*相关的DBA是X染色体连锁遗传。常染色体显性遗传的DBA患者为40%~45%是从父母一方继承了DBA相关的致病性变异,而55%~60%则是患者的DBA相关基因新发突变[44]。如果患者父母双方的白细胞DNA中都不能检测到致病性变异,也有可能是其中一方体细胞和/或生殖系细胞的镶嵌现象导致。

3　先天性红细胞生成异常性贫血

3.1　疾病概述

先天性红细胞生成异常性贫血(CDA)为一组少见的以贫血为特征的遗传性红细胞生成异常性疾病,表现为慢性难治性贫血,持续或间断黄疸,骨髓红系增生活跃,有核红细胞多核、核碎裂或其他形态异常。CDA首次报道于20世纪50年代初,可根据骨髓和血清表现分为经典的CDA Ⅰ、CDA Ⅱ[OMIM# 224100]、CDA Ⅲ[OMIM# 105600]和CDA Ⅳ[OMIM# 613673]型,其中CDA Ⅰ型又分为CDA Ⅰa[OMIM# 224120]和CDA Ⅰb[OMIM# 615631],CDA Ⅱ型最为常见,发病率为1/100 000[45]。

3.2　主要临床症状

①CDA Ⅰ:一般首发于幼儿、儿童或青少年,特征为轻度高胆红素血症、中度贫血和轻度脾大。血清结合珠蛋白水平低,血清铁水平正常或较高。②CDA Ⅱ:儿童或青少年时期轻度或中度贫血,生长发育迟缓。50%以上的患者可出现黄疸,多数病例在婴幼儿及青少年时期就出现明显的脾大。成人患者可出现胆石症和铁超载。③CDA Ⅲ:大多数患者无明显症状,不伴或仅伴有轻度的贫血,网织红细胞计数低于3%。④CDA Ⅳ:与

CDAⅡ类似。可发生肥厚型心肌病和脾大。可出现胎儿水肿。

3.3　诊断与鉴别诊断

3.3.1　临床诊断

（1）CDA Ⅰ：中到重度的大红细胞贫血，CMV>90fl；网织红细胞数目比其他溶血性贫血少；外周血涂片出现大红细胞、椭圆形红细胞、嗜碱性颗粒和有核成熟红细胞；有不同长度的染色质以桥连接方式连接成对的有核红细胞。

（2）CDA Ⅱ：①有先天性贫血或黄疸；有无效红细胞生成；骨髓象中典型的晚幼红细胞形态学异常；至少10%的晚幼红细胞出现双核。②至少20%正常血清酸溶血试验阳性；SDS-PAGE条带3或条带4、5呈现典型的异常；电镜显示红细胞有双层膜结构。按照Heimpel的诊断标准，只有符合①标准中的各项及②标准中的至少一项方能确诊。

（3）CDA Ⅲ：骨髓中有多核幼红细胞，有时可见巨大有核红细胞，胞质可见明显的嗜碱性颗粒。网织红细胞计数低于3%。

（4）CDA Ⅳ：主要依靠基因诊断。

3.3.2　基因诊断

CDA Ⅰ中 CDAN1 突变约占90%，C15orf41 占1%，不明原因者约为9%；CDAN1 90%的突变分布在第6~28外显子中，少数患者因启动子或其他位点突变所致，目前发现数十个突变。CDA Ⅱ中的 SEC23B 多为点突变，也发现有缺失。CDA Ⅲ中的 KFL23 多为点突变，亦有拷贝数变异（CNV），如缺失、插入和扩增。CDA Ⅳ中 KFL1 则发现了为数不多的点突变。可采用测序检测点突变，而CNV变化则需使用MLPA。

3.3.3　鉴别诊断

CDA的诊断必须排除其他导致异常红系造血的先天性贫血和获得性贫血，包括地中海贫血、维生素 B_{12} 或叶酸缺乏导致的贫血等。

3.4　遗传咨询

CDA Ⅰ型为常染色体隐性遗传，致病基因为 Codanin 1（CDAN1，15q15.2）[MIM 607465] 或 chromosome 15 open reading frame 41（C15orf41，15q14）[MIM 615626]，前者为CDA Ⅰa，后者为CDA Ⅰb。CDA Ⅰ型约占CDA的15%，高发于以色列贝多因人[10-11]。CDA Ⅱ型亦被称为伴酸溶血试验阳性的遗传性幼红细胞多核症（HEMPAS），是最常见的CDA类型，为常染色体隐性遗传，发病率为1/100 000，主要分布在意大利。致病基因为 SEC23B（Sec23 Homolog B，Coat Complex Ⅱ Component，20q11.2）[MIM 610512][9-11]。CDA Ⅲ型是CDA中最少见的类型，为常染色体显性遗传，致病基因为驱动蛋白家族成员23（kinesin family member，KIF23，15q23）[MIM 605064][46]，编码有丝分裂驱动蛋白样蛋白1（MKLP-1）[47]。CDA Ⅳ型为常染色体显性遗传，致病基因为 KLF1（Kruppel Like Factor 1，19p13.13）[MIM 600599]。

CDA Ⅰ型和Ⅱ型为常染色体隐性遗传，CDA Ⅲ和Ⅳ型则为常染色体显性遗传，可依照遗传类型进行遗传咨询。CDA以对症治疗为主，无有效根治办法，贫血严重者予以输血治疗，脾切除一定程度减缓红细胞破坏和贫血；感染常加速红细胞破坏，预防和控制感染非常必要。

由于此病尚无有效的治疗手段且需长期治疗，做好预防和遗传干预显得尤为重要。预防主要以提供专业的遗传咨询和筛查为主，必要时可以终止妊娠。

4　范科尼贫血

4.1　疾病概述

范科尼贫血（FA）属于先天性再障，又被称为Fanconi贫血[OMIM # 227650]，是一种罕见的多系统遗传性疾病，是最常见的先天性骨髓衰竭综合征。这类患者的主要临床特征除有典型再障表现外，还伴有多发性的先天畸形：皮肤棕色色素沉着、骨骼畸形、性发育不全等。在大多数人群中，FA的发病率约为1/200 000[48]，且75%的患者有身体的畸形。

范科尼贫血是一种常染色体或X连锁隐性遗传性疾病。目前，已报道的在人类中引起FA的基因有20个[49-51]。FA基因是一组相关分子组成的复合物，能够识别DNA损伤，通过核苷酸剪切、跨损伤修复和同源重组修复损伤的DNA，维持生殖细胞发育。

4.2　主要临床症状

其临床表现为：贫血的一般表现，出血倾向及易感染。多见皮肤色素沉着，或片状棕色斑，体格、智力可发育落后。无肝、脾、淋巴结肿大。先天身体畸形见骨骼畸形，如拇指缺如或畸形、第一掌骨发育不全、尺骨畸形、脚趾畸形、小头畸形等，也可有肾畸形，眼、耳、生殖器畸形，先天性心脏病等。其患癌症风险亦明显增高。

4.3　诊断与鉴别诊断

该病多发于儿童时期，且近亲结婚会大大增加患此病的风险。通常诊断由骨髓衰竭和身体畸形的存在来提示可能存在范科尼贫血。FA主要通过染色体断裂试验来进行实验室诊断：将FA患者的细胞暴露于双环氧丁烷和丝裂霉素 C（MMC）等 DNA 交联剂中，以出现大量的染色体异常，尤其是染色体断裂和环状染色体形成为阳性结果[52-53]。双环氧丁烷诱导的染色体断裂试验已广泛用于 FA 的初筛[20]。此外，外周血细胞周期检测和对 FA 相关致病基因进行测序分析对于 FA 的诊断也具有一定的意义，且通过蛋白质印迹法检测 FANCD2 蛋白是否发生泛素化也可以用于 FA 的诊断。

其鉴别诊断主要是与其他的染色体断裂综合征（如布卢姆综合征或共济失调毛细血管扩张症）相区别，具有其他染色体断裂综合征的患者的细胞也可能表现出自发的染色体断裂，但是只有 FA 患者的细胞与双环氧丁烷反应才会出现阳性结果。

4.4　遗传咨询

范科尼贫血的遗传方式可以是常染色体隐性遗传，常染色体显性遗传（*RAD51*［OMIM *179617］相关 FA）和 X 连锁隐性（*FANCB*［OMIM* 300515］相关 FA）遗传。

常染色体隐性遗传 FA：患者的每个子女均有 25% 的概率会遗传其致病突变体，遗传一个致病变体成为携带者（无症状）的概率为 50%，还有 25% 的概率遗传两种正常等位基因而不携带致病突变体。

常染色体显性遗传 FA：鉴于迄今为止所有 *RAD51* 相关的 FA 受影响个体都是由于新 *RAD51* 致病性突变体引起的疾病，所以患者的其他家庭成员的患病风险是很低的。

X 连锁隐性遗传 FA：对于女性携带者，在每次怀孕中遗传致病突变体的概率为 50%；对于男性患者，其子女中，儿子也将会是 FA 患者，而女儿将是无症状的携带者。

如果已知家族中有常染色体隐性遗传或 X 连锁隐性遗传的 FA 患者，那么其风险亲属怀孕风险评估的产前诊断是有必要的。

结　语

由于遗传因素在血液系统疾病的病因中占据重要的地位，所以通过基因检测及遗传咨询可以分析可能的病因，为复杂情况推荐检测方案；对有生育需求的咨询者，提供生育指导；针对相关遗传病进行风险评估；为检测结果高风险的咨询者提供下一步咨询指导，从而达到疾病诊断及防止遗传病患儿出生、降低遗传病发生率、提高出生人口素质的目的。

（马端　马竞　杜司晨　杨纪春　陈庆

崔人婕　黄建波　金凯悦　王惠惠）

参考文献

［1］LO Y S,LU C C,CHIOU S S,et al.Molecular characterization of glucose-6-phosphate-dehydrogenase deficiency in Chinese Infants with or without severe neonatal hyperbilirubinemia.Br J Haematol,1994,86(4):858-862.

［2］张媛,杨林花.血友病治疗研究进展.血栓与止血学,2006,12(6):279-281.

［3］中华医学会血液学分会血栓与止血学组,中国血友病协作组.血友病诊断与治疗中国专家共识(2013 年版).中华血液学杂志,2013,34(5):461-463.

［4］燕玲,杨齐全.影响血友病 A 基因治疗效果的因素分析.特别健康:下,2014,(5):583-584.

［5］INABA H,KOYAMA T,SHINOZAWA K,et al.Identification and characterization of an adenine to guanine transition within intron 10 of the factor Ⅷ gene as a causative mutation in a patient with mild haemophilia A.Haemophilia,2013,19(1):100.

［6］闫振宇.血友病 A 因子Ⅷ抑制物形成影响因素及发病机制.血栓与止血学,2010,16(4):180-182.

［7］谢飞,王鸿利.血友病 A 发病的分子机制.国际输血及血液学杂志,2006,29(2):113-116.

［8］张傲利,杨林花,刘秀娥,等.重型血友病 A 患者凝血因子Ⅷ基因 14 号外显子突变检测及分析.中华血液学杂志,2013,34(11):962-964.

［9］李含,孙竞,周璇,等.中国重型血友病 A 的临床表现异质性及早期预测指标.南方医科大学学报,2013,33(3):424-427.

［10］秦秀玉,杨林花,刘秀娥,等.血友病 A 患者内含子 22 和内含子 1 倒位的检测及其意义.临床血液学杂志,2012,(5):573-575.

［11］WANG X,LIU Y,LI Z,et al.Carrier detection and prenatal diagnosis for hemophilia A.Clin Chem Lab Med,2001,22(3):117.

［12］王学锋,刘元昉.血友病 A 的产前诊断.中国实验诊断学,2001,5(1):9-11.

［13］GOODEVE A C.Hemophilia B:molecular pathogenesis and mutation analysis.J Thromb Haemost,2015,13(7):1184-1195.

［14］张媛.血友病 B 及血管性血友病分子发病机制研究.太原:山西医科大学,2009.

［15］戴菁,陆晔玲,丁秋兰,等.血友病 A/B 的携带者和产前诊断研究.诊断学理论与实践,2008,7(5):497-502.

［16］ROSENTHAL,R L,DRESKIN,O H,ROSENTHAL N.New hemophilia-like disease caused by deficiency of a third plasma thromboplastin factor.Proc Soc Exp Biol Med,1953,82:171-174.

［17］AGHAI E,YANIV I,DAVID M.Factor Ⅺ deficiency in an Arab moslem family in Israel.Scand J Haematol,1984,32(3):327-331.

［18］ASAKAI R,CHUNG D W,RATNOFF O D,et al.Factor Ⅺ (plasma thromboplastin antecedent) deficiency in Ashkenazi Jews is a bleeding disorder that can result from three types of point mutations.Proc Natl Acad Sci U S A,1989,86(20):7667-7671.

[19] BOWEN D J,COLLINS P W.An amino acid polymorphism in von Willebrand factor correlates with increased susceptibility to proteolysis by ADAMTS13.Blood,2004,103(3):941-947.

[20] BODO I,KATSUMI A,TULEY E A,et al.Type 1 von Willebrand disease mutation Cys1149Arg causes intracellular retention and degradation of heterodimers:a possible general mechanism for dominant mutations of oligomeric proteins.Blood,2001,98(10):2973-2979.

[21] RATNOFF O D,COLOPY J E.A familial hemorrhagic trait associated with a deficiency of a clot-promoting fraction of plasma.J Clin Invest,1955,34(4):602-613.

[22] COOL D E,EDGELL C J,LOUIE G V,et al.Characterization of human blood coagulation factor XII cDNA.Prediction of the primary structure of factor XII and the tertiary structure of beta-factor XIIa.J Biol Chem,1985,260(25):13666-13676.

[23] COOL D E,MACGILLIVRAY R T.Characterization of the human blood coagulation factor XII gene.J Biol Chem,1987,262(28):13662-13673.

[24] LAMMLE B,WUILLEMIN W A,HUBER I,et al.Thromboembolism and bleeding tendency in congenital factor XII deficiency—a study on 74 subjects from 14 Swiss families.Thromb Haemost,1991,65(2):117-121.

[25] 谢飞,程烽,朱晓辉,等.一例遗传性凝血因子V缺乏症发病机制研究.中华血液学杂志,2001,22(9):453-456.

[26] XIE F,CHENG F,ZHU X.Studies on hereditary deficiency of coagulation factor V.Chin J of Hematol,2001,22(9):453-456.

[27] 谢飞.凝血因子V缺陷:血栓形成与出血转换的分子基础.国外医学:输血及血液学分册,1999,(4):235-239.

[28] CASTOLDI E,LUNGHI B,MINGOZZI F,et al.A missense mutation(Y1702C)in the coagulation factor V gene is a frequent cause of factor V deficiency in the Italian population.Haematologica,2001,86(6):629.

[29] 白燕,金润铭.遗传性凝血因子缺乏症的基因缺陷和产前诊断.中国实用儿科杂志,2005,20(1):2-5.

[30] 曹丽娟,王兆钺,李红,等.两例遗传性凝血因子V缺乏症的产前诊断.中华医学遗传学杂志,2011,28(6):679-682.

[31] ROSENBERG N,YATUV R,ORION Y,et al.Glanzmann thrombasthenia caused by an 11.2-kb deletion in the glycoprotein IIIa(beta3)is a second mutation in Iraqi Jews that stemmed from a distinct founder.Blood,1997,89(10):3654-3662.

[32] DI MINNO G.Eptacog alfa activated:a recombinant product to treat rare congenital bleeding disorders.Blood Rev,2015,29 Suppl 1S26-33.

[33] SOLH T,BOTSFORD A,SOLH M.Glanzmann's thrombasthenia:pathogenesis,diagnosis,and current and emerging treatment options.J Blood Med,2015,6219-6227.

[34] ZARROUK M,SALIM S,ELF J,et al.Testing for thrombophilia in mesenteric venous thrombosis-retrospective original study and systematic review.Best Pract Res Clin Gastroenterol,2017,31(1):39-48.

[35] VAN OMMEN C H,NOWAK-GOTTL U.Inherited thrombophilia in pediatric venous thromboembolic disease:why and who to test.Front Pediatr,2017,550.

[36] UNDAS A,GORALCZYK T.Direct oral anticoagulants in patients with thrombophilia:challenges in diagnostic evaluation and treatment.Adv Clin Exp Med,2016,25(6):1321-1330.

[37] LINNEMANN B.Testing for thrombophilia in patients with venous thromboembolism-why and whom to test？ Dtsch Med Wochenschr,2016,141(20):1432-1435.

[38] DUFOUR C,CAPASSO M,SVAHN J,et al.Homozygosis for(12)CA repeats in the first intron of the human IFN-gamma gene is significantly associated with the risk of aplastic anaemia in caucasian population.Br J Haematol,2004,126(5):682-685.

[39] SHIMADA H,SHIMIZU K,MIMAKI S,et al.First case of aplastic anemia in a Japanese child with a homozygous missense mutation in the NBS1 gene(I171V)associated with genomic instability.Hum Genet,2004,115(5):372-376.

[40] SOLOMOU E E,GIBELLINI F,STEWART B,et al.Perforin gene mutations in patients with acquired aplastic anemia.Blood,2007,109(12):5234-5237.

[41] CALADO R T,GRAF S A,WILKERSON K L,et al.Mutations in the SBDS gene in acquired aplastic anemia.Blood,2007,110(4):1141-1146.

[42] VLACHOS A,BALL S,DAHL N,et al.Diagnosing and treating Diamond Blackfan anaemia:results of an international clinical consensus conference.Br J Haematol,2008,142(6):859-876.

[43] JAAKO P,FLYGARE J,OLSSON K,et al.Mice with ribosomal protein S19 deficiency develop bone marrow failure and symptoms like patients with Diamond-Blackfan anemia.Blood,2011,118(23):6087-6096.

[44] PARRELLA S,ASPESI A,QUARELLO P,et al.Loss of GATA-1 full length as a cause of Diamond-Blackfan anemia phenotype.Pediatr Blood Cancer,2014,61(7):1319-1321.

[45] KAMIYA T,MANABE A.Congenital dyserythropoietic anemia.Int J Hematol,2010,92(3):432-8.

[46] LILJEHOLM M,IRVINE A F,VIKBERG A L,et al.Congenital dyserythropoietic anemia type Ⅲ(CDA Ⅲ)is caused by a mutation in kinesin family member,KIF23.Blood,2013,121(23):4791-4799.

[47] IOLASCON A,HEIMPEL H,WAHLIN A,et al.Congenital dyserythropoietic anemias:molecular insights and diagnostic approach.Blood,2013,122(13):2162-2166.

[48] WHITNEY M A,JAKOBS P,KABACK M,et al.The Ashkenazi Jewish Fanconi anemia mutation:incidence among patients and carrier frequency in the at-risk population.Hum Mutat,1994,3(4):339-341.

[49] GREEN A M,KUPFER G M.Fanconi anemia.Hematol Oncol Clin North Am,2009,23(2):193-214.

[50] KEE Y,D'ANDREA A D.Molecular pathogenesis and clinical management of Fanconi anemia.J Clin Invest,2012,122(11):3799-3806.

[51] DONG H,NEBERT D W,BRUFORD E A,et al.Update of the

human and mouse Fanconi anemia genes.Hum Genomics,2015,9 (1):32.

［52］OOSTRA A B,NIEUWINT A W,JOENJE H,et al.Diagnosis of fanconi anemia：chromosomal breakage analysis. Anemia, 2012

(6), 238731.

［53］D'ANDREA A D. Susceptibility pathways in Fanconi's anemia and breast cancer. N Engl J Med, 2010, 362(20): 1909-1919.

第3篇B

遗传咨询的临床应用

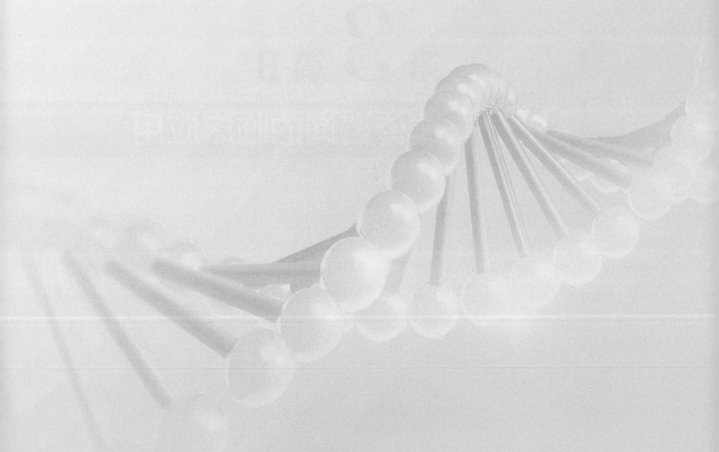

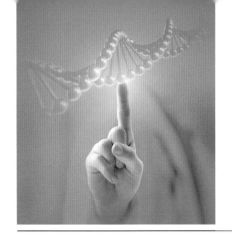

第11章

皮肤疾病的遗传咨询

缩写	英文全称	中文全称
ADHD	attention deficit/ hyperkinetic disorder	注意缺陷多动障碍
AML	acute myeloblastic leukemia	急性粒细胞白血病
AROA	autosomal recessive ocular albinism	常染色体隐性眼白化病
BCIE	bullous congenital ichthyosiform erythroderma	大疱性先天性鱼鳞病样红皮病
CHS	Chedlak-Higashi syndrome	Chedlak-Higashi 综合征
COFS	cerebro-oculo-facio-skeletal syndrome	脑 - 眼 - 面 - 骨骼综合征
CPD	cyclobutane pyrimidine dimer	环丁烷嘧啶二聚体
CS	Cockayne syndrome	Cockayne 综合征
DDEB	dominant dystrophic epidermolysis bullosa	显性遗传型营养不良型大疱性表皮松解症
DEB	dystrophic epidermolysis bullosa	营养不良型大疱性表皮松解症
DEPPK	diffuse epidermolytic palmoplantar keratoderma	弥漫性表皮松解性掌跖角化病
DNEPPK	diffuse non-epidermolytic palmoplantar keratoderma	弥漫性非表皮松解性掌跖角化病
DPPK	diffuse palmoplantar keratoderma	弥漫性掌跖角化病
DSH	dyschromatosis symmetrica hereditaria	遗传性对称性色素异常症
DUH	dyschromatosis universalis hereditaria	遗传性泛发性色素异常症
EB	epidermolysis bullosa	遗传性大疱性表皮松解症
EBS	epidermolysis bullosa simplex	单纯型大疱性表皮松解症
EHK	epidermolytic hyperkeratosis	表皮松解性角化过度型鱼鳞病
EPPK	epidermolytic palmoplantar keratoderma	表皮松解性掌跖角化病

续表

缩写	英文全称	中文全称
FDA	Food and Drug Administration	美国食品药品管理局
FPPK	focal palmoplantar keratoderma	局限性掌跖角化病
GWAS	genome-wide association study	全基因组关联分析
HGP	Human Genomo Project	人类基因组计划
HLA	human leucocyte antigen	人类白细胞抗原
HPS	Hermansky-Pudlak syndrome	Hermansky-Pudlak 综合征
IV	ichthyosis vulgaris	寻常性鱼鳞病
JEB	junctional epidermolysis bullosa	交界型大疱性表皮松解症
LAM	lymphangioleio-myomatosis	淋巴管肌瘤病
NBCIE	non-bullous congenital ichthyosiform erythroderma	非大疱性先天性鱼鳞病样红皮病
NEPPK	non-epidermolytic palmoplantar keratoderma	非表皮松解性掌跖角化病
NER	nucleotide excision repair	核苷酸切除修复
OA	ocular albinism	眼白化病
OCA	oculocutaneous albinism	眼皮肤白化病
OMIM	Online Mendelian Inheritance in Man	在线人类孟德尔遗传
PCR	polymerase chain reaction	聚合酶链反应
PGD	preimplantation genetic diagnosis	胚胎植入前遗传学诊断
PPK	palmoplantar keratoderma	掌跖角化病
PPPK	punctate palmoplantar keratoderma	点状掌跖角化病
RDEB	recessive dystrophic epidermolysis bullosa	隐性遗传型营养不良型大疱性表皮松解症
ROS	reactive oxygen species	活性氧
SEGA	subependymal giant cell astrocytoma	室管膜下巨细胞星形细胞瘤
SEN	subependymal nodule	室管膜下结节
SNP	single nucleotide polymorphism	单核苷酸多态性
SNV	single nucleotide variant	单核苷酸变异
TSC	tuberous sclerosis complex	结节性硬化症
TTD	trichothiodystrophy	毛发硫营养障碍
TYR	tyrosinase	酪氨酸酶
TYRP1	tyrosinase relate protein 1	酪氨酸酶相关蛋白酶 1
UVSS	UV sensitive syndrome	紫外线敏感综合征
WES	whole exome sequencing	全外显子组测序
XP	xeroderma pigmentosum	着色性干皮病

引言

《疾病和有关健康问题的国际统计分类》(ICD-10)中编码分类的皮肤病有2 000多种,其中大多数疾病与遗传因素有关。随着人类基因组计划(HGP)和国际人类基因组单体型图计划(International HapMap Project)的完成,第三代遗传标记单核苷酸多态性(SNP)的提出,以及全基因组关联分析(GWAS)、高通量测序技术的快速发展和基因芯片费用的降低,人类在疾病遗传学研究上取得了突飞猛进的发展,发现了一大批复杂性皮肤病和遗传性单基因皮肤病的易感基因位点及致病基因。这些研究成果为遗传性皮肤病的预防、产前诊断、药物研发和精准医疗奠定了基础,可对咨询人群进行临床风险评估,有效地指导高危人群规避环境中相关危险因素并指导患者合理用药。

皮肤疾病的遗传咨询主要针对银屑病、鱼鳞病、遗传性大疱性表皮松解症、掌跖角化病、白化病、白癜风、遗传性对称性色素异常症、着色性干皮病、结节性硬化症等疾病。

第1节 | 银屑病

1 银屑病简介

银屑病(psoriasis)[OMIM# 177900][1]俗称"牛皮癣",是一种常见慢性、反复发作、非传染性且以表皮过度增殖为特征的免疫相关性复杂疾病,严重影响患者健康和生活质量。任何年龄均可发病,最常见于50~69岁之间。根据银屑病全球报告[2],各国公布的银屑病发病率在0.09%[3]~11.43%[4]之间,尚缺乏有效的治疗方法,被称为"不死的癌症"。银屑病根据临床表现可分为寻常性、关节病性、脓疱性和红皮病性,皮损可遍布全身,以红斑、鳞屑为主要表现,1.3%~34.7%的银屑病患者合并慢性炎性关节炎(银屑病关节炎),导致关节变形和残疾[5-6],4.2%~69%的银屑病患者有指甲病变[7-9]。银屑病患者较正常健康人群患心血管疾病和其他非传染性疾病的风险亦增高[10-12]。不同类型的银屑病其起因、发生发展及治疗的各个环节都

有所差别,目前认为银屑病是由多个易感基因与环境共同作用的多基因遗传病,其中遗传因素起重要作用。利用分子遗传学方法,全面鉴定其遗传易感性,对银屑病及易感人群进行遗传咨询,有利于对患者及高危人群进行早期诊断、早期预防及早期治疗。

2 银屑病遗传咨询基础

银屑病是由多个基因及环境因素相互作用所致的复杂疾病,具有一定程度的家族聚集倾向,但又不表现典型的孟德尔遗传方式。流行病学研究通过比较在遗传相关个体间和一般群体内银屑病的发病率,证明了遗传因素在银屑病中的重要作用。

银屑病在不同地域、不同人种间发病率有一定差异,并体现出家族聚集性,表现在以下几个方面:①先证者亲属的疾病发病率高于对照亲属和一般人群;②与先证者的血缘关系越近发病率越高;③病例组有家族史的比例高于对照组;④病例组亲属队列的发病密度高于对照组亲属队列。2007—2008年全国6省市银屑病发病率为0.47%,其中28.43%的患者有家族史,结合其他流行病学调查研究,我国有家族史的寻常性银屑病患者占15%~30%[13]。一份在瑞典进行的寻常性银屑病流行病学调查显示其一、二级亲属的发病率分别为7.8%、2.9%,而普通人群的发病率为1.9%;2007年杨森对我国寻常性银屑病进行了遗传流行病学研究分析,研究发现寻常性银屑病一、二、三级亲属的发病率分别为7.24%、0.95%、0.22%,均显著高于一般人群。对患银屑病的孪生子调查时发现,同卵双生中银屑病的同时发病率为35%~73%,异卵双生中银屑病的同时发病率为12%~30%[14-15]。通过计算遗传度来评估遗传基础在发病中所起的作用,发现本病同卵双生子遗传度为60%~90%,一、二、三级亲属遗传度分别约为70%、45%、25%[13,16]。可以看出一级亲属发病率显著高于正常人群,同卵双生子同病率显著高于异卵双生子,随着亲属关系越远,银屑病遗传度越低。这些研究结果均强烈表明银屑病发病具有遗传基础,进行遗传咨询是极其重要的。

2.1 银屑病易感基因检测的相关技术策略及研究进展

目前对银屑病易感基因搜寻的常用策略有两种,包

括全基因组连锁分析(genome-wide linkage analysis)、全基因组关联分析(GWAS)[17]。全基因组连锁分析是在大规模全基因组扫描的基础上,将疾病相关位点定位于染色体某个区域,然后再行候选基因策略或连锁不平衡分析,利用连锁分析寻找鉴定银屑病相关易感基因。GWAS通常是在全基因组基础上借助于单核苷酸多态性分子遗传标记,进行总体关联分析,并在全基因组范围内选择遗传变异进行基因分型,比较病例组和对照组之间每个遗传变异的频率差异,统计分析每个变异与目标性状之间的关联性大小,选出最相关的遗传变异进行验证,并根据验证结果最终确认其与目标性状之间的相关性,鉴定出疾病易感基因。

2.2 银屑病连锁分析研究进展

截至目前,全球多个研究单位通过连锁分析在全基因组范围内发现了 13 个银屑病易感区域:1q21、1p、3q21、4q、4q31-q34、6p21.33、16q、17q25、18p11.23、19p13、2q13-q14.1、20p、2p12,其中前 11 个银屑病易感位点被在线人类孟德尔遗传(OMIM)数据库收录,分别命名为 PSORS4、PSORS7、PSORS5、PSORS3、PSORS9、PSORS1、PSORS8、PSORS2、PSORS10、PSORS6 和 PSORS14,其中 PSORS1、PSORS2、PSORS4、PSORS5 位点与银屑病的连锁在不同研究中被重复,而其余连锁尚无重复证据。除已被 OMIM 命名的银屑病易感基因外,通过连锁分析也发现了一些其他与银屑病发病相关区域。Nair 等[18]利用全基因组扫描后进行连锁分析,在 224 对双生子中将银屑病易感区域定位在 20p 上(7.5~25cM);2008 年,我国研究者通过对 180 个中国汉族银屑病家系进行研究,发现了与疾病有关定位于 2p22.3-11.2 的易感区域[19];2013 年,Ammar 等[20]通过单核苷酸分子多态性芯片在全基因组水平内对研究的 7 个突尼斯大型家系进行连锁分析,在其中一个家系中,定位出 2p12 与银屑病相关。

从连锁分析发现的银屑病易感区域中继续精细定位遴选出结构、功能相关的候选基因进行后续分析。PSORS1 是银屑病遗传学研究最密集的易感区域,连锁分析已将此区域精细定位到人类白细胞抗原(HLA)中的 HLA-C 基因附近约 300kb 的区域范围内,该区域包括 HLA-C、HCR、SEEK1、SPR1、OTF3、TCF19、HCG27、PSORS1C3、CDSN 和 STG 等 10 个已知基因,并且这 10 个基因都已作为银屑病候选基因在不同地区、不同人群中进行了相关研究[21-24]。PSORS2 区域定位在 17q24-q25 上,不同研究团队在 CARD14 上发现了与疾病相关的突变[25],有研究者发现 PSORS2 位点上存在两个基因——SLC9A3R1 和 NAT9,与银屑病呈强相关。IRF2 位于 4 号染色体长臂上的 PSORS3 区域内,是银屑病潜在的易感基因[26]。PSORS4 定位于 1q21 上,含有基因 LCE3C 和

LCE3 的插入缺失突变,该区域被精细定位到 LOR 周围 115kb 范围内,相邻基因 SPRR 和 PGLYRP 被认为与银屑病发病相关[27]。瑞典银屑病家系研究显示银屑病与 PSORS5 区域的 SLC12A8 基因相关,但在北欧的大规模银屑病家系分析中没有检测到与银屑病相关的 SLC12A8 变异,表明 SLC12A8 基因可能是瑞典银屑病人群特异性易感基因[28]。关于高加索人群的研究提示,MMP-2 是 PSORS8 上的银屑病易感基因[29]。PSORS9 与银屑病的相关性已经通过荟萃分析得到进一步证实,目前已报道该区域内与银屑病相关的基因包括 VEGF、MGST2、IL-15、TLR2[30-36]。PSORS14 由 Marrakchi[37]等对 9 个突尼斯家族人群脓疱性银屑病利用常染色体隐性遗传模型进行纯合子定位及测序后发现,研究表明位于 2q13-q14.1 上 1.2Mbp 的区域内,编码 IL36 受体拮抗剂的 IL36RN 上的错义突变,与脓疱性银屑病发病相关。

2.3 银屑病关联分析研究进展

近年来,大量研究团队在银屑病的易感基因搜寻方面作出了很多成绩,基于 GWAS 的银屑病易感基因研究在不同人群、不同地区陆续展开,其中 HLA-C 等基因与银屑病呈强相关,并在不同人群中被验证出来。

在中国人群中,2009 年张学军等首先进行了银屑病 GWAS 研究,并发现位于染色体 1q21 上的 LCE 基因是银屑病的易感基因(rs4085613,$P=6.69 \times 10^{-30}$,$OR=0.76$),该基因编码表皮终末分化角质外膜蛋白,与银屑病最基本的组织病理学改变——角质形成细胞过度增生密切相关。该研究同时还提示了银屑病种族差异性和遗传异质性,即有力地证实了与欧美人群银屑病易感性密切相关的易感基因 MHC 和 IL12B,但排除了与欧美人群银屑病易感性密切相关的 IL23R 与中国人群易感性的相关性,进而突出了在不同种族中实施复杂疾病 GWAS 研究的重要性和必要性[38]。2010 年安徽医科大学孙良丹等从银屑病的 GWAS 数据集中选择 61 个单核苷酸多态性变化,在亚洲中国人群和欧洲人群中进行多级基因关联分析,两组中国汉族人群分析结果显示位于 7 个基因座(ERAP1、TNIP1-ANXA6、PTTG1、CSMD1、GJB2、SERPINB8、ZNF816A)上的 9 个单核苷酸多态性变化均达到全基因组显著性水平。除 TNIPI-ANX46 外,其余 6 个基因首次被报道与银屑病相关。为了进一步评估新发现的这 6 个易感基因位点的影响,该团队分别在中国维吾尔族人、德国人、美国人中进行了进一步的验证,结果突出了银屑病遗传易感基因的异质性,并探索了这 6 个易感基因潜在的生物学意义[39]。2014 年汤华阳等对 781 例银屑病患者和 676 例对照进行全外显子组测序,筛选出 133 个非同义单核苷酸变异(SNV)与银屑病风险相关,并通过以基因为基础的关联分析得出 742 个基因与银屑病相关。在验证试验中,对 9 946 例银

屑病患者和 9 906 例对照人群进行靶向测序,包括 622 种已知的与疾病关联基因和第一试验阶段发现的 133 个非同义 SNV 及 742 种基因,结果发现了与银屑病相关的两种独立的低频率错义突变 SNV(chr. 1: 67,421,184,*IL23*,$P=1.94 \times 10^{-11}$,$OR =0.72$;rs72474224,*GJB2*,$P=7.46 \times 10^{-11}$,$OR =1.34$),5 种常见错义突变 SNV(rs1047781,*FUT2*,$P=2.78 \times 10^{-6}$,$OR=1.1$;rs512208,*LCE3D*,$P=2.92 \times 10^{-23}$,$OR=1.24$;rs27044 和 rs26653,*ERAP1*,$P=2.16 \times 10^{-14}$,$OR=0.86$ 和 $P=5.27 \times 10^{-12}$,$OR=0.87$;rs12459008,*ZNF816A*,$P=2.25 \times 10^{-9}$,$OR=0.88$],以及分别可能相关的位于基因 *FUT2* 和 *TARBP1* 上的两种罕见 SNV。单变异和以基因为基础的关联分析中非同义 SNV 的靶向测序没有发现新的银屑病关联基因,暗示着编码区域的非同义突变可能对银屑病遗传风险作用较小[40]。有研究者根据测序数据深入分析非编码突变,他们验证了四个已知的易感位点(*IL12B*、*IFIH1*、*ERAP1* 和 *RNF114*;$2.30 \times 10^{-20} \leqslant P \leqslant 2.41 \times 10^{-7}$),同时发现了三个新的遗传位点 *NFKB1*、*CD27-LAG3* 和 *IKZF3*[41]。

大量研究表明,在 MHC 区域内存在很多与银屑病的发病相关联的基因,其中主要包含 *HLA-C*、*HLA-B*、*HLA-DP* 和 *HLA-DQ* 等基因[42-45]。*HLA-C*06* 位于 *HLA-C* 等位基因区域内,是在不同人群银屑病患者中唯一得到验证的主要易感风险等位基因,约有 2/3 的患者都携带此基因(正常人群中的基因频率为 10%~15%)[46]。含有 *HLA-C*06* 纯合基因的人群发病率要比含有 *HLA-C*06* 杂合基因的人群高,由于种族、地区等的不同,*HLA-C*06* 表现出的频率(AF)和比值比(OR)也不尽相同[47-60]。在关于银屑病发病年龄的研究中提示,*HLA-C*0602* 与早发型银屑病存在关联性,分别在南印度泰米尔人群[46]、捷克人群[47]、中国汉族人群[55] 和泰国东北部人群[59] 中得到了证实,*HLA-C*0602* 与迟发型银屑病则不具有相关性[61-62]。除了 *HLA-C* 外,*HLA-B*27* 在关节病性银屑病的遗传病因学中的作用在 20 世纪 70 年代就已被认识到,并已被 GWAS 研究证实。最近的研究表明,*HLA-B*27* 在关节病性银屑病的疾病表达中起到了生物标记物的作用,*HLA-B*39* 和 *B*07* 与关节病性银屑病也具有特殊的联系[63],*HLA-B*13* 和 *B*57* 与早发型银屑病存在相关性[64]。

以上研究表明,搜寻包括 *HLA-C*0602* 在内的与银屑病发病具有强相关性并在不同人群中验证出来的易感基因位点,是遗传咨询中的关键。

3　银屑病遗传咨询适应人群

一般来说,一个家庭中已患病人数越多,该病的再发风险就越大;所生患儿的病情越重,其同胞的发病风险就越高。

(1) 本人患有银屑病,和 / 或直系或旁系亲属中有患银屑病的人群,特别是年幼即发病和病情较严重的人群。

(2) 已知高风险地区或种族,在银屑病高危环境中或有相关不良生活史的人群。

(3) 以上人群无论在发病期间,还是病情平稳期时受孕,均建议做银屑病的遗传咨询。

(4) 所有有咨询意愿的人群。

4　银屑病遗传咨询流程及要点

相较于单基因皮肤病,复杂性皮肤病的遗传咨询更为困难。由于银屑病属于非孟德尔遗传疾病,其遗传模式往往未知,致病基因频率及外显度等参数也不好估计,因此无法准确评估子代患病风险,其遗传咨询的重点主要在于产前易感基因筛查和高危人群易感性估计两方面。对于有、无家族史的人群分别利用连锁分析和关联分析方法通过候选基因策略或全基因组扫描策略来搜寻银屑病易感基因,从而对适应人群进行遗传咨询。

我们期望从对疾病个体和正常个体的比较中发现银屑病基因组上的差别,进而寻找引起疾病的基因,从而对人群进行遗传咨询。

4.1　利用连锁分析对有银屑病家族史的患者或高危人群进行遗传咨询

对于具有银屑病家族史的患者,首先应详细询问患者的发病情况,确定发病类型(图 3-11-1),收集遗传家族史,绘制家系图(图 3-11-2);抽取咨询者外周血血样提取 DNA;利用 PCR 联合 Sanger 测序从目前已知候选基因中有针对性地选择基因进行突变检测(图 3-11-3);如未发现阳性结果,则进一步收集家系其他成员血样,利用非参数连锁分析方法进行新的易感基因搜寻。对于家系中其他成员(高危患者)进行易感基因突变检测,判断有无银屑病遗传学发病基础。对于有需要的高危患儿,可用搜寻出的易感基因进行突变筛查,流程见图 3-11-4。

4.2　利用关联分析发现的区域对散发患者或高危人群进行遗传咨询

对于散发人群,可以利用既往关联分析发现的银屑病易感位点对银屑病患者进行检测。对于该类患者,首先应详细询问患者的发病情况,确定发病类型,抽取咨询者外周血血样进行 DNA 提取;对候选风险等位基因进行基因分型检测,根据已确定相关基因的有无及数量多少,判断有无银屑病遗传学发病基础。对有需要的高危患儿可用搜寻出的易感基因进行突变筛查。产前诊断可通过羊膜腔穿刺或绒毛膜穿刺,获取胎儿基因组 DNA,进行基因分型或直接测序,确定胎儿是否携带易感基因,但该技术具有侵入性,有可能导致胎儿流产,应做好沟通工作。

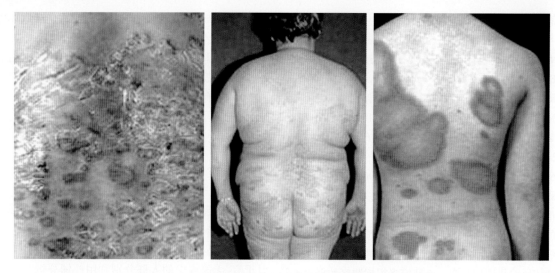

图 3-11-1　银屑病案例图像（三张图均为银屑病患者背部典型皮损）

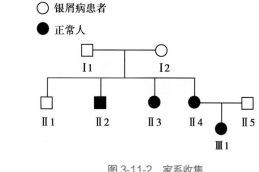

图 3-11-2　家系收集

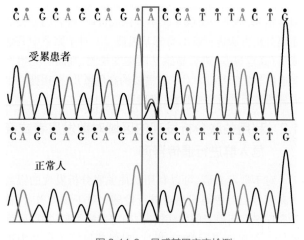

图 3-11-3　易感基因突变检测

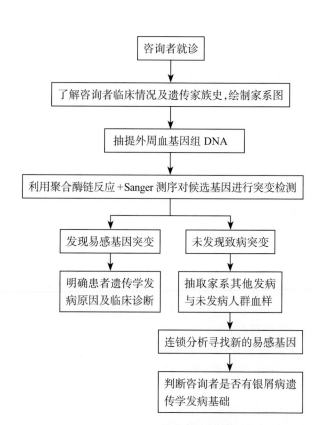

图 3-11-4　遗传咨询流程

4.3　遗传咨询要点

在对银屑病的遗传咨询中，可结合患者临床表型有针对性地进行候选基因的选择，如在汉族人群中，*HLA-C*0602*

等位基因与寻常性银屑病的发病强相关[65]，并且 *HLA-DQA1*0104* 和 *HLA-DQA1*0201* 可能是汉族人寻常性银屑病患者的易感基因或与易感基因连锁；*HLA-DQB1*0201* 和 *HLA-DQB1*0603* 等位基因与泛发性脓疱性银屑病具有显著的关联性[66]；汉族人群发现点滴性银屑病的发病与 *HLA-C*0602* 存在相关[55]；在红皮病性银屑病的遗传基因的研究中发现，*TNF-308A* 等位基因在银屑病患者的基因中过度表达，相对于斑块性银屑病，*TNF-308 GA* 基因型在红皮病性和泛发性脓疱性银屑病中的频率增加[67]。基于目前银屑病药物基因组研究成果还可以对患者进行用药指导（表 3-11-1）。

水平差异的研究仍是目前进行复杂疾病遗传咨询的重点方向。

表 3-11-1　银屑病药物基因组研究成果

人群	疾病	药物	基因
欧洲人	关节病性银屑病	甲氨蝶呤	*MTHFR*
			DHFR
			RFC
英国人	银屑病	甲氨蝶呤	*ABCC1*
			ABCG2
			RFC
			ADORA1
			ADORA2a
			ATIC
94% 白色人种 +6% 亚洲人	银屑病	甲氨蝶呤	*FPGS*
			GGH
			MTHFR
			ATIC

对于有银屑病遗传学发病基础的人群，遗传咨询师需详细告知环境中可能存在的与疾病发生有关的因素，提醒患者在日常工作生活中注意避免接触。与银屑病发病可能相关的暴露因素包括：潮湿的环境、感染、手术、外伤、吸烟、饮酒，进食鱼虾、牛羊肉及辛辣食物，内分泌变化、精神紧张及接种疫苗等。

5　小　结

银屑病是基因-环境交互作用引起的复杂疾病，其中小部分具有家族性或遗传性，即携带外显率高的突变基因；在散发病例或高危人群中也有不同程度的遗传易感性，但可能是多种外显率较低的基因共同作用结果。虽然在遗传咨询中对银屑病基因检测及风险管理的有效性尚待研究，但我们认为对前来进行遗传咨询的人群进行基因组

参考文献

[1] Online Mendelian Inheritance in Man.［2019-04-25］.https://www.omim.org/.

[2] Tn Alliance Institute for Health Metrics and Evaluation . Global burden of disease study 2010：results by cause 1990-2010. Seattle：IHME,2012.

[3] GIBBS S. Skin disease and socioeconomic conditions in rural Africa：Tanzania. Int J Dermatol,1996,35(9)：633-639.

[4] DANIELSEN K,OLSEN A O,WILSGAARD T,et al. Is the prevalence of psoriasis increasing? A 30-year follow-up of a population-based cohort. Br J Dermatol,2013,168(6)：1303-1310.

[5] BEDI T R. Clinical profile of psoriasis in North India. Indian J Dermatol Venereol Leprol,1995,61(4)：202-205.

[6] PARISER D,SCHENKEL B,CARTER C,et al. A multicenter, non-interventional study to evaluate patient-reported experiences of living with psoriasis. J Dermatolog Treat,2016,27(1)：19-26.

[7] ALSHAMI M A. Clinical profile of psoriasis in Yemen,a 4-year retrospective study of 241 patients. J Eur Acad Dermatol Venereol,2010,24(Suppl. 4)：14.

[8] FALODUN O A. Characteristics of patients with psoriasis seen at the dermatology clinic of a tertiary hospital inNigeria：a 4-year review 2008-2012. J Eur Acad Dermatol Venereol,2013,27(Suppl. 4)：1-77.

[9] REICH K,KRÜGER K,MÖSSNER R,et al. Epidemiology and clinical pattern of psoriatic arthritis in Germany：a prospective interdisciplinary epidemiological study of 1511 patients with plaque-type psoriasis. Br J Dermatol,2009,160(5)：1040-1047.

[10] BOEHNCKE W H,SCHON M P. Psoriasis. Lancet,2015,386(9997)：983-994.

[11] AUGUSTIN M,RADTKE M A,GLAESKE G,et al. Epidemiology and comorbidity in children with psoriasis and atopic eczema. Dermatology,2015,231(1)：35-40.

[12] VENA G A,ALTOMARE G,AYALA F,et al. Incidence of psoriasis and association with comorbidities in Italy：a 5-year observational study from a national primary care database. Eur J Dermatol,2010,20(5)：593-598.

[13] 杨森 . 六种常见皮肤病(寻常型银屑病、白癜风、斑秃、瘢痕疙瘩、花斑癣、雀斑)的遗传流行病学比较性研究 . 合肥：安徽医科大学,2007.

[14] WUEPPER K D,COULTER S N,HABERMAN A. Psoriasis vulgaris：a genetic approach. J Invest Dermatol,1990,95(5)：2S-4S.

[15] DUFFY D L,SPELMAN L S,MARTIN N G. Psoriasis in Australian twins. J Am Acad Dermatol,1993,29(3)：428-434.

[16] FARBER E M,NALL M L,WATSON W. Natural history of pso-

riasis in 61 twin pairs. Arch Dermatol,1974,109(2):207-211.

[17] CARDON L R,BELL J I. Association study designs for complex diseases. Nat Rev Genet,2001,2(2):91-99.

[18] NAIR R P,HENSELER T,JENISCH S,et al. Evidence for two psoriasis susceptibility loci(HLA and 17q) and two novel candidate regions(16q and 20p) by genome-wide scan. Hum Mol Genet,1997,6(8):1349-1356.

[19] SUN L D,YANG S,LIU J J,et al. Follow-up analysis of 180 Chinese Han families:identification of a novel locus for psoriasis at 2p22.3-11.2. Br J Dermatol,2008,158(3):512-517.

[20] AMMAR M,BOUCHLAKA-SOUISSI C,HELMS C A,et al. Genome-wide linkage scan for psoriasis susceptibility loci in multiplex Tunisian families. Br J Dermatol,2013,168(3):583-587.

[21] OKA A,TAMIYA G,TOMIZAWA M,et al. Association analysis using refined microsatellite markers localizes a susceptibility locus for psoriasis vulgaris within a 111 kb segment telomeric to the HLA-C gene. Hum Mol Genet,1999,8(12):2165-2170.

[22] ORRÙ S,GIURESSI E,CARCASSI C,et al. Mapping of the major psoriasis-susceptibility locus(PSORS1) in a 70-kb interval around the corneodesmosin gene(CDSN). Am J Hum Genet,2005,76(1):164-171.

[23] MARTÍNEZ-BORRA J,BRAUTBAR C,GONZÁLEZ S,et al. The region of 150 kb telometic to HLA-C is associated with psoriasis in the Jewish population. J Invest Dermatol,2005,125(5):928-932.

[24] LENCH N,ILES M M,MACKAY I,et al. Single-point haplotype scores telomeric to human leukocyte antigen-C give a high susceptibility major histocompatibility complex haplotype for psoriasis in a Caucasian population. J Invest Dermatol,2005,124(3):545-552.

[25] GONZÁLEZ-LARA L,COTO-SEGURA P,PENEDO A,et al.SNP rs11652075 in the CARD14 gene as a risk factor for psoriasis(PSORS2) in a Spanish cohort.DNA Cell Biol,2013,32(10):601-604.

[26] FOERSTER J,NOLTE I,SCHWEIGER S,et al.Evaluation of the IRF-2 gene as a candidate for PSORS3.J Invest Dermatol,2004,122(1):61-64.

[27] KAINU K,KIVINEN K,ZUCCHELLI M,et al.Association of psoriasis to PGLYRP and SPRR genes at PSORS4 locus on 1q shows heterogeneity between Finnish,Swedish and Irish families. Exp Dermatol,2009,18(2):109-115.

[28] HEWETT D,SAMUELSSON L,POLDING J,et al.Identification of a psoriasis susceptibility candidate gene by linkage disequilibrium mapping with a localized single nucleotide polymorphism map.Genomics,2002,79(3):305-314.

[29] VASKU V,BIENERTOVA V J,SLONKOVÁ V,et al.Matrix metalloproteinase-2 promoter variability in psoriasis.Arch Dermatol Res,2009,301(6):467-473.

[30] SAGOO G S,TAZI-AHNINI R,BARKER J W,et al.Meta-analysis of genome-wide studies of psoriasis susceptibility reveals linkage to chromosomes 6p21 and 4q28-q31 in Caucasian and Chinese Hans population.J Invest Dermatol,2004,122(6):1401-

1405.

[31] YOUNG H S,SUMMERS A M,BHUSHAN M,et al.Single-nucleotide polymorphisms of vascular endothelial growth factor in psoriasis of early onset.J Invest Dermatol,2004,122(1):209-215.

[32] YAN K L,ZHANG X J,WANG Z M,et al.A novel MGST2 non-synonymous mutation in a Chinese pedigree with psoriasis vulgaris.J Invest Dermatol,2006,126(5):1003-1005.

[33] VILLADSEN L S,SCHUURMAN J,BEURSKENS F,et al.Resolution of psoriasis upon blockade of IL-15 biological activity in a xenograft mouse model.J Clin Invest,2003,112(10):1571-1580.

[34] ZHANG X J,YAN K L,WANG Z M,et al.Polymorphisms in interleukin-15 gene on chromosome 4q31.2 are associated with psoriasis vulgaris in Chinese population.J Invest Dermatol,2007,127(11):2544-2551.

[35] FOERSTER J,NOLTE I,SCHWEIGER S,et al.Evaluation of the IRF-2 gene as a candidate for PSORS3.J Invest Dermatol,2004,122(1):61-64.

[36] PARKINSON J,CHARON C,BAKER B S,et al.Variation at the IRF2 gene and susceptibility to psoriasis in chromosome 4q-linked families.J Invest Dermatol,2004,122(3):640-643.

[37] MARRAKCHI S,GUIGUE P,RENSHAW BR,et al.Interleukin-36-receptor antagonist deficiency and generalized pustular psoriasis.N Engl J Med,2011,365(7):620-628.

[38] ZHANG X J,HUANG W,YANG S,et al.Psoriasis genome-wide association study identifies susceptibility variants within LCE gene cluster at 1q21.Nat Genet,2009,41(2):205-210.

[39] SUN L D,CHENG H,WANG Z X,et al.Association analyses identify six new psoriasis susceptibility loci in the Chinese population.Nat Genet,2010,42(11):1005-1009.

[40] TANG H,JIN X,LI Y,et al.A large-scale screen for coding variants predisposing to psoriasis.Nat Genet,2014,46(1):45-50.

[41] SHENG Y,JIN X,XU J,et al.Sequencing-based approach identified three new susceptibility loci for psoriasis.Nat Commun,2014,5:4331.

[42] EDER L,CHANDRAN V,PELLET F,et al.Human leucocyte antigen risk alleles for psoriatic arthritis among patients with psoriasis.Ann Rheum Dis,2012,71(1):50-55.

[43] KNIGHT J,SPAIN S L,CAPON F,et al.Conditional analysis identifies three novel major histocompatibility complex loci associated with psoriasis.Hum Mol Genet,2012,21(23):5185-5192.

[44] WINCHESTER R,MINEVICH G,STESHENKO V,et al.HLA associations reveal genetic heterogeneity in psoriatic arthritis and in the psoriasis phenotype.Arthritis Rheum,2012,64(4):1134-1144.

[45] GUDJONSSON J E,JOHNSTON A,SIGMUNDSDOTTIR H,et al.Immunopathogenic mechanisms in psoriasis.Clin Exp Immunol,2004,135(1):1-8.

[46] INDHUMATHI S,RAJAPPA M,CHANDRASHEKAR L,et al.The HLA-C*06 allele as a possible genetic predisposing factor to psoriasis in South Indian Tamils.Arch Dermatol Res,2016,308

（3）：193-199.

[47] CIBULOVA A，ZAJACOVA M，FOJTIKOVA M，et al.The HLA-Cw*06 allele and-1149 G/T polymorphism of extrapituitary promoter of PRL gene as a possible common genetic predisposing factors to psoriasis vulgaris and psoriatic arthritis in Czech population.Rheumatol Int，2013，33（4）：913-919.

[48] OOSTVEEN A M，BERGBOER J G，VAN DE KERKHOF P C，et al.Genotype-phenotype correlations in a prospective cohort study of paediatric plaque psoriasis：lack of correlation between HLA-C*06 and family history of psoriasis.Acta Derm Venereol，2014，94（6）：667-671.

[49] REBAŁA K，SZCZERKOWSKA-DOBOSZ A，NIESPODZIANA K，et al.Simple and rapid screening for HLA-Cw*06 in Polish patients with psoriasis.Clin Exp Dermatol，2010，35（4）：431-436.

[50] SHAWKATOVÁ I，JAVOR J，PÁRNICKÁ Z，et al.HLA-C，DRB1 and DQB1 alleles involved in genetic predisposition to psoriasis vulgaris in the Slovak population.Folia Microbiol（Praha），2013，58（4）：319-324.

[51] STAWCZYK-MACIEJA M，RĘBAŁA K，SZCZERKOWSKA-DOBOSZ A，et al.Evaluation of psoriasis genetic risk based on five susceptibility markers in a population from northern poland.PLoS One，2016，11（9）：e0163185.

[52] BERGBOER J G，OOSTVEEN A M，DE JAGER M E，et al.Paediatric-onset psoriasis is associated with ERAP1 and IL23R loci，LCE3C_LCE3B deletion and HLA-C*06.Br J Dermatol，2012，167（4）：922-925.

[53] STUART P E，NAIR R P，HIREMAGALORE R，et al.Comparison of MHC class I risk haplotypes in Thai and Caucasian psoriatics shows locus heterogeneity at PSORS1.Tissue Antigens，2010，76（5）：387-397.

[54] TSAI T F，HU C Y，TSAI W L，et al.HLA-Cw6 specificity and polymorphic residues are associated with susceptibility among Chinese psoriatics in Taiwan.Arch Dermatol Res，2002，294（5）：214-220.

[55] FAN X，YANG S，SUN L D，et al.Comparison of clinical features of HLA-Cw*0602-positive and-negative psoriasis patients in a Han Chinese population.Acta Derm Venereol，2007，87（4）：335-340.

[56] MABUCHI T，OTA T，MANABE Y，et al.HLA-C*12 :02 is a susceptibility factor in late-onset type of psoriasis in Japanese.J Dermatol，2014，41（8）：697-704.

[57] GUDJONSSON J E，KARASON A，ANTONSDOTTIR A，et al.Psoriasis patients who are homozygous for the HLA-Cw*0602 allele have a 2.5-fold increased risk of developing psoriasis compared with Cw6 heterozygotes.Br J Dermatol，2003，148（2）：233-235.

[58] MARTÍNEZ-BORRA J，BRAUTBAR C，GONZÁLEZ S，et al.The region of 150 kb telomeric to HLA-C is associated with psoriasis in the Jewish population.J Invest Dermatol，2005，125（5）：928-932.

[59] CHOONHAKARN C，ROMPHRUK A，PUAPAIROJ C，et al.Haplotype associations of the major histocompatibility complex with psoriasis in Northeastern Thais.Int J Dermatol，2002，41（6）：330-334.

[60] GONZALEZ S，MARTINEZ-BORRA J，DEL R J S，et al.The OTF3 gene polymorphism confers susceptibility to psoriasis independent of the association of HLA-Cw*0602.J Invest Dermatol，2000，115（5）：824-828.

[61] ALLEN M H，AMEEN H，VEAL C，et al.The major psoriasis susceptibility locus PSORS1 is not a risk factor for late-onset psoriasis.J Invest Dermatol，2005，124（1）：103-106.

[62] SZCZERKOWSKA-DOBOSZ A，NIESPODZIANA K，REBAŁA K，et al.Lack of association of HLA-C alleles with late-onset psoriasis in the northern Polish population.J Appl Genet，2007，48（3）：273-275.

[63] QUEIRO R，MORANTE I，CABEZAS I，et al.HLA-B27 and psoriatic disease：a modern view of an old relationship.Rheumatology（Oxford），2016，55（2）：221-229.

[64] BHALERAO J，BOWCOCK A M.The genetics of psoriasis：a complex disorder of the skin and immune system.Hum Mol Genet，1998，7（10）：1537-1545.

[65] 张安平，张学军，朱文元.HLA-C 基因分型与皖籍汉族人寻常性银屑病关系的研究. 中国皮肤性病学杂志，2003，17（2）：73-75，78.

[66] 付洪军，张福仁. 泛发性脓疱性银屑病与 HLA-DQB1 等位基因的相关性研究. 中华皮肤科杂志，2005（03）：137-139.

[67] CARDILI R N，DEGHAIDE N S，MENDES-JUNIOR C T，et al.HLA-C and TNF gene polymorphisms are associated with psoriasis in Brazilian patients.Int J Dermatol，2016，55（1）：e16-22.

第2节
鱼鳞病

1 鱼鳞病简介

鱼鳞病（ichthyosis）是一组以皮肤干燥伴片状、鱼鳞状鳞屑为特征的遗传性角化障碍性皮肤病，有一定的遗传异质性，多见于儿童期发病，临床特征为四肢伸侧或躯干部位皮肤干燥粗糙，上覆菱形或多角形鳞屑，外观如鱼鳞或蛇皮状，常伴有掌跖角化、毛周角化和遗传过敏性皮炎，亦可伴有系统脏器的损害，从而出现临床相应的综合征。目前研究多认为遗传因素（基因突变）可导致皮肤表皮细胞增殖、分化异常，从而产生多样的临床表现。临床上根据遗传机制、临床表现和组织病理主要分为常染色体半显性遗传性鱼鳞病[寻常性鱼鳞病（IV）]、X 连锁隐性遗传性鱼鳞病（X-linked recessive ichthyosis）、常染色体隐性鱼鳞病[板层状鱼鳞病（lamellar ichthyosis）和非大疱性先天性鱼鳞病样红皮病（NBCIE）]及常染色体显性鱼鳞病如表皮松解性角化过度型鱼鳞病[EHK，亦称先天性大疱性鱼鳞病样红皮病（BCIE）]等四大类。其中部分鱼鳞病的致病基因已明确,且被广泛应用于产前诊断和遗传咨询。

2　鱼鳞病研究进展

2.1　常染色体半显性遗传性鱼鳞病

本型为最为常见的一种轻型鱼鳞病,主要是指表皮松解性角化过度型鱼鳞病,常自幼年发病,成年后症状减轻或消失。皮损表现轻重不一,轻者仅冬季皮肤干燥,无明显鳞屑,搔抓后有粉状落屑。常见症状除皮肤干燥外,尚可见灰褐色或深褐色菱形或多角形状鳞屑,中央固着,边缘游离。本病多对称分布于四肢伸侧及躯干,尤以肘膝伸侧为著。屈侧亦可出现,手背常有毛囊性角质损害,伴有掌跖过度角化,有时还伴有甲易脆、毛发稀疏等。患者多有异位性体质,如花粉症及哮喘等。寻常性鱼鳞病由于编码丝聚合蛋白基因（filaggrin,*FLG*）突变致病,该基因位于 1 号染色体,*FLG* 基因频繁的突变或碱基缺失 / 插入的移码突变,可导致 *FLG* 表达的减少甚至缺失。迄今为止,报道的与寻常性鱼鳞病相关的 *FLG* 基因突变位点已超过 30 个。2006 年,Smith 等研究了 7 个家系,首次发现了在 1 号染色体上的 *FLG* 基因突变可以导致该病的发生。2007 年有学者在 *FLG* 基因的外显子非重复序列及部分重叠序列未发现与疾病相关的突变,发现该寻常性鱼鳞病家系的致病基因位于 D1S2696 附近,其致病基因可能是除 *FLG* 以外的其他基因[1]。

2.2　X 连锁隐性遗传性鱼鳞病

X 连锁隐性遗传鱼鳞病,男性发病,女性为携带者。临床上主要表现为皮肤干燥、粗糙伴有黑棕色鳞屑,四肢伸侧及皱折弯曲部位常累及。皮损持续并不随年龄而改善。患者常伴有角膜深部点状混浊、性腺功能减退、精神抑郁和骨骼异常。该病为性联隐性遗传,Xp22.3 上类固醇硫酸酯酶基因变异可导致该病,约 80% 患者此酶基因缺乏,如邻近硫酸酯酶缺失可发生点状软骨发育不良和 X 连锁鱼鳞病重叠综合征。也有研究表明,有些患者类固醇硫酸酯酶活性正常,且不伴角膜混浊,这显示了 X 连锁鱼鳞病的遗传异质性[2-3]。最近有研究已经证明该病中类固醇硫酸酯酶基因（*STS*）点突变的罕见发生,并且进一步揭示了有关基因异常和相应蛋白质的变化[4]。迄今为止,已经在 X 连锁隐性遗传鱼鳞病中鉴定了 *STS* 的 20 个突变,其中 15 个（75%）为错义突变,其余 5 个（25%）为无义突变。这些突变大多数（18/20,90%）仅位于外显子 7 的下游,支持这一区域对体内酶活性至关重要的假说。

2.3　常染色体隐性鱼鳞病

2.3.1　板层状鱼鳞病

板层状鱼鳞病是一种常染色体隐性遗传疾病,患儿出生时全身覆有角质膜,类似胶样儿,两周后膜状物逐渐脱落,代之弥漫性红斑伴大片状四方形鳞屑,犹如铠甲,面部紧绷,眼睑、唇黏膜外翻,可全身分布,包括头皮及四肢弯曲部位,常伴掌跖角化、皲裂和指甲改变。层状鱼鳞病较罕见,是以广泛性角化过度为特征的常染色体隐性皮肤病,发病率为 1/250 000,多数为 *TGM1* 基因突变引起的转谷氨酰胺酶 -1 缺乏所致。目前发现导致层状鱼鳞病的遗传突变包括转谷氨酰胺酶 1（*TGM1*）、*CYP4F22*、*ABCA12*、*CGI-58/ABHD5*、*FLJ39501*（*CYP4F2* 的同源物）、*ALOX12B*、*ALOXE-3* 和鱼鳞素（*NIPAL4*）。2015 年 Bai 等人报道了中国一例患有严重层状鳞状细胞病的表型的 *TGM1* 基因的新突变[5]。2016 年 Takeichi 等人发现了一个 ARCI（LI 表型）*SDR9C7* 中未报道的纯合缺失突变 c.897delT,并通过 Sanger 测序证实[6]。

2.3.2　非大疱性先天性鱼鳞病样红皮病

非大疱性先天性鱼鳞病样红皮病（NBCIE）是一种罕见的常染色体隐性遗传性疾病,90% 以上患者出生时表现为火棉胶样胎儿,少数表现为特征性鳞屑的红皮病,以后皮损逐渐消退,大多数在青春期趋于好转。皮损为白色或灰色的浅表性、半黏附状的光亮鳞屑,面、手臂和躯干部为细软的羽毛状鳞屑,而在双下肢表现为板层状或盘状鳞屑,可伴有掌跖角化及斑秃。转谷氨酰胺酶 1 基因[7-8]、12R- 脂肪氧合酶基因、脂氧合酶 -3 基因[9]、ichthyin[10] 和 *FLJ39501*[11] 已经被鉴定与该病有关。迄今为止,已有研究报道仅有少数常染色体隐性遗传性先天性鳞状细胞病变与 *ABCA12* 突变的病例[12]。2007 年,Natsuga 等[13] 在 NBCIE 患者中确定了两种不相关的新型 *ABCA12* 突变。

2.4　常染色体显性鱼鳞病

常染色体显性鱼鳞病主要指表皮松解性角化过度型鱼鳞病（EHK）,过去也称大疱性先天性鱼鳞病样红皮病（BCIE）,出生后全身弥漫性红斑,伴有水疱和大疱,一般数月后红斑消退,出现广泛鳞屑及局限性角化性疣状丘疹,以四肢屈面及皱褶处明显,常继发感染,严重时伴发败血症。鳞屑脱落后,留下湿润面,可有松弛性大疱。四肢屈侧和皱襞部受累较重,如腹股沟、腋窝、腘窝、肘窝等可见灰棕色疣状鳞屑。掌跖呈板样角化,甲和毛发正常。此型鱼鳞病可在颈部及手足背出现局限性线状疣状损害。随年龄增长,症状可逐渐减轻。该病为常染色体显性遗传,角蛋白 *KRT1* 和 *KRT10* 基因突变导致该病。上皮表皮细胞中的角蛋白中间丝由 K1 和 K10 的异源二聚体组装。Betlloch[14-15] 等曾报道一例女性患有典型临床和组织病理学的大疱性先天性鱼鳞病,发现在 *KRT10* 基因中存在新突变 Glu445Lys,影响 KRT10 蛋白的 2B 区杆结构域的末端。

3 鱼鳞病治疗

该病迄今无特异性治疗方案,只能对症处理。治疗目前以外用药为主,可选用水合作用和角质还原作用强的药物,如 15% 尿素脂、硫黄水杨酸酯、维 A 酸的外用制剂或钙铂三醇软膏等;对于性联隐性鱼鳞病,外用 10% 胆固醇霜可取得较好疗效;严重患者在冬季可口服维生素 A 或维 A 酸(异维 A 酸或依曲替酯),能明显缓解病情。

4 鱼鳞病产前诊断

寻常性鱼鳞病最常见的遗传病理类型为 *FLG* 基因外显子突变或碱基缺失 / 插入的移码突变。原则上寻常性鱼鳞病可以做产前诊断(主要还是集中在 *FLG* 上),但从医学的角度出发,一般只可能对重型寻常性鱼鳞病行产前诊断。轻型鱼鳞病产前诊断的意义不大,风险却很大。对于临床表现比较重的寻常性鱼鳞病,产前诊断的意义较大。一是因为本病会严重影响外观,二是重症寻常性鱼鳞病的患者经常会伴有过敏性体质(哮喘或过敏性鼻炎)。

产前诊断须建立在先证者遗传诊断明确的基础上。若首先对孕妇胎儿的 gDNA 样本(可以孕早期取绒毛,中期取羊水)进行提取,根据先证者的突变类型采用相应的技术(PCR+Sanger 测序)进行遗传学检测,检测胎儿是否有等位基因的杂合或纯合突变,从而得出是否会罹患与先证者相同突变所致的寻常性鱼鳞病的结论。

5 小 结

鱼鳞病是一组较为常见的角化异常性遗传性皮肤病,可伴有多种综合征,临床主要以皮肤干燥、鳞屑为主的遗传性皮肤病,不同的临床表现所对应的基因突变类型可相同也可不同,基因型和表型之间的关系复杂。随着遗传学和分子生物学的发展,更多的致病基因被发现,相信在不远的将来,有望建立鱼鳞病基因突变数据库,将之运用于临床诊断、科研、产前诊断、产前咨询及基因治疗等。

参考文献

[1] GONG H Y, ZHANG J, HU Z M, et al. Mapping of pathogenic genes in two families with autosomal dominant ichthyosis vulgaris. Yi Chuan, 2008, 30(7):843-850.

[2] BALLABIO A, PARENTI G, CARROZZO R, et al. Isolation and characterization of a steroid sulfatase cDNA clone: genomic deletions in patients with X-chromosome-linked ichthyosis. Proc Natl Acad Sci USA, 1987, 84(13):4519-4523.

[3] YEN P H, ALLEN E, MARSH B, et al. Cloning and expression of steroid sulfatase cDNA and the frequent occurrence of deletions in STS deficiency: implications for X-Y interchange. Cell, 1987, 49(4):443-454.

[4] GONZALEZ-HUERTA L M, MESSINA-BAAS O M, TORAL-LOPEZ J, et al. Point mutation in the STS gene in a severely affected patient with X-linked recessive ichthyosis. Acta Derm Venereol, 2006, 86(1):78-79.

[5] BAI J, DING Y G, WU Y H, et al. Novel transglutaminase 1 mutations in a Chinese patient with severe lamellar ichthyosis phenotype. Indian J Dermatol Venereol Leprol, 2015, 81(3):292-294.

[6] TAKEICHI T, NOMURA T, TAKAMA H, et al. Deficient stratum corneum intercellular lipid in a Japanese patient with lamellar ichthyosis by a homozygous deletion mutation in SDR9C7. Br J Dermatol, 2017, 177(3):62-64.

[7] AKIYAMA M, TAKIZAWA Y, KOKAJI T, et al. Novel mutations of TGM1 in a child with congenital ichthyosiform erythroderma. Br J Dermatol, 2001, 144(2):401-407.

[8] BECKER K, CSIKOS M, SARDY M, et al. Identification of two novel nonsense mutations in the transglutaminase 1 gene in a Hungarian patient with congenital ichthyosiform erythroderma. Exp Dermatol, 2003, 12(3):324-329.

[9] JOBARD F, LEFEVRE C, KARADUMAN A, et al. Lipoxygenase-3(ALOXE3) and 12(R)-lipoxygenase(ALOX12B) are mutated in non-bullous congenital ichthyosiform erythroderma (NCIE) linked to chromosome 17p13.1. Hum Mol Genet, 2002, 11(1):107-113.

[10] LEFEVRE C, BOUADJAR B, KARADUMAN A, et al. Mutations in ichthyin a new gene on chromosome 5q33 in a new form of autosomal recessive congenital ichthyosis. Hum Mol Genet, 2004, 13(20):2473-2482.

[11] LEFEVRE C, BOUADJAR B, FERRAND V, et al. Mutations in a new cytochrome P450 gene in lamellar ichthyosis type 3. Hum Mol Genet, 2006, 15(5):767-776.

[12] AKIYAMA M, SAKAI K, WOLFF G, et al. A novel ABCA12 mutation 3270delT causes harlequin ichthyosis. Br J Dermatol, 2006, 155(5):1064-1066.

[13] NATSUGA K, AKIYAMA M, KATO N, et al. Novel ABCA12 mutations identified in two cases of non-bullous congenital ichthyosiform erythroderma associated with multiple skin malignant neoplasia. J Invest Dermatol, 2007, 127(11):2669-2673.

[14] BETLLOCH I, LUCAS COSTA A, MATAIX J, et al. Bullous congenital ichthyosiform erythroderma: a sporadic case produced by a new KRT10 gene mutation. Pediatr Dermatol, 2009, 26(4):489-491.

[15] SHETH N, GREENBLATT D, MCGRATH J A. New KRT10 gene mutation underlying the annular variant of bullous congeni-

tal ichthyosiform erythroderma with clinical worsening during pregnancy. Br J Dermatol,2007,157(3):602-604.

第3节 遗传性大疱性表皮松解症

1 遗传性大疱性表皮松解症简介

遗传性大疱性表皮松解症(EB)是一组罕见的单基因遗传性大疱性皮肤病,呈常染色体显性或隐性遗传,其特征为皮肤或黏膜非常脆弱,受到轻微外伤即可引起水疱。初生婴儿显性遗传型发病率为1/50 000,严重隐性遗传型为1/500 000~1/200 000[1]。

目前广泛使用的分类标准是根据2008年6月第三届EB诊断与分类国际共识大会上取得一致意见的分类,根据水疱发生的部位,EB分为单纯型(EBS)、交界型(JEB)、营养不良型(DEB)和Kindler综合征(Kindler syndrome)四个临床类型,各型又包括不同的亚型,具体临床表现、病因及发病机制如下所述[2-3]。

2 单纯型大疱性表皮松解症

单纯型大疱性表皮松解症(EBS)的特征为水疱位于真-表皮交界处的上方,根据皮肤分离发生的部位将分为基底层上亚型(suprabasal)和基底层亚型(basal),各亚型又分别包括多个不同的病种(表3-11-2)。

2.1 基底层上亚型

裂隙发生在基底层细胞的上方,包括4个病种。

(1)致死性棘层松解型:为常染色体隐性遗传,出生时即有大面积皮肤及黏膜水疱,该型为致病基因DSP突变所导致。

(2)斑菲索蛋白缺陷型:为常染色体隐性遗传,出生时受力及摩擦部位皮肤出现水疱,该型为致病基因PKP1突变所导致。

(3)浅表型:为常染色体显性遗传,出生不久即出现易破性水疱,该型的致病基因尚不明确。

(4)剥脱皮肤综合征:为常染色体显性遗传,该型以表皮的剥脱为特征,该型为致病基因TGM5突变所导致[4]。

2.2 基底层亚型

裂隙发生在基底层细胞,包括11个病种。

(1)局限型:为常染色体显性遗传,通常表现为手足部位反复发生的大疱,曾称为Weber-Cockayne型(EBS-WC)。该型为致病基因角蛋白5(KRT5)、角蛋白14(KRT14)、ITGB4[5]基因突变所导致。

(2)其他泛发型:为EBS中最常见的一型,为常染色体显性遗传,该型水疱的严重程度介于局限型和疱疹型之间。该型为致病基因KRT5、KRT14突变所导致。

(3)伴斑驳异色症:为常染色体隐性遗传,儿童早期出现肢端大疱,进展性的棕褐色色素沉着伴随点状的色素减退斑。该型为致病基因KRT5突变所导致。

(4)疱疹样型:为最重型,为常染色体显性遗传,水疱广泛分布,排列成疱疹样环状。该型为致病基因KRT5、KRT14突变所导致。

(5)伴肌萎缩型:为常染色体隐性遗传,出生时即泛发水疱,儿童期或更晚发生进行性肌营养不良伴肌无力甚至肌力丧失。该型为致病基因PLEC1突变所导致。

(6)伴幽门闭锁型:为常染色体隐性遗传,表现为出生时严重的皮肤黏膜脆性增加和幽门梗阻。该型为致病基因PLEC1、ITGA6、ITGB4突变所导致。

(7)隐性遗传型:为常染色体显性遗传,表现为出生时或出生后不久即发生严重的泛发性水疱,该型为致病基因KRT14突变所导致。

(8)Ogna型:为常染色体显性遗传,表现为广泛的青肿和水疱,该型为致病基因PLEC1突变所导致。

(9)游走性环状红斑型(EBS-migr):为常染色体显性遗传,表现为活动性环状红斑,边缘可有多形性水疱,该型为致病基因KRT5突变所导致。

(10)非特异型,隐性遗传型:为常染色体隐性遗传,表现为儿童早期的创伤结痂和间歇性的皮肤水疱,该型为致病基因EXPH5突变所导致[6]。

(11)泛发型伴瘢痕和毛发丧失:为常染色体显性遗传,表现为出生时即有大范围的皮肤破溃及瘢痕萎缩,毛发丧失,该型为致病基因KLHL24突变所导致[7]。

3 交界型大疱性表皮松解症

交界型大疱性表皮松解症(JEB)临床较少见,均为隐性遗传。特征为水疱位于基底膜的透明板处,将JEB分为Herlitz型(JEB-H)和其他类型(JEB-O)两大亚型,各亚型又分别包括多个不同的病种(表3-11-3)。

3.1 Herlitz型

呈常染色体隐性遗传。此亚型病情相对较重,临床表现为出生或新生儿期即可见全身广泛性大疱,多在1岁内死亡。该型为致病基因LAMA3、LAMB3、LAMC2突变所导致。

表 3-11-2　单纯型大疱性表皮松解症的分型

亚型	EBS 各病种中英文名称	遗传模式	致病基因	致病蛋白中英文名称
基底层上亚型（suprabasal）	EBS，致死性棘层松解型 EBS，lethal acantholytic	AR	*DSP*	桥粒斑蛋白 desmoplakin
	EBS，斑菲索蛋白缺陷型 EBS，Plakophilin deficiency	AR	*PKP1*	斑菲索蛋白 -1 Plakophilin-1
	EBS，浅表型 EBS，superficialis（EBSS）	AD	?	?
	EBS，剥脱皮肤综合征 EBS，peeling skin syndrome	AR	*TGM5*	transglutaminase 5
基底层亚型（basal）	EBS，局限型 EBS，localized	AD	*KRT5*、*KRT14*、*ITGB4*	keratin-5、keratin-14、ITGB4
	EBS，疱疹样型 EBS，Dowling-Meara	AD	*KRT5*、*KRT14*	keratin-5、keratin-14
	EBS，其他泛发型 EBS，other generalized	AD	*KRT5*、*KRT14*	keratin-5、keratin-14
	EBS，伴斑驳异色症 EBS with mottled pigmentation	AR	*KRT5*	keratin-5
	EBS，伴肌萎缩型 EBS with muscular dystrophy	AR	*PLEC1*	网格蛋白 plectin
	EBS，伴幽门闭锁型 EBS with pyloric atresia	AR	*PLEC1*、*ITGA6*、*ITGB4*	网格蛋白、α6β4 整合素 plectin、a6b4 integrin
	EBS，隐性遗传型 EBS，autosomal recessive	AD	*KRT14*	keratin-14
	EBS，Ogna 型 EBS，Ogna	AD	*PLEC1*	网格蛋白 plectin
	EBS，游走性环状红斑型 EBS，migratory circinate	AD	*KRT5*	keratin-5
	EBS，非特异型，隐性遗传型 EBS，nonspecific，autosomal recessive	AR	*EXPH5*	exophilin 5
	EBS，泛发型，伴瘢痕和脱发型 EBS，generalized，with scarring and hair loss	AD	*KLHL24*	kelch-like protein 24

注：EBS 为单纯型大疱性表皮松解症，AR 为常染色体隐性遗传，AD 为常染色体显性遗传；? 表示目前尚未发现致病基因及致病蛋白。

表 3-11-3   交界型大疱性表皮松解症的分型

亚型	JEB 各病种中英文名称	遗传模式	致病基因	致病蛋白中英文名称
JEB, Herlitz 型 （JEB-H）	—	AR	*LAMA3*、*LAMB3*、*LAMC2*	板层素 332 laminin-332
JEB, 其他类型 JEB, other （JEB-O）	JEB, 非 Herlitz 泛发型 JEB, non-Herlitz, generalized	AR	*LAMA3*、*LAMB3*、*LAMC2*、 *COL17A1*	板层素 332、XⅦ型胶原 laminin-332、type XⅦ collagen
	JEB, 非 Herlitz 局限型 JEB, non-Herlitz, localized	AR	*COL17A1*	XⅦ型胶原 type XⅦ collagen
	JEB, 伴幽门闭锁型 JEB with pyloric atresia	AR	*ITGA6*、*ITGB4*	α6β4 整合素 α6β4 Integrin
	JEB, 反相型 JEB, inversa	AR	*LAMA3*、*LAMB3*、*LAMC2*	板层素 332 laminin-332
	JEB, 晚发型 JEB, late onset	AR	*COL17A1*	XⅦ型胶原 type XⅦ collagen
	喉 - 甲 - 皮肤综合征 LOC syndrome	AR	*LAMA3*	板层素 332 之 α3 链 laminin-332 α3 chain

注：JEB 为交界型大疱性表皮松解症，AR 为常染色体隐性遗传，AD 为常染色体显性遗传；—表示无此项。

3.2   其他类型

呈常染色体隐性遗传。此亚型相对较轻，生后可见中等程度的损害或损害，虽然严重但随着年龄增长而缓解。包括非 Herlitz 泛发型（JEB-nH gen）、非 Herlitz 局限型（JEB-nH loc）、伴幽门闭锁型（JEB-PA）、反相型（JEB-I）、晚发型（JEB-lo）、喉 - 甲 - 皮肤综合征（LOC syndrome）。

（1）非 Herlitz 泛发型：为常染色体隐性遗传。大多数出生时即泛发性水疱和萎缩。该型为致病基因 *LAMA3*、*LAMB3*、*LAMC2*、*COL17A1* 突变所导致。

（2）非 Herlitz 局限型：为常染色体隐性遗传，皮损相对比较轻，有糜烂及结痂。该型为致病基因 *COL17A1* 突变所导致。

（3）伴幽门闭锁型：呈常染色体隐性遗传。出生时即出现严重的皮肤黏膜脆弱和胃幽门梗阻。该型为致病基因 *ITGA6*、*ITGB4* 突变所导致。

（4）反相型：呈常染色体隐性遗传，新生儿出现脓皮

病样损害，至学龄儿童时手、足、肘、膝可出现少量水疱。该型为致病基因 *LAMA3*、*LAMB3*、*LAMC2* 突变所导致。

（5）晚发型：呈常染色体隐性遗传，发病迟，水疱主要发生于手和足。致病基因尚不明确，曾有报道 *COL17A1* 为其致病基因，但尚不能排除其他致病基因的存在。

（6）喉 - 甲 - 皮肤综合征（LOC syndrome）：罕见的呈常染色体隐性遗传，临床表现为出生时哭声改变，皮肤糜烂、甲的异常。患者的水疱常不严重，该型为致病基因 *LAMA3* 突变所导致。

4   营养不良型大疱性表皮松解症

营养不良型大疱性表皮松解症（DEB）水疱位于致密板下方，分为显性遗传型（DDEB）和隐性遗传型（RDEB）两大亚型，各亚型又分别包括多个不同的病种（表 3-11-4）。

表 3-11-4 营养不良型大疱性表皮松解症的分型

亚型	DEB 各病种中英文名称	遗传模式	致病基因	致病蛋白中英文名称
显性遗传型（DDEB）	DDEB，泛发型	AD	COL7A1	Ⅶ型胶原 type Ⅶ collagen
	DDEB, generalized			
	DDEB，肢端型			
	DDEB, acral			
	DDEB，胫前型			
	DDEB, pretibial			
	DDEB，痒疹型			
	DDEB, pruriginosa			
	DDEB，甲局限型			
	DDEB, nails only			
	DDEB，新生儿大疱性表皮松解			
	DDEB, bullous dermolysis of the newborn			
隐性遗传型（RDEB）	RDEB，重症泛发型	AR	COL7A1	Ⅶ型胶原 type Ⅶ collagen
	RDEB, severe generalized			
	RDEB，其他泛发型			
	RDEB, generalized other			
	RDEB，反相型			
	RDEB, inversa			
	RDEB，胫前型			
	RDEB, pretibial			
	RDEB，痒疹型			
	RDEB, pruriginosa			
	RDEB，向心型			
	RDEB, centripetalis			
	RDEB，新生儿大疱性表皮松解			
	RDEB, bullous dermolysis of the newborn			

注：DDEB 为显性遗传型营养不良型大疱性表皮松解症，RDEB 为隐性遗传型营养不良型大疱性表皮松解症，AD 为常染色体显性遗传，AR 为常染色体隐性遗传。

4.1　显性遗传型 DEB

呈常染色体显性遗传。婴儿早期或儿童期发病，水疱及大疱多位于四肢伸侧。包括泛发型（DDEB-gen）、肢端型（DDEB-ac）、胫前型（DDEB-Pt）、痒疹型（DDEB-Pr）、甲局限型（DDEB-na）、新生儿大疱性表皮松解症（DDEB-BDN）。该型为致病基因 *COL7A1* 突变所导致。

4.2　隐性遗传型 DEB

呈常染色体隐性遗传。临床表现较 DDEB 重。出生时即有水疱和糜烂。包括重症泛发型（RDEB-sev gen）、其他泛发型（RDEB-O）、反相型（RDEB-I）、胫前型（RDEB-Pt）、痒疹型（RDEB-Pr）、向心型（RDEB-Ce）、新生儿大疱性表皮松解症（RDEB-BDN）。该型为致病基因 *COL7A1* 突变所导致。

5　Kindler 综合征

Kindler 综合征水疱可以发生在表皮、交界部位或致密板下层，属于常染色体隐性遗传。该病特征包括肢端大疱、伴明显萎缩的全身皮肤异色症、光敏感和肢端角化。在新生儿时期其临床表现类似于 JEB 的 Herlitz 型或 DEB，水疱症状严重而且泛发，到后期则与 JEB 的非 Herlitz 型相似，症状趋向缓和。该型为致病基因 *KIND1* 突变所导致。

6　遗传咨询

尽管 EB 的致病基因已被发现，研究者们在此基础上也积极开展了分子治疗方面的研究，如基于细胞的治疗（注入同种异体的成纤维细胞、间质干细胞等）、骨髓移植、基因替换和修复、蛋白替换治疗（采用重组的Ⅶ胶原纤维治疗 RDEB）等均处于临床前试验及临床试验阶段[8]，尚未应用于临床。截至目前，无特别有效的治疗方法。当前有效的方法是开展遗传咨询和预防，对 EB 患者应防止机械性外伤和感染。对临床考虑为 EB 的患者作为先证者前来就诊时，首先应详细询问病史和遗传家族史、绘制家系图，进行全面的体格检查，进一步可借助透射电镜和免疫荧光抗原定位确定皮肤分离发生的部位，进行 EB 分型诊断，对部分 EB 患者亚型的诊断需要进行致病基因突变检测才能确诊。具体方法为抽取先证者及家系中相关成员的外周血，提取基因组 DNA，利用 PCR+Sanger 直接测序对初步判断的 EB 分型致病基因进行突变检测。若对这些致病基因的测序均没有发现突变，可考虑应用全外显子组测序（WES）和全基因组测序的方法寻找 EB 的新的突变基因。

产前诊断的遗传咨询：

（1）咨询者夫妻双方应行 EB 致病基因的突变检测。

（2）对常染色体显性遗传的 EB：①若夫妻一方为正常人，另一方作为患者所携带的致病基因型为杂合子，其遗传给后代的发病风险为 50%；②若夫妻一方为正常人，另一方作为患者所携带的基因型为纯合子，其遗传给后代的发病风险为 100%。

（3）对常染色体隐性遗传的 EB：①若夫妻双方均为致病基因携带者，其遗传给后代的发病风险为 25%；②若夫妻双方一方为患者，一方为致病基因携带者，其遗传给后代的发病风险为 50%；③若双方一方为患者，一方为正常人，则子代均为携带者，但不发病。

（4）对已妊娠母亲，可行孕期产前诊断（无创或有创方式），包括从母亲血中提取胎儿 DNA 进行致病基因突变检测（无创方式），以及采用绒毛膜穿刺（妊娠 10 周左右）或者羊膜腔穿刺（妊娠 15~20 周）获得胎儿 DNA 进行致病基因突变检测（有创方式），以判断胎儿是否患病，并将结果告知孕妇及家庭。

7　小　结

遗传性大疱性表皮松解症（EB）是一组单基因遗传性大疱性皮肤病，呈常染色体显性或隐性遗传，包括多种类型，目前各种不同亚型的致病基因（近 20 个）已被报道，通过对患者的透射电镜和免疫荧光抗原定位可初步判断类型，并通过致病基因突变检测可进一步确诊其亚型。对患者或携带者致病基因的检测，有助于为临床诊断、病情评估、风险预测、开展遗传咨询、产前诊断提供依据。

参考文献

[1] 靳培英.大疱性表皮松解症.中华皮肤科杂志,2004,37(9):560-562.

[2] FINE J D,EADY R A,BAUER E A,et al. The classification of inherited epidermolysis bullosa (EB):report of the third international consensus meeting on diagnosis and classification of EB. J Am Acad Dermatol,2008,58(6):931-950.

[3] 赵辨.中国临床皮肤病学.南京:江苏科学技术出版社,2012.

[4] KIRITSI D,COSGAREA I,FRANZKE C W,et al. Acral peeling skin syndrome with TGM5 gene mutations may resemble epidermolysis bullosa simplex in young individuals.J Invest Dermatol,2010,130(6):1741-1746.

[5] JONKMAN M F,PAS H H,NIJENHUIS M,et al.Deletion of a cytoplasmic domain of integrin beta-4 causes epidermolysis bullosa simplex.J Invest Dermatol,2002,119(6):1275-1281.

[6] MCGRATH J A,STONE K L,BEGUM R,et al.Germline mutation in EXPH5 implicates the Rab27B effector protein Slac2-b in inherited skin fragility. Am J Hum Genet,2012,91(6):1115-1121.

[7] LIN Z, LI S, FENG C, et al. Stabilizing mutations of KLHL24 ubiquitin ligase cause loss of keratin 14 and human skin fragility. Nat Genet, 2016, 48 (12): 1508-1516.

[8] UITTO J, BRUCKNER-TUDERMAN L, CHRISTIANO A M, et al. Progress toward treatment and cure of epidermolysis bullosa: summary of the DEBRA international research symposium EB2015. J Invest Dermatol, 2016, 136 (2): 352-358.

第4节 | 掌跖角化病

1 掌跖角化病简介

掌跖角化病（PPK）又称掌跖角皮症，由一组表现为掌跖部位表皮过度增厚的遗传性和获得性疾病组成。本节讨论遗传性掌跖角化病，包含以掌跖角化病为主要临床表现的多种不同类型及亚型疾病。

2 遗传性掌跖角化病分类临床表现和遗传模式

根据疾病临床表现，主要分为三类：弥漫性掌跖角化病（DPPK）、点状掌跖角化病（PPPK）和局限性掌跖角化病（FPPK）；根据组织病理的差异可以分为非表皮松解性掌跖角化病（NEPPK）和表皮松解性掌跖角化病（EPPK）。

2.1 弥漫性表皮松解性掌跖角化病

弥漫性表皮松解性掌跖角化病（DEPPK）[OMIM 144200]属常染色体显性遗传性皮肤病，皮损表现掌跖表面淡黄色边缘清晰的弥漫性角质性斑块，周围绕有红斑，可超出掌跖，分布于手、足背及指／趾甲，角化严重者导致皮肤凹凸不平、疣状突起和虫噬状凹陷，常见多汗和疼痛性裂隙，终生不退。

Reis 等将易感位点定位在 17q11-q23 区域，其中 KRT9 基因被认为是最可能的致病基因[1]，目前国际不同人群中已报道 50 余篇表皮松解性掌跖角化病 KRT9 致病基因的 20 多种突变位点。Hatsell 等在 3 个苏格兰轻度 DEPPK 家系中发现 KRT1 也是该病致病基因[2]，随后在其他研究中得到证实[3-4]。

2.2 弥漫性非表皮松解性掌跖角化病

弥漫性非表皮松解性掌跖角化病（DNEPPK）为常染色体显性遗传，由 Thost 和 Unna 首次报道[5-6]，可发生于出生后前几个月，表现为整个跖部高度增厚角，随后出现在掌部，皮损边界清楚。DNEPPK 和 DEPPK 皮损临床难以区分，但其组织病理表现为角化过度，未出现表皮松解病理改变。

Kimonis 等[7]将连锁区域定位在 12q11-q13 区域，并发现 KRT1 基因错义突变 K73I 与疾病共分离。2009年，Liu 等[8]在中国家系中发现 KRT1 基因新的突变位点 L437P。Bothnia 型 PPK 也是一种 DNEPPK，临床表现为受累区域在接触水后的白色海绵样外观。Lind 等[9]将该病定位于染色体 12q11-q13。Blaydon 等[10]发现 AQP5 基因是 Bothnia 型 PPK 的致病基因。

2.3 Meleda 角化病

Meleda 角化病最早报道于克罗地亚姆列特岛患者，在婴儿期出现掌跖红斑，随后出现角化过度，蜡黄色的角化过度斑块覆盖整个手掌和足跖，可扩展至手足背侧，以及膝、肘部位。Meleda 角化病为常染色体隐性遗传，Fischer 等[11]发现 8qter 区域与该病强连锁。精细定位发现 SLURP1 是该病致病基因[12]。

2.4 长岛型掌跖角化病

长岛型掌跖角化病（Nagashima-type PPK）属于常染色体隐性非综合征弥漫性遗传性皮肤病，有多个日本病例的报道[13-15]。临床表现为境界清楚的弥漫性红斑性角化过度，延伸至手足背侧及跟腱区，掌跖部位多汗常见，该病在中国和日本发生率高。据 Kubo 等[16]估计，中国人群发病率为 3.1/10 000。

2013 年外显子组测序发现该病与 SERPINB7 纯合或复杂杂合突变有关，所有患者至少携带一个 R266X 无义突变，该变异可能为亚洲长岛型掌跖角化病始祖突变[16]。Yin 等[17]2014 年的研究同样发现了 SERPINB7 基因突变。

2.5 条纹状掌跖角化病

条纹状掌跖角化病（striate PPK）表现为手掌及所有手指高度角化皮损，伴有足跖受压部位局限性角化斑块。根据疾病分子缺陷，可分为 3 个亚型[18]。均为常染色体显性遗传模式。其中 I 型由 DSG1 的单等位基因突变所致，皮损在经常受压部位更显著。II 型由 DSP 单等位基因突变所致，除条纹状掌跖角化表现，还可出现裂隙。III 型由 KRT1 基因突变所致，受累个体在幼儿期出现掌部条纹状角化，足跖更多表现为弥散性改变。

2.6 点状掌跖角化病

点状掌跖角化病为常染色体显性遗传。根据临床改变和遗传发病机制分为 3 型。I 型点状掌跖角化病也称为 Buschke-Fisher-Brauer 型点状掌跖角化病，为一种罕见的常染色体显性遗传性皮肤病,可发生于任何年龄,青春期多见。表现为手和足跖部位多个散发分布、皮色或黄色的角化丘疹,圆形或卵圆形,也可片状或线状排列,去除丘疹后,可出现火山口样凹陷。有报道与鳞状细胞癌等恶性肿瘤相关[19]。

根据遗传学致病基因不同,Ⅰ型点状掌跖角化病又分为ⅠA和ⅠB型。Martinez-Mir 等[20]发现ⅠA型与15q22-q24 连锁,在中国人群中,Gao 等[21]将该病定位于15q22.2-q22.31 区域。全外显子组测序发现 AAGAB 基因是该病的致病基因[19,22]。中国家系的外显子组测序同样证明 AAGAB 是ⅠA型点状掌跖角化病致病基因[23]。

ⅠB型点状掌跖角化病在中国人群中被发现,2004年,Zhang 等[24]发现其与染色体 8q 区域强连锁,并进一步将区域缩小到 8q24.13-q24.21。在上述 4 代家系中开展全外显子组测序,发现 COL14A1 基因为该型点状掌跖角化病的致病基因[25]。

1971 年 Brown 首次报道了Ⅱ型点状掌跖角化病,Schiff 等[26]描述点状掌跖角化病家系中多名成员掌跖皮损,青春期或其前后变明显,男性成员表现面部皮脂腺发育不良,角化皮损呈湿疣或棘刺状。随后出现该型掌跖角化病的数篇报道,遗传学发病机制尚未可知。Ⅲ型点状掌跖角化病也称为肢端角化类弹力纤维病,临床主要累及掌跖,表现为黄色结节,表面高度角化,而病情严重的患者也可累及手足背部,发病机制尚不明确[27]。

2.7　残毁性掌跖角化病

残毁性掌跖角化病(mutilating PPK)可见于 Olmsted 综合征、X 连锁 Olmsted 综合征、Vohwinkel 综合征和变异型 Vohwinkel 综合征。

Olmsted 综合征也称为残毁性掌跖角化病伴腔口周围角化斑块,为一种罕见的常染色体显性遗传性疾病,表现为残毁性掌跖角化病、腔口周围角化斑块及皮损的严重瘙痒,角化区域可出现感染及鳞状细胞癌,指压缩可进展为手指及足趾的自断离。该病属于常染色体显性遗传性疾病。Lin 等[28]发现患者存在 TRV3 基因 G573S 杂合突变,而其父母均未携带,在中国另外 5 个患者中的研究显示 3 个 G573S、1 个 G573C 和 1 个 W692 突变,均为新发突变。X 连锁 Olmsted 综合征为一种罕见的 X 连锁隐性遗传病,表现为腔口周围斑块和双侧掌跖皮病。伊朗家系的研究发现女性均未患病,而家系中叔侄表现为 Olmsted 综合征,该家系外显子组测序发现 Xp22 区域 MBTPS2 基因为 X 连锁 Olmsted 综合征致病基因。

Vohwinkel 综合征由德国学者 Vohwinkel 于 1929 年首先报道,表现为掌跖角化、指 / 趾缩窄带以及听力丧失,属于常染色体遗传性疾病,与 GJB2 基因错义突变有关[13]。而变异型 Vohwinkel 综合征不伴有耳聋,但是出现鱼鳞病皮损,该病为常染色体显性遗传,定位于染色体

1q21 的表皮分化复合物区域,由兜甲蛋白基因 LOR 杂合性突变所致[14]。

3　遗传性掌跖角化病的诊断与鉴别诊断

患者的临床表现包括掌跖角化的分布,是否累及甲、毛发、牙齿及其他器官系统。患者的家族史有助于确定其遗传模式,结合组织病理学改变(如角化过度伴或不伴有表皮松解、角质层核保留、角质形成细胞不粘连)等表现可以对患者进行诊断。分子遗传学检测可以对该病进行精确诊断。不同类别的掌跖角化病及合并掌跖角化的其他遗传性疾病的鉴别,并需要与其他掌跖部位病变的疾病相鉴别,包括慢性手足皮炎、皮肤淋巴瘤、药物诱导的掌跖角化病、扁平苔藓、副肿瘤性角化等。

4　掌跖角化病的遗传咨询

掌跖角化病仅根据皮损表现难以正确判断,需要结合分子遗传学检测进行遗传咨询。首先详细询问先证者的家族成员患病情况,绘制家系图谱,推测疾病的可能遗传模式,留存患者及家系成员外周血,提取 DNA,对可能的致病基因进行测序,确定其中符合孟德尔遗传模式与疾病共分离的致病基因位点。在已知致病基因无突变时,考虑高通量外显子组测序分析。产前诊断可通过羊膜腔穿刺或绒毛膜穿刺,获取胎儿基因组 DNA,进行基因分型或直接测序,确定胎儿是否携带致病突变,这两种取样技术具有侵入性,可能导致胎儿流产。胚胎植入前遗传学诊断(PGD)可在体外受精后进行胚胎的遗传学检查,但是相对技术复杂且价格高昂。

5　干预措施

遗传性掌跖角化病一般终生受累,需注意避免外伤,手掌压力增加的职业及站立活动等可导致疾病加重。轻症患者使用角质松解剂和润肤剂,包括 0.1%~0.5% 维 A 酸霜、15% 水杨酸软膏、20% 尿素霜。重症患者可系统使用维 A 酸类药物。合理使用抗生素及抗真菌药物治疗细菌和真菌感染,定制用鞋,减少机械压力导致日常活动的痛苦;残毁型掌跖角化病可致残,必要时需外科手术治疗。

6　小　结

遗传性掌跖角化病是一组表型类似,以掌跖角化病为主要临床表现的罕见疾病,分别呈常染色体显性、常染色体隐性、X 连锁隐性遗传模式,目前已发现多个致病基因与突变位点。结合临床表现和组织病理学改变可进行初步诊断,

通过家系遗传模式分析、致病基因及突变位点检测有助于确定疾病亚型,为病情评估、遗传咨询及产前诊断提供依据。

参考文献

[1] REIS A,KUSTER W,ECKARDT R,et al.Mapping of a gene for epidermolytic palmoplantar keratoderma to the region of the acidic keratin gene cluster at 17q12-q21.Hum Genet,1992,90(1-2):113-116.

[2] HATSELL S J,EADY R A,WENNERSTRAND L,et al.Novel splice site mutation in keratin 1 underlies mild epidermolytic palmoplantar keratoderma in three kindreds.J Invest Dermatol,2001,116(4):606-609.

[3] TERRON-KWIATKOWSKI A,VAN STEENSEL M A,VAN GEEL M,et al.Mutation S233L in the 1B domain of keratin 1 causes epidermolytic palmoplantar keratoderma with "tonotubular" keratin. J Invest Dermatol,2006,126(3):607-613.

[4] TERRON-KWIATKOWSKI A,TERRINONI A,DIDONA B,et al.Atypical epidermolytic palmoplantar keratoderma presentation associated with a mutation in the keratin 1 gene.Br J Dermatol,2004,150(6):1096-1103.

[5] THOST A.Ueber erbliche ichthyosis palmaris Et plantaris cornea. Heidelberg:Dissertation,1880.

[6] UNNA P G.Ueber das keratoma palmare et plantare hereditarium. Arch Dermatol Res,1883,10(1):231-270.

[7] KIMONIS V,DIGIOVANNA J J,YANG J M,et al.A mutation in the V1 end domain of keratin 1 in non-epidermolytic palmarplantar keratoderma.J Invest Dermatol,1994,103(6):764-769.

[8] LIU X P,LING J,XIONG H,et al.Mutation L437P in the 2B domain of keratin 1 causes diffuse palmoplantar keratoderma in a Chinese pedigree.J Eur Acad Dermatol Venereol,2009,23(9):1079-1082.

[9] LIND L,LUNDSTROM A,HOFER P A,et al.The gene for diffuse palmoplantar keratoderma of the type found in northern Sweden is localized to chromosome 12q11-q13.Hum Mol Genet,1994,3(10):1789-1793.

[10] BLAYDON D C,LIND L K,PLAGNOL V,et al.Mutations in AQP5,encoding a water-channel protein,cause autosomal-dominant diffuse nonepidermolytic palmoplantar keratoderma.Am J Hum Genet,2013,93(2):330-335.

[11] FISCHER J,BOUADJAR B,HEILIG R,et al.Genetic linkage of Meleda disease to chromosome 8qter.Eur J Hum Genet,1998,6(6):542-547.

[12] FISCHER J,BOUADJAR B,HEILIG R,et al.Mutations in the gene encoding SLURP-1 in Mal de Meleda.Hum Mol Genet,2001,10(8):875-880.

[13] MAESTRINI E,KORGE B P,OCANA-SIERRA J,et al.A missense mutation in connexin26,D66H,causes mutilating keratoderma with sensorineural deafness(Vohwinkel's syndrome)in three unrelated families.Hum Mol Genet,1999,8(7):1237-1243.

[14] MAESTRINI E,MONACO A P,MCGRATH J A,et al.A molecular defect in loricrin,the major component of the cornified cell envelope,

underlies Vohwinkel's syndrome.Nat Genet,1996,13(1):70-77.

[15] NAKAMIZO S,TAKAHASHI K,MIYACHI Y,et al.A familial case of Nagashima-type palmoplantar keratosis.Eur J Dermatol,2010,20(4):507-508.

[16] KUBO A,SHIOHAMA A,SASAKI T,et al.Mutations in SERPINB7,encoding a member of the serine protease inhibitor superfamily,cause Nagashima-type palmoplantar keratosis.Am J Hum Genet,2013,93(5):945-956.

[17] YIN J,XU G,WANG H,et al.New and recurrent SERPINB7 mutations in seven Chinese patients with Nagashima-type palmoplantar keratosis.J Invest Dermatol,2014,134(8):2269-2272.

[18] HAS C,TECHNAU-HAFSI K.Palmoplantar keratodermas:clinical and genetic aspects.J Dtsch Dermatol Ges,2016,14(2):123-139.

[19] GIEHL K A,ECKSTEIN G N,PASTERNACK S M,et al.Nonsense mutations in AAGAB cause punctate palmoplantar keratoderma type Buschke-Fischer-Brauer.Am J Hum Genet,2012,91(4):754-759.

[20] MARTINEZ-MIR A,ZLOTOGORSKI A,LONDONO D,et al.Identification of a locus for type I punctate palmoplantar keratoderma on chromosome 15q22-q24.J Med Genet,2013,40(12):872-878.

[21] GAO M,YANG S,LI M,et al.Refined localization of a punctate palmoplantar keratoderma gene to a 5.06-cM region at 15q22.2-15q22.31.Br J Dermatol,2005,152(5):874-878.

[22] POHLER E,MAMAI O,HIRST J,et al.Haploinsufficiency for AAGAB causes clinically heterogeneous forms of punctate palmoplantar keratoderma.Nat Genet,2012,44(11):1272-1276.

[23] CUI H,GAO M,WANG W,et al.Six mutations in AAGAB confirm its pathogenic role in Chinese punctate palmoplantar keratoderma patients.J Invest Dermatol,2013,133(11):2631-2634.

[24] ZHANG X J,LI M,GAO T W,et al.Identification of a locus for punctate palmoplantar keratodermas at chromosome 8q24.13-8q24.21.J Invest Dermatol,2004,122(5):1121-1125.

[25] GUO B R,ZHANG X,CHEN G,et al.Exome sequencing identifies a COL14A1 mutation in a large Chinese pedigree with punctate palmoplantar keratoderma.J Med Genet,2012,49(9):563-568.

[26] SCHIFF B L,HUGHES D.Palmoplantar keratosis acuminata with facial sebaceous hyperplasia.Arch Dermatol,1974,109(1):86-87.

[27] COSTA O G.Akrokerato-elastoidosis:a hitherto undescribed skin disease.Dermatologica,1953,107(3):164-168.

[28] LIN Z,CHEN Q,LEE M,et al.Exome sequencing reveals mutations in TRPV3 as a cause of Olmsted syndrome.Am J Hum Genet,2012,90(3):558-564.

第5节 白化病遗传学诊断

1 白化病简介

白化病(albinism)又称白斑病(leucopathia),是一种由于酪氨酸酶缺乏或功能减退导致皮肤及附属器官黑色素缺乏或合成障碍的先天性疾病。该病属于家族遗传性疾病,系常染色体隐性遗传。临床主要表现为全身皮肤、毛发及眼睛黑色素缺乏或减少;皮肤及其体毛呈白色或黄白色,视网膜无色素,虹膜和瞳孔呈淡粉色、畏光。白化病在人群的发病率为(5~10)/10 万,可发生于各个种族,无性别差异,多好发于近亲结婚的人群。

2　白化病遗传学研究进展

根据白化病临床表现及致病基因的不同,主要分为两大类:非综合征白化病和综合征白化病。其中,非综合征白化病又分为眼皮肤白化病(OCA)和眼白化病(OA)。综合征白化病有全身白化病的表现和其他系统异常。

2.1　非综合征白化病

2.1.1　眼皮肤白化病

OCA 是最常见的白化病类型,主要表现为皮肤、毛发及眼睛的部分或完全性色素脱失。该病属于家族遗传性疾病,为常染色体隐性遗传,常见于近亲结婚人群。根据致病基因的不同,将 OCA 分为四种亚型:OCA 1~4,分别由酪氨酸酶(TYR)基因、P 基因、酪氨酸酶相关蛋白酶 1(TYRP1)基因、MATP(membrane-associated transporter protein)基因突变引起[1-4]。其中,OCA1 的 TYR 与 OCA3 的 TYRP1 是热点突变基因[5-6]。

OCA1 为 OCA 中最常见类型,是由 TYR 基因突变导致酪氨酸酶功能缺乏引起。目前发现的 TYR 基因突变方式超过 250 种(详细可查阅人类基因突变数据库:http://www.hgmd.cf.ac.uk/ac/search.html),其中,中国汉族患者 TYR 基因突变集中在第 1 和第 2 外显子,已报道突变位点有 C289G、c.896G>A、232insGGG、861-862delTT、IVS1-3C>G、C24Y、1348inGG、Trp475X 等。2012 年,翟立娟等[7]利用 ABI3730 测序仪对 1 例 OCA 患者及其父母和 676 例健康对照者进行 DNA 直接测序,在先证者 TYR 基因第 2 号外显子检测到 c.832C>T 和 c.929_930insC 突变,其父母测序结果显示,父亲为 c.929_930insC 突变的杂合子,母亲为 c.832C>T 突变的杂合子,健康对照者中均无该突变。根据酪氨酸酶活性是否完全丧失,OCA1 又可分为 OCA1A 型和 OCA1B 型[8-9]。OCA2 的致病基因是 P 基因,又称 OCA2 基因,目前已报道的突变位点有 80 余种,中国人群常见突变类型有 c.632C>T、c.1870G>A、c.18441A>G 等。OCA3 是由酪氨酸酶相关蛋白酶 1(TYRP1)基因突变引起的,已报道的 OCA3 突变位点有 c.780-791del 和 c.1067G>A

等。2011 年,Zhang 等[10]报道中国人群中一例 OCA3 型白化病患者,应用 ABI3700 测序患者及父母 DNA,发现新的突变位点 c.625G>TT 和 c.643C>T。OCA4 的致病基因是 MATP,又称 AIM-1 基因或 SLC45A2。OCA4 型白化病表现较复杂,色素缺乏程度不一,故临床表现难以与前三种类型相鉴别。近几年研究发现 OCA 还存在其他类型,如 OCA5,其致病基因定位于 4q24,OCA6 的致病基因可能为 SLC24A5,OCA7 致病基因为 C10orf11,定位于 10q22.2-q22.3[11-12]。OCA 致病基因多样,有明显的遗传异质性,分子诊断对患者疾病分型及分子发病机制研究有重要作用。

2.1.2　眼白化病

根据遗传途径的不同,可将 OA 分为 X 隐形连锁遗传的眼白化病 1 型(OA1)和常染色体隐性遗传的常染色体隐性眼白化病(AROA)型[13-15]。其中,OA1 又称为 Nettleship-Falls 型眼白化病,是 OA 中最常见的类型,也是危害比较严重的遗传病之一。

OA1 是由 Nettleship 于 1909 年首次报道,后 Falls 提出其遗传模式是 X 连锁遗传[16]。GPR143 是 OA1 的唯一致病基因,位于 Xp22.3。目前已报道的 GPR143 基因病理性突变多达 80 种,包括错义突变、无义突变、移码突变、剪切位点突变等。张央[17]对 5 例患者采用 PCR 扩增 GPR143 基因的全部外显子编码区及外显子 / 内含子交界区序列,ABI3730 测序鉴定出 2 例患者在 7 号外显子出现错义突变 E235K,对照组 100 例正常人均未检测到突变。已报道的常见突变有 c.251G>A、c.733C>T、c.659-2A>C 和 g.4572_5239del688。

AROA 型眼部损害与 OCA 患者表现一致,为视网膜色素缺失、视力低下、眼球震颤、视神经中央小凹发育不全等。

2.2　综合征白化病

综合征白化病是指 Hermansky-Pudlak 综合征(HPS)和 Chedlak-Higashi 综合征(CHS)。其发病率较 OCA 和 OA 更低。

HPS 呈常染色体隐性遗传,全世界范围内均有发病,因 Hermansky 和 Pudlak 于 1959 年首次报道而命名[18]。目前研究已确定有 9 种 HPS 的基因亚型,由 9 个不同的基因突变引起,分别为:HPS1、AP3B1、HPS3、HPS4、HPS5、HPS6、DTNBP1、BLOC1S3、BLOC1S6。其中,HPS1 最常见,占所有亚型中的一半。CHS 是一种少见的先天性异常溶酶体病,属常染色体隐性遗传,该病致病基因为 LYST,定位于 1q42.3。

常见白化病分子遗传学标记见表 3-11-5。

表 3-11-5 常见白化病分子遗传学标记

白化病分型	突变基因	常见突变类型	位置	染色体定位	OMIM
OCA1	*TYR* (11q14.3)	c.71G>A c.164G>A c.635G>C c.896G>A c.929insC c.832C>T c.896G>A c.1217C>T	第 1 外显子 第 1 外显子 第 1 外显子 第 2 外显子 第 2 外显子 第 2 外显子 第 2 外显子 第 4 外显子	11q14.3	# 203100
OCA2	*OCA2* (15q11.2-q12)	c.583A>G c.406C>T c.1363A>G c.1349C>A c.2180T>C	第 6 外显子 第 4 外显子 第 12 外显子 第 12 外显子 第 20 外显子	15q11.2-q12	# 203200
OCA3	*TYRP1* (9p23)	c.780~791del c.1067G>A c.625G>TT c.643C>T	第 4 外显子 第 5 外显子 第 3 外显子 第 3 外显子	9p23	# 203290
OCA4	*SLC45A2*(*MATP*) (5p13.2)	c.191G>T IVS1-1G>A c.469G>A c.798C>G c.328G>A c.452T>C	第 1 外显子 第 2 外显子 第 2 外显子 第 3 外显子 第 1 外显子 第 2 外显子	5p13.2	# 606574
OCA5	—			4q24	# 615312
OCA6	*SLC24A5*	c.591G>A c.1361insT	第 6 外显子 第 9 外显子	15q21.1	# 609802
OCA7	*C10orf11*	c.580C>T		10q22.2-q22.3	# 615179
OA1	*GPR143*	c.251G>A c.733C>A c.849delT c.353G>A c.703G>A	第 2 外显子 第 6 外显子 第 7 外显子 第 2 外显子 第 7 外显子	Xp22.3	# 300500
CHS1	*LYST*			1q42.3	# 214500
HPS1	*HPS1*	c.1932delC	第 19 外显子	10q24.2	# 203300
HPS2	*AP3B1*			5q14.1	# 608233
HPS3	*HPS3*			3q24	# 614072
HPS4	*HPS4*			22q12.1	# 614073
HPS5	*HPS5*			11p15.1	# 614074
HPS6	*HPS6*			10q24.32	# 614075
HPS7	*DTNBP1*			6p22.3	# 614076
HPS8	*BLOC1S3*			19q13.32	# 614077
HPS9	*BLOC1S6*			15q21.1	# 614171

注:—代表未检出。

3　白化病遗传学诊断技术发展

由于白化病有较高的遗传异质性，各亚型之间的表型常有重叠之处，仅根据皮肤、毛发、眼部的色素缺失程度难以作出正确判断，为了确定不同亚型及明确缺陷基因，进行分子遗传学检测来诊断十分必要。分子遗传学检测是通过标准筛选方法进行基因突变分析。主要方法有高效液相色谱法、单链构象多态性分析及直接测序等。临床上用于白化病诊断的主要是直接测序。

直接测序是取先证者及家系成员外周静脉血，提取全血基因组 DNA，以新一代测序技术进行致病基因全长基因序列分析，测序发现并经数据库比对得到候选突变位点，并在患者及家系成员中相应位点进行 Sanger 测序分析，确定符合孟德尔隐性遗传规律的位点为该先证者的致病基因位点。亦可以采用新一代外显子目标区域捕获测序技术进行基因突变分析，并对疑似致病性突变进行 Sanger 测序验证及生物信息学分析预测。

目前基因检测在白化病中的一个重要应用是产前诊断，也是预防此病患儿出生的重要措施。应用基因诊断确诊先证者，在此基础上进行胎儿的基因分型，通过基因型 - 表型分析判断胎儿可能的临床表现，最后采取合理的应对措施。最理想的是对先证者进行基因诊断，基因分型明确后再计划怀孕，于孕早期取胎儿绒毛进行产前基因诊断。

近年发展如火如荼的产前基因诊断技术是 PGD，即"第三代试管婴儿"，该技术主要检查胚胎是否携带有遗传缺陷基因，在试管婴儿技术的基础上，结合胚胎活检和分子生物学技术，对体外受精的胚胎进行遗传学检测，确定胚胎正常后再移植回子宫。此外，白化病产前诊断的方法还包括胎儿头皮或皮肤毛囊活检电镜诊断，胎儿镜检查直接诊断。

通过基因诊断，可以让被检查者及家属知道生育白化病后代的可能性，以及可能出现的相关并发症，提前做好思想准备，在一定程度上降低精神伤害；如果家族中有白化病患者，直系亲属可能有携带者，进行产前基因检测，可避免再次生育白化病患儿。

4　白化病遗传咨询流程

白化病基因的分子遗传学检测是确诊和分类的一个重要手段，也是进行产前诊断的必备技术。由于其无创性，是临床首选的确诊方法。首先分析先证者致病基因是否存在突变，阐明患者的基因型，随后检测父母相应基因位点，明确突变的亲代来源，在此基础上检测胎儿的基因型，预测其临床表型，各突变均应经双向测序

证实。对就诊的先证者，了解患者临床表现及遗传家族史，给出初步诊断并判断其临床类型，绘制家系图；抽取患者外周血 DNA，根据初步诊断利用 PCR+Sanger 测序对致病基因进行突变检测；发现致病突变，明确诊断。随后对患者父母及家系其他成员进行突变检测，此外包括高危胎儿产前诊断。若在先证者中未检测到致病突变，则检索文献或查阅人类基因突变数据库，进行其他类型白化病致病基因突变检测；若发现突变，明确相关类型白化病，同时对患者父母及家系其他成员进行突变检测，包括高危胎儿产前诊断。若未发现致病突变，则可以通过连锁分析进行产前诊断或者不进行产前诊断。

5　白化病治疗

白化病目前没有任何有效的治疗方法，主要是对症治疗。一般外出时建议穿长袖衣物，佩戴遮阳帽子及墨镜等。不同类型的白化病其发病机制不同，如 OCA1A 型是完全没有色素合成，需要严格避光，强烈的紫外线照射会引起皮肤晒伤。OCA2、OCA4 型有部分色素合成功能，因此不必严格避光，只要避免长时间紫外线照射即可，通过遗传咨询，禁止近亲结婚是重要的预防措施之一。

6　小　结

综合国外基因诊断数据，约 20% 白化病患者分子诊断不明，即只检测到一条致病单体或未能检测到致病突变[19-20]，一方面可能是发生在基因非编码区域的突变未能检测到，另外一方面可能存在尚未发现的新类型的白化病。利用新一代测序技术从基因组水平大规模测序也许能发现更多的白化病相关基因和相关突变[11]。目前白化病无有效治疗方法，对患病家系进行突变检测，确定致病基因突变，对于遗传咨询和产前诊断具有重要意义。

参考文献

[1] BARTON D E，KWON B S，FRANCKE U.Human tyrosinase gene, mapped to chromosome 11（q14-q21），defines second region of homology with mouse chromosome 7.Genomics，1988，3（1）：17-24.

[2] KEDDA M A，STEVENS G，MANGA P，et al.The tyrosinase-positive oculocutaneous albinism gene shows locus homogeneity on chromosome 15q11-q13 and evidence of multiple mutations in southern African negroids.Am J Human Genet，1994，54（6）：1078-1084.

［3］MANGA P,KROMBERG J G,BOX N F,et al.Rufous oculocutaneous albinism in southern African Blacks is caused by mutations in the TYRP1 gene.Am J Hum Genet,1997,61(5):1095-1101.

［4］NEWTON J M,COHEN-BARAK O,HAGIWARA N,et al.Mutations in the human orthologue of the mouse underwhite gene(uw)underlie a new form of oculocutaneous albinism,OCA4. Am J Hum Genet,2001,69(5):981-988.

［5］SIMEONOV D R,WANG X,WANG C,et al.DNA variations in oculocutaneous albinism:an updated mutation list and current outstanding issues in molecular diagnostics.Hum Mutat,2013,34(6): 827-835.

［6］WEI A,WANG Y,LONG Y,et al.A comprehensive analysis reveals mutational spectra and common alleles in Chinese patients with oculocutaneous albinism.J Invest Dermatol,2010,130(3): 716-724.

［7］翟玉娟．非综合征型白化病一家系系谱分析及基因诊断的研究．合肥:安徽医科大学,2012.

［8］KAUSAR T,BHATTI M A,ALI M,et al.OCA5,a novel locus for non-syndromic oculocutaneous albinism,maps to chromosome 4q24.Clin Genet,2013.84(1):91-93.

［9］KAMARAJ B,PUROHIT R.Mutational analysis of oculocutaneous albinism:a compact review.Biomed Res Int,2014,2014 :905472.

［10］ZHANG K H,LI Z,LEI J,et al.Oculocutaneous albinism type 3 (OCA3):analysis of two novel mutations in TYRP1 gene in two Chinese patients.Cell Biochem Biophys,2011,61(3):523-529.

［11］WEI A H,ZANG D J,ZHANG Z,et al.Exome sequencing identifies SLC24A5 as a candidate gene for nonsyndromic oculocutaneous albinism.J Invest Dermatol,2013,133(7):1834-1840.

［12］MONTOLIU L,GRONSKOV K,WEI A H,et al.Increasing the complexity:new genes and new types of albinism.Pigment Cell Melanoma Res,2014,27(1):11-18.

［13］RENUGADEVI K,SIL A K,PERUMALSAMY V,et al.Spectrum of candidate gene mutations associated with Indian familial oculocutaneous and ocular albinism.Mol Vis,2010,16 :1514-1524.

［14］BERRUEEO R,RIVES S,CAMOS M,et al.Syndromic albinism and haemophagocytosis.Br J Haematol,2010,148(6):815.

［15］MARTINEZ-GARCIA M,RIVEIRO-ALVAREZ R,VILLAVERDE-MONTERO C,et al.Identification of a novel deletion in the OA1 gene: report of the first Spanish family with X-linked ocular albinism.Clin Exp Ophthalmol,2010,38(5):489-495.

［16］FALLS H F.Sex-linked ocular albinism displaying typical fundus changes in the female heterozygote.Am J Ophthalmol,1951,34 (52):41-50.

［17］张央．中国眼白化病患者基因新突变的鉴定．北京:首都医科大学,2014.

［18］IANNELLO S,FABBRI G,BOSCO P,et al.A clinical variant of familial Hermansky-Pudlak syndrome.MedGenMed,2003,5(1):3.

［19］ROORYCK C,MORICE F,LACOMBE D.Genetic basis of oculocutaneous albinism.Expert Rev Dermatol,2009,4(6):611-622.

［20］SUZUKI T,TOMITA Y.Recent advances in genetic analyses of oculocutaneous albinism types 2 and 4.J Dermatol Sci,2008,51 (1):1-9.

第 6 节　白癜风

1　白癜风简介

白癜风(vitiligo)是由于表皮黑素细胞功能丧失引起的以皮肤逐渐出现白斑为临床特征的获得性皮肤病,通常无明显自觉症状。在世界人口中的发病率为 0.5%~1%。各种族人群分布差异较大,印度发病率最高,约达 8.8%,美国的发病率约为 1%,发病率无性别差异。其临床形式可分为两个主要亚型:非节段性白癜风和节段性白癜风[1-2]。

非节段性白癜风是本病的主要表现形式,占 85%~90% 的病例,发病部位通常呈双侧对称分布。病程缓慢,部分患者儿童期即发病,但多数患者成年后发病,活动期可出现同形反应,后期累积毛发,引起皮损部位毛发色素脱失。节段性白癜风通常单侧分布,发病部位大致与胚胎发育来源一致,但面部例外。本型通常童年期发病,面部受累常见,早期发病进展较快,随后的 1~2 年进入稳定期,发病早期即有毛发受累[3]。

2　白癜风发病机制

关于该病确切的发病机制尚不明确,目前已经提出的学说有以下五种,但主要的还是自身免疫学说。

2.1　自身免疫学说

该学说主要参与非节段性白癜风的发病,大量证据支持该假说。①非节段性白癜风与几种其他自身免疫疾病(包括内分泌疾病、皮肤疾病和系统性疾病)相关。②患者的血清中常常可以发现器官特异性循环自身抗体,以及针对色素和非色素细胞抗原的非特异性自身抗体、针对酪氨酸酶(参与黑色素合成)、酪氨酸激酶分解的蛋白质特异性黑素细胞自身抗体。③细胞免疫的改变也参与非节段性白癜风的发病。进行期皮损组织病理检查可见 T 细胞浸润,包括 CD4$^+$T 细胞、CD8$^+$T 细胞及 CD68$^+$ 巨噬细胞,但缺乏 B 细胞。浸润的 T 细胞表达多种活化分子,包括 IL-2 受体、HLA-DR 和 CLA,并产生多种细胞因子,如 IFN-γ、TNF-α、IL-10 和 IL-17,IL-17 水平的升高与白癜风的持续不缓解相关。④角质形成细胞通过呈递白细胞抗原或黑素细胞抗原,进而被 T 细胞攻击而参与白癜风发病。⑤皮损中朗格汉斯细胞数量增加[1-2,4]。

2.2　细胞毒性损伤

皮肤通过对内源性和外源性活性氧(ROS)的防御机制来维持细胞内稳态。当 ROS 的产生率超过细胞清除能力时,细胞发生氧化损伤。生长因子水平可介导细胞内 ROS 的产生,白癜风患者皮肤中生长因子水平较正常明显升高。H_2O_2 作为 ROS 的重要组成部分,其灭活酶(如过氧化氢酶、硫氧蛋白还原酶和甲硫氨酸亚砜还原酶)的活性在皮损中明显降低,使得表皮的抗氧化防御机制减弱。谷胱甘肽 S- 转移酶(GST)的基因表达在白癜风皮损中被显著抑制,削弱了细胞对各种应激源(H_2O_2 脂质过氧化产物、紫外线照射等)的适应性。而白癜风患者体内 ROS 产物含量增加可能是由于线粒体中依赖线粒体膜脂质成分的电子传递复合物的表达和功能损伤所致。活动期白癜风患者的外周血单核细胞中 ROS 产生增加,抗氧化能力下降,超氧化物歧化酶活性增加,过氧化氢酶活性降低,谷胱甘肽和维生素 E 水平降低,此外,参与三羧酸循环的苹果酸脱氢酶的活性也有所增加[1,4]。

2.3　黏附缺陷理论

Gauthier 等[5]提出"黑色素逃逸理论",认为非节段性白癜风(NSV)可能是由与健康皮肤机械摩擦后创伤造成的黑素细胞的慢性逃逸引起的。据报道,白色人种中高达 31% 的白癜风患者会出现 Köebner 现象。白癜风的同形反应被认为是黑色素细胞通过表皮基底层向其他部位的迁移。在黑素细胞迁移的过程中,可以引起树突状细胞或记忆 T 细胞呈递抗原而激活自身免疫反应。白癜风患者中腱生蛋白(一种参与黏附的细胞外基质)增加,盘状结构域受体 -1(DDR1)减少,可以减少黑素细胞对基底层皮肤的黏附。DDR1 的减少不仅局限于皮损部位,在外观正常皮肤中也有类似改变,也说明白癜风不是仅影响黑素细胞,而是损伤整个表皮。

2.4　神经化学因子学说

精神因素导致机体出现应激反应,使神经内分泌激素和神经递质水平增高。精神紧张诱发神经递质儿茶酚胺类递质(肾上腺素、去甲肾上腺素、多巴胺)等释放增多,酪氨酸及其衍生物多巴都是黑色素和神经递质的前体,两者可发生竞争抑制,神经递质合成增加,酪氨酸消耗增多,黑素合成被抑制出现色素脱失。此外,白癜风常伴发自主神经功能紊乱,皮损处皮肤表面温度升高,出血时间延长。此外,研究发现,病变部位胆碱酯酶活性明显降低,表明局部胆碱能神经活动相对增加,提示增加的乙酰胆碱类物质可能参与色素脱失。皮损边缘及其邻近正常皮肤神经肽增多,特别是与去甲肾上腺素共存,发挥类交感样神经兴奋时所产生的效应,进而参与白癜

风发病[6]。

2.5　黑素细胞自毁学说

该学说由 Lerner 于 1971 年首次提出。该学说认为,表皮黑素细胞功能亢进,促使其耗损而早期衰退,并且在黑素合成过程中,旁路产物产生或堆积,形成白癜风。这些产物对正常或恶性黑素细胞有自身毒性作用。在正常生理情况下,黑素细胞的自身保护机制可清除这些物质,使产生和清除保持平衡,维持细胞稳态;但在病理情况下,黑素细胞清除机制低下或丧失,或大量毒性物质堆积,导致黑素细胞损伤、破坏、死亡,促进白癜风的发生发展。由于色素屏障性作用,毒性物质不能自由进入黑素细胞的细胞质和细胞核中。白癜风皮损部位,黑素小体膜的完整性破坏,通透性增加,对黑素细胞造成损伤,损伤的黑素细胞释放抗原,激活免疫反应,促进黑素细胞的进一步损伤[7]。

3　白癜风遗传学研究进展

白癜风病例大部分为散发,但有家族聚集现象,提示遗传因素在其发病中起到一定的作用。

非节段性白癜风患者的近亲非节段性白癜风的风险为 6%~7%,提示遗传参与发病。此外,该病与其他多个自身免疫性疾病密切相关,说明非节段性白癜风是多基因多因素疾病。在白癜风患者和健康对照的研究中,多个差异表达的基因被发现。VIT 基因,现更名为 FBXO11 基因,编码精氨酸甲基转移酶,在非损伤导致的白癜风黑素细胞中下调,此外角质形成细胞中 GSTM1 基因也被证实在白癜风患者中下调。AIRE(在免疫系统中起关键作用)、CAT(过氧化氢酶)和 CTLA(细胞毒性 T 细胞抗原4)是否与非节段性白癜风存在关联,现有的研究数据之间存在冲突[8]。PTPN22(编码淋巴特异性蛋白质磷酸酶,是 T 细胞信号转导的关键酶)和 GST 与白癜风之间已被证实存在关联。在确诊广泛性白癜风及相关自身免疫性疾病的家系进行基因组连锁分析,显示白癜风连锁信号位于 1 号染色体(自身免疫敏感性位点 1-AIS1)、7 号染色体(自身免疫敏感性位点 2-AIS2)和 17 号染色体长臂上,而不伴发其他自身免疫性疾病被认为与 8 号染色体上自身免疫敏感性位点 3-AIS3 相关。NALP1 是 17 号染色体长臂上与该病相关的易感基因,编码 NACHT 区域富含重复亮氨酸序列蛋白 1 的基因,这种蛋白被认为可以介导细菌或病毒激活的先天性免疫系统[2]。

FOXO3A 基因与白癜风,特别是活动性白癜风之间存在显著的相关性,提示该基因与本病的易感性相关。FOXO3A 基因的过表达通过调节抗氧化酶

活性或调节氧代谢来保护细胞免受氧化损伤[9]。在土耳其人种中,*TLR2* 和 *TLR4* 基因多态性与本病的易感性相关,TLR 识别微生物细胞壁或病原体特异性核酸的成分,触发 NF-κB(活化的 B 细胞的核因子 κ 轻链增强子)和 / 或 MAPK(丝裂原活化蛋白激酶)信号通路。*TLR2* 和 *TLR4* 基因的多态性可能导致 NF-κB 信号通路的激活导致黑素细胞凋亡[10]。血管紧张素转化酶(*ACE*)基因的插入 / 缺失多态性与多个种族的白癜风易感性有关。ACE 水平升高导致氧化应激以及后续的组织损伤,加强白癜风的病因机制[11-12]。*BCHE* 基因的多态性与非节段性白癜风与伴发其他自身免疫疾病的白癜风有一定的相关性,该基因与血浆 BChE 活性之间存在关联。基因和功能学数据表明,通过降低 BChE 活性,一方面可以预防疾病发生,另一方面也可以延迟发病年龄[13]。

4 遗传咨询的意义

复杂疾病使人们的生活健康面临着重大挑战。在这一环境下,遗传咨询在人们的生活中占据了越来越重要的地位。依据基因与环境共同影响个体健康的原理,咨询者在遗传咨询师的指导帮助下合理解决各种遗传学问题,可以有效降低复杂疾病的发病率。

白癜风是一种受多基因与环境协同调控的疾病,作为一种复杂疾病,虽然不会对人的生命造成危险,但是会对患者的身心造成巨大的负担。因此,在复杂疾病愈演愈烈的大环境下,降低复杂疾病的发病率与死亡率,提高国民健康素质,在卫生经济学的角度上有着重大意义。

5 白癜风遗传咨询流程

5.1 临床资料采集

5.1.1 病史采集

①主诉及主要症状的发病时间、诱因、特点、发展与演变、伴随症状及重要的阴性症状、诊疗经过及病程中的一般情况;②既往史:包括既往健康状况、过去患过的疾病如各种传染病史、外伤手术史、预防注射史、过敏史、地方病史;③个人史:包括职业接触史、生活史、生活环境情况、个人嗜好、特殊的风俗习惯等;④生长发育史:包括体格发育、性征发育、精神、心理、情感及社会交流能力和适应能力的发育等;⑤孕产史:孕母有无子宫畸形、孕产期有无特殊不适(如阴道流血或腹痛等)、感染史、特殊物理化学等毒物及药物接触史、有无妊娠期并发症或合并症、孕期体检(胎动、胎心等)及超声情况、营养情况等;⑥分娩史及哺乳史:何种方式方式、是否难产、出生时各个评分情况等。

5.1.2 家族史

①需询问有无新生儿死亡、死产及自然流产的病史;②是否近亲结婚;③初婚还是再婚,以及有无涉及亲子关系不明的问题;④详细询问夫妻双方各自的家族史,如果偏顾一方,往往可能会忽视或遗漏另一方意想不到的有价值的信息。虽然,很多时候一方总是说"我这边的亲戚从来就没出现过这种情况",但是,医生仍然要逐一询问并核实,以帮助其认真地回忆有可能遗忘的亲戚;⑤尽量记录相关亲属的出生年月而不是年龄;⑥对有类似症状或不同症状的患病亲属的病史,均应详细询问并记录;⑦一般详细询问前三代以内亲属的患病情况。

5.1.3 绘制家系图

以先证者为中心,逐渐完善家系图,添加家系中可能需要进一步延伸的分支和有关的重要文字信息说明。

5.1.4 体格检查

要求全面而系统:观察精神、行为、语言及情感心理反应;测量身高、体重、头围等;体温、脉搏、呼吸及血压;全身毛发及皮肤、皮纹检查;头面部、眼部、耳、鼻、口腔、咽喉及上下颌、颈部、胸腹部及心肺诊查,背部及脊柱、上下肢、泌尿生殖系统、神经系统等全面检查。

5.1.5 遗传方式的确定

遗传方式的确定首先依赖于全面详细的家族史:①对于家族中只有一个患者的小家系,其遗传方式的确定较困难,有多种可能;②对于有两个或两个以上患者的家系,则依据患者的性别、父母是否近亲婚配、患者间的亲属关系来综合判断具体的遗传方式;③遗传方式的最终确定取决于正确的遗传学诊断。

5.1.6 相关文献检索分析

利用网络资源进行文件检索。

5.1.7 遗传学诊断方法的选择

依据上述所有临床资料判断是否为遗传病;采用哪种方法进行基因突变检测;此种方法能检测出何种类型的突变,不能检测何种类型的突变;若检测结果为阴性,还应该进一步采用何种方法检测;若检测结果为阴性,能否真正排除该基因对患者的致病性;若检测结果为阴性,能否排除该种疾病;若结果为阳性,能否对该病进行基因诊断的确诊;所采用的遗传学诊断方法有哪些用途、优点和局限性;是否安全及是否有较高的假阴性和假阳性等问题,均需要遗传咨询师有明确的诊断思路,以及对各种遗传学诊断方法应用的有效性、安全性、局限性、时限性和可能的结果等熟练理解和掌握。必要时,需要联合使用两种或两种以上的方法相互证实结果的可靠性。

5.1.8　详细地记录遗传咨询的内容

要求客观、真实,注意保护患者隐私。

5.2　遗传咨询结果的解释

5.2.1　解释遗传学诊断方法

当确定采用哪种遗传学方法后,需要进一步对该方法进行详细的解释和说明,包括该方法的目的、必要性、有效性、局限性、费用、所需的时间、阳性诊断率、阴性诊断率、假阴性或假阳性的可能情况、可能的结果等。在确认患者或其家属理解和同意的基础上,由其自主决定选择或放弃某种遗传学诊断方法。注意签署有关知情同意书,该知情同意书必须符合相关的伦理委员会或有关法律法规的相关决议及要求,并要求有该机构认可的合法性。

5.2.2　解释遗传学诊断的结果

结合该方法的检测目的、局限性及可能的假阴性、假阳性等采用通俗易懂及科学的语言向患者及家属解释遗传学诊断的结果,如其正确性程度、可能存在哪些导致假阴性或假阳性结果的原因,需要进一步采用何种遗传学方法验证或证实这个结果;该结果能排除什么情况,能确定什么情况;不能排除什么情况,不能确定什么情况等。

5.2.3　解释遗传病的遗传方式和再发风险率

5.2.4　解释疾病的性质、提供病情、疾病发展趋势及预后

要求客观科学地讲述疾病的性质、自然史、患者目前的病情、疾病的发展趋势及可能的预后。

5.2.5　预防方法

依据子代可能的再发风险率,建议采取适当的预防方法。产前诊断的方法有超声诊断、磁共振诊断、生化免疫、细胞遗传学诊断、分子遗传学等。

5.2.6　治疗方法

虽不能根治白癜风,但某些对症治疗可在一定程度上缓解患者的症状和病情的严重性,如药物、激光、手术等治疗方法。

6　小　结

随着后基因组时代的到来,注重预防性(preventive)、预测性(predictive)、个体化(personalized)和参与性(participatory)的4P医学逐步成为未来医学发展的趋势,基因产业为现代医学带来的重大变革也从根本上改变了医疗和健康产业,而生命科学和基因技术的飞速发展则使未来医疗由"治疗"追溯至"预防",而遗传咨询服务可有效地降低遗传疾病的发病率,尤其针对目前备受人们瞩目的复杂疾病,遗传咨询更在其预防中发挥着不可替代的作用,成为遗传学服务的重要组成部分。

参考文献

[1] IANNELLA G,GRECO A,DIDONA D,et al.Vitiligo:pathogenesis,clinical variants and treatment approaches.Autoimmun Rev,2016,15(4):335-343.

[2] GUERRA L,DELLAMBRA E,BRESCIA S,et al.Vitiligo:pathogenetic hypotheses and targets for current therapies.Curr Drug Metab,2010,11(5):451-467.

[3] BENZEKRI L,GAUTHIER Y.Clinical markers of vitiligo activity.J Am Acad Dermatol,2017,76(5):856-862.

[4] SCHILD M,MEURER M.Vitiligo:clinical presentation and pathogenesis.Hautarzt,2016,67(2):173-186;quiz 187-189.

[5] GAUTHIER Y,CARIO-ANDRE M,LEPREUX S,et al.Melanocyte detachment after skin friction in non lesional skin of patients with generalized vitiligo.Br J Dermatol,2003,148(1):95-101.

[6] CARIO-ANDRE M,PAIN C,GAUTHIER Y,et al.The melanocytorrhagic hypothesis of vitiligo tested on pigmented,stressed,reconstructed epidermis.Pigment Cell Res,2007,20(5):385-393.

[7] NIE HQ,WANG P,ZHANG XY,et al.Relationship between autophagy of melanocytes in patients with vitiligo and clinical types.Natl Med J China,2016,96(26):2064-2069.

[8] HE J,LI X,LI Y,et al.Lack of association between the 389C>T polymorphism(rs769217)in the catalase(CAT)gene and the risk of vitiligo:an update by meta-analysis.Australas J Dermatol,2015,56(3):180-185.

[9] OZEL TURKCU U,SOLAK TEKIN N,GOKDOGAN EDGUNLU T,et al.The association of FOXO3A gene polymorphisms with serum FOXO3A levels and oxidative stress markers in vitiligo patients.Gene,2014,536(1):129-134.

[10] KARACA N,OZTURK G,GERCEKER B T,et al.TLR2 and TLR4 gene polymorphisms in Turkish vitiligo patients.J Eur Acad Dermatol Venereol,2013,27(1):e 85-90.

[11] RASHED L,ABDEL HAY R,MAHMOUD R,et al.Association of angiotensin-converting enzyme(ACE)gene polymorphism with inflammation and cellular cytotoxicity in vitiligo patients.PLoS One,2015,10(7):e0132915.

[12] BADRAN D I,NADA H,HASSAN R.Association of angiotensin-converting enzyme ACE gene polymorphism with ACE activity and susceptibility to vitiligo in Egyptian population.Genet Test Mol Biomarkers,2015,19(5):258-263.

[13] MACHADO DO NASCIMENTO L,SILVA DE CASTRO C C,MEDEIROS FAVA V,et al.Genetic and biochemical evidence implicates the butyrylcholinesterase gene BCHE in vitiligo pathogenesis.Exp Dermatol,2015,24(12):976-978.

第7节 遗传性对称性色素异常症

1 遗传性对称性色素异常症简介

遗传性对称性色素异常症(DSH),又称 Dohi 对称性肢端色素沉着症,是一种少见的常染色体显性遗传性皮肤病,部分病例呈散发状态。该病多于婴幼儿或儿童早期发病,青春期前稳定,并维持终身[1]。有学者统计6岁前的发病率占全部患者的72.8%左右,男女比例约为1.09∶1。本病在朝鲜、印度、欧洲及南美洲等国家和地区均有报道,但主要来自日本和中国等亚洲国家[2],56%~61.6%的 DSH 患者有家族史[1-2]。DSH 的临床特征主要为对称性分布于四肢末端的色素沉着和色素减退斑,呈网状分布[3]。DSH 的病变一般只累及皮肤,绝大多数患者无系统损害,也有报道个别患者可伴有银屑病、白癜风、特发性变应性肌张力障碍等[4]。目前已经明确 DSH 的致病基因为 ADAR1 基因,但具体发病机制还有待进一步阐明。

2 发病机制

DSH 是一种高外显率的常染色体显性遗传性色素性疾病。2003年,中国学者 Zhang 等[5]通过对两个 DSH 家系患者进行全基因组扫描,将致病基因定位于 1q11-1q21 区域内。随后日本学者 Miyamura 等[6]将致病基因进一步精细定位在1号染色体长臂21.3区带,并在该区域内确定 ADAR1 基因为 DSH 的致病基因。

ADAR1 基因,又称 DSRAD 基因,全长约30kb,包括15个外显子,编码双链 RNA 特异性腺苷脱氨酶,相对分子量约为139kD,从氨基酸到羟基端依次由两个 Z-DNA 结合结构域(Za 或 Zb)、3个双链 RNA 结合结构域(DRBM1、DRBM2、DRBM3)和1个脱氨酶催化结构域组成。通过选择性剪接,双链 RNA 特异性腺苷脱氨酶主要产生两种转录本,p150同工型和p110同工型。前者被 IFN 诱导后产生,主要位于细胞质内,而后者在组织中恒定表达,缺乏 Za 结构,集中在细胞核中。Za 结构仅存在于 p150同工型中,其结合活性将 RNA 的转录、剪切及编辑紧密连接起来。关于 ADAR 基因突变导致色素异常的机制,有学者认为在患者生长发育时,黑素母细胞从神经嵴迁移到皮肤的过程中,内外环境改变导致 ADAR1 基因活性显著降低,诱导黑素母细胞分化为高活性和低活性的黑素细胞,以至于肢端出现对称性的色素加深或减

退[7-8]。此外,也有学者认为 ADAR1 活性可以对抗应激引起的黑素细胞凋亡,ADAR1 基因突变致其活性降低引起黑素细胞凋亡,表现为手足背面色素减退斑,同时周边的黑素细胞虽数量减少,但部分区域出现代偿性代谢水平增高的现象,表现为色素沉着斑,从而临床上表现为皮肤色素沉着和色素减退并存。

截至目前,人类基因突变数据库中记录已报道200余种 ADAR1 基因突变,其突变方式主要有无义突变、错义突变、移码突变等,且突变位点多位于脱氨酶催化域。除此之外,在双链 RNA 结合结构域已发现存在无义突变、移码突变和错义突变等,因此该区域在双链 RNA 特异性腺苷脱氨酶的催化活动中也起着一定的作用。国内外学者曾进行过 DSH 临床表型与 ADAR 基因突变的相关性研究,发现虽然不同患者的皮损轻重表现不一,但携带 ADAR1 基因突变的患者均有皮肤损害,提示 DSH 的基因外显率为100%,但是目前研究并未发现基因型和表型之间的确切关系。此外,同一 DSH 家系中,同一突变可导致临床表型程度的差异,说明可能还有其他内外因素对 DSH 表型有一定影响,如紫外线照射、种族或宫内病毒感染等。

3 临床表现

DSH 最主要的临床特征为对称分布于四肢末端及手足部位的色素增加和色素减退斑,相互交织呈网状分布,可累及前臂和小腿伸侧。部分皮疹泛发者可累及颈部、锁骨上部以及口腔黏膜,累及面部时表现为雀斑样色素沉着。DSH 一般以皮肤损害多见,也有部分病例同时伴发其他疾病,如银屑病、特发性脑钙化和神经纤维瘤等。

4 鉴别诊断

DSH 需要与遗传性泛发性色素异常症(DUH)进行鉴别。DUH 是一种临床上少见的遗传性色素异常性疾病,本病由日本人首次报道,大部分为家系,少数为散发病例。其临床表现主要为全身广泛出现的色素沉着斑和色素减退斑,网状排列,边缘不规则,部分患者可能累及面部、掌跖、黏膜以及牙齿。患者一般无明显自觉症状,部分患者可伴发身材矮小、智力障碍、癫痫、造血系统异常、耳聋等。在线人类孟德尔遗传(OMIM)数据库收录三种类型 DUH,分别为常染色体显性遗传的 DUH1[OMIM 127500]、DUH3[OMIM 615402]以及常染色体隐性遗传的 DUH2[OMIM 612715]。通过连锁分析方法,上述三种类型的 DUH 分别定位在6q24.2-q25.2、2q35和12q21-q23区域。2003年,贺林团队首次将常染色体显性的 DUH 定位在6q24.2-q25.2区域,后发现 SASH1 基因突

变可导致该病[9]。2013年,邓云华研究小组将另外的一个常染色体显性遗传的 DHU 定位在 2q33.3-q36.1 区域,后在该家系和两个散发病例中发现 ABCB6 基因突变可导致 DUH,该研究结果后来得到多个研究团队的证实[10]。DUH2 的致病基因目前还没有被鉴定出。

5　治疗方法

DSH 目前并无有效的治疗手段,患者需要避免日晒、可口服维生素 C,局部可外用氢醌霜等。出于美容学考虑,可使用激光治疗。

6　遗传咨询

6.1　基因诊断

由于 DSH 为一种高外显率的常染色体显性遗传性疾病,且目前致病基因明确。因此若患者的临床表型明确,无论是家系或散发病例均可利用第一代测序技术(Sanger)对 DSH 的致病基因 ADAR1 基因的外显子及启动子区域进行测序分析,以发现突变位点,在排除单核苷酸多态性后,确定真正的突变位点,给患者提供基因诊断结果。如患者家属有要求,可进一步对家系其他成员(包括发病或未发病成员)进行基因诊断。

如临床表型典型,但是基因测序没有发现突变位点,也不能排除 DSH 的可能。可利用全基因组测序技术和靶向测序技术等方法对先证者进行遗传学分析。

6.2　发病风险评估

DSH 患者同胞及子代的发病风险评估按照常染色体显性遗传方式进行。

参考文献

[1] OYAMA M,SHIMIZU H,OHATA Y,et al.Dyschromatosis symmetrica hereditaria(reticulate acropigmentation of Dohi):report of a Japanese family with the condition and a literature review of 185 cases.Br J Dermatol,1999,140(3):491-496.

[2] PENG C Y,CHEN Y A,CHAO S C.Dyschromatosis symmetrica hereditaria:a retrospective case series and literature review.Dermatologica Sinica,2013,31(1):19-24.

[3] GAO M,WANG P G,YANG S,et al.Two frameshift mutations in the RNA-specific adenosine deaminase gene associated with dyschromatosis symmetrica hereditaria.Arch Dermatol,2005,141(2):193-196.

[4] KONDO T,SUZUKI T,ITO S,et al.Dyschromatosis symmetrica hereditaria associated with neurological disorders.J Dermatol,2008,35(10):662-666.

[5] ZHANG X J,GAO M,LI M,et al.Identification of a locus for dyschromatosis symmetrica hereditaria at chromosome 1q11-1q21.J Invest Dermatol,2003,120(5):776-780.

[6] MIYAMURA Y,SUZUKI T,KONO M,et al.Mutations of the RNA-specific adenosine deaminase gene(DSRAD)are involved in dyschromatosis symmetrica hereditaria.Am J Hum Genet,2003,73(3):693-699.

[7] SHARMA R,WANG Y,ZHOU P,et al.An essential role of RNA editing enzyme ADAR1 in mouse skin.J Dermatol Sci,2003,64(1):70-72.

[8] STEINMAN R A,WANG Q.ADAR1 isoform involvement in embryonic lethality.Proc Natl Acad Sci USA,2011,108(24):E199.

[9] XING Q H,WANG M T,CHEN X D,et al.A gene locus responsible for dyschromatosis symmetrica hereditaria(DSH)maps to chromosome 6q24.2-q25.2.Am J Hum Genet,2003,73(2):377-382.

[10] ZHANG C,LI D,ZHANG J,et al.Mutations in ABCB6 cause dyschromatosis universalis hereditaria.J Invest Dermatol,2013,133(9):2221-2228.

第8节 | 着色性干皮病

1　着色性干皮病简介

着色性干皮病(XP)[OMIM 278700]又称色素性干皮症,是一种发生在暴露部位的色素异常变化,可造成光敏感、皮肤萎缩角化及癌变的罕见常染色体隐性遗传病。1874 年首先由匈牙利裔奥地利人 MorizKaposi 与 Ferdinand Hebra 报道 4 例皮肤着色性病例。该病可发生于各种族人群,男性与女性均可受累,在美国人群发病率约为 1/250 000,但在日本人和中东地区人群中发病率最高[1]。XP 的临床症状较为复杂多变,且伴发疾病较多。几乎 90% 的患者均会在十几岁时发生基底细胞癌、鳞状癌、黑色素瘤等皮肤癌,并可伴有智力发育迟缓、神经系统功能紊乱等症状。

2　分子和细胞病理学

2.1　遗传病理学

XP 是一种常染色体隐性遗传病,主要由于核苷酸切除修复(NER)功能有缺陷,而不能有效清除紫外线所致的环丁烷嘧啶二聚体(CPD);紫外线照射后患者皮肤部位导致 DNA 损伤修复障碍,先出现皮肤炎症,继而可发生皮损部位的癌变。细胞 DNA 吸收能量后发生分子变化,其中最重要的是在相邻嘧啶之间产生二聚体产物,需要通过核苷酸切除修复来修补这些光产物,XP 的发生与核苷酸切除修复功能缺陷有关。核苷酸切除修复主要修复影响区域性染色体结构的 DNA 损害,包括由紫外线所导致的双嘧啶键结、DNA 与 DNA 的键结-DNA 交互连结、化学分子、蛋白质与 DNA 间的键结-DNA 附加物等。若损害形式积聚未能适时的清除,DNA 聚合酶将无法辨识,从而会活化细胞周期检查点导致细胞周期的停止。

XP 致病基因编码的蛋白是核苷酸切除修复功能中修复途径的主要参与者。由于产生突变的位置不同,所造成的蛋白效应也不同。因此,XP 的表型往往与其他疾病重叠,形成一组常染色体隐性遗传的紫外线敏感疾病。该类疾病目前分有:XP、XP 伴有神经系统病变(XP with neurologic abnormalities)、Cockayne 综合征(CS)、XP/CS 重叠(XP/CS complex)、毛发硫营养障碍(TTD)、XP/TTD 重叠(XP/TTD complex)、脑-眼-面-骨骼综合征(COFS)、COFS/TTD 重叠(COFS/TTD complex)、CS/TTD 重叠(CS/TTD complex)和紫外线敏感综合征(UVSS)10 种[2]。

XP 具有遗传异质性,在某些家族中可显示性联遗传。研究表明本病存在 9 种不同亚型,8 个互补组 A~G 型(XPA、XPB、XPC、XPD、XPE、XPF、XPG、XPH)和 1 种变异型(XPV),各型的致病基因不同,但编码的蛋白都参与DNA 紫外线诱导的光照产物的核苷酸切除修复过程(表 3-11-6)[3]。通过细胞融合技术对几种不同类型 XP 患者的成纤维细胞所形成的杂种细胞进行融合,可以恢复其 DNA 损伤的修复能力,提示 XP 各型之间存在互补。

XPA 基因已定位于人类染色体 9q22.33,编码的蛋白质有 273 个氨基酸,能够与受损的 DNA 特异结合;XPB 基因位于 2q21,主要有 DNA 螺旋酶和 ATP 酶的作用;

XPC 基因位于 3p25.1,编码 DNA 结合蛋白;XPD 基因位于 19q13.2,编码 DNA 螺旋酶;XPE 基因编码二聚体蛋白,XPF 和 XPG 基因分别位于 16 和 13 号染色体,编码 5'-3'端核酸内切酶。XPH 基因位于染色体 19q13.32 区,共包含 10 个外显子,编码由 1493 个氨基酸所构成的蛋白质,其功能是形成稳定的杂二聚体 XPF-ERCC1,用于切割损伤的核苷酸片段 5' 端。

对于 XP 的变异型,主要是编码 DNA 聚合酶。XP 多种互补型的存在提示切除的开始步骤涉及多蛋白质之间的相互作用,在核酸内切酶裂解之前解链并修饰损伤部位,随后由解旋酶以及多聚酶进行置换;XP 互补型的致病基因已被克隆,并完成染色体定位;XP 变异型属于复制后的修复缺陷,表现为新合成的 DNA 分子量减少。

2.2 病理生理学

XP 的发病可累及各个种族人群。患者初期皮损发生在曝光部位,会发生水疱、伴有色素减退斑、皮肤萎缩、干燥、瘢痕形成以及日光角化病,伴发日光敏感及畏光现象[4]。可互相融合而形成不规则的色素沉着斑,夹杂有毛细血管扩张及小血管瘤。严重慢性光化性损伤使皮肤呈异色病样的外观。皮损部位可见疣状角化,可自行消退,皮损部位在儿童期易诱发癌变,如基底细胞癌、鳞状上皮癌或恶性黑色素瘤等。基底细胞癌多见,黑素瘤少见,本病患者死亡原因之一是鳞癌及黑素瘤全身广泛转移[5-6]。

通常情况下,XP 的皮损变化经过三个阶段,表现为皮肤光敏感、皮肤异色及皮肤癌变过程。XP 病例可发生多种皮肤肿瘤,XP 患者在 20 岁后发生非黑色素瘤的概率

表 3-11-6 着色性干皮病基因突变谱

类型	致病基因	外显子数	蛋白质大小	染色体	功能
A 型	XPA	6	273aa	9q22.33	锌指蛋白
B 型	XPB/ERCC3	15	782aa	2q21	DNA 螺旋酶和 ATP 作用
C 型	XPC	16	940aa	3p25.1	编码 DNA 结合蛋白
D 型	XPD/ERCC2	23	760aa	19q13.2	螺旋酶
E 型	XPE/DDB2	10	427aa	16p13.12	编码二聚体蛋白
F 型	XPF/ERCC4	11	916aa	16p13.3	5' 核酸内切酶
G 型	XPG/ERCC5	15	1186aa	13q33.1	3' 核酸内切酶
H 型	XPH/ERCC1	10	293aa	19q13.32	5' 核酸内切酶
变异型	XPV/POLH	11	713aa	6p21.1	编码 DNA 聚合酶

将增加 10 000 倍，罹患黑色素瘤的概率增加 2 000 倍，暴露于光照下的眼部组织肿瘤和患舌癌的风险同样增加。大约 80% 的 XP 患者可发生眼损害，可表现为畏光、反复结膜炎、溃疡性睑球粘连等，还会发生翼状胬肉、血管翳、角膜上皮瘤，且容易发生癌变。其次，大约 20% 的患者会发生神经系统病变，可表现为小头、智力障碍、侏儒、感觉神经性耳聋和小脑共济失调等症状。

3　临床遗传学

3.1　遗传检测

随着分子生物学的快速发展，目前基于 DNA 检测的产前诊断方法已陆续在 XP 的遗传检测中得到应用，可通过多种方法：如绒毛膜取样获取少量胎盘的绒毛组织用于基因检测、羊膜腔穿刺、着床前遗传检测、无创性产前检测等技术开展 XP 的产前诊断。对患者的体细胞进行紫外线照射，敏感性明显增强，照射后的细胞，其生长速度和形成克隆的能力都降低。可通过培养羊水细胞检测紫外线照射后 DNA 合成情况以及检测滋养层细胞的敏感性进行 XP 的遗传检测。

3.2　治疗

治疗目的是缓解症状和防止并发症的发生。目前无治愈方法，以预防为主，避免日光照射，穿保护性的服装。外涂避光软膏 25% 二氧化钛霜等，内服维生素 A、烟酰胺或硫酸锌。定期监测与治疗新赘生物，如发现皮肤肿瘤，应早期手术切除。患者应避免接触增加 DNA 损伤的有毒物质，如长波紫外线的照射、放疗、化疗药物的接触等。口服阿维 A 酯和异维 A 酸可以明显降低肿瘤的发生，以及利用酶替代疗法特异性识别 CPD，增加机体对 CPD 的清除。

遗传检测结果对疾病治疗方案也有影响。近年来，有研究已构建能表达 XP 基因的腺病毒载体和多个重组的反转录病毒，能完整修复在活体外的 XPA、XPC 和 XPD 细胞。重组的反转录病毒可在染色体基因的活性位点发生插入突变，最终导致致癌基因的活化和抑癌基因的失活，为 XP 患者的基因治疗奠定良好的基础。

3.3　遗传咨询

XP 是一种遗传性疾病，且尚无有效的治疗方法。由于不同种族在人文、地理环境上存在差异，因此在常见基因型、表型上亦有所差异。因此，在基因诊断的策略上，应针对世界各地 XP 的具体类型，优先检测建立者突变和高发的基因突变。目前对中国人群 XP 的基因诊断开展得还较少，同样对其基因型和表型的关系也缺乏研究。对中国汉族人群 XP 的致病基因研究仅发现 XPA、XPC、XPG 和 XPV 4 个互补组。由于存在众多 XP 致病基因，为高效经济地诊断临床疑诊的 XP 患者，若临床诊断的 XP 患者伴神经系统损害，则首先检测 XPA 的致病基因，之后是 XPC、XPG 和 XPV；若 XP 患者无伴发的神经系统损害，则检测顺序正好相反；若 XPA、XPC、XPG 和 XPV 基因突变分析均为阴性，则最后检测剩余 4 型（XPB、XPD、XPE 和 XPF）。

其次，预防 XP 的发生更为重要。优生优育、禁止近亲结婚是降低 XP 患病风险的有效措施之一。XP 是一种常染色体隐性遗传病，近亲婚配将会提高纯合子患病频率，非近亲婚配则降低纯合子患病频率，从而减少 XP 的发病。根据家系咨询提供的信息，按照孟德尔遗传定律加以估计，可以推定再发风险的概率，从理论上推算，近亲婚配子女 XP 发病率大约是非近亲婚配子女的 15 倍。此外，对具有 XP 家系的未患病的个体以及具有血缘关系的亲属进行筛选，检出 XP 杂合子，正确指导婚姻、生育，可以有效控制该病的发生率。

参考文献

[1] LEHMANN A R, MCGIBBON D, STEFANINI M. Xeroderma pigmentosum. Orphanet J Rare Dis, 2011, 6: 70.

[2] DIGIOVANNA J J, KRAEMER K H. Shining a light on xeroderma pigmentosum. J Invest Dermatol, 2012, 132(3 Pt 2): 785-796.

[3] CLEAVER J E, LAM E T, REVET I. Disorders of nucleotide excision repair: the genetic and molecular basis of heterogeneity. Nat Rev Genet, 2009, 10(11): 756-768.

[4] HENGGE U R, EMMERT S. Clinical features of xeroderma pigmentosum. Adv Exp Med Biol, 2008, 637: 10-18.

[5] CLEAVER J E. Cancer in xeroderma pigmentosum and related disorders of DNA repair. Nat Rev Cancer, 2005, 5(7): 564-573.

[6] KRAEMER K H, LEVY D D, PARRIS C N, et al. Xeroderma pigmentosum and related disorders: examining the linkage between defective DNA repair and cancer. J Invest Dermatol, 1994, 103 (5 Suppl): 96-101.

第 9 节　结节性硬化症

1　结节性硬化症简介

结节性硬化症（TSC）是一种由基因缺陷所导致的一种多系统受累的神经皮肤综合征，以条叶状色素减退斑、面部血管纤维瘤、癫痫、智力障碍为主要表现的常染色体显性遗传性疾病,其中有90%的TSC患者出现神经系统症状(惊厥、孤独症、注意缺陷多动障碍、睡眠障碍等)。

2 病因和发病机制

2.1 遗传学发病机制

本病是一种基因缺陷引起的疾病,其本质是多器官错构瘤的形成[1]。国外报道活产婴儿中该病的患病率为1/10 000~1/5 000,且无显著性别差异[2],多数病例是由于自发突变所致。该病的外显率为90%,但约70%的TSC为新发突变,这些新发突变患儿的父母表型是完全正常的。在某些情况下,父母双方可表现为性染色体嵌合体型,虽然无临床症状,但其后代可受累[3]。通过TSC家系基因连锁分析发现:TSC主要是由TSC1和TSC2基因缺陷引起的,它们分别定位于9q34和16p13,但这两个基因突变缺陷引起的临床表现十分类似[4-5]。TSC2突变率要高于TSC1,且前者的临床表现要重于后者。目前,大多数实验室TSC1和TSC2的检出率约为80%左右[6],可能是由于个体体内仅有部分TSC基因突变,而另一部分TSC基因正常,从而导致阴性检测结果[7]。TSC1和TSC2属于肿瘤抑制基因,主要参与调节细胞的生长和分化。迄今为止,已发现TSC1和TSC2有8种突变类型和300多种突变方式。根据肿瘤抑制基因突变和体细胞二次突变理论,当各种原因导致生殖细胞携带的TSC1和TSC2中的任何一个基因发生改变,细胞中仅留下一个功能正常的基因,其蛋白产物的功能仅保留50%左右。如果已发生改变的基因在体细胞中发生该基因的第2次突变,则可导致抑制细胞生长的功能紊乱和全身各器官肿瘤的形成。如TSC患者染色体9q34或16p13区域检测到杂合缺失,则提示个体是通过其中一个基因的拷贝数突变进行遗传或罹患该病的[8-9]。

2.2 细胞学机制

2.2.1 TSC蛋白复合体的信号通路

西罗莫司靶蛋白(mTOR)受体信号通路在中枢神经系统发育过程中起重要作用,该通路参与轴突的生长、分化、突触的形成及可塑性[10]。TSC1和TSC2的产物马铃薯蛋白和错构瘤蛋白通过形成蛋白复合物调节小分子GTP结合蛋白,从而抑制mTOR受体信号通路,而小分子GTP结合蛋白是mTOR受体的催化剂[11]。AMP酶在较低的能量水平就可激活TSCI/TSC2蛋白复合物,TSC1或TSC2其中任何一个突变,均可造成TSC1和TSC2蛋白复合物异常,导致mTOR受体信号通路持续激活[12],从而导致细胞生长及分化失调,良性肿瘤形成。近年来,在TSC癫痫患者外

科手术的脑组织中检测到mTOR受体信号通路底物磷酸化水平明显增高[13-14],在体内证实了体外实验研究数据。

2.2.2 TSC患者神经系统损害的可能机制

既往许多研究试图去探索TSC患者中枢神经系统结节的数目和神经系统症状之间的关系,这主要是针对TSC患者结节导致大脑微观结构的改变与神经系统症状是否存在相关性这一问题。神经系统症状(如孤独症、智力低下、惊厥)与中枢神经系统结节的大小和数量并无关联。TSC动物模型可诱发惊厥和行为异常,但检测其大脑未发现存在明显的结构异常。中枢神经系统神经元网络形成过程极其复杂,轴突的生长、分化,以及突触的形态、髓鞘化的异常均可以影响神经元网络形成的信号转导与处理。

在早期的实验研究中发现,神经元发育的早期轴突初步形成过程中大脑似乎优先表达TSC/mTOR受体信号通路[15]。通过体外培养发现,敲除Tsc1或Tsc2基因的大鼠脑组织轴突形成和细胞极化异常[16],而mTOR受体抑制剂治疗可逆转Tsc缺陷导致的轴突形成异常现象。TSC/mTOR受体信号通路在轴突的定向分化过程中扮演着重要角色,并参与局部蛋白的合成,为生长锥提供能量[17]。通过弥散张量成像技术可检测到TSC患者的白质纤维束存在异常,神经纤维存在异常链接现象。研究显示表观扩散系数、局部各向异性、径向扩散率的异常与皮质结节内癫灶相关。此外,尸检结果显示,存在弥散张量异常改变的TSC患者死后除了白质异常外,胼胝体也存在异常[18-20]。免疫组织化学染色发现Tsc1或Tsc2基因敲除大鼠脑组织的髓鞘化异常,并且基因敲除大鼠出现严重的惊厥,甚至过早死亡的现象[21]。TSC/mTOR受体信号通路参与调节突触的形成,动物实验显示该信号通路与海马神经元长时程点位形成有关[22],Tsc2杂合型大鼠的海马神经元长时程增强的损害明显重于野生型大鼠[23]。

近年来有研究显示,多种神经遗传性疾病最终归属于同一个生化通路,如TSC和脆性X综合征,在Fmr1基因缺失和Tsc2基因杂合突变的大鼠动物模型中,出现了两个基因缺失所导致的联合生理、生化、行为学上的表型,但这些表型均较单一基因缺失的表型要轻。结果说明不同的基因缺失作用于同一个通路,导致截然相反的神经突触功能改变,从而产生不同的临床症状[24]。后续的研究证实mGlu5信号通路是神经系统遗传疾病的一条共同的信号通路[25]。该信号通路的发现为治疗神经遗传性疾病并发症提供了一个新策略。

总之,大量的研究提示TSC/mTOR受体信号通路在神经元发育和成熟过程中扮演关键角色。越来越多的证据提示TSC基因的缺陷导致其功能紊乱,造成TSC/mTOR受体信号通路紊乱,导致神经元网络形成异常。多种神经遗传病可共享同一个信号通路,从而诱发一系列的神经系统症状,如惊厥、孤独症、智力低下、注意力缺

陷多动障碍（ADHD）、睡眠障碍等。

3　临床表现

该病患者的临床特征为皮损、智力低下及癫痫，发病年龄及严重程度差异很大，在家族间甚至家族内均有明显差异。该病患者常在 5 岁前即发病，出现皮损或伴有癫痫，但直到青春期或成年后仍可呈隐性状态。

3.1　皮肤损害

约 90% 的患者有皮肤损害，有以下四种特征性损害。

Pringle 皮脂腺瘤：组织病理是一种血管纤维瘤，见于 75% 的患者，常出现于 3~10 岁，也有更晚出现的，青春期后变得更为广泛，其后保持不变。常为坚韧、散在的，带黄色的毛细血管扩张性丘疹，直径 1~10mm，从鼻唇沟延伸至颊下颈部，间或见于耳部，数量多而明显，在极少情况下可形成大的菜花样肿块。多数患者损害仅局限于鼻或下颌的两侧，故易被忽略。

甲周纤维瘤（Koenen 瘤）：见于 15%~20% 的患者，常在青春期或其后出现。从甲周长出的鲜红色赘生物光滑、坚韧，一般长 5~10mm，个别可很大，常为多发。类似的肿瘤还可发生于嘴唇、上颚和齿龈。

鲨鱼皮样斑：见于 20%~30% 的患者，常在青春期后出现，是一种不规则增厚的并稍隆起的软斑块，淡黄色，表面可呈橘皮样外观，常位于腰骶部，单个或多发，大小 1~10cm 不等。

卵圆形或条叶状白色斑：长 1~3cm，在滤过紫外线下检查最易被发现，是本病最常见的皮肤表现，见于 90% 的患者，多在出生时或婴儿期发生，多发于躯干部，特别是臀部，呈数个或数十个散在分布。因其可早在婴儿期且在其他皮肤症状出现前出现，故可对发生抽搐的婴儿提示正确的诊断依据。

此外，可见到纤维性斑块，黄褐色，表面光滑，隆起，硬如象皮，位于额和头皮处。于 2~3 岁出现，但可在出生时即有，此后缓慢增大。还可见咖啡牛奶斑、皮赘或软纤维瘤以及头发、眉毛和睫毛变白等。

3.2　皮肤外损害

3.2.1　神经系统表现

癫痫和智力障碍是本病常见的神经系统表现，也是患者就诊的主要原因。常起于婴儿或儿童早期，且常在皮损发生之前几年即出现，很少于青春期或成年期才发作。癫痫发作严重程度不一。60%~70% 的患者有智力障碍，且可逐步发展，但如儿童期发育均正常，则后期很少再恶化。有些患者虽智力正常，但可有明显行为异常现象。头部基底节区有钙化结节。少数患者可有颅内恶性肿瘤，常

由一侧或两侧室间孔堵塞而致颅内压升高。由于脊柱损害引起局部神经症状的情况非常少见。

3.2.2　眼部病变

8%~40% 的患者有眼部症状，最特征的病变是视网膜星形细胞错构瘤（或视网膜晶体瘤），可沿血管发生如白色条状物，或靠近视神经盘处呈小的圆形肿瘤。这种错构瘤通常不影响视力，很少有症状。此外，其他原发性视神经萎缩、斜视、白内障、视神经盘水肿、继发性视神经萎缩等也可发生，但无诊断特异性。

3.2.3　肾脏病变

40%~80% 的患者有肾脏病变，肾囊肿和血管肌脂瘤是常见的肾损害，两者均可为单发性或多发性、单侧性或双侧性。肾囊肿较常见于儿童，除非数目众多和体积巨大，否则很少引起症状。肌脂瘤以成人多见，系脂肪、平滑肌和结缔组织构成的良性错构瘤，一般不出现临床症状，多发性者有诊断意义。肾囊肿和血管肌脂瘤均可增加发生肾癌的危险性。肾脏病变的病死率随着年龄增长而增高。

3.2.4　肺部病变

囊性变和淋巴管血管平滑肌瘤是累及肺部的两种病变，发生率 <1%，女性占大多数，可表现为呼吸困难、咳嗽、自发性气胸、乳糜性胸腔积液等，常为进行性。目前已证实，本病肺部病变与性激素密切相关，异常增殖的平滑肌细胞上有雌、孕激素受体。

3.2.5　心血管病变

超声心动图对婴儿患者有诊断价值，约 43% 的患儿有心脏横纹肌瘤，其可阻塞血流，引起心律失常；宫内心功能衰竭可能导致胎儿水肿、死产或新生儿死亡。

3.2.6　消化系统病变

约 1/4 患者有肝脏错构瘤，年龄较大的女性常见，不易有破裂出血等并发症。胃肠道息肉也是本病常见的表现之一，其中直肠错构瘤性息肉发生在 3/4 患者中，有辅助诊断的意义。

3.2.7　骨骼病变

45%~80% 的患者有骨骼病变，骨骼囊性变和硬化症。全身骨骼均可受累，常无症状，以颅骨硬化症和指/趾骨纤维囊性改变较为常见，巨指/趾、先天性骨折等也有报道。其他累及脾脏、肾上腺、甲状腺、甲状旁腺、胰腺、性腺等亦均有报道。

本病的预后取决于器官的受累情况及其病变程度。在婴儿期即发病较重者，其预后较差。3% 的患者在第一年即死亡，28% 的患者 10 岁内死亡，75% 的患者在 25 岁前死亡。常死于癫痫或继发性感染，间或死于肿瘤、心力衰竭或肺部纤维化。对较大儿童或青年人仅有皮肤损害及癫痫发作者，其预后尚难以评价。

4 实验室及辅助检查

头颅 X 线平片可见脑内结节性钙化和巨脑回压迹，CT 检查发现侧脑室结节和钙化、皮质和小脑结节有确诊意义。脑电图显示高波幅失律及各种闲性波。脑脊液检查正常。蛋白尿和镜下血尿提示肾损害。

5 组织病理

表皮萎缩变平，真皮胶原纤维增生，毛细血管扩张或增生。有些损害内成纤维细胞增大，呈星状，似神经胶质细胞。增粗的胶原纤维围绕表皮附属器呈层状排列。弹性纤维断裂、消失。有时可见神经组织增生、皮脂腺肥大。陈旧皮损内毛囊因受压而萎缩。

5.1 面部血管纤维瘤

表现为纤维血管组织的错构性增生，皮肤附属器伴萎缩或被挤压。偶尔可见皮肤附属器被同心圆排列的胶原层所包绕挤压。

5.2 甲周及甲下纤维瘤

仅见血管纤维组织，于明显纤维化处可见星状成纤维细胞，似神经胶质细胞。

5.3 鲨鱼皮样斑

可表现为相互交织的致密的胶原纤维束，走行不规则，弹性纤维破裂，或呈块状，或减少，似结缔组织痣；若位于真皮深层，粗的胶原束形成团块，似局限性硬皮病。

5.4 叶状脱色斑

皮损处黑素细胞的酪氨酸酶活性降低，细胞数量正常，但对多巴反应呈弱阳性。电子显微镜下黑素细胞及角质形成细胞内的黑素小体变小，黑素化程度降低。

5.5 系统性损害

脑部特征性变化为胶原增生，出现多发性结节，直径可达 3cm，多见于皮质部、基底节与脑室壁。纹状体和丘脑等部位常可见胶质瘤，易钙化。视网膜晶状体瘤因位置偏高，不影响视力，损害呈扁平状或桑葚状，长入玻璃体内。心脏损害可出现先天性心脏横纹肌瘤，表现为异常胚胎性心肌，有过早分化成不典型浦肯野细胞的特征。肌细胞糖原聚积，并呈空泡化。肾损害出现血管肌肉脂肪瘤，由血管平滑肌与脂肪组织组成，罕见病例中，原肾组织被置换，导致肾衰竭。瘤内平滑肌细胞呈轻度多形性，但瘤组织保持良性。尸检病例中约 80% 为胚胎型肾肿瘤，位于皮质下，属良性。

6 诊断标准及鉴别诊断

6.1 基因诊断标准

只要证实存在 TSC1 或 TSC2 的致病性突变，即可明确诊断本病，从而明确了基因诊断的特异性地位。但 10%~25% 的 TSC 患者 TSC1 或 TSC2 突变检测阴性，故基因突变检测阴性不足以排除 TSC 诊断，其临床特点仍是 TSC 的诊断条件。同时也强调，如果检测结果为其他类型的突变，且未证实为致病性，不能确定其影响 TSC1/2 复合体的功能，则不能作为明确诊断 TSC 的标准。

6.2 临床诊断标准

TSC 诊断既往采用改良 Gomez 标准(1998)[26]，将临床诊断概括为明确、可能和可疑三类。根据临床和分子遗传学研究的最新进展，2012 年 6 月第二届国际 TSC 共识会议对该标准进行了更新，提出了新的诊断标准[27]：把 TSC 的主要表现分为主要指标(11 项)和次要指标(6 项)。主要指标包括：①色素脱失斑(≥3 处，直径≥5mm)；②面部血管纤维瘤(≥3 处)或头部纤维斑块；③指 / 趾甲纤维瘤(≥2 处)；④鲨鱼皮样斑；⑤多发性视网膜错构瘤；⑥脑皮质发育不良(包括皮质结节和白质放射状移行线)；⑦室管膜下结节(SEN)；⑧室管膜下巨细胞显形细胞瘤(SEGA)；⑨心脏横纹肌瘤；⑩淋巴管肌瘤病(LAM)(如果和血管平滑肌脂肪瘤同时存在，则合并为 1 项主要指标)；⑪急性粒细胞性白血病(AML)(≥2 处)。次要指标包括：①"斑斓"皮损；②牙釉质点状凹陷(>3 处)；③口内纤维瘤(≥2 处)；④视网膜色素脱失斑；⑤多发性肾囊肿；⑥非肾性错构瘤。

为了更便于临床应用，诊断简化为：①确定诊断，至少满足 2 项主要指标或 1 项主要指标加 2 项次要指标；②可能诊断：满足 1 项主要指标或 2 项次要指标。

根据典型表现，TSC 诊断不难。应注意临床表现的年龄相关性。例如，婴幼儿期皮肤改变主要为色素脱失斑，而面部血管纤维瘤一般至学龄前开始出现并逐渐增多；而指 / 趾甲纤维瘤出现更晚，多数至青春期才逐渐明显。应系统随访患者，早期关注是否存在癫痫以及智力发育状况等。年长儿和成人应注意监测呼吸功能和肾脏病变，及时诊断肺脏 LAM 及肾脏 AML 等。

7 预防及治疗

目前，TSC 尚缺乏特效治疗方法，重在遗传咨询及早期发现可治疗的病症或并发症。针对癫痫，可根据年龄及发作类型选用不同的抗癫痫药物。婴儿痉挛用氨己烯酸治疗效果较好,约 50% 的患儿发作得到控制,被推荐为一线治疗[28],但国内未上市。促肾上腺皮质激素可作为二线治疗方案。生酮饮食也可治疗本病的癫痫发作。脑部病变为多发性,外科手术一般难以根治。如果肿瘤引起明显占位或梗阻性脑积水,应手术切除。

近年来,随着生物技术的飞速发展,对 TSC 发病机制的研究取得了突破性进展。尤其是基于发病机制所进行的治疗方法的研究,mTOR 受体抑制剂主要包括传统的雷帕霉素及新一代的西罗莫司和依维莫司,是 TSC 特异性的治疗药物,已成功用于治疗肾脏血管平滑肌瘤和室管膜下星形细胞瘤。美国食品药品管理局(FDA)已批准依维莫司用于任何年龄的室管膜下星形细胞瘤和 18 岁以上 TSC 患者肾脏血管平滑肌瘤的治疗。且有研究显示,依维莫司治疗室管膜下星形细胞瘤的同时,患者惊厥发作频率明显减少,生活质量得到改善[29-30]。然而,mTOR 受体抑制剂在带来治疗希望的同时,其对儿童神经系统发育的影响和并发症等安全问题越来越受到人们的广泛关注。在 TSC 发病机制方面存在一些亟待解决的问题,如 *TSC* 基因的突变在某一类人可能会出现严重的临床症状,而在其他患者身上则症状轻微,这种基因型和临床表型不一致性为制订个体化治疗方案带来了诸多困扰。

8　小　结

未来针对 TSC 的研究需要关注以下几个方面:①利用多中心、大样本的临床研究论证 mTOR 受体抑制剂在儿童 TSC 治疗的安全性、适应证和禁忌证;②探讨 TSC 患者基因型和临床表型的不一致的具体机制;③通过发病机制的研究,探索预测和评估 TSC 治疗结局的生物标志物。

结　语

遗传性皮肤病病种繁多,发病率高,严重影响美观,给患者带来严重的心理负担。近年来,国内外学者先后发现了多种皮肤复杂疾病和遗传性单基因皮肤病的易感/致病基因位点,为准确诊断、有效治疗及新药靶点开发等临床转化提供了强有力的理论支持,推动了人群特异的疾病风险预测、疾病预警遗传标记和新药研发、临床干预的潜在靶点等研究的进展,为疾病机制研究、新药研发、临床诊疗及推动转化医学进程提供了新的理论依据。

(张学军　程晖　范星　高敏　高金平

李扬　唐先发　汤华阳　盛宇俊　王文俊)

参考文献

[1] RIJAL J P,DHAKAL P,GIRI S,et al.Tuberous sclerosis complex with autosomal dominant polycystic kidney disease:a rare duo. BMJ Case Rep,2014,2014,pii:bcr2014207471.

[2] WEBB D W,FRYER A E,OSBORNE J P.Morbidity associated with tuberous sclerosis:a population study.Dev Med Child Neurol, 1996,38(2):146-155.

[3] ROSE V M,AU K S,POLLOM G,et al.Germ-line mosaicism in tuberous sclerosis:how common? Am J Hum Genet,1996,64(4): 986-992.

[4] FRYER A E,CHALMERS A,CONNOR J M,et al.Evidence that the gene for tuberous sclerosis is on chromosome 9.Lancet,1987,1 (8534):659-661.

[5] KANDT R S,HAINES J L,SMITH M,et al.Linkage of an important gene locus for tuberous sclerosis to a chromosome 16 marker for polycystic kidney disease.Nat Genet,1992,2(1):37-41.

[6] DABORA S L,JOZWIAK S,FRANZ D N,et al.Mutational analysis in a cohort of 224 tuberous sclerosis patients indicates increased severity of TSC2,compared with TSC1,disease in multiple organs. Am J Hum Genet,2001,68(1):64-80..

[7] KWIATKOWSKA J,WIGOWSKA-SOWINSKA J,NAPIERALA D,et al.Mosaicism in tuberous sclerosis as a potential cause of the failure of molecular diagnosis.N Engl J Med,1999,340(9): 703-707.

[8] HAYASHI T,KUMASAKA T,MITANI K,et al.Loss of heterozygosity on tuberous sclerosis complex genes in multifocal micronodular pneumocyte hyperplasia.Mod Pathol,2010,23(9):1251-1260.

[9] YU J,ASTRINIDIS A,HENSKE E P.Chromosome 16 loss of heterozygosity in tuberous sclerosis and sporadic lymphangiomyomatosis.Am J Respir Crit Care Med,2001,164 (8 Pt 1):1537-1540.

[10] HOEFFER C A,KLANN E.mTOR signaling:at the crossroads of plasticity,memory and disease.Trends Neurosci,2010,33(2): 67-75.

[11] JULICH K,SAHIN M.Mechanism-based treatment in tuberous sclerosis complex.Pediatr Neurol,2014,50(4):290-296.

[12] LAPLANTE M,SABATINI D M.mTOR signaling in growth control and disease.Cell,2012,149(2):274-293.

[13] SCHICK V,MAJORES M,ENGELS G,et al.Differential Pi3K-pathway activation in cortical tubers and focal cortical dysplasias with balloon cells.Brain Pathol,2017,17(2):165-173.

[14] BAYBIS M,YU J,LEE A,et al.mTOR cascade activation distinguishes tubers from focal cortical dysplasia.Ann Neurol,2004,56 (4):478-487.

[15] CHOI Y J,DI NARDO A,KRAMVIS I,et al.Tuberous sclerosis complex proteins control axon formation.Genes Dev,2008,22 (18):2485-2495.

[16] BROWN H L,KAUN K R,EDGAR B A.The small GTPase Rheb affects central brain neuronal morphology and memory formation in Drosophila.PLoS One,2012,7(9):e44888.

［17］MARTIN K C.Local protein synthesis during axon guidance and synaptic plasticity.Curr Opin Neurobiol,2004,14(3):305-310.

［18］GARACI F G,FLORIS R,BOZZAO A,et al.Increased brain apparent diffusion coefficient in tuberous sclerosis.Radiology,2004,232(2):461-465.

［19］Luat A F,Makki M,Chugani H T.Neuroimaging in tuberous sclerosis complex.Curr Opin Neurol,2007,20(2):142-150.

［20］KRISHNAN M L,COMMOWICK O,JESTE S S,et al.Diffusion features of white matter in tuberous sclerosis with tractography.Pediatr Neurol,2010,42(2):101-106.

［21］PETERS J M,SAHIN M,VOGEL-FARLEY V K,et al.Loss of white matter microstructural integrity is associated with adverse neurological outcome in tuberous sclerosis complex.Acad Radiol,2012,19(1):17-25.

［22］TANG S J,REIS G,KANG H,et al.A rapamycin-sensitive signaling pathway contributes to long-term synaptic plasticity in the hippocampus.Proc Natl Acad Sci U S A,2002,99(1):467-472.

［23］BRELIE C,WALTEREIT R,ZHANG L,et al.Impaired synaptic plasticity in a rat model of tuberous sclerosis.Eur J Neurosci,2006,23(3):686-692.

［24］AUERBACH B D,OSTERWEIL E K,BEAR M F.Mutations causing syndromic autism define an axis of synaptic pathophysiology.Nature,2011,480(7375):63-68.

［25］BHAKAR A L,DÖLEN G,BEAR M F.The pathophysiology of fragile X(and what it teaches us about synapses).Annu Rev Neurosci,2012,35:417-443.

［26］ROACH E S,GOMEZ M R,NORTHRUP H.Tuberous sclerosis complex consensus conference:revised clinical diagnostic criteria.J Child Neurol,1998,13(12):624-628.

［27］NORTHRUP H,KRUEGER D A,International Tuberous Sclerosis Complex Consensus Group.Tuberous sclerosis complex diagnostic criteria update:recommendations of the 2012 International Tuberous Sclerosis Complex Consensus Conference.Pediatr Neurol,2013,49(4):243-254.

［28］KRUEGER D A,NORTHRUP H,International Tuberous Sclerosis Complex Consensus Group.Tuberous sclerosis complex surveillance and management:recommendations of the 2012 International Tuberous Sclerosis Complex Consensus Conference.Pediatr Neurol,2013,49(4):255-265.

［29］KRUEGER D A,CARE M M,HOLLAND K,et al.Everolimus for subependymal giant-cell astrocytomas in tuberous sclerosis.N Engl J Med,2010,363(19):1801-1811.

［30］AMORNPHIMOLTHAM P,LEELAHAVANICHKUL K,MOLINOLO A,et al.Inhibition of mammalian target of rapamycin by rapamycin causes the regression of carcinogen-induced skin tumor lesions.Clin Cancer Res,2008,14(24):8094-8101.

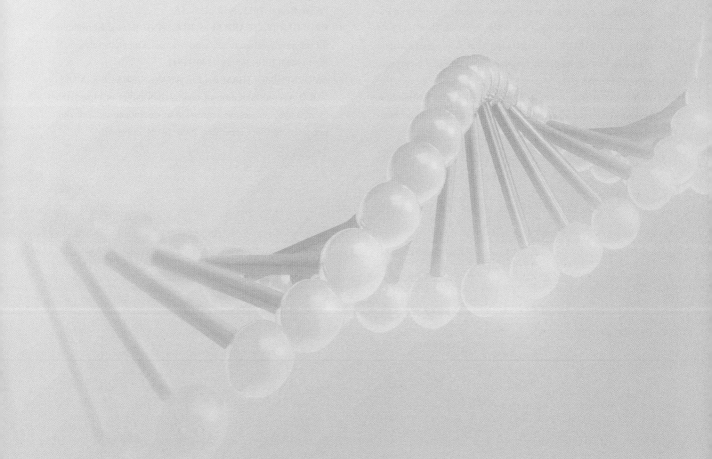

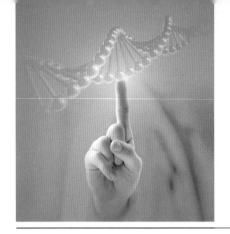

第12章

消化系统疾病的遗传咨询

缩写	英文全称	中文全称
AAT	α 1-antitrypsin	α 1- 抗胰蛋白酶
AATD	α 1-antitrypsin deficiency	α 1- 抗胰蛋白酶缺乏症
ADPKD	autosomal dominant polycystic kidney disease	常染色体显性遗传多囊肾病
ADPLD	autosomal dominant polycystic liver disease	常染色体显性遗传性多囊肝病
AFP	α -fetoproten	甲胎蛋白
BMP	bone morphogenetic protein	骨形态发生蛋白
CGH	comparative genome hybridization	比较基因组杂交
CMOAT	canalicular multispecific organic anion transporter	微管多特异性有机阴离子转运体
COPD	chronic obstructive pulmonary disease	慢性阻塞性肺疾病
FAP	familial adenomatous polyposis	家族性腺瘤性息肉病
FPN	ferroportin	铁转运蛋白
GS	Gardner syndrome	加德纳综合征
HCC	hepatocellular carcinoma	肝细胞肝癌
HCP	hereditary chronic pancreatitis	遗传性慢性胰腺炎
HH	hereditary hemochromatosis	遗传性血色病
HNPCC	hereditary non-polyposis colorectal cancer	遗传性非息肉性大肠癌
IEF	isoelectric focusing	等电聚焦
JPS	juvenile polyp syndrome	幼年息肉综合征
MLPA	multiplex ligation-dependent probe amplification	多重连接探针扩增
mRNA	messenger RNA	信使 RNA
NCBI	National Center for Biotechnology Information	美国国立生物技术信息中心
NSAID	nonsteroidal anti- inflammatory drug	非甾体抗炎药
OMIM	Online Mendelian Inheritance in Man	在线人类孟德尔遗传
PLD	polycystic liver disease	多囊肝病
PJS	Peutz-Jeghers syndrome	黑色素斑 - 胃肠多发性息肉病
qPCR	quantitative polymerase chain reaction	定量聚合酶链反应
Tf	transferrin	转铁蛋白
TfR	transferrin receptor	转铁蛋白受体
UDP	uridine diphosphate	尿苷二磷酸

引言

消化系统遗传病因症状不典型,易与其他类似症状的消化系统疾病混淆,容易被忽视或误诊。在传统的临床诊断基础上,利用基因测序等手段可提高诊断准确率。对于一些症状相似的疾病(如吉尔伯特综合征、克里格勒 - 纳贾尔综合征等均以非结合性高胆红素血症为主要症状的疾病),基因检测可提供较传统的生化检查更准确的诊断依据,并可为疾病治疗及机制研究提供支撑。本章着重介绍消化系统的 15 种遗传性疾病的发病机制、基因分型、鉴别诊断及治疗,为这些疾病的遗传咨询提供参考意见。

第 1 节 | 遗传性血色病

1 定义及临床表现

遗传性血色病(HH)是由于铁代谢紊乱引起体内铁在肝脏、心脏和胰腺等实质性细胞中沉积的先天性代谢障碍性疾病,可导致组织器官退行性变和弥漫性纤维化、代谢和功能失常,一般按常染色体隐性模式遗传[1]。

遗传性血色病的症状因性别和年龄而异,常呈隐匿进展。主要临床表现为肝脏病变、皮肤色素沉着、继发性糖尿病、充血性心力衰竭等多器官病变,以皮肤色素沉着(青铜色)、肝功能受损和糖尿病为"三联征"。大部分患者自觉虚弱无力,常出现肝大、关节疼痛或炎症,可能伴有心律失常、心力衰竭等心脏疾病。晚期可出现肝功能减退和门静脉高压,重症患者可有上消化道出血及肝性脑病。

2 发病机制和基因分型

正常生理情况下,经肠道摄入的铁储存于肠上皮细胞中,与铁转运蛋白 1(FPN1)结合被输送至血液循环,血液中的铁再与转铁蛋白(Tf)结合至转铁蛋白受体(TfR)被细胞内吞。由血色病基因(hemochromatosis gene, HFE)基因编码的 HFE 蛋白,通过与转铁蛋白受体相互作用或影响 HAMP 基因编码的铁调素蛋白(hepcidin)来调节细胞摄入铁。任何影响 hepcidin 或 ferroportin 产生或功能的基因突变均可导致肠上皮细胞内的铁过量积聚。

根据美国国立生物技术信息中心(NCBI)在线人类孟德尔遗传(OMIM)数据库资料统计,将遗传性血色病分为 1~4 型(表 3-12-1),每种分型对应着不同的致病基因:HFE[MIM 613609]、HJV[MIM 608374]、HAMP[MIM 606464]、TFR2[MIM 604720]及 FPN1[MIM 604653]。下面将根据不同的基因分类描述[2]。

表 3-12-1 遗传性血色病基因分类

疾病分型	突变基因	位置	遗传模式	机制
1 型	HFE	6p21.3	AR	hepcidin 表达下降
青少年 2A 型	HJV	1q21	AR	hepcidin 活性下降
青少年 2B 型	HAMP	19q13	AR	hepcidin 缺少
3 型	TFR2	7q22	AR	铁感应障碍
4 型	FPN	2q32	AD	hepcidin 抵抗

注:AR 为常染色体隐性遗传,AD 为常染色体显性遗传。

2.1 血色病基因突变

1996 年,研究发现了主要导致遗传性血色病发病的 HFE 基因(1029bp),HFE 基因位于第 6 号染色体短臂,编码由 343 个氨基酸残基组成的 HFE 蛋白[3]。HFE 蛋白主要分布于人体十二指肠隐窝细胞中,通过与转铁蛋白受体结合,形成复合物降低细胞对含铁转运蛋白的摄取功能。迄今已报道了超过 40 个 HFE 基因的突变位点,最常见的是 C282Y 和 H63D[4]。C282Y 为 282 位氨基酸位点由酪氨酸变为半胱氨酸,使 HFE 蛋白双硫键断裂,影响其与转铁蛋白受体的结合,造成肠道对铁的过度吸收;另一突变位点 H63D 表现为第 63 个氨基酸位点组氨酸被天冬氨酸取代。已有数据显示,60%~90% 的血色病表现为 C282Y 纯和突变(C282Y/C282Y),3%~5% 表现为 C282Y/H63D 杂合子,H63D 纯合子出现遗传性血色病的风险最低。C282Y 纯合子突变者是否发生铁沉积还与环境等因素相关,如年龄、饮酒和肝脏病毒感染等。

2.2 血幼素和血调素基因突变

血幼素基因(HJV)和血调素基因(HAMP)突变导致的血色病分别属于 2 型青少年型的 A 和 B 型,其中 HJV 基因(4 265bp)于 2004 年被 Papanikoaou 等发现,HMAP

基因(2.5kb)于 2001 年被 Park 等发现,并发现其受到细胞因子、血清铁等多因素调节。*HJV* 和 *HMAP* 基因编码的蛋白作用于骨形态发生蛋白(BMP)受体,激活 BMP/SMAD 通路,促进 hepcidin 转录。该类型血色病多在青少年期发病,临床症状进行快且较为严重,患者可早期死于心脏并发病。

2.3 转铁蛋白受体 2 基因突变

3 型血色病起于 7q22 的 *TFR2* 突变。转铁蛋白受体 2 是一种跨膜糖蛋白,主要表达于肝细胞,协助细胞摄取与转铁蛋白结合的铁。其突变会影响 *HFE* 与它的结合,从而影响铁摄取。

2.4 铁转运基因突变

此型是唯一的常染色体显性遗传模式,铁转运蛋白主要表达于十二指肠和巨噬细胞,*FPN* 突变有两种分型,当其发生错义突变,导致铁储存在巨噬细胞,形成缺铁所致的轻度贫血,称为血色病 4a 型;当其发生功能获得型突变,特点是肠道吸收铁增加,导致实质细胞铁沉积,称为血色病 4b 型。

3 诊断及治疗

有典型的临床三联征(皮肤色素沉着、肝功能受损、糖尿病)表现,结合影像学检查(CT、MRI)发现肝密度增大、肝组织染色铁过多,可提示本病的诊断。空腹转铁蛋白饱和度和血清铁蛋白检测可帮助确诊,两者对遗传性血色病的阴性预测值(特异性)可达 97%。转铁蛋白饱和度≥45%或男性铁蛋白 >300μg/L(女性铁蛋白 >200μg/L)可确诊该病,并推荐进一步检测基因型,而转铁蛋白饱和度 <45%和血清铁蛋白正常可排除该病。基因检测有多种方法:基因分型、基因测序、反转录定量聚合酶链反应(qPCR)、比较基因组杂交(CGH)和多重连接探针扩增(MLPA)技术等。

一般治疗包括戒酒、低铁饮食、放血治疗时应给予患者高蛋白饮食等。放血疗法为治疗 HH 的主要措施,一般每次放血 400~500ml,每周 1~2 次,需要 2~3 年可使铁参数恢复正常。此后大约每 3 个月放血一次,终身维持血清铁蛋白水平在 25~50μg/L 之间。其余治疗措施还包括使用铁螯合剂(去铁草酰胺)等,肝活检结果常作为评价患者预后的指标之一。

4 风险评估与预防

由于铁负荷过多需经过很长时间才可能影响器官功能,大多数患者 40~60 岁才开始出现症状,所以,早期的风险评估与预防成为防止铁沉积导致的器官损伤和功能

衰竭的关键[5]。

对于遗传性血色病患者的一级成人亲属或无症状的个体,第一步仍然推荐检测空腹转铁蛋白饱和度和血清铁蛋白浓度,对于检测结果为阳性的个体才推荐基因检测作为进一步的鉴别和治疗指导。

若基因型检测结果为 C282Y/C282Y 纯合子,当检测者年龄 <40 岁,铁蛋白 <1 000μg/L,谷丙转氨酶 / 谷草转氨酶正常时可直接考虑放血治疗;对于年龄 >40 岁,铁蛋白 >1 000μg/L,谷丙转氨酶 / 谷草转氨酶升高的检测者需进行肝活检的肝铁浓度(hepatic iron concentration,HIC)和组织病理学检测,而后考虑放血治疗。而对于杂合子 C282Y/H63D 或非 C282Y 的个体,在排除其他肝病或血液系统病变后,可采取放血疗法。

对于危险个体及遗传性血色病患者,在饮食上应注意预防和调整,多摄取蔬菜、水果、豆类、谷物、鱼类里的营养成分;禁酒或少量饮酒;忌补充富含铁离子、辛辣刺激、含铁维生素丰富的食物。

第 2 节 肝豆状核变性

1 定义及临床表现

肝豆状核变性(hepatolenticular degeneration)又称 Wilson 病,是由 Wilson 医生于 1912 年发现并确认的一种常染色体隐性遗传性疾病。其主要病变部位在肝脏和脑部基底神经节,故名"肝豆状核变性"。

临床表现:①肝脏症状。反复发作性黄疸、急性单纯性自限性肝炎样疾病、自身免疫性肝炎、暴发性肝衰竭或者慢性肝病。②神经症状。a. 运动失调(如震颤、共济失调、舞蹈症、手足徐动症等);b. 肌张力障碍(如面具脸、僵硬、步态紊乱、假性延髓病等)。③在患者眼部角膜处出现灰褐色的 K-F 环(只出现于少数病例中)。

流行病学调查显示,肝豆状核变性的发病率大约为 3/100 000。此病在撒丁岛区域呈现高发,每年有 10~20 例新发病例报道。Mak 等[6]统计发现,我国汉族人主要突变类型是 *ATP7B* ARG778LEU 的单核苷酸变异,此突变类型在我国的肝豆状核变性患者中占到 23.29%。

2 发病机制

肝豆状核变性的主要致病原因是编码血浆铜转运蛋白的 *ATP7B*[MIM 606882]基因发生突变。*ATP7B* 基因具有 21 个外显子[7],位于人染色体 13q14.3。其发生突变

表 3-12-2　肝豆状核变性基因突变一览表[9-16]

编号	突变基因	染色体定位	突变位点	突变类型
1	*ATP7B*	13q14.3	7bp del, NT2010	缺失
2	*ATP7B*	13q14.3	His714Gln	单核苷酸变异
3	*ATP7B*	13q14.3	Asn915Ser	单核苷酸变异
4	*ATP7B*	13q14.3	1bp del, 2337C	缺失
5	*ATP7B*	13q14.3	1bp ins, NT2487	插入
6	*ATP7B*	13q14.3	His1069Gln	单核苷酸变异
7	*ATP7B*	13q14.3	Gly1267Arg	单核苷酸变异
8	*ATP7B*	13q14.3	IVS4, G-C, -1	单核苷酸变异
9	*ATP7B*	13q14.3	Arg778Leu	单核苷酸变异
10	*ATP7B*	13q14.3	15bp del, NT-441	缺失
11	*ATP7B*	13q14.3	3bp del, 3892GTC	缺失
12	*ATP7B*	13q14.3	Asp765Asn	单核苷酸变异
13	*ATP7B*	13q14.3	Gly943Ser	单核苷酸变异
14	*ATP7B*	13q14.3	Arg919Gly	单核苷酸变异
15	*ATP7B*	13q14.3	1bp del, 2511A	缺失
16	*ATP7B*	13q14.3	Ala874Val	单核苷酸变异
17	*ATP7B*	13q14.3	Asn1270Ser	单核苷酸变异
18	*ATP7B*	13q14.3	Arg969Gln	单核苷酸变异
19	*ATP7B*	13q14.3	Thr766Arg	单核苷酸变异
20	*ATP7B*	13q14.3	Met645Arg	单核苷酸变异
21	*ATP7B*	13q14.3	Ile1148Thr 和 Gly1176Arg	单核苷酸变异
22	*ATP7B*	13q14.3	Gln289Ter	单核苷酸变异
23	*ATP7B*	13q14.3	Leu708Pro	单核苷酸变异
24	*ATP7B*	13q14.3	Gly691Arg	单核苷酸变异
25	*ATP7B*	13q14.3	Ile1148Thr	单核苷酸变异

将导致血浆铜转运功能受损,造成铜的沉积,同时细胞色素氧化酶等需铜物质无法获得足够的铜来维持正常的结构,而引发相关的一系列症状,具体见表 3-12-2[8]。

3　疾病诊断及治疗

诊断思路:生化检查、临床症状判断结合 *ATP7B* 基因检测。

诊断标准见表 3-12-3。评分 >4 分,即可确诊为肝豆状核变性;3 分,有很大可能,需进一步诊断;<2 分,仅有极小可能为肝豆状核变性。如果出现 K-F 环,可直接确诊,否则需要分子检测来进一步确诊。分子检测如果显示 *ATP7B* 发生突变,则可确诊。如果分子生物学结果无法及时获得或无法进行相关诊断,则肝脏中铜离子的浓度可作为疾病判断的重要指标。

分子检测:对 *ATP7B* 基因进行序列检测,若无法确定

表 3-12-3 诊断评分一览表[17]

检查	典型表现	具体评估及分数	假阴性因素	假阳性因素
血清血浆铜蓝蛋白含量	比正常值下降50%以上	正常(>0.2μmol/L),0分 0.1~0.2μmol/L,1分 <0.1μmol/L,2分	有显著肝脏炎症病人中可能呈现正常值;分析误差;怀孕;雌激素治疗后	吸收不良;血浆铜蓝蛋白缺乏症;ATP7B杂合子
24h尿量中铜离子含量	>1.6μmol/24h >0.64mol/24h(儿童)	正常,0分 正常值1~2倍,1分 大于正常值2倍,2分 正常,但是注射D-青霉胺后为正常值的5倍,2分	收集方法错误;肝脏未发病的小孩	胆汁淤积;严重的肝细胞性坏死;收集样本污染
肝脏铜离子浓度	>4μmol/g(干重)	>4μmol/g,2分 0.8~4μmol/g,1分 正常,-1分 绕丹宁颗粒阳性,1分	由于局部的变异	胆汁淤积综合征
血清中游离的铜离子数目	>1.6μmol/L	正常,0分 正常值1~2倍,1分 大于正常值2倍,2分	血清中血浆铜蓝蛋白的数目被高估	
裂隙灯检查K-F环	出现	有,2分 无,0分	只有50%患者会出现	原发性胆管硬化
神经症状		严重,2分 较严重,1分 无,0分		
抗球蛋白阴性溶血性贫血		存在,1分 无,0分		

突变是病理性突变,可以进一步进行插入/缺失检测(目前98%的确诊病例的突变由对ATP7B基因的测序获得,只有极少数来自基因插入/缺失检测)。

治疗:饮食控制、药物治疗和肝脏移植。治疗药物主要为青霉胺、曲恩汀、二巯基丙醇、二巯丙磺酸钠、二巯基丁二钠、连四硫代钼酸铵、锌剂等。大多数患者对内科螯合治疗方法有效,但对于部分失代偿肝硬化和暴发性肝豆状核变性患者,肝脏移植是主要治疗手段[18]。

预后:在不干预的情况下,大部分肝豆状核变性患者会较早地死于肝脏疾病,其中有少数死于神经系统症状。但目前药物治疗,尤其是肝移植手术后,患者的生存期得到延长。

4 风险评估与预防

肝豆状核变性患者的父母携带ATP7B基因突变,故需行相应基因检测以除外该病。其配偶应进行ATP7B相关基因突变的检测(推荐进行产前检查或胚胎着床前遗传诊断),以判断后代的患病概率。若其配偶相关基因正常,其子女会成为该突变基因的携带者,发病的概率非常低,建议在1岁后进行肝豆状核变性的相关生化检查。患者的兄弟姐妹中有25%不携带致病突变,50%携带致病突变,25%患病的可能,故也建议进行ATP7B相关基因突变的检测来排除疾病。目前尚未有携带者发病的报道,所以携带者不需要采取特殊的措施加以预防。

第3节 克里格勒-纳贾尔综合征

1 定义及临床症状

定义:克里格勒-纳贾尔综合征又称先天性葡萄糖醛酸转移酶缺乏症,是一种较为罕见的遗传性非结合性高胆红素血症,按常染色体隐性模式遗传。主要是由于编码尿苷二磷酸（UDP）- 葡萄糖醛酸转移酶的基因突变而致相关功能缺失，从而诱发以高胆红素血症为主要特征的一系列临床症状。

临床症状：①先天性非溶血性黄疸；②核黄疸及胆红素脑病；③非结合性高胆红素血症，Ⅰ型为 0.2~0.45g/L，Ⅱ型为 0.06~0.2g/L；④UDP- 葡萄糖醛酸转移酶含量减少。

2　分　型

克里格勒 - 纳贾尔综合征共有两种类型，分别为克里格勒 - 纳贾尔综合征Ⅰ型与Ⅱ型（详见本节 "鉴别诊断"）。两者的突变基因相同，都是位于 2q37.1 的 *UGT1A1*［MIM 191740］基因。此基因编码 UDP- 葡萄糖醛酸转移酶，其突变会造成 UDP- 葡萄糖醛酸转移酶的功能不全甚至失活，从而导致肝组织中 UDP- 葡萄糖醛酸转移酶含量出现显著降低。已报道的基因变异如表 3-12-4。

3　疾病诊断及治疗

诊断标准：①家族中有确诊的先证者，且临床症状支持遗传性非结合性高胆红素血症；②符合克里格勒 - 纳贾尔综合征上述的临床症状，生化检查指标与疾病相符，同时应排除其他需鉴别诊断的疾病；③当临床指标无法形成结论，或无法排除鉴别诊断的疾病时，进行单基因检测，或进

表 3-12-4　克里格勒 - 纳贾尔综合征相关基因突变情况一览表[19-23]

编号	变异基因	染色体定位	突变位点	突变类型	表型
1	*UGT1A1*	2q37.1	13bp del, EX2	缺失	克里格勒 - 纳贾尔综合征，Ⅰ型
2	*UGT1A1*	2q37.1	Ser376Phe	单核苷酸变异	克里格勒 - 纳贾尔综合征，Ⅰ型
3	*UGT1A1*	2q37.1	Gln331Ter	单核苷酸变异	克里格勒 - 纳贾尔综合征，Ⅰ型
4	*UGT1A1*	2q37.1	Arg341Ter	单核苷酸变异	克里格勒 - 纳贾尔综合征Ⅰ型，也可见吉尔伯特综合征
5	*UGT1A1*	2q37.1	Gln331Arg	单核苷酸变异	克里格勒 - 纳贾尔综合征，Ⅱ型
6	*UGT1A1*	2q37.1	Phe170del	缺失	克里格勒 - 纳贾尔综合征，Ⅰ型
7	*UGT1A1*	2q37.1	Cys280Ter	单核苷酸变异	克里格勒 - 纳贾尔综合征，Ⅰ型
8	*UGT1A1*	2q37.1	Pro229Gln	单核苷酸变异	吉尔伯特综合征，也可见克里格勒 - 纳贾尔综合征Ⅱ型
9	*UGT1A1*	2q37.1	2bp ins, TA, TATAA ELEMENT	插入	吉尔伯特综合征，也可见克里格勒 - 纳贾尔综合征Ⅱ型
10	*UGT1A1*	2q37.1	1bp ins, 470T	插入	克里格勒 - 纳贾尔综合征，Ⅰ型
11	*UGT1A1*	2q37.1	IVS1DS, G-C, +1	单核苷酸变异	克里格勒 - 纳贾尔综合征，Ⅰ型
12	*UGT1A1*	2q37.1	145C-T	单核苷酸变异	克里格勒 - 纳贾尔综合征，Ⅰ型
13	*UGT1A1*	2q37.1	IVSAS3, A-G, −2	单核苷酸变异	克里格勒 - 纳贾尔综合征，Ⅰ型
14	*UGT1A1*	2q37.1	Tyr486Asp	单核苷酸变异	暂时性家族性新生儿高胆红素血症，也可见克里格勒 - 纳贾尔综合征Ⅱ型
15	*UGT1A1*	2q37.1	Gln357Arg	单核苷酸变异	克里格勒 - 纳贾尔综合征，Ⅰ型
16	*UGT1A1*	2q37.1	1bp del, 1223A	缺失	克里格勒 - 纳贾尔综合征，Ⅱ型
17	*UGT1A1*	2q37.1	Leu175Gln	单核苷酸变异	克里格勒 - 纳贾尔综合征，Ⅱ型
18	*UGT1A1*	2q37.1	Asn400Asp	单核苷酸变异	克里格勒 - 纳贾尔综合征，Ⅱ型
19	*UGT1A1*	2q37.1	Leu15Arg	单核苷酸变异	克里格勒 - 纳贾尔综合征，Ⅱ型

行包含有 *UGT1A1* 基因的多基因检测。检测后需与其他非结合性高胆红素血症进行鉴别诊断(吉尔伯特综合征、暂时性家族性新生儿高胆红素血症等疾病),排除后方可确诊。

鉴别诊断:Ⅰ型较Ⅱ型症状严重;非结合性高胆红素血症,Ⅰ型为 0.2~0.45g/L,Ⅱ型为 0.06~0.2g/L;Ⅱ型依然有胆红素 -UGT 活性,而在Ⅰ型中胆红素 -UGT 则失去了活性;Ⅱ型经苯巴比妥治疗后,血浆中胆红素含量下降超过 30%,而Ⅰ型对苯巴比妥不敏感。

治疗:①口服 UGT 激活剂苯巴比妥对症治疗;②确诊后尽早进行肝脏移植有望治愈。

4 风险评估与预防

克里格勒 - 纳贾尔综合征患者的父母皆为此基因突变的携带者,其子女也会携带该突变,目前没有直接证据表明携带者会发病。而其兄弟姐妹中有 25% 不携带致病突变,50% 为致病突变携带者,25% 的概率患病,故建议进行 *UGT1A1* 相关基因突变的检测来排除疾病。若为携带者则无需注意,若为纯合突变但尚未发病,则应尽早进行相关治疗,如服用苯巴比妥控制体内胆红素水平。

第4节 | 杜宾 - 约翰逊综合征

1 定义及临床表现

杜宾 - 约翰逊综合征,又称慢性特发性黄疸,是一种常染色体隐性遗传性高胆红素血症。最早于 1954 年被 Dubin 和 Johnson 发现,并被描述为"持续性高胆红素血症"和"组织学观察到大量无定形的棕色色素沉积于肝细胞"。

主要的临床症状有:①肝脏。胆汁淤积;肝小叶中心细胞出现粗糙的褐色色素颗粒沉着;肝脏外观呈黑色并有轻微肝大。②胆囊。口服法胆囊造影无显影,静脉胆管造影可显影。③皮肤黄疸。④实验室检查。非结合性高胆红素血症;肝功能与血清胆汁酸浓度均正常;尿液中粪卟啉排泄障碍(主要为Ⅰ型同分异构体 >80%);持续性磺溴酞潴留[24]。多数患者并没有典型的临床症状。

2 病理机制

Paulsma 等[25]发现,肝脏的解毒作用和对有毒脂质的代谢都需要代谢物与谷胱甘肽、葡糖苷酸等物质相结合,这个结合过程需要转运酶的介导。肝胆管的分泌则由一个 ATP 依赖的转运系统进行调节,即微管多特异性有机阴离子转运体(CMOAT),若 CMOAT 的功能异常,将引起人体肝胆管的分泌功能异常,从而引发一系列疾病。*ABCC2*(基因位于 10q24.2)是一种存在于肝细胞上的属于 ATP 相关盒转运蛋白超家族的跨膜蛋白,其主要功能是将机体生成的阴离子化合物从肝细胞转运至胆管中。杜宾 - 约翰逊综合征患者的 ABCC2 蛋白发生突变,导致转运功能丧失,继而引发一系列的症状。

杜宾 - 约翰逊综合征患者多为 *ABCC2* [MIM 601107] 基因隐性纯合突变或者复合杂合突变[26]。目前已报道的主要突变见表 3-12-5。

表 3-12-5 杜宾 - 约翰逊综合征基因主要突变情况一览表[24,27-30]

编号	突变基因	染色体定位	突变位点	突变类型
1	*ABCC2*	10q24.2	Arg768Trp	单核苷酸变异
2	*ABCC2*	10q24.2	168bp del, NT2272	缺失
3	*ABCC2*	10q24.2	147bp del, NT1669	缺失
4	*ABCC2*	10q24.2	IVS18DS, T-C, +2	单核苷酸变异
5	*ABCC2*	10q24.2	Gln1382Arg	单核苷酸变异
6	*ABCC2*	10q24.2	67bp del, IVSDS, T-C, +2	缺失
7	*ABCC2*	10q24.2	Ile1173Phe	单核苷酸变异
8	*ABCC2*	10q24.2	Arg1150His	单核苷酸变异
9	*ABCC2*	10q24.2	Arg1066Ter	单核苷酸变异

3 疾病诊断及治疗

诊断标准:需结合家族病史,符合杜宾 - 约翰逊综合征的临床症状并结合实验室检查可基本确诊此病。如果临床证据无法确诊,则需要进行基因检测,若有基因突变可直接确诊。

实验室检查:有非结合性高胆红素血症,尿液中有粪卟啉排泄障碍(主要为Ⅰ型同分异构体 >80%);持续性磺溴酞潴留。

基因检测方式:①靶向变异序列分析(targeted variant analysis);②全编码区测序分析;③缺失 / 重复分析(deletion/ duplication analysis);④包含有 *ABCC2* 基因的多基因分析。

4　风险评估与预防

该病为良性疾病,无需特别注意,也无需进行进一步检查与治疗。

第 5 节 | 吉尔伯特综合征

1　定义及临床表现

吉尔伯特综合征,又称 Arias 综合征,是一种常染色体隐性遗传病。1962 年,Arias 发现在 8 个患者体内有葡萄糖醛酸转移酶下调、非溶血性黄疸伴血清中高非结合胆红素[31],并在随后确认由 UGT1A1 基因变异导致。吉尔伯特综合征是非结合性高胆红素血症的一种。

临床症状:① UDP- 葡萄糖醛酸转移酶含量下降;②非溶血性黄疸;③非结合性高胆红素血症;④伴或不伴肝功能异常。由于吉尔伯特综合征是一种完全良性的疾病,其预后较好。

2　发病机制

吉尔伯特综合征由位于 2q37.1 上的 UGT1A1 [MIM 191740]基因变异导致其编码的 UDP- 葡萄糖醛酸转移酶无法正常表达或部分功能丧失而引起[32]。目前已报道的吉尔伯特综合征的基因变异见表 3-12-6。

表 3-12-6　吉尔伯特综合征基因变异情况一览表[33-36]

编号	变异基因	染色体定位	变异位点	变异类型	表型
1	UGT1A1	2q37.1	Pro229Gln	单核苷酸变异	吉尔伯特综合征 也可见克里格勒 - 纳贾尔综合征 Ⅱ 型
2	UGT1A1	2q37.1	2bp ins, TA, TATAA ELEMENT	重复	吉尔伯特综合征 也可见克里格勒 - 纳贾尔综合征 Ⅱ 型
3	UGT1A1	2q37.1	Gly71Arg	单核苷酸变异	吉尔伯特综合征 也可见暂时性家族性新生儿高胆红素血症
4	UGT1A1	2q37.1	Asn400Asp	单核苷酸变异	吉尔伯特综合征 也可见克里格勒 - 纳贾尔综合征 Ⅱ 型
5	UGT1A1	2q37.1	–3279T-G	单核苷酸变异	吉尔伯特综合征

3　疾病诊断

诊断标准:需结合家族病史,若家族中有先证者,患者符合吉尔伯特综合征的临床特征,结合实验室检查即可确诊。由于与其他非结合性高胆红素血症较为相似,当临床指标无法区分时,通过基因检测可确定基因的变异位点并确诊,并需排除其他同基因突变导致的非结合性高胆红素血症。

分子检测:①单基因检测。对 UGT1A1 基因进行序列检测,若无法确定突变是病理性变异,可以进一步进行插入 / 缺失检测。②多基因检测。包含 UGT1A1 及其他类似遗传病的致病基因进行序列检测。

4　风险评估与预防

该病为良性疾病,预后良好,不会导致肝脏损坏,无需进行针对性治疗。

第 6 节 | 肝静脉闭塞伴免疫缺陷

1　定义及临床症状

肝静脉闭塞伴免疫缺陷,是一种以肝静脉堵塞和纤维化为特征的常染色体隐性遗传病。最早于 1976 年被 Miles 和 Bale 发现并报道[37],于 2006 年确定为常染色体隐性遗传病[38]。

临床症状:①合并性 T 细胞、B 细胞免疫缺陷,新生儿免疫力下降,易感染肺孢子虫和肠病毒(临床上有 85% 的死亡病例是由于未能有效治疗肺孢子虫感染);②肝静脉堵塞以及纤维化；③心内膜纤维化。

2 发病机制

肝静脉闭塞伴免疫缺陷起于位于 2q37.1 上的 *SP110*〔MIM 604457〕基因的突变。*SP110* 基因在人体免疫系统对抗外界感染中起到十分重要的作用，参与早幼粒细胞性白血病基因核小体的形成，该核小体是抑制宿主和病毒 DNA 复制激活的关键结构[39]，近期还被证实与细胞凋亡、细胞周期的调控和免疫应答有关。已发现的 *SP110* 基因突变见表 3-12-7。

表 3-12-7 肝静脉闭塞伴免疫缺陷相关基因
突变情况一览表[40-43]

编号	突变基因	染色体定位	突变位点	突变类型
1	*SP110*	2q37.1	1bp del, 642C	缺失
2	*SP110*	2q37.1	1bp del, 40C	缺失
3	*SP110*	2q37.1	Leu425Ser	单核苷酸变异
4	*SP110*	2q37.1	C-T, intron 6	单核苷酸变异

3 疾病诊断及治疗

诊断标准：①临床表现出原发性免疫缺陷病合并感染；②表现为肝大或肝衰竭的先证者或者一级亲属；③6个月以前出现上述临床症状，并且实验室检查指标与此疾病特征相符；④有家族遗传史。满足以上四点即可确诊。若上述情况无法确诊，则可以利用基因分子检测手段来检测 *SP110* 基因突变进行确诊；⑤排除鉴别诊断中其他疾病的可能。

影像学检查：①肝脏超声学检查。可见肝大、门静脉直径变窄、胆管增厚、有肝腹水等症状。②多普勒彩超检查。可见门静脉流速减慢、附脐静脉血流增加、肝动脉阻力增大等症状。

实验室检查：①血清中 IgG、IgM、IgA 含量较低；②淋巴细胞数目正常，CD4、CD8 细胞百分比正常；③淋巴细胞在细胞分裂素诱导下增殖正常；④细胞内因子数量较低。

分子检测：对 *SP110* 基因进行序列检测，若无法确定突变是病理性突变，可以进一步进行插入/缺失检测。

治疗：①静脉注射免疫球蛋白，每4周0.4g/kg；②抗感染治疗，并对感染细菌进行对因治疗；③在病情较为严重时可以考虑肝脏移植；④骨髓移植。

预后：肝静脉闭塞伴免疫缺陷若无有效处理，预后较差。

4 风险评估与预防

肝静脉闭塞伴免疫缺陷患者的父母皆携带基因突变，应进行相应基因检测确保没有患此疾病。其配偶应进行 *SP110* 相关基因突变的检测（推荐进行产前检查或胚胎着床前遗传诊断），以判断其后代患病概率。若其配偶相关基因正常，子女会成为该突变基因的携带者，建议在一岁以前进行肝静脉闭塞伴免疫缺陷的相关生化检查，并进行基因检测。患者的兄弟姐妹中有 25% 不携带致病突变，50% 携带，25% 有患病的可能，故也建议都进行 *SP110* 相关基因突变的检测。若为携带者则无需特别注意，发现患病后的治疗参照本节"治疗"部分。

第 7 节 | 常染色体显性遗传性多囊肝病

1 定义及临床表现

常染色体显性遗传多囊肝病（ADPLD）简称"多囊肝病"（PLD），表现为肝脏进行性发展的多发囊肿，这些囊肿来源于胆管上皮。可分为两种：常染色体显性遗传多囊肾病（ADPKD）的肾外表现和独立型多囊肝病（isolated polycystic liver disease），两者均为常染色体显性遗传[44]。其中，ADPKD 发病率为 0.1%~0.2%，其中约有 60% 的患者合并多囊肝，常因为肾脏并发症被发现，且可能导致肾功能衰竭；而独立型多囊肝病发病率很低（<0.01%）。

大多数患者无临床症状，极少出现肝功能异常。少数患者因增大的囊肿对周围器官造成压迫或者并发症而引起症状，包括腹胀、右上腹隐痛、厌食、疲乏、恶心、呕吐和平卧时呼吸困难等。当囊肿压迫下腔静脉或者胆管时，可出现下肢水肿、腹水、黄疸等症状，合并囊内出血或囊肿破裂时，会导致出血或继发感染[45]。

2 发病机制和基因分型

目前已知的 ADPLD 相关基因共有4个。其中，和 ADPKD 有关的基因是 *PKD1*〔MIM 601313〕和 *PKD2*〔MIM 173910〕；和独立型多囊肝病有关的基因为 *PRKCSH*〔MIM 177060〕和 *SEC63*〔MIM 608648〕。

2.1　*PKD1* 和 *PKD2*

ADPKD 由 *PKD1*（polycystic kidney disease 1）基因或 *PKD2*（polycystic kidney disease 2）基因突变所致，两者分别定位于 16p13.3-p13.12 和 4q21-q23。*PKD1* 和 *PKD2* 分别编码多囊蛋白 -1（polycystin-1，PC-1）和多囊蛋白 -2（polycystin-2，PC-2）两类膜蛋白。PC-1 含有 4 304 个氨基酸，分子量约 460kD；而 PC-2 含有 968 个氨基酸，分子量约 110kD。*PKD1* 基因突变已报道超过 230 种，占所有 ADPKD 被报道基因突变的 85%~90%，主要包括错义和无义突变，大约 60% 的突变为提前终止密码子，截短所编码的蛋白。*PKD2* 也有超过 60 种随机分布的突变，占所有 ADPKD 被报道基因突变的 5%~10%。位于上皮细胞主纤毛上的两种突变可能引起胆管细胞纤毛的结构受损或损害其整合转导功能，引起胆管细胞过度增生、细胞与基质相互作用异常、液体的正常分泌和吸收改变，最终导致囊肿形成[45]。

2.2　*PRKSCH* 和 *SEC63*

在独立型多囊肝病相关突变基因中，首先发现的是 *PRKSCH* 基因，定位于 19p13.1-p13.2，长度约 15kb，编码的肝囊肿蛋白（hepatocystin）由 528 个氨基酸残基组成，分子量约 59kD。迄今共发现 *PRKSCH* 基因的 9 种随机分布的突变，造成氨基酸链编码过程中的提前终止。第二个被发现的独立型多囊肝病相关突变基因 *SEC63* 位于 6 号染色体，已报道突变均发生在外显子 2-19，包括 2 个导致提前终止转录的插入 / 缺失性突变和 2 个信使 RNA（mRNA）拼接突变。

PRKCSH 或 *SEC63* 突变可引起包括多囊蛋白在内的新合成糖蛋白的成熟障碍，独立型多囊肝病的组织病理学特点与 ADPKD 相似，两者可能存在共同致病途径[45]。

3　诊断及治疗

辅助检查首选超声影像学诊断，其次可选肝脏 CT 或 MRI 扫描，早期可根据独特的影像学特征与其他疾病鉴别[46]。对于临床表现较为特殊、影像学诊断不能确诊或家族史中首次发病的患者，推荐对上述四个基因进行检测以确诊。主要治疗方法包括经皮穿刺硬化治疗、肝切除或肝移植等。

4　风险评估

对于有明确家族史并符合常染色体显性遗传特征的高危个体，推荐对上述基因进行检测。若该个体在上述基因中检测出突变，建议进行肝脏影像学诊断和肝功能评估，目前尚无有效的预防策略，需定期随访。可以考虑放弃生育，若有生育计划，推荐对胎儿进行产前检查或胚胎着床前遗传诊断。

第8节｜加德纳综合征

1　定义和临床表现

加德纳综合征（GS），也称家族性结直肠息肉病，存在多方面的临床表现，以结直肠息肉病、骨肿瘤或骨骼异常及软组织肿块三大症状为特征，也被认为是家族性腺瘤性息肉病的一种亚型[47]。

GS 于 1912 年由 Devie 和 Bussey 首次报道，1953 年由 Gardner 和 Richard 详尽描述，并以前者的名字命名。GS 通常以常染色体显性方式遗传，父母一方有 GS，子女中男性和女性都有 50% 遗传 GS 的风险。GS 的发病率为 1/14 025，不同性别间存在相同的分布。

2　发病机制

GS 由染色体 5q22 上的 *APC*［MIM 611731］基因的杂合突变引起[48]。

3　临床诊断

消化内镜检查、腹部 CT 可发现具有多个腺瘤性结直肠息肉和 / 或结直肠癌，并且伴有肠外肿瘤包括颅面骨肿瘤、甲状腺癌、表皮样囊肿、纤维瘤等的患者可怀疑 GS。分子检测示 *APC* 基因存在杂合突变可进一步确定诊断（表 3-12-8）。

表 3-12-8　加德纳综合征基因检测突变检出率

基因	检测方法	突变检出率 /%
APC	测序分析	≤ 90
	特定片段缺失 / 重复分析	8~12

4　治　疗

GS 人群早期发生结肠直肠癌的风险很高，此外还面临进展为其他 *APC* 相关癌症（如小肠、胃、胰腺、甲状腺、中枢神经系统、肝、胆管和 / 或肾上腺）的风险。尽管 GS 无法治愈，但有效的治疗和管理可降低癌症风险。患者通常需定期筛查与 GS 相关的各种息肉和肿瘤，以便早期诊断和治疗。治疗多为结肠及肠外肿瘤切除术。

5 风险评估与预防

对有 GS 家族史而无临床表现者,可在青春期进行基因检测;对有临床症状的患者,必须行基因检测,以便早期诊断和治疗。确诊患者需定期筛查与 GS 相关的各种息肉和肿瘤,以便早期发现和治疗。筛选方案包括:

从 10~12 岁开始,每 1~2 年重复一次乙状结肠镜或结肠镜检查。一旦检出息肉,建议每年行结肠镜检查,直到结肠切除术(去除结肠)。

从 10~12 岁开始,每年体检行甲状腺全面评估。

从 25 岁开始行食管、胃、十二指肠镜检查,每 1~3 年重复一次。

第 9 节
家族性腺瘤性息肉病

1 定义及临床表现

家族性腺瘤性息肉病(FAP)是以结直肠内生长大量腺瘤性息肉为主要特征的一种遗传病。FAP 是一种结肠癌易感综合征,肠道中可有成百上千的腺瘤性结肠息肉发育,平均发病时间为 16 岁(7~36 岁),95% 的 FAP 患者到 35 岁时有结肠息肉;若不及时行结肠切除术,结肠癌是不可避免的[49]。未经治疗个体诊断结肠癌的平均年龄为 39 岁(34~43 岁)。肠外表现包括胃底和十二指肠的息肉、骨瘤、牙齿异常、视网膜色素上皮的先天性肥大、软组织肿瘤、硬组织肿瘤和相关的癌症。

2 发病机制

APC[MIM 611731]基因定位于染色体 5q22,其突变使肠道黏膜上皮细胞过度增殖,导致 FAP,其中大部分会发展为结直肠癌。APC 基因突变的位置决定了息肉数量和恶化程度。

MUTYH[MIM 604933]基因突变导致常染色体隐性遗传的 FAP[50]。该基因突变阻止细胞纠正在 DNA 复制过程中产生的错误。这些错误在 DNA 中累积,增加细胞过度增殖及进一步引发结肠息肉和结肠癌的可能性。

3 病理类型

根据大肠息肉数和发病年龄可分为:息肉数多于 100 枚,具有较早发病年龄的经典型 FAP(classical familial adenomatous polyposis,CFAP)和息肉数少于 100 枚,具有较晚发病年龄的轻型 FAP(attenuated familial adenomatous polyposis,AFAP)。

根据基因突变类型,FAP 可分为四类,见表 3-12-9。

表 3-12-9 家族性腺瘤性息肉病基因分类一览表

分类	基因	遗传方式	定位	表型
FAP1	APC	显性	5q22.2	腺瘤性结肠息肉病
				加德纳综合征
				脑肿瘤息肉综合征
FAP2	MUTYH	隐性	1p34.1	结直肠多发腺瘤
FAP3	NTHL1	隐性	16p13.3	家族性腺瘤性息肉病(3)
FAP4	MSH3	隐性	5q14.1	家族性腺瘤性息肉病(4)

4 临床诊断

在结肠癌进展前确诊 FAP 对个人和可能受影响的其他家庭成员均极为重要。主要检测方法包括:结肠镜和基因检测。结肠镜下的表现主要为结直肠多发息肉。临床表现和病理可辅助诊断 FAP。FAP 的确诊目前主要通过分子检测,包括鉴定 APC[MIM 611731]、MYH[MIM 604933]、NTHL1[MIM 602656]、MSH3[MIM 600887]的突变,见表 3-12-10。

表 3-12-10 家族性腺瘤性息肉病基因
检测突变检出率 单位:%

基因	突变检出率	
	测序分析	特定片段缺失/重复分析
APC	≤ 90	8~12
MUTYH	99	—

注:—代表未知。

5 治 疗

FAP 的治疗策略取决于患者的基因型。大多数具有 APC 突变的个体将在 40 岁时发展为结肠癌,较少见的轻型 FAP 通常在生命后期出现(40~70 岁)。因此,可建议患者在 25 岁之前行预防性手术(结肠或结直肠切除术),或者定期内镜随访。预防性结肠切除术适用于存在超过 100 个息肉、存在严重发育不良的息肉或存在大于 1cm 的多个息肉。此外,非甾体抗炎药(NSAID)可用于减少息肉数量,减缓息肉恶变。

6　风险评估与预防

对有经典型 FAP 家族史的个体,基因检测一般可在 8~10 岁进行;对有轻型 FAP 家族史的个体,基因检测一般可推迟到 20 岁进行。

对已发现 APC 突变或确诊为 FAP 的患者,或 FAP 家族成员,分子检测未发现突变者,均建议行预防性筛查:

(1) 从出生到 5 周岁,每年腹部超声及血清 AFP,筛查肝母细胞瘤。

(2) 青春期开始,每年进行结肠镜检查,一旦发现息肉,立即镜下摘除。

(3) 息肉出现 1 年以后,仍未进行结肠切除患者,需每年进行结肠镜检查。发现结肠息肉者,每 2~3 年行食管、胃、十二指肠镜检查。

(4) 一旦发现十二指肠息肉,需要进行小肠 X 线检查。

(5) 体检时须作甲状腺触诊。

第 10 节

特科特综合征

1　定义及临床表现

家族性结肠息肉病伴多发肿瘤综合征是由 Turcot 在 1959 年提出,故称特科特(Turcot)综合征。特科特综合征与 DNA 错配修复基因突变相关,故又称错配修复癌症综合征。本病的特征为家族性多发腺瘤性结肠息肉(结直肠癌风险增加),并伴有身体其他部位的肿瘤;通常合并中枢神经系统肿瘤,如神经管胚胎组织、神经胶质母细胞瘤[脑癌的类型通常取决于特科特综合征更接近于遗传性非息肉性大肠癌(HNPCC)还是 FAP],但脑膜瘤、恶性淋巴瘤和转移性脑肿瘤除外,故也称胶质瘤息肉病综合征,临床上很少见,属常染色体隐性遗传性疾病。

2　发病机制

错配修复基因 MLH1 [MIM 609309],MSH2 [MIM 600678],MSH6 [MIM 120436] 或 PMS2 [MIM 600259] 发生突变,导致细胞错配修复机制缺陷,突变累积,一方面使肠黏膜细胞异常增殖,导致肠道形成多发息肉;另一方面促进中枢神经系统肿瘤形成,从而导致特科特综合征的发生[51],见表 3-12-11。

表 3-12-11　特科特综合征突变基因一览表

基因	表型	定位	遗传方式
MSH2		2p21-p16	隐性
MSH6	特科特综合征	2p16.3	隐性
MLH1		3p22.2	隐性
PMS2		7p22.1	隐性

3　临床诊断

通过结肠镜检查、腹部 CT 发现多个腺瘤性结肠息肉和 / 或结肠直肠癌,以及脑癌筛查示胶质母细胞瘤或成神经管细胞瘤的患者,可能具有特科特综合征。分子检测 MLH1、MSH2、MSH6 和 PMS2 基因突变可进一步确诊。

4　治　疗

手术切除结肠和 / 或直肠(直肠结肠切除术)可以预防恶性肿瘤的风险。受影响的个体还应接受周期性神经病学筛查,以发现脑肿瘤。脑肿瘤的治疗取决于肿瘤的类型、大小和位置。手术常需放疗和 / 或化疗。

5　风险评估与预防

对有家族史和 / 或相应临床症状的个体,须及时行基因检测。对已通过基因检测确诊为特科特综合征的个体,应定期进行内镜随访。预防性监测包括:

(1) 从 10~12 岁开始,每 1~2 年行乙状结肠镜或结肠镜检查,一旦发现息肉,立即摘除。

(2) 息肉出现 1 年以后,仍未进行结肠切除患者,需每年进行结肠镜检查。发现结肠息肉者,每 2~3 年进行食管、胃、十二指肠镜检查。

(3) 如果进行小肠结肠切除术及直肠吻合术,则每 6~12 个月检查剩余的直肠。

(4) 体检评估神经功能缺损(筛选 CNS 肿瘤);从 10 岁开始需进行甲状腺触诊,如果出现甲状腺结节,考虑使用细针抽吸术。

(5) 从出生到 5 周岁,每年体检须行肝触诊、腹部超声检查和血清 AFP 浓度的测量,早期检测肝母细胞瘤。

第11节 | 黑色素斑 - 胃肠多发性息肉病

1 定义与临床表现

黑色素斑 - 胃肠多发性息肉综合征(Peutz-Jeghers syndrome,PJS),又称黑斑 - 息肉综合征,为常染色体显性遗传性疾病,其主要特征为胃肠息肉、黏膜皮肤色素沉着和癌症易感[50]。Peutz-Jeghers 型错构瘤性息肉在小肠中是最常见的(按发生率高低依次为:空肠、回肠和十二指肠),但也可发生在胃、大肠和肠外,包括肾盂、支气管、胆囊、鼻通道、膀胱和输尿管。胃肠息肉可导致慢性出血和贫血,并引起复发性阻塞和肠套叠。皮肤色素沉着表现为手指(最常见)、嘴巴、眼睛、鼻孔、肛周区域和颊黏膜周围的深褐色斑点(儿童时期呈现为深蓝色)。色素斑点可在青春期和成年期褪色。具有 PJS 的个体患各种上皮性恶性肿瘤(结肠直肠癌、胃癌、胰腺癌、乳腺癌、卵巢癌和睾丸支持细胞瘤)的风险增加。本病可能通过多个显性多效基因遗传,外显率很高,同一家族罹患者甚多(患者子女中 50% 发病),常在 10 岁前起病,发病率为 1/300 000~1/25 000。

2 发病机制

PJS 由位于染色体 19p13 上的丝氨酸 / 苏氨酸激酶 *STK11*[MIM 602216]基因突变所致[52],见表 3-12-12。

表 3-12-12 PJS 基因检测突变检出率 单位:%

基因	突变致病率	突变检出率	
		测序分析	特定片段缺失 / 重复分析
STK11	94~96	81	15

3 临床诊断

PJS 的诊断是基于临床表现和分子检测。主要诊断标准包括:有家族史、皮肤色素沉着、胃肠道多发错构瘤性息肉。疑为 PJS 的患者可通过分子检测鉴定 *STK11* 基因中的杂合病原变异体确诊。

4 治疗

PJS 治疗的主要目的是处理胃肠道息肉发生的并发症,包括并发的恶性肿瘤、摘除小息肉、防止息肉增大或恶变。单纯的息肉可以通过内镜治疗进行摘除,常规的内镜治疗有纤维结肠镜、胃镜等,近几年双气囊电子小肠镜的使用率逐渐增加。对不能在内镜下处理的息肉或已经发生肠梗阻、肠套叠、肠出血、癌变等并发症者应进行手术治疗。

5 风险评估与预防

有家族史的婴幼儿,须及早行基因检测。检测阳性者,从出生起每年一次体格检查,包括腹部触诊、皮肤有无色素沉着及男性睾丸检查。

高危人群从青春期开始,定期内镜和 X 线检查。每隔 2 年进行小肠造影检查;食管、胃、十二指肠镜检查和结肠镜检查每两年重复一次。

高危女性应从 25 岁开始进行乳房触诊和乳房 X 线检查,高危男性应定期进行睾丸检查。

第12节 | 幼年性息肉综合征

1 定义及临床表现

幼年息肉综合征(JPS)是常染色体显性遗传性疾病,其特征在于消化道中存在错构瘤性息肉[53],又称幼年性息肉。错构瘤是在肠或其他器官积累的非癌性(良性)组织块。JPS 患者的息肉经常在 20 岁以下始发,其一生中的息肉数量少则 5 个左右,多则 100 个以上。大多数幼年性息肉是非癌性的,但具有 JPS 家族史的人群胃肠道癌症(如胃、小肠、结肠和直肠癌)风险更高。据估计,JPS 患者有 10%~50% 发生胃肠道癌的风险,其中最常见的癌症类型是结直肠癌。

2 发病机制

JPS 是由染色体 18q21 上的 *SMAD4*[MIM 600993]基因或染色体 10q21 上编码骨形态发生蛋白受体 1A 的 *BMPR1A*[MIM 601299]基因杂合突变引起的[54]。

3　病理类型

根据病症的体征和症状,JPS 可分为三种类型:

(1) 婴儿型息肉病:是最严重的疾病形式,特征为婴儿期胃肠道多发息肉。此类型儿童可能会患蛋白质丢失性肠病。可导致严重的腹泻,患儿生长速度减慢,体重不增或减轻。

(2) 幼年性广泛型息肉病:幼儿整个胃肠道发生息肉。

(3) 幼年性结肠型息肉病:受影响的个体仅在结肠发生息肉。幼年性广泛型息肉病和幼年性结肠型息肉病患者通常在儿童期发病。

4　临床诊断

当个体(<20 岁)符合以下任何一条,即可诊断为 JPS:①内镜示结肠或直肠内超过 5 个息肉;②除结直肠外,胃肠道其他部位也存在幼年性息肉;或③有 JPS 家族史,胃肠道发现幼年性息肉。

基因检测发现 SMAD4 或 BMPR1A 中的致病突变体,可进一步确诊为 JPS,见表 3-12-13。

组织病理学特征:青少年息肉通常存在组织异常增殖而产生的错构瘤。镜下显示致密基质层、炎症浸润的正常上皮和在固有层中扩张的囊性腺体。

表 3-12-13　幼年息肉综合征基因检测突变检出率　　单位:%

基因	突变的致病率	基因检出率	
		测序分析	特定片段缺失 / 重复分析
SMAD4	27	83	17
BMPR1A	28	69~85	15

5　治　疗

JPS 患者可能需每年内镜切除息肉和细胞学检查。如息肉发生恶性转化,需要手术切除结肠。

6　风险评估与预防

临床诊断为 JPS 或具有 JPS 家族史的个体须及时行基因检测。对于基因检测确定存在 SMAD4 或 BMPR1A 致病突变的个体,须定期进行内镜监测。

主要预防监测包括:直肠有无出血、腹痛、便秘、腹泻或粪便大小、形状和 / 或颜色的变化。对于经过手术切除肠道的 JPS 患者,因残余肠段息肉的术后发生率很高,需要进行内镜随访。

结肠镜检查和上消化道内镜检查应从十几岁(如 15 岁)开始,或在初始症状时开始,以较早者为准。如果为阴性者,应在 3 年内重复筛查。

如果只识别出一个或几个息肉,应镜下摘除息肉。患者应每年进行一次复检,直到没有发现息肉,此后每 3 年筛查一次。

如果发现许多息肉,须去除大部分结肠或胃。术后患者应每年进行一次复检,直到没有发现息肉,此后每 3 年筛查一次。

第 13 节｜遗传性非息肉性大肠癌

1　定义及临床表现

遗传性非息肉性大肠癌(HNPCC)也称 Lynch 综合征,为常染色体显性遗传性疾病[55]。HNPCC 患者具有高结肠癌及其他癌症(包括子宫内膜、卵巢、胃、小肠、肝胆管、上尿路、脑和皮肤等癌症)风险。

2　发病机制

MLH1[MIM 120436]、MSH2[MIM 609309]、MSH3[MIM 604395]、MSH6[MIM 600678]、PMS1[MIM 600258]、PMS2[MIM 600259]、TGFBR2[MIM 190182] 或 EPCAM[MIM 185535]基因的突变增加了发生 HNPCC 的风险。

MLH1、MSH2、MSH3、MSH6、PMS1、TGFBR2 和 PMS2 基因参与了细胞分裂过程中 DNA 复制错误的修复。这些基因中任意一个突变将阻止 DNA 复制错误的修复。由于异常细胞继续分裂,可致细胞过度增殖,引发癌症。EPCAM 基因本身不参与 DNA 复制错误的修复。EPCAM 基因位于染色体 2 上的 MSH2 基因旁,某些 EPCAM 基因突变可导致 MSH2 基因失活,中断 DNA 修复并导致 DNA 错误累积。

3　病理类型

HNPCC 是一种遗传异质性疾病,可分为以下几类:HNPCC1 由 MSH2 基因突变引起[56];HNPCC2 由 MLH1 突变引起[57];HNPCC3 由 PMS1 基因突变引起;HNPCC4 由 PMS2 基因突变引起;HNPCC5 由 MSH6 基因突变引起;HNPCC6 由 TGFBR2 基因突变引起;HNPCC7 由 MLH3 基因突变引起;HNPCC8 来自 EPCAM 3 个外显子和 MSH2 上游基因间区的缺失引起的 MSH2 的表观遗传沉默。*MSH2* 基因缺陷引起的 HNPCC 占比高达 60% 左右,而 *MLH1* 基因缺陷则占 30% 以上,这两个基因的缺陷可能占据了绝大多数的 HNPCC 病例。

4 临床诊断

HNPCC 可以在家族史的基础上参照 HNPCC 国际合作组织(the International Collaborative Group on HNPCC)1991 年制定的阿姆斯特丹标准确诊,或在具有种系发病变异体的个体或家族的基础上对错配修复基因(*MLH1*、*MSH2*、*MSH6*、*PMS2* 等)或 *EPCAM* 进行基因分析。

阿姆斯特丹 HNPCC 临床诊断标准:
- 三个及以上的家庭成员,其中至少有一个为一级亲属确诊为结肠、直肠癌。
- 连续两代受影响。
- 50 岁以前诊断出一种或多种结肠癌。
- 排除 FAP。

5 治疗

与 HNPCC 相关的结肠癌与其他类型的结肠癌治疗类似,可能包括手术、化疗和放射治疗。手术更有可能涉及去除更多的结肠,因为患者将来额外发生结肠癌的风险很高。

6 风险评估与预防

对有 HNPCC 家族史的个体,基因检测一般在 16~18 岁进行。检测阳性者从 20~25 岁开始,每 1~2 进行一次结肠镜检查和尿液分析;阴性者每 2~5 年进行一次结肠镜检查。*MSH6* 和 *PMS2* 杂合子的个体患结肠癌的风险较低,结肠镜检查可延迟至 30 岁。

建议有 *MLH1* 或 *MSH2* 杂合突变的患者从 30-35 岁开始食管、胃、十二指肠镜检查,根据检查结果每 3~5 年重复一次。

女性患者应从 30~35 岁开始每年行盆腔超声检查、子宫内膜活检。完成生育的妇女可考虑进行预防性手术(去除子宫和卵巢)。

第 14 节 | α1- 抗胰蛋白酶缺乏症

1 定义及临床表现

α1- 抗胰蛋白酶缺乏症(AATD)是血中抗蛋白酶成分 α1- 抗胰蛋白酶(AAT)缺乏引起的一种先天性代谢病,表现为血液和肺部的 AAT 活性降低,遵循常染色体隐性遗传模式[58]。

AATD 临床症状包括呼吸急促、喘鸣、打鼾和咆哮,其症状可能类似于复发性呼吸道感染或哮喘。AATD 在一些患者中可引起肝功能受损,并可能导致肝硬化和肝功能衰竭(15%),增加患肝细胞肝癌(HCC)的风险。新生儿 AATD 的特征包括早发性黄疸,其次是长期黄疸,这是新生儿肝移植的主要指标。另外,患者通常表现为没有潜在原因的慢性阻塞性肺病(COPD),约 1% COPD 患者患有 AATD。

2 发病机制

AATD 源于 AAT 的缺乏,*SERPINA1*〔MIM 107400〕(Serpin 肽酶抑制剂,分化枝 A,成员 1)是编码 AAT 的基因。*SERPINA1* 定位于染色体 14q32,其等位基因型以前缀 Pi*(蛋白酶抑制剂 *)命名。基于该命名法,最常见的(正常)等位基因型为 Pi*M,最常见的致病性等位基因型是 Pi*Z。目前已经鉴定出 *SERPINA1* 基因的 75 种突变,均具有一定临床意义[62]。最常见的突变是单个碱基对的替换,如 Pi*Z 即是由 342 位的谷氨酸突变到赖氨酸(dbSNP:rs28929474)引起的,而 Pi*S 则是由 264 位处的谷氨酸突变至缬氨酸引起(dbSNP:rs17580)。

3 诊断

据美国胸科学会和欧洲呼吸学会(American Thoracic Society & European Respiratory Society,2003)指南,根据不同的临床表现推荐基因检测(表 3-12-14)。

表 3-12-14　α1- 抗胰蛋白酶缺乏症遗传分子检测的相关临床适应证

临床适应证	基因检测		
	推荐	可推荐	不推荐
成人患肺气肿、慢性阻塞性肺疾病、气喘 / 气道阻塞不完全逆转	√		
成人患气道持续性阻塞(危险因素)	√		
患气道持续性阻塞(无症状无危险因素)		√	
成人患支气管扩张症		√	
青少年患持续性气流阻塞		√	
成人患哮喘和完全可逆气流阻塞			√
不明原因肝病	√		
成人患坏死性囊炎	√		
成人患血管炎(抗中性粒细胞质抗体阳性)	√		
患慢性阻塞性肺疾病或有肝脏疾病家族史(病因不明)		√	

505

AATD 的诊断取决于正常 AAT 在血清中的浓度,而血清中正常 AAT 的浓度与基因型相关(表 3-12-15)。在具有 PiSS、PiMZ 和 PiSZ 基因型的个体中,AAT 的血液水平降低至正常水平的 40%~60%。在具有 PiZZ 基因型的个体中,AAT 水平甚至低于正常的 15%,患者很可能在年轻时便进展为全身性气孔肺气肿,其中 50% 的患者会出现肝硬化。若患者患有 COPD、不可逆气流阻塞的哮喘、不明原因肝病或坏死性脂膜炎,应初步测试血清 AAT 水平,判断其症状轻重[59]。

表 3-12-15　*SERPINA1* 等位基因分型及诊断

等位基因	血清正常 α1- 抗胰蛋白酶水平 /%	症状
PiMM	100	无
PiMS	80	较轻
PiSS	60	较重
PiMZ	60	较重
PiSZ	40	严重
PiZZ	10~15	非常严重

AAT 的检测方法有蛋白质电泳和等电聚焦(IEF),前者不能完全区分 AAT 和其他次要蛋白质,故常用后者来精确分析 AAT。就 IEF 方法而言,在 pH 4.5~5.5 范围内,蛋白质根据其等电点或电荷在 pH 梯度凝胶中发生迁移。因为正常的 AAT 迁移到 IEF 凝胶的中心,故称为 M。每个人都有两个拷贝的 AAT 基因,含一个无效突变体的杂合子只显示一个条带,但是基因的两个不同拷贝的杂合子仍可能显示两种不同的电聚焦效果。所以若出现靠近或远离 M 的条带(即出现偏差带),同样意味着存在 AATD 风险。

4　治疗

与呼吸系统疾病相关的 AATD 治疗:临床治疗包括禁烟、吸氧、吸入支气管扩张剂和使用皮质类固醇。一般患者会发生正常免疫反应,建议注射抗流感和肺炎双球菌疫苗,增强机体抵抗力[60]。外源性补充 AAT,使血浆 AAT 水平维持在保护机体的有效范围之上。此外,需每年接种流感和肺炎球菌,以减轻肺部疾病进展。

与肝脏疾病相关的 AATD 治疗:目前临床上采用的 AATD 治疗方法主要集中在阻止异常蛋白多聚体的形成等方面,另可采取一些非特异性的方法减轻肝脏炎症和纤维化,如通过刺激肝细胞自噬来降低多聚化 ATZ 蛋白

的聚集[60]。此外,应定期(每 6~12 个月)超声检查以监测肝纤维化和 HCC 的可能演变,需接种甲型和乙型肝炎疫苗,以减轻肝脏疾病的风险。若 AATD 患者发展到失代偿期肝硬化甚至早期 HCC 时,可考虑进行肝移植治疗。

5　风险评估与预防

经查实患有 AATD 的患者,其父母皆为此致病基因的携带者,应测试血清 AAT 水平确定 *SERPINA1* 等位基因情况,以确保没有患此病。其配偶应同样确定等位基因情况,并进行产前检查或胚胎着床前遗传诊断,以判断其后代患病的概率。由于目前无有效疗法,最好的方法是预防 AATD 的发生。胎前已知父母为 PiZZ 杂合子,其子女有 25% 的可能出现 PiZZ 表型,在 15~17 周胎龄时,直接取胎儿脐血作 PiZZ 表型分析,必要时需对具有发病危险的胎儿终止妊娠[61]。因尚未有携带者发病的报道,所以携带者不需要采取特殊的措施加以预防,提醒其注意生活习惯即可,如忌酒精、控制体重等。

建议 50 岁以上的有家族史或有症状的个体定期(每 6~12 个月)进行肝、肺功能检查。

第 15 节｜遗传性慢性胰腺炎

1　定义及临床表现

遗传性慢性胰腺炎(HCP)指在无其他诱发因素情况下,在患者的两代或更多代家族中,存在两个一级亲属或三个及以上二级亲属患有胰腺炎。HCP 是一种常染色体显性遗传疾病,其特征在于胰腺的外分泌和内分泌成分的不可逆损伤。临床表现多样,大多数病情轻微,包括慢性腹痛、内分泌和外分泌胰腺功能受损、恶心呕吐、消化不良、糖尿病、假性囊肿、胆管和十二指肠梗阻,严重时可能发展成胰腺癌[62-63]。

2　发病机制

编码阳离子胰蛋白酶原的 *PRSS1*［MIM 276000］基因突变是引发 HCP 的最主要原因。已有研究表明,*PRSS1*[62-64]突变增强了胰蛋白酶原向活性胰蛋白酶的自催化转化,因此可能诱导胰岛素胰蛋白酶原过早激活,扰乱蛋白酶及其抑制剂的胰岛内平衡。除此之外,

还有其他一些基因(如 *SPINK1*［MIM 167790］[65-66]、*CTRC*［MIM 601405］[67-68]等)也被报道与 HCP 发病相关(表 3-12-16)[58]。

3 鉴别诊断

HCP 的鉴别诊断依赖于病史、家族史和基因检测等手段。在发病原因未知并且不存在诱发因素时,基于临床特征及慢性胰腺炎的家族史可诊断 HCP,如影像学(内镜超声、内镜逆行胰胆管造影、磁共振胰胆管造影)和活检可以检测是否有假性囊肿、胆管和十二指肠梗阻。此后进行相关基因的分子检测可验证该诊断结果。

关于 HCP 相关基因的分子检测,推荐的标准方法是完整基因区域的 DNA 测序。虽然许多研究将重点放在 *PRSS1* 外显子 2 和 3 上,目前为止其他外显子上尚未见报道相关突变位点,但仍有可能在外显子 1、4 和 5 上或者内含子和启动子区域中鉴定出新的突变。还有几种检测 PRSS1 突变的方法,如单链构象多态性分析、限制性片段长度多态性分析或变性高效液相色谱,但其敏感性和特异性不足。另外,可使用的策略是包含 *PRSS1*、*SPINK1* 和 *CTRC*(及可能发现的其他基因)的多基因检测,有利于发现多种遗传风险因素,并且这些遗传风险因素的不同组合可能会出现在一个家族的不同世代中。新一代测序仪可执行数十亿次读取长度为 150~250 个核苷酸的测序反应,故使用新一代测序仪的综合分析有望鉴定出新型胰腺炎相关基因并进一步阐明 HPC 发病机制[69]。

4 治疗

目前,多数 HCP 治疗的重点是通过减少胰腺外分泌以让胰腺"休息",然而其效果欠佳。治疗的基本目的是通过疼痛控制、营养支持、糖尿病治疗和胰腺酶补充来改善生活质量。胰腺酶替代疗法可以改善胰腺功能不全,治疗 1 型糖尿病常用二甲双胍(解决葡萄糖不耐症且可降低胰腺癌发生率)。手术可用于管理 HCP 的急性和慢性并发症,包括清创、引流、减压,而全胰切除胰岛自体移植仅应作为治疗严重胰腺炎患者的最后手段。

表 3-12-16 遗传性慢性胰腺炎相关基因突变

基因	编码蛋白	与遗传性慢性胰腺炎的相关性	检测推荐程度	检出率 /%	已发现的突变位点
PRSS1	胰蛋白酶 -1(阳离子胰蛋白酶原)	病原性变异体可导致胰蛋白酶蛋白质过早活化或抵抗降解,提前发病年龄(约 10 年)	强烈推荐	60~100	R122H(主要)、N29I(主要)、A16V、D22G、K23R、N29T、R122C、G208A
SPINK1	丝氨酸蛋白酶抑制剂(Kazel-type 1)	①炎症可诱导其上调(炎症急性期蛋白);②保护胰腺免受复发性或持续性胰蛋白酶激活作用;③急性胰腺炎后的慢性胰腺炎的易感基因	强烈推荐	70	N34S(主要)、R65Q、D50E、Y54H、R67C
CTRC	胰凝乳蛋白酶 C(低浓度的胰腺消化酶)	①可在胰腺内降解过早激活的胰蛋白酶;②功能缺失的该病原性变异体一般不会导致慢性胰腺炎,而结合其他胰蛋白酶激活变异体(包括 *SPINK1* 变异体或见于急性胰腺炎的胰管细胞液分泌相关基因 *CFTR* 的变异体)则可引发慢性胰腺炎	推荐	<10	A73T、G61R

5 风险评估与预防

HCP 平均发病年龄 20 岁,50 岁后胰腺癌的发病率急剧增加,针对已有家族史或表现出轻微症状的高风险群体可进行基因检测。若查实患病,其父母均有 50% 可能为突变基因的携带者,应进行相应基因检测确保没有患此疾病。由于 HCP 以常染色体显性方式遗传,其子代有 50% 的可能遗传基因突变体,所以建议进行产前检查或胚胎着床前遗传诊断,以确定其后代患病与否。另外,对于潜在高风险个体(有明显家族史或胰腺炎病史的),需以预防为主,定期进行影像学检查观察是否有病变。从幼年早期开始就要做到低脂肪饮食,少食多餐,坚持锻炼,控制情绪压力等。由于吸烟和喝酒能引起或加剧 HCP,使发病风险增加 8 倍,所以需严禁烟酒。

结 语

遗传性消化系统疾病较为罕见,临床表现复杂,不易确诊。随着近年来基因测序技术的发展和疾病遗传学机制研究的深入,越来越多的遗传性消化系统疾病被重新认识。这类疾病由于具有明确的遗传因素,因此存在明显的可控性。对患者和其亲属及其他潜在高风险个体及时进行基因检测,评估患者风险,有助于尽早发现疾病并给予适当干预,降低远期不良后果的发生。

(刘杰　张骏　郑万威)

参考文献

[1] SALGIA R J,BROWN K.Diagnosis and management of hereditary hemochromatosis.Clin Liver Dis,2015,19(1):187-198.

[2] 董松武.遗传性血色病的遗传机制.安徽医药,2013,17(9):1600-1601.

[3] 陈锦辉,赵念.遗传性血色病1例.中国医药指南,2010,8(36):133-134.

[4] 钱忠明,康友敏,常彦忠,等.HFE蛋白与遗传性血色病.中国病理生理杂志,2006,22(2):408-411.

[5] TAVILL A S,ADAMS P C.A diagnostic approach to hemochromatosis.Can J Gastroenterol,2006,20(8):535-540.

[6] WANG L H,HUANG Y Q,SHANG X,et al.Mutation analysis of 73 southern Chinese Wilson's disease patients:identification of 10 novel mutations and its clinical correlation.J Hum Genet,2011,56(9):660-665.

[7] YANG X L,MIURA N,KAWARADA Y,et al.Two forms of Wilson disease protein produced by alternative splicing are localized in distinct cellular compartments.Biochem J,1997,326(Pt 3):897-902.

[8] HARRIS E D.Cellular copper transport and metabolism.Annu Rev Nutr,2000,20:291-310.

[9] HOUWEN R H,JUYN J,HOOGENRAAD T U,et al.H714Q mutation in Wilson disease is associated with late,neurological presentation.J Med Genet,1995,32(6):480-482.

[10] BULL P C,THOMAS G R,ROMMENS J M,et al.The Wilson disease gene is a putative copper transporting P-type ATPase similar to the Menkes gene.Nat Genet,1993,5(4):327-337.

[11] TANZI R E,PETRUKHIN K,CHERNOV I,et al.The Wilson disease gene is a copper transporting ATPase with homology to the Menkes disease gene.Nat Genet,1993,5(4):344-350.

[12] THOMAS G R,FORBES J R,ROBERTS E A,et al.The Wilson disease gene:spectrum of mutations and their consequences.Nat Genet,1995,9(2):210-217.

[13] WILSON D C,PHILLIPS M J,COX D W,et al.Severe hepatic Wilson's disease in preschool-aged children.J Pediatr,2000,137(5):719-722.

[14] Cullen L M,Prat L,Cox D W.Genetic variation in the promoter and 5-prime UTR of the copper transporter,ATP7B,in patients with Wilson disease.Clin Genet,2003,64:429-432.

[15] KUSUDA Y,HAMAGUCHI K,MORI T,et al.Novel mutations of the ATP7B gene in Japanese patients with Wilson disease.J Hum Genet,2000,45(2):86-91.

[16] TAKESHITA Y,SHIMIZU N,YAMAGUCHI Y,et al.Two families with Wilson disease in which siblings showed different phe-notypes.J Hum Genet,2002,47(10):543-547.

[17] European Association for Study of Liver.EASL clinical practice guidelines:Wilson's disease.J Hepatol,2012,56(3):671-685.

[18] 陈源,张会丰.肝豆状核变性的历史和治疗.世界华人消化杂志,2017,25(9):763-768.

[19] KADAKOL A,SAPPAL B S,GHOSH S S,et al.Interaction of coding region mutations and the Gilbert-type promoter abnormality of the UGT1A1 gene causes moderate degrees of unconjugated hyperbilirubinaemia and may lead to neonatal kernicterus.J Med Genet,2001,38(4):244-249.

[20] LABRUNE P,MYARA A,CHALAS J,et al.Association of a homozygous(TA)8 promoter polymorphism and a N400D mutation of UGT1A1 in a child with Crigler-Najjar type II syndrome.Hum Mutat,2002,20(5):399-401.

[21] MARUO Y,NISHIZAWA K,SATO H,et al.Prolonged unconjugated hyperbilirubinemia associated with breast milk and mutations of the bilirubin uridine diphosphate-glucuronosyltransferase gene.Pediatrics,2000,106(5):E59.

[22] GANTLA S,BAKKER C T,DEOCHARAN B,et al.Splice-site mutations:a novel genetic mechanism of Crigler-Najjar syndrome type 1.Am J Hum Genet,1998,62(3):585-592.

[23] ERPS L T,RITTER J K,HERSH J H,et al.Identification of two single base substitutions in the UGT1 gene locus which abolish bilirubin uridine diphosphate glucuronosyltransferase activity in vitro.J Clin Invest,1994,93(2):564-570.

[24] WADA M,TOH S,TANIGUCHI K,et al.Mutations in the cana-licular multispecific organic anion transporter(cMOAT)gene,a novel ABC transporter,in patients with hyperbilirubinemia II/Dubin-Johnson syndrome.Hum Molec Genet,1998,7:203-207.

[25] PAULUSMA C C,BOSMA P J,ZAMAN G J,et al.Congenital jaundice in rats with a mutation in a multidrug resistance-associated protein gene.Science,1996,271(5252):1126-1128.

[26] SHANI M,SELIGSOHN U,GILON E,et al.Dubin-Johnson syndrome in Israel.I.Clinical,laboratory,and genetic aspects of 101 cases.Q J Med,1970,39(156):549-567.

[27] TOH S,WADA M,UCHIUMI T,et al.Genomic structure of the canalicular multispecific organic anion-transporter gene(MRP2/cMOAT)and mutations in the ATP-binding-cassette region in Dubin-Johnson syndrome.Am J Hum Genet,1999,64(3):739-746.

[28] KAJIHARA S,HISATOMI A,MIZUTA T,et al.A splice mutation in the human canalicular multispecific organic anion transporter gene causes Dubin-Johnson syndrome.Biochem Biophys Res Commun,1998,253(2):454-457.

[29] MOR-COHEN R,ZIVELIN A,ROSENBERG N,et al.Identification and functional analysis of two novel mutations in the multidrug resistance protein 2 gene in Israeli patients with Dubin-Johnson syndrome.J Biol Chem,2001,276(40):36923-36930.

[30] PACIFICO L,CARDUCCI C,POGGIOGALLE E,et al.Mutational analysis of ABCC2 gene in two siblings with neonatal-onset Dubin syndrome.Clin Genet,2010,78(6):598-600.

［31］ TARIAS I M.Chronic unconjugated hyperbilirubinemia without overt signs of hemolysis in adolescents and adults.J Clin Invest, 1962,41 :2233-2245.

［32］ RITTER J K,CHEN F,SHEEN Y Y,et al.A novel complex locus UGT1 encodes human bilirubin,phenol,and other UDP-glucuronosyltransferase isozymes with identical carboxyl termini.J Biol Chem,1992,267(5):3257-3261.

［33］ SLEISENGER M H.Nonhemolytic unconjugated hyperbilirubinemia with hepatic glucuronyl transferase deficiency:a genetic study in four generations.Trans Assoc Am Physicians,1967,80 : 259-266.

［34］ FOULK W T,BUTT H R,OWEN C A Jr,et al.Constitutional hepatic dysfunction(Gilbert′s disease):its natural history and related syndromes.Medicine(Baltimore),1959,38(1):25-46.

［35］ MARUO Y,WADA S,YAMAMOTO K,et al.A case of anorexia nervosa with hyperbilirubinaemia in a patient homozygous for a mutation in the bilirubin UDP-glucuronosyltransferase gene.Eur J Pediatr,1999,158(7):547-549.

［36］ BORLAK J,THUM T,LANDT O,et al.Molecular diagnosis of a familial nonhemolytic hyperbilirubinemia(Gilbert′s syndrome)in healthy subjects.Hepatology,2000,32(4 Pt 1):792-795.

［37］ MELLIS C,BALE P M.Familial hepatic venooclusive disease with probable immune deficiency.J Pediatr,1976,88(2):236-242.

［38］ ROSCIOLI T,CLIFFE S T,BLOCH D B,et al.Mutations in the gene encoding the PML nuclear body protein Sp110 are associated with immunodeficiency and hepatic veno-occlusive disease. Nat Genet,2006,38(6):620-622.

［39］ WELSH G I,KADEREIT S,COCCIA E M,et al.Colocalization within the nucleolus of two highly related IFN-induced human nuclear phosphoproteins with nucleolin.Exp Cell Res,1999,250 (1):62--4.

［40］ ROSCIOLI T,CLIFFE S T,BLOCH D B,et al.Mutations in the gene encoding the PML nuclear body protein Sp110 are associated with immunodeficiency and hepatic veno-occlusive disease. Nat Genet,2006,38(6):620-622.

［41］ SZESZKO J S,HEALY B,STEVENS H,et al.Resequencing and association analysis of the SP110 gene in adult pulmonary tuberculosis.Hum Genet,2007,121(2):155-160.

［42］ THYE T,BROWNE E N,CHINBUAH M A,et al.No associations of human pulmonary tuberculosis with Sp110 variants.J Med Genet,2006,43(7):e32.

［43］ ROSCIOLI T,ZIEGLER J B,BUCKLEY M,et al.Hepatic Veno-Occlusive Disease with Immunodeficiency.Seattle(WA):University of Washington,2007.

［44］ 储开建,姚晓平.常染色体显性遗传性多囊肝病分子学研究进展.中华肝胆外科杂志,2006,12(5):358-360.

［45］ 薛原,曹婷婷,曲波.常染色体显性遗传性多囊肝病的研究进展.中国临床医学,2012,19(2):190-192.

［46］ 储开建,姚晓平.常染色体显性遗传性多囊肝病诊治进展.中国实用外科杂志,2006,26(6):469-470.

［47］ LUBA M C,BANGS S A,MOHLER A M,et al.Common benign skin tumors.Am Fam Physician,2003,67(4):729-738.

［48］ RAMMOHAN A,WOOD J J.Desmoid tumour of the breast as a manifestation of Gardner′s syndrome.Int J Surg Case Rep,2012, 3(5):139-142.

［49］ SORAVIA C,BERK T,MADLENSKY L,et al.Genotype-phenotype correlations in attenuated adenomatous polyposis coli.Am J Hum Genet,1998,62(6):1290-1301.

［50］ NIELSEN M,LYNCH H,INFANTE E,et al.MUTYH-associated polyposis//Pagon R A,AdamM P,Ardinger H H,et al.Source Gene Reviews.Seattle(WA):University of Washington,2012 : 1993-2015.

［51］ KRATZ C P,HOLTER S,ETZLER J,et al.Rhabdomyosarcoma in patients with constitutional mismatch-repair-deficiency syndrome.J Med Genet,2009,46(6):418-420.

［52］ YANG P,TAN H,XIA Y,et al.De novo exonic deletion of KDM6A in a Chinese girl with Kabuki syndrome:a case report and brief literature review.Am J Med Genet A,2016,170(6): 1613-1621.

［53］ BROSENS L A,LANGEVELD D,VAN HATTEM W A,et al.Juvenile polyposis syndrome.World J Gastroenterol,2011,17 (44):4839-4844.

［54］ LARSEN H J,HOWE J R.Juvenile polyposis syndrome.Seattle (WA):University of Washington,1993.

［55］ KASTRINOS F,MUKHERJEE B,TAYOB N,et al.Risk of pancreatic cancer in families with Lynch syndrome.JAMA,2009,302 (16):1790-1795.

［56］ FISHEL R,LESCOE M K,RAO M R,et al.The human mutator gene homolog MSH2 and its association with hereditary nonpolyposis colon cancer.Cell,1993,75(5):1027-1038.

［57］ PAPADOPOULOS N,NICOLAIDES N C,WEI Y F,et al.Mutation of a mutL homolog in hereditary colon cancer.Science,1994,263(5153):1625-1629.

［58］ STOLLER J K,ABOUSSOUAN L S.Alpha1-antitrypsin deficiency.Lancet,2005,365(9478):2225-2236.

［59］ HATIPOĞLU U,STOLLER J K. α 1-Antitrypsin Deficiency.Clin Chest Med,2016,37(3):487-504.

［60］ 王方.重视 α 1-抗胰蛋白酶缺乏症的诊断.中国临床医生, 2015,43(2):10-14.

［61］ 刘晓峰,孙自勤.肝病诊疗精要.北京:人民军医出版社,2010.

［62］ TEICH N,MöSSNER J.Hereditary chronic pancreatitis.Best Pract Res Clin Gastroenterol,2008,22(1):115-130.

［63］ PFÜTZER R,MYERS E,APPLEBAUM-SHAPIRO S,et al.Novel cationic trypsinogen(PRSS1)N29T and R122C mutations cause autosomal dominant hereditary pancreatitis.Gut, 2002,50(2):271-272.

［64］ SIMON P,WEISS F U,SAHIN-TOTH M,et al.Hereditary pancreatitis caused by a novel PRSS1 mutation(Arg-122--> Cys)that alters autoactivation and autodegradation of cationic trypsinogen. J Biol Chem,2002,277(7):5404-5410.

［65］ CHANDAK G R,IDRIS M M,REDDY D N,et al.Absence of PRSS1 mutations and association of SPINK1 trypsin inhibitor mutations in hereditary and non-hereditary chronic pancreatitis. Gut,2004,53(5):723-728.

［66］KIRÁLY O,WARTMANN T,SAHIN-TÓTH M.Missense muta-tions in pancreatic secretory trypsin inhibitor(SPINK1)cause intracellular retention and degradation.Gut,2007,56(10):1433-1438.

［67］CHO S M,SHIN S,LEE K A.PRSS1,SPINK1,CFTR,and CTRC pathogenic variants in Korean patients with idiopathic pan-creatitis.Ann Lab Med,2016,36(6):555-560.

［68］BINKER M G,RICHARDS D,GAISANO H Y,et al.ER stress-associated CTRC mutants decrease stimulated pancreatic zymo-gen secretion through SIRT2-mediated microtubule dysregulation. Biochem Biophys Res Commun,2015,463(3):329-335.

［69］MASAMUNE A.Genetics of pancreatitis:the 2014 update.Tohoku J Exp Med,2014,232(2):69-77.

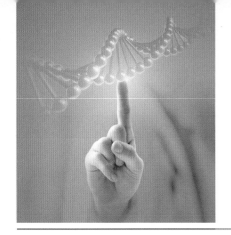

第13章

肾与泌尿系统疾病的遗传咨询

缩写	英文全称	中文全称
5-HT	5-hydroxytryptamine	5-羟色胺
ACEI	angiotensin converting enzyme inhibitor	血管紧张素转化酶抑制剂
ADPKD	autosomal dominant polycystic kidney disease	常染色体显性遗传多囊肾病
AFD	Anderson-Fabry disease	安德森-法布里病
ARAS	autosomal recessive inheritance Alport syndrome	常染色体隐性遗传型奥尔波特综合征
ARB	angiotensin receptor blockers	血管紧张素受体阻滞剂
ARPKD	autosomal recessive polycystic kidney disease	常染色体隐性遗传多囊肾病
AS	Alport syndrome	奥尔波特综合征
BC	Bowman capsule	鲍曼囊
BFH	benign familiar hematuria	良性家族性血尿
ERT	enzyme replacement therapy	酶替代疗法
ESRD	end-stage renal disease	终末期肾病
FD	Fabry disease	法布里病
FSGS	focal segmental glomerulosclerosis	局灶节段性肾小球硬化
GBM	glomerular basement membrane	肾小球基底膜
HD	homeodomain	同源结构域
IVF	in virto fertilization	体外受精
JNPH-MCKD	juvenile nephronophthisis and medullary cystic kidney disease	青年性肾消耗病-髓质囊性病综合征
LSD	lysosomal storage diseases	溶酶体贮积症
MCD	minimal changes of glomerulus	肾小球轻微病变
MCKD	medullary cystic kidney disease	肾髓质囊性病

续表

缩写	英文全称	中文全称
MN	membranous nephropathy	膜性肾病
mRNA	messenger RNA	信使 RNA
MsPGN	mesangial proliferative glomerulonephritis	系膜增生性肾小球肾炎
NPHP	nephronophthisis	肾消耗病
NPS	nail-patella syndrome	指甲髌骨综合征
PGD	preimplantation genetic diagnosis	胚胎植入前遗传学诊断
PKD	polycystic kidney disease	多囊肾病
PKHD1	polycystic kidney and hepatic disease 1	多囊肾和肝脏疾病 1
PLD	polycystic liver disease	多囊肝病
RAAS	renin-angiotensin-aldosterone system	肾素 - 血管紧张素 - 醛固酮系统
ROS	reactive oxygen species	活性氧
SRT	substrate reduction therapy	底物减少疗法
TBM	tubular basement membrane	肾小管基底膜
TBMN	thin basement membrane ne-phropathy	薄基底膜肾病
XLAS	X-linked dominant inheritance Alport syndrome	X 连锁显性遗传型奥尔波特综合征

续表

引言

遗传性肾脏疾病是肾脏疾病的一个重要组成部分，据报道，占全部肾脏疾病的10%~15%，包括单基因疾病、多基因疾病、线粒体疾病等。遗传性肾脏疾病大体可分为：①肾小球疾病；②肾小间质性疾病；③先天性肾脏发育异常；④异常物质沉积于肾脏，如淀粉样物质沉积。遗传性肾脏疾病大多在新生儿、儿童时期即可发病或出现肾功能不全，大部分将进展至终末期肾病（ESRD），是导致终末期肾病的重要病因。遗传性肾脏病与其他原发、继发性肾脏疾病比较，在临床上相对少见或罕见，故常存在误诊或延期诊断。本章将把相对常见的遗传性肾脏疾病，如奥尔波特综合征、薄基底膜肾病、法布里病、多囊肾病等疾病的发病机制、临床诊治进展等方面做系统总结，以引起儿童肾脏专科医师的关注。

第1节 | 奥尔波特综合征

奥尔波特综合征（AS）是最常见的遗传性肾脏疾病之一，临床以血尿、感音神经性耳聋、眼部异常改变及进行性肾功能减退为主要表现，特征性的肾脏病理改变为肾小球基底膜弥漫性增厚或增厚与变薄相间，致密层劈裂、分层、篮网状改变。1927年Alport首次对该病进行详细描述，于1961年Williamson将本病正式命名为奥尔波特综合征。由于本病预后差，多进展至终末期肾病（ESRD），且对于激素及其他免疫抑制剂治疗无效，是慢性肾脏病的重要病因之一，国内外对该病的研究愈发重视，广大医务人员应早期识别、早期诊断，延缓发展至ESRD的进程，并且提供必要的遗传指导，以阻断此病的子代遗传，提高人口素质。

1 流行病学

奥尔波特综合征发病率约为1/10 000~1/5 000，男女均发病，男性多于女性，在肾小球疾病中约占2%，在成人肾活检中占0.3%，而在儿童肾活检中占1.7%~2.5%[1-2]。我国于1978年首次报道本病后，流行病学资料显示其占肾活检患儿1.2%[3]，并且随着检测技术的提高，检出率现可高达4.8%[4]。

2 病因及发病机制

奥尔波特综合征是由编码肾小球基底膜Ⅳ型胶原α链的基因突变导致，Ⅳ型胶原分子是由3条α链组成三螺旋结构的蛋白，迄今已发现6种α链（α1~α6），由COL4A1~COLAA6分别编码。6种α链（Ⅳ）形成3种三螺旋分子，称其为前体，即α1.α1.α2（Ⅳ）、α3.α4.α5（Ⅳ）、α5.α5.α6（Ⅳ）。这些前体通过分子间的交互作用形成网状结构：α1.α1.α2（Ⅳ）-α1.α1.α2（Ⅳ），α3.α4.α5（Ⅳ）-α3.α4.α5（Ⅳ）和α1.α1.α2（Ⅳ）-α5.α5.α6（Ⅳ），且在不同组织中的侧重表达不同。α1.α1.α2（Ⅳ）三螺旋分子可存在于所有的基底膜中，α3.α4.α5（Ⅳ）三螺旋分子在肾中仅存在于肾小球基底膜（GBM）、鲍曼囊（BC）和远端肾小管及集合管的基底膜，但不存在于肾脏系膜和血管基底膜，但亦表达于肺、睾丸、耳蜗及眼部；α5.α5.α6（Ⅳ）三螺旋分子在肾中只表达于鲍曼囊和远端肾小管及集合管的基底膜，并表达于皮肤、平滑肌和食管[5-6]。

奥尔波特综合征是一种遗传异质性疾病，遗传方式有三种类型：①最常见为X连锁显性遗传型奥尔波特综合征（XLAS），占病例数的80%~85%，是由编码α5链的COL4A5基因突变引起，病变基因位于X染色体长臂中部Xq21-q22；②其次是常染色体隐性遗传型奥尔波特综合征（ARAS），约占病例数的15%，其致病基因是COL4A3或COL4A4基因，这些基因定位于常染色体2q35-q37；③罕见的有常染色体显性遗传，致病基因亦是COL4A3或COL4A4基因，约占5%[5,7-8]。

3 病 理

3.1 奥尔波特综合征肾脏病理表现

3.1.1 光镜

奥尔波特综合征在光镜下的病理改变有轻中度系膜增生性肾小球肾炎（MsPGN），局灶性节段性肾小球硬化（FSGS），肾小球轻微病变（MCD）以及膜性肾病（MN）[9-10]。所有患儿均可见肾小球足细胞的肿胀肥大，部分可出现胎儿型肾小球。肾小管部分上皮细胞空泡变性,可见红细胞管型;肾小管不同程度萎缩;间质可见灶性泡沫样细胞形成[11]。

3.1.2　电镜

在电镜下可出现肾小管上皮细胞空泡变性,肾小球基底膜厚薄不均一,部分致密层出现撕裂、分层,肾小球基底膜外轮廓不规则,足突节段性融合。电镜的表现并不特异,在膜性肾病慢性病变,IgA 肾病等肾脏疾病中也可能出现类似表现,因此除了电镜技术以外,联合应用Ⅳ型胶原 α3(Ⅳ型)链和 α5(Ⅳ型)链免疫荧光染色可明显增加诊断奥尔波特综合征的灵敏度和特异度[9,12]。

3.1.3　Ⅳ型胶原 α 链免疫荧光染色

在不同的奥尔波特综合征中 α5(Ⅳ型)链染色不同。X 连锁杂合子表现出在肾小球基底膜和鲍曼囊马赛克(mosaic pattern)间断阳性表达。XLAS 中肾小球基底膜、鲍曼囊及肾小管基底膜(TBM)上均阴性表达。ARAS(纯合子或复杂杂合子)中,肾小球基底膜中的 α3(Ⅳ型)及 α5(Ⅳ型)阴性表达,但是在鲍曼囊及远端肾小管基底膜中 α5(Ⅳ型)仍有阳性表达。还有一小部分奥尔波特综合征家系 α3(Ⅳ型)和 α5(Ⅳ型)染色均正常,因此在正常免疫荧光情况下不能完全区分是 XLAS 还是 ARAS[9]。

3.2　奥尔波特综合征皮肤病理表现

研究发现 α5(Ⅳ型)免疫荧光染色是对 XLAS 的诊断和基因携带者筛查有效的生物学标志。皮肤组织冷冻切片进行抗 α5(Ⅳ型)链荧光染色在皮肤内皮细胞基底膜表达情况分析,XLAS 男性患者染色阴性,女性患者染色为间断阳性[13]。

4　临床表现

奥尔波特综合征是一组遗传性的、以肾脏病变为主的临床综合征,不同遗传型的奥尔波特综合征临床表现不尽相同。

4.1　临床特征

肾脏表现以血尿最常见,多为肾小球源性血尿,XLAS 的男性患者表现为持续性镜下血尿,甚至可见生后几天内出现血尿;镜下血尿的外显率为 100%。约 67% 的奥尔波特综合征男性患者有发作性肉眼血尿,多数在 10~15 岁前、呼吸道感染或劳累后出现。XLAS 的女性患者 90% 以上有镜下血尿,少数可出现肉眼血尿。几乎所有 ARAS 患者均出现血尿,而 ARAS 的杂合子亲属中,血尿发生率为 50%~60%,不超过 80%。XLAS 男性患者均会出现蛋白尿,随年龄增长而进展,甚至出现肾病水平蛋白尿(尿蛋白与尿肌酐比值大于 2),肾病综合征的发生率

为 30%~40%。高血压的发生率和严重性也随年龄而增加,且多见于男性患者。

听力障碍,奥尔波特综合征患者可有感音神经性耳聋,多于学龄期发现,常为进行性,双侧不完全对称,初为高频区听力下降,逐渐累及全音域,甚至影响日常的对话交流。

眼部病变,奥尔波特综合征常见的眼部病变包括前圆锥形晶状体、眼底黄斑周围点状和斑点状视网膜病变及视网膜赤道部病变。前圆锥形晶状体可致患者变性近视,视网膜病变通常不影响视力,但其病变会伴随肾功能的减退而进展。

弥漫性平滑肌瘤,某些青少年型奥尔波特综合征患者伴有显著的平滑肌肥大,最常累及食管、气管及女性生殖器(如阴蒂、大阴唇及子宫等),并出现相应症状,如吞咽困难和呼吸困难等。

4.2　基因型与临床表型的关系

XLAS 患者由于编码Ⅳ胶原 α5 链的 COL4A5 基因突变,导致 α5 链免疫荧光缺失或不连续分布,使三螺旋分子立体结构构成障碍并易于降解,故引起 α3、α4 链表达异常;而 ARAS 患儿病理主要表现为 α3、α4 链表达异常,相对于 XLAS,ARAS 患者临床表现较轻[14]。

4.2.1　XLAS 的临床特点

两条 X 染色体等位基因均有表达(包括正常和异常基因产物),属于 X 染色体基因表达产物的嵌合体,而男性为 α5 基因半合子遗传,故而临床表现较女性重,更早发展为 ESRD。亦有研究认为 XLAS 的男性患者与女性患者基底膜的Ⅳ胶原组成不同而导致男女患者临床表现不同,XLAS 男性患者肾小球基底膜完全不表达Ⅳ胶原 α5 链,同时伴 α3 及 α4 链完全不表达;而女性患者肾小球基底膜的 α3 链及 α4 链减弱表达或 α5 链出现马赛克样改变,仅少数患者Ⅳ胶原 α3 链、α4 链及 α5 链完全不表达[15]。同一 XLAS 家族内男性患者临床表现及进展过程极为相似,而 XLAS 女性患者临床表现差别较大,如同一家系基因型完全相同的姐妹,临床表型可以截然不同,考虑与 COL4A5 突变信使 RNA(mRNA)及基底膜 α5(Ⅳ)链的表达量相关,而 COL4A5 突变 mRNA 及基底膜 α5(Ⅳ)链的表达量不同的机制可能与 X 染色体失活有关,其他表观遗传学调控方式也可能参与其中[16],而 ARAS 患者并未显示有性别差异。

XLAS 男性患者大部分都发展为 ESRD。Jais 等[17]对 195 个家庭 401 例男性 XLAS 的临床表现及 COL4A5 基因突变分析发现,所有男性患者均有血尿,且其进展为 ESRD 及耳聋等表现的速度跟突变类型有关。受大的突变、无义突变及改变阅读框架的小突变影响的男性患者,有 90% 可能在 30 岁以前发展为 ESRD,而错义突变和剪

切位点突变的患者则分别为 50% 及 70%,错义突变 30 岁以前发展为耳聋的可能性为 60%,而其他突变类型可能性则为 90%。Gross 等[18]对 23 个德国家族 267 例男性 XLAS 分析发现:①大的基因重排、移码突变、无义突变及供体剪切位点突变患者发展为 ESRD 的年龄为(19.8±5.7)岁;②非甘氨酸或 3- 端甘氨酸错义突变,框内缺失 / 插入和受体剪切位点突变患者发展为 ESRD 年龄为(25.2±7.2)岁,其肾外症状较少;③ 5- 端甘氨酸替代的突变患者发展为 ESRD 年龄更晚,为(30.1±7.2)岁。这表明基因突变类型能有效预测 ESRD 发生年龄。Bekheirnia 等[19]对 175 个美国家族的 681 例男性 XLAS 患者分析发现:①携带错义突变患者发展为 ESRD 平均年龄为 37 岁,而剪切位点突变平均年龄 28 岁,截断突变则为 25 岁(P<0.01)。② 5- 端基因突变与 ESRD 早发相关(P<0.01)。③剪切位点突变或截断突变患者伴眼部疾患的概率是错义突变患者的 2 倍,听力损害也有这种倾向;而肾外表现包括耳聋和听力损害与靠近 5- 端基因突变关系更为紧密。

XLAS 女性患者临床表现不一,轻者无症状或仅表现为镜下血尿,重者发展为 ESRD 甚至行肾脏移植治疗。Jais 等[20]分析了 195 例家族的 323 例女性患者临床资料及基因检测结果,女性患者在 40 岁前发展为 ESRD 和耳聋的可能性分别为 12% 及 10%。通过基因分析发现:错义突变患者进展为 ESRD 的速度慢,但与同家族男性患者比较差异无统计学意义;进展为 ESRD 的年龄与基因型无差异;19 例患者基因型及肾脏基底膜超微结构改变之间没有相关性;来自于同一家族相同基因突变的两例女性患者的临床表现截然不同。说明 XLAS 女性患者不能简单以基因型反映其临床表型,X 染色体失活等表观遗传学机制可能参与其中。

4.2.2　ARAS 的临床特点

研究表明 ARAS 基因型与临床表型之间有关联,纯合突变临床表现较杂合突变重,错义突变临床表现重于无义突变,前者多表现为缓慢进展的肾功能衰竭,但也不能单纯从基因型预测临床表型,因为相同基因型的临床表现可能并不一致[21]。已有研究证实基因型所致终止密码子提前可致严重的奥尔波特综合征,Dagher 等[22]发现,COL4A4 外显子 30~32 上 3 个新的突变(2846delG、2952delG、S969X)均导致终止密码子的提前,而 7 例含有这 3 种突变的杂合子或纯合子患者有 6 例均在成年期间发展为 ESRD,并伴有耳聋及眼部异常。

5　诊断及鉴别诊断

20 世纪 80 年代,Flinter[23]提出了奥尔波特综合征的四项诊断指标:有血尿或慢性肾功能衰竭家族史;肾活检电镜检查可见奥尔波特综合征典型改变;高频神经性耳聋;眼部病变。符合上述四项中的三项便可诊断,但该诊断标准并不能明确奥尔波特综合征诊断,亦不能提示奥尔波特综合征遗传型。1996 年 Gregory 等[24]在此基础上又提出诊断奥尔波特综合征的 10 条标准(10 条标准符合 4 条即可确诊)。

(1) 肾炎家族史。

(2) 持续血尿,排除其他遗传性肾脏疾病的证据,如薄基底膜病、多囊肾或 IgA 肾病。

(3) 双侧感音神经性耳聋,听力呈进行性丧失,累及频率范围 2 000~8 000Hz,幼年无听力损害但大多于 30 岁前出现。

(4) COL4A5/3/4 基因。

(5) 免疫荧光检查发现肾小球和 / 或表皮基底膜有 IV 型胶原 α 链全部或部分丧失。

(6) 肾小球基底膜超微结构显示广泛异常,典型病变包括肾小球基底膜厚薄不均、撕裂、分层等。

(7) 特征性的眼部改变,包括前圆锥形晶状体、后囊卜白内障、视网膜病变等。

(8) 一个家系中至少有两个家系成员逐渐进展至 ESRD。

(9) 血小板减少症或白细胞包涵体。

(10) 食管平滑肌瘤或女性生殖功能异常。

诊断奥尔波特综合征家系,则直系成员必须完全符合以上至少 4 条标准;对奥尔波特综合征家系中的个体而言,若符合相应的遗传型,并符合上述标准第 2~10 条中的两条,则可确诊,符合 1 条可作拟诊。由于该诊断标准繁多及复杂,所以未被临床医生广泛应用。

目前认为确诊奥尔波特综合征主要依赖:①肾活检电镜下肾小球基底膜超微病理的典型改变;②组织(皮肤及肾小球)基底膜 IV 型胶原 α 链异常表达;③ COL4A3-6 基因突变。

由于该病兼具临床综合征、遗传性疾病、基底膜病变的特性,因此临床实践中需注意从以下几方面考虑该病的诊断以及鉴别诊断。

(1) 临床综合征:当患儿出现典型的临床症状,如血尿或血尿和蛋白尿,伴有耳聋、眼部异常,考虑奥尔波特综合征的诊断并不困难。然而,有些奥尔波特综合征患儿就诊时表现并不典型,如表现为肾病综合征,血尿并不突出,而且对临床上无耳聋症状的奥尔波特综合征患者容易漏诊。故依据临床表现对奥尔波特综合征的诊断并不确切,也不能区分是哪种遗传型,需注意结合其他检查鉴别。

(2) 家族史:判断家族史除了详尽询问并绘制系谱图,对于考虑可能为奥尔波特综合征的家系,要尽量对先证者父母乃至全家系成员进行晨尿检查。另外,需要注意奥尔波特综合征存在新发突变(有时也称作"从头突变"),即此类患儿没有血尿、肾衰竭等肾脏病家族史。有研究报道在奥尔波特综合征中新发突变的比例约为18%[25]。

案例:患儿张某,男,13岁,以"镜下血尿、蛋白尿"为主要表现,肾功能正常,双耳听力测试未通过,视力正常;母亲有血尿、慢性肾衰竭,基因检测结果为剪切位点的杂合突变,姨妈肾功能不全,外婆因尿毒症去世,同母异父哥哥因肾炎去世;肾活检电镜示基底膜厚薄不一,厚度约150~400nm,基底膜致密层增厚,部分呈撕裂状和蛛网状;基因检测示COL4A5基因半合子突变,X连锁显性遗传。根据典型临床表现、家族史、肾活检电镜表现及基因诊断,确诊为奥尔波特综合征,其家系图谱见图3-13-1。

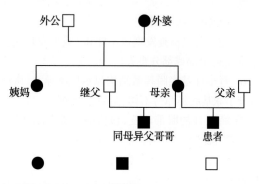

图3-13-1　家系图谱

（3）肾脏病理:肾活检组织电镜下发现基底膜超微病理典型病变(肾小球基底膜厚薄不均,致密层撕裂、分层、篮网状、虫蚀状改变)可确诊奥尔波特综合征。但依据电镜诊断奥尔波特综合征也存在局限性,在疾病早期或小年龄患儿、X连锁显性遗传型女性患儿基底膜往往呈现弥漫或节段性变薄(可薄至100nm以下),此时需与薄基底膜肾病鉴别。奥尔波特综合征肾活检组织免疫荧光学检测多为阴性,对确诊价值不大,但有助于鉴别诊断,尤其与IgA肾病的鉴别诊断。研究发现约10%的奥尔波特综合征患者肾组织或皮肤组织Ⅳ型胶原α5链染色正常而被漏诊[26]。

（4）检测组织基底膜Ⅳ型胶原α链表达:应用抗Ⅳ型胶原不同α链的单克隆抗体,在肾活检以及简单易行的皮肤活检组织进行免疫荧光学检测,可用于诊断X连锁遗传型奥尔波特综合征的患儿,也可助于筛查基因携带者。另外,抗Ⅳ型胶原不同α链单克隆抗体与肾小球基底膜的反应结果还可用于鉴定奥尔波特综合征的常染色体隐性遗传型(表3-13-1)[27]。

（5）基因检测:检测奥尔波特综合征致病基因是确诊、确定遗传性、携带者的有力手段,更是产前诊断的必备检查。X连锁遗传型奥尔波特综合征因COL4A5基因突变或COL4A5、COL4A6两个基因突变所致。ARAS因COL4A3和COL4A4基因突变所致。常染色体显性遗传型奥尔波特综合征非常少见,目前研究提示该型奥尔波

表3-13-1　奥尔波特综合征患儿组织基底膜中Ⅳ型胶原α链表达特点[27]

抗体	肾小球基底膜	肾小球包氏囊	远曲小管基底膜	皮肤基底膜
XLAS 男性				
抗α3(Ⅳ)单抗	阴性	正常无表达	阴性	正常无表达
抗α4(Ⅳ)单抗	阴性	正常无表达	阴性	正常无表达
抗α5(Ⅳ)单抗	阴性	阴性	阴性	阴性
抗α6(Ⅳ)单抗	正常无表达	阴性	阴性	阴性
XLAS 女性				
抗α3(Ⅳ)单抗	间断阳性	正常无表达	间断阳性	正常无表达
抗α4(Ⅳ)单抗	间断阳性	正常无表达	间断阳性	正常无表达
抗α5(Ⅳ)单抗	间断阳性	间断阳性	间断阳性	间断阳性
抗α6(Ⅳ)单抗	正常无表达	间断阳性	间断阳性	间断阳性
ARAS				
抗α3(Ⅳ)单抗	阴性	正常无表达	阴性	正常无表达
抗α4(Ⅳ)单抗	阴性	正常无表达	阴性	正常无表达
抗α5(Ⅳ)单抗	阴性	阳性	阳性	阳性
抗α6(Ⅳ)单抗	正常无表达	阳性	阳性	阳性

注:XLAS为X连锁显性遗传型奥尔波特综合征,ARAS为常染色体隐性遗传型奥尔波特综合征。

特综合征存在 *COL4A3* 和 *COL4A4* 基因的突变。分析外周血基因组 DNA 确定 *COL4A5* 突变的经典方法应用最多,应用时间最长,但基于外周血基因组 DNA 的 *COL4A5* 突变检测技术,花费较大,而且突变检测率较低。基因突变检测方法不断更新,从基因组 DNA 单个基因扩增测序,到目前应用的二代测序(多个基因同时扩增测序),具有突变检测率较高、稳定可信、简便省力、有更大的可行性和实用性,极大地提高了奥尔波特综合征确诊的能力。

6 治 疗

奥尔波特综合征目前尚无特异性的根治措施,对症治疗主要包括有效控制危险因素,积极治疗高血压、控制蛋白尿,纠正病理生化异常,其目的是延缓肾病进展。没有药物可以改善奥尔波特综合征患者组织基底膜中Ⅳ型胶原的损伤[28]。对于奥尔波特综合征进展至 ESRD 患者,有效治疗措施之一是实施肾移植手术[29]。

6.1 肾移植

对于奥尔波特综合征进展至 ESRD 的患者,可行透析或肾移植治疗。肾移植是该病有效的治疗措施,但国外报道约 3%~5% 接受肾移植的奥尔波特综合征患者移植后体内对被移植肾的正常肾小球基底膜产生抗体,进而发生抗肾小球基底膜肾炎,致使移植失败,其中约 75% 发生在移植后 1 年内[30]。此外,还有报道因移植后发生抗肾小球基底膜肾炎、移植失败者再移植仍可再次发生抗肾小球基底膜肾炎。

关于奥尔波特综合征肾移植供体选择,多主张选择活体供肾,但若已发生移植后抗肾小球基底膜肾炎,再次移植最好不用活体肾。有研究认为,杂合 *COL4A5* 基因女性携带者,无蛋白尿、高血压、肾功能减退和耳聋等临床表现,可以作为供肾者,但移植后发生肾功能不全的概率会高于移植健康供体的肾脏[30]。

6.2 药物干预

近年来有报道血管紧张素转化酶抑制剂、环孢素、醛固酮受体阻断剂对于减少奥尔波特综合征患者尿蛋白、延缓肾脏病变发展至 ESRD 的进程方面均有积极的作用[31]。

临床实践经验和动物实验均表明,对尚未出现肾功能衰竭、但已有蛋白尿的患者可尝试药物干预,目的为减少尿蛋白、保护肾功能,防止肾脏纤维化,以延缓或阻止肾功能衰竭,并最终延长生存期。但因缺少严格的试验对照及病例数相对较少,对其疗效尚无定论。有研究认为血管紧张素转化酶抑制剂(ACEI)能使奥尔波特综合征患者内生肌酐清除率的下降速度减慢[31]。有研究认为应用环

孢素干预奥尔波特综合征可减少尿蛋白,但其肾毒性会导致肾小球滤过率减低[32]。

6.3 基因治疗

近年来已经明确了各种遗传型奥尔波特综合征的突变基因,为基因治疗奠定了一定基础,且对奥尔波特综合征动物模型的基因治疗取得了一定的成果。但目前基因治疗仍存在很多问题,包括基因转染效率不高、靶基因的导入途径、导入时机的选择、体内生存时间、病毒等载体的安全性、靶基因导入后调控、外源基因表达的肽链是否引起自身免疫等问题都未能很好解决,因此奥尔波特综合征的基因治疗用于临床尚需时日[31]。

7 预 后

奥尔波特综合征预后差,虽然 XLAS 和 ARAS 遗传方式不同,且因编码不同Ⅳ型胶原 α 链的基因突变所致,但是 XLAS 男性、ARAS 男性及女性患者全部将发展为 ESRD,即疾病预后是相同的。大约 95%X 连锁显性遗传的男性患者往往病情重,肾功能衰竭发生较早且进展快,通常从肾功能异常开始至肾功能衰竭为 5~10 年,在 20~30 岁进入 ESRD,40 岁前死于尿毒症[33]。X 连锁显性遗传的女性患者发病较晚,病情较轻,大部分仅有尿常规变化,肾功能损害轻微或进展极其缓慢,至 40 岁约有 12% 患者会出现肾功能衰竭,60 岁以上则有 30%~40%。ARAS 患者男女之间无明显差别,常于青春期开始出现肾功能衰竭,30 岁前几乎所有患者均出现肾功能衰竭。常染色体显性遗传型患者临床表现相对较轻,在 50 岁后才进展到 ESRD。

8 预 防

奥尔波特综合征是一种遗传性肾脏疾病,多数为 X 连锁遗传型,携带致病基因母亲的子女有 1/2 的患病可能性。该病预后极差,血尿是最突出的临床表现,随年龄增长可出现蛋白尿,并逐渐出现肾功能衰竭而需要透析、肾移植,特别是男性患者,给家庭和社会带来了极大精神和经济负担。目前,对于奥尔波特综合征尚无根治的有效办法,因此,早期诊断特别是产前诊断尤为重要,可为奥尔波特综合征家庭提供胎儿是否患病的准确信息,有助于其进行生育选择和决定。

产前基因诊断是对已明确致病基因突变的家系提供的临床服务,是实现优生优育的重要技术支持之一。具体方法是怀孕 9~12 周取绒毛细胞或怀孕 16~20 周取羊水,提取胎儿 DNA,对胎儿进行基因检测的技术。2007 年北京大学第一医院儿科肾脏组在国内首次开展了对奥尔波

特综合征产前诊断的研究[34],目前该技术已应用于临床,为阻断奥尔波特综合征家系的子代遗传提供了帮助。

另外,奥尔波特综合征属于单基因遗传病,则胚胎植入前遗传学诊断(PGD)技术也不失为一种有效的干预方法,提示PGD用于单基因遗传性肾脏疾病,如奥尔波特综合征的产前诊断是有效可行的。

9　遗传咨询重点

奥尔波特综合征以血尿为主要临床表现,相对于XLAS男性患者而言,ARAS患者发作性肉眼血尿的临床表现更为突出,提示临床工作中遇到怀疑奥尔波特综合征的患者,以肉眼血尿为突出表现时应考虑ARAS的可能,建议尽早行肾活检组织α(Ⅳ)链的表达分析以明确遗传方式,有条件者最好进行基因检测。

仔细询问血尿、肾衰竭等肾脏疾病的家族史对于帮助诊断是非常必要的,但由于有新发基因位点突变,临床实践中判断没有家族史的奥尔波特综合征患者遗传型时除了考虑ARAS外,还应考虑到XLAS;同样,血尿家族史阳性不能排除ARAS,需进一步行肾活检或基因检测助诊。

10　小　结

有大样本研究发现,遗传性或先天性肾脏疾病可占儿童慢性肾脏疾病的1/4[35],儿童期应高度重视遗传性或先天性肾脏疾病。奥尔波特综合征是常见的遗传性肾脏疾病,且预后差,医务工作者应高度重视。首先,必须重视遗传性肾脏疾病的筛查,其中最关键的是家族史的调查,此项工作在基层单位就能得到开展。其次,应对患者进行长期良好的随访,以便快速捕捉到家族中新发病例信息,从而对遗传性肾脏疾病的诊断起到良好的补充。再次,对于遗传性肾脏疾病的确诊,需要建立精确有效的手段,积极探索疾病的发病机制,寻找特异性的生物标志物,努力建立区域性的检测中心,使筛查出的遗传性肾脏疾病得到明确的诊断。最后,对于遗传性肾脏疾病的治疗,应避免长期使用激素和免疫抑制剂带来的副作用,需加大力度探索基因治疗的奥秘,开展新药的研发工作。

参考文献

[1] COPPO R,GIANOGLIO B,PORCELLINI M G.Freqency of renal diseases and clinical indications for renal biopsy in children(report of the Italian National Registry of Renal Biopsies in Children).Group of Renal Immunopathology of the Italian Society of Pediatric Nephrology and Group of Renal Immunopathology of the Ital-ian Society of Nephrology.Nephrol Dial Transplant,1998,13(2):293-297.

[2] MELEG-SMITH S.Alport disease:a review of the diagnostic difficulties.Ultrastruct Pathol,2001,25(3):193-200.

[3] 中华医师学会儿科学会肾脏病学组.我国小儿肾小球疾病肾组织病理改变(2315例肾活检材料的综合分析).中华儿科杂志,1996,34(5):319-323.

[4] 汤小山,徐虹,沈茜,等.终末期肾病患儿113例的病因构成分析.上海医学,2014,35(5):382-385.

[5] HUDSON B G,TRYGGVASON K,SUNDARAMOORTHY M,et al.Alport's syndrome,Goodpasture's syndrome,and type Ⅳ col-lagen.N Engl J Med,2003,348(25):2543-2556.

[6] KASHTAN C E.Familial hematuria due to type Ⅳ collagen muta-tions:Alport syndrome and thin basement membrane nephropathy.Curr Opin Pediatr,2004,16(2):177-181.

[7] TSIAKKIS D,PIERI M,KOUPEPIDOU P,et al.Genotype-phe-notype correlation in X-linked Alport syndrome patients carrying missense mutations in the collagenous domain of COL4A5.Clin Genet,2012,82(3):297-299.

[8] KRUEGEL J,Rubel D,GROSS O.Alport syndrome-insights from basic and clinical research.Nat Rev Nephrol,2013,9(3):170-178.

[9] HAAS M.Alport syndrome and thin glomerular basement mem-brane nephropathy:a practical approach to diagnosis.Arch Pathol Lab Med,2009,133(2):224-232.

[10] 邱桂霞,王墨,李秋,等.中国西南地区儿童Alport综合征临床及病理特点.重庆医科大学学报,2014(8):1049-1054.

[11] 朱春华,黄松明,吴红梅,等.儿童Alport综合征临床与病理分析.中国当代儿科杂志,2010(03):188-191.

[12] HEIDET L,GUBLER M C.The renal lesions of Alport syndrome.J Am Soc Nephrol,2009,20(6):1210.

[13] WANG F,ZHAO D,DING J,et al.Skin biopsy is a practical approach for the clinical diagnosis and molecular genetic analysis of X-linked Alport's syndrome.J Mol Diagn,2012,14(6):586-593.

[14] 何旭,刘光陵,夏正坤,等.儿童Alport综合征30例肾脏和皮肤Ⅳ胶原分布特点.临床儿科杂志,2009,27(4):330-333.

[15] 姚小丹,陈惠萍.女性Alport综合征.肾脏病与透析肾移植杂志,2011,20(5):470-474.

[16] 张宏文,丁洁.X连锁Alport综合征女性患者临床表型差异的可能机制.临床儿科杂志,2011,29(2):189-191.

[17] JAIS J P,KNEBELMANN B,GIATRAS I,et al.X-linked Alport syndrome:natural history in 195 families and genotype-phenotype correlations in males.J Am Soc Nephrol,2000,11(4):649-657.

[18] GROSS O,NETZER K O,LAMBRECHT R,et al.Meta-analysis of genotype-phenotype correlation in X-linked Alport syndrome:impact on clinical counselling.Nephrol Dial Transplant,2002,17(7):1218-1227.

[19] BEKHEIRNIA M R,REED B,GREGORY M C,et al.Genotype-phenotype correlation in X-linked Alport syndrome.J Am Soc Nephrol,2010,21(5):876-883.

[20] JAIS J P,KNEBELMANN B,GIATRAS I,et al.X-linked Alport syndrome:natural history and genotype-phenotype correlations in girls and women belonging to 195 families:a "European

Community Alport Syndrome Concerted Action" study.J Am Soc Nephrol,2003,14(10):2603-2610.

[21] LONGO I,SCALA E,MARI F,et al.Autosomal recessive Alport syndrome:an in-depth clinical and molecular analysis of five families.Nephrol Dial Transplant,2006,21(3):665-671.

[22] DAGHER H,YAN WANG Y,FASSETT R,et al.Three novel COL4A4 mutations resulting in stop codons and their clinical effects in autosomal recessive Alport syndrome.Hum Mutat, 2002,20(4):321-322.

[23] FLINTER F.Alport's syndrome.A clinical and genetic study.Contrib Nephrol,1990,80:9-16.

[24] GREGORY M C,TERREROS D A,BARKER D F,et al.Alport syndrome-clinical phenotypes,incidence,and pathology.Contrib Nephrol,1996,117:1-28.

[25] 丁洁,王云峰.Alport 综合征诊断中应注意的几个问题.中国医刊,2005,40(3):21-23.

[26] 张琰琴,丁洁,王芳,等.皮肤基底膜Ⅳ型胶原 α5 链染色正常的男性 X 连锁 Alport 综合征基因型和表型分析.中华儿科杂志,2016,54(1):61-64.

[27] 江载芳,申昆玲,沈颖.诸福棠实用儿科学.8 版.北京:人民卫生出版社,2015.

[28] 王芳,丁洁.Alport 综合征诊治现状.中国全科医学,2008,11(3):462-464.

[29] 林颖,陈楠.Alport 综合征的治疗研究进展.中国中西医结合肾病杂志,2008,9(5):456-458.

[30] MCCARTHYP A,MAINO D M.Alport syndrome:view.Clin Eye Vis Care,2001,12(3-4):139-150.

[31] 王伟铭.Alport 综合征的治疗.肾脏病与透析肾移植杂志,2010,19(4):346-347.

[32] CHARBIT M,GUBLER M C,DECHAUX M,et al.Cyclosporine therapy in patients with Alport syndrome.Pediatr Nephrol,2007,22(1):57-63.

[33] 孟培,闫素文.Alport 综合征遗传优生咨询及生育指导.发育医学电子杂志,2014,2(2):104-105.

[34] 张宏文,丁洁,王芳,等.X 连锁显性遗传 Alport 综合征的产前基因诊断.中华儿科杂志,2007,45(7):484-489

[35] 中华医学会儿科分会肾脏病学组.91 所医院 1990~2002 年小儿慢性肾衰竭 1268 例调查报告.2009,42(10):724-730.

第 2 节

薄基底膜肾病

薄基底膜肾病(TBMN)又称良性家族性血尿(BFH),是以持续性镜下血尿、血压正常、肾功能正常和阳性家族史为主要临床表现的一种遗传性肾脏疾病,其主要病理特点是肾小球基底膜(GBM)弥漫性变薄。1966 年,McConcille 等[1]首次报道此病,描述了一组表现为持续性血尿,无高血压、水肿及肾功能不全的患者;其中大部分患者进行了肾活检,在光镜下除个别病例显示系膜细胞轻度增生外无其他异常发现;而家系调查发现大部分患者有明确的血尿家族史,预后良好,故称为"良性家族性血尿"。1973 年,Rogers 等[2]首次揭示了良性家族性血尿的病理特征,唯一的病理改变是电子显微镜下观察到肾小球基底膜弥漫性变薄。直到 1990 年,国内章友康等[3]才首次报道了本病。近年来的一些报道,如杨宇真等[4]指出仅部分 TBMN 患者有血尿家族史,部分患者伴有不同程度的蛋白尿和高血压,极少数患者可发展为肾功能不全,故而目前多主张用超微结构病理特征替代"良性家族性血尿"的命名,称之为"薄基底膜肾病"。TBMN 是一种家族性血尿,TBMN 患者及家庭成员皆应接受关于 TBMN 的诊断、遗传特征及肾衰竭风险的咨询。

1　流行病学

TBMN 是最常见的遗传性肾脏疾病,累及 1% 的人群[5],为肾活检中常见的引起儿童孤立性镜下血尿的原因之一。TBMN 在各种族均有报道,主要发生于发展中国家。本病可见于各年龄组,儿童发生的平均年龄为 7 岁,成人为 37 岁,其发病在 1~86 岁范围内均被报道过[1-2]。男女比例 1:2~3。

2　发病机制

TBMN 是一种与Ⅳ型胶原蛋白相关的遗传性肾脏疾病,主要表现为常染色体显性遗传,直到 20 世纪 90 年代才明确其遗传学基础。Ⅳ型胶原蛋白是基底膜的一种特定的三重螺旋体结构组分。其最常以 2:1 的 α1 和 α2 链组合形式存在,出生后在肾小球基底膜中,这种分子被 α3-α4-α5 三聚体分子替代,并以此种形式存在[6-7]。这些分子聚合成紧密交联的蛋白网状结构,形成基底膜的结构骨架。个体中共有 6 种不同的Ⅳ型胶原蛋白链,其分别被特定的基因 COL4A1~COL4A6 分别编码,编码 α3 和 α4 链的基因 COL4A3 和 COL4A4 位于 2 号染色体,编码 α5 的 COL4A5 基因位于 X 染色体。而 COL4A3、COL4A4、COL4A5 等相关基因突变可导致蛋白链中的甘氨酸被更大、更高电荷的残基取代,从而破坏Ⅳ型胶原蛋白的三重螺旋结构,引起 TBMN。许多研究表明薄基底膜与蛋白结构缺陷有关,而无蛋白的缺失。

2.1　常染色体显性遗传

2 号染色体上 COL4A3 或者 COL4A4 纯合突变或者两者结合的复合杂合突变引起的常染色体遗传的奥尔波特综合征携带者上有薄基底膜,这促使 Lemmink 等[8]分析了 TBMN 患者 COL4A3 和 COL4A4 基因情况,从而揭示了 TBMN 与 COL4A3、COL4A4 基因连锁,其突变为杂合突变,其遗传模式如图 3-13-2 所示。目前,约 40% 的 TBMN 家系与 COL4A3、COL4A4 基因突变相关[9],研究已证实了 21 个 COL4A3 和 COL4A4 基因突变(表 3-13-2)。

表 3-13-2　薄基底膜肾病中 COL4A3 和 COL4A4 基因突变位点

突变位点	核苷酸改变	外显子/内含子	研究来源
COL4A3			
G464V	1391 G>T	22	Tazón 等[10]
G532C	1594 G>T	25	Wang 等[11]
G584C	1750 G>T	25	Wang 等[11]
G596R	1786 G>C	26	Wang 等[11]
G695R	2083 G>A	28	Wang 等[11]
IVS29-11 C>T		intron 29	Wang 等[11]
G985V	2953 G>T	35	Badenas 等[12]
IVS351 G>A		intron 35	Wang 等[11]
G1015E	3044 G>A	36	Badenas 等[12]
IVS40-7 C>G		intron 40	Wang 等[11]
COL4A4			
31del11		2	Badenas 等[12]
IVS23-1 G>C		intron 23	Badenas 等[12]
IVS24 del	184bp del	intron 24, exon 25	Gross 等[13]
1935del18	18bp del	25	Gross 等[13]
795fs803X	2385delG	29	Tazón 等[10]
861/862fs868X	2583/86delG	30	Buzza 等[14]
G957R	2869 G>C	32	Ozen 等[15]
G960R	2878 G>C	32	Badenas 等[12]
S969X	2907 C>G	32	Buzza 等[14]
3222insA		35	Badenas 等[12]
R1377X	4129 C>T	44	Buzza 等[16]

TBMN 的突变分散遍布在 COL4A3 和 COL4A4 基因,没有任何"热点"。大多数的突变导致错意或无义突变的单个核苷酸取代。此外,6 种插入和删除的突变也被证实[17]。许多 TBMN 家族没有找到与 COL4A3、COL4A4 基因之间的连锁关系[18]。这可以通过以下几个方面来解释:①在 X 连锁的奥尔波特综合征中,COL4A5 基因有很高的新发突变率,这可能同样发生于 COL4A3 和 COL4A4 基因[19];②杂合的 TBMN 患者血尿不完全外显[20];③巧合血尿,即某家庭成员有血尿表现,但其并非 TBMN;④一些 TBMN 患者可能与一些未知的基因突变有关。另有报道显示 COL4A3

或 COL4A4 单个基因的杂合突变就可导致奥尔波特综合征的发生[11]。这可能是个体中一些突变更严重的,或包含其他等位基因上某个尚不可知的基因突变导致了蛋白链的缺失[20]。目前,相较于奥尔波特综合征,TBMN 患者中 COL4A3/COL4A4 基因的启动子区域的突变尚未被描述。

2.2　X 连锁遗传

COL4A3 和 COL4A4 基因突变导致 TBMN 发生的观点现在被广泛认同,但 X 连锁遗传的 TBMN 也是可能存在的。Liapis 等[21] 的临床研究提示一部分 TBMN 与 COL4A5 基因之间可能有关联,这一观点尚需通过对与 2 号染色体不相关的 TBMN 患者 COL4A5 基因进行更广泛的序列分析来证实。一般来说,常染色体遗传的 TBMN 包括 COL4A3 或 COL4A4 基因的杂合突变,而这两个基因的纯合突变或联合杂合性突变将导致以基底膜退化为特征的 ARAS[5]。TBMN 代表了 ARAS 携带状态。类似的,在 X 染色体单个 COL4A5 基因的杂合突变女性个体中可能引起 TBMN 样表型,其遗传模式如图 3-13-2B 所示。该女性包含一个正常 COL4A5 等位基因和一个突变 COL4A5 基因,大多表现出轻微的血尿,且是 COL4A5 基因突变所致男性个体 XLAS 的携带者。这可用"剂量效应"解释,一个等位基因的突变,导致 α3-α4-α5 三聚体数量减少和薄基底膜,而两个等位基因的突变就将导致 α3-α4-α5 三聚体缺失和奥尔波特综合征[11]。

2.3　基因型与表型

临床上发现在 TBMN 发病家系中,即使具有相同突变的不同家族成员之间也具有不同的临床特征。因此很少有研究将 TBMN 的基因突变型与临床表型相关联[11]。

3　病理表现

3.1　光镜检查

TBMN 肾活检光学显微镜下绝大多数具有正常的肾小球组织结构,仅偶尔观察到轻微的肾小球系膜细胞增生和基质扩大。基底膜的琼斯六亚甲基四胺银或酸西夫染色轻微变弱提示薄基底膜变薄。镜下尿中可见红细胞。5%~25% 的病例随着年龄增长发现有局部肾小球硬化和肾小管纤维化[22-23]。所有光学显微镜下的组织病理学改变都是非特异性的,不能够区分出单纯的 TBMN 和奥尔波特综合征早期阶段的薄基底膜。

3.2　免疫检查

大多数 TBMN 患者肾活检标本免疫荧光检查阴性,仅少数患者在系膜区有微量免疫球蛋白 IgM 和补体 C3

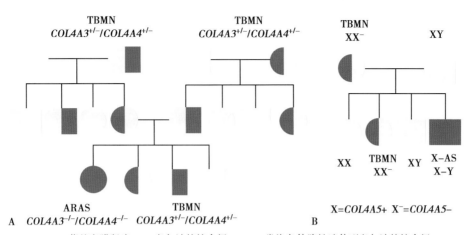

TBMN. 薄基底膜肾病；AS. 奥尔波特综合征；ARAS. 常染色体隐性遗传型奥尔波特综合征。

图 3-13-2 薄基底膜肾病、奥尔波特综合征常染色体和 X 连锁的可能遗传模式图

A. 常染色体显性遗传的可能模式：在 2 号染色体上分别携带有单个 COLA3 基因突变(蓝色)的近亲结婚中 TBMN 和 ARAS 发病模式。半蓝代表血尿和 COL4A3(或 COL4A4)基因的杂合突变，全蓝代表 COL4A3(或 COL4A4)的纯合突变或者两者组合的杂合突变所致的奥尔波特综合征。第一代中含有杂合突变基因的 TBMN 患者为隐性遗传奥尔波特综合征的携带者。第 2 代个体中有一半可能患有 TBMN。在第三代中，其父母双方均为 TBMN 患者，有可能生卜奥尔波特综合征患儿，并有 1/2 的患有 TBMN。B. X 连锁可能遗传模式：母亲 X 染色体上具有 COL4A5 基因杂合突变的 TBMN 样肾病和奥尔波特综合征发病模式。每个下代有 25% 的风险遗传突变的等位基因 COL4A5。半蓝代表杂合突变和女性中 TBMN 样疾病，全蓝代表男性中 X 连锁遗传型奥尔波特综合征(X-AS)的先证者。

沉积，少有 IgG 或 IgA。免疫组化检测肾活检标本的Ⅳ型胶原蛋白 α3 和 α5 链表达分布情况，可与奥尔波特综合征鉴别，因为这些链在奥尔波特综合征通常消失或分布紊乱[24]。

3.3 电镜检查

病理检查是 TBMN 确诊的依据，尤其是电镜检查具有高度特异性(图 3-13-3)。电镜下肾小球基底膜弥漫性变薄是 TBMN 最重要的病理特征和诊断依据。TBMN 肾小球毛细血管袢肾小球基底膜呈广泛一致菲薄，如线状，不同毛细血管袢及同一毛细血管袢肾小球基底膜厚度无明显差异；有的肾小球基底膜局部极度变薄，十分纤细，但很少见肾小球基底膜断裂；偶而观察到菲薄的肾小球基底膜内有足突或内皮插入；肾小球内无电子致密物沉积，部分病例可观察到足突呈节段性融合现象。但由于受检者性别、年龄、检测方法及组织样本制备不同，关于肾小球基底膜的正常厚度标准不一。目前最广泛采用的标准是肾小球基底膜厚度 <250nm 或各个实验室根据自己特定情况结合受检者性别、年龄决定[25]。在 TBMN 个体中至少有 50% 的肾小球有均一性变薄基底膜，而很少区域观察到分层状或者局部变厚，而这些是 Alport 肾病的典型表现，因此需要注意与奥尔波特综合征的鉴别[26]。

4 临床表现

TBMN 的临床表现主要是持续的镜下血尿。大多数的 TBMN 仅仅表现为血尿，而没有其他的症状及进行性的肾功能障碍，常常在健康体检或尿筛查中偶然发现。5%~22% 患者可出现肉眼血尿，多在上呼吸道感染或剧烈运动后，但其发生频率低于 IgA 肾病和奥尔波特综合征。镜下分析尿样本可发现在大多数患者中有肾小球来源的异形红细胞，具有不规则的形态和大小，少数患者可有红细胞管型。偶尔血尿会随时间消失。儿童一般无蛋白尿，成人患者中有相当一部分表现出轻至中等程度的蛋白尿。即便如此，肾病范围内的蛋白尿即使在年龄大的患者中也很少见。儿童的血压和肾功能正常。在 11%~31% 的 TBMN 成人患者中报道有高血压，其发生可能有偶然性。病情一般稳定，呈良性过程，TBMN 不进展，已被提出 30 多年。但也有作者认为少数患者多年后有肾功能减退。

5 诊 断

持续性肾小球源性血尿，伴或不伴轻度蛋白尿，肾功能正常，血压正常，若家族中有镜下血尿成员，临床上

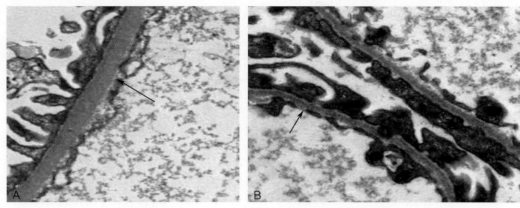

图 3-13-3　薄基底膜肾病中肾小球基底膜的电镜超微结构图
A. 在儿童肾脏中,厚度一致的肾小球基底膜均匀地分布于含窗孔的内皮细胞和足细胞足突间;
B. 在薄基底膜肾病,肾小球基底膜并未见任何的结构异常,但是以厚度变薄为特点。

应高度怀疑 TBMN[27]。肾活检免疫荧光阴性,光镜下通常无明显改变,电镜下可见弥漫性肾小球基底膜变薄 <250nm,无分层,累及至少 50% 的基底膜,而无电子致密物沉积,可诊断 TBMN。其中电镜下弥漫性肾小球基底膜变薄是 TBMN 诊断的必备条件。正常肾小球基底膜厚度为 300~350nm,1995 年,WHO 建议肾小球基底膜在成人小于 250nm、2~11 岁儿童小于 180nm 可作为诊断标准[28]。Ⅳ型胶原 α3、α4 及 α5 链在肾小球基底膜中表达支持诊断。COL4A3 或 COL4A4 基因突变的检测,费时费力,花费较大,因此临床上并不常规要求检测突变基因作为 TBMN 的分子诊断[10]。TBMN 的诊断在临床上往往需要与进展性预后不良的奥尔波特综合征鉴别。TBMN 的诊断见表 3-13-3。

6　鉴别诊断

6.1　TBMN 和奥尔波特综合征鉴别(图 3-13-4)

TBMN 和奥尔波特综合征同属于遗传性肾小球基底膜病,在慢性、家族性、血尿等方面相类似。当奥尔波特综合征有典型的临床表现,即高频性感音神经性耳聋、眼部圆锥形晶状体形成、视网膜病变,结合其特征性的病理改变,即电镜下肾小球基底膜厚薄不均、分层化、撕裂、呈篮网状,则不难与 TBMN 相鉴别。但儿童奥尔波特综合征仅表现为单纯性血尿,且于疾病早期或小年龄患儿、X 连锁遗传型女性患儿基底膜往往呈弥漫性或节段性变

表 3-13-3　薄基底膜肾病的诊断[27]

诊断要点	灵敏性	特异性	备注
持续性肾小球源性血尿,伴或不伴轻度蛋白尿,肾功能正常,血压正常	高(80%)	中	薄基底膜肾病是引起这些表现最常见的病因;同样也可见于 IgA 肾病,但通常伴随尿检中更多的红细胞数及蛋白尿
血尿家族史	中(70%)	高	血尿家族史同样常见于 X 连锁遗传型的奥尔波特综合征
弥漫性肾小球基底膜变薄但无局部分层状	95%	高	
Ⅳ型胶原 α3、α4 以及 α5 链在肾小球基底膜中表达;Ⅳ型胶原 α5 链在皮肤基底膜中表达	100%	中	支持薄基底膜肾病的诊断,有助于鉴别诊断,但不可作为确诊依据
血尿与 COL4A3/COL4A4 基因连锁	40%	高	基因连锁分析需要家系中其他成员详尽的相关资料,但往往只能获取极少数成员的信息
血尿不与 COL4A5 基因连锁	高	高	
COL4A3 或 COL4A4 基因中单个突变	80%	非常高	

薄[29]，若仅依据临床表现及电镜检查易将早期奥尔波特综合征误诊为 TBMN，此时通过应用抗Ⅳ型胶原不同α链的单克隆抗体，对肾小球基底膜进行免疫组织化学检查可加以鉴别，奥尔波特综合征患者Ⅳ型胶原α3、α4以及α5链染色常常提示显著减低或缺失，而 TBMN 患者则提示正常。此外，通过基因检测技术，确定 COL4A5 突变，在诊断 X 连锁遗传型奥尔波特综合征上具有重要意义[27]。见图 3-13-4。

6.2 TBMN 和 IgA 肾病

TBMN 和 IgA 肾病均可以血尿为主要临床表现，但临床上 IgA 肾病多见于男性，常以发作性肉眼血尿为特征表现（多数于血尿发作前 1~2 天同时伴有呼吸道或消化道感染症状，肉眼血尿 3~7 天消失，但其后可反复，发作间歇期尿检可正常或有持续镜下血尿），大量蛋白尿、进行性肾功能不全的发生率较 TBMN 高[26]，特征性病理改变为免疫荧光检查示系膜区有显著的 IgA 弥漫性沉积，电镜检查示系膜区有电子致密沉积物。通过以上特点可鉴别 TBMN 和 IgA 肾病。

7 治 疗

（1）大部分患者仅有血尿，血压、肾功能均正常，无需特殊药物治疗；应避免感冒和过度劳累，定期监测血压和肾功能，避免不必要的治疗和肾毒性药物的应用。

（2）患者有蛋白尿 >500mg/d 或高血压，肾功能损害应治疗和长期随访。

（3）极少部分 TBMN 的患者会发展为肾功能衰竭，此时的治疗应按肾功能衰竭的原则治疗。

（4）对 TBMN 的家族成员应筛查血尿。

8 预 后

TBMN 一般预后良好，但合并有高血压、蛋白尿及肾功能损害是导致 ESRD 的危险因素。在一项研究中，Voskarides 等[30]对 TBMN 患者 30 年随访观察，82 例中有 31 例（37.8%）发展为慢性肾功能衰竭，其中 16 例（19.5%）发展成 ESRD，说明 TBMN 并非预后都

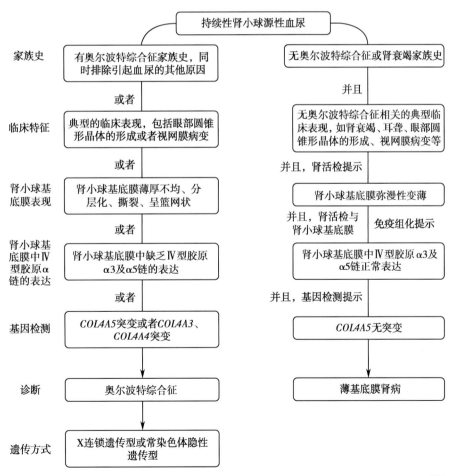

图 3-13-4　区别同以持续性肾小球源性血尿为表现的奥尔波特综合征与薄基底膜肾病的流程图[27]

良好。

TBMN 患者应当评估提示预后不良指标(高血压、蛋白尿、肾损伤)。有这些表现的患者应当纳入肾脏病专家的管理,接受包括血管紧张素转化酶抑制剂(ACEI)的相关治疗以延缓肾衰竭发生。其他 TBMN 患者应每 1~2 年定期随访有无高血压、蛋白尿及肾功能损伤[27]。

9 遗传咨询

9.1 TBMN 外显性

TBMN 的遗传方式是常染色体显性遗传,外显率 70%,新发突变很低,带有突变基因的个体是否发生血尿则取决于基因的外显率。血尿的不外显可能会使 TBMN 貌似发生隔代遗传。同时,作为先证者的父或祖父母同样可能具有血尿。

9.2 遗传风险

TBMN 突变基因传递给下代男性与女性的概率是一样的。TBMN 患者的后代中一半将有遗传的突变基因。如父母双方均为 TBMN 患者,其子女中复合杂合突变:杂合突变:正常的比例为 1 : 2 : 1。此外,TBMN 与 ARAS 携带者有相似的临床特征及薄基底膜表现,表明两者由相同基因(COL4A3 或 COL4A4)的突变引起[19]。有学者在 TBMN 和 ARAS 中找到相同的突变位点[9,11],因此认为 TBMN 有时代表 ARAS 的携带状态,这就意味着若父母均为同一基因突变的 TBMN 患者,平均来说其后代有 25% 的可能为复合杂合子的致病性突变,从而可能发展为奥尔波特综合征。然而,复合杂合子突变是否必然会表现为奥尔波特综合征或仅表现为血尿尚不清楚[9]。怀孕不会增加 TBMN 患者发生高血压、蛋白尿、肾功能损害的风险[27]。

9.3 基因检测

鉴于 TBMN 为遗传性疾病,且父母双方若均为 TBMN 患者,其后代有发展为预后不良的奥尔波特综合征可能,故必要时需要做基因检测。TBMN 最常用的基因测试技术是连锁分析和突变检测。

9.3.1 连锁分析

连锁分析的优势有如下几点:①需要的 DNA 量少;②TBMN 家系中患者和正常家庭成员的 DNA 分析同样有帮助,家族成员的总数比 TBMN 患者的人数重要;③虽然很难证明与某个基因的联系,但只需少量家族成员就能排除与某个基因的联系;④连锁分析快速且价格便宜。

其缺点是只有 40% 的 TBMN 家族检测出与 COL4A3 或 COL4A4 基因连锁,并且由于新突变、血尿不外显及巧合血尿,使连锁分析复杂化。

9.3.2 突变检测

突变检测最常用的方法是单链构象多态性分析(SSCP)和变性高效液相色谱分析法。SSCP 须在不同的条件下检测所有的突变,其结果是非特异性的,COL4A3 和 COL4A4 的突变检测率分别为 11% 和 17%[11,14];变性高效液相色谱分析更敏感,但需要特殊的设备、优化个体的扩增子,且价格昂贵。直接测序是突变检测的金标准,但其昂贵费力,而且可能会因检测方法不敏感、基因大小及常用的引物组不能检测所有的剪接位点突变而漏检 TBMN 中杂合核苷酸变化。此外,COL4A3 和 COL4A4 基因较长,而通常使用的突变检测方法不能检出大的缺失,COL4A3 或 COL4A4 基因的多态性使突变检测进一步复杂化[9]。

TBMN 是引起肾脏功能障碍的最常见疾病之一,但目前对于 TBMN 的诊断和管理仍有很多尚未解决的问题,尽管 TBMN 代表了奥尔波特综合征的携带状态,但患有 TBMN 的夫妇所生子女中是否必然有 1/4 的子女发展成奥尔波特综合征,尚不清楚。随机对照试验研究是昂贵而费时的。未来可能更多地依靠登记备案系统,对患者采取半标准化管理,将患者的临床进展情况及时上传网站。突变基因数据库的建立也将有助于解释突变基因对患者临床表现的影响。此外,全基因组测序可能会作为未来诊断检查的选择之一,因其可同时检测 COL4A3、COL4A4、COL4A5 三个基因,以便更好地区分 TBMN 和奥尔波特综合征这两种基因联系紧密但预后截然不同的 IV 型结缔组织疾病[28]。

参考文献

[1] MC CONCILLE J M,MC ADAMS A J.Familial and nonfamilial benign hematuria.J Pediatr,1966,69(2):207-214.

[2] ROGERS P W,KURTZMAN N A,BUNN SM JR,et al.Familial benign essential hematuria.Arch Intern Med,1973,131:257-262.

[3] 章友康,王海燕.薄基底膜肾病.中华肾脏病杂志,1992,6(6):375-378.

[4] 杨宇真,杨青,庄捷秋,等.儿童孤立性血尿 207 例病理分析.中国中西医结合肾病杂志,2007,8(5):291-292.

[5] GREGORY M C.The clinical features of thin basement membrane nephropathy.Semin Nephrol,2005,25(3):140-145.

[6] HUDSON B G,TRYGGVASON K,SUNDARAMOORTHY M,et al.Alport's syndrome,Goodpasture's syndrome,and type IV collagen.N Engl J Med,2003,348(25):2543-2556.

[7] MINER J H,SANES J R.Collagen IV alpha 3,alpha 4,and alpha 5

chains in rodent basal laminae：sequence，distribution，association with laminins，and developmental switches.J Cell Biol，1994，127（3）：879-891.

［8］LEMMINK H H，NILLESEN WN，MOCHIZUKI T，et al.Benign familial hematuria due to mutation of the type Ⅳ collagen alpha4 gene.J Clin Invest，1996，98（5）：1114-1118.

［9］LRANA K，WANG Y Y，BUZZA M，et al.The genetics of thin basement membrane nephropathy.Semin Nephrol，2005，25（3）：163-170.

［10］TAZÓN VEGA B，BADENAS C，ARS E，et al.Autosomal recessive Alport's syndrome and benign familial hematuria are collagen type Ⅳ diseases.Am J Kidney Dis，2003，42（5）：952-959.

［11］WANG Y Y，RANA K，TONNA S，et al.COL4A3 mutations and their clinical consequences in thin basement membrane nephropathy（TBMN）.Kidney Int，2004，65（3）：786-790.

［12］BADENAS C，PRAGA M，TAZÓN B，et al.Mutation in the COL4A3 and COL4A4 genes cause familial benign hematuria.J Am Soc Nephrol，2002，13（5）：1248-1254.

［13］GROSS O，NETZER K O，LAMBRECHT R，et al.Novel COL4A4 splice defect and in-frame deletion in a large consanguine family as a genetic linkbetween benign familial haematuria and autosomal Alport syndrome.Nephrol Dial Transplant，2003，18（6）：1122-1127.

［14］BUZZA M，DAGHER H，WANG YY，et al.Mutations in the COL4A4 gene in thin basement membrane disease.Kidney Int，2003，63（2）：447-453.

［15］OZEN S，ERTOY D，HEIDET L，et al.Benign familial hematuria associated with a novel COL4A4 mutation.Pediatr Nephrol，2001，16（11）：874-877.

［16］BUZZA M，WANG Y Y，DAGHER H，et al.COL4A4 mutation in thin basement membrane disease previously described in Alport syndrome.Kidney Int，2001，60（2）：480-483.

［17］TRYGGVASON K，PATRAKKA J.Thin basement membrane nephropathy.J Am Soc Nephrol，2006，17（3）：813-822.

［18］PICCINI M，CASARI G，ZHOU J，et al.Evidence for genetic heterogeneity in benign familial hematuria.Am J Nephrol，1999，19（4）：464-467.

［19］LEMMINK H H，SCHRODER C H，MONNENS L A，et al.The clinical spectrum of type Ⅳ collagen mutations.Hum Mutat，1997，9（6）：477-499.

［20］DAGHER H，YAN W Y，FASSETT R，et al.Three novel COL4A4 mutations resulting in stop codons and their clinical effects in autosomal recessive Alport syndrome.Hum Mutat，2002，20（4）：321-322.

［21］LIAPIS H，GOKDEN N，HMIEL P，et al.Histopathology，ultrastructure，and clinical phenotypes in thin glomerular basement membrane disease variants.Hum Pathol，2002，33（8）：836-845.

［22］NIEUWHOF C M，DE HEER F，DE LEEUW P，et al.Thin GBM nephropathy：premature glomerular obsolescence is associated with hypertension and late onset renal failure.Kidney Int，1997，51（5）：1596-1601.

［23］FOSTER K，MARKOWITZ G S，D'AGATI V D.Pathology of thin basement membrane nephropathy.Semin Nephrol，2005，25（3）：149-158.

［24］GUBLER MC，KNEBELMANN B，BEZIAU A，et al.Autosomal recessive Alport syndrome：Immunohistochemical study of type Ⅳ collagen chain distribution.Kidney Int，1995，47（4）：1142-1147.

［25］HAAS M.Alport syndrome and thin glomerular basement membrane nephropathy：a practical approach to diagnosis.Arch Pathol Lab Med，2009，133（2）：224-232

［26］SAVIGE J，RANA K，TONNA S，et al.Thin basement membrane nephropathy.Kidney Int，2003，64（4）：1169-1178.

［27］SAVIGE J，GREGORY M G，O.KASHTAN C D，et al.Expert guidelines for the management of alport syndrome and thin basement membrane nephropathy.J Am Soc Nephrol，2013，24（3），364-375.

［28］CHURG J，BERNSTEIN J，GLASSOCK R.Renal disease.classification and atlas of glomerular diseases.2nd ed.New York：IgakuShoin，1995.

［29］江载芳，申昆玲，沈颖.诸福棠实用儿科学.8版.北京：人民卫生出版社，2015.

［30］VOSKARIDES K，DAMIANOU L，NEOCLEOUS V，et al.COL4A3/COL4A4 mutations producing focal segmental glomerulosclerosis and renal failure in thin basement membrane.J Am Soc Nephrol，2007，18：3004-3016.

第3节 法布里病

法布里病（FD）［MIM 301500］，又称为安德森 - 法布里病（AFD），是于 1898 年由两位皮肤科医生 Johannes Fabry 及 William Anderson 首先报道。该病是由于 X 染色体长臂中 22.1（Xq22.1）基因位点突变导致，呈隐性遗传[1-3]。这个位点基因的突变可导致 α- 半乳糖苷酶 A（一种溶酶体酶）水平下降或缺陷，最终导致其代谢底物三己糖酰基鞘酯醇（GL3）及其相关鞘糖脂在多种细胞类型中的沉积，尤其是血管内皮细胞，从而累及皮肤、心脏、肾脏、神经等多个系统。由于以上特点，法布里病也被称为 X 连锁隐性遗传先天性糖鞘磷脂代谢异常病[1-3]。根据其遗传特点，可以得知男性为本病的主要发病人群，其发病率及死亡率均明显高于女性。随着 GL3 及其鞘糖脂的不断沉积，患者症状也不断恶化，以心脏、肾脏的病变最为明显，多数男性患者可于中青年即死于肾功能衰竭或心脑血管并发症[4]。

1 流行病学

目前法布里病人群的确切发病率尚不清楚。国外学者报道称，法布里病中男性新生儿的发病率为 1/110 000～

1/40 000,但近年来对新生儿的基因检测发现,法布里病实际发病率可能更高[2-3,5]。目前国内尚缺乏对法布里病全面的流行病学调查资料。有报道在终末期肾功能衰竭透析患者中法布里病的患病率为0.12%[6],有研究者在52例肥厚型心肌病患儿中发现2例法布里病患者,患病率为1.92%[7]。

2 病因及发病机制

法布里病是一种罕见的X连锁遗传的溶酶体贮积症(LSD)。其发病与位于Xq22、编码α-半乳糖苷酶A(α-Gal A)的基因(GLA基因)突变有关[8]。目前已有600多种突变位点的报道,来自于各个种族。GLA基因的突变主要分为两类:①位于酶活性位点或邻近部位,直接影响酶的活性;②远离活性位点,主要通过影响酶的折叠,从而影响酶的稳定性或转运等。GLA基因突变导致该酶活性部分或全部丧失,造成其代谢底物神经鞘脂类化合物(GSLs),尤其是GL3在人体各器官、组织如心脏、肾脏、胰腺、皮肤、神经、肺、眼、耳、骨骼等大量贮积,最终导致一系列脏器损害[8-10]。

3 病 理

本病的特征性形态学改变为组织内广泛的结晶状糖鞘磷脂沉积。在偏光镜下呈反折光的十字形,该沉积可发生在体内的任何部位[2,11-13]。肾组织光镜下可见肾小球毛细血管上皮细胞增大、富含脂质颗粒、呈泡沫状外观;甲苯胺蓝染色显示足细胞质内含大量嗜甲苯胺蓝的蓝色颗粒状物。壁层上皮细胞受累较轻,系膜细胞、内皮细胞、肾小管上皮细胞(尤其是远端)、动脉内皮细胞及肌细胞也可累及。电镜下,几乎所有肾脏细胞均可受累,常见同心薄层状交替排列,呈"洋葱皮""斑马纹"样的鞘脂类沉积在肾小球细胞(内皮细胞、系膜细胞,特别是足细胞),肾小球足细胞胞质内出现嗜锇性髓鞘样包涵体是法布里病肾病特征性的形态学改变。多数患者小管间质属于中重度病变;此外,可有上皮细胞足突融合,基底膜灶性增厚等改变[2,11-13]。

4 临床表现

根据临床表现,通常将法布里病分为两型。①经典型:患者α-Gal A活性明显下降甚至完全缺失,脑、肾脏、心脏及周围神经等多系统受累;②迟发型(可进一步分为"心脏型"和"肾脏型"):患者酶活性部分下降,往往限于心脏或肾脏受累。绝大部分男性患者和极少部分女性患者为经典型,大部分女性患者为迟发型。因GL3沉积是一种动态过程,所以法布里病的临床表现也随着年

龄变化有所不同。由于鞘糖脂积累在不同的细胞,从而引发炎症和纤维化,通常导致多器官、多系统受累,出现特征皮肤损伤(血管角质瘤)、神经症状(肢端感觉异常)、眼部特征(角膜线状变性)、心脏病变(左心室增大、传导异常)、脑血管表现(血栓形成、出血等)和肾脏损伤(发展为尿毒症)[2-3,14-16]。

4.1 面容表现

男性患者多在12~14岁出现特征性面容,表现为眶上脊外凸,额部隆起和嘴唇增厚。

4.2 肾脏损害

经典法布里病患者通常出现慢性肾脏疾病(CKD),最终发展为ESRD。主要表现为高血压、血尿、蛋白尿和脂肪尿,50%患者出现水肿。早期表现为肾小管功能不全,如浓缩、稀释、酸化功能等障碍,出现夜尿增多、多尿、遗尿,随病情进展,可出现蛋白尿,肾功能受累;30%患者在20~40岁最后进入终末期出现肾衰竭。肾脏病变是法布里病发病和死亡的首要原因。

4.3 皮肤表现

皮肤损害是本病的早期表现,常见于经典型患者,可早至6~9岁时就出现,但多数发生在青春期,发病率约90%,平均发病年龄17岁。皮损为弥漫性血管角质瘤,即为散在性或成簇的圆形或卵圆形青红色乃至黑色痣样小丘疹,其大小为2~4mm不等,有出血倾向,压之不褪色,较大皮疹可有过度角化。开始主要分布于阴囊、阴茎和大腿内侧,以后可发生于脐周、骶部、肘、手指、髋两侧和口腔黏膜。出生时仅可见,以后可扩展成4mm,可高出表面,分布于脐膝之间的所谓"坐浴区"(躯干下部、臀、股、髋部及会阴处),常两侧对称。随年龄增长,角质瘤的数量与面积也增多增大。另一种皮损为分布于腋窝、上胸部和其他部位的毛细血管扩张。血管角质瘤主要见于男性患者,亦可见于少数杂合子女性患者。皮损通常不累及面部和眼。

4.4 神经系统损害

神经系统表现常是本病最早出现的症状,发病年龄在10岁,最初表现可发生于5岁儿童,先于血管角质瘤多年前出现,主要是发作性痉挛掌痛(法布里危象)与四肢蚁行感,典型表现是在冷热、运动、劳动后,手掌和足底间歇发作性刺痛、烧灼痛,向四肢近端放射,严重的周期性发作持续数分钟到数周,也可表现为雷诺病、腹痛。随年龄增长疼痛发作次数减少、程度减轻。诱发因素有发热、天气变暖、运动、紧张、饮酒。疼痛程度剧烈时,常伴有疲乏无力、发热、出汗与血沉增快。查体无特征性神经系统

体征。

中枢神经系统损害发病年龄一般大于 26 岁,多为脑卒中(占 24%),以短暂性脑缺血发作或缺血性卒中常见,表现为偏瘫、偏盲、眩晕、共济失调和构音障碍等,以后循环受累多见,预后较差;此外,还有痴呆、被动和压抑社会交往活动障碍等人格改变(占 18%)表现。脑脊液检查正常,脑部磁共振成像检查可早期发现白质和灰质的小病灶。

自主神经功能受损可以出现少汗或无汗、缩瞳、泪液与涎液减少、勃起功能障碍与直立性低血压等,出现胃肠道症状者约有 69%,表现为餐后发作性腹痛、腹泻、恶心、呕吐、脂肪不能耐受等,多数患者明显消瘦。

4.5 眼部病变

眼部体征是法布里病的特征性变化之一。多数患者可有晶状体前部和后部的异常,出现白内障及视网膜血管迂曲、扩张、角膜混浊、角膜漩涡状沉积物,严重者可导致视力降低甚至丧失。

4.6 心脏损害

心脏受损多为晚期表现,常常是法布里病患者的死因之一,主要表现为传导障碍、心肌病、冠状动脉功能不全或冠状动脉阻塞,导致心肌梗死、高血压(肾脏缺血导致肾素分泌增加)、瓣膜与升主动脉退行性病变(二尖瓣脱垂多见)。当引起缺血性心脏病时,患者可出现心绞痛、心肌梗死和充血性心力衰竭而死亡。

4.7 骨、关节损害

骨骼变化少见,可出现关节运动受限。肘或腕关节运动受限可引起局部肌肉失用性萎缩。部分病例手指挛缩。急性发作期,多有关节及肌肉疼痛。性腺发育不良,性欲和生殖力下降,可能与睾丸受累有关。

4.8 其他系统器官损害

除以上临床表现外,还可出现进行性感觉神经性听力丧失;此外,部分患者可有溶血性贫血、淋巴结病、肝脾大、骨无菌性坏死、肌病、肺功能减退、免疫功能低下,血小板聚集增强而易发生血栓与栓塞。

4.9 法布里病的并发症

常见并发症为胃肠道病变,如餐后上腹不适、早饱感、恶心、呕吐、腹泻和腹部痉挛性疼痛、空肠憩室合并肠穿孔。肾血管病变比肾小球病变严重可并发肾梗死;心脏损害严重者可出现心绞痛、心肌梗死和充血性心力衰竭而死亡;皮肤损害者 30~40 岁后加重,并有浅表皮肤血管血栓形成倾向。神经系统病变时可并发梅尼埃病。

5 诊断依据

2013 年《中国法布里病(Fabry 病)诊治专家共识》[14] 及 2016 年 KDIGO 会议报告[17]中法布里病患者的筛查、诊断和管理的内容指出:其诊断主要是在临床表现的基础上通过病理改变、酶学测定及基因检测来确诊。

5.1 阳性家族史

5% 的患者缺乏阳性家族史。

5.2 临床表现

具体临床表现见上述。

5.3 酶活性检测

男性法布里病患者外周血白细胞中 α-半乳糖糖苷酶 A 活性低于对照组活性的 25%~30%。由于随机 X 染色体失活可能导致 α-半乳糖糖苷酶 A 活性在高达 60% 的女性法布里病患者中表达于正常范围,故而对于女性患者不能单纯靠酶活性作出诊断。

5.4 病理改变

光镜下可见相应的组织细胞空泡改变,电镜下相应的组织细胞中含有异常包涵物——嗜锇性髓样小体,为法布里病特征性病理表现。

5.5 血、尿三己糖酰基鞘氨醇(GL3)和血浆脱乙酰基 GL3(lyso-GL3)测定

法布里病男性患者血、尿 GL3 均明显高于健康人,部分女性患者血、尿 GL3 可高于健康人。血浆 lyso-GL3 检测的敏感性较血、尿 GL3 更高,尤其对于女性法布里病患者。该测定有助于病因或表型诊断,但不能用于筛查,因为某些心脏疾病或肾病综合征患者尿液 GL3 水平也会升高。

5.6 *GLA* 基因检测

是为诊断的金指标,*GLA* 基因测序对于诊断女性法布里病患者非常必要,当碰到意义未明的 *GLA* 基因变异时,最终需要在相关组织中发现 GL3 水平升高来证实。

6 治疗及预后[14-19]

法布里病是一种少见的、病情进展缓慢的、累及多器官多系统的复杂疾病,临床表现形式多样。近年来对法布

里病的治疗主要为特异性和非特异性治疗,以及一些新开展的疗法,如酶增强治疗、化学伴侣治疗、底物减少疗法和底物毒性干扰疗法[14]。

6.1　非特异性治疗

法布里病累及多个系统,非特异性治疗主要是针对各脏器的受累情况,给予相应对症治疗,如缓解肢端疼痛、降低蛋白尿、改善心功能等。对于神经系统受累引起的慢性持续性烧灼痛,可给予抗痉挛药卡马西平(单独或与普瑞巴林联合用药)。一线用药 5- 羟色胺(5-HT)或去甲肾上腺素重摄取抑制剂也可缓解疼痛。改变生活方式,如戒烟、避免暴露于寒冷环境等,可在一定程度上减轻疼痛发作。目前所有非特异治疗均来自于临床中的非随机对照试验。

6.2　特异性治疗

酶替代疗法(ERT),即利用基因重组技术体外合成 α-Gal A 替代体内缺陷的酶治疗法布里病,重组人 α-Gal A 的酶替代疗法是目前市场上唯一针对法布里病病因治疗的方法,可减少患者细胞内 GL3 的沉积,有效减轻患者的肢端疼痛、胃肠道症状,改善心肌肥厚,稳定肾功能,从而改善患者的生活质量和预后,但是否能减少心血管事件的发生目前仍有争议。目前应用于临床的 ERT 药物主要是半乳糖苷酶 α 和半乳糖苷酶 β,但目前国际上对于使用 ERT 治疗法布里病的推荐剂量、开始年龄及开始时机尚未达到共识。对于女性患者伴有明显临床症状及持续性临床症状的男性患者,伴或不伴有器官受累,即可开始 ERT。推荐 α-Gal A,治疗剂量为 0.2mg/kg,2 周 1 次,或 β-Gal A,治疗剂量为 1mg/kg,2 周 1 次,采取静脉输注方式。医生应根据患者情况进行个体化治疗。部分患者在治疗过程中出现 α-Gal A 的特异性 IgG 抗体。妊娠期、哺乳期患者和合并严重并发症的患者不建议给予 ERT。

6.3　探索性治疗

6.3.1　酶增强治疗 / 化学伴侣治疗

半乳糖、1- 脱氧半乳糖野尻霉素(DGJ),半乳糖能与 α-Gal A 活性部位结合,促进酶蛋白多肽的正确折叠、加工及二聚体形成,防止突变酶的错误折叠及被蛋白酶降解。DGJ 在内质网中能增强突变 α-Gal A 稳定性,协助突变酶通过依赖于 6- 磷酸甘露糖的机制运输到溶酶体,而溶酶体内大量的底物分子及酸性 pH 促使 DGJ 从突变但未失去催化活性的 α-Gal A 中解离,从而将积累的 GL3 清除。但半乳糖或 DGJ 只对半乳糖苷酶产物折叠障碍,引起 GLA 错义突变的患者治疗有效。与 ERT 相比,DGJ

作为一种速效小分子口服药物,方便经济,临床上有较好的应用前景。

6.3.2　底物减少疗法(SRT)和底物毒性干扰疗法

该治疗通过抑制 GL3 的合成或干扰底物 GL3 的毒性作用,以保证底物堆积的程度不足以导致疾病的发生。SRT 最常用的是葡萄糖神经酰胺合成酶抑制剂,利用它阻断细胞内鞘糖脂积蓄,缓解临床症状。底物毒性干扰疗法是针对该病活性氧(ROS)或非偶联内皮型一氧化氮合酶(eNOS)增加,采取 ROS 清除剂或 eNOS 的亲耦合分子干扰底物 GL3 毒性作用,有望成为治疗法布里病的一种方法。

6.3.3　基因治疗

通过载体介导将正常酶基因转移到法布里病患者中具有非常好的应用前景。其他可能的治疗方式有静脉输注结构修饰后的 α-Gal A、骨髓移植、调节蛋白质内稳态等。

7　遗传咨询和产前诊断

法布里病是一种 X 连锁遗传性疾病。男性患者将异常的 X 染色体传给所有的女儿,而儿子患病概率为零;女性患者将异常 X 染色体传给儿子和女儿的风险均为 50%,但患病的女儿为杂合子(具有 1 条异常的 X 染色体和 1 条正常的 X 染色体),临床表现相对较轻,而患病的儿子为半合子,因此多出现经典型临床表现。因此,确诊法布里病的患者需进行详细的家系调查,所有的患者均需给予相应的遗传咨询,对成年的高风险女性进行杂合子检测。对于需要生育的男性患者,建议生育儿子以避免突变基因的遗传,在孕 3 个月前进行性别鉴定即可;对于需要生育的女性患者,则需进行产前诊断。妊娠 11 周取胎儿绒毛或在妊娠 18 周取羊水进行羊水细胞 GLA 基因检测或 α-Gal A 酶活性检测。相应的手术须在具有相应资质的医院妇产科开展。

参考文献

[1] LANEY D A,PECK D S,ATHERTON A M,et al.Fabry disease in infancy and early childhood:a systematic literature review.Genet Med,2015,17(5):323-330.

[2] Germain D P.Fabry disease.Orphanet J Rare Dis,2010,5 :30-49.

[3] ASHTON-PROLLA P,TONG B,SHABBEER J,et al.Fabry disease:twenty-two novel mutations in the alpha-galactosidase A gene and genotype/phenotype correlations in severely and mildly affected hemizygotes and heterozygotes.J Investig Med,2000,48 (4):227-235.

[4] SHERIF F.NAGUEH,M D.Anderson-Fabry disease and other

lysosomal storage disorders.Circulation,2014,130(13):1081-1090

[5] SCHIFFMANN R,FULLER M,CLARKE LA,et al.Is it Fabry disease？ Genet Med,2016,18(12):1181-1185.

[6] LV Y L,WANG W M,PAN X X,et al.A successful screening for Fabry disease in a Chinese dialysis patient population.Clin Genet,2009,76(2):219-221

[7]刘晓曼,安丰双,张运,等.PCR-SSCP 技术在 Anderson Fabry 病诊断中的应用.山东大学学报(医学版),2006,44(10):1065-1068.

[8] The human gene mutation database at the Institute of Medical Genetics in Cardiff(2016).[2019-05-14].http://www.hgmd.cf.ac.uk/.

[9]陈佳韵,王朝晖,潘晓霞,等.Fabry 病家系的 α-半乳糖苷酶 A 基因突变研究.中华肾脏病杂志,2005(11):654-658.

[10] DESNICK R J,IOANNOU Y A,ENG C M.Alpha-galactosidase a deficiency:Fabry disease.New York:McGraw-Hill,2014.

[11]张苏华,刘志红,李世军,等.Fabry 病的临床表现及肾脏病理学特征.肾脏病与透析肾移植杂志,2004,13(6):517-523.

[12] FOGO A B,BOSTAD L,SVARSTAD E,et al.Scoring system for renal pathology in Fabry disease:report of the International Study Group of Fabry Nephropathy(ISGFN).Nephrol Dial Transplant,2010,25(7):2168-2177.

[13]张明辉,刘艳辉,史伟,等.Fabry 病肾病临床病理分析.临床与实验病理学杂志,2010,26(2):207-210.

[14]中国法布里病专家协作组.中国法布里病(Fabry 病)诊治专家共识.中华医学杂志,2013,93(4):243-247.

[15] TUTTOLOMONDO A,PECORARO R,SIMONETTA I,et al.Anderson-Fabry disease:a multiorgan disease.Curr Pharm Des,2013,19(33):5974-5996.

[16] ABENSUR H,REIS M A.Renal involvement in Anderson-Fabry disease.Bras Nefrol,2016,38(2):245-254.

[17] SCHIFFMANN R,HUGHES D A,LINTHORST G E,et al.Screening,diagnosis,and management of patients with Fabry disease:conclusion from a "kidney disease:improving global outcomes"(KDIGO)controversies conference.Kidney Int,2017,91(2):284-293.

[18]赵飞,窦艳娜,赵占正.Fabry 病的诊疗新进展.医学理论与实践,2016,29(13):1709-1711.

[19] ROZENFELD P A.Fabry disease:treatment and diagnosis.IUBMB Life,2009,61(11):1043-1050.

第4节

多囊肾病——婴儿型多囊肾和成人型多囊肾

多囊肾病(PKD)是一种常见的遗传相关性疾病,分为常染色体显性遗传多囊肾病(ADPKD)和常染色体隐性遗传多囊肾病(ARPKD)。根据发病年龄可分为婴儿型多囊肾和成人型多囊肾[1-5]。临床上成人型多见,大部分患者成年后可发展至 ESRD,是导致尿毒症的第四大疾病,位于糖尿病肾病、慢性肾小球肾炎、高血压肾病之后[1-5]。近年来,对多囊肾病的研究不断得到重视,其遗传研究取得了很大发展。

1 发展历史

约 1700 年,Alexis 在一个梗阻性分娩病例报道中最早描述多囊肾[1]。1887 年 Naumann 从 10 177 例尸体解剖中发现 14 例双侧多囊肾和 2 例单侧多囊肾病例[2]。后来几乎每年都有这样的病例报道[3-4]。20 世纪早期就有学者提出多囊肾具有家族遗传性[5]。1971 年,文献报道新生儿型肾囊肿伴肝囊肿大多属隐性遗传[6]。显性遗传多囊肾病例也有报道[7],随后根据此遗传特点分为 ADPKD 和 ARPKD。

2 流行病学

2.1 婴儿型多囊肾

婴儿型多囊肾占多囊肾病的 2%~5%。目前国内暂无婴儿型多囊肾确切发病率的报道。国外有报道其发病率为 1/55 000~1/6 000,平均发病率约为 1/20 000,人群携带者比例为 1:70,多见于儿童和婴儿。30%~50% 的患病胎儿因羊水过少导致肺发育不全而在围生期死亡,此期主要为肾损害[4-6]。

2.2 成人型多囊肾

成人型多囊肾临床多见,占多囊肾病的 95%~98%。一般在成年后发病,目前国内亦缺少成人型多囊肾确切的发病率报道。国外文献报道人群发病率 1/1 000~1/500,呈家族性发病特点[7]。

3 病 因

3.1 婴儿型多囊肾

婴儿型多囊肾多为 ARPKD,ARPKD 的致病基因为多囊肾和肝脏疾病 1(*PKHD1*)。目前报道的基因突变数达 702 个。*PKHD1* 位于 6p12,是迄今所知的最大人类基因之一,它长约 470kb,编码由一系列 9~16kb 大小不等的剪接变异体。突变类型主要有错义突变、截短突变(包括移码突变、无义突变和剪接位点改变)。至今报道近 60% 的基因突变是截短突变,40% 则是错义突变。大多数

PKHD1 基因突变具有家族特异性,无突变热点,且多数都是复合杂合突变。其基因发生突变会导致该蛋白结构或功能异常,从而影响肾脏集合系统及肝脏胆管系统的发育及成熟[8-12]。

3.2 成人型多囊肾

成人型多囊肾多为 ADPKD。ADPKD 存在遗传异质性,目前已知至少有三种突变基因,按发现先后顺序,分别为 *PKD1*、*PKD2* 和 *PKD3*。约 85% 的患者由 *PKD1* 突变所致,约 15% 患者由 *PKD2* 突变引起,两者症状相似,但 *PKD2* 突变引起的 2 型 ADPKD 临床症状轻于 1 型 ADPKD。*PKD1*、*PKD2* 均已在染色体定位和克隆,*PKD3* 尚未在染色体定位[13-17]。

人类 *PKD1* 位于第 16 染色体短臂 1 区 3 带(16p13),长度约为 52kb,含 46 个外显子,蛋白质产物是由 4 302 个氨基酸残基构成的糖蛋白,称为多囊蛋白 1。人类 *PKD2* 位于第 4 号染色体长臂 2 区 1 带至 3 带之间(4q21-q23),长度为 68kb,含 15 个外显子,翻译产物称为多囊蛋白 2[13-17]。

目前对 ADPKD 发病机制方面的研究虽取得了一定的进展,但具体机制尚未明确,存在很多假说,如"二次打击学说""纤毛致病学说"等。一般认为,ADPKD 是由于基因突变导致 *PKD1*、*PKD2* 异常而发病的[13-17]。

4 病理改变

4.1 婴儿型多囊肾

婴儿型多囊肾多发生于新生儿及婴儿时期,主要表现为肾脏扩大及胆道发育不良[8-11]。其疾病表型高度可变。最极端病例与 Potter 的表型有关,由肺发育不全、脊柱和肢体异常组成。大部分病例(高达 30%)死于新生儿期,主要原因是呼吸功能不全。在幸存者中,高血压和肾功能不全,包括 ESRD(多达 1/3 的儿童需要肾脏替代治疗),是肾脏疾病的主要症状[12]。其他疾病的病理征象是先天性胆道发育不良导致肝纤维化及肝内胆管扩张。婴儿型多囊肾不限于婴儿期,它可以在童年,甚至青春期或成年被诊断[8-12]。

4.2 成人型多囊肾

成人型多囊肾多发生在成人时期,其病理特点是双侧进行性扩大的局灶性囊肿,许多病例最终发展为 ESRD[7]。ADPKD 是全身性疾病,在肝脏、胰腺、精囊及蛛网膜也有囊肿发生。发生在肝脏时,可导致严重的多囊肝病(PLD),需要外科手术[13-17],该种情况一般在女性群体中发生,但发生的频率很低。

5 临床表现

5.1 婴儿型多囊肾

围生期婴儿型多囊肾患儿的肾脏集合管严重受累,在宫内即出现巨大肾脏及肾功能不全症状。临床上腹部膨隆,触及巨大肾脏为其主要临床表现,可出现少尿、氮质血症等肾功能不全表现。巨大肾脏可导致胸廓狭小,影响肺的发育;肾功能降低不能形成大量尿液,导致羊水减少及肺发育不良,肺功能不全是围生期婴儿型多囊肾的另一主要表现,临床上以呼吸困难为首发症状,是胎儿死亡的主要原因[8-12]。

婴儿早期临床典型表现为出现腹部肿块,可伴有少尿、呼吸窘迫、Potter 面容、严重的高血压、急性肾功能不全及暂时性低钠血症等。一部分婴儿期患儿死于肺发育不良所致的反复肺部感染,另一部分患儿将出现不同程度的肾功能损害,最终可进展为肾功能衰竭。

5.2 成人型多囊肾

成人型多囊肾临床表现多种多样,缺乏特异性,患者幼年时期肾脏形态可正常或略大,无任何临床表现,但随年龄增长,其肾囊肿大小及数目逐渐增多增大,40~50 岁时会出现相应的临床症状。主要表现为肾区疼痛、腹部肿块、高血压、镜下或肉眼血尿、蛋白尿、肾功能不全、肾结石、囊肿感染等[13-17]。

且多合并肾外并发症,主要表现为颅内动脉瘤和多囊肝病,此外还可出现颅外动脉瘤、心血管发育异常、脑脊膜囊肿、蛛网膜囊肿、胰腺囊肿、精囊囊肿、疝气和不孕不育等。

6 诊 断

6.1 婴儿型多囊肾

婴儿型多囊肾的诊断及基因检测:ARPKD 典型超声表现为增大的强回声肾脏。2014 年日本多囊肾病临床指南指出具备典型超声表现者,同时具有以下一个或多个条件可诊断[16]:父母双方无肾脏囊肿;兄弟姐妹的 ARPKD 病史;父母近亲结婚;有肝纤维化证据;推荐给 ARPKD 家族史的胎儿磁共振和基因筛查;ARPKD 的致病基因位于 6 号染色体短臂上,具体突变位点尚未明确。目前可通过连锁基因分析(如果这个家庭已经有 1 个患病的孩子)和直接检测 *PKHD1* 基因的突变来诊断 ARPKD。但是由于 *PKHD1* 基因的复杂性,只有 60%~75% 的患者能够通过基因序列测定来检测出 *PKHD1* 的突变。

6.2 成人型多囊肾

成人型多囊肾的诊断及基因检测[14]:超声诊断标准和排除标准见表3-13-4,同时应视具体情况对患者亲属行超声及基因筛查。此外,磁共振成像更为敏感,其诊断标准为肾囊肿总数≥10个,排除诊断为肾囊肿总数<5个[15]。

表3-13-4 成人型多囊肾超声诊断标准和排除标准[8]

标准	15~39 岁	40~59 岁	大于 60 岁
诊断标准	单侧或双侧肾囊肿≥3个	双侧且每侧肾囊肿≥2个	双侧且每侧肾囊肿≥4个
排除标准	无	双侧且每侧肾囊肿<2个	无

成人型患者在下列情况时可考虑进行基因检测,以明确诊断:散发的 ADPKD 患者、有家族史的活体肾脏捐献者、不对称性囊肿、非典型 ADPKD 者、家族成员病情有差异者及胚胎植入前检查。当前常采用 Sanger 测序法进行测序,新一代测序可对 *PKD1* 和 *PKD2* 进行高通量突变检测,大大提高了检出能力。

7 治 疗

目前多囊肾病的治疗仍无明显突破进展,主要以控制并发症、减慢肾囊肿的增长、减缓向 ESRD 进展为目的,包括止痛、控制囊肿感染、预防结石形成、控制高血压、避免咖啡因和雌激素的刺激等对症支持治疗,靶向疗法尚处试验阶段,其措施主要针对细胞增殖、细胞分化、细胞凋亡、囊液分泌及异常的细胞信号转导途径等过程。

7.1 婴儿型多囊肾

婴儿型多囊肾多发于新生儿期和婴儿期,主要是针对其并发症的治疗。在新生儿期的急性并发症主要包括呼吸窘迫、水电解质紊乱、少尿、急性肾损伤和高血压,目前没有特效的治疗方法。治疗原则主要致力于控制远期并发症,延缓肝病变的进展。远期并发症主要包括高血压、慢性肾病、门脉高压症、静脉曲张、反流性胆管炎和肝衰竭,其他还有慢性肺病和生长迟缓等。患儿中喂养困难非常普遍,尤其是婴儿,这是由于肾脏的显著增大压迫胃部,导致饱腹感和胃食管反流。有时需要通过鼻饲或胃造口术喂养来保证摄入足够的热量。有些病例甚至需切除单侧或双侧的肾脏来解决肾脏显著增大导致的严重喂养不耐受和呼吸困难。同时对于肝脏功能严重损害者,可行肝脏移植。

7.2 成人型多囊肾[18-23]

7.2.1 一般治疗

饮食疗法:低盐饮食,每日钠离子摄入量<100mmol/L或<2.3g(6g 食盐)。推荐中等 0.75~1.0g/(kg·d)蛋白饮食。咖啡因是否刺激囊肿生长尚无定论,建议每日咖啡因摄入量<200mg。调整生活方式:避免接触烟草和酒精,鼓励并帮助患者自我监测身体健康,保持理想体重指数(20~25kg/m²),避免尿路介入检查及治疗。

锻炼和运动:目前尚无运动对健康影响的证据,但患者应谨慎参与剧烈的接触性运动或其他存在潜在风险的活动(如骑马等),合理谨慎运动是必要的。

7.2.2 并发症的治疗

高血压:早期发现和治疗高血压可使成人型多囊肾患者获益,患者血压控制目标值为 130/80mmHg,但具体的降压目标值应个体化,低龄患者可考虑更低的降压目标值。患者可通过改变生活方式和/或药物控制血压。目前尚无充分证据显示不同的降压药物对多囊肾病的预后有不同影响。

肉眼血尿和囊肿出血:肉眼血尿和囊肿出血是成人型的常见并发症。肉眼血尿常见病因包括囊肿出血、结石、感染,偶见于肾细胞癌和尿路上皮癌。肉眼血尿提示肾功能可能快速丢失,急性出血时需暂时停用肾素-血管紧张素-醛固酮系统(RAAS)阻滞剂和利尿药,以避免急性肾损伤。肉眼血尿和囊肿出血多为自限性,症状较轻的患者绝对卧床休息并多饮水 2~3L/d,大部分可自行停止。持续出血超过一周或 50 岁后出现血尿的患者应注意排除肿瘤。卧床休息不能止血时给予抗纤溶药物(如氨甲环酸等)治疗,必要时使用去氨加压素。严重持续进行性出血,可采用选择性血管栓塞或出血侧肾脏切除。

结石:成人型患者常合并结石和囊壁钙化,与患者尿流动力学改变和代谢因素(尿 pH、铵盐分泌和尿柠檬酸盐浓度降低)有关,其中尿酸结石、低柠檬酸钙的草酸盐结石和远端小管酸化缺陷结石可选用柠檬酸钾治疗。鼓励患者多饮水,根据结石大小和部位可选用体外震波碎石或经皮肾镜取石。

尿路感染:多囊肾病患者出现发热、腹痛、血沉快、C 反应蛋白及降钙素原升高,应首先考虑急性肾盂肾炎和/或囊肿感染,但尿检正常或血、尿培养结果阴性不能排除感染。囊肿感染的标准治疗是根据血、尿培养结果选用脂溶性抗生素(喹诺酮类、复方新诺明及甲硝唑等)。治疗 72h 后症状未见好转者应联合使用水溶性抗生素(头孢菌素、碳青霉烯类等)。避免使用损害肾功能的药物。治疗至少持续 1~2 周,或至症状消失,体温正常,两次血、尿培养结果阴性后一周停药。

7.2.3　药物治疗

目前药物治疗着重于 RAAS 双重抑制、血管加压素受体阻滞、增加液体的摄入、口服降糖药物等减缓肾包囊的增长速度等途径。

RAAS 双重抑制剂：RAAS 抑制剂可以降低血压，从而减缓成人型的进展，RAAS 系统抑制剂主要包括 ACEI、血管紧张素受体阻滞剂（ARB）和醛固酮拮抗剂。ACEI 和 ARB 联合使用的降压和降尿蛋白效果比 ACEI 或 ARB 单独使用治疗效果明显，但值得注意的是，应警惕降压药物副作用。

血管加压素受体阻滞剂：血管加压素与血管加压素 V2 受体结合激活腺苷酸环化酶，导致 cAMP 水平增加，cAMP 通过刺激囊液分泌和囊肿上皮细胞增殖来促进囊肿的形成。临床试验表明 OPC-31260 和托发普坦能抑制囊肿生长[18]。

增加液体摄入：大量摄入水能够减少血浆中精氨酸升压素的浓度，减缓肾小管中 cAMP 的活性，因此，从理论上认为能改善肾病的进展，但目前仍存在争议。

口服降糖药：二甲双胍可以激活腺苷酸活化蛋白激酶，抑制西罗莫司靶蛋白和囊性纤维化跨膜调节因子，从而抑制肾包囊的形成，其用量要比 2 型糖尿病的治疗剂量大得多，而噻唑烷二酮上调细胞黏附因子钙黏蛋白、抑制酪氨酸酶磷酸化，从而延缓肾包囊的进展，但应检测其不良反应。

7.2.4　手术治疗

成人型多囊肾主要手术方法包括：经皮穿刺抽吸囊肿液和去顶减压术等，可缓解症状，延长生命。

7.2.5　ESRD 的治疗

超过 50% 的成人型患者在 60 岁可进展为 ESRD，肾移植是首选治疗方案。无法肾移植或等待移植的患者可考虑血液透析或腹膜透析。

8　遗传咨询注意事项

8.1　婴儿型多囊肾

婴儿型多囊肾多为 ARPKD，在父母双方为携带者的前提下，子女患病风险为 25%，健康子女携带风险为 75%。超声诊断围生期 ARPKD 的准确率较高。有研究者报道，产前超声筛查泌尿系统异常的总发生率占妊娠总数的 2‰~9‰，超声诊断与产后病理结果符合率为 85.7%。超声发现胎儿肾多囊改变，可通过相应的阳性家族史及胎儿肾脏超声影像特征初步判断类型[23-25]。ARPKD 在胎儿有生机（国外孕 24 周、国内孕 28 周）前作出诊断者，应终止妊娠；ADPKD 在胎儿有生机前作

出诊断者，可选择终止妊娠，有生机后诊断者，可随访观察，必要时终止妊娠；不管是胎儿期 ARPKD 还是胎儿期 ADPKD，若肾脏体积 > 相同胎龄儿肾脏体积的 4 个标准差，羊水过少，则预后差，可建议终止妊娠；另外，有肾囊肿超声表现的胎儿，并不一定都是多囊肾，在无阳性家族史或其他证据时，在孕妇及家属愿意承担风险的前提下建议定期随访观察肾脏大小及羊水等情况，必要时才终止妊娠。有报道胎儿期发现肾囊肿（肾脏增大 < 4 个标准差，羊水正常）者，出生后能长期存活，观察至 10 多岁无症状[23-25]。目前，对胎儿期多囊肾妊娠结局的判定及出生后的预后还难以确定，尚需大量的长期随访资料，随着医疗技术水平的提高，预后也有望得到相应的改善。

8.2　成人型多囊肾

基于遗传学的生殖医学方法是必要的，建议所有确诊成人型多囊肾（多为 ADPKD）患者及其直系亲属自愿接受遗传咨询，达成备孕共识，讨论疾病的遗传方式、家庭成员的患病风险、影像学筛查及基因检测的作用、适应证、结果解读及可能带来的影响、计划生育和产前、症状前诊断。胚胎植入前遗传学诊断（PGD）和体外受精（IVF）可阻断疾病的遗传，帮助患病父母生育健康子女[23-29]。

对于孕龄期 ADPKD 母亲，尤其是伴有严重肝纤维化者，需警惕雌激素和孕酮对基础疾病的加重作用，ADPKD 母亲怀孕期间应对降压药物安全性调整，RAAS 抑制剂需停用[25]。多胎妊娠（>3 胎）和 ADPKD 肾小球滤过率下降密切相关。对于孕期具备正常血压和肾功能的 ADPKD 妇女，临床症状多较轻，但是存在妊娠期高血压疾病和子痫前期的风险[29]。根据妇产科高危妊娠指南，和具有慢性肾脏疾病的孕妇一样，ADPKD 孕妇同样具有流产、急性肾衰竭和顽固性高血压风险，需和患者进行仔细沟通[27]。多胎妊娠（>3 胎）和 ADPKD 肾小球滤过率下降密切相关。

参考文献

[1] OPPENHEIMER G D.Polycystic disease of the kidney.Ann Surg，1934，100（6）：1136-1158.

[2] PIERSOL G M.Polycystic disease of the kidney.Trans Am Climatol Clin Assoc，1927，43：221-231.

[3] BONDIOLI H.Dystocia from size of fetal abdomen due to congenital cysts of kidney.Arte Ostet，1929，43：65.

[4] CUERVO R.Dystocia from polycystic degeneration of fetal kidneys.Case Rev med eracruzana，1932，12：515-519.

[5] CAIRNS HWB.Heredity in polycystic disease of the kidneys.QJMed，1925，18：359-392.

[6] LIEBERMAN E，SALINAS-MADRIGAL L，GWINN J L，et al.Infantile

polycystic disease of the kidneys and liver：clinical，pathological and radiological correlations and comparison with congenital hepatic fibrosis. Medicine（Baltimore），1971，50（4）：277-318.

［7］ HATFIELD P M，PFISTER R C.Adult polycystic disease of the kidneys（Potter type 3）.JAMA，1972，222（12）：1527.

［8］ HARRIS P C，TORRES V E.Polycystic kidney disease.Annu Rev Med，2009，60（1）：321-337.

［9］ Gunay-Aygun M，Font-Montgomery E，Lukose L，et al. Characteristics of congenital hepatic fibrosis in a large cohort of patients with autosomal recessive polycystic kidney disease. Gastroenterology，2013，144（1）：112-121.

［10］ TURKBEY B，OCAK I，DARYANANI K，et al.Autosomal recessive polycystic kidney disease and congenital hepatic fibrosis （ARPKD/CHF）.Pediatr Radiol，2009，39（2）：100-111.

［11］ SHNEIDER B L，MAGID M S.Liver disease in autosomal recessive polycystic kidney disease.Pediatr Transplant，2005，9（5）：634-639.

［12］ GUAY-WOODFORD L M，DESMOND R A.Autosomal recessive polycystic kidney disease：the clinical experience in North America.Pediatrics，2003，111：1072-1080.

［13］ ADEVA M，EL-YOUSSEF M，ROSSETTI S，et al.Clinical and molecular characterization defines a broadened spectrum of autosomal recessive polycystic kidney disease（ADPKD）.Medicine，2006，85：1-21.

［14］ PEI Y，HWANG Y H，CONKIN J，et al.Imaging-based diagnosis of autosomal dominant polycystic kidney disease.J Am Soc Nephrol，2015，26（3）：746-753.

［15］ GUAY-WOODFORD L M，GALLIANI C A，MUSULMAN-MROCEK E，et al.Diffuse renal cystic disease in children：morphologic and genetic correlations.Pediatr Nephrol，1998，12（3）：173-182.

［16］ MALLETT A，LEE V W，MAI J.KHA-CARI autosomal dominant polycystic Kidney Disease Guideline：Pharmacological Management.Semin Nephrol，2015，35（6）：582-589.

［17］ 许书添.多囊肾病发病机制和治疗.肾脏病与透析肾移植杂志，2010，19（4）：367-372.

［18］ SWEENEY WE JR，VON VIGIER RO，FROST P，et al.Src inhibition ameliorates polycystic kidney disease.J Am Soc Nephrol，2008，19（7）：1331-1341.

［19］ ELLIOTT J，ZHELEZNOVA N N，WILSON P D.C-Src inactivation reduces renal epithelial cell-matrix adhesion，proliferation，and cyst formation.Am J Physiol Cell Physiol，2011，301（2）：522-529.

［20］ BUCHHOLZ B，KLANKE B，SCHLEY G，et al.The Raf kinase inhibitor PLX5568 slows cyst proliferation in rat polycystic kidney disease but promotes renal and hepatic fibrosis.Nephrol Dial Transplant，2011，26（11）：3458-3465.

［21］ KATHEM S H，MOHIELDIN A M，ABDUL-MAJEED S，et al.Ciliotherapy：a novel intervention in polycystic kidney disease. J Geriatr Cardiol，2014，11（1）：63-73.

［22］ ABBOTT K C，AGODOA L Y.Polycystic kidney disease in patients on the renal transplant waiting list：trends in hematocrit

and survival.BMC Nephrol，2002，3：7.

［23］ PRISCHL F C，DIEPLINGER G，WALLNER M，et al.Peritoneal dialysis in patients with polycystic kidney disease.Wien Kin Wochenschrift，2005，117（Suppl 6）：24-28.

［24］ 万红芳，王利民，邢爱耘.胎儿期多囊肾预后、产前诊断、遗传咨询的研究进展.现代妇产科进展.2008，17（3）：227-229.

［25］ KIM E K，SONG T B.A study on fetal urinary tract anomaly：antenatal ultrasonographic diagnosis and postnatal follow-up.J Obstet Gynaecol Res，1996，22（6）：569-573.

［26］ CORRADI V，GASTALDON F，CAPRARA C，et al.Predictors of rapid disease progression in autosomal dominant polycystic kidney disease.Minerva Med，2017，108（1）：43-56.

［27］ CHANG L J，HUANG C C，TSAI Y Y，et al.Blastocyst biopsy and vitrification are effective for preimplantation genetic diagnosis of monogenic disease.Hum Reprod，2013，28（5）：1435-1444.

［28］ COLLINS S C.Preimplantation genetic diagnosis：technical advances and expanding applications.Curr Opin Obstet Gynecol，2013，25（3）：201-206.

［29］ NEVIS I F，REITSMA A，DOMINIC A，et al.Pregnancy outcomes in women with chronic kidney disease：a systematic review.Clin J Am Soc Nephrol，2011，6（11）：2587-2598.

第5节 指甲髌骨综合征

指甲髌骨综合征（NPS）［OMIM 161200］，又称 Turner-Kieser 综合征或遗传性指甲骨发育不良，是一种以影响骨骼及结缔组织为特征的临床综合征。NPS 主要临床表现为指甲发育不全、髌骨缺失或发育不良、髂骨角和肘关节异常（桡骨头和/或肱骨小头发育不全）[1]，部分患者伴有青光眼、眼压增高及肾脏受累。本病是一种常染色体显性遗传性疾病，外国资料表明其发病率为 1/50 000[1-2]，较为罕见，国内目前仅有个别报道[3]。

1 病因及发病机制

NPS 最早在 1897 年由 Little 报道，表明大于 90% 的 NPS 病例与 LMX1B 基因突变所致，为常染色体显性遗传。LMX1B 基因定位于 9q34，基因全长 8 193kb，mRNA 全长 1 119bp，含 8 个外显子，其编码的蛋白产生的 N 末端部分有 2 个富含半胱氨酸的锌指 LIM 结构域，中间是 60 个氨基酸残基的同源结构域，C 末端活性序列富含谷氨酸和丝氨酸残基。该基因是一个重要的调控指甲、骨和肾小球基底膜生长的转录因子，在肾脏主要是维持足细胞肌动蛋白骨架正常结构、从而维持足细胞的正常生理功能。此外，还发现 LMX1B 编码的蛋白对Ⅲ型胶原的表达有重要的调节作用,而Ⅲ型胶原是肾小球基底膜重要组成成分。

目前已发现 LMX1B 存在 100 多种突变,突变类型包括无义突变、错义突变、缺失突变和插入突变等,未发现热点突变[4-5]。约 10% 的患者未发现 LMX1B 基因突变,可能还存在其他突变基因,如 WIF1。基因型和临床表型之间无明显相关性,同一家系不同患者及不同家系患者之间临床表型可有明显差异[6-8]。

2　临床表现

2.1　指甲和骨骼异常

2.1.1　指甲受累

指甲发育异常是 NPS 最常见的临床表现,95% 以上的患者指甲受累,出生时即有,但也可生后再出现,表现为双侧对称,可见无甲、半甲、甲发育不良、纵嵴、纵裂、匙形甲、鳞状甲等。三角形甲弧影是特征性体征,最常见于拇指和示指,小指和趾甲较少见,指骨一般无畸形[9]。

2.1.2　骨受累

髌骨不发育或发育不良可见于 93% 左右的患者,过小和发育不良的髌骨伴随外侧股骨髁发育不良常导致复发性髌骨半脱位或脱位。髌骨股骨的关节病可引起膝残疾和膝痛。膝关节主要表现为膝部不适、走路不稳、疼痛。膝关节弯曲畸形,伸直受限。膝关节镜检查发现滑膜皱襞。其他的骨骼异常包括骨盆、肘和脚。

髂骨角为在髂骨后部形成的三角形骨隆起物,为特征性病变,见于 70%~80% 的患者,较大的髂骨角可触及,但不会引起步态异常[10]。肘发育异常可见于 92.5% 左右的患者,桡骨头和／或肱骨小头发育不全伴反复的桡骨头后外侧半脱位或脱位,可见于 60% 左右的患者。肘关节屈曲、伸直受限、不能旋前、旋后。脚畸形不多见,最常见的为足内翻和足外翻。偶尔可见身材矮小。骨骼异常出生时即有,且双侧对称。

指甲发育不全、髌骨缺失或发育不良、桡骨头和／或肱骨小头发育不全(伴或不伴脱位)和髂骨角称为 NPS 的"四联征"。

2.2　眼部异常

NPS 患者偶尔可见眼的异常,包括小角膜、硬化性角膜、先天性白内障、虹膜内缘色素沉着和先天性青光眼。其中虹膜内缘色素沉着称为 Lester 征,先天性青光眼是本病的并发症,但不是特征性的眼部异常。约 7% 的患者可有眼压升高,10% 患者可有青光眼[11]。

2.3　肾脏受累

肾脏受累是 NPS 最严重的并发症,其中 30%~50%

可出现肾脏受累,且临床表现多样,病理类型也存在差异。NPS 伴有肾脏改变者表现为高血压,无症状性蛋白尿或镜下血尿,其中 20% 的患者为肾病综合征,5%~10% 将缓慢进展至肾功能衰竭,为本病最严重的损害。肾脏受累患儿临床还可表现为急性肾炎。

不同家系及同一家系间患者肾脏受累的发病率和严重程度差异很大,早期表现主要为蛋白尿,血尿少见。而对于出现肾病水平蛋白尿者,可于 30 岁左右发展为ESRD。但不同个体间疾病进展时间差异较大。出现蛋白尿,但肾小球滤过率正常的患者,应长期随访其肾功能进展情况[12-14]。

病理表现为光镜下肾脏无特征性病变,可见局灶性毛细血管管壁增厚,肾小球基底膜局部增厚,部分可表现为局灶性节段性肾小球硬化或新月体形成。电镜下肾小球基底膜可见特征性的局灶或弥散性不规则增厚,含有不规则的低电子密度区,增厚间隙为高电子密度区;另一个特征性改变为致密板可见Ⅲ型胶原束的不规则增厚,偶尔在系膜区也可以见到胶原束。免疫荧光多无阳性发现或偶可见 IgM、C3 和 C1q 非特异性染色,特别是在肾小球硬化的区域[15-16]。

3　诊　断

根据典型"四联征",可临床诊断为 NPS。骨骼异常 X 线征象如髂骨角、膝部发育不良、肘部发育不良等最具有诊断意义[1,17]。LMX1B 基因突变可以进行基因诊断。通过对绒毛或羊水样本进行产前诊断[18],同时完善尿检、肾功能等检测以了解是否并发肾脏受累,必要时可通过肾活检除外其他继发肾脏损害,典型病例不需要肾活检。

4　治　疗

NPS 作为一种遗传性疾病,目前尚无特异性治疗,如果骨畸形严重可手术矫形,肾脏受累可对症治疗。有研究证实 ACEI 对于有蛋白尿的 NPS 患者有一定的肾脏保护作用[9,19]。对于 ACEI 治疗无效或不良反应(低血压、血管性水肿)明显的患者可以尝试免疫抑制剂,如环孢素治疗。对于进展至肾功能衰竭的 NPS 患者,肾移植可获得良好效果[20]。

5　预　后

NPS 预后主要与肾脏受累密切相关。目前,对于肾脏受累易感因素及进展的影响因素尚不清楚,可能与性别(女性)、LMX1B 基因型、肾病家族史及桡骨头发育不全等有关[7]。所以患者应该密切监测晨尿蛋白/肌酐,若有问题及时至肾脏专科检查评估。NPS引起的青光眼和高眼压是可以治疗,对于确诊NPS的患者应该早期并每年检查眼压,筛查有无青光眼[6]。

6　遗传咨询

NPS是一种常染色体显性遗传病,多数是与*LMX1B*基因突变有关,少数可能与其他基因组改变或者遗传异质性有关[21],有资料显示*WIF1*基因突变可能导致NPS[22]。

6.1　先证者父母

有87.5%的先证者携带父母亲的异常*LMX1B*基因,有12.5%的先证者是新生突变来的。所以对先证者父母应该详细询问相关家族史,做全面检查,了解他们的指甲、髌骨、肘关节、肾脏等有无受累,结合基因检测结果,以明确是否有家族性的遗传突变可能。

6.2　先证者同胞

若先证者为家族性的遗传突变,其父亲或母亲有异常基因,则理论上讲,先证者同胞有50%概率可能携带异常基因,若先证者父母亲无异常基因,先证者同胞有异常基因的概率则相当低[23]。

6.3　先证者后代

一般情况下先证者后代有50%概率获得异常的*LMX1B*基因。

6.4　先证者其他亲属

若先证者的基因突变来自父亲或母亲,则其他家族成员就有一定的风险携带异常基因,应该详细询问其他亲属相关病史,用系统图谱记录先证者及其他亲属关系和表型。若先证者父亲或母亲无相关异常基因,则其他家族成员有相关异常基因的风险就相当小。

6.5　产前检查

对于已经明确异常基因的先证者,可选择辅助生殖技术,选择正常配子进行人工授精。也可以在孕早期通过绒毛膜穿刺或羊膜腔穿刺技术取样,进行DNA检测[18]。而在孕晚期时,我们可以通过超声观察髂骨角的改变来评价风险[6]。

7　病例分析

患者,女性,24岁,因"膝盖疼痛"入院。临床表现为指甲和髌骨发育不良,肘关节脱位和髂骨角位于骨盆内。7岁时诊断为肾病综合征,肾活检提示局灶性节段性肾小球硬化,长期激素治疗无效。基因提示*LMX1B*基因(c.819+1G>A)杂合突变,但患者父母基因中没发现上述突变,考虑为新生突变,且肾病与NPS有关。停用激素后,患者肾病综合征没有加重。所以NPS早期可能以肾脏受累为首发表现,出现在骨骼病变前。对于有肾外表现的激素耐药型肾病综合征,即使没有家族史也应该警惕NPS可能[24],从而进一步进行相关检查。

参考文献

[1] BONGERS E M,GUBLER M C,KNOERS N V.Nail-patella syndrome overview on clinical and molecular findings.Pediatr Nephrol,2002,17(9):703-712.

[2] LEMLEY K V.Kidney disease in nail-patella syndrome.Pediatr Nephrol,2009,24(12):2345-2354.

[3] LIN Y,ZHAO J,CHEN S,et al.A novel mutation in LMX1B gene causes nail-patella syndrome in a large Chinese family.Bone,2008,43(3):591-595.

[4] LIN W D,CHEN C P,WANG D Y,et al.Gene symbol:LMX1B.Disease:Nail-patella syndrome.Hum Genet,2008.124(3):295-296.

[5] A L BALWI M,STEINBERGER D,A L ABDULKAREEM I,et al.Gene symbol:LMX1B.DISEASE:Nail-patella syndrome.Hum Genet,2008,123(1):109-110.

[6] SWEENEY E,FRYER A,MOUNTFORD R,et al.Nail patella syndrome:A review of the phenotype aided by developmental biology.J Med Genet,2003,40(3):153-162.

[7] LEE B H,CHO T J,CHOI H J,et al.Clinico-genetic study of nail-patella syndrome.J Korean Med Sci,2009,24(suppl):82-86.

[8] DUNSTON J A,LIN S,PARK J W,et al.Phenotype severity and genetic variation at the disease locus:an investigation of nail dysplasia in the nail-patella syndrome.Ann Hum Genet,2005,69(Pt 1):1-8.

[9] PROESMANS W,VAN DYCK M,DEVRIENDT K.Nail-patella syndrome,infantile nephrotic syndrome:complete remission with antiproteinuric treatment.Nephrol Dial Transplant,2009,24(4):1335-1338.

[10] SNOECKX A,VANHOENACKER F M,PARIZEL P M.Nail patella syndrome.JBR-BTR,2007,90(5):457

[11] GALLOWAY G,VIVIAN A.An ophthalmic screening protocol for nail-patella syndrome.J Pediatr Ophthalmol Strabismus,2003,40(1):51-53.

[12] LEMLEY K V.Kidney disease in nail-patella syndrome.Pediatr Nephrol,2009,24(12):2345-2354.

[13] 张宏文,丁洁.指甲髌骨综合征研究进展.实用儿科临床杂志,2011,26(15):1209-1210.

[14] SOOD P,ROJAS M C,TALOR Z.Renal involvement in nail-patella syndrome:report of three cases.Int Urol Nephrol,2009,42

(2):499-502

[15] GRANATA A,NORI G,RAVAZZOLO R,et al.Nail-patella syndrome and renal involvement.Description of three cases and literature review.Clin Nephrol,2008,69(5):377-382.

[16] BENNETT W M,MUSGRAVE J E,CAMPBELL R A,et al.The nephropathy of the nail-patella syndrome.Clinicopathologic analysis of 11 kindred.Am J Med,1973,54(3):304-319.

[17] TUNCBILEK N,KARAKAS H M,OKTEN O O.Imaging of nail-patella syndrome.Hong Kong Med J,2005,11(2):116-118.

[18] MCINTOSH I,CLOUGH M V,GAK E,FRYDMAN M.Prenatal diagnosis of nail-patella syndrome.Prenat Diagn,1999,19(3):287-288.

[19] SOLIMAN N.Nail-patella syndrome,infantile nephrotic syndrome:complete remission with antiproteinuric treatment.Nephrol Dial Transplant,2009,24(9):2951-2952.

[20] 席庆尧.指甲髌骨综合征.新乡医学院学报,1989,(4):255-257.

[21] GHOUMID J,PETIT F,HOLDER-ESPINASSE M,et al.Nail-patella syndrome:clinical and molecular data in 55 families raising the hypothesis of a genetic heterogeneity.Eur J Hum Genet,2016,24(1):44-50.

[22] JONES M C,TOPOL S E,RUEDA M,et al.Mutation of WIF1:a potential novel cause of a Nail-Patella-like disorder.Genet Med,2017,19(10):1179-1183.

[23] SWEENEY E,HOOVER-FONG J E,MCINTOSH I.Nail-patella syndrome.Seattle(WA):Icon Health Publications,1993.

[24] NAKATA T,ISHIDA R,MIHARA Y,et al.Steroid-resistant nephrotic syndrome as the initial presentation of nail-patella syndrome:a case of a de novo LMX1B mutation.BMC Nephrol,2017,18(1):100.

第6节　青年性肾消耗病 - 髓质囊性病综合征

青年性肾消耗病 - 髓质囊性病综合征（JNPH-MCKD）是一组常染色体遗传性肾脏疾病，临床以多尿、烦渴、贫血、生长发育迟缓并最终进展为肾功能衰竭为特征的疾病，其以临床、超声、病理及基因检测结果作为诊断依据，因起病隐匿且无特异性，往往易延误诊断及治疗。本病肾功能不全进行性进展，预后差，进展至肾功能衰竭的时间与遗传方式和性别无关，从诊断到肾脏替代治疗的平均时间为 3~4 年[1]。

1　流行病学

JNPH-MCKD 多为常染色体隐性遗传性疾病，少数

可以散发。JNPH-MCKD 是一种罕见病，截至 2006 年，全世界仅报道 300 余例，国内仅报道 10 余例。由于早期无明显水肿和高血压，往往延误诊断和治疗，是儿童终末期肾功能衰竭的重要原因之一，占 10%~25%[2]。近年来随着认识及诊断水平的提高，目前我国诊断的 JNPH-MCKD 病例越来越多。

2　病因、发病机制及病理

近年来分子遗传学研究表明，JNPH-MCKD 是一组常染色体遗传疾病。本病临床表现差异大、致病基因众多、临床表型和基因型无明确对应关系，目前已发现超过 20 种基因突变可引起 JNPH-MCKD。根据致病基因的不同分为几种常见类型[3]，具体见表 3-13-5。

JNPH-MCKD 的病理变化表现为肾脏大小多正常，囊肿主要位于肾脏的皮髓交界区，早期仅可见球旁纤维化、晚期出现管状基底膜崩解、管状萎缩伴囊肿形成、间质细胞浸润伴纤维化"三联征"。巨噬细胞浸润所致的肾小管间质性炎症，以及发生终末的间质纤维化[3]。

早期病变轻微，部分表现为肾小管和间质炎症细胞的浸润，致肾小管功能受损，使肾脏浓缩功能下降。晚期肾脏外观皱缩，表面呈小颗粒状，切面可见肾脏皮质和髓质分界不清，皮髓质均变薄。肾脏皮髓质交界及髓质可见大小不等的囊肿分布。光镜下，广泛肾小管萎缩、扩张，基底膜增厚，间质纤维化及以巨噬细胞为主的炎症细胞浸润。髓质囊肿为重要特征，定位于远曲小管和髓质集合管。此外，有非特异的肾小管间质变化，肾小球周围及间质纤维化，肾小球硬化和玻璃样变。电镜下，肾小管上皮细胞萎缩，基底膜增厚、分层、皱缩。免疫荧光阴性。因而，组织病理学变化与其他原因导致的肾功能衰竭表现类似[1-2]。

3　临床分型及临床表现

JNPH-MCKD 是一组常染色体遗传性囊性肾病，以肾髓质囊肿形成及隐匿进展性慢性肾功能不全为特征，依遗传方式、起病年龄及临床表现分为两型，即成人型及儿童型，是导致儿童及青年 ESRD 常见的原因之一。成人型多发病于成人，即表现为肾髓质囊性病（MCKD），为常染色体显性遗传，包括 MCKD1 和 MCKD2 突变；多表现为肾脏病变，肾外表现较少。儿童型又叫青少年型肾单位肾痨，是常染色体隐性遗传，少数患者散发[1,4]，常见 NPHP1（青年型）、NPHP2（婴儿型）、NPHP3（青春期型）突变，ESRD 发病年龄：肾消耗病（NPHP）患者通常于 20 岁以前发生，MCKD 患者往往成年后出现 ESRD 表现。

JNPH-MCKD 常见临床特征如下：

表 3-13-5　青年性肾消耗病 - 髓质囊性病综合征根据致病基因不同的常见分类[3]

疾病（OMIM）	遗传方式	染色体位点 / 基因	受累器官、疾病
NPHP1（256100）	常染色体隐性遗传	2q12-q13	肾脏
NPHP2（602088）	常染色体隐性遗传	9q22-q31	肾脏
NPHP3（604387）	常染色体隐性遗传	3q21-q22	肾脏
NPHP4（606966）	常染色体隐性遗传	11p36	肾脏
NPHPx	常染色体隐性遗传	暂不清楚	肾脏
SLS1（266900）	常染色体隐性遗传	2q13	肾脏,色素性视网膜炎
SLS3（606995）	常染色体隐性遗传	3q22	肾脏,视网膜色素变性
SLS4（606996）	常染色体隐性遗传	1p36	肾脏,视网膜色素变性
Joubert 综合征 B 型（243910）	常染色体隐性遗传	暂不清楚	肾脏,脑瘤、小脑发育不全
科根综合征（257550）	常染色体隐性遗传	NPHP1	色素性视网膜炎（迟发）、眼球运动不适
MCKD1（174000）	常染色体显性遗传	1q21	肾脏,痛风、高尿酸血症
MCKD2（603860）	常染色体显性遗传	16p13	肾脏,痛风、高尿酸血症

注：NPHP 为肾消耗病（nephronophtiisis），SLS 为 Senior Loken 综合征（Senior Loken Syndrome），MCKD 为肾髓质囊性病。

（1）首发症状常为多尿，伴烦渴、遗尿、生长发育迟缓等；晚期可出现慢性肾功能衰竭表现，如氮质血症、贫血、钙磷代谢紊乱、继发甲状旁腺亢进等。

（2）实验室检查可见低钠血症、低钾血症、低氯血症等电解质紊乱表现及低比重尿等肾小管浓缩障碍表现。

（3）肾外表现：肾外器官的表现形式：NPHP 中仅 NPHP1 存在肾外表现，可出现视觉运动性运用障碍、色素性视网膜炎、视神经缺损和小脑蚓部发育不全、肝纤维化及锥形骨骺等表现，而 MCKD 均有高尿酸血症和痛风等表现[1]。部分患儿有肾外表现，包括并发眼、脑、骨骼或肝脏等异常，其中色素性视网膜炎较常见，可致失明[2]。

4　诊断及鉴别诊断

4.1　诊断

4.1.1　临床表现

（1）无特异性，起病隐匿，常因慢性肾功能衰竭就诊。

（2）可有多尿、烦渴（夜间规律饮水）、贫血、尿浓缩功

能下降、夜尿增多、尿比重低、继发性遗尿、生长发育迟滞及肾功能衰竭表现。

（3）幼年 NPHP 可有肾外表现（眼、肝脏、骨、小脑等病变）；MCKD 可出现高尿酸血症及痛风等表现。

4.1.2　影像学表现

肾脏可缩小或正常，囊肿发生于皮髓交界处，有别于多囊肾（肾脏显著增大，囊肿均匀分布于整个肾脏）。

4.1.3　病理表现

以肾小管和肾间质为主，表现为三联征，即肾小管基底膜完整性破坏、表现为不规则增厚或变薄；小管萎缩和囊性变；肾间质细胞浸润和纤维化。疾病早期肾小球仅表现为球周纤维化。

4.1.4　基因检测

（1）NPHP 基因：儿童常见，常染色体隐性遗传，NPHP1 等多种基因突变。

（2）MCKD 基因：成人常见，常染色体显性遗传，MCKD1 和 MCKD2 突变。

4.2　鉴别诊断

4.2.1　常染色体显性遗传多囊肾病

肾脏体积增大，皮质、髓质均有多发、大小不等囊肿，并常有肝囊肿、颅内动脉瘤等肾外表现。目前已明确的致

病基因为 *PKD1*、*PKD2*。

4.2.2 髓质海绵肾

一侧或双侧肾内单个或多个锥体内集合管的囊性扩张。罕有引起肾功能衰竭者,反复血尿伴尿路感染,时有肾绞痛和肾脏小结石排出,可有轻度肾浓缩功能减退及高尿钙症。

4.2.3 肾小管酸中毒

常有水电解质紊乱及多饮、多尿,可有肾结石、骨软化、生长发育障碍,代谢性酸中毒,但尿呈碱性(或中性),无氮质血症,尿比重在 1.20 以上。

4.2.4 尿崩症

以烦渴、多饮、多尿、低比重尿为特点,常无其他症状。

4.2.5 原发性甲状旁腺功能亢进症

常见于单一甲状旁腺腺瘤引起,主要特征为高钙血症,肾结石、肾钙化症状(如肾绞痛、血尿及进行性肾功能减退),骨质脱钙表现(如骨质疏松、骨痛)。

5 治疗与预后

作为一种多脏器受累的遗传性疾病,目前尚无特殊方法能防治肾髓质囊肿形成和慢性进行性肾功能衰竭。本病主要为对症支持疗法,一般可针对水、电解质失衡和贫血,采用对症治疗。在肾功能衰竭前补充足够的水和盐十分关键,尤其是婴儿和儿童,以防止脱水和失盐。若肾功能仍进行性恶化,进展至慢性肾功能衰竭时,行血液透析和肾移植有一定价值。肾功能虽平稳,但肝功能可能进行性恶化,因此,目前正在寻求肝、肾联合移植中。迄今未见髓质囊肿在移植肾复发的报道。本病预后差,不可避免地发展至 ESRD,肾功能衰竭的速率与遗传方式和性别无关。

6 病例分析

6.1 病例总结

患儿,男性,9 岁 5 个月,因发现"肾功能下降半年"于 2005 年就诊。2004 年 10 月因眼睑水肿,面色差就诊于当地医院,发现肾功能下降,无血尿及蛋白尿。当地医院行肾活组织检查诊断为"增生硬化性肾小球肾炎"。无特殊及长期用药史,患儿自 7 岁以来夜尿多,2 次/夜,既往 1 次/夜。患儿为足月顺产儿,智力发育正常,生长迟缓。患儿姐姐于 1 岁时发现贫血,6 岁时因发热(40℃)不退,在当地医院发现尿毒症,1 个月后病故。患儿父亲尿沉渣检查红细胞 0~3 个/HP,尿蛋白微量,

比重 1.030,患儿母亲尿沉渣检查红细胞 1~2 个/HP,尿蛋白阴性,比重 1.020。父母否认近亲婚配。家系图见图 3-13-5。查体(阳性体征):体重 23kg,身高 127cm(母亲身高 163cm,父亲身高 168cm)。全身皮肤黏膜苍白,双侧眼睑略水肿。实验室检查:血红蛋白 56g/L,尿沉渣检查正常,尿蛋白阴性,比重 1.005,谷草转氨酶 54.8IU/L,谷丙转氨酶 92.1IU/L,尿素氮 16.6mmol/L,血肌酐 353.7μmol/L,内生肌酐清除率 8.76ml/(min·1.73m²)。影像学检查:肾脏超声检查,左肾 8.1cm×4.3cm,右肾 7.6cm×3.2cm,形态欠规整,肾被膜回声增强,皮髓质分界不清,双肾血流信号明显下降,双肾盂轻度分离,肾实质回声增强,影像为双肾弥漫病变。

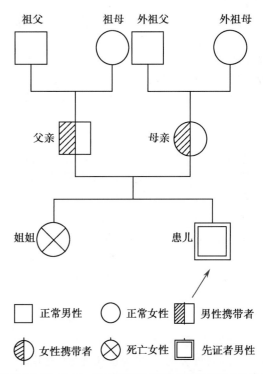

图 3-13-5 1 例肾消耗病 I 型患儿家系图

病理学检查:肾脏病理可见肾小管弥漫性萎缩,多数管腔扩张呈囊状,肾小管基底膜不规则增厚,肾间质多灶状纤维化,伴淋巴单核细胞浸润。

其他:眼底、眼裂隙灯检查及视力均正常。基因检测结果:患儿仅 del-16、D2S1896 和 RanBP11/12 三者 PCR 扩增产物为阳性,其他 PCR 扩增产物为阴性。

患儿父母上述微卫星和内参标记 PCR 扩增产物均为阳性,说明该患儿存在 *NPHP1* 基因的大片段纯合缺失(250kb),即(*NPHP1*,del)。

6.2 病例特点

(1)患儿起病隐匿,以夜尿多、水肿为主要表现,有血肌酐和尿素氮增高,内生肌酐清除率下降,临床诊断慢性

肾病(5 期)。

(2) 患儿具有肾脏疾病家族史,考虑可能为遗传性肾脏疾病。

(3) 患儿有夜尿多、贫血、生长迟缓表现,结合患儿肾脏病理结果符合 JNPH-MCKD 病理"三联征"(肾小管基底膜完整性破坏,表现为不规则增厚或变薄;小管萎缩和囊性变;肾间质单个核细胞浸润和纤维化)的特点,拟诊为 JNPH-MCKD。

(4) 系谱分析为常染色体隐性遗传,考虑肾消耗病。出现肾功能衰竭年龄为 9 岁,考虑少年型肾消耗病。

7　遗传咨询

青少年肾消耗病为常染色体隐性遗传病,患者同胞发生疾病的风险为 25%,有助于家庭的生育指导。由于该病起病隐匿,临床表现缺乏特异性,仅表现为慢性肾衰竭的症状,无明显的血尿和蛋白尿,无高血压;虽属于囊性肾脏疾病范畴,但囊肿多在疾病晚期出现,甚至影像学检查检测不到囊肿。

肾脏病理表现为肾小管间质病变三联征,即肾小管基底膜完整性破坏,表现为不规则增厚或变薄;小管萎缩和囊性变;肾间质单个核细胞浸润和纤维化。而肾小球病变轻微,早期仅表现为肾小囊周纤维化。肾脏病理对疾病诊断有辅助诊断价值,但该表现不具有特异性,因此临床诊断困难。

基因诊断被认为是唯一的确诊方法,因此,很有必要开展该病的基因诊断。基因检测对象应限于有症状者,而对于无症状者不主张进行基因诊断,因为患儿肾功能正常时基因诊断结果对患儿治疗无较大帮助,对于先证者无症状的兄弟姐妹,建议每年检查肾功能和肾脏超声,以便早期发现肾功能受累并予以及时治疗。

对于慢性肾功能不全患儿,应重视对家族史的询问,必要时对家族成员进行尿沉渣检查,对于临床疑似且有家族史的病例,首先需绘制家系图确定该病的遗传方式,若遗传特点为代代发病,男女发病比率相等,则考虑常染色体显性遗传(如 MCKD);若家系中同代多人发病,男女均有发病,则考虑常染色体隐性遗传(如 JNPH)。JNPH-MCKD 是一种具有遗传异质性的严重的遗传病,很易传给下一代,有病史的家族应接受产前遗传指导,减少后代发病率。

随着治疗技术的发展,JNPH-MCKD 患者预后得到很大程度改善,但目前仍没有特异的治疗方法。近年来,分子遗传学的发展使我们对该病的分子基础有了比较明确的了解,同时也为该病的症前诊断和产前诊断提供了依据。随着社会进步及大众医学知识的提高,遗传咨询越来越受到重视,许多有家族性遗传病史的育龄夫妇都希望得到合理的指导和客观、全面的咨询,帮助他们作出正确的选择。这对于减少遗传病的发生、减轻家庭负担、提高社会人口素质都十分有益。

结　语

目前,遗传性肾脏疾病超过 100 种,随着科学技术的突飞猛进,特别是新一代测序技术的进步和临床应用,每年仍有新的遗传性肾脏疾病被发现、诊断。遗传性肾脏疾病诊治水平相对较低,大部分后期可进展至肾功能衰竭,需要长期肾脏替代治疗或肾移植,给家庭和社会带来沉重负担。故建议充分利用我国丰富的人口遗传学资源,建立遗传性肾脏疾病生物样本库、临床数据库及临床专家库,加强基础与临床科学合作,深入研究并掌握其遗传学特征和发病机制。进而开展多中心临床协同研究,探索基于精准基因分型的新干预手段(包括基因治疗)的临床应用,推动我国遗传性肾脏疾病诊治指南规范、共识的制定,以提高遗传性肾脏疾病诊治水平。同时建议逐步推进完善儿童遗传性肾脏疾病的三级预防体系建设:包括遗传咨询、产前筛查和产前诊断、新生儿或婴幼儿期早期发现,这对于改善人口素质、减轻社会医疗负担具有重要作用与影响。

(李秋　王墨　阳海平　张高福)

参考文献

[1] HILDEBRANDT F,OTTO E.Molecular genetics of nephronophthisis and medullary cystic kidney disease.J Am Soc Nephrol,2000,11(9):1753-1761.

[2] 刘亚伟,戴兵,张颖秋,等.青少年肾消耗病-髓质囊性病综合征 2 例并文献复习.中国临床医学,2006,13(2):273-274.

[3] SCOLARI F,GHIGGERI G M.Nephronophthisis-medullary cystic kidney disease:from bedside to bench and back again.Saudi J Kidney Dis Transpl,2003,14(3):316-327.

[4] SAUNIER S,SALOMON R,ANTIGNAC C.Nephronophthisis.Curr Opin Genet Dev,2005,15(3):324-331.

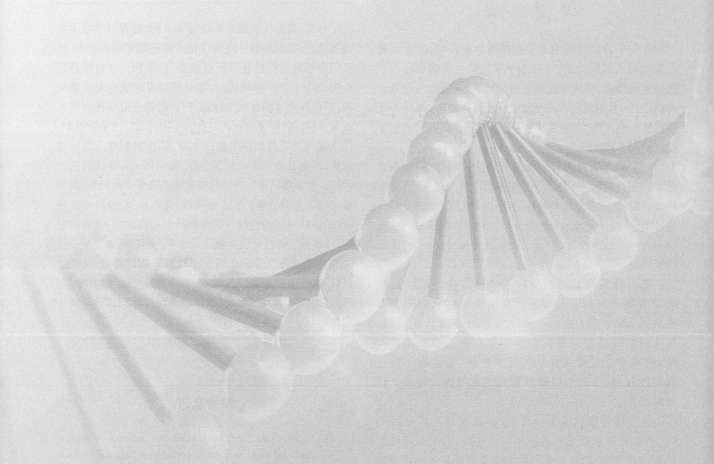

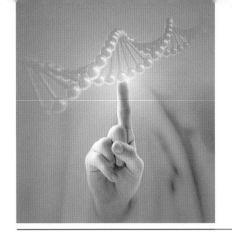

第14章

内分泌与生殖疾病的遗传咨询

缩写	英文全称	中文全称
A_4	androstenedione	雄烯二酮
ACOG	American College of Obstetricians and Gynecologists	美国妇产科学会
DHEA	dehydroepiandrosterone	脱氢表雄酮
DHEAS	dehtdroepiandrosterone sulfate	硫酸脱氢表雄酮
FAI	free androgen index	游离雄激素指数
FGF	fibroblast growth factor	成纤维细胞生长因子
FSH	follicle stimulating hormone	促卵泡激素
FT	free testosterone	游离睾酮
FT_3	free triiodothyronine	游离三碘甲腺原氨酸
FT_4	free thyroxine	游离甲状腺素
Gn	gonadotropins	促性腺激素
GnRH	gonadotropin releasing hormone	促性腺激素释放激素
GWAS	genome-wide association study	全基因组关联分析
HLA	human leucocyte antigen	人类白细胞抗原
IHH	isolated hypogonadotropic hypogonadism	特发性促性腺激素功能低下型性腺功能减退症
LH	luteinizing hormone	黄体生成素
MRKH	Mayer-Rokitansky-Küster-Hauser syndrome	米勒管发育不全综合征
OMIM	Online Mendelian Inheritance in Man	在线人类孟德尔遗传
PCO	polycystic ovary	卵巢多囊样改变
PCOS	polycystic ovary syndrome	多囊卵巢综合征
POF	premature ovarian failure	卵巢功能早衰
SHBG	sex hormone binding globulin	性激素结合球蛋白
TSH	thyroid stimulating hormone	促甲状腺素

引言

多囊卵巢综合征、闭经、卵巢功能早衰是常见的生殖内分泌疾病，其发病机制复杂，遗传学病因是其重要的一部分。遗传咨询不仅有助于疾病的病因诊断，并且可以在辅助临床诊疗的同时，指导患者及下一代的生育计划。

第1节 多囊卵巢综合征

多囊卵巢综合征（PCOS）是女性常见的妇科内分泌疾病，发病率在育龄期女性中达 6%~8%[1-2]。1935年，Stein 和 Leventhal 首次将该疾病归纳为肥胖、多毛、闭经和卵巢囊性增大的一种综合征（Stein-Leventhal 综合征），而自20世纪60年代开始逐渐改称为 PCOS。PCOS 以排卵障碍、高雄激素、卵巢多囊样改变（PCO）为特征，临床表现具有高度异质性，主要包括月经失调、肥胖、多毛、痤疮、不孕等，并可伴有糖尿病、代谢综合征、心血管疾病等代谢并发症。PCOS 是育龄期女性无排卵性不孕最主要的原因，也一直是妇科内分泌领域的热点和难点之一，其发病和转归贯穿于女性一生，严重影响患者的身心健康和生活质量。

1 主要临床特点

PCOS 的诊断主要基于稀发或无排卵、高雄激素和 PCO 这三种病理表现。此外，患者也可同时伴有其他内分泌及代谢异常，如高黄体生成素（LH）血症、促卵泡激素（FSH）比值增高、肥胖、胰岛素抵抗、脂代谢异常等。

1.1 稀发或无排卵

月经不规律多为 PCOS 患者就诊的第一主诉，可表现为月经周期缩短、延长或不规律、月经量少、闭经。月经周期是临床评价排卵功能的重要指标，月经周期超过 35d 即为月经稀发，停经超过6个月或自身原有月经周期3个以上即为闭经，周期少于 26d 即为月经频发，其中月经稀发及闭经较为常见。但需注意部分排卵功能障碍的患者也可表现为周期性的阴道流血[3]，因此月经规律并不能

排除。

1.2 高雄激素

高雄激素可分为生化高雄激素和临床高雄激素。诊断高雄激素血症的主要生化指标包括总睾酮（TT）、游离睾酮（FT）、雄烯二酮（A_4）、脱氢表雄酮（DHEA）及 DHEA 的代谢产物硫酸脱氢表雄酮（DHEAS）等。女性体内的雄激素是由卵巢和肾上腺分泌的，PCOS 患者体内过多的睾酮主要来源于卵巢。既往临床多用 TT 判断雄激素水平，但雄激素的生理作用并不是以 TT 形式实现的，近 90% 的睾酮会与白蛋白或性激素结合球蛋白（SHBG）结合，未结合的 FT 才能进入靶组织发挥生物学作用[4]，因此与 TT 相比，FT 的升高对诊断高雄激素血症更有价值。但由于直接测定 FT 较为困难，推荐使用游离雄激素指数（FAI）间接判断 FT 水平，计算公式为 FAI=TT（μg/L）/SHBG（nmol/L）× 100。DHEA 或 DHEAS 过高提示肾上腺源性雄激素分泌增加，有研究表明，20%~30% 的 PCOS 患者存在 DHEAS 的升高[5]，但其诊断价值还有待商榷。

高雄激素的临床表现主要包括多毛、雄激素性脱发、痤疮及男性化等，但这些临床表现的发生率存在显著的种族差异，亚洲 PCOS 女性的症状多不典型，程度也较轻。目前尚缺乏客观、准确的评价指标。

1.3 卵巢形态学改变

约 80% 的 PCOS 患者存在 PCO 表现[6]，即至少一侧卵巢内小窦卵泡数目过多（直径 2~9mm 的卵泡数≥12 个）或卵巢体积增大（>10ml），其评估主要是依据超声检查。抗米勒管激素是由睾丸未成熟的支持细胞及出生后卵巢生长卵泡的颗粒细胞分泌的一种糖蛋白。研究证实育龄期女性的抗米勒管激素与窦卵泡计数正相关，PCOS 患者抗米勒管激素水平显著升高，美国 AE-PCOS 协会最新共识提出可考虑把抗米勒管激素作为 PCOS 的诊断指标[7]，不过其显著的个体差异性及检测方法的稳定性仍在一定程度上限制了其应用。

1.4 代谢改变

PCOS 的临床表现并不局限于生殖系统，荟萃分析结果显示，PCOS 患者超重、肥胖、中心性肥胖发生率均显著高于对照，其发生风险独立于年龄、诊断标准和地域差

异,不过高加索女性肥胖发生率还是显著高于亚洲人[8]。PCOS 患者过度的脂肪堆积与其胰岛素抵抗这一病理生理基础有关,既往数据表明其糖代谢异常、糖尿病发病率均明显增加,即使在非肥胖患者中也同样表现升高趋势[9]。此外,PCOS 女性心血管疾病风险因子,如 Hcy、PAI-1 抗原、AGEs 等也明显增加,提示其远期心血管疾病风险的增加[10]。

2 PCOS 的诊断标准

PCOS 临床表现存在高度异质性,给其诊断造成较大困难。目前国际上提出的诊断标准主要包括:1990 年美国国立卫生研究院标准[11]、2003 年欧洲生殖胚胎学会及美国生殖医学学会共同提出的鹿特丹标准[12] 和 2006 年美国雄激素过多学会标准[13]。目前使用较多的为鹿特丹标准,即:①稀发排卵或无排卵;②高雄激素血症或高雄激素的临床表现;③ PCO。以上 3 项中存在 2 项,并排除其他引起雄激素水平异常升高或排卵异常的疾病,如高催乳素血症、21 羟化酶缺乏、先天性肾上腺皮质增生症、库欣综合征、雄激素分泌性肿瘤、甲状腺疾病等,即可诊断为 PCOS。

鉴于亚洲人种与欧美人种存在明显的种族差异,而国际上 PCOS 诊断标准的制定主要基于欧美人种,这些标准在中国的适用性还有待商榷。因此,基于大样本资料研究,针对汉族女性的患病特点,中华医学会妇产科分会妇科内分泌学组制定了中国 PCOS 诊断标准,并于 2011 年底开始实施。该标准首次提出"疑似 PCOS"这一概念,将月经稀发、闭经或不规则子宫出血作为 PCOS 诊断的必要条件,而高雄激素症和超声下 PCO 满足其一即可诊断为疑似 PCOS。在疑似 PCOS 的基础上排除其他导致高雄激素或排卵异常的疾病后即可确诊 PCOS。

为了更好地选择临床治疗方案,中国 PCOS 标准在诊断的基础上提出了临床分型,其分型依据主要包括以下 3 个方面:①有无肥胖及中心性肥胖;②有无糖耐量受损、糖尿病、代谢综合征;③有无高雄激素症。指南指出,经典型 PCOS(月经异常和高雄激素症,有或无 PCO)患者代谢损害较重,而无高雄激素 PCOS(只有月经异常和卵巢形态学改变)患者代谢障碍较轻。

3 PCOS 遗传咨询

PCOS 病因复杂,至今尚未完全阐明。研究证实,PCOS 具有明显家族聚集性,患者女性一级亲属的患病率高达 30%~50%[14-15],显著高于一般人群。而且双胞胎研究提示遗传背景越相近,风险越大。同卵双胞胎中一

胎如为 PCOS,则另一胎也发病的概率是异卵双胞胎的 2 倍[16]。可见 PCOS 是一种遗传性疾病。关于 PCOS 遗传方式的研究存在许多不同的观点。以往研究猜测,PCOS 可能为 X 染色体连锁显性遗传或常染色体显性遗传。Carey 等[17] 将男性早秃作为 PCOS 的男性表型,绘制系谱图分析了 10 个同时包含女性 PCO 及男性早秃表型的家系,认为女性 PCO 与男性早秃可能是由同一等位基因决定的,该等位基因的作用可能与雄激素合成和代谢相关,且其遗传方式符合常染色体显性遗传特征,外显率大于 90%。但多数研究显示 PCOS 遗传方式并不能用孟德尔遗传机制解释。

在过去几十年,候选基因关联研究一直是 PCOS 遗传学研究的主要方法,已发现上百个 PCOS 易感基因,包括胰岛素作用相关基因(如 INS、IRS-1)、甾体激素合成及调节相关基因(如 CYP17、SHBG、AR)、脂代谢相关基因(如 leptin 基因、adiponectin 基因)、慢性炎症因子相关基因[(如 TNF-α、IL、人类白细胞抗原(HLA)]等[18]。但其表型关联性均较弱,也不能通过单一基因编辑技术得到相应动物模型。因此,大部分学者推测 PCOS 复杂的致病模式可能是多个微效基因和环境因素共同作用的结果[19-21]。

近年来高通量全基因组关联分析(GWAS)为复杂性遗传疾病的基因筛查带来了新的突破。2011 年,Chen 等[22] 首次采用 GWAS 技术对中国汉族 PCOS 患者进行大样本研究,发现了 3 个与 PCOS 发病密切相关的区域。考虑到 PCOS 表型的复杂性,第二年该团队进一步扩大样本量,将上述相关区域扩展到 11 个[23]。相关基因包括卵泡发育和排卵相关基因 FSHR、LHCGR;糖尿病相关基因 THADA、INSR、HMGA2;细胞增殖及器官增大相关基因 YAP 等,此外还有一系列功能不明的候选基因,如 DENNDA、C9orf3 等。鉴于人种差异,欧洲学者也对本地 PCOS 患者进行 GWAS 研究[24-25],结果发现该病在遗传上较为保守,部分易感基因,如 FSHB、YAP1、THADA、DENND1A、C9orf3,在两种族患者中均得到证实,其研究还发现一些新的基因(GATA4/NEIL2、ERBB4、RAD50、KRR1)。但需注意的是 GWAS 证实的易感基因仅能解释 10% 的遗传性[18]。基于上述 GWAS 发现,后续的遗传 - 表型关联分析提示了部分基因可能的病理生理作用,包括 THADA、DENNDA 与内分泌和代谢异常[26];DENND1A 与高雄激素和无排卵[27];FSHR 与 FSH 水平下降[28];RAB5B 与糖代谢异常[28];LHCGR、INSR 与无排卵;THADA、DENND1A 与多囊卵巢;C9orf3 与三个主要诊断表型等[29]。通路分析则证实了 INS、GNAQ、PLCB3、STXBP1、SMC3、PLCB2、PLCZ1 基因与卵子有丝分裂及胰岛素分泌调控有关[30],但更多基因的功能仍属未知。此外,表观遗传和环境的修饰作用同样不能忽视。

总之,对于 PCOS 患者的遗传咨询,可以明确的是其遗传基础决定了个体的易感性,患者携带风险单核苷酸多态性平均数目较一般人群更多[31],但表观遗传修饰和环境影响对其是否发病也至关重要。由于该病遗传模式的复杂性,很难给出准确的子代风险和传递规律。不过鉴于环境因素的影响,减少环境暴露是否可预防疾病发病也将是今后研究的主要方向之一。

参考文献

[1] GOODARZI M O,AZZIZ R.Diagnosis,epidemiology,and genetics of the polycystic ovary syndrome.Best pract Res Clin Endocrinol Metab,2006,20(2):193-205.

[2] AZZIZ R,WOODS K S,REYNA R,et al.The prevalence and features of the polycystic ovary syndrome in an unselected population.J Clin Endocrinol Metab,2004,89(6):2745-2749.

[3] CARMINA E,LOBO R A.Do hyperandrogenic women with normal menses have polycystic ovary syndrome.Fertil Steril,1999,71(2):319-322.

[4] PARDRIDGE W M.Serum bioavailability of sex steroid hormones.Clin Endocrinol Metab,1986,15(2):259-278.

[5] KUMAR A,WOODS K S,BARTOLUCCI A A,et al.Prevalence of adrenal androgen excess in patients with the polycystic ovary syndrome(PCOS).Clin Endocrinol,2005,62(6):644-649.

[6] CARMINA E,ORIO F,PALOMBA S,et al.Ovarian size and blood flow in women with polycystic ovary syndrome and their correlations with endocrine parameters.Fertil Steril,2005,84(2):413-419.

[7] DEWAILLY D,LUJAN M E,CARMINA E,et al.Definition and significance of polycystic ovarian morphology:a task force report from the Androgen Excess and Polycystic Ovary Syndrome Society.Hum Reprod Update,2014,20(3):334-352.

[8] LIM SS,DAVIES M J,NORMAN R J,et al.Overweight,obesity and central obesity in women with polycystic ovary syndrome:a systematic review and meta-analysis.Hum Reprod Update,2012,18(6):618-637.

[9] MORAN L J,MISSO M L,WILD R A,et al.Impaired glucose tolerance,type 2 diabetes and metabolic syndrome in polycystic ovary syndrome:a systematic review and meta-analysis.Hum Reprod Update,2010,16(4):347-363.

[10] TOULIS K A,GOULIS D G,MINTZIORI G,et al.Meta-analysis of cardiovascular disease risk markers in women with polycystic ovary syndrome.Hum Reprod Update,2011,17(6):741-760.

[11] ZAWADZKI J K,DUNAIF A.Polycystic ovary syndrome.Boston:Blackwell Scientific,1992.

[12] Rotterdam ESHRE/ASRM-Sponsored PCOS Consensus Workshop Group.Revised 2003 consensus on diagnostic criteria and long-term health risks related to polycystic ovary syndrome.Fertil Steril,2004,81(1):19-25.

[13] AZZIZ R,CARMINA E,DEWAILLY D,et al.The Androgen Excess and PCOS Society criteria for the polycystic ovary syndrome:the complete task force report.Fertil Steril,2009,91(2):456-488.

[14] KAHSAR-MILLER M D,NIXON C,BOOTS L R,et al.Prevalence of polycystic ovary syndrome(PCOS) in first-degree relatives of patients with PCOS.Fertil Steril,2001,75(1):53-58.

[15] CROSIGNANI P G,NICOLOSI A E.Polycystic ovarian disease:heritability and heterogeneity.Hum Reprod Update,2001,7(1):3-7.

[16] VINK J M,SADRZADEH S,LAMBALK C B,et al.Heritability of polycystic ovary syndrome in a Dutch twin-family study.J Clin Endocrinol Metab,2006,91(6):2100-2104.

[17] CAREY A H,CHAN K L,SHORT F,et al.Evidence for a single gene effect causing polycystic ovaries and male pattern baldness.Clin endocrinol,1993,38(6):653-658.

[18] AZZIZ R,CARMINA E,CHEN Z,et al.Polycystic ovary syndrome.Nat Rev Dis Primers,2006,2:16057.

[19] XITA N,TSATSOULIS A.Fetal programming of polycystic ovary syndrome by androgen excess:evidence from experimental,clinical,and genetic association studies.J Clin Endocrinol Metab,2006,91(5):1660-1666.

[20] ZHAO H,CHEN Z J.Genetic association studies in female reproduction:from candidate-gene approaches to genome-wide mapping.Mol Hum Reprod,2013,19(10):644-654.

[21] TAKEUCHI T,TSUTSUMI O.Serum bisphenol A concentrations showed gender differences,possibly linked to androgen levels.Biochem Biophys Res Commun,2002,291(1):76-78.

[22] CHEN Z J,ZHAO H,HE L,et al.Genome-wide association study identifies susceptibility loci for polycystic ovary syndrome on chromosome 2p16.3,2p21 and 9q33.3.Nat Genet,2011,43(1):55-69.

[23] SHI Y,ZHAO H,SHI Y,et al.Genome-wide association study identifies eight new risk loci for polycystic ovary syndrome.Nat Genet,2010,44(9):1020-1025.

[24] DAY F R,HINDS D A,TUNG J Y,et al.Causal mechanisms and balancing selection inferred from genetic associations with polycystic ovary syndrome.Nat Commun,2015,6:8464.

[25] HAYES M G,URBANEK M,EHRMANN D A,et al.Genome-wide association of polycystic ovary syndrome implicates alterations in gonadotropin secretion in European ancestry populations.Nat Commun,2015,6:7502.

[26] CUI L,ZHAO H,ZHANG B,et al.Genotype-phenotype correlations of PCOS susceptibility SNPs identified by GWAS in a large cohort of Han Chinese women.Hum Reprod,2013,28(2):538-544.

[27] WELT C K,STYRKARSDOTTIR U,EHRMANN D A,et al.Variants in DENND1A are associated with polycystic ovary syndrome in women of European ancestry.J Clin Endocrinol Metab,2012,97(7):E1342-1347.

[28] SAXENA R,GEORGOPOULOS N A,BRAATEN T J,et al.Han Chinese polycystic ovary syndrome risk variants in women of European ancestry:relationship to FSH levels and glucose toler-

ance.Hum Reprod,2015,30(6):1454-1459.

［29］CUI L,LI G,ZHONG W,et al.Polycystic ovary syndrome susceptibility single nucleotide polymorphisms in women with a single PCOS clinical feature.Hum Reprod,2015,30(3):732-736.

［30］SHIM U,KIM H N,LEE H,et al.Pathway analysis based on a genome-wide association study of polycystic ovary syndrome.PLoS One,2015,10(8):e0136609.

［31］TIAN Y,ZHAO H,CHEN H,et al.Variants in FSHB are associated with polycystic ovary syndrome and luteinizing hormone level in Han Chinese women.J Clin Endocrinol Metab,2016,101(5):2178-2184.

第2节 闭经的遗传咨询

闭经(amenorrhea)可分为生理性闭经及病理性闭经。发生在青春前期、妊娠期、哺乳期及绝经期的为生理性闭经。病理性闭经是指:①年龄 >14 岁,第二性征未发育;②年龄 >16 岁,第二性征已发育,月经还未来潮;③正常月经周期建立后,月经停止 6 个月以上,或按自身原有月经周期停止 3 个周期以上者[1]。其中①②两种闭经为原发性闭经,③为继发性闭经。

1 病因

正常月经周期的建立和维持需要以下条件:①下丘脑 - 垂体 - 卵巢轴功能正常,下丘脑、垂体及卵巢周期性分泌激素;②子宫内膜对性激素有周期性反应,并且形态正常;③下生殖道通畅。三者缺一不可,任何一种器官出现病变和功能失调都可引起闭经。故按照病变的位置可分为下丘脑性闭经、垂体性闭经、卵巢性闭经、子宫性闭经及下生殖道发育异常性闭经。

(1) 下丘脑性闭经:指下丘脑功能或器质性病变造成促性腺激素释放激素(GnRH)分泌缺陷或下降,进而影响垂体分泌促性腺激素(Gn)所引起的闭经,属于低促性腺激素性闭经。基因突变,如位于 X 染色体 p22.3 上的 KAL-1 基因突变引起的卡尔曼综合征;后天性的器质性病变,如颅咽管肿瘤压迫垂体,影响 GnRH 及多巴胺的转运;药物、精神应激、体重下降或肥胖、营养失衡及过度运动也可影响下丘脑正常的 GnRH 脉冲分泌,从而引起闭经。

(2) 垂体性闭经:病变主要发生在垂体前叶,Gn 分泌异常,从而影响卵巢功能引起闭经。如垂体肿瘤、梗死、破坏及空蝶鞍综合征可破坏垂体的正常形态及功能,影响促性腺激素的合成及释放,卵巢激素分泌不足引起闭

经。当垂体其他功能正常,但由于分泌 FSH、LH 的相关信号通路或激素受体基因突变,导致 LH 或 FSH 水平下降,称为单一性促性腺激素缺乏症。

(3) 卵巢性闭经:由于卵巢功能或器质性病变引起的闭经,这类闭经一般伴有促性腺激素升高、性激素水平下降,属于高促性腺激素性闭经。病因主要有以下几点。①先天性性腺发育不全:染色体数目或结构异常引起性腺发育缺如或发育不良,如特纳综合征、多 X 综合征、Swyer 综合征(46,XY);②酶缺陷:位于 10 号染色体 q24 的 CYP17 基因突变引起的 17α 羟化酶 /17,20- 碳裂解酶缺陷及位于 15 号染色体 q21 的 CYP19 基因插入、缺失或突变导致芳香化酶缺乏;③卵巢不敏感综合征:可能与 FSH、LH 受体基因突变相关;④卵泡膜增殖综合征;⑤卵巢功能减退、卵巢功能早衰:与遗传、放化疗、自身免疫、医源性及环境病毒等因素相关。

(4) 子宫性闭经:①先天性米勒管发育不全,米勒管发育不全综合征(MRKH)是继先天性性腺发育不全后引起原发性闭经的第二大类病因,在女性新生儿的发病率为 1/5 000~1/4 500,可能与 WT1、WT4、PAX2、HOXA7、HOXA13、PBX1 等基因突变相关[2];②雄激素不敏感综合征,是一种 X 连锁隐性遗传病,与 Xq11-q12 的雄激素受体基因(AR)突变相关。③由于反复人工流产、过度清宫、宫腔感染或放疗、结核引起子宫内膜破坏所导致。

(5) 下生殖道异常:如先天性或获得性阴道及宫颈闭锁、阴道横隔、处女膜闭锁等,卵巢功能正常,子宫内膜功能完好,可发生周期性脱落,但经血潴留不能排出。

(6) 其他疾病引起的闭经:甲状腺功能亢进或低下、肾上腺皮质功能亢进或低下、先天性肾上腺皮质增生症、生长激素分泌失调、多腺体自身免疫综合征、糖尿病、慢性肾衰竭等疾病也可引起闭经。

2 主要临床症状

根据有无自发月经分为原发性闭经及继发性闭经。由于月经来潮依赖于下丘脑 - 垂体 - 卵巢轴和下生殖道的结构及功能正常,其临床表现除月经改变外,伴随症状还取决于引起闭经的部位。

(1) 下丘脑性闭经:由于 Gn 缺陷或分泌较少,会出现已经发育的第二性征及生殖器官的萎缩,卡尔曼综合征多伴有嗅觉丧失或减退。

(2) 垂体性闭经:Sheehan 综合征先后出现闭经与产后无乳,阴毛、腋毛脱落,性欲减退等性腺功能减退症状,随后发生甲状腺功能减退、肾上腺皮质功能减退症状,同时可伴随局限性后眼眶头痛或视觉障碍;垂体肿瘤或垂体破坏可出现闭经溢乳、不孕;单一性促性腺激素

缺乏症主要表现为性腺、性器官及性征幼稚,骨骺延迟愈合。

(3) 卵巢性闭经:先天性卵巢发育不全患者,若染色体核型异常,多伴有体格及第二性征发育异常,如特纳综合征患者表现为身材矮小、蹼颈、肘外翻、后发际低等异常。核型正常的单纯性腺发育不全者,其内外生殖器及第二性征不发育或发育不良,但体格发育多数正常。46,XY患者条索状性腺有恶变可能,一旦确诊应立即切除。若因17α-羟化酶或芳香化酶缺陷闭经,雌激素水平较低,第二性征发育幼稚。卵巢不敏感综合征患者若为原发性闭经,大多表现为第二性征及生殖器发育不良,腋毛、阴毛稀少或缺如,乳房及外阴发育不良;若表现为继发性闭经,则第二性征生长发育正常,但会伴有阴道干涩、潮热等低雌激素症状。

(4) 子宫性闭经:先天性米勒管发育不全者多伴先天性无阴道,子宫不能探及或呈条索状,可伴有泌尿系统畸形。雄激素不敏感综合征患者的染色体核型为46,XY,临床表现取决于雄激素受体基因缺陷程度,完全性雄激素不敏感综合征患者表型为女性,常伴有男性内生殖器和女性外生殖器,无子宫和输卵管,但可在腹腔或腹股沟发现睾丸,有第二性征发育但发育不良;部分性雄激素不敏感综合征患者表型可类似于女性外生殖器或正常男性表型。宫腔粘连严重者可引起闭经,部分患者有周期性腹痛、宫颈举痛。

(5) 下生殖道异常:由于月经流出道受阻,不能正常排出,致周期性腹痛、下腹坠胀感,阴道、子宫可有积血,严重者子宫积血逆流入腹腔。

3　诊断与鉴别诊断

3.1　病史

首先询问生长发育情况,其次询问月经史、婚育史、服药史、盆腔感染或手术史、放化疗史、家族史及发病的可能诱因和伴随症状,如环境、病毒感染、精神心理应激、减肥、运动性职业等。

3.2　体格检查

包括第二性征发育及生长发育状况,身高、体重、臂长,有无发育畸形。身体其他症状也有助病因判断,如头痛、视物模糊、烦渴、多尿,多与中枢神经系统或垂体肿瘤相关;高泌乳素血症多有乳房溢乳发生;甲状腺疾病多伴随体重改变、对温度的感受发生变化及睡眠改变等症状;潮热、阴道干涩可能提示卵巢功能早衰(POF);皮肤色泽及毛发分布多与PCOS、肾上腺肿瘤相关。对原发性闭经、性征幼稚者应检查嗅觉有无缺失。

3.3　妇科检查

内、外生殖器发育情况及有无畸形。

3.4　实验室辅助检查

有性生活者闭经,应首先行β-hCG及超声检查排除妊娠。

(1) 停用雌、孕激素类药物至少两周后于月经周期的第2~5天行FSH、LH、PRL、TSH等激素水平的测定。

FSH:FSH>40IU/L(相隔1个月,两次以上测定),提示卵巢功能衰竭;FSH>25IU/L,提示早发性卵巢功能不全。需行染色体检查,排除染色体异常。

LH:LH<5IU/L、FSH<5IU/L,提示病变可能在下丘脑或垂体。低促性腺激素性闭经者,还需行头颅MRI排除下丘脑或垂体器质性病变。

PRL:PRL>25mg/L诊断为高泌乳素血症;若PRL>100mg/L,建议行颅脑及鞍区磁共振成像(MRI),排除垂体肿瘤。

TSH:TSH升高,游离甲状腺素(FT$_4$)降低提示甲状腺功能减退;若TSH升高,FT$_4$正常,提示亚临床甲减。

其他激素的测定:肥胖或存在多毛、痤疮、黑棘皮征等高雄激素血症体征时还需测定胰岛素、雄激素、硫酸脱氢表雄酮、孕酮和17-羟孕酮,以确定是否存在胰岛素抵抗、高雄激素血症或先天性21羟化酶缺陷等疾病。

(2) 染色体检查:建议原发性闭经及性分化异常者行染色体检查。

3.5　其他辅助检查

(1) 超声检查:了解子宫、阴道及卵巢发育情况。

(2) 宫腔镜及输卵管造影检查:排除子宫发育异常及宫腔粘连等。

(3) 影像学检查:头痛、视物模糊、溢乳或高泌乳素血症患者应进行行头颅和/或蝶鞍的MRI或CT检查,以确定是否存在颅内肿瘤及空蝶鞍综合征等;有明显男性化体征者,还应进行卵巢和肾上腺超声或MRI检查,以排除肿瘤。

4　遗传咨询

(1) 闭经的病因复杂多样,明确病因对临床诊疗具有重要意义。原发性闭经的患者多与性腺发育不全或性发育异常有关,缺乏第二性征发育或解剖结构异常者需行染色体核型检查。

(2) 约30%低促性腺激素性闭经患者有家族遗传史,遗传方式包括常染色体显性遗传、常染色体隐性遗传及X连锁隐性遗传。*KAL1*、*GNRHR*、*NR0B1*、*FGFR1*、*KISS1R*、

PROK2、PROKR2、CHD7、FGF8、TAC3、TAC3R、NELF、GNRH1 等是目前已明确与特发性促性腺激素功能低下型性腺功能减退症(IHH)有关的致病基因(表 3-14-1)[3]。

(3) 高促性腺激素性闭经患者中,染色体异常率约 12%~15%;其中染色体异常患者中,涉及 X 染色体异常的高达 93.7%。45,X 及其嵌合体(45,X/46,XX 和 / 或 47,XXX)、X 染色体长臂或短臂缺失、X- 常染色体易位是常见的异常核型[4]。参与卵泡发生、生长发育及甾体类激素合成、DNA 损伤修复的相关基因突变,如 BMP15、SOHLH2、NR5A1、ESR1、NOBOX、INHA、MCM5、MSH5、CSB-PGBD3

等能导致卵巢功能提前衰竭而闭经。由于患者生育能力显著降低甚至丧失,若家族中有多名女性出现提前闭经,可对受累女性成员进行遗传筛查,及时发现无症状携带者或处于亚临床期的个体,有助于进行生育指导、生育力评估,或者提前生育力保存。

(4) 对于子宫及下生殖道异常导致的闭经患者,需同时行泌尿系统检查,手术矫正畸形后可尝试自然试孕。需告知孕产期可能的并发症。其中,MRKH 综合征是指先天性的子宫及阴道上 2/3 段缺失,与之相关的基因突变及突变频率如表 3-14-2 所示。

表 3-14-1 低促性腺性激素闭经相关基因及其遗传方式

	基因	位置	表型	遗传方式	发生率
GnRH 及嗅觉神经元相关基因	FGFR1	8p11.23	IHH	常染色体显性	10.0%
	CHD7	8q12.2	IHH	常染色体显性,散发	6.0%
	FGF8	10q24	IHH	常染色体显性	1.3%
	NELF	9q34.3	IHH	双基因或单基因型	1.0%~2.0%
	PROK2	3p13	IHH	未知	1.0%~2.0%
	PROKR2	20p12.3	IHH	未知	5.0%
	WDR11	10q26	IHH	常染色体显性	低
下丘脑相关基因	KISS1R	19p13.3	IHH	常染色体隐性	低
	LEP	7q31.3	肥胖,IHH	常染色体隐性	低
	LEPR	1p31	肥胖,IHH	常染色体隐性	低
	NROB1	Xp21	肾上腺发育不良,IHH	X 连锁隐性	低
	PCSK1	5q15-q23	肥胖,IHH	常染色体隐性	稀发
	TAC3	12q13-q21	IHH	常染色体隐性	低
	TACR3	4q25	IHH	常染色体隐性	低
	GNRH1	8p21-p11.2	IHH	常染色体隐性	0.3%~0.8%
垂体相关基因	GNRHR	4q21.2	IHH	常染色体隐性	3.0%~5.0%
	FSHB	11p13	单一 FSH 缺乏症	常染色体隐性	稀发
	LHB	19q13.3	单一 LH 缺乏症	常染色体隐性	稀发
	HESX1	3p21.1-21.2	中隔 - 眼发育不良综合征	常染色体显性、常染色体隐性	低
	PROP1	5q	身材矮小,甲低	常染色体隐性	低
	LHX3	9q34.3	垂体激素缺乏症	常染色体隐性	低
	LHX4	1q25	垂体激素缺乏症	常染色体显性	低
	SOX2	3q26.3-q27	小眼畸形,垂体激素缺乏	常染色体显性,散发	2.0%~3.0%
	SOX3	Xq26.3	垂体激素缺乏	X 连锁隐性	低

注:GnRH 为促性腺激素释放激素,IHH 为特发性促性腺激素功能低下型性功能减退症,FSH 为促卵泡激素,LH 为黄体生成素。

表 3-14-2　米勒管发育不全综合征相关基因突变及突变频率[5-6]

基因	MRKH 类型	突变	新发突变 / 遗传	突变频率
TCF2	MRKH	染色体 17q12 大片段缺失	新发突变	2/22 MRKH
SHOX	MRKH 1 型	SHOX 基因片段重复	父源性遗传	5/30 MRKH
LHX1	MRKH 1 型	c.790C>G p.（Arg264Gly）	—	1/56 MRKH
		c.c.25dup p.（Arg9Lysfs*25）		1/62 MRKH
TBX6	MRKH	c.622-2A>T	—	2/112 米勒管异常
	MRKH	c.484G>A （rs56098093） p.Gly162Ser	—	14/112 米勒管异常
	MRKH	c.815G>A p.Arg272Gln	—	11/112 米勒管异常
	MRKH 1 型	c.815G>A	—	1/109 MRKH
WT4	MRKH 高雄激素血症	p.（Glu226Gly）	新发或父源性遗传	1/1 MRKH
	MRKH	c.1026C>T	—	2/25 MRKH
	MRKH 高雄激素血症	p.（Arg83Cys）	新发或父源性遗传	1/6 米勒管异常
	MRKH 高雄激素血症	c.35C>T p.（Leu12Pro）	—	1/28 MRKH
	MRKH	c.483C>T	—	1/11 MRKH
	MRKH 高雄激素血症	c.697G>A p.（Ala233Thr）	—	1/4 MRKH
WT7A	MRKH	c.861G>A	—	1/11 MRKH
WT9B	MRKH	c.28G>T p.Ala10Ser	—	1/42 MRKH
	MRKH	c.*158C>T	—	1/42 MRKH
	MRKH 1 型	c.472C>G p.（Gln158Glu）	—	1/109 MRKH
	MRKH 1 型	c.665G>A p.（Arg222His）	—	1/109 MRKH
	MRKH 1 型	c.722G>A p.（Arg24His）	—	1/109 MRKH
	MRKH 1 型	c.974G>A p.（Arg325His）	—	1/109 MRKH
	MRKH 1 型	c.1029C>A p.（Cys343）	—	1/109 MRKH

注：MRKH 为米勒管发育不全综合征；—表示无此项。

参考文献

[1] 中华医学会妇产科学分会内分泌学组.闭经诊断与治疗指南(试行).中华妇产科杂志,2011,46(9):712-716.

[2] BIANCO S D,KAISER U B.The genetic and molecular basis of idiopathic hypogonadotropic hypogonadism.Nat Rev Endocrinol,2009,5(10):569-576.

[3] SEMPLE R K,TOPALOGLU A K.The recent genetics of hypogonadotrophic hypogonadism-novel insights and new questions.Clin Endocrinol(Oxf),2010,72(4):427-435.

[4] JIAO X,QIN C,LI J,et al.Cytogenetic analysis of 531 Chinese women with premature ovarian failure.Hum Reprod,2012,27(7):2201-2207.

[5] NODALE C,CECCARELLI S,GIULIANO M,et al.Gene expression profile of patients with Mayer-Rokitansky-Kuster-Hauser syndrome：new insights into the potential role of developmental pathways.PLoS One,2014,9(3):e91010.

[6] BERNARDINI L,GIMELLI S,GERVASINI C,et al.Recurrent

microdeletion at 17q12 as a cause of Mayer-Rokitansky-Kuster-Hauser（MRKH）syndrome：two case reports.Orphanet J Rare Dis，2009，4：25.

第 3 节 卵巢功能早衰的遗传咨询

1 疾病概述

1.1 定义及病因

卵巢功能早衰（POF）［OMIM# 311360］是指女性 40 岁以前出现原发性或继发性闭经，伴促性腺激素水平升高和雌激素水平降低，并伴有不同程度的围绝经期表现[1]。

POF 的病因高度异质，已知常见病因包括遗传性、医源性、免疫性、环境因素等，约有半数以上的患者表现为特发性[2]。医源性因素如盆腔手术、放疗和化疗，可能通过影响诱导卵母细胞凋亡或破坏颗粒细胞，从而影响卵巢血供或引起局部炎症等机制导致卵巢功能减退。自身免疫异常也可能参与 POF 的发生，POF 患者常伴有自身免疫性损伤，如自身免疫性甲状腺病、艾迪生病等[3]。此外，病毒感染，长期暴露于环境毒物和化学制剂，以及不合理膳食、吸烟等不良生活方式及嗜好亦可影响卵巢功能。

1.2 遗传学机制

遗传学病因是 POF 重要的一部分，占 20%~25%，包括染色体异常和基因突变。

染色体异常约占全部 POF 患者的 10%~13%，其中常染色体异常约占 2%；X 染色体异常约占 94%；其余为 46，XY 相关异常。X 染色体异常有以下几种。①数目异常：包括 45，X 及其嵌合体［45，X/46，XX］；47，XXX 三种；②结构异常：包括 X 染色体末端缺失、倒位、重排、等臂 / 环状 / 双着丝粒染色体等；③ X- 常染色体易位。对卵巢发育及其功能极具重要性的基因聚集于 X 染色体的关键区域。该区域内逃避 X 染色体失活的基因单倍剂量不足、重排对邻近基因的"位置效应"或非特异性扰乱减数分裂同源染色体配对均可导致卵泡闭锁加速，是 X 染色体畸变导致 POF 发生的主要致病机制[4]。

目前发现的所有与非综合征型 POF 相关的突变均为单基因致病。这些 POF 致病 / 候选基因参与卵母细胞的发生、发育和成熟过程。具体包括：原始生殖细胞迁移和增殖，如 POU5F1；始基卵泡的形成和活化，如 PTEN/PI3K 和 TSC/mTORC1 通路相关基因；早期卵泡发育，如 FIGLA、NOBOX、LHX8、BMP15、GDF9；后期卵泡发育，如 FSHR、NR5A1、LHR、PGRMC1 等。减数分裂和 DNA 损伤修复相关基因，包括 MCM8、MCM9、STAG3、CSB-PGBD3 也参与其中[5]。

一些遗传性综合征可伴有 POF 临床表型，如脆性 X 综合征，睑裂狭小、上睑下垂、倒转型内眦赘皮综合征，半乳糖 -1- 磷酸尿苷转移酶缺乏，碳水化合物缺乏糖蛋白综合征、共济失调 - 毛细血管扩张症等，它们均为单基因致病，致病基因分别为 FMR1、FOXL2、GALT、PMM2 和 ATM。部分综合征的致病基因较复杂，如 Perrault 综合征可能由 HSD17B4、HARS2、CLPP、LARS2、C10orf2 的突变引起；卵巢 - 脑白质异常的致病基因包括 EIF2B2、EIF2B4、EIF2B5。但大多数基因的致病机制与卵泡发育的关系尚不明确[5]。

1.3 POF 的遗传方式

POF 遗传方式复杂[6]。染色体异常通常为新发变异，原发性闭经患者的染色体异常率显著高于继发性闭经者；散发性 POF 患者的染色体异常率高于家族性 POF 患者[7]。

目前已知的非综合征型 POF 或综合征型 POF 的致病基因均符合孟德尔遗传定律，其遗传方式多样，包括常染色体显性和隐性遗传、X 连锁显性和隐性遗传 4 种方式，但男性通常不发病。当致病基因为显性遗传且母亲表型正常时，致病基因突变通常来源于父亲，并不影响男性生殖。近亲婚配家族女儿发生 POF，致病基因突变以隐性方式遗传为主[8]，见表 3-14-3。

表 3-14-3 在线人类孟德尔遗传（OMIM）数据库目前已收录 14 个卵巢功能早衰（POF）致病基因

基因	功能
FMR1	脆性 X 综合征
DIAPH2	参与卵子发生
POF1B	生殖细胞凋亡
FOXL2	调节颗粒细胞增殖分化和类固醇合成
BMP15	通过调节颗粒细胞参与卵泡发育
NOBOX	早期卵泡发育
FIGLA	始基卵泡形成；透明带基因表达
NR5A1	类固醇激素合成
STAG3	减数分裂中染色体分离和配对
HFM1	减数分裂中染色体联会和同源重组
MCM8	同源重组及 DNA 双链断裂修复
CSB-PGBD3	DNA 损伤修复
SYCE1	编码联会复合体组分，参与减数分裂
MSH5	减数分裂中染色体联会重排

2 主要临床表现

2.1 症状

（1）月经稀发或闭经：患者可表现为原发性闭经；或已建立规律月经，继而出现周期缩短或延长，经量减少，最终闭经。

（2）生育力低下或不孕不育：卵子数量减少、质量下降，生育力降低、不孕不育。POF 患者可有偶发排卵，仍有妊娠机会，但自然流产和胎儿染色体畸变的风险增加。

（3）雌激素低下表现：潮热、夜间盗汗、睡眠障碍；生殖道干涩灼热感，性欲减退；骨质疏松、骨痛、骨折；情绪和认知功能的改变；心血管症状，如心律失常。

（4）其他系统的改变：包括心血管系统发育缺陷、智力障碍、性发育异常、肾上腺和甲状腺功能低下、复发性流产等。

2.2 体征

（1）原发性闭经患者常伴有性器官和第二性征发育不良，体态和身高发育异常。

（2）不同病因导致不同受累器官系统的病变，出现相应的伴随体征。

2.3 辅助检查

（1）血清性激素检查示基础 FSH 显著升高，雌激素水平降低。

（2）血清抗米勒管激素低于 $0.5\sim1.1\mu g/L$。

（3）阴道超声示双侧卵巢体积明显缩小，纤维化或条索状，罕见卵泡。

2.4 特殊 POF 患者合并临床表现

（1）特纳综合征：身材矮小、后发际低、颈蹼、胸廓桶状或盾形、乳头间距大。智力发育正常或低下。

（2）脆性 X 综合征：①轻到重度智力低下，随年龄进行性加重；可伴特征面容，如长脸、大耳、高腭弓等。②交流与行为障碍：害羞、焦虑、多动和注意力不集中。

3 诊断和鉴别诊断

3.1 诊断

POF 的诊断主要基于月经异常的临床表现和血清性激素检测，具体包括：①年龄 <40 岁；②原发性闭经或继发性闭经 4 个月以上；③至少 2 次血清基础 FSH>40IU/L（间隔 >4 周）[3]。

3.2 鉴别诊断

需要与以下疾病鉴别：

（1）妊娠：生育年龄的女性出现闭经首先需排除妊娠。妊娠妇女血、尿 hCG 处于高值。

（2）生殖道发育异常：包括米勒管发育不全、处女膜闭锁、完全阴道横隔等。患者表现为原发性闭经，但第二性征发育正常。性激素检查正常。超声或盆腔 MRI 检查可发现生殖道异常。

（3）卵巢抵抗综合征：患者多表现为原发性闭经，也可为继发性闭经，第二性征发育正常，不孕，可伴有轻度超热。血清性激素检查示 FSH 显著升高，LH 升高或正常值，E_2 偏低或正常，抗米勒管激素正常。超声示卵巢大小正常，内有卵泡存在。卵巢活检可见大量形态正常的始基卵泡，偶可见极小的窦状卵泡。

（4）完全性雄激素不敏感综合征：患者表现为原发性闭经，乳房发育正常，阴毛、腋毛稀少，阴道呈盲袋状，无宫颈及子宫，外生殖器部分男性化。血清性激素检查示雄激素水平升高。染色体核型为 46,XY，影像学检查示有睾丸组织。

（5）Asherman 综合征：患者通常有流产史或严重的产后出血史，表现为闭经或月经量少，但周期正常，无雌激素低下表现。血清性激素检查正常。超声示内膜菲薄，宫腔镜检查示瘢痕形成。

（6）PCOS：患者表现为月经稀发、闭经，可合并不孕；常呈现不同程度的多毛、痤疮等高雄激素体征；部分患者有肥胖表现。血清性激素检查示 LH 升高、FSH 水平正常或偏低，LH/FSH 比例升高，血清睾酮水平可正常或增高，血清游离睾酮（FT）水平增高。超声检查示双侧卵巢呈多囊样改变。

（7）甲状腺疾病：甲亢或甲减均可引起月经稀发、闭经表现。患者可同时合并心悸、腹泻、便秘、轻微震动、发抖、抑郁、皮肤改变等。血清游离三碘甲腺原氨酸（FT_3）、游离甲状腺素（FT_4）和促甲状腺素（TSH）等甲状腺激素检查可诊断甲状腺疾病。

（8）先天性肾上腺皮质增生症：通常在童年晚期至成年早期发病，患者表现为月经稀发甚至闭经，伴有肥胖、多毛、痤疮、多囊卵巢等高雄症状，可合并不孕。空腹 17-羟孕酮 $>2\mu g/L$，血清 FT 和 DHEAS 升高，但 FSH、LH、TSH、PRL 正常，血清雌激素正常或升高。

（9）下丘脑功能性闭经：患者常有体重突然减轻、过度运动、营养低下、厌食症、精神紧张等病史，体重指数较低，性激素检查示 FSH、LH 正常或低下。

（10）下丘脑 - 垂体疾病：包括下丘脑肿瘤、垂体瘤、高泌乳素血症等。患者表现为月经失调,月经稀发甚至闭经,同时合并不孕;可合并溢乳,或伴有头痛和视野缺损。血清性激素检查 FSH、LH 水平偏低或正常,雌激素水平下降,但 PRL 水平异常升高。头颅 MRI 检查可发现相应病变。

(11)席汉综合征:患者常有严重的产后出血、低血容量性休克病史。患者表现为闭经、阴毛和腋毛脱落,甲状腺功能减退,肾上腺危象,乳晕色素浅淡,眶周水肿等症状。血清 FSH、LH、TSH、FT$_4$、催乳素、生长激素偏低。头颅 MRI 示垂体萎缩和"空状蝶鞍"。

4 遗传咨询

POF 病因存在高度异质性,遗传咨询不仅有助于 POF 的病因诊断,还可以根据家族史和遗传学检测结果评估遗传风险,为制订生育计划、生育力保存、绝经预测提供指导。

4.1 POF 遗传咨询的内容

(1)针对患者染色体核型,分析发病原因,提供相应的生育指导。

(2)询问父系和母系亲属中所有女性成员的月经史、妊娠史、绝经年龄。

(3)对先证者核心家系行遗传检测,明确遗传变异的起源,判断家庭成员的遗传风险。

(4)建议遗传变异携带者尽早生育,必要时行产前诊断。

4.2 POF 遗传学病因诊断的几点建议

(1)推荐 POF 患者行核型分析。

(2)有 Y 染色体的女性,需要咨询性腺肿瘤的风险,必要时性腺切除。

(3)中国汉族 POF 患者 FMR1 前突变的携带率显著低于西方人群,不推荐作为临床常规检测项目;若家族成员中有合并智力低下或共济失调者,可考虑行 FMR1 检测。

(4)虽然若干基因已被证实为 POF 的致病基因,但基于现有证据,尚不推荐临床对常染色体基因进行常规突变筛查。

(5)当 POF 患者合并有特定基因突变导致的特殊表型时,可以对相应候选基因进行筛查(如睑裂狭小、上睑下垂、倒转型内眦赘皮综合征 I 型患者进行 FOXL2 基因的筛查)。

4.3 POF 的遗传风险及咨询建议

先证者女性子代及女性同胞存在 POF 及早绝经风险,建议定期进行生育力评估,必要时进行生育力保存和遗传学检测。

4.4 特殊类型 POF 的遗传咨询

4.4.1 脆性 X 综合征

美国妇产科学会(ACOG)推荐对以下情况行脆性 X 染色体的检测:①存在不能解释的(或脆性 X 相关的)智力低下家族史的患者,应行遗传咨询和基因检测,评估子代发病风险;②对于已知携带脆性 X 前突变或全突变的患者,应通过羊膜腔穿刺或绒毛膜穿刺行产前诊断;③对不明原因发育迟缓、孤独症或智力低下的儿童应进行测试;④ POF 女性或者不明原因 40 岁以前 FSH 升高的女性应行前突变检测[6](目前中国汉族 POF 患者不推荐)。

4.4.2 特纳综合征

特纳综合征患者的染色体变异大多为新发,理论上其父母再次生育时子代的再发风险相对较低;但双亲再次生育时,应在孕前及孕期远离可能诱发染色体畸变的各种因素(如药物、辐射、化学物质等),同时行产前诊断。

由于特纳综合征患者性腺发育不良,一般无生育能力。对于有部分生育能力的患者,可通过辅助生殖技术助孕,但由于特纳综合征患者易合并多种躯体异常,如心脏畸形,故在妊娠前,应全面系统评估,建议慎重考虑妊娠;同时孕期需行产前诊断[8]。

结 语

生殖内分泌疾病病因复杂,遗传学原因是其中很重要的部分,了解生殖内分泌疾病的诊断流程和病因学进展,开展临床生殖内分泌疾病的遗传咨询对患者的辅助诊断和治疗有重要意义。

(陈子江 秦莹莹 崔琳琳)

参考文献

[1] BECK-PECCOZ P,PERSANI L.Premature ovarian failure. Orphanet J Rare Dis,2006,1:9.

[2] DE VOS M,DEVROEY P,FAUSER BC.Primary ovarian insufficiency.Lancet,2010,376(9744):911-921.

[3] WELT C K.Primary ovarian insufficiency:a more accurate term for premature ovarian failure.Clin Endocrinol(Oxf),2008,68(4):499-509.

[4] JIAO X,QIN C,LI J,et al.Cytogenetic analysis of 531 Chinese women with premature ovarian failure.Hum Reprod,2012,27(7):2201-2207.

［5］QIN Y,JIAO X,SIMPSON J L,et al.Genetics of primary ovarian insufficiency:new developments and opportunities.Hum Reprod Update,2015,21(6):787-808.

［6］ESHRE Guideline management of women with premature ovarian insufficiency.［2019-05-14］.https://www.eshre.eu/Guidelines-and-Legal/Guidelines/Management-of-premature-ovarian-insufficiency.aspx.

［7］JIAO X,ZHANG H,KE H,et al..Premature ovarian insufficiency:Phenotypic characterization within different etiologies.J Clin Endocrinol Metab,2017,102(7):2281-2290.

［8］TUCKER E J,GROVER S R,BACHELOT A,et al.Premature ovarian insufficiency:New perspectives on genetic cause and phenotypic spectrum.Endocr Rev,2016,37(6):609-635.

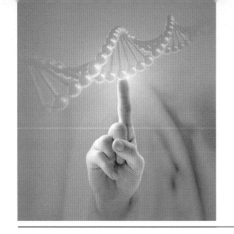

第15章

免疫与生殖疾病的遗传咨询

缩写	英文全称	中文全称
ACA	anti-centromere antibody	抗着丝粒抗体
ACEI	angiotensin converting enzyme inhibitor	血管紧张素转化酶抑制剂
ANA	antinuclear antibody	抗核抗体
APA	anti-phospholipid antibody	抗磷脂抗体
APS	antiphospholipid syndrome	抗磷脂综合征
ARB	angiotensin receptor blockers	血管紧张素受体阻滞剂
ART	assisted reproductive technique	辅助生殖技术
CGH	comparative genome hybridization	比较基因组杂交
CNV	copy number variant	拷贝数变异
CpG	cytosine-phosphate-guanosine	胞嘧啶 - 磷酸 - 鸟嘌呤
CRL	crown-rump length	冠 - 臀长
CSF-1	colony stimulating factor-1	集落刺激因子 -1
FGR	fetal growth restriction	胎儿生长受限
FSH	follicle stimulating hormone	促卵泡激素
G-CSF	granulocyte colony stimulating factor	粒细胞集落刺激因子
hCG	human chorionic gonadotropin	人绒毛膜促性腺激素
HLA	human leucocyte antigen	人类白细胞抗原
ICSI	intracytoplasmic sperm injection	单精子卵细胞质内注射
IUGR	intrauterine growth restriction	宫内生长受限
IVF	in virto fertilization	体外受精
IVF-ET	in vitro fertilization and embryo transfer	体外受精胚胎移植术

续表

缩写	英文全称	中文全称
IVIg	intravenous immunoglobulin	静脉注射免疫球蛋白
LMWH	low molecular weight heparin	低分子肝素
M-CSF	macrophage colony-stimulating factor	巨噬细胞集落刺激因子
miRNA	microRNA	微 RNA
mRNA	messenger RNA	信使 RNA
PE	preeclampsia	子痫前期
PG_2	prostaglandin 2	前列腺素 2
PGD	preimplantation genetic diagnosis	胚胎植入前遗传学诊断
PGS	preimplantation genetic screening	胚胎植入前遗传学筛查
RIF	recurrent implantation failure	反复种植失败
RSA	recurrent spontaneous abortion	复发性流产
SLE	systemic lupus erythematosus	系统性红斑狼疮
T_3	triiodothyronine	三碘甲腺原氨酸
T_4	thyroxine	甲状腺素
TGF-β	transforming growth factor-β	转化生长因子 -β
TNF-α	tumor necrosis factor-α	肿瘤坏死因子 α
TSH	thyroid stimulating hormone	促甲状腺素
TXA_2	thromboxane A_2	血栓素 A_2
VEGF	vascular endothelial growth factor	血管内皮生长因子

引言

辅助生殖技术给广大不孕不育患者带来了福音，使众多夫妇实现生育的愿望。近年来，随着临床促排卵方案的个性化和胚胎培养技术的逐步优化，体外受精胚胎移植术（IVF-ET）成功率越来越高，胚胎种植率超过40%，临床妊娠率超过50%，但仍有部分患者多次移植优质胚胎仍未成功妊娠，或种植成功后妊娠早期出现流产，或妊娠的中晚期出现其他的并发症，造成胎儿/宫内生长受限、子痫前期、早产、死胎等，严重损害夫妇的身心健康，引发家庭的不稳定和社会的不和谐。种植失败和妊娠并发症的发生受到多种因素的影响，其中遗传因素是重要原因之一，如夫妇双方或胚胎自身染色体数目和结构异常影响胚胎的发育潜能，通常表现为反复种植失败和复发性流产；如血管生成相关基因或胰岛素样生长因子（*IGF*）基因的突变/缺失，引起胎盘血管生成受阻和代谢异常，常表现为子痫前期和胎儿/宫内生长受限。近年有越来越多的证据显示免疫因素参与妊娠并发症的发生发展，免疫学在辅助生殖领域中的作用越来越受到大家的关注和重视。生殖免疫学是生殖医学与免疫学结合形成的新兴学科，主要研究范畴是妊娠免疫调节、妇产科免疫性疾病、生殖道局部免疫及免疫学方法在生育调节中的作用。本章节主要描述常见妊娠并发症如复发性流产、反复种植失败、子痫前期、胎儿/宫内生长受限和早产等，阐述其病因、发病机制、病理改变、诊断治疗和咨询建议。

第1节　复发性流产

流产是指妊娠不足28周、胎儿体重不足1 000g而妊娠终止的现象。发生在妊娠12周前的流产称为早期流产；在孕12~28周的流产称为晚期流产。根据有无孕囊可分为生化妊娠流产和临床妊娠流产；根据妊娠中断的方式可分为自然流产和人工选择性流产。

复发性流产（RSA）的定义尚未统一，主要分歧在于流产的次数及生化妊娠是否纳入流产次数的评估。美国生殖医学学会对复发性流产的定义是指发生连续两次或以上的临床妊娠自然流产[1]。欧洲人类生殖和胚胎学会采用3次或以上作为复发性流产的定义标准，包括生化妊娠在内[2-3]。国内则是指同一性伴侣连续发生两次及两次以上自然流产，但未指明是否计算生化妊娠，而临床上连续发生两次流产即应予以重视及评估[4]。目前报道的复发性流产的发病率为0.3%~3%[5-6]。

1　病因与发病机制

复发性流产病因复杂，病因包括遗传、免疫、感染、内分泌及解剖因素等。

1.1　遗传因素

1.1.1　染色体异常

染色体异常包括夫妇一方或双方染色体异常和胚胎染色体异常，常见的有染色体数目异常和结构异常。

1.1.1.1　夫妇一方或双方染色体异常

2%~6%复发性流产患者本人和/或配偶存在染色体结构异常，常见包括罗伯逊易位、平衡易位、臂间倒位等。罗伯逊易位、平衡易位和臂间倒位携带者在配子形成过程中，理论上至少可分别形成6、18和4类不同配子，所形成配子中，1种完全正常，1种为携带者，其余均为部分缺失或部分重复，当这些异常配子受精后，妊娠后多表现为流产、死胎或畸形。

1.1.1.2　胚胎染色体异常

胚胎染色体异常是引起自然流产最常见的原因。孕妇年龄是迄今唯一能证实与胚胎非整倍体的发生密切相关的流行病学因素[7]。流产发生越早，胚胎染色体异常概率越高。早期流产特别是孕龄不足10周，50%~70%为胚胎染色体异常；而晚期流产胚胎染色体异常发生率<4%。复发性流产视孕妇年龄和既往流产次数不同，胚胎染色体异常率为29%~50%[5]。流产次数越多，既往胚胎染色体异常的可能性越小。若多次流产均由于胚胎染色体异常所致，提示可能与非整倍体相关的基因发生突变，如编码联会复合物重要成分的*SYCP3*基因。胚胎染色体的异常以数目异常为多见，分为非整倍体、多倍体和嵌合体。①最常见的非整倍体是三体，除1号染色体外，其余各号染色体三体均可见于流产胚胎中。性染色体单体也是常见的非整倍体。②多倍体以三倍体最

常见,常导致空孕囊。三倍体最常见的机制是双精受精或卵细胞第二次减数分裂时未排出第二极体。四倍体的胚胎存活时间很少超过5周,其发生机制可能源于合子在卵裂早期第一次分裂时,细胞尚未完成分裂而染色体已完成复制所致,较少见。③嵌合体是指单个个体同时具有两种或更多不同核型的现象。若遗传来源相同,为同源嵌合体,多数是由于早期胚胎有丝分裂时发生染色体不分离或结构畸变所致。遗传来源不同为异源嵌合体,是指细胞系来自不同的合子,发生融合后成为一个新的个体。

1.1.1.3　精子染色质

精子DNA碎片的比例增高、Y染色体微缺失均有报道与复发性流产存在相关性。

1.1.2　基因因素

关于各种基因不同的多态性位点与复发性流产相关性的报道很多,但仍有争议,目前尚无确切的定论[5-6,8-9]。

1.1.2.1　易栓症相关基因

凝血酶原基因(F2)启动子、F13、F7、活化蛋白C抵抗、血管紧张素转化酶(ACE)、亚甲基四氢叶酸还原酶(MTHFR)、F5 Leiden纤溶酶原激活物抑制剂(PAI-I)、血栓调节素、膜联蛋白A5、ITGB3等基因。

1.1.2.2　胎盘血管新生相关基因

血管内皮生长因子(VEGF)、P53、内源性一氧化氮合成酶(eNOS)等基因。

1.1.2.3　性激素受体基因

孕酮受体、雌激素受体和雄激素受体基因。

1.1.2.4　相关酶基因的突变

如CYP家族(CYP17、CYP1A1、CYP2D6)、泛素特异性蛋白酶和人碱性磷酸酶。

1.1.2.5　肌肉骨骼基因缺陷

强直性肌营养不良、致死性骨发育不良和Ⅱ型成骨不全是与复发性流产相关的肌肉骨骼单基因疾病。

1.1.2.6　免疫系统相关基因多态性

据报道,免疫系统相关基因多态与复发性流产同样存在潜在相关性。报道与此相关的基因主要有:HLA-G启动子区、白血病抑制因子、CTLA-4肿瘤坏死因子家族、多种细胞因子(如TGF-β、IL-6、INF-γ、IL-1-β、IL-1R、IL-4、IL-10、IL-17、IL-18、IL-23、IL-33等)。

1.1.2.7　微RNA

微RNA(miRNA)参与体内几乎所有的生理病理过程,报道与复发性流产相关的miRNA包括miRNA-16、has-miR-1和miRNA-372、miRNA-516a-5p、miRNA-517a-3p、miRNA-519a-3p、miRNA-519d、miRNA-100和miRNA-146a-5p等。

1.2　免疫因素

1.2.1　自身免疫因素

自身免疫是指机体免疫系统针对自身抗原和/或自身致敏性淋巴细胞所产生的免疫反应。生理性自身免疫可以清除和降解自身抗原和受损衰老细胞等,维持机体的自身稳定。病理性自身免疫则形成自身免疫病。已知与复发性流产有关的自身抗体包括非器官特异性抗体和器官特异性抗体。非器官特异性抗体包括抗磷脂抗体(APA)、抗核抗体(ANA)、抗可溶性抗原抗体等,器官特异性抗体主要指抗甲状腺抗体等。当机体APA阳性并呈现血栓形成、血小板减少或复发性流产等临床症状时,可诊断为抗磷脂综合征(APS)[10]。APA导致流产的机制主要包括以下4条途径:①血栓栓塞;②干扰前列腺环素和血栓环素的平衡;③改变滋养层细胞成分之间黏附分子的表达;④激活补体。ANA阳性表示机体自身免疫比较活跃,但不一定导致流产。当ANA(特别是抗可溶性抗原抗体)上升至反映系统性红斑狼疮病情处于活跃期水平时,它与妊娠结局有关。研究表明,抗甲状腺抗体阳性患者T细胞功能异常,并偏向促炎反应。因此,抗甲状腺抗体阳性可提示患者存在与复发性流产相关的免疫功能不良。妊娠期添加左甲状腺激素可降低复发性流产风险。

1.2.2　同种免疫因素

妊娠是同种异体移植过程,正常妊娠时母体免疫系统对胚胎之父系抗原识别所产生的反应是免疫防护,而非免疫攻击。这种妊娠免疫耐受状态的形成机制复杂,涉及体液免疫、细胞免疫等方面。母胎界面的免疫活化与抑制之间的平衡调控对胚胎及胎儿的生长发育至关重要,如果免疫平衡遭破坏,胚胎将遭受免疫攻击而流产。

1.2.2.1　人类白细胞抗原(HLA)

HLA导致复发性流产的作用机制主要涉及以下3方面:

①夫妻HLA相容性增大:母胎间HLA的差异缩小,使母胎的免疫识别出现紊乱,对胎儿不利;滋养细胞淋巴细胞交叉反应抗原(TLX)基因与HLA基因位点密切连锁,HLA共容性增大导致夫妇间滋养细胞淋巴细胞交叉反应抗原的共容性也相应增大,使母体产生封闭抗体不足而流产。大部分研究认为HLA-Ⅱ类分子相容性导致的流产主要发生在围着床期,使流产发生在6周以前甚至更早,而HLA-Ⅰ类分子共容性增大发生的流产较晚。②存在易感基因单元型和易感基因:复发性流产患者的易感基因和易感基因单元型可能存在于HLA复合体内或与其连锁的基因组内,可导致母体对胚胎抗原反应不足或产生不适当

的免疫反应。不同种族间基因位点存在差异。③独特的胚胎滋养层细胞 HLA 分子表达模式:滋养层细胞表面缺乏经典的 HLA-Ⅰ、HLA-Ⅱ类分子的表达,而有非经典的 HLA-E、HLA-F 和 HLA-G 分子表达,这可能在维持正常妊娠中发挥重要作用。其表达的异常可能会引起不良的妊娠反应。

1.2.2.2　细胞免疫

(1) 子宫内膜自然杀伤细胞数量和活性的异常:子宫内膜自然杀伤细胞具有免疫抑制、分泌促进滋养细胞生长和胚胎生长发育的细胞因子、清除坏死和凋亡的滋养细胞和防止母体病毒垂直传播的作用而维持正常妊娠。

(2) T 细胞〔包括 γδ-T 细胞、调节性 T 细胞和自然杀伤 T 细胞〕:根据 T 细胞表面受体的组成,其可分为经典的 αβ-T 细胞和非经典的 γδ-T 细胞。其中,αβ-T 细胞主要包括辅助性 T(Th) 细胞和杀伤性 T(Tc) 细胞两大类。Th 细胞除了经典的 Th1 和 Th2 两类外,还包括发挥免疫耐受的调节性 T 细胞。各类 T 细胞亚群通过不同的途径参与妊娠过程,其异常变化将会导致机体对胚胎的排斥反应,进而可能发生复发性流产等不良妊娠结局。

经典理论认为,Th1/Th2 平衡在成功妊娠中发挥了不可忽视的作用。Th1 细胞主要分泌 IL-2、肿瘤坏死因子 α(TNF-α)和 IFN-γ 等 Th1 型细胞因子,介导细胞免疫,如激活巨噬细胞、参与急性超排反应、迟发型超敏反应和器官特异性自身免疫反应。Th2 细胞主要分泌 IL-4、IL-10 和转化生长因子 -β(TGF-β)等 Th2 型细胞因子,促进体液免疫,介导同种排斥反应的免疫耐受,抑制 Th1 反应,可促进胚胎的生长发育。研究表明,在妊娠初始时期,母体免疫状态偏向于 Th1 反应,一定程度的炎性环境有利于胚胎的种植;妊娠中期,母体免疫状态偏向于 Th2 反应,有利于母体免疫耐受环境的形成,使得同种半异体的胎儿能存活于母体内;而妊娠后期,母体免疫状态转化为 Th1 反应为主,此时的炎性反应有利于胎儿排出的分娩过程。因此,Th1/Th2 在各个阶段的平衡十分重要,当其平衡发生紊乱时,将导致不良妊娠的发生。

随着免疫学的发展,Th17 和调节性 T 细胞等细胞亚群的作用被发掘。Th17 细胞以分泌 IL-17 为主要特点,促进炎性反应。而调节性 T 细胞可以通过分泌 IL-10 和 TGF-β 等细胞因子抑制炎性反应,进而维持妊娠过程。因此,目前妊娠过程中重要的 Th1/Th2 体系已扩展到 Th1/Th2/Th17/ 调节性 T 细胞体系,此平衡对妊娠至关重要。

除了经典的 αβ-T 细胞,非经典的 γδ-T 细胞同样在妊娠中发挥重要作用。γδ-T 细胞根据其 T 细胞表面受体的表达分为 Vγ9Vδ2T 细胞和 Vδ1T 细胞,其中

Vγ9Vδ2T 细胞主要定位于周围血,而 Vδ1T 细胞定位于黏膜组织。Vγ9Vδ2T 细胞在与病毒或细菌感染的细胞相互作用时,发挥细胞毒性作用,防止母体发生感染。但是,具有潜在毒性的 Vγ9Vδ2T 细胞通过其表面抑制性受体 CD94/NKG2A 分子与滋养层细胞表面的非经典主要组织相容性复合体类分子 HLA-E 结合,产生抑制性信号,对胚胎不产生免疫排斥反应。当 Vγ9Vδ2T 细胞表面 CD94/NKG2A 分子或滋养层细胞表面 HLA-E 表达欠缺时,Vγ9Vδ2T 细胞的毒性作用增强,从而影响胚胎发育,导致流产。此外,研究报道,Vγ9Vδ2T 细胞主要分泌 Th1 型细胞因子,诱发免疫排斥;而 Vδ1T 主要诱导 Th2 型反应,诱导母体产生免疫耐受。因此,周围血中 Vγ9Vδ2T/Vδ1T 的平衡同样在妊娠过程中发挥作用。子宫内膜局部 γδT 细胞以 Vδ1T 为主,其可以通过分泌 IL-10 和 TGF-β 等细胞因子促进滋养层细胞的增殖和迁移,并降低滋养层细胞的凋亡,从而维持正常妊娠。

正常妊娠时,具有潜在毒性的 Vγ9Vδ2T 细胞通过其编码表达的杀伤抑制性受体 CD94 分子与滋养细胞表面的非经典 HLA-G、HLA-E 的结合途径,产生抑制性信号,但对胚胎不产生免疫排斥反应;而在病理情况下,由于滋养细胞非经典 HLA-G、HLA-E 表达欠缺,Vγ9Vδ2T 细胞的毒性作用显露,影响胚胎发育,导致流产。Vγ9Vδ2T 为 Th1 型细胞因子,诱发流产;Vγ1Vδ1T 为 Th2 型细胞因子,诱导母体产生免疫耐受。调节性 T 细胞可调控 Th1/Th2 向 Th2 偏移,在防止自身免疫、调控肿瘤免疫和移植免疫耐受中起重要作用。自然杀伤 T 细胞通过其分泌的细胞因子参与 Th1/Th2 的平衡调节。

(3) 巨噬细胞:巨噬细胞参与母胎界面免疫耐受的形成主要与其诱导蜕膜中 T 细胞凋亡、抗原递呈功能下降、调节 Th1/Th2 细胞因子比例及吞噬凋亡细胞功能增强有关,而其表面表达的 FasL、共刺激信号 CD80/CD86 分子及 TSPS1-CD47-CD36 三元体结构等可能是调节巨噬细胞功能,维持妊娠免疫耐受的关键因素。

(4) 共刺激途径异常:抗原递呈细胞表面的 B7 分子(CD80、CD86)和 T 细胞表面的受体 CD28 和 CTLA-4 是免疫反应中最重要的共刺激途径。B7/CD28 可促使 Th1/Th2 平衡向以 Th2 为主转化,而 B7-CTLA-4 可诱导平衡向以 Th1 为主偏离。除此之外,Gal/Tim-3 和 PD-1/PD-L1 的结合均有报道与复发性流产相关。

1.3　感染因素

生殖道感染的病原体能够直接导致胚胎死亡或通过炎症反应使胚胎死亡。生殖道逆行感染一般发生在妊娠 12 周以前,12 周后胎膜与蜕膜融合,封闭通道成为屏障,

且羊水的抗感染能力随着妊娠的进展逐步增强,感染机会减少。沙眼衣原体及人型支原体感染母体后,可诱导子宫内膜炎症反应,免疫系统激活及产生抗沙眼衣原体细胞因子等,干扰胚胎的植入。TORCH 感染中,巨细胞病毒被认为是与复发性流产关系最为密切的病毒感染,感染会导致免疫损害,引起复发性流产的发生;弓形虫感染所致的流产多为散发,与复发性流产关系未明;单纯疱疹病毒和风疹病毒与流产密切相关。

1.4　内分泌因素

1.4.1　黄体功能不全

高浓度孕酮可抑制子宫收缩,使妊娠子宫保持相对静止状态,孕酮分泌不足可引起妊娠蜕膜反应不良,影响胚胎种植和生长发育,从而导致流产。

1.4.2　多囊卵巢综合征

患者促性腺激素释放激素的脉冲频率增加,使黄体生成素脉冲频率增加,促卵泡激素(FSH)分泌减少。卵泡中期FSH 分泌不足,导致卵泡不能充分发育成熟,即使足量黄体生成素也不能使黄体功能维持正常,造成黄体功能不全。

1.4.3　高泌乳素血症

黄体细胞存在泌乳素受体,高泌乳素血症改变下丘脑 - 垂体 - 卵巢轴,降低卵巢对 FSH 的反应,干扰卵泡形成和卵母细胞成熟,孕酮分泌不足,影响黄体期着床和胚胎发育,导致不孕和流产的发生。

1.4.4　子宫内膜异位症

患者前列腺素合成和代谢异常相关,影响胚胎植入及早期胚胎生长发育。此外,子宫内膜异位症患者腹腔液巨噬细胞数量增加,巨噬细胞分泌不利于胚胎植入和生长发育的细胞因子,增加流产风险。

1.4.5　糖尿病

1 型糖尿病引起的复发性流产多见。高浓度的胰岛素通过胰岛素受体直接作用于卵巢的卵泡膜细胞,使该细胞内的细胞色素 P45017ct 酶活性增加,加速细胞内孕酮转为 17cx- 羟孕酮,并促进 17cx- 羟孕酮转化为雄烯二酮及睾酮,引起功能性雄激素分泌过多。此外,高胰岛素血症引起血组织抑制物纤溶酶原激活抑制物升高,纤溶活性下降诱发胎盘血栓形成,导致胎儿血供不足,造成滋养细胞生长障碍从而引起流产。

1.4.6　甲状腺疾病

卵巢的颗粒细胞与间质细胞均存在甲状腺激素受体,因此甲状腺功能异常可影响下丘脑 - 垂体 - 卵巢轴,进而影响女性生殖功能。甲状腺抗体水平的升高与复发性流产相关,其发生机制可能与人绒毛膜促性腺激素(hCG)受体、改变的透明带和胎盘抗原相关。

1.5　解剖因素

解剖因素是最早发现的导致自然流产的原因。先天性的子宫异常包括纵隔子宫、单角子宫、双角子宫、双子宫等,获得性的子宫异常包括宫腔粘连、子宫肌瘤和宫颈功能不全等。这些子宫畸形导致流产的原因主要与宫腔狭小、血运不足或宫腔内环境不良影响孕囊的着床和生长发育有关。流产多发生于孕中期。宫颈功能不全是导致中晚期流产的主要原因,在解剖上表现为宫颈管过短或宫颈内口松弛,多数患者在妊娠晚期出现无痛性宫颈管消退、宫口扩张、羊膜囊突出或胎膜早破,最终导致流产。

1.6　其他因素

1.6.1　环境因素

如吸烟、饮酒、吸入有害气体、过多接触放射性物质、重金属等。

1.6.2　精神心理因素

过度紧张、焦虑、恐惧、忧伤等精神创伤。

2　病理改变

孕 8 周前的早期流产,胚胎多先死亡,随后发生蜕膜出血并与胚胎绒毛分离,已分离的胚胎组织引起子宫收缩,妊娠物多能完全排出。此时胎盘绒毛发育不成熟,与子宫蜕膜联系尚不牢固,胚胎绒毛与底蜕膜分离,出血不多。早期流产时胚胎发育异常,一类是全胚发育异常,即生长结构障碍,包括无胚胎、结节状胚、圆柱状胚和发育阻滞胚;另一类是特殊发育缺陷,以神经管畸形、肢体发育缺陷等最常见。

妊娠 8~12 周时胎盘绒毛发育茂盛,与底蜕膜联系较牢固,流产的妊娠物往往不易完整排出,部分妊娠物滞留宫腔内,影响子宫收缩,导致出血量较多。

妊娠 12 周以后的晚期流产,胎盘已完全形成,流产时先出现腹痛,然后排出胎儿、胎盘。胎儿在宫腔内死亡过久,被血块包围,形成血样胎块而引起出血不止。也可因血红蛋白被吸收而形成肉样胎块,或胎儿钙化后形成石胎。其他还可见压缩胎儿、纸样胎儿、浸软胎儿、脐带异常等病理表现。

3　临床表现

患者连续发生两次或两次以上自然流产。自然流产主要表现为停经后阴道流血和腹痛。早期流产的临床过程表现为先出现阴道流血,后出现腹痛。晚期流产的临床过程表现为先出现腹痛(阵发性子宫收缩),后出现阴道流血。

3.1 早期流产

妊娠物排出前胚胎多已死亡。开始时绒毛与蜕膜剥离,血窦开放,出现阴道流血,剥离的胚胎和血液刺激子宫收缩,排除胚胎及其他妊娠物,产生阵发性下腹部疼痛。胚胎及其附属物完全排出后,子宫收缩,血窦闭合,出血停止。

3.2 晚期流产

胚胎或胎儿排出前后大多还有生机,其原因多为子宫解剖异常,其临床过程与早产相似,胎儿娩出后胎盘娩出,出血不多。少数流产前胚胎或胎儿已死亡,其原因多非解剖因素所致,如严重胎儿发育异常、自身免疫异常、血栓前状态、宫内感染等。

4 诊 断

4.1 病史

4.1.1 婚姻史

了解患者结婚年限,有无不孕症病史,是否再婚等。

4.1.2 生育史

详细了解每一次妊娠情况,包括妊娠终止方式(人工流产、引产、足月分娩等),终止妊娠的周数,流产胚胎是否行核型分析,有否畸形。尤其要注意妊娠中超声的情况,是否见胚芽,是否见到胎儿心管搏动。对反复中期流产的患者要注意每次流产前是否有腹痛情况。

4.1.3 既往史

(1) 慢性消耗性疾病:结核和恶性肿瘤常导致早期流产;高热可导致子宫收缩;贫血和心脏病可引起胎儿胎盘缺氧;慢性肾炎、高血压可使胎盘发生梗死。

(2) 内分泌疾病:有无高泌乳素血症检出及用药史,有无颅脑手术和其他内分泌腺体相关手术史,有无甲状腺疾病,有无糖尿病等。

(3) 营养不良。

4.1.4 家族史

了解双方家族的其他成员是否有复发性流产的病史或其他遗传性疾病史。

4.1.5 其他

注意双方是否有烟酒咖啡嗜好,妊娠前期或早期是否有孕期禁忌药物服用史、接触放射线或化学毒物史等。是否存在精神心理因素,如焦虑、紧张、恐吓等严重精神刺激。

4.2 体格检查

测量身高、体重和血压,注意是否有代谢性疾病的体征。有否多毛症及其他高雄激素血症的表现,乳房是否泌乳等。双合诊检查子宫和附件情况,初步了解宫的形态是否正常,有无先天畸形、异常肿块或结节、宫颈损伤和炎症等。

4.3 病因相关检查

4.3.1 染色体检查

(1) 复发性流产夫妇染色体检查:包括核型分析和 DNA 拷贝数变异(CNV)检测。

(2) 流产胚胎组织染色体检查

(3) 精子 DNA 完整性检查

4.3.2 解剖学检查

超声、腹腔镜、宫腔镜、子宫输卵管造影、磁共振成像、宫颈内口功能检查。

4.3.3 内分泌检查

(1) 超声检查:了解卵泡发育情况,评估黄体功能,卵巢有无 PCO 样表现等。

(2) 性激素检测:基础性激素水平、黄体中期性激素水平、黄体功能测定(黄体中期孕酮水平、基础体温测定、黄体中期子宫内膜活检)。

(3) 甲状腺功能检查:三碘甲腺原氨酸(T_3)、甲状腺素(T_4)和促甲状腺素(TSH)。

(4) 血清泌乳素测定

(5) 糖代谢检测:血糖、空腹胰岛素、糖耐量试验。

4.3.4 感染的检查

TORCH、支原体、衣原体等。

4.3.5 易栓症的检查

(1) 一般凝血功能检查:如出血时间、凝血时间、血小板聚集试验、D- 二聚体等。

(2) 特殊检查:凝血和纤溶相关基因突变的检测、*MTHRF* 基因多态性检测。

4.3.6 自身免疫检查

(1) APS 的相关检查:抗磷脂抗体、抗 β_2 蛋白抗体及狼疮抗凝物测定。

(2) 抗甲状腺抗体:甲状腺球蛋白抗体和抗甲状腺过氧化物酶抗体。

(3) 免疫复合物及补体 C3 测定。

4.3.7 同种免疫指标检测

(1) 封闭抗体检测:单相混合淋巴细胞培养、微量淋巴细胞毒试验、孕激素介导封闭因子和抗滋养细胞淋巴细胞交叉反应抗原抗体——封闭抗体等。

(2) Th1、Th2、Th17、调节性 T 细胞细胞因子检测。

（3）外周血 T 细胞、B 细胞及自然杀伤细胞检测。

（4）子宫内膜自然杀伤细胞、巨噬细胞、树突状细胞、T 细胞、调节性 T 细胞及浆细胞等检测。

5　治疗及预后

复发性流产的治疗以针对病因进行治疗为主，针对不同的病因采取不同的方法治疗。主张有指征的用药，仔细观察疗效和反应，适时调整治疗方案，实现个体化治疗，避免过度治疗。

5.1　遗传因素的治疗

5.1.1　胚胎植入前遗传学诊断

胚胎植入前遗传学诊断（PGD）主要针对已有明确遗传病因的夫妇。如染色体平衡易位患者，通过对目标染色体检测，排除部分单体和部分三体的胚胎，但目前无法区分正常和平衡易位携带的胚胎。对于单基因病，可对胚胎进行致病基因检测，移植正常或非患病的子代胚胎。

5.1.2　胚胎植入前遗传学筛查

胚胎植入前遗传学筛查（PGS）主要针对无遗传缺陷的正常夫妇，特别是女性高龄（>38 岁）、不明原因的复发性流产（流产次数 ≥3 次）、反复种植失败（≥3 次移植高质量胚胎或多次移植且胚胎总数 >10 个的种植失败）及严重男性不育。对所有染色体进行非整倍体检测。

5.2　免疫因素的治疗

5.2.1　免疫抑制疗法

（1）糖皮质激素治疗：糖皮质激素能减轻炎症反应及调节 T 细胞在内的一些免疫细胞的活性。本治疗适用于抗磷脂抗体持续阳性或呈中、高水平患者。可采用小剂量、短疗程、个体化免疫抑制和抗凝疗法相结合的方式。长期应用类固醇激素进行免疫抑制治疗可能导致发生妊娠糖尿病、高血压、早产、胎膜早破及感染等风险增加。

（2）联合环孢素 A 治疗：环孢素 A 是一种免疫抑制剂，在母胎免疫调节中既可抑制妊娠失败中母体对胚胎抗原的免疫排斥，又可促进滋养细胞的生长运动及侵袭力。

（3）硫酸羟氯喹治疗：既往广泛应用于风湿相关性疾病，具有免疫抑制和抗炎作用。不良反应包括中枢神经系统反应、神经肌肉反应、眼反应、皮肤反应、血液反应和胃肠道反应等。

（4）免疫平衡调节治疗方法：肿瘤坏死因子 α（TNF-α）拮抗剂（依那西普、英夫利西和阿达木单抗）、白芍总苷、脂肪乳、粒细胞集落刺激因子（G-CSF）等用于抑制所谓的"过度的免疫反应"，但这些干预手段尚无明确的用药依据，可能会导致潜在的并发症。

5.2.2　主动免疫疗法

利用丈夫或无关个体的淋巴细胞（单核细胞或滋养细胞等）作为免疫原，通过促进同种移植物排斥反应，诱导患者产生封闭抗体，调节各种免疫细胞及相关细胞因子，避免母体对胚胎的免疫排斥，使胚胎得到保护并促进生长发育。

（1）适应证：①流产次数达 3 次或 3 次以上；②夫妻染色体核型正常；③胚胎染色体核型正常；④无生殖道解剖结构异常；⑤内分泌检查正常；⑥自身抗体检测阴性；⑦无感染；⑧封闭抗体阴性（抗丈夫微量淋巴细胞毒试验阴性）。

（2）治疗方法：目前临床上最常用的是以丈夫淋巴细胞作为免疫原，免疫途径多为淋巴细胞皮内注射。各家报道的孕前孕后治疗的次数及间隔差异较大。

5.2.3　被动免疫疗法——静脉注射免疫球蛋白（IVIg）

用于治疗自身抗独特型抗体产生不足的复发性流产患者。其机制可能是通过母体抗独特型网络的修改，减少或消除相关自身抗体，抑制补体介导的细胞毒作用和调节细胞因子的释放。抗独特型抗体还封闭网状内皮细胞及 B 细胞和自然杀伤 T 细胞表面的 Fc-γ 受体，使胎儿抗原不被母体识别而受到免疫排斥。目前尚缺乏明确的免疫指标来识别和筛选适合应用 IVIg 的复发性流产患者，治疗方案尚未统一。该疗法存在相对昂贵和可能有血源性污染等缺点。

5.2.4　宫腔灌注疗法

根据子宫内膜免疫细胞的情况选择不同的灌注药物，以对抗子宫内膜过度的炎性反应。宫腔灌注的药物有地塞米松、自体调节性 T 细胞和 hCG。

5.3　抗凝疗法

5.3.1　抗凝药物

阿司匹林和低分子肝素联合药物治疗，疗效优于单用阿司匹林或低分子肝素治疗。

（1）阿司匹林：适用于抗磷脂抗体呈偶发阳性、血小板聚集率增高的患者。阿司匹林具有抗凝、免疫抑制等作用，能抑制前列腺素合成酶的活性，使 TXA_2 的生成减少，从而对抗血小板聚集，预防微血栓形成，改善局部血液循环；且阿司匹林在体内水解后生成水杨酸和醋酸，这两种酸性产物有抑制胚胎流产的作用，对复发性流产的治愈率可高达 77.8%。阿司匹林可通过胎盘进入胎儿，为避免胎儿出生后发生颅内出血，应在分娩前 1 周停药。

（2）低分子肝素（LMWH）：LMWH 是普通肝素经

化学分解或酶催化裂解得到的一些肝素片段,分子量 4 000~6 500D 不等,属于抗凝血酶依赖性凝血酶抑制剂,主要通过抗凝血酶调节 Xa 活动发挥抗凝作用,能竞争性抑制 β_2GP-1 与 APA 结合。适用于复发性流产合并 APS 及血栓形成倾向的患者。LMWH 不能通过胎盘进入胎儿,半衰期短(100min),妊娠期使用安全。目前 LMWH 治疗的确切时间尚无定论,一般在终止妊娠前 24h 停止使用。

5.3.2 抗凝方案

①APA 呈偶发阳性和 / 或伴有血小板聚集性增高应用阿司匹林;②抗心磷脂抗体呈偶发阳性伴有高凝状态应用低分子肝素;③APA 呈偶发阳性和 / 或伴有血小板聚集性增高和高凝状态应用阿司匹林和肝素;④抗心磷脂抗体呈频繁阳性或持续阳性,不伴有血小板聚集性增高和高凝状态应用泼尼松;⑤抗心磷脂抗体呈频繁阳性或持续阳性伴有血小板聚集性增高应用泼尼松和阿司匹林;⑥抗心磷脂抗体呈频繁阳性或持续阳性伴有高凝状态应用泼尼松和低分子量肝素;⑦抗心磷脂抗体呈频繁阳性或持续阳性伴有血小板聚集性增高和高凝状态应用泼尼松、阿司匹林和肝素。

5.4 感染的治疗

对于感染因素的复发性流产患者,建议再次妊娠前行病原体检查;对于有感染的患者,应针对不同病原体选择敏感的药物治疗。美国生殖医学会专家共识指出,无证据支持需对复发性流产患者应用抗生素治疗潜在的感染。

5.5 内分泌治疗

5.5.1 加强黄体功能支持

黄体酮、hCG。

5.5.2 纠正高泌乳素血症

因甲状腺功能减退所致的高泌乳素血症,可给予甲状腺素治疗;药物引起的高泌乳素血症,则停用可能使催乳素升高的药物;垂体瘤患者可采用药物治疗,辅以手术或放射治疗。溴隐亭是治疗的首选药物,能直接抑制催乳素的分泌与合成,个体化用药,从小量开始,逐渐递增,口服为主,如不耐受可阴道给药。治疗中应监测催乳素,根据其水平调整药量。溴隐亭可致畸,妊娠后是否使用溴隐亭要权衡利弊。

5.5.3 甲状腺疾病的治疗

即使轻微的甲状腺功能异常也不利于妊娠,应给予适当治疗,控制甲状腺功能在正常范围后再选择妊娠。

(1)甲亢治疗:①患者症状很少或无症状,血清游离甲状腺素轻度升高,促甲状腺素降低,妊娠期体重增加在正常范围内,可以密切观察,暂不给药。②症状

或甲状腺功能检查发现甲亢加重时,需使用甲状腺药物干预,争取服用最小剂量的药物在最短时间内使妊娠妇女高代谢状态转为正常,并注意治疗期间的不良反应。常用的药物有丙硫氧嘧啶和甲巯咪唑(他巴唑)两种。

(2)甲减治疗:①临床型甲减患者推荐口服左甲状腺激素。妊娠早期母体对甲状腺需求增加,易出现甲状腺功能减退的现象,在妊娠期应增加 25%~30% 剂量,但口服甲状腺激素的剂量应个体化。治疗目标是妊娠早、中、晚期促甲状腺素分别维持在 0.1~2.5mIU/L、0.1~3.0mIU/L 和 0.3~3.0mIU/L。②亚临床型甲减患者推荐口服左甲状腺激素,若妊娠期未采用药物治疗,应定时监测促甲状腺素和游离甲状腺素水平,以防进展为临床型甲状腺功能减退。

5.5.4 纠正其他内分泌异常

①糖尿病患者应在血糖和糖基化血红蛋白恢复正常后再妊娠;孕期 1~2 个月口服降糖药改胰岛素注射。②胰岛素抵抗的 PCOS 患者需控制体重,行二甲双胍、促排卵和黄体支持治疗。

5.6 子宫畸形的治疗

对于无临床症状的子宫畸形患者,一般不需要特殊处理。对于表现为复发性流产的双子宫、双角子宫、弓形子宫、纵隔子宫或宫腔粘连患者,在除外其他复发性流产病因后,可施行矫形术。对宫颈功能不全者施行宫颈环扎。

5.7 其他治疗

5.7.1 心理干预治疗

采取心理疏导方式沟通和关爱,采用认知疗法、放松疗法、音乐疗法等对复发性流产患者进行心理干预,鼓励患者消除不良情绪,积极配合治疗。

5.7.2 推荐健康生活方式

避免过度劳累,注意生活作息规律;戒烟、酒、咖啡;推荐过度肥胖或者消瘦者适当进行体重管理;妊娠妇女服用叶酸,可降低流产的风险,但并不能预防流产。

6 咨询要点

复发性流产治疗的关键是明确病因,咨询时需与患者解释复发性流产病因复杂,需作全面系统的检查才能找出致病因素。各种检查中以遗传和免疫因素的相关检查尤为重要。目前不少被诊断为特发性复发性流产的病例可能是由于缺乏详细的免疫学检查而被列为原因不明,导致未能获得针对性的有效治疗。因此,应建议 RSA

患者重视免疫相关的检测,告知患者免疫指标会随月经周期变化而改变,应遵医嘱在规定的时间内进行对应项目的检测,才能获得准确的免疫评估。咨询者要向患者强调再次发生自然流产时,尽可能送检流产物进行遗传学检测。

在遗传咨询方面,若夫妻双方染色体都正常,在配子形成和胚胎发育过程中出现染色体异常,应避免接触不良环境。若是夫妻双方染色体异常导致的复发性流产或超过 35 岁孕妇,应通过对家族史的解释评估疾病的发生和再发风险;进行有关疾病的植入前遗传学诊断和其他可选择检测(产前诊断)的教育;辅导知情选择。注意若为罗伯逊同源易位携带者,应避孕或绝育,以免反复流产或分娩畸形儿。

第 2 节 反复种植失败

随着体外受精胚胎移植术(IVF-ET)和胚胎培养相关技术的发展,IVF-ET 的妊娠率得到了很大提高且已超过自然妊娠率(20%~25%),但是依然有部分患者经历多次胚胎移植而无法建立妊娠,即反复种植失败(RIF)。

RIF 是行辅助生殖技术(ART)后最常见并发症之一。关于 RIF 的明确定义目前仍存在争议,国内外尚未形成统一标准。Thornhill[11]等认为 RIF 指单次移植 3 个以上优质胚胎或多次移植的胚胎数量不少于 10 个仍未成功妊娠,具体数目由各辅助生殖中心自行决定;Tan[12]等则认为 RIF 的定义是经历 2~6 个取卵周期,移植的优质胚胎数目大于 10 个未获得妊娠;Margalioth[13]等提出移植优质胚胎 3 个周期仍未获得妊娠者定义为 RIF,且须结合患者的年龄和胚胎的级别。鉴于 RIF 的定义众多,难以统一,因此 Rinehart 等[14-15]认为每个中心都可以根据自己中心的妊娠状况制定本中心 RIF 的标准。RIF 在接受辅助生殖的不孕不育患者中的发生率为 10%~15%[16]。

1　病因与发病机制

胚胎种植过程涉及两个主要因素:胚胎因素和母体因素,其中具有高种植潜能的胚胎及良好容受性的子宫内膜是成功种植不可或缺的因素。子宫内膜与胚胎的交互对话指引胚胎的附着、黏附和侵袭,是胚胎成功种植及随后形成正常胎盘所必需的[17]。胚胎种植不仅涉及胚胎和子宫内膜,同时也涉及母体的免疫系统[15]。RIF 的发生涉及配子和胚胎质量、子宫内膜容受性、母体自身免疫

功能等多方面,且并非单一因素所致,而是多因素交互作用的结果。

1.1　遗传因素

1.1.1　亲本染色体异常

大量研究表明,亲本染色体异常在 RIF 病因中扮演重要角色,如亲本染色体数目异常、易位、高比例嵌合、倒位及缺失,形成携带异常染色体的配子或者胚胎的概率增加,使胚胎发育异常,导致 RIF 发生[18]。Sternc 等[19]发现,2.5%RIF 患者存在染色体异常,且大部分为染色体平衡易位,提出亲本染色体易位可能是 RIF 的病因之一。

1.1.2　卵母细胞染色体异常

卵母细胞的数量和质量是影响胚胎发育和种植的重要因素,卵母细胞质量受损被视为 RIF 发生的原因之一,而年龄、超排卵、代谢异常等均可能导致卵母细胞染色体异常[20]。高龄妇女的抗氧化能力下降,卵母细胞内活性氧堆积,ATP 生成减少,在减数分裂过程中染色体分离障碍,形成染色体数目异常的卵子[21],受精后形成非整倍体胚胎,而非整倍体胚胎是导致 RIF 的重要原因。内源性或外源性促性腺激素升高也可能导致卵母细胞非整倍体的产生,而超排卵时高剂量 FSH 可影响卵母细胞第一次减数分裂时微管和纺锤体的完整性,导致非整倍体风险增加,造成 RIF 的发生[22]。肥胖、糖尿病等内分泌代谢异常患者因卵母细胞发育潜能受损而引发 RIF。动物实验表明,肥胖小鼠的纺锤体较为紊乱,染色体未形成整齐的赤道板,纺锤体和染色体的正常排列受到干扰,非整倍体卵母细胞数量升高,导致 RIF[23,24]。糖尿病小鼠的高血糖浓度可抑制卵母细胞减数分裂的恢复,使卵母细胞质量下降、种植前胚胎退化[25]。

1.1.3　精子 DNA

精子 DNA 完整性与胚胎发育欠佳和自然及辅助生殖的妊娠失败相关。精子 DNA 损伤导致 RIF 增加,可能是由于精子 DNA 断裂或精子染色体非整倍性,导致胚胎在父源基因组启动后凋亡增加,影响胚胎进一步分裂发育和种植[26]。

1.1.4　胚胎染色体异常

胚胎染色体核型异常是导致 RIF 的主要原因之一,这种随机出现的异常发生在受精早期。染色体非整倍性可降低胚胎成功种植和妊娠的概率,而通过胚胎形态分级无法区分正常核型和非整倍体胚胎[18]。Pehlivan 等[27-28]分别通过荧光原位杂交技术和比较基因组杂交(CGH)对 RIF 患者的第 3 天卵裂球进行活检,发现超过 60% 的胚胎为非整倍体。因此学者认为,母源细胞质因素或细胞周期控制因子突变扰乱人类早期胚胎染色体复制和分

离,是导致 RIF 发生的重要原因。

1.2 免疫因素

研究表明,母体免疫系统在胚胎植入及随后的妊娠过程中发挥重要作用[29]。

1.2.1 人类白细胞抗原(HLA)

胚胎成功着床并免受母体免疫系统排斥,HLA 在此过程中发挥关键的作用。若夫妻双方 HLA 等位基因相同,则可能会导致反复妊娠丢失或 RIF 的发生[30]。HLA 相容性增大,可能引起母体免疫系统对父源抗原刺激的应答不足,导致母体免疫系统对胚胎抗原无法识别而影响胚胎种植。这种免疫应答不足包括:辅助性 T 细胞 1 和辅助性 T 细胞 2 比值(Th1∶Th2)不平衡、母体系统产生过多细胞毒素或者降低 HLA-E、HLA-F 和 HLA-G 的表达,使母体对胚胎的免疫耐受异常而导致种植失败[31-32]。

研究表明绒毛外滋养层细胞可表达非经典 HLA-I 类分子,如 HLA-G、E、F 抗原,HLA-G 被认为是妊娠过程中重要的免疫耐受分子,在胚胎植入和诱导免疫耐受起着重要作用。Sher 等[33]对 201 名不孕妇女行单精子卵细胞质内注射(ICSI)获得且发育到 7~10 个细胞的胚胎进行研究,结果显示胚胎培养液中可溶性 HLA-G 阳性胚胎移植后的妊娠率显著高于可溶性 HLA-G 阴性胚胎,提示 sHLA-G 在人类胚胎早期发育和着床中可能发挥重要作用。有研究表明滋养层细胞 HLA-G 表达下降,影响与自然杀伤细胞、T 细胞、巨噬细胞和树突状细胞上抑制性受体的结合,阻碍抑制性信号的传入,激活蜕膜免疫功能细胞,造成母体对胚胎抗原的免疫攻击,使胚胎种植失败。

1.2.2 细胞免疫

外周血和子宫局部的免疫细胞,均与人类生殖密切相关。子宫内膜及蜕膜的免疫细胞主要包括自然杀伤细胞、T 细胞和巨噬细胞,其数量、亚型和功能与外周血明显不同,且随着月经周期而变化,在妊娠前后亦发生明显变化。这些免疫细胞的变化与妊娠免疫耐受的形成和 RIF 的发生有关。

1.2.2.1 自然杀伤细胞

自然杀伤细胞及其分泌的细胞因子对胚胎种植发挥直接或间接的调节作用,一旦失衡就会导致胚胎种植失败、自然流产等。Lukassen 等[34]发现,IVF-ET 患者子宫内膜中具有细胞毒性的 CD56dimCD16+ 自然杀伤细胞所占的比例显著降低,而利于胚胎种植的 CD56bright 自然杀伤(CD56+/CD16-)细胞比例无明显改变,CD56brightCD16- 自然杀伤细胞数量与成功妊娠和胎盘成熟密切相关,调节滋养细胞侵入和细胞因子的分泌,在胚胎种植期发挥着重要的作用。而激素治疗改变了 CD56bright 和 CD56dim 自然杀伤细胞亚群比例的平衡,可能影响子宫内膜的容受

性。Fukui 等[35]发现,复发性流产和 RIF 妇女 CD56bright / IFN-γ+/TNF-α+ 细胞所占的比例和 CD56bright 细胞表达的 TNF-α/ 粒 - 巨噬细胞集落刺激因子(GM-CSF)显著增加。

自然杀伤细胞可表达两类不同的受体,一类是杀伤细胞活化受体,另一类是杀伤细胞抑制受体(KIR)。Hiby 等[36]发现,若子宫内膜自然杀伤细胞缺少激活的 KIRs 或表达过多抑制性受体,会导致胚胎滋养细胞不能侵入子宫螺旋动脉,导致胚胎不能着床。Ntrivalas 等[37]发现,与正常对照组相比,RIF 患者外周血中 CD56bright 自然杀伤细胞表达的 CD158a 和 CD158b 受体下调,CD161 表达上调,外周血自然杀伤细胞所占的比例下降。这些妇女 KIR 表达下降,使自然杀伤细胞对滋养细胞的细胞毒作用增加,不利于胚胎种植。因此推测,自然杀伤细胞的抑制性受体下调引起母体对胚胎的免疫排斥而导致种植失败[38]。

1.2.2.2 T 细胞

在增生期的子宫内膜中,T 细胞占子宫内膜单核细胞约 45%;在分泌期,T 细胞数目相对减少。然而在孕早期蜕膜中 T 细胞数量显著降低,说明 T 细胞在维持人类妊娠中作用不大,但可能对胚胎种植十分重要。虽然在胚胎种植过程中,子宫内膜 T 细胞的数量增殖远不及子宫内膜的自然杀伤细胞明显,但是 T 细胞数量在胚胎种植期仍然增殖了约 10%,而且 T 细胞可能由于胚胎或滋养细胞周围环境中的细胞因子和趋化因子的调节,出现分化,产生大量的细胞因子,调节和维持胚胎的植入过程。蜕膜 T 细胞能够产生白血病抑制因子、IL-4、IL-10 及巨噬细胞集落刺激因子(M-CSF)等,这些细胞因子在胚胎种植过程中起关键作用[39]。

1.2.2.3 Th1/Th2 细胞因子平衡

Th1、Th2 细胞因子在母胎界面中的免疫作用已经得到公认。正常妊娠情况下,是以 Th2 为主导的一种动态平衡,一旦平衡被打破,可能会引起种植失败及其他妊娠并发症。研究表明 Th1 型因子不利于胚胎着床、滋养细胞生长、胚胎发育和胎儿生长;而 Th2 型因子可促进胚胎的生长发育,维持母胎界面的免疫耐受。胚胎种植与 Th1 炎性反应相关,而妊娠与 Th2 炎性反应有关。

1.2.2.4 Th17/ 调节性 T 细胞细胞因子平衡

调节性 T 细胞主要参与免疫抑制作用。近年来研究发现,调节性 T 细胞在妊娠免疫耐受中发挥极其重要的作用,其失调将影响妊娠结局。观察发现孕期外周血调节性 T 细胞绝对数增多,占外周 CD4+T 细胞的 8.9%,比非妊娠女性高 2 倍。早孕女性外周血中的调节性 T 细胞的比例(6.7%)高于非孕女性。Sasaki 等[40]研究显示 RIF 患者调节性 T 细胞的量比正常人显著降低。这些结果提示子宫

内膜调节性 T 细胞在母体对胚胎抗原免疫耐受的机制中起作用,也可能在妊娠维持的机制中起作用。Cosmi 等[41]发现调节性 T 细胞对 Th1 细胞增生的抑制作用明显强于 Th2 细胞。据此认为调节性 T 细胞对 Th1/Th2 调节力度的差异可能是母胎耐受时 Th1/Th2 平衡的关键所在。同时,调节性 T 细胞可能通过减少 Th1 细胞因子的产生,间接发挥对细胞毒性的抑制。

Th17 细胞是不同于 Th1 和 Th2 的新型辅助 T 细胞亚群,以分泌 IL-17 为主要特征,近年来研究表明,促炎症 Th17 细胞与免疫抑制性调节性 T 细胞之间的平衡紊乱在打破母胎免疫耐受及导致病理妊娠过程中发挥关键作用。RIF 患者外周血及子宫内膜中 Th17 细胞表达明显增加,与调节性 T 细胞表达呈负相关。

1.2.2.5 巨噬细胞

妊娠后血中高水平的雌激素可促进子宫内膜上皮细胞分泌集落刺激因子-1(CSF-1),引起巨噬细胞向子宫内膜的趋化及聚集。分泌期及妊娠早期子宫内膜巨噬细胞数量从增生期的 10%~15% 增加至 20%~25%,同时分泌多种细胞因子,调节滋养细胞的功能,抑制免疫反应,从而影响胚胎的着床及生长发育[42]。

1.2.3 自身免疫

1.2.3.1 抗磷脂抗体(APA)

APS 由 APA 引起,主要表现为多发性血栓症。APS 导致不良妊娠的可能机制主要集中在促进血栓形成、细胞免疫平衡紊乱、补体系统过度活化、滋养细胞功能受损等,但 APA 引起胚胎种植失败或妊娠丢失的机制尚未完全清楚。APA 阳性降低胚胎的种植率,其机制可能为:①通过某种机制延迟胚胎发育并影响了胚胎的形态学,使胚胎的形态异常从而降低胚胎的种植率;②造成胎盘微血栓形成导致胎盘灌注不足并影响滋养细胞的侵袭能力,从而造成胎盘植入不良;③干扰滋养层细胞功能。干扰滋养层细胞整合素和钙黏素的表达,抑制滋养层细胞的增殖和生长,促进滋养层细胞的凋亡,并降低肝素结合表皮生长因子的表达,最终形成有缺陷的胎盘;④诱发炎症反应。诱导母体子宫内膜促炎性状态的发生,产生 IL-8、IL-1 和 MCP-1 等促炎细胞因子,干扰正常生理功能上的胚胎着床,导致 caspase 介导的滋养层细胞死亡,而引起妊娠失败。

1.2.3.2 抗核抗体(ANA)

数据显示 ANA 与妊娠失败有关,可能是由于抗着丝粒抗体(ACA)的存在干扰了细胞的分裂过程,从而干扰了卵子成熟,损伤胚胎卵裂潜能,进而降低胚胎质量影响胚胎早期发育。Ying 等[43]研究发现进行体外受精(IVF)治疗且 ANA 阳性的患者,MⅡ卵子比例、2PN 胚胎比例、卵裂率和可用胚胎以及优质胚胎数量都显著

低于 ANA 阴性的患者。而 Shirota 等[44]回顾性分析 47 名接受 ICSI 治疗的患者血清 ANA 和 ACA,采用间接免疫荧光的方法检测患者血清中 ANA 和 ACA,结果显示:与 ANA⁺ACA⁻组相比,ANA⁺ACA⁺组中 MⅡ卵子比例和胚胎卵裂率显著降低,这些结果提示 ACA 的存在可能会干扰卵子从 MⅠ 至 MⅡ 的成熟,损伤胚胎卵裂的潜能。

此外,ANA 中的抗 DNA 抗体和抗核酸核蛋白抗体能穿过细胞膜进入活细胞中,干扰细胞的新陈代谢,而影响 IVF-ET 过程中胚胎的着床能力,导致着床失败或着床后早期妊娠丢失。Ying 等研究发现 IVF 患者卵泡液中的 ANA 在胚胎中具有强烈的荧光信号,以及卵泡液中 ANA⁺组胚胎种植率和临床妊娠率均显著低于卵泡液中 ANA⁻组。

1.3 胚胎培养和移植因素

1.3.1 透明带硬化

透明带在诱导顶体反应和促进精卵融合方面起重要作用。在自然状况下,精卵结合后会发生透明带硬化,起到阻止多精受精、保护植入前胚胎完整性和促进输卵管运输的作用,是维持内细胞团的完整性所必需的。但在囊胚扩张时期,透明带一般需要脱落,才能完成胚胎的植入。若囊胚扩张时,透明带无法破裂导致孵化受损,可导致 RIF 的发生。在辅助生殖领域,由于生育力保存或者其他原因无法进行新鲜周期移植的原因,会通过冷冻技术,将卵母细胞和胚胎进行冷冻[18]。冷冻后卵母细胞的皮质颗粒会提前释放,造成透明带硬化,导致精子穿透卵母细胞的能力降低。囊胚期扩张后透明带的裂解失败,会造成孵化受损和 RIF 发生[45]。

1.3.2 滋养层细胞

滋养层细胞在胚胎植入过程中发挥重要作用,其质量对胚胎植入和活产率有很好的预测作用。Gonzales 等[46]利用 Time-lapse 技术观察到人类胚胎的滋养层细胞长出细胞质突触,进而通过生长和一定角度的运动穿透透明带,并且证明随后发生的胚胎孵化过程正是位于此穿透点,滋养层细胞质突触主要起到穿透和在子宫内膜上锚定的作用。Stoikos 等[47]研究显示,高浓度的 activin A 分子可抑制滋养层细胞中具有黏附能力的分子的表达,从而导致胚胎种植失败。

1.3.3 移植技术

胚胎移植的技术会影响胚胎种植的成功率。Sermondade 等[48]选择了部分获卵数和受精率均属正常 RIF 的患者,但胚胎发育到第 2 天发生了高比例(60%)的碎片化(≥40%)。研究者们改变了移植策略,在原核期进行移植,结果获得了单胚 6.4% 的临床妊娠率和 18.9% 的活产率。这项研究提示移植的时间和体外培养环境可能

会引起 RIF 的发生。

1.4 解剖因素

1.4.1 子宫畸形

子宫和宫腔的完整性评估是查明 RIF 的首要项目。子宫畸形,无论是先天性(纵隔子宫和双角子宫)还是获得性(子宫肌瘤,尤其是黏膜下肌瘤;子宫内膜息肉;宫腔粘连;输卵管积水),都可能干扰胚胎的正常植入,主要是因子宫畸形造成宫腔狭小、血运不足或宫腔内环境不良,影响胚胎着床和发育。

1.4.2 子宫内膜

子宫内膜的功能和容受性是影响胚胎种植的重要因素之一。在月经期,子宫内膜经历形态学和生物学变化,已具备与胚胎互动和植入的潜能,胚胎可附着、侵入子宫内膜,并植入。这个生物学过程会持续几天,这段时间的内膜被定义为"种植窗期"。在"种植窗期",子宫内膜增殖、厚度增加,在孕激素作用下,容受性增加。内膜的厚度也会影响种植的成功率,当内膜的厚度小于 7mm,被认为反应性差,会导致种植失败。

1.5 血液高凝状态

RIF 与血液的高凝状态具有相关性。血液高凝状态引起子宫胎盘血流障碍、微循环受损,使子宫内膜的容受性降低、胚胎植入受阻。易栓症、抗磷脂抗体及其他自身抗体引起的血液高凝状态均与 RIF 有关。

1.6 内分泌因素

内分泌紊乱主要是由于黄体功能不全、甲状腺素功能异常、泌乳素异常等影响下丘脑 - 垂体 - 卵巢轴的功能,导致黄体功能异常,从而引起胚胎种植失败。例如,高浓度孕酮可抑制子宫收缩,使妊娠子宫保持静止状态,孕酮分泌不足可引起妊娠蜕膜反应不良,影响胚胎种植;黄体功能不足,可直接抑制卵巢合成雌二醇和孕酮,干扰胚胎着床和发育;甲状腺功能异常可能影响下丘脑 - 垂体 - 卵巢轴的功能,进而导致胚胎植入障碍。

1.7 感染因素

病原体感染女性生殖道后,子宫内膜因淋巴细胞和巨噬细胞浸润而发生慢性炎症反应,这种慢性潜在性感染产生对子宫内膜不利的炎症反应,使免疫系统激活而产生抗病原体的细胞因子,从而干扰胚胎的植入,损害胚胎发育,也可能干扰母体免疫系统保护胚胎的调节机制,导致 RIF 发生。与 RIF 相关的生殖道感染病原体,如沙眼衣原体、支原体感染产生的子宫内膜炎症反应、免疫系统激活及产生的抗沙眼衣原体细胞因子,干扰母体免疫系统和胚胎植入。

2 临床表现

RIF 表现为胚胎移植后 14~30d,生化检测(血或尿中 hCG)阴性,超声无孕囊检出。

3 诊断方法

根据 RIF 的定义,患者经历三个取卵周期,且每个周期均有优质胚胎移植,未获得妊娠者,可被诊断为 RIF。RIF 的检查和诊断过程包括病史询问、体格检查及进行与病因相关的特殊检查。

3.1 病史询问

详细询问夫妇双方的病史,包括婚姻史、生育史、既往病史和家族史,有遗传病家族史则提示遗传因素导致 RIF 的可能性大。同时还需注意夫妇双方的生活习惯(如是否有烟酒嗜好)、药物服用史(妊娠前期是否服用孕期禁忌药物)、接触放射线或化学毒物史等。

3.2 体格检查

除了常规身高、体重和血压检查,还需注意是否有代谢性疾病的体征。应检查子宫和附件的情况,初步了解子宫形态是否正常,有否先天畸形、异常肿块或结节、宫颈损伤和炎症等。

3.3 病因相关检查

3.3.1 遗传学检查

RIF 患者夫妇通过外周血淋巴细胞核型分析,诊断是否存在染色体异常。若未见异常,可考虑男方行精子形态学分析、DNA 完整性测试、FISH 检测,诊断是否因男方配子因素导致 RIF 发生。

3.3.2 解剖学检查

通过腹腔镜、宫腔镜、输卵管造影、超声检查等诊断子宫是否存在解剖异常(如子宫畸形、宫腔粘连、子宫肌瘤等)。

3.3.3 自身免疫异常检查

通过 APA 及狼疮抗凝血因子检测,诊断是否存在 APS;通过抗甲状腺抗体检测,诊断患者是否存在甲状腺异常疾病。

3.3.4 同种免疫检测

对于常规病因筛查,排除染色体异常、母体子宫解剖结构异常、内分泌异常、生殖道感染、自身免疫疾病等病因,尚未发现病因的,应做进一步检查,以明确女方体内免疫微环境是否发生改变。如反映母体体液免疫功能的封闭抗体测定、Th1/Th2/ 调节性 T 细胞 /Th17 细胞因子平衡测试、自然杀伤细胞检测等。

3.3.5　感染的检查

包括沙眼衣原体、支原体、病毒(如单纯疱疹病毒、人乳头瘤病毒、风疹病毒、艾滋病毒)等筛查或检测。

4　治疗及预后

胚胎移植后种植成功的必需条件是:优质配子和胚胎质量、良好子宫内膜容受性、母胎免疫耐受、合适的内分泌激素水平等。因此,为了预防 RIF 的发生和改善辅助生殖的妊娠结局,可根据病因予以相应的治疗策略和方案。

4.1　遗传相关治疗

4.1.1　植入前胚胎遗传学诊断或筛查

亲本染色体异常可引起胚胎发育障碍和种植失败。对于 RIF 患者,应分析亲本染色体核型,若亲本染色体异常,应及时合理应用 PGD,选择染色体核型正常的胚胎进行移植,以改善妊娠结局。胚胎染色体异常和非整倍体增加,也是导致 RIF 的原因之一,通过 PGS 选择染色体核型正常的胚胎,可减少因胚胎遗传因素引发的 RIF。

4.1.2　改善卵子遗传问题相关治疗

研究表明卵子的非整倍体发生率随着母亲年龄增加而呈上升趋势,而卵子的非整倍体可导致 RIF 的发生。因此,不孕症患者应及早接受规范治疗,避免治疗不及时导致生育年龄增大而影响卵子质量。

个体化的促排卵方案与获得高质量卵子密切相关,通过调整促排卵方案提高卵子质量,进而提高种植成功的概率。

4.1.3　精子的筛查和选择

精子质量影响胚胎的质量和发育潜能,若精子DNA 完整性检测发现精子碎片率异常,可通过抗氧化药物治疗改善。另外通过精子形态学选择技术选择精子,行 ICSI,可增加优质胚胎的概率,降低 RIF 的风险。

4.2　免疫治疗

胚胎种植与母胎免疫耐受有关,调节母胎免疫状态的方法可用于 RIF 的治疗,如免疫抑制疗法,主要有糖皮质激素治疗(糖皮质激素能减轻炎症反应及调节性 T 细胞在内的免疫细胞的活性)和联合环孢素 A 治疗(既可抑制妊娠失败中母体对胚胎抗原的排斥,又可促进滋养细胞生长运动及侵袭能力);主动免疫疗法,主要为淋巴细胞主动免疫疗法(利用丈夫或无关个体的淋巴细胞作为免疫原,通过促进同种移植物排斥反应,诱导患者产生封闭

抗体,调节各种免疫细胞及相关细胞因子,避免母体对胚胎的免疫排斥,保护胚胎并促进其生长发育);被动免疫疗法(通过母体减少或消除相关自身抗体,抑制补体介导的细胞毒性作用,调节细胞因子的释放和体外灌注相应免疫细胞)。

4.3　胚胎培养和移植相关治疗

4.3.1　辅助孵化

辅助孵化是指人为在透明带上开口或削薄,使胚胎突破厚而硬的透明带,消除机械障碍,降低胚胎孵出时所需能耗。辅助孵化允许胚胎较早孵出,提高胚胎的着床能力,使胚胎在"种植窗"关闭前种植,保证其同步性;卵裂球通过透明带上的孔与内膜相互作用,促进胚胎发育种植透明带打孔法是目前最主要的方法。

4.3.2　优化胚胎培养环境和改善培养方式

最优的培养条件是优质胚胎发育的必需条件,需要严格控制培养基成分及渗透压、pH 等外部条件。为了改善胚胎生长条件,多种共培养体系应运而生。例如,在培养系统中添加单层辅助细胞或滋养层细胞共培养,模拟早期胚胎在体内的发育环境,提高囊胚(尤其是优质囊胚)获得率。

4.3.3　改变移植条件

可通过选择性囊胚移植和"二次移植"的方式提高胚胎种植的成功率。通过选择性囊胚移植,可挑选出质量好的胚胎在最适宜的时机移植,相对提高 RIF 患者的胚胎种植率。而"二次移植"是指在同一周期中于取卵后第 3 天选取 1 枚正常受精且评分为可利用胚胎进行移植,余下的胚胎继续培养,至取卵后第 5 天再移植 1~2 枚可提高种植率及妊娠率。

4.4　子宫畸形和内膜因素的治疗

4.4.1　子宫畸形的治疗

对子宫畸形处理共识为:没有临床症状的子宫畸形患者,一般不需要特殊处理;对于引起 RIF 的双子宫、双角子宫、纵隔子宫或宫腔粘连患者,可施行矫形术,以改善临床妊娠结局。

4.4.2　宫腔镜检查

对伴有宫腔异常 RIF 者行宫腔镜下子宫纵隔切除、宫腔粘连松解、子宫内膜息肉摘除、子宫内膜增生诊刮、肌瘤切除尤其是黏膜下肌瘤切除和积水输卵管切除可改善子宫内膜容受性,提高 RIF 患者的临床妊娠率。

4.4.3　子宫内膜机械性刺激

子宫内膜搔刮和内膜活检,既可作为取材用于诊断内膜病变,又可去除部分病变(小的子宫内膜息肉)在非移植月经周期行内膜搔刮,其种植率、临床妊娠率和出生率显著高于未行刮宫者。

4.4.4 药物治疗

通过改善子宫内膜容受性、提高胚胎种植成功率的药物主要有以下几种。①阿司匹林:抑制血小板凝集,改善子宫血流微环境;②宫腔灌注粒细胞集落刺激因子(GCS-F):调节自然杀伤细胞及免疫状态,增加内膜对胚胎的耐受性;③胚胎植入前宫腔灌注人绒毛膜促性腺激素(hCG):增强相关生长因子表达、诱导产生更多的前列腺素 E_2(PGE$_2$)、延迟蜕膜化;④雌孕激素调节:通过监测生殖激素水平、子宫内膜状态及卵泡发育情况,考虑适时补充雌激素促进内膜增殖;黄体功能不足的适当补充孕激素,促进子宫内膜发育同步化,促进胚胎着床。

4.5 抗凝治疗

由免疫因素导致的 RIF 患者可考虑应用小剂量阿司匹林和激素进行治疗,可改善临床妊娠结局。另外,低分子肝素对遗传性血栓形成、高凝倾向患者的妊娠结局具有潜在改善作用。

4.6 内分泌治疗

内分泌异常导致 RIF 的患者,针对病因可有不同治疗方案,如:①加强黄体支持,通过黄体酮+hCG 药物治疗,孕激素刺激孕酮介导的封闭因子形成,可抑制母体对胚胎抗原的免疫应答,抑制母体对滋养细胞的排斥反应,hCG 具有支持黄体功能的生理作用,利于受精卵的植入及妊娠的维持;②甲状腺功能异常,可根据具体病因采取甲状腺功能亢进或甲状腺功能减退治疗。

4.7 生殖道感染的治疗

感染患者应针对不同病原体选择对应药物治疗。孕前有效治疗生殖道感染及其并发症,是防止 RIF 的重要步骤。

5 咨询注意事项

5.1 遗传因素

亲本染色体异常或胚胎染色体异常导致 RIF 的,推荐 PGD 或 PGS 来选择合适胚胎进行移植,改善妊娠结局。其中女方年龄超过 38 岁,可选择 PGS 筛选核型正常的胚胎进行移植;亲本染色体异常导致的 RIF,推荐 PGD 选择染色体核型正常的胚胎进行移植。而亲本(尤其是女方)无染色体异常且年龄不超过 35 岁,若发生配子染色体或染色质异常,可通过个性化的促排卵方案或有效的药物治疗方案(如精子染色质异常可选择抗氧化药物治疗),减少配子染色体异常的概率。

5.2 免疫因素

母体或胚胎免疫功能的异常是导致种植或妊娠失败的重要原因。判断是否为免疫因素导致的 RIF,外周血或子宫内膜局部免疫相关检测是必不可少的。子宫内膜的免疫状态在胚胎种植过程中的作用至关重要。排除自身免疫性疾病,当相关检测提示子宫内膜免疫功能异常,选择子宫内膜局部进行免疫治疗,有助于子宫内膜免疫功能恢复正常及母胎对话的正常进行,提高下一周期胚胎种植成功率。

5.3 胚胎培养和移植

胚胎自身是影响种植成败的关键因素之一,胚胎培养的环境也会影响胚胎发育和质量。选择合适的移植方式,可有利于减少胚胎发育过程中碎片的形成,提高移植的成功率。而胚胎培养室标准化的培养条件及移植指征可为 RIF 患者提供有效治疗策略提供参考。

5.4 子宫因素

子宫作为胚胎移植和发育的"土壤",是影响妊娠成败的关键因素。虽然目前对于畸形子宫的共识是没有临床症状的子宫畸形患者,一般不需要特殊处理,但提高子宫内膜的容受性及调节其中的微环境有助于胚胎种植成功。

5.5 血液高凝状态

血液高凝状态影响子宫内血流及相关微环境,通过抗凝治疗,调节血液凝集状态,有利于种植后子宫血流对胚胎供给,同时还能改善子宫内膜的微环境,有利于胚胎植入后的发育,降低种植失败的风险。

5.6 内分泌

母体的内分泌不仅影响卵子的质量,还会影响子宫内膜的环境。明确内分泌异常的病因,妊娠前对症治疗,可有效减低 RIF 发生。

5.7 生殖道感染

母体生殖道感染会影响子宫内膜的微环境,引发炎症反应及胚胎的发育,增加 RIF 的风险。因此,发现生殖道感染,明确病因后,应在胚胎植入前积极接受相应的治疗,使子宫内膜的环境恢复正常状态,保证胚胎的成功移植。

第 3 节 | 子痫前期

子痫前期（PE），是指妊娠前血压正常的妇女在妊娠 20 周后出现的以高血压和蛋白尿为主要表现的临床综合征，可伴有脑、心、肝、肾等重要脏器的功能损害，为妊娠期常见的、特有的并发症。妊娠 34 周之前发病者称为早发型（early onset）；妊娠 34 周之后发病者为晚发型（late onset）。该病严重威胁母婴健康，是围产期死亡的主要原因之一。PE 发病率为 2%~8%，在发展中国家和地区 PE 的发病率、疾病严重程度及死亡率均高于发达国家[49-50]。

1　病因与发病机制

1.1　病因

PE 的可能病因包括遗传因素、炎症免疫过度激活、子宫螺旋小动脉重铸不足、血管内皮细胞受损、营养缺乏和胰岛素抵抗等。几种因素可相互影响、相互作用，目前还没有任何一种单一因素能够解释所有的 PE 的病因。

1.1.1　遗传因素

PE 有遗传易感性，但迄今为止，遗传方式尚不清楚。目前多数学者认为 PE 是复杂的多基因遗传性疾病，是多个微效基因、中效基因和环境因素共同作用的结果[50]。此外，母 - 胎遗传学异常对 PE 的发病均有影响，妊娠妇女的基因异常可导致 PE 发生，而胎儿或父系的遗传因素也参与 PE 的发病过程。PE 以多变的临床表现、复杂的病理变化以及多系统、多器官受累为特点，遗传异质性可能是触发 PE 复杂临床表现的潜在因素。影响 PE 基因型和表型的其他因素，包括多基因型、基因种族特点、遗传倾向和选择、基因相互作用及环境，特别是基因和环境的相互作用。

1.1.1.1　易感基因

有关 PE 的易感基因研究主要涉及调节血管舒缩功能的基因、血管内皮细胞功能及其炎性因子的相关基因、脂质代谢和氧化应激的基因、免疫失衡的基因、血栓形成的相关基因等，详见表 3-15-1。

表 3-15-1　研究子痫前期涉及主要的易感基因[51-55]

致病机制	基因名称	研究的多态性位点
血栓形成倾向	凝血因子 V Leiden（*F5 Leiden*）	1 691G>A
	亚甲基四氢叶酸还原酶（*MTHFR*）	677C>T
	凝血酶原（*F 2*）	20 210G>A
	丝氨酸蛋白酶抑制物（*SERPINE1*）	I/D promoter
	血小板糖蛋白Ⅲa（*GPⅢA*）	98C>T
	β 纤维蛋白原（*FGB*）	−455G>A
血管内皮细胞功能	内皮型一氧化氮合酶 3（*eNOS3*）	894G>T
	内皮素Ⅰ（*EDN Ⅰ*）	5 665G>T
血管新生	血管内皮生长因子受体 1（*VEGFR1*）	TG repeat
	血管内皮生长因子（*VEGF*）	405G>C,936C>T
血流动力学	血管紧张素原（*AGT*）	704T>C
	血管紧张素转化酶Ⅰ（*ACE Ⅰ*）	I/D intron 16
脂质代谢	脂蛋白 E（*APOE*）	866C>T
	脂蛋白脂肪酶（*LPL*）	−93T>G
氧化应激	微粒体环氧化物水解酶（*EPHX*）	337T>C
	谷胱甘肽 S- 转移酶（*GST*）	313A>G
细胞因子	肿瘤坏死因子 α（*TNF-α*）	−308G>A
	白细胞介素 10（*IL-10*）	1 082G>A

注：I/D, insertion/deletion（插入 / 缺失）。

1.1.1.2 表观遗传学

PE 主要涉及的表观遗传机制主要包括 DNA 甲基化、基因印记和非编码 RNA 的调控。①相关基因胞嘧啶 - 磷酸 - 鸟嘌呤（CpG）岛异常低甲基化削弱胎盘滋养细胞的浸润能力，引起胎盘浅着床，包括丝氨酸蛋白酶（SERPIN）家族基因的 SERPINB5、SERPINA3 和 MMP-9 等基因。②PE 可能是一种母系表达的印记基因异常的疾病。H19 基因呈父系印记和母系表达，作为一种生长调节基因，其在人类胚胎组织中高度表达，参与胚胎生长发育和胎盘细胞滋养层的分化。H19 基因印记丢失与 PE 的发病相关，并与疾病的严重程度有关。STOX1 基因与胎盘滋养细胞的侵袭性相关，呈父系印记、母系表达，胎盘中 STOX1 基因印记丢失可引起 PE[55-56]。③miRNA 的异常表达，可通过细胞生理过程调控（如抗滋养细胞凋亡等），或对胎盘相关基因转录翻译的调控及信号转导调控而参与 PE 的病理生理改变。如 miR155 作用于 CRY61 基因 3′ 非转录区，下调 CRY61 基因的表达，导致其编码产物血管生成调节因子含量降低，并引起胎盘滋养细胞浸润、血管生成等胎盘病理性变化[57]。

1.1.2 炎症免疫过度激活

胎儿属于同种半异体移植物，妊娠成功依赖于母胎间的免疫耐受，一旦失衡，可引发母体对胚胎的排斥反应，导致病理妊娠。PE 患者在母胎界面局部和全身均存在炎症免疫反应过度激活现象。

1.1.2.1 人类白细胞抗原（HLA）

HLA 可以递呈内源性和外源性分子，启动和调节免疫应答反应。母胎间 HLA 抗原相容性高，母体对胎儿抗原识别能力弱，孕妇抗淋巴细胞抗体减少或缺乏，引起母胎间的免疫平衡失调，最终导致 PE 的发生。

1.1.2.2 免疫细胞的变化

Toll 样受体家族、蜕膜自然杀伤细胞、巨噬细胞等数量、表型和功能异常均可影响子宫螺旋小动脉重铸、造成胎盘浅着床。正常妊娠时母体 Th1/Th2 免疫状态向 Th2 偏移，但 PE 患者蜕膜向 Th1 型偏移。调节性 T 细胞参与 Th1/Th2 免疫状态的调控，当调节性 T 细胞显著减少时，Th1 占优势，使母体对胎儿免疫耐受降低，引发 PE。

1.1.2.3 免疫复合物的影响

正常妊娠时，滋养细胞进入母体循环，与母体的抗体形成免疫复合物，被母体的单核吞噬细胞系统吞噬。PE 患者子宫静脉中滋养细胞及血清中免疫复合物浓度均比正常孕妇显著增加，并在患者肾脏及胎盘等处均可见免疫复合物沉积。当沉积在子宫胎盘蜕膜血管壁时，激活补体系统，通过游离的活性物质引起炎症反应，引起血管损伤，胎盘血流障碍，导致子宫胎盘缺血缺氧。引起胎儿宫内缺氧，胎盘梗死使更多的滋养细胞栓塞物进入母体循环，形成更多的免疫复合物，沉积在脏器的血管内，可能激活凝血与纤溶系统而出现弥散性血管内凝血。

1.1.3 子宫螺旋小动脉重铸不足

正常妊娠 10 周左右绒毛滋养细胞开始沿着螺旋小动脉逆行浸润，逐渐取代血管内皮，血管肌肉弹性层为纤维样物质所取代，使血管腔扩大、阻力下降，血流量增加，浸润至孕 12 周达蜕膜段，孕 18~20 周达子宫肌层内 1/3 深度。此生理现象称为血管重铸。PE 患者滋养细胞浸润过浅，仅达蜕膜段，也有少数血管不发生此种生理变化，称"胎盘浅着床"，导致胎盘缺血。血管内皮生长因子（VEGF）是构建胎盘、蜕膜血管网络生长发育的关键因素，胎盘和蜕膜的异常表达在 PE 中起到重要的作用。

1.1.4 血管内皮细胞受损

血管内皮细胞损伤是 PE 常见病理变化，损伤后抑制一氧化氮（NO）、前列环素 I_2 合成，促进内皮素（ET）、血栓素 A_2 等合成，造成血管痉挛。此外，血管内皮损伤还可激活血小板及凝血因子，加重 PE 高凝状态。引起 PE 血管内皮损伤的因素包括炎性细胞因子（肿瘤坏死因子、白细胞介素）、脂质过氧化产生的自由基等。

1.1.5 营养缺乏

多种营养如低蛋白血症、钙、镁、锌、硒等缺乏与 PE 发生发展有关。血清钙下降，导致血管平滑肌细胞收缩，血压升高。硒可防止机体受脂质过氧化物的损害，提高机体的免疫功能，避免血管内皮细胞损伤。锌在核酸和蛋白质的合成中有重要作用。维生素 E 和维生素 C 均为抗氧化剂，可抑制磷脂过氧化作用，减轻内皮细胞的损伤。

1.1.6 胰岛素抵抗

高胰岛素血症可导致 NO 合成下降及脂质代谢紊乱，影响前列腺素 E_2 的合成，增加外周血管的阻力，升高血压，引起 PE 的风险增高。

1.2 发病机制

迄今为止，PE 的发病机制尚未完全阐明。较为普遍接受的发病机制是"两阶段"学说：第一阶段为临床前期，即子宫螺旋动脉滋养细胞重铸障碍，导致胎盘缺血、缺氧，释放多种细胞因子；第二阶段细胞因子进入母体血液循环，促进系统性炎症反应的激活及血管内皮损伤，引起 PE 相关的临床症状。

2　病理改变

全身小血管痉挛、内皮损伤及局部缺血是 PE 基本病理改变。

2.1　脑

胎儿脑血管痉挛、通透性增加，脑水肿、充血、局部缺血、血栓形成及出血等。CT 示脑皮质呈低密度区，并有相应的局部缺血和点状出血，提示脑梗死。大范围脑水肿所致中枢神经系统症状主要表现为感觉迟钝、思维混乱。

2.2　肾

肾小球扩张，内皮细胞肿胀，纤维素沉积于内皮细胞。血浆蛋白自肾小球漏出形成蛋白尿，尿蛋白的多少与 PE 的严重程度相关。

2.3　心血管

血管痉挛，血压升高，外周阻力增加，心肌收缩力和射血阻力（即心脏后负荷）增加，心排血量明显减少，心血管系统处于低排高阻状态，心室功能处于高动力状态，加之内皮细胞活化使血管通透性增加，血管内液进入细胞间质，导致心肌缺血、间质水肿、心肌点状出血或坏死、肺水肿，严重时导致心力衰竭。

2.4　血液

2.4.1　血容量

全身小动脉痉挛，血管壁渗透性增加，血液浓缩，大部分 PE 患者血容量在妊娠晚期增加受限，不能达到理想的 5 000ml，使血细胞比容下降。

2.4.2　凝血

PE 患者伴有凝血因子缺乏或变异所致的高凝血状态，重症患者可发生微血管病性溶血，表现为血小板减少（血小板 $<100 \times 10^9/L$），肝酶升高，溶血，特征为红细胞碎片、血红蛋白尿及血红蛋白血症。

2.5　内分泌及代谢

由于血浆孕激素转化酶增加，妊娠晚期盐皮质激素、去氧皮质酮升高可致钠潴留，血浆胶体渗透压降低，细胞外液可超过正常妊娠，但水肿与 PE 的严重程度及预后关系不大。

2.6　子宫胎盘血流灌注

子宫螺旋小动脉重铸不足导致胎盘灌流下降，螺旋动脉平均直径仅为正常孕妇螺旋动脉直径 1/2，并伴有内皮损害及胎盘血管畸形动脉粥样硬化，使胎盘功能下降，胎儿 / 宫内生长受限，胎儿窘迫。若胎盘床血管破裂可致胎盘早剥，严重时母儿死亡。

3　临床表现

PE 是继发于血管痉挛和内皮激活妊娠特异的综合征，表现为各系统灌注减少。

3.1　轻度子痫前期

妊娠前血压正常，妊娠 20 周以后收缩压 ≥140mmHg 和 / 或舒张压 ≥90mmHg，两次检测间隔 4~6h。24h 尿蛋白定量 ≥300mg，或随意样本尿蛋白 ≥（+）（300mg/L），间隔 4h 一次，最好以 24h 尿蛋白作为诊断标准。尿蛋白是 PE 最重要的一个标志。

3.2　重度子痫前期

血压和尿蛋白持续升高，发生母体脏器功能不全或胎儿并发症。妊娠晚期出现下述任一不良情况可诊断为重度 PE：①血压持续升高，收缩压 ≥160mmHg 和 / 或舒张压 ≥110mmHg。②24h 尿蛋白定量 ≥ 2.0g 或定性 ≥（++），并可伴有肾小球滤过率下降及血浆 / 血清肌酐（>0.012g/L）升高。24h 尿蛋白定量 ≥ 5.0g 或定性 ≥（+++），反映了重度 PE 发展的严重程度。③持续上腹部疼痛，多提示肝细胞坏死、缺血、水肿，常伴有谷草转氨酶和 / 或谷丙转氨酶升高，要注意是否存在肝被膜下出血或血肿。④血液系统异常，血小板呈持续性下降并 $<100 \times 10^9/L$。血小板减少是 PE 病情加重的特征改变，主要由于血小板凝集、微血管病变性溶血变化（乳酸脱氢酶升高）。⑤持续性头痛或其他脑神经、视觉病变（如头痛、视觉障碍、失明、精神状态改变等）。⑥肾功能异常，少尿（24h 尿量 <400ml 或每小时尿量 <17ml）或血肌酐 $>10^6 \mu mol/L$。⑦低蛋白血症伴胸腔积液或腹水。⑧合并有其他脏器功能异常如肺水肿、心功能衰竭等。⑨胎儿 / 宫内生长受限或羊水过少。⑩早发型即妊娠 34 周以前发病。

4　诊断和鉴别诊断

4.1　诊断

根据病史、临床表现、体征及辅助检查可作出诊断。

4.1.1　病史

详细询问患者妊娠前及妊娠 20 周前有无高血压、蛋白尿等征象。既往病史中有无慢性高血压、慢性肾炎和糖尿病等，有无异常家族史。此次妊娠出现异常症状的时间、病情的发展过程等。特别注意有无头痛、视力改变、上腹不适等。

4.1.2 临床表现

轻度 PE 与重度 PE 临床表现的鉴别见表 3-15-2。

表 3-15-2　轻度子痫前期与重度子痫前期的临床表现

项目	轻度	重度
舒张压	<100mmHg	≥110mmHg
尿蛋白	<(+)	持续(++)或(++)以上
头痛	无	有
视觉异常	无	有
上腹部疼痛	无	有
少尿	无	有
抽搐	无	有(子痫)
血肌酐	正常	升高
血小板减少	无	持续
肝酶升高	无或轻度	明显
宫内生长受限	无	明显
肺水肿	无	持续

4.1.3 病因相关的检查

4.1.3.1 血液检查

（1）血细胞比容、血浆黏度的测定：若妊娠晚期血细胞比容≥35%，血浆黏度≥3.6，提示有不同程度的血液浓缩。

（2）肾功能生化指标：重度 PE 时肝脏、肾脏受累，肝脏破坏尿酸及肾脏排泄尿酸的功能降低，使尿酸有不同程度的升高。高尿酸血症是 PE 的典型特征，尿酸检测可预测 PE 的发生和反映病情严重性。其他指标如肌酐、尿素氮的测定均可了解肾脏功能的情况。

（3）肝功能测定：谷丙转氨酶视病情严重程度均有不同程度的升高。乳酸脱氢酶为敏感指标，能较早预示溶血及肝功能异常。

（4）电解质测定：重度患者常伴发电解质紊乱、酸中毒，故了解患者血清 K^+、Na^+、Cl^- 及 CO_2 结合力非常重要。

（5）凝血功能检测：对重症患者需及时测定血小板，并动态观察血小板有无下降；凝血酶原时间、凝血酶时间、部分活化凝血活酶时间、凝血酶原国际标准化比率、血浆纤维蛋白原、纤维蛋白（原）降解产物、D- 二聚体、3P 试验、抗凝血酶Ⅲ（AT-Ⅲ）、纤维结合蛋白均有助于判断凝血与纤溶的功能变化。

4.1.3.2 尿液检查

重点检查尿蛋白，以 24h 检测量为准。

4.1.3.3 眼底检查

眼底视网膜小动脉变化是反映 PE 严重程度的重要指标。轻症者可无变化，重症者视网膜小动静脉比例由正常的 2∶3 变化为 1∶2 或 1∶3，并可有视网膜水肿、渗出甚至视网膜脱落。

4.1.3.4 心电图检查

了解有无心肌损害或异常，并可发现高钾血症或低钾血症的波形变化。

4.1.3.5 胎儿方面检查

胎心监测，超声检查胎儿、胎盘、羊水。脐动脉血流指数、子宫动脉等血流变化。

4.1.3.6 其他检查

电解质检查、动脉血气分析。超声心动图及心功能测定。对疑有 HELLP 综合征（以溶血、肝酶升高和血小板减少为特点，典型的临床表现为乏力、右上腹疼痛及恶心呕吐，体重骤增，脉压增宽，但少数患者高血压、蛋白尿临床表现不典型）。患者应作肝脏超声检查，除外肝包膜下血肿或肝破裂。对疑有脑部病变者可行脑部 CT 或 MRI 检查以协助诊断。

4.2 鉴别诊断

主要与妊娠合并慢性肾炎、高血压相鉴别，见表 3-15-3。

表 3-15-3　子痫前期与妊娠合并慢性肾炎、高血压的鉴别

项目	子痫前期	妊娠合并慢性肾炎	妊娠合并慢性高血压
既往史	健康	常有肾炎史	有高血压史
发病年龄	多见于青年初产妇	多在 30 岁以下	多见于年龄较大经产妇
发病期	妊娠 24 周后	妊娠前	妊娠前
水肿	轻度至重度	轻度至重度	无或轻度

续表

项目	子痫前期	妊娠合并慢性肾炎	妊娠合并慢性高血压
血压	收缩压常 180mmHg 以下	收缩压可超过 200mmHg（高血压型）	常达（200/100mmHg 或以上）
蛋白尿	（++）~（+++）	（+++）~（++++）	（－）~（+）
管型尿	少量	较多，且可见各种管型	无或少量
血液生化检查	尿酸增高	尿素氮增高	正常或尿素氮轻度上升
肾功能	一般正常	显著减退	正常或轻度下降
眼底变化	小动脉痉挛，视网膜可有水肿、出血、渗出物	肾炎性视网膜病变	小动脉硬化、重者可有出血或渗出
预后	产后短期内恢复	产后较难恢复或继续加重	产后血压继续不变

5　治疗及预后

5.1　治疗

5.1.1　总则

（1）治疗目的：控制病情、延长孕周，防止 PE 等并发症的发生，保证母儿健康，降低围产儿死亡率。

（2）治疗原则：加强孕期保健，及早发现和诊断；PE 应镇静、解痉，有指征地降压、利尿，密切监测母胎情况，适时终止妊娠，减少母儿并发症。

5.1.2　评估和监测

PE 病情复杂、变化快，分娩和产后生理变化及各种不良刺激均可导致病情加重。因此，对产前、产中和产后病情进行密切监测十分重要，以便了解病情轻重及进展，及时合理干预，早防早治，避免不良临床结局发生。

5.1.3　一般治疗

轻度 PE 应住院评估决定是否院内治疗，重度 PE 患者应住院治疗；注意休息并取侧卧位，但并非绝对卧床；高蛋白、低脂肪饮食；加强与患者及其亲属的沟通，解除思想顾虑，避免不良刺激影响。

5.1.4　降压治疗

5.1.4.1　降压治疗的目的

预防 PE、心脑血管意外和胎盘早剥等严重母胎并发症。收缩压≥160mmHg 和 / 或舒张压≥110mmHg 的孕妇必须降压治疗，收缩压≥140mmHg 和 / 或舒张压≥90mmHg 的孕妇可以使用降压治疗。

5.1.4.2　目标血压

孕妇无并发脏器功能损伤，收缩压应控制在 130~155mmHg，舒张压应控制在 80~105mmHg；孕妇并发脏器功能损伤，收缩压应控制在 130~139mmHg，舒张压应控制在 80~89mmHg。降压过程力求下降平稳，不可波动过大。为保证子宫胎盘血流灌注，血压不可低于 130/80mmHg。

5.1.4.3　降压药物

常用的口服降压药物有：拉贝洛尔、硝苯地平短效或缓释片、肼屈嗪。如口服药物血压控制不理想，可使用静脉用药：拉贝洛尔、尼卡地平、酚妥拉明、肼屈嗪。为防止血液浓缩、有效循环血量减少和高凝倾向，妊娠期一般不使用利尿剂降压。

5.1.5　硫酸镁

硫酸镁是治疗 PE 的常用药物，也是预防重度 PE 的预防用药。对于轻度 PE 患者也可考虑应用硫酸镁。PE 临产前用硫酸镁预防抽搐。血清 Mg^{2+} 有效治疗浓度为 1.8~3.0mmol/L，超过 3.5mmol/L，即可出现中毒症状。使用硫酸镁必备条件：膝腱反射存在；呼吸≥16 次 /min；尿量≥17ml/h 或≥400ml/24h；备有 10% 葡萄糖酸钙。镁离子中毒时停用硫酸镁并静脉缓慢推注（5~10min）10% 葡萄糖酸钙 10ml。如患者同时合并肾功能不全、心肌病、重症肌无力等，则硫酸镁应慎用或减量使用。条件许可，用药期间可检测血清镁离子浓度。

5.1.6　镇静药物的应用

镇静药物可缓解孕产妇精神紧张、焦虑症状、改善睡眠，当硫酸镁无效或有禁忌时可用于预防并控制 PE。常见的镇静药有地西泮、冬眠合剂、氯丙嗪、苯巴比妥钠。

5.1.7　利尿治疗

PE 患者不主张常规应用利尿剂，仅当患者出现全身性水肿、肺水肿、肾功能不全、急性心力衰竭时，可酌情使用呋塞米等快速利尿剂。

5.1.8 促胎肺成熟

孕周 <34 周的 PE 患者,预计 1 周内可能分娩者均应接受糖皮质激素促胎肺成熟治疗。

5.2 分娩及产后处理(产后 6 周内)

若 PE 患者经治疗后母胎状况无改善或者病情持续进展时,应终止妊娠。如不能短时间内阴道分娩,病情有可能加重,可考虑放宽剖宫产指征;如无产科剖宫产指征,原则上考虑阴道试产。分娩期间注意观察自觉症状变化;监测血压并继续降压治疗,控制血压在 ≤ 160/110mmHg;检测胎心变化;积极预防产后出血;产时不可使用任何麦角新碱类药物。

重度 PE 患者产后应继续使用硫酸镁 24~48h 预防产后子痫。产后 3~6d 是产褥期血压高峰期,高血压、蛋白尿等症状仍可能反复出现甚至加剧,因此,应每日检测血压计尿蛋白。如血压≥160/110mmHg 应继续给予降压治疗。哺乳期可继续应用产前使用的降压药物,禁用血管紧张素转化酶抑制剂(ACEI)和血管紧张素受体阻滞剂(ARB)类(卡托普利、依那普利除外)。

5.3 HELLP 综合征

对于 HELLP 综合征患者,应住院治疗,按重度 PE 治疗。当血小板 <50 × 10⁹/L 考虑肾上腺皮质激素治疗;当血小板 <50 × 10⁹/L 且血小板数量迅速下降或存在凝血功能障碍时应考虑备血及血小板;<20 × 10⁹/L 剖宫产时或有出血时,应输注浓缩血小板、新鲜冻干血浆。

5.4 预后

PE 的防治对妊娠近期的产科结局和围产结局有影响,也关系到患者远期健康和生存质量。PE 患者后续发生心、脑血管疾病的风险增高,尤其是早发型和 / 或重度 PE 者。

6 咨询要点

PE 病因复杂,病程发展迅速,治疗方法有限,危害严重。因此,早期发现,适时干预和有效预防是改善母婴结局的关键。PE 高危因素包括初产妇、多胎妊娠、PE 的既往病史或家族史、慢性高血压、糖尿病、血管结缔组织疾病、肾病、APS、肥胖、女性高龄(≥35 岁)等。孕前即有慢性高血压、慢性肾病、系统性红斑狼疮及糖尿病史者,应建议患者多学科会诊,充分评估原发病情严重程度,有无靶器官损害,能否耐受妊娠等。对尚未控制的高血压、高血糖及靶器官损害者,应建议及时干预后再次评估,适时妊娠。对于其他的高危因素,应按个体化原则,采取适宜的干预措施,防止 PE、子痫的发生。

PE 存在遗传易感性,但基因和环境因素对 PE 的风险和发生率的影响不确切。因而,对有 PE 病史、家族史或相关易感基因多态性位点的育龄妇女,应建议她们选择合适年龄,减少 PE 的发生,以早发现、早干预,延缓疾病进程。

第 4 节 | 胎儿生长受限

胎儿生长受限(FGR),也称为宫内生长受限(IUGR),是指母体或胎儿受到内源或外源的不利因素影响,胎儿未能达到其潜在所应有的生长速率,表现为孕 37 周后胎儿出生体重小于 2 500g;或低于同孕龄胎儿平均体重的 2 个标准差;或低于同孕龄正常胎儿体重的第 10 百分位数[58],是围生期主要的并发症之一,占全部妊娠的 3%~10%,我国的发病率约为 6.39%[59]。

IUGR 围生期胎儿死亡率为正常儿的 4~6 倍,可出现新生儿呼吸窘迫综合征、低体温、脑室出血及血糖水平低下等并发症,是仅次于早产导致新生儿死亡的第二大原因[60];出生后可影响儿童及青春期体能和智能的发育,且成年后糖尿病、心血管、神经系统、高血压和代谢性疾病等发病率增高[61-62]。

1 病因

IUGR 实质是胎儿的生长速率没有达到遗传的全部潜能,病因复杂而多样,有 40% 患儿病因不明。大多数学者认为 IUGR 的发病与遗传因素、免疫因素、母体因素及胎盘和脐带等相关。

1.1 遗传因素

遗传学因素是 IUGR 的重要病因之一,主要作用于妊娠早期,有将近 40% 的 IUGR 的发生与遗传因素有关。研究显示 IUGR 有明显的遗传倾向,男性 IUGR 患者后代发生 IUGR 的风险是健康人群的 3.5 倍,女性患者为 4.7 倍,父母双方均为 IUGR 患者则后代发生风险高达 16.7 倍。遗传学机制在 IUGR 的发生发展中扮演重要作用,检测双亲及胎儿遗传学改变可为胎儿生长发育状况和出生后疾病风险评估提供重要线索。这些早期的预测能够有效地弥补常规诊断的滞后性。

1.1.1 染色体异常

流行病学对数千例足月新生儿的调查发现,IUGR 胎儿中有17%存在染色体异常,包含常见的三体综合征(如13三体综合征、18三体综合征和唐氏综合征)、特纳综合征、染色体的易位与倒位、性染色体异常等[63]。染色体数目和结构的异常是引起的发育迟缓及胎儿畸形的重要原因,国内外尚缺乏有效的治疗手段,因此,产前诊断就尤为重要,目前关于染色体的诊断发展非常快,新的检测方法层出不穷,例如核型分析及荧光原位杂交技术(FISH)、比较基因组杂交芯片(array CGH)、PCR及相关技术和单核苷酸多态性微阵列芯片(SNP array)技术等,这些技术为部分IUGR的病因揭开了神秘面纱。

1.1.2 端粒与端粒酶

端粒位于染色体末端。一段串联重复的DNA序列与端粒结合蛋白构成特殊的"帽子结构",保护染色体免受核酸酶的降解、维持染色体稳定和控制细胞分裂的双重功效。正常细胞随着分裂次数增加,端粒长度逐步缩短,当端粒降至一定程度后开始抑制细胞分裂。在胚胎细胞中端粒酶的活性明显高于成熟的卵母细胞,体细胞中端粒酶处于无活性状态。IUGR胎儿中端粒酶复合物中DNA长度缩短或者端粒酶活性降低,都会影响细胞周期的进程,通过减缓分裂甚至阻碍分裂,使胎儿的生长发育潜能未达到理想状态,揭示端粒酶活性参与IUGR的发病过程[64-65]。

1.1.3 基因异常

胰岛素样生长因子(IGF)参与糖、脂肪和蛋白质代谢,与胚胎分化、个体发育密切相关。IGF系统由GH、IGF I/II、IGF I/II受体、IGF结合蛋白和IGFBP酶共同构成。IGF I与胰岛素高度同源,进入血液后游离状态的一部分与细胞表面的特异IGF I受体结合,促进细胞增殖、分化、成熟。母体和胎儿均可产生IGF I,但母体产生的IGF I不能通过血液-胎盘屏障,所以在胎儿生长发育中所需的IGF I主要来源于胎儿自体生成,促进胎儿组织糖原、脂肪和蛋白质的合成。突变会导致胎儿及出生后的发育迟缓。*IGFII*在不同的妊娠阶段信使RNA(mRNA)的表达存在明显差异,*IGFII*作用于胎盘和胎儿胰腺,促进细胞增殖、分化、合成和代谢。动物实验表达,将*IGFII*敲除后,表现出胎盘重量减轻,胎盘基底细胞层的糖原细胞减少,妊娠中晚期胎儿生长迟缓[66]。

除此之外,一些相关基因的突变及多态性也被报道与IUGR密切相关,如葡萄糖激酶、同源盒基因、凝血基因、11β-羟类固醇脱氢酶及G蛋白连接受体基因突变,血管紧张素转移酶、*P53*基因与细胞凋亡、亚甲基四氢叶酸还原酶及细胞色素P450基因多态性等。

1.2 免疫因素

胚胎作为同种异体移植物,母体对携带父系抗原的胚胎不排斥,而且通过精细的母胎对话,建立独特的母胎界面免疫耐受微环境,允许胎儿在子宫内生长发育直至分娩。妊娠失败意味着母体免疫系统对同种移植物胚胎发生了免疫排斥。母胎免疫耐受涉及复杂的母-胎免疫调节过程及机制,以母-胎界面为中心环节,并向母体外周免疫系统扩展,在妊娠相关激素、免疫细胞、细胞因子、生长因子等积极参与下,形成复杂的免疫调节环路。由此可见,妊娠免疫的动态平衡是保证妊娠和维持的关键因素。这种平衡被打破,如自身免疫异常及细胞因子的失衡会导致IUGR的发生。

1.2.1 抗磷脂抗体(APA)

APA是一组针对各种带负电荷磷脂及其结合蛋白成分而产生的异质性自身抗体的总称,目前已发现的APA有20余种,主要包括抗心磷脂抗体、抗β_2糖蛋白I抗体、抗磷脂酰丝氨酸抗体、狼疮抗凝因子和胎盘抗凝蛋白等。APA可与血小板和血管内皮上的磷脂成分结合,诱导血小板聚集、黏附和活化,损伤血管内皮,促进血栓形成,最终形成有缺陷的胎盘而导致流产。同时,APA还能抑制滋养层细胞的增殖和生长,促进滋养层细胞的凋亡,造成种植失败。根据流行病学研究,发现在正常妊娠妇女中抗心磷脂抗体的发生率仅为2.70%,IUGR孕妇血浆中抗心磷脂抗体的含量明显高于对照组;抗心磷脂抗体阳性孕妇新生儿发生IUGR的比例高达15.28%,而同期抗心磷脂抗体阴性孕妇分娩新生儿IUGR的发生率仅为1.77%。由此可见,IUGR与APA阳性密切相关。

1.2.2 系统性红斑狼疮(SLE)

系统性红斑狼疮是一种自身免疫性疾病,好发于育龄期女性。该病虽不影响患者的生育能力但可影响胎儿,出现IUGR、复发性流产、胎死宫内、早产、胎儿窘迫等风险。SLE孕妇早产的发生率高于正常人群,SLE造成胎儿绒毛发育不良,使绒毛部分或者大部分血管壁增厚,管腔变窄,血管内血栓形成倾向增加,甚至管腔闭塞,影响绒毛的物质交换功能,使胎儿经母体获得氧气、营养物质及排泄代谢废物受阻,导致胎儿的生长受阻[67]。妊娠后SLE患者的病情会进一步加重,累及皮肤、关节、肾脏、血液及神经系统。SLE缓解半年以上或控制期,允许妊娠,并能安全度过妊娠和分娩。因此,选择合适的妊娠时机,加强妊娠合并系统性红斑狼疮的孕产期的母婴监护,适时终止妊娠,对保证母婴的安全十分重要。

1.2.3 免疫细胞及细胞因子

母胎界面是母体组织与胎儿成分直接接触的界面,其局部的免疫应答在妊娠的建立、维持及分娩的启动中均发挥关键作用。近年来,对免疫因素引起的病理妊娠和妊娠失败的评价一直是临床研究和治疗的热点问题,越来越多研究表明妊娠失败的发生与多种免疫细胞和细胞因子平衡的紊乱有关。在围着床期，子宫内膜中起重要调节作用的自然杀伤细胞、T 细胞（包括 Th1/Th2 和调节性 T 细胞等）、树突状细胞和巨噬细胞等免疫细胞或具有免疫潜能的细胞及其分泌的相关细胞因子如 TNF-α、γ 干扰素（IFN-γ）、IL-1、IL-6、IL-10、白血病抑制因子等共同参与了母胎对话。这些免疫细胞在特定时空数量和功能的相对稳定及其分泌的细胞因子相对平衡，可维持母体对胚胎的免疫耐受，对于胚胎种植和妊娠的维持至关重要。研究发现，在足月分娩的 IUGR 孕妇外周血和胎盘中发现 IL-10 等抑炎因子表达量下降，TNF-α、IL-1β、IL-8 等促炎因子显著升高，炎症因子加强了胎盘血管床的收缩。子宫内膜自然杀伤细胞是母体妊娠蜕膜组织中主要的免疫细胞。妊娠早期蜕膜含有丰富的自然杀伤细胞，在性激素的影响下，其大多数不具有免疫杀伤功能，而具有免疫防护和免疫营养功能，并可通过分泌大量细胞因子促进细胞分裂和生长。一旦子宫内局部环境改变或者发生炎症反应，子宫内膜自然杀伤细胞可能从保护性作用转化为毒性杀伤作用，亦可能成为胚胎损伤的致命因素，导致部分滋养层凋亡，影响胎盘绒毛和血管的生成，引起功能障碍，最终可能会导致 IUGR 的发生。

1.3　母体相关因素

母体能将营养通过胎盘输送给胎儿，任何损害母体内环境稳定性的因素均不利于胎儿的生长发育。①孕妇的生育年龄：低龄（<17 岁）及高龄（>40 岁），生育低出生体重患儿的风险增高 2~3 倍；②不良的生活习惯：如抽烟、酗酒、吸毒等会显著的增加 IUGR 发生风险，大致存在剂量效应关系；③妊娠合并症：妊娠合并高血压、严重心肺功能障碍、甲状腺功能减退、PE、妊娠期糖尿病并发症会使 IUGR 的发生风险明显增加；④宫内感染：最常见的是风疹病毒和巨细胞病毒感染，初次感染单纯疱疹病毒也常伴有胎儿生长受损，研究表明感染性疾病造成 IUGR 的比例约为 5%~10%；⑤多胎妊娠。

1.4　胎盘及脐带因素

胎盘位于胎儿和母体之间，胎盘血流量下降是导致 IUGR 的重要环节，其主要影响因素有子宫胎盘循环血量、血流状态和母体凝血功能的调节。母体向胎儿输送营养物质的唯一通道是脐带，脐血管血流量、血流速度及阻力的大小直接影响胎儿的生长发育。脐带的任何异常包括单脐动脉、脐带过长、脐带过细、帆状胎盘、脐带过度缠绕、脐带过度扭转等均可影响脐带血液循环，造成母体向胎儿运送营养物质障碍，从而增加 IUGR 的发病风险[68]。

2　发病机制及病理变化

2.1　IUGR 发病机制

近些年通过学者多方探索，在 IUGR 发病机制方面取得一些新的突破，认为 IUGR 的发生依赖于两个重要的环节。

2.1.1　胎盘的血流量下降

胎盘血流量的下降与 3 个方面的异常有关[69]：①孕妇子宫胎盘血管的异常收缩：在某些诱因的作用下产生强烈的血管收缩或血小板凝聚，或一氧化氮合酶，使血管过度的收缩或舒张，子宫平滑肌作用减弱而减少子宫胎盘血流灌注；②血流状态改变：基因突变、多态性等遗传因素及自身免疫异常等因素的作用下，孕妇血液黏稠度增加、血小板集聚增快和纤溶作用受抑倾向，增加胎盘血栓形成，使胎盘末端绒毛和血管数量明显减少，血管生成不足和生成能力受阻；③子宫胎盘血管床异常：子宫螺旋动脉发育不良，缺乏生理性扩张，胎盘容积和绒毛面积减少，滋养层细胞结构较差，细胞器明显减少，合体细胞表面的微绒毛扭曲或丧失，使子宫胎盘血流量剧降。

2.1.2　胎盘转运功能异常

胎儿滋养层微绒毛和基质膜中的糖和氨基酸转运蛋白相关的基因发生突变或蛋白表达量降低，如葡萄糖转运体——GLUT1/3 和阳离子氨基酸运输系统 y+/hCAT-1 等，使胎盘转运最多的营养物质葡萄糖和蛋白质的合成前体氨基酸转运受阻，胎儿的营养供给受阻和蛋白合成障碍，生长受到抑制，导致 IUGR 的发生。

2.2　病理变化

胎盘功能不全是 IUGR 最主要的原因，深入了解病理生理改变有助于临床的监测。胎儿外周血液循环有 3 个独特的"快速干道"，即静脉导管、卵圆孔以及动脉导管，具有调节血液分配的作用。正常妊娠下，富含氧的脐静脉血 70%~80% 经静脉导管直接到肝脏，余下的血经卵圆孔大部分到左心室，优先灌注冠状循环与脑循环。当胎盘功能不全时，胎儿通过调节"快速干道"，肝脏血流减少，躯体循环阻力增加而脑循环阻力下降，因而出现大脑中动脉搏动指数降低，有利于心脑血管的灌注，成为"脑保护效应"。随着病情的进一步的发展，胎儿循环也从开始的代偿性变化发展到失代偿，累积多个脏器功能的 IUGR 胎儿中枢神经系统发育延迟，胎心率基线变异性差，反应滞后，出现晚期减速，羊水量减少，胎动减少，第二次绒毛滋养层迁移完成不充分。另外，通过电镜观察，可以看到 IUGR 产妇胎盘螺旋小动脉末端在进入绒毛间隙前，有血管硬化和纤维沉着及血栓形成，造成血管部分或完全阻塞,致使子宫 - 胎盘间血液循环不足。

3　临床表现

IUGR 的临床表现有以下几点:①宫高、腹围连续 3 周小于第 10 百分位数;②当发育指数 <-3;③新生儿体重胎儿娩出后测体重,低于同孕龄正常体重的第 10 百分位数;④胎心反应迟缓。

4　诊　断

4.1　病史

询问夫妇双方的病史,主要包括婚姻史、生育史(是否有过生育,是否生育过 IUGR 患儿)、既往病史(自身免疫性疾病、内分泌紊乱等)以及家族史中是否有 IUGR 患儿,IUGR 有明显的家族倾向,如果有家族史,提示因遗传因素的影响后代出现 IUGR 的可能性增大。

4.2　检查

4.2.1　多普勒超声检测

目前公认最准确的孕龄评估方法是早孕期超声检查,超声评估孕周比依靠末次月经计算孕周的方法更为准确,尤其是妊娠早期,超声推算孕周准确性较高,妊娠中期也可通过超声估算孕周。胎儿生长发育个体差异,在妊娠晚期依据超声结果计算的孕周与实际胎龄误差较大。不同孕周各超声指标的敏感性不同[70]:<13 周,通过超声测量冠 - 臀长(CRL),误差不超过 5d;13~20 周,最准确的指标是头围(误差不超过 7d),次准确指标是双顶径、股骨(误差不超过 8d),变化范围最大的指标是腹围;>20 周,超声估计孕周的准确性下降。小脑横径较为准确,孕 25 周时可达到 30mm。通过测量头围 / 腹围(HC/AC)比值,可检测超过 85% 的 IUGR。对称性 IUGR,由于 HC 与 AC 均减少,两者的比值正常;不对称的 IUGR 至孕末期 HC 不改变而 AC 减少,HC/AC 的比值随着孕周的增加而升高,通过 HC、AC 的大小及两者的比例可有效鉴别 IUGR。胎儿双顶径每周增长 <2.0mm,或每 3 周增长 <4.0mm,或每 4 周增长 <6.0mm,妊娠晚期每周增长 <1.7mm。超声测量腹围和预测胎儿体重低于第 10 百分位数也可以作为筛查的指标,超声测量径线要取标准切面,测量腹围时应取胎儿呼吸时腹围的最小值。

4.2.2　评估胎儿生长潜能

胎儿生长潜能的评估应从多方面着手,比如性别、母体因素,包括身高、产次及体质等,同时排除高血压、吸烟及早产等病理因素后预测胎儿体重,最后还要根据超声对胎龄与体重曲线进行评估。宫内环境改变时,相应的血流动力学指标有相应改变,若大脑中动脉收缩期血流速度 <43.0cm/s,舒张期血流速度 <11.0cm/s,平均血流速度 <24.0cm/s,收缩期 / 舒张期血流速度 <4.0,搏动指数 <0.6 提示 IUGR。

4.2.3　生理生化指标

羊水量少,胎盘成熟度差、胎盘钙化引起的胎盘代谢功能减退、母血 HPL 值低于 3ng/L、妊娠图宫底高低、脐血流减慢等因素也会加大 IUGR 的风险。

5　治　疗

IUGR 治疗的关键在于早期诊断、早期治疗,其目的是延长孕周,选择合适的时间终止妊娠。

5.1　小剂量的阿司匹林和低分子肝素治疗

小剂量的阿司匹林和低分子肝素可改善血液的高凝状态,降低胎盘及脐带血液黏度,抑制血小板凝集,增加胎盘血液供应,增加 IUGR 患者子宫动脉和胎儿脐动脉平均血流速度及血流量,调节宫内微环境。对孕妇和胎儿较安全,无明显的毒害和副作用,可选择性抑制 TXA_2 的产生,使得前列腺素 2(PG_2)占优势,纠正胎盘血管中 PG_2/TXA_2 的比值,促进子宫胎盘的血供[71]。

5.2　L- 精氨酸治疗

近些年来有越来越多的证据显示 L- 精氨酸可以改善 IUGR 的症状和减少 IUGR 的发生率,治疗机制是 L- 精氨酸在一氧化氮合酶的作用下,使内源的 NO 产生增多,其作为细胞间信息交换的重要信使,可启动一系列生理机制,扩张子宫胎盘血管,改善胎盘血供而达到预防和改善治疗 IUGR 的目的[72]。

5.3　营养物质及微量元素的补充

补充必需脂肪酸可以增加 IUGR 新生儿的平均体重,必需脂肪酸在 28~34 周比孕 34 周的应用效果更好。维生素、微量元素参与骨骼发育、能量转运和蛋白质代谢,是胎儿生长发育必要的营养物质,大量随机对照显示叶酸等可降低神经管缺陷的发生率及复发率。

5.4　分娩策略

有效准确的早期诊断,合理的产前产后处理可降低 IUGR 的死亡风险、改善其预后、提高患儿的生存质量。若胎龄 <34 周:胎儿生长缓慢或停滞,则考虑让孕妇住院。可给予孕妇地塞米松 6mg(或 5mg),肌内注射,2 次 /d,共 4 次,促进胎儿肺部成

熟,每周 2~3 次胎儿监测,同时提供产科和儿科的医学咨询。若胎龄 >34 周:如果羊水量、生物物理评分及多普勒血流检测均正常,则每周进行监测直至妊娠 37 周后,进行持续监测并考虑分娩;如果羊水量异常,生物物理评分和多普勒表现异常,则考虑结束妊娠。

6 咨询建议

6.1 预防 IUGR 发生

夫妇双方要保持健康的生活方式(不抽烟、不酗酒),加强孕期营养,保证膳食中蛋白质和总能量的平衡,不挑食,补充营养物质及微量元素,孕前和孕早期常规补充叶酸,对以前生育过 IUGR 患儿的夫妇,妊娠后定期产检,评估胎儿在宫内的生长发育,能有效降低 IUGR 的发生。

6.2 IUGR 孕妇建议

6.2.1 遗传因素引起的 IUGR

定期产前筛查与诊断,避免染色体数目和结构异常引起的 IUGR,必要时可行引产,避免给家庭和社会带来负担。如果是基因突变或者多态性引起胎盘血供异常,则可服用低分子肝素和低剂量的阿司匹林等药物,以增加胎盘的血供。

6.2.2 自身抗体引起的 IUGR

在妊娠前被诊断为 SLE 或妊娠过程中查出患有 APS,除了母体自身疾病会加重外,也会影响胎盘功能,应在相应主诊医生指导下进行用药,一方面缓解母体病情,避免病情进一步加重;另一方面通过药物改善胎盘生理功能。

第 5 节 | 早产

1961 年世界卫生组织将早产定义为在孕 37 周之前或妊娠小于 259d 出生的新生儿,但并没有规定下限,不同国家对流产下限的定义标准不同,美国定义早产为妊娠 20~37 周分娩,我国将妊娠满 28 周但不满 37 周的分娩称为早产[73]。近年来,越来越多的研究显示,39 周前出生的婴儿发育程度略微落后,建议妊娠不满 39 周可称为早产,非特殊情况不建议在满 39 周前进行不必要的引产和剖宫产。全球早产发生率为 5%~10%,我国发生率约为 7%~8%,但早产儿却占新生儿死亡的 80%,是导致新生儿死亡的首要原因。此外,早产也是导致婴幼儿发生诸如脑瘫、发育迟缓、早产儿视网膜病

变、慢性肺部疾病及听觉和视觉障碍等并发症和后遗症的重要因素。早产根据临床表象分为自发性早产和治疗性早产,而自发性早产又分为胎膜早破性早产和特发性早产。根据早产的严重性或妊娠时限分为轻型早产:孕龄在 32~36 周的早产,进一步细分为轻度(34~36 周)和中度(32~33 周)早产;早期早产:孕龄在 28~31 周的早产。按照临床将早产分为先兆早产、早产临产和难免早产。

1 病因及遗传方式

早产发病原因非常复杂,至今还未完全阐明。目前已知可能导致早产的原因主要包括遗传因素、免疫因素、生殖道感染、孕妇年龄、不良的生活方式及各种妊娠合并症与并发症等。

1.1 遗传因素

流行病学显示早产的发生受遗传因素影响,依据主要包括以下 3 个方面:①家族聚集性,即在同一个家庭中,早产的发生风险在姐妹之间、母女之间均会出现,有早产史的孕妇,在今后生育过程中,再次发生早产的风险显著升高;②种族差异性,非洲人种早产的发生率为欧洲高加索人种的 2 倍以上,亚洲人种的早产风险相对欧美较低;③复发性,流行病学显示生育过早产儿的母亲,其姐妹、母女后代生育中再次发生早产的风险显著增高。

1.2 免疫因素

妊娠过程包括早期的炎症反应促进胚胎种植,后续的妊娠维持需母体对胎儿免疫耐受,孕晚期炎症因子的启动促进分娩,是一系列复杂而精细的生物学过程,在分娩前一些炎症因子在母胎界面过度活跃使母体失去对胎儿的免疫保护并产生内源性免疫排斥,将会导致早产的发生。

1.2.1 细胞因子

在妊娠维持阶段,母胎界面处于免疫耐受状态,以 Th2 型细胞因子为主,该过程一直持续到分娩。如果体内的某些促炎因子过度活跃或抑炎因子被抑制后,抑炎为主的平衡被打破,最终导致早产的发生,以 IL-1β 和 TNF-α 为主要代表。研究发现在早产患者的羊水和宫颈液中 IL-1β 升高,因而 IL-1β 被认为与早产的发生有关,主要证据有:①分娩时蜕膜组织可以产生 IL-1β;② IL-1β 通过羊水和蜕膜产生前列腺素;③早产妇女中 IL-1β 的浓度和活性增加;④ IL-1β 可刺激子宫肌细胞收缩;⑤通过使用 IL-1 受体的拮抗剂可终止 IL-1 所诱导的早产。

TNF-α 是一种有多重生物学效应的多功能细胞因子,

不仅可以促进体内炎症反应,还可以增强蜕膜组织中基质金属蛋白酶 2 和 9 的分泌及活性,刺激蜕膜、绒毛膜、羊膜产生前列腺素,促发宫颈扩张。除此之外,还可以诱导胎盘滋养层细胞凋亡,提高 Fas 介导的滋养细胞凋亡的敏感性,引起 Fas/FasL 表达上调,使母胎免疫耐受解除而诱发分娩。

1.2.2 Toll 样受体

胎盘组织中 mRNA 水平表达 TLR1~10,蛋白水平表达 TLR2/TLR4,与早产关系的研究主要集中在 TLR2/TLR3/TLR4。TLR2 与 TLR1、TLR6 组成异源三聚体,可以识别细菌脂蛋白、支原体脂蛋白和革兰氏阳性菌的肽聚糖等,促进巨噬细胞增加及上皮细胞免疫蛋白减少,导致宫内感染。TLR3 组成同源三聚体,识别病毒的双链 RNA,诱导炎性细胞因子的产生和延缓子宫螺旋动脉的重建[74]。TLR4 是脂多糖跨膜信号的特异性受体,是机体内启动针对革兰氏阴性菌天然免疫反应的关键因素,通过核转录因子 NF-κB 或经 JNK/SAP 途径活化入核,激活一系列炎症因子的转录,促进宫颈成熟,为子宫收缩做准备。

1.3 生殖道感染

生殖道感染是生育期妇女常见的疾病,超过 40% 的早产是由于感染所致,是引起早产的主要原因。生殖道感染已被证明是引发胎膜早破、早产,造成围产期发病率和病死率升高的显著因素。常见的感染病原菌包括解脲支原体、细菌和淋球菌等。例如,解脲支原体阳性携带率高达 80%,在正常携带状态时,免疫系统呈保护抑制状态,如果超过一定的上限后,将破坏免疫平衡,引起上行感染,感染部位的炎性细胞渗出、白细胞浸润、组织水肿、纤维组织增生、弹性减退或消失、脆性增加而坚韧度下降,还可以产生大量的磷脂酶 A2,使胎膜中的磷脂分解成花生四烯酸,进而合成前列腺素,促进炎性反应及子宫收缩,造成早产[75]。

1.4 年龄因素

孕妇妊娠年龄小于 18 岁和超过 35 岁均是早产发生的危险因素[76],年龄过小身体发育不成熟、激素水平不稳定;而年龄越大,卵巢功能降低、妊娠并发症增多,易导致早产高发。随着年龄的增高,男性精子细胞基因突变显著增多,可引起胎盘功能紊乱,导致早产。两次妊娠的间隔过长(大于 5 年)或过短(短于 6 个月),早产的发生率较正常妊娠高 2 倍。

1.5 生活方式

孕妇在妊娠期的一些不良生活习惯及方式均会加大早产的风险:如抽烟、酗酒、吸毒、咖啡、药物滥用都是危险因素。

1.6 其他因素

营养不良、牙周疾病、微量元素缺乏、多胎、羊水量异常、某些辅助生殖技术手段、心理等多种因素也会导致早产的发生。

2 发病机制和病理变化

2.1 发病机制

早产的根源来自于分娩提前发动,是子宫组织由静止期向激活期的提前转化,这是一系列十分复杂的生物学过程,目前对于这一过程还不是完全理解,有待于进一步的探究。关于分娩提早发动的分子机制有以下几种可能的解释。

2.1.1 遗传学机制

近些年研究显示,炎症基因的表达量异常或者多态性的改变会引起早产,如 TNF-α、IL-1、MMP9 等,这些炎症细胞因子具有较高的生物学活性,由多种的免疫细胞(如 T 细胞和单核巨噬细胞)和非免疫细胞,在受到刺激的情况下合成、分泌并发挥生物学作用。从基因角度看,早产受到多个基因位点的多组基因调节,并易受到环境等诸多因素的干扰,是一种多基因导致的遗传性疾病。炎症基因的表达异常或多态性改变会通过趋化因子募集更多更强效的细胞因子到母胎界面,在蜕膜和胎盘组织周围合成大量的花生四烯酸,对妊娠组织产生强烈的刺激,进而合成前列腺素,打破母胎界面的免疫耐受,引起子宫剧烈收缩,激活子宫肌层,加速宫颈管成熟,引发早产。

2.1.2 免疫机制

从免疫学角度而言,妊娠期胎儿作为同种异体移植物在母体内,母体对胎儿产生特异性的免疫耐受。胎儿能在子宫内保持免疫原性的机制主要在于精密调节母胎界面细胞因子的水平,妊娠的维持依赖于母体免疫耐受,妊娠足月后机体启动炎症反应发动分娩,若促炎因子过量表达或抑炎因子过低表达提早发生,免疫耐受平衡被打破,就会导致早产的发生[77]。胚胎种植后到分娩前是一个以 Th2 型细胞因子为主的免疫抑制状态,在外界环境因素的刺激(如病原体、细菌等)下,将外源的信号通过 Toll 样受体的介导传入到胞内,进一步通过 JNK/SAP 信号通路作用于下游的靶基因 NF-κB,激活更多的炎症因子,引起母胎界面促炎症因子水平上升,前列腺素合成增加,母胎间的免疫耐受被打破,过早激活分娩而导致早产发生。

2.1.3　内分泌应激机制

当孕妇产生较大的刺激后，自身内分泌紊乱，引起胎盘循环障碍，而且还能通过孕妇内分泌应激激活胎盘、蜕膜及蜕膜组织释放前列腺素，从而诱发早产。

2.1.4　感染

感染被认为是引起胎膜早破最主要的发病机制。如细菌感染孕妇后通过血流等途径到达母胎界面及宫颈口，产生多种细胞因子并引发炎症反应，使胎膜的脆性明显增加，严重时即造成胎膜早破；同时细菌感染后还会产生蛋白质水解酶，水解破坏胎膜中的蛋白质成分，使胎膜变薄或结构异常而破裂；此外感染后分泌的细胞因子如IL-1、磷酸酯酶 A2、TNF-α 等能促使羊膜生成前列腺素而引发宫缩，造成胎膜早破并导致早产。

2.2　病理变化

胎盘是连接胎儿和母体的唯一通道，胎盘的发育异常可导致一系列妊娠并发症，早产是典型的代表之一。早产胎盘的病理改变包括以下一种或几种，如胎盘灌注不良，钙化，梗死，胎盘后血肿，轮廓状胎膜附着，胎盘母体底板梗死，急性绒毛膜羊膜炎，感染，慢性缺血及血栓形成。胎盘血管的病变使螺旋动脉重塑异常，可损伤胎儿神经系统的发育，使新生儿脑室内出血发生率升高，增加脑瘫的风险。

3　临床并发症

早产儿由于器官发育不成熟，易发生各种并发症，胎龄越小，出生体重越轻，并发症的种类越多，症状越重，预后越差。常见的并发症主要有以下几类。

3.1　肺炎

肺炎是导致早产儿死亡的重要原因。早产儿肺泡组织发育不完善，呼吸中枢不成熟，呼吸不规则，浅而快，易发生呼吸暂停，肺泡数量少，表面活性物质少，易发生肺透明膜病，呼吸膈肌薄弱，咳嗽无力，免疫低下，体温调节功能不稳定，产热储备不足等均会导致肺炎感染的风险增加。

3.2　缺氧缺血性脑损伤

早产儿脑组织发育不成熟，脑血流自主调节功能差，血管边缘地带脑组织血流灌注不足，脑白质血流量减少，造成缺血性脑白质损伤和脑室周 - 脑室内出血和脑室周围白质软化，引起脑损伤[78]。

3.3　高胆红素血症

早产儿由于血浆白蛋白偏低，肝功能不成熟，黄疸程度较为严重，消退也较慢，肝酶系统及血脑屏障等发育不成熟，影响肝脏对胆红素的摄取和结合功能，胆红素一旦进入脑内将会导致核黄疸，造成患儿智力、听力及神经系统的损伤[79]。

3.4　其他并发症

主要包括贫血、低血糖、低血钙、败血症、酸中毒、胆汁淤积、支气管肺发育不良、视网膜病变、坏死性小肠结肠炎等。

4　预测与诊断

既往提出应用胎儿纤维连接蛋白试验来甄别早产高风险的方法因其阳性预测值低，且进行干预研究未能明显改善围产儿的结果，在 2012 年美国妇产科医师协会发表了两个相关指南，均不推荐该法。现主要依据以下两个诊断标准[80]。

4.1　先兆早产

凡妊娠超过 28 周且不满 37 周之前，孕妇出现有规律的宫缩(指 5~8min/ 次或每 20min 4 次或每 60min 8 次)，但宫颈尚未扩张，经阴道超声测量 CL≤20mm 可诊断为先兆早产。

4.2　早产临产

凡妊娠超过 28 周且不满 37 周之前，出现上述有规律的宫缩，伴宫颈管进行性缩短(宫颈缩短≥80%)，并伴有宫口扩张≥2cm。

5　治疗与预后

对于早产高风险的患者，可根据不同的类型而选择性使用不同的药物治疗，防止早产，促进胎儿器官的成熟，以及转运孕妇到有早产儿条件的医院就诊赢得时间。常见的治疗药物包含以下几类：

5.1　前列腺素合成酶抑制剂

在早产的发生机制中，前列腺素水平显著的升高无疑扮演举足轻重的作用。在内源或外源因素的作用下，体内产生大量的前列腺素，诱导子宫收缩，引起早产。临床上常用吲哚美辛作为前列腺素合成酶的抑制剂，可大大降低前列腺素的浓度，减少子宫的收缩。吲哚美辛主要是通过对环氧化酶的抑制减少前列腺素的合成,还可以抑制利尿。对母体几乎无不良反应,但会造成新生儿分娩后出血倾向,动脉导管闭合等副作用,不宜广泛使用[81]。

5.2　β₂肾上腺素能受体激动剂

子宫平滑肌以 β_2 为主,当受体兴奋时子宫平滑肌处于松弛状态,作用机制是药物与肌细胞膜表面的 β 型肾上腺素受体结合后,激活平滑肌细胞内的腺苷酸环化酶,使子宫肌细胞中三磷酸腺苷转变为环腺苷,环腺苷浓度增减,导致特异膜蛋白的磷酸化作用,从而影响子宫的收缩能力。同时通过激酶增加细胞内钙的排出和细胞内钙的结合,使细胞内钙含量降低,达到松弛子宫肌的效果,抑制宫缩而达到防止早产的目的。常见的该类药物包括:羟苄羟麻黄碱、舒喘宁、间羟舒喘宁、酚丙喘宁、异丙喘宁等。此类药物保胎的成功率较高,但会引起孕妇心动过速,心律不齐,心肌缺血,恶心,呕吐,呼吸困难甚至肺水肿,对胎儿可引起心律失常,高胰岛素血症,新生儿低血糖等,不宜长期服用,应在医生指导下用药。

5.3　硫酸镁

硫酸镁在欧美一些国家用于子痫患者,其疗效已经获得肯定。作用机制是竞争钙离子在细胞膜上的结合位点,阻止钙离子内流,细胞内钙离子浓度降低,从而松弛子宫平滑肌,同时激活三磷酸腺苷酶,分解 ATP,使子宫平滑肌将蛋白轻链激酶的磷酸化减少,抑制子宫收缩。小剂量的硫酸镁保胎效果差,剂量过大,可引起孕妇头痛、无力甚至呼吸停止、心脏骤停。其毒性反应主要表现为呼吸和心率抑制,膝腱反射消失,临床中应慎重用药。

5.4　孕激素类药物

保胎药物中,孕激素类药物是最常使用的,孕激素可以使子宫血供充足,内膜肥厚,抑制子宫收缩、糖原沉积。常用药物有烯丙雌醇、地屈孕酮。使用安全,副作用小,值得在临床中推广。

5.5　糖皮质激素

所有妊娠28~34⁺⁶周的先兆早产孕妇应给予 1 个疗程的糖皮质激素治疗,常见的糖皮质激素药物是地塞米松和倍他米松,疗效相当。糖皮质激素能以活性形式透过胎盘,刺激胎儿肺泡结构的发育(包括细胞分化、肺泡间质变窄),启动肺表面物质产生,促进肺泡Ⅱ型细胞成熟,增加肺的依从性和最大肺活量,减少肺水肿。用药会减少胎动,增加孕妇的肺水肿和血糖控制困难。

结　语

本章主要阐述常见妊娠并发症,如复发性流产、反复种植失败、PE、胎儿生长受限和早产等,包括对疾病的描述,病因分析,发病机制,相应病理改变,诊断治疗和相应的咨询建议。从遗传学和免疫学相结合,使广大读者对妊娠并发症有更加深入的了解和认识,为患者的临床咨询和后续治疗提供支持。妊娠并发症病因复杂,个体异质性大,本章节内容不足以解释所有妊娠并发症的发生发展,药物的干预治疗也因此受到相应的限制。通过从免疫学这一新角度的探讨,希望启发广大科研工作者能从更多的角度去寻找疾病发生的机制,为最终临床的精准治疗提供理论指导。但限于编者学术水平有限,编写中难免出现描述不当和错误,希望广大读者给予指出,以便于我们后续工作的完善。

（曾勇　朱元昌　吴彤华　叶丽君）

参考文献

[1] SINAII B J S,LIU S,SEGARS J,et al.Definitions of infertility and recurrent pregnancy loss.Fertil Steril,2013,90(5):S60-63.

[2] RAI R,REGAN L.Recurrent miscarriage.Lancet,2006,368(9535):601-611.

[3] KOLTE A M,BERNARDI L A,CHRISTIANSEN O B,et al.Terminology for pregnancy loss prior to viability:a consensus statement from the ESHRE early pregnancy special interest group. Hum Reprod,2015,30(3):495-498.

[4] 曹泽毅,乔杰.妇产科学.2 版.北京:人民卫生出版社,2014.

[5] TUR-TORRES M H,GARRIDO-GIMENEZ C,ALIJOTAS-REIG J.Genetics of recurrent miscarriage and fetal loss.Best Pract Res Clin Obstet Gynaecol,2017,42:11-25..

[6] HYDE K J,SCHUST D J.Genetic considerations in recurrent pregnancy loss.Cold Spring Harb Perspect Med,2015,5(3):a023119.

[7] HASSOLD T,HALL H,HUNT P.The origin of human aneuploidy:where we have been,where we are going.Hum Mol Genet,2007,16(2):R203-208.

[8] DAHER S,MATTAR R,GUEUVOGHLANIAN-SILVA B Y,et al.Genetic polymorphisms and recurrent spontaneous abortions:an overview of current knowledge.Am J Reprod Immunol,2012,67(4):341-347.

[9] GRIMSTAD F,KRIEG S.Immunogenetic contributions to recurrent pregnancy loss.J Assist Reprod Genet,2016,33(7):833-847.

[10] RUIZ-IRASTORZA G,CROWTHER M,BRANCH W,et al.Antiphospholipid syndrome.Lancet,2010,376(9751):1498-1509.

[11] THORNHILL A R,DEDIE-SMULDERS C E,GERAEDTS J P,et al.ESHRE PGD consortium "best practice guidelines

for clinical preimplantation genetic diagnosis (PGD) and pre-implantation genetic screening (PGS)".Hum Reprod,2005, 20(1):35-48.

[12] TAN B K,VANDEKERCKHOVE P,KENNEDY R,et al.Investigation and current management of recurrent IVF treatment failure in the UK.BJOG,2005,112(6):773-780.

[13] MARGALIOTH E J,BEN-CHETRIT A,GAL M,et al.Investigation and treatment of repeated implantation failure following IVF-ET.Hum Reprod,2006,21(12):3036-3043.

[14] RINEHART J.Recurrent implantation failure：definition.J Assist Reprod Genet,2007,24(7):284-287.

[15] COUGHLAN C,LEDGER W,WANG Q,et al.Recurrent implantation failure：definition and management.Reprod Biomed Online, 2014,28(1):14-38.

[16] LAUFER N,SIMON A.Recurrent implantation failure：current update and clinical approach to an ongoing challenge.Fertil Steril, 2012,97(5):1019-1020.

[17] SIMON A,LAUFER N.Repeated implantation failure：clinical approach.Fertil Steril,2012,97(5):1039-1043.

[18] DAS M,HOLZER H E.Recurrent implantation failure：gamete and embryo factors.Fertil Steril,2012,97(5):1021-1027.

[19] STERNC,PERTILE M,NERRIS H,et al.Chromosome translocations in couples with in-vitro fertilization failure.Hum reprod, 1999,14(8),2097-2101.

[20] 谭美玲,庄广伦.如何改善卵母细胞质量.生殖医学杂志, 2015,24(10):775-778.

[21] VAN BLERKOM J.Mitochondria as regulatory forces in oocytes, preimplantation embryos and stem cells.Reprod Biomed Online, 2008,16(4):553-569.

[22] XU Y W,PENG Y T,WANG B,et al.High follicle-stimulating hormone increases aneuploidy in human oocytes matured in vitro. Fertil Steril,2011,95(1):99-104.

[23] LUZZO K M,WANG Q,PURCELL S H,et al.High fat diet induced developmental defects in the mouse：oocyte meiotic aneuploidy and fetal growth retardation/brain defects.PLoS One, 2012,7(11):e49217.

[24] JUNGHEIM E S,SCHOELLER E L,MARQUARD K L,et al.Diet-induced obesity model：abnormal oocytes and persistent growth abnormalities in the offspring.Endocrinology,2010,151 (8):4039-4046.

[25] MA J Y,LI M,GE Z J,et al.Whole transcriptome analysis of the effects of type I diabetes on mouse oocytes.PLoS One,2012,7(7): e41981.

[26] HAMERTON J L,CANNING N,RAY M,et al.A cytogenetic survey of 14,069 newborn infants.I.Incidence of chromosome abnormalities.Clin Genet,1975,8(4):223-243.

[27] PEHLIVAN T,RUBIO C,RODRIGO L,et al.Impact of preimplantation genetic diagnosis on IVF outcome in implantation failure patients.Reprod Biomed Online,2003,6(2):232-237.

[28] VOULLAIRE L,WILTON L,MCBAIN J,et al.Chromosome abnormalities identified by comparative genomic hybridization in embryos from women with repeated implantation failure.Mol

Hum Reprod,2002,8(11):1035-1041.

[29] SIMON A,LAUFER N.Assessment and treatment of repeated implantation failure(RIF).J Assist Reprod Genet,2012,29(11): 1227-1239.

[30] CARP H J,TODER V,MASHIACH S,et al.Effect of paternal leukocyte immunization on implantation after biochemical pregnancies and repeated failure of embryo transfer.Am J Reprod Immunol,1994,31(2-3):112-115.

[31] FANCHIN R,GALLOT V,ROUAS-FREISS N,et al.Implication of HLA-G in human embryo implantation.Hum Immunol,2007, 68(4):259-263.

[32] 李颖,王丽,宋蕊,等.可溶性人白细胞抗原 G 与胚胎着床相关性研究进展.中国优生与遗传杂志,2015,3：003.

[33] SHER G,KESKINTEPE L,NOURIANI M,et al.Expression of sHLA-G in supernatants of individually cultured 46-h embryos：a potentially valuable indicator of "embryo competency" and IVF outcome.Reprod Biomed Online,2004,9(1):74-78.

[34] LUKASSEN H G,JOOSTEN I,VAN CRANENBROEK B,et al.Hormonal stimulation for IVF treatment positively affects the CD56bright/CD56dim NK cell ratio of the endometrium during the window of implantation.Mol Hum Reprod,2004,10(7):513-520.

[35] FUKUI A,KWAK-KIM J,NTRIVALAS E,et al.Intracellular cytokine expression of peripheral blood natural killer cell subsets in women with recurrent spontaneous abortions and implantation failures.Fertil Steril,2008,89(1):157-165.

[36] HIBY S E,WALKER J J,O'SHAUGHNESSY K M,et al.Combinations of maternal KIR and fetal HLA-C genes influence the risk of preeclampsia and reproductive success.J Exp Med,2004,200(8):957-965.

[37] NTRIVALAS E I,BOWSER C R,KWAK-KIM J,et al.Expression of killer immunoglobulin-like receptors on peripheral blood NK cell subsets of women with recurrent spontaneous abortions or implantation failures.Am J Reprod Immunol,2005,53(5):215-221.

[38] 王晶,丛林.自然杀伤细胞与体外受精-胚胎移植反复种植失败.国际生殖健康/计划生育杂志,2008,27(3):168-171.

[39] 王琼,周灿权.胚胎种植与免疫.中国实用妇科与产科杂志, 2007,23(12):898-900.

[40] SASAKI H,KUROTAKI D,TAMURA T.Regulation of basophil and mast cell development by transcription factors.Allergol Int, 2016,65(2):127-134.

[41] COSMI L,LIOTTA F,ANGELI R,et al.Th2 cells are less susceptible than Th1 cells to the suppressive activity of CD25+ regulatory thymocytes because of their responsiveness to different cytokines.Blood,2004,103(8):3117-3121.

[42] JOHNSON P M,CHRISTMAS S E,VINCE G S.Immunological aspects of implantation and implantation failure.Hum Reprod, 1999,14 Suppl 2：26-36.

[43] YING Y,ZHONG Y P,ZHOU C Q,et al.Preliminary investigation of the impact of anticentromere antibody on oocyte maturation and embryo cleavage.Fertil Steril,2013,100(6):1585-1589.

［44］SHIROTA K，NAGATA Y，HONJOU K，et al.Involvement of anticentromere antibody in interference with oocyte meiosis and embryo cleavage.Fertil Steril，2011，95（8）：2729-2731.

［45］WOOD M J，BARROS C，CANDY C J，et al.High rates of survival and fertilization of mouse and hamster oocytes after vitrification in dimethylsulphoxide.Biol Reprod，1993，49（3）：489-495.

［46］GONZALES D S，JONES J M，PINYOPUMMINTR T，et al.Trophectoderm projections：a potential means for locomotion，attachment and implantation of bovine，equine and human blastocysts.Hum Reprod，1996，11（12）：2739-2745.

［47］STOIKOS C J，SALAMONSEN L A，HANNAN N J，et al.Activin A regulates trophoblast cell adhesive properties：implications for implantation failure in women with endometriosis-associated infertility.Hum Reprod，2010，25（7）：1767-1774.

［48］SERMONDADE N，DELAROUZIERE V，RAVEL C，et al.Characterization of a recurrent poor-quality embryo morphology phenotype and zygote transfer as a rescue strategy.Reprod Biomed Online，2012，24（4）：403-409.

［49］ABALOS E，CUESTA C，GROSSO A L，et al.Global and regional estimates of preeclampsia and eclampsia：a systematic review.Eur J Obstet Gynecol Reprod Biol，2013，170（1）：1-7.

［50］DULEY L.The global impact of pre-eclampsia and eclampsia.Semin Perinatol，2009，33（3）：130-137.

［51］WILLIAMS P J，BROUGHTON PIPKIN F.The genetics of pre-eclampsia and other hypertensive disorders of pregnancy.Best Pract Res Clin Obstet Gynaecol，2011，25（4）：405-417.

［52］CHAPPELL S，MORGAN L.Searching for genetic clues to the causes of pre-eclampsia.Clin Sci，2006，110（4）：443-458.

［53］HARAM K，MORTENSEN J H，NAGY B.Genetic aspects of pre-eclampsia and the hellp syndrome.J Pregnancy，2014：1-13.

［54］VALENZUELA F J，PÉREZ-SEPÚLVEDA A，TORRES M J，et al.Pathogenesis of preeclampsia：the genetic component.J Pregnancy，2012：1-8.

［55］NEJATIZADEH A，STOBDAN T，MALHOTRA N，et al.The genetic aspects of pre-eclampsia：achievements and limitations.Biochem Genet，2008，46（7-8）：451-479.

［56］VAN DIJK M，OUDEJANS C B.STOX1：key player in trophoblast dysfunction underlying early onset preeclampsia with growth retardation.J Pregnancy，2011，2011：521826.

［57］JAIRAJPURI D，ALMAWI W.MicroRNA expression pattern in pre-eclampsia（Review）.Mol Med Rep，2016，13（3）：2351-2358.

［58］LAUSMAN A，KINGDOM J，Maternal Fetal Medicine C.Intrauterine growth restriction：screening，diagnosis，and management.J Obstet Gynaecol Can，2013，35（8）：741-748.

［59］苗治晶，怀莹莹，吴虹，等.胎儿生长受限预测方法的研究进展.现代妇产科进展，2015（4）：315-317.

［60］PEI L，CHEN G，MI J，et al.Low birth weight and lung function in adulthood：retrospective cohort study in China，1948-1996.Pediatrics，2010，125（4）：e899-905.

［61］WANG K C，ZHANG L，MCMILLEN I C，et al.Fetal growth restriction and the programming of heart growth and cardiac insulin-like growth factor 2 expression in the lamb.J Physiol，2011，589（Pt 19）：4709-4722.

［62］乔娟，漆洪波.胎儿生长受限：更新的认识.中华围产医学杂志，2015，18（6）：418-420.

［63］MONK D，MOORE G E.Intrauterine growth restriction-genetic causes and consequences.Semin Fetal Neonatal Med，2004，9（5）：371-378.

［64］BIRON-SHENTAL T，SUKENIK HALEVY R，GOLDBERG-BITTMAN L，et al.Telomeres are shorter in placental trophoblasts of pregnancies complicated with intrauterine growth restriction（IUGR）.Early Hum Dev，2010，86（7）：451-456.

［65］BIRON-SHENTAL T，SUKENIK-HALEVY R，SHARON Y，et al.Short telomeres may play a role in placental dysfunction in preeclampsia and intrauterine growth restriction.Am J Obstet Gynecol，2010，202（4）：381 e1-7.

［66］KLAMMT J，PFAFFLE R，WERNER H，et al.IGF signaling defects as causes of growth failure and IUGR.Trends Endocrinol Metab，2008，19（6）：197-205.

［67］OSTENSEN M，CLOWSE M.Pathogenesis of pregnancy complications in systemic lupus erythematosus.Curr Opin Rheumatol，2013，25（5）：591-596.

［68］张春芳.胎儿生长受限与脐动脉血流的相关性分析.中国妇幼保健，2012，27（23）：3611-3612.

［69］ARROYO J A，WINN V D.Vasculogenesis and angiogenesis in the IUGR placenta.Semin Perinatol，2008，32（3）：172-177.

［70］OTT W J.Diagnosis of intrauterine growth restriction：comparison of ultrasound parameters.Am J Perinatol，2002，19（3）：133-137.

［71］BUJOLD E，ROBERGE S，LACASSE Y，et al.Prevention of pre-eclampsia and intrauterine growth restriction with aspirin started in early pregnancy：a meta-analysis.Obstet Gynecol，2010，116（2 Pt 1）：402-414.

［72］SIEROSZEWSKI P，SUZIN J，KAROWICZ-BILINSKA A.Ultrasound evaluation of intrauterine growth restriction therapy by a nitric oxide donor（L-arginine）.J Matern Fetal Neonatal Med，2004，15（6）：363-366.

［73］GOLDENBERG R L，CULHANE J F，IAMS J D，et al.Epidemiology and causes of preterm birth.Lancet，2008，371（9606）：75-84.

［74］KIM Y M，ROMERO R，CHAIWORAPONGSA T，et al.Toll-like receptor-2 and-4 in the chorioamniotic membranes in spontaneous labor at term and in preterm parturition that are associated with chorioamnionitis.Am J Obstet Gynecol，2004，191（4）：1346-1355.

［75］DONDERS G G.Reducing infection-related preterm birth.BJOG，2015，122（2）：219.

［76］JACKSON S，HONG C，WANG E T，et al.Pregnancy outcomes in very advanced maternal age pregnancies：the impact of assisted reproductive technology.Fertil Steril，2015，103（1）：76-80.

［77］PERUNOVIC N，RAKIC M M，NIKOLIC L I，et al.The association between periodontal inflammation and labor triggers（elevated cytokine levels）in preterm birth：a cross-sectional study.J Periodontol，2016，87（3）：248-256.

［78］LINSELL L，MALOUF R，MORRIS J，et al.Prognostic factors for cerebral palsy and motor impairment in children born very pre-term or very low birthweight: a systematic review.Dev Med Child Neurol,2016,58(6):554-569.

[79] DEMIREL G,URAS N,CELIK I H,et al.Comparison of total oxidant/antioxidant status in unconjugated hyperbilirubinemia of newborn before and after conventional and LED phototherapy:A prospective randomized controlled trial.Clin Invest Med,2010,33(5):e335-e341.

[80] BLENCOWE H,COUSENS S,OESTERGAARD M Z,et al.National,regional,and worldwide estimates of preterm birth rates in the year 2010 with time trends since 1990 for selected countries:a systematic analysis and implications.Lancet,2012,379(9832):2162-2172.

[81] LOUDON J A,GROOM K M,BENNETT P R.Prostaglandin inhibitors in preterm labour.Best Pract Res Clin Obstet Gynaecol,2003,17(5):731-744.

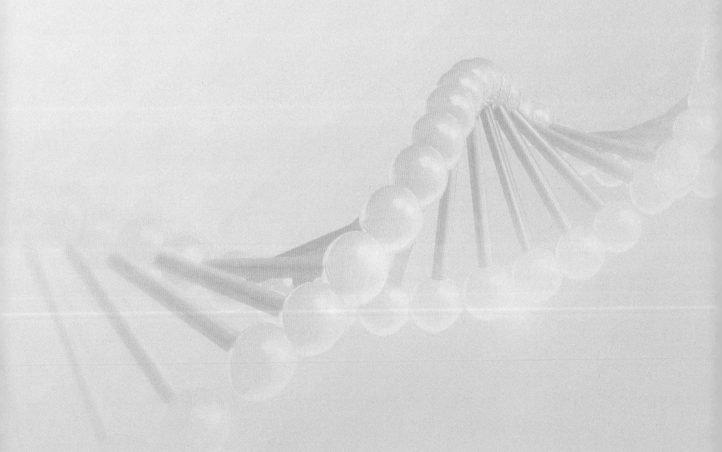

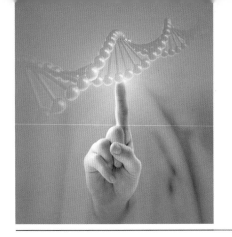

第16章

糖尿病的遗传咨询

缩写	英文全称	中文全称
ABGC	American Board of Genetic Counseling	美国遗传咨询资质委员会
ADA	American Diabetes Association	美国糖尿病学会
HLA	human leucocyte antigen	人类白细胞抗原
IADPSG	International Association of Diabetes and Pregnancy Study Groups	国际糖尿病和妊娠研究组
IDDM	insulin-dependent diabetes mellitus	胰岛素依赖型糖尿病
IDF	International Diabetes Federation	国际糖尿病联盟
IGT	impaired glucose tolerance	糖耐量受损
MELAS	mitochondrial encephalomyopathy with lactic acidosis and stroke-like episode	线粒体脑肌病伴高乳酸血症和卒中样发作
MODY	maturity-onset diabetes of the young	青少年成人起病型糖尿病
NDM	neonatal diabetes mellitus	新生儿糖尿病
OGTT	oral glucose tolerance test	口服葡萄糖耐量试验
OMIM	Online Mendelian Inheritance in Man	在线人类孟德尔遗传
PCR-RFLP	polymerase chain reaction-restriction fragment length polymorphism	限制性片段长度多态性聚合酶链反应
PNDM	permanent neonatal diabetes mellitus	永久性新生儿糖尿病
SNP	single nucleotide polymorphism	单核苷酸多态性
T1DM	type 1 diabetes mellitus	1 型糖尿病
T2DM	type 2 diabetes mellitus	2 型糖尿病
TNDM	transient neonatal diabetes mellitus	短暂性新生儿糖尿病
tRNA	transfer RNA	转运 RNA

引言

根据130个国家的糖尿病流行病学研究报告,国际糖尿病联盟(IDF)指出,2017年全世界4.51亿糖尿病患者,预测2045年糖尿病患病人数将上升到6.93亿,其中绝大多数患者来自低收入或中等收入的国家,未来28年糖尿病患病人数将急剧上升[1]。中国改革开放以来,糖尿病患病率急速增长,1994—2010年间成人糖尿病患病率从2.5%[2]增长为11.6%[3],16年间糖尿病患病率增长了4.6倍,患者人数已经高达1.139亿。城市和乡村的成年糖尿病患者,均因心血管疾病和非心血管疾病所致的死亡率显著增加,防治形势十分严峻[4]。

明确糖尿病病因学至关重要,因此,可以制订个体化治疗方案,控制血糖、预防并发症、减少病情恶化。越来越多的证据表明,糖尿病亚型误诊非常普遍,特别是青少年成人起病型糖尿病(MODY)常被误诊为1型或2型糖尿病[5],而成为这两种类型糖尿病治疗的靶向人群。误诊导致误治,加重糖尿病进展。因此,当需要决策患者的治疗方法、预测其预后及对患病风险较高的家族成员进行分析和遗传咨询时,正确诊断是个体化或精准治疗的关键和前提。

第1节 | 糖尿病的定义、分型和诊断

1 糖尿病的定义

糖尿病是遗传性疾病,是因胰岛素作用不足引起的、以高血糖为主要特征的代谢病;而胰岛素作用不足是因胰岛素分泌缺乏和/或胰岛素敏感性下降,即胰岛素抵抗所导致。

2 糖尿病的分型

随着对糖尿病病理生理认识的深入,其分型也在不断改进和变迁。糖尿病分型历经青少年糖尿病和成人型糖尿病、胰岛素依赖型糖尿病和非胰岛素依赖型糖尿病、1型糖尿病和2型糖尿病的变迁。20世纪90年代末,美国糖尿病学会(ADA)提出了以病因学为基础的糖尿病分型,将糖尿病分为四种类型(表3-16-1),即1型糖尿病、2型糖尿病、特殊类型糖尿病和妊娠糖尿病[6-7],这种分型开启了糖尿病是遗传异质性代谢性疾病的表述时代。

从遗传学分类来讲,糖尿病分为单基因(突变)型和多基因(易感)型。通常我们说的1型糖尿病和2型糖尿病是多基因(易感)型,而特殊类型糖尿病属于单基因型。大多数单基因型的特殊类型糖尿病,以发病年龄早、呈家族遗传性为主要特征(如MODY),部分特殊类型糖尿病可通过基因诊断明确分型和确定靶向药物治疗方案。

3 糖尿病的诊断

表3-16-2列出了2017年ADA的1型、2型、特殊类型糖尿病及糖尿病前期的诊断标准和妊娠糖尿病诊断标准。从2010年起,美国ADA增加了糖化血红蛋白作为诊断指标,空腹血糖、餐后2h血糖、随机血糖及糖化血红蛋白,只要符合表中任何一项标准,糖尿病或糖尿病前期的诊断即成立。对于妊娠糖尿病,ADA采用两种诊断方法:一步法和两步法(表3-16-2)。一步诊断法:对妊娠24~28周妇女,在空腹状态下口服75g无水葡萄糖进行口服葡萄糖耐量试验(OGTT)。两步诊断法:第一步,对妊娠24~28周妇女口服50g葡萄糖,进行1h葡萄糖耐量试验;第二步,如果葡萄糖耐量试验结果异常,再通过口服75g或100g葡萄糖证实诊断[7]。

而国际糖尿病和妊娠研究组(IADPSG)最近提出了在妊娠的任一时间段,空腹血浆葡萄糖水平单次达到5.1mmol/L或以上足以诊断妊娠糖尿病。我国四川省的一项局部地区研究,评估了5 360名妊娠期的汉族女性采用此阈值对诊断的影响。结果表明:简化的IADPSG空腹血糖标准,使中国妊娠糖尿病人数增加了200%(我国四川省局部地区研究结果)[8]。

表 3-16-1　2017 年美国糖尿病学会（ADA）糖尿病的分型[7]

糖尿病分型	临床特征	亚型分类
1 型糖尿病	由于自身免疫性 B 细胞破坏，通常导致绝对胰岛素缺乏	免疫介导的 1 型糖尿病 特发性 1 型糖尿病
2 型糖尿病	胰岛素抵抗的前提下进行性 B 细胞胰岛素分泌下降	
特殊类型糖尿病	单基因糖尿病综合征	新生儿糖尿病（NDM）：常见的致病基因包括 *KCNJ11*、*INS*、*ABCC8*、*GATA6*、*EIF2AK3*、*6q24*（*PLAGL1*、*HYMA1*）、*FOXP3* 青少年成人起病型糖尿病（MODY）：常染色体显性遗传，至少存在 13 种致病基因。常见的致病基因有 *GCK/MODY2*、*HNF1A/MODY3*、*HNF4A/MODY1* 母系遗传糖尿病伴耳聋（MIDD）：线粒体转运 RNA$^{Leu(UUR)}$ 基因 m.3243A>G 突变，常引起糖尿病和耳聋，亦发生功能障碍见于 MELAS
	外分泌胰腺疾病	例如胰腺囊性纤维化
	药物或化学诱导的糖尿病	例如应用糖皮质激素导致的糖尿病，HIV/AIDS 治疗中或器官移植后导致的糖尿病
妊娠糖尿病	妊娠前不确定是否发生糖尿病，在第二、第三孕期诊断为糖尿病	

注：MELAS 为线粒体脑肌病伴高乳酸血症和卒中样发作。

表 3-16-2　2017 年美国糖尿病学会（ADA）糖尿病诊断标准[7]

糖代谢指标	1 型、2 型、特殊类型糖尿病		妊娠糖尿病		
	糖尿病	糖尿病前期	一步法 75g OGTT	两步法	
				50g GLT（非空腹）	100g OGTT
FPG/(mmol·L^{-1})	≥ 7.0	5.6~6.9（IFG）	≥ 5.1		≥ 5.8
1h PG/(mmol·L^{-1})			≥ 10.0	≥ 7.2	≥ 10.6
2h PG/(mmol·L^{-1})	≥ 11.1	7.8~11.0（IGT）	≥ 8.5		≥ 9.2
3h PG/(mmol·L^{-1})					≥ 8.0
随机血糖 /(mmol·L^{-1})	≥ 11.1				
HbA1c/%	≥ 6.5	5.7~6.4			

注：FPG 为空腹血糖，1hPG 为餐后 1h 血糖，2hPG 为餐后 2h 血糖，3hPG 为餐后 3h 血糖，HbA1c 为糖化血红蛋白，IFG 为空腹血糖调节受损，IGT 为糖耐量受损，OGTT 为口服葡萄糖耐量试验，GLT 为葡萄糖负荷试验。诊断最佳时间为妊娠 24~28 周。一步法：采用 75g OGTT；两步法：非空腹状态下 50g GLT 阳性者进行 100g OGTT。

第2节 | 糖尿病的遗传、基因诊断与精准医疗

1 1型糖尿病

1.1 1型糖尿病遗传概况

1型糖尿病（T1DM）占所有糖尿病的5%~10%，为自身免疫性胰岛B细胞损伤引起胰岛素分泌绝对缺乏所致。患者年轻瘦弱，多数存在严重高血糖伴糖尿病酮症酸中毒。85%~90%的个体中能够检测到胰岛自身抗体[9]。1型糖尿病患者由于B细胞丧失和胰岛素产生缺乏最终需要胰岛素治疗。

不同种族研究发现1型糖尿病存在家族内集聚，遗传因素参与其发病。参与免疫的基因和胰岛B细胞特异性的基因与1型糖尿病发病相关。过去30年进行的广泛的家族和人群遗传学研究解释了将近80%的1型糖尿病的遗传易感性，确定了遗传作为1型糖尿病风险因素的重要作用[10]。迄今为止，已经发现50多个与1型糖尿病相关的易感区域。显然，与1型糖尿病相关最强的是人类白细胞抗原（HLA）的Ⅱ类基因（主要为 HLA-DRB1、HLA-DQA1 和 HLA-DQB1 基因座），其占遗传风险的40%~50%。胰岛素基因位于人类染色体11p15.5，1型糖尿病10%遗传易感性归因于该区域[11]。此外，CTLA-4、PTPN22 及 IL2RA（CD25）基因也与1型糖尿病易感相关[12-13]。

1.2 1型糖尿病主要易感基因分类

（1）IDDM1 即人类白细胞抗原基因（HLA）：位于染色体6p21，编码免疫应答时发挥中枢作用的人类白细胞抗原分子，分为Ⅰ、Ⅱ和Ⅲ三大类，其中Ⅱ类（DP、DQ、DR）基因与1型糖尿病的易感性、抵抗性都密切相关。而与易感性相比，抵抗性处于显性优势。因此，携带抵抗性HLA（DRB1*1501、DRB1*1502 等）的病例发生1型糖尿病的危险度极低。此外，在临床实际中根据1型糖尿病胰岛素分泌枯竭的时间经过不同，又分为暴发型、急性发病型和缓慢进展型三种类型。表3-16-3 显示 HLA 单倍体与三种发病类型间关系的比较结果[14]。急性发病型与缓慢进展型患者具有相同的易感性和抵抗性倾向的 HLA 单倍体，而暴发型患者则不尽然。

（2）IDDM2 即胰岛素基因（INS）：胰岛B细胞特异性表达胰岛素，因此 INS 基因又称 IDDM2，是胰岛B细胞特异性自身免疫疾病的又一有力候选基因。该基因上游存在的可变数目串联重复序列多态标记，主要影响胸腺胰岛素基因的表达量，因此与胰岛B细胞的自身免疫有关。

随着分子遗传学研究的进步，应用基因组单核苷酸多态性（SNP）多态标记，确定与疾病相关染色体区域的全基因组关联分析（GWAS）发现了 ERBR1、CLEC16A、IL7R 等40多个基因位点与1型糖尿病易感性相关[15]。然而，GWAS研究对于频率很低的SNP多态解析仍然十分困难，尚无法找出尽管频率很低但作用很大的易感基因。

表3-16-3 HLA单倍体与1型糖尿病三种亚型间的关系

HLA 单倍体	发病类型		
	急性发病型 （自身免疫性）	缓慢进展型 （自身免疫性）	暴发型 （特发性）
DRB1*04:05-DQB1*04:01	易感性（3.2）	易感性（2.5）	易感性
DRB1*08:02-DQB1*03:02	易感性（4.3）	易感性（3.0）	中立
DRB1*09:01-DQB1*03:03	易感性（2.6）	易感性（1.9）	易感性（1.8）
DRB1*15:01-DQB1*06:02	保护性（0.1）	保护性（0.4）	中立
DRB1*15:02-DQB1*06:01	保护性（0.3）	保护性（0.1）	中立

注：1型糖尿病发病类型有3种；在急性发病型与缓慢进展型间不同单倍体亚型显示同样的趋势，但在暴发型则不同。括号中的数值表示与对照组相比的比值比（OR）。

1.3 1型糖尿病基因诊断与精准医疗

最近,研究人员已经开始尝试应用先于症状的 *HLA* 位点基因分型去确定个体1型糖尿病风险并评估环境预测因子[16]。但到目前为止,尚未获得有用的临床模型,基因检测可能不是1型糖尿病有用的临床工具,这个结论也不会随着1型糖尿病的全部遗传学的阐明而改变[17]。因此,在确诊1型糖尿病的病例中,遗传风险咨询适用于具有家族史的经验风险。

1型糖尿病的基因诊断很困难,特别是在易感基因全貌尚未阐明时。当然,是否为1型糖尿病,作为旁证可以查 *HLA* 等。与患者共有相同易感基因的同胞,其患病风险比较高,应该慎重观察、随访其是否发病。1型糖尿病是由于胰岛 B 细胞丧失和胰岛素产生缺乏所致,最终需要胰岛素治疗。

2 2型糖尿病

2.1 2型糖尿病遗传概况

2型糖尿病(T2DM)占糖尿病总数的90%~95%。流行病学数据显示,我国成人糖尿病患者人数在1994—2010年的16年间增长了4.6倍,人数高达1.139亿,其中大部分是2型糖尿病。它是一组以胰岛素抵抗(有效使用胰岛素的能力受限)伴随相对胰岛素缺乏为特征的异质性疾病。2型糖尿病在同卵双胞胎间的一致率超过70%,显著高于异卵双胞胎间的一致率(30%~50%),强烈提示遗传因素参与2型糖尿病的发病。2型糖尿病发病具有复杂和多基因效应,但不是所有人患2型糖尿病的患病风险度均相同,存在易感体质和非易感体质。此外,2型糖尿病发病有食物摄取量、营养素、运动量、肥胖、年龄增长等环境因素的参与。因此,2型糖尿病既是多基因遗传病,又是遗传和环境因素相互作用的多因素复杂病。

2.2 2型糖尿病易感基因

随着分子遗传学研究技术的进步,不同种族陆续报道了数十个2型糖尿病易感基因和易感位点。

1996—2000年应用患病同胞配对法(sib-pair method),以2型糖尿病墨西哥裔美国人为对象进行的研究,确定了2号染色体长臂(2q)存在与2型糖尿病连锁的致病基因 *Calpain10*[18]。过去 *Calpain10* 并没有被认为是与糖尿病相关的基因,人们由此认识到患病同胞配对法的重要性。中国研究表明 6q21-q23、1q21-q24 与2型糖尿病和 IGT 发病显著相关[19]。总之,应用患病同胞配对方法进行的多个种族2型糖尿病全基因解析的各种结果相继被报道,结果再次证明2型糖尿病是多基因疾病,支持常见病有共同变异的假说。

从2007年开始应用 GWAS 技术研究2型糖尿病易感基因至今,各种族陆续确定了包括 *TCF7L2*、*FTO*、*CDKAL1* 和 *KCNQ1* 在内的80多个易感基因[20](表3-16-4)。

表3-16-4 迄今为止确定的2型糖尿病易感基因位点

种族	发现基因	年份
汉族人	*PTPRD*、*SRR*、*SPRY2*	2010 年
	RASGRP1、*FCN3-PAX4*	2013 年
日本人	*KCNQ1*	2008 年
	UBE2E2、*C2CD4A/B*	2010 年
	ANK1	2012 年
	MIR129-LEP、*SLC16A13*、*GPSM1*	2013 年
东亚人	*MAEA*、*GLIS3*、*HNF4A*、*GCC1-PAX4*、*PSMD6*、*ZFAND3*、*PEPD*、*KCNK16*	2011 年
高加索人	*PPARG*	2002 年
	KCNJ11	2004 年
	TCF7L2	2006 年
	FTO、*SLC30A8*、*HHEX*、*CDKN2A/B*、*IGF2BP2*、*CDKAL1*、*TCF2*、*WS1*	2007 年
	JAZF1、*CDC123-CAMK1D*、*TSPAN8-LGR5*、*THADA*、*ADAMTS9*、*NOTCH2*	2008 年
	GCKR、*GCK*、*IRS1*、*MTNR1B*	2009 年
	BCL11A、*ZBED3*、*KLF14*、*TP531NP1*、*CHCHD9*、*KCNQ1*、*CENTD2*、*HMGA2*、*HNF1A*、*ZFAND6*、*PRC1*、*DUSP9*、*ADCY5*、*DGKB-TMEM195*、*P ROX1*	2010 年
	FITM2-R3HDML	2011 年
	LAMA-1、*KLHDC5*、*TLE1*、*ANKRD55*、*CILP2*、*MC4R*、*BCAR1*、*ZMIZ1*、*GIPR*、*CCND2*	2012 年
	PAM	2014 年
南亚人	*GRB14*、*ST6GAL1*、*VPS26A*、*HMG20A*、*AP3S2*、*HNF4A*	2011 年
	SGCG	2013 年
非洲裔美国人	*RND3*	2012 年

续表

种族	发现基因	年份
因纽特人	*TBC1D4*	2014 年
跨种族人群	*FAF1*、*LPP*、*TMEM15*、*ARL15*、*SSR1-RREB1*、*POU5F1-TCF19*、*MPHOSPH9*	2014 年

TCF7L2 基因是最初在冰岛家系研究中发现的,通过 GWAS 几乎所有种族人群再现了同样的研究结果,是公认的 2 型糖尿病易感基因。该基因内含子 3 的 SNP (rs7903146 和 rs12255372) 风险等位基因通过降低胰岛素分泌提高糖尿病风险[21]。*FTO* 基因是 GWAS 研究发现的、与肥胖型糖尿病发病有关的基因,功能尚在解析,参与肥胖和糖尿病的发病[22]。最初 GWAS 是以所有白色人种为研究对象展开和报道的。因为东亚人群的 2 型糖尿病临床表型与白色人种显著不同,是不伴有显著肥胖的胰岛素分泌降低,因此,两者的遗传背景不同。然而,东亚人群 GWAS 研究得到的第一个 2 型糖尿病易感基因却是 *KCNQ1*,而且发现 *KCNQ1* 基因内含子 15 上的 SNP,通过损伤胰岛素分泌提高 2 型糖尿病的发病风险[23]。此外,*CDKAL1* 基因内含子上的 SNP 也跨越种族,与 2 型糖尿病发病显著相关。

表 3-16-5 显示 GWAS 最初发现的几种重要 2 型糖尿病易感基因的特征。GWAS 的结果,不仅在同一种族内可以再现,在不同种族中也与疾病密切相关,因此,GWAS 发现的遗传易感因素信赖度很高。但是,同一个 SNP,在

不同种族其等位基因的频率可能显著不同,如 *TCF7L2* 和 *KCNQ1* 都是如此。

2.3 2 型糖尿病的基因诊断与精准医疗

应用分子遗传检测区分、定义 2 型糖尿病的亚型不太可能,以至于产生离散的病因亚型,因为遗传倾向为多基因性而不是单基因性的,并且临床表型反映了环境和遗传的双重影响[24]。可以根据生理特征(例如胰岛素抵抗和 B 细胞衰竭)定义病因学亚组。应用这些特征的主要问题是特征会随着时间改变。确定 2 型糖尿病亚组的困难性对优化治疗能力有巨大影响。

2 型糖尿病是 GWAS 应用最成功的疾病之一。国内外都在尝试应用基因组情报去进行发病预测或个体化医疗与预防。然而,应用现在的基因组情报,只能解释 2 型糖尿病遗传病因的 1/10,剩下的 9/10 仍处于"遗传性缺失 (missing heritability)"状态。今后结合环境因素,通过对基因组信息、甲基化信息及以肠道菌群为主的宏基因组信息进行分析,可能提供进一步发现 2 型糖尿病致病原因的新途径。

3 特殊类型糖尿病

3.1 特殊类型糖尿病的遗传概况

特殊类型糖尿病占糖尿病总数不超过 5%,分型误诊非常常见,因此,明确病因学非常重要,凭此可以选择治疗,控制血糖、预防并发症和改善预后。同时,对于其家族

表 3-16-5 全基因组关联分析最先发现几种重要 2 型糖尿病易感基因

基因	染色体	功能	备注
TCFTL2	10	转录因子,胰岛素分泌	再现性最好的高度易感基因
FTO	16	核酸去甲基化酶	伴肥胖的糖尿病参与表观遗传调控
CDKN2A/B	9	与细胞周期相关	与胰岛 B 细胞的增殖、稳态有关
IGF2BP2	3	IGF II 信使 RNA 结合蛋白	与胰岛素作用相关
SCC30A8	8	胰岛特异的锌转运载体	325 位氨基酸发生变异 Arg325Trp 多态
GCKR	2	葡萄糖激酶调控蛋白	调控 GCK 活性
HHEX	10	转录因子,胰腺和肠上皮发育	可能参与胰腺初期发育
CDKAL1	6	修饰转运 RNA	胰腺 B 细胞功能(蛋白特别是胰岛素合成)

注:以上基因可能成为阐明糖尿病病理发生的新关键;这些都是首先在白色人种中发现,并在包括中国汉族在内的多种人群中得到验证。

来说,可以判断其是否适合做基因检测和探讨改变治疗方法。基因突变引起的特殊类型糖尿病包括胰岛 B 细胞功能遗传缺陷型为主的特殊类型糖尿病和遗传综合征(如 Wolfram 综合征)[7]伴糖尿病等[7]。本文主要介绍胰岛 B 细胞功能遗传缺陷型特殊类型糖尿病,它包括新生儿糖尿病(NDM)、青少年成人起病型糖尿病(MODY)和母系遗传糖尿病伴耳聋三大类。

3.2　特殊类型糖尿病基因诊断与精准医疗

3.2.1　新生儿糖尿病

3.2.1.1　新生儿糖尿病遗传概况

新生儿糖尿病的诊断最常用于 6 个月龄前发病的糖尿病;在某些情况下,糖尿病发病时间已经延长至 12 个月龄。每 100 000~300 000 个新生儿中有 1 个发生新生儿糖尿病。新生儿糖尿病多因高血糖和酮症酸中毒被发现,常需要胰岛素治疗。虽然该术语包括任何病因的糖尿病,但是公认 6 个月龄之前发生的新生儿糖尿病通常是先天性单基因突变型。

新生儿糖尿病分为三种亚型:短暂性新生儿糖尿病(TNDM)、永久性新生儿糖尿病(PNDM)和 NDM 综合征。PNDM 是持续一生的糖尿病;TNDM 通常是在生命的前几个星期发生并且在几个月内消退,约 50% 的病例在青春期或成年期复发,呈现 2 型糖尿病表型。发病时临床症状与 PNDM 难以区别。基因检测结果对于 TNDM 的预后预测、治疗方法选择和遗传咨询提供重要参考信息。

3.2.1.2　新生儿糖尿病基因诊断与精准医疗

迄今为止已经报道 23 种不同遗传病因引起的 NDM,这些基因突变导致胰腺发育异常、胰岛 B 细胞功能异常或胰岛 B 细胞破坏[25-26](表 3-16-6)。PNDM 约 50% 因分别编码 KATP 钾离子通道的亚单位 Kir6.2 和 SUR1 的基因 KCNJ11 和 ABCC8 突变导致,而 15%~20% 为胰岛素基因(INS)突变引起,其他原因则为罕见突变所导致。而 TNDM 常由染色体 6q24 印记区域缺陷引起父系起源基因过度表达所导致。6q24 的异常主要源自 ZAC(PLAGL1)基因和 HYMAI 基因的过度表达[27]。KCNJ11 和 ABCC8 基因突变患者大部分为散发病例,而且 PNDM 常见致病原因为 KCNJ11 突变,而 TNDM 的常见病因为 ABCC8 突变。KCNJ11 突变经常、ABCC8 突变偶尔会引起合并神经症状的 DEND 综合征(发育迟缓、癫痫和新生儿糖尿病)的发生。此外,与 KCNJ11 和 ABCC8 基因激活突变相比,两者的失活突变常导致高胰岛素血症(HI)。INS 突变有时表现 PNDM 表型,有时为 MODY。INS 突变引起 A 链和 B 链间以及 A 链内二硫键形成障碍,导致了从胰岛素原的错误折叠、到内质网应激直至胰岛 B 细胞凋亡的病理生理过程。

表 3-16-6　新生儿糖尿病的致病基因

基因	OMIM 编号	位置	遗传方式	PNDM/TNDM
ZAC	603044	6q24	各种(印记)	TNDM
ZFP57	612192	6q22.1	AR	TNDM
HNF1B	189907	17cen-q21.3	AD	TNDM
ABCC8	600509	11p15.1	散发、AD、AR	TNDM/PNDM
KCNJ11	600937	11p15.1	散发、AD	PNDM/TNDM
INS	176730	11p15.1	AR	PNDM/TNDM
PDX1	600733	13q12.1	AR	PNDM
PTF1A	607194	10p12.3	AR	PNDM
RFX6	612659	6q22.1	AR	PNDM
GATA6	601656	18q11.1-q11.2	AD	PNDM

续表

基因	OMIM 编号	位置	遗传方式	PNDM/TNDM
GLIS3	610192	9q24.3-p23	AR	PNDM
NEUROG3	604882	10q21.3	AR	PNDM
NEUROD1	601724	2q32	AR	PNDM
PAX6	607108	11p13	AR	PNDM
GCK	138079	7p15-p13	AR	PNDM
SLC2A2（GLUT2）	138160	3q26.1-q26.3	AR	PNDM
SLC19A2	603941	1q23.3	AR	PNDM
INS	176730	11p15.1	散发、AD	PNDM
EIF2AK3	604032	2p12	AR	PNDM
IER3IP1	609382	18q12	AR	PNDM
FOXP3	300292	Xp11.23-p13.3	X 连锁隐性	PNDM
WFS1	606201	4p16.1	AR	PNDM

注:AR 为常染色体隐性遗传,AD 为常染色体显性遗传,PNDM 为永久性新生儿糖尿病,TNDM 为短暂性新生儿糖尿病。

约 50% 的新生儿糖尿病患者存在编码钾通道的基因(*KCNJ11*、*ABCC8*)突变。这些患者应用高剂量磺脲类药物能够控制血糖。磺脲类药物治疗之后还表现为神经功能的改善[28-29]。6q24 甲基化异常引起的暂时性新生儿糖尿病复发时能够应用低剂量磺脲类药物治疗。而其他新生儿糖尿病亚型患者则需要胰岛素治疗。

3.2.2 青少年成人起病型糖尿病

3.2.2.1 青少年成人起病型糖尿病遗传概况

MODY 约占糖尿病人数的 5%,因在胰岛 B 细胞的发育和成熟中起重要作用的各种转录因子的杂合突变和导致 B 细胞功能遗传缺陷的葡萄糖激酶(GCK)或羧基酯脂肪酶(CEL)杂合突变所导致[30-31](图 3-16-1、表 3-16-7)。MODY 的临床特点是常染色体显性遗传、发病早(通常在 25 岁以前诊断)、与自身免疫或胰岛素抵抗无关、内源性胰岛素分泌功能没有完全丧失。除 ADA 命名的 7 种 *MODY* 基因外,近年又新发现 6 种致病基因,包括编码 ATP 敏感性钾离子通道(K_{ATP} 通道)的 2 种基因、胰岛素基因及 3 种转录因子基因。研究表明大多数 MODY 个体被误诊为 1 型糖尿病或 2 型糖尿病;误诊导致误治,从而延误病情、加重糖尿病进展。因此,当需要决策患者的治疗方法、预测其预后以及对患病风险较高的家族成员进行分析和遗传咨询时,

正确诊断 MODY 及将 MODY 从 1 型糖尿病和 2 型糖尿病中鉴别出来,并进行个体化或精准医疗(precision medicine)非常重要。然而,由于 MODY 的遗传、临床及种族异质性,已发现的 7 种 MODY 亚型中 HNF1A/MODY3 和 GCK/MODY2 最常见,可解释英国高加索 MODY 病例病因的 80%,但它们在亚洲 MODY 人群中所占不足 20%,在中国不足 5%[31]。也就是说,不同种族 MODY,致病基因不同,尤其中国人群中超过 90% 的 MODY 致病基因为未知即 *MODY-X* 基因。因此,中国乃至亚洲聚焦于 MODY 人群的 MODY-X 病因学研究势在必行,而下一代测序技术为 MODY-X 的研究和发现提供了可能。

3.2.2.2 青少年成人起病型糖尿病的基因诊断与精准医疗

与 1 型糖尿病补充胰岛素、2 型糖尿病口服二甲双胍的一线治疗方法相比,MODY 治疗有所不同。例如,*HNF1A*/MODY3(有时 *HNF4A*/MODY1 亦然)可以用低剂量的较便宜的磺脲类口服药治疗;而 *GCK*/MODY2 因只引起轻微的空腹血糖升高,通常不需药物治疗(妊娠期和严重病例除外);*KCNJ11* 突变可能是中国 MODY 的主要致病基因之一,该基因的激活、失活突变殊途同归导致不同糖尿病表型特征,治疗亦因病因而异[32]。其他

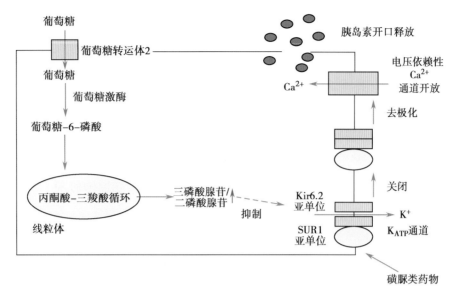

图 3-16-1　葡萄糖兴奋胰岛 B 细胞分泌胰岛素机制图解

表 3 16 7　青少年成人起病型糖尿病（MODY）的遗传分型和临床表型[31]

MODY 亚型	基因名称	OMIM 编号	基因位置	基因功能	主要缺陷部位
MODY1	肝细胞核因子 4A（HNF4A）	125850	20q	细胞核转录因子	胰腺
MODY2	葡萄糖激酶（GCK）	125851	7p5-p13	己糖激酶Ⅳ	胰腺 / 肝脏
MODY3	肝细胞核因子 1A（HNF1A）	600496	12q24.2	转录因子（同源结构域）	胰腺 / 肾脏
MODY4	胰岛素启动子因子 -1（IPF-1）	606392	13q12.1	转录因子（同源结构域）	胰腺
MODY5	肝细胞核因子 1B（HNF1B）	137920	17q12	转录因子（同源结构域）	胰腺 / 肾脏
MODY6	神经分化因子 -1（NeuroD1）	606394	2q	转录因子（bHLH）	胰腺
MODY7	特异蛋白类 Krüppel 转录因子 -11（KLF-11）	610508	2p25	转录生长因子（B 细胞诱导早期生长反应 2）	胰腺
MODY8	羧基酯脂肪酶（CEL）	609812	9q34.3	控制胰腺内分泌和外分泌功能	胰腺
MODY9	配对同源结构域转录因子 -4（PAX-4）	612225	7q32	转录因子（配对结构域基因 4）	胰腺
MODY10	胰岛素（INS）	176730	11p15.5	控制胰腺的内分泌细胞，合成胰岛素，与 2 型糖尿病和胰腺的吸收障碍有关	胰腺
MODY11	酪氨酸蛋白激酶（BLK）	191305	8p23-p22	酪氨酸激酶（B 细胞）	胰腺
MODY12	ATP 结合盒转运子亚家族 8 号成员（ABCC8）	125853	11p15.1	调控因子（调控 ATP 依赖的钾离子通道和胰岛素的分泌）	胰腺
MODY13	钾离子内向整流通道蛋白亚家族 11 号成员（KCNJ11）	606176	11p15.1	通道蛋白（细胞营养代谢和膜电活动联系起来）	胰腺

MODY 可因不同致病基因、机制、发病特点选择不同方法治疗。因此可以说，MODY 开启了"病因选择治疗"的糖尿病精准医疗时代[33]。

近年来糖尿病的个体化医疗或精准医疗已成为一个热点。糖尿病治疗方法在数量和组合方式的迅速增加，以及糖尿病患病率前所未有的增长，使强调以患者为中心的个体化治疗的糖尿病治疗指南成为必需。MODY 的治疗取决于特定的致病基因即"病因选择治疗"。MODY 型糖尿病虽占 2 型糖尿病较小但却是相当的比例，临床医生应该注意 25 岁以前发病的非肥胖患者（肥胖不能排除 MODY）是否为 MODY，特别是有糖尿病家族史的患者。没有临床怀疑，医生可能过度使用昂贵的药物或不适当的方式治疗这些患者。因此，MODY 的鉴别和治疗具有潜在、巨大的经济学和社会学价值，需要精准治疗以使药物副作用降至最低。

3.2.3　母系遗传糖尿病伴耳聋

3.2.3.1　母系遗传糖尿病伴耳聋遗传概况

母系遗传糖尿病伴耳聋占糖尿病的 0.5%~3%，因环状 mtDNA 存在于线粒体内，所以呈母系遗传方式。在诊疗感音性耳聋伴糖尿病的患者时，必须怀疑母系遗传糖尿病伴耳聋。mtDNA 异常引起的母系遗传糖尿病伴耳聋，90% 以上由位于亮氨酸转运 RNA（tRNA）的编码区的 m.3243A>G 点突变引起，其他罕见突变还有 3256C>T、3264T>G、大片段缺失、重复等。突变 mtDNA 与正常 mtDNA 通常混合存在（即杂胞质性），其比例因组织而异。所以，如果从血液中抽提的 mtDNA 不能查出异常时，常需要进行肌肉活检。母系遗传糖尿病伴耳聋的表型从糖尿病和 / 或耳聋到糖尿病 + 耳聋到线粒体脑肌病伴高乳酸血症和卒中样发作（MELAS），多种多样。有突变 m.3243A>G 时糖尿病的外显率高达 85%。

3.2.3.2　母系遗传糖尿病伴耳聋的基因诊断与精准医疗

虽然母系遗传糖尿病伴耳聋患者仅占少数，但极易被内科医生误诊和漏诊。因此，明确的遗传诊断是重要的，因为对临床研究、治疗、管理和遗传咨询影响力很大。焦磷酸测序、HRM、Sanger 测序和限制性片段长度多态性聚合酶链反应（PCR-RFLP）都可以用来检测 m.3243A>G 突变杂胞质性线粒体基因突变疾病。

母系遗传糖尿病伴耳聋诊断年龄在 30 岁左右，患者体型偏瘦（体重指数低），70% 有母系遗传糖尿病史，胰岛素分泌进行性下降，血中丙酮酸及乳酸与丙酮酸比值升高。糖尿病治疗常以饮食疗法、口服降糖药开始，诊断后平均 2 年开始使用胰岛素。理论上来说，二甲双胍有导致乳酸性酸中毒风险，所以使用时应该避免，但也有报道说没有问题[34]。m.3243A>G 突变糖尿病可累及多个系统，在母系遗

传糖尿病伴耳聋诊疗过程中可能发生耳聋及中枢神经、心肌、眼睛和肾脏方面的并发症；并且在同一家系中，突变携带患者临床症状也轻重不一。因此，早期发现该突变（即使在突变频率较低时），对这些患者提供合适的临床护理非常重要。

4　妊娠糖尿病

4.1　妊娠糖尿病遗传概况

妊娠糖尿病是怀孕期间首次诊断的高血糖，由于该时期胎盘激素诱导胰岛素抵抗发生所致。发生妊娠糖尿病的女性在生命后期发展为 2 型糖尿病的风险显著增加。对于一些女性，妊娠糖尿病的诊断可能是先前存在的 2 型糖尿病的首次发现，其可能是无症状的。正如妊娠糖尿病所见，孕晚期高血糖与母体、胎儿和新生儿的不良结局相关，包括巨大儿和围生期窘迫，且以往存在高血糖的孕产妇产下先天性畸形胎儿的风险会增加。因此诊断和有效的治疗是必需的。妊娠糖尿病的治疗包括生活方式治疗（饮食和运动）、抗糖尿病药物治疗或胰岛素治疗，这取决于高血糖的程度。另外，鉴于发病风险增加，建议产后 6~12 周进行糖尿病筛查。

4.2　妊娠糖尿病的基因诊断与精准医疗

通常不认为妊娠糖尿病是特定疾病，而是妊娠期胰岛素敏感挑战状态引起的潜在糖耐量受损的一种表现，并且妊娠糖尿病与 2 型糖尿病变异的相关性能够证明这一点[35]。与 2 型糖尿病类似，这些常见变异目前不适用于临床上有用的基因检测。因此，妊娠糖尿病和 2 型糖尿病的家族史可以作为估计妊娠糖尿病风险的指南。

此外，携带 GCK 突变而又没有明显糖尿病的女性可能发展为妊娠糖尿病，并且常发生在妊娠早期[36]。家系研究表明，母亲 GCK 突变如果没有遗传给胎儿，则导致巨大儿出生；相反，胎儿遗传自父亲的 GCK 突变，则导致低体重儿的出生；母亲的 GCK 突变遗传给胎儿，导致胎儿体重在平均水平（第 53 百分位数）[37]。胎儿突变会导致葡萄糖敏感性降低和胰岛素分泌减少及随后的生长延迟，而母体突变则通过产生高血糖刺激胎儿胰岛素分泌增加来代偿这种病理改变。在病例报道中，对两个 GCK 突变的妊娠期妇女进行胰岛素积极治疗导致出生时遗传该突变的婴儿体重较低，而另一个没有遗传该突变的婴儿体重正常[38]。这些发现表明确定妊娠糖尿病妇女和其胎儿的 GCK 突变状态对确定如何积极应对母体高血糖可能是有用的。

第 3 节 | 糖尿病的相关遗传咨询

美国遗传咨询资质委员会（ABGC）以适应基因组医学迅速发展的需要，并且在 2006 年 5 月历史性地第一次正式对遗传咨询下定义：这是一个帮助人们理解和适应遗传因素对疾病发生的作用及其对医学、心理和家庭影响的完整过程。咨询内容主要包括：①通过对家族史和检测结果解释评估疾病发生或再发生风险率；②进行有关疾病遗传的实验室检测、治疗及预防的教育，并提供与疾病有关的各种可以求助的渠道及研究方向；③辅导促进知情选择和对所患疾病及其再发风险的逐步认知和接受，这一定义的提出对遗传咨询师本身职业提出新的要求[39]。

因此，所谓遗传咨询是对于因遗传问题而烦恼的人，传递容易理解的正确遗传信息和相关情报，援助其意志决定的医疗行为，遗传咨询应该包括如下几个阶段：

(1) 作出明确遗传学致病原因的正确诊断。

(2) 收集详细的家系图及家系图成员的临床症状信息。

(3) 推测遗传风险。

(4) 遗传风险较高时，应通过发病前诊断、携带者诊断、出生前诊断等，指示是否有回避遗传风险的办法。并且介绍希望进行这些检查时的检查机构和场所。

(5) 考虑咨询者的文化背景和理解能力，正确传达以上事项，援助其今后的意志决定及打算，根据需要进行持续的跟踪随访。

众所周知，糖尿病发病有遗传因素参与，是遗传咨询的对象。下文简述与糖尿病相关的遗传咨询的实践。糖尿病的遗传咨询一般侧重于提供基于家族史和 / 或母亲高血糖对妊娠影响的经验性风险信息。估计 1%~5% 的糖尿病本质上是单基因类型的，无论 NDM、MODY 或母系遗传糖尿病伴耳聋均应开展分子检测和开始以病因为基础的治疗。

1　糖尿病遗传风险的推测

MODY 等常染色体、显性遗传形式很明确的情况下，发病者子代遗传与糖尿病发病相关的基因突变的概率为 50%，而胰岛素受体突变的糖尿病中，呈常染色体隐性遗传的形式的家系，一般父母双亲是无症状的致病基因携带者，第一个孩子发病，则第二个孩子发病的可能性为 25%。

线粒体基因突变引起的糖尿病，母亲为线粒体基因突变，所有的孩子遗传该突变的可能性升高，将来是否发病或何时发病需要动态观察。因为母系遗传糖尿病伴耳聋的发病与其杂胞质度（正常线粒体与突变线粒体混合存在的状态）和环境因素相关。

几乎全部的 1 型和 2 型糖尿病都是多基因易感遗传病，经验风险（empiric risk）情报非常有用。经验风险是收集父亲和 / 或母亲有糖尿病的患者及家族的信息，通过统计分析得到后代几个人中可以有 1 人患糖尿病的结论。大多数的多因遗传病一般人群的患病率及经验风险有人种差异。所以，关于糖尿病，有必要明确中国人的一般发病率及经验风险。推测中国儿童 1 型糖尿病的患病率为 0.58%（未满 18 岁糖尿病），2 型糖尿病的患病率约为 10.8%，而与患者有血缘关系的风险数据还不充分。引用 Harper 的 *Practical Genetic Counseling* 教科书记载：*HLA* 单倍体不一致的 1 型糖尿病同胞发生 1 型糖尿病的风险为 1/100，而 *HLA* 单倍体 2 个以上一致者的同胞，其发病风险为 1/6；同卵双胞胎一胎患 1 型或 2 型糖尿病，另一胎患 1 型糖尿病概率为 1/3，患 2 型糖尿病概率为 1/2。

ADA 建议应当考虑通过空腹或随机血糖，口服葡萄糖耐量试验或糖化血红蛋白对超重个体（体重指数 ≥25kg/m²）和存在一个以上额外风险因子（其中包括是糖尿病患者的一级亲属）的个体进行 2 型糖尿病早期检测（45 岁前）。

2　糖尿病与基因诊断

近年来，随着糖尿病相关基因的不断阐明，临床上基因诊断已经不断成为现实，有必要注意以下要点，推进基因诊断。遗传性疾病的基因诊断有：①确诊遗传病患者的必行检查；②以明确基因突变患者的未发病血缘关系者为对象进行的检查。

首先，是以已发病人群为对象进行的检查。以糖尿病为例，用通常的一般检查，如葡萄糖耐量试验（糖尿病表型诊断）可以确诊糖尿病。基因诊断可以通过深入探查糖尿病的详细病因对其进行细致分类，如 1 型、2 型和特殊类型，特殊类型再进一步区分亚型，如 NDM、MODY 和母系遗传糖尿病伴耳聋或遗传综合征伴糖病类型，最终达到开发新的治疗（精准治疗）与预防的目的。在单基因突变引起糖尿病的较为明确前提下可以进行。其次，是以未发病的血缘者为对象进行的发病前诊断检查。这种情况下,被检查者虽尚未发病,但可获得与发病相关的生命过程中与遗传信息相关的将来的情报。这种基因情报往往有两种情形,即基因突变有无与发病与否呈现 1:1 对应:一种对应是有突变则发病,可以真正做到发病前诊断;另一种对应则是携带突变提高了发病可能性,但也有不发病的情况。因此,必须处理好各种基因情报,包括对象与发病的解释。

与多因素遗传病(多基因易感性遗传病)相关的基因几乎都被用于易感性诊断,单凭一个基因的信息不能 100% 预测将来是否发病。虽有基因突变,发病可能性提高,但也有不发病的情况;相反,因糖尿病发病原因很多,虽然没有某个特定基因的变异,但不能排除有其他原因导致糖尿病的发生。

3　简明易懂的说明

向患者解释遗传现象需简明易懂。关于多基因遗传,我们可以按如下进行说明:所谓多基因遗传(多基因易感)是多数基因与环境因素相互作用所致。用身高作为多基因遗传表型的代表举例说明:众所周知,身材高大的父母易生出高个子的后代,而矮小的父母易生出矮个子的后代;然而,虽然为数不多,但身材矮的父母有时也能生出高个子的后代。因此,可以得出结论:只有易感程度(即易患病的程度)超过一定数值(专业用语即阈值)才能发病。也就是说,与身高的遗传相似,易患病的父母,生出的孩子也容易患病。

在多基因遗传病方面,不同个体对疾病的易感程度不同,这种易感度是遗传的,但疾病本身并不遗传。得病与否不仅与遗传因素有关,也有环境因素参与,因此没有"绝对"一说。通过调查可知许多多基因遗传病,在各自遗传环境下的发病比例(即发病的可能性,即有病父母的孩子患同样病的概率)。易感人群患病概率高于普通人。因而,与患者有血缘关系者患病概率与患者有部分共同性,生病的概率比普通人要略高一些。

与糖尿病相关的遗传咨询,要关注患糖尿病风险,也要加深对糖尿病的了解;促进养成抵制糖尿病的生活习惯。对于糖尿病高风险人群,需定期接受检查、早期诊断;同时,对于糖尿病患者需要接受合理的治疗和护理。

4　糖尿病的母亲传给胎儿的风险

妊娠糖尿病的遗传咨询,当患糖尿病的女性怀孕或希望怀孕时,为求对糖尿病患者的胎儿是否有影响的信息前来咨询。患糖尿病的母亲所生的孩子与非患病母亲所生的孩子相比,其围生期死亡率及各种先天畸形发生率均高,这不是因为与糖尿病发病相关基因的作用,而是胎儿早期高血糖环境具有促畸作用,风险高到什么程度还没有明确的数据。先天畸形占新生儿的 3%~4%。糖尿病母亲生出的小孩并发先天畸形的概率一般与先天畸形发生的概率相同,但也有报道称畸形概率会比普通情况增加 3 倍。此外,糖尿病母亲生出的孩子易合并的先天畸形有先天性心脏病、无脑症、脊柱裂等神经管闭锁不全,以及并腿畸形,尾骨不发育,股骨近端缺损等尾部退化综合征。

糖尿病孕妇及希望生育的糖尿病女性有必要了解以上各种风险。这些胎儿风险可通过妊娠糖尿病的良好管理减少;因此,有必要慎重管理。还有报道说暂时性妊娠糖尿病也有可能不增加胎儿患病的风险。

通常认为妊娠糖尿病不是特定的疾病,而是妊娠期胰岛素敏感性下降引起潜在糖耐量受损所致,妊娠糖尿病与 2 型糖尿病变异的相关性可以证明[35]。因此,妊娠糖尿病和 2 型糖尿病的家族史可以作为估计妊娠糖尿病风险的预测,但这些常见变异不适用于临床上妊娠糖尿病的基因检测。

第4节
遗传咨询、基因诊断与精准医疗实例分析

糖尿病的基因诊断在遗传咨询中至关重要。基因检测、检测结果解读和遗传咨询三者缺一不可。基因检测需根据患者患有(或可能患有)的遗传病,临床遗传医师与临床遗传诊断医师通过沟通,收集完整的患者个人史和家族史、临床表型及其他有关辅助实验室检测结果,把完整的临床表型与相应的基因型结合起来,准确选择实验室诊断方案,包括与之相适应的遗传基因检测方法及其检测平台,以求基因诊断与疾病临床诊断的一致性。这是检出相应的基因变异、精准遗传基因诊断的关键。

有研究者提出了一种分层筛查方法,目标人群是所有糖尿病患者。由提供者转诊的患者或问卷所包含的以下特征中任一项阳性的患者被用于进一步研究:糖尿病诊断年龄 <1 岁,诊断为 1 型糖尿病且父母一方患有 1 型糖尿病;30 岁之前诊断为 2 型糖尿病且诊断时不肥胖;45 岁之前诊断为 2 型糖尿病并两个或两个以上一级或二级亲属

50 岁之前被诊断;或患有糖尿病加上提示综合征的胰腺外特征。使用实验室检测(C 肽和 IA-2 抗体等)及遗传顾问提出的个人史和家族史进一步评估,用于确定检测的合理性[40]。

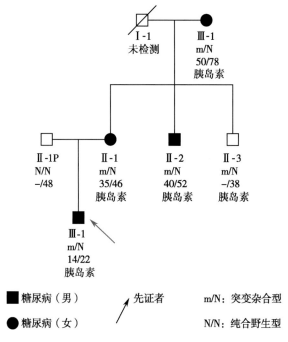

图 3-16-2　青少年成人起病型糖尿病家系图

本例为一青少年男性患者,以"1 型糖尿病并糖尿病足病"收治入院。经问诊、检查后诊断为"2 型糖尿病并糖尿病足病并周围神经病变并视网膜病变并肾病Ⅲ期",给予胰岛素、口服降糖药、抗感染、改善微循环药物联合治疗后,血糖紊乱较前好转但不稳定、且左足伤口未见好转。鉴于患者 <25 岁发病、胰岛 B 细胞功能降低、有早发糖尿病家族史(图 3-16-2),进一步血样送检进行基因检测,发现 KCNJ11 基因 R192H 突变(图 3-16-3),确诊为"MODY 合并糖尿病足病并周围神经病变并视网膜病变并肾病Ⅲ期"。给予磺脲类 + 双胍类药物(联合降糖)+ 左足清创术治疗后,血糖控制较前明显平稳,至今低血糖未发作,伤口愈合、感染得到控制。本案例涉及 1 型、2 型糖尿病与 MODY 的鉴别诊断及个体化药物靶向治疗,还涉及常见并发症的分期与多学科联合诊治。

本病例为青少年糖尿病患者,经历被误诊为 1 型糖尿病、2 型糖尿病的先、后治疗,最终被确诊为 KCNJ11 基因突变所致的青少年成人起病型糖尿病(MODY);并通过

药物靶向治疗,终于取得血糖平稳控制的真实案例。提醒临床医生牢记在青少年糖尿病患者的诊疗过程中,应重视其糖尿病家族史,及时提出基因检测,加强对青少年糖尿病患者群体的人文关怀和遗传咨询,为 MODY 这类患病率占糖尿病人口 1%~5%、中国患病人数已逾百万的特殊类型糖尿病患者,提供精准医疗服务,以免延误诊断和治疗。

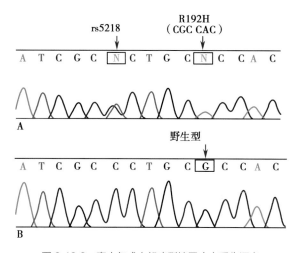

图 3-16-3　青少年成人起病型糖尿病家系先证者
KCNJ11-R192H 突变测序图
A.R192H 突变;B. 野生型 R192R。

结　语

精准医疗的关键驱动力是遗传病因显著影响治疗选择和临床病程。下一代测序已经提高了进行基因检测的能力,但是潜在单基因糖尿病患者在遗传检测前仍然需要进行临床筛选,所以仍然需要潜在的单基因糖尿病的临床标准。如今,迅速有效地检测单个基因面板中参与单基因糖尿病的所有基因,已经成为可能。需要关注的是,测序技术的容易获得,为没有单基因糖尿病经验的实验室(包括商业实验室)提供了诊断性检测,从而导致良性多态被频繁报道为致病突变。因此实现糖尿病患者的精准医疗,需要初级保健医师、内分泌学家、糖尿病教育者、遗传咨询师、遗传学家和患者进行合作,才能共创糖尿病精准医疗的现在与未来!

(刘丽梅　刘雁军)

参考文献

[1] CHO N H,SHAW J E,KARURANGA S,et al.IDF Diabetes Atlas：Global estimates of diabetes prevalence for 2017 and projections for 2045.Diabetes Res Clin Pract,2018,138：271-281.

[2] PAN X R,YANG W Y,LI G W,et al.Prevalence of diabetes and its risk factors in China,1994.Diabetes Care,1997,20(11):1664-1669.

[3] XU Y,WANG L,HE J,et al.Prevalence and control of diabetes in Chinese adults.JAMA,2013,310(9):948-959.

[4] BRAGG F,HOLMES M V,IONA A,et al.Association between diabetes and cause-specific mortality in rural and urban areas of China.JAMA,2017,317(3):280-289.

[5] SHIELDS B M,HICKS S,SHEPHERD M H,et al.Maturity-onset diabetes of the young(MODY):how many cases are we missing?Diabetologia,2010,53(12):2504-2508.

[6] American Diabetes Association.Diagnosis and classification of diabetes mellitus.Diabetes Care,2010,33(Suppl 1):62-69.

[7] American Diabetes Association.Classification and diagnosis of diabetes.Diabetes Care,2017,40(Suppl 1):11-24.

[8] LIAO S,MEI J,SONG W,et al.The impact of the International Association of Diabetes and Pregnancy Study Groups(IADPSG)fasting glucose diagnostic criterion on the prevalence and outcomes of gestational diabetes mellitus in Han Chinese women.Diabet Med,2014,31(3):341-351.

[9] American Diabetes Association.Diagnosis and classification of diabetes mellitus.Diabetes Care,2014,37(Suppl 1):81-90.

[10] WANG Z,XIE Z,LU Q,et al.Beyond genetics:what causes type 1 diabetes.Clin Rev Allergy Immunol,2017,52(2):273-286.

[11] BENNETT S T,LUCASSEN A M,GOUGH S C,et al.Susceptibility to human type 1 diabetes at IDDM2 is determined by tandem repeat variation at the insulin gene minisatellite locus.Nat Genet,1995,9(3):284-292.

[12] BOTTINI N,MUSUMECI L,ALONSO A,et al.A functional variant of lymphoid tyrosine phosphatase is associated with type I diabetes.Nat Genet,2004,36(4):337-338.

[13] WINKLER C,KRUMSIEK J,BUETTNER F,et al.Feature ranking of type 1 diabetes susceptibility genes improves prediction of type 1 diabetes.Diabetologia,2014,57(12):2521-2529.

[14] KAWABATA Y,IKEGAMI H,AWATA T,et al.Differential association of HLA with three subtypes of type 1 diabetes:fulminant,slowly progressive and acute-onset.Diabetologia,2009,52(12):2513-2521.

[15] YAMASHITA H,AWATA T,KAWASAKI E,et al.Analysis of the HLA and non-HLA susceptibility loci in Japanese type 1 diabetes.Diabetes Metab Res Rev,2011,27(8):844-848.

[16] HAGOPIAN W A,ERLICH H,LERNMARK A,et al.The Environmental Determinants of Diabetes in the Young(TEDDY):genetic criteria and international diabetes risk screening of 421 000 infants.Pediatr Diabetes,2011,12(8):733-743.

[17] CLAYTON D G.Prediction and interaction in complex disease genetics:experience in type 1 diabetes.PLoS Genet,2009,5(7):e1000540.

[18] HORIKAWA Y,ODA N,COX N J,et al.Genetic variation in the gene encoding calpain-10 is associated with type 2 diabetes mellitus.Nat Genet,2000,26(2):163-175.

[19] XIANG K,WANG Y,ZHENG T,et al.Genome-wide search for type 2 diabetes/impaired glucose homeostasis susceptibility genes in the Chinese:significant linkage to chromosome 6q21-q23 and chromosome 1q21-q24.Diabetes,2004,53(1):228-234.

[20] HARA K,FUJITA H,JOHNSON T A,et al.Genome-wide association study identifies three novel loci for type 2 diabetes.Hum Mol Genet,2014,23(1):239-246.

[21] LYSSENKO V,LUPI R,MARCHETTI P,et al.Mechanisms by which common variants in the TCF7L2 gene increase risk of type 2 diabetes.J Clin Invest,2007,117(8):2155-2163.

[22] SMEMO S,TENA J J,KIM K H,et al.Obesity-associated variants within FTO form long-range functional connections with IRX3.Nature,2014,507(7492):371-375.

[23] YASUDA K,MIYAKE K,HORIKAWA Y,et al.Variants in KCNQ1 are associated with susceptibility to type 2 diabetes mellitus.Nat Genet,2008,40(9):1092-1097.

[24] FUCHSBERGER C,FLANNICK J,TESLOVICH T M,et al.The genetic architecture of type 2 diabetes.Nature,2016,536(7614):41-47.

[25] DE F E,FLANAGAN S E,HOUGHTON J A,et al.The effect of early,comprehensive genomic testing on clinical care in neonatal diabetes:an international cohort study.Lancet,2015,386(9997):957-963.

[26] FLANAGAN S E,HAAPANIEMI E,RUSSELL M A,et al.Activatinggermline mutations in STAT3 cause early-onset multi-organ autoimmune disease.Nat Genet,2014,46(8):812-814.

[27] TEMPLE I K,GARDNER R J,MACKAY D J,et al.Transient neonatal diabetes:widening the understanding of the etiopathogenesis of diabetes.Diabetes,2000,49(8):1359-1366.

[28] EDGHILL EL,DIX RJ,FLANAGAN SE,et al.HLA genotyping supports a nonautoimmune etiology in patients diagnosed with diabetes under the age of 6 months.Diabetes,2006,55(6):1895-1898.

[29] GACH A,WYKA K,PIETRZAK I,et al.Neonatal diabetes in a child positive for islet cell antibodies at onset and Kir6.2 activating mutation.Diabetes Res Clin Pract,2009,86(2):e25-e27.

[30] SCHWANSTECHER C,SCHWANSTECHER M.Nucleotide sensitivity of pancreatic ATP-sensitive potassium channels and type 2 diabetes.Diabetes,2002,51(Suppl 3):358-362.

[31] 刘丽梅.青少年的成人起病型糖尿病的特点、基因诊断与转化医学.中华糖尿病杂志,2014,6(1):5-9.

[32] LIU L,NAGASHIMA K,YASUDA T,et al.Mutations in KCNJ11 are associated with the development of autosomal dominant,early-onset type 2 diabetes.Diabetologia,2013,56(12):2609-2618.

[33] 刘丽梅,贾伟平.病因选择治疗:青少年的成人起病型糖尿病开启糖尿病精准医疗时代.中华糖尿病杂志,2016,8(6):329-332.

［34］SCHAEFER A M，WALKER M，TURNBULL D M，et al.Endocrine disorders in mitochondrial disease.Mol Cell Endocrinol，2013，379（1-2）：2-11.

［35］Watanabe R M.Inherited destiny?Genetics and gestational diabetes mellitus.Genome Med，2011，3（3）：18.

［36］FAJANS S S，BELL G I，POLONSKY K S.Molecular mechanisms and clinical pathophysiology of maturity-onset diabetes of the young.N Engl J Med，2001，345（13）：971-980.

［37］HATTERSLEY A T，BEARDS F，BALLANTYNE E，et al.Mutations in the glucokinase gene of the fetus result in reduced birth weight.Nat Genet，1998，19（3）：268-270.

［38］SPYER G，HATTERSLEY A T，SYKES J E，et al.Influence of maternal and fetal glucokinase mutations in gestational diabetes. Am J Obstet Gynecol，2001，185（1）：240-241.

［39］National Society of Genetic Counselors'Definition Task Force，RESTA R，BIESECKER B B，et al.A new definition of genetic counseling：National Society of Genetic Counselors'Task Force report.J Genet Couns，2006，15（2）：77-83.

［40］Stein S A，Maloney K L，Pollin T I.Genetic counseling for diabetes mellitus.Curr Genet Med Rep，2014，2（2）：56-67.

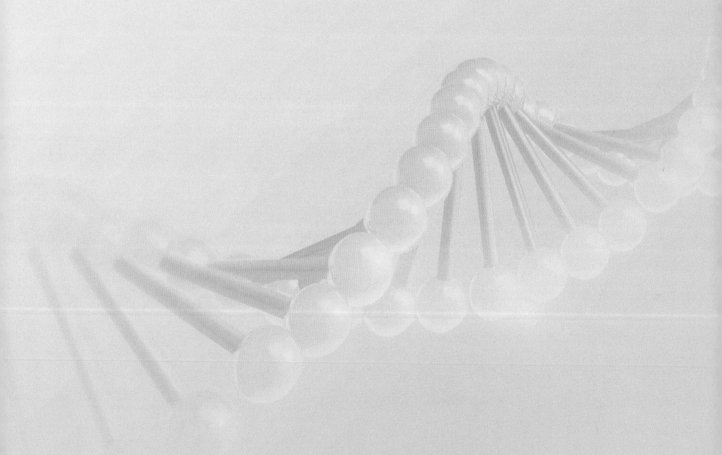

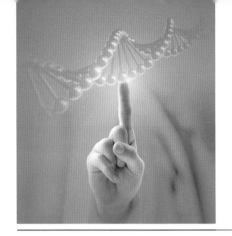

第 **17** 章

个性化用药的遗传咨询

缩写	英文全称	中文全称
5-HT$_3$	5-hydroxytryptamine 3	5-羟色胺 3
ADR	adverse drug reaction	药物不良反应
AhR	aryl hydrocarbon receptor	芳香烃受体
ANF	α -naphthoflavone	α - 萘黄酮
AR	androgen receptor	雄激素受体
AUC	area under the curve	曲线下面积
cADR	cutaneous adverse drug reaction	皮肤药物不良反应
CFDA	China Food and Drug Administration	国家食品药品监督管理总局
CYP450	cytochrome P450	细胞色素 P450
DILI	drug-induced liver injury	药物性肝损害
DRESS	drug rash with eosinophilia and systemic symptom	药物超敏反应综合征
EM	erythema multiforme	多形红斑
FDA	Food and Drug Administration	美国食品药品管理局
HIV	human immunodeficiency virus	人类免疫缺陷病毒
HLA	human leucocyte antigen	人类白细胞抗原
HMG-CoA	β -hydroxy- β -methylglutaryl-coenzyme A	β - 羟基 - β - 甲基戊二酸单酰辅酶 A
LDL-C	low density lipoprotein cholesterol	低密度脂蛋白胆固醇
MHC	major histocompatibility complex	主要组织相容性复合体
MPE	maculopapular exanthems	斑丘疹型药疹
NADP	nicotinamide adenine dinucleotide phosphate	烟酰胺腺嘌呤二核苷酸磷酸
PCP	phencyclidine	苯环利定

续表

缩写	英文全称	中文全称
PPI	proton pump inhibitor	质子泵抑制剂
SCAR	severe cutaneous adverse drug reactions	重症药疹
SJS	Stevens-Johnson syndrome	史 - 约综合征
TA	ethacrynic acid	天尼酸
TC	total cholesterol	总胆固醇
TCA	tricyclic antidepressant	三环类抗抑郁药
TCR	T cell receptor	T 细胞受体
TEN	toxic epidermal necrolysis	中毒性表皮坏死松解症
VLDL-C	very low density lipoprotein cholesterol	极低密度脂蛋白胆固醇

引言

人体服用药物后都存在一个药物代谢动力学和药物效应动力学过程,而同一药物的药物代谢动力学和药物效应动力学参数常存在明显的个体差异,这就使得药物效应多态性成为临床上的常见现象。它主要表现为同种药物在同样剂量下,对不同患者疗效不同,有的患者能够获得预期疗效,有的患者则观察不到应有疗效,而有些对该药高度敏感的患者,甚至出现严重的药物不良反应(ADR)。药物通常是和特定的靶点结合而产生药物效应的,因此药物效应与药物 - 靶点部位相互作用、靶点部位药物浓度有密切关系,而靶点部位药物浓度又与血药浓度间存在着动态平衡。血药浓度不仅取决于药物剂量,而且还与药物代谢酶、药物转运体等密切相关。现有研究已经证明,药物代谢酶、药物转运体、药物靶点等生物学活性的个体差异主要与编码基因的表达差异有关,基因多态性可以从量上,甚至质上影响这些基因所编码蛋白的功能,进而产生药物效应的差异。

ADR 是指合格药品在正常用法、用量下出现的与用药目的无关或意外的有害反应。ADR 严重威胁临床用药安全,美国一项历时 30 年(1966—1996 年)的研究结果显示,6.7% 的住院患者发生了严重 ADR,住院患者中致死性 ADR 的发生率为 0.32%,在 1994 年有 10.6 万人死于严重 ADR,居美国主要死因的第 4 至第 6 位。而且,随着药品种类日益增多,ADR 的发生率和致死率也逐年增加。ADR 有多种分类方法,传统上 ADR 主要分为 A 型和 B 型两类,其中 A 型占 ADR 总数的 85%~90%,与药物的剂量和药理学效应关系密切,通常可以根据其药理学活性及药代动力学特征进行预测,例如,抗肿瘤药物抑制正常细胞增殖等;B 型约占 ADR 的 10%~15%,但通常与药物剂量、已知的药理学活性无明显相关性,临床上通常不可预测,因此,危害性更为突出,其病理学机制已知主要经免疫学机制介导,但也有部分为药物 / 代谢产物直接毒性介导。

随着药物遗传学(pharmacogenetics)、药物基因组学(pharmacogenomics)、药物蛋白组学(pharmacoproteomics)等相关学科的飞速发展,对药物效应产生个体差异机制的研究和认识也达到了前所未有的高度,发现了大量有临床应用价值的生物标志物,这为开展相关药物的个体化治疗创造了有利条件。

第 1 节
基于重要药物代谢酶细胞色素 P450 的个体化治疗和遗传咨询

1 细胞色素 P450 与药物不良反应的关系

细胞色素 P450(CYP450)是一类含有血红素作为辅因子的超家族蛋白,通常是电子传递链中的终端氧化酶。人类 CYP 基因可代谢数千种内源性和外源性化学物质,CYP 酶在人体中表达广泛,参与了激素合成与降解、胆固醇合成和维生素 D 代谢等许多重要生理学过程。同时,CYP 酶在肝脏中主要代谢毒性化合物,包括药物和内源性代谢产物如胆红素等。

CYP 是参与药物代谢的主要 I 相代谢酶,体内药物经代谢可出现以下几种结果:①生物学活性消失,即所谓的解毒过程;②转化生成其他形式的活性产物;③无活性前体药物经转化被激活,生成活性形式的产物;④转化成毒性代谢产物。许多药物可以作为诱导剂或抑制剂而影响 CYP 的酶活性,主要机制为诱导其表达增加或直接抑制酶的活性。CYP 酶活性的改变会影响多种药物的体内代谢和清除,也同时成为 ADR 的重要原因。例如,A 药物抑制了 CYP 酶代谢 B 药物的活性,就会导致 B 药物在体内蓄积,进而产生毒性反应。所以在临床上,当存在这类风险时,需要合理调整药物剂量,或者选择替代药物避免联合用药,或调整用药方案,对于治疗指数窄或后果严重的情况,尤其应该足够重视。

2 当前已知药物对细胞色素 P450 的抑制作用

2.1 CYP1A2 的抑制剂

CYP1A2 常见的底物有抗哮喘药茶碱,抗精神病药阿米替林、丙咪嗪和奥氮平,抗心律失常药美西律和普萘洛尔等。

α- 萘黄酮（ANF）是合成类黄酮和强 CYP1 抑制剂。萘黄酮是含有与黄酮 A 环结合的共轭苯基的合成黄酮类化合物。它们的大部分合成研究涉及贝克 - 维卡塔马里重排，随后由酸催化的环化。基于其特殊结构特征，这些合成黄酮对各种内源和外源物质的代谢及某些致癌物质的生物活化产生了显著的影响。已经建立了这些效应的几种机制，包括对 CYP1 和芳香酶的有效抑制，CYP3A4 的变构激活和 / 或芳香烃受体（AhR）的激活。作为 CYP1A2 催化反应的有效竞争性抑制剂，估计其药物分子对蛋白酶抑制作用的抑制常数 Ki 为 1~50nM。

呋拉茶碱［ 1,8- 二甲基 -3-（2′- 糠基）甲基黄嘌呤 ］是在治疗哮喘时作为长效替代茶碱引入的甲基黄嘌呤衍生物。由于抑制了咖啡因的氧化，一种或多种 P450 的烃诱导型同工酶催化的反应，呋喃咖啡因的使用与咖啡因的血浆水平升高有关。呋拉茶碱是人类肝脏微粒体中乙酰对氨苯乙醚的非竞争性抑制剂，对 O- 脱乙基酶活性的抑制非常显著。CYP1A2 催化反应的 IC50（half maximal inhibitory concentration），即被测量的拮抗剂的半抑制浓度值为 0.07mM。呋拉茶碱对 P450 其他同工酶催化的单加氧酶活性影响很小或没有明显影响，包括 CYP2D1、CYP2C、CYP2A。据了解，糠酰基是人类 CYP1A2 强选择性的抑制剂。呋喃罗林是咖啡因的 N3- 去甲基化、N1- 去甲基化和 N7- 去甲基化成分的有效抑制剂。咖啡因是人类 P450 的烃诱导型同工酶的选择性底物，并将其识别为 CYP1A2。因此，咖啡因 N3 脱甲基可作为检测人体内 CYP1A 活性的良好标记物。

2.2 CYP2B6 的抑制剂

CYP2B6 已被证明参与了几种药物的代谢，包括依法韦仑（efavirenz）、安非他酮（amfebutamone）、环磷酰胺（cyclophosphamide）、异环磷酰胺（ifosfamide）和舍曲林（sertraline）。药物代谢中的个体间差异是药物安全和治疗反应差异性的主要原因。最近的研究表明，舍曲林（sertraline hydrochloride tablets，SERT）的药物血浆水平监测可有效减少相关 ADR 的发生。

SERT 是选择性 5- 羟色胺再摄取抑制剂（SSRI）类常见的抗抑郁药。在 50~200mg／d 的剂量范围内，SERT 已经证明了治疗成人重性抑郁症和成人强迫症的疗效和安全性。N- 去甲基化是 SERT 代谢的主要途径。CYP2B6 主要在肝脏中表达，蛋白质水平具有很大的个体间差异性（约 100 倍）。Obach 等认为，SERT 的 N- 去甲基化由 CYP2B6 催化，CYP2C19、CYP2C9、CYP2D6、CYP3A 在其中起次要的作用。

已经显示 CYP2B6 以基于特定机制的方式被苯环利定（PCP）灭活[1]。基于机理的 P450 的灭活剂引起活性位点的共价修饰，其抑制酶的催化循环过程中的一个或多个步骤，从而使酶丧失活性。PCP 通过对 CYP2B6 共价修饰，使其与载脂蛋白相互作用形成反应中间体进而丧失酶活性，或者通过对 P450 酶的催化循环过程中的一个或多个步骤的修饰使其丧失酶活性。这些修饰包括底物结合步骤的抑制，电子从还原酶转移到铁酶速率的显著降低，以及烟酰胺腺嘌呤二核苷酸磷酸（NADP）利用与产物形成的脱耦合的增加。解释 PCP P450 2B6 失活的作用，其中载脂蛋白的共价修饰导致活性位点和 / 或底物进入通道的总体结构变化，从而影响活性位点周围的环境中血红素含量被改变，导致上述催化性质的急剧变化。

噻替派（N,N′,N″- 三亚乙基硫代磷酰胺，thiotepa）是一种烷化抗癌剂，通常与其他抗癌药物共同施用于高剂量化疗方案，用于治疗晚期或转移性乳腺癌、卵巢癌和睾丸肿瘤。由于外周血祖细胞的存在支持，骨髓毒性在这些大剂量方案中无明显的剂量依赖性。然而，该药物还存在其他严重的，甚至危及生命的毒性反应，如黏膜炎、静脉闭塞性疾病和心脏毒性[2]。噻替派可以通过细胞色素 P450 快速代谢为其主要代谢产物，通过氧化脱硫和转移性肝脏病变过程产生区域细胞毒性。通过 CYP2B6 和 CYP3A4，噻替派被代谢为主要代谢产物 tepa，其显示出可比较的烷基化活性[2-3]。据报道，在成人剂量范围内，噻替派的消除半衰期为 1.3~5.2h，清除率为 10~28L／（h·m³），表观分布容积为 27~65 L/m³ [4]。在开始硫胺平输注几分钟内，血浆中可以检测到 tepa，持续时间较长，半衰期为 3~21h [5-6]。

噻氯匹啶［ 5-（2- 氯苯基）甲基 -4,5,6,7- 四氢噻吩并（3,2-c）吡啶，ticlopidine ］是第一个强长效抑制血小板聚集的噻吩并吡啶抗血小板药[7]。它通过活性硫醇代谢物与 2- 甲硫基 -ADP 结合受体的不可逆结合，抑制腺苷 5′- 二磷酸（ADP）诱导的血小板聚集。尽管该药物对于预防心血管、脑血管和外周血管疾病中动脉粥样硬化血栓形成非常有效，但是使用噻氯匹啶也会导致相对较高的血液毒性发生率[8]，例如粒细胞缺乏症[9]、血栓性血小板减少性紫癜[10]和再生障碍性贫血[11]。因此，氯吡格雷（clopidogrel）作为第二代噻吩并吡啶抗血小板药，是噻氯匹定更安全、更耐受的替代药物。

2.3 CYP2C8 的抑制剂

孟鲁司特（montelukast）是一种白三烯 D4 受体拮抗剂，经常用于治疗慢性哮喘[12]。已有研究证明，该药物在治疗运动性哮喘、儿童和成人过敏性鼻炎相关症状方面特别有效[13]。孟鲁司特的系统清除率低[约为 0.65ml/(min·kg)]，母体药物被广泛充分代谢，以一种主要代谢物和几种次要代谢物的形式在胆汁中代谢[14-15]。然而，在临床药物相互作用的研究中，吉非贝齐(gemfibrozil)显著增加孟鲁司特血浆暴露(4~4.5 倍)，并且还抑制其主要代谢物的形成[16]。吉非贝齐在体内表现出 CYP2C8 的时间依赖性抑制(time dependentinhibition)，其主要循环代谢物为吉非贝齐 1-O-β- 葡糖苷酸(gem-glu)沉淀[17]。结合临床发现，体外研究证实了 gem-glu 对孟鲁司特 36- 羟化途径有抑制作用，这意味着 CYP2C8 在孟鲁司特清除中起主导作用[18-19]。根据这些观察，孟鲁司特被建议作为可选择的敏感的体内探针来评估 CYP2C8 活性[19-20]。肝摄取在孟鲁司特的药代动力学中起关键作用，在解释临床相互作用时应予以考虑[21]。

2.4　CYP2C9 的抑制剂

磺胺苯吡唑(sulfaphenazole)是人 CYP2C9 同工酶的选择性抑制剂，被认为是一种新型的引导细胞保护性化合物。CYP2C9 与小分子弱酸性底物、疏水性底物的代谢有经典关系，如双氯芬酸(diclofenac)、氟比洛芬(flurbiprofen)、华法林(warfarin)，以及许多其他实例[22]。它还与临床相关的药物相互作用和免疫毒性事件如天尼酸(TA)有关。TA 是一种尿酸利尿剂，由于它会引发罕见且危及生命的药物性肝炎，因此在美国市场上被禁止销售[23-24]。TA 通过 CYP2C9 代谢为反应性中间体，其在 TA 和 CYP2C9 之间形成共价化合物，抑制 CYP2C9 酶的活性[25-27]。

2.5　CYP2C19 的抑制剂

CYP2C19 酶能够氧化部分药物，如(S)- 对苯二酚、质子泵抑制剂奥美拉唑(omeprazole)、兰索拉唑(lansoprazole)和泮托拉唑(pantoprazole)，以及加倍他索。另外，CYP2C19 能够帮助药物代谢清除还参与其他药物的代谢，如苯妥英(phenytoin)、地西泮(diazepam)、氯米帕明(clomipramine)和西酞普兰(citalopram)[28-31]。在后一种情况下，对 CYP2C19 抑制剂进行有效性和选择性的可用性预估，可以帮助快速评估该同工酶对体外药物代谢清除作用的程度。已知的两种最有效和可选择性的强选择性 CYP2C19 抑制剂是(+)- N-3- 苄基 - 尼维醇和(-)- N-3- 苄基苯巴比妥。

2.6　CYP2D6 的抑制剂

氟伏沙明(fluvoxamine)马来酸盐属于 SSRI 类抗抑郁药，用于强迫症及相关疾病的治疗[32]。美国食品药品管理局(FDA)批准的使用硫利达嗪(thioridazine)的药物

说明书强调，CYP2D6 慢代谢型个体禁用硫利达嗪。该药物说明书强调，禁止使用抑制 CYP2D6(例如氟西汀、帕罗西汀)或抑制硫利达嗪代谢(如氟伏沙明、普萘洛尔和吲哚洛尔)的药物来治疗。

米拉贝隆(以前称为 YM-178)是一种治疗膀胱过度活动症的药物[33]，它是由 Astellas Pharma 开发的，并于 2012 年 7 月在美国获得批准。米拉贝隆激活膀胱逼尿肌中的 β₃ 肾上腺素受体，导致肌肉松弛，膀胱容量增加。近期研究发现，米拉贝隆是中度 CYP2D6 抑制剂[34]。

2.7　CYP3A4/5 的抑制剂

酮康唑(ketoconazole capsules)是咪唑类的口服可合成的广谱抗真菌药物，最初于 1981 年 6 月被 FDA 批准用于治疗全身性真菌感染。多年来，酮康唑被称为临床相关的认为是重要的 CYP3A4 / 5 抑制剂，早在 1982 年就出现了相互作用有关的病例报告[35]。酮康唑是一种有效的 CYP3A4 / 5 抑制剂，直到最近，FDA 和欧洲药物管理局推荐其在临床药物相互作用研究中作为强 CYP3A4 / 5 抑制剂。酮康唑偶尔会引起肝损伤或肾上腺功能不全。因此，FDA 和欧洲药品管理局建议在 2013 年临床药物相互作用研究中停用酮康唑。FDA 特别建议在临床药物相互作用研究中使用克拉霉素或伊曲康唑替代酮康唑作为强 CYP3A4 / 5 抑制剂，许多研究者也用利托那韦作为替代。

参考文献

[1] EKHART C，DOODEMAN V D，RODENHUIS S，et al.Polymorphisms of drug-metabolizing enzymes(GST，CYP2B6 and CYP3A)affect the pharmacokinetics of thiotepa and tepa.Br J Clin Pharmacol，2009，67(1)：50-60.

[2] MILLER B，TENENHOLZ T，EGORIN M J，et al.Cellular pharmacology of N，N′，N″-triethylene thiophosphoramide.Cancer Lett，1988，41(2)：157-168.

[3] JACOBSON P A，GREEN K，BIRNBAUM A，et al.Cytochrome P450 isozymes 3A4 and 2B6 are involved in the in vitro human metabolism of thiotepa to TEPA.Cancer Chemother Pharmacol，2002，49(6)：461-467.

[4] PRZEPIORKA D，MADDEN T，IPPOLITI C，et al.Dosing of thioTEPA for myeloablative therapy.Cancer Chemother Pharmacol，1995，37(1-2)：155-160.

[5] HUITEMA A D，SMITS K D，MATHÔT R A，et al.The clinical pharmacology of alkylating agents in high-dose chemotherapy.Anticancer Drugs，2000，11(7)：515-533.

[6] ZANGER U M，KLEIN K，SAUSSELE T，et al.Polymorphic CYP2B6：molecular mechanisms and emerging clinical signifi-

cance.Pharmacogenomics,2007,8(7):743-759.

[7] NOBLE S,GOA K L.Ticlopidine:A review of its pharmacology,clinical efficacy and tolerability in the prevention of cerebral ischaemia and stroke.Drugs Aging,1996,8(3):214-232.

[8] LOVE B B,BILLER J,GENT M.Adverse haematological effects of ticlopidine.Prevention,recognition and management.Drug Saf,1998,19(2):89-98.

[9] ONO K,KUROHARA K,YOSHIHARA M,et al.Agranulocytosis caused by ticlopidine and its mechanism.Am J Hematol,1991,37(4):239-242.

[10] STEINHUBL S R.Incidence and clinical course of thrombotic thrombocytopenic purpura due to ticlopidine following coronary stenting.JAMA,1999,281(9):806-810.

[11] MATAIX R,OJEDA E,PEREZ M C,et al.Ticlopidine and severe aplastic anaemia.Brit J Haematol,1992,80(1):125-126.

[12] REISS T F,CHERVINSKY P,DOCKHORN R J,et al.Montelukast,a once-daily leukotriene receptor antagonist,in the treatment of chronic asthma:a multicenter,randomized,double-blind trial.Montelukast Clinical Research Study Group. Arch Intern Med,1998,158(11):1213-1220.

[13] NAYAK A.A review of montelukast in the treatment of asthma and allergic rhinitis.Expert Opin Pharmacother,2004,5(3):679-686.

[14] BALANI S K,XU X,PRATHA V,et al.Metabolic profiles of montelukast sodium(Singulair),a potent leukotriene 1 receptor antagonist,in human plasma and bile.Drug Metab Dispos,1997,25(11):1282-1287.

[15] CHENG H,LEFF J A,AMIN R,et al.Pharmacokinetics,bioavailability,and safety of montelukast sodium(MK-0476)in healthy males and females.Pharm Res,1996,13(3):445-448.

[16] KARONEN T,FILPPULA A,LAITILA J,et al.Gemfibrozil markedly increases the plasma concentrations of montelukast:a previously unrecognized role for CYP2C8 in the metabolism of montelukast.Clin Pharmacol Ther,2010,88(2):223-230.

[17] OGILVIE B W,ZHANG D,LI W,et al.Glucuronidation converts gemfibrozil to a potent,metabolism-dependent inhibitor of CYP2C8:implications for drug-drug interactions.Drug Metab Dispos,2006,34(1):191-197.

[18] FILPPULA A M,LAITILA J,NEUVONEN P J,et al.Reevaluation of the microsomal metabolism of montelukast:major contribution by CYP2C8 at clinically relevant concentrations.Drug Metab Dispos,2011,39(5):904-911.

[19] VANDENBRINK B M,FOTI R S,Rock D A,et al.Evaluation of CYP2C8 inhibition in vitro:utility of montelukast as a selective CYP2C8 probe substrate.Drug Metab Dispos,2011,39(9):1546-1554.

[20] BACKMAN J T,FILPPULA A M,NIEMI M,et al.Role of cytochrome P450 2C8 in drug metabolism and interactions.Pharmacoll Rev,2016,68(1):168-241.

[21] VARMA M V,KIMOTO E,SCIALIS R,et al.Transporter-mediated hepatic uptake plays an important role in the pharmacokinet-ics and drug-drug interactions of montelukast.Clin Pharmacol Ther,2017,101(3):406-415.

[22] MO S L.New insights into the structural features and functional relevance of human cytochrome P450 2C9.Part Ⅱ.Curr Drug Metab,2009,10(10):1127-1250.

[23] SIMPSON F O,WAAL-MANNING H J.Total ban on tienilic acid.Lancet,1980,1(8175):978-979.

[24] BIOUR M.Fulminant hepatitis due to tienilic acid.Lancet,1991,338(8771):891.

[25] LÓPEZ-GARCIA M P,DANSETTE P M,MANSUY D.Thiophene derivatives as new mechanism-based inhibitors of cytochromes P-450:inactivation of yeast-expressed human liver cytochrome P-450 2C9 by tienilic acid.Biochemistry,1994,33(1):166-175.

[26] JEAN P,LOPEZ-GARCIA P,DANSETTE P,et al.Oxidation of tienilic acid by human yeast-expressed cytochromes P-450 2C8,2C9,2C18 and 2C19.Evidence that this drug is a mechanism-based inhibitor specific for cytochrome P-450 2C9.Eur J Biochem,1996,241(3):797-804.

[27] KOENIGS L L,PETER R M,HUNTER A P,et al.Electrospray ionization mass spectrometric analysis of intact cytochrome P450:identification of tienilic acid adducts to P450 2C9.Biochemistry,1999,38(8):2312-2319.

[28] BAJPAI M,ROSKOS L K,SHEN D D,et al.Roles of cytochrome P4502C9 and cytochrome P4502C19 in the stereoselective metabolism of phenytoin to its major metabolite.Drug Metab Dispos,1996,24(12):1401-1403.

[29] JUNG F,RICHARDSON T H,RAUCY J L,et al.Diazepam metabolism by cDNA-expressed human 2C P450s:identification of P4502C18 and P4502C19 as low K(M)diazepam N-demethylases.Drug Metab Dispos,1997,25(2):133-139.

[30] Wu Z L,Huang S L,OuYang D S,et al.Clomipramine N-demethylation metabolism in human liver microsomes.Acta Pharmacol Sin,1998,19(5):433-436.

[31] MA L,SUN J,PENG Y.Glucuronidation of edaravone by human liver and kidney microsomes:biphasic kinetics and identification of UGT1A9 as the major UDP-glucuronosyltransferase isoform. Drug Metab Dispos,2012,40(4):734-741.

[32] GOODMAN W K,MCDOUGLE C J,PRICE L H.The role of serotonin and dopamine in the pathophysiology of obsessive compulsive disorder.Int Clin Psychopharmacol,1992,7(Suppl 1):35-38.

[33] GRAS J.Mirabegron for the treatment of overactive bladder.Drugs Today(Barc),2012,48(1):25-32.

[34] KRAUWINKEL W,DICKINSON J,SCHADDELEE M,et al.The effect of mirabegron,a potent and selective beta3-adrenoceptor agonist,on the pharmacokinetics of CYP2D6 substrates desipramine and metoprolol.Eur J Drug Metab Pharmacokinet,2014,39(1):43-52.

[35] VARHE A,OLKKOLA K T,NEUVONEN P J.Oral triazolam is potentially hazardous to patients receiving systemic antimycotics ketoconazole or itraconazole.Clin Pharmacol Ther,1994,56(6):601-607.

第 2 节
基于细胞色素 P450 编码基因的个体化用药和遗传咨询

细胞色素 P450 蛋白酶主要参与药物在肝内降解的第 I 相反应。据估计 60% 的普通处方药需要通过 CYP 系统进行生物转化。涉及药物代谢的细胞色素 P450 主要包括 CYP1、CYP2、CYP3 等家族中七种重要的亚型。

1 奥美拉唑（omeprazole）

1.1 药物类别

消化系统用药,所属类别是抗酸药及消化性溃疡用药。

1.2 药物别名

奥咪拉唑、欧麦亚砜、涯米哌唑、亚砜咪唑、金洛克、活必唑、奥巴唑、zoltum、ulzol、ultop、prilosec、omepral、omeprazen。

1.3 适应证

胃溃疡、十二指肠溃疡、应激性溃疡、反流性食管炎和佐林格 - 埃利森综合征（Zollinger-Ellison syndrome，又称胃泌素瘤）。

1.4 不良反应

（1）中枢神经系统:头痛、头晕。
（2）呼吸道:上呼吸道感染、咳嗽。
（3）胃肠道:腹痛、腹泻、恶心、呕吐、肠胃气胀、酸反流、便秘。
（4）神经肌肉和骨骼:背痛、无力。
（5）皮肤:皮疹。

1.5 相互作用

该药是药物代谢酶 P450 家族中 CYP1A2 的诱导剂。本品可延缓经肝脏代谢药物在体内的消除,如安定、苯妥英钠、华法林、硝苯地平等,当本品和上述药物一起使用时,应减少后者的用量。

1.6 个体化用药

奥美拉唑是药物代谢酶 P450 家族中 CYP1A2 的诱导剂。当药物可以诱导特定的 CYP 基因时,可能改变其他共同给药的化合物代谢,导致反应的变化。对于 CYP1A2*1F 单倍型来说,由于表达增加,被认为具有增加的活性（超级代谢剂,UM）。CYP1A2*1C 和 CYP1A2*1F 遗传多态性影响 CYP1A2 的奥美拉唑诱导活性。奥美拉唑对 CYP1A2*1F/CYP1A2*1F 基因型的诱导活性强于 CYP1A2*1C/CYP1A2*1F 基因型。故对于 CYP2C19 超代谢型（*17/*17 基因型）,专家认为需要注意的是常规剂量会引起药效不足,建议将剂量增加 100%~200% [1]。对于 CYP2C19 慢代谢型（*2/*2、*2/*3、*3/*3 基因型）应减少剂量,对 CYP2C19 中间代谢型（*1/*2、*1/*3、*17/*2、*17/*3 基因型）,应采用正常剂量或者稍低于正常剂量。儿童使用该药时应减少剂量。

2 兰索拉唑（lansoprazole）

2.1 药物类别

消化系统用药,所属类别是抗酸药及消化性溃疡用药。

2.2 药物别名

郎索那唑、郎素那唑、南索拉唑、朗索拉唑、takepron、laprazol、bamalite、ogastro、lansoprazolum、zonton、lanzor、agopton。

2.3 适应证

胃溃疡、十二指肠溃疡、反流性食管炎、佐林格 - 埃利森综合征、吻合口部溃疡。

2.4 不良反应

（1）过敏症:偶有皮疹、瘙痒等症状,如出现上述症状时请停止用药。
（2）肝脏:偶有谷草转氨酶、谷丙转氨酶、碱性磷酸酶、乳酸脱氢酶、γ- 谷氨酰转肽酶上升等现象,所以须细心观察,如有异常现象应停药或采取其他适当的处置。
（3）血液:偶有贫血、白细胞减少、嗜酸性粒细胞增多等症状,血小板减少之症状极少发生。
（4）消化系统:偶有便秘、腹泻、口渴、腹胀等症状。
（5）精神神经系统:偶有头痛、嗜睡等症状。失眠、头晕等症状极少发生。
（6）其他:偶有发热,总胆固醇上升,尿酸上升等。

2.5 相互作用

兰索拉唑作为质子泵抑制剂（PPI）会减少抗真菌药（伊曲康唑和酮康唑）的吸收,并有可能增加血浆中地高辛浓度。就其本身特性,兰索拉唑会增加西洛他唑的血浆浓度,提高其毒性风险;还与硫糖铝、氨苄西林、比沙可啶、氯吡格雷、拉韦定、氟伏沙明、铁盐、伏立康唑、氨茶碱和茶碱、阿司咪唑发生相互作用;还可延迟安定(diazepam)及苯妥英钠(phenytoin)的代谢与排泄。

2.6 个体化用药

兰索拉唑胶囊通过细胞色素 P450 系统代谢,特别是通过 CYP3A 和 CYP2C19 同工酶代谢。兰索拉唑和他克莫司同时给药可能会增加他克莫司的血药浓度,特别是 CYP2C19 中间代谢型或慢代谢型的移植患者。兰索拉唑是药物代谢酶 P450 家族中 CYP1A2 的诱导剂。药物诱导特定的 *CYP* 基因时,可能改变其他联合用药的代谢,进而影响药物临床效应。对于 *CYP1A2*1F* 单倍型而言,由于表达增加,被认为具有增加的活性(超代谢剂,UM)。*CYP1A2*1C* 和 *CYP1A2*1F* 遗传多态性影响兰索拉唑体内 CYP1A2 酶的诱导。对于 *CYP1A2*1F/CYP1A2*1F* 基因型,该药的诱导能力强,而对于 *CYP1A2*1C/CYP1A2*1F* 基因型,该药的诱导能力一般。对于 CYP2C19 超代谢型(**17/*17* 基因型),专家认为需要注意的是常规剂量会引起药效不足,建议将剂量增加100%~200%[2]。对于 CYP2C19 慢代谢型(**2/*2*、**2/*3*、**3/*3* 基因型)和 CYP2C19 中间代谢型(**1/*2*、**1/*3*、**17/*2*、**17/*3* 基因型),应低于正常剂量。儿童使用此药时应减少剂量。

3 苯巴比妥(phenobarbital)

3.1 药物类别

治疗神经系统疾病的药物,镇静催眠药。

3.2 药物别名

鲁米那、luminal、phenobarbitone。

3.3 适应证

短期失眠、焦虑、紧张和恐惧,以及某些类型的癫痫发作,特别是在紧急情况下。还可用于新生儿胆红素脑病。

3.4 不良反应

嗜睡、眩晕、恶心、呕吐、头痛。久用可产生耐受性和依赖性,且可致蓄积中毒。少数患者可出现皮疹、剥脱性皮炎、药物热等过敏反应。

3.5 相互作用

常与以下药物发生相互作用:劳拉西泮、苯海拉明、胞嘧啶(度洛西汀)、双丙戊酸钠(depakote)、拉坦(苯妥英)、左乙拉西坦、氯硝西泮、拉莫三嗪、依他普仑(lexapro)、氟西汀、卡马西平、对乙酰氨基酚、地西泮、维生素 D_3、雷尼替丁、西替利嗪等。

3.6 个体化用药

苯巴比妥是药物代谢酶 CYP2B6 和 CYP3A4 的有效诱导剂。苯巴比妥是一种非常古老的抗惊厥药,大多通过 CYP2C19 代谢。它仍然在新生儿处方中出现,是癫痫持续状态中使用的化合物之一。它是一种长半衰期的分子,转化为羟基苯巴比妥代谢。几种不良反应都依赖于药物浓度,特别是嗜睡。因此,普遍认为苯巴比妥的治疗范围为 10~40mg/L(43~172μmol/L)。对于 CYP2C19 弱代谢型应减少 50% 的剂量。

4 利福平(rifampicin)

4.1 药物类别

抗生素类抗结核药。

4.2 药物别名

甲哌力复霉素、甲哌利福霉素、利米定、力复平、威福仙、benemicin、rifampicin、rFP、rifaldin、rifam、rifampicinum。

4.3 适应证

(1) 与其他抗结核药联合用于结核病初治与复治,包括结核性脑膜炎的治疗。亦适用于无症状脑膜炎球菌带菌者,以消除鼻咽部奈瑟脑膜炎球菌。不宜用于脑膜炎球菌感染的治疗。

(2) 可与其他药物联合用于麻风、非结核分枝杆菌感染的治疗。

(3) 与耐酶青霉素或万古霉素(静脉)联合可用于表皮链球菌或金黄色葡萄球菌引起的骨髓炎和心内膜炎。

(4) 对红霉素耐药的军团菌肺炎。

(5) 沙眼及敏感菌引起的眼部感染。

4.4 不良反应

(1) 肝毒性:肝炎、严重肝功能衰竭。

(2) 呼吸:呼吸困难。

(3) 皮肤:潮红、瘙痒、皮疹、色素沉着过度、眼睛发红和恶心、呕吐、腹部抽筋、腹泻。

(4) 流感样症状:发冷、发热、头痛、关节痛和不适。利福平可以渗透入脑,可导致少数患者的不适和烦躁不安。

（5）过敏反应：皮疹、瘙痒、舌头或咽喉肿胀、严重头晕、呼吸困难。

4.5 相互作用

（1）与四环素联用，协同对抗革兰氏阳性球菌如脑膜炎双球菌、耐药性金黄色葡萄球菌。

（2）与卡那霉素、链霉素、紫霉素联用有协同抗结核作用。

（3）与异烟肼合用，对结核杆菌有协同作用，但肝毒性也加强，尤其是原有肝功能损害者和异烟肼乙酰化患者。

（4）与肾上腺皮质激素（糖皮质激素、盐皮质激素）、抗凝血药（香豆素类或茚满二酮衍生物）、口服降血糖药（如瑞格列奈）、促皮质素、氨苯砜、洋地黄苷类、钙离子拮抗剂、咪唑类药、丙吡胺、奎尼丁等合用时，由于本药有刺激肝微粒体酶活性的作用，可干扰上述药物的药效，因此除地高辛和氨苯砜外，在用本药前和疗程中上述药物需调整剂量。与抗凝血药合用时还应每天或定期测定凝血酶原时间，据以调整剂量。

（5）本药可诱导肝微粒体酶活性，增加抗肿瘤药达卡巴嗪、环磷酰胺的代谢，促使烷化代谢物的形成，使白细胞降低，因此也需调整剂量。

（6）丙磺舒可与本药竞争被肝细胞摄入，使本药血药浓度增高并产生毒性反应。但该作用不稳定，故通常不宜加用丙磺舒来增高本药的血药浓度。

（7）本药可诱导安泼那韦、阿托喹酮、吗啡、利鲁唑、舍曲林、西罗莫司、三唑仑的代谢，使其失效。

（8）本药可提高卡马西平血药浓度和药物毒性。

（9）与乙胺丁醇合用有加强视力损害的可能。

（10）与乙硫异烟胺合用可加重不良反应。

（11）可增加左旋醋美沙朵的心脏毒性。

（12）可加速甲氧苄啶、地西泮、茶碱、特比萘芬等药物的清除。

（13）可增加美沙酮、美西律在肝脏中的代谢，引起美沙酮撤药症状和美西律血药浓度减低，故合用时后两者需调整剂量。

（14）可刺激雌激素的代谢或减少其肠肝循环，降低口服避孕药的作用，导致月经不规则，月经间期出血和计划外妊娠。

（15）可增加苯妥英钠、左甲状腺素、环孢素、黄嘌呤类在肝脏中的代谢，故合用时应根据血药浓度调整用量。

4.6 个体化用药

利福平是 CYP2C19、CYP3A4[3]、CYP3A5 的强诱导剂和 CYP1A2、CYP2B6、CYP2C8、CYP2C9 的中等诱导剂。利福平可以诱导或抑制特定的细胞色素 P450 酶

活性，从而影响这些酶催化的药物代谢。*NAT1* 和 *NAT2* 基因是"药物基因组学生物标志物表"中列出的利福平、异烟肼和吡嗪酰胺（rifator）个体化治疗的生物标志物。该标签确实含有通过乙酰化和脱水处理而与异烟肼代谢相关的信息。*NAT1* 和 *NAT2* 是乙酰转移酶，慢乙酰化剂可能具有较高的异烟肼血液水平。个体的乙酰化状态可以通过检查 *NAT2* 基因中的遗传变异来确定。乙酰化速率不会显著改变异烟肼的有效性。然而，慢乙酰化可能导致药物的血液水平升高，从而导致毒性反应的增加。

5 苯妥英（phenytoin）

5.1 药物类别

神经病学用药、Ib 类抗心律失常药。

5.2 药物别名

diphenylhydantoin、二苯乙内酰胺、二苯乙内酰脲、dilantin、dilantin sodium、sodium phenytoin、大伦丁、二苯乙内酰脲钠。

5.3 适应证

（1）补气性阵挛性发作：主要用于复杂症状（精神运动性癫痫发作）的强直阵挛性发作的预防性治疗。可能需要 5~10d 的时间才能达到抗惊厥作用。

（2）局灶性癫痫发作：主要用于防止复杂症状（精神运动和颞叶癫痫发作）发生局灶性发作。也有效地控制部分发作与自主神经症状。

（3）缺席性癫痫发作：由于癫痫发作频率增高的风险，不能用于治疗纯癫痫发作。然而，可以在组织缺血和强直阵挛发作期间与其他抗惊厥药组合使用。

（4）手术期间癫痫发作：用于预防和治疗神经外科手术期间和术后的癫痫发作。

（5）癫痫持续：由于作用缓慢，使用苯二氮䓬类药物治疗失败后考虑用此药。

5.4 不良反应

（1）精神神经系统：眼球震颤、共济失调、神志模糊、构音障碍、行为改变、视觉障碍、精神错乱、癫痫发作次数增多、眩晕、失眠、头痛等。

（2）消化系统：恶心、呕吐、胃炎、大便色淡、齿龈增生，罕见肝功能损害。

（3）血液：白细胞减少、粒细胞缺乏及骨髓抑制所致全血细胞减少、巨幼细胞贫血、紫癜。

（4）皮肤：常有皮疹反应。

609

（5）肌肉骨骼系统：罕见骨折、骨质疏松。

（6）泌尿生殖系统：尿色加深。

（7）其他：血糖升高。

5.5　相互作用

苯妥英是 P450 家族的 CYP3A4 和 CYP2C19 的诱导剂，P450 负责各种药物的肝脏降解。美国国立卫生研究院 1981 年的一项研究表明，与苯妥英同时使用的抗酸药物，不仅改变了吸收的程度，而且也改变了吸收速率。消化性溃疡治疗中使用的抗酸剂可能会降低苯妥英的单剂量，应注意不要同时使用抗酸药和苯妥英。

华法林和甲氧苄啶通过抑制其代谢而增加血清苯妥英水平，延长苯妥英的血清半衰期。

5.6　个体化用药

苯妥英是 CYP3A、CYP2C19 的强诱导剂和 CYP1A2、CYP2B6、CYP2C8、CYP2C9 的中等诱导剂。它的生物靶标是 CYP2C19 和 CYP2C9。苯妥英是广泛使用的抗癫痫药物，具有狭窄的治疗指数和较大的个体差异，部分是由于编码细胞色素 P450（CYP2C9）的基因遗传变异。约 91% 的患者携带 2 个正常活性的 CYP2C9 等位基因，如 *CYP2C9*1/*1*，这种基因型的表型是 CYP2C9 快代谢型（EM）。约 8% 的杂合子携带一个快代谢型等位基因加一个慢代谢型等位基因的个体，如 *CYP2C9*1/*3*，*CYP2C9*1/*2*，这种基因型的表型是 CYP2C9 的中间代谢型（IM）。约 1% 的慢代谢型纯合子携带 2 个慢代谢型等位基因，如 *CYP2C9*2/*2*，*CYP2C9*3/*3*，*CYP2C9*2/*3* 这种基因型的表型是 CYP2C9 慢代谢型（PM）[4-5]。有证据显示 CYP2C9 中间代谢型和慢代谢型中，苯妥英的合理剂量估计尚不一致，因此，鉴于个体中苯妥英给药剂量的变化，目前的建议应被视为保守估计。根据在上述药物动力学和药物遗传学研究中所报道的剂量，对 CYP2C9 中间体代谢型考虑推荐临床医生至多给予 75% 的起始维持剂量，随后的维持剂量根据治疗药物监测和反应进行调整。对于 CYP2C9 慢代谢者，考虑起始维持剂量至少降低 50%，随后根据治疗药物监测或临床耐受性调整维护剂量。此外，虽然体外数据表明 *CYP2C9*3* 的催化活性降低程度大于 *CYP2C9*2*，但一些临床药代动力学研究显示与野生型等位基因相比，它们对药代动力学参数有相似的改变[6]。因此，合理的建议是采用上述推荐的维持剂量，然后根据治疗药物监测进行剂量调整。

在开始使用苯妥英时，基于基因型的给药剂量是最合适的。但在药物治疗数月后获得遗传信息不太准确，因为药物剂量可能已经根据血浆浓度、不良反应进行了调整。与所有诊断测试一样，基因检测只是开始药物治疗前应考虑的几个临床信息之一。

5.7　案例

苯妥英可用于治疗新生儿癫痫发作，随后在新生儿重症监护病房出院后使用。在这些新生儿群体中，给予苯妥英的治疗剂量会出现严重不良反应，这可能与新生儿肝中的 CYP2C9 基因型的不同相关。CYP2C9 的活性水平在妊娠前期胎儿中仅为成人的 1%~2%，随后活性水平逐渐增加到成人值的 30%。在孕期 20 周左右时，CYP2C9 活性水平的变异性很高，比较接近 5 个月 ~2 岁者的数值。除此之外，还需要考虑年龄，因为 6 岁及以下儿童的苯妥英清除率是成人值的两倍，这归因于苯妥英代谢的最大速率与年龄成反比，然而，不同年龄亚组中差异很大。由于这些原因，在这个人群中给出基于 CYP2C9 基因型的苯妥英治疗建议是困难的。在服用 15mg/kg 剂量苯妥英 2h 后，只有一份公开报道描述了 2 岁的患儿（*CYP2C9*2/*2* 和 *CYP2C19*1/*4*）出现苯妥英毒性，症状持续 122h，半衰期远高于预期，这可以用 *CYP2C9* 和 *CYP2C19* 遗传多态性（营养不良、肾衰竭、肝功能障碍和苯妥英抑制等其他诱发因素）的影响来解释。因此，对于 CYP2C9 中间或慢代谢型的儿科患者，建议采用近期治疗药物监测剂量调整。

6　利托那韦（ritonavir）

6.1　药物类别

抗生素抗病毒药。

6.2　药物别名

雷托那韦、norvir。

6.3　适应证

与抗逆病毒核苷类似物联合用于治疗 HIV-1 感染的晚期或进展性免疫缺陷患者。

6.4　不良反应

（1）常见发生胃肠不适、恶心、腹泻、腹痛、厌食、味觉异常、血管扩张、衰弱、无力、头痛、皮疹、荨麻疹、支气管痉挛、血管神经性水肿、出血或血肿、血液化学和血液学改变。

（2）偶见血浆甘油三酯、尿酸、谷草转氨酶、谷丙转氨酶升高，感觉异常，嗜酸粒细胞增多或过敏反应。

6.5　相互作用

（1）本品有抑制细胞色素系统的作用，为细胞色素 P450 CYP3A 及其他同工酶抑制剂，因此与许多有类似作用的药物有相互作用,可极大地提高 CYP3A 及其他同工酶代谢药物的血浆浓度。

(2) 本品不能与利福喷汀、镇静剂、催眠剂、沙奎那韦或其他蛋白酶抑制剂药物联合应用。

(3) 本品不能与细胞色素 P450 代谢药物联用,因其可引起心律失常、血恶病质、癫痫样发作或其他严重不良反应。

(4) 本品与免疫抑制剂、非镇静组胺拮抗剂、大环内酯类抗生素、钙拮抗剂、抗抑郁药、神经肽类、西沙必利、艾司唑仑、右丙氧酚、恩卡尼、阿司咪唑、特非那丁、麦角胺、抗真菌药、美沙酮、芬太尼、卡马西平、华法林、甲苯磺丁脲、吗啡、地昔帕明、口服避孕药和氨茶碱等同时使用时应谨慎。

(5) 本品为口服液时,避免使用甲硝唑药物。

(6) 本品可抑制其他 HIV 蛋白酶抑制剂的代谢,同时给予沙奎那韦、奈非那韦、茚地那韦,其血浆药 - 时曲线下面积分别增加 36 倍、10 倍和 8 倍,另与沙奎那韦、茚地那韦具有交叉耐药作用。与麦角胺或二氢麦角胺联合应用可引起急性麦角中毒,其特征为外周血管痉挛或肢端缺血。

6.6 个体化用药

利托那韦是 CYP2C19 的强诱导剂和 CYP1A2、CYP2B6、CYP2C9 的中等诱导剂。利托那韦作为 CYP3A 的有效抑制剂,通过影响 CYP3A 的活性强弱而产生诱导药代动力学增强的效应。蛋白酶抑制剂的代谢途径和种类与利托那韦代谢增强程度有关[7]。

利托那韦对细胞色素 P450(CYP)同种型具有高亲和力,其抑制氧化能力的强弱顺序:CYP3A4>CYP2D6。主要由 CYP3A 代谢的 norvir 和药物的共同使用可能导致其他药物的血浆浓度升高,这可能会延长其治疗,增加不良反应。对于选择的药物(如阿普唑仑),利托那韦对 CYP3A4 的抑制作用可能随时间而减弱。

7 特立氟胺(teriflunomide)

7.1 药物类别

神经系统药物。

7.2 药物别名

aubagio。

7.3 适应证

多发性硬化症。

7.4 个体化用药

特立氟胺是 CYP1A2 的中度诱导剂。*CYP1A2 C163A* 的 CC 基因型代谢特立氟胺的能力差,使得特立氟胺的毒性风险增加约为 *CYP1A2* 的 AC 或 AA 基因型的 9.7 倍。C 等位基因的携带者应减少药物使用剂量,甚至停止使用该药。SNP(C163A)位于 *CYP1A2* 基因的启动子区域,A 等位基因携带者对特立氟胺的代谢增加,故对于 AA 基因型的患者可以加大药物剂量,对 AC 基因型患者可以使用正常剂量或者稍低于正常剂量[8]。

8 依法韦仑(efavirenz)

8.1 药物类别

抗生素类抗病毒药。

8.2 药物别名

sustiva,DMP266。

8.3 不良反应

(1) 目前所知,本品可引起头痛、头晕、失眠、乏力,皮肤反应(包括斑丘疹)。

(2) 可能发生恶心、呕吐、厌食和腹泻。

(3) 在合用其他抗病毒药(如齐多夫定和拉米夫定)时,不良反应可能增多。

(4) 服用抗组胺药和局部使用皮质激素可能减轻不良反应。

8.4 相互作用

(1) 体内证实,本品可诱导 CYP3A4;体外证实,本品又可抑制 CYP2C9、2C19 和 3A4,因此,通过这些酶可能改变一些药物的代谢,也可诱导其本身的代谢。

(2) 本品 200mg/d 顿服可使茚地那韦的血药峰值和曲线下面积(AUC)分别下降 16% 和 31%。后者的用量在合用时应增至 1 000mg,3 次 /d。

(3) 本品合用沙奎那韦(1 200mg,3 次 /d)共 10d 后的血药峰值和 AUC 分别下降 50% 和 62%。两者不宜合用。

(4) 本品可使克拉霉素的 AUC 下降 39%,其羟基化代谢物的 AUC 上升 34%。

(5) 利福平可降低本品的血药峰值和 AUC。本品可使乙炔基雌二醇的 AUC 明显上升。

8.5 个体化用药

依法韦仑是 CYP2B6、CYP2C19 的中度诱导剂和 CYP3A 弱诱导剂。携带 *CYP2B6 *6* 和 **26* 等位基因和高血浆浓度(>6 000μg/L)的患者在成功抑制 HIV 的前提下,适当减少剂量可以降低药物的血浆浓度[9]。标准剂量为 600mg/d。

8.6　案例

携带 CYP2B6 *6/* 6 和 CYP2B6* 6/*26 两种基因型的患者在服用常规剂量依法韦仑后有极高的血药浓度(> 6 000μg/L),在 Gatanaga 等人 2007 年的研究中,根据 HIV-1 型患者的 CYP2B6 基因型成功将部分患者依法韦仑的有效使用剂量减少,其中 11 例患者降至 400mg,7 例降为 200mg。其中,4 例携带有 CYP2B6 *6/* 6 和 1 例携带有 CYP2B6* 6/*26 的患者起始治疗剂量为 400mg,其中 2 例因具有较高血药浓度将剂量降至 200mg,保持了对 HIV-1 的抑制疗效。在另外一组 5 例使用依法韦仑无效患者[CYP2B6*6/*6(n=4) 和 CYP2B6*6/*26(n=1)]的研究中,起始剂量为 400mg。2 例患者由于不良反应而停药。其余 3 例中,有 1 例的剂量仍为 400mg,另有 2 例进一步减至 200mg,对 HIV 的抑制仍然有效[10]。

9　奈韦拉平(nevirapine)

9.1　药物类别

抗生素类抗病毒药。

9.2　药物别名

奈维平、维乐命、尼维拉平、奈维雷平、viramune。

9.3　适应证

与其他核苷类反转录酶抑制剂或非核苷类反转录酶抑制剂联用治疗进展性 HIV 疾病(CD4 细胞数计数 ≤ 500/mm³),乙型病毒复制的慢性乙型肝炎。

9.4　不良反应

(1) 皮疹、多形糜烂性红斑、发热、恶心、头痛、贫血、血小板减少、肝酶(谷草转氨酶或谷丙转氨酶)和血清淀粉酶增高。

(2) 偶见疲劳、腹泻、呕吐、腹痛、失眠、咳嗽、鼻部症状。

(3) 皮疹常出现于治疗早期,严重者可危及生命。

9.5　相互作用

本品可诱导肝药物代谢酶 P450 中 CYP3A 同工酶活性,可降低口服避孕药、其他蛋白酶抑制剂的血浆浓度,故不宜与上述药物联合应用。与其他核苷类似物 HIV 药物联合应用,可降低皮疹的发生率。由于奈韦拉平是 CYP2B6 的弱

诱导剂,经 CYP2B6 代谢的药物血浆浓度都会适量降低。

9.6　个体化用药

奈韦拉平是 CYP2B6 的弱诱导剂。对于 CYP2B6*1/*1,CYP2B6*1/*18 基因型的患者正常剂量;对于 CYP2B6*1/*6,CYP2B6*18/*18 基因型的患者,正常剂量或稍低于正常剂量。对于 CYP2B6*6/*6,CYP2B6*6/*18 基因型,应低于正常剂量以减少不良反应的发生和避免药物资源的浪费[11]。

10　阿瑞吡坦(aprepitant)

10.1　药物类别

NK1 拮抗剂。

10.2　药物别名

阿瑞吡坦、阿曲瑞汀、阿奇瑞坦。

10.3　适应证

环状呕吐综合征和晚期化疗引起的呕吐,急性和延迟化疗引起的恶心呕吐(CINV)和预防术后恶心呕吐。

10.4　相互作用

阿瑞吡坦主要由 CYP3A4 代谢,CYP1A2 和 CYP2C19 代谢较少。已经在人血浆中鉴定出仅有微弱活性的阿维他定的七种代谢物。作为 CYP3A4 的中度抑制剂,阿司匹林可以增加 CYP3A4 底物的血浆浓度。已有研究证明,羟考酮与阿瑞吡坦有明显的相互作用,其中阿司匹林既提高了效能,又加剧了羟考酮的不良反应。然而,不清楚是否由于 CPY3A4 抑制或通过其 NK1 拮抗剂作用,在使用 ¹⁴C- 标记的阿司匹林(L-758298)的前药之后,其快速且完全转变为阿米醋酸,总放射性的约 57% 在尿液中排泄,在粪便中排出 45%。

10.5　个体化用药

有研究报道,阿瑞吡坦是 CYP3A4 的中等抑制,同时也是 CYP2C9 的中等诱导剂。由于肿瘤患者常在较短窗口期服用 CYP2C9 代谢的药物,在此期间,即使较少剂量的阿瑞吡坦使用都会对临床治疗产生影响。这点需要格外注意。

11　恩杂鲁胺(enzalutamide)

11.1　药物类别

合成非甾体抗雄激素。

11.2 药物别名

恩替拉胺、恩扎拉肽。

11.3 适应证

转移性、抗阉割性前列腺癌。

11.4 不良反应

男子乳腺发育不良、乳房疼痛/压痛、疲劳、腹泻、潮热、头痛、性功能障碍及较不常见的癫痫发作。中性粒细胞减少、视幻觉、焦虑症、认知障碍、记忆障碍、高血压、干性皮肤和瘙痒。

11.5 相互作用

当用该药处理工程化表达升高水平的雄激素受体（AR）（如在晚期前列腺癌患者中发现）的 LNCaP 细胞（前列腺癌细胞系）时，雄激素依赖性基因 *PSA* 和 *TMPRSS2* 的表达与比卡鲁胺相比表达上调。在高表达 AR 的 LNCaP 细胞中，恩杂鲁胺诱导细胞凋亡，而比卡鲁胺没有此活性。此外，恩杂鲁胺表现为 W741C 突变体 AR 的拮抗剂，与匹西那肽相比，当与 W741C 突变体结合时，其作为纯粹的激动剂。恩杂鲁胺相对于内源性配体二氢睾酮（DHT）的 AR 相对亲和力仅低 2~3 倍。据报道，该药是 CYP3A4、CYP2C9 和 CYP2C19 中度诱导剂的强诱导剂，可影响由这些酶代谢的药物循环浓度。

11.6 个体化用药

恩杂鲁胺是 CYP3A 的强诱导剂和 CYP2C9、CYP2C19 的中等诱导剂。恩杂鲁胺主要由 CYP3A4 和 CYP2C8[12] 代谢。在稳态下，恩杂鲁胺会降低了 CYP3A、CYP2C9 和 CYP2C19 代谢药物的血药浓度。

12 贯叶连翘（*Hyperlcum perforatum L.*）

12.1 药物类别

中草药/藤黄科植物贯叶连翘的全草。

12.2 药物别名

圣约翰草、过路黄、小种黄、赶山鞭、千层楼、上天梯、小对叶草、小刘寄奴、金丝桃。

12.3 适应证

精神抑郁症。

12.4 相互作用

贯叶连翘与阿米替林、环孢素、地高辛、茚地那韦、伊立替康、华法林、苯妥英钠、阿普唑仑、右美沙芬、辛伐他汀和口服避孕药联合治疗时会导致这些药物的血浆浓度降低。贯叶连翘是细胞色素 P450 酶（特别是 CYP3A4）和/或 P-糖蛋白的有效诱导剂。最近的研究显示 SJW 酶诱导程度与贯叶金丝桃素的含量有很强的相关性。药品中不含有相当量的贯叶金丝桃素（<1%）不能产生临床相关的酶诱导。

12.5 个体化用药

贯叶连翘的治疗效果各不相同，并且依赖于制备的方式。贯叶连翘是 CYP3A 的强诱导剂，在长期给药过程中，肠壁 CYP3A 活性会显著提高，但是贯叶连翘没有改变 CYP2C9、CYP1A2 或 CYP2D6 活性。因此，在长期使用贯叶连翘期间，预期会降低 CYP3A 代谢药物的治疗效果。

13 阿莫达非尼（armodafinil）

13.1 药物类别

神经系统药物。

13.2 药物别名

nuvigil。

13.3 适应证

（1）用于治疗阻塞性睡眠呼吸暂停、发作性睡病和自发性嗜睡症。注意缺陷多动障碍、慢性疲劳综合征和重度抑郁障碍常用于非标签治疗。

（2）睡眠障碍：治疗发作性睡病和转移睡眠障碍，并作为阻塞性睡眠呼吸暂停的辅助疗法。

（3）精神分裂症。

13.4 不良反应

（1）常见头痛、口腔干燥、恶心、眩晕和失眠。

（2）可能的不良反应还包括抑郁、焦虑、幻觉、兴奋、多动和多话、厌食、震颤、口渴、皮疹、自杀念头。

（3）严重的皮疹可以在罕见的情况下发展，需要立即就医。

13.5 个体化用药

阿莫达非尼不诱导 CYP1A2，但是在健康受试者中是 CYP3A4 的中度诱导剂和 CYP2C19 的中度抑制剂[13]。

当服用咖啡因、咪达唑仑或奥美拉唑时,阿莫达非尼通常耐受性良好。对于作为CYP3A4(如环孢素、三唑仑)和CYP2C19(如地西泮、苯妥英)底物的药物,当与甲状腺素联合给药时,可能需要调节剂量。

14 卢非酰胺(rufinamide)

14.1 药物类别

神经系统抗惊厥药。

14.2 药物别名

瑞芬酰胺。

14.3 适应证

Lennox-Gastaut综合征和各种其他癫痫发作。

14.4 个体化用药

卢非酰胺是CYP3A的弱诱导剂。*PCDH19*突变会导致癫痫和精神发育迟滞(仅限于女性),已知癫痫药物具有高度的抗药性。

*PCDH19*突变患者中最有效的药物是溴化物和丙氯拉嗪。虽然*PCDH19*突变携带者的癫痫通常是耐药的,但3/4的患者至少3个月内无癫痫发作,其中一半至少一年无发作[14]。然而,评估药物的有效性是困难的,因为必须考虑可能的年龄依赖性自发性癫痫发作缓解剂量。

15 莫达非尼(modafinil)

15.1 药物类别

中枢神经药物。

15.2 药物别名

莫达芬尼、PROVIGIL。

15.3 适应证

治疗发作性睡眠、转移工作睡眠障碍。

15.4 不良反应

头痛、恶心、紧张、腹泻、失眠、焦虑、头昏眼花、胃肠道症状。

罕见严重的皮疹和其他可能与过敏有关的症状。严重皮肤不良反应有多形红斑(EM)、史-约综合征(SJS)、中毒性表皮坏死松解症(TEN)和药物超敏反应综合征(DRESS),涉及成人和儿童。

15.5 相互作用

莫达非尼是CYP3A4酶的诱导剂,它与阿片样物质如氢可酮、羟考酮和芬太尼及各种其他药物联合给药可能会导致这些药物的血浆浓度下降。

15.6 个体化用药

莫达非尼是CYP3A的中度诱导剂。莫达非尼可以被许多细胞色素P450代谢。CYP2D6慢代谢者可能需要通过CYP2C19辅助代谢,故如三环类抗抑郁药(TCA)就应进行剂量调整。在使用原代人肝细胞培养物的体外研究中,莫达非尼显示以浓度依赖性方式轻微诱导CYP1A2、CYP2B6和CYP3A4代谢。虽然基于体外实验的诱导结果不一定能预测体内的反应,但是当莫达非尼与依赖于这三种酶的药物共同给药时,需要谨慎。具体来说,可能会导致这些药物的血液浓度降低。

人肝微粒体的体外研究表明,在莫达非尼达到有效浓度时,莫非达尼可逆地抑制CYP2C19代谢酶活性。CYP2C19也被循环代谢物莫达非尼砜可逆地抑制,具有相似的效力。尽管莫达非尼砜的最大血浆浓度远低于原药莫达非尼,但两种化合物的组合效应都可能导致酶的持续抑制。通过CYP2C19代谢的药物,如地西泮、普萘洛尔、苯妥英(也可以通过CYP2C9)或S-甲苯妥英与莫达非尼共同给药可能会延长半衰期,因此,联合用药时需要减少药物用量并监测其毒性。

CYP2C19还参与了主要由CYP2D6代谢的某些三环类抗抑郁药(例如氯米帕明和地昔帕明)的代谢。在CYP2D6慢代谢患者(高加索人群的7%~10%,其他人群相似或更低)中,CYP2C19的代谢量可能显著增加[15]。莫达非尼可能导致该亚型患者的三环素水平升高。医生应该知道此类患者可能需要减少三环类抗抑郁药的剂量。

16 波生坦(bosentan)

16.1 药物类别

双重内皮素受体拮抗剂。

16.2 药物别名

tracleer。

16.3 适应证

用于治疗肺动脉高压。

16.4 不良反应

潜在的肝毒性、贫血、怀孕或者可能怀孕者,除非采取了充分有效的避孕措施,否则不可服用波生坦。波生坦还有致畸胎性。

16.5 个体化用药

波生坦是 CYP3A 的中等诱导剂,其代谢与 *CYP2C9*1*、**2*、**3* 基因型有关。在人群中约 2.3% 的波生坦可以被 *CYP2C9*2* 基因型代谢,约 1.8% 的可以被 *CYP2C9*3* 基因型代谢,约 2.8% 的可以被 *CYP2C9*1* 基因型代谢。波生坦的体外代谢程度 *CYP2C9*2* 与 *CYP2C9*1* 相比略有降低,与 *CYP2C9*3* 相当。*CYP2C9*2* 是预测波生坦诱导的肝损伤的潜在遗传标记。因此,对于携带 *CYP2C9*2* 基因型的个体应减少药物使用剂量。

17　依曲韦林(etravirine)

17.1 药物类别

抗生素类抗病毒药。

17.2 药物别名

TMC125、intelence。

17.3 适应证

患有抗逆转录病毒治疗的经验丰富的成年患者中的人类免疫缺陷病毒 1 型(HIV-1)感染。

17.4 禁忌证

患有罕见的半乳糖不耐受遗传性问题的患者,Lapp 乳糖酶缺乏或葡萄糖 - 半乳糖吸收不良者不宜服用。

17.5 个体化用药

依曲韦林是 CYP3A 的中等诱导剂,它的代谢与 CYP2C19 基因型有关。

18　氟比洛芬(flurbiprofen)

18.1 药物类别

神经系统药物,解热镇痛药。

18.2 药物别名

氟比洛芬、氟比洛芬酯、氟联苯丙酸、cebutid,froben。

18.3 适应证

风湿性关节炎、类风湿关节炎、强直性脊柱炎及神经痛,外伤与手术后所致的急性疼痛等。

18.4 不良反应

(1)常见消化不良、恶心、腹泻、腹痛等胃肠道不良反应。

(2)中枢神经系统可见头痛、视力模糊等。

(3)应用直肠栓剂时耐受较好,但有局部刺激、不适、里急后重及腹泻等反应。

(4)其他包括尿路感染样症状、皮炎等。

18.5 个体化用药

携带 *CYP2C9*3* 的个体氟比洛芬代谢显著降低,故对于 *CYP2C9*3/*3* 基因型(CYP2C9 慢代谢型),应减少药物使用剂量;对于 *CYP2C9*1/*3* 基因型,稍减少药物使用剂量;对于 *CYP2C9 * 1/*1* 基因型应使用正常剂量。

参考文献

[1] SWEN J J,NIJENHUIS M,DE BOER A,et al.Pharmacogenetics: from bench to byte-an update of guidelines.Clin Pharmacol Ther, 2011,89(5):662-673.

[2] MA C L,WU X Y,ZHENG J,et al.Association of SCN1A,SCN2A and ABCC2 gene polymorphisms with the response to antiepileptic drugs in Chinese Han patients with epilepsy.Pharmacogenomics, 2014,15(10):1323-1336.

[3] HAWKES C P,LI D,HAKONARSON H,et al.CYP3A4 induction by rifampin:an alternative pathway for vitamin D inactivation in patients with CYP24A1 mutations.J Clin Endocrinol Metab,2017,102(5): 1440-1446.

[4] Relling M V,Klein T E.Cpic:clinical pharmacogenetics implemen-tation consortium of the pharmacogenomics research network.Clin Pharmacol Ther,2011,89(3):464-467.

[5] CAUDLE K E,KLEIN T E,HOFFMAN J M,et al.Incorporation of pharmacogenomics into routine clinical practice:the clinical pharmacogenetics implementation consortium(cpic)guideline development process.Curr Drug Metab,2014,15(2):209-217.

[6] SCOTT S A,SANGKUHL K,STEIN C M,et al.Clinical pharma-cogeneticsimplementation consortium guidelines for CYP2C19 genotype and clopidogreltherapy:2013 update.Clin Pharmacol Ther,2013,94(3):317-323.

[7] EHMANN F,CANEVA L,PAPALUCA M.European Medicines Agency initiatives and perspectives on pharmacogenomics.Br J Clin Pharmacol,2014,77(4):612-617.

[8] HOPKINS A M,WIESE M D,PROUDMAN S M,et al.Genetic

polymorphism of CYP1A2 but not total or free teriflunomide concentrations is associated with leflunomide cessation in rheumatoid arthritis.Br J Clin Pharmacol,2016,81(1):113-123.

[9] LAM T N,HUI K H,CHAN D P,et al.Genotype-guided dose adjustment for the use of efavirenz in HIV treatment.J Infect,2015,71(5):607-609.

[10] GATANAGA H,HAYASHIDA T,TSUCHIYA K,et al.Successful efavirenzdose reduction in HIV type 1-Infected individuals with cytochrome P450 2B6*6 and*26.Clin Infect Dis,2007,45(9):1230-1237.

[11] OLAGUNJU A,BOLAJI O,NEARY M,et al.Pregnancy affects nevirapine pharmacokinetics:evidence from a CYP2B6 genotype-guided observational study.Pharmacogenet Genomics,2016,26(8):381-389.

[12] BACKMAN J T,FILPPULA A M,NIEMI M,et al.Role of cytochrome P450 2C8 in drug metabolism and interactions.Pharmacol Rev,2016,68(1):168-241.

[13] DARWISH M,KIRBY M,ROBERTSON P,Jr,et al.Interaction profile of armodafinilwith medications metabolized by cytochrome P450 enzymes 1A2,3A4 and 2C19 in healthy subjects. Clin Pharmacokinet,2008,47(1):61-74.

[14] LOTTE J,BAST T,BORUSIAK P,et al.Effectiveness of antiepileptic therapy in patients with PCDH19 mutations.Seizure,2016,35:106-110.

[15] SCOTT S A,SANGKUHL K,SHULDINER A R,et al.PharmGKB summary:very important pharmacogene information for cytochrome P450,family 2,subfamily C,polypeptide 19.Pharmacogenet Genomics,2012,22(2):159-165.

第 3 节 | 药物转运体基因相关药物与个体化治疗

药物经口服、注射等方式进入体内以后,需要穿透多层生物膜才能到达靶细胞。某些药物可以通过被动扩散的方式顺浓度差进入细胞,但绝大多数则要依靠各种转运蛋白的协助。药物相关转运蛋白广泛分布于人体各组织细胞,如肝细胞、肠上皮细胞和肾小管上皮细胞等。因此,这些蛋白的活性可直接影响到药物的体内动力学和胞内动力学过程,进而决定药物的效应。不仅如此,转运蛋白还是血 - 脑屏障、血 - 睾屏障及胎盘屏障的重要组成部分,可以保护组织细胞免受毒性物质侵害[1]。目前转运蛋白可以分为两个超家族:ABC 转运蛋白(ATP-binding cassette transporter)家族和溶质转运蛋白家族(solute carrier transporter families)。

ABC 转运蛋白家族是一类以 ATP 为驱动能、跨膜转运内外源性物质的蛋白质载体,广泛在细胞膜上表达,分布在体内的各个组织器官中,负责转运异源性和内源性的生物大分子及小分子化合物,因此它们在维持人体正常的生理功能,如食物和药物的吸收、分布、代谢和排泄中发挥着重要的作用[2-3]。ABC 转运蛋白家族成员均含有保守的 ABC 结构域,参与 ATP 的合成和水解过程。目前发现人类共有 49 个 ABC 转运成员,共分为 7 个亚家族。其中最重要的药物相关 ABC 转运蛋白包括多药耐药蛋白(P- 糖蛋白,即 P-gp)、多药耐药相关蛋白和乳腺癌耐药蛋白。P-gp 是 ABC 转运蛋白家族中的重要成员,广泛分布在正常肝细胞膜、胆管、肾小管上皮细胞及肠道黏膜上皮细胞刷状缘;对药物处置的影响表现为减少药物肠道吸收,增加药物经胆道、肾脏排泄。P-gp 可转运的底物药物多达上千种,包括抗肿瘤药物(如阿霉素、长春新碱等)、心血管药物(如地高辛、奎尼丁等),HIV 蛋白酶抑制剂(如茚地那韦,那非那韦等),免疫抑制剂(如环孢素 A、他克莫司等),抗菌药物(如左氟沙星、红霉素等),抗组织胺药如非索非那定、雷尼替丁等,降脂药物如阿伐他汀、洛伐他汀等和 β₂ 肾上腺素受体拮抗剂如布尼洛尔、他林洛尔等。随着对 P-gp 的深入研究,越来越多的研究人员认识到 P-gp 在药理和生理方面的巨大作用[4]。

编码 P-gp 的基因为 *ABCB1*(*MDR1*),至今已有 29 种多态性在不同种族中被检测出,其中三个重要位点 rs1128503(1236T>C,Gly412Gly)、rs2032582(2677T>G/A,Ser893Ala/Thr) 和 rs1045642(3435T>C,Ile1145Ile) 最引人注目,因为它们都导致了 P-gp 的表达下调,功能降低[5]。许多药物遗传学和药物基因组学相关研究发现,发生在不同种族和人群中 *ABCB1* 基因中的一些致病性 SNP 与 P-gp 的表达和功能活性的改变明显相关。

1 地高辛(digoxin)

从毛花洋地黄中提纯制得的强心苷类药物之一。用于由高血压、瓣膜性心脏病、先天性心脏病等引起的急慢性心力衰竭,尤其适用于伴有快速心率的心房颤动者。对于慢性心力衰竭患者,洋地黄有直接的强心作用,既可增加心排血量,又可降低心肌总耗氧量,同时,对窦房结和房室结的兴奋和传导有抑制作用,还有明显的利尿作用。成人口服剂量为 0.125~0.5mg,1 次 /d,7d 可达稳态血药浓度;若达快速负荷量,可每 6~8h 给药 0.25mg,总剂量 0.75~1.25mg/d;维持量,1 次 /d 0.125~0.5mg。小儿常用量为早产儿 0.02~0.03mg/kg;1 个月以下新生儿 0.03~0.04mg/kg;1 个月 ~2 岁,0.05~0.06mg/kg;2~5 岁,0.03~0.04mg/kg;5~10 岁,0.02~0.035mg/kg;10 岁或 10 岁以上,同成人常用量;本品总量分 3 次或每 6~8h 给予。维持量为总量的 1/5~1/3,分 2 次,每 12h 1 次或 1 次 /d[4,6]。

1.1 不良反应

促心律失常作用、食欲不佳或恶心、呕吐（刺激延髓中枢）、下腹痛、异常的无力、软弱。

1.2 个体化用药

pharmGBK 数据库显示 rs1045642 位点多态性影响地高辛的血药浓度。具有 AA 和 AG 基因型的患者服用地高辛后会比 GG 基因型的患者代谢慢，其血药浓度要高。另有研究表明 ABCB1 的 SNP（1236C>T、2677G>T/A 和 3435C>T）组成的单倍型中 TTT 单倍型相对于其他单倍型患者有更高的地高辛血药浓度[7-8]。

2 辛伐他汀（simvastatin）

2.1 药物类别

降血脂药。

2.2 药物别名

新伐他汀，辛可，司伐他汀，斯伐他汀。

2.3 适应证

为一种 β-羟基-β-甲基戊二酸单酰辅酶 A（HMG-CoA）还原酶抑制剂，为常用降血脂药物，能通过抑制 HMG-CoA 还原酶阻断甲羟戊酸代谢的中间产物及终产物胆固醇的合成。可降低血浆总胆固醇（TC）、低密度脂蛋白胆固醇（LDL-C）和极低密度脂蛋白胆固醇（VLDL-C），临床广泛应用于治疗高胆固醇血症和预防冠心病。

2.4 不良反应

辛伐他汀耐受性良好，大部分不良反应轻微，且呈一致性。常见的有胃肠道反应、转氨酶升高、过敏反应等，其中最常见的不良反应是肌毒性，表现为肌痛、肌病及横纹肌溶解等，发生率分别为 1%~5%、1/1 000、1/100 000，辛伐他汀诱发横纹肌溶解尤其值得重视。

2.5 个体化用药

辛伐他汀诱发肌病与 SLCO1B1 的 rs4149056 位点多态性显著相关，其中 C 为风险等位基因，C 等位基因杂合子及纯合子的 OR 值分别为 4.5 及 16.9。其机制为，OATP1B1 可促进肝细胞对辛伐他汀的摄取，位于其编码基因 SLCO1B1 内的多态性位点 rs4149056（p.V174A）可影响 OATP1B1 的功能，其中 C 等位基因表现为转运功能降低，并进而减缓药物的体内清除速率，表现为 rs4149056 CC 纯合子的辛伐他汀曲线下面积为 rs4149056 TT 纯合子的 221%，药物蓄积则与相关肌病的发生和严重程度密切相关。根据 rs4149056 基因型优化治疗方案，可以有效减少辛伐他汀诱发肌病的发生风险。对于 rs4149056 为 TT 的患者，常规使用辛伐他汀；而对于 rs4149056 为 CT 的患者，应降低辛伐他汀使用剂量，若疗效不理想，可以考虑使用替代药物；对于 rs4149056 为 CC 的患者，建议降低使用剂量或使用替代药物，并进行常规肌酸激酶监测胺碘酮、钙通道阻滞剂、环孢霉素等 CYP3A4 抑制剂以降低辛伐他汀相关肌病的发生风险[9-10]；其他转运体如 OATP1B3、OATP2B1、OATP1A2 等也可影响他汀类的摄取和组织分布，影响肌病的发生；辛伐他汀诱发肌病与药物剂量有关，在剂量为 80mg、40mg 时，rs4149056 CT 携带者发生辛伐他汀肌病的 OR 值分别为 4.5、2.6。其他风险因素还有高龄、低体重指数、女性、代谢异常、剧烈运动等，因此辛伐他汀的剂量确定还应综合考虑其他潜在风险因素。

3 奈韦拉平（neviarpine）

是 HIV-1 的非核酸类逆转录酶抑制药，可与 HIV-1 的逆转录酶直接连接，并且通过使此酶的催化端破裂来阻断 RNA 和 DNA 依赖的 DNA 聚合酶活性，与其他抗逆转录病毒药物合用治疗 HIV-1 感染。成人用量为 200mg、1 次 /d，连用 2 周后改为 200mg、2 次 /d 并同时使用至少两种以上的其他抗逆转录病毒药物。2 个月到 8 岁的儿童用量为 4mg/kg、1 次 /d，连用 2 周后改为 7mg/（kg·d），分 2 次给药。8 岁及以上的儿童用量为 4mg/kg、1 次 /d，连用 2 周后改为 4mg/kg、2 次 /d。所有患者的总剂量不得超过 400mg/d。

3.1 不良反应

常见的不良反应为皮疹、肝功能异常 / 肝炎、恶心、疲劳、发热、头痛、嗜睡、呕吐、腹泻、腹痛和肌痛变态反应。其中最严重的不良反应是史 - 约综合征，毒性表皮坏死溶离，重症肝炎 / 肝衰竭和过敏反应。

3.2 个体化用药

据报道 ABCB1 基因的 SNP 位点 rs1045642 的多态性会导致服药者不良反应发生率的差异。具有 GG 基因型的患者比 AA 和 AG 基因型的患者有更高的风险发生肝毒性不良反应[11]。

4 昂丹司琼（ondansetron ）

是一种高度选择性的 5-羟色胺 3（5-HT$_3$）受体拮抗

剂,能抑制由化疗和放疗引起的恶心呕吐,其作用机制目前尚不完全清楚。一般认为,化疗和放疗可引起小肠的嗜铬细胞释放 5-HT$_3$,并通过 5-HT$_3$ 受体引起迷走传入神经兴奋从而导致呕吐反射,而昂丹司琼可阻断这一反射发生。其给药途经和剂量应视患者情况而异。成人剂量一般为 8~32mg;对可引起中度呕吐的化疗和放疗,应在患者接受治疗前,缓慢静脉注射 8mg;或在治疗前 1~2h 口服 8mg,之后间隔 12h 口服 8mg。对可引起严重呕吐的化疗和放疗,可于治疗前缓慢静脉注射本品 8mg,之后间隔 2~4h 再缓慢静脉注射 8mg,共 2 次;也可将本品加入 50~100ml 生理盐水中于化疗前静脉滴注,滴注时间为 15min。对于儿童,化疗前按体表面积计算,静脉注射 5mg/m^2,12h 后再口服 4mg,化疗后应持续给予患儿口服 4mg,2 次/d,连服 5d。

4.1　不良反应

头痛、头部和上腹部发热感、静坐不能、腹泻、发疹、急性张力障碍性反应、便秘等;部分患者可有短暂性氨基转移酶升高。

4.2　个体化用药

药物基因组学研究表明,*ABCB1* 基因的 SNP 位点 rs1045642 对应的 AG 和 GG 型患者使用昂丹司琼后会比 AA 型患者发生恶心、呕吐等不良反应的概率要高。rs2032582 位点上具有 AC、AT、CC、TT 基因型的患者比 AA 型患者发生不良反应的概率要高[12]。

5　甲氨蝶呤(methotrexate)

为抗叶酸类抗肿瘤药,主要通过对二氢叶酸还原酶的抑制而达到阻碍肿瘤细胞合成的效果,从而抑制肿瘤细胞的生长与繁殖。主要作用于细胞周期的 S 期,属细胞周期特异性药物,对 G1/S 期的细胞也有延缓作用。全身用药治疗绒毛膜上皮癌、恶性葡萄胎、各类急性白血病、乳腺癌、肺癌、头颈部癌、消化道癌、宫颈癌及恶性淋巴瘤等。治疗白血病通常成人口服 2.5~10mg/d,总量 50~150mg。儿童 1.5~5mg/d。治疗绒毛膜上皮癌等 10~20mg/d,肌内注射或口服,亦可作静脉滴注,连用 5~10d,疗程量为 80~100mg。

5.1　不良反应

主要为口腔炎、口唇溃疡、咽炎、恶心、呕吐、胃炎及腹泻。骨髓抑制主要表现为白细胞下降,对血小板亦有一定影响,严重时可出现全血下降、皮肤或内脏出血。

5.2　个体化用药

药物基因组学研究表明,淋巴瘤和白血病患者用甲

氨蝶呤治疗时,*ABCB1* 基因的 SNP 位点 rs1045642 对应的 AA 和 AG 基因型相对于 GG 基因型患者血药浓度较高,发生不良反应的概率也较大。

6　多西他赛(docetaxel)

用于先期化疗失败的晚期或转移性乳腺癌的治疗,属于紫杉类化合物抗肿瘤药。其作用机制是加强微管蛋白聚合作用和抑制微管解聚作用,导致形成稳定的非功能性微管束,因而破坏肿瘤细胞的有丝分裂。多西他赛只能用于静脉滴注。所有患者在接受多西他赛治疗期前均必须口服糖皮质激素类,如地塞米松,在多西他赛滴注一天前服用,16mg/d,持续至少 3d,以预防过敏反应和体液潴留。

6.1　不良反应

骨髓抑制、过敏反应及体液潴留等。

6.2　个体化用药

研究表明采用多西他赛治疗的患者在 *ABCC2* 基因 rs12762549 位点上 CC 基因型相对于 CG 和 GG 基因型对药物更加耐受,出现白细胞减少症的概率也较低[13]。

参考文献

[1] 周艳钢,李焕德.药物基因组学与个体化用药.中南药学,2007, 5(1):57-62.

[2] ZAPATA F,PERKINS M E,RIOJAS Y A,et al.The Cryptosporidium parvum ABC protein family.Mol Biochem Parasitol,2002,120(1):157-161.

[3] DEAN M,HAMON Y,CHIMINI G.The human ATP-binding cassette (ABC)transporter superfamily.J Lipid Res,2001,42(7):1007-1017.

[4] BAUMERT C,HILGEROTH A.Recent advances in the development of P-gp inhibitors.Anticancer Agents Med Chem,2009,9(4):415-436.

[5] EFFERTH T,VOLM M.Pharmacogenetics for individualized cancer chemotherapy.Pharmacol Ther,2005,107(2):155-176.

[6] 丁全,陈世才.影响地高辛作用的相关因素.临床药物治疗杂志, 2011,9(4):51-56.

[7] XU P,JIANG Z P,ZHANG B K,et al.Impact of MDR1 haplotypes derived from C1236T,G2677T/A and C3435T on the pharmacokinetics of single-dose oral digoxin in healthy chinesevolunteers. Pharmacology,2008,82(3):221-227.

[8] AARNOUDSE A J,DIELEMAN J P,VISSER L E,et al.Common ATP-binding cassette B1 variants are associated with increased digoxin serum concentration.Pharmacogenet Genomics,2008,18(4):299-305.

[9] WILKE R A,RAMSEY L B,JOHNSON S G,et al.The clinical pharmacogenomics implementation consortium:CPIC guideline

for SLCO1B1 andsimvastatin-induced myopathy.Clin Pharmacol Ther,2012,92(1):112-117.

[10] ROWAN C,BRINKER A D,NOURJAH P,et al.Rhabdomyolysis reports show interaction between simvastatin and CYP3A4 inhibitors.Pharmacoepidemiol Drug Saf,2009,18(4):301-309.

[11] HAAS D W,BARTLETT J A,ANDERSEN J W,et al.Pharmacogenetics of nevirapine-associated hepatotoxicity:An Adult AIDS Clinical Trials Group collaboration.Clin Infect Dis,2006,43(6):783-786.

[12] HE H,YIN J Y,XU Y J,et al.Association of ABCB1 polymorphisms with the efficacy of ondansetron in chemotherapy-induced nausea and vomiting.Clin Ther,2017,36(8):1242-1252.

[13] LEWIS L D,MILLER A A,OWZAR K,et al.The relationship of polymorphisms in ABCC2 and SLCO1B3 with docetaxel pharmacokinetics and neutropenia:CALGB 60805(Alliance).Pharmacogenet Genomics,2013,23(1):29-33.

第4节 基于 B 型不良反应的个体化用药和遗传咨询

1 药物过敏反应与人类白细胞抗原基因

最常见的 B 型不良反应是药物过敏反应,也被称为药物超敏反应或变态反应,根据发生速度,药物超敏反应可分为Ⅰ型(速发型)、Ⅱ型(细胞毒型/细胞溶解型)、Ⅲ型(免疫复合物型)及Ⅳ型(迟发型)。速发型常由 IgE 介导,而迟发型过敏反应往往与 T 细胞介导的免疫机制有关。迟发型过敏反应的药物遗传学研究更为深入,并且日益受到关注,常见的有皮肤药物不良反应(cADR,也被称为药疹)、药物性肝损害(DILI)、粒细胞减少(granulocytopenia)等。皮肤不良反应呈谱系变化,可分为斑丘疹型药疹(maculopapular exanthems,MPE)、荨麻疹型药疹(urticaria)、固定性药疹(fixed drug eruption)、药物超敏反应综合征(DRESS)、史-约综合征(SJS)、中毒性表皮坏死松解症(TEN)等。其中,MPE 最为常见,皮损表现为斑疹、丘疹样改变,包括麻疹型、猩红热型及多形红斑型等。DRESS 是以多器官累及、嗜酸性粒细胞增高及多样性皮损为特征的一类 cADR。SJS 与 TEN 表现为非典型的靶型皮损或紫癜样斑疹,进而不同程度地发展为表皮松解并伴随黏膜损害,两者之间主要依据表皮松解面积大小来互相区别。SJS 和 TEN 是病情发展的两个阶段,SJS 只有不到 10%的皮肤发生病变,而 TEN 发生的皮肤病变范围广泛,病情严重,死亡率可达 25%[1]。由于致残、致死率高,DRESS、SJS、TEN 又被归类为重症药疹(SCAR)。

最近的一系列研究显示,在不少迟发型超敏反应的发病过程中,遗传因素起决定性作用,主要表现为与人类白细胞抗原(HLA)的特异等位基因型呈现强相关,并存在明显的种族特异性。病理学过程为致敏药物通过主要组织相容性复合体(MHC)依赖的途径表达在抗原提呈细胞表面并由此激活特异性 T 细胞,HLA、自身多肽、T 细胞受体(TCR)复合体组成的免疫突触(immunological synapse)是活化 T 细胞的主要机制。HLA 是人类最复杂的基因系统之一,呈高度的多态性,它位于 6q21.31-q21.32 之间,长约 3.6Mb,根据编码分子的性质,HLA 基因被分为Ⅰ、Ⅱ、Ⅲ类。HLA Ⅰ类基因包括 HLA-A、HLA-B、HLA-C 等基因座,HLA Ⅱ类基因有 HLA-DRB1、HLA-DRB3、HLA-DQA1、HLA-DQB1、HLA-DPB1 等基因座。HLA 具有共显性遗传、单倍型遗传和连锁不平衡的遗传特点。经典的 HLA Ⅰ类分子分布于几乎所有有核细胞,其生理功能是向 CD8+ T 细胞提呈抗原,赋予免疫应答 HLA Ⅰ类分子限制性,在免疫效应阶段参与 CD8+ 杀伤性 T 细胞的细胞毒作用。HLA Ⅱ类分子主要表达于 B 细胞、单核细胞、巨噬细胞、树突状细胞等抗原提呈细胞,其主要是在免疫应答的始动阶段将处理过的抗原多肽提呈给未致敏的 CD4+ T 细胞。2004 年,Chung 等[2-3]通过对 44 例患者及 101 例耐受者的研究证实,在汉族人群中卡马西平(carbamazepine)诱发 SJS/TEN 与 HLA-B*15:02 呈强相关,表现为 100%的患者携带 HLA-B*15:02,而耐受组的携带频率仅为 3%。通过 HLA-B*15:02 预测卡马西平诱发 SJS/TEN 发病风险的阴性预测值(negative predictive value,NPV)接近 100%,依据 HLA-B*15:02 进行个体化治疗,可有效避免或减少马西平诱发的 SJS/TEN 发生[3]。2005 年,Hung 等[4]通过病例对照研究,在中国汉族人群中发现 HLA-B*58:01 与别嘌呤醇(allopurinol)诱发 DRESS、SJS、TEN 等 SCAR 呈强相关,表现为 HLA-B*58:01 携带者频率在 51 例患者中为 100%,而其在 135 例别嘌呤醇耐受者和 93 例对照人群中的频率分别为 15%、20%[4],根据 HLA-B*58:01 预测别嘌呤醇诱发 DRESS、SJS/TEN 的发病风险的阴性预测值为 100%,根据 HLA-B*58:01 基因型实施个体化治疗可有效减少或避免相关 ADR 的发生[5]。其他类似的研究还有氯氮平诱发粒细胞减少、氟氯西林诱发 DILI、阿巴卡韦诱发超敏反应等不良反应也存在强相关的特异风险等位基因(表 3-17-1),这些风险等位基因具有以下特征:①具有药物特异性和种族特异性;②相对集中于 HLA 区域、尤其是 MHC Ⅰ类分子、特别是 HLA-B 基因座;③和其他复杂性状的病例对照研究结果相比,B 型 ADR 常具有更高的 OR 值;④为相关药物的个体化治疗提供了有效手段,通过个体化治疗可以有效减少或避免相关不良反应的发生。

表 3-17-1　部分 B 型药物不良反应相关的风险等位基因

药物	风险等位基因	表型	相对危险度	病例数	参考文献 PMID
卡马西平	*HLA-B*15：02*	SJS/TEN	25.04	44	15057820
卡马西平	*HLA-A*31：01*	SJS/TEN	25.93	12	21428769
卡马西平	*HLA-A*31：01*	MPE	8.33	106	21428769
别嘌呤醇	*HLA-B*25：01*	SCAR	580	51	15743917
苯妥英钠	*HLA-B*15：02*	SJS/TEN	4.26	41	0235791
醋甲唑胺	*HLA-B*59：01*	SJS/TEN	305	8	25918017
阿巴卡韦	*HLA-B*57：01*	DIHS	117	18	11888582
氟氯西林	*HLA-B*57：01*	DILI	80.6	51	19483685
氯氮平	*HLA-B（158T）*	CIAG	3.3	163	25187353
	HLA-B（158T）	CIAG			
氨苯砜	*HLA-B*13：01*	DIHS	20.53	39	24152261
巯基嘌呤	*HLA-DRB1*07：01*	胰腺炎	2.55	172	25217962
阿莫西林克拉维酸	*DRB1*15：01*	DILI	35.54	20	11034591
拉帕替尼	*HLA-DRB1*07：01*	DILI	14	37	24687830

注：SJS 为史 - 约综合征,TEN 为中毒性表皮坏死松解症,MPE 为斑丘疹型药疹,SCAR 为重症药疹,DIHS 为药物超敏反应综合征,DILI 为药物性肝损害,CIAG 为氯氮平诱发粒细胞缺乏 / 减少症;PMID 为 PubMed 搜索引擎中的文献唯一标识码。

2　基于 *HLA* 等位基因的个体化用药

2.1　卡马西平(carmamazepine)

2.1.1　药物类别
抗癫痫药。

2.1.2　药物别名
得利多、氨甲酰苯草。

2.1.3　适应证
治疗癫痫全身性强直 - 阵挛发作和部分性发作的首选药物之一,可有效控制多种类型的癫痫发作。

2.1.4　B 型不良反应
常见皮肤不良反应,尤其 SJS/TEN 是临床用药特别需要关注的问题。卡马西平诱发 SJS/TEN 在华人、东南亚等人群中与 *HLA-B*15：02* 呈强相关,与 *HLA-A*31：01* 呈弱相关,在欧洲人群中卡马西平诱发 MPE、SJS/TEN 与 *HLA-A*31：01* 显著相关,患者用药前应进行 *HLA-B*15：02* 和 *HLA-A*31：01* 基因检测。

2.1.5　个体化用药
对于 *HLA-B*15：02* 或 *HLA-A*31：01* 携带者(定义为 *HLA-B*15：02* 或 *HLA-A*31：01* 阳性),建议采用替代药物,应选择和卡马西平化学结构不同的药物,以减少交叉过敏的可能性,对于非 *HLA-B*15：02* 或 *HLA-A*31：01* 携带者(定义为 *HLA-B*15：02* 或 *HLA-A*31：01* 阴性),卡马西平可以作为一线药物,但不能完全排除 SJS/TEN 的可能性。需要说明的是:①对于首次用药患者推荐进行 *HLA-B*15：02* 的基因检测,如果患者有卡马西平用药史,且 3 个月内没有出现 ADR,再次接受卡马西平治疗的患者则不建议进行 *HLA-B*15：02* 的基因检测。②患者有用药史,且出现过可能与卡马西平相关的超敏反应时,强烈推荐进行 *HLA-B*15：02* 基因检测,为合理化治疗提供依据,对于没有替代疗法的患者也建议进行基因检测,这样有助于准确预测风险和提前预警,做好应急预案。③*HLA-B*15：02* 与卡马西平诱发 SJS/TEN 的相关性存在种族差异,*HLA-B*15：02* 频率比较高的人群最有可能受益。④*HLA-B*15：02* 预测卡马西平诱发 SJS/TEN 风险的阴性预测值接近于 100%(华人),而阳性预测值小于 3%,这意味着部分携带 *HLA-B*15：02* 但对卡马西平仍有良好耐受性的患者失去了使用卡马西平的机会。⑤*HLA-B*15：02* 阴性的患者仍不能完全排除发生卡马西平诱发 SCAR 的可能性;⑥*HLA-B*15：02* 只用于预测卡马西平诱发 SCAR 的发生风险,不能用于预测疗效[6]。

2.2　别嘌呤醇(allopurinol)

2.2.1　药物类别
抗痛风药。

2.2.2　药物别名
别嘌醇。

2.2.3　适应证
别嘌呤醇为次黄嘌呤的异构体,次黄嘌呤及黄嘌呤可被黄嘌呤氧化酶催化生成尿酸,体内别嘌呤醇被黄嘌吟氧化酶催化生成别黄嘌呤，别嘌呤醇和别黄嘌呤均可抑制黄嘌呤氧化酶的活性，减少次黄嘌呤、黄嘌呤合成尿酸，从而达到降低血尿酸水平的作用，是临床上唯一可以抑制尿酸合成的抗痛风药。用于治疗痛风、痛风性肾结石、痛风性关节炎、莱施-奈恩综合征、高尿酸血症及复发性尿酸盐肾结石等。治疗起始日剂量为100mg，最大可增加至800~900mg/d，肾功不良者应减少剂量。

2.2.4　B型不良反应

别嘌呤醇不良反应较少，最严重的是药疹，包括MPE、DRESS、SJS、TEN等，发生率为0.1%~0.4%。别嘌呤醇在体内发挥活性的成分为异嘌呤醇，异嘌呤醇几乎全部经尿液排泄，因此肾功能不良者更易发生不良反应。别嘌呤醇诱发DRESS、SJS、TEN等皮肤不良反应的概率与*HLA-B*58：01*存在显著相关性，在别嘌呤醇诱发SCAR的患者中，*HLA-B*58：01*的携带者频率分别为中国100%（51/51）、泰国100%（27/27）、韩国80%（4/5）、日本56%（10/18）、欧洲国家55%（15/27），但是*HLA-B*58：01*不影响别嘌呤醇的药代动力学或药效动力学。

2.2.5　个体化用药

用药前检测患者是否携带*HLA-B*58：01*，*HLA-B*58：01*的携带者（包括纯合子或杂合子，定义为*HLA-B*58：01*阳性）具有发生别嘌呤醇诱发SCAR的高风险，建议采用替代药物，若患者不携带*HLA-B*58：01*（定义为*HLA-B*58：01*阴性），则可以常规使用别嘌呤醇。需要说明的是：①采用*HLA-B*58：01*预测别嘌呤醇诱发SCAR发生风险的阴性预测值大于99%，可以有效减少相关SCAR的发生，但其阳性预测值只有约1.5%，可能使*HLA-B*58：01*携带者但属于别嘌呤醇耐受者的患者失去使用别嘌呤醇的机会[7]；②在日本人群中，rs9263726和*HLA-B*58：01*完全连锁，可以通过rs9263726对*HLA-B*58：01*进行分型，但是否适用于其他人群仍需要验证[8]；③*HLA-B*58：01*阴性的患者仍不能排除别嘌呤醇诱发SCAR的可能性，特别是欧洲人；④*HLA-B*58：01*只用于预测别嘌呤醇诱发SCAR的发生风险，不能用于预测疗效[9]。

2.3　苯妥英（phenytoin）

2.3.1　药物类别

抗癫痫药。

2.3.2　药物别名

大伦丁。

2.3.3　适应证

它可阻滞钠离子通道及减少钠离子内流，稳定各种组织的可兴奋膜，降低其兴奋性。对除小发作以外的其他癫痫症状均有效，亦是抗癫痫大发作和部分性发作的一线用药，也用于治疗中枢疼痛综合征及心律失常等。

2.3.4　B型不良反应

不良反应与血药浓度呈正相关，皮肤不良反应相对常见，包括MPE、SJS、TEN等。在中国人、泰国人等亚洲人群中，*HLA-B*15：02*与苯妥英诱发的SJS/TEN显著相关（*OR*=4.26）[10]。CYP2C9为苯妥英的重要代谢酶，其慢代谢型等位基因*CYP2C9*3*等与苯妥英诱发SCAR显著相关（*OR*=12）[11]。

2.3.5　个体化用药

用药前检测患者是否携带*HLA-B*15：02*及CYP2C9的基因型，可以预测苯妥英诱发SCAR的发生风险，合理实施个体化治疗，可以有效减少相关ADR的发生。在策略上，首先进行*HLA-B*15：02*的检测，对于*HLA-B*15：02*的携带者（包括*HLA-B*15：02*的杂合子和纯合子）建议使用替代药物，对于*HLA-B*15：02*的非携带者（定义为*HLA-B*15：02*阴性）可以常规选择苯妥英，但需要进一步检测CYP2C9的基因型，对于快代谢型（*CYP2C9*基因型为*CYP2C9*1/*1*），可按常规剂量给药，对于中间代谢型（*CYP2C9*基因型为*CYP2C9*1/*2*、*CYP2C9*1/*3*）推荐剂量应减少25%，对于慢代谢型（*CYP2C9*基因型为*CYP2C9*2/*2*、*CYP2C9*2/*3*、*CYP2C9*3/*3*）推荐剂量应减少50%。需要说明的是：①若以前有苯妥英用药史3个月以上且没有出现相关皮肤不良反应，再次使用时，仅需根据CYP2C9代谢型调整剂量，不需要进行*HLA-B*15：02*检测；②对于*HLA-B*15：02*阳性的患者，卡马西平不能作为替代药物，同时使用奥卡西平、醋酸艾司利卡西平、拉莫三嗪等时也需谨慎，因为这些药物诱发SCAR也可能与*HLA-B*15：02*有关；③苯妥英的剂量确定还应结合患者临床特征，而不能仅依赖CYP2C9基因型[12]。

2.4　阿巴卡韦（abacavir）

2.4.1　药物类别

抗病毒药。

2.4.2　药物别名

阿巴卡维。

2.4.3　适应证

阿巴卡韦是一种人类免疫缺陷病毒（HIV）逆转录酶抑制剂，具有良好的抗艾滋病毒活性，口服给药有较高的生物利用度，能够有效进入中枢神经系统，耐药性慢，是WHO推荐使用的治疗艾滋病的重要治疗药物。

2.4.4　B型不良反应

阿巴卡韦有良好的耐受性，但5%~8%的患者在开始用药6周内出现超敏反应，表现为发热、皮疹、胃肠道症状、咳嗽、呼吸困难，若继续用药则症状加重。阿巴卡韦超敏反应与*HLA-B*57：01*呈强相关（*OR*=117）[13]，用药前检测*HLA-B*57：01*，进行个体化治疗可以有效减少阿巴卡韦超敏反应的发生[14]。

2.4.5　个体化用药

对于 *HLA-B*57：01* 携带者(包括 *HLA-B*57：01* 纯合子和杂合子,定义为 *HLA-B*57：01* 阳性)应避免使用阿巴卡韦,建议使用替代药物,对于非 *HLA-B*57：01* 携带者(定义为 *HLA-B*57：01* 阴性)可按常规使用阿巴卡韦。需要说明的是:①采用 *HLA-B*57：01* 预测阿巴卡韦超敏反应时的阳性预测值为50%,阴性预测值大于99%,这意味着,部分 *HLA-B*57：01* 携带者对阿巴卡韦也有良好耐受性;② *HLA-B*57：01* 检测阳性,但患者有阿巴卡韦用药史且没有过敏史,也建议使用替代药物,因患者可出现亚临床症状的超敏反应,再次用药有发生超敏反应的风险;③ *HLA-B*57：01* 检测阴性者也有3%的概率出现临床诊断而非免疫学诊断的超敏反应[15]。

结　语

个性化用药基于科学和医学知识的基础,评估遗传和治疗风险,以提高患者的药物使用效果和安全性。改善治疗效果和降低 ADR 发生率是评估基因检测在个性化用药中实用性的主要终点,了解影响药物反应的遗传变量也可以帮助设计更有效的新疗法。目前,基因组学在选择药物和患者管理方面的重要性已被广泛接受,预计在未来将持续扩大应用范围。越来越多的基因组检测对公众健康产生了重大影响,不仅可以帮助医生为患者选择合适的药物和剂量,也可以为疾病的早期诊断和分子分型提供指导。目前,基于药物基因组学检测的个体化治疗已逐渐应用于心血管疾病、传染性疾病、肿瘤等重大疾病。

2017年初,随着 Illumina 公司推出 NovaSeq 系列,人类基因组的测序成本有望降低至100美元。在国内,华大基因开发的国产测序仪(BGISEQ-500)也已获得国家食品药品监督管理总局(CFDA)批准,目前已投入市场。随着技术的进步,未来基因测序的成本还将不断下降,直至几乎可以忽略不计,这为基于个体化用药的临床基因检测创造了有效的软硬件支撑。不久的将来,用药前进行基因检测将成为必然的发展趋势,根据基因信息的个体化用药将日益普及并显著提高临床用药的安全性、有效性。

(秦胜营　邢清和)

参考文献

[1] SU S C,HUNG S I,FAN W L,et al.Severe cutaneous adverse reactions：the pharmacogenomics from research to clinical implementation.Int J Mol Sci,2016,17(11).pii：E1890.

[2] CHUNG W H,HUNG S I,HONG H S,et al.Medical genetics：a marker for Stevens-Johnson syndrome.Nature,2004,428(6982)：486.

[3] CHEN P,LIN J J,LU C S,et al.Carbamazepine-induced toxic effects and HLA-B*1502 screening in Taiwan.N Engl J Med,2011,364(12)：1126-1133.

[4] HUNG S I,CHUNG W H,LIOU L B,et al.HLA-B*5801 allele as a genetic marker for severe cutaneous adverse reactions caused by allopurinol.Proc Natl Acad Sci U S A,2005,102(11)：4134-4139.

[5] KO T M,TSAI C Y,CHEN S Y,et al.Use of HLA-B*58：01 genotyping to prevent allopurinol induced severe cutaneous adverse reactions in Taiwan：national prospective cohort study.BMJ,2015,351：h4848.

[6] LECKBAND S G,KELSOE J R,DUNNENBERGER H M,et al.Clinical pharmacogeneticsimplementation consortium guidelines for HLA-B genotype and carbamazepine dosing.Clin Pharmacol Ther,2013,94(3)：324-328.

[7] TASSANEEYAKUL W,JANTARAROUNGTONG T,CHEN P,et al.Strong association between HLA-B*5801 and allopurinol-induced Stevens-Johnson syndrome and toxic epidermal necrolysis in a Thai population.Pharmacogenet Genomics,2009,19(9)：704-709.

[8] TOHKIN M,KANIWA N,SAITO Y,et al.A whole-genome association study of major determinants for allopurinol-related Stevens-Johnson syndrome and toxic epidermal necrolysis in Japanese patients.Pharmacogenomics J,2013,13(1)：60-69.

[9] HERSHFIELD M S,CALLAGHAN J T,TASSANEEYAKUL W,et al.clinical pharmacogenetics implementation consortium guidelines for human leukocyte antigen-B genotype and allopurinol dosing.Clin Pharmacol Ther,2013,93(2)：153-158.

[10] CHEUNG Y K,CHENG S H,CHAN E J,et al.HLA-B alleles associated with severe cutaneous reactions to antiepileptic drugs in Han Chinese.Epilepsia,2013,54(7)：1307-1314.

[11] CHUNG W H,CHANG W C,LEE Y S,et al.Genetic variants associated with phenytoin-related severe cutaneous adverse reactions.Jama,2013,312(5)：525.

[12] CAUDLE K E,RETTIE A E,WHIRL-CARRILLO M,et al.Clinical pharmacogenetics implementation consortium guidelines for CYP2C9 and HLA-B genotypes and phenytoin dosing.Clin Pharmacol Ther,2014,96(5)：542-548.

[13] MALLAL S,NOLAN D,WITT C,et al.Association between presence of HLA-B*5701,HLA-DR7,and HLA-DQ3 and hypersensitivity to HIV-1 reverse-transcriptase inhibitor abacavir.Lancet,2002,359(9308)：727-732.

[14] MALLAL S,PHILLIPS E,CAROSI G,et al.HLA-B*5701 screening for hypersensitivity to abacavir.N Engl J Med,2008,358(6)：568-579.

[15] MARTIN M A,HOFFMAN J M,FREIMUTH R R,et al.Clinical pharmacogeneticsimplementation consortium guidelines for HLA-B genotype and abacavirdosing：2014 update.Clin Pharmacol Ther,2014,95(5)：499-500.

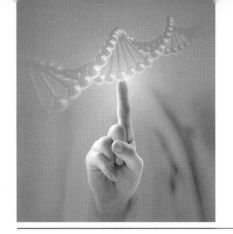

第**18**章

肿瘤及环境影响的遗传咨询

缩写	英文全称	中文全称
AD	autosomal dominant	常染色体显性
FAP	familial adenomatous polyposis	家族性腺瘤性息肉病
HNPCC	hereditary non-polyposis colorectal cancer	遗传性非息肉性大肠癌
NF1	neurofibromatosis type 1	1 型神经纤维瘤
RB	retinoblastoma	视网膜母细胞瘤

引言

肿瘤从根本上说是一种基因性疾病,当基因发生改变时,相应的功能丧失或过度激活,则可引发疾病,少数肿瘤具有家族遗传倾向[1]。肿瘤的发生具有家族聚集性和种族差异,也受环境因素的影响,因此肿瘤的发生是环境因素和遗传因素共同作用的结果[2]。环境因素只有改变遗传物质的结构和功能才能使正常细胞转变为癌细胞,所以肿瘤发生的本质是体细胞遗传物质的改变。在呈家族聚集性的肿瘤中,相同的生活环境固然可能在肿瘤的发生过程中起到一定作用,但遗传因素往往是家族性肿瘤高发的主要原因。结直肠癌是与遗传关系密切的成人肿瘤,30% 以上的结直肠癌有家族聚集倾向,5%~15% 与遗传相关[2]。

虽然肿瘤的发生与基因突变有关,但大部分的肿瘤基因突变都属于获得性,真正属于体质性(constitutional)基因突变的只占很少的一部分。例如,属于遗传性基因突变的乳腺癌只占全部乳腺癌的 5%~10%。肿瘤的遗传中既有单基因遗传的肿瘤,又有多基因遗传的肿瘤。单基因遗传的肿瘤的发生主要由一对等位基因决定,遗传因素具有主要的作用,如视网膜细胞瘤、神经母细胞瘤、肾母细胞瘤等;多基因遗传的肿瘤大多是一些常见的恶性肿瘤,这些肿瘤的发生是遗传因素和环境共同作用的结果[2]。例如多基因遗传的乳腺癌、胃癌、前列腺癌、宫颈癌等,患者的一级亲属的发病率显著高于群体的发病率。因此,对肿瘤发生风险的评估既有多基因遗传病和单基因遗传病风险计算的共同点,又有其特殊之处。

1 肿瘤的风险评估方法

肿瘤风险的表示方法通常是把流行病学计算方法与遗传风险计算方法相结合。此外,还可以把肿瘤风险分为低风险、中风险和高风险三类。

1.1 流行病学评估法

用流行病学计算方法表示肿瘤风险,不可缺少肿瘤在有关人群中的流行病调查资料。不同肿瘤在不同的人种、不同的民族、不同的地理环境的流行病学调查是肿瘤遗传学研究中的常用方法。流行病学调查的结果可以用来绘制各种肿瘤的地理分布图,为肿瘤遗传学的研究提供背景资料,其中移民的肿瘤发病率调查可以为肿瘤的发生与遗传、环境之间的关系提供可靠依据[2]。只有准确的流行性调查资料才能得到准确的肿瘤发生风险。但是,这样的表示方法通常只用于正常人群或肿瘤低风险家族的肿瘤咨询。

1.1.1 累积发生率

当研究固定队列时可计算累积发生率,即当研究对象人数进出队列相对平衡时,可用固定的人口数做分母来计算累积发生率(cumulative incidence rate)。累积发生率等于期内发生例数除以随访期开始的人数,是指某特定个体在某一段特定时期患病的可能性[3]。比如,某女在 40~50 岁时的乳腺癌累积发生率是 30%。

1.1.2 相对危险度

相对危险度(relative risk)是指一个群体暴露在一定风险下与未暴露在该风险下某事件发生概率的比值[3]。这里的暴露通常指阳性家族史。流行病学专家通常把阳性家族史视为风险因素,并用"2×2"表格表示风险因素与患病之间的关系(表 3-18-1)。

表 3-18-1   风险因素与患病之间的关系

家族史	肿瘤	
	患者	非患者
阳性	a	b
阴性	c	d

$$相对危险度 = \frac{人群中阳性肿瘤家族史的肿瘤发病率}{人群中阴性肿瘤家族史的肿瘤发病率}$$
$$= \frac{a/(a+b)}{c/(c+d)}$$

从公式得知,相对危险度是通过与正常对照组相比得出的升高值。某特定肿瘤的相对危险度随不同的人群而异,高发病区的相对危险度比低发病区的要高[4]。

1.1.3 绝对危险度

绝对危险度(absolute risk)用于表示某个体在某一阶段肿瘤发生的比较肯定的概率,与人群中的无肿瘤年龄分布情况和肿瘤相对危险度有关[4]。

累积发生率、相对危险度和绝对危险度三者有密切的关系。在此举例简单说明。

如表 3-18-2 所示,正常人群结直肠癌的发生率在 60、61、62 和 63 岁时分别是 1%、2%、3% 和 4%。王先生有结直肠癌家族史阳性,属高风险组,又已知该人群的结直肠癌相对危险度是5%,那么,他在60、61、62和63岁时患结直肠癌的风险就分别是5%、10%、15%和20%。

表3-18-2 不同年龄患结直肠癌的绝对危险度、累积发生率和相对危险度

指标	60岁	61岁	62岁	63岁
正常人群结直肠癌累积发生率	1	2	3	4
王先生患结直肠癌相对危险度	5	10	15	20
王先生患结直肠癌绝对危险度	5	9	13.5	17

在这一基础上可以计算绝对危险度[4]。假设在这一正常人群里60岁时100%的男性无结直肠癌;而无结直肠癌率每增长一岁就降低5%,那么,60、61、62和63岁时的无结直肠癌率分别是100%、95%、90%和85%。王先生在60、61、62和63岁时患结直肠癌的绝对危险度就分别是5%、9%、13.5%和17%。这就是说,绝对危险度是患病风险和无肿瘤率的乘积。王先生在60~63岁患结直肠癌的累积发病率则是:5%+9%+13.5%+17%=44.5%。

1.2 孟德尔遗传评估法

这适用于肿瘤基因或肿瘤易感基因明确的肿瘤,例如与神经纤维瘤有关的 *NF-1* 和 *NF-2* 基因,与视网膜母细胞瘤有关的 *RB1* 基因,与乳腺癌有关的 *BRCA1* 和 *BRCA2* 基因等。由于这些肿瘤的发生都属于常染色体显性遗传,故其风险可按孟德尔比率评估法和贝叶斯分析法两种方法评估[3]。

1.2.1 孟德尔比率评估法

在没有其他因素影响下,对单基因疾病的遗传风险评估比较简单,可以按照孟德尔比率(Mendelian ratio),结合概率运算法则进行计算[3]。

细胞减数分裂和受精过程等位基因的随机分配是单基因疾病遗传风险评估的基础。除Y连锁基因外,其他基因都含两个等位基因而且位于两条不同的同源染色体上。在减数分裂过程中,亲代将其中的一个等位基因分配到配子里。杂合子亲代将突变等位基因传递给后代的概率是1/2,而纯合子亲代将突变等位基因传递给后代的概率是1。这就是说,子女基因组里的每对等位基因均来源于其父母,且各占1/2[3]。

与常染色体显性(AD)遗传相关的致病基因都位于1~22号染色体上。AD遗传病只需一个等位基因突变即可导致疾病的发生,致病基因频率很低,绝大多数患者为杂合子[3]。AD遗传病最常见的婚配方式为患者双亲一方为杂合子患者,另一方为正常纯合子。患者把致病基因传递给胎儿的概率是1/2[4],因而,疾病在家系中能代代相传且男女皆可发病。

除少数杂合子患者外,几乎所有的常染色体显性遗

传疾病患者都无生育力或无生存能力,故遗传咨询通常只包括[4]:

(1)父母任一方是杂合子,另一方正常,子女是患者的概率为1/2(图3-18-1 左)。

(2)父母双方均为杂合子,子女是患者的概率为3/4(图3-18-1 右),其中的1/3为纯合子患者,病情严重。

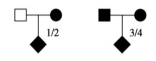

图3-18-1 常染色体显性遗传风险评估

1.2.2 贝叶斯分析法

在应用贝叶斯分析法进行遗传病风险评估的过程中,将已掌握到的包括孟德尔遗传定律、家系中有关成员之间的关系、有关的实验室检测结果在内的所有资料综合起来,计算特定条件下某个体携带致病基因的后概率(posterior probability),即遗传病发生的风险率[4]。

如表3-18-3所示,其主要步骤如下[4]:

第一,根据有关疾病的遗传方式以及家系中有关成员之间关系,分别列出先证者的两种基因携带概率,即前概率(prior probability)。假设在基因携带者情况下的前概率为P;那么,在非基因携带者情况下的前概率就为(1−P)。

表3-18-3 贝叶斯分析例表1

指标	如果是基因携带者	如果不是基因携带者
前概率	P	$(1-P)$
条件概率	B/A	B/a
联合概率	$P \times (B/A)$	$(1-P) \times (B/a)$
后概率	$[P \times (B/A)]/[P \times (B/A) + (1-P) \times (B/a)]$	$[(1-P) \times (B/a)]/[P \times (B/A) + (1-P) \times (B/a)]$

注:B/A 表示在 A 条件下发生 B 的概率,其中 A 条件为是基因携带者;B/a 表示在 a 条件下发生 B 的概率,a 条件为不是基因携带者。

第二,根据家系中成员之间的亲缘关系及其发病情况等已知条件,分别算出两种不同情况下的条件概率(conditional probability)。假设在基因携带者情况下的条件概率为(B/A),而在非基因携带者情况下的条件概率为(B/a)。

第三,分别算出两种不同情况下的联合概率(joint probability),即前概率与条件概率的乘积。

第四,最后算出后概率,其计算方法是分别以两种不同基因携带状况下的联合概率为分子,两种联合概率之和为分母,最后算出相应的后概率。

由于后概率综合了各种已知条件,故准确率高。

可以通过孟德尔比率得到前概率。前概率之和以及两个后概率之和总是等于 1；但两个条件概率之和通常不等于 1。

贝叶斯分析对常染色体显性遗传病的风险评估主要应用于不完全外显和延迟显性这两种特殊情况下的风险评估[4]。延迟显性是指一些常染色体显性遗传的杂合子，致病基因在早年并不表达，只有到一定的年龄后才表达致病。不完全外显指的是：不是所有含显性致病基因突变的个体都能显示出临床表型的现象。不完全外显的发生可能与如下的因素有关[3]：①生长发育性。在这种情况下，除了基因本身的突变外，疾病临床表型的发生还与其他因素，如环境因素和表观遗传等效应相关。②时间相关性（time-related）。基因突变只有到一定的年龄才在临床上表现出来，或在不同的阶段显示临床表型，这是一种时间性的不完全外显，如由 *FAP* 基因突变引起的结肠癌等。③性别相关性（gender-related）。虽然带有致病基因，但临床表型只限于单一种性别，而在另一种性别个体没有外显，也称这种情况为限性遗传。

例 1 如图 3-18-2 是遗传性非息肉性大肠癌（HNPCC）家系。杂合子男性 I-1 是患者。已知遗传性非息肉性大肠癌的外显率为 90%，其儿子 II-1 目前健康。试求 II-1 携带遗传性非息肉性大肠癌基因的风险。

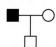

图 3-18-2 　遗传性非息肉性大肠癌家系图

由于 I-1 是常染色体显性杂合子患者，根据孟德尔比率，其儿子 II-1 携带遗传性非息肉性大肠癌基因的概率（即前概率）为 1/2。II-1 是携带者而不表现疾病症状的概率（即条件概率）为 100%–90%=10%=1/10；当然，如果 II-1 不是携带者，她不是患者的条件概率肯定是 1。通过贝叶斯分析（表 3-18-4），得出 II-1 携带遗传性非息肉性大肠癌基因的概率为 1/11，不是基因携带者的概率为 10/11。

表 3-18-4 　贝叶斯分析例表 2

指标	如果 II-1 是遗传性非息肉性大肠癌基因携带者	如果 II-1 不是遗传性非息肉性大肠癌基因携带者
前概率	1/2	1/2
条件概率	1/10	1
联合概率	1/2 × 1/10=1/20	1/2 × 1=1/2
后概率	(1/20)/(1/20+1/2)=1/11	(1/2)/(1/20+1/2)=10/11

例 2 如图 3-18-3，已知李先生 II-1 的父亲 I-1 是已故的亨廷顿病杂合子患者。亨廷顿病是常染色体显性遗传病并具有延迟显性的特性，杂合子患者在 35 岁时发病的概率仅有 55%。II-1 今年 35 岁，但仍健康无病。试求李先生携带亨廷顿病基因的风险。

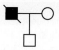

图 3-18-3 　亨廷顿病家系图

已知 I-1 是亨廷顿病杂合子，II-1 是基因携带者的概率（即前概率）应该是 1/2。在携带基因的情况下，II-1 在 35 岁时仍表现健康的概率（即条件概率）为 100%–55%=45%。在不携带基因的情况下，II-1 在 35 岁时健康的概率当然是 1。通过计算，李先生携带亨廷顿病基因的风险为 0.31（表 3-18-5）。

表 3-18-5 　贝叶斯分析例表 3

指标	如果 II-1 是亨廷顿病基因携带者	如果 II-1 不是亨廷顿病基因携带者
前概率	1/2（0.5）	1/2（0.5）
条件概率	0.45	1
联合概率	0.5 × 0.45=0.225	0.5 × 1=0.5
后概率	0.225/（0.225+0.5）=0.31	0.5/（0.225+0.5）=0.69

显性迟发的风险计算与基因携带者的年龄关系密切[2]。如果例 2 中的李先生 10 年后仍然健康并前来遗传咨询，已知 45 岁时亨廷顿病的外显率为 65%，此时的条件概率应该变为 35%。通过计算后，李先生 45 岁时亨廷顿病基因携带者的风险为 0.26。

2　遗传性肿瘤风险的分类

2.1　遗传性肿瘤的特点

由于遗传性原因导致的染色体和基因异常，特别是常染色体及其基因异常，而使患某些肿瘤的机会大大增加，病理学上称之为遗传性肿瘤综合征。遗传性肿瘤是指能通过上一代往下一代传递的肿瘤，并具有如下特点[2]：

2.1.1　一个家族里同时出现多个患有相同或相互关系密切的肿瘤患者

这样的家族至少出现 2 例一级关系亲属的肿瘤患者。患肿瘤亲属的人数越多，越能证实遗传性肿瘤的存在。患同样肿瘤的多个患者出现在一个家族里更证明遗传性肿瘤的可能性，因为肿瘤易感基因与特定的肿瘤相关。如遗传性大肠癌的筛检标准中有：一个家系中至少有 2 例大肠癌患者，他们的关系为父母与子女或同胞兄弟姐妹[2]。

2.1.2 肿瘤患者年龄小

遗传性肿瘤总是比散发性肿瘤发生得早,儿科遗传性肿瘤会提前几个月,而成人遗传性肿瘤则提前数十年[2]。多例低龄的肿瘤患者在一个家族的出现是遗传性肿瘤诊断的重要依据。如家族遗传倾向乳腺癌诊断标准中有发病年龄小于35岁;肾母细胞瘤多数在5岁前发病,而家族性肾母细胞瘤发病年龄更早[2]。

2.1.3 常染色体显性遗传方式

到目前为止,所发现的绝大多数的遗传性肿瘤的遗传方式为常染色体显性遗传,如家族性视网膜母细胞瘤、神经母细胞瘤、神经纤维瘤等,部分属常染色体隐性或X连锁遗传[2]。因此,肿瘤患者在家族里都呈纵向分布,垂直传递,即从上一代往下一代传递。

2.1.4 罕见肿瘤的出现

肿瘤在一个家族里分散出现与遗传因素、致癌物接触或随机因素等有关。肿瘤在异常人群里出现说明遗传性肿瘤可能性,如男性患乳腺癌,不抽烟者患肺癌等。

2.1.5 多个或双侧性肿瘤的出现

大多数的肿瘤都属单克隆性,即癌细胞都起源于获得性突变的单个肿瘤细胞,故通常呈单个出现,同一器官里出现多个同样的肿瘤或呈双侧性证明了基因的突变属遗传性并同时发生在多个细胞里。双侧性的视网膜母细胞瘤就是一个例子,家族性肾母细胞瘤通常也呈双侧性[2]。

2.1.6 多个原发性肿瘤在同一患者中出现

这是遗传性肿瘤患者具有肿瘤遗传易感性的缘故,一个原发性肿瘤虽然被控制,但还处于另一种肿瘤高风险状态。例如遗传性非息肉性大肠癌为常染色体显性遗传病,但同时还伴有各种肠外器官的恶性肿瘤,如:子宫内膜癌、卵巢癌、肝胆管癌、胃癌、膀胱癌、脑胶质细胞瘤;又如视网膜母细胞瘤患者继发其他肿瘤的风险高,其中以成骨肉瘤最为常见[2]。

2.1.7 非肿瘤临床表现的出现

这是因为相当部分遗传性肿瘤综合征除了出现肿瘤外,还会出现一些与肿瘤不相关的临床表现。

2.1.8 无外环境风险因素的发现

肿瘤的发生是遗传因素与外环境包括与致癌物质的接触共同作用的结果。外环境条件不存在的情况下肿瘤的发生必然与遗传密切相关。

家谱的分析对遗传性肿瘤的诊断很重要,因为患遗传性肿瘤患者在家族里的分布有其特点(表3-18-6)。在遗传性非息肉性大肠癌的临床诊断中,依据的阿姆斯特丹标准有[5]:①家族中至少有2代垂直传递的大肠癌;②家族中至少有3名或3名以上成员经病理证实为遗传性非息肉性大肠癌;③家族中至少有1名大肠癌患者发病年龄小于50岁;④排除了来源于家族性腺瘤病息肉的大肠癌。而目前较为公认的家族遗传倾向乳腺癌的诊断标

准为:发病年龄小于35岁;除家族中最先发现患乳腺癌的患者外,至少存在1名或1名以上的一级或二级家属患有乳腺癌或卵巢癌;家族中最先发现患乳腺癌的患者为双侧乳腺癌;家族中最先发现乳腺癌的患者同时患有或曾经患有卵巢癌;家族中最先发现患乳腺癌的患者为男性乳腺癌。凡是符合上述条件1项以上的高危人群均应及时做 *BRCA* 基因突变的检测[6]。

表3-18-6 遗传性肿瘤家谱特点

序号	遗传性肿瘤家谱特点
1	3名或3名以上的亲属患相似的肿瘤
2	至少有1名亲属被诊断为肿瘤时的年龄比常见患同样肿瘤患者小
3	至少有1名亲属患有多个原发性肿瘤
4	至少有1名亲属患有多发性或双侧性肿瘤
5	至少有1名亲属在低发病率的年龄被发现患有常见性肿瘤
6	至少有1名亲属患有罕见性肿瘤
7	缺乏有害外环境接触史

2.2 遗传性肿瘤风险的分类

在肿瘤实验室诊断结果和家族史不明确的情况下对肿瘤患者进行咨询时,可以根据掌握到的临床资料按一定的标准对其家族的遗传性肿瘤易患风险评估为低风险、中等风险、高风险和风险不确定等四类。

2.2.1 低风险

此类家族虽然有肿瘤患者,但其特点包括:①家族中一级或二级亲属患肿瘤少见;②所见的肿瘤与遗传性综合征无关;③所见的肿瘤通常是正常人群常见的肿瘤;④肿瘤只发生在同一代的个体;⑤无特殊性的肿瘤特点或体征[2]。如李先生家族中只有李先生一人患有胃癌,其父母、儿女、兄弟姐妹的身体都很健康,满足了上述所说的特点,这个家族对于遗传性肿瘤的易患性风险评估为低风险。

2.2.2 中等风险

其特点是:家族史和肿瘤患者部分地表现出肿瘤综合征的特点,但未能达到肿瘤综合征诊断标准[2]。在这种情况下,除了对家族史和肿瘤患者的临床特点与相对的肿瘤综合征诊断标准作进一步的比较外,还需作肿瘤基因检测[1]。如有患者在查出遗传性非息肉性大肠癌的同时,还被查出患有胃癌等多个原发性肿瘤,部分表现出了肿瘤综合征的特点,这种情况可算作中等风险,此时应对其家族史和患病的临床特点与遗传肿瘤综合征作比较,并进行基因检测。

2.2.3 高风险

肿瘤家族史呈现典型的肿瘤易感性。肿瘤患者在家族中的分布特点和肿瘤的临床特征都符合或暗示某一特定遗传性肿瘤综合征的存在。在这种情况下,不管肿瘤基

因检测结果如何,患者及其家属都视为患有遗传性肿瘤综合征或处于高风险[2]。如李女士的母亲和妹妹均患有乳腺癌,且均为双侧乳腺癌,发病年龄小于 35,其母亲在患有乳腺癌的同时还患有卵巢癌,这种情况则可看作该家族处于可能患有遗传性肿瘤综合征的高风险状态。

2.2.4　风险不确定

对所能掌握的临床资料,无论从哪个方面分析,哪怕是具有丰富经验的专家都不能作出任何风险的评估,在这种情况下,最好的处理方法是不作任何的风险评估,继续收集家族史和临床资料。

以下例子可来说明肿瘤的风险评估与预防。

(1) 家族性腺瘤性息肉病(FAP):对有典型家族性腺瘤性息肉病风险的个体,分子遗传检测一般可在 8~10 岁进行;对有削弱型家族性腺瘤性息肉病风险的个体,分子遗传检测一般可延迟到 20 岁进行[1]。

对已发现 *APC* 突变或确诊为家族性腺瘤性息肉病的患者,临床诊断家族性腺瘤性息肉病但未经分子检测确诊的患者,或者家族性腺瘤性息肉病家族成员、分子检测未发现突变者,均推荐进行预防性疾病筛查[2]:①从出生到 5 岁,需经体检和 / 或腹部超声及血清 AFP,每年筛查肝细胞瘤;② 10~12 岁开始,每 1~2 年进行乙状结肠镜检查,一旦发现息肉,立即进行结肠镜检查;③息肉出现 1 年后仍未行结肠切除术患者,需每年进行结肠镜检查。发现结肠息肉者,每 2~3 年进行食管、胃、十二指肠镜检查;④一旦发现十二指肠息肉,需进行小肠 X 线检查,体检时须作甲状腺触诊。

APC 突变检测阳性的家族性腺瘤性息肉病家族中,未发现突变的家庭成员,需在 16 岁、25 岁、35 岁时作乙状结肠镜检查证实基因检测结果[1]。

(2) 遗传性非息肉性大肠癌:遗传性非息肉性大肠癌为常染色体显性遗传,故患者的后代有 50% 的可能性遗传疾病[7]。大部分个体从父母一方遗传了突变基因。因基因新突变发生率极低,故在临床诊断不能确定父母是否发病时,应对患者父母进行基因检测以确定突变发生方,以有利于遗传咨询进行[1]。

携带遗传性非息肉性大肠癌基因突变的杂合子男性,终身有 90% 风险患肠癌;而女性患肠癌的风险相对较小,为 70%,但患子宫内膜癌的风险占 40%[1]。

基因型表型关系:*MSH2* 突变携带者更倾向于发生肠外肿瘤;*MSH6* 突变携带者发病年龄较迟,常与子宫内膜癌相关[7]。

进行预测性分子遗传检测前需进行全面的遗传咨询,正确评估遗传检测对个体及家庭成员从临床到心理的影响[1]。对有遗传性非息肉性大肠癌风险的儿童,分子遗传检测一般可等到 18 岁成人后进行,除非分子遗传检测有利于个体的早期医疗干预。

(3) 遗传性乳腺癌 / 卵巢癌:乳腺癌是一种常见病,所以在一个家系中同时出现的几个患者可能并无遗传倾向。但早发性双侧乳腺癌男性患者,乳腺癌伴发其他器官肿瘤均为遗传性乳腺癌特征[8]。约 5% 的乳腺癌患者发现有 *BRCA1* 或 *BRCA2* 基因的突变[1]。

如果未检测出突变,可能并无遗传因素,但不能完全排除其遗传性,因突变检测率达不到 100%;或者其他癌相关基因存在突变。

突变外显率为 90%,故并非所有携带基因突变的患者都将发展为乳腺癌[1]。

基因突变携带者 70 岁之前患乳腺癌的风险大于 80%;患卵巢癌的风险分别为 54%(*BRCA1*)和 23%(*BRCA2*),远远高于普通女性 1.8% 的发病率[8]。

携带 *BRCA1* 突变的男性,患前列腺癌风险增高;而 *BRCA2* 突变与男性乳腺癌相关[1]。

一个家系中患者越年轻,患者数越多,血缘关系越近,患病风险越大(表 3-18-7)。对于有家族史的个体,Claus 模型提供了最佳的风险评估工具,其他影响乳腺癌发病风险的因素还包括:初潮年龄,第一胎生育年龄,避孕药服用时间等;Gail 模型结合了家族史及其他非遗传因素,临床可应用来预测个体发病风险值,美国国立癌症研究院提供相关软件作此预测[2]。

对有风险的个体,建议进行乳腺癌的预防性监测,如每月自我检测,每年乳腺造影或 MRI 检测一次。卵巢监测包括盆腔检查,经阴道超声及血清 CA125 检测,建议从 25~30 岁开始,每年一次。

建议对全部非家族遗传性乳腺癌患者作 FISH 的 *HER2/neu* 扩增检测,结果阳性者远处肿瘤转移风险高,预后差[1]。

表 3-18-7　与乳腺癌患者有亲属关系的个体 70 岁时的患病风险

人群特征	70 岁患病风险 /%
无家族史	8
≥ 55 岁患者的一级亲属	12
<55 岁患者的一级亲属	18
<45 岁患者的一级亲属	30
双侧乳腺癌的一级亲属	50

(4) 视网膜母细胞瘤(RB):把所有的双侧性 RB 病例都视为体质性遗传性;15% 的单侧性病例属体质性遗传,其余的为散发性。

80%~90% 的双侧性 RB 病例无家族史而表现为新发生性基因突变,父母无病[1];但注意部分父母表现为无症状性良性视网膜瘤,故在下结论前必须对患者的父母做扩瞳检查。

双侧性 RB 肿瘤容易复发,注意密切追踪检查,同时要注意继发性肿瘤的发生。

双侧性 RB 患者的父亲常有镶嵌型(mosaicism)生殖性基因突变;这样的父亲通常不发病,但其所生育的子女患病再发风险为 7%[1]。

生殖性基因突变的外限度可高达 90% 以上;但也有不完全外显的等位基因。

如发现 Arg881Trp 突变,则需要注意肿瘤的不完全外显以及肿瘤退行性的特点[1]。

可以采用患者外周血对生殖细胞性突变进行 DNA 测定,其意义在于:①能确定双侧性 RB 患者是否携带从父母传递而来的突变基因;②有利于指导患者的同胞兄弟姐妹进行基因突变的追踪;③有助于产前诊断以及风险预测,并能为患者后代作基因检测提供依据[9]。

早期及时的诊断可以挽救患者的生命,故十分重要。

在对没有发现 RB1 基因突变的非家族性的单侧性肿瘤病例的风险评估则需要用经验风险进行。已生育一胎单侧性肿瘤患者的夫妇第二胎单侧性肿瘤的再发风险是 1%;如果第一胎是双侧性肿瘤患者,第二胎的再发风险就升为 2%~6%[10]。

对 RB1 基因突变家族史阳性的小孩进行预防性早期眼底视网膜检查是预防肿瘤发生的重要措施[11]。目前有主张在出生后 3 个月内每月检查一次;随后,在 2 岁前每 3 个月检查一次;2~3 岁每 4 个月一次;3~5 岁每 6 个月一次;之后每年 1 次,直到 11 岁。3 岁前的眼底检查都必须在全身麻醉下进行。对 12 岁以上的小孩就要进行定期的全身体检,以便早期发现继发性肿瘤(特别是肉瘤)。

(5) 1 型神经纤维瘤(neurofibromatosis type 1,NF1):大约一半的患者其父母之一也会是 NF1 患者。另一半的患者则由新发生性突变引起,然而也不排除镶嵌型生殖性基因突变的可能[12]。患者的子女有 50% 的患病风险。如果父母之一是患者,同胞兄弟姐妹的患病风险也是 50%[7]。对易患病成员做基因检测,找出家族特异性的突变有助于对后代或同胞的诊断。也可利用连锁分析作基因检测。如果存在镶嵌型生殖性基因突变,后代的患病风险将高出正常人群[13]。NF1 患者有 100% 的外显度,但表型差异很大[13],需仔细检查家族中的每一患者,以判定病症的轻重。

(6) 黑色素瘤(melanoma):因为大多数黑色素瘤的发生与紫外线照射相关[14],所以避免太阳光的过度照射,使用防紫外线的防晒霜等措施可以大大降低发病的风险,特别是遗传性黑色素瘤致病基因携带者[14]。具有以下特征的个体有更大的风险,更需严格预防:①有两个以上的血缘亲属患有黑色素瘤;②具有异常黑痣;③患过黑色素瘤;④有多于 50 个以上的黑痣;⑤曾经有过一次或几次严重晒伤;⑥肤色浅。

对遗传性黑色素瘤基因携带者已可通过基因分子检测确认[1]。因遗传性黑色素瘤是一种显性遗传,后代有 50% 的可能性是携带者。CDKN2A 突变携带者至 80 岁时会有 50%~90% 的可能性患黑色素瘤[11]。

全国肿瘤登记中心发布的《2012 中国肿瘤登记年报》显示,我国癌症发病率为 2 855.91/100 000,平均每天 8 550 人新发癌症,每分钟就有 6 人被确诊为癌症,按照目前人均期望寿命计算,我国居民一生患癌症的概率为 22%,即每 5 个人中就会有 1 个人患有癌症[15]。

在如此大的患癌率下,肿瘤的遗传咨询是十分必要的。肿瘤遗传咨询检测和常规体检不同,常规体检是查已患疾病,而肿瘤遗传咨询检测主要是查基因缺陷,起疾病预警的作用。预警是为了让人们提高警惕,规避不良因素,预警出来的疾病只要主动预防就可以不发病或者延缓发病。最新研究显示,1/3 的癌症是可以预防的,早期发现的癌症治愈率可达 1/3。很多人认为癌症是不治之症,所以放弃治疗。其实恶性肿瘤并非不治之症,至少有 13 种恶性肿瘤在早期经过手术、放疗、化疗等正规治疗后可以治愈;还有 10 种左右的恶性肿瘤患者可以长期存活。由此可见,肿瘤的遗传咨询对于肿瘤的发生发展有很好的预警作用,并且可以延长患者生存期和改良生活质量。

结　语

肿瘤的发生风险可以用流行病学方法与遗传风险方法相结合来计算,这为肿瘤的遗传咨询提供了很好的帮助,预估肿瘤的发生风险及发生发展,可以改善患者的生活质量,延长生存期。对于遗传性肿瘤,目前已有很多研究证明其特点,并有研究发现了与其相关的基因。掌握遗传性肿瘤的特点和相关的基因,可以更好地预判肿瘤的良恶性及发生发展,采取更有效的预防及治疗,对患者生存及预后也有很大的帮助。未来会发现更多与肿瘤相关的特异性基因及生物标志物,将使肿瘤的遗传咨询更加完善,使肿瘤的预防、治疗及预后效果得到更大的提升。

(康熙雄　朱雅迪　高明)

参考文献

[1] OFFIT F.Clinical cancer genetics:risk counseling and management.New York:Wiley-Liss,1998.

[2] SCHNEIDER K.Counseling about cancer:strategies for genetic counseling.2nd ed.New York:Wiley-Liss,2002.

[3] 陆国辉 . 产前遗传病诊断 . 广州:广东科技出版社,2002.

[4] YOUNG I D.Introduction to risk calculation in genetic counseling.2nd ed.Oxford:Oxford Univ Press,1999.

[5] VASEN H F,WATSON P,MECKLIN J P,et al.New clinical criteria for hereditary nonpolyposis colorectal cancer(HNPCC,Lynch

syndrome)proposed by the International Collaborative group on HNPCC.Gastorenterology,1999,116(6):1453-1456.

[6] 王雅杰,王宁,汪颖.计划生育 30 年后,我国遗传性肿瘤的诊断困惑.医学研究杂志,2011,40(10):1-4.

[7] VISKOCHIL D.Genetics of neurofibromatosis 1 and the NF1 gene. J Child Neurol,2002,17:562-570.

[8] CLAUS E B,RISCH N,THOMPSON W D,et al.Relational between breast histopathology and family history of breast cancer. Cancer,1993,71(1):147-153.

[9] RICHTER S,VANDEZANDE K,CHEN N,et al.Sensitive and efficient detection of RB1 gene mutations enhances care for families with retinoblastoma.Am J Hum Genet,2003,72(2):253-269.

[10] BRICHARD B,HEUSTERSPREUTE M,DE POTTER P,et al.Uniateral retinoblastoma,lack of familial history and older age does not exclude germline RB1 gene mutation.Eur J Cancer, 2006,42(1):65-72.

[11] TSAO H,NIENDORF K.Genetics testing in hereditary melanoma.J Am Acad Dermatol,2004,51(5):803-808.

[12] CARROLL S L,STONECYPHER M S.Tumor suppressor mutations and growth factor signaling in the pathogenesis of NF1-associated peripheral nerve sheath tumors:Ⅱ.The role of dysregulated growth factor signaling.J Neuropathol Exp Neurol,2005, 64(1):1-9.

[13] Korf B R.Clinical features and pathobiology of neurofibromatosis 1.J Child Neurol,2002,17(8):573-577.

[14] THOMPSON J F,SCOLYER R A,KEFFORD R F.Cutaneous melanoma.Lancet,2005,365(9460):687-701.

[15] 杨进.复杂疾病的遗传咨询.北京:科学出版社,2014.

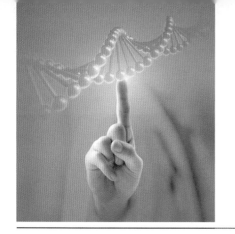

第19章

不孕不育的遗传咨询

缩写	英文全称	中文全称
ADO	allele drop-out	等位基因脱扣
AEMAb	antiendomethal antibody	抗子宫内膜抗体
AhCGAb	anti-human chorionic gonadotropin antibody	抗绒毛膜促性腺激素抗体
AID	artificial insemination with donor's semen	供精人工授精
AIH	artificial insemination with husband's semen	夫精人工授精
ANA	antinuclear antibody	抗核抗体
AOVAb	antiovary antibody	抗卵巢抗体
APA	anti-phospholipid antibody	抗磷脂抗体
AR	androgen receptor	雄激素受体
array CGH	array-based comparative genomic hybridization	比较基因组杂交芯片
ART	assisted reproductive technique	辅助生殖技术
ASAb	antisperm antibody	抗精子抗体
BMP	bone morphogenetic protein	骨形态发生蛋白
CC	clomiphene citrate	枸橼酸氯米芬
CCS	comprehensive chromosome screening	染色体全面筛查
CFTR	cystic fibrosis transmembrane conductance regulator	囊性纤维化穿膜传导调节蛋白
CGH	comparative genome hybridization	比较基因组杂交

续表

缩写	英文全称	中文全称
CNV	copy number variant	拷贝数变异
DIPI	direct intraperitoneal insemination	直接经腹腔内人工授精
DOP-PCR	degenerate oligonucleotide primed-polymerase chain reaction	简并寡核苷酸引物聚合酶链反应
E_2	estradiol	雌二醇
EMT	endometriosis	子宫内膜异位症
ESHRE	European Society for Human Reproduction and Embryology	欧洲人类生殖和胚胎学会
FISH	fluorescence in situ hybridization	荧光原位杂交
FSH	follicle stimulating hormone	促卵泡激素
gDNA	genomic DNA	基因组 DNA
HFGS	hand-foot-genital syndrome	手 - 足 - 生殖器综合征
HLA	human leucocyte antigen	人类白细胞抗原
HMG	human menopausal gonadotropin	人类绝经期促性腺激素
HSC	hemopoietic stem cell	造血干细胞
HSG	hysterosalpingography	子宫输卵管造影术
ICI	intra-cervical insemination	宫颈管内人工授精
ICSI	intracytoplasmic sperm injection	单精子卵细胞质内注射
IHH	isolated hypogonadotropic hypogonadism	特发性促性腺激素功能低下型性腺功能减退症
INSL-3	insulin-like 3	胰岛素样激素 3
iPS cell	induced pluripotent stem cell	诱导多能干细胞
ITI	intra-tubal insemination	输卵管内人工授精
IUI	intrauterus insemination	宫腔内人工授精
IVF	in virto fertilization	体外受精
IVF-ET	in vitro fertilization and embryo transfer	体外受精胚胎移植术
IVI	intravaginal insemination	阴道内人工授精
LD	linkage disequilibrium	连锁不平衡
LH	luteinizing hormone	黄体生成素
mtDNA	mitochondrial DNA	线粒体 DNA
NGS	next generation sequencing	新一代测序

续表

续表

缩写	英文全称	中文全称
NIPT	non-invasive prenatal testing	无创产前检测
OHSS	ovarian hyperstimulate syndrome	卵巢过度刺激综合征
PCOS	polycystic ovary syndrome	多囊卵巢综合征
PCR	polymerase chain reaction	聚合酶链反应
PGD	preimplantation genetic diagnosis	胚胎植入前遗传学诊断
PGDIS	Preimplantation Genetic Diagnosis International Society	胚胎植入前遗传学诊断国际协会
PGS	preimplantation genetic screening	胚胎植入前遗传学筛查
POF	premature ovarian failure	卵巢功能早衰
RIF	recurrent implantation failure	反复种植失败
RSA	recurrent spontaneous abortion	复发性流产
SCOS	Sertoli-cell-only syndrome	纯睾丸支持细胞综合征
SNP	single nucleotide polymorphism	单核苷酸多态性
SNP array	single nucleotide polymorphism array	单核苷酸多态性微阵列芯片
SRY	sex-determining region of Y	Y 染色体性别决定区
STR	short tandem repeat	短串联重复序列
TE	trophectoderm	滋养外胚层
TESA	testicular sperm aspiration	睾丸穿刺
URSA	unexplained recurrent spontaneous abortion	不明原因复发性流产
WGA	whole genomic amplification	全基因组扩增
WHO	World Health Organization	世界卫生组织

引言

生殖医学和遗传咨询作为 20 世纪中末期崛起的新兴学科,主要致力于为广大不孕不育患者及育龄夫妇提供安全有效的治疗手段和优生咨询。经过近 20 年的不断发展壮大,不仅在基础理论研究方面有了长足的进步,在临床诊疗等方面也有了很大的提高。现代社会的发展,生命科学的进步以及人类对自身生存质量提高的期盼,为生殖医学和遗传咨询事业的腾飞开创了更美好的前景。随着现代社会的发展,患不孕不育及遗传相关疾病的人越来越多,对该病的诊治及优生遗传咨询变得越来越重要。本章以女性不孕及男性不育的病因、诊治流程以及贯穿始终的遗传咨询为主线进行系统讲解。

第 1 节　不孕不育的病因

1　女性不孕的病因

1.1　盆腔 - 输卵管因素

约占不孕不育症病因的 35%。①输卵管在捡拾卵子和运输卵子、精子和胚胎方面发挥着重要作用;输卵管也是精子获能、精卵相遇、受精的场所。感染和手术操作极易使输卵管黏膜受损,进而纤毛消失,蠕动障碍,以及阻塞或与周围组织粘连,影响输卵管的通畅性功能。因此,输卵管阻塞或通而不畅是女性不孕的重要原因。常见的有输卵管发育异常、慢性输卵管炎(淋病奈瑟菌、结核分枝杆菌、沙眼衣原体等感染)引起伞端闭锁或输卵管黏膜破坏,使输卵管完全阻塞或积水导致不孕。②盆腔感染亦是导致不孕的主要因素。感染不仅引起输卵管阻塞,且因瘢痕形成,使输卵管壁僵硬和输卵管周围粘连,改变其与卵巢的关系,影响输卵管的拾取及运送功能。感染的病原体可由需氧和厌氧菌所致,也可由衣原体、结核杆菌、淋病双球菌、支原体等所致。③子宫内膜异位症的典型症状为盆腔痛和不孕,与不孕的确切关系和机制目前不完全清楚,多由盆腔和子宫免疫机制紊乱导致排卵、输

卵管功能、受精、黄体生成和子宫内膜容受性等多个环节异常。④子宫内膜病变,以子宫内膜炎症、粘连、息肉等多见。⑤子宫肌瘤,主要包括黏膜下肌瘤、体积较大腔形态的肌壁间肌瘤对妊娠产生影响。⑥生殖器肿瘤,与不孕关系尚不确定,主要为有内分泌功能的卵巢肿瘤造成持续性无排卵及内分泌紊乱等影响妊娠。⑦生殖道发育畸形,包括子宫畸形(中隔子宫和双子宫较为常见)、输卵管发育异常、先天性宫颈粘连、阴道闭锁、外阴发育异常导致无法正常性生活等,均可引起不孕或流产。

1.2　排卵障碍

慢性排卵障碍是很多内分泌疾病的共同表现,占妇女总体的 20%~35%。临床表现主要为月经不规则甚至闭经。病史还可反映多毛症、男性化、溢乳及雌激素过少等内分泌紊乱的信号。1993 年世界卫生组织(WHO)制定了无排卵的分类标准,共分为三大类:WHO Ⅰ 型(低促性腺激素性无排卵)、WHO Ⅱ 型(正常促性腺激素性无排卵)、WHO Ⅲ 型(高促性腺激素性无排卵)。① WHO Ⅰ型:包括下丘脑闭经(压力、减重、锻炼、神经性厌食及其他)、卡尔曼综合征(促性腺激素释放激素前体细胞移行异常)和促性腺激素缺陷等。典型的表现是低促性腺激素性性腺功能减退:促卵泡激素(FSH)低、雌二醇(E_2)低,而泌乳素和甲状腺素正常。② WHO Ⅱ 型:临床上所碰到的大部分患者,即具有正常促性腺激素的卵巢功能紊乱,伴有不同程度的无排卵或月经稀发。包括:多囊卵巢综合征(PCOS),卵泡膜细胞增生症和 HAIRAN 综合征(多毛、无排卵、胰岛素抵抗和黑棘皮症)。典型表现是:FSH、E_2 和泌乳素正常,但黄体生成素(LH)/FSH 常异常升高。③ WHO Ⅲ 型:患者由于终末器官的缺陷或抵抗,表现为高促性腺激素性性腺功能减退,包括卵巢功能早衰和性腺发育不全(卵巢抵抗)。典型表现为 FSH 及 LH 升高,低 E_2。这类患者的特点是对诱发排卵的反应差,卵巢功能已减退。

有些排卵障碍的病因是持久存在的,有的则是动态变化的,不能作为唯一、绝对和持久的病因进行界定。对月经周期紊乱,年龄 ≥ 35 岁、卵巢窦卵泡持续减少的妇女,需要首先考虑排卵障碍的病因。

1.3　免疫性因素

目前与不孕有关的自身抗体分两类:非器官特异性

自身抗体和器官特异性自身抗体。前者指针对存在于不同组织的共同抗原的抗体，如抗磷脂抗体（APA）、抗核抗体（ANA）、抗 DNA 抗体等；后者指只针对某个特异性器官组织自身抗原的抗体如抗精子抗体（ASAb）、抗卵巢抗体（AOVAb）、抗子宫内膜抗体（AEMAb）和抗绒毛膜促性腺激素抗体（AhCGAb）等。目前对非器官特异性自身抗体针对的抗原性质比较了解，检测抗磷脂抗体和抗核抗体的技术也较为成熟和标准，临床资料丰富；而器官特异性自身抗体针对的抗原成分复杂，检测的标准化程度低，它们与不孕的关系亦因检测数据分析、统计困难而不易明确，从而影响对自身抗体阳性的不孕患者的处理。近年来，封闭抗体、自然杀伤细胞杀伤活性、调节性 T 细胞数量及功能的检测日益流行，特别是对于反复种植失败及复发性流产患者，但二者间的相关性目前仍在研究中，疗效亦不十分明确。

1.4 遗传性不育

女方染色体数目及结构异常可发生生殖道器质性病变、原发闭经、原发不孕、反复自然流产等，甚至引起死胎、畸胎、智力障碍等。

近年来，检测到卵巢功能早衰（POF）、子宫内膜异位症（EMT）、多囊卵巢综合征（PCOS）、下丘脑性及垂体性闭经等疾病多与基因突变相关。另外，线粒体基因突变亦为引起不育的原因之一。

1.5 不明原因

一对不孕夫妇所检查的各项指标都正常，而不孕原因又无法解释的时候，即诊断为不明原因的不孕症。推测不明原因不孕症的病因可能有以下几个方面：①不良的宫颈分泌物影响；②子宫内膜对早期胚胎的接受性较差；③输卵管的蠕动功能不良；④输卵管伞端拾卵功能缺陷；⑤黄素化未破裂卵泡综合征；⑥轻微的激素分泌欠佳，如黄体功能不足；⑦精子和卵子受精能力受损；⑧轻度子宫内膜异位症；⑨免疫因素，如抗精子抗体、抗透明带抗体或抗卵巢抗体；⑩腹膜巨噬细胞功能异常；腹腔液中抗氧化功能受损。

2 男性不育的病因

男性不育是当今常见疾病，大约占不孕不育的一半。引起男性不育的一个重要原因是生精障碍，表现为无精子和严重少、弱精子。其他原因也较多，可由遗传缺陷、解剖异常、内分泌紊乱、免疫因素、感染、全身性疾病及环境因素等各种原因引起，其中遗传问题是重要因素之一，染色体异常和基因突变会导致男性精子的生成障碍，从而引起不育。

2.1 染色体异常

染色体异常是指生物细胞中染色体在数目和结构上发生的变异，导致基因群增减或位置变化，打乱遗传物质（基因）相互作用的平衡，造成机体不同程度的损害。人类体细胞由 22 对常染色体与 1 对性染色体 X、Y 组成。这23 对染色体上携带了人体全部的遗传密码，发生畸变会导致遗传密码的丢失和错构，是临床常见的导致男性不育及身体发育异常的重要原因。

2.1.1 染色体数目异常

染色体数目异常是染色体在减数分裂或者有丝分裂过程中由于某些原因未能成功分离，使生殖细胞的染色体数目发生了异常，发育为单体性（2n-1）或三体性（2n+1）个体。如果不分离发生在受精卵经卵裂形成早期胚胎的过程中，那么单体性和三体性的体细胞就可以在同一个体中同时存在，从而形成嵌合体。染色体数目异常是流产或死胎的重要原因。性染色体不分离时表现为生殖系统结构和功能的异常，使睾丸分化异常，从而导致不孕。

2.1.1.1 常染色体数目异常

常染色体单体性胚胎常引起死胎。常染色体多体性如：唐氏综合征，其核型为 47,XX 或 XY,+21，即 21 号染色体比正常人多一条。唐氏综合征的发生是由于配子在减数分裂时，染色体未能成功分离造成的，而且与母亲年龄存在相关性。

2.1.1.2 性染色体异常

男性性染色体异常，常见于克兰费尔特（Klinefelter）综合征，是男性最常见的性染色体数目异常引起的综合征。此类患者临床表现为身材高大，体征女性化，胡须及阴毛稀少，小而硬的睾丸，小阴茎，第二性征缺乏、睾酮低，不育，智力基本正常或轻到中度智力障碍，多伴有心理及性格障碍。大部分患者伴有无精子症，少数患者精液中可见精子或仅在睾丸活检组织中发现精子。

克兰费尔特综合征有 47,XXY；46,XY/47,XXY；45,X/46,XY/47,XXY；46,XX/47,XXY；48,XXXY；48,XXYY；49,XXXXY 等核型，最为常见的核型为 47,XXY，约占 80%，嵌合型占 15%。克兰费尔特综合征是人类男性不育最常见的遗传因素，在一般人群中的发病率为 1‰~2‰，在不育男性中占 3.1%。生精功能衰竭可能有三种机制：①睾丸内激素失衡：睾酮浓度降低及雌二醇浓度增高；②支持细胞功能障碍；③精原干细胞自我更新能力缺陷。

克兰费尔特综合征的发病概率跟父母的年龄有关，随父母年龄增大而增高。

Y 染色体数目异常常为 Y 多体，其核型有 47,XYY；48,XYYY；47XYY/46,XY 等。最为常见核型为 47,XYY，称 XYY 综合征，在新生男婴中发病率为 1/‰。部分 XYY 综合征男性有生育能力,部分 XYY 综合征男性有轻至重度精子发生障碍而导致不育。一般认为 Y 多体的个体表型是正常的,但身材较高大,多数性情暴躁易发生攻击性行为。

2.1.1.3 性转变综合征

性转变综合征,即染色体核型与表型相反。外周血染色体核型为 46,XY,表现为女性,主要临床表现有乳房不发育,卵巢为条索状,无子宫,原发性闭经等,临床诊断为睾丸女性化综合征,无生育能力;核型为 46,XX,表现为男性,主要临床表现有睾丸小,不能产生精子或只能产生极少精子,故无生育能力。对男性性反转和女性性反转患者进行 Y 染色体性别决定区(SRY)基因检测及序列分析,揭示 SRY 基因是性别分化的重要参与基因,但不是唯一基因,某些性反转的发生可能与 SRY 以外的基因异常有关。

2.1.2 染色体结构异常

染色体结构异常主要为倒位、易位、三体及随体异常等,可引起人体相应的结构和功能改变,导致一系列生理或发育异常,某些改变可影响生育功能,如男性可发生无精子症、少弱精子症等,女性可发生原发闭经、原发不孕、反复自然流产等,甚至引起死胎、畸胎、智力障碍等。

2.1.2.1 染色体倒位

染色体倒位是指一条染色体内发生 2 处断裂,产生的 3 个片段倒转 180° 后重新连接形成一条重排染色体,分为臂间倒位和臂内倒位。臂间倒位的染色体在减数分裂时形成倒位环,正常的染色体和倒位的染色体之间发生交叉互换,使配子染色体上某一片段缺失或者重复,从而引起染色体异常,导致流产或死胎。如果配偶一方为倒位携带者,可以形成不同类型的 4 种合子,其中 1 种为正常染色体,1 种为倒位染色体的携带者,其余 2 种为部分重复和部分缺失的异常染色体的携带者,这种异常的重排染色体可有一个着丝粒,属于稳定性畸变。

臂间倒位以 9 号染色体最为常见,在人群中的发生率高达 1%。一般认为 9 号染色体臂间倒位若涉及的区带属于异染色质区,则属正常多态变异,不会对细胞的表型造成影响,如位于长臂 q12 的次缢痕区(异染色质区内),其遗传效应具有稳定性及家族性,不属结构异常。但近年研究发现[1-2],9 号染色体断裂点位于 9p12 和 9q1.3-q21.1,且较少位于 9q12 上,推断 9 号染色体臂间倒位更多发生于异染色质区外[3],大多数的断裂点位于异染色质区外,应归结于结构异常。且这种倒位虽然没有遗传物质丢失,但由于基因的排列顺序发生变化,可能引起不同物质的位置效应,临床常表现为自然流产、不孕不育或者少、弱精等,其中以不良孕产史为最多。臂间倒位染色体,遗传效应主要决定于重复和缺失片段的长短及其所含基因的致死效应。通常其倒位片段越短,则重复和缺失的部分就

越长,其配子与合子正常发育的可能越小,出现不育的同时也影响男性的精子运动和穿卵能力,发生在 q12 远端的 9 号染色体臂间倒位,使松弛素基因(RLX)作用减弱而导致不育[4]。

2.1.2.2 染色体易位

染色体易位是由于两条染色体同时发生断裂,相互交换断片后重新连接造成的。不育患者中常见的为平衡易位和罗伯逊易位。

平衡易位时,个体表型正常,但生殖细胞减数分裂时,形成 18 种配子,其中仅有一种配子是正常的,与正常配子受精后可发育成正常胎儿;一种配子是平衡的,与正常配子结合,产生平衡易位携带者,其表型正常;其余 16 种配子都是不平衡的,与正常配子形成合子,大部分将形成单体或部分单体、三体或部分三体,不能存活,所以造成流产或死胎。不育男性中,平衡易位的发生率比一般人群要高,一部分易位携带者男性出现无精子、少弱精子而不育。常染色体畸变可导致减数分裂受阻,从而影响精子生成的质和量。此外,常染色体上可能存在与睾丸发育及其功能相关的基因,某些常染色体易位时染色体断裂造成这些基因的缺失或失活,导致无精子、少精子。

罗伯逊易位者主要出现在一些易于流产的患者身上,罗伯逊易位分为同源易位及非同源易位,非同源罗伯逊易位携带者生殖细胞减数分裂时可形成 6 种不同的配子,其中 1 种为正常,1 种为平衡易位,其余 4 种均为不平衡配子。对于同源罗伯逊易位这种类型的携带者,不能简单地根据分离定律作出不可能生育正常后代的结论,因为在减数分裂中,每一条同源的罗伯逊易位染色体有可能分离成 2 条独立的染色体而形成带有 23 条正常染色体的配子,产生正常的后代。

2.1.2.3 染色体多态性

染色体多态性也称为异态性,是广泛存在于正常人群中不同个体间的各种染色体微小变异,如形态结构、带纹宽窄、着色强度等明显差异,其特征如下:一是按孟德尔规律遗传;二是主要涉及着丝粒、端粒、随体、次缢痕及 Y 染色体长臂远侧段等部位,主要表现为异染色质的变异;三是无遗传信息传递,通常不引起临床表型异常。但目前也有越来越多的学者分析发现,这种多态性和一些疾病有联系,不排除它们具有一定的遗传效应。异染色质的异常可能影响减数分裂时染色体的配对联会,乃至影响配子的形成,进而导致生育方面的异常。

(1)次缢痕变异:次缢痕主要存在于第 1、9 和 16 号染色体及 Y 染色体的长臂异染色质区,结构异染色质区主要由高度重复的 DNA 序列组成。次缢痕的增长是高度重复的 DNA 序列增加所致,1 号和 16 号染色体异染色质区增加,均出现不孕不育和自然流产的临床症状,研究认为可能是由于高度重复的 DNA 序列增加,影响了细胞

分裂,造成同源染色体配对困难,产生不平衡的配子,形成非整倍体的子代而发生流产,或不平衡的配子因不能受精而死亡造成不育。

(2) D、G 组随体变异:人类 D 组(13、14、15)和 G 组(21、22)染色体是近端着丝粒染色体。D、G 组随体变异包括短臂加长、减短、随体增大、重复、缺失等。研究发现,许多不孕不育患者染色体检查结果为 D、G 组短臂增长[5]。认为是短臂上的核仁含有多拷贝的核糖体 RNA 基因,重复的核糖体 RNA 的增加,使得染色体的结构和功能发生改变,可能导致染色体不分离或者重排,形成了染色体异常的配子或合子,引起早期胚胎的发育异常,最终导致流产、不育或生育畸形儿[6-7]。

2.1.2.4 Y 染色体多态性及缺失

人类 Y 染色体是最小的近端着丝粒染色体,分为 2 个区:拟常染色体和 Y-特异区。正常个体中,常染色质区包括性别决定基因、性腺细胞瘤基因及精子发生基因等;异染色质区构成 Y 染色体长臂的大部分,该区主要成分是 Y 染色体特有的串联重复序列,这部分 DNA 序列的重复复制、缺失、易位或螺旋化程度的改变均可引起 Y 染色体长度的变异。Y 染色体的多态性即为 Y 染色体长臂远端异染色质区的改变,表现为大 Y 或小 Y。在同一核型中,大 Y 是指 Y 染色体的长度 ≥ 18 号染色体,小 Y 指 Y 染色体的长度 ≤ 21 号染色体。

大 Y 时,Y 染色体特有的串联重复序列 DYZ1 过多可能影响减数分裂时 X-Y 配对联会,或因位置效应抑制精子生成基因的表达,从而引起少、弱精及生殖异常。小 Y 可能是因染色体排列过分紧密,影响其基因功能的发挥。

AZF 是位于 Yq11 远端的精子发生调控区域,它的缺失导致精子发生异常。AZF 发生的区域主要分为 4 个:AZFa、AZFb、AZFc 和 AZFd,其中以 AZFc 的缺失最多见,约占总数的 60%,AZFb 的缺失次之,AZFa、AZFd 缺失少见。Y 染色体远端缺失(涉及 AZFb 远端和 AZFc)可残留岛状的生精正常区域。Y 染色体的近端缺失(涉及 AZFa 和 AZFb)表现为以纯睾丸支持细胞综合征(SCOS)为主的严重生精障碍。

2.2 基因突变

基因突变可影响激素的产生、转换及受体信号传递,从而不同程度地影响生殖内分泌功能,影响精子的生成、成熟等,导致男性不育。

2.2.1 囊性纤维化

可造成男性不育,其致病基因为囊性纤维化穿膜传导调节蛋白(CFTR),定位于 7q31.2,含 27 个外显子,编码一种与囊性纤维化有关的 cAMP 调控的氯离子通道蛋白。CFTR 蛋白可能对维持细胞内的微环境、早期胚胎形成以

及输精管的功能等有重要作用。CFTR 基因突变可能与精子发生和成熟有关,可导致输精管缺如和梗阻性无精子症。

2.2.2 雄激素不敏感综合征

致病基因为雄激素受体(AR)基因,AR 基因定位于 Xq11-q12,编码 917 个氨基酸的雄激素受体,由具有调节功能的 N-末端区、DNA 结合区和雄激素结合区组成。雄激素受体是精子发生所必需的,所有的雄激素都必须通过雄激素受体发挥作用。现已发现数百种 AR 基因突变,主要发生在 DNA 结合区和雄激素结合区。AR 基因突变引起雄激素不敏感综合征,临床分为 4 型:完全性睾丸女性化、不完全性睾丸女性化、赖芬斯坦(Reifenstein)综合征和激素与受体结合不稳定综合征。

2.2.3 隐睾症

隐睾症是人类男性生殖系统先天性畸形中最常见疾病之一,也是引起男性不育的原因之一。胰岛素样激素 3(INSL3)是 LGR8 的内源性配体。G 蛋白偶联受体又称 LGR8,是 INSL3 的唯一配体。在男性睾丸下降过程中,编码 INSL3 肽和 LGR8 蛋白偶合受体的两个基因控制索状引带和腹股沟韧带的分化发育,是睾丸下降所必需的。INSL3 或 LGR8 的突变可能导致隐睾症。目前已在睾丸下降不良患者中发现 INSL3 基因的 5 个突变位点(P 49S、R 73X、P 93L、R 102C、N 110K)和 LGR 8 基因的 1 个突变位点(T222P)。

2.2.4 线粒体疾病

线粒体为精子的运动提供能量,其基因组的变异与男性不育密切相关。线粒体基因的突变可导致精子活力降低及男性不育。

2.2.5 其他疾病基因异常

此外,与男性不育有关的基因还有黄体生成素受体基因、促卵泡激素受体基因、促性腺激素基因、促性腺激素释放激素受体基因等。

综上所述,遗传因素是导致男性不育的重要原因,其所致的无精症,少、弱精子症患者的自然生育概率低,目前对其治疗只能通过药物和辅助生殖技术。随着染色体和基因检测的发展及人们优生优育观念的不断增强,对于不育症患者进行遗传学方面检查,对病因学诊断和进一步生育指导具有重要的意义。

2.3 X 染色体异常

X 染色体涉及卵巢发育及功能。X 染色体异常会引起卵巢发育障碍、卵巢功能早衰,从而导致不孕。X 染色体异常包括数目异常、结构异常以及脆性 X 综合征等。

2.3.1 X 染色体数目异常

特纳综合征为最常见,发生率为 1/2 000。主要临床表现为身材矮小、蹼状颈、低发髻、扁平胸,以及性腺发

育不全的表现,即青春期无第二性征、原发性闭经、外生殖器幼女型,性腺呈白色纤维条索、不孕等。但是个别也有自发性月经,甚至妊娠。染色体核型有 45,X、嵌合体、等臂 X、X 缺失、环状 X 等,其中以 45,X、嵌合体常见。45,X 的发生机制为减数分裂过程中染色体未分离导致 X 染色体丢失。10% 的性染色体丢失发生在合子后早期卵裂,从而形成嵌合体。嵌合型特纳综合征的临床表现较纯合型弱,可表现为卵巢功能的快速减退导致不孕。该综合征一般无生育能力,对于少部分保留有生育能力的患者,可以通过辅助生殖技术(ART)进行妊娠和产前诊断。

多 X 综合征包括 X 三体征和少见的 X 四体征等,也可能与不孕相关。47,XXX 是卵巢功能不全最常见的原因之一,发生率为 1/1 000。大部分患者表现正常,一些表现为卵巢功能不全或者是泌尿生殖道畸形。47,XXX 的发生机制是卵子发生过程中减数分裂 Ⅰ/Ⅱ不分离导致的。多 X 综合征患者一般可以生育正常核型的后代,在其怀孕时,应综合考虑产前诊断的必要性和流产的风险,慎重进行选择。少数为低生育能力或无生育能力,应详细评估患者的性发育情况,尤其应重视对子宫、阴道等生殖器官能否满足生育要求的评估。若是满足要求,建议采用辅助生殖技术辅助生育;不满足要求的,应先考虑激素替代治疗等方法进行调整。

2.3.2　X 染色体结构异常

X 染色体涉及卵巢发育以及功能的关键区域是 Xq13.3-q27。该区域分为 2 部分:POF1 区域位于 Xq21-qter,POF2 区域位于 Xq13.3-q21.1。另外,X 染色体短臂上也存在卵巢功能的关键区域,即 POF3,候选基因有位于 Xp22.1-p21.3 的 *ZFX* 以及位于 Xp11.2 的 *BMP15*。X 染色体可以发生缺失、与常染色体易位等结构性畸变,在评估结构性 X 染色体异常导致女性不孕的可能性时应该注意:断裂点是否落在卵巢发育关键区域上,卵巢发育关键区域受累者很可能导致不孕,其中以断裂点发生在 Xq21.1-q22.3 关键区域的结构型 X 染色体异常常见。患者染色体异常片段的大小及位置与再发风险相关,后代进行风险评估应该基于先证者核型结果进行。

2.3.3　脆性 X 综合征

脆性 X 综合征主要表现为精神发育迟滞、脸长耳大、下颌突出。G 显带核型分析显示 Xq 出现缢痕,发生率为 1/8 000~1/6 000。脆性 X 染色体的关键基因是 *FMR1*,位于 Xq27.3,X 连锁显性遗传。超过 95% 的脆性 X 综合征病理基础是位于该基因 5′ 非翻译区(CGG)n 重复次数的改变,不到 5% 的患者是由于 *FMR1* 基因点突变或缺失突变所致。重复次数为 56~199 时称作前突变,超过 200 时称作全突变。一般来讲,16% 的卵巢功能早衰(POF)患者可检测到 *FMR1* 前突变,其中 2% 的病例是散发的,

14%~21% 的病例是家族性的。

对于高龄或者有脆性 X 综合征家族史的育龄女性推荐进行 *FMR1* 前突变的携带筛查。携带前突变的女性每次妊娠都有 4 种相同概率的结局:正常男婴、正常女婴、男婴携带前突变或完全突变、女婴携带前突变或完全突变。相应的产前诊断可以孕早期取绒毛、中期取羊水进行遗传学检测。

2.4　Y 染色体异常

男性不育可由多种原因引起,如输精管道梗阻、性腺器官附属异常、内分泌因素、性功能异常、免疫因素、遗传因素、环境因素等。其中遗传因素是导致男性不育的主要原因,它主要包括 Y 染色体数目异常,Y 染色体结构异常,Y 染色体多态性和 Y 染色体 AZF 区微缺失。

2.4.1　Y 染色体数目异常

XYY 综合征是一种常见的 Y 染色体数目异常疾病,1961 年由 Sandberg 等首次报道。在新生男婴中的发病率是 1/900。多数性情暴躁且易发生攻击性行为、在有犯罪或暴力趋向的人群中检出率较高、表型正常,身材高大(常超过 180cm)、偶尔可见尿道下裂、隐睾、睾丸发育不全并有生精障碍和生育力下降。大多数 XYY 综合征患者有生育能力并可生育染色体正常的后代,但仍有部分男性患者生育 XYY 的后代。

47,XYY 的核型中额外的 Y 染色体来源于父亲减数分裂未分离的 Y 染色体,但也有来自 47,XYY 核型的父亲的生殖细胞发生的次级不分离。此外,少数个体还有 48,XXYY;49,XYYYY;48,XYYY;47,XYY/46,XY 等特殊核型。随着核型中 Y 染色体数目的增加,患者会出现智力发育的严重障碍和各种畸形。

2.4.2　Y 染色体结构异常

Y 染色体结构异常有多种形式的,包括:环状 Y 染色体、Y 等臂染色体、双着丝粒 Y 染色体、Y 染色体和 X 染色体、Y 染色体和常染色体、Y 染色体和 Y 染色体易位等。其中较常见的是 Y 染色体和常染色体易位。

研究发现环状染色体 46,X,r(Y)患者,其 Y 染色体的长臂和短臂部分缺失,造成其相关基因缺失而表现为无精子症。

染色体臂间倒位是指发生两次断裂的染色体片段倒转 180° 后重新连接而产生的染色体结构异常。臂间倒位携带者通常没有明显的表型变化。然而,如果断点涉及关键的基因,则会出现异常的表型。Iwamoto 等和 Tomomasa 等研究报道 Y 染色体臂间倒位可能会引起男性生精功能低下或性腺分化异常,这可能是由于 Y 染色体局部基因发生微缺失而导致的。刘芳等报道了 4 例 Y 染色体臂间倒位携带者病例,认为由于遗传物质无明显变化,携带者可无相应的表型出现,但是在染色体遗传物

质不平衡的细胞中,由于有不同程度的遗传物质缺失或重复,可导致不育的发生。但是也有研究认为 Y 染色体臂间倒位不会影响男性的生育能力。

与其他染色体一样,Y 染色体可以以平衡或不平衡方式易位到常染色体、X 染色体或 Y 染色体上。Y 染色体和非近端着丝粒染色体的易位少见,且可能会涉及 Y 染色体的任何区域,大多会导致异常的表型或不育。最常见的 Y 染色体和常染色体间的易位形式是 Yq 异染色质区易位到近端着丝粒染色体短臂上。已经发现这些易位存在于表型正常的个体基因中。如果易位的常染色体是非近端着丝粒染色体,由于伴有一个常染色体部分缺失,那么智力发育迟滞和先天异常较常见。已报道的与 45,X 合并 Y 染色体和常染色体易位的常染色体缺失综合征包括 4p 缺失综合征、猫叫综合征、18p 缺失综合征、9p 缺失综合征等。Brisset 等曾报道过断裂点在 Y 染色体长臂 AZFb 和 AZFc 之间,伴有部分 AZFb 和完全 AZFc 丢失,睾丸活检为纯睾丸支持细胞综合征(SCOS),但发现有精子存在。当 Y 染色体断裂点在 Yq11,AZFa、AZFb 和 AZFc 都不存在时,睾丸活检显示 SCOS。

两性畸形指个体的性腺或内、外生殖器,第二性征具有不同程度的两性特征。真两性畸形指既有睾丸又有卵巢,第二性征发育异常。核型:约 57% 为 46,XX;12% 为 46,XY;5% 为 46,XX/46,XY;其余为其他类型的染色体核型。假两性畸形不是真正的两性畸形,而是有与核型相符的性腺。患者体内只存在一种性腺,但外生殖器和第二性征兼有两性特征,或者倾向于相反的性别。根据性腺的不同,可将其分为男性假两性畸形和女性假两性畸形。80 年代初,就有人认为男性性反转可能同小片段的 Y 染色体易位到常染色体或 X 染色体有关。近年来,随着基因测序技术和荧光原位杂交技术的发展,已经证实某些 46,XX 男性患者 X 染色体短臂末端存在 Y 染色体片段或 Y 短臂 DNA 序列。从而认为,性反转是父源性配子在减数分裂 X-Y 互换的时候,得到或丢失部分 Y 染色体性别决定区(SRY)或是其基因突变所致。患者虽然获得了 *SRY* 基因,但缺少 Y 染色体长臂对性发育所必需的其他基因,尤其是 AZF 区段,因而他们的第二性征发育不够完善,以无精不育表现突出。

2.4.3 Y 染色体多态性

染色体多态性指不同个体之间染色体结构和染色体着色程度存在恒定的细小差异。Y 染色体多态性包括大 Y 染色体和小 Y 染色体。现行通用的染色体诊断标准 G 显带,同一核型中,Y ≥ 18 号染色体称为大 Y,Y ≤ 21 号染色体称为小 Y。大 Y 染色体表现为长臂异染色质区增加,小 Y 染色体指 Y 染色体部分丢失。对于 Y 染色体多态性对临床的影响存在争议,在遗传咨询中也常遇到这类问题。Y 染色体短臂 Yp11.3 处有睾丸决定基因 *SRY*,

其基因产物 SRY 蛋白质通过与特异的 DNA 序列结合,促使胚胎向睾丸组织分化,*SRY* 基因或调控 SRY 的基因发生改变都将出现性分化异常,继而引起少精子症或无精子症而导致不育。另外 Y 染色体长臂的 AZF 区的缺失会导致无精少精症。因此维持 Y 染色体结构完整性对男性生精功能至关重要。

研究发现,大 Y 与自然流产、死胎、胚胎停育等不良孕产史有关。原因可能是染色体长臂远端的异染色质中主要是串联重复序列 DYZ1(human Y-chromosome specific repeated DNA family),该区的重复可能破坏基因之间的平衡,产生剂量效应,造成有丝分裂错误,或者影响基因调节及细胞分化的某个过程,直接影响了精子的形成;也有可能是重复的序列影响精子分化和发育相关基因的表达,造成异常受精,也有可能是重复的 DNA 干扰基因调控,影响受精卵的分裂和分化,干扰了与发育相关的基因的正常表达,影响受精后的胚胎发育,造成不良妊娠的结局。

关于小 Y 染色体报道较少。程烽等发现,5 例无精子或精子异常引起不育的患者 Y 染色形态为小 Y,推测小 Y 可能是因染色体排列过分紧密,影响其基因功能的发挥,或者存在 G 显带核型分析技术未能识别的微缺失。程涌江等报道,45 例小 Y 染色体患者的妻子都表现为不孕或习惯性流产,提示小 Y 有临床效应。

2.4.4 Y 染色体 AZF 区微缺失

2.4.4.1 Y 染色体基本引物意义及分析流程

(1)AZFa:AZFa 缺失检测使用两个 STS 位点 sY84 和 sY86。这两个位点位于 *USP9Y* 和 *DDX3Y* 基因的上游的。按照缺失的发生机制和目前的检测数据,当检测到 sY84 和 sY86 均缺失时,发生 AZFa 区完全缺失的可能性非常高。但也有研究发现 AZFa 区部分缺失的情况,且部分缺失时表型较完全缺失病情轻。

为了确定 AZFa 区是完全缺失还是部分缺失,需采用额外的 STS 引物:sY82 存在、sY83(缺失或存在依赖于断裂类型)或者 sY1064 缺失可判断 AZFa 区是否是近端断裂,而 sY1065、sY1182 缺失或 sY88 存在可用于判断是否是远端断裂(图 3-19-1)。不推荐 sY87 位点,因为该位点在 AZFa 区两个基因之间。

(2)AZFb:sY127 和 sY134 分别位于 AZFb 区域的中间和末端。根据现有的知识,在绝大多数病例中,两个位点均缺失意味着整个 AZFb 区域的缺失。目前对于 TESE 前进行的预见性检测,需要选择下述位点做进一步确认:sY105 存在和 sY121 或 sY1224 的缺失判断 AZFb 区是否是近端断裂,sY143 或 sY1192 缺失和 sY153 存在判断 AZFb 区是否是远端断裂(见图 3-19-1)。不再推荐 sY114 和 sY152 这两个位点,因为这两个位点不止存在于这个基因上。

（3）AZFc：sY254 和 sY255 这两个位点位于 AZFc 的 *DAZ* 基因上。在 MSY 序列中，*DAZ* 基因有四个拷贝序列，以两个基因头碰头方式组成的两个复合体分别位于回文序列 P2 和 P1 中。这两个位点的缺失意味着 AZFc 区域的完全缺失，因为所有的 *DAZ* 拷贝全部缺失了。从目前已有的数据可以发现这两个位点中单个位点缺失是不存在的。如果实验中发现单个位点缺失，一般认为是方法上的错误。从

目前积累的大量经验来看，如果发现 sY254 和 sY255 同时缺失，就可以诊断为整个 AZFc 区域的缺失。一些研究表明：尽管 AZFc 的缺失模式并不总是一样，但相对而言是较为稳定的。由 Kuroda-Kawaguchi 等设计的引物 sY60 有助于判断缺失模式是否符合 b2/b4 模式。末端缺失（sY60 缺失）常与镶嵌型核型（46,XY/45,X）相关，所以必须进行核型分析（图 3-19-1）。

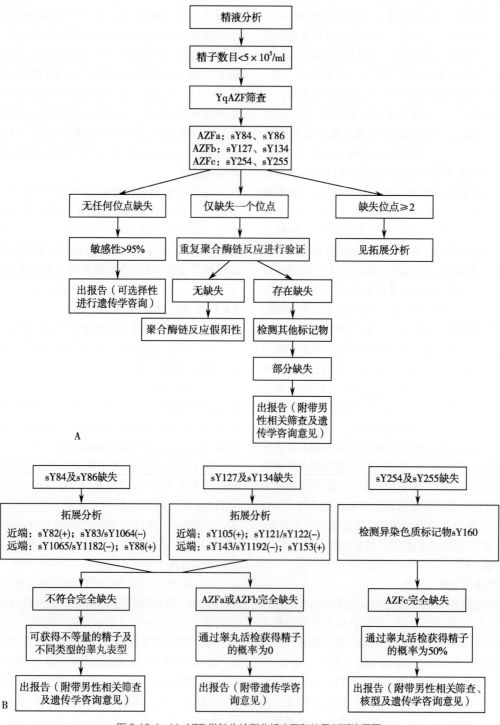

图 3-19-1   YqAZF 微缺失检测分析步骤和结果判断流程图
A. Y 染色体微缺失筛查基本流程；B. Y 染色体微缺失拓展分析。

2.4.4.2 Y染色体微缺失类型分布

中国生精障碍总体人群中AZF缺失类型占总缺失的比例分布依次如下:AZFc区缺失最为常见(71.68%),其次为AZFbc区联合缺失(11.50%),AZFb缺失(6.19%)(含AZFb区部分缺失),AZFabc区完全缺失(4.78%),AZFa区单独缺失(4.60%),含有少量的AZFab区、AZFac区及其他少见的类型,占比均未超过1%。

非梗阻性无精子症人群AZF缺失类型占比分布依次如下:AZFc区缺失最为常见(54.29%),其次为AZFbc区联合缺失(19.68%),AZFb区缺失(8.57%),AZFabc区完全缺失(8.57%),AZFa区单独缺失(7.30%),还有少量的AZFab区和AZFac区联合缺失,占比均小于1%。

严重少精子症人群AZF缺失类型占比分布依次如下:AZFc区缺失最为常见(94.67%),AZFb区缺失(2.67%)(含AZFb区部分缺失),AZFbc区联合缺失(1.33%),其余占比均小于1%。

2.4.4.3 Y染色体微缺失类型分布的临床表型

(1)AZFa区缺失:AZFa区缺失临床几乎都表现为无精子症,仅有1例报道AZFa+c缺失类型表现为严重少精子症。AZFa区缺失在常见AZF区缺失中比例较低。主要的候选基因有两个,分别是*USP9Y*和*DBY*。*USP9Y*基因包含46个外显子,主要表达和编码蛋白水解酶。*USP9Y*基因的缺失或突变一般会导致严重的生精障碍及睾丸发育不良。*DBY*基因编码一个ATP依赖的RNA解旋酶,参与RNA的代谢,其缺失表现为SCOS及生精障碍。AZFa区缺失的患者大部分表现为I型的SCOS,伴有睾丸体积的缩小,也可表现为严重少精子症。AZFa区缺失尤其是SCOS患者,睾丸内只有支持细胞,一般不采用睾丸穿刺(TESA)治疗,以减少机械性损伤。

(2)AZFb区缺失:AZFb区缺失临床大都表现为无精子症(87.10%),少数表现为严重少精子症(12.90%)。*RBMY*家族是AZFb区的最佳候选基因。1993年Ma等首次在Y染色体长臂上分离和克隆出*RBMY*家族的DNA片段。*RBMY*是一个多拷贝基因家族,包含约50个基因,分布于Y染色体两臂,以5~6区近侧端为主。有研究分析不育男性睾丸组织中RBMY蛋白质活性,发现活性蛋白表达与AZFb区有关,关键的*RBMY*基因位于AZFb区,AZFb区域的*RBMY*基因缺失能够导致减数分裂时的精子发生停滞。由于在AZFb缺失的男性中未发现*RBMY*基因的完全缺失,可见*RBMY*的活性拷贝是不能被去除的。此外*CDY*基因也是与精子发生密切相关的基因家族。AZFb区缺失患者不提倡采取TESA后单精子卵细胞质内注射(ICSI)治疗,理论上可采取体外精子成熟,将精母细胞通过体外培养成熟,然后通过辅助生殖技术获得后代。

(3)AZFc区缺失:AZFc区缺失无精子症占比(54.63%)略高于严重少精子症占比(45.37%)。少数的AZFc缺失可以由其父代遗传导致。AZFc区缺失包括许多正常精子生成所必需的基因家族:*DAZ*、*BPY*、*CDY*等,它们都是多拷贝基因家族。*DAZ*是激活精子生成和保持种族Y染色体功能的重要基因;*CDY*基因包括*CDY1 major*、*CDY1 minor*和*CDY2*,只在睾丸中表达,其表达产物可在精子发生过程中修饰DNA和常染色体蛋白的表达。AZFc缺失患者临床表现具有多样性,可表现为无精子症或严重少精子症,亦可有精子计数正常但伴有形态异常或精子生成减少的不同表现。AZFc缺失患者可以通过睾丸精子穿刺或经皮穿刺附睾抽吸取精术获得精子,再行ICSI技术或体外受精(IVF)技术受孕,但也有可能使遗传缺陷传给下一代,导致子代不育,所以建议进行种植前遗传学诊断,尽量选择女婴,以切断遗传途径,减少垂直传递风险。AZFc区缺失患者的精子数量随年龄增加有下降趋势,此类患者应尽早进行辅助生殖及生育力保存。

(4)AZFb+c区缺失:AZFb区和c区中共有5个回文序列、6组各异的重复序列。有两种类型的AZFb+c区缺失:P5/P1远端缺失与P4/P1远端缺失。当P5和远端的P1间发生重组时,将导致AZFb全部和AZFc大部分的缺失,造成7.7Mb的片段缺失。当P4和远端的P1间发生重组时,会造成7.0 Mb的片段缺失。AZFb+c区缺失睾丸组织学特征均为精子成熟障碍。精子发生主要停滞在初级精母细胞阶段。患者临床表现多样化,包括SCOS、无精子症或少精子症等。

2.5 基因异常

不孕不育是一个世界性的医学问题和社会问题,不育夫妇占已婚育龄夫妇10%~15%。导致女性不孕的原因很多,其中遗传因素引起的不孕不育不在少数。随着辅助生殖技术的发展,遗传学的地位在不孕症的诊治中不断提高,接下来依次介绍下丘脑、卵巢、子宫、阴道相关基因影响。

2.5.1 下丘脑部位相关基因突变与特发性促性腺激素功能低下型性腺功能减退症

下丘脑分泌促性腺激素释放激素(GnRH),并呈脉冲式释放GnRH,若下丘脑部位的相关基因突变导致这些功能丧失,导致促性腺激素缺乏、下丘脑部位相关基因突变与特发性促性腺激素功能低下型性腺功能减退症(IHH),最终不孕。IHH相关突变的基因较多,主要集中在*KAL1*、*NROB1*、*LEP*及*LEPR*等基因突变。*KAL1*基因突变是柯尔曼综合征的病因之一,是一种X连锁隐性遗传疾病。*NROB1*基因突变是引起肾功能发育不全和IHH的原因。该基因位于X染色体短臂(Xp21),编码DAX1蛋白,DAX1作为一种转录因子对垂体促性腺细胞和肾上腺皮质的发育起重要作用。在肥胖者家族成员中发现若干种瘦素基因突变,出现 IHH 不可逆的青春期延迟。

2.5.2　卵巢功能早衰相关基因异常

卵巢功能早衰(POF)是指女性在 40 岁之前出现卵巢内分泌功能衰竭,表现为超过 6 个月以上无月经来潮、雌激素缺乏、促性腺激素水平升高(FSH>40mIU/l)的综合征,是导致女性不孕症的原因之一;可以发生在青春期前、青春期或生育年龄期间,卵巢功能早衰是一种异质性疾病,其病因繁杂,包括遗传性因素、自身免疫性因素、代谢障碍、感染、医源性因素及外界环境因素等。目前已发现明确的遗传病病因包括 *FMR1*、*FSHR*、*BMP15*、*POFB1*、*FOXL2*、*TGFBR3* 和 *FOXE1*,上述基因突变导致蛋白功能异常已被证实,*FMR1* 基因位于 Xq27,突变致脆性 X 综合征;*FMR2* 基因定位在 Xq28,*FMR2* 基因缺失可能是卵巢功能早衰发病原因之一。FSH 受体(*FSHR*)基因突变,患者均表现为原发闭经、卵巢衰竭。人骨形态发生蛋白(BMP)15 的基因定位在 Xp11,是卵巢生长和分化因子,与颗粒细胞增生有关,是 FSH 依赖性的卵母细胞特异性调节因子。有研究证实父系来源的 *BMP15* 突变是一类 X 连锁疾病,与家族性卵巢功能衰竭有关。

2.5.3　子宫阴道发育异常与不孕

女性内生殖道的正常发育需要米勒管的存在和分化。米勒管发育异常是指在胚胎发育时期由于米勒管发育停滞、不良或融合,吸收不全而引起的一类先天性女性生殖系统畸形的疾病。人类米勒管发育异常包括米勒管发育不良和不同程度的米勒管融合不全(无子宫、无阴道、双子宫、双角子宫、单角子宫等)。这些异常会导致不孕、复发性流产等。目前虽未发现导致单纯米勒管发育异常的相关基因突变,但是米勒管发育异常与手-足-生殖器综合征(HFGS)患者的表型有高度相似性。HFGS 与 *HOXA13* 基因的点突变有关,其特征是不同程度的米勒管融合不全等,是一种罕见的常染色体显性遗传病。

2.5.4　子宫内膜异位症与不孕

子宫内膜异位症(EMT)是指正常子宫内膜的腺体和间质组织生长在子宫腔以外部位的妇科常见良性疾病,发病率为 10% 左右,并有逐年增高的趋势,常引起患者痛经、性交痛、月经失调、不孕等临床症状。EMT 是不孕症的重要原因之一。同源框基因(*HOX*)家族中的 *HOXA10* 和 *HOXA11* 基因在 EMT 患者体内异常的表达,在一定程度上影响了子宫内膜,使其在分泌中、晚期的容受性下降,影响胚胎的着床,最终导致女性不孕症的发生。Kobayashi 等[8]的研究提出,基因表观遗传学的改变与环境的相互作用在 EMT 发生、发展中有重要作用。

凌雅红等研究提出 *HOXA10*、*HOXA11* 这 2 种基因的正常表达与子宫内膜分泌中、晚期容受性的形成关系密切,而这 2 种基因在 EMT 患者的子宫内膜中与正常人相比表达下降,EMT 不孕的主要机制可能为低表达的 *HOXA10*、*HOXA11* 这 2 种基因,使子宫内膜的蜕膜化异常、容受性下降。并且提出,导致 EMT 患者 *HOXA10*、*HOXA11* 基因表达下降的主要因素可能是基因异常甲基化[9]。

2.5.5　多囊卵巢综合征与不孕

多囊卵巢综合征(PCOS)是育龄期妇女常见的一种内分泌代谢异常性疾病,以慢性无排卵、高雄激素血症和卵巢多囊样改变为主要特征。常见的临床表现有不孕、多毛、月经紊乱以及肥胖等,其远期并发症包括 2 型糖尿病、心血管疾病等。与 PCOS 相关的遗传基因包括性激素代谢、糖代谢、肥胖等基因。PCOS 与雄激素增多症有关的基因包括:*CYP11*、*CYP17*、*CYP19*、性激素结合球蛋白基因、雄激素受体基因等;PCOS 患者存在特有的胰岛素作用抵抗,发展成 2 型糖尿病的风险增加,所以胰岛素基因也成为 PCOS 研究的重点;PCOS 与肥胖有关的基因,与肥胖有关的基因包括瘦素及其受体、LHβ、FSHβ 基因突变;PCOS 与其他有关的基因,肿瘤坏死因子 α 在代谢紊乱疾病可能有重要作用。

目前可供诊断的不孕不育遗传病有 30 多种,随着现代分子生物学、遗传学、组织胚胎学、动物学等多学科的发展,基因芯片及高通量测序技术的出现,妇产科医生对不孕遗传性疾病会有更深入的认识。

3　不孕不育的诊治流程

有生育愿望,正常性生活同居未避孕却未孕一年及以上的夫妻双方需考虑到生殖医学中心咨询就诊。年龄大于 35 岁的育龄期妇女,试孕半年未孕者建议行不孕症相关咨询;反复自然流产或不良妊娠史的夫妻亦建议行不孕不育和遗传咨询。

不孕症的诊治流程包括:夫妻双方生殖专科系列的检查,生殖医学专科医生根据夫妻双方的系列检查检验结果制订对应的治疗方案以达到辅助怀孕和生育健康后代的目的愿望。

3.1　男方生殖专科系列检查检验

一般的检查检验项目包括:精液常规及形态。如果男方精液精子数量、质量及形态存在严重问题,比如:少精症、弱精症、畸形精子症等,或者有不良生育史及 2 次或以上自然流产史,建议患者查染色体核型及 Y 染色体微缺失。若精液报告提示无精症,应行性激素测定、精浆生化系列检验等。

3.2　女方生殖专科系列检查检验

一般的检查检验项目包括:输卵管通畅性检查、卵巢储备功能评估、宫腔镜检查、生殖免疫相关检查等。

（1）输卵管通畅性检查：若男方精液检查报告未见明确异常，女方需行输卵管通畅性检查，包括：子宫输卵管碘油造影、超声引导下输卵管造影、宫腔镜下输卵管检查、腹腔镜手术等。

若患者既往盆腔手术史、输卵管复通术后等已明确输卵管通畅性的病史时不予输卵管通畅性检查。另外，在高龄患者卵巢储备功能极差的情况下，可考虑不予输卵管通畅性检查，建议患者直接行体外受精胚胎移植术（IVF-ET）助孕。

（2）卵巢储备功能评估：常用的评估卵巢储备功能的指标有：年龄、基础性激素（FSH、LH、E_2）、抗米勒管激素、超声检测（基础窦卵泡数、卵巢体积等）、基础抑制素 B、氯米芬刺激试验、GnRH-a 激发试验等。

3.3　诊断和治疗

根据夫妻双方系列的检查检验结果，可选择以下助孕方式：人工授精（包括夫精人工授精和供精人工授精）、体外受精胚胎移植术、ICSI 技术、胚胎植入前遗传学诊断/筛查技术。

3.3.1　夫精人工授精的适应证

（1）男方因素

1）存在阻碍正常性交时精子进入阴道的解剖异常因素，如严重尿道下裂，逆行射精。

2）精神/神经因素，如勃起功能障碍、早泄、不射精。

3）男性免疫不育，如感染、创伤、阻塞或突发性因素等，可致血睾屏障崩溃，诱发自身免疫抗体产生。

4）男方精液分析正常或轻、中度异常（两次精液分析均显示异常），但精液处理后前向运动精子总数 $\geqslant 10 \times 10^6$。

（2）女方因素

1）腹腔镜或子宫输卵管造影提示双侧输卵管通畅或单侧输卵管通畅（若女方年龄 $\geqslant 35$ 岁或曾有输卵管手术史，未避孕未孕 $\geqslant 3$ 年，单侧输卵管通畅可考虑行体外受精胚胎移植术治疗）。

2）宫颈因素不孕。

3）生殖道畸形及心理因素导致性交不能等不孕。

4）免疫性不孕。

（3）不明原因不孕：男女双方经常规的不孕不育临床检查均未发现异常。

3.3.2　供精人工授精适应证

（1）不可逆的无精子症、严重的少精子症、弱精症和畸精症。

（2）输精管复通失败。

（3）射精障碍。

（4）适应证（1）、（2）、（3）中，除不可逆的无精子症外，其他需行供精人工授精技术的患者，医务人员必须向其

交代清楚：通过 ICSI 技术也可能使其有自己血亲关系的后代，如果患者本人仍坚持放弃通过 ICSI 技术助孕的权益，则必须与其签署知情同意书后，方可采用供精人工授精助孕。

（5）男方和/或家族有不宜生育的严重遗传性疾病。

（6）母儿血型不合不能得到存活新生儿。

3.3.3　体外受精胚胎移植术适应证

（1）女方各种因素导致的配子运输障碍（如双侧输卵管梗阻；输卵管通畅性手术 1 年以上未妊娠；双侧输卵管通畅不良伴积水；输卵管结核；输卵管与周围组织粘连；单侧输卵管不通，应同时根据患者年龄、病史及不孕年限等情况决定治疗方案；盆腔粘连等）。

（2）女方排卵功能障碍（经过多次促排卵治疗无效）。

（3）子宫内膜异位症。

（4）男方少、弱精子症。

（5）不明原因的不育。

（6）免疫性不孕。

（7）多次（$\geqslant 3$ 次）人工授精术后不孕。

3.3.4　单精子卵细胞质内注射技术适应证

（1）少弱精：ICSI 仅需数条精子可以达到受精、妊娠，ICSI 是严重男性因素不育患者的最有效的治疗方法。普遍认为需要 ICSI 辅助受精治疗见于：①严重少精症患者，即一次射出的精液中精子密度 $\leqslant 2 \times 10^6/ml$；②当精子总数 $>2 \times 10^6/ml$，而 $<20 \times 10^6/ml$ 时，其活动率 $<40\%$，或前向运动精子 $<25\%$；③精子总数 $\geqslant 20 \times 10^6/ml$ 则按严格标准进行精子形态学检查，形态正常精子 $<4\%$，或精子活动率 $<5\%$；④手术获得的附睾或睾丸少弱精子。

（2）临界性少弱精子：Aboulghar 等发现 45% 的患者可因受精失败而无胚胎移植，对不明原因不育患者，则有 23% 的患者常规 IVF 可发生完全受精失败。用相同来源的卵母细胞随机分组研究，发现用 ICSI 的受精率较常规 IVF 的高，因此 Payne 也建议对这些患者进行 ICSI 治疗。但是也有人认为要持谨慎态度，不可滥用。

（3）前次 IVF 不受精：Cohen 等发现有完全受精失败史的患者，再次 IVF 的受精率不会超过 25%。而 Palermo 等给前次 IVF 受精 $<25\%$ 患者再次治疗 ICSI 辅助受精，则获得较高的妊娠率。

（4）圆头（顶体缺乏）精子或完全不活动精子：ICSI 是唯一可以治疗的方法。不活动精子可通过低渗试验选择活精子或直接应用其睾丸精子进行 ICSI，有助于提高受精率。

（5）阻塞性、非阻塞性无精症：附睾或睾丸手术获得数目很少或活动力很差的精子时，可用 ICSI 辅助受精。

（6）卵子冻存。将成熟卵子冷冻保存后，或不成熟卵子经体外培养成熟后，透明带变硬使精子不易穿透，为保障受精，建议 ICSI 辅助受精。

（7）胚胎植入前遗传学诊断 / 筛查。种植前遗传学诊断需诊断的胚胎，为避免透明带上黏附精子对 PCR 或 FISH 结果的影响，有必要采用 ICSI 辅助受精。

3.3.5 胚胎植入前遗传学诊断 / 筛查适应证

（1）胚胎植入前遗传学诊断适应证

1）性连锁疾病的诊断：如血友病、色盲等。

2）单基因病的诊断：如囊性纤维化、镰形细胞贫血症、地中海贫血症、Duchenne 肌营养不良、脆性 X 综合征等。

3）染色体病的诊断：包括染色体数目异常，如 18 三体综合征、唐氏综合征等；染色体结构异常，如罗伯逊易位等。

（2）胚胎植入前遗传学筛查适应证

1）高龄。

2）反复种植失败史。

3）复发性流产。

4）不良孕产史（≥ 3 次）。

符合人工授精助孕术的不孕患者，在完成助孕前相关检查项目并无助孕治疗禁忌证后，给予签署知情同意书，根据女方月经情况选择治疗方案，一般若月经规律患者给予自然周期监测，月经不规律患者给予促排卵监测治疗，排卵前行人工授精手术。

符合常规体外受精胚胎移植术、ICSI 技术及胚胎植入前遗传学诊断 / 筛查患者，在完成辅助生殖技术助孕前系列检查项目并无助孕治疗禁忌证后，给予签署相应的知情同意书，根据女方年龄、卵巢储备功能及病史制订个体化的控制性超促排卵方案，经超声引导下卵泡穿刺获得卵子，经过受精（IVF 或 ICSI）形成胚胎后，选择卵裂期或囊胚期优质胚胎移植，并给予黄体支持治疗帮助胚胎着床。

（王晓红 王珺）

参考文献

［1］RAO B，LILY K，SEEMA K，et al.Pericentric inversion of chromosome 9［inv（9）（p12q13）］：its association with genetic diseases. Indian J Hum Genet，2006，12（3）：129-132.

［2］BORUM S，SONG J，JUWON K，et al.Constitutional pericentric inversion 9 in Korean patients with chronic myelogenous leukemia. Korean J Lab Med，2010，30（3）：218-223.

［3］LOURENÇO G J，SILVA P M，BOGNONE R A，et al.Inherited pericentric inversion of chromosome 9 in acquired hematological disorders.Ann Hematol，2007，86（6）：465-467.

［4］HARISMENDY O，NOTANI D，SONG X，et al.9p21 DNA variants associated with coronary artery disease impair interferon-γ signalling response.Nature，2011，470（7333）：264-268.

［5］WYANDT H E，TONK V S.Human Chromosome variation：heteromorphism and polymorphism.Berlin：Springer，2010.

［6］GRANDE M，JANSEN F A，BLUMENFELD Y J，et al.Genomic microarray in fetuses with increased nuchal translucency and normal karyotype：a systematic review and meta-analysis.Ultrasound Obstet Gynecol，2015，46（6）：650-658.

［7］LEUNG T Y，VOGEL I，LAU T K，et al.Identification of submicroscopic chromosomal aberrations in fetuses with increased nuchal translucency and apparently normal karyotype.Ultrasound Obstet Gynecol，2011，38（3）：314-319.

［8］KOBAYASHI H，IMANAKA S，NAKAMURA H，et al.Understanding the role of epigenomic，genomic and genetic alterations in the development of endometriosis.Mol Med Reprod，2014，9（5）：1483-505.

［9］凌雅红，余小英，彭弋峰，等.HOXA10、HOXA11 基因与子宫内膜异位症性不孕的研究进展 . 生殖与避孕，2016，36（1）：55-59.

第 2 节 辅助生殖技术

1 人工授精技术

人工授精是目前人类辅助生殖技术中常用的技术之一。1790 年 John Hunter 为严重尿道下裂患者的妻子行丈夫精液人工授精获得成功，此为世界上第一例成功的人工授精案例；1884 年 William Pancoast 报道首例供精人工授精成功；1890 年 Dulenson 将人工授精应用于临床获得成功；1954 年 Bunger 等首例冷冻精子供精人工授精成功。随着时间的推移，这一技术得到了广泛的应用。到 1983 年，我国湖南医科大学人类生殖工程研究室改用冷冻精液实施人工授精获得成功，第二年上海医科大学用洗涤过的丈夫精液实施人工授精，亦获得成功[1]。人工授精是通过非性交方式将精液放入女性生殖道内，使其受孕的一种技术，根据精子来源分为夫精人工授精（AIH）和供精人工授精（AID）。

1.1 人工授精适应证

夫精人工授精和供精人工授精适应证详见本章第 1 节。

1.2 人工授精禁忌证

1.2.1 夫精人工授精禁忌证

（1）女方因输卵管因素造成的精子和卵子结合障碍。

（2）男女一方患有生殖泌尿系统急性感染或性传播

疾病。

（3）一方患有严重的遗传、躯体疾病或精神心理疾病。

（4）一方接触致畸量的射线、毒物、药品并处于作用期。

（5）一方具有酗酒、吸毒等严重不良嗜好。

1.2.2 供精人工授精禁忌证

（1）女方因输卵管因素造成的精子和卵子结合障碍。

（2）女方患有生殖泌尿系统急性感染或性传播疾病。

（3）女方患有严重的遗传、躯体疾病或精神心理疾病。

（4）女方接触致畸量的射线、毒物、药品并处于作用期。

（5）女方具有酗酒、吸毒等严重不良嗜好[2-3]。

1.3　人工授精前准备

1.3.1　治疗前检查

不孕症患者就诊后应尽可能明确病因，在决定助孕方式前必须行双侧输卵管通畅度检查，需证实至少一侧输卵管通畅。检查方法包括子宫输卵管造影术（HSG）、超声引导下的子宫输卵管造影、腹腔镜直视下双侧输卵管通液术等。在已明确输卵管通畅度的前提下选择适应证、排除禁忌证，计划行人工授精助孕的夫妇在助孕前至少应进行以下孕前检查：

（1）女方：评估目前健康状况、基础生育力状态及是否可耐受妊娠。常规妇科检查、妇科超声、基础内分泌（FSH、LH、PRL、E_2）、宫颈分泌物支原体、衣原体、淋球菌检查、宫颈刮片细胞学检查、凝血功能、心电图（ECG）、胸部正位片等。

（2）男方：评估目前健康状况、基础生育力状态等。常规男科检查；至少2次精液常规分析，若有1次异常，则需要复查精液常规分析；原发不孕、继发不孕≥3年、精液常规分析异常的患者，必要时建议行精子形态学分析；精液常规检查结果提示精子不活动者，需查精子肿胀试验。

（3）夫妇双方：孕前 TORCH 检查，包括弓形虫（TOX）、风疹病毒（RV）、巨细胞病毒（CMV）、单纯疱疹病毒（HSV- Ⅰ、HSV- Ⅱ）等病原体；传染病学筛查，包括乙型肝炎病毒、丙型肝炎病毒、人免疫缺陷病毒及梅毒螺旋体抗体等；ABO 及 RH 血型、血常规、尿常规、肝功能、肾功能、血糖等。

1.3.2　其他准备工作

助孕治疗前应认真核对患者夫妇双方是否持有合法证件（包括双方身份证、结婚证等原件及复印件），至少双人核对证件。所有助孕周期均应留存夫妇双方上述证件的复印件，并由不孕夫妇保证其证件的真实性。

同时，助孕治疗前应与患者夫妇进行充分沟通，应向其讲明人工授精的程序、成功率、可能的并发症、所需费用、人工授精后的随访程序及随访的必要性等，充分知情后签署有关知情同意书，制订治疗方案，建立人工授精病历。

1.4　人工授精的方案、监测及授精时机

1.4.1　人工授精的方案

人工授精可以在自然周期或诱导排卵进行，但禁止以多胎为目的的应用促排卵药物。

自然周期：适用于有规律排卵的患者。以月经周期28d为例，在月经第7~9天阴道超声了解卵巢、子宫情况，2~3d后复查。若第二次监测时出现优势卵泡直径≥12mm，需每天留晨尿测 LH 半定量试纸检测以预测排卵时间，若出现尿 LH 峰应立即复查超声；若连续监测均未出现尿 LH 峰，则2~3d后再次超声监测。卵泡直径≥13mm时，每日超声监测，早晚两次测尿 LH，直至排卵，建议此时男方以手淫方式排精1次。若既往有排卵异常史，需及时注射人绒毛膜促性腺激素（hCG）5 000~10 000IU。监测过程中，需结合月经周期确定复诊时间，周期短者要缩短监测间隔。

诱导排卵周期：

（1）诱导排卵适应证

1）排卵障碍：如 PCOS、低促性腺激素性排卵障碍。

2）月经不规律：周期缩短或延长，如≤25d或≥35d。

3）卵泡发育异常史。

4）未破裂卵泡黄素化综合征。

（2）诱导排卵常用的促排卵药物包括枸橼酸氯米芬（CC）[4]、来曲唑和促性腺激素。其中促性腺激素包括 FSH、LH 和人绒毛膜促性腺激素（hCG）。促性腺激素的使用是一种替代性治疗，可以单独使用，也可以与 CC 或来曲唑联合应用，适用于低促性腺激素性闭经及用氯米芬诱导排卵失败（氯米芬抵抗）的患者。常用制剂有人类绝经期促性腺激素（HMG）、FSH。

1.4.2　诱导排卵周期监测

（1）月经周期的第3~5天超声了解基础卵泡的数目及大小。合并卵巢囊肿者应建议患者放弃本周期或进行囊肿穿刺、排除禁忌后方可开始用促排卵药。

（2）早卵泡期选用枸橼酸氯米芬或者来曲唑，用药5d后复查超声，无优势卵泡发育时可继续用药2~3d，单独使用枸橼酸氯米芬或来曲唑的用药时间一般不应超过8d。若出现直径超过12mm的优势卵泡可改用 HMG 37.5~75IU/d 继续促排卵。有卵巢过度刺激倾向或既往有卵巢过度刺激病史者，应从最低剂量开始，以减少 OHSS 的发生风险。

（3）CC 抵抗、早卵泡期需用 HMG 启动者：周期

第 3~5 天从小剂量开始,用药 5d 后或卵泡直径未超过 10mm 则每 3d 监测 1 次超声;直径 10~12mm 每 2d 监测超声;直径超过 12mm 需每天监测晨尿 LH;直径超过 14mm 则需每天监测超声、早晚测 2 次尿 LH 至卵泡成熟。若 1 个卵泡直径 ≥ 18mm,2 个卵泡直径 ≥ 17mm,则停用促排卵药物,注射 hCG 针 10 000IU 或 5 000IU 诱导排卵。

(4) 若有 5 个以上卵泡成熟和 / 或卵巢直径 ≥ 5cm 且有体外受精胚胎移植术助孕指征时,可行体外受精胚胎移植术;若患者拒绝改体外受精胚胎移植术,应立即取消本周期,并嘱患者本周期禁止同房。

(5) 若卵泡生长 3~4 个,也可皮下注射短效促性腺激素释放激素激动剂 0.1mg 诱导内源性 LH 峰,诱发排卵。同时应告知患者:继续助孕治疗有发生多胎、宫内外同时妊娠的可能。

(6) 若用药后卵巢无反应或卵泡生长缓慢,须与患者沟通,必要时取消[3]。

1.4.3　人工授精的实施时机

自然排卵是卵细胞从卵泡逸出的过程,即卵泡破裂过程。自然周期中卵泡破裂发生在血 LH 峰后 34~36h,但监测血 LH 峰繁琐且有创,尿 LH 峰一般出现在血 LH 峰后 7~9h,监测方法简单且无创,临床实际应用中常通过尿 LH 峰半定量检测推测排卵时间。使用 hCG 时卵泡破裂大约发生在注射 hCG 后 36~48h。

卵子排出后,在妇女体内能存活 12~24h,并且 12h 内受精能力强;性交后精子在宫颈内能存活长达 80h 左右,离体的精子受精能力只能维持 48h;因此,合适的人工授精时机对妊娠率的影响非常关键。在排卵前行人工授精,可以使大量精子上游至受精部位,等待卵子排出,可能有助于增加受精机会。因此,有学者建议排卵前后各行 1 次人工授精以增加其成功率[5]。国内外多项研究发现,在排卵前后重复行人工授精的患者妊娠率比排卵后单次行人工授精的患者有升高的趋势,但两者间差异无统计学意义,考虑可能与两次人工授精时间较近、重复授精时精子密度不够等有关[6]。而且重复授精可能对已经形成的受精卵有不利影响。为尽可能提高周期妊娠率,对于精液参数正常的患者,临床上多采用排卵前后重复授精的方法。

1.4.3.1　自然周期

(1) 监测前一晚出现尿 LH 峰:当天上午超声监测后行人工授精 1 次,若未排卵则次日复查超声,排卵后再次行人工授精 1 次。24h 内排卵可不需再次人工授精,超过 24h 排卵可考虑重复授精。

(2) 监测当天晨尿中出现 LH 峰:超声监测未排卵,下午行人工授精 1 次,次日复查超声。24h 内排卵可不需再次人工授精,超过 24h 排卵可考虑重复授精。监测当天晨尿中出现 LH 峰且超声监测已排卵者,仅在当日上午行人工授精 1 次。

(3) 超声监测至卵泡直径 ≥ 18mm、尿检未出现 LH 峰:当日注射 hCG 5 000~10 000IU,24h 后行人工授精 1 次;再次日复查超声直至排卵。24h 内排卵可不需再次人工授精,超过 24h 排卵可考虑重复授精。

1.4.3.2　诱导排卵周期

(1) 超声监测至卵泡直径 ≥ 18mm、前一晚尿中出现 LH 峰:若上午超声监测未排卵,当日上午注射 hCG 10 000IU,同时行人工授精 1 次;次日复查超声,直至排卵。24h 内排卵可不需再次人工授精,超过 24h 排卵可考虑重复授精。

(2) 监测当天晨尿出现 LH 峰、上午超声监测未排卵:当日上午注射 hCG 10 000IU,下午行人工授精 1 次;次日复查超声,直至排卵。24h 内排卵可不需再次人工授精,超过 24h 排卵可考虑重复授精。

(3) 超声监测至卵泡直径 ≥ 18mm、尿检未出现 LH 峰:当日下午注射 hCG 5 000~10 000IU,24h 后行人工授精 1 次;再次日复查超声直至排卵。24h 内排卵可不需再次人工授精,超过 24h 排卵可考虑重复授精。

1.5　人工授精的精液准备

1.5.1　精液标本收集方法及时间

核对取精者身份,确认是患者丈夫后,嘱咐通过手淫方式取精,射入无菌容器内,如不成功,可通过性交将精液收集于特制的无毒无味避孕套内。精液量少、黏稠的精液,需用少量培养液稀释。尽可能在取出精液后 30min 内送进实验室,注明患者夫妇双方详细身份,待处理分析。按 WHO 标准进行常规精液分析,精子参数主要包括:精液量、液化时间、pH、精子密度、活动力、活动率、非精子细胞成分及凝集度等。

1.5.2　精液标本的处理

1.5.2.1　直接上游法

利用精子自身的运动能力将活动精子从精液中分离出来,可以获得活动力良好的精子。以 Quinn 试剂为例:①首先在锥形离心管中加入 1.2ml 精子洗涤培养液(Quinn-1006);②将 1.0ml 的精液加入上述离心管底部,倾斜 45°,置 37℃的 CO_2 培养箱 60min,收集云雾状上层培养液;③用 300g 离心 5min,将沉淀用 0.5~1.0ml 培养液(Quinn-1020)悬浮,吸入写有患者姓名的管内(原精),并分析精子浓度和活动率,放入培养箱中备用。

1.5.2.2　非连续密度梯度分离法

包括 Pureception、Percoll、Isolate、SpermGrad(均为经特殊处理的硅胶体颗粒的等渗平衡盐溶液)。以 SpermGrad 为例,分为 90%、45% 两种浓度:①首先在锥形离心管中加入 2.0ml 的 45% SpermGrad,然后用巴氏吸管沿离心管壁伸入底层缓慢加入 2.0ml 的 90% SpermGrad。

②加入 2.0ml 的精液于最上层,350g 离心 15min。③小心去除最上面两层液体,将沉淀物移入 5~6ml 精子洗涤液内混匀。④ 200g 离心 5min × 2 次。随后将沉淀物移入装有含 1.0ml 培养液的锥形离心管底部,15min 后吸走上清液,吸入写有患者姓名的管内(原精),并分析精子浓度和活动率,放入培养箱中备用。

1.5.3　冷冻精子的处理

将需解冻的精子冻存管迅速从液氮罐取出,空气中复苏 30s,管口稍拧松后置入 37℃ 水浴锅中 10min,放入培养箱内。显微镜下观察解冻精液密度及活力。然后用直接上游法或非连续密度梯度分离法进行精液处理。

1.5.4　逆行射精处理

(1) 先碱化尿液,如用碳酸氢钠使尿成碱性,避免酸性尿破坏精子活动力。

(2) 禁欲 3~5d,行人工授精前晚 9 时,用 4g NaHCO₃ 冲一杯水,溶解后服下,在人工授精前 1h,再饮一杯溶解了 4g NaHCO₃ 的水,并喝水 1~2 杯。

(3) 拟射精前排空尿液,射精后立即将混有精液的尿液排入盛有洗涤液的容器内以稀释尿液,并迅速离心去除尿液。

(4) 收集到的精子必须立即检查和处理。

1.6　精液质量标准

行宫腔内人工授精,精液优化后前向运动精子总数不得低于 1 000 万条;行宫颈内人工授精,其前向运动精子总数不低于 2 000 万条;周期临床妊娠率不低于 15%(周期临床妊娠率 = 临床妊娠数 / 人工授精周期数 × 100%)。

用于供精人工授精的冷冻精液,复苏后前向运动的精子(a 级 +b 级)不低于 40%。

1.7　人工授精方式

根据授精部位可将人工授精分为宫腔内人工授精(IUI)、宫颈管内人工授精(ICI)、阴道内人工授精(IVI)、输卵管内人工授精(ITI)及直接经腹腔内人工授精(DIPI)等,目前临床上以 IUI 和 ICI 最为常见,其中 IUI 已成为大多数中心采用的人工授精方式。

1.7.1　宫腔内人工授精

将精液洗涤优化处理后,取 0.3~0.5ml 用人工授精导管通过宫颈注入宫腔内授精。IUI 是人工授精中成功率较高且较常使用的方法,拟行 IUI 的精子一定要经洗涤优化。具体步骤如下:术前需排空膀胱,取膀胱截石位,用蘸有生理盐水的无菌棉球轻轻拭去宫颈表面分泌物。注入精液标本前至少需双人核对患者夫妇姓名和标本编号,并需与患者确认标本信息。核对夫妇双方信息无误后方可将装有精液的人工授精管缓慢送入宫腔,距宫底 1~2cm 处将精液缓慢注入宫腔,停留 1min 后取出。术后臀部抬高静卧 30min。

1.7.2　宫颈管内人工授精

将洗涤处理后的精液放入宫颈管内授精,主要用于 IUI 操作困难者。具体步骤如下:术前需排空膀胱,取膀胱截石位,用蘸有生理盐水的无菌棉球轻轻拭去宫颈表面分泌物。注入精液标本前至少需双人核对患者夫妇姓名和标本编号。用 1ml 无菌注射器去掉针头后抽吸精液,将 0.5~1.0ml 处理后的精液慢慢注入宫颈管内,其余精液放在阴道前穹窿,停留 1min 后取出。术后臀部抬高静卧 30min。

1.7.3　阴道内人工授精

将整份未经任何处理的精液标本注入阴道后穹窿。本法不需暴露宫颈,无需洗涤,操作简单,但传染病感染风险明显增加。目前该方法已基本弃用。

1.7.4　输卵管内人工授精

使用经宫腔配子输卵管移植导管进行,直接将精子注入至输卵管壶腹部。目前文献仅有少量的经宫腔镜或超声引导下做 ITI 后成功妊娠的病例报道。适用于输卵管有轻度伞端粘连,但无实施体外受精胚胎移植术条件的情况,目前该方法已基本不用[7]。

1.7.5　直接经腹腔内人工授精

经过洗涤优化处理的精液 0.5~1.0ml,用 22cm 19G 长针经阴道后穹窿注入子宫直肠窝内。本法操作相对较难,成功率通常较 IUI 低。适用于宫颈狭窄、IUI 插管困难的患者。

1.8　人工授精的并发症

(1) 出血和损伤:多因宫腔插管困难、操作粗暴所致。所以应首选软硬适度的授精管,操作要求稳、准、轻。

(2) 感染:少见,常表现为术后腹痛、发热、脓性白带等。重在预防,在精液采集、精液处理及人工授精过程中均要求严格无菌操作,出现症状者及时应用抗生素。

(3) 腹痛:术中或术后短时间内出现腹痛,可能与操作粗暴,注入精液量过多或注入速度过快有关。要求缓慢推注,控制注入精子悬液量,一般不超过 0.5ml,如注入量过多(>1ml)即有可能经输卵管流入腹腔引起刺激性腹痛。

(4) 异常妊娠结局:包括多胎妊娠、异位妊娠和自然流产等。文献报道在促排卵行人工授精中,多胎妊娠发生率可达 20%,宫外孕 2%~8%,自然流产率为 20%~30%。3 胎及 3 胎以上者,必须减胎;双胎尤其孕妇瘦小、有不良孕产史或高龄孕妇建议减胎,若拒绝减胎在原病历中记录并需患者夫妇签字。

(5) 卵巢过度刺激综合征(OHSS):在行人工授精过程中行促排卵治疗时亦有可能发生 OHSS。OHSS 是应用促排卵药物诱发超排卵过程中较常见的医源性并发症,可能是外源性促性腺激素促使过多的卵泡发育,分泌过多的雌激素,hCG 注射后导致 OHSS 的发生,是多因子综合作用的复杂过程。

轻度 OHSS 患者则不必特殊处理;中度患者指导自我监测,包括卧床休息,摄入足够液体,如服用淡盐水等,监测腹围、尿量及体重,亦可住院观察;重度 OHSS 患者需住院治疗,治疗的目的在于保持足够血容量,纠正血液浓缩,维持正常尿量,最大程度改善症状,避免严重并发症发生,如休克、血栓栓塞、水电解质平衡紊乱、肝肾功能异常等。

(6) 卵巢囊肿蒂扭转:多见于促排卵的患者。促排卵后卵巢体积不同程度增大,在患者突然改变体位或排空过度充盈的膀胱时,有发生蒂扭转的可能,可表现为突发一侧下腹剧痛,伴恶心和 / 或呕吐,改变体位疼痛可缓解,可反复发作。处理:立即卧床,选择疼痛减轻的体位,去枕抬高臀部,反复发作者应尽量卧床,必要时需手术治疗。

(7) 卵巢肿瘤:据文献报道连续多次促排卵治疗,尤其是连续应用 CC 是卵巢癌的高危因素,应警惕卵巢肿瘤的发生。

1.9　术后随访

人工授精后给予黄体支持,术后第 16 天,测尿及血 hCG,若确定妊娠,继续黄体支持。术后 4~5 周超声检查确定为临床妊娠者,可继续黄体支持至妊娠 8~10 周。孕 16~18 周复查超声,之后定期围产保健。

供精人工授精术后随访率必须达到 100%。需随访孩子出生时、半岁、一岁及两岁情况并详细记录。子代婚配前需行婚姻情况排查。

1.10　人工授精规章制度

(1) 实施此类技术时,须严格遵守国家计划生育政策。

(2) 必须严格遵守知情自愿的原则,实施授精前与患者夫妇签订知情同意书及多胎妊娠减胎术同意书,且尊重患者隐私权。

(3) 供精人工授精只能从持有批准证书的精子库获得精源,授精前必须反复核对精源信息。

(4) 禁止实施近亲间的精子和卵子结合。

(5) 禁止实施代孕。

(6) 必须实时做好医疗记录、随访。供精人工授精的对象应向精子库反馈妊娠及子代情况,记录档案应永久保存。严格控制每一位供精者的冷冻精液,最多只能使 5 名妇女受孕。

(7) 丈夫精液人工授精可使用新鲜精液,供精人工授

精则必须采用冷冻精液。精子必须经过洗涤处理后方可注入宫腔。

2　体外受精胚胎移植术

体外受精和胚胎移植术俗称"试管婴儿"。1978 年,Steptoe 和 Edwards 采用自然周期取卵进行体外受精胚胎移植术,诞生了世界首例"试管婴儿",为不孕不育症患者的临床治疗带来了革命性的突破;后通过治疗方法改善、技术提高和药物开发,体外受精胚胎移植术得以广泛应用。我国试管婴儿技术的发展起始于 20 世纪 80 年代。1985 年 4 月,我国台湾地区第 1 例试管婴儿诞生;北京医科大学于 1987 年 6 月和 9 月分别获得 2 例临床妊娠,并于 1988 年 3 月 10 日及 5 月 27 日剖宫产诞生,是我国大陆首例及第二例试管婴儿。随着体外受精、胚胎子宫内移植的操作步骤标准化,目前已将体外受精胚胎移植术列为治疗某些不孕症的常规措施和手段[2]。

体外受精胚胎移植术主要的步骤包括控制性超促排卵、穿刺取卵、精子处理、体外受精、胚胎体外培养、胚胎移植等。应严格遵守相应的适应证和禁忌证,助孕前进行充分沟通,妊娠后定期随访。

2.1　适应证

(1) 女方各种原因导致的配子运输障碍。

(2) 排卵障碍。

(3) 子宫内膜异位症。

(4) 免疫性不孕。

(5) 男方轻度少、弱或畸精子症。

(6) 原因不明性不孕,尤其是经过其他助孕方法多次失败者。

2.2　禁忌证

(1) 提供配子的任何一方患有严重的精神疾患、生殖、泌尿系统急性感染和性传播疾病或具有酗酒、吸毒等不良嗜好。

(2) 提供配子的任何一方接触致畸量的射线、毒物、药品并处于作用期。

(3) 接受卵子赠送的夫妇女方患生殖、泌尿系统急性感染和性传播疾病,或具有酗酒、吸毒等不良嗜好。

(4) 女方子宫不具备妊娠功能或严重躯体疾病不能承受妊娠。

3　单精子卵细胞质内注射技术

男性因素是引起不育的主要原因之一,不育夫妇中

约 30% 是由男性因素引起的,另有 20%~30% 是夫妇双方因素共同导致。传统的体外受精在某些男性因素导致受精障碍或者受精失败的患者中无效。例如严重的男性少弱精子症在体外受精中精子不能穿过卵母细胞透明带达到精卵融合,或者精子顶体酶缺陷导致受精率低下,或者梗阻性无精子症患者附睾或者睾丸中取出的精子数目较少,达不到体外受精的要求。为此,显微辅助受精技术开始引入试管婴儿中,即通过透明带手术或直接将精子引入卵子内来提高受精率。在显微受精的发展过程中,曾经出现过透明带打孔 / 切割 / 透明带下受精,但由于多精受精率较高或早期的透明带缺损可影响其对卵子的保护,导致胚胎碎片产生增加,使优胚率较低,妊娠结局欠佳。目前,这两种方法已基本被淘汰,主流的显微受精方式是 ICSI。其适应证有:①严重的少、弱、畸精子症;②梗阻性无精子症;③生精功能障碍;④免疫性不孕;⑤体外受精失败;⑥精子顶体异常;⑦其他如体外成熟卵子的受精、胚胎植入前遗传学诊断等。

ICSI 的适应范围越来越广[8],但不能取代常规 IVF。用正常精液进行 IVF 与 ICSI 比较,两组妊娠率无显著差异。与传统体外受精相比,显微操作需要额外的显微操作仪及其控制系统,另外尚需显微注射针、显微固定针、透明质酸酶、精子制动液等,治疗昂贵、耗时,并且是一种侵入性治疗,所以 ICSI 要限于有适应证患者。

参考文献

[1] 卢光秀.辅助生育技术进展——人工授精技术进展.中国实用妇科与产科杂志,2001,17(1):14-15.

[2] 陈子江.人类生殖与辅助生殖.北京:科学出版社,2005.

[3] 陈子江.生殖内分泌学.北京:人民卫生出版社,2016.

[4] DOVEY S,SNEERINGER R M,PENZIAS A S.Clomiphene citrate and intrauterine insemination:analysis of more than 4100 cycles.Fertil Steril,2008,90(6):2281-2286.

[5] RAGNI G,SOMIGLIANA E,VEGETTI W.Timing of intrauterine insemination:where are we? Fertil Steril,2004,82(1):25-26.

[6] OSUNA C,MATORRAS R,PIJOAN J I,et al.One versus two inseminations per cycle in intrauterine insemination with sperm from patients'husbands:a systematic review of the literature.Fertil Steril,2004,82(1):17-24.

[7] FARQUHAR C M,BROWN J,ARROLL N,et al.A randomized controlled trial of fallopian tube sperm perfusion compared with standard intrauterine insemination for women with non-tubal infertility.Hum Reprod,2013,28(8):2134-2139.

[8] GOVAERTS I,KOENIG I,VAN DEN BERGH M,et al.Is intracytoplasmic sperm injection(ICSI)a safe procedure? What do we learn from early pregnancy data about ICSI? Hum Reprod,1996,11(2):440-443.

第 3 节 | 胚胎植入前遗传学诊断

遗传性疾病已经成为威胁人类健康的主要疾病之一。目前大多数的遗传性疾病尚缺乏有效的治疗手段,用产前诊断技术预防遗传病患儿的出生,是减少遗传性疾病发生的主要途径。20 世纪 60 年代以来,羊膜腔穿刺、绒毛膜穿刺及脐带血穿刺技术已经常规应用于临床,有效地减少了遗传病患儿的出生,但同时对患病胎儿进行选择性流产或引产也给孕妇身心带来了双重伤害。1990年 Handyside 等首先报道了胚胎植入前遗传学诊断(PGD)技术[1],随后 PGD 技术逐渐成为阻断遗传性疾病发生的一级预防手段,成为避免出生缺陷发生的新思路和新途径,在辅助生殖技术与临床优生学中占有重要一席之地[2]。

1 PGD 的定义

PGD 是指在体外受精过程中,对具有遗传风险患者的胚胎进行植入前活检和遗传学分析,以选择无遗传性疾病的胚胎植入宫腔,从而获得正常胎儿的诊断方法。这种方法可有效地防止遗传性疾病患儿的出生,是产前诊断的延伸,是遗传学诊断的又一更有希望的新技术。

2 PGD 的发展历史

PGD 的应用是建立在辅助生殖技术发展的基础上的。1978 年英国专家 Robert Edwards 培育了世界上第一个试管婴儿,被称为人类医学史上的奇迹,Robert Edwards 也因此被称为"试管婴儿之父",并于 2010 年获得诺贝尔生理医学奖;1983 年 Kary Mullis 发明了聚合酶链反应(PCR)的技术,为后来 PGD 的应用提供了技术保障,他本人也因此于 1993 年获得诺贝尔化学奖;1989 年英国的 Alen Handyside 首次报道了胚胎活检及 DNA 扩增对胚胎行性别鉴定的技术[3];1990 年由 Alen Handyside 等利用 PCR 技术完成的世界第一个 PGD,筛选了 X 连锁隐性遗传病[1];1992 年,比利时 Andre Van-Steirteghem 团队首次报道了 ICSI 技术成功妊娠的病例;同年 Handyside 等筛选常染色体隐性遗传病 CFTR 后,健康婴儿顺利诞生,自此 PGD 得到蓬勃发展[4]。

1994 年 Munne 等应用荧光原位杂交(FISH)技术,在胚胎植入前完成了染色体非整倍体及性别的诊断[5]。2000 年我国中山大学第一附属医院庄广伦教授等完成的国内第一例 PGD 婴儿诞生,使用 FISH 方法完成了血友病的胚胎植入前遗传学诊断。此后,多重 PCR、荧光 PCR、多色 FISH 等技术,特别是 1999 年以来开展的间期核转换(interphase nuclear conversion)技术、全基因组扩增(WGA)、比较基因组杂交(CGH)技术相继应用于 PGD[6],进一步促进了 PGD 的研究和应用。21 世纪以来比较基因组杂交芯片(array CGH)和单核苷酸多态性微阵列芯片(SNP array)逐渐应用于临床,高通量测序技术的迅猛发展也为 PGD 带来新的应用前景。

3　PGD 的适应证

PGD 目前已广泛应用于人类疾病的诊断包括单基因相关遗传病、染色体结构和数目的异常、性染色体连锁疾病及高风险遗传病患儿出生倾向的夫妇[7],也应用于研究人类基因,具体为:①非整倍体筛查,如 21 三体、18 三体、13 三体等;②染色体疾病,如相互易位、罗伯逊易位等;③单基因遗传病,如耳聋、苯丙酮尿症、脊肌萎缩症、血友病等;④易感基因的剔除,如 BRCA1/BRCA2 相关的乳腺癌等;⑤人类白细胞抗原(HLA)基因分型[8]。其中单基因遗传病 PGD 适应证具体有:①有遗传病家族史且已明确致病基因位点的常染色体显性、常染色体隐性、性连锁遗传的单基因遗传病夫妇;② HLA 基因分型;③线粒体相关疾病,若线粒体 DNA 突变负荷与疾病严重程度成正相关,可以考虑 PGD;④携带有癌症等疾病易感基因的人群。

如表 3-19-1 所示,2013 年欧洲人类生殖和胚胎学会(ESHRE)数据显示[9],在 51 589 个 PGD 周期所对应的适应证中,非整倍体筛查所占比例最多(58%),其次是单基因遗传病(21%)和染色体病(16%);与此类似,如表 3-19-2 所示,在全球 137 个生殖中心多对应的 PGD 指征中,93% 的生殖中心均提供非整倍体筛查的 PGD 检测,其次是单基因遗传病(82%)和染色体结构异常(67%)[10]。

表 3-19-1　ESHRE 数据显示 51 589 个 PGD 周期所对应的适应证[9]

指征	周期数	比例 /%
单基因遗传病	11 084	21
非整倍体筛查	30 033	58
染色体疾病	8 104	16
性别选择 -X 连锁疾病	1 603	3
性别选择 - 社会因素	765	2

注:ESHRE 为欧洲人类生殖和胚胎学会,PGD 为胚胎植入前遗传学诊断。

表 3-19-2　全球 137 个 IVF 中心 PGD 指征的分布[10]

PGD 指征	提供该 PGD 指征的 IVF 中心比例 /%
非整倍体筛查	93
单基因遗传病	82
染色体结构异常	67
X 连锁遗传病的性别选择	58
非医学性别选择	42
成人迟发遗传病的预防	28
疾病检测相关的 HLA 基因分型	24
非疾病检测相关的 HLA 基因分型	6
其他	3

注:IVF 为体外受精,PGD 为胚胎植入前遗传学诊断,HLA 为人类白细胞抗原。

胚胎植入前遗传学筛查(PGS)是一种所谓的"低风险"PGD,最初是为了提高临床妊娠率和着床率而进行的一种筛查,其适应证为:①高育龄妇女;②反复种植失败的夫妇;③复发性流产的夫妇;④不良孕产史等[11]。

4　PGD 的流程及相关技术

PGD 在辅助生殖过程的大体流程为:患者根据自身的临床表现或家族遗传疾病史进行遗传咨询,临床医师获得家系中所有相关人员的遗传信息,对患者及家人进行基因检测与连锁分析,确定致病基因突变后可行辅助生殖技术治疗;或根据临床检测结果(如异常的染色体检测结果)、临床表现(反复流产、高龄等)等经遗传咨询后综合分析决定是否行 PGD/PGS 治疗;进入辅助生殖技术治疗流程后,首先是促排卵治疗、体外受精及胚胎培养,继之对极体、卵裂球期或囊胚期胚胎进行活检,后行单细胞的致病靶基因检测及连锁分析或染色体全面筛查(CCS),对检测结果无明显异常的胚胎进行胚胎移植,并建议患者获得临床妊娠后进一步行产前诊断(羊膜腔穿刺、绒毛膜穿刺或脐带血穿刺)确认胎儿的情况。

胚胎活检和遗传学检测是 PGD/PGS 过程中的重要步骤,其中如何安全地获得有效胚胎遗传性样本,如何准确地完成遗传性样本的筛查及诊断是 PGD/PGS 过程的关键所在;在这个过程中,样本难以获取、痕量样本、易污染、等位基因脱扣(ADO)、同源重组等问题是 PGD/PGS 应用过程中的主要难点。

4.1　胚胎活检

胚胎活检是 PGD 过程中所涉及对胚胎的主要操作,目前可采用激光打孔、机械切割或 Tyrode 酸化打孔后吸出细胞的方法取材,其中最后一种方法已经较少使用。进行遗传学诊断的材料可以来源于体外受精、胚胎培养的各个阶段,常见的材料来源主要有受精前后的第一、二极体,受精3d后6~10细胞期的卵裂球细胞,受精5~7d囊胚期的滋养外胚层细胞。

4.1.1 极体活检

卵细胞减数分裂过程中同源染色体之间配对,交换遗传物质,所以正常和突变的基因都可能出现在极体中。卵母细胞成熟时,完成第一次减数分裂,排出第一极体;受精后排出第二极体。利用激光或机械法对第一或二极体或两者进行取材[12]和遗传学分析,可推测卵子内遗传物质状况,从而避免了直接法对卵细胞进行诊断所造成的损伤,以达到PGD目的。在第一、二次减数分裂过程中,均有可能发生染色体异常;随着年龄的增加,卵母细胞减数分裂时染色体不分离倾向增加,非整倍体胎儿妊娠的危险性增加。随着接受IVF的35岁以上妇女增多,获取卵子内遗传物质信息非常必要。

与卵裂球期和囊胚期PGD比较,取极体进行活检有其优越性:①不影响卵子受精和正常发育;②移除极体,不会引起胚胎物质减少,对胚胎创伤小[13],可间接反映母源遗传缺陷;③不会引起伦理争议。其局限性为:①不能检测父源性遗传缺陷;②不能检测受精期间或受精后异常;③极体容易发生退化,影响诊断效率。此外,考虑到仅有50%~60%可发育为囊胚,因此有观点认为对极体的分析是时间和资源的浪费。因而极体活检的应用应全面衡其利弊。

4.1.2 卵裂球期活检

卵裂球期活检是在受精卵分裂到6~10细胞期时,使用化学法、机械法、激光法在透明带上打孔,通过用显微操作仪吸取1~2个卵裂球细胞进行遗传病的诊断。

综合胚胎活检后的各项体外发育指标,一般认为在第3天活检前,具有7个或7个以上卵裂球,卵裂球大小基本均匀,胚胎碎片不超过20%的胚胎,活检后具有较好的继续发育能力。卵裂球大小基本均匀,碎片在20%~30%的胚胎,活检后也有一定的发育潜力。6个细胞以下胚胎和卵裂球大小严重不均的胚胎,活检后发育能力极低。

采用6~10细胞期的胚胎作为活检对象比选择极体活检和囊胚活检有一定的优点,因为体外培养的大多数胚胎均可达到6~10细胞期,而且诊断的准确性较高,可以同时检测母源性和父源性的遗传缺陷以及受精后有丝分裂过程中的异常。此前认为在此阶段的每个卵裂球都是全能的,一个或两个卵裂球的移去不会影响胚胎的进一步发育。然而有研究表明在胚胎8细胞期活检取1枚细胞可以导致其胚胎种植率下降12.5%,如果取2枚细胞则下降25%[14],且取2枚细胞活产率也明显下降[14-15]。因

而卵裂球期活检的缺点有:①影响胚胎的发育和种植潜能[16];②材料少,只有1~2个卵裂球进行检测;③单个卵裂球的检测并不能代表整个胚胎的状态,可能导致非整倍体嵌合体的漏诊,从而导致异常胚胎的移植。因而目前卵裂球期活检也逐渐被囊胚期滋养外胚层活检所取代。

4.1.3 滋养外胚层(TE)活检

囊胚滋养外胚层活检是在囊胚期使用机械法或激光法在囊胚内细胞团(inner cell mass,ICM)的另一端进行透明带切割,待一些滋养外胚层细胞从切割后的缝隙中呈疝形生长并脱出后,将该细胞团(5~10个)分离,进行遗传学诊断操作。

TE活检目前已越来越多的应用于临床[17-18],该活检方法的优点有:①对胚胎的继续发育和种植能力影响小[16];②培养至囊胚期,胚胎已完成一次自我选择,临床妊娠率高[16,19];③可以获得更多的检测细胞数目,诊断准确性高[17];④不同技术人员活检操作后PGD/PGS结果存在高度的一致性和可重复性[17]。目前存在的问题是体外培养的胚胎仅有20%~50%能够发育到囊胚期,可检测的胚胎数量有限,未达到PGD/PGS检测标准或检测为嵌合体而丢弃的胚胎移植后也可能获得妊娠[20]。另外可供诊断时间短,可能需要冷冻胚胎,但目前已有研究证明冻胚移植与鲜胚移植相比可以获得更高的活产率[21],新生儿出生体重也更高[22]。

4.2 PGD/PGS 检测的相关技术

用于PGD/PGS检测的相关技术主要有荧光原位杂交(FISH)技术、多重PCR(multiplex PCR)技术、多重连接探针扩增(MLPA)技术、比较基因组杂交芯片(array CGH)技术、新一代测序(NGS)技术等。

4.2.1 FISH

FISH问世于20世纪70年代,是在同位素原位杂交基础上发展起来的。基本原理是碱基互补,将DNA(或RNA)探针用特殊的分子标记,然后杂交到组织切片、间期细胞核及中期细胞等标本染色体上,再用与荧光素分子偶联的单克隆抗体与探针分子特异性结合来检测DNA序列,最终完成定性、定位、相对定量分析。

初期,FISH的临床应用是使用X和Y染色体的探针检测胚胎性别,以避免移植携带X染色体连锁遗传病的胚胎;后来,通过多种探针可以同时检测5~12条染色体[5,23,24],使之在临床上得以广泛应用。FISH技术主要应用于检测染色体结构和数目的异常,如罗伯逊易位、47,XXY等。染色体异常在不同人群中发生率不同:普通人群中染色体异常的发生率为0.5%~0.85%;不孕不育和复发性流产(RSA)人群中发生率则高达1.96%~13.1%、3.67%~9.66%。因此,通过PGD/PGS进行遗传学检测可以剔除明显异常的胚胎。

4.2.1.1　染色体罗伯逊易位的检测

罗伯逊易位或称着丝粒融合,常发生于近端着丝粒染色体之间(13、14、15 和 21、22 号染色体),最重要的罗伯逊易位发生在 14 和 21 号染色体之间[25]。当两个近端着丝粒染色体在着丝粒部位或在着丝粒附近部位发生断裂后,二者的长臂在着丝粒处接合在一起,形成一条由长臂构成的衍生染色体,两个短臂则构成一个小染色体,小染色体往往在第二次分裂时丢失。

同源罗伯逊易位[如 45,XX,der(21,21)]理论上讲不能形成正常的配子,和正常核型的配偶结婚不可能出生正常的后代(胚胎形成 21 单体或三体)。非同源罗伯逊易位[如 45,XX,der(14,21)]通过减数分裂形成配子的过程中,可以产生 6 种配子,与正常配偶结婚后可以有 6 种核型的胚胎,其中只有一种是完全正常的,一种是易位的携带者,其余 4 种均是异常的。因此患者有 1/6 概率生育染色体完全正常的后代,1/6 概率生育携带者个体,2/3发生流产、死胎、畸形可能。

应用 FISH 进行罗伯逊易位的 PGD 逐渐被 array CGH 和 NGS 代替。

4.2.1.2　克氏征(47,XXY)

克氏征是男性不育患者中发生率最高的性染色体异常类型,在男性新生儿人群中发生率为 0.1%~0.2%,但是在少精患者中发生率上升至 0.5%、无精患者中发生率高达 11%[26];对某生殖医院不育男性统计发现,克氏征发生率为 1.89%,而在无精症患者中发生率高达 14.5%。克氏征男性通常表现为无精子症,但通过睾丸或附睾活检,约一半患者可以找到精子[27]。对于精子的来源有两种观点:一是由 47,XXY 的生殖细胞减数分裂产生,则其中50% 为 24,XX 或 24,XY 精子,50% 为 23,X 或 23,Y 精子[28];二是 47,XXY 的生殖细胞不能进行减数分裂,睾丸生殖细胞为性染色体嵌合型,精子由核型为 46,XY 的正常生殖细胞减数分裂形成,为 23,X 或 23,Y 精子。通过FISH 技术对嵌合型和非嵌合型克氏征患者精子进行分析发现,24,XY 或 24,XX 的精子只占很小的比例[29],与理论上的 50% 的比例相差较大。这些结果表明 47,XXY的生殖细胞可能不能够进入减数分裂,精子是由嵌合型睾丸生殖细胞中的正常生殖细胞产生的[30];而异常精子(24,XX 或 24,XY)增多的原因主要为环境因素,即非整倍体的支持细胞和间质细胞的功能异常及睾丸内环境的异常[31-32]。

克氏征患者染色体分离错误增多,是否涉及 X、Y 之外的染色体? 根据精子核型的分析结果,X、Y、13、18、21号染色体异常的精子比例均增加[33-34],则该病患者产生异常后代的风险增加[35]。尽管近来有报道大部分克氏征患者通过 ICSI 产生的子代染色体未发现异常[36-37],但在遗传咨询时应充分与患者进行沟通、告知相关风险,为降

低异常后代出生的风险,仍建议克氏征患者行 PGD 助孕治疗或妊娠后行产前诊断。

4.2.1.3　47,XYY 综合征

47,XYY 综合征,又叫超雄综合征。在性染色体异常中所占比例仅次于克氏征。大部分 47,XYY 患者可正常生育,但是在不育男性中该病的发生率(0.2%~0.3%)是新生儿筛查(0.05%)的 4 倍[38]。理论上,47,XYY 患者后代染色体异常的发生率为 50%,但临床上该患者后代染色体异常的报道较少(≤ 1%)。然而,采用 FISH 技术分析47,XYY 患者精子的染色体核型发现,该病患者性染色体异常的精子明显增多[39];进一步采用 FISH 技术同时对其精子和胚胎的 13、16、18、21、22、X 和 Y 号染色体进行检测,结果显示精子中性染色体和常染色体异常率为 38%,明显高于对照组(46,XY 不育男性为 1.07%;46,XY 正常生育男性为 1.04%),其中 XY 精子比例为 17%。而胚胎非整倍体率可高达 32%,导致女性早期复发性流产发生率明显增加[40]。

4.2.1.4　染色体多态性

染色体多态性可存在于一些非近端着丝粒染色体靠近着丝粒的染色体长臂区域,如 1、9、16 号染色体;也可以存在于 Y 染色体末端;或者在近端着丝粒染色体(D 和 G组)的短臂和随体区域,如 13、14、15、21 和 22 号染色体;另外,在近端着丝粒染色体的随体柄通常被称为核仁组织区(NOR)的部位也发现多态性[41]。

多数研究[41-44]发现在不孕症人群中染色体多态性的发生率要显著高于普通对照组,尤其在不明原因不孕症和不明原因复发性流产患者中,因此对染色体多态性的关注是十分必要的。当这些患者进行遗传咨询时,临床医师首先要充分了解病史,包括不孕症病史、流产史、不良妊娠史等;对其再发风险进行评估。根据文献报道,正常人群有 5%~10% 发生流产、死胎、畸形的可能,而染色体多态性患者则可能有 10%~20% 发生流产、死胎、畸形的可能;因此建议不孕症患者可以继续助孕治疗,孕 16~20周需行产前诊断,但是不能排除个别发生流产、死胎、畸形的可能,对于不明原因复发性流产患者可以考虑 PGS助孕。

在 FISH 的临床应用中,与其他 PGD 检测技术相比,FISH 可以检测罗伯逊易位和平衡易位的携带者,省时且成本低廉,但其缺点也是不容忽视的:①大多数情况下,FISH 仅用于检测 13、16、18、21、X 和 Y 染色体的非整倍体情况,一是因为荧光探针数量的限制,二是因为在自然流产中,以上 7 条染色体的异常占 72% 以上;②检测结果的假阳性率和假阴性率较高;③尤其在卵裂球期活检的基础上,无法检测嵌合体的存在;④受到操作者经验、杂交效率和探针质量的影响。考虑到以上弊端,目前已逐渐被 CCS 检测技术(CGH、NGS 等)所取代。

4.2.2　array CGH

比较基因组杂交(CGH)为常用的全基因组拷贝数变异(CNV)检测技术。衍生于 CGH 的比较基因组杂交芯片(array CGH)技术是用正常人的 DNA 作参照,用不同荧光素标记患者和参照 DNA,将标记后的 DNA 混合,然后与排列在芯片上的探针进行杂交,杂交的图像经荧光显微镜、冷电荷耦合设备采集后,由计算机软件分析。根据染色体每个位点上的两种荧光强度之比绘制曲线,以该曲线与正常值区间(固定阈值)关系来判断待测 DNA 拷贝数有无异常[45]。

与传统的细胞遗传学技术相比,CGH 具有明显的优势:①可一次检测全部的染色体;②待测 DNA 来源多样化;③检测周期短,检测效率高。其他常规核酸分子检测技术,如 FISH 和 PCR 等均受探针或引物的限制,只能探索已知的异常,而对未知异常无法检测。array CGH 在临床上应用广泛,用以检测患者全基因组的染色体异常。

4.2.2.1　染色体相互易位

相互易位是指两条染色体分别发生　次断裂,相互交换片段后重组,其结果是形成两条衍生染色体。其中染色体平衡易位携带者本身可无表型,但是在减数分裂过程中,发生易位的染色体及其同源染色体相互配对,形成四射体,根据其分离方式的不同,可以产生多种不同类型的配子。一般认为通过 2:2 分离或 1:3 分离可产生至少 18 种不同的配子,与正常配偶结婚后可以有相应核型的胚胎,其中只有 2 种具有正常表型(一种是完全正常的,一种是平衡易位携带者),其余均是异常的。

4.2.2.2　复发性流产

根据我国复发性流产(RSA)诊治的专家共识[46],我国通常将 3 次或 3 次以上在妊娠 28 周之前的胎儿丢失称为 RSA,但大多数专家认为,连续发生 2 次流产即应重视并给予评估,因其再次出现流产的风险与 3 次流产者相近[47]。RSA 的病因十分复杂,主要包括遗传因素、解剖因素、内分泌因素、感染因素、免疫功能异常、血栓前状态、孕妇的全身性疾病及环境因素等。妊娠不同时期的 RSA 病因有所不同:妊娠 12 周以前的早期流产多由遗传因素、内分泌异常、生殖免疫功能紊乱及血栓前状态等所致;妊娠 12~28 周的晚期流产且出现胚胎停止发育者,多见于血栓前状态、感染、妊娠附属物异常(包括羊水、胎盘异常等)、严重的先天性异常(如巴氏胎儿水肿综合征、致死性畸形等);晚期流产但胚胎组织新鲜,甚至娩出胎儿仍有生机者,多数是由于子宫解剖结构异常所致。在病因诊断过程中需要针对性进行一系列的筛查以确定导致流产发生的病因,并且针对病因进行治疗,对于不明原因复发性流产(URSA)患者建议行 PGS 助孕治疗[48]。

4.2.2.3　反复种植失败

反复种植失败(RIF)目前尚无统一定义,根据 2005 年 ESHRE 关于 PGD 的专家共识,RIF 是指经历 3 次以上移植优质胚胎或多次移植胚胎数量超过 10 枚仍未获临床妊娠[49];也有其他观点认为,RIF 是指移植 ≥ 8 个 8 细胞胚胎或 ≥ 5 个囊胚而未着床,着床被认为 HCG 注射后 12~14d 测定血 hCG 水平,出现血 hCG 水平的上升[50]。RIF 的病因也很复杂,主要可分为胚胎因素(如染色体异常、胚胎质量差)和子宫因素(如子宫内膜异位症、输卵管积水、子宫肌瘤、子宫内膜息肉、PCOS、子宫内膜炎、宫腔粘连等影响了子宫内膜容受性)以及不明原因的 RIF。

但是 PGS 在 RIF 患者中的应用仍有争议。一项对 RIF 患者采用 FISH 技术行 PGS 的前瞻性随机对照试验表明,PGS 与传统 D5 囊胚移植相比,RIF 患者的活产率无统计学差异(47.9% *vs.* 27.9%)。原因可能是 FISH 技术所检测胚胎染色体数目有限,且 D3 卵裂球期活检胚胎嵌合体率高等[51]。目前尚无 RIF 患者行全基因组检测 -PGS 的前瞻性随机对照试验研究,但现有临床数据表明,RIF 患者可能从囊胚期活检 - 全基因组检测 -PGS 的治疗方式中获益[52-54]。

array CGH 技术的发展已日臻成熟,但也存在不容忽视的缺点:①不能检测单倍体、某些多倍体(如 69,XXX、92,XXYY 等)及平衡易位或倒位;②等位基因脱扣和优先扩增现象的存在将影响其检测效率;③因不能追踪每个染色体的来源而不可用于单亲源性二倍体的检测。

4.2.3　第二代测序技术

DNA 测序即测定组成 DNA 分子的核苷酸(A、T、G、C)的排列顺序,第一代测序技术主要源于 1977 年 Sanger 发明的末端终止测序法,但存在测序流通量不大、费时费力等问题。伴随着基因组和后基因组时代的来临,第一代测序仪已经不能满足深度测序和重复测序等大规模核酸测序的需要,这就促使了检测范围更广、通量更大、成本更低的第二代测序技术,即新一代测序(NGS)技术的诞生。NGS 最主要的特征是高通量测序,测序时间和成本都显著降低。

NGS 所需的样本量少,具有灵敏度高、大通量、自动化程度高的特点,能够检测包括点突变、基因拷贝数变化和基因重组(染色体易位)等在内的多种基因改变,在序列未知物种的全基因组从头测序、转录组测序(RNA-Seq)、蛋白质与 DNA 的相互作用分析(CHIP sequencing)、全基因组甲基化图谱等方面有巨大的优势。在辅助生殖领域,NGS 主要应用于 PGD/PGS 检测、妊娠 12 周以后的无创产前检测(NIPT)、产前诊断、婴儿出生后的新生儿疾病筛查及发生流产后的流产组织遗传学分析。目前国内在生殖领域常用的新一代测序平台有 Illumina Nextseq 500/MiSeq 和 Life ion torrent PGM/Proton。

NGS 技术的快速发展有赖于单细胞全基因组扩增技术(WGA)的成熟和完善。WGA 常见的应用技术有简并寡核苷酸引物聚合酶链反应(degenerate oligonucleotide primed polymerase chain reaction,DOP-PCR)技术、多重置换扩增(multiple displacement amplification,MDA)技术和多次退火环状循环扩增(multiple annealing and looping based amplification cycles,MALBAC)技术[55]。也有文献报道,DOP-PCR 和 MALBAC 方法在拷贝数变异检测上优于 MDA 方法。MALBAC 方法对 GC 含量高的序列有扩增偏好,但通过生物信息学方法矫正后也可准确地分析拷贝数变异,对于 GC 含量较高的物种可以选择该种方法。MDA 方法操作简单,扩增随机,对 GC 含量没有偏好性,在 SNP 的研究中具有优势,特别是在样本量较少的情况下[56-57]。

4.2.3.1　Sanger 法测序及短串联重复序列位点分析

在单基因病 PGD 检测中,起初最常用的方法是通过 Sanger 法测序及短串联重复序列(STR)位点分析判断胚胎是否异常或者携带致病基因。

Sanger 法测序的基本原理是利用一种 DNA 聚合酶来延伸结合在待定序列模板上的引物,直至掺入一种链终止核苷酸为止。每一次序列测定由一套 4 个单独的反应构成,他们具有共同的起始点,但终止在不同的核苷酸上,可通过高分辨率变性凝胶电泳分离大小不同的片段,凝胶处理后可用 X 线胶片放射自显影、非核素标记或荧光标记进行检测[45]。STR 一般由 2~6 个碱基的 DNA 重复序列组成,它们在人群中不同个体之间由于重复次数不同而呈现长度多态性;如果某一致病基因与其内部或旁侧的 STR 紧密连锁,就可以利用其作为遗传标志,来判断家庭成员或胎儿或胚胎基因组中是否携带该致病基因,即 STR 连锁分析。

常见的单基因病有 X 连锁隐性遗传病,如血友病 A、进行性肌营养不良等;X 连锁显性遗传病,如家族性低磷酸血症佝偻病等;常染色体显性遗传病,如软骨发育不全、并指、多指等;常染色体隐性遗传病,如肝豆状核变性、苯丙酮尿症、白化病、先天性耳聋、镰状细胞贫血等。

对于 X 连锁隐性遗传病,PGD 可通过 PCR 基础上的靶基因联合 STR 位点连锁分析选择未见异常的胚胎植入,亦可通过性别筛选女胚植入。PCR 基础上的靶基因筛选的优势在于可以选出完全不携带相应致病突变位点的胚胎植入,但花费较大。而 FISH 法性别选择来筛选胚胎在植入前不可获知胚胎是否为致病突变的杂合携带者,不能保证真正阻断致病突变在家系中的传递,但其优势在于检测成本较低。

常染色体隐性遗传病是 PGD 应用最广泛的一类单基因遗传病类型。在实际应用时,若遇到无不携带致病突变胚胎可选的情况,患者拒绝再行 IVF 周期的前提下,与患者经充分沟通后,可选择携带致病突变但表型正常的胚胎植入。

常染色体显性遗传病中 PGD 的应用,应特别注意等位基因脱扣问题,因为若致病突变的等位基因检测发生脱扣,后果是灾难性的。由于有交叉重组的发生,对于双亲样本不可获得的女性患者来讲,极体检测是不推荐的。

无论哪一种遗传方式的单基因遗传病 PGD,都要求在成功妊娠后行有创产前检测。

4.2.3.2　NGS 与 SNP 单体型分析

单核苷酸多态性(SNP)是常见的遗传性点突变,发生在整个基因组中的频率相当高,遗传学上又相对稳定,可作为遗传标志进行连锁分析[45]。系统研究表明拥有特定 SNP 的个体常常在附近某一特定变异位点拥有特定等位基因,这种关系称作连锁不平衡(LD),同一染色体上的这一情况即为单体型。三对双等位基因的单体型共有 8 种。通过 NGS 进行高通量测序,选取与目标致病基因紧密连锁的 SNP 位点,利用其作为遗传标志,来判断家庭成员或胎儿或胚胎基因组中是否携带该致病基因。

单基因遗传病 PGD 在发展早期通过 PCR 基础上的靶基因突变筛选和 STR 位点连锁分析的联合应用来判断胚胎的情况,这种传统的方法有很明显的不足:① STR 位点距离远,数量有限,不能满足连锁分析的需求。不同家系的基因组成差异大,同一个基因突变的不同家系在行 PGD 前都要行 STR 位点的筛选,以满足不同家系的需求,有的甚至无 STR 位点可用,费时费力且准确性差;②由于样本量极低,传统的方法不能在行靶基因分析的同时进行非整倍体的筛选,造成临床 PGD 妊娠率不高的悲剧。而 NGS 基础上的 SNP 分析则可以解决上述问题,WGA 扩增可保证样本量能够满足靶基因检测、连锁分析及非整倍体筛选的需要。同时由于 SNP 及 NGS 的高通量,可以任意选择进行连锁分析的 SNP 位点,省时省力且准确率高,因此受到关注。

4.2.3.3　基于高通量测序及单体型分型的无创产前检测[58]

高通量测序及单体型分型可以帮助单基因病、高龄等患者夫妇通过 PGD/PGS 成功孕育无异常胎儿,但是孕妇大多不希望在孕后行有创的产前诊断来进一步确定胎儿的情况。近年来,NIPT 的快速发展提供了更多的选择。

PGD 可帮助单基因遗传病携带者家庭尽可能地阻断致病基因的传递,而 NIPT 可以为有遗传疾病的家庭成员提供更多选择,并且为基因治疗留出足够的时间。尽管 PGD 和 NIPT 已经应用到单基因遗传病检测中,但在大规模临床应用前还需要对该技术的临床适用性进行评估。

4.3　PGD/PGS 遗传咨询的注意事项

PGD/PGS 遗传咨询时应注意:① IVF/ICSI 前遗传咨询须明确遗传病的类型及致病原因(行基因检测或核型分析);②只有明确致病突变或可能潜在染色体问题后,才可进一步确定是否行 PGD/PGS；③单基因遗传病 PGD 需行连锁分析；④活检的样本未必全部有明确的检测结果；⑤须告知患者 PGD/PGS 未必一定能够筛选出可移植的胚胎；⑥可能无完全不携带致病突变的胚胎，对隐性遗传的遗传病可选择携带突变但表型正常的胚胎移植；⑦妊娠后一定要做产前诊断进一步明确胚胎情况。

4.4　PGD/PGS 有关嵌合的建议

研究表明，IVF 过程中移植前的人类胚胎大多数呈嵌合状态（约 73%），其中大多以二倍体 - 非整倍体的嵌合型存在（约 80%）[59]。随着高通量检测技术的快速发展和囊胚期活检的应用，嵌合体胚胎的诊断率明显提高。在 2016 年的一项观察性研究中，有 18 位患者进行了嵌合体胚胎移植，其中 6 位获得了临床妊娠并顺利分娩，新生儿经染色体检查证明均为正常，因此认为嵌合体胚胎可以发育成正常胚胎并完成妊娠过程[20]。然而，关于嵌合体胚胎是否可以移植、嵌合的比例应为多少等问题目前尚无定论，关于嵌合体胚胎的检测和诊断也需要有一定的实验室规范。因此胚胎植入前遗传学诊断国际协会（PGDIS）建议实验室人员：①对嵌合的可靠性的检测，应活检 5 个细胞以上；激光打孔活检法的接触点应尽可能小，且最好在细胞连接处。激光过度使用有可能会导致细胞损伤或 DNA 的部分破坏。②只有经验证的可行拷贝数检测的 NGS 平台可对活检样本行嵌合体的检测；理想状态下，NGS 的平台一般可准确且重复检测出 20% 嵌合的样本，方可用于临床检测。③对于胚胎结果报告，建议 20%~80% 为嵌合，<20% 为正常，>80% 为异常。

而临床医生在遗传咨询和临床诊疗过程中应：①充分告知患者，由于技术和生物双重因素影响，PGD 不能保证 100% 的准确。②非整倍体筛查的患者信息及知情同意书中应包含嵌合非整倍体结果的可能性及移植和着床可能带来的风险，向患者推荐非整倍体筛查时即应告知患者。③正常整倍体胚胎应总是优先于非整倍体胚胎移植。如果只有嵌合非整倍体胚胎，则应与患者就以下问题进行沟通：a. 再行整倍体筛查的 IVF 周期可增加正常整倍体囊胚移植的机会；b. 在适当的遗传咨询后，移植嵌合整倍体胚胎也只是降低染色体风险；c. 应在孕早期行产前监测和诊断。

5　PGD 与伦理

PGD 技术的应用从单基因疾病、染色体结构和数目异常、特殊位点基因异常[7]，扩展到一些其他疾病的植入前诊断如 HLA 配型[8]、线粒体 DNA 遗传病的检测，再到如今对 RSA、高龄等患者胚胎的全基因组遗传学筛查，PGD/PGS 应用范围不断扩大，因其可以更早地诊断遗传

性疾病，避免了流产或引产给产妇带来的身体和精神创伤，更能给患者提供优生的选择，在伦理上能为社会公众所接受，但是在 PGD/PGS 的开展过程中，仍有一些伦理道德问题存在争议，值得思考。

首先，PGD 对于胚胎选择在医学需要和非医学需要方面存在潜在的伦理问题。

PGD 可以通过性别选择方式预防性染色体连锁疾病患儿的出生，但性别选择是否会引起人口的性别失衡及加剧非医学需要的选择胚胎是目前争论的焦点。有学者认为在严格掌握医学指征的前提，应用 PGD 进行性别选择并不会造成人口的性别失衡，因为目前需要进行性别选择的性染色体连锁疾病仅是少数，而且像 X 染色体连锁隐性遗传病筛选出女性胚胎并不会加重目前我国男女失衡情况。然而，PGD 用于非医学需要的性别选择，其危害是必然的，在传统思想驱使下，人们设计男婴出生的行为普及将会造成人口结构严重紊乱[60-61]。因此许多国家有关法律法规明确规定，需严格掌握 PGD 适应证，禁止无医学指征的性别选择[62]。

PGD 应用于 HLA 配型胚胎的选择是检测并移植 HLA 相同的胚胎，将新生儿的造血干细胞（HSC）进行移植，治疗患有血液系统恶性疾病的同胞[8,63]。进行 HLA 配型的 PGD 技术在涉及胚胎的道德位置方面伦理学争议最大。有观点认为把"人"作为治疗疾病的工具是不道德的，违背了捐赠者本人的真实意愿；有观点则认为这个孩子是为了治疗患病的同胞而出生，并不意味着父母不疼爱这个孩子，相反他可能更受父母关注，家庭关系也因此更加和睦而紧密[64]。鉴于伦理道德争论以及技术现状，2002 年 Pennings 等[65]提出 PGD 应用于 HLA 配型胚胎的选择，必须满足以下条件：①除了移植外没有其他的治疗方法；②确保移植的高成功率；③同胞供者与其他供者相比有显著优势；④所患的慢性疾病有足够的时间能等待新生儿的出生。

有人担心如果任由 PGD/PGS 技术检测范围扩大，将会促使人类进入一种优生学主导型世界，评估孩子的"好坏"是由其基因型而不是其个人特质来决定，那么人们可能会更多地选择通过基因工程技术"设计婴儿"，不仅可以选择优良基因，甚至可以决定如孩子眼睛和头发的颜色、身高、智商、容貌乃至性取向等任何父母所喜欢的个性特征。由此便出现一系列的问题：未来的父母对于选择可以生活更好的孩子是否有道德责任？如何定义"最好的胚胎"？应该由谁来定义？

其次，PGD/PGS 技术在操作过程中的安全性和可靠性需要进一步研究确认。

PGD/PGS 过程中的胚胎活检过程是对人类胚胎的人为操作，因此招致一定的伦理争议。活检手段的选择本身存在一定损伤胚胎的风险，尽管目前认为囊胚期活检

技术对胚胎的继续发育和种植能力影响小[16],并正逐渐取代卵裂球期活检,但是对新生儿出生后的远期影响仍待进一步阐明。PGD/PGS检测的相关技术逐渐由PCR、FISH发展到CGH,甚至高通量、自动化的NGS技术,但仍存在扩增失败、等位基因脱扣或污染等影响其准确性的问题;以及技术的假阳性率和假阴性率导致正常胚胎的丢弃和异常胚胎的移植等问题;而嵌合体胚胎的处理目前也尚无定论。

这一系列潜在的问题说明对PGD/PGS技术开展进行管理并建立相应的法律法规和操作指南是非常有必要的。

另外,胚胎活检和检测技术对分娩婴儿的远期影响仍需要进行长期随访以明确该技术(包括涉及的IVF和ICSI技术)的安全性。PGD技术可能是一把双刃剑,需要谨慎对待。

6　PGD的最新发展

首先,测序技术的发展可以进一步提高PGD的准确性和可靠性。

SNP array或新一代测序技术的应用在检测单基因致病靶基因的同时,可完成染色体水平的检测,减少非整倍体、染色体易位、片段缺失或重复带来的染色体异常;SNP位点检测可对由于交叉重组带来的HLA配型失败进行监控,提高PGD-HLA的配型成功率。

其次,囊胚期活检及玻璃化冷冻技术的发展使检测更准确、操作更灵活,除此之外,近来多项研究对未来PGD检测靶基因的来源有了新的定义。

研究发现,体外受精后的胚胎在体外培养过程中可以分泌基因组DNA(gDNA)和线粒体DNA(mtDNA)到培养液中。D3胚胎培养液中mtDNA/gDNA的比值与胚胎碎片情况明显相关[66],结合传统的囊胚评价标准可以更好地评价囊胚的发育和种植潜能。因此,培养液中的mtDNA有望成为一种新的、无创的、评价胚胎的生物学指标[67]。

近来研究发现,遗传物质也同样存在于囊胚腔液中。囊胚腔液可以通过微创的方式从胚胎中分离并且从中提取纯化出gDNA[68],囊胚腔液中的gDNA扩增后可以作为PGD/PGS检测的靶基因进行染色体、基因的检测[69-72]。然而,囊胚腔中DNA的含量与质量,以及是否可以反映胚胎整个基因组DNA的情况仍存在争议,有待进一步研究[73]。

极体检测可实现对胚胎中母源物质的监控,但精子无法做到这点。然而,诱导多能干细胞(iPS cell)技术的发展使得精子复制成为可能,同一来源的精子可以分别用于检测和受精。

再者,PGD/PGS的应用范围不断扩大。

2000年Verlinsky等[63]报道了患有范科尼贫血的患儿父母选择应用PGD筛选无病胚胎,结合HLA配型,将新生儿的HSC成功移植、治愈了这位患病儿童。目前HLA-PGD后可通过胚胎干细胞的培养用于多项临床疾病的细胞治疗。

而以线粒体替换为主体的"第四代试管婴儿"迅速发展,通过将患者卵子的原核移植到供体的卵胞质中或将受精卵的细胞核移植到供体受精卵的胞质内,以阻断母系遗传线粒体疾病的传递[74]。然而由于伦理等问题,仍需要谨慎对待。另一方面,极体移植的技术目前也在动物实验摸索阶段,希望能在线粒体疾病的治疗上取得新的进展。

结　语

考虑到各类疾病的复杂病因,遗传咨询时应充分结合患者表征、遗传学检测结果、家族史等情况进行综合评估,在明确疾病遗传学基础的同时也应充分考虑到环境因素、表观遗传学等方面的影响。随着测序技术和活检技术的发展,PGD/PGS技术的应用范围不断扩大,在辅助临床诊疗的同时,其安全性和伦理问题也不容忽视。

（陈子江　颜军昊　倪天翔）

参考文献

[1] HANDYSIDE A H,KONTOGIANNI E H,HARDY K,et al.Pregnancies from biopsied human preimplantation embryos sexed by Y-specific DNA amplification.Nature,1990,344(6268):768-770.

[2] HARPER J C,COONEN E,DE RYCKE M,et al.ESHRE PGD consortium data collection X:cycles from January to December 2007 with pregnancy follow-up to October 2008.Hum Reprod,2010,25(11):2685-2707.

[3] HANDYSIDE A H,PATTINSON J K,PENKETH R J,et al.Biopsy of human preimplantation embryos and sexing by DNA amplification.Lancet,1989,1(8634):347-349.

[4] HANDYSIDE A H,LESKO J G,TARIN J J,et al.Birth of a normal girl after in vitro fertilization and preimplantation diagnostic testing for cystic fibrosis.N Engl J Med,1992,327(13):905-909.

[5] MUNNE S,GRIFO J,COHEN J,et al.Chromosome abnormalities in human arrested preimplantation embryos:a multiple-probe FISH study.Am J Hum Genet,1994,55(1):150-159.

[6] WELLS D,SHERLOCK J K,HANDYSIDE A H,et al.Detailed chromosomal and molecular genetic analysis of single cells by whole genome amplification and comparative genomic hybridisation.Nucleic Acids Res,1999,27(4):1214-1218.

［7］BREZINA P R，BREZINA D S，KEARNS W G.Preimplantation genetic testing.BMJ，2012，345：e5908.

［8］DEVOLDER K.Preimplantation HLA typing：having children to save our loved ones.J Med Ethics，2005，31（10）：582-586.

［9］STERN H J.Preimplantationgenetic diagnosis：prenatal testing for embryos finally achieving its potential.J Clin Med，2014，3（1）：280-309.

［10］BARUCH S，KAUFMAN D，HUDSON K L.Genetic testing of embryos：practices and perspectives of US in vitro fertilization clinics.Fertil Steril，2008，89（5）：1053-1058.

［11］HARTON G，BRAUDE P，LASHWOOD A，et al.ESHRE PGD consortium best practice guidelines for organization of a PGD centre for PGD/preimplantation genetic screening.Hum Reprod，2011，26（1）：14-24.

［12］GERAEDTS J，MONTAG M，MAGLI M C，et al.Polar body array CGH for prediction of the status of the corresponding oocyte.Part I：clinical results.Hum Reprod，2011，26（11）：3173-3180.

［13］MONTAG M，KOSTER M，STROWITZKI T，et al.Polar body biopsy.Fertil Steril，2013，100（3）：603-607.

［14］COHEN J，WELLS D，MUNNE S.Removal of 2 cells from cleavage stage embryos is likely to reduce the efficacy of chromosomal tests that are used to enhance implantation rates.Fertil Steril，2007，87（3）：496-503.

［15］GOOSSENS V，DE RYCKE M，DE VOS A，et al.Diagnostic efficiency，embryonic development and clinical outcome after the biopsy of one or two blastomeres for preimplantation genetic diagnosis.Hum Reprod，2008，23（3）：481-492.

［16］SCOTT R T，UPHAM K M，FORMAN E J，et al.Cleavage-stage biopsy significantly impairs human embryonic implantation potential while blastocyst biopsy does not：a randomized and paired clinical trial.Fertil Steril，2013，100（3）：624-630.

［17］CAPALBO A，UBALDI F M，CIMADOMO D，et al.Consistent and reproducible outcomes of blastocyst biopsy and aneuploidy screening across different biopsy practitioners：a multicentre study involving 2586 embryo biopsies.Hum Reprod，2016，31（1）：199-208.

［18］SCHOOLCRAFT W B，FRAGOULI E，STEVENS J，et al.Clinical application of comprehensive chromosomal screening at the blastocyst stage.Fertil Steril，2010，94（5）：1700-1706.

［19］SCOTT R T Jr，UPHAM K M，FORMAN E J，et al.Blastocyst biopsy with comprehensive chromosome screening and fresh embryo transfer significantly increases in vitro fertilization implantation and delivery rates：a randomized controlled trial.Fertil Steril，2013，100（3）：697-703.

［20］GRECO E，MINASI M G，FIORENTINO F.Healthy babies after intrauterine transfer of mosaic aneuploid blastocysts.N Engl J Med，2015，373（21）：2089-2090.

［21］CHEN Z J，SHI Y，SUN Y，et al.Fresh versus frozen embryos for infertility in the polycystic ovary syndrome.N Engl J Med，2016，375（6）：523-533.

［22］KOROSEC S，BAN FRANGEZ H，VERDENIK I，et al.Singleton pregnancy outcomes after in vitro fertilization with fresh or frozen-thawed embryo transfer and incidence of placenta praevia.Biomed Res Int，2014：431797.

［23］GRIFFIN D K，HANDYSIDE A H，PENKETH R J，et al.Fluorescent in-situ hybridization to interphase nuclei of human preimplantation embryos with X and Y chromosome specific probes.Hum Reprod，1991，6（1）：101-105.

［24］GRIFO J A，BOYLE A，TANG Y X，et al.Preimplantation genetic diagnosis.In situ hybridization as a tool for analysis.Arch Pathol Lab Med，1992，116（4）：393-397.

［25］李璞.医学遗传学.2 版.北京：中国协和医科大学出版社，2006.

［26］HUYNH T，MOLLARD R，TROUNSON A.Selected genetic factors associated with male infertility.Hum Reprod Update，2002，8（2）：183-198.

［27］SCHIFF J D，PALERMO G D，VEECK L L，et al.Success of testicular sperm extraction［corrected］and intracytoplasmic sperm injection in men with Klinefelter syndrome.J Clin Endocrinol Metab，2005，90（11）：6263-6267.

［28］YAMAMOTO Y，SOFIKITIS N，MIO Y，et al.Morphometric and cytogenetic characteristics of testicular germ cells and Sertoli cell secretory function in men with non-mosaic Klinefelter's syndrome.Hum Reprod，2002，17（4）：886-896.

［29］FERLIN A，GAROLLA A，FORESTA C.Chromosome abnormalities in sperm of individuals with constitutional sex chromosomal abnormalities.Cytogenet Genome Res，2005，111（3-4）：310-316.

［30］VIALARD F，BAILLY M，BOUAZZI H，et al.The high frequency of sperm aneuploidy in klinefelter patients and in nonobstructive azoospermia is due to meiotic errors in euploid spermatocytes.J Androl，2012，33（6）：1352-1359.

［31］MROZ K，HASSOLD T J，HUNT P A.Meiotic aneuploidy in the XXY mouse：evidence that a compromised testicular environment increases the incidence of meiotic errors.Hum Reprod，1999，14（5）：1151-1156.

［32］SCIURANO R B，LUNA HISANO C V，Rahn M I，et al.Focal spermatogenesis originates in euploid germ cells in classical Klinefelter patients.Hum Reprod，2009，24（9）：2353-2360.

［33］MOREL F，BERNICOT I，HERRY A，et al.An increased incidence of autosomal aneuploidies in spermatozoa from a patient with Klinefelter's syndrome.Fertil Steril，2003，79（Suppl 3）：1644-1646.

［34］HENNEBICQ S，PELLETIER R，BERGUES U，et al.Risk of trisomy 21 in offspring of patients with Klinefelter's syndrome.Lancet，2001，357（9274）：2104-2105.

［35］STAESSEN C，TOURNAYE H，VAN ASSCHE E，et al.PGD in 47，XXY Klinefelter's syndrome patients.Hum Reprod Update，2003，9（4）：319-330.

［36］LANFRANCO F，KAMISCHKE A，ZITZMANN M，et al.Klinefelter's syndrome.Lancet，2004，364（9430）：273-283.

［37］GRECO E，SCARSELLI F，MINASI M G，et al.Birth of 16 healthy children after ICSI in cases of nonmosaic Klinefelter syndrome.Hum Reprod，2013，28（5）：1155-1160.

［38］YOSHIDA A，MIURA K，SHIRAI M.Cytogenetic survey of 1，

007 infertile males.Urol Int,1997,58(3):166-176.

[39] SHI Q,MARTIN R H.Multicolor fluorescence in situ hybridization analysis of meiotic chromosome segregation in a 47,XYY male and a review of the literature.Am J Med Genet,2000,93(1):40-46.

[40] GONZALEZ-MERINO E,HANS C,ABRAMOWICZ M,et al.Aneuploidy study in sperm and preimplantation embryos from nonmosaic 47,XYY men.Fertil Steril,2007,88(3):600-606.

[41] MADON P F,ATHALYE A S,PARIKH F R.Polymorphic variants on chromosomes probably play a significant role in infertility.Reprod Biomed Online,2005,11(6):726-732.

[42] MINOCHERHOMJI S,ATHALYE A S,MADON P F,et al.A case-control study identifying chromosomal polymorphic variations as forms of epigenetic alterations associated with the infertility phenotype.Fertil Steril,2009,92(1):88-95.

[43] SAHIN F I,YILMAZ Z,YUREGIR O O,et al.Chromosome heteromorphisms:an impact on infertility.J Assist Reprod Genet,2008,25(5):191-195.

[44] YAKIN K,BALABAN B,URMAN B.Is there a possible correlation between chromosomal variants and spermatogenesis? Int J Urol,2005,12(11):984-989.

[45] 贺林,马端,段涛.临床遗传学.上海:上海科学技术出版社,2013.

[46] 中华医学会妇产科学分会产科学组.复发性流产诊治的专家共识.中华妇产科杂志,2016,51(1):3-9.

[47] Practice Committee of the American Society for Reproductive Medicine.Evaluation and treatment of recurrent pregnancy loss:a committee opinion.Fertil Steril,2012,98(5):1103-1111.

[48] HODESWERTZ B,GRIFO J,GHADIR S,et al.Idiopathic recurrent miscarriage is caused mostly by aneuploid embryos.Fertil Steril,2012,98(3):675-680.

[49] THORNHILL A R,DEDIE-SMULDERS C E,GERAEDTS J P,et al.ESHRE PGD consortium "best practice guidelines for clinical preimplantation genetic diagnosis(PGD)and preimplantation genetic screening(PGS)".Hum Reprod,2005,20(1):35-48.

[50] RINEHART J.Recurrent implantation failure:definition.J Assist Reprod Genet,2007,24(7):284-287.

[51] RUBIO C,BELLVER J,RODRIGO L,et al.Preimplantation genetic screening using fluorescence in situ hybridization in patients with repetitive implantation failure and advanced maternal age:two randomized trials.Fertil Steril,2013,99(5):1400-1407.

[52] GRECO E,BONO S,RUBERTI A,et al.Comparative genomic hybridization selection of blastocysts for repeated implantation failure treatment:a pilot study.Biomed Res Int,2014:457913.

[53] FRAGOULI E,KATZ-JAFFE M,ALFARAWATI S,et al.Comprehensive chromosome screening of polar bodies and blastocysts from couples experiencing repeated implantation failure.Fertil Steril,2010,94(3):875-887.

[54] COUGHLAN C,YUAN X,NAFEE T,et al.The clinical characteristics of women with recurrent implantation failure.J Obstet Gynaecol,2013,33(5):494-498.

[55] HUANG L,MA F,CHAPMAN A,et al.Single-cell whole-genome amplification and sequencing:methodology and applications.Annu Rev Genomics Hum Genet,2015,16:79-102.

[56] LI N,WANG L,WANG H,et al.The performance of whole genome amplification methods and next-generation sequencing for pre-implantation genetic diagnosis of chromosomal abnormalities.J Genet Genomics,2015,42(4):151-159.

[57] NING L,LI Z,WANG G,et al.Quantitative assessment of single-cell whole genome amplification methods for detecting copy number variation using hippocampal neurons.Sci Rep,2015,5:11415.

[58] MENG M,LI X,GE H,et al.Noninvasive prenatal testing for autosomal recessive conditions by maternal plasma sequencing in a case of congenital deafness.Genet Med,2014,16(12):972-976.

[59] VAN ECHTEN-ARENDS J,MASTENBROEK S,SIKKEMA-RADDATZ B,et al.Chromosomal mosaicism in human preimplantation embryos:a systematic review.Hum Reprod Update,2011,17(5):620-627.

[60] GEORGE S M.Millions of missing girls:from fetal sexing to high technology sex selection in India.Prenat Diagn,2006,26(7):604-609.

[61] 许庆祝,袭义年.我国出生人口性别比异常偏高的危害、原因及刑法回应.皖西学院学报,2006,22(3):23-26.

[62] SHARP R R,MCGOWAN M L,VERMA J A,et al.Moral attitudes and beliefs among couples pursuing PGD for sex selection.Reprod Biomed Online,2010,21(7):838-847.

[63] VERLINSKY Y,RECHITSKY S,SCHOOLCRAFT W,et al.Designer babies-are they a reality yet? Case report:simultaneous preimplantation genetic diagnosis for Fanconi anaemia and HLA typing for cord blood transplantation.Reprod Biomed Online,2000,1(2):31.

[64] 吴青,冯云.植入前遗传学诊断的伦理思考.中国医学伦理学,2009,22(6):75-77.

[65] PENNINGS G,SCHOTS R,LIEBAERS I.Ethical considerations on preimplantation genetic diagnosis for HLA typing to match a future child as a donor of haematopoietic stem cells to a sibling.Hum Reprod,2002,17(3):534-538.

[66] STIGLIANI S,ANSERINI P,VENTURINI P L,et al.Mitochondrial DNA content in embryo culture medium is significantly associated with human embryo fragmentation.Hum Reprod,2013,28(10):2652-2660.

[67] STIGLIANI S,PERSICO L,LAGAZIO C,et al.Mitochondrial DNA in day 3 embryo culture medium is a novel,non-invasive biomarker of blastocyst potential and implantation outcome.Mol Hum Reprod,2014,20(12):1238-1246.

[68] PALINI S,GALLUZZI L,DE STEFANI S,et al.Genomic DNA in human blastocoele fluid.Reprod Biomed Online,2013,26(6):603-610.

[69] ZHANG Y,LI N,WANG L,et al.Molecular analysis of DNA in blastocoele fluid using next-generation sequencing.J Assist Reprod Genet,2016,33(5):637-645.

[70] MAGLI M C,POMANTE A,CAFUERI G,et al.Preimplantation

genetic testing：polar bodies，blastomeres，trophectoderm cells，or blastocoelic fluid？Fertil Steril，2016，105（3）：676-683.

［71］GIANAROLI L，MAGLI M C，POMANTE A，et al.Blastocentesis：a source of DNA for preimplantation genetic testing.Results from a pilot study.Fertil Steril，2014，102（6）：1692-1699.

［72］TOBLER K J，ZHAO Y，ROSS R，et al.Blastocoel fluid from differentiated blastocysts harbors embryonic genomic material capable of a whole-genome deoxyribonucleic acid amplification and comprehensive chromosome microarray analysis.Fertil Steril，2015，104（2）：418-425.

［73］HAMMOND E R，SHELLING A N，CREE L M.Nuclear and mitochondrial DNA in blastocoele fluid and embryo culture medium：evidence and potential clinical use.Hum Reprod，2016，31（8）：1653-1661.

［74］CRAVEN L，TUPPEN H A，GREGGAINS G D，et al.Pronuclear transfer in human embryos to prevent transmission of mitochondrial DNA disease.Nature，2010，465（7294）：82-85.

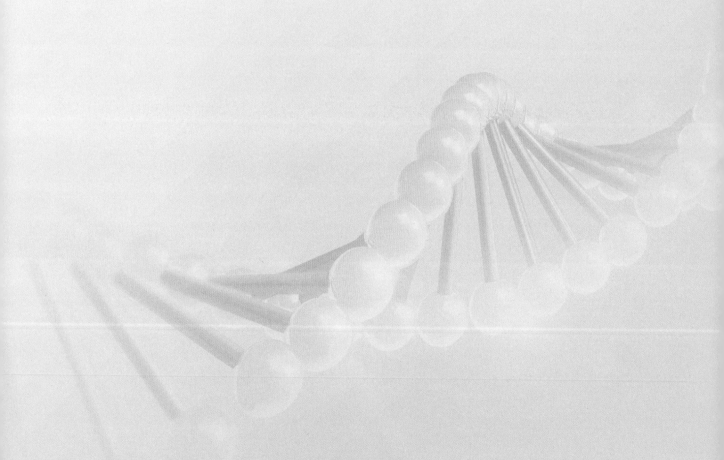

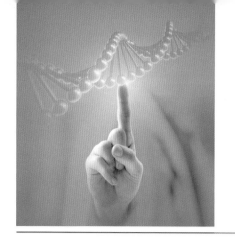

第20章

复发性流产的遗传咨询

缩写	英文全称	中文全称
APCR	activated protein C resistance	蛋白 C 抵抗现象
APS	antiphospholipid syndrome	抗磷脂综合征
array CGH	array-based comparative genomic hybridization	比较基因组杂交芯片
CGH	comparative genome hybridization	比较基因组杂交
ESHRE	European Society for Human Reproduction and Embryology	欧洲人类生殖和胚胎学会
FISH	fluorescence in situ hybridization	荧光原位杂交
IVF-ET	in vitro fertilization and embryo transfer	体外受精胚胎移植术
NGS	next generation sequencing	新一代测序
PGD	preimplantation genetic diagnosis	胚胎植入前遗传学诊断
PGS	preimplantation genetic screening	胚胎植入前遗传学筛查
QF-PCR	fluorogenic quantitative polymerase chain reaction	荧光定量聚合酶链反应
RCOG	Royal College of Obstetricians and Gynecologists	英国皇家妇产科医师协会
RFLP	restriction fragment length polymorphism	限制性片段长度多态性
RSA	recurrent spontaneous abortion	复发性流产
SNP array	single nucleotide polymorphism array	单核苷酸多态性微阵列芯片
URSA	unexplained recurrent spontaneous abortion	不明原因复发性流产

引言

自然流产是指妊娠不足 28 周、胎儿体重不足 1 000g 而终止者，是妊娠最常见的并发症[1]。据统计临床能够识别的妊娠中有 10%~15% 会发生自然流产，而实际发生率可能远高于这一比例。其中复发性流产（RSA）是指同一性伴侣连续发生 3 次或以上的自然流产[2]，发生率 1%~5%，是一类重要的影响人类生殖健康的疾病，对育龄夫妇造成严重的身心伤害。复发性流产病因复杂，包括遗传因素，约占 50%，此外还有解剖因素、免疫因素、内分泌因素、感染因素、血栓前状态等。本章节重点讨论复发性流产的遗传学因素、遗传检测在病因诊断和处理对策中的意义，以及复发性流产的遗传咨询要点。

1 复发性流产的定义

美国生殖医学学会（ASRM）定义复发性流产为 2 次或以上的连续的妊娠丢失[3]。而欧洲人类生殖和胚胎学会（ESHRE）和英国皇家妇产科医师协会（RCOG）均定义复发性流产为连续 3 次或以上的妊娠丢失[4-5]。我国通常定义复发性流产为与同一性伴侣连续发生 3 次或以上的自然流产。目前大部分学者认为，连续发生两次自然流产即应该予以病因评估，因为再次发生自然流产的风险和发生 3 次者相似[1-2]。

2 复发性流产的病因

临床可识别的自然流产发生率 10%~15%，其中 80% 为孕 12 周前的早期流产[1]。大约 1% 的女性会遭遇 3 次或以上自然流产，而近 5% 的女性经历两次或以上自然流产[6]。年龄和先前流产的次数是再次自然流产的独立危险因素。一项前瞻性研究报道年龄相关的自然流产风险：女方 12~19 岁是 13%，20~24 岁是 11%，25~29 岁是 12%，30~34 岁是 15%，35~39 岁是 25%，40~44 岁是 51%，≥45 岁是 93%[7]。男方 ≥ 40 岁也被认为是自然流产的高风险[8]。连续 3 次自然流产的患者再次发生自然流产的风险高达 40%[7,9]。此外，肥胖、抽烟、饮酒、咖啡因摄入等均增加流产风险。

复发性流产病因复杂，类似于散发自然流产的病因，包括：遗传因素、解剖因素、免疫因素、内分泌因素、感染因素、血栓前状态、孕妇的全身因素等[2,4-5,10]。当排除抗磷脂综合征（APS）、子宫解剖结构异常、夫妇染色体异常病因后，其他常称为不明原因复发性流产（URSA）[4-5,10]。目前，通过现有的临床筛查评估手段，仅有不足 50% 患者能够明确病因诊断，其中遗传学因素是一类重要的病因。

3 复发性流产的遗传学因素

3.1 胚胎染色体异常

胚胎染色体异常是导致自然流产最常见的病因，在散发自然流产中的发生率 45%~70%[11-12]，在复发性流产患者中占 30%~57%[13-14]。胚胎染色体异常导致的流产风险随着女方年龄的增加而升高。然而随着先前流产次数的增加，流产胚胎染色体异常比例在降低[11]。根据胚胎染色体异常的类型不同可以分为：非整倍体、染色体片段缺失和 / 或重复、多倍体。

3.1.1 非整倍体

非整倍体，即染色体数目异常（除外多倍体），是复发性流产中胚胎染色体异常最主要类型，占染色体异常的 73%~83.6%[12,15]，主要为常染色体三体，以 16 三体最为常见，其次是 22 三体、15 三体等。X 染色体单体亦较为常见，虽然 X 染色体单体胎儿可以出生存活（特纳综合征），但大部分以早期自然流产为结局。胚胎非整倍体一般为新发畸变，由配子减数分裂错误所导致，其中母源多见，和女方年龄相关，随着年龄增加，风险升高。

目前认为，非整倍体嵌合型胚胎也是很常见的，约占 69%，多是胚胎发育中有丝分裂错误导致，非整倍体率高达一定比例以后，就是自然流产的高发因素，但胚胎内细胞团和滋养细胞均有一定的自我改正的机制。

3.1.2 片段缺失和 / 或重复

胚胎染色体片段缺失和 / 或重复，占自然流产胚胎染色体异常的 3.0%~10.2%[12,15]，其有两种来源：一是新发畸变，夫妇双方染色体均正常，是配子形成过程中的一次偶然重组所导致，再发风险不高；二是遗传而来，夫妇之一为染色体相互易位携带者，再发风险较高。在复发性流产患者中，夫妇之一携带有染色体结构异常的比例为 2%~5%[4]，包括染色体相互易位、罗伯逊易位、倒位等。

对于流产组织检测发现亚显微结构的片段缺失和重复者,即使夫妇双方常规染色体核型分析正常,也需要特别谨慎排除是否携带有亚显微结构的相互易位重组[15](图 3-20-1)。

3.1.3 多倍体

自然流产组织中胚胎染色体多倍体异常主要为三倍体(如 69,XXX 和 69,XXY),也有少数为四倍体异常(如 92,XXYY)。多倍体一般为偶发异常,可能来源于双精受精、二倍体精子或者二倍体卵子受精所致。

3.2 女方遗传易感基因

对于复发性流产存在遗传易感性的假设基于以下几点:①复发性流产患者的同胞发生自然流产的概率高于对照人群;②自然流产的风险随着流产次数增加而增加;③复发性流产患者自然流产的孕周相似。相关基因的研究结论存在一定的争议性,不同研究有不同的结论。最近的一项荟萃分析研究认为以下基因的变异均和非特异性复发性流产呈中度相关性:免疫应答相关基因(*IFNG*、

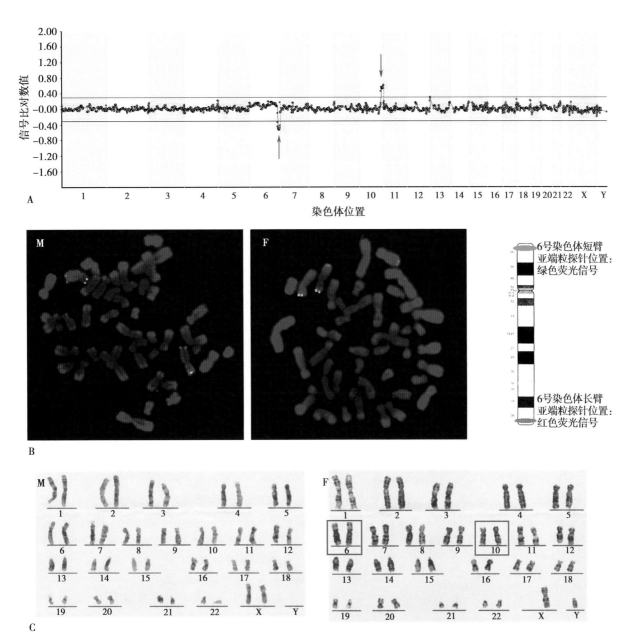

图 3-20-1 流产绒毛片段缺失或重复来源分析

图 A 为比较基因组杂交芯片检测结果,红色箭头示 −(6q25.3−qter)(12.5Mb)和 +(10q26.11−qter)(13.8Mb);图 B 为该样本夫妇双方外周血荧光原位杂交检测,M 为母亲,结果提示 6 号染色体信号正常,F 为父亲,结果提示一条 6 号染色体长臂末端易位;图 C 为夫妇双方外周血染色体核型图,在此分辨率水平上临床均报告正常,红色方框标记出父亲 6 号和 10 号染色体,肉眼很难看出存在“隐性”相互平衡易位。

IL10、*KIR2DS2*、*KIR2DS3*、*KIR2DS4*、*MBL*、*TNF*);凝血相关基因(*F2*、*F5*、*PAI-1*、*PROZ*);代谢相关基因(*GSTT1*、*MTHFR*);血管生成相关基因(*NOS3*、*VEGFA*)[16]。但是,目前这些基因的变异如何影响自然流产的病理生理机制,多数还是不明确的。

3.2.1 遗传性血栓形成倾向

遗传性血栓形成倾向主要包括凝血因子 V(*F5*,[OMIM 612309])Leiden 突变(G1691A)、凝血酶原基因(*F2*,[OMIM 176930])突变(G20210A)、蛋白 C/S 和抗凝血酶 III 缺乏等,被认为是复发性流产和妊娠晚期并发症的可能因素,其可能的机制在于子宫胎盘循环微血栓形成,局部缺血性梗阻,导致不良妊娠结局。Leiden 突变导致活化蛋白 C 抵抗(activated protein C resistance,APCR),即活化蛋白 C 不能有效地灭活活化的凝血因子 V,而导致血栓形成倾向风险。凝血酶原基因(*F2*)3′-UTR 区 G20210A 突变导致血浆凝血酶原水平升高,增加血栓风险[17]。研究发现,携带有 F5 Leiden 突变和 F2 G20210A 突变的女性发生复发性流产的风险是未携带者的 2 倍[18-19],而遗传性血栓形成倾向与晚期流产的相关性更高[19]。但是,也有一些有不同的研究结论,认为遗传性血栓形成倾向与自然流产没有相关性[20-21]。

3.2.2 叶酸代谢障碍

5,10-亚甲基四氢叶酸还原酶(*MTHFR*,[OMIM 607093])是催化 5,10-亚甲基四氢叶酸向 5-甲基四氢叶酸转化的关键酶,而 5-甲基四氢叶酸是同型半胱氨酸向甲硫氨酸转化的共底物。维持合适的同型半胱氨酸水平对于早期妊娠非常重要,*MTHFR* 基因突变导致血液中同型半胱氨酸累积,高同型半胱氨酸血症增加促炎性细胞因子的产生,扰乱卵泡和胚胎的发育[22-23]。同时,高同型半胱氨酸血症也是血栓的危险因素。*MTHFR* 的常见变异有 C677T 和 A1298C,这些突变导致 MTHFR 的活性降低,C677T 杂合基因型酶活性降低 35%,而 C677T 纯合基因型酶活性降低 70%[24]。关于 *MTHFR* 基因变异和复发性流产的研究也存在争议。多项研究提示 *MTHFR* A1298C 与复发性流产不相关[25-26],C677T 与复发性流产的相关性也可能存在种族差异,在西班牙人[27]和高加索人[28]中不相关,但是在东亚人(包括中国人)中可能相关[25,29]。

4   复发性流产的遗传检测

未曾行流产组织染色体分析者,需行夫妻双方染色体 G 显带核型分析。复发性流产患者建议行流产胎儿组织的染色体分析,可以明确由于胚胎染色体异常导致的本次自然流产病因,还可以用于评估复发性流产患者目前的治疗措施是否合适。

对于流产组织染色体分析发现异常者,需进一步行夫妇双方染色体 G 显带核型分析了解异常来源,鉴别夫妇双方是否携带有染色体结构异常,如相互易位、罗伯逊易位、倒位等。对于流产组织染色体分析发现小片段缺失和重复者,高度怀疑夫妇携带染色体易位而传统核型分析的分辨率又不能鉴别时,可辅以荧光原位杂交(FISH)技术鉴别夫妇双方是否携带有亚显微结构重组,这对患者的预后和下一步的遗传咨询非常重要(图 3-20-1)。

流产组织的染色分析方法有传统 G 显带核型分析(G-band karyotype)、比较基因组杂交(CGH)、比较基因组杂交芯片(array CGH)、单核苷酸多态性微阵列芯片(SNP array)、新一代测序(NGS)、荧光定量聚合酶链反应(QF-PCR)、多重连接探针扩增(MLPA)技术等。各技术的优缺点比较见表 3-20-1。

对于遗传易感位点的检测,可以采用传统 Sanger 测序、限制性片段长度多态性(RFLP)分析技术等分子遗传检测手段进行筛查。但是,由于前瞻性研究不能证明遗传学血栓形成倾向和反复妊娠丢失的关系[10,20-21],目前筛查的临床意义还存在争议。

5   复发性流产的遗传咨询

5.1   夫妇染色体结构异常

染色体结构异常,常见的有相互易位、罗伯逊易位、倒位。携带者一般没有临床表型,但是在生殖细胞减数分裂过程中,可能导致染色体不平衡配子的形成,进而受精后胚胎染色体结构不平衡,导致反复自然流产、胎儿畸形、智力低下儿出生等不良妊娠结局。不良妊娠结局的风险和结构重组所涉及的染色体及片段大小有关。携带有结构异常的复发性流产夫妇如果有生育要求,可以选择:①期待自然妊娠;②胚胎植入前遗传学诊断(PGD);③配子捐赠生育后代。

遭受过复发性流产的携带染色体平衡易位的夫妇自然妊娠不平衡异常核型胎儿至中孕期的风险较低[30],大部分异常以早孕期自然流产而终止。随着易位断裂点离端粒越近,出现不平衡活产胎儿的风险越大。平衡易位携带者如果获得持续妊娠,建议行产前染色体诊断,以避免染色体不平衡异常患儿的出生。

PGD 是在体外受精胚胎移植术(IVF-ET)治疗过程中,通过胚胎活检结合遗传学检测手段选择染色体正常胚胎植入,以降低自然流产、胎儿畸形等不良妊娠结局风险。有研究报道,自然妊娠虽然有增加的自然流产等不良妊娠结局风险,但是累计妊娠活产率仍可达 55%~74%,高于 PGD 每周期的活产率 31%~35%[31-32]。但是,在生育方案的选择时还需要考虑到期待时间长短、经济花费、可

表 3-20-1　流产组织染色体分析方法比较

检测方法	优点	缺点
G 显带核型分析	◆ 全面染色体分析 ◆ 能够检出结构异常 ◆ 能够检出多倍体 ◆ 高度特异性	◆ 分辨率低(>5Mb) ◆ 需要细胞培养 ◆ 耗时(14~21d) ◆ 耗力
荧光原位杂交 (FISH)	◆ 可以不需细胞培养 ◆ 可以检出多倍体 ◆ 快速	◆ 只能检测有限特定位点(依赖检测试剂盒对目标位点的预先设计)
荧光定量聚合酶链反应 (QF-PCR)	◆ 无需细胞培养 ◆ 可以检出多倍体 ◆ 可以鉴别母源污染 ◆ 快速	◆ 只能检测有限特定位点(依赖检测试剂盒对目标位点的预先设计)
多重连接探针扩增 (MLPA)	◆ 无需细胞培养 ◆ 快速	◆ 只能检测有限特定位点(依赖检测试剂盒对目标位点的预先设计) ◆ 不能检出多倍体
比较基因组杂交 (CGH)	◆ 全面染色体分析 ◆ 可以发现小片段缺失或重复 ◆ 快速	◆ 不能检出多倍体 ◆ 不能检出平衡结构重组 ◆ 分辨率限制于中期核染色体水平
比较基因组杂交芯片 (array CGH)	◆ 全面染色体分析 ◆ 可以检出微缺失和微重复 ◆ 快速	◆ 不能检出多倍体 ◆ 不能检出平衡结构重组 ◆ 费用较高
单核苷酸多态性微阵列芯片 (SNP array)	◆ 全面染色体分析 ◆ 可以检出微缺失和微重复 ◆ 可以检出多倍体 ◆ 快速	◆ 不能检出平衡结构重组 ◆ 费用高
新一代测序 (NGS)	◆ 全面染色体分析 ◆ 可以检测微缺失和微重复 ◆ 快速 ◆ 高通量,多样本同时检测	◆ 不能检出多倍体 ◆ 不能检出平衡结构重组 ◆ 费用高(但有快速下降趋势)

能的自然流产次数风险及可能的染色体不平衡活产风险等。近些年来,随着囊胚活检和高通量遗传检测技术在 PGD 中的广泛应用,染色体异常 PGD 的每活检周期的活产率可达 50% 以上。对于患者来说,需要了解可能的生育选择及各自的优势和风险,结合自身生育史、家族史等情况,选择适合自己的生育计划。

对于有复发性流产史,卵巢功能减退,特别是数次 PGD 没有获得妊娠的夫妇,可进行卵母细胞(精子)捐赠的咨询。采用第三方的正常配子,可以获得较高的活产率,约 50%~60%/ 移植周期。在我国,法规规定只能由行 IVF 的妇女分享捐赠多余的卵母细胞。有报道,同胞姐妹卵母细胞捐赠的妊娠率低于匿名捐赠者。

5.2　胚胎染色体异常,夫妇染色体正常

流产组织染色体非整倍体异常一般认为是随机偶然事件,目前已知其发生风险随女方年龄增加而升高,随先前流产次数增加而降低(表 3-20-2),流产组织染色体异常者的复发性流产患者预后要好于染色体正常者[11]。

表 3-20-2　复发性流产患者自然流产率和胚胎染色体正常率

先前流产 次数 / 次	流产组织染色 体正常率 /%	自然流产 率 /%	女方年龄 / 岁
2	36.4	23.2	29.4 ± 3.8
3	41.0	32.4	30.6 ± 3.6
4	44.7	37.0	31.4 ± 3.9
5	61.1	48.7	32.5 ± 3.6
6	71.4	64.1	32.8 ± 4.1
7	50.0	66.7	31.3 ± 2.8
8	100.0	70.6	31.9 ± 2.9
9	71.4	78.6	33.4 ± 2.5
10~20	89.0	93.9	34.4 ± 2.8

注:表中女方年龄以均数 ± 标准差表示。

已明确病因的可治疗的复发性流产患者经过针对病因的临床治疗后,再次发生自然流产:如果流产组织染色体分析提示非整倍体,此次流产可能是一次随机偶然事

665

件,则可以选择原方案继续治疗;如果流产组织染色体正常,则可能需要重新评估目前的治疗方案,以及明确是否还存在其他导致流产的因素。

胚胎植入前遗传学筛查(PGS)是针对夫妇染色体正常的复发性流产者,在行 IVF-ET 治疗过程中,通过胚胎卵裂球或滋养细胞活检结合遗传学筛查手段,选择整倍体胚胎植入,以降低自然流产率和提高活产率。一般认为 PGS 可以降低因为胚胎非整倍体所导致的自然流产风险,但是近期的临床数据提示,如果以起始周期计算,PGS 并没有提高复发性流产患者活产率,反而因取消周期或囊胚形成失败,与非 PGS 妇女相比,降低了活产率,且花费昂贵[33-35]。目前尚缺乏严格设计的 RCT 研究来证明 PGS 是否对复发性流产患者有益。

5.3　女方携带遗传易感基因

目前没有足够的证据评估肝素治疗遗传性血栓形成倾向所致的孕早期复发性流产的效果。一项前瞻性的研究提示:对于携带有凝血因子 V Leiden 突变或者凝血酶原基因突变或者蛋白 S 缺乏,且有过一次晚期自然流产的女性,低分子肝素治疗可以显著提高活产率[36]。但是,对于孕早期复发性流产的预防缺乏证据,需要大规模的前瞻性随机对照研究来评估。

对于 MTHFR C667T 纯合突变伴有高同型半胱氨酸血症的女性,大剂量叶酸补充可以明显降低血浆中同型半胱氨酸浓度,改善复发性流产的预后[37]。

结　语

复发性流产病因复杂,胚胎染色体异常是已知的导致自然流产最常见的病因,根据胚胎染色体异常的来源评估再发风险,选择合适的生育方式。对于遗传性血栓形成倾向和孕早期复发性流产的关系尚需要更加严格的科研设计来评估其相关性及进一步治疗的有效性。对于不明原因的复发性流产女性,即使不经过任何药物治疗,总体远期的妊娠预后是好的,50%~75% 的患者会有成功的妊娠[38-40]。但是,随着女方年龄以及先前流产次数的增加,总的成功妊娠机会在降低。

(刘嘉茵　沈鉴东)

参考文献

[1] 谢幸,苟文丽.妇产科学.8 版.北京:人民卫生出版社,2013.

[2] 中华医学会妇产科学分会产科学组.复发性流产诊治的专家共识.中华妇产科杂志,2016,51(1):3-9.

[3] Practice Committee of American Society for Reproductive Medicine.Definitions of infertility and recurrent pregnancy loss:a committee opinion.Fertil Steril,2013,99(1):63.

[4] Royal College of Obstetricians and Gynaecologists(RCOG).The investigation and treatment of couples with recurrent first-trimester and second-trimester miscarriage.Green-top Guideline No.17,2011:1-18.

[5] JAUNIAUX E,FARQUHARSON R G,CHRISTIANSEN O B,et al.Evidence-based guidelines for the investigation and medical treatment of recurrent miscarriage.Hum Reprod,2006,21(9):2216-2222.

[6] STIRRAT G M.Recurrent miscarriage.Lancet,1990,336(8716):673-675.

[7] NYBO ANDERSEN A M,WOHLFAHRT J,CHRISTENS P,et al.Maternal age and fetal loss:population based register linkage study.BMJ,2000,320(7251):1708-1712.

[8] DE LA ROCHEBROCHARD E,THONNEAU P.Paternal age and maternal age are risk factors for miscarriage:results of a multicentre European study.Hum Reprod,2002,17(6):1649-1656.

[9] REGAN L,BRAUDE P R,TREMBATH P L.Influence of past reproductive performance on risk of spontaneous abortion.BMJ,1989,299(6698):541-545.

[10] Practice Committee of American Society for Reproductive Medicine.Evaluation and treatment of recurrent pregnancy loss:a committee opinion.Fertil Steril,2012,98(5):1103-1111.

[11] OGASAWARA M,AOKI K,OKADA S,et al.Embryonic karyotype of abortuses in relation to the number of previous miscarriages.Fertil Steril,2000,73(2):300-304.

[12] VAN DEN BERG M M,VAN MAARLE M C,VAN WELY M,et al.Genetics of early miscarriage.Biochim Biophys Acta,2012,1822(12):1951-1959.

[13] CARP H,TODER V,AVIRAM A,et al.Karyotype of the abortus in recurrent miscarriage.Fertil Steril,2001,75(4):678-682.

[14] STEPHENSON M D,AWARTANI K A,ROBINSON W P.Cytogenetic analysis of miscarriages from couples with recurrent miscarriage:a case-control study.Hum Reprod,2002,17(2):446-451.

[15] SHEN J,WU W,GAO C,et al.Chromosomal copy number analysis on chorionic villus samples from early spontaneous miscarriages by high throughput genetic technology.Mol Cytogenet,2016,9:7.

[16] PEREZA N,OSTOJIC S,KAPOVIC M,et al.Systematic review and meta-analysis of genetic association studies in idiopathic recurrent spontaneous abortion.Fertil Steril,2017,107(1):150-159.

[17] POORT S R,ROSENDAAL F R,REITSMA P H,et al.A common genetic variation in the 3′-untranslated region of the prothrombin gene is associated with elevated plasma prothrombin levels and an increase in venous thrombosis.Blood,1996,88(10):3698-3703.

[18] KOVALEVSKY G,GRACIA C R,BERLIN J A,et al.Evaluation of the association between hereditary thrombophilias and recurrent pregnancy loss:a meta-analysis.Arch Intern Med,2004,164

(5):558-563.

[19] REY E,KAHN S R,DAVID M,et al.Thrombophilic disorders and fetal loss:a meta-analysis.Lancet,2003,361(9361):901-908.

[20] DIZON-TOWNSON D,MILLER C,SIBAI B,et al.The relationship of the factor V Leiden mutation and pregnancy outcomes for mother and fetus.Obstet Gynecol,2005,106(3):517-524.

[21] SILVER R M,ZHAO Y,SPONG C Y,et al.Prothrombin gene G20210A mutation and obstetric complications.Obstet Gynecol,2010,115(1):14-20.

[22] GMYREK G B,SOZANSKI R,JERZAK M,et al.Evaluation of monocyte chemotactic protein-1 levels in peripheral blood of infertile women with endometriosis.Eur J Obstet Gynecol Reprod Biol,2005,122(2):199-205.

[23] SZYMANSKI W,KAZDEPKA-ZIEMINSKA A.Effect of homocysteine concentration in follicular fluid on a degree of oocyte maturity.Ginekol Pol,2003,74(10):1392-1396.

[24] JACQUES P F,BOSTOM A G,WILLIAMS R R,et al.Relation between folate status,a common mutation in methylenetetrahydrofolatereductase,and plasma homocysteine concentrations.Circulation,1996,93(1):7-9.

[25] CAO Y,XU J,ZHANG Z,et al.Association study between methylenetetrahydrofolate reductase polymorphisms and unexplained recurrent pregnancy loss:a meta-analysis.Gene,2013,514(2):105-111.

[26] RAI V.Methylenetetrahydrofolate reductase gene A1298C polymorphism and susceptibility to recurrent pregnancy loss:a meta-analysis.Cell MolBiol(Noisy-le-grand),2014,60(2):27-34.

[27] CREUS M,DEULOFEU R,PENARRUBIA J,et al.Plasma homocysteine and vitamin B12 serum levels,red blood cell folate concentrations,C677T methylenetetrahydrofolate reductase gene mutation and risk of recurrent miscarriage:a case-control study in Spain.Clin Chem Lab Med,2013,51(3):693-699.

[28] WU X,ZHAO L,ZHU H,et al.Association between the MTHFR C677T polymorphism and recurrent pregnancy loss:a meta-analysis.Genet Test Mol Biomarkers,2012,16(7):806-811.

[29] REN A,WANG J.Methylenetetrahydrofolate reductase C677T polymorphism and the risk of unexplained recurrent pregnancy loss:a meta-analysis.Fertil Steril,2006,86(6):1716-1722.

[30] FRANSSEN M T,KOREVAAR J C,VAN DER VEEN F,et al.Reproductive outcome after chromosome analysis in couples with two or more miscarriages:index[corrected]-control study.BMJ,2006,332(7544):759-763.

[31] FRANSSEN M T,MUSTERS A M,VAN DER VEEN F,et al.Reproductive outcome after PGD in couples with recurrent miscarriage carrying a structural chromosome abnormality:a systematic review.Hum Reprod Update,2011,17(4):467-475.

[32] HIRSHFELD-CYTRON J,SUGIURA-OGASAWARA M,STEPHENSON M D.Management of recurrent pregnancy loss associated with a parental carrier of a reciprocal translocation:a systematic review.Semin Reprod Med,2011,29(6):470-481.

[33] SHAHINE L K,LATHI R B.Embryo selection with preimplantation chromosomal screening in patients with recurrent pregnancy loss.Semin Reprod Med,2014,32(2):93-99.

[34] MURUGAPPAN G,OHNO M S,LATHI R B.Cost-effectiveness analysis of preimplantation genetic screening and in vitro fertilization versus expectant management in patients with unexplained recurrent pregnancy loss.Fertil Steril,2015,103(5):1215-1220.

[35] MURUGAPPAN G,SHAHINE L K,PERFETTO C O,et al.Intent to treat analysis of in vitro fertilization and preimplantation genetic screening versus expectant management in patients with recurrent pregnancy loss.Hum Reprod,2016,31(8):1668-1674.

[36] GRIS J C,MERCIER E,QUERE I,et al.Low-molecular-weight heparin versus low-dose aspirin in women with one fetal loss and a constitutional thrombophilic disorder.Blood,2004,103(10):3695-3699.

[37] QUERE I,MERCIER E,BELLET H,et al.Vitamin supplementation and pregnancy outcome in women with recurrent early pregnancy loss and hyperhomocysteinemia.Fertil Steril,2001,75(4):823-825.

[38] CLIFFORD K,RAI R,REGAN L.Future pregnancy outcome in unexplained recurrent first trimester miscarriage.Hum Reprod,1997,12(2):387-389.

[39] BRIGHAM S A,CONLON C,FARQUHARSON R G.A longitudinal study of pregnancy outcome following idiopathic recurrent miscarriage.Hum Reprod,1999,14(11):2868-2871.

[40] LUND M,KAMPER-JORGENSEN M,NIELSEN H S,et al.Prognosis for live birth in women with recurrent miscarriage:what is the best measure of success? Obstet Gynecol,2012,119(1):37-43.

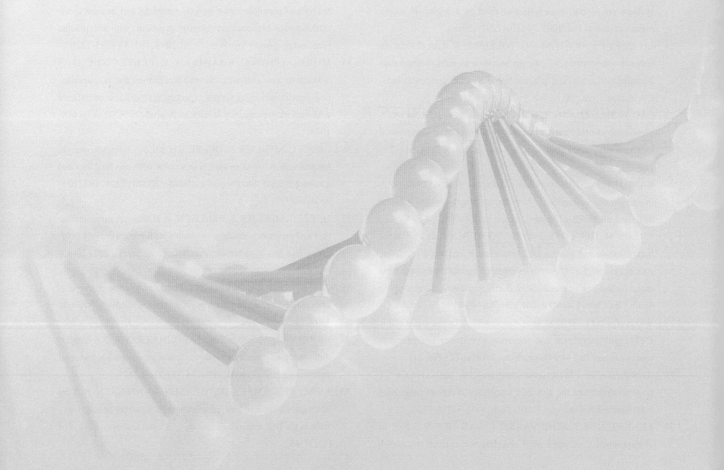

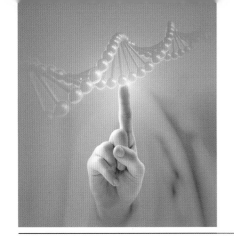

第21章

胎儿表型的遗传咨询

缩写	英文全称	中文全称
AFI	amniotic fluid index	羊水指数
APD	anteroposterior diameter	前后径
AVSD	atrio-ventricular septal defect	房室间隔缺损
CCAM	congenital cystic adenomatoid malformation	先天性肺囊腺瘤
CDFI	color Doppler flow imaging	彩色多普勒血流显像
CHOP	Children's Hospital of Philadelphia	美国费城儿童医院
CNS	central nervous system	中枢神经系统
CRL	crown-rump length	冠 - 臀长
CTGA	complete transposition of great arteries	完全型大动脉转位
HLHS	hypoplastic left-heart syndrome	左心发育不全综合征
MCDK	multicystic dysplastic kidney	多囊性肾发育不良
NT	nuchal translucency	颈项透明层
sIUGR	selective intrauterine growth restriction	选择性宫内生长受限
TAPS	twin anemia polycythemia sequence	双胎贫血多血质序列征
TOF	tetralogy of Fallot	法洛四联症
TRAPS	twin reversed arterial perfusion sequence	双胎反向动脉灌注序列征
TSC	tuberous sclerosis complex	结节性硬化症
TTTS	twin-twin transfusion syndrome	双胎输血综合征
VSD	ventricular septal defect	室间隔缺损

引言

遗传性疾病在胎儿期可能存在一定的表型特征,而胎儿表型的获取方式分为有创手段和无创手段两种,无创手段中不同阶段的产前超声筛查可早期提示胎儿存在遗传综合征或单基因疾病的可能,同时结合有创介入产前诊断方法(绒毛膜、羊膜腔穿刺等)可达到一定程度的异常检出率,本章将从胎儿系统超声声像图特征出发,探讨常见系统器官发育异常胎儿表型及其相关检测和遗传咨询。

1　胎儿头颈颜面发育异常

1.1　头颅形状异常

1.1.1　无颅骨光环

宫内表型特征:颅骨强回声环消失,脑组织浸泡在羊水中,提示露脑畸形可能,孕早期可有特殊表现,即孕11~13^{+6}周冠状切面大脑半球呈"米老鼠征",横切面头颅呈"蝴蝶征",胎儿手臂不断搔抓脑部,脑组织形态变得不规则,脑组织结构回声增强不均匀,正常颅内结构分辨不清。可伴羊水多,羊水内见点状回声飘动。

遗传咨询:露脑畸形是无脑畸形的早期表现,是一种致死性畸形,可能是由于胚胎发育4周时神经孔未能及时关闭导致。颅骨缺失,颅底及面部结构保留,残余的脑组织随意漂浮在羊水中。可并发脐膨出、羊膜带综合征、肢体-体腔壁畸形等。复发风险:取决于潜在流行病学,如为某种综合征的一部分,复发风险为25%~50%,如为单一畸形,复发风险2%~5%。对于露脑畸形,建议优生性引产。优生指导:下次妊娠前建议摄入叶酸,以预防畸形的发生。

1.1.2　无脑儿

宫内表型特征:未见正常颅骨强回声环,未见大脑回声,仅见颅底或部分脑组织,冠状切面见"青蛙样"面容,伴羊水过多呈牛奶样改变。露脑畸形和无脑儿常合并脊柱裂、心血管畸形、消化道畸形、唇腭裂、足内翻等。因此超声应充分评估其他系统是否存在发育异常。

遗传咨询:无脑儿是指大脑、颅骨及头皮主要部分的先天性缺失,是最严重、最常见的神经管缺陷,约占胎儿神经管缺陷的50%。人群中发病率约为0.3/1 000,女胎与男胎之比为3~4:1。约1/4的患者合并羊水过多。无脑儿是致命性的,故建议终止妊娠。复发风险:一次生育过无脑儿的孕妇,其复发风险在2%~5%之间。优生指导:生育期妇女应每天服用400μg叶酸预防胎儿的神经管缺陷,持续到孕后三个月。前次孕有过无脑儿的孕妇,可将叶酸摄入量提高到每天4 000μg,至少孕前一个月开始服用。补充叶酸可明显降低胎儿神经管缺陷的发生。下次妊娠建议孕中期行介入性产前诊断。

1.1.3　草莓头

宫内表型特征:在胎儿颅脑横切丘脑平面,额骨变尖,枕骨变平,枕额径变短,头颅形状似草莓。草莓头常见于18三体综合征。

遗传咨询:超声提示"草莓头"征象,成因主要是由于大脑枕叶、脑干或小脑发育不全导致枕骨变平,额叶发育不全导致额骨变浅。出现"草莓头"征象,高度提示胎儿18三体综合征可能,建议系统超声筛查,重点关注与18三体或其他染色体异常的指标,包括脉络膜囊肿、脑室扩张、重叠指、先天性心脏病、膈疝、脐膨出、单脐动脉及足畸形等,并建议孕妇接受羊膜腔穿刺等介入性产前诊断以进一步明确诊断。

1.1.4　柠檬头

宫内表型特征:在胎儿颅脑横切丘脑平面,前额隆起,双侧颞骨塌陷,头颅形状似柠檬。柠檬头常见于开放性脊柱裂。

遗传咨询:超声提示"柠檬头"征象,最常见于开放性脊柱裂。这是由于开放性脊柱裂导致颅内压力减低,双侧颞骨因此内陷。但要注意,开放性脊柱裂导致"柠檬头"征象一般只发生于妊娠24周前。超过24周后,由于颅内脑组织发育或脑室扩张,原本内陷的颞骨可重新外鼓,"柠檬头"征象消失。正常胎儿中出现"柠檬头"比例1%~2%,此时胎儿除颅骨外形接近柠檬外,颅内结构及脊柱均正常。不合并脊柱裂的单纯柠檬形头并无临床意义。因此,发现"柠檬头"征象时,应仔细检查胎儿脊柱及小脑形态,发现可能存在的开放性脊柱裂及小脑枕骨大孔疝。

1.2　头颅结构异常

1.2.1　侧脑室和颅窝池增宽

宫内表型特征:胎儿侧脑室宽度测量是在胎儿颅脑横切侧脑室平面,经侧脑室脉络膜测量侧脑室体部的宽度,整个孕期胎儿侧脑室宽度<10mm为正常,>15mm为脑积水,10~15mm 为临界性侧脑室增宽或轻度侧脑室增宽。后颅窝池是在胎儿颅脑横切小脑平面测量,正常后颅窝池宽度为 <10mm。

遗传咨询:侧脑室增宽包括轻中度增宽(10~15mm)及重度增宽(>15mm 称为脑积水),分为梗阻性、发育不良性及破坏性脑室扩张三种类型,梗阻性脑室扩张包括 Chiari Ⅱ畸形、中脑导水管硬化、颅内肿瘤等,发育不良性脑室扩张包括胼胝体发育不良、透明隔-视束发育不良、前脑无裂畸形、裂脑畸形等,破坏性脑室扩张包括颅内出血、脑室周围白质软化、感染后的水脑等。而后颅窝池增宽常见于 18 三体综合征、蛛网膜囊肿、丹迪-沃克综合征等。因此,如出现侧脑室或后颅窝增宽征象,建议进行系统筛查或胎儿 MRI 辅助检查进一步了解有无合并中枢神经系统外的畸形,如有阳性发现,建议行介入性产前诊断及了解有无宫内感染可能。复发风险:需了解有无脑积水或神经系统异常的家族史,如没有明确的家族史,脑积水的复发风险约为 4%,因此下次妊娠时仍应进行详细的产前超声检查。

1.2.2　胼胝体缺失

宫内表型特征:颅脑横切面透明隔腔消失,侧脑室增宽呈泪滴样,正中矢状切面未见胼胝体及透明隔腔,第三脑室增宽上移。

遗传咨询:胼胝体是连接两个大脑半球的主要通路,于妊娠 17~18 周发育成熟。而胼胝体发育不良是指联合纤维没有跨过中线形成较厚的纤维束,在普通人群中发病率 <1%,但在发育性残疾人群中发病率可达 2%~3%。该征象可单独存在,也可伴发畸形或遗传综合征,目前尚未明确病因。一旦超声提示可能有胼胝体发育不良的胎儿,应进一步行 MRI 确认诊断,并建议行介入性产前诊断了解胎儿染色体核型。如胼胝体发育不良合并其他器官畸形时,发生发育迟缓的风险较高,尤其是合并颅面部缺陷。新生儿或婴儿出现癫痫是预后不良的征兆,提示可能后出现严重的智力障碍或发育迟缓。而如果是独立存在的胼胝体发育不良,目前无特异性的风险数据。

1.2.3　小脑蚓部缺失

宫内表型特征:丹迪-沃克综合征为累及小脑蚓部发育异常的一组疾病,可见小脑蚓部全部或部分性缺失,而部分性缺失以小脑下蚓部缺失多见,在颅脑横切小脑平面上见小脑半球分开或上部相连下部分开。

遗传咨询:丹迪-沃克综合征是指小脑蚓部缺失或发育不良,伴或不伴第四脑室囊性扩张及后颅窝体积增大。可同时发生脑部其他结构异常如巨小脑延髓池、Blake 囊肿等。部分患者可伴发中枢神经系统以外的器官及系统畸形。该病是一种非特异性的先天性脑部畸形,在活产儿中的发病率约为 1:5 000,约 12% 出现先天性脑积水。病因尚未明确,可见于多种单基因病、染色体异常及环

境因素诱发的综合征。出现该病的胎儿,建议行介入性产前诊断以排除染色体异常,据报道该病可能与 9 三体、13 三体或 18 三体以及一些致畸原等相关。如为典型的丹迪-沃克综合征,常伴发中枢神经系统(CNS)及非 CNS 异常,出生后患儿的智力低下发生率及围生期死亡率均升高。而变异型丹迪-沃克综合征近表现为小脑下蚓部发育不良,预后较佳。复发风险:当该病仅为单基因病的一部分时,复发风险取决于这些特定的疾病;当该病与染色体异常相关联时,复发风险包括母亲年龄和家族史;当该病与其他多因素的异常相关,如唇裂或先天性心脏病,复发风险增加到 5%;当该病孤立存在,其复发风险 1%~5%。

1.2.4　脉络膜丛囊肿

宫内表型特征:侧脑室脉络膜丛内见无回声区。正常胎儿可出现一过性脉络膜丛囊肿,一般在 20 周左右消失。

遗传咨询:脉络膜丛囊肿是胎儿染色体异常的超声软指标,如果是在 18 周以后出现的囊肿应注意有无染色体异常的可能。尤其是对于较大(大于 7mm)且持续时间较长的,建议行介入性产前诊断。通常认为,可能同 18 三体、21 三体、9 三体及性染色体异常相关。

1.2.5　蛛网膜囊肿

宫内表型特征:颅内囊性肿块,壁较薄,位于脑裂间隙或大脑表面。

遗传咨询:蛛网膜囊肿属于一种罕见的中枢神经系统畸形,占新生儿颅内占位性病变的 1%,分为先天性和获得性两种,前者为软脑膜发育异常所致,后者多继发于出血、外伤或感染,多数位于幕上,1/3 位于后颅窝,需与巨大小脑延髓池和丹迪-沃克综合征相鉴别。一旦超声考虑蛛网膜囊肿,建议行胎儿 MRI 进一步辅助诊断及鉴别诊断,并了解有无脑积水的发生,并建议进行羊膜腔穿刺检查胎儿染色体。优生指导:除非发生脑积水,一般无需产前特殊处理;出生后如无并发癫痫、脑积水和神经功能障碍,则可随访观察,必要时可外科治疗。再发风险:通常呈散发,极个别与 1 型神经纤维瘤病相关。

1.2.6　颅内肿瘤

宫内表型特征:大部分为畸胎瘤,超声表现为脑中线处混合性回声区。大脑大静脉血管瘤多在孕晚期检出,在胎儿丘脑横切面,位于中线区,第三脑室后方,丘脑下后方可见椭圆形无回声区,形态规则,壁薄,彩色多普勒血流显像(CDFI)示:无回声区内见彩色血流,脉冲多普勒呈高速低阻频谱。

遗传咨询:胎儿期颅内肿瘤非常罕见,目前为止,发生机制尚不明确。常见的颅内肿瘤包括畸胎瘤(占颅内肿瘤的 62%)、星形细胞瘤;另外,如原始神经外胚层瘤、脉络膜乳头状瘤/癌、颅咽管瘤、室管膜瘤/室管膜母细胞瘤、脑膜瘤在胎儿期也偶见。大部分胎儿期发生的颅内肿瘤预后均不佳,可伴发颅内及颜面部结构异常。而大脑大静脉

血管瘤属于罕见的发育异常,但为胎儿期最常见的颅内血管畸形,多数预后不良,其预后通常与是否存在梗阻性脑积水及充血性心力衰竭相关。因此,如孕晚期诊断为大脑大静脉血管瘤,需密切超声监护了解瘤体的大小并监测脑积水和充血性心力衰竭的发生、发展。新生儿的预后也同是否存在严重的心力衰竭和癫痫等相关,如无症状可期待治疗并定期影像学随访,如果畸形持续存在则建议出生后6~9个月进行治疗。复发风险:对于颅内肿瘤,染色体异常可能在其中起着一定的作用,因此建议介入性产前诊断,且需要进行家系评估了解有无家族聚集倾向。

1.3　胎儿颈面部发育异常

1.3.1　胎儿唇裂与腭裂

胎儿唇裂与腭裂是颜面部最常见的畸形,病理上分为单侧性、双侧性及中央性,根据病变累及范围又分为单纯唇裂、唇裂合并腭裂及单纯腭裂,唇裂中上唇裂多见,下唇裂罕见。

宫内表型特征:超声扫查取胎儿面部冠状面和横切面,显示鼻和唇的结构。

(1)唇裂:声像图表现为上唇一侧或双侧连续性中断,延伸至鼻孔导致受累及侧鼻翼变形、变扁,单侧唇裂合并上唇鼻孔不对称时大部分为Ⅲ度唇裂;如果双侧鼻孔对称、不变形,唇裂病变未达鼻孔者多为Ⅱ度唇裂;仅在唇红部中断者为Ⅰ度唇裂,此型产前不易诊断,常漏诊。双侧唇裂声像图可见上唇左、右裂开,可为对称性或不对称性。中央性唇裂是指上唇中线裂缺,较少见,常发生于全前脑和中部面裂综合征,唇裂缺损范围一般较大,常合并鼻异常,如无鼻或鼻裂,同时也常伴有其他结构的明显异常。

(2)腭裂:分为唇裂合并腭裂、单纯腭裂。唇裂合并腭裂时,常伴有上牙槽裂开,并继续向上向内延伸至上腭。在横断面上,超声显示上腭及上牙槽的裂口,裂口自唇裂处向内上往上牙槽延伸直至上腭。双侧唇裂合并腭裂时,除了双侧上牙槽断裂,有时可显示正前方的上颌骨向前向外突出,悬挂于两鼻孔之间,呈上颌骨前突。单纯性腭裂产前不易诊断。

遗传咨询:唇裂和腭裂是孕早期常见的面部畸形,属于口面裂,是面部中胚层细胞异常迁移分化引起的,发病率约为1/700,具有明显的种族特异性,黑色人种发病率低,而日本人和美洲印第安人群中相对发病率高。唇裂和腭裂常常同时发生,约50%的唇裂伴发腭裂,是由于发生于腭板形成之前的面突融合缺陷引起的;而单纯腭裂仅占口面裂的25%~40%,其病理生理过程与唇腭裂形成机制不同,可能同舌的发育相关。唇腭裂患儿中,仅约30%者伴发其他结构畸形或生长发育迟缓。产前一旦超声发现唇裂,建议行系统超声或胎儿MRI进一步排除有无合并腭裂

存在,并进行介入性产前诊断以排除合并染色体及基因异常。出生后,唇腭裂新生儿需接受全面的体格检查和遗传学检测,并进行多学科综合诊疗,制订个性化的手术及术后康复方案(如喂养指导、牙齿正畸、听力检测、语言训练、心理干预等)。复发风险:唇腭裂与许多单基因遗传性疾病相关,因此需要获取详细的家族病史、环境因素调查以及对夫妇双方检查。如无明显家族史,唇腭裂的复发风险约4%。如夫妻双方有一人存在唇腭裂,第一次生育唇腭裂患儿的概率约4%,如生育过一个唇腭裂患儿,再次妊娠的复发风险增至12%。如夫妇双方均存在唇腭裂,第一次生育唇腭裂患儿的概率约35%,如生育过一个唇腭裂患儿,再次妊娠的复发风险增至45%。单纯唇裂患儿出生后可母乳喂养,并择期进行手术修补,预后较好。

1.3.2　胎儿颈项透明层增厚及颈部水囊瘤

宫内表型特征:胎儿颈项透明层(NT)厚度测量在$11\text{~}13^{+6}$周、冠-臀长为45~84mm时进行,取胎儿正中矢状切面,尽可能将图像放大至只显示胎儿头部及上胸,测量皮肤与颈椎软组织之间距离最宽的透明段。正常妊娠时,NT厚度随孕周增加略有上升,有对应正常值;粗略简单估计方法为测值<2.5mm时为正常,≥2.5mm时诊断为NT增厚[1],当胎儿颈项透明层极度增厚时可形成胎儿颈部水囊瘤,分为两种类型:

(1)无分隔型水囊瘤:声像图为单房囊性包块,多位于颈部两侧,较小。

(2)有分隔型水囊瘤:典型声像图为多房囊性肿块,边界清,张力不高,囊与囊之间有较厚分隔,囊内有时可见细条带状回声;囊较大,多位于颈背部,偶见颈前部、腋窝及纵隔内。

遗传咨询:80%~90%的NT增厚胎儿预后均为正常。NT增厚及颈部水囊瘤可能是由于淋巴系统异常/延迟形成的临床后果,可能继发于胎儿血液循环的显著异常,也可能是遗传综合征的一部分,NT增厚与21三体、18三体、13三体、45X及其他染色体异常、以及多种畸胎及遗传综合征有关,约70%常见染色体异常的胎儿在进行超声检查时有NT增厚异常,因此,对NT增厚的胎儿进行进一步筛查及产前确诊是非常必要的一项工作,建议NT增厚及颈部水囊瘤胎儿进行更详细的超声检查,以发现其他合并畸形,如严重心脏畸形、无脑儿、脐膨出等,同时建议行胎儿介入性染色体检查。

2　胎儿心脏发育异常

2.1　室间隔缺损(VSD)

宫内表型特征:胎儿室间隔见回声中断,中断处有穿隔血流(图3-21-1)。

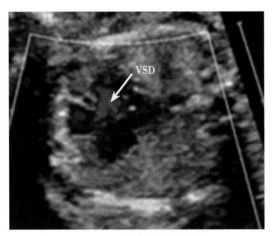

VSD. 室间隔缺损（箭头所指）。

图 3-21-1　胎儿膜周部室间隔缺损

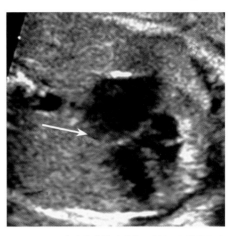

图 3-21-2　胎儿完全性房室间隔缺损合并单心房
四腔心切面观房室瓣与房室隔十字相交的正常结构
消失，房室瓣关闭时呈水平位。

遗传咨询：室间隔缺损是最常见的先天性心脏异常之一。单发的小型室间隔缺损（≤ 3mm）胎内自然愈合率可达 30%，出生后一年内可达 60%~83%[2-4]。但较大的室间隔缺损（> 5mm）自然愈合率较低，出生后会逐渐出现反复肺部感染、反复心力衰竭、肺动脉高压、主动脉瓣关闭不全等临床症状，此时需考虑外科手术治疗。单发的膜周部室间隔缺损存在染色体异常的风险较高，在一些遗传综合征也可出现，建议行胎儿染色体及芯片检查，而肌部室间隔缺损发生染色体异常的风险与正常妊娠者相同。

2.2　房室间隔缺损（AVSD）

宫内表型特征：房室瓣与房室隔十字相交的正常结构消失，二、三尖瓣关闭时呈水平位（图 3-21-2）。

遗传咨询：约 50% 的房室间隔缺损合并有其他心内畸形，最常见的合并畸形是法洛四联症、心室双出口等；有时还叫伴有心律失常；另外，大约 50% 单发的房室间隔缺损为唐氏综合征[5-8]。产前诊断房室间隔缺损的病例若选择继续妊娠，应先排除其他心内、外畸形及染色体异常，密切监测胎儿房室瓣反流程度，以及是否出现心律失常和胎儿水肿。

2.3　法洛四联症（TOF）

宫内表型特征：法洛四联症在胎儿期主要表现为：肺动脉狭窄、室间隔缺损、主动脉骑跨（图 3-21-3），通常不存在右心室心肌肥厚。因此严格地说只能称为三联症。

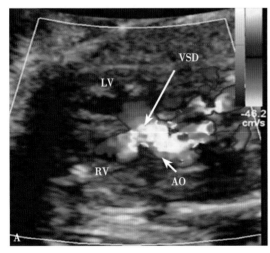

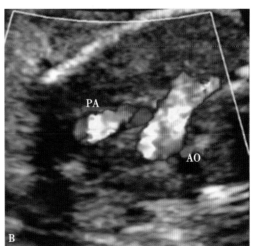

LV. 左心室；RV. 右心室；AO. 主动脉；VSD. 室间隔缺损；PA. 肺动脉。

图 3-21-3　胎儿法洛四联症

A. 室间隔缺损（长箭头所指）、主动脉骑跨室间隔之上（短箭头所指），左、右心室血流一起汇入骑跨的主动脉内；B. 肺动脉内径明显小于主动脉内径。

遗传咨询:据报道法洛四联症染色体异常的发生率为13%~47%[9-10],产前诊断明确法洛四联症后应行胎儿核型分析及染色体微缺失重复检查。若在有生机儿前诊断且肺动脉分支发育差者,可考虑终止妊娠。对于诊断法洛四联症并要求继续妊娠的孕妇,应定期随访肺动脉总干及分支的内径、肺动脉总干内血流速度、右心室大小,以评估疾病的进展程度,为出生后选择手术时机提供依据。若合并有其他心脏畸形,如肺动脉瓣缺失时,更应严密随访,如果发生胎儿水肿,预后极差。

2.4　完全型大动脉转位(CTGA)

宫内表型特征:两大血管呈平行关系(图3-21-4),主动脉由右心室发出、血管远端可见头臂血管分支;肺动脉由左心室发出、血管远端呈分叉状。

遗传咨询:单纯型完全型大动脉转位出生后手术效果较好,术后5年生存率可达85%以上[11-12]。合并其他心脏畸形的完全型大动脉转位其预后与合并畸形有关,合并的异常越多,一般预后越差。在有生机儿前诊断完全型大动脉转位且合并其他较多异常者,可考虑终止妊娠。对继续妊娠者,应做更详细超声检查排除其他异常,并行介入性产前诊断排除胎儿染色体及微缺失重复异常。

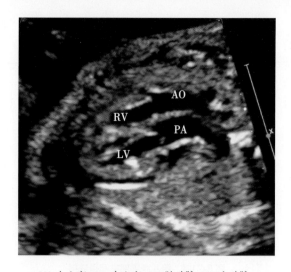

LV. 左心室;RV. 右心室;PA. 肺动脉;AO. 主动脉。
图3-21-4　胎儿完全型大动脉转位
主动脉从右心室发出、肺动脉从左心室发出,主动脉与肺动脉呈平行关系。

2.5　右心室双出口(DORV)

宫内表型特征:右心室明显大于左心室,主动脉和肺动脉同时发自右心室(图3-21-5)。

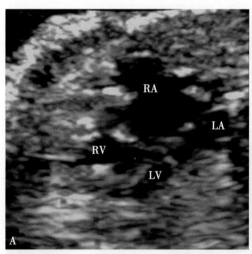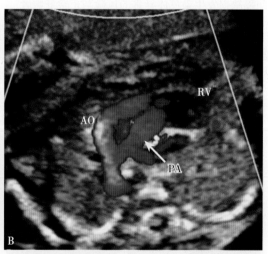

LA. 左心房;RA. 右心房;LV. 左心室;RV. 右心室;AO. 主动脉;PA. 肺动脉。
图3-21-5　胎儿右心室双出口
A. 右心室明显大于左心室;B. 主动脉和肺动脉同时发自右心室。

遗传咨询:右心室双出口多合并有心内、心外畸形,其合并染色体异常的概率高达49%,最常见的是18三体、13三体[13],所以对于继续妊娠的孕妇应进行胎儿核型分析。其预后和室间隔缺损的位置及其他心脏合并畸形有关,合并的异常越多,一般预后越差。在有生机儿前诊断右心室双出口且室间隔缺损为远离大动脉型或合并较多其他心脏畸形者,可考虑终止妊娠。

2.6　永存动脉干

宫内表型特征:仅见一根大动脉从心室发出,且骑跨于室间隔之上,在该动脉上可见很多分支(图3-21-6),三血管切面观无法正常显示三血管,仅显示两血管。

遗传咨询:永存动脉干的胎儿为非整倍体的概率较低,但与迪格奥尔格综合征(22q11 微缺失)有较强的关联[14]。动脉干瓣膜关闭不全的病例容易出现充血性心力衰竭。永存动脉干预后较差,在有生机儿形成之前诊断可建议终止妊娠。

2.7　左心发育不全综合征(HLHS)

宫内表型特征:左心室明显小于右心室,如伴有二尖瓣闭锁,则左心室内可不显示彩色多普勒血流信号(图3-21-7)。主动脉弓发育不良,三血管气管切面观主动脉弓与动脉导管血流方向不一致,主动脉弓血流是由动脉导管反流而来。

遗传咨询:少数孕早期诊断主动脉瓣狭窄的胎儿,可随孕周增加进展为 HLHS[15]。14.0%~18.9% 的 HLHS合并有染色体异常[16-17],该病的新生儿死亡率较高,手术治疗预后亦较差,如在有生机儿前诊断该病,可建议终止妊娠。

2.8　右心室发育不良

宫内表型特征:绝大多数右心室明显小于左心室(图3-21-8),少数也可正常大小或明显大于左心室;三血管气管切面观动脉导管内呈逆向血流。

遗传咨询:由于严重的三尖瓣反流,右心室发育不良的胎儿在宫内易发展为充血性心力衰竭。出生后的新生儿死亡率及手术率较高,手术效果大多较差。在有生机儿前诊断该病,可建议终止妊娠。

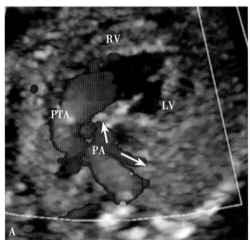 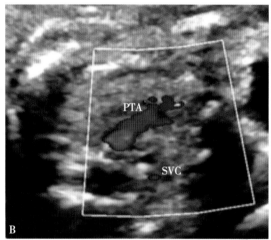

RV. 右心室;LV. 左心室;PA. 肺动脉;PTA. 永存动脉干;SVC. 上腔静脉。

图 3-21-6　胎儿永存动脉干(I 型)

A. 仅见一根大动脉从心室发出,见肺动脉总干及分支(箭头所在处)由该动脉干发出;B. 三血管切面仅显示两血管。

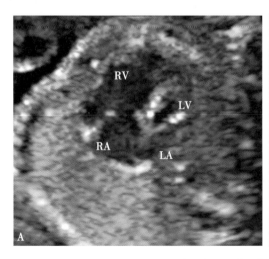 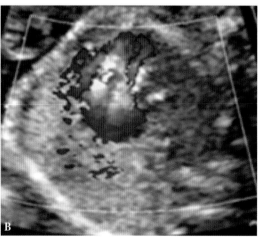

LA. 左心房;RA. 右心房;LV. 左心室;RV. 右心室。

图 3-21-7　胎儿左心发育不全综合征

A. 左心室明显小于右心室,心轴明显左偏;B. 彩色多普勒血流图示左心室未见明显血流进入。

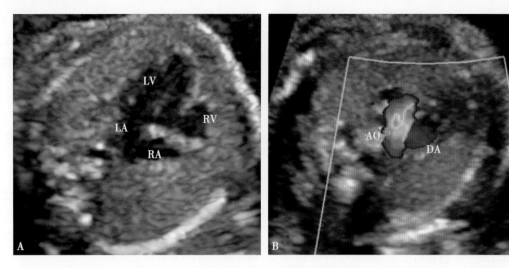

LA. 左心房；RA. 右心房；LV. 左心室；RV. 右心室；AO. 主动脉；DA. 动脉导管。

图 3-21-8　胎儿右心室发育不良

A. 左、右心室不对称，右心室明显小于左心室；B. 三血管气管切面动脉导管内呈逆向血流。

2.9　单心室

宫内表型特征：正常四腔心结构消失，心室腔只见一个明显的主心腔显示（图 3-21-9）。

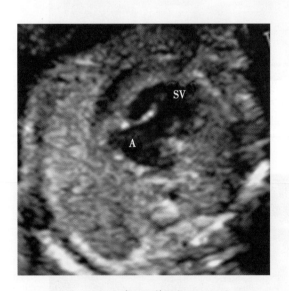

A. 心房；SV. 单心室。

图 3-21-9　胎儿功能性单心房、单心室合并完全性房室间隔缺损

正常四腔心结构消失，心房、心室腔均呈单个心腔显示。

遗传咨询：单心室胎儿出生后只能行姑息性手术，手术效果较差，在有生机儿前诊断单心室异常，应建议终止妊娠。

2.10　右位主动脉弓

宫内表型特征：三血管气管切面观主动脉弓走行在气管的右侧（图 3-21-10）。

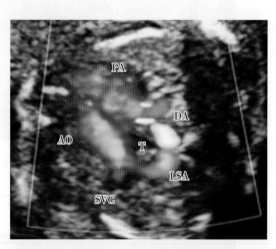

AO. 主动脉；DA. 动脉导管；PA. 肺动脉；SVC. 上腔静脉；LSA. 左锁骨下动脉；T. 气管。

图 3-21-10　胎儿右位主动脉弓伴左锁骨下动脉形成血管环

走行在气管右侧的主动脉与气管左侧的动脉导管和迷走的左锁骨下动脉在气管食管后方形成完整血管环。

遗传咨询：右位主动脉弓可单独存在，也可合并心内其他畸形，如法洛四联症、肺动脉瓣闭锁、永存动脉干、室间隔缺损等。单纯右位主动脉弓本身不引起明显血流动力学改变，但伴左位动脉导管时，可与动脉导管、肺动脉共同构成血管环，出生后可因动脉导管闭锁形成动脉韧带，血管环压迫食管和气管而引起吞咽困难、呼吸窘迫和肺部感染等症状，偶可引起声音嘶哑。单纯右位主动脉弓的患者染色体异常的比率较低约 4%，而合并心内其他畸形者比率可上升至 20% 左右[18]。

2.11 肺动脉瓣狭窄

宫内表型特征:三血管(气管)切面观肺动脉总干内径明显大于主动脉内径,肺动脉瓣增厚、回声增强,活动受限(图3-21-11)。严重的肺动脉瓣狭窄时,可无明显的肺动脉扩张。

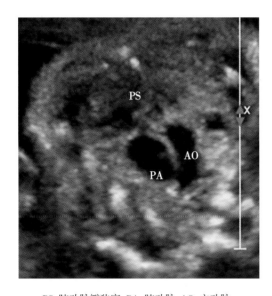

PS. 肺动脉瓣狭窄;PA. 肺动脉;AO. 主动脉。

图 3-21-11 胎儿肺动脉瓣狭窄

肺动脉瓣增厚、回声增强;肺动脉总干内径明显大于主动脉内径。

遗传咨询:胎儿肺动脉瓣狭窄的预后取决于狭窄的程度,轻度肺动脉瓣狭窄产前诊断较困难;严重者可出现宫内死亡,新生儿期重度肺动脉瓣狭窄合并青紫或心力衰竭者,需急诊手术。肺动脉瓣狭窄合并染色体异常较少见。在有生机儿形成前诊断严重的肺动脉瓣狭窄可考虑终止妊娠。对于继续妊娠或孕晚期诊断者,应密切随访肺动脉瓣的狭窄程度、右心室大小、三尖瓣反流程度及有无胎儿水肿的表现。

2.12 全肺静脉异位引流

宫内表型特征:四腔心切面观左心房未见正常的肺静脉回流,全部肺静脉由共同静脉干与冠状静脉窦、右心房或体静脉系统相连接(图3-21-12)。

遗传咨询:单发的全肺静脉异位引流出生后手术纠正的效果较好。合并其他心脏畸形的全肺静脉异位引流其预后与合并畸形有关,合并的异常越多,一般预后越差。在有生机儿前诊断全肺静脉异位引流且合并其他心脏畸形者,可考虑终止妊娠。

2.13 心脏横纹肌瘤

宫内表型特征:室间隔、心室壁、心尖部、心房等部位出现较均匀的高回声或等回声团块(图3-21-13)。

遗传咨询:50%~60% 心脏横纹肌瘤会伴有结节性硬化症(TSC)[19-20]。部分心脏横纹肌瘤在妊娠晚期(约 32 周以后)会停止生长或体积相对缩小,有小部分病例仍有宫内继续生长的趋势。50% 的心脏横纹肌瘤出生后会全部消退[21]。心脏肿瘤体积大、出现胎儿心律失常或胎儿水肿的病例预后差,容易发生胎儿期或新生儿期的死亡。对于存在显著血流动力学异常的肿瘤或产生致命性心律失常的病例,有必要在出生后给予药物治疗或手术切除。孕期发现胎儿心脏横纹肌瘤者建议胎儿 MRI 检查,了解有无结节性硬化症。结节性硬化症为多系统受累的神经皮肤综合征,常染色体显性遗传,与 TSC1、TSC2 基因突变相关,特征性三联征为:癫痫、智力低下和面部血管纤维

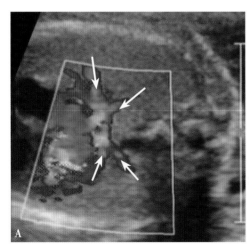
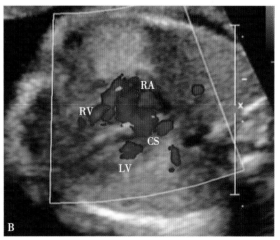

LV. 左心室;RA. 右心房;RV. 右心室;CS. 冠状静脉窦。

图 3-21-12 胎儿全肺静脉异位引流(心内型)

全部肺静脉由共同静脉干经由冠状静脉窦入右心房,箭头所指为四根肺静脉汇入共同静脉干。

瘤。对孕妇需进行家系调查,如家系中有结节性硬化症患者,或胎儿 MRI 检查见脑部结节性硬化病灶,可考虑终止妊娠。

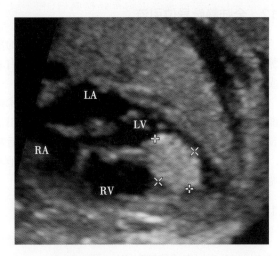

LA. 左心房;LV. 左心室;RA. 右心房;RV. 右心室。

图 3-21-13　胎儿心脏横纹肌瘤

胎儿心脏室间隔左心室面见肿瘤(+ 所在范围)。

3　胎儿胸腹部异常

3.1　先天性肺囊腺瘤(CCAM)

宫内表型特征:CCAM 是一种肺组织错构畸形,多为单侧,可累及一侧肺或一叶肺,大多仅限一叶或一段肺,依照病理改变。超声产前诊断 CCAM 也分为三型:Ⅰ型为大囊肿型,胸腔内见囊性肿物,囊腔直径 >2cm,无分隔,囊性肿物周边可见肺组织回声;Ⅱ型为微囊型,胸腔内见囊性肿物,表现为多个小囊肿,囊腔直径 <2cm;Ⅲ型病变是由较微小的囊肿与肺组织融合而成,表现为患侧胸腔内肺叶增大,回声增强、均匀,纵隔移向对侧。

遗传咨询:CCAM 预后与病灶大小,是否存在肺发育不良,是否出现胎儿水肿,以及是否同时合并有其他发育异常有关。部分Ⅱ型、Ⅲ型 CCAM 有自然消退的可能。建议先除外胎儿染色体异常,再通过定期超声检查,随访胎儿生长发育以及病灶生长的情况。如出现胎儿水肿,则提示预后不良,需要至儿外科进一步检查,必要时手术治疗。

3.2　隔离肺

宫内表型特征:隔离肺表现为边界清楚强回声包块,呈叶状或三角形,常需要与Ⅲ型肺囊腺瘤病变鉴别,隔离肺血供常源于体循环动脉,而肺囊腺瘤病变血供常源于肺循环动脉。但也有部分超声表现不典型者,位于

少见部位及不能清楚显示其供血动脉时,明确诊断则较困难。

遗传咨询:隔离肺的预后通常较好。如隔离肺组织较大,压迫心脏移位,出现胎儿水肿,则可能预后不良。建议介入性产前诊断排除胎儿染色体异常,超声随访胎儿生长发育等情况。新生儿一般需要手术切除隔离肺组织。

3.3　纵隔肿瘤

宫内表型特征:纵隔肿瘤病理类型较多,包括胸腺肿瘤、淋巴瘤、支气管囊肿、畸胎瘤、神经源性肿瘤等。纵隔肿瘤由于病理类型多,超声图像亦呈多样性。良性肿瘤包膜完整,恶性肿瘤可侵犯周围组织,表现包膜不完整,边界不清,可伴出血坏死。

遗传咨询:纵隔肿瘤类型多,如为恶性肿瘤,或肿瘤较大引起胎儿水肿,则预后不良。产前可结合超声及胎儿 MRI 进一步判断肿瘤良恶性。并需要排除胎儿染色体异常及其他结构异常。

3.4　膈疝

宫内表型特征:膈疝是膈的先天性发育缺陷导致的腹腔内容物疝入胸腔。超声可以显示部分膈肌,但产前诊断评价整个膈肌完整性较困难。只有通过间接征象,如看到部分腹腔脏器,如胃、小肠、肝脾移入胸腔,才能协助诊断。胃疝入较易诊断,若肠段疝入胸腔,因肠管内容物少而塌陷时则诊断较困难。还有部分患者到孕晚期,腹压明显升高,内容物疝入胸腔才能作出诊断。

遗传咨询:先天性膈疝男性发病多于女性,大部分为散发,部分可能有家族史。预后主要与膈疝发生的孕周、腹腔脏器疝入胸腔的多少有关。发生孕周越早,腹腔脏器疝入胸腔越多,胎儿预后越差。建议产前诊断明确胎儿染色体。

3.5　脐膨出

宫内表型特征:由于脐膨出及腹裂畸形均表现胎儿内脏向腹壁外突出,故两者需进行鉴别。脐膨出的发生可能是由于胎儿外胚层的皮肤皱裂在中线融合异常或胚胎体蒂的残存,而导致腹壁中线结构发育缺陷,导致皮肤、肌肉缺损,继而腹腔内容物突入脐根部,表面覆盖一层很薄的膜,为腹膜及部分羊膜。脐带入口往往位于包块的表面,可以是中央,也可以偏向一侧。

遗传咨询:脐膨出畸形常与胎儿染色体异常有关,最常见为 18 三体综合征。其预后与胎儿是否有染色体异常,发现脐膨出的孕周以及膨出的脏器有关。越早发现的脐膨出预后越差,如膨出组织物多,肝脏已膨出腹腔外,则预后相对较差。

3.6　腹裂

宫内表型特征:脐正常,其旁常有裂口,脐与裂口间有正常皮肤,脐带入口多位于突出物的左侧腹壁。往往仅为肠管突出,也可有其他内脏或少有肝脏,突出物无被膜覆盖。小型脐膨出在 6.0cm 以下,巨型脐膨出物可达6.0~10.0cm,而腹裂裂口多为 2.0~4.0cm。

遗传咨询:随着新生儿外科的发展,腹裂畸形胎儿存活率已较前明显提高。虽然腹裂畸形胎儿染色体异常风险较脐膨出低,但仍建议产前诊断排除胎儿染色体异常。腹裂畸形的胎儿预后也与膨出体外的组织器官有关,如肝脏膨出相对预后较差。

3.7　双泡征

宫内表型特征:十二指肠闭锁典型超声表现为胃及十二指肠近段明显扩张,胎儿上腹部横切时可见典型的"双泡征",转动探头时可见两无回声相通(图 3-21-14)。

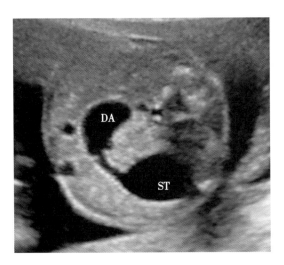

ST. 胃泡;DA. 闭锁的十二指肠。

图 3-21-14　双泡征

遗传咨询:十二指肠闭锁畸形常与胎儿染色体异常有关,最常见为唐氏综合征。故超声检查发现双泡征,建议介入性产前诊断排除胎儿染色体异常。胎儿消化道闭锁易发生羊水过多,如羊水过多出现孕周越早,则预后越差。

3.8　肠道回声增强

宫内表型特征:当考虑肠管回声增强时,应将仪器增益调低,并仔细同周围骨骼回声进行比较,以减少假阳性。肠管回声增强可分为局灶性和多灶性。与周围骨骼回声相比,其回声强度可分为 3 级:1 级弱于骨骼回声;2级等于周围骨骼回声;3 级大于周围骨骼回声。原因可能与染色体异常、胎儿感染、羊膜腔内出血、先天性肠管畸

形等有关。

遗传咨询:肠道回声增强属于超声软指标的一项,回声强度越高,意义越大。建议产前诊断除外胎儿染色体异常,并行血清病原微生物抗体检测(TORCH:T 代表弓形虫(toxoplasma);O 代表其他病原微生物 (others),如梅毒螺旋体、带状疱疹病毒、细小病毒 B19、柯萨奇病毒等;R 代表风疹病毒(rubella virus);C 代表巨细胞病毒(cytomegalovirus);H 代表单纯疱疹 I / II型(herpes virus),动态超声检查了解胎儿生长发育情况,可结合胎儿 MRI检查排除其他结构异常。

4　胎儿泌尿系统发育异常

4.1　肾盂扩张和肾积水

宫内表型特征:产前超声诊断的肾积水,出生后的诊断多数都是一过性或生理性的,其余则为肾盂输尿管连接处梗阻、膀胱输尿管反流、巨输尿管、后尿道瓣膜等。肾积水的诊断国内外无统一标准,超声测量方法是在胎儿肾脏水平横切面上测量肾盂前后径(APD)。近年来以APD 值(mm)作为判断肾盂扩张程度的标准,目前认为孕中期 <5mm,孕晚期 <7mm 为正常;孕中期 5~10mm、晚孕期 7~15mm 为轻度积水;孕中期 >10mm,孕晚期 >15mm为中度积水;重度则为肾盂肾盏极度扩张,皮质变薄。

肾盂输尿管连接处狭窄超声表现为肾盂扩张,可以是单侧,也可以是双侧,同时伴有肾盏扩张,扩张的肾盏呈数个无回声位于肾盂周边,且与肾盂相通,呈"花瓣状",严重时肾盂肾盏极度扩张,肾皮质变薄。单侧病变时同侧输尿管不扩张,膀胱正常显示,羊水量正常;双侧病变时视狭窄程度而定,严重狭窄时羊水少,但合并其他系统异常时羊水量可正常。膀胱输尿管连接处梗阻声像图表现为梗阻以上部位输尿管扩张,于胎儿下腹部肾脏与膀胱之间见迂曲条状无回声,边界欠清晰,调整探头方向发现无回声之间相互贯通并向上与肾盂相连,肾盂肾盏也有不同程度的扩张,单侧病变时膀胱及羊水量均正常。双侧肾盂输尿管连接处严重狭窄时,膀胱可较小或长时间不充盈,并且伴有羊水过少。典型的后尿道瓣膜声像图表现为膀胱明显增大、膀胱壁增厚、输尿管扩张和肾盂积水;有时可见后尿道扩张,呈"钥匙孔"样与膀胱相通;多伴有羊水过少。

遗传咨询:一般认为,肾盂扩张小于 5mm,多数胎儿都正常,90% 的病例可以恢复正常;肾盂扩张在 5~10mm之间且无其他异常发现,产后出现相关异常的可能性较低;肾盂扩张在 10~14mm 之间,发生病理情况的亦较多,建议新生儿密切随访;肾盂扩张大于 15mm,高度提示梗阻性病变可能,常称为病理性积水。在肾积水中,48% 为

一过性肾积水,15% 为生理性肾积水,11% 为输尿管肾盂连接处梗阻,9% 为膀胱输尿管反流,4% 为巨输尿管,而多囊肾、肾囊肿、输尿管囊肿各有 2% 的发生率,1% 为尿道下裂。轻度肾积水如在 20 周后被发现,建议孕 32 周进行超声随访,以排除恶化的可能性。胎儿轻度肾积水轻度增加了非整倍体风险,如 21 三体、13 三体、18 三体、45,X、不平衡易位以及 47,XXX 等,因此建议羊膜腔穿刺染色体检查。新生儿随访原则:出生时检查尿道口;24h后检查血清电解质、尿素氮、肌酐;如孕期胎儿严重肾积水,早期超声评估应在第 1~2 天进行,轻中度肾积水超声评估可在第 3~7 天进行;如首次肾脏超声检查正常,应在3~4 周后再次超声检查,以发现部分输尿管梗阻或膀胱输尿管反流患儿。

4.2　重复肾

宫内表型特征:典型的胎儿重复肾畸形超声表现有以下几项。①患侧肾脏增大,上肾盂常扩张,下肾盂正常或轻度分离;上肾盂扩张严重时,下肾盂被推移至后下方;梗阻严重时,上部肾脏常表现为囊性发育不良。②输尿管扩张,从扩张的肾盂开始,输尿管呈蛇行状迂曲扩张。③输尿管囊肿,扩张的输尿管与膀胱连接异常,可突入膀胱内形成囊肿。有时可见其规律的增大与缩小,但当膀胱过度充盈时,囊肿被压迫消失,因此输尿管囊肿的显示率不高。

遗传咨询:发病率 1/1 500,单侧较常见。建议做详细的超声检查,排除其他系统异常。同时行胎儿染色体检测。单纯的重复肾,预后良好。再发风险较难评估。

4.3　肾缺如

宫内表型特征:肾缺如分为单侧和双侧,产前超声显示羊水过少甚至无羊水、膀胱不显示、双侧肾脏未见,在排除胎膜早破、异位肾或肾发育不全后可诊断双肾缺如。单侧肾缺如因一侧肾脏正常,胎儿尿液生成正常,故羊水量正常,膀胱正常充盈。声像图上一侧肾脏不显示,盆腔、腹腔、胸腔均不能显示肾脏图像,该侧肾动脉亦不显示,肾上腺"平卧";对侧肾脏可代偿性增大。

遗传咨询:活产儿中双肾不发育的发病率为 1/3 000;单侧肾不发育的发病率为 1/1 300~1/500,在双胎中更高一些。建议详细的超声检查,排除其他系统异常,行羊水胎儿染色体检测。双侧肾脏不发育的结局是致命的,继续妊娠需考虑新生儿肾移植,但需排除无羊水导致的胎儿肺发育不良。遗传咨询较复杂,多数为多基因遗传,再发风险较难评估。

4.4　马蹄肾

宫内表型特征:马蹄肾是肾脏的融合畸形,其宫内表型特征是双肾位置略下移,下端在脊柱前方相连,冠状切面双肾失去正常平行状态,下端向中线聚拢,由于输尿管受压,可见输尿管及肾盂扩张。

遗传咨询:发病率为 1/1 000~1/500,男女之比为 4:1。建议做详细的超声检查,排除其他系统异常。行胎儿染色体及芯片检测。不合并其他异常者,大多数预后良好。再发风险较难评估。

4.5　多囊肾

4.5.1　婴儿型多囊肾

宫内表型特征:典型的胎儿期婴儿型多囊肾超声表现为双肾呈一致性、均匀性增大,孕晚期可明显增大占满腹腔;双肾实质回声增强,羊水过少或膀胱不显示。由于婴儿型多囊肾早期肾脏大小在正常范围内,后期肾脏才明显增大,故早期羊水量可正常,至中晚孕期才出现羊水少、膀胱不显示的特征。由于不同的病例发病时间不同,超声表现可有很大差异,并非每个病例在宫内都能作出正确的诊断,产前最终确诊需做基因检测。

遗传咨询:发生率 1/50 000~1/40 000。建议做详细的超声检查,排除其他系统异常。婴儿型多囊肾为常染色体隐性遗传病。建议胎儿染色体检测或基因检测。预后与肾脏病变的严重程度相关。远期合并症有高血压、尿路感染和门静脉高压。如父母为携带者,再发风险为 25%;如前胎新发突变,再发风险较低。

4.5.2　成人型多囊肾

宫内表型特征:产前超声表现为双肾偏大,实质回声增强,羊水量可正常或略偏少,部分病例肾内可见大小不等囊性结构。双侧肾脏可不对称增大,其中一侧的多囊性改变可较另一侧更明显。超声不能作出成人型多囊肾的诊断,因为双肾增大,实质回声增强并不是成人型多囊肾的特异性表现。产前最终确诊必须通过超声联合基因检测。

遗传咨询:成人型多囊肾为常染色体显性遗传病,发病率约 1/1 000。建议做详细的超声检查,排除其他系统异常。建议胎儿染色体检测或基因检测。单侧多囊性肾发育不良,预后相对较好;双侧多囊性肾发育不良,预后较差。常染色体显性遗传病理论上再发风险为 50%。由于遗传的异质性,需结合其他因素评估。

4.6　多囊性肾发育不良(MCDK)

宫内表型特征:多囊性肾发育不良是较常见的一种肾脏囊性疾病,无遗传性,男性多见,常为单侧发病,对侧多正常。超声表现肾脏增大且失去正常椭圆形,严重者占满整个腹腔;肾区内见多个大小不等的圆形囊泡,互不相通;肾脏中央或囊之间常可见小岛样实质性组织,集合系统不能正常显示;可累及单侧或双侧肾脏,双侧肾脏受累,则常有羊水过少、膀胱不显示等特征;彩色多普勒示主肾动脉显示困难,肾内肾动脉分支紊乱。

遗传咨询:多为单侧,但有时也会伴随对侧肾脏发育畸形。建议做详细的超声检查,排除其他系统异常。建议做胎儿染色体芯片检测。部分单侧的多囊性肾发育不良在出生前后患侧肾脏会退化;但若持续存在,是否需要手术切除尚无定论;若多囊性肾发育不良肾脏>6cm或压迫膈肌、胃肠道或导致高血压等疾病时需要切除患侧肾脏。单侧多囊性肾发育不良,预后大多数良好。双侧多囊性肾发育不良,预后不良风险较大,若在孕 26 周之前发现,建议终止妊娠。出生后需定期随访双肾发育情况及肾功能。单纯的多囊性肾发育不良多为散发,再发风险较低。如合并其他综合征,需相应评估再发风险。

5 骨骼系统畸形

5.1 成骨不全

成骨不全又称脆骨病,是一种遗传性骨疾病。临床的遗传表现差异很大,主要病因为胶原蛋白不足,结构异常,为全身性结缔组织疾病。目前多用 Sillence(1979 年)从遗传学角度对该病的分型,共分为四型。临床复杂性:Ⅱ型 > Ⅲ型 > Ⅳ型 > Ⅰ型。本病宫内能作出诊断的主要为Ⅱ型。

Ⅱ型宫内表型特征:主要超声表现为长骨短,股骨最为明显,长骨弯曲,多发骨折,骨折愈合后局部回声增厚,因钙化不良胎儿颅骨变薄,回声变低,颅内结构显示清晰,可因肋骨骨折而导致胸廓变形。其他类型成骨不全宫内诊断时间较晚,超声表现为不同程度长骨变短、弯曲、骨折。

遗传咨询:活产儿中发生率为 1/68 000~1/28 000。有家族史的孕妇,胎儿如果在 20 周之前已出现骨骼发育不良的表现,应考虑Ⅱ型或Ⅲ型的可能。同时需告知患儿父母此病的不良预后,患儿父母有权选择是否终止妊娠。建议做详细的超声检查、胎儿染色体检查及基因检测。90% 的病例是由编码 Ⅰ型胶原前体的基因(*COL1A1* 或 *COL1A2*)发生突变。大部分病例为显性遗传。即便父母都无症状,但由于高发的性腺镶嵌现象,已有先证者子女仍有 7% 的再发风险。非致死性成骨不全患儿的治疗主要包括物理治疗、复健及整形外科,具体预后需出生后评估。

5.2 软骨发育不全

宫内表型特征:软骨发育不全是由于软骨内骨化缺陷所引起的先天性发育异常。最常见的如侏儒症。其主要超声表现为四肢短小(股骨尤为明显)、胸腔狭小、腹部膨隆、头颅增大、颅骨突出、三叉戟手。部分胎儿可伴有全身水肿、颈部水囊瘤及腹水等表现。

遗传咨询:活产儿中发生率为 1/26 000。建议做详细的超声检查、胎儿染色体检查及基因检测。*FGFR3* 突变可能是发病基础。远期并发症主要是颅颈处压迫、脑积水、脊椎狭窄、限制性和梗阻性肺疾病、中耳炎和胸腰部驼背。智力发育通常正常。通常为常染色体显性遗传,但 80% 的病例是源自父系的新生突变,并与父亲的生育年龄有较大相关性。再发风险取决于不同遗传方式。

5.3 致死性侏儒

宫内表型特征:致死性侏儒是最常见的致死性骨骼发育不良疾病,分为Ⅰ型和Ⅱ型两个亚型。Ⅰ型以股骨弯曲为主要特征,Ⅱ型以严重的三叶草状颅骨畸形为主要特征。本病声像图特征为严重短肢,长骨弯曲,类似于电话听筒样改变,胸腔小,肋骨短,椎体发育不全,由于矢状缝与人字缝过早关闭形成三叶草颅骨畸形,往往合并脑积水。

遗传咨询:为常染色体显性遗传;与父亲生育年龄增大相关,突变散发,再发风险极低。新生儿中发生率为 0.027/1 000~0.04/1 000。*FGFR3* 突变可能是发病基础。*FGFR3* 也在脑内表达,即使存活,生长发育也严重延迟。孕 26 周之前确诊,告知不良预后,建议终止妊娠。如继续妊娠,建议做详细的超声检查和相关基因检测。远期预后不良。

5.4 半椎体畸形

半椎体畸形是最为常见的椎体畸形,单发常见,亦可多发,是造成先天性脊柱侧凸、侧后凸的主要病因。Nasca 曾将椎体畸形分为以下六型:单纯剩余半椎体,单纯楔形半椎体,多发性半椎体,多发性半椎体合并一侧融合,平衡性半椎体,后侧半椎体。

宫内表型特征:重要的声像图表现为异常脊柱屈曲或躯干短缩,在冠状切面上可显示成角弯曲,可发现一个或多个椎体骨化中心缺失。

遗传咨询:活产胎儿中发生率为 0.03%~0.1%,多发生于女性。畸形发生在妊娠6周内。建议做详细的超声检查、胎儿染色体检查。需与其他综合征相鉴别。单纯的半椎体畸形预后良好。合并其他畸形的预后取决于合并症的严重程度。目前尚无明确致病基因,再发风险较难评估。

5.5 肢体畸形

5.5.1 关节挛缩

先天性关节挛缩是指关节在宫内位置处于屈曲挛缩状态,可累及两个或多个关节。原因包括异常的肌肉组织,异常的神经功能,异常的结缔组织,宫内活动受限。

宫内表型特征:宫内超声检查发现胎儿较长时间两个或多个关节始终处于屈曲挛缩状态,骨骼形态可正常但活动受限,关节挛缩常伴有颈项透明层增厚,羊水增多,淋巴管水囊瘤。

遗传咨询:活产儿的发病率为 1/3 000。建议详细的超声检查、胎儿染色体检查。远期预后需结合是否有其他合并症来评估。再发风险依赖其潜在因素。肌发育不良为散发,再发风险小或没有。远端关节挛缩 1~10 型为常染色体显性遗传,有 50% 的再发风险。

5.5.2　桡骨发育不全

宫内表型特征:桡骨发育不全是指桡骨缺失或发育不良,发生于单侧或双侧,可伴有其他先天性异常。超声表现为前臂仅见一根骨显影或桡骨明显缩短,手掌向桡侧偏斜,与前臂成角,可伴有尺骨缩短,可显示不同程度手畸形,多可见拇指缺如。

遗传咨询:发生率 1/30 000,其中 50% 为双侧发病。建议做详细的超声检查和胎儿染色体检查。远期预后需结合是否有其他合并症来评估。再发风险取决于基础疾病。

5.5.3　先天性手足畸形

5.5.3.1　先天性缺指 / 趾畸形

宫内表型特征:先天性缺指 / 趾畸形包括缺指 / 趾,手足裂。缺指 / 趾声像图上可显示单个或多个手指 / 脚趾缺失。手足裂声像图显示手掌 / 脚掌呈"龙虾爪"样改变。

遗传咨询:新生儿发生率为 1/18 000。建议做详细的超声检查、胎儿染色体检查。智力大多数正常,手术后手功能恢复良好。大多数综合征型先天性缺指 / 趾畸形为常染色体显性遗传,为 P63 基因突变所致。建议家系基因检测,有助于评估再发风险。

5.5.3.2　多指 / 趾畸形

宫内表型特征:多指 / 趾畸形指单手或单脚出现多于 5 个手指 / 脚趾的情形,超声下手畸形较脚趾容易被检出,伸手状态下观察最为清楚。常表现小指或拇指外侧检出额外手指,额外指可为一软组织,也可为一根完整的指。

遗传咨询:据种族和人口不同,发病率约为 1/698~1/100。建议做详细的超声检查及胎儿染色体检查或基因检测。孤立的多指 / 趾畸形手术效果和预后较好。单纯的多指 / 趾通常为常染色体显性遗传,再发风险为 50%。其他情况的再发风险取决于不同的遗传方式。

5.5.3.3　并指 / 趾

宫内表型特征:并指 / 趾是指手指或脚趾的融合,可以是骨性融合也可以是皮肤的融合。超声表现为无法分开单独的手指或脚趾,相连的手指可做同步运动。产前超声诊断较困难。

遗传咨询:活产儿中发生率为 1/3 000~1/1 650。建议做详细的超声检查及胎儿染色体检查。可行胎儿镜进一步诊断。单发病例,可手术矫正,预后咨询外科医师;合并其他畸形,预后取决于严重程度。再发风险取决于不同遗传方式。

5.5.3.4　马蹄内翻足

宫内表型特征:马蹄内翻足由足下垂、内翻、内收三个主要畸形综合而成,是由于跟骨和其他附骨之间关系异常。超声横切面检查胎儿下肢可发现足底平面与小腿骨骼长轴处于同一平面或平行,而不是垂直。

遗传咨询:活产儿发病率约 1/1 000。可能的原因为宫内挤压或结缔组织、基因、神经肌肉异常等。建议详细超声检查排除其他结构异常。如合并其他畸形,建议行胎儿染色体检查。告知预后,手术治愈率 60%~95%,有些病例需二次手术。如父母正常,下一代再发风险 2%~5%;如父母之一为患者,下一代再发风险 25%。

6　其他常见异常

6.1　胎儿骶尾部畸胎瘤

宫内表型特征:胎儿骶尾部畸胎瘤声像图为骶尾部包块,可呈实质性、囊实混合性及以囊性为主,约 1/3 的包块内可见钙化灶,囊内容物主要为出血、坏死、液化或囊液;彩色多普勒可显示肿块内血流丰富,可出现高速低阻频谱;肿块内出血可导致胎儿贫血,大脑中动脉流速测量可显示高流速,甚至出现胎儿水肿及羊水过多、胎盘增大;肿块可压迫膀胱,使膀胱前移;肿块大小不一,位于盆腹腔内及较小的肿块易漏诊;可合并其他畸形,如脊柱裂、无脑畸形和腭裂等。

遗传咨询:需要 MRI 来帮助确定瘤体解剖位置进行临床分型,多为散发病例,女胎多于男胎,但男胎恶变率高。妊娠期需注意胎儿严重贫血导致胎儿水肿、羊水过多的情况。再发风险同人群发生风险相似。

6.2　胎儿水肿

宫内表型特征:超声检查是胎儿水肿最可靠和最直接的检查方法,有助于胎儿水肿的早期发现。胎儿水肿的超声图像特征包括:

①皮肤及皮下组织水肿:一般头皮水肿出现最早,表现为颅骨强回声带与头皮强回声带明显分开,两条强回声带之间为水肿组织的低回声区;此外严重水肿的胎儿可出现全身皮肤回声减低,并明显增厚(>5mm)。②体腔积液:一般最早表现为腹水,可见腹腔内脏器官漂浮在游离液中,还可表现为胸腔积液、心包积液等。③胎盘增厚:可作为胎儿水肿早期间接征象。④羊水量异常:一般表现

为羊水过多,尤其在免疫性水肿中更为常见,可作为早期单一异常;羊水过少通常出现在孕晚期,一般预后较差。⑤胎儿肝脾大:主要表现为胎儿腹围明显大于相应孕周的正常范围,通常出现在心功能异常所致的胎儿水肿时。⑥胎儿血流异常:胎儿水肿时血流动力学常发生改变,主要表现为脐血流阻力指数升高,甚至出现脐动脉舒张期血流消失或反流。

遗传咨询:引起胎儿水肿的原因很多,遗传性疾病、感染、胎儿发育异常、胎儿肿瘤、免疫因素等均可导致胎儿水肿,全身水肿往往是胎儿终末期表现之一。非免疫性水肿者建议排除染色体疾病及遗传综合征,如为免疫性水肿,尚可进行宫内输血干预。单纯体腔积液者可考虑羊膜腔-体腔引流。下一胎再发风险依据病因不同而异,需根据先证者具体病因进行相关咨询。

6.3 羊水异常

宫内表型特征:超声检查是判断羊水异常的重要辅助检查方法,可及时了解羊水量及胎儿情况。有两种不同的测量方法及诊断标准:①测量最大羊水池垂直深度;②计算羊水指数(AFI),将孕妇腹部经脐横线与腹白线作为标志线,分为4个区,4个区羊水最大暗区垂直深度之和,即为羊水指数。有关羊水过多、过少超声诊断标准不完全统一,一般认为羊水最大深度≥8cm诊断为羊水过多,也有学者认为≥10cm为羊水过多,≤2cm为羊水过少;国内资料认为羊水指数≥18cm可诊断为羊水过多,国外资料则认为羊水指数≥20cm为羊水过多;一般认为羊水指数≤8cm为可疑羊水过少,≤5cm为羊水过少。任何与羊水产生及吸收有关的因素发生异常均可导致羊水过多或过少,羊水过多常与消化道梗阻、中枢神经系统疾病、肺部病变、血容量增多等有关;羊水过少多与肾脏发育异常有关;羊水过少时胎儿几乎占据整个宫腔,胎儿蜷曲,四肢交叉重叠,不利于胎儿结构的观察。

遗传咨询:羊水过多或过少均需排除染色体病及遗传综合征,并同时行详细胎儿系统超排除胎儿结构发育异常。羊水过多者压迫症状明显时可行羊水减量,羊水过少者可行诊断性羊水灌注后再详细评估胎儿发育,必要时可多次羊水灌注至胎儿分娩。

7 复杂双胎

一次妊娠宫腔内同时有两个胎儿时称为双胎妊娠。近年来,随着辅助生殖技术广泛开展及高龄孕妇的增多,双胎妊娠发生率明显增高。双胎妊娠属于高危妊娠,流产、早产、出生缺陷及围产儿病死率都明显增加,母体妊娠期并发症也显著增多,其中单绒毛膜性双胎还有可能合并双胎输血综合征(TTTS)、选择性宫内生长受限

(sIUGR)等特殊并发症。双胎妊娠可依据受精卵性质或绒毛膜性质进行分类,其中绒毛膜性质更加影响妊娠结局,对于产前咨询及临床干预有重要指导意义。应对所有怀疑双胎妊娠孕妇在孕早期进行超声检查,重点确定孕周、胎儿是否存活、是否合并先天畸形及双胎绒毛膜性质及羊膜性质。在孕10~14周期间进行超声检查判定其绒毛膜性质,主要依靠胎儿胎盘数及胎盘V型或T型来明确绒毛膜性质。并在随后超声检查中对胎儿生长参数、多普勒血流动力学指标及羊水量进行监测来识别复杂性双胎妊娠。

复杂性双胎妊娠的诊断和处理,主要包括双绒毛膜性双胎并发症,如双胎生长不一致、一胎结构异常、一胎胎死宫内,以及单绒毛膜性双胎特殊并发症,如双胎输血综合征(TTTS)、选择性宫内生长受限(sIUGR)、双胎反向动脉灌注序列征(TRAPS)、双胎贫血多血质序列征(TAPS)、联体双胎等。

7.1 双绒毛膜性双胎生长不一致

宫内表型特征:双绒毛膜性双胎生长不一致目前诊断标准尚不统一,多数胎儿医学中心推荐以双胎估测体重相差≥25%为诊断标准。其原因主要有:①两胎儿遗传潜能不同;②一胎先天性结构畸形;③血流动力学的不平衡;④胎盘供血不足等。多普勒超声发现两胎儿的脐动脉血流S/D值相差较大时,往往提示双胎生长不一致。

遗传咨询:孕早期两胎儿冠-臀长(CRL)差>10%对双胎生长不一致有一定的预测价值,孕中晚期发现双胎生长不一致应进行详细的胎儿结构筛查,尤其是较小胎儿,咨询产前诊断医师并决定是否行胎儿遗传学检查,对于未合并胎儿结构畸形及染色体异常的双绒毛膜性双胎生长不一致,对围产儿预后并没有显著不良影响,但应加强母胎监护,注意双胎体重差异的变化及胎儿血流,根据胎儿体重及母体情况选择合适的时机及分娩方式终止妊娠。

7.2 双胎输血综合征(TTTS)

TTTS是单绒毛膜双羊膜囊单卵双胎的特殊并发症,通常认为与两胎儿共用一个胎盘,胎儿间存在大量动静脉吻合支,血液从动脉向静脉单向分流有关,使一个胎儿成为供血胎儿,而另一个胎儿成为受血胎儿。

宫内表型特征:供血胎儿贫血,血容量减少,导致生长受限,肾灌注不足,羊水量减少,而受血胎儿因血容量增多,动脉压增高,各器官体积增大,胎儿体重增加,可发生充血性心力衰竭、胎儿水肿及羊水过多,TTTS的严重程度取决于胎盘内发生分流的时间、范围和方式。TTTS可出现生长不一致(估计体重差别在20%以上),若供血胎儿羊水过少,被挤压到子宫一侧,周围被羊膜紧裹,

可成为"贴附儿"。但 TTTS 诊断的必要条件是双胎羊水量的异常,产前超声是诊断 TTTS 主要手段,根据单绒毛膜双胎伴有羊水过多 - 羊水过少序列,最大羊水深度 <2cm 及 >8cm 考虑 TTTS 的发生。在 TTTS 分期中首选 Quintero 分期系统,该系统共分为五期:Ⅰ期表现为受血胎儿羊水过多(羊水深度 >8cm)同时供血胎儿羊水过少(羊水深度 <2cm),供血胎儿膀胱仍可见;Ⅱ期表现为超声动态监测下供血胎儿膀胱未显示;Ⅲ期表现为任何一个胎儿出现彩色多普勒血流动力学异常,包括脐动脉舒张末期血流消失或倒置、静脉导管 a 波反流、脐静脉搏动样改变等;Ⅳ期表现为任何一个胎儿水肿,通常为受血胎儿;Ⅴ期表现为一个或两个胎儿发生宫内死亡。尽管这一分期并不代表病情演化的顺序,且与围产儿存活率不完全相关,但其更适合用于监测病情的发展,可一定程度反映病情的严重性,也能据此分期选择诊疗方案。2007 年美国费城儿童医院(CHOP)提出了一个主要基于受血胎儿心功能的 CHOP 评分系统[21]。CHOP 评分的主要评估指标包括受血胎儿是否有心室肥厚、心脏扩张、右心室流出道狭窄,彩超检查是否有三尖瓣反流、静脉导管反流等。该评分标准对于胎儿镜手术及预后的评估价值尚需要大样本研究的验证。

遗传咨询:TTTS 如果不经过治疗,胎儿的死亡率可高达 90%,且存活胎儿也有 17%~33% 的可能发生神经系统后遗症。目前针对 26 周前确诊的 TTTS,Quintero 分期为Ⅱ期或Ⅱ级以上,应首选胎儿镜下激光术,凝固胎盘表面可见的血管吻合支;对于较晚发现的 TTTS,可采取羊水减量术,通过降低羊膜腔压力延长孕周,术后严密观测羊水量及胎儿发育情况,根据情况可进行多次羊水减量,术后至少一胎存活率为 50%~60%[22]。对于 Quintero Ⅰ期的 TTTS,是采用期待治疗、羊水减量还是胎儿镜激光术治疗,目前尚存争议。

7.3　选择性宫内生长受限(sIUGR)

宫内表型特征:sIUGR 亦为单绒毛膜双胎特有的严重并发症,主要依据为双胎中生长受限胎儿超声估计体重小于相应孕周第十百分位,两胎儿体重相差 >25%,但诊断仍存在争议。也有学者认为单绒毛膜性双胎中,任一胎儿超声估计体重小于相应孕周第十百分位,即考虑 sIUGR。其实在单绒毛膜性双胎中,如果任意一个胎儿体重小于第十百分位数,95% 以上同时会伴有两胎儿体重的不一致(相差 >25%)。另外,sIUGR 与 TTTS 在诊断上易出现混淆,尤其是 sIUGR 合并羊水异常时,鉴别要点为 TTTS,主要诊断依据为两胎儿羊水量的异常,必须符合一胎羊水过多,一胎羊水过少,而 sIUGR 羊水量可以正常,或仅出现一胎的羊水异常。其诊断依据是双胎之间的体重差异。sIUGR 的分型主要依据彩超对小胎儿脐动脉舒

张期血流频谱的评估,共分为 3 型。Ⅰ型:小胎儿脐动脉舒张末期血流频谱正常;Ⅱ型:小胎儿脐动脉舒张末期血流持续性的缺失或倒置;Ⅲ型:小胎儿脐动脉舒张末期血流间歇性的缺失或倒置。

遗传咨询:sIUGR 临床预后与分型有关,Ⅰ型临床预后较好,Ⅱ型的小胎儿胎盘灌注不良较严重,在孕 28~32 周出现病情恶化可能性较大;Ⅲ型在多数情况下,小胎儿可期待到孕 32~34 周,但由于较大直径的动脉与动脉吻合,大胎儿向小胎儿体内输血的发生往往较为大量而突然,因此具有不可预测性,且单绒毛膜双胎因共用一个胎盘,99% 拥有吻合血管支,若较小胎儿发生宫内死亡,则发育正常的胎儿有发生严重神经系统后遗症,甚至继发胎死宫内的风险[23]。即使双胎均存活,仍有发生生长受限胎儿在出现短暂心动过缓或血压过低时,双胎间通过动脉 - 动脉(A-A)吻合支发生急性输血,正常发育胎儿有继而发生脑皮质损伤等严重脑部损害的风险。sIUGR 的临床处理较为复杂[24],一般Ⅰ型 sIUGR 妊娠结局较好,可在严密监护下期待治疗至孕 35 周。Ⅱ型 sIUGR 妊娠结局相对较差,应充分告知孕妇及家属临床预后及可供选择的治疗方案,包括宫内治疗和期待治疗。目前宫内治疗的主要手段是选择性减胎,包括胎儿腹部脐血管射频消融术、脐带结扎术及脐带双极电凝,减去濒死的较小胎儿,防止较小胎儿突然胎死宫内引起较大胎儿死亡或脑损伤。期待治疗应加强母胎监护,密切超声随访。Ⅲ型 sIUGR 因突发宫内死亡风险较大,若孕妇选择期待治疗,随访频率应与Ⅱ型 sIUGR 相同,一般建议在 34 周前终止妊娠。

7.4　双胎反向动脉灌注序列征(TRAPS)

TRAPS 又称为无心畸形序列征,是 TTTS 最极端的一种类型,仅发生在单卵双胎中,是极罕见却很严重的一种并发症[25],发生率是单绒毛膜性双胎的 1%,妊娠胎儿的 1/35 000。正常胎儿被称为泵血胎儿,无心胎儿的循环需要依赖于正常胎儿。

宫内表型特征:超声检查未见异常胎儿的心脏显示,但胎体内可见血液流动,异常胎儿的脐带为单脐动脉,即入胎动脉血流,其血流频谱所显示的心率、心律与正常胎儿的心率、心律完全一致。其根本原因是双胎间出现动脉-动脉吻合,使受血胎儿的血管发育和灌注紊乱,供血胎儿易发生心力衰竭,如未经治疗,50%~75% 的供血胎儿将死亡,妊娠 16~18 周的死亡率更高。正常胎儿也有较高的结构畸形发生概率,其染色体异常的概率为 9%,应对其进行仔细的结构畸形筛查及遗传学检测。TRAPS 的宫内治疗主要是采用血管凝固技术减去无心胎儿,包括射频消融和脐带凝固术,对于是否需要进行宫内手术干预,主要取决于无心胎儿与正常胎儿之间的大小关系,以及正常胎儿是否出现心功能受损或水肿等表现。一般认为宫

内治疗的指征包括:①无心胎儿与正常胎儿大小相等甚至大于正常胎儿;②出现羊水过多;③正常胎儿出现严重的脐血流异常,包括脐动脉舒张期血流缺失或倒置、静脉导管血流反向等;④正常胎儿出现水肿;⑤复杂性双胎,单绒毛膜单羊膜囊双胎[26]。

7.5 双胎贫血多血质序列征(TAPS)

TAPS 是产前胎儿贫血的主要原因,多与 TTTS 有关,在单卵双胎中发生率为 15%~30%,一胎儿为受血胎儿,造成供血胎儿贫血,血容量减少致使发育迟缓,受血胎儿血容量增多,而且有双胎均死亡的风险,TAPS 分期与 TTTS 类似,主要基于大脑中动脉多普勒的异常发现。

宫内表型特征:根据超声影像学特点分为五期。Ⅰ期指供血胎儿大脑中动脉收缩期峰值流速(MCA-PSV)>1.5MoM(MoM 为中位数的倍数)和受血胎儿 MCA-PSV<1.0MoM,无其他胎儿并发症;Ⅱ期指供血胎儿 MCA-PSV>1.7MoM 和受血胎儿 MCA-PSV<0.8MoM,无其他胎儿并发症;Ⅲ期指在Ⅰ、Ⅱ期基础上出现供血胎儿心血管并发症或出现异常的血流动力学改变,如脐动脉舒张末期血流消失、静脉导管 a 波反流;Ⅳ期指出现供血胎儿水肿;Ⅴ期指一胎或双胎胎死宫内。产后的诊断标准为两胎儿血红蛋白差异 >80g/L,并且符合以下任一条件,供血胎儿及受血胎儿的网织红细胞比值 >1.7 或胎盘灌注发现仅有直径 <1mm 的血管吻合支。

遗传咨询:目前关于 TAPS 积极的宫内治疗方法主要包括胎儿输血、选择性减胎或胎儿镜激光手术阻断两胎盘间血管吻合支,但疗效尚不确切,根据病情严重程度及孕妇和家属意愿,还可选择期待治疗或终止妊娠。

7.6 联体双胎

宫内表型特征:联体双胎是单绒毛膜单羊膜囊双胎妊娠中的一种罕见类型,发生率约为 1/100 000,其发生与胚胎发育异常有关。孕早期用超声检查诊断联体双胎,可见两胎儿身体的紧密连接与固定及一定程度的皮肤连线的融合。其分类基于联合部位,最常见的联合方式是胸部联合,即两胎儿面对面;两胎儿胸部与腹部相连接,通常有联合的肝脏、心脏及肠管结构。

遗传咨询:对于孕早期发现的联体双胎,可早期终止妊娠。如孕中期发现的联体双胎,优生引产过程中因联体胎儿体积及形态异常,可能出现难产和子宫破裂,必要时可行剖宫产;孕晚期发现的联体双胎,若孕妇及家属要求终止妊娠则建议直接行剖宫产术。对于病情较轻的联体双胎,如仅有皮肤融合或简单脏器融合,出生后可经手术治疗,或孕妇及家属坚决要求继续妊娠,建议密切母胎监护,适时终止妊娠,新生儿出生后转至有经验的儿科医院进行手术治疗。

结 语

胎儿影像学检查是获取宫内表型的重要手段,目前超声仍占据胎儿影像学的主要地位,是大多数胎儿畸形产前诊断的关键技术,胎儿系统超声的进展不仅能够发现常见系统器官发育的结构异常,而且还可以根据超声发现软指标的情况,提示胎儿染色体异常和遗传综合征的微小标志物,指导遗传咨询。影像学和产前遗传学检查的结合可为胎儿发育的遗传咨询提供依据,同时也为尽早进行宫内干预及胎儿出生后外科手术治疗提供指导。

(王慧 刘春敏 牛建梅 曾敏 宋梦帆
叶宝英 杲丽 施立晔 赵欣荣
孙金铃 王彦林 陈炯 吕明丽
孙立群 刘峰 徐晨明 黄荷凤)

参考文献

[1] 严英榴,杨秀雄.产前超声诊断学.北京:人民卫生出版社,2012.

[2] AXT-FLIEDNER R,SCHWARZE A,SMRCEK J,et al.Isolated ventricular septal defects detected by color Doppler imaging:evolution during fetal and first year of postnatal life.Ultrasound Obstet Gynecol,2005,26(4):266-273.

[3] EROL O,SEVKET O,KESKIN S,et al.Natural history of prenatal isolated muscular ventricular septal defects.J Turk Ger Gynecol Assoc,2014,15(2):96-99.

[4] JIN Y,WANG A,WANG Y,et al.Natural history of prenatal ventricular septal defects and their association with foetal echocardiographic features.Cardiol Young,2012,22(3):323-326.

[5] HUGGON I C,COOK A C,SMEETON N C,et al.Atrioventricular septal defects diagnosed in fetal life:associated cardiac and extra-cardiac abnormalities and outcome.J Am Coll Cardiol,2000,36(2):593-601.

[6] YILDIRIM G,GUNGORDUK K,YAZICIOǦLU F,et al.Prenatal diagnosis of complete atrioventricular septal defect:perinatal and neonatal outcomes.Obstet Gynecol Int,2009,3:958496.

[7] LANGFORD K,SHARLAND G,SIMPSON J.Relative risk of abnormal karyotype in fetuses found to have an atrioventricular septal defect(AVSD)on fetal echocardiography.Prenat Diagn,2005,25(2):137-139.

[8] RASIAH S V,EWER A K,MILLER P,et al.Outcome following prenatal diagnosis of complete atrioventricular septal defect.Prenat Diagn,2008,28(2):95-101.

[9] GARNE E,NIELSEN G,HANSEN O K,et al.Tetralogy of Fallot:a population-based study of epidemiology,associated malformations and survival in western Denmark 1984-1992.Scand Cardio-

vasc J,1999,33(1):45-48.

[10] POON L C,HUGGON I C,ZIDERE V,et al.Tetralogy of Fallot in the fetus in the current era.Ultrasound Obstet Gynecol,2007, 29(6):625-627.

[11] PRIFTI E,CRUCEAN A,LUISI S V,et al.Early and long term outcome of the arterial switch operation for transposition of the great arteries:predictors and functional evaluation.Eur J Cardio-thorac Surg,2002,22(6):864-873.

[12] POPOV A F,TIRILOMIS T,GIESLER M,et al.Midterm results after arterial switch operation for transposition of the great arter-ies:a single centre experience.J Cardiothorac Surg,2012,7:83.

[13] OBLER D,JURASZEK A L,SMOOT L B,et al.Double outlet right ventricle:aetiologies and associations.J Med Genet,2008, 45(8):481-497.

[14] RADFORD D J,PERKINS L,LACHMAN R,et al.Spectrum of Di George syndrome in patients with truncus arteriosus:Expanded Di George syndrome.Pediatr Cardiol,1988,9(2):95-101.

[15] SHARLAND G K,CHITA S K,FAGG N L,et al.Left ventricular dysfunction in the fetus:relation to aortic valve anomalies and endocardial fibroelastosis.Br Heart J,1991,66(6):419-424.

[16] GALINDO A,NIETO O,VILLAGRÁ S,et al.Hypoplastic left heart syndrome diagnosed in fetal life:associated findings,preg-nancy outcome and results of palliative surgery.Ultrasound Obstet Gynecol,2009,33(5):560-566.

[17] AXTFLIEDNER R,ENZENSBERGER C,FASS N,et al.Fetal diagnosis of hypoplastic left heart,associations and outcomes in the current era.Ultrasound Obstet Gynecol,2012,40(S1):51-56.

[18] MIRANDA J O,CALLAGHAN N,MILLER O,et al.Right aor-tic arch diagnosed antenatally:associations and outcome in 98 fetuses.Heart,2014,100(1):54.

[19] YINON Y,CHITAYAT D,BLASER S,et al.Fetal cardiac tumors: a single-center experience of 40 cases.Prenat Diagn,2010,30(10): 941-949.

[20] ALLAN L.Fetal cardiac tumors//ALLAN L,HORNBERGER L, SHARLAND G.Textbook of Fetal Cardiology.London:Green-wich Medical Media Limited,2000:358-365.

[21] RYCHIK J,TIAN Z,BEBBINGTON M,et al.The twin-twin transfusion syndrome:Spectrum of cardiovascular abnormality and development of a cardiovascular score to assess severity of disease.Am J Obstet Gynecol,2007,197(4):392.e1-8.

[22] HOLSCHNEIDER A M,BAUMGARTNER M,MASCOTT C.Consequences of antenatal diagnosis for pediatric surgery.Prog Pediatr Surg,1986,19:184-196.

[23] GRATACÓS E,LEWI L,MUÑOZ B,et al.A classification sys-tem for selective intrauterine growth restriction in monochorionic pregnancies according to umbilical artery Doppler flow in the smaller twin.Ultrasound Obstet Gynecol,2007,30(1):28-34.

[24] VALSKY D V,EIXARCH E,MARTINEZ J M,et al.Selective intrauterine growth restriction in monochorionic twins:patho-physiology,diagnostic approach and management dilemmas. Semin Fetal Neonatal Med,2010,15(6):342-348.

[25] INDE Y,MIYAKE H,TAKAYA A,et al.A case of monochori-onic-diamniotic twin pregnancy with polyhydramnios-polyhy-dramnios sequence.J Nippon Med Sch,2009,76(2):93-95.

[26] WEISZ B,PELTZ R,CHAYEN B,et al.Tailored management of twin reversed arterial perfusion(TRAP)sequence.Ultrasound Obstet Gynecol,2004,23(5):451-455.

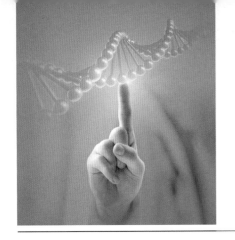

第22章

新生儿疾病的遗传咨询

缩写	英文全称	中文全称
ACMG	American College of Medical Genetics and Genomics	美国医学遗传学与基因组学会
array CGH	array-based comparative genomic hybridization	比较基因组杂交芯片
CMA	chromosomal microarray analysis	染色体微阵列分析
CNV	copy number variant	拷贝数变异
FISH	fluorescence in situ hybridization	荧光原位杂交
ISCA Consortium	International Standards for Cytogenomic Arrays Consortium	国际细胞基因组芯片标准协作组
MLPA	multiplex ligation-dependent probe amplification	多重连接探针扩增
MS/MS	tandem mass spectrometry	串联质谱法
PID	primary immunodeficiency disease	原发性免疫缺陷病
PWS	Prader-Willi syndrome	普拉德 - 威利综合征
SCID	severe combined immunodeficiency disease	重度联合免疫缺陷病
TRECs	T-cell receptor excision circles	T 细胞受体切除环
VCFS	velo-cardio-facial syndrome	腭 - 心 - 面综合征
WES	whole exome sequencing	全外显子组测序技术
WGS	whole-genome sequencing	全基因组测序

引言

新生儿是遗传病的"重灾区"，以多发畸形和生理功能缺陷等表型呈现。随着分子基因诊断技术的飞速发展，遗传检测逐渐成为重要的辅助诊断手段。精确诊断对患儿的治疗、预后评估和遗传咨询具有重要意义[1]。

1 新生儿遗传咨询概述及基本流程

新生儿常见遗传病的咨询不同于传统的遗传咨询，其涉及范围广、难度大。新生儿遗传咨询的对象为新生儿疾病筛查和诊断的先证者家属，咨询内容涉及诊断结果的解读、疾病预后的判断、医疗决策的选择及家庭支持护理和康复方案等；通过对新生儿疾病筛查结果的解读，可以帮助家长进一步了解遗传病筛查结果的意义，帮助阳性患者制订诊疗和随访计划。

临床上新生儿遗传咨询的基本流程如图 3-22-1 所示，首先通过了解基本病情和背景信息，根据临床诊断，提供进一步遗传检测方式，详细解释该遗传检测项目的适应证、优点、缺点，必要时提供与咨询者相关的基因检测技术知识和诊断流程。在获得遗传检测结果后，可以提供相应解释。首先结合咨询者具体情况，阐述疾病的病因、临床表现、自然病程、疾病预后，解释疾病的遗传模式和流行病学特征，提供诊疗手段及可能的产前遗传咨询等相

关信息的分析。

值得一提的是，临床怀疑新生儿有遗传病可能，在进行遗传咨询前，应采集相关病史，完善各项检查。主要包括以下两个方面：①了解基本病情和背景信息：了解现病史、既往史、母亲孕产史、家族史、诊疗史，完成家系图，通过家系图提供个体患病可能存在的遗传风险和类型。此外，基本背景信息的获得也非常重要，通过了解咨询者的基本需求、期望、咨询者的教育背景、家庭支持程度及合作程度，有助于营造一个良好的咨询关系与环境。②完善相关的各种类型表型数据：鉴于新生儿体表特征表现的不典型性，相关的临床生理参数、生化指标、代谢和内环境指数、电生理及影像检查数据的获得，都有助于丰富个体表型谱的内涵，有助于可能的临床诊断，并为分子基因诊断提供更准确的相关信息。

由于新生儿期遗传病特征性表型可不典型、新发位点的致病性不确定、晚发性疾病的发生率存疑、遗传变异存在人群差异、对大部分罕见病认知不足等一系列难点，开展新生儿遗传分子检测结果的解读和遗传咨询面临诸多挑战，需重点注意以下方面：①检测前需对家长进行充分的基本知识普及，确保知情同意；②对检测到的变异可进行家系内验证和对比本地大样本人群数据库，以排除良性变异；③对于仍无法确定其致病性但仍有致病可能的变异，需对家长进行充分的遗传学解释以及疾病解释；④遗传咨询内容重点在于位点致病性的解

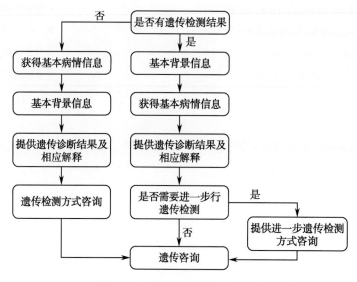

图 3-22-1　新生儿遗传咨询流程图

释,对于疾病遗传模式、外显率、表达度等需要结合临床随访结果进一步跟踪完善判断;⑤病情咨询内容需结合被检者具体情况,还包括该遗传病的发病年龄、临床表现、治疗及预后;⑥涉及多系统疾病建议行多学科会诊;⑦对于携带可疑致病位点者建议长期随访;随访计划应包括针对该病相关体格检查、辅助检查及随访周期的建议;⑧对于先证者家庭其他成员建议行携带者筛查和风险评估;⑨需了解遗传检测技术存在的局限性,重视对阴性结果的客观解读;⑩在遗传咨询过程中需遵循有利(不伤害)、尊重、公平的伦理原则,尊重家长的自主权和文化观念,注意隐私的保护,在具体咨询过程中需保持开放性和非指令性态度。

2 新生儿多发畸形的遗传咨询

出生即可见的累及多系统或多器官的畸形,其潜在病因包括环境因素、遗传物质改变以及环境与遗传交互作用等。染色体病是导致新生儿多发畸形的重要原因之一。出现下述临床表现提示可能存在染色体数目或结构异常:特殊面容、四肢和指 / 趾畸形、外生殖器发育异常、头发和皮肤异常、肌力和肌张力异常、宫内发育迟缓、出生后发育迟缓和各内脏器官系统结构畸形等[2]。通常,新生儿科医生是较先接触多发畸形患儿的人员,对各种特异性临床表型的了解有利于诊断[3]。对于有单一畸形表现的患儿需要全面评估患儿各系统及器官的情况,以明确是否有合并畸形,为临床精准诊断提供详细的表型信息。

据统计,约 1% 的活产儿存在染色体异常,其中约 50% 为非平衡易位[4]。目前明确诊断的主要方法包括核型分析、荧光原位杂交(FISH)和拷贝数变异(CNV)检测。

对于染色体大片段的数目或结构异常,可采用核型分析明确诊断。唐氏综合征亦称 21 三体综合征,是一种较常见的染色体数目异常疾病,其发病率为 1/800~1/600。其临床表现主要为特殊面容、先天性心脏病、异常肤纹及发育迟缓等。其他常见的染色体数目异常的疾病还包括 13 三体综合征、18 三体综合征、特纳综合征、克兰费尔特综合征(47, XXY)等。核型分析不仅能检测出经典的三体综合征,对嵌合型和易位型三体综合征的检出也有其优势,但对于染色体小片段改变的检测能力有限。此外,由于其需要细胞培养等步骤,耗时较长,故分裂中期核型分析不适于早期快速诊断。

FISH 检测的基本原理是利用特殊荧光标记的探针结合间期或中期的染色体,以指示已知疾病的片段缺失。常用于检测较为常见的猫叫综合征、迪格奥尔格综合征等染色体微缺失 / 重复综合征。22q11.2 区域缺失主要导致迪格奥尔格综合征。临床主要表现为胎儿期羊水过多、先天性心脏病、唇腭裂、多指 / 趾畸形、膈疝、免疫功能缺陷和精神神经发育异常等。可采用位于 22q11.2 区域的探针进行 FISH 检测辅助诊断。

目前认为,智力障碍、发育迟缓、多发畸形或自闭症患儿存在 CNV 的可能性较大。染色体微阵列分析(CMA)对于怀疑存在拷贝数异常但无法通过临床表型确定目标片段的患儿,其诊断具有一定的优势。CMA 包括染色体高分辨染色体微阵列、比较基因组杂交芯片(array CGH)以及单核苷酸多态性阵列[1]。CMA 在多发畸形诊断中的阳性率可达 15%~20%,比核型分析高 5~6 倍[5]。染色体核型结果无异常人群中有 6% 存在 CNV,1.7% 携带可疑致病性 CNV[6]。在临床上有逐渐替代核型分析的趋势。CNV 虽然分布于整个基因组,但有高发区域。目前已知 100 多种常见的存在致病性 CNV 区域[7]。另外,对于可疑已知目标序列的检测可采用多重连接探针扩增(MLPA)技术。其优点在于能够检测出外显子水平的缺失和重复,对 DNA 样本量需求小[2]。MLPA 对于多发畸形相关的致病变异的检测效率是核型分析的两倍[2]。与 CMA 相比,MLPA 技术简单,价格相对便宜,方便推广,但 MLPA 仅最多覆盖 40 个基因组区域,而 CMA 能检测全基因组[2]。

CMA 已被推荐作为多发畸形患儿的临床一线检测手段。美国医学遗传学与基因组学会(ACMG)在 2010 年发布了 CMA 的临床应用指南[5],在 2011 年发布了 CMA 技术和结果解读指南[8]。对于 CNV 的致病性分析基于其是否包括剂量敏感基因、是否影响剂量敏感基因的调控因子以及人群中的频率[1]。新发的大片段(>1M)的 CNV 有较高的致病可能[1]。对患儿家系进行遗传检测可以帮助去除良性 CNV。国际细胞基因组芯片标准协作组(ISCA Consortium)(https://www.iscaconsortium.org)致力于 array CGH 临床研究、细胞分子遗传学微阵列设计标准的建立、公共数据库的维护以及对染色体微阵列分析结果的解读[9]。DECIPHER(http://decipher.sanger.ac.uk/)专注于建立染色体异常与患者疾病表型进行联系[9]。一般,通过与数据库中的已有记录进行对比,若找到相同或相似的 CNV 记录,或与已知致病 CNV 部分重合,则认为该 CNV 存在致病可能[5];若该 CNV 片段涵盖已知致病基因,需结合表型及基因致病特点做进一步分析;若该缺失片段涵盖较多基因或存在纯合缺失,均提示该片段有致病可能[5]。CMA 的缺点在于无法检测出平衡易位以及低拷贝数嵌合体,但平衡易位以及低拷贝数嵌合体在人群中十分罕见。

目前针对多发畸形的治疗手段十分有限,康复训练及患儿和家庭的心理干预是主要内容。临床多采取对症支持治疗、外科手术、药物及替代治疗等。通过产前诊断和携带者筛查进行早期预防对于减少新生儿多发畸形的发生具有重要意义。对于产前诊断提示有异常的,建议进一步做绒毛或羊水染色体检查等以明确诊断,对于有孕育多发畸形儿史的夫妻可以针对性的对下一胎胎儿做产前诊断。

3　新生儿遗传代谢性疾病的遗传咨询

新生儿可存在有一过性的生理功能异常,如生理性贫血及生理性黄疸等。但仍有一部分患儿存在持续性功能异常,可表现为胆汁淤积、顽固性血糖异常、反复的感染、难以纠正的代谢性酸中毒和代谢异常等。如出现上述情况则提示可能与潜在的遗传性疾病高度相关。目前已知1 000多种单基因遗传病在2岁前发病[10]。

遗传代谢性疾病是指由于编码维持人体正常代谢过程所必需的酶、受体、载体等物质的基因发生变异而导致的特异性临床表型异常的一类疾病。新生儿遗传代谢性疾病的发病率总计超过活产新生儿的0.5%[11]。遗传代谢性疾病主要分为氨基酸代谢异常、有机酸代谢异常、碳水化合物代谢异常、尿素循环障碍、脂质代谢异常、核酸代谢异常、金属元素代谢异常、骨代谢异常、内分泌代谢异常、溶酶体异常、过氧化物酶体异常、线粒体异常及其他罕见疾病。遗传代谢性疾病的临床表现具有异质性,可累及多器官系统。不同疾病的严重程度差异较大,轻者可无明显症状,仅在特殊诱因下发病;重者可出现新生儿期死亡。约有超过100种遗传代谢性疾病在新生儿期起病[11]。

遗传代谢性疾病的急症处理是一个棘手的问题。其急性发作需要尽快进行准确诊断和治疗。一旦错过最佳治疗时机,患儿会出现不可逆的神经系统损害,甚至死亡。遗传代谢性疾病的急性发作多出现在新生儿期,临床表现常无特异性,易误诊。当出现下述临床表现时应高度怀疑是否有遗传代谢性疾病:难以纠正的代谢性酸中毒、持续高氨血症、高乳酸血症、低血糖症、进行性加重的精神萎靡和意识障碍、喂养困难或质谱检查结果提示异常等情况。

遗传代谢病的诊断主要依赖实验室检查,如血尿串联质谱和代谢物检测、酶活性分析和遗传学检测等。质谱检测是一种特异性的生化代谢物检测技术。其主要原理是通过测定物质的质荷比对物质进行定性和定量检测。串联质谱法(MS/MS)因其较高的敏感性、特异性和便捷性,已普遍应用于新生儿遗传代谢病筛查。串联质谱法可用于分析氨基酸、酰基肉碱、有机酸、同型半胱氨酸、乳清酸、嘌呤、嘧啶、类固醇、维生素D等[12]。质谱技术的发展拓展了筛查疾病谱,新生儿疾病筛查对遗传代谢性疾病的早期诊断和干预具有重要的意义。目前有超过58种先天性疾病被不同地区纳入新生儿疾病筛查,而遗传代谢

性疾病筛查是其中重要的内容。酶活性检测主要用于先天性代谢酶缺乏疾病的检测,包括溶酶体病、四氢生物蝶呤还原酶缺乏症、生物素酶缺乏症等疾病[11]。

遗传代谢性疾病的遗传检测主要采用Sanger测序和第二代测序技术。其中,第二代测序技术包括基于多个基因和多个疾病的一批基因测序(panel)、基于全基因组编码外显子的全外显子组测序(WES)和全基因组测序(WGS)。代谢相关临床诊断panel包含的基因均为已知致病基因;WES适用于临床表现不典型、相关panel检测结果阴性者。由于遗传代谢性疾病绝大多数为常染色体隐性遗传,因此建议同时检测父母亲样本有助于判断变异来源。遗传检测结果是产前诊断、遗传咨询的诊断依据,并已逐渐成为遗传代谢疾病重要的辅助检查。

遗传代谢性疾病主要的治疗原则是调节代谢异常,减少有毒产物的蓄积,补充物质的生理需要量,限制特殊成分的摄入,同时还要保证患儿的基本营养供给。治疗方法主要包括特殊饮食、药物治疗、干细胞移植、基因治疗和器官移植等[13]。遗传代谢性疾病相关药物主要针对不同的疾病特点,例如先天性酶缺乏疾病的特异性疗法包括酶替代疗法、酶反应产物替代疗法、底物减少疗法、酶共作用因子补充疗法和酶构象疗法;如胰高血糖素样肽-1受体激动剂exendin-(9-39)可用于治疗先天性高胰岛素血症[13]。

4　新生儿原发性免疫缺陷病的遗传咨询

原发性免疫缺陷(PID)是一类临床表现和遗传背景均呈高度异质性的疾病[14]。主要分为抗体缺陷病、自身免疫性疾病、自身炎症性疾病、重度联合免疫缺陷病(SCID)、非重度联合免疫缺陷病或选择性T细胞缺陷病、常见变异性免疫缺陷病、固有免疫缺陷病、淋巴组织增生病、自然杀伤细胞缺乏病、中性粒细胞缺乏病、骨髓衰竭以及综合征性原发性免疫缺陷病[14]。患儿临床表现为严重的反复感染和多器官功能异常,病情凶险,多早期死亡,且难与败血症鉴别[15]。

对临床怀疑PID的患儿应进行免疫功能评价,包括常规功能评价和个体化功能评价[16]。固有免疫功能的实验室评价包括补体检测、中性粒细胞功能检测,体液免疫检测包括B细胞数量、B细胞功能,细胞免疫检测主要通过流式细胞仪对外周淋巴细胞群中的各种细胞组成比进行分析[16]。

PID的遗传背景较复杂且临床表现不典型,往往不能通过临床表型准确定位到已知致病基因,目前发现的与PID相关的致病基因已超过300个,大部分为单基因遗传病[14]。对于免疫缺陷病,WES是相对经济有效的检测手段[17],通过WES还可发现已知致病基因的新发位点和新

发的致病基因。当然,对于可疑致病位点的解释需要通过对比大样本人群数据库,通过突变信息预测其对蛋白质结构造成的影响以及分析该致病基因本身的突变特点(如获得功能或丢失功能致病)。WES 结果的准确解读依赖于生物信息技术及有经验的遗传咨询师。

新生儿 PID 的治疗原则是保护性隔离、抗生素治疗感染及免疫重建[16]。造血干细胞移植是 PID 有效的治疗方法。影响移植疗效的因素较多,包括年龄、感染情况、供源类型、移植前对移植物的处理、移植物抗宿主病的预防和疾病的基因型等一系列问题[18]。近年来发展起来的 PID 新治疗方法主要有酶替代疗法和基因治疗,基因治疗已成功用于治疗 X 连锁遗传 SCID 以及腺苷脱氨酶缺乏 SCID[19-20]。

PID 早期诊断和治疗对提高患儿预后有重要意义。由于 SCID 死亡率极高、存在有效的筛查方法、早期骨髓移植可显著改善预后这三个特点,建议将其加入新生儿疾病筛查。筛查目前倾向于采用定量 PCR 方法检测 T 细胞受体切除环(TRECs),检测胸腺输出的初始 T 细胞功能,若 TRECs 减少或缺失则高度怀疑 SCID,可进一步行流式细胞及基因诊断确诊[21]。TRECs 已被美国卫生与人类服务部建议加入常规疾病筛查项目。该项目在国内也逐渐铺开,复旦大学附属儿科医院已完成万例新生儿样本的 TRECs 筛查[21]。SCID 筛查可将患儿接受移植的时间提前到 3.5 月龄,即在发生严重感染前给予治疗[18],患儿 5 年生存率可提高至 80%~95%[18]。

结 语

新生儿疾病筛查是行之有效的提高人口质量且具有重要社会效益和经济效益的措施,其目的在于降低疾病发病率和死亡率,及时采取治疗措施以提高患儿生存率。新生儿的遗传咨询对象多为新生儿疾病筛查的阳性患者。新生儿疾病筛查选择的标准为:有一定发生率、早期缺乏特殊的症状、危害严重、可以治疗、有可靠的并适合于大规模进行的筛查方法[16]。随着筛查技术的发展,筛查疾病谱也在不断拓展,新生儿期听力筛查、先天性心脏病筛查、SCID 筛查等均在推广阶段。

复旦大学附属儿科医院在 2016 年开展的新生儿基因组计划,旨在将筛查的疾病谱最大化。目前已实现在新生儿期诊断先天性高胆红素血症、先天性高胰岛素血症、先天性低血糖症、葡萄糖-6-磷酸酶缺乏症、甲基丙二酸血症、枫糖尿病、凝血因子Ⅷ缺乏、新生儿癫痫及肌病、先天性巨结肠、大疱性表皮松解症、先天性鱼鳞病、原发性肺动脉高压等新生儿期起病的单基因遗传性疾病。其中包括部分潜在的可治性疾病,对传统新生儿疾病筛查是

一个很好的补充。此外,该计划还包括对常见三体综合征、普拉德-威利综合征(PWS)、迪格奥尔格综合征等已知致病 CNV 的识别。因此,新生儿基因组计划对临床诊断、干预、遗传咨询及下一胎的产前诊断有重要的指导意义。目前将二代测序纳入常规新生儿疾病筛查还存在一些亟待解决的问题,如遗传咨询的规范化流程和通过检测到的海量数据的合理使用[22]。

新生儿是人生的起始阶段,新生儿疾病与遗传因素息息相关,因此新生儿疾病的遗传咨询显得尤为重要。随着急救水平的提高,遗传性疾病在新生儿科疾病谱中占比逐渐增大。遗传病有限的诊治手段和大众参差不齐的认知水平均是临床医生面临的棘手问题。新生儿疾病遗传咨询的成功有赖于对疾病表型、遗传背景、诊治过程的深入了解、对新生儿这一特殊年龄阶段的认知,以及良好的医患沟通能力。

(周文浩)

参考文献

[1] RESTA N,MEMO L.Chromosomal microarray(CMA)analysis in infants with congenital anomalies:when is it really helpful?J Matern Fetal Neonatal Med,2012,25(Suppl 4):124-126.

[2] SZCZALUBA K,SMIGIEL R.Novel cytogenetic and molecular techniques in the diagnosis of congenital anomalies in newborns. Dev Period Med,2015,19(4):432-440.

[3] JONES K L,ADAM M P.Evaluation and diagnosis of the dysmorphic infant.Clin Perinatol,2015,42(2):243-261.

[4] SHAFFER L G,BEJJANI B A.Development of new postnatal diagnostic methods for chromosome disorders.Semin Fetal Neonatal Med,2011,16(2):114-118.

[5] MILLER D T,ADAM M P,ARADHYA S,et al.Consensus statement:chromosomal microarray is a first-tier clinical diagnostic test for individuals with developmental disabilities or congenital anomalies.Am J Hum Genet,2010,86(5):749-764.

[6] WAPNER R J,MARTIN C L,LEVY B,et al.Chromosomal microarray versus karyotyping for prenatal diagnosis.N Engl J Med, 2012,367(23):2175-2184.

[7] 王慧君,WEIMIN B,吴冰冰,等.染色体基因芯片分析在临床遗传病诊断中的应用和结果解读.中国循证儿科杂志,2014,9(3): 227-235.

[8] KEARNEY H M,SOUTH S T,WOLFF D J,et al.American college of medical genetics recommendations for the design and performance expectations for clinical genomic copy number microarrays intended for use in the postnatal setting for detection of constitutional abnormalities.Genet Med,2011,13(7):676-679.

[9] CROTWELL P L,HOYME H E.Advances in whole-genome genetic testing:from chromosomes to microarrays.Curr Probl Pediatr Adolesc Health Care,2012,42(3):47-73.

［10］CEYHANBIRSOY O，MACHINI K，LEBO M S，et al.A curated gene list for reporting results of newborn genomic sequencing. Genet Med，2017，19（7）：809.

［11］顾学范.临床遗传代谢病.北京：人民卫生出版社，2015.

［12］OMBRONE D，GIOCALIERE E，FORNI G，et al.Expanded newborn screening by mass spectrometry：new tests，future perspectives.Mass Spectrom Rev，2016，35（1）：71-84.

［13］陈乡，刘露，周文浩.遗传代谢性疾病相关孤儿药研究进展.国际药学研究杂志，2017，44（2）：167-172.

［14］STRAY-PEDERSEN A，SORTE HS，SAMARAKOON P，et al.Primary immunodeficiency diseases：genomic approaches delineate heterogeneous mendelian disorders.J Allergy Clin Immunol，2017，139（1）：232-245.

［15］BUELOW B J，VERBSKY J W，ROUTES J M.Newborn screening for scid：lessons learned.Expert Rev Hematol，2016，9（6）：579-584.

［16］邵肖梅，叶鸿瑁，丘小汕.实用新生儿学.4版.北京：人民卫生出版社，2015.

［17］陈乡，王慧君，周文浩.全外显子测序技术检测在原发性免疫缺陷病诊断中的应用.国际药学研究杂志，2017，44（2）：194-203.

［18］HEIMALL J，PUCK J，BUCKLEY R，et al.Current knowledge and priorities for future research in late effects after hematopoietic stem cell transplantation（HCT）for severe combined immunodeficiency patients：a consensus statement from the second pediatric blood and marrow transplant consortium international conference on late effects after pediatric hct.Biol Blood Marrow Transplant，2017，23（3）：379-387.

［19］CAVAZZANA-CALVO M，HACEIN-BEY S，DE SAINT B G，et al.Gene therapy of human severe combined immunodeficiency（scid）-x1 disease.Science，2000，288（5466）：669-672.

［20］AIUTI A，CATTANEO F，GALIMBERTI S，et al.Gene therapy for immunodeficiency due to adenosine deaminase deficiency.N Engl J Med，2009，360（5）：447-458.

［21］孙碧君，孙金峤.新生儿重症联合免疫缺陷病筛查研究进展.中华儿科杂志，2017，55（1）：70-73.

［22］GOLDENBERG AJ，SHARP RR.The ethical hazards and programmatic challenges of genomic newborn screening.JAMA，2012，307（5）：461-462.

第4篇

遗传咨询伦理、政策及法规

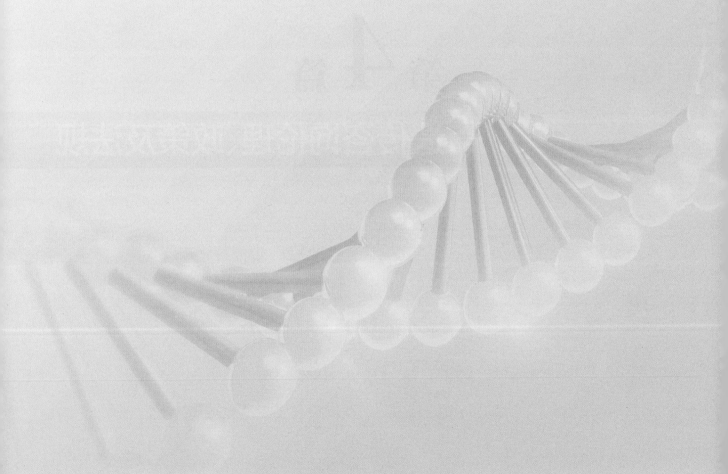

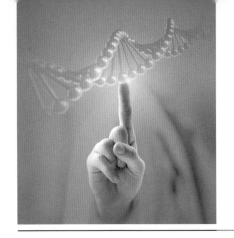

第1章

遗传咨询相关进展及伦理道德准则

缩写	英文全称	中文全称
ABGC	American Board of Genetic Counseling	美国遗传咨询资质委员会
CAH	congenital adrenal hyperplasia	先天性肾上腺皮质增生症
CBGC	Chinese Board of Genetic Counseling	中国遗传学会遗传咨询分会
CH	congenital hypothyroidism	先天性甲状腺功能减退症
G6PD	glucose-6-phoshate dehydrogenase deficiency	葡萄糖 -6- 磷酸脱氢酶缺乏症
GAL	galactosemia	半乳糖血症
NSGC	National Society of Genetic Counselors	美国国家遗传咨询师协会
PCR	polymerase chain reaction	聚合酶链反应
PKU	phenylketonuria	苯丙酮尿症

引言

自改革开放以来,中国人民的生活方式发生了日新月异的变化,人们对健康的要求也越来越高。随着医学的发展与进步,很多古代医学无法解决的疑难杂症逐渐被攻克,但同时愈加突出的是,遗传性疾病和肿瘤疾病因其严重性和无法根治的特性而成为威胁人类健康的主要疾病之一。遗传咨询作为遗传疾病和肿瘤疾病防治的有效手段,近些年才在中国得到应用,其中涉及的诸多伦理和法规问题还需在以后的发展过程中逐渐完善和解决。

第 1 节
遗传咨询国内外发展概况

中国的出生缺陷发生率和肿瘤发病率总体呈逐年递增趋势。根据 2012 年 9 月卫生部发布的《中国出生缺陷防治报告(2012)》统计数据,中国每年新生儿数 1 600 万,有 90 余万出生缺陷儿,发生率高达 5.6%[1]。2015 年中国癌症统计数据则显示,在 2015 年约有 429 万例新发肿瘤病例和 281 万患癌死亡病例,其中肺癌是发病率最高的癌症,与胃癌、肝癌、食管癌和结直肠癌一起占所有癌死亡病例的 75%;另外,乳腺癌是女性中发病率最高的癌症,约占女性癌症的 15%[2]。此外,2009 年 8 月“中国国际不孕不育高峰论坛”发布的由中国人口协会发起的“中国不孕不育现状调查”数据显示[3],我国不孕不育患者人数超过 5 000 万,已婚育龄妇女不孕症发生率由 20 世纪 80 年代末的 2%~5% 增长至 12.5%~15%,至今仍在上升。美国辅助生殖技术协会 2013 年发布的数据显示,全年 35 岁以下患者取卵周期数目为 36 958 次,仅有 40.1% 的概率可成功获得后代[4];同时 Patrizio 等人的报道发现,所有体外受精取得的卵子中仅有不足 7% 可以发育为正常胚胎并最终产下婴儿[5]。这说明除输卵管堵塞、子宫内膜异位症、男子少精症等可以采用辅助生殖技术解决的不孕症外,还存在部分遗传等因素造成的原因不明的不孕症患者不能通过辅助生殖获得后代[6]。

出生缺陷、不孕不育和肿瘤从“生”与“死”两面影响着人类的健康,并无法轻易根治,而高通量测序技术的发展为遗传病和癌症的预防、诊断和治疗带来了曙光。作为

基因测序转向临床应用必不可少的一环,遗传咨询过去并没有在中国得到重视:遗传咨询机构的缺乏、专业遗传咨询师的缺少、公众认知度的不足,都严重制约了基于基因测序等先进技术的遗传咨询手段的临床应用和普及。直到 2013 年复旦大学举办正规遗传咨询培训班开始,全国各地开始涌现不同形式的短期遗传咨询培训班[7];2015 年中国遗传学会遗传咨询分会(CBGC)成立[8],致力于培养一支专业的遗传咨询师团队、建设一套标准化的遗传咨询服务体系、打造世界一流的医学遗传咨询中心,宣告着中国遗传咨询逐渐走向正规化和职业化。

相比中国,美国在遗传咨询领域更快更早地迈开了探索的脚步:早在 20 世纪 50 年代,Sheldon Reed 博士就提出了遗传咨询的概念,并通过授课和著作发表等方式使遗传咨询的概念得到进一步发展和普及;20 世纪 60 年代起,在莎拉·劳伦斯学院继续教育中心主任 Melissa Richter 的带动下,一个崭新的职业——遗传咨询师就此诞生,随后第一个遗传咨询培训项目和相应的委员会相继成立;而到 20 世纪 70 年代末,美国就已然成立了全国范围内的美国国家遗传咨询师协会(NSGC)[9]。

为便于对遗传咨询的理解和普及,NSGC 特别小组于 2003 年对遗传咨询进行了新的界定:遗传咨询通过遗传咨询师和咨询者之间的交流过程帮助人们理解和适应遗传因素对疾病的作用及其对医学、心理和家族的影响,包括通过家族史、病史来评估疾病在家族成员中的发生和再发风险;提供有关疾病的遗传模式、实验室检测、治疗及预防的教育,并提供与疾病相关的各种可以求助的渠道及参与研究的可能性;辅助促进知情选择和对所患疾病及其再发风险的逐步认知和接受[10]。如上所述,遗传咨询主要是以遗传学信息为核心的一个动态的心理沟通交流过程,而遗传咨询师的作用是能够使用遗传学知识、以灵活的方式减少患者的紧张情绪和增加自我控制的信心[11]。NSGC 同样对遗传咨询师进行了界定,他们认为遗传咨询师作为健康管理医疗小组的成员,能对具有一定风险或已确诊患有某种遗传病的个人和家庭提供教育和支持,能对基因检测报告进行解释并为患者的利益提供支持和指导,所以遗传咨询师必须经过独特的专业训练,至少具有硕士学位,是在医学遗传学和咨询方面都有经验的医护人员[12]。

在临床实践方面,经过专业培训及资格认证的遗传咨询师、临床遗传医师、临床遗传实验室主任三者之间

相互沟通,共同服务于患者及其家属。其中,遗传咨询师扮演了临床遗传医师与临床遗传实验室主任、临床遗传实验室主任和患者之间的双重桥梁角色,使遗传咨询成为遗传检测不可或缺的重要组成部分。遗传咨询师首先详尽询问患者及亲属的患病情况并加以分析,然后回答咨询者的各种问题,这些问题主要是:得了什么病? 为什么生病? 该病是否遗传? 亲属患病风险? 如何避免再发? 如何治疗? 预后如何,能否正常生活? 为解答这些疑问,遗传咨询师需要在实验室中通过设计开发适宜的细胞遗传学和分子遗传学检测项目进行疾病诊断,所以他们应充分了解基因和疾病的相关性,并能根据序列及拷贝数变异的临床意义来分析变异数据和撰写报告;在遗传门诊中,遗传咨询师又要对患者临床症状、病史、家族史、系谱描述、以往妊娠情况等进行评估而确定遗传方式,与检查结果相互印证,再对该遗传病在亲属中的再生风险率进行估算,最后跟临床医生及患者解释诊断实验室的报告,解答患者的疑问并提出该病预后、防治的建议[13]。

遗传咨询的对象范围极广:传统的咨询者包括遗传病患者、肿瘤患者、生长异常者、遗传因素明显的常见病患者、近亲婚配者、接触到致畸因素的人群、亲属为遗传病患者的人群、生过遗传病患儿的夫妇、不孕不育或反复自然流产的夫妇和 35 岁及以上的高龄孕妇等[14-15];随着遗传咨询服务的进步,非患者、一般患病风险人群、复杂疾病患者以及有症状而无法确诊的人群也能通过遗传咨询而获取医疗建议。在美国,遗传咨询师的资质认证机构主要是美国遗传咨询资质委员会(ABGC)[16],有意从事临床基因诊断的人员需要在获取博士学位后进入 2~3 年的临床专科培训,经过培训符合要求后,通过严格的全国统一执照考核获取相关执照[17]。他们需掌握的知识有:遗传学、医学遗传学、临床遗传学、心理学、法律法规和伦理道德以及实验室基因诊断方法[18],在与咨询者的沟通过程中遗传咨询师们既能有效询问对方收集信息,又能通过分析遗传检查信息诊断疾病,最后作出治疗和预防方面的教育。

第 2 节　遗传服务的伦理道德

同为遗传服务的重要内容,遗传咨询和遗传检查、遗传病的诊断及治疗密切相关。遗传服务即应用遗传学知识和相关技术为患有遗传病的患者提供医学服务[13],具体服务为帮助遗传病患者和亲属尽可能正常的生活与生育,使他们在生殖和健康问题上作出知情选择,帮助他们适应独特的处境和了解医学上的有关新发展,得到相关的医疗服务和社会支持[19];最终达到预防和减少遗传病的发生,进而促进生育健康、提高人口素质的目的。20 世纪 50 年代后,医学和人类遗传学的长足发展促进了遗传咨询服务的真正开展:人类首先认识到了自身染色体的结构和数目,促进了临床染色体检查等一系列细胞遗传诊断服务项目的开展;20 世纪 70 年代,DNA 重组、DNA 体外扩增、测序等分子遗传学手段的迅猛发展促进了人类基因组计划的完成,伴随着人类遗传学的飞跃式进步,越来越多的致病基因被发现,从而为基因检测和基因诊断创造了先决条件。与此同时,基因克隆、干细胞培养及显微操作等技术的进步使基因治疗成了一项规模有限但前景无限的临床遗传服务项目[13]。遗传服务的发展过程中,人们难免会遇到许多亟待研究解决的伦理和道德方面的问题,而世界卫生组织(WHO)作为致力于制定有关伦理和社会问题指导方针的权威机构,于 1997 年 12 月 15、16 日在日内瓦召开相关会议并一致通过了《医学遗传学与遗传服务伦理问题的建议国际准则》会议报告[20]。

遗传咨询师对咨询者的遗传咨询必须遵循伦理、道德原则,并受到法律的约束。遗传咨询等遗传学服务把遗传学知识应用于医学实践中,因此同样需要遵循医学伦理学的基本原则。1979 年发表的贝尔蒙报告中提出的生物医学伦理学原则成了个人和专业机构制定道德判断指导方针的参考指南。这些原则为:尊重,即待以礼貌和尊重、保护每一个体对自身健康和医疗的自主决定权、提供充分且真实的信息使其知情同意;有利,即"不伤害",所有的措施都是为了患者及家属的安康,应尽可能最大化利益和最小化可能的伤害;公正,即所有个体都拥有平等公正的权利分配医疗资源和负担治疗费用中应承担的部分[21]。医师在实践中贯彻这些原则并不容易。就"尊重"原则要求的知情同意而言,知情同意是维护患者自主权的重要步骤,任何要进行遗传检验的研究都要获取样本提供者的个人信息,这个步骤就需要患者的知情同意。所以需要确保患者和亲属了解提供生物组织的用途及参与检测项目设计的风险、设计的具体项目及目的、检测结果预期、阴性和阳性结果的可能性及含义、报告对象、隐私保密、后续情况、参加研究的可能等[22-23],这就需要咨询师有极大的耐心和深入浅出的解答复杂问题的能力。"有利无害"原则要求进行风险和受益的评估,就需要咨询师抵抗发表科研论文等各种名利诱惑,因为报道新的致病突变能得到丰厚的物质和精神鼓励,而现实中伦理道德又常常屈从于对名利的追逐。当然,如果患者已授权并且该研究确实对该病的诊治有益就另当别论了。"公正"原则要求患者及亲属的选择在程序和结果上是公平的。

1　遗传咨询

以上伦理原则在遗传咨询中可以被细化为如下一些准则[16,22-23]：

1.1　尊重原则

首先遗传咨询等遗传服务的选择接受遵从自愿原则，政府、社会和医生都不能强制患者进行该服务。其次，有行为能力者在个人问题，如健康、婚姻、生育和避孕上作出的个人选择由自身负责，遗传咨询应充分尊重患者及家庭的自主权，所以需做到遵循知情同意原则而不隐瞒任何事实、提供准确而中立的信息，除非有有效的治疗方式，否则尊重患者的任何决定；即使咨询者不希望知道检验结果，也应当予以尊重。如果该疾病涉及儿童及青少年，也需要尊重他们的意见；另外，理解人群的多样性，尊重各国文化和宗教，尊重少数派人的观点；无论个人的知识水平如何，都应尊重每个人的智慧；遗传信息需要用非歧视的语言表述，尊重患者的人格。

1.2　平等原则

所有人都应得到这种为了预防、诊断和治疗的某种服务，不应过多考虑其支付能力，这种服务应首先提供给最需要的人。

1.3　教育原则

遗传学在医疗实践中起着越来越重要的作用，给大众、卫生保健从业者等普及必要的遗传学知识是极其重要的。专业人员需要帮助患者和家属了解医学事实，如疾病诊断流程和现有治疗方法；知道该疾病的遗传方式和亲属的患病规律；从患病风险、患者立场、患者伦理和宗教标准方面选择一个最合适的行动步骤。通过遗传咨询，医师可以鼓励人们邀请亲属寻求遗传咨询而接受遗传学普及教育。

1.4　信息公开原则

在咨询中医师不能向患者及家庭隐瞒任何与健康有关的事实，就算是正常的结果也要尽早通知咨询者，完备的信息是作出决定的前提条件，也是获取咨询者信任的敲门砖。同时，咨询师应当告知咨询者应承担的伦理义务，即提醒其血亲患该遗传病的可能性，告知咨询者有道德义务公开承认自己携带的可能会影响公共安全的遗传疾病。如果咨询者想孕育后代，向其明确对配偶坦白自己是某遗传病携带者是明智的决定，但也会对婚姻和家庭带来负面影响。咨询师应郑重告知患者遗传信息的重要性，不应轻易泄露和授权，其他第三方机构可能会误用遗传信息从而给患者及其家庭造成伤害。

1.5　非指令性的咨询原则

理想的遗传咨询状态应为非指令性的咨询。在非指令性咨询中，专业的咨询师首先应提供准确、完整、价值中立的信息，包括模棱两可的检测结果、新发现的遗传学进展、已发表的矛盾观点，使咨询者能据此作出决定。遗传咨询师不能歪曲事实或提供主观偏倚的信息，使咨询者作出咨询师自以为的最佳选择，因为遗传服务大多数是检查和诊断项目，少有治疗手段，如果遗传疾病如普通疾病一样能通过治疗痊愈，那么遗传咨询也会建议一些带有偏向性的对患者有利的治疗手段。其次，咨询师应尽力帮助患者及家属作出决定，非指令性咨询不意味着袖手旁观，咨询师应在理解咨询者立场和价值观的情况下关心患者并与之交流，解释一切咨询者不理解的知识，最后尽可能支持咨询者的一切决定。

1.6　关注咨询者的心理、社会和情感影响尺度

在临床实践中，咨询师应慎重对待诊断出的疾病传递规律和个人责任，在表述诊断结果时尽量淡化个人责任、鼓励共同承担，保护患者家庭的完整。咨询中的可能严重损害咨询对象的心理、社会和情感的信息可以暂时扣留，咨询师应根据咨询者的承受能力进行判断并在合适的时机以合适的方式进行透露；咨询过后仍应与患者保持接触，除非咨询者拒绝，一旦有与其健康有关的新进展都应当及时与他们联系。

1.7　保护隐私的原则

遗传信息只能用来为患者或家庭谋利，即用以治疗和预防疾病，只有他们能知晓详细情况；除非咨询者授权，遗传信息不得泄露给上级、医疗保险公司、学校或政府机构，保护患者及家庭不受到不公正的打扰。因此，遗传资料应当以最严格的保密标准予以保护。

综上所述，遗传咨询过程中，遗传咨询师既要正确把握遗传咨询的对象和严格执行遗传咨询的程序，又要符合应有的伦理道德要求：体察同情，减轻咨询者的心理压力；平等相待，热情关怀；尊重咨询者的隐私权；坚持自愿和知情同意的道德原则；坚持自主决定的道德原则；规范服务内容，自觉提高遗传服务质量；倡导互助精神，扩大遗传服务受益面。

2　遗传检查

遗传咨询常常伴随着一系列遗传检查，不仅遗传咨询需要遵循伦理道德原则以避免引发伦理道德方面的问题，遗传检查引发的伦理问题同样值得重视。遗传检查与

遗传病诊断中的伦理道德准则可以从以下六个方面进行阐述：

2.1 遗传筛查和检测中的伦理道德

遗传筛查和检测是提供给高风险无症状者的检测实验，以分析诊断一种疾病相关的特定基因的遗传状态[22]。遗传疾病难以治疗的特点使遗传筛查和检测成为一种预防先天缺陷胎儿的出生和遗传性疾病发生的关键措施。遗传筛查和检测能及时评估个人将发生遗传性疾病的风险或将该致病基因遗传给后代的概率，再通过有效的婚姻生育指导及早期治疗，预防和降低遗传病的发生和致病基因遗传。例如，一些先天性代谢缺陷遗传病如苯丙酮尿症、先天性肾上腺皮质增生症等可以通过新生儿疾病筛查被检测出来，从而尽早治疗和控制，以避免代谢缺陷造成严重损伤；对于遗传病患者，可以通过家系信息对其进行杂合子筛查，再根据该病的遗传方式提供婚姻和生育指导，预防致病基因的继续传递；在某些遗传疾病，如珠蛋白生成障碍性贫血的高发地区，尽管夫妻双方健康且无该遗传病家族史，也可以将其加入婚前诊断的内容以预防患儿产生[24]。

遗传筛查和检测同样需要遵循医学伦理的基本原则：尊重、有利无害及公正，和由之衍生的自愿原则、知情同意、风险评估及隐私保护原则。遗传筛查和检测的临床实践过程同样出现了许多相关伦理道德争论：①首先遗传筛查和检测人群的确定以及被选对象是否是自由选择，还是带有政策性和强制性；②遗传筛查和检测反对强制性推行，但如果本人自愿，是否仍应该得到受试者的知情同意；③在研究机构和临床单位之间进行的遗传筛查和检测是否有差别；④使用的技术和方法是否正确，对受检人是否无伤害；⑤在遗传筛查和检测中发现有问题的个体，是否会受到社会的歧视和伤害；⑥有问题的个体利益，如婚姻、生育的自由及其与社会群体利益是否会发生冲突；⑦筛查出有问题的个体能否得到社会的经济援助，在医疗救助服务中能否体现公正、公平和人人享有的机会；⑧对儿童进行遗传病筛查和检测是否享有知情同意权和生存权等。表 4-1-1 列出了 WHO 建议的遗传检测和筛查伦理准则，可由此解答遗传筛查和检测过程中出现的伦理道德争论。

2.2 产前诊断的伦理道德

产前诊断是一种在胎儿出生前利用一系列方法获知胎儿在子宫内发育情况以及胎儿是否患有某种遗传性疾病或先天畸形的手段[25]。目前产前诊断方法分为创伤性产前诊断和无创性产前诊断，前者通过羊膜腔穿刺、绒毛膜穿刺、脐带血穿刺和胎儿镜的方法侵入母体以获取胎儿遗传信息或观察胎儿，诊断胎儿是否具有先天

表 4-1-1 遗传筛查和检测伦理准则[23]

- 遗传筛查和检测应为自愿而非强制性的，应获得本人知情同意并对其身份保密
- 在遗传筛查和检测之前，应对筛查或检测的目的和可能的结果，以及有几种合适的选择向受筛查者提供适当的信息
- 筛查使用的技术和方法应是科学的、安全的、对人体是无伤害的
- 向接受筛查者告知检查可能带来的好处和风险，包括社会上的和心理上的
- 未经个人同意，不应将结果透露给雇主、保险商、学校或其他人，以避免可能发生的歧视
- 在极少的情况下，透露信息可能符合个人或公共安全的最佳利益，这时医疗卫生服务提供者可与受检者一起工作，让受检者自行作出决定
- 得出检测结果后应随即向接受筛查者提供遗传咨询，尤其是在检测结果对受检者不利的时候
- 如存在或可以得到有效的治疗或预防措施，应尽早予以公平、公正地提供
- 如早期诊断和治疗有益于新生儿，则可将新生儿筛查列为必要且不予收费
- 如果对一名儿童或未成年人作为研究规划的一部分而加以检测，应寻求其监护人及本人的同意，并向其监护人及本人说明该检测可能产生的利弊
- 接受筛查、检测后的个人和家属无论作出什么决定，他们的医疗卫生服务不会受到危害
- 因研究作遗传筛查和检测时，应告知受检者对他人和对科学研究可能带来的好处；以及给个人和家属带来的不便和风险
- 告知受检者有关研究的问题或在发生研究损伤时与谁联系
- 个人有在任何时候撤回不接受筛查、检测的权利

缺陷或是否患有遗传性疾病；后者不能直接获得胎儿的遗传信息却也避免了对胎儿的侵袭性损伤，方法大致包含超声筛查、母体血清学指标检测、母体血浆中游离胎儿 DNA 检测、快速产前诊断、植入前胚胎遗传学诊断等[26-27]。通过产前诊断，夫妻可以决定是否为难产做好准备、对新生儿是否作特殊护理或者终止妊娠等，从而更好地保护后代和降低遗传病的发生概率。近年来，为降低出生缺陷、提高人口素质，我国于 1994 年公布《中华人民共和国母婴保健法》，于 2001 年颁布其实施办法并在同年启动出生缺陷干预工程，鼓励通过产前诊断和选择性流产降低出生缺陷发生概率，2002 年卫生部制定了《产前诊断技术管理办法》，并在各地成立了产前诊断中心[25,28]。尽管我国产前诊断技术进步迅速，但 2012 年卫生部公布的《中国出生缺陷防治报告》显示我国的出生缺陷问题仍然很严重。

虽然产前诊断作为一种遗传服务同样遵循公正原则，但在家族中缺乏先证者也并无医学指征的情况下，仅为宽慰母亲焦虑的产前诊断在资源分配下的优先权应少于有医学指征的产前诊断[23]。其次，考虑到创伤性产前诊断对母亲和胎儿带来的医学风险，产前诊断的对象应当被严格控制。适合做产前诊断的人群有：35 岁以上的

高龄孕妇;有生育染色体异常患儿史的孕妇;夫妇之一是染色体异常携带者的孕妇;有脆性 X 综合征家族史或生育神经管畸形儿史或性连锁遗传病家族史的孕妇;羊水过多或过少者;有原因不明的异常孕产史者(包括自然流产史、畸胎史、死产及新生儿死亡史);夫妇一方有明显不良因素接触史的孕妇;早孕阶段有严重病原生物感染者;有生育代谢性疾病患儿史者;具有遗传病家族史又属于近亲婚配的孕妇[26]。

考虑到产前诊断的风险性和终止妊娠选择的伦理困境,其遵循的伦理道德准则脱胎于尊重、有利无害和公正原则,却和其他遗传服务项目相比有大量的补充[22-23]:

(1) 遗传咨询应在产前诊断之前,要求夫妇充分了解产前诊断的目的、益处和将得到的有限度的信息,而一些较为可信的异常检测结果需要通过侵袭性产前诊断加以证实,这可能导致流产;在结果显示胎儿异常后,又要保证父母的知情选择。因此,针对产前诊断,遗传咨询师需要根据疾病对胎儿、父母及家庭生活的影响程度列出可能检查出的主要疾病的名称及主要特点,使夫妇双方了解相关知识以备知情选择。遗传咨询师需要用百分率、比率、口头描述等来描述胎儿得病的可能性、出现不利结果和非预期结果的可能性;说明产后疾病治疗及辅助设施的情况;提供一些患病胎儿的处理方案,如胎儿足月生产并在家里照顾、寄养在工作单位、让别人收养、终止妊娠、胎儿产前或产后治疗。当然,咨询师也要详细说明实验室或超声检查结果不一定是完全正确的,很多疾病可能因医务人员了解到的信息不全而无法加以诊断,同时遗传检查会引发母体和胎儿的医学风险及非医学风险,而怀孕早期应用的非侵袭性检查,如血清甲胎蛋白筛查可能只是创伤性产前诊断和流产决定的第一步。就算通过产前诊断对胎儿所患疾病进行了确诊,大多数疾病都不能在产前加以治疗,医师需要让咨询者明白,即使知道胎儿存在一种病态也可能无助于胎儿。最后,告知其检查的费用,询问夫妻资金的来源,提供遗传病患者服务专家及组织的名称和地址,以供联系。

(2) 包括产前诊断在内的遗传服务应得到公平分配,要给予最需要医疗服务的人群,无论他们的支付能力或任何其他因素如何。对于寻求遗传服务的人,医师应做到一视同仁、公平对待。

(3) 产前诊断在性质上应为自愿,应由未来的父母自行决定。在并无医学指征的情况下,仅为宽慰母亲焦虑所做的产前诊断,对资源分配的优先权应次于有医学指征的产前诊断;但若在医学上有产前诊断的指征,无论夫妻关于流产的观念如何,都应提供产前诊断,产前诊断在某些情况下可为先天性遗传病的孩子进一步诊治做准备。

(4) 产前诊断仅给父母和医师提供有关胎儿健康的信息,除了极少数特殊情况,不应利用产前诊断作父子关系检验,除非是为了排除连锁疾病,否则也不能作性别选择。根据《中华人民共和国母婴保健法》,非医学需要的性别选择被明令禁止,产前诊断应当被用于确定胎儿的患病情况,而不能被用于解答父母的疑惑和确定胎儿性别,该技术的滥用会造成男女比例失衡的严重后果。

(5) 医师应将所有与临床有关的产前诊断发现透露给妇女或夫妻,包括所涉及疾病症状的整个变异范围。各种遗传病的遗传方式、发病时间、危害程度不尽相同,所使用的检测和治疗手段也不相同,使妇女及家庭承担的风险根据遗传病的种类有所差异,所以医师需要贯彻知情同意原则,让妇女或夫妻充分了解所有信息后作出知情选择。

(6) 在家庭和谐和国家法律、文化及社会结构的框架内,妇女或夫妻对受累胎儿妊娠的选择应得到尊重与保护。遗传咨询过程中,医师提供的建议应是非指令性的,所采取的措施都由当事人自己决定,在不违反公共安全的情况下给予孕妇充分的自主选择权和相应的尊重。

2.3　新生儿筛查的伦理道德

新生儿筛查是指在新生儿时期通过先进的实验室检测发现某些严重危及婴儿健康的先天性疾病和遗传疾病,从而在表型不显著的情况下做到早期诊断和有效治疗,避免患儿产生发育障碍,甚至死亡的遗传服务[29-30]。现阶段新生儿筛查的疾病类型多为可以早期诊断加以控制的先天性遗传代谢病,我国的主要筛查疾病为苯丙酮尿症(PKU)和先天性甲状腺功能减退症(CH),有时因地理位置差异也会酌情添加葡萄糖 -6- 磷酸脱氢酶缺乏症(G6PD)或先天性肾上腺皮质增生症(CAH)筛查项目[31]。

自 1961 年美国 Guthrie 医生成功创立干血滤纸片血样采集法对血中的苯丙氨酸含量进行半定量测定起,PKU 的新生儿筛查得以实现,也进而推动了 1973 年 CH 筛查方法的发现和应用,从而使以 PKU 和 CH 为主的新生儿疾病筛查在欧美迅速开展并逐渐普及,直至 2011 年欧美地区的筛查覆盖率近 100%[32]。由此可见,世界上越来越多的国家意识到新生儿筛查的重要性,并相继开展相关工作。20 世纪 90 年代后,需求的增加带来了技术的飞速进步,从放射免疫分析法到免疫荧光分析法,再到串联质谱法,新生儿筛查工作已经能用快速、简便、敏感的检验方法在 2min 内对一个血样同时进行多种氨基酸、脂肪酸、有机酸代谢病的检测[31-32]。中国的新生儿筛查始于 20 世纪 80 年代初,1981 年上海儿科医学研究所陈瑞冠团队率先开展了遗传代谢病——PKU、CH 和半乳糖血症(GAL)的新生儿筛查;1982—1985 年,涉及全国 11 个省市的 PKU 筛查协作组首次进行了大规模 PKU 新生儿筛查[31]。随着新生儿筛查规模的飞速发展,我国于 1994 年颁布的《中华人民共和国母婴保健法》中首次提到"新生儿疾病筛查",并在次年着手起草《新生儿疾病筛查管理办法》,经过十年的实践在 2009 年正式出台,从法律上规范管理了新生儿疾病筛查工作[32]。2004 年,卫生部联合专家制定了《新生儿遗传代谢病筛查技术规范》并于 2010 年再次修订出版,逐步规范了新生儿筛查的技术流程,从而大大提高了全国新生儿疾病筛查的质量[32]。依据卫生部《全国新生儿疾病筛查工作规划》(2009 年发布),我国的新生儿筛查覆盖率自 2012 年起已达到 50%以上,新生儿筛查的普及使越来越多患儿得到救助,但伴随而来的伦理问题也不可忽视。

政府在筛查费用上的投入及承担是新生儿筛查普及和医疗资源公平分配的重要保障,不因贫富差距而忽视偏远地区的筛查工作建设,无论是贫穷山村还是一线城市,政府不仅应该对贫困地区给予补助以保证新生儿都能享受新生儿疾病筛查服务,更需要对阳性患儿诊疗提供适当补助,使其能及时治疗[29]。检查前,医师需要向受检验者和父母们解释检查的潜在利弊,还要充分告知该检验的限度,比如检查提供的信息不可能预测发病年龄或出现症状的严重性;检查后,得到的信息只能被用于预防对受检验者或对配偶、家属、未来孩子或他人可能带来的危害。新生儿筛查同样需要遵循信息公开和隐私保密的伦理准则,为受检验者提供对该疾病一定时间的有效遗传咨询的同时,不应让雇主、医疗保险商、学校、政府部门等第三方单位接触检查结果,避免引发家庭纠纷和社会歧视。应贯彻有利无害原则,只有在医学上可能为儿童/未成年人带来好处的检验才能在其身上予以进行。尽管新生儿筛查的对象是无自主决定权的未成年人,知情选择仍是不能省略的过程:在要求检查儿童时,如果不能够通过预防或治疗使其在医学上获得好处,那么对成年才发病的遗传病的症状前检验或易感性检验,通常延迟到成年阶段,那时成年人可作出他自己的决定,否则由监护人作出决定。

2.4　家系风险成员遗传病检查中伦理[13]

当家庭中某一成员被证实为遗传病患者,医师往往会要求家庭中未患病成员和至亲提供样本进行遗传检查,以绘制该遗传的系谱图和确定该病遗传方式,一方面有助于指导患者的婚姻及生育,另一方面则敦促患者通知家人对遗传病风险早作预防。该过程可能会引起一些伦理学的问题,比如咨询者保护隐私的愿望和对亲属的负罪感、告知情况后引发家庭中未患病成员对自身携带有致病基因的恐慌,进而影响到家人的正常生活。因此,除前文提到的自主决定、知情同意、有利无害、保密等原则外,还应尊重家庭成员的不知情权,即如果亲属不希望得知检查结果也要予以尊重,尽管遗传检查结果在多数情况下对控制致病基因的传递是十分有利的。

2.5　对出生缺陷或迟发性遗传病检查的伦理道德

多数出生缺陷和迟发性遗传病尚无有效根治手段,很多迟发性遗传病如亨廷顿病、帕金森病、家族性乳腺癌和结肠癌的致病基因携带者往往在发病时就已经结婚生子并将致病基因遗传给下一代。这时,阳性检查结果可能会为携带者带来负罪感、激发家庭问题,遗传信息泄露后又可能会引起婚育、就学、工作和保险等方面的歧视。但某些出生缺陷患者在早期可以通过手术矫正[33];迟发性遗传病患者如果在早期进行确诊,他们就可以早作预防或选择不婚、不育、产前诊断、辅助生殖等措施,避免悲剧的延续,缓解对家庭和社会造成的负担[13]。该检查也要遵循一定的伦理道德原则,以降低上述患者受到的伤害。

在临床实践中,与产前诊断一样,出生缺陷或迟发性遗传病检查之前应进行遗传咨询,让受检者通过咨询充分了解疾病是否会遗传、能否治疗,以及传递的风险等,使之有充分思想准备接受检查的结果。如果经过遗传咨询后,受检者改变初衷或放弃基因检测也应予以尊重[34]。只有对儿童的健康有利才能进行检查,任何检查都应征得受检者或监护人的同意,咨询师不应为了谋利或其他的目的进行指令性的检查。在保密原则上,任何检查的结果都应为受检者保守秘密,迟发性遗传病携带者或迟发性遗传病患者的遗传信息,未经家长、本人或监护人同意,不得向商业保险、学校和政府等透露[23]。社会对遗传病患儿或迟发性遗传病患者不应歧视,在结婚、生育、就业、医疗、保险、财产继承等方面应与社会其他人群一视同仁等。

2.6　遗传病基因诊断的伦理道德

遗传病的诊断流程为采集病史及家族史、绘制家系图、体格检查、初步诊断、实验室检查辅助诊断和遗传方式确定,其中基因诊断是遗传服务的关键步骤[35]。基因诊断指应用分子遗传学和分子生物学方法检测基因结构或表达功能的异常,以对人体的特殊状态作出诊断[36]。其关键之处在于检测与疾病相关的基因突变,包括点突变、移码突变、插入缺失突变、染色体结构变异等,按研究对象可分为两类,即某遗传病未知突变的检测和已知突变的检测;前者使用单链构象多态性、DNA 直接测序法、DNA 芯片技术等进行分析,后者多采用直接检测法如PCR-限制性酶切片段长度多态性分析,而那些致病基因众多、缺乏主效基因的遗传病如血友病 A,通常采用连锁分析和关联分析进行诊断[37-38]。

基因诊断中常出现的伦理学问题有:是否强制进行产前诊断、新生儿疾病诊断等;如何将迟发性遗传病的阳性诊断结果告诉无明显症状的患者;如何将模棱两可的诊断结果告诉咨询者等[36]。为此仍建议基因诊断过程应严格遵循自愿、知情同意、有利无害、隐私保护原则。首先进行基因诊断的目的必须明确,不能因为有其他的目的而诱使咨询者进行基因诊断,咨询者必须是自愿的,并签署知情同意后方可进行[36]。就知情同意而言,基因诊断结果的不确定性应向患者作详细的解释;正确告知其父母有关基因诊断的信息,对患有先天性遗传病的胎儿如何处置,应由其父母及其家属自主决定,帮助他们对可能有的选择自行作出决定,如怀孕到足月、准备生产和新生儿特殊护理或终止妊娠[13]。就有利无害原则而言,所使用的技术必须是可靠、安全、无伤害的[23],医师需要妥善处理在基因诊断过程中可能对胎儿及母亲引发的医学风险,并提供可能的预防措施。不应把基因诊断作为倡导流产和计划生育的一种方法,对不需要妊娠的妇女应给予可靠的信息和富有同情心的咨询,医疗卫生系统中任何有关流产的措施,只能按照国家立法程序和国家的相关法律来决定。最后严格保护基因诊断信息的隐私权。

3　遗传病治疗

目前,遗传病的临床治疗办法十分有限,主要是通过手术和药物来预防和缓解遗传病的异常表型,而治愈遗传病的根本措施是纠正发生突变的致病基因,但该方法不仅在实施上存在诸多困难,伦理道德方面的问题也较为棘手[39]。

3.1　遗传病手术治疗中的伦理要求

对于许多先天性畸形都能用外科手术对病损器官进行切除、修补或移植,以改善某些遗传病的症状并减轻病痛,例如家族性结肠腺瘤样息肉切除、延长软骨发育不全患者的肢体、肾移植治疗家族性多囊肾[39-40]。通过手术移除有基因缺陷的组织器官,再通过器官和组织移植法,使患者重新拥有了具备正常基因的器官和组织并恢复正常功能。镰状细胞贫血、遗传性糖尿病、遗传性角膜萎缩症等患者都能通过这种方法有效缓解疾病症状[40]。既然这些遗传病通过外科手术进行治疗,那么这种治疗过程就应当遵守外科手术治疗中的伦理准则。

外科治疗过程可分为术前诊断、术前准备、术中操作、术后处理等阶段,因此其中的伦理道德问题也应当被分开看待。术前诊断的精确程度是有效治疗的必要保障,医生做手术前必须要明确该疾病是否具有手术指征,即非手术的方式无法治愈该疾病。若有,则需要向患者及家属说明手术方案和意外情况等信息,做到知情选择;若无,则不可实施手术[41]。医生可以通过患者的精神状况、经济条件、后遗症、适宜手术时间等决定合适的手术方案

和时间,但每个拥有手术指征的患者都应享有相同的接受手术的权利,医师不能根据手术的难易挑选患者[41]。术前与患者及家属的沟通过程不仅要详述手术方案和解答疑惑,更要根据对象的不同适当透露手术信息,鼓励患者对医生付诸信任。手术过程严格无菌,医生应在保证疗效的同时选择最熟悉的手术方式,保证患者的术后恢复速度、避免不必要的组织损伤[41]。所有手术组成员都需参与患者的术后处理工作,采取各种方法适当降低患者的疼痛;最后,医生应认真做好手术记录,为进一步治疗提供依据[41]。

3.2　药物治疗的伦理要求

药物治疗可根据遗传病类型分为补充疗法、排除疗法、对症疗法三种[40]。对一些患有酶相关遗传病的患者,向其补充缺乏物质可以显著缓解疾病表现,例如补充胰岛素控制遗传性糖尿病的病症表现、补充甲状腺素治疗先天性克汀病等,但患者需要终生服药。有些疾病因酶促反应异常致使代谢产物堆积产生临床表现,所以对于这些疾病可以采用排除疗法进行治疗,包括用青霉胺螯合铜离子以防止 Wilson 病的铜代谢障碍和相应症状出现[39]。针对某些遗传病的致病机制开发出的药物治疗终究效果有限,一些仅仅能改变症状的对症治疗反而能在一定程度上取得疗效。对症治疗要根据遗传病的临床表现,如特定激素、酶或维生素的缺乏而进行相应补充,从而缓解疾病部分表型。例如,儿童假性肥大型进行性肌营养不良症可以通过乳酸钠静脉注射得到缓解[40]。遗传病药物治疗伦理原则是医学伦理学原则的实际运用,包含安全性原则、有效性原则、经济性原则和个体化原则,即防止用药不当或错误、使药物有效发挥、选择质优价廉且用量少的药物、考虑患者对药物反应的个体差异性[42]。

3.3　饮食疗法的伦理要求

通过限制特定代谢底物的摄入,可避免或减少某些酶突变造成的代谢产物累积现象,从而治疗部分代谢性遗传病,如用低苯丙氨酸饮食控制苯丙酮尿症患儿的智力低下症[39]。这时,应严把食物的安全性,注意食品的质与量,医务人员耐心做到使患者知情同意,合理调配饮食的口味,使患者食之开心、饮之有味。

3.4　遗传病基因治疗及其伦理道德

基因治疗就是将外源基因导入至患者的特定细胞中,使缺陷基因的功能得到纠正和补偿,基因治疗根据靶细胞的差异可分为生殖细胞基因治疗和体细胞基因治疗,前者能将正常的基因遗传给后代,但是受到技术、伦理和法律的限制,后者通过向患者移植修改过的离体细胞达到治疗目的[40]。作为一个新兴技术,基因治疗无疑

会在将来攻克诸多顽疾,但目前仍有很多伦理问题留待解决。比如,患者如何在不了解医学和遗传学知识下知情选择,如何严密保护患者的遗传资料,如何避免患者受到歧视,基因治疗的费用承担问题,基因治疗是否会对自然造成伤害[43]。至于这些问题的解决措施仍要回到医学伦理学的基本原则,即尊重患者、知情同意、有利无害、公平公正、隐私保护至上。

结　语

遗传咨询需要遵循相关的伦理和法规。随着对遗传疾病研究的不断深入和扩展,相关伦理和法规势必也会逐步完善。系统完善的伦理及法规的形成也将有助于遗传咨询的顺利开展。

附:上海市遗传咨询相关管理办法的介绍

遗传咨询是一个贯穿于婚前、孕前、产前以及产后出生缺陷三级预防的各阶段、帮助人们理解和适应遗传因素对疾病的作用及其对医学心理和家庭影响的沟通过程,可以为临床上有效预防和治疗遗传因素导致的出生缺陷提供不可或缺的智力支持。目前,我国在国家层面仅于 2003 年下发了与产前诊断相关的遗传咨询技术规范,内容相对目前工作发展需求显得简单,缺乏实际操作可行的参考。本文将对上海市基于 2017 年遗传咨询现状调研及专家研讨形成的有关遗传咨询服务管理办法的相关思路进行初步介绍。

1　背景意义

随着国家全面二孩政策的实施,累积生育需求集中释放,出生人口数量增加,高龄孕产妇比例不断增高,出生缺陷及不良妊娠结局的发生风险也越来越大。同时,随着全社会优生优育健康意识的提升,以及基因科技的普及,人们对遗传咨询、遗传病诊治等医学服务的需求与日俱增。2003 年卫生部下发了与产前诊断相关的遗传咨询技术规范,内容简单。例如对遗传咨询人员要求:"具备系统、扎实的医学遗传学基础理论知识,能正确推荐辅助诊断手段,对实验室检测结果能正确判断,并对各种遗传疾病的风险与再发风险作出估计"。针对"系统"如何解释、相关"能力"如何认定,其他相关技术对遗传咨询技术服务皆无明确要求的问题及目前工作的需求,为进一步贯彻落实全面二孩政策,降低出生缺陷发生率,规范与婚前保健、孕前保健、产前筛查、产前诊断、新生儿疾病筛查及诊治、人类辅助生殖技术和人类精子库等相关的遗传咨询技术服务,应提高遗传咨询技术服务水平,建立统一的遗传咨询技术流程,健全相关的转诊、随访、医学伦理委员会等工作制度,强化质量控制标准,加强遗传咨询相关人员分级分层专业化培训等,以满足全面二孩政策实施后对提高出生人口质量而增长的需求等,为健康儿童、健康中国奠定基础。

2　对象与内容

遗传咨询是咨询师和咨询者之间就其家庭遗传病的病因、遗传方式、诊断、治疗、预防、复发风险等所面临的全部问题进行讨论和商谈,最后作出恰当的对策和选择,并在咨询师的帮助下付诸实施,以达到最佳防治效果的过程。

所有关注子代出生质量的育龄夫妇都可以接受遗传咨询。尤其适用于有以下情况者:

(1) 夫妇双方中一方患有遗传病病史者。

(2) 有遗传病家族史者。

(3) 不明原因的反复流产或不良产史、曾生育过有出生缺陷的新生儿的夫妇。

(4) 35 岁及以上的高龄孕妇。

(5) 不孕不育的夫妇。

(6) 产前筛查结果提示高风险的孕妇。

(7) 产前发现胎儿结构异常的孕妇。

(8) 长期接触不良环境因素的育龄夫妇。

(9) 孕期接触过不良环境或致畸物的孕妇。

(10) 胚胎植入前遗传学筛查阳性者。

(11) 儿童罕见病与遗传代谢疾病。

(12) 其他需要咨询的情况。

遗传咨询的服务内容主要包括以下几个方面:明确疾病诊断,判断疾病是否属于遗传病,评估疾病的遗传模式和再发风险,提供疾病的相关遗传学知识和生育选择咨询,提供个性化治疗或预防再发的措施以及提供心理和社会支持。

3　服务流程

参照 2017 年的《中国遗传咨询标准专家共识指南》有关规范标准,包括信息采集、遗传病诊断及遗传方式的确定、遗传病再发风险的估计、建议与指导、及时随访等。

3.1　信息采集

病史:患者的现病史、既往史、体检情况、实验室检查情况,特别注意出生史、发育史、用药史、致畸因子暴露史的采集,必要时采集影像资料等。

家族史:种族、近亲婚配情况、患病人数及亲缘关系、先证者与家系患者年龄及临床表现等。通常以家系图的方式来描述和记录先证者及其家庭成员的相互关系和表型特征。

3.2　遗传病诊断及遗传方式的确定

临床遗传医师根据患者临床症状、体格检查、实验室检查结果及家系信息,结合医学资料或文献检索,对患者所患疾病的种类作出初步判断,并有针对性地安排必要的遗传学检查,根据检查结果作出疾病诊断。如果无法确诊,应向对象建议及时转诊或组织多学科会诊。

3.3　遗传病再发风险的估计

遗传咨询人员根据咨询者的家系信息与疾病的遗传学特征,对咨询者及其家系成员的疾病再发风险进行评估。单基因病的遗传咨询中,确定疾病遗传方式是再发风险评估的前提。遗传咨询人员应帮助咨询者了解遗传疾病的基本传递规律,提高咨询者对疾病再发风险的认知水平与接受程度。

3.4　建议与指导

咨询者了解疾病状况、遗传方式和再发风险后,遗传咨询人员需提供可以采取的措施、比较各种对策的优劣及其对咨询者与家庭的影响,必要时还需提供适当的心理支持与疏导。

3.5　随访

对接受咨询者应进行随访,记录妊娠结局、诊断符合率等信息。

4　伦理原则

开展遗传咨询服务的医疗机构,应设有相应的医学伦理委员会,依据相关法律法规及伦理原则,对遗传咨询服务中遇到的伦理问题进行审核、论证和建议。遵循的伦理原则包括:知情同意、保护隐私、非指导性咨询、心理疏导和情感支持等。

4.1　知情同意原则

在建议咨询对象进行相关遗传检测前,应遵循知情同意原则,在自愿前提下,由咨询对象或其家属签署相关知情同意书。知情同意的主要内容应包括遗传检测的目的、有效性、技术的局限性、潜在的风险、其他可处理方式和咨询过程中可能发现的其他遗传疾病等。

4.2　保护隐私原则

遗传咨询人员应尊重咨询对象的隐私权,对咨询对象提供的病史和家族史予以保密。对隐私的保护有两个基本方面,一是在家庭成员内部,二是咨询中获得的资料,必须向社会各方保密,包括咨询对象的单位、雇主及保险公司等,以免损害咨询对象的权益。对于再生育的夫妻,应该鼓励当事人与其配偶共享遗传信息。

4.3　非指导性咨询原则

在咨询过程中,遗传咨询人员应客观陈述信息,避免带有个人倾向性建议。

4.4　情感支持原则

强调遗传咨询的心理疏导和情感支持作用。为了帮助咨询对象有能力应对遗传病的发生、再发风险等问题,遗传咨询人员必须了解咨询者的社会地位、受教育程度、经济能力、情感和经历,聆听、理解和运用这些信息。遗传咨询人员不仅要了解咨询者对咨询信息的理解程度,还要了解这些信息对他们意味着什么,以及这些信息对咨询者相应的社会和心理框架的影响。

5　服务人员

根据目前我国遗传咨询工作现状及国际先进模式,可分类、分层、分步培训及能力提升。

5.1　提供基本咨询服务人员

如从事与婚前医学检查、孕前检查、产前筛查、人类辅助生殖技术等相关领域的遗传咨询人员:应具备的资质包括取得相应的执业证书,符合相关技术人员准入的基本条件,以及取得相关技术所需的母婴保健技术考核合格证书、相关专业技术培训上岗证;应具备中级或以上专业技术职务任职资格,有二年以上相关工作经验,经卫生行政部门认定的市级妇幼保健专业机构及相关专业机构遗传咨询知识和技能培训合格应具备的能力包括能正确地采集病史、绘制家系图谱;能识别常见的遗传疾病并给予初步建议与指导,并及时落实规范转诊。

5.2　提供专业规范的咨询服务人员

如从事与产前诊断(包括胚胎植入前遗传学诊断)、新生儿疾病筛查和诊治相关的遗传咨询人员:应具备的资质包括取得相应的执业证书,符合相关技术人员准入的基本条件,以及取得相关技术的母婴保健技术考核合格证书、相关专业技术培训上岗证;应具备中级或以上专业技术职务任职资格,有五年以上临床经验;具备系统、扎实的医学遗传学基础理论知识,以及专业系统的临床遗传学专业技术培训,如经国家卫生健康委认可的临床遗传咨询能力专项培训资格,并获得设有遗传咨询临床实践培训基地的专业培训机构相关能力培训中级及以上证明;应具备的能力包括能识别、诊断常见的遗传疾病,推荐正确的遗传检测方法,对实验室结果进行判读以及能对个体发病风险与再发风险作出估计,并对疑难特殊案例及时落实多学科转会诊。

5.3　其他

如从事遗传检测实验室检测报告签发人员:应具备的资质包括大专以上学历,具有中级专业技术职称,有生物学或分子生物学科背景、遗传学专业的人员,从事临床检验、遗传检测工作 5 年以上;经过遗传咨询培训,获得国家卫生健康委认可的临床遗传咨询能力专项培训资格;应具备的能力包括能正确判读实验结果以及签发检测报告,协助遗传咨询临床医师向咨询对象解读检测报告及参与相关疾病的沟通和会诊等。

6　质量管理

开展遗传咨询服务的医疗机构,应建立各项规章制度加强质量控制和信息管理。

包括:对于遗传咨询服务数量与质量、规范转诊情况、人员持证上岗及服务能力、病案管理规范性、信息上报及时与完整性、服务对象满意度、遗传疾病检出率与规范管理率等动态监测与评估,并做到有案可查,及时总结分析,发现问题及时整改与优化。

随着全面二孩政策的实施,遗传咨询需求日益增长,作为惠民利民的公益项目,急需建立健全相关的法规与技术规范,急需培训一支专业队伍能承担"优生"第一道防线的重任,急需有政府支持的投入保障及多学科合作机制和严格的质控评估体系。

参考资料

《中华人民共和国母婴保健法》

《上海市母婴保健条例》

《上海产前诊断技术管理办法》

《上海人类辅助生殖技术管理办法》

《卫生部关于印发〈产前诊断技术管理办法〉相关配套文件的通知》

《上海市婚前保健工作规范》

《上海市新生儿遗传代谢性疾病诊治技术规范》

《中国遗传咨询标准专家共识指南》

《上海市遗传咨询技术服务管理办法(2018 年版)》

(朱丽萍　王磊　周舟　许厚琴　余涛)

参考文献

[1] 秦怀金,朱军.中国出生缺陷防治报告.北京:人民卫生出版社,2013.

[2] CHEN W,ZHENG R,BAADE PD,et al.Cancer statistics in China,2015.Ca Cancer J Clin,2016,66(2):115-132.

[3] 吴颖臻,傅咏南,方茹,等.当前我国生殖健康与出生缺陷的现状分析与思考.中国优生优育,2013,19(1):45-49.

[4] Society for Assisted Reproductive Technology.Clinic summary report 2013.[2019-05-14].https://www.sartcorsonline.com/Report/ClinicSummaryReportPublic?ClinicPKID=0.

[5] PATRIZIO P,SAKKAS D.From oocyte to baby:a clinical evaluation of the biological efficiency of in vitro fertilization.Fertil Steril,2009,91(4):1061-1066.

[6] CAHILL D J,WARDLE P G.Management of infertility.BMJ,2002,325(7354):28-32.

[7] 复旦大学生命科学学院.2013 年中国首届遗传咨询师培训与研讨会开幕.[2019-04-26].http://life.fudan.edu.cn/Data/View/930.

[8] 中国遗传学会遗传咨询分会专家团队将与上妇幼优势互补达成目标.中国产前诊断杂志(电子版),2016,8(3):65.

[9] NYS genetic counselors.History of genetic counseling,2011.[2019-05-06].http://www.nysgeneticcounselors.org/history.php.

[10] National Society of Genetic Counselors' Definition Task Force1,RESTA R,BIESECKER B B,et al.A new definition of genetic counseling:national society of genetic counselors' task force report.J Genet Couns,2006,15(2):77-83.

[11] BIESECKER B B,PETERS K F.Process studies in genetic counseling:peering into the black box.Am J Med Genet,2001,106(3):

[12] NYS genetic counselors.Genetic counseling as a profession,2011.[2019-04-29].http://www.nysgeneticcounselors.org/who.php.

[13] 张思仲.当前遗传服务中的伦理学问题 // 中国的遗传学研究:中国遗传学会第七次代表大会暨学术讨论会论文摘要汇编.[2019-04-25].http://cpfd.cnki.com.cn/Area/CPFDCONFArticleList-ZGYL200310001.htm.

[14] 达安基因遗传健康管理.关于遗传咨询,2016.[2019-04-20].http://www.wtoutiao.com/p/263epzf.html.

[15] 贺静,卢光琇.辅助生殖与遗传咨询若干伦理原则实施之探讨.医学与哲学,2010,31(23):25-28.

[16] 睢素利.关于遗传咨询及其相关伦理问题探讨.中国医学伦理学,2012,25(2):154-156.

[17] 陆国辉,许艺明,张巍.准确的基因变异解读和遗传咨询在罕见病精准医学中的重要作用.科技导报,2016,34(20):56-63.

[18] 毛裕民.基因检测与遗传咨询产业化发展的思考.人民政协报,2008:D02.

[19] 陈仁彪,丘祥兴,沈铭贤.医学遗传服务与遗传学研究的伦理问题.医学与哲学,2000,21(9):6-10.

[20] World Health Organization.Proposed international guidelines on ethical issues in medical genetics and genetic services(part Ⅰ).Rev Derecho Genoma Hum,1998(8):219-223.

[21] Wikipedia.Belmont Report.[2019-05-09].https://en.wikipedia.org/wiki/Belmont_Report.

[22] 董玉君,朱平.医学遗传和遗传服务中伦理问题的国际准则(WHO 医学遗传学伦理学会议报告):世界卫生组织人类遗传学项目组 1998.中国优生与遗传杂志,2001,9(2):10-15.

[23] 陈仁彪.医学伦理学(7):医学遗传服务中的伦理准则.诊断学理论与实践,2006,5(4):4-8.

[24] 郁凯明.遗传测试和遗传咨询.生命科学,2012,24(11):1277-1282.

[25] 于颖.产前诊断技术的进展.中国优生与遗传杂志,2014,22(11):162,141.

[26] 赵书一,张晓霞,张海鹏,等.产前诊断方法的研究现状与进展.中国妇幼保健,2014,29(36):6178-6181.

[27] 王庆琴,刘萍,郝明,等.产前诊断与产前筛查.河北医药,2016,38(10):1581-1584.

[28] 睢素利.我国遗传服务和出生缺陷干预相关问题探讨.中国医学伦理学,2013,26(2):252-254.

[29] 周晓军,李雪梅.新生儿疾病筛查工作中的伦理学思考.医学与哲学:人文社会医学版,2010,1:45-46.

[30] 韩丹.新生儿筛查:医学,伦理与管理的三重挑战 // 第三届组学与生命伦理研讨会会议综述.医学与哲学,2016,37(8):96.

[31] 叶小丽.新生儿疾病筛查现状分析及护理研究进展.吉林医学,2011,32(24):5174-5175.

[32] 赵正言.新生儿遗传代谢病筛查进展.中国实用儿科杂志,2014,29(8):586-589.

[33] 余关键,邱开明.浅谈出生缺陷的三级预防.人人健康,1994(2):18-19.

[34] 张思仲.分子遗传学的社会和伦理问题:西方的问题及其与中国的关系.中华医学遗传学杂志,1993,10(4):193-197.

[35] 黄玲莉.以 4 种单基因病遗传咨询与诊断为例初探我院遗传

191-198.

咨询规范化程序.长沙:中南大学,2012.

［36］顾鸣敏.人类遗传性疾病基因诊断的回顾与展望.诊断学理论与实践,2010,09(5);420-423.

［37］钟昌高.单基因遗传病的基因诊断及其应用研究.长沙:中南大学,2003.

［38］吴莉,万巧凤,马锐.基因诊断技术分析人类遗传病的应用.医学理论与实践,2010,23(8);928-929.

［39］杨京,谢杨丽,陈林.遗传病的生物治疗.生物工程学报,2015,31(6);968-975.

［40］黄德娟.浅谈遗传病的治疗.抚州师专学报,2000,19(2);70-72.

［41］贺定超,陈健.关于外科手术的一些伦理问题.中国医学伦理学,1997,10(5);41-42.

［42］李本富.药物治疗的伦理原则与要求.中国医学伦理学,2001,14(2);6-8.

［43］杨灿,郭鑫,谢军.基因治疗技术的伦理思考.中国医学伦理学,2013,26(3);331-333.

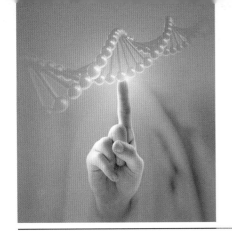

第2章

相关分子遗传实验室的规范与管理

缩写	英文全称	中文全称
CFDA	China Food and Drug Administration	国家食品药品监督管理总局
FDA	Food and Drug Administration	美国食品药品管理局
FISH	fluorescence in situ hybridization	荧光原位杂交
MLPA	multiplex ligation-dependent probe amplification	多重连接探针扩增
NGS	next generation sequencing	新一代测序
PCR	polymerase chain reaction	聚合酶链反应
SOP	standard operating procedure	标准操作规程

引言

随着疾病个体化治疗的发展,分子遗传诊断已越来越多地应用于临床。分子遗传诊断主要是指将分子生物学检测技术用于判断个体对疾病的易感性,判别致病基因携带者并对疾病的分期、分型、疗效监测和预后作出判断。为规范临床分子遗传实验室管理,保证检验质量,使临床诊治更为科学合理,特制定本规范。

1　实验室物理分区及空气流向控制[1]

1.1　实验室分区的基本原则

分子遗传实验室常采用聚合酶链反应(PCR)扩增、实时荧光PCR、多重连接探针扩增(MLPA)技术、Sanger测序、焦磷酸测序、基因芯片杂交、新一代测序技术、时间飞行质谱生物芯片系统、荧光原位杂交(FISH)等检测方法。原则上,区域划分应当设置试剂储存和准备区、标本制备区、扩增区、扩增产物分析区。各区有独立的通风系统,并设置缓冲间来控制空气的流向。根据使用仪器的功能,区域可适当合并。例如使用实时荧光PCR仪,扩增区、扩增产物分析区可合并;采用样本处理、核酸提取及扩增检测为一体的自动化分析仪,则标本制备区、扩增区、扩增产物分析区可合并。

在物理空间上各实验区必须是完全相互独立的,不能有空气的直接相通。空气流向要求各区与缓冲间应有一定的通风压力差,原则上空气由清洁区域向污染区域流动,防止污染。实验室空气流向可按照试剂储存和准备区→标本制备区→扩增区→扩增产物分析区进行,防止扩增产物顺空气气流进入扩增前的区域。

1.2　实验室各分区配置

1.2.1　试剂贮存准备区

实验室中最为"洁净"的区域,不应有任何核酸的存在,包括试剂中所带的标准品和阳性对照。该区域主要用于存放和准备所有试剂和实验用洁净物品,以及完成扩增反应体系的配制。大部分试剂为商品试剂盒,部分试剂需自配,如75%乙醇、焦碳酸二乙酯处理水、有机溶剂等。仪器设备应包括2~8℃和-20℃以下冰箱、天平、离心机、混匀器、微量加样器(覆盖0.2~1 000μl)、固定紫外灯和可

移动紫外灯(近工作台面)、消耗品、专用工作服、工作鞋(套)和专用办公用品,最好配备超净工作台。

1.2.2　标本制备区

主要用于血液样本的混样、核酸样本的提取以及将提取的核酸模板加入扩增体系。仪器设备主要有混样设备、核酸提取仪、二级生物安全柜、加样器、高速台式(冷冻)离心机、加热模块或水浴箱、冰箱(2~8℃、-20℃或-80℃)、可移动紫外灯(近工作台面)、紫外分光光度计、消耗品、专用工作服和工作鞋(套)及专用办公用品。生物安全柜不应放在实验室门口等易受人员走动影响的地方,也不应正对分体式空调。加样器吸头必须带滤芯。使用加热模块时,填入二氧化硅细砂可得到较为一致的温育温度。

1.2.3　扩增区

主要用于完成扩增反应,关键是要防止产物的污染。加入模板时,可在标本制备区也可在本区内进行。且应先加提取的核酸样本,每加完一个即盖好盖子,然后加阳性质控核酸模板。标本制备及扩增时应包含仅含主反应混合液的扩增阴性质控,以检测扩增产物的交叉污染。仪器设备应包括各种核酸扩增仪、微量加样器、可移动紫外灯(近工作台面);其他物品包括消耗品、专用工作服和工作鞋及专用办公用品。

1.2.4　扩增产物分析区

应包括与检测项目相一致的设备,如微量加样器、电泳仪器设备、凝胶成像系统、可移动紫外灯(近工作台面)、消耗品、专用工作服和工作鞋及专用办公用品。

1.3　NGS测序实验室物理分区与空气流向控制

随着测序技术的高速发展,很多分子遗传实验室开展了基于新一代测序(NGS)的项目,例如产前筛查与产前诊断、植入前胚胎遗传学诊断、遗传病及肿瘤诊断等。由于工作原理和PCR扩增不同,其实验室设计和管理方面有相似也有区别。

首先,检测设备必须符合标准NGS实验室设置要求,包括:高通量测序仪及配套服务器;高通量测序检测试剂盒;通用计算机;自动分析软件,实验室样本信息管理系统等。其次,检测人员必须经过专门的技能培训,并获得省级以上卫生健康主管部门颁发的临床基因扩增检验技术上岗证书。再次,NGS实验室必须建立严格的实验室管理制度、建立标准操作规程(SOP)、建立系列质量管理

文件等,确保实验室日常运行符合国家卫生健康委员会的要求,确保检测结果准确、确保实验室卫生安全,确保实验室长期稳定运行。

在实验室分区设置上,将检测过程分成试剂准备、样本制备、PCR 扩增和高通量测序四个独立的实验区。整个区域有一个整体缓冲走廊。每个独立实验区设置有缓冲区,同时各区通过气压调节,使整个检测实验过程中试剂和标本免受气溶胶的污染,并降低扩增产物对人员和环境的污染。具体四个区的主要仪器设备如下。

(1)试剂准备室:加样器、冰箱、分析天平、微量台式离心机、涡旋振荡器、移液器、可移动紫外灯和超净工作台等。

(2)标本与文库制备区:冷冻离心机、微量台式离心机、掌上三管离心机、涡旋震荡器、垂直混合仪、移液器、可移动紫外灯、生物安全柜、冰箱、托盘天平、Qubit2.0 核酸定量仪、计算机(可连接互联网)、条形码打印机、普通打印机、扫描枪、磁力架等。

(3)文库扩增与检测区:PCR 仪、qPCR 仪、Qubit2.0 核酸定量仪、可移动紫外灯、超净工作台、冰箱、微量台式离心机、涡旋振荡器、冰箱、移液器、磁力架等。

(4)测序区:高通量测序仪、计算机、打印机、恒温金属浴、纯水仪、冰箱、微量台式离心机、涡旋振荡器、移液器、超净工作台、可移动紫外灯、磁力架、PCR 仪等。

2 试剂使用与管理[2]

2.1 试剂方法的性能指标

国际上对体外诊断试剂的性能评估通常是以美国临床实验室标准化组织(CLSI)的相关标准为依据,也是美国食品药品管理局(FDA)推荐采用的评价标准。我国根据此标准制定了《体外诊断试剂分析性能评估指导原则(征求意见稿)》。体外诊断试剂产品性能评估包括检测限、线性范围、可报告范围、准确度(回收实验)、准确度(方法学比较)、精密度、干扰实验、稳定性、参考区间共九个项目。这些性能指标是评价拟上市产品有效性的重要依据,也是产品注册所需的重要申报资料之一。

2.1.1 检测限(分析敏感性)

检测限是指检测方法可检测出的最低被测量浓度,也称检测低限或最小检出浓度,有时也称为分析灵敏度。检测限的判定方法为检测空白样本,重复测定 20 次,以空白均值加两倍标准差报告方法的检测限。

2.1.2 线性范围

线性范围指测量值和理论浓度呈线性相关的浓度范围。建立一种定量测定方法的线性范围时,需在预期测定范围内选择 7~11 个浓度水平,然后依据实验结果逐渐减少范围直至表现出线性关系,可发现最宽的线性范围。以浓度的理论值和实验值构建散点图,去除非线性点,求出线性方程。

2.1.3 可报告范围

定量分析方法的可报告范围指试剂检验报告可报告的浓度范围,包括可报告低限与可报告高限。可报告范围低限:以产品要求的变异系数为可接受界值,选取变异系数等于或小于可接受界值的最低浓度。可报告范围高限:选取还原浓度与理论浓度的偏差(%)等于或小于产品要求的变异系数时的最大稀释倍数为方法推荐的最大稀释倍数,方法线性范围的上限与最大稀释倍数的乘积为该方法可报告范围的高限。

2.1.4 准确度(回收实验)

准确度(回收实验)指用于评估定量检测方法准确测定加入纯分析物的能力,结果用回收率表示。选择合适浓度的常规检测样本,在其中 2~3 份样本中加入不同量的待测物,制成 2~3 个不同加入浓度的回收样本,计算加入的待测物的浓度。通常对样本进行 2~3 次重复分析,取其均值进行计算。

2.1.5 准确度(方法学比较)

准确度(方法学比较)指利用两种方法学的比对对非配套系统的准确度进行评估的一种准确度评估方法。每天选择 8 个临床患者样本,按 1 到 8 的顺序编号。用两种方法同时进行实验,按照 1→8 和 8→1 的样本顺序进行测定。以上实验至少重复 5d,即至少分析 40 个不同的临床样本。实验系统必须每天进行质控以保证数据有效。

2.1.6 精密度(重复性)

精密度是衡量体外诊断试剂批内和批间变异的重要指标,通常包括批内和批间精密度。批内精密度是众多种类精密度中最基本的一个,它是在严格的相似条件下所得到的最佳的精密度。批间精密度指在同一实验室,由同一(组)操作员在同一仪器上,使用同一方法和同种、同一批号试剂,在一段时间内(一般为一个月或 20 个工作日)对同一测试样品(常用质控品)测量结果的精密度。需强调的是,在进行数据分析前,应去除由于偶然差错引起的离群值(和总均值的差值超过 4 个标准差)。临床实验室在评价诊断方法的精密度时,最简单办法就是与生产企业所提供的精密度进行比较,判断是否存在差异。

2.1.7 干扰实验

干扰物质是体外诊断试剂使用过程中造成测量误差的一个主要原因。针对体外诊断试剂进行的干扰实验是指测定结果受非分析物的影响及其程度。干扰物质可分为内源性和外源性,其对实验结果的影响一般是通过测定对照或基础样本池中待测物的浓度计算得出。

2.1.8 稳定性

稳定性被认为是一个产品保持稳定组分、属性和性能的能力。稳定性不可以直接测量,因此,一个产品的稳定性要求只能依靠厂商随着时间推移对特定产品属性进行评价而得出。使用者也只能从产品使用说明书中获得稳定性要求并通过长期质量控制在实验室中进行直接验证。建立产品稳定性要求注意以下几点:每个浓度点不低于 6 次测量的平均值;要保证系统中其他要素是稳定的;加速稳定性只是快速实验结果,无法取代实时稳定性;标准数据分析应进行 t 检验。

2.1.9　参考区间

参考值(参考区间)是体外诊断试剂的重要指标之一,也是临床使用中判断被检测样本是否正常的重要依据。参考区间的建立参考健康个体或人群的数值指标,以随机抽样调查问卷的形式获得,并根据详细限定条件进行,许多情况下需考虑按照年龄分组。通常参考区间双侧指标包括参考上限(97.5%)和参考下限(2.5%)。对于单侧指标则以 5% 或 95% 为参考值。

2.2　试剂方法的性能验证

对于试剂方法的性能验证,要求操作者必须熟悉方法和 / 或仪器工作原理,了解并掌握仪器的操作步骤和各项注意事项,能在评估阶段维持仪器的可靠和稳定。采用合适的校准品、质控品。用于评价实验的试剂应为同一批号,并在有效期内。

对于新兴的遗传诊断分析方法,如测序等,其结果判断标准可能与常规定量检测方法不同。对于测序结果致病性的判断,无法通过参考值范围进行判定,而应根据详细限定条件的方法进行,这些条件限定包括医学科技文献、遗传家系分析、疾病相关数据库、生物信息分析软件、指南证据等级分类等,且往往需要用金标准方法 Sanger 测序进行鉴定。此外,对于临床意义未明的结果,随着证据的收集其致病等级有可能上升或者下降。

2.3　试剂准入和管理

(1) 试剂选择:首选具有国家食品药品监督管理总局(CFDA)认证的试剂。应建立一套完整的试剂进购与质检标准操作规程,并严格实施和记录。

(2) 试剂和消耗品的使用和记录:应在有效期内使用,并有试剂和耗材检查、接收或拒收、贮存和使用的记录。商品化试剂使用记录还应包括使用效期和启用日期。自配试剂记录应包括试剂名称或成分、规格、储存要求、制备或复融的日期、有效期及配制人。

(3) 试剂和消耗品应有库存控制系统:库存控制系统应当包括所有相关试剂、控制物质和校准品的批号记录,实验室接收日期及投入使用日期记录。

(4) 试剂和消耗品的质量评价:实验室应对影响检测质量的关键试剂、消耗品及服务的供应商进行评价;保存评价记录并列出核准使用的名录。

3　实验室管理

3.1　实验室标准操作规程的基本要求

标准操作规程(SOP)是质量体系第三层的文件(也叫作业指导书)。全面质量管理要求临床实验室将质量活动的所有有关内容都要建立 SOP,包括仪器的管理与运行,试剂的管理与质量,检验项目的操作,标本采集和送检等。与分析测定有关的 SOP 主要有两类:仪器操作的 SOP 和分析项目的 SOP。试剂或仪器的说明书不能替代检测项目 SOP,SOP 也不能弥补检验方法或仪器的缺陷。

SOP 是检测系统的组成部分,是临床检验的技术档案,是保证检验结果准确可靠的必须内容,是指导检验人员正确操作的依据和标准,是规范检验人员的工作流程,要求全体工作人员必须遵照执行。实验室的 SOP 应涵盖所有的质量活动,包括检测或校准计划、管理性程序、技术性程序、项目操作程序和记录表格等。由于影响每个实验室的质量活动的条件和因素不一样,一个 SOP 只在某个实验室内有效,而不一定适用于其他实验室。

SOP 由技术主管人员或科室负责人指导编写,由检验科主任签字后生效。有基本的编写格式要求,以活页本的形式汇集成册,便于补充和修改。生效后的 SOP 应使检验科的全体工作人员都能全面了解和熟练掌握,并且能严格按照 SOP 文件进行操作。

3.2　实验室出现质量失控问题后的处理原则

当临床实验室测定质控时,如发现质控数据违背了控制规则时,应立即从分析前、分析中、分析后和质量控制四个方面查明失控原因,采取有效措施。失控问题出现后应从以下几方面处理:一、失控情况处理,操作者应填写失控报告单,上交专业室主管(组长),由专业室主管(组长)作出是真失控还是假失控,是否发出检验报告或需要再控后重测的决定;二、失控原因分析,失控信号的出现受多种因素的影响,这些因素包括操作上的失误、试剂、校准物、质控品的失效,仪器维护不良以及采用的质控规则、控制限范围、一次测定的质控标本数等多种因素的影响。当得到失控信号时,可以采用重测定同一质控品,新开一瓶或新开另一批质控品,仪器维护,重新校准等方法来重测失控项目以分析失控原因。对于临床分子诊断实验中应强调防"污染"的重要性。

3.3　全面质量管理的工作循环:PDCA

PDCA 循环又叫戴明环,是美国质量管理专家戴明博士提出的,它是全面质量管理所应遵循的科学程序。全面质量管理活动的全部过程,就是质量计划的制订和组织实现的过程,这个过程就是按照PDCA循环,不停顿地周而复始地运转的。PDCA的4个阶段8个步骤包括:P(plan,计划)代表从问题的定义到行动计划。此阶段包括4个步骤:分析并找出问题;找出问题产生的原因;确定最主要的原因;制订改进措施计划。D(do,实施)代表实施行动计划。有1个步骤:执行计划。C(check,检查)代表评估结果。有1个步骤:检查计划执行情况。A(act,处理)代表标准化和进一步推广。有2个步骤:总结、制定标准(修改质量文件),以巩固提高;发现新出现的问题,转入下一PDCA循环。

PDCA循环是开展所有质量活动的科学方法,目前许多质量管理体系都在采用,如ISO质量管理体系,QC7大工具等。不论提高产品质量还是减少不合格产品,都要先提出目标,即质量提高到什么程度,不合格产品率降低多少? 就要有个计划;这个计划不仅包括目标,而且也包括实现这个目标需要采取的措施;计划制订之后,就要按照计划进行检查,看是否实现了预期效果,有没有达到预期的目标;通过检查找出问题和原因;最后就要进行处理,总结经验和教训,形成标准、制度。在质量管理中,PDCA循环得到了广泛的应用,并取得了很好的效果,因此有人称PDCA循环是质量管理的基本方法(图4-2-1)。

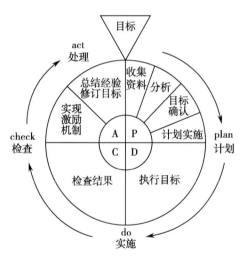

图4-2-1　PDCA循环管理示意图

3.4　PCR实验室防止污染的方法

3.4.1　预防污染

进行PCR操作时,操作人员应该严格遵守SOP操作规程,最大限度地预防或杜绝PCR污染。划分操作区,严格按照由清洁到污染的顺序进行,各区隔离,器材专用。分装试剂,PCR扩增所需试剂均应在装有紫外灯的超净工作台或负压工作台配制和分装。实验操作严格防污染,扩增产物的残留污染和样品间的交叉污染是假阳性反应的主要原因,在样品的收集、抽提和扩增的所有环节都应该注意防污染。

3.4.2　追踪污染源

如果不慎发生污染情况,应逐一分析,排除污染。首先设立阴性、阳性对照,监测试剂中PCR产物残留污染,若出现扩增,要全部更换一批新的试剂进行扩增。其次,在排除试剂污染的可能性外,如果预防措施比较严密,需考虑可能为环境污染,常见的环境污染源包括模板提取时真空抽干装置、凝胶电泳加样器、电泳装置、紫外分析仪、切胶用刀或手术刀片、离心机、冰箱门把手、冷冻架、门把手或实验台面甚至气溶胶等。此时可用擦拭实验或更换实验场所来查找可疑污染源。

3.4.3　污染处理

若确定存在污染应根据污染源进行处理。对于环境污染可用稀酸处理法和紫外照射法对可疑器具进行擦拭或浸泡。对于反应液污染,可采用DNase I法、内切酶法、紫外照射法、射线辐射法等方法来破坏DNA。

结　语

分子诊断技术经历了近20年的快速发展,已经形成了以杂交、扩增和测序三种反应模式为主的测试技术群,已成为细胞遗传学实验室最有力的检测工具之一。分子遗传实验室的规范化建设包括实验室的设置和管理,人员、项目和试剂的准入,质量保证和质量控制体系的建立等多个方面,是准确实施分子遗传诊断的关键环节,目前国内这一领域尚处于起步阶段,缺乏相应的标准和要求,此方面实验室管理有待进一步规范。

（郝晓柯）

参考文献

[1] 中华医学会病理学分会,中国医师协会病理科医师分会,中国抗癌协会肿瘤病理专业委员会,等.分子病理诊断实验室建设指南(试行).中华病理学杂志,2015,44(6):369-371.

[2] 中华人民共和国卫生部.临床基因扩增检验实验室管理暂行办法.临床输血与检验,2002,4(3):3-4.

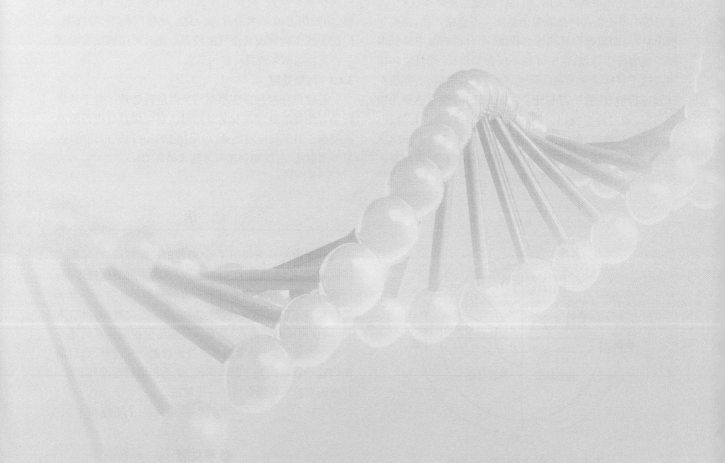

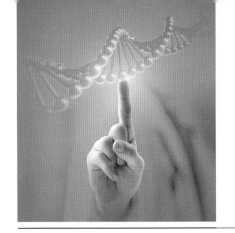

第3章

遗传咨询门诊建立的必要条件

缩写	英文全称	中文全称
ABMGG	American Board of Medical Genetics and Genomics	美国医学遗传学与基因组学资质委员会
ACMG	American College of Medical Genetics and Genomics	美国医学遗传学与基因组学会
CAP	College of American Pathologists	美国病理学会
CBGC	Chinese Board of Genetic Counseling	中国遗传学会遗传咨询分会
CFDA	China Food and Drug Administration	国家食品药品监督管理总局
CLIA	Clinical Laboratory Improvement Amendments	美国临床实验室改进法案
FDA	Food and Drug Administration	美国食品药品管理局

引言

随着医学遗传学和基因组学的发展,基因检测和遗传咨询在疾病的诊断和治疗中扮演着越来越重要的角色。几乎每个临床专科都有需要进行遗传咨询的疾病,但是专科医生往往没有经过专业的遗传咨询培训和认证,也没有充足的时间和符合要求的环境等条件开展遗传咨询,因此,有必要建立专门的遗传咨询门诊。在欧美等发达国家,遗传咨询门诊已成为临床专科门诊之一,并建立了完善的临床遗传咨询运行体系。早在 20 世纪 70 年代末 80 年代初,基因检测与基因诊断刚刚兴起的时候,我国就很快掌握了很多医学遗传学及基因诊断的最新的技术。但随后,基因检测和基因诊断主要作为高校、科学院、研究所及实验室的科研项目开展研究,而忽略了其临床服务的部分。在我国现有的医疗体系中,遗传咨询门诊尚处于初建阶段,是临床医学中的薄弱环节。本章将借鉴国外的先进经验和方案,结合我国国情,在组织设置、人员素质和场所要求等方面综述遗传咨询门诊建立的必要条件。

1　主要职责

遗传咨询门诊是联合人类基因组技术和人类遗传学知识,为人类开展包括遗传咨询、基因诊断、遗传病治疗等在内的相关医学服务和常规健康服务的临床门诊。

遗传咨询门诊的"患者"可以是需要进行遗传咨询的患者自行前来就诊,也可以是在其他专科门诊就诊后经医生评估后转诊而来。患者加引号是因为有时前来咨询的人并没有患病,而是有家族性遗传性疾病的人群。遗传咨询是一个帮助人们理解和适应遗传因素对疾病的作用及其对医学、心理和家庭的影响的程序,这一程序包括:①通过对家族史的解释来评估疾病的发生或再发风险率;②进行有关疾病的遗传、实验室检测、治疗处理及预防的教育,并提供与疾病有关的各种可以求助的渠道及研究方向;③辅导促进知情选择和对所患疾病及其再发风险的逐步认知和接受。具体而言,遗传咨询门诊主要完成以下几方面工作:评估转诊信息,回顾和评估患者病史,判断转诊是否合适;获得并解释患者个人及其家庭的病史、发育史与生育史;分析出遗传方式以及遗传疾病和先天缺陷的发生风险与再发风险;解释遗传疾病的病因、病史、诊断和应对措施;说明并解释基因检测结果及其他

诊断依据;使用心理评估识别情感、社会、教育以及文化问题;评测出患者和 / 或家庭对出现疾病或存在疾病发生风险的反应程度;以患者为中心进行服务并进行先期引导;促进患者在充分了解情况的基础上作出有关检测、临床干预、生育计划以及与家庭成员进行沟通的决策,即患者的知情同意;发现并使用能提供医学、教育、经济以及心理方面支持的社区资源;为家庭以及其他健康医务专业人员提供有关医药、遗传与咨询方面信息的书面文件。

2　组织设置

遗传咨询门诊一般应设立在有资质的医院,可以是全科的,进行所有遗传病的诊断与咨询,也可以是专科的,只进行肿瘤遗传学或者生殖相关的遗传咨询,不同水平的医院可以根据自己的条件和实际情况建设。

遗传学实验室是遗传咨询门诊建立最重要的基石,可以设立在医院的检验中心,也可以设立在第三方独立实验室等有资质的机构。遗传学实验室一般分为细胞遗传学和基因组学、生化遗传学以及分子遗传学和基因组学三个分支[1]。这三个分支实验室分别有自己的主项业务,细胞遗传学实验室是以染色体病的诊断为主体,通过采用以染色体分析为核心的细胞遗传学技术来进行遗传病诊断;生化遗传学实验室则主要针对一些遗传代谢性疾病,这类疾病通常由于酶或其他蛋白质性质或量的改变而产生可检测的生化表型,通过对这些表型变异指标的分析可以诊断遗传病。由于许多人类遗传病都可产生可检测的表型变化,故生化遗传学实验室实际上已成为一般遗传病诊断中提供表型检测资料的单元,并将遗传筛查作为自己的主体内容。在许多情况下,依靠特异性表型指标是可以对遗传病进行诊断的。分子遗传学实验室是实施以 DNA 和 RNA 分子为主要检测对象的单元,其技术应用范围在人类遗传病中最为广泛,由于它是对遗传物质本质成分的检测,故检测结果的权威性更大,准确性和可靠性更好。就实验室建设和布局而言,各机构可根据自身能力开展,不需要强求一步就开展包括三个分支在内的所有工作。

在美国,有专业团队负责进行遗传咨询执业机构和执业人员的资质鉴定和相关政策条例指南的制定,并监管其运作是否符合要求,还负责启动和开展全国和国际性合作。这样的机构包括美国医学遗传学与基因组学

资质委员会(ABMGG),美国医学遗传学与基因组学会(ACMG)以及美国病理学会(CAP)[2]。2014年底贺林院士向中国遗传学会提议并成立了中国遗传学会遗传咨询分会(CBGC),负责我国遗传咨询工作的组织和监管。CBGC的主要任务包括:建立专业的遗传咨询师培训和认证机构;建立标准化的遗传咨询流程;建立遗传咨询师临床实习规范;建立各个领域的遗传咨询指南;建立遗传咨询师资格标准和考核要求;严格培训合格的遗传咨询师;对合格的遗传咨询师颁发证书;开展人类健康和疾病的遗传咨询;解释各类遗传因素在疾病产生中的作用;宣传最新的分子诊断技术及其在检测中的应用;发现各类疾病的遗传病因;提出治疗建议。在CBGC的组织下,两年时间里我国先后已开展了十届遗传咨询师初级培训班和两届遗传咨询师中级培训班,培养了1 000多名初级遗传咨询师和50名中级遗传咨询师。CBGC在2017年年会上形成了《中国遗传咨询标准专家共识指南》和《ACMG遗传变异分类标准与指南中文版专家共识指南》[3],有力地推进了我国遗传咨询的发展。

遗传咨询相关的支持性组织或团体,比如病友会或者基金会等社会资源在遗传咨询工作中也非常重要。一个家庭中有人被检测出患有某种遗传病,往往会使这个家庭陷入痛苦、无助和绝望中。如果有其他有相同疾病的病友或家庭能站在同病相怜的角度共同面对,可以很大程度地得到心理慰藉。另外,目前大部分遗传病的诊断及治疗产生的费用尚没有划入我国医保范围,如果社会上有一些针对遗传病及罕见病的基金会可以资助患者进行疾病治疗,则可以减轻患者家庭的经济负担。我国这些方面的社会组织发展较缓慢,遗传咨询师应该多留意有关信息和资源,并且在进行遗传咨询时提供给患者。

以上所有的组织机构均需在政府监管下完成。美国主要由临床实验室改进法案(CLIA)和食品药品管理局(FDA)[4]管理,CLIA负责进行临床实验室的认证,FDA主要进行检测项目、相关试剂及产品使用的认证和审批。我国的遗传咨询借鉴国外的政策和指南,在国家卫生健康委员会、国家食品药品监督管理总局(CFDA)和CBGC的监管和组织下开展。图4-3-1是美国临床遗传咨询运行体系。

3　人员配备

遗传咨询门诊的建立最核心的就是专业的执业人员。在国内现今的医疗体系中,遗传咨询主要由临床医生进行,而大多医生没有经过专业的遗传咨询培训,存在遗传咨询流程不规范、遗传报告解读不充分或者过分解读等问题。因此,我国要开展临床咨询服务,最先启动的就是专业的遗传咨询执业人员的培养。

遗传咨询执业人员是一支专门进行遗传咨询服务的队伍,需要进行医学、遗传学、社会学和心理学等各方面信息的整合。他们将先进的知识和技术以易懂的方式传递给大众,同时能为普通大众遇到的遗传问题提供建议及相关解决方案,并能迅速、准确地转化为临床应用。遗传咨询至少需要配备三方面人才:①临床遗传医师,负责患者管理和遗传咨询,具有处方权。要求具备医学背景并取得执业医师资格证,经过专业的遗传医师培训并取得相应证书。②临床遗传实验室主任,负责临床检验报告签发和遗传咨询。要求具有医学背景或遗传学背景,经过临床细胞遗传学、临床分子遗传学或者临床生化遗传学中的一种或几种培训并取得相应证书,可担任与培训资质对应的遗传实验室主任,一人可以兼任多个。③遗传咨询师,只负责遗传咨询,可以在临床科室参与患者的咨询,也可以在临床实验室参与遗传检测报告的完成,但不能独立出报告,是连接临床和实验室的重要桥梁。要求具有医学背景或遗传学背景,经过专业的遗传咨询师培训并取得相应证书。

现今的临床遗传咨询体系还在不断完善中,对遗传咨询门诊的护士以及非临床遗传咨询方面(比如生物信息学)的执业人员将作何要求还需进一步研究和摸索。图4-3-2为遗传咨询执业人员分类。

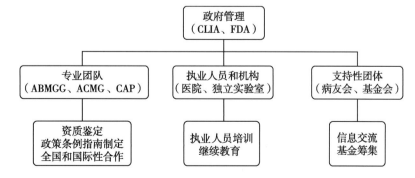

CLIA. 美国临床实验室改进法案;FDA. 美国食品药品管理局;ABMGG. 美国医学遗传学与基因组学资质委员会;ACMG. 美国医学遗传学与基因组学会;CAP. 美国病理学会。

图 4-3-1　美国临床遗传咨询运行体系

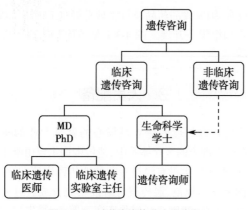

图 4-3-2　遗传咨询执业人员分类

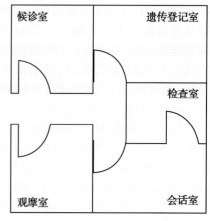

图 4-3-3　遗传咨询门诊平面图

4　场所要求

不同于其他的专科门诊有一个门诊室即可，遗传咨询门诊需要提供给患者一个轻松自在的交谈场所，并且需要注意保护患者隐私。

首先，要有一个专设的会话室。进行遗传咨询的人员包括一个遗传咨询师，最多再跟一个实习生，咨询中尽量避免其他医护人员来来往往，可以在会话室门上挂上类似"遗传咨询中，请勿打扰"的门牌。足够舒适和安静的氛围下患者才会畅所欲言，医生才能获得足够多的信息。

遗传咨询门诊的检查室可以设立在会话室的套间里，方便进行检查。

为了方便实习生或者其他执业人员观摩和学习，可以将会话室的一面墙换成单面可视的镜子，将与会话室相连的房间设置为观摩室，但也有人认为这样做有损患者个人隐私，因此观摩前最好获得患者同意。

除此之外，遗传咨询门诊还需要设立一个遗传登记室，专门进行患者的信息和档案管理工作。遗传登记室可以设立在医院住院部或者遗传学实验室，但最好设立在门诊处，方便病历记录、整理和查阅。

如果条件允许，还可以设立独立候诊室，利于一些疾病表型明显的患者候诊。美国华盛顿大学遗传咨询门诊就由几个套间组成，图4-3-3是一幅遗传咨询门诊设计图，可供读者参考。

5　设备配置

遗传咨询门诊所需的检测设备很少。和其他门诊一样，医生开单后患者到检验科采血化验，或者到其他辅助科室做检查。遗传学检测包括细胞遗传学、生化或者基因检测等，集中在遗传学实验室检测和分析，实验室的设备依据遗传学实验室的规范和管理进行配置。

很多遗传病和骨骼系统或者心血管系统的病变相关，比如马方综合征患者，经常需要行 X 线片和 / 或 CT 检查等，因此遗传咨询门诊需要放置阅片灯。

以下对遗传咨询门诊的基础设施做扼要说明：

（1）会话室需配备计算机、诊桌、诊椅、洗手池等，由于咨询对象往往不止一个人或者一对夫妻，有时还可能是一个大的家族，因此会话室内可以备用一些折叠椅。

（2）检查室参考其他专科门诊检查室即可，一般需配备检查床、软帘、椅子等。

（3）遗传登记室需配置计算机、书柜、诊桌、诊椅等。

（4）候诊室参考其他专科门诊候诊室即可，一般配备长椅。

（5）观摩室配备椅子等即可。

以上基础设施供读者参考，操作中可根据实际情况作适当调整。

6　遗传登记

保存精确而完整的病历记录在所有临床医学分支中都很重要，由于医学遗传学长期性和预防性的特点，遗传咨询门诊的病历记录就更重要了。遗传咨询中的大部分信息可能在很多年后才会用到。比如患 Duchenne 肌营养不良的男孩儿的妹妹，或者父母有家族性息肉病的孩子，他们在第一次做家庭分析时年龄太小还不能给予太多的信息，如果病历记录完整且保管妥善，有需要时能够及时调取出来，则不需要做重复调查。再比如对于某一个出现不明确的神经系统症状的患者，如果了解其有亨廷顿病家族史且家族中已有成员被确诊，那么对这个患者的诊断就有很大帮助。

遗传登记[5]是除了常规病历以外的对某种特定的疾病或某一类感兴趣的遗传性疾病的记录，最适合做登记的疾病（表 4-3-1）是迟发性疾病或 X 连锁疾病，而常染色体隐性遗传病和常见的多基因疾病则不适合做登记。登记范围太大往往适得其反，无论记录、查询或者管理都易失控，最好将其限定在小部分病情明确并且可以采取对应干预措施的范围。

表 4-3-1　值得考虑遗传登记的疾病类型

类型	疾病
X 连锁隐性遗传病	Duchenne 肌营养不良、贝氏肌营养不良、血友病（A 型和 B 型）、脆性 X 综合征和其他类型的 X 连锁神经退行性疾病，其他严重的罕见的 X 连锁疾病
常染色体显性遗传病	结肠息肉病（其他遗传性癌症综合征）、多囊肾病、亨廷顿病、视网膜色素变性（X 连锁型）、强直性肌营养不良、马方综合征
染色体病	易位型唐氏综合征（及其他易位）

大多数的信息记录可以实现计算机数据化，方便查阅、维护和更新。一条不准确或过时的信息比不做记录还要糟糕，所以信息的更新和维护需要专业人员来负责。一般是一名临床医生或者遗传学家，并且确实对这件事有足够的热情，愿意投入大量时间和精力。负责遗传登记的人在任何情况下，都要注意患者隐私的保密性：没有相关人士的许可，任何信息都不能泄露；登记计算机由负责人保存账号和密码；任何涉及向外部遗传学单位传递信息的计算机系统都不能包含患者任何可以辨识的信息。

遗传登记有助于遗传咨询的开展和对患者的整体监管，可以提前明确可疑人员是否携带致病突变基因，早期进行预防干预或者排除患病风险[6]。另外，现在仍有很多没有搞清楚基因型和临床表型之间的相关性的疾病，遗传登记也有助于推进科学研究的发展。

7　质量控制

遗传咨询涉及人口素质、出生缺陷和人类生殖健康等重要医学问题，对检测技术的准确性和可靠性以及对检测结果的意义和解释具有较高的要求，因此完善的管理和质量控制体系非常重要。遗传咨询门诊的质量控制主要包括 3 个方面：①在资格准入方面做好把控，执业人员及设立门诊的机构必须具有相关资质；②遗传学实验室的规范和管理是遗传咨询质量控制最重要的部分，尤其当把检验中心设立在第三方检验独立实验室时，一定要确保该检验机构符合行业规范和要求，我国有关遗传学实验室的规范和管理办法在本书上一章节有详细说明；③充分考虑到遗传检测技术应用的局限性以及遗传检测结果的复杂性，对于检测技术的把握、检测结果的解释以及做好遗传咨询指导至关重要。

结　语

随着人类基因组测序技术的革新、生物医学分析技术的进步，以及大数据在临床医疗中应用，基因检测正引导着精准医学的发展，并应用于诊断、个体化治疗指导和疾病预防等各个方面，从根本上改变着医疗产业的形态，也将改变整个健康产业的形态。建立遗传咨询门诊，联合各临床科室开展心血管病、肿瘤、眼科疾病、神经肌肉病、老年病、新生儿及胎儿遗传缺陷等基因检测及精确诊疗工作，将为遗传性疾病的预防和治疗带来福音。我国遗传咨询门诊虽处于初建阶段，但发展迅速，目前全国范围内已有多家医院着手设立遗传咨询门诊。我国是人口大国，遗传咨询涉及民生、经济及发展等重要社会问题，在目前国内尚缺乏完善临床运行体系的情况下，我们应广泛借鉴国外的先进经验和方法，结合自己的国情，在人员素质要求，实验室规范管理及质量控制体系的建设上把好关，为未来医学遗传学和基因组学的发展奠定坚实的基础。

（郝晓柯）

参考文献

［1］陆国辉，徐湘民 . 临床遗传咨询 . 北京：北京大学医学出版社，2007.

［2］AZIZ N，ZHAO Q，BRY L，et al.College of American Pathologists' laboratory standards for next-generation sequencing clinical tests. Arch Pathol Lab Med，2015，139（4）：481-493.

［3］RICHARDS S，AZIZ N，BALE S，et al.Standards and guidelines for the interpretation of sequence variants：a joint consensus recommendation of the American College of Medical Genetics and Genomics and the Association for Molecular Pathology.Genet Med，2015，17（5）：405-424.

［4］Food and Drug Administration.Use of standards in the Food and Drug Administration's Regulatory oversight of next generation sequencing-based in vitro diagnostics used for diagnosing germline diseases，2016.［2019-05-11］.https://www.federalregister.gov/documents/2016/07/08/2016-16201/use-of-standards-in-the-food-and-drug-administrations-regulatory-oversight-of-next-generation.

［5］HARPER P S.Practical genetic counselling.3th Edition.London：Hodder Arnold，2004.

［6］DEAN J C，FITZPATRICK D R，FARNDON P A，et al.Genetic registers in clinical practice：a survey of UK clinical geneticists.J Med Genet，2000，37（8）：636-640.

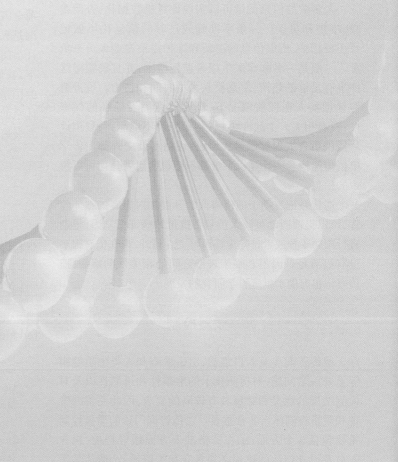

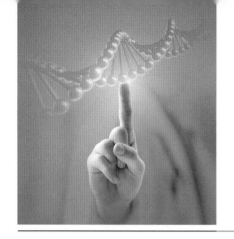

第4章

实验室检测报告的解读

缩写	英文全称	中文全称
–LR 或 LR(–)	negative likelihood ratio	阴性似然比
+LR 或 LR(+)	positive likelihood ratio	阳性似然比
AC	accuracy	准确性
CV	coefficient of variation	变异系数
HGMD	Human Gene Mutation Database	人类基因突变数据库
HGVS	Human Genome Variation Society	人类基因组变异协会
LR	likelihood ratio	似然比
NCBI	National Center for Biotechnology Information	美国国立生物技术信息中心
NPV 或 –PV	negative predictive value	阴性预测值
OMIM	Online Mendelian Inheritance in Man	在线人类孟德尔遗传
P	prevalence	患病率
PPV 或 +PV	positive predictive value	阳性预测值
PV	predictive value	预测值
WES	whole exome sequencing	全外显子组测序
YI	Youden index	约登指数

引言

遗传检测报告是对遗传检测的背景信息、样本信息、检测方法、检测过程、检测结果、临床意义、咨询建议及检测局限性等关键内容的总结和凝练,对遗传疾病的诊断、预后、治疗监测、健康管理、再发风险评估及家庭生育计划制订等均有重要的参考价值[1-2]。规范详实的遗传检测报告是遗传咨询的基础,对解读遗传检测结果,并向受检者及其家属解释检测结果至关重要[3]。因此,检测及审核人员在出具遗传检测报告时,应对上述必备内容进行清晰、明确的阐述及全面、充分的解释,报告模式应规范合理,报告内容应准确可靠,以体现检测报告的可信度和权威性[4]。

随着实验检测技术以及生物信息分析方法的不断发展,越来越多的新技术和方法被应用于临床遗传学检测,如微阵列芯片技术、高通量测序技术等[5-12]。新的筛查或诊断方法极大地促进了临床遗传检测的发展,在检测针对性与全面性、检测精度与分辨率、检测效能与成本、受检者接受度等方面均有显著改善和提高。但是新的检测方法在广泛应用之前需进行客观、严谨、科学的评价,这就需要采用公认可靠的方法学标准对新方法进行评估,以全面分析新方法的检测效能,从而提高临床遗传检测的质量,降低不必要的经济费用,改善受检者的诊疗效果和体验[13-15]。

第 1 节　遗传检测报告需要包括的信息

1　遗传检测报告的基本信息

1.1　标题

遗传检测报告应具有醒目的标题,明确标示出检测项目、检测完成单位等重要信息[4]。遗传检测报告范例可参见书末附录3。

1.2　受检者及其家系成员基本信息

遗传检测报告应明确标示受检者的姓名、性别、年龄或出生日期、联系电话等基本信息,必要时注明受检者的民族或种族、籍贯或地域来源[4,16]。当报告涉及多名家族成员时,应对所有家族成员进行明确的区分,并明确注明各成员之间的亲缘关系或者与先证者的亲缘关系,必要时可辅以家族或谱系信息等说明。尤其是进行连锁分析报告时,家系图和单体型图进行说明十分必要。

1.3　受检者及其家系成员临床信息

遗传检测报告应注明检测申请者提供的临床信息,应包含疾病的诊断或初步诊断、详实的临床表型及指征、家族史或既往史、申请检测的目的(疾病确诊、携带者状态检测、产前诊断等)[4,16]。临床信息是遗传检测及分析人员综合分析检测结果的重要材料,出具报告时检测人员需根据检测结果与临床表型的关联性提出合理化的建议。如果必要的临床信息不完整,检测和分析人员应在出具报告前向临床送检医生咨询,补充完善相关临床信息[3]。

1.4　样本信息

遗传检测报告应注明所报告的样本在进行检测或采集时的唯一标识或编号,注明样本类型(如 EDTA 抗凝外周血、皮肤等活检组织、已提取的 DNA 等)、样本采集日期、样本接受日期、样本状态或经过的特殊处理等[4]。另外,产前遗传检测报告应明确区分胎儿活检标本(如绒毛膜穿刺标本、羊膜腔穿刺标本、脐带血穿刺标本等)与其母亲标本,采用独立的唯一标识[4],同时需要注明胎儿孕周。

1.5　送检单位及送检医师信息

遗传检测报告应注明样本送检的单位或科室,送检医师的姓名等信息[4]。

1.6　检测科室或实验室信息

遗传检测报告应注明检测科室或实验室的名称、地址和联系电话等信息[4]。

1.7　页码

遗传检测报告单中每页均应标注页码,并采用"当前页码／总页码"的格式标注,即使报告单仅有一页,也应当以该格式标注[4]。当一份报告包含多页报告单时,每页均应注明受检者基本信息和样本唯一标识[4]。

2 检测方法及质量控制信息

2.1 检测方法及其主要技术参数

遗传检测报告应注明检测所采用的方法,必要时应注明关键的技术平台、技术参数及所采用的试剂,如基因 Sanger 测序针对的特定基因组区域或突变位点,染色体微阵列分析的探针数目、检测平台、基因组范围内的平均分辨率,高通量测序靶向捕获的基因类别及其数目等[4,17],这对解释检测方法的针对性、局限性尤为重要,同时也可作为平行比较受检者在其他检测机构可能进行的同类检测的结果或者受检者(尤其是针对阴性结果)进行后续相关检测的重要参考[1]。

2.2 检测及分析过程

遗传检测报告应对检测及分析过程进行简明的描述,尤其是针对检测及分析过程复杂的检测项目,如高通量目标区域捕获测序或全外显子组测序(WES),应对检测流程及候选突变筛选分析等过程进行简明描述[17],以帮助临床医生、遗传咨询师、受检者及其家属清晰解读遗传检测结果。

2.3 检测的质量控制信息

遗传检测报告应注明检测及分析过程的质量控制信息,如高通量测序的测序数据量、目标区域覆盖度、测序深度等[17]。

2.4 检测实验室自建方法信息

对采用实验室自建方法(laboratory developed tests,LDT)进行检测的项目,在检测报告中应明确说明,并注明该自建方法的相关参数,如假阳性率、假阴性率等。

3 检测结果

3.1 检测结果报告的内容及模式

遗传检测报告应准确客观、简洁清晰地描述或呈现所检测项目的结果,以将检测结果及其所包含的信息有效地传达给临床医生、遗传咨询师或受检者及其家属,避免引起歧义或误解[16]。检测结果的描述或呈现可采用文字或图表形式,应明确说明或标识出检测结果所对应的

标本。检测结果不能仅简单描述为"阴性""阳性"或"不确定",应包含具体的检测靶标的描述,如"DMD 基因外显子测序"。尤其需要注意的是,对阴性结果的描述应为"未检出""低于检验下限"或"未检测到突变或异常",并且务必包含检测针对的靶标及其范围,如"在 350~500 条带分辨率范围未检测到染色体异常"。如检测结果涉及定量分析,则需提供具体测定的数值及其参考范围[4]。若采用图形呈现检测结果,应明确标识出检测的靶点或发生遗传变异的位置／位点,如基因 Sanger 测序结果中的突变位点、荧光原位杂交检测结果中的遗传异常对应的荧光信号、核型分析结果中涉及数目或结构异常的染色体、染色体微阵列分析结果中拷贝数变异的染色体区段等。同时,图表结果应辅以必要的文字或图注进行说明,如基因 Sanger 测序结果中的突变位点的描述、荧光原位杂交检测结果中不同颜色的荧光信号对应的探针或检测靶标等。另需要注意的是,产前检测的结果报告中需要隐去胎儿的性别相关信息[4]。

3.2 术语描述规范

遗传检测结果中的术语应使用国际权威组织或数据库发布的最新标准命名,并在报告解释中注明出处和版本信息[1]。对细胞遗传学或分子细胞遗传学检测,如染色体核型分析、荧光原位杂交、染色体微阵列分析等,检测结果应采用最新版本的人类细胞遗传学命名国际体系(ISCN,2016)的标准进行命名和描述[4];对于分子遗传学检测,如基因 Sanger 测序、高通量测序等,检测结果应采用最新的人类基因组变异协会(HGVS)的序列变异标准命名体系进行命名和描述,并注明参考序列的收录号和版本号,如 Human Genome Build GRCh37/hg19 或 GRCh38/hg38[4,17]。

3.3 参考数据库及软件说明

遗传检测报告应注明检测和分析结果所参考的关键数据库及采用的专业软件,如 UCSC Human Genome Browser、在线人类孟德尔遗传(OMIM)、美国国立生物技术信息中心(NCBI)、Decipher、DGV、人类基因突变数据库(HGMD)、gnomAD、ExAC、SIFT、Polyphen2 等。由于不同的参考数据库版本存在差异,遗传变异区域或位点的位置、功能注释等信息可能也存在差异,因此描述和解读遗传检测结果时应注明参考数据库和专业软件,以便临床医生、遗传咨询师及受检者转至其他医疗机构诊疗时参考,并尽可能参考最新版本的数据库。另外,随着遗传研究的深入,相关的参考数据库及专业软件不断更新和发展,在检测报告中注明这些数据库和软件的相关信息,也利于在一定时间间隔后开展遗传检测数据和结果的回顾性再分析[17]。

3.4　验证性结果的报告

针对一些特殊的检测项目,如高通量测序检测遗传变异,对候选的变异需要采用 Sanger 测序或其他方法对受检者及其相关家系成员进行验证,并在检测报告中报告验证的结果。另外,当检测结果与其他实验结果或临床资料不符时,应进行调查并备案,必要时采用其他方法进行验证并报告相应的结果。

4　检测结果解释

遗传检测报告应对原始实验数据和结果进行归纳总结,并参考受检者及其家系成员的临床表型等相关信息,对实验结果进行全面、清晰的解释和说明[16]。对检测结果的解释应注明相关的参考信息,如参考的数据库、文献资料等,使临床医生及遗传咨询师亦能够利用现有的数据和文献资源来进行临床判断、向受检者解释和说明[1,4]。检测报告应说明目前的解释只是基于现有的知识,随着临床和科学研究的深入以及相关数据库的不断完善,对检测结果的解释可能会出现新的变化[4]。另外,检测报告应包含对假阴性和假阳性的评价及原因分析,必要时提供该项检测的假阴性率、假阳性率、阴性预测值、阳性预测值等信息[4]。

4.1　阳性结果

遗传检测报告首先应对阳性(变异)结果进行具体的解释说明,例如,是何种基因的何种突变导致表达或翻译水平的何种改变、基因的遗传模式等。其次,需要对遗传变异在相应数据库中的报道情况进行说明,例如,已报道的例数或频率、种群信息、是否为已报道的致病性遗传变异。再次,应结合相应数据库对变异或基因的功能进行必要的解释,尤其应结合已报道的临床表型证据对受检者变异进行对比分析和解释,说明所检出的变异结果的外显率、严重性、临床意义、预后、治疗监测、健康管理、再发风险、家庭生育计划影响以及其他与表型相关性的信息[16]。另外,针对未见报道的新变异,应对判定该变异致病性的实验证据或数据证据进行说明和解释。需要注意的是,由于某些遗传疾病的基因型和表型具有高度异质性,二者之间的关系较复杂,某一检出的阳性变异可能不能解释受检者所有或者主要的表型及临床效应,此时,应该说明该项检测的针对性,如检测范围、局限性、检出率、假阳性率等信息[4],并对所检出的结果的临床意义以及基因型和表型的复杂性进行必要说明。

4.2　阴性结果

遗传检测报告中阴性结果的解释必须明确说明该

项检测的针对性,检测范围、局限性、检出率、假阴性率等信息[4],未检出遗传变异并不能完全排除受检者存在其他变异的情况,例如针对某一基因点突变的测序并不能排除该基因其他类型的变异或者其他基因的变异,更不能对受检者作出"正常"的结论判定。针对阴性结果,必要时可说明基于种群变异相关信息所预测的残余风险值。

4.3　咨询建议

遗传检测报告使用时应包含受检者咨询的相关建议,通常应建议其进行必要的遗传咨询,由专业人士,如临床医生或遗传咨询师,结合必要的临床评估和遗传背景,对检出结果的影响、潜在风险和不确定性及由此衍生的对生育或者其他医学干预措施的选择进行解释和说明。必要时,检测报告应结合检出结果,给出有针对性的疾病预后、治疗监测、健康管理、再发风险、家庭生育计划影响、所需采取的进一步检测或检查等方面的合理建议,便于临床医生或遗传咨询师综合分析[4,16]。在一些特殊情况下,如同一受检者进行多项相关检测,结果解释时应对所得结果进行整合分析,为临床医生或遗传咨询师提供清晰和合理的解释[4]。

5　备注及说明

遗传检测报告通过备注来补充说明一些关键的信息。备注中主要补充说明检验方法的针对性,检测范围、局限性、灵敏度和特异性等信息,如微阵列芯片检测的分辨率信息,高通量捕获测序的靶向范围等[4,17]。若标本的某些特性会影响检测结果的质量,应予以说明,例如,产前诊断绒毛膜穿刺、羊膜腔穿刺、脐带血穿刺所得标本的胎儿细胞染色体异常的嵌合比例可能存在差异,肿瘤组织遗传变异的检测受到肿瘤细胞与正常细胞比例的影响,或受到取材部位的影响等。如果检测前的样本质量不能得到本机构的保证和确认,报告中应说明该检测结果仅针对所接收到的样本。如果部分检测在其他机构或实验室进行,报告单中应明确说明哪些结果出自哪些机构或实验室,并说明相应的资质认证或认可情况,建议参与检测的其他机构或实验室提供原始报告和 / 或原始数据[4]。某些检测项目的报告单中可能包含多人的检测结果,如同一家系的多个成员,此时需注明成员之间的血缘或谱系,但需注意在未征得相应知情同意时,应分别报告检测结果以保证受检者的隐私权以及检测结果的机密性[4]。备注中应说明检测结果分析和报告过程中参考的主要数据库及文献资料、采用的主要软件等信息[4]。备注中也应注明报告结果的咨询方式及存在疑问时相应的联系人和联系方式及通讯地址等信息。

6　报告审核及签发

遗传检测报告中应明确注明检测的主要完成人员或操作人员,数据处理与分析人员。最终报告应由具备相应资质的临床医师、临床技师、临床检验师或者授权签字人审核后签发[4]。如果采用电子签名,签字人的原始签字可以不出现在报告中,但检测机构必须有适当的管理条例和程序来确保报告在发送前已被审核和认可。遗传检测报告应注明出具或签发日期和时间[4],由于遗传检测涉及的病种多样、复杂,随着临床和科学研究的深入以及相关数据库的不断完善,对检测结果的解释可能会出现新的变化,因此报告出具日期可作为检测结果解释的重要时间参考。

第2节
临床遗传学检测方法的评价

临床遗传学检测方法的性能评价内容主要包括分析技术性能评价、临床诊断性能评价、临床效应评价,以及伦理、法律、经济效益、社会效益评价[15,18]。其中,遗传学检测方法的分析技术性能指该方法准确可靠地检测出目标遗传变异(基因突变、拷贝数变异等)的能力;临床诊断性能是指该方法能检测或预测某特定表型、躯体性状、临床疾病或疾病倾向的能力[15]。对遗传学检测方法的分析技术性能和临床诊断性能的评价以临床流行病学调查或试验为基础,主要围绕灵敏度、特异度、假阳性率、假阴性率、阳性预测值、阴性预测值、似然比等指标进行评价。此类评价试验的设计和流程包括以下方面:①选择诊断金标准;②选择研究对象;③估算样本量、选定临界值并进行检测;④结果整理、分析与质量控制。

1　选择金标准

诊断试验的金标准是指本专业公认的可以明确肯定和排除某种检测结果的最准确、最可靠的判定方法。根据金标准,用于评价诊断试验的受试对象将被分为病例组(患病组)和非病例组(对照组)。金标准对受检者诊断结果的准确度(即是否能对受检者携带遗传变异的状态进行正确判定)是正确评价新的检测方法的前提,如果金标准选择不当,会造成对受检者诊断分类上的错误,使整个评价试验失去准确性的基础,导致结论的可信度降低甚至是得出错误的结论,因此金标准的选择至关重要。遗传检测中不同检测项目有不同的金标准,如染色体异常

检测的金标准包括核型分析和染色体微阵列分析等,基因突变检测的金标准包括 Sanger 测序等。需要注意的是,即便是能作为金标准的检测方法,也有其适用范围或检测针对性,在选定金标准时需对此进行判定,例如,核型分析的分辨率为 3~5Mb(在特定的基因组区域和/或特定的检测条件下)[10],无法作为检测范围小于此分辨率的诊断实验的金标准。此时应采用染色体微阵列分析作为金标准,但微阵列分析无法检测出染色体结构的平衡变异(如相互易位、罗伯逊易位、倒位等)以及染色体倍体的改变(如四倍体等)[10],故不适用于作为此类诊断实验的金标准。

金标准检测方法具有公认的准确性,但许多金标准方法往往检测程序复杂、有创且危险性较大,或者费用过于昂贵,检测性价比低,患者接受度不高,因此,临床遗传检测常首选一些简单、易行、安全、可靠的方法,或者具有性价比优势的方法进行检测,例如产前胎儿非整倍体检测采用有创性的绒毛膜穿刺、羊膜腔穿刺、脐带血穿刺方法具有一定的流产风险,新兴的母体血浆胎儿游离 DNA 非整倍体检测仅抽取孕妇外周血即可进行 13、18、21 号染色体的无创性非整倍体检测,且与传统的血清学筛查方法相比准确性明显提高[11-12],因此目前被广泛应用于胎儿染色体非整倍体筛查。

2　选择研究对象

诊断试验评价中,研究对象(病例组和对照组)的选择应采用随机化原则,以确保样本的代表性和试验结果对目标人群的可推论性。病例组应该包括所研究疾病的各种临床类型,如轻、中、重型;早、中、晚期;典型和非典型;有和无并发症者;病程长和病程短,经治疗和未经治疗的患者。对照组应选择确实无该病的其他病例,且应包括相当比例的临床上容易与所研究的疾病相混淆而需要鉴别的其他疾病患者。选择研究对象时应充分注意病例组内各临床类型间的构成比例。

为评价某遗传检测的临床诊断价值,应选定带有某类特定临床表型的受试者作为研究对象。研究对象应该包括待评价检测方法涉及的各种主要类型的遗传变异,为保证研究对象能较好地代表目标人群的实际情况,选择研究对象时应充分注意各变异类型的丰富性。因为研究对象的代表性可影响评价指标的真实性,只有涵盖了不同类型的变异,才具备对受检者待检变异的代表性,才能真实反映出该检测的鉴别诊断价值。所选定的研究对象应为同期进入研究或检测的连续受检者或按比例抽样的样本,经金标准方法检测,携带某遗传变异的受检者为病例组,不携带某遗传变异的受检者为对照组。

3 估算样本量

诊断性研究要求有一定数量的观察对象,即样本量。足够的样本量可排除机会干扰,如实反映诊断性试验的准确性,通常随样本量的增加,真正反映试验评价指标的准确性也增加。目前,诊断性试验的检测结果和金标准检测结果的关系常采用四格表表示,这种四格表资料符合统计学配对设计的计数资料形式,因此待评价的诊断试验样本量的估算可参照配对设计计数资料的样本量估算公式进行计算。此外,也可根据待评价诊断试验的灵敏度和特异度,按照统计学中有关总体率的样本含量估算方法,分别计算病例组和对照组的样本含量,计算公式如下:

$n=u_\alpha^2 p(1-p)/\delta^2$,其中 u_α 为标准正态分布曲线下,双尾面积为 α 时对应的 μ 界值,$\alpha=0.05$,$u_{0.05}=1.96$;p 为待评价检测方法的灵敏度或特异度的估计值,δ 为容许误差。病例组样本量通过灵敏度估计,对照组样本量通过特异度估计。

4 选定诊断试验临界值

在评价某些连续性指标的诊断试验时,需要对连续指标进行哑变量化,即选定一个(多个)临界值或临界值范围,把受检者的检测结果按阳性和阴性进行分类,如母体血浆胎儿游离DNA非整倍体检测技术通过生物信息学分析得到连续性的风险值,常选定一定的临界值范围来对检测结果进行分类。临界值或临界值范围的选定直接影响到诊断试验的各评价指标,这取决于诊断试验的目的与权衡误诊(假阳性)和漏诊(假阴性)的利弊。为降低误诊率,应选择特异度高而灵敏度稍低的临界值;为降低漏诊率,应选择灵敏度高而特异度稍低的临界值,例如,孕早期(12周前)采用母体血浆胎儿游离DNA进行唐氏综合征筛查时,若选定的临界值使得检测灵敏度达90%,则检测伴随5%的假阳性率。

选择高灵敏度的诊断试验,目的是尽可能发现可疑患者,主要适用于:①某种疾病的早期发现、早期诊断将有益于患者,使患者获得有效治疗和康复,而疾病的漏诊可能造成严重后果;②一种疾病现象有多个诊断假设,应将受检者作为某种疾病的可疑患者,以排除这种疾病;③某种疾病临床表现不明显或无临床表现,且其发病率低,因此当试验结果呈阴性时高灵敏度试验临床价值最大。选择高特异度试验,避免误诊,主要适用于:①假阳性结果会导致患者心理、生理和经济上严重危害时,如诊断为癌症,准备实施放化疗;②要肯定某病的诊断,高特异度试验阳性结果的临床价值最大。

另外,某些情况下也需要根据研究对象不同年龄组、不同临床特征等实际情况综合考虑临界值对诊断试验准确性的影响,选定单个或多个临界值(临界值范围)。

5 诊断试验评价指标的分析

医学诊断试验临床应用价值评定的基本方法是用待评价的诊断试验和金标准诊断方法检测相同的受检测对象,并进行盲法比较。测量方法应标准化,即测量方法要有具体的规定、明确的标准,如详细描述诊断方法及材料等;同时需保证测量比较的均衡性,即两种诊断方法或两组之间应该在基础参数(如受试对象的性别、年龄、体重等)、实验条件各方面均衡一致,才有可比性。当样本数目很大时,只要严格按照随机化方法抽样及分组,即可做到均衡。当样本数目很小时,则要求提高样本的均一性和采用配对分配或多组分配的随机方法。根据标准诊断的结果将受检测对象分成病例组(患病组)和非病例组(对照组),依据待评价的诊断试验得出阳性和阴性结果并汇入四格表(表4-4-1)中,然后对诊断试验的真实性进行评价。试验可能出现四种结果:真阳性和真阴性的试验结果是正确的,假阳性和假阴性的试验结果是错误的。

表 4-4-1 诊断性试验指标评价的四格表

待评价的诊断试验	金标准		合计
	阳性	阴性	
阳性	真阳性(a)	假阳性(b)	$a+b$
阴性	假阴性(c)	真阴性(d)	$c+d$
合计	$a+c$	$b+d$	n

注:真阳性(a)是指金标准确诊有该病的病例组中,经待评价的诊断试验检出的阳性例数;真阴性(d)指在金标准确诊无该病的非病例组中,经待评价的诊断试验检出的阴性例数;假阳性(b)是指在金标准确诊无该病的非病例组中,经待评价的诊断试验检出的阳性例数;假阴性(c)是指金标准确诊有该病的病例组中,经待评价的诊断试验检出的阴性例数;n 代表总例数。

6 质量控制

应该采用盲法判断试验结果,避免或减少偏差。试验所用的仪器型号、试验条件、试验步骤、试验质量等要统一、标准化。试验所涉及的方法须反复测试。观察指标要客观、特异,判断结果的标准要明确、具体。参与调查的研究者应经过严格培训。

第3节
假阳性率及假阴性率的计算

临床诊断试验的诊断性能评价的层次包括:诊断试

验对疾病诊断的准确性、有效性和可靠性,以及数据结果解释的合理性[19-21]。

假阳性率及假阴性率是对某一检测方法误诊及漏诊情况的评估,是评价新方法检测准确性的重要指标。假阳性率是指参考某一公认可靠的方法学标准,确诊为未携带某一遗传变异的受检者中,被待评价的检测方法判断为阳性(携带该遗传变异)的比例;而假阴性率是指参考某一公认可靠的方法学标准,确诊为携带某一遗传变异的受检者中,被待评价的检测方法判断为阴性(未携带该遗传变异)的比例。通过假阳性率、假阴性率联合灵敏度及特异度等指标,可系统地评估检测方法的准确性[22-25]。

1 灵 敏 度

灵敏度(sensitivity)又称敏感度,是指由金标准确诊为患某病的病例组中经待评价的诊断试验判为阳性人数的比例。

$$灵敏度 =a/(a+c)\times100\%$$

a 为诊断试验检测阳性而实际有病的人数,是真阳性人数,$a+c$ 为"金标准"确诊的患者总数。灵敏度又称为真阳性率(true positive rate),它表示待评价的检验试验能将实际有病的患者正确地判为患者的能力。

2 假阴性率

假阴性率(false negative rate)又称漏诊率,金标准确诊的患者($a+c$)中,待评价的诊断试验仅仅检出了 a 个患者,而 c 个患者被错误地判断为阴性,是假阴性者,是被漏诊的患者。假阴性率是指用金标准确诊为患某病的病例组中,被待评价的诊断试验判为阴性人数的病例。

$$假阴性率 =c/(a+c)\times100\%$$

假阴性率与灵敏度之和为1,假阴性率 =1– 灵敏度,灵敏度越高,假阴性率越低,反之亦然。

3 特 异 度

特异度(specificity)是指由金标准确诊为未患某病的对照组中,被待评价的诊断试验判断为阴性结果人数的比例。

$$特异度 =d/(b+d)\times100\%$$

d 为检验试验检测阴性而实际无病的人数,是真阴性人数,($b+d$)为金标准确定的非患者总数。特异度又称真阴性率(true negative rate),它表示待评价的检验试验能将实际无病的人正确地判为非患者的能力。

4 假阳性率

假阳性率(false positive rate)又称误诊率。金标准确定的非患者($b+d$)中,b 个患者被错误地判断为阳性,是假阳性者,被误诊的非患者。假阳性率是指用金标准确诊为未患某病的对照组中,被待评价的诊断试验判断为阳性结果人数的比例。

$$假阳性率 =b/(b+d)\times100\%$$

假阳性率与特异度之和为1,假阳性率 =1– 特异度。特异度越高,假阳性率越低,反之亦然。

5 约登指数

约登指数(YI),又称正确指数,是灵敏度与特异度之和减1,或1减假阴性与假阳性之和。约登指数表示待评价的诊断试验方法发现真正患者与非患者的总能力。假设某项检测试验假阴性(漏诊率)和假阳性(误诊率)的危害性同等意义时,即可应用约登指数。指数值的范围介于0~1之间,指数越大,其准确性越好。

$$约登指数 = \left[a/(a+c)+d/(b+d)\right]–1$$

6 准 确 性

准确性(accuracy),又称真实性(validity),是诊断试验测量值与实际值的符合程度,即判断受试者有病与无病的能力。准确性是指待评价的诊断试验检出的真阳性和真阴性例数之和占所检测病例总数(病例组与对照组病例之和)的比例。灵敏度、特异度越高,准确性就越高。

$$准确性 =(真阳性 + 真阴性)/(病例组 + 对照组)$$
$$=(a+d)/(a+b+c+d)\times100\%$$

第4节 | 阳性预测值及阴性预测值的计算

预测值和似然比是评价诊断试验有效性的重要指标[19-23,25-27]。临床医师对受检者可能患何种病的初步印象的量化指标,称为验前概率(pretest probability),验前概率的大小在总体上必须符合该病的患病率,因此,在进行计算时,验前概率等于该病的患病率。结合诊断试验的结果,得出就诊者患病可能性大小的估计称为验后概率(posttest probability),也称为预测值。预测值(PV),也称预告值或诊断价值,包括阳性预测值和阴性预测值,分别表示诊断试验结果确定或排除某种疾病存在与否的诊断概率。预测值受患病率的影响,不同患病率的人群中疾病的预测值不同。验后概率较之验前概率的符合程度和变化方向取决于诊断试验的特性,表征这种特性的量化指标称为似然比(LR)。似然比又称拟然比,是诊断试验结果的某一特定水平在患病者中出现的可能性与在未患病者中出现的可能性之比。根据似然比可以判断诊断试验阳性或阴性时患病的概率,以助临床医生的诊断决策。似然比也是评价诊断试验真实性的指标,它反映灵敏度和特异度两方面的特性,不受患病率的影响,比灵敏度和特异度稳定。

1　阳性预测值

阳性预测值(PPV 或 +PV)表示在诊断试验结果为阳性的人数中,真正患者者所占的百分率,即试验结果阳性者属于真病例的概率。也叫患病的试验后可能性。特异度越高的试验,阳性预测值越高。

$$阳性预测值 = a/(a+b) \times 100\%$$
$$= 患病率 \times 灵敏度 / 患病率 \times 灵敏度 + (1-患病率) \times (1-特异度)$$

2　阴性预测值

阴性预测值(NPV 或 -PV)表示在诊断试验结果为阴性的人中,非患病者所占的百分率,即试验结果阴性者属于非病例的概率。也叫非患病的试验后可能性。灵敏度越高的试验,阴性预测值越高。

$$阴性预测值 = d/(c+d) \times 100\%$$
$$= (1-患病率) \times 特异度 / (1-患病率) \times 特异度 + (1-灵敏度) \times 患病率$$

3　患病率

患病率(P)表示在受检对象的总人数中,真正患病者所占的百分率,也叫患病的试验前可能性或流行率。患病率对预测值的影响要比灵敏度和特异度更为重要。阳性预测值随患病率上升而上升,阴性预测值随患病率的上升而下降,阳性预测值的上升速度快于阴性预测值的下降速度,患病率对阳性预测值的影响较明显。

4　阳性似然比

阳性似然比[+LR 或 LR(+)]是指用待评价的诊断试验检测患病人群的阳性率与非患病人群的阳性率之间的比值,即真阳性率与假阳性率之比。可用以描述诊断试验阳性时,患病与不患病的机会比。LR(+)提示正确判断为阳性的可能性是错误判断为阳性的可能性的倍数。LR(+)数值越大,提示该待评价方法能够确诊患有该病的可能性越大。

$$阳性似然比 = 灵敏度 / (1-特异度)$$
$$= [a/(a+c)] / [b/(b+d)] \times 100\%$$

5　阴性似然比

阴性似然比[-LR 或 LR(-)]是指用待评价的诊断试验检测患病人群中的阴性率与非患病人群的阴性率之间的比值,即假阴性率与真阴性率之比。可用以描述诊断试验阴性时,患病与不患病的机会比。LR(-)提示错误判断为阴性的可能性是正确判断为阴性的可能性的倍数。LR(-)数值越小,提示该待评价方法能够否定患有该病的可能性越大。

$$阴性似然比 = (1-灵敏度) / 特异度$$
$$= [c/(a+c)] / [d/(b+d)] \times 100\%$$

似然比结果解释:①似然比 >10 或 <0.1,使验前概率到验后概率发生决定性变化,基本上可确定或排除诊断;②似然比 5~10 或 0.1~0.2,使验前概率向验后概率发生中等程度变化;③似然比 2~5 或 0.2~0.5,使验前概率向验后概率发生较小程度的变化;④似然比 1~2 或 0.5~1,使验前概率与验后概率之间基本上不发生变化。

第5节　可靠性评价指标的计算

诊断试验的可靠性(reliability),又称重复性(repeatability)、精密度(precision),是诊断试验在完全相同的条件下进行重复试验得到相同结果的稳定程度或一致性[19-23,28]。理想的诊断试验应有较好的可靠性。影响诊断实验可靠性的因素主要是生物学变异和测量变异,后者包括观察者的变异和试验方法差异。减少影响可靠性的方法是临床诊断试验的标准化,观察者的严格训练等。

诊断试验可靠性可以采用标准差、变异系数、诊断结果的符合率等进行评价。评价计量资料精密度的指标为标准差和变异系数等。评价计数资料可靠性的指标有总符合率、Kappa 指数等。方法是用同一诊断试验对同一批受检对象进行重复检测,将检测结果列为四格表,然后计算总符合率、Kappa 指数等指标,进行可靠性评价。总符合率愈高,试验的可靠性愈好。

1 变异系数

变异系数（CV）又称为"标准差率"，是衡量计量资料中各观测值变异程度的一个统计量。变异系数等于标准差与平均数的比值。变异系数可以消除两个或多个计量资料之间变异程度比较时因单位或者平均数不同造成的影响。因此，用变异系数更有利于相互比较，变异系数愈小，表示可靠性愈好。

$$变异系数 = \sigma/\mu$$

2 观察符合率

观察符合率又称观察一致率（observation agreement），用 Po 表示，是指两次测量结果一致的人数（$a+d$）占受检人数（n）的百分比，用下式表示：

$$观察符合率 = (a+d)/n \times 100\%$$

两名观察者对同一事物的观察结果一致的百分率称观察者间观察符合率，同一观察者对同一事物的两次观察结果一致的百分率称观察者内观察符合率。

3 Kappa 指数

Kappa 指数是用来判断观察者间或观察者内的符合程度的指标，是实际符合率与最大可能符合率之比。实际符合率为观察符合率（P_o）减机遇符合率（P_c）之差，机遇符合率是由机遇所致的符合率，最大可能符合率 = 1- 机遇符合率。Kappa 指数与观察一致率有所不同，它校正了机遇造成的结果判断相同（一致）对试验一致性的影响。

$$Kappa = (P_o - P_c)/(1 - P_c)$$

Kappa 指数在 0.75~1.00 之间表示符合很好，0.4~0.74 之间为一般符合，0.01~0.39 之间为缺乏符合。

4 准确性和可靠性之间的相互关系

准确性是指待评价的诊断试验得到的检测结果与金标准诊断试验得到的检测结果之间的符合程度，而可靠性是指使用同一诊断试验方法对同一批受检对象进行重复测定所得到的结果之间的重现性。准确性与可靠性不是必定相关，但两者之间又有密切关系。对于某一种新的诊断检测试验来说，准确性高的前提是可靠性高，但可靠性高不一定代表准确性高；可靠性不高，准确性肯定不可靠，只有二者都好的诊断试验测量值才最可靠。因此，在评价诊断试验时两类指标均不可忽视。

结 语

遗传检测报告是链接遗传检测实验室与临床医师及遗传咨询师的关键纽带，是遗传咨询的基础。随着新的检测技术及分析方法的快速发展，越来越多的遗传异常将会被发现，如何提高遗传检测方法的有效性并合理评估其效能是临床遗传检测的关键。在检测方法准确可靠的基础上，开展检测的实验室应出具规范详实的检测报告，并由临床医生和遗传咨询师合理解读检测报告、向受检者及其家属解释检测结果，这两个环节直接决定了遗传咨询的质量，亦是促进遗传检测行业规范有序发展的重要基石。

（桂宝恒　罗仕玉　李奇霏
陈少科　蔡光伟）

参考文献

[1] RICHARDS S, AZIZ N, BALE S, et al.Standards and guidelines for the interpretation of sequence variants：a joint consensus recommendation of the American College of Medical Genetics and Genomics and the Association for Molecular Pathology.Genet Med, 2015, 17(5):405-424.

[2] LI M M, DATTO M, DUNCAVAGE E J, et al.Standards and Guidelines for the Interpretation and Reporting of Sequence Variants in Cancer：A Joint Consensus Recommendation of the Association for Molecular Pathology, American Society of Clinical Oncology, and College of American Pathologists.J Mol Diagn, 2017, 19(1):4-23.

[3] SCHEUNER M T, HILBORNE L, BROWN J, et al.A report template for molecular genetic tests designed to improve communication between the clinician and laboratory.Genet Test Mol Biomarkers, 2012, 16(7):761-769.

[4] CLAUSTRES M, KOZICH V, DEQUEKER E, et al.Recommendations for reporting results of diagnostic genetic testing（biochemical, cytogenetic and molecular genetic）.Eur J Hum Genet, 2014, 22(2):160-170.

[5] ASHLEY E A.Towards precision medicine.Nat Rev Genet, 2016, 17(9):507-522.

[6] ZILINA O, TEEK R, TAMMUR P, et al.Chromosomal microarray analysis as a first-tier clinical diagnostic test：Estonian experience. Mol Genet Genomic Med, 2014, 2(2):166-175.

[7] SHEN T, PAJARO-VAN DE STADT S H, YEAT N C, et al.Clinical applications of next generation sequencing in cancer：from panels, to exomes, to genomes.Front Genet, 2015, 6:215.

[8] JAMUAR S S, TAN E C.Clinical application of next-generation sequencing for Mendelian diseases.Hum Genomics, 2015, 9:10.

[9] BATTAGLIA A,DOCCINI V,BERNARDINI L,et al.Confirmation of chromosomal microarray as a first-tier clinical diagnostic test for individuals with developmental delay,intellectual disability,autism spectrum disorders and dysmorphic features.Eur J Paediatr Neurol,2013,17(6):589-599.

[10] MILLER D T,ADAM M P,ARADHYA S,et al.Consensus statement:chromosomal microarray is a first-tier clinical diagnostic test for individuals with developmental disabilities or congenital anomalies.Am J Hum Genet,2010,86(5):749-764.

[11] BIANCHI D W,PARKER R L,WENTWORTH J,et al.DNA sequencing versus standard prenatal aneuploidy screening.N Engl J Med,2014,370(9):799-808.

[12] WILLEMS P J,DIERICKX H,VANDENAKKER E,et al.The first 3,000 Non-Invasive Prenatal Tests(NIPT)with the Harmony test in Belgium and the Netherlands.Facts Views Vis Obgyn,2014,6(1):7-12.

[13] SANDERSON S,ZIMMERN R,KROESE M,et al.How can the evaluation of genetic tests be enhanced?Lessons learned from the ACCE framework and evaluating genetic tests in the United Kingdom.Genet Med,2005,7(7):495-500.

[14] GROSSE S D,KALMAN L,KHOURY M J.Evaluation of the validity and utility of genetic testing for rare diseases.Adv Exp Med Biol,2010,686:115-131.

[15] KROESE M,ZIMMERN R L,SANDERSON S.Genetic tests and their evaluation:can we answer the key questions?Genet Med,2004,6(6):475-480.

[16] LUBIN I M,MCGOVERN M M,GIBSON Z,et al.Clinician perspectives about molecular genetic testing for heritable conditions and development of a clinician-friendly laboratory report.J Mol Diagn,2009,11(2):162-171.

[17] REHM H L,BALE S J,BAYRAK-TOYDEMIR P,et al.ACMG clinical laboratory standards for next-generation sequencing.Genet Med,2013,15(9):733-747.

[18] BURKE W,ATKINS D,GWINN M,et al.Genetic test evaluation:information needs of clinicians,policy makers,and the public.Am J Epidemiol,2002,156(4):311-318.

[19] SACKETT D L,HAYNES R B,GUYATT G H,et al.Clinical epidemiology:a basic science for clinical medicine.2nd ed.New York:Little Brown and ompany,1991.

[20] DOUGLASS C W.Evaluating diagnostic tests.Adv Dent Res,1993,7(2):66-69.

[21] THRUSFIELD M.Veterinary epidemiology.3rd ed.Chichester:John Wiley and Sons Ltd,2007.

[22] WEINSTEIN S,OBUCHOWSKI N A,LIEBER M L.Clinical evaluation of diagnostic tests.AJR Am J Roentgenol,2005,184(1):14-19.

[23] FARDY J M,BARRETT B J.Evaluation of diagnostic tests.Methods Mol Biol,2015,1281:289-300.

[24] AKOBENG A K.Understanding diagnostic tests 1:sensitivity,specificity and predictive values.Acta Paediatr,2007,96(3):338-341.

[25] PARIKH R,MATHAI A,PARIKH S,et al.Understanding and using sensitivity,specificity and predictive values.Indian J Ophthalmol,2008,56(1):45-50.

[26] AKOBENG A K.Understanding diagnostic tests 2:likelihood ratios,pre-and post-test probabilities and their use in clinical practice.Acta Paediatr,2007,96(4):487-491.

[27] ALTMAN D G,BLAND J M.Diagnostic tests 2:predictive values.BMJ,1994,309(6947):102.

[28] MARTIN S W.The evaluation of tests.Can J Comp Med,1977,41(1):19-25.

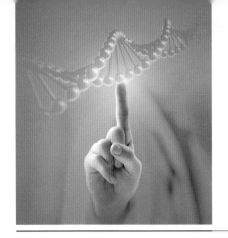

第 5 章

临床遗传咨询应用原则

缩写	英文全称	中文全称
CMA	chromosomal microarray analysis	染色体微阵列分析
FISH	fluorescence in situ hybridization	荧光原位杂交
IVF-ET	in vitro fertilization and embryo transfer	体外受精胚胎移植术
NGS	next generation sequencing	新一代测序
PKU	phenylketonuria	苯丙酮尿症

引言

成功的咨询，顾名思义就是在良好沟通的基础上，在取得信任的前提下，用对方能够听明白且喜欢的语言表达方式，将咨询者所关心的问题表达清楚，并能令咨询者依据自己的意见采取行动。

有效咨询的原理就是通过认真准备，运用沟通技巧并全力以赴实施。

遗传咨询，就是遗传咨询师经过专业训练，掌握遗传咨询的基础理论、基础知识和基本技能，将常人感到晦涩难懂的遗传学概念和咨询者已经完成的遗传检测报告向对方解读，令其了解自身的遗传信息和相关遗传学检查结果。

遗传咨询的内容包括筛查、确诊有无遗传性疾病，有无治疗方法、预后如何，预测对后代的影响和复发风险。

当然，要成功完成上述目标，充分的准备是必不可少的，作为一名合格的遗传咨询师，应该通过专业培训具备专业基础知识和能力后，借助咨询工具完成工作目标。

第 1 节 咨询师专业基础

1 临床遗传学基础

1.1 临床遗传学定义

临床遗传学（clinical genetics）是在现代基因科学、人类与医学遗传学研究的基础上与临床医学相结合的学科，是当代医学发展最前沿的一门崭新学科。

1.2 临床遗传学与各学科的关系

临床遗传学是开展以基因为核心的内、外、妇、儿等临床各学科疾病的遗传学研究，即疾病的遗传基础、疾病基因定位、克隆、基因突变特征、实验室诊断技术、产前诊断技术、临床诊断与鉴别诊断、遗传咨询与治疗规范体系的研究与应用。

1.3 遗传咨询师必须掌握的基础理论、基础知识、基本技术

1.3.1 基础理论

掌握基因论的三大基本定律，即基因分离定律、基因自由组合定律和基因连锁与互换定律。

1.3.2 基础知识

掌握以"体细胞有丝分裂"与"性细胞减数分裂"为核心的染色体的结构、命名、功能与遗传，基因（DNA）的结构、命名、功能与遗传；基因型与表型；基因组学和生物信息学知识等。

1.3.3 基本技术

掌握细胞遗传学的染色体分析技术，分子细胞遗传学即染色体原位杂交技术，分子遗传学即 DNA 分子分析技术，基因组学和生物信息学等技术。

2 遗传病专业基础

2.1 遗传病定义

2.1.1 定义

"遗传病"是由于遗传物质（染色体和 DNA）突变所致的疾病。其中约 30% 是由父母遗传的；约 70% 是由于父母的精子、卵子形成过程中或受精卵早期分裂中新发生的突变所致。

"遗传病"一般指由遗传物质突变所致疾病。遗传物质包括细胞核遗传物质和线粒体遗传物质。常见的遗传病往往是细胞核遗传物质发生突变所致，称为细胞核遗传病，这类遗传病一般严格遵照遗传学三大定律（分离定律、自由组合定律、连锁和交换定律）从亲代传递给子代。线粒体遗传物质发生突变则会导致线粒体遗传病，这类遗传病由母方遗传。遗传病少部分是由带有突变的父母遗传的，更大比例是由新发突变所致。例如，唐氏综合征患儿仅 5% 左右是由父母遗传所致，95% 以上是由新发突变所致，且随着孕妇年龄的增加，新生儿唐氏综合征患病概率显著上升（尤其是孕妇年龄超过 35 岁以后）。染色体微缺失、微重复突变所致的 88%~95% 的基因组病是由新发突变引起的，家族性遗传仅占 5%~15%。

2.1.2 遗传病类型

遗传学家根据 DNA 分子（染色体）变异的大小、分析

的方法不同,人为地将遗传病分为单基因病和染色体病(含基因组病)。

染色体病:包括染色体上的一个次亚带、亚带、带、一个区到一条染色体、一组染色体的改变所致的疾病(用细胞遗传学方法在显微镜下观察,分辨率为 5Mb),现已记载 110 余种。

基因组病:指基因组结构特征(基因的位置和顺序)变异导致的基因组重排引起的基因组拷贝数改变所致的疾病[用染色体微阵列分析(CMA)、荧光原位杂交(FISH)、新一代测序(NGS)等方法检测,分辨率为 100kb],现已记载 130 余种。

单基因病:包括单个核苷酸改变到一个基因改变所致的疾病(用分子遗传学方法检测,分辨率为 1bp),现已记载 7 000 余种。

2.2 各类遗传病中的常见病

掌握包括染色体病、单基因病、多基因病和体细胞遗传病(肿瘤)中的常见病。

(1)部分常染色体三体型染色体病,如 13、18、21、16、22 三体综合征等。

(2)各种体细胞遗传病,如乳腺癌 - 卵巢癌综合征、着色性干皮病、慢性粒细胞白血病、视网膜母细胞瘤。

(3)各种性染色体单体、部分单体、多体型染色体病,如 X 单体、X 三体、XXY、XYY 等。

(4)各种单基因病,如苯丙酮尿症(PKU)、遗传性耳聋、X 连锁珠蛋白生成障碍性贫血 / 智力低下综合征、亨廷顿病、马方综合征、假性肥大型(进行性)肌营养不良症。

(5)各种多基因病,如无脑儿、脊柱裂、四肢畸形、成骨不全、唇腭裂、内脏外翻、海豹儿(反应停药物)、胎儿水痘综合征、胎儿酒精综合征、小头畸形。

2.3 遗传咨询的原则

(1)知情同意与非指令性原则。
(2)信任与保护隐私原则。
(3)平等与信息公开原则。
(4)咨询者教育与持续支持原则。

2.4 遗传咨询对象

(1)夫妇一方已经明确诊断患有某种遗传病。
(2)一对夫妇生了一个遗传病患儿,咨询再发风险。
(3)因为有家族遗传病史,担心子代发病风险。
(4)大于 38 岁的高龄孕妇。
(5)女方出现三次以上不明原因的习惯性流产。
(6)在体外受精胚胎移植术(IVF-ET)治疗过程中反复移植失败。
(7)近亲婚配的夫妇。

(8)家族成员中患有原因不明的疑难杂症,要求排查遗传病的可能性。
(9)遗传筛查阳性者。
(10)有过放射、药物、环境等致畸物接触史的遗传变异高危人士。
(11)生育力保存者咨询排查遗传病风险。
(12)细胞库为供者冷冻细胞前完善生物档案。
(13)肿瘤疾病遗传因素排查。
(14)婚前、孕前优生优育咨询和遗传筛查。
(15)个体用药安全遗传因素排查。
(16)新生儿遗传学出生缺陷排查。
(17)基因检测体检前。

第 2 节 | 遗传咨询技巧

1 有效沟通的前期准备

1.1 沟通前工具的准备

调查表明,咨询沟通时借助工具(表 4-5-1),可以降低 50% 的劳动成本,提高 10% 的成功率,100% 提高有效性!

表 4-5-1 沟通工具

工具	具体标准及要求
个人资质	包括个人的学历、职称、参加的学术组织、临床工作实践、个人学术及技术专长、发表出版的学术论文论著、学术获奖情况、5 年内参加的国际国内学术会议情况、社会兼职等
机构资质	行业证书、荣誉证书、执业许可、合作证书、学术证书、患者评价、媒体报道、医院文化、医院承诺 视觉识别及其规范化等
技术介绍工具	门诊专业幻灯 模型、影像 科普图片 音频视频 演示物
健康宣教工具	医院宣传片 技术宣传片 个人简介片 医院画册 服务宣传片

1.2 遗传病患者常见特征

(1) 性格内向,被动交流。

(2) 常有家人陪伴。

(3) 对诊断结果难以接受。

(4) 智力偏低下。

(5) 不敏感。

(6) 就诊多低调、隐私保护需求高。

(7) 极强不安全感。

(8) 很高忠诚度。

(9) 对有效治疗渴望。

(10) 对治疗费用不敏感。

(11) 对咨询师依赖性强。

(12) 重复就诊率高。

(13) 检查治疗依从性高。

(14) 儿童比例高。

1.3 遗传咨询规划设计

有的咨询师一天接诊十几个患者,效率很高。有的咨询师一天仅接诊几个患者,可患者复诊率却并不高,忠诚度差。是何道理? 有没有预诊计划是其中重要的原因。那么,如何做一个科学合理的预诊计划应该是一名合格的遗传咨询师的基本功,下述几条是预诊规划的基本要点:

(1) 废止既定程序的看诊,这是没有提前计划过的医患沟通模式。所谓既定程序是指按照挂号室已安排好的患者顺序和医师千篇一律的方式看诊和问诊,看诊及解释遗传检查报告用如和尚念经般的语调以及毫无沟通效果的表达方式。

(2) 通过一段时间的摸索,总结出适合于自身的门诊量区间。

(3) 给自己每天都预设一个有效咨询目标。

(4) 在每天的看诊人群中第一时间选拔出最有效的咨询患者人群,将今日 80% 的时间和精力投入有效人群。

有效患者人群特征:

(1) 真正有病在身的。

(2) 与咨询师积极配合,信任本院、信任咨询师的。

(3) 急于了解检查结果的。

(4) 向咨询师明确表达就诊目的的。

(5) 咨询师繁忙或者照顾不及时仍能耐心等待的。

(6) 再次就诊的。

(7) 明显有咨询意愿的。

(8) 关注其他患者咨询过程的。

(9) 在咨询师给其他患者咨询时,身体语言明确表示认同的。

(10) 准备马上开始配合进一步检查的。

无效患者人群:

(1) 对本院、对咨询师没有信任感的。

(2) 说话前后矛盾、语无伦次,毫无逻辑的。

(3) 对咨询师安排的事情完成度打折扣的。

(4) 已辗转过多家医院,对检测报告表示怀疑的。

(5) 拿到报告单就开始与咨询师展开病情讨论的。

(6) 没有耐心听咨询师解释,咨询师无法有效地讲述病情的。

(7) 不尊重医务人员的。

(8) 面对咨询师,前后表里不一的。

(9) 在其他患者面前充当"包打听""万事通"的。

(10) 思想包袱严重,胡思乱想的。

(11) 身体语言与咨询师观点明显抵触的。

(12) 明显无就诊意愿的。

(13) 未患病,自以为是臆断自己疾病的。

有效人群可以转化为无效人群,同样,无效人群也可以转化为有效人群,关键看咨询师如何有的放矢,使自己的工作时间尽量有效,这是最为重要的。要有效率的观念,你的效率越高,你的咨询预诊计划就越成功。

1.4 咨询师行为仪表规范

人们通常以第一印象判断对方的专业能力,以貌取人并不是一种世俗行为,而是人性的共同特点,因为人的大脑习惯简单直接的思维模式,排斥复杂的判断过程。简而言之,就是要树立良好仪表,语言规范有礼。良好的形象、温暖贴心的语言等都会促使医患关系融洽,提升沟通效率。

1.4.1 注意仪表形象

专业、庄重、沉稳的形象让患者增添一份信任感,使其多一份抗争疾病的信心。整洁是最基本的礼貌。女性咨询师的妆容应追求自然淡雅的效果,妆色要健康、明朗、端庄,不可妖艳。男士应剃须修面(不留胡须)。保持指甲清洁,经常修剪;女士不涂彩色指甲。

1.4.2 通过以下要求,促进工作效率,体现文明行医、礼貌待人的品德修养,突出优质服务,建立良好的医患关系

(1) 接诊:接诊患者的整个过程都应该做到笑脸相迎,态度和蔼,应特别注重个人的形象,树立良好的第一印象。

(2) 询问病史:询问病史时要注意尊重患者的隐私,当问及敏感话题时要请第三者(其他患者、其家属或随从人员)回避,并主动起身关科室的门。表示出对患者的尊重,同时要注意问话的方式和内容,表示对患者的理解和同情,特别强调问话交流的艺术性,态度认真,体现出对工作的负责,并有针对性地进行病情的分析,加深患者对医生的良好印象。

(3)留观:有些患者手术完成之后,正在做其他的治疗或者检查,咨询师必须抽时间前往探视患者,对患者的痛苦给予安慰,并以关心的口吻向患者做些必要的解释和交代注意事项,让患者充分体会到其责任感和良好的服务态度,为建立良好的医患关系及复诊打下基础。

(4)患者完成手术之后,应交代患者定期复诊。

(5)规范礼貌用语

- 需要患者配合时一定要用"请您……"。
- 称呼时建议用尊称"老人家、先生、女士"等。
- 患者离开时一定要用"请慢走""如果有其他不舒服,请及时与我们联系"。

(6)咨询师一定要学会观察患者,应仔细观察患者的举动(包括穿衣、打扮、言行、举止),详细了解患者的基本情况,如职业、单位、婚姻状况等,为下一步咨询工作做好充分的准备。

2 有效咨询沟通技巧

2.1 有效咨询的流程设计

有的咨询师和患者接触不到五分钟就掌握了对方的主要问题,有的咨询师一个上午也搞不清楚一个患者的状况,究其原因,是沟通方法的不同造成的。其实,有效咨询的流程是有其客观规律可循的,也是需要学习和训练的,并不是随意说话就能获得有效沟通的结果。表4-5-2是依照以患者为中心的有效问诊基本流程。

表4-5-2 有效咨询的基本流程

观察指标	患者的反应和动作
1. 察觉问题	这个阶段以提问为主,提到的问题多、广泛但不具体,其目的是搜集足够的信息
2. 决定解决	针对某一方面具体询问,缩小范围详细询问,这个阶段是确定要解决的问题
3. 制定标准	咨询具体的诊断方法、需要的时间、费用标准
4. 选择评价	咨询其他诊断方法、价格、效果等进行对比
5. 具体实施	确认诊断的时间和地点
6. 感受反馈	诊断过程中、诊断后的评价,包括填写满意度的调查

2.2 有效沟通的问话技巧

患者的问题是什么?有什么具体的需求?有的时候不是每个患者都能够清楚的表达,尤其是罕见病患者,他们很难有机会得到相关资讯,遇到专业的咨询师的概率也并不高。因此,咨询师需要熟练掌握问问题的技巧,在很短时间内通过有效发问获得有效信息并尽快作出判断。基本原则就是所有提问都是围绕患者的问题,以了解患者的诉求。

2.2.1 开放式问题

这类问题给回答者提供多种可能性,也让其有更多机会表达自己,其目的是帮助咨询师搜集更多关于患者的信息,从而尽快找出患者的问题或者其关心的问题,使得双方的交流能够更加顺利。一方面有利于提高共同效率促使问题的解决;另外一方面,这种问话方式设计在咨询的开始阶段能让患者更容易接受,也有利于患者建立对咨询师的信任,为明确诊断和有效执行下一步的诊疗措施打下良好基础。

2.2.2 封闭式问题

这类问题给回答者留下的选项只有"是"或者"不是"两种选项。通常,这种问话方式都是安排在沟通的结束之前。毕竟,咨询的目的是解决问题。这个阶段咨询师的问话要逻辑清晰,概念明确。否则,患者心中没底就会派生出许多情绪,从而影响患者的配合度。

所以,咨询师要善于应用上述两种问问题的方式和不同点,在实际工作中实事求是、因人而异、灵活应用。咨询的早期,重点是让患者接受你而不是解决问题。而咨询的后期,是确认问题并解决问题。

2.3 有效说服——SPIN话术

咨询的目的是发现问题、分析问题和解决问题,所以,有效咨询的每一句话都应该事先设计好,这样,咨询师才能掌控局面并获得结果。这里就有一个话术设计问题,所谓话术,就是专业的说话方式和逻辑。SPIN是商业洽谈中的最为常用的话术模式,并在实践中不断被验证,其目的是为了迅速获得客户的认可和信任,然后依照咨询者的意见采取行动,这种话术模式的有效性和科学性值得遗传咨询师关注、学习和体会并反复训练掌握。

将患者的问题进行分类,并在咨询时科学安排好咨询的顺序以及解决的方式。

S(situation question):情况问题,这种问题通常出现在咨询开始时,咨询师为了了解更多问题而与患者沟通确认一些看似与病情无关的问题。

P(problem question)：难点问题，这些问题往往是患者真正关心的问题，也是患者的痛苦所在。咨询师要将80%以上时间和精力都放在这个问题上与患者展开有效沟通和深入挖掘。

I(implication question)：内含问题，这类问题通常是在计划结束前，咨询者试探患者对所提及问题的态度，根据患者的答复，咨询者可以有效掌握患者的问题核心并将之进一步聚焦。

N(need-pay off question)：需要回报的问题，这类问题就是在咨询结束前与患者确认问题和解决问题的方式方法。

2.4　有效说服——FABE 话术

所谓 FABE 话术，就是通过技术特点描述找出患者最感兴趣的问题，为患者分析其优势，明确这一优势能给患者带来的利益，最后提出证据，证实该技术确能给顾客带来这些利益。即一种成熟的说服患者接受技术和产品的说话方式，主要从 4 个角度展开话术：

F 代表特征(features)：技术的特质、特性等。

A 代表由这特征所产生的优点(advantages)：即 F 所列的技术特性究竟发挥了什么功能(例如 NIPT 技术的无创，NGS 技术的快速)。

B 代表这一优点能给患者带来的利益(benefits)：即 A 技术的优势带给患者的好处。一切以患者为中心，强调患者得到的利益(例如 NIPT 可以在无创的情况下为孕妇完成产前筛查，避免出生缺陷的发生)。

E 代表证据(evidence)：包括技术数据、既往病例、学术报刊文章、照片、影像等。证据具有足够的客观性、权威性、可见证性(例如拿出先证者的照片让患者更加相信咨询师的临床诊断，并配合进一步检查)。

FABE 话术的标准句式是："因为……(特点)，因此……(优点)，对您而言……(好处)，您看……(证据)。"

2.5　有效说明的语言

遗传咨询会涉及众多生物医学概念和临床新技术以及大量的专业词汇，而有效咨询的前提就是将概念说清楚，将问题讲明白。因此，遗传咨询师的专业能力还应该包括将复杂的问题简单化，抽象的问题具体化，专业的问题通俗化的能力。没有这个能力，遗传咨询师的专业水平再高也是无济于事的。医患沟通中应注意下述原则：

(1) 沟通中多用数据，只有数据才能让听者获得最准确的信息。

(2) 具体的语言，例如：描述 NIPT 技术就该说是孕妇妊娠到 12 周抽血，因为这时母亲体内的胎儿游离 DNA 物质通过脐带血管进入母体血液循环，而 NIPT 技术能够

检测到这些 DNA，从而可以判断胎儿是否存在染色体非整倍体遗传病。

(3) 形象比喻，例如：描述基因测序不能抽象地说就是检测 33 亿对碱基对的顺序。可以打个比方，将 46 条染色体比成 46 条铁路，每对碱基对就像铁路上的每根枕木，4 个碱基配对比喻成 4 种颜色的枕木。高通量基因测序就像是用计算机数清楚 46 条铁路上 4 种颜色枕木的排列顺序。

(4) 借助听者熟悉的知识或者大众常识描述专业概念，例如：用唐氏综合征替代 21 三体综合征。

(5) 遗传专业有许多专业技术缩写，应避免使用英文缩写，例如 FISH、NGS，应该将技术具体描述以免因为患者的知识盲点造成沟通障碍。

(6) 避免语言中过多出现专业词汇，患者需要解决的是疾病问题，而不是学习更多的医学知识，他们没有这个兴趣。

2.6　反对意见处理技巧

只要有交流，就一定会有冲突。因为医生和患者所处的角度不同，专业知识水平有高低，对疾病的认识能力有差距。而最为重要的是，患者是疾病的体验者，而医生更多时候是疾病的研究者。双方对疾病诊断和治疗的紧迫感和压力感不同，所以，在遗传咨询过程中，会因为各种原因发生分歧。当出现这种状况时，咨询师必须要优先处理，否则不仅会影响下一步的医患沟通效果，甚至会前功尽弃。

通常，处理患者的反对意见应该遵循下述原则：

(1) 缓冲：出现了反对意见，一定要停止既定沟通程序而转换成聆听，给双方一个缓冲情绪和态度的空间。

(2) 反问：在聆听的过程中根据患者关注的问题适当反问，进一步确认问题的同时引导患者继续表达自己的反对意见和其他诉求。

(3) 权衡：在众多问题中遴选出患者真正关心的问题，并在持续反问中赢得思考的时间，作出准确判断。

(4) 答复：就患者真正关心的问题，有针对性地沟通并答复患者。反对意见平息后再继续原来的沟通流程。

上述原则看似简单，咨询师如果要在实际工作中灵活应用，还需要大量的训练并逐步形成自己的语言习惯才能做好。

结　语

要做一名合格的遗传咨询师，除了熟悉内、外、妇、

儿、生殖、男科等临床基础知识外,对于各学科疾病的遗传学研究,即疾病的遗传基础、疾病基因定位、克隆、基因突变特征、实验室诊断技术、产前诊断技术、临床诊断与鉴别诊断等训练不可缺少,同时还要持续更新自己的知识和能力。当然,上述能力仅仅是专业方面的准备。如果要成为优秀的咨询师,对于沟通方面的理论学习和能力训练尤其重要,必须熟练掌握了解客户需求和良好沟通的方法方法以及问问题、听问题的良好习惯,灵活运用SPIN、FABE 等沟通技巧,以求得事半功倍的成效。

(黄卫东　朱丽萍)

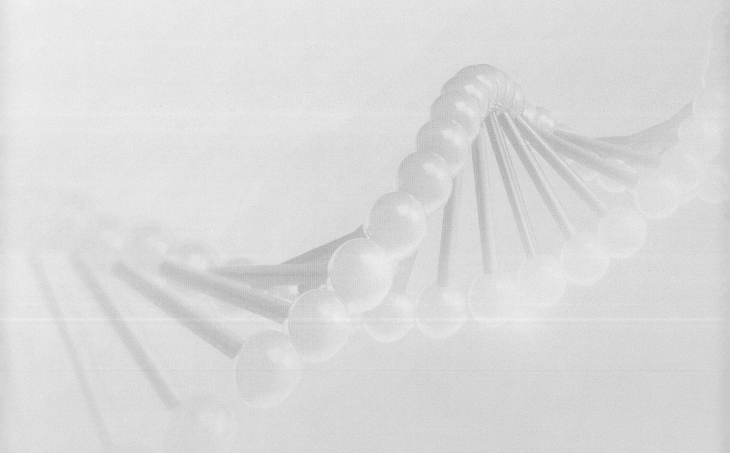

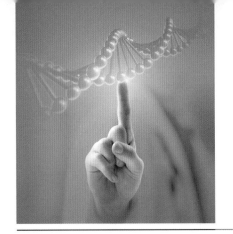

第6章

临床遗传咨询技巧

缩写	英文全称	中文全称
ACMG	American College of Medical Genetics and Genomics	美国医学遗传学与基因组学会
ACOG	American College of Obstetricians and Gynecologists	美国妇产科学会
AMP	Association for Molecular Pathology	美国分子病理学会
ASCO	American Society of Clinical Oncology	美国临床肿瘤协会
ASHG	American Society of Human Genetics	美国人类遗传学学会
FDA	Food and Drug Administration	美国食品药品管理局
VUS	variant of unknown significance	临床意义不明性变异

引言

遗传咨询是构架在患者群体、临床就诊和检测实验室之间的桥梁。它的主要功能体现在协助临床医生决策患者所需要的遗传诊断项目,向检测方实验室提供相应患者临床信息,并用通俗、明了的语言向患者解释检测结果。遗传咨询的实施包括患者就诊前准备,患者初诊、初诊后遗传诊断送检、检测结果复核、向患者解释检测结果并提供合适的临床治疗或家庭计划。遗传咨询是一门融入了深奥遗传知识的艺术。遗传咨询并不只是简单的就诊过程,而是面向患者群体的一项教育工程。在遗传咨询中,遗传咨询师要阐述疾病表型、遗传机制、致病原因以及可能涉及的意外或伦理问题。它从细致地收录患者个人信息、家庭信息开始,直至最后作出相应的疾病诊断,无一不以遗传咨询师的遗传知识做后盾。我们所阐述的技巧,概括地说是如何技巧性地运用我们的遗传学知识来服务患者。遗传疾病涉及遗传信息、婚姻家族及可能的生育计划,所以遗传咨询师也应对患者进行知情同意、心理评估以及遗传风险评估等。另外遗传咨询还应包含问诊后续其他工作。有许多遗传疾病的治疗费用昂贵,遗传咨询可帮助患者寻求病友资源以及许多疾病的基金资助。概括说来,遗传咨询包括患者初访前准备,患者初访,选择决定遗传检测,获悉检测结果后的咨询,后续随访与支持等几个步骤。下面将一一展开阐述。

1　患者初访前准备

1.1　浏览既往病史,提取重要相关信息

在患者,即咨询者就诊前,浏览咨询者的既往病史是为咨询者就诊做准备的重要一步。要充分了解咨询者对遗传门诊的主要诉求,目前的临床症状、年龄、病情发展的历史、相关家族史以及临床检测报告结果。在对咨询者有了大致了解的情况下,才能作出初步的诊断或确定检测方案,并为咨询者准备相关的遗传咨询内容。

在为咨询者做准备时,首先要了解咨询者看遗传门诊的主要原因是什么,有什么临床特征或者家族史使得咨询者或者医生认为咨询者需要遗传咨询。了解了咨询者的主要诉求后,就可以继续在病历中寻找可能与之关联的临床症状或信息,比如可以着重关注专科门诊对某一身体系统或某一临床指征所提供的诊断结果及建议。专科医生往往对自己领域内的遗传疾病比较熟悉,所以专科医生尝试作出的临床遗传诊断往往具有极其重要的参考价值。咨询者的年龄和发病时间很重要。有些遗传疾病的发病期有一定的规律可循,也可以作为诊断时的参考。咨询者的家族史也是诊断的重要参考,如果病历中提到相关的家族史,可以要求咨询者提供家人的病历以供浏览比较。如果病历提及咨询者异样的面部或者身体特征,可以要求咨询者提供本人以及其他患病家庭成员的照片,这样在就诊前可以有一个初步印象。

有的咨询者在就诊前可能已经做过一些临床检测,甚至是遗传检测,这些结果尤其需要仔细浏览。这些相关检测对于即将进行的遗传咨询有非常重要的参考意义。比如咨询者在几年前已经做过基因测序,但是报告显示一个突变,并分类为意义不明确的突变。这时可以参考最新的数据库和学术文章,或加入新的家庭成员的检测并对旧的报告结果进行重新解读。如果咨询者有癌症或肿瘤史,则需要阅读病理学检测报告进行确认。

对遗传咨询师而言,咨询者的精神心理状况也是值得重视的一个方面。通过对咨询者病历的浏览,可以不同程度地了解遗传疾病对咨询者及其家庭造成的心理影响。咨询者或有长期的住院经历,或经历过很多手术,或有很严重的家族史,甚或经历过亲人死亡,可能导致对过往临床诊断或建议持怀疑态度。了解这些咨询者社会心理方面的相关信息也可以帮助遗传咨询师预见一些咨询者及其家属可能会关心的问题,从而做好充分准备。有时咨询者可能会对一些敏感问题进行回避或含糊回答,咨询师可以提前思考如何有效地提问来帮助咨询者回答一些棘手的问题。但是遗传咨询师最好不要尝试从这些信息中对咨询者及其家属进行过多的预判,而应该是准备抱着开放的心态与咨询者进行面对面的沟通。

做了以上初步准备工作后,就可以尝试列举可能的诊断并初步制订检测方案。这样咨询者就诊时,就能更有目的地寻找一些特殊的临床症状、体征和家族史,并有效寻找能提供相关遗传检测的实验室,准备与诊断相关的咨询内容,比如该遗传疾病的概况、病史进程、治疗及注意事项、推荐的专科门诊、疾病的遗传模式、人群中携带率以及复发风险等。

1.2 查看相关临床指南

查看相关临床指南是初访前准备的重要部分之一。遗传咨询师要根据所获取的就诊前患者材料和特定的临床症状或检测诉求,参考相关临床指南,判断患者的情况。美国医学遗传学与基因组学会(ACMG)陆续发表并更新各种常见遗传病或综合征的临床检测指导,如耳聋、发育迟缓/智力缺陷、马方综合征、成骨不全、身材矮小、亨廷顿病、遗传性阿尔茨海默病等。此外该学会也实时颁布关于新生儿筛查、携带者筛查和产前诊断的检测指导。其他比较权威的协会如美国人类遗传学学会(ASHG)、美国妇产科学会(ACOG)等,也会发布一些相关检测的建议和声明。如果咨询者想咨询的是癌症家族史和风险评估,那么就可以参考美国国家综合癌症网络(National Comprehensive Cancer Network)发表的临床指南。另外很多专科医生协会都发表了一些临床指南或者意见,如美国临床肿瘤协会(ASCO)、美国分子病理学会(AMP)等,在此不一一列举。如果咨询者的诊断是确定的,尤其是相对常见的遗传病,咨询者寻求的更多的是保健管理和预防方面的信息,那么也可以搜寻一些已发表的专家意见。当然,最后还要提到一个最为重要的机构,那就是美国食品药品管理局(FDA)也会公布有显著临床治疗意义的遗传诊断建议。

在初访前的准备工作中,不同的遗传咨询师在自己的工作领域内会有一套自己准备病历的习惯。以下列举一些常备问题,仅作为咨询师在为咨询者作准备阶段的一个指导参考。

- 你认为咨询者为什么在这个时候寻求遗传咨询?
- 你认为咨询者会提出一些什么样的问题?
- 根据咨询者的已知信息,还需要从咨询者身上获取哪些临床信息才能为其提供准确全面的遗传咨询?
- 你为咨询者准备的咨询内容有可靠的文献或研究作为依据吗?
- 哪一部分家族史或病史需要着重获取或讨论? 咨询者或其亲属是否需要额外提供病历?
- 根据家族史和遗传模式,对咨询者及其亲属的风险评估应该如何开展?
- 对于咨询者可能患有的特定遗传疾病,检出率为多少? 目前是否有对应的遗传检测手段?
- 有没有其他辅助检测手段? 咨询者是否还需要由其他专科进行评估?
- 有没有可以帮助咨询者的社会资源和信息?
- 应该以什么样的顺序向咨询者呈现咨询信息? 有哪些要点需要着重强调?
- 有什么视觉辅助材料可以使用?

在做好以上准备工作后,我们的遗传咨询师就可以有序、有效地迎接患者的初访了。

2 咨询者初访——获取信息

2.1 建立交流平台,达成首次咨询目标共识

与咨询者的初次面谈是遗传咨询过程的重要组成部分。面谈不仅是为了从咨询者身上获取咨询师做咨询前的必要信息,更是为了让咨询者表达自己的需求,促进咨询者和咨询师之间的相互了解和信任,从而达成对咨询目标的共识。

面谈的最初几分钟是整个咨询过程的"破冰机会"。有些咨询者可能从来没有接触过遗传咨询师,因而情绪紧张或焦虑,或者对医务工作者有习惯性的恐惧。遗传咨询师可以利用几分钟时间介绍自己并与咨询者进行一些日常闲谈,这样能帮助咨询者放松或冷静下来。比如咨询师观察到咨询者身着某个球队的球服,可以尝试谈有关该球类运动的话题,以展示遗传咨询师除了专业人员之外的日常生活的一方面。再比如有可能咨询者的名字里包含罕见字,可以向咨询者讨教名字的正确读法,以达到缓和紧张情绪的目的。在这几分钟里,咨询师也可以从对话中了解咨询者在这种特定环境中的舒适程度、情绪及语言能力等能影响接下来面谈的其他因素。

前文陈述了作为遗传咨询师如何从患者方面获取最全面的信息。但另一方面,咨询者前来就诊想要获取什么样的信息呢? 一个咨询者想从咨询过程中获取什么样的具体信息往往是因人而异的。比如咨询者是一个年轻的运动员,怀疑患有结缔组织疾病,他目前最关心的问题可能是他的病情是否会影响他的职业生涯而不是未来他将这个疾病遗传给下一代的概率。只有了解了咨询者的诉求,咨询师才能有针对性地进行咨询。有些咨询者可能处于比较迷茫的阶段,并不知道自己该问什么问题,此时咨询师应耐心地给予讲解,让咨询者了解咨询师能够提供什么样的信息,帮助咨询者参与到主动的讨论中来。

经过最初的沟通,咨询师在力所能及的范围内回答了咨询者的问题,并让咨询者意识到有些问题并没有立刻或者明确的答案,需要从咨询者身上获取更多的信息,从而达成一个咨询双方都认可的切合实际的共识。

2.2 家系采集——遗传咨询的全面拓展性问询

在与咨询者达成咨询目标共识后,接下来就要对咨询者及其家属进行全面的临床信息的问询。在儿科遗传咨询门诊,遗传咨询师会着重问询咨询者本人的临床信息并对其体征进行检查。家系的采集往往主要由遗传咨询师来进行。完整家系图可以让遗传咨询师对该家庭人员的遗传关系、患病者数量有一个准确直观的了解。家系

的采集能为咨询者的诊断、风险评估、医疗管理建议提供重要的辅助信息。而在家系采集的过程中，也能进一步了解咨询者的家庭社会关系，如离婚、领养、分居、流产、不孕不育、死亡等信息。家庭中对于遗传病认识的误解也会在问询中展现出来。

家系图要采用专业符号来绘制。每个国家医疗行业内可能都有自己的行业规范，如在美国的临床遗传学从业者普遍采用的是由美国遗传咨询师协会牵头发表在 2008 年遗传咨询期刊上的标准化人类家系命名建议[1]。在遗传性癌症咨询中，遗传咨询师在使用以上标准的家系命名基础上，还可以采用 Dana-Farber 癌症研究所提出的象限系统对癌症类型进行图例标注[2]。

在问询家族史时，建议一开始就向咨询者表明可能会问及的内容，如年龄、性别、种族、出生缺陷、体征、病史、发病时间、确诊年龄、重大手术、生活习惯、与其他家庭成员的血缘关系，如有其他去世家庭成员，需询问他们的死亡年龄及死亡原因，家族内是否有近亲婚配，咨询者以及其他家庭成员的临床检测历史等，这样可以加快问询的进程，避免咨询者对一些不相关的信息做过多的描述。在一般情况下，收集家庭中三代或四代人的信息即可。如果咨询者是成人，一般会问询咨询者的孩子、兄弟姐妹、父母、表亲以及祖父母的健康状况。在特殊情况下，可以根据需求获取更多代的信息。比如咨询者家族中疾病的性别倾向性，咨询者及其父母辈中恰巧仅有男性患者，而祖父母辈中缺乏男性，则可以继续问询曾祖辈的健康状况，以确认是否有 X 染色体遗传的可能性从而初步缩小诊断范围。再比如怀疑遗传疾病有不完全外显或表达的可能性，也可以扩展家系的采集。

在问询过程中，尽量按时间顺序获取家族史，这样可以避免产生遗漏。如果先证者是未成年人，可以先问询其兄弟姐妹和父母，即亲缘关系最近的人的健康信息，再问询至父母的兄弟姐妹，祖父母辈等的信息。要注意平衡问询父母双方的家族史，尽力获取同等数量的信息，即使在父母一方有明确的患病史的情况下，也要均衡问询另一非患病方。单独问询父母一方的家族史，可能会在不经意间引导一方产生愧疚感或对疾病的责任感。而且一个完整的家系可以帮助咨询师发现其他可能需要遗传咨询的事项，或避免风险评估产生偏差。在家系图绘制完成后，咨询师往往会对重要信息进行重复问询。这个看似冗余的行为，有时候能激发咨询者回想起一些没有讨论过的信息，以确保家系收集的准确和完整。

这里需要特别强调一点，在家系收集过程中，除了家庭成员的健康状况外，家族的种族民族背景，是否有近亲婚配的现象，也能对咨询师的临床判断和遗传检测的选择提供有用的信息。最后，一个完整的家系图还应该包括咨询者的个人识别信息，图谱绘制时间以及绘制人的签名。

2.3　心理评估

在咨询师对咨询者进行咨询的过程中，除了帮助咨询者理解复杂的遗传医学知识，诊断方法，检测策略外，同样重要的是评估咨询者对各种讨论的反应和心理承受应对能力，并且在必要时，进行有效的心理咨询，使得咨询者能排除干扰而回到正常的对话讨论中。通过持续有效的沟通，使得咨询双方为达到咨询目标而建立一个暂时的"联盟"[3]。而"联盟"的建立，能反过来促进咨询者自由地表达。

在咨询双方的对话过程中，有很多的因素可以促进这种联盟。首先是咨询师真诚地帮助咨询者的意愿，但仅此并不足够促进这种联盟的巩固建立。咨询双方在最初阶段首先要相互有一个明确并合理的期待目标。咨询师需要让咨询者理解在特定情况和时间限制下咨询师的局限性——咨询师并不是万能的，对咨询者解释清楚什么问题可以在这次的咨询中得到解答，什么问题通过什么样的手段在未来或许可以得到解答。要开诚布公，建立初步的信任。在整个咨询对话过程中，咨询师同时还要保障对话的保密性，对咨询者个人界限和自主权的尊重，以及对自己本身情绪的控制。对保密性、个人界限和自主权三个方面的尊重都是为了使咨询者能在一个身心安全的环境内分享个人和家庭的信息。咨询者由于某种原因不愿意或尚未准备好在当下谈论某些话题，咨询师要明确予以认可。讨论中还有一些话题可能引起咨询师对自身经历的联想以及情绪的波动，咨询师要时刻注意调整自己的心态，以保持对咨询者的注意力，并维持理性的思考。遗传咨询中关于心理评估和咨询的理论经过了数十年的演变，实践的核心技巧仍然是仔细聆听和予以知晓同情。另外，咨询师与咨询者之间的交流不仅包括语言的交流，还有肢体语言的表达[4]。在咨询双方尚未开口时，肢体语言的表达便已经开始。咨询者会观察咨询师，咨询师也会观察咨询者的行为。有些咨询者可能一开始就从肢体和语言上非常直接地表达他/她的疑虑，而有些咨询者相对内敛，需要遗传咨询师在接下来的对话中寻找并鼓励咨询者表达他/她的疑虑所在。当咨询者的疑虑逐渐得到认可和解答，双方的"联盟"可以进一步得到巩固。咨询者的另一重要技巧是"听"。聆听是一种通过训练可以习得的技能，"听"而认可和同情。但需要强调的是，遗传咨询师对于咨询者处境和经历的理解，也是需要通过累积经验进而习得的重要咨询技巧，而非初学者就能达到的一个境界。

咨询过程中有可能出现各种干扰因素[5]，危及已经建立的"联盟"。比如移情（transference）和反移情（countertransference），投影（projection）和投影识别

(projection identification)。移情是指咨询者无意识地将咨询师与自己的个人经验联系在一起，比如咨询师与咨询者的孩子年龄相仿，他/她不经意地体现出对待自己孩子的态度，或者咨询师的声音让咨询者想起自己讨厌的人，从而体现出厌烦的情绪。而反移情是描述咨询师对咨询者同等的无意识的态度，咨询师会在自己的工作中有机会与形形色色的人交谈，反复地咨询同一种疾病，咨询师可能会预测或期待当前咨询者与其他咨询者对待同一个信息有相同的反应。投影是指咨询者将自己压抑或无法接受的情绪投射到他人身上，比如咨询者是一对夫妻，丈夫因为讨论的话题感到耻辱而认为妻子也有相同的感觉，或者咨询者自身产生了愤怒的情绪而认为咨询师也带有愤怒情绪。投影识别是指咨询者产生了压抑或无法接受的情绪，作出一些行为以期让咨询师来认可表达这种情绪，比如咨询者对新的诊断无法接受而感到愤怒，他/她尝试用一些偏激的言语和行为来激怒咨询师，让咨询师来表达这种愤怒情绪。这些干扰因素有时很微妙并不容易被发现，不仅会危及咨询双方建立的"联盟"，还会中断有效的交流沟通。咨询师需要时刻感知双方对话的动态，一旦发现这种干扰，需要尽量排除干扰，才能让对话继续进行。

在咨询的过程中，有各种来自咨询者和咨询师双方的，肉眼看不到的心理因素在影响着整个咨询的进程和最终的咨询效果。所以在对咨询师的培训中，心理评估和咨询能力的训练是十分重要的一部分。

2.4 询问技巧

一些实用的询问技巧可以帮助咨询者快速准确地理解咨询师的提问，从而积极参与到讨论中。正确有效的提问方式是一个成功咨询的开始[4]。首先咨询师提问的方式应该与提问的内容相吻合。提问方式可以大致分为3种：开放式提问，针对性提问和封闭式提问。开放式问题适用于探究咨询者对某一话题的看法和见解，对回答的内容不设限，如"请谈谈你的孩子"或者"我们今天讨论了很多，你现在感觉怎么样？"针对性提问则适用于有明确答案的问题，如"你有几个孩子？"或者"你的父母亲几岁了？"封闭式提问往往寻求关于"是"与"非"的答案，比如"你有孩子吗？"或者"我们刚才讨论的你理解了吗？"咨询师应根据问题的意图，选择合适的提问方式。在信息收集如家系采集时，会用到大量有针对性的和封闭式的问题以提高问询效率，而在心理评估的过程中，开放式的问题可以引发深入的讨论，并且可以避免咨询师主观的臆测。

咨询师应该尽量使用普通大众熟悉的语言，尽量避免医学术语。当必须需要使用医学术语时，可以首先对该术语作一个浅显的解释。有时候，咨询师可以采用一些咨询者的语言习惯（在得体的前提下），让咨询者感到交流更舒适。比如咨询者可能会用"坏基因"来描述"带有致病突变的基因"，在咨询者对这个概念的理解没有偏差的情况下，咨询师可以模仿咨询者的说法。同样的，咨询师也可以建议引导咨询者使用自己的语言，比如"1型神经纤维瘤"的名字很长，咨询师可以建议咨询者使用缩写"NF1"来指向该疾病。有可能某一个咨询师通常语速习惯比较快，而咨询者恰巧是一个比较慢条斯理的人，太快的语速可能会令他/她感到有压力而影响表达，此时咨询师应该为特定的咨询者适当调整自己的语速。

其他在问询中常见的技巧还有改述（rephrasing）、反思（reflecting）、重定向（redirecting）和沉默（silence）。改述是把咨询者陈述的信息用咨询师自己的语言表达出来，这种方式可以有效显示咨询师仔细聆听并理解咨询者要表达的意思，尤其是在咨询者和咨询师的语言习惯差距较大的情况下。反思是指用提问的方式将咨询者说话内容的全部或部分提出来，从而进一步讨论。比如咨询者说："我的大儿子刚刚确诊肌营养不良症，我的丈夫很担心我们的小儿子也有这个病。"咨询师说道："你丈夫很担心？"咨询者因此回答："其实不止他，我也很担心。"通过发现咨询者谈话内容中的重点，用反思的方式引发出来，从而让咨询者有机会进一步表达自己的见解或情感。重定向是指在讨论偏离正轨时，咨询师将话题重新拉回到目标上来。在此介绍几个比较礼貌的重定向引导方法。比如"您说的这个确实很重要，但是首先让我们继续讨论某个问题""我们一会儿会讨论这个问题，先讨论哪个问题可能会对我们更有帮助"或者"在我们继续这个话题前，能不能先让我问您一个问题？"等。有时候沉默也是一种有效的沟通工具。当沉默使人感到尴尬时，人会倾向于打破这种沉默。但有时候咨询者需要一点沉默的时间来反思咨询师的提问，思考如何组织自己的语言，或者只是为了暂时平复一下。咨询师太快地打破沉默可能会影响咨询者的思考或者让其感觉到在对话中缺乏自主权。这时要掌握合适的时机。同样，沉默原则也适用于咨询师，当需要时间思考回答一个复杂的问题时，一段时间的沉默，暂停与咨询者对话也是有帮助的。综上是遗传咨询问询中的几个技巧，咨询师可以在谈话过程中根据情况需要交叉使用。

以上介绍的是一些在遗传咨询中常用的问询技巧，咨询师在不断积累临床经验的过程中也会逐渐发展出自己的风格，对一些特定的咨询者需要有更有效的细节技巧。比如对待青少年、成年人或者中老年，可以根据人群的特质，使用不同的问询方法。对待不同疾病的咨询，咨询师也可以有相应的策略。咨询师应该在实践中不断尝试新的方法技巧，通过对咨询结果的评估来反馈咨询方法的有效性，进而不断完善自己的咨询技巧。

3 选择决定遗传检测

3.1 讨论临床印象与初步方案

在了解获取既往相关病史，家族病史等相关信息以后，遗传咨询师要与患者及其家属及时讨论初步印象与之后的临床方案，以帮助咨询者在咨询过程中保持对自身、家人健康的自主选择权并能够适应和调整自己的心理预期。比如儿科咨询中，在进一步询问与进行医学检查之前，遗传咨询师可以告知患者及家属医生会关注哪些内容和身体部位，以及这些检查的必要性，让患者及其家属减少因为对遗传门诊不熟悉而产生的不安与焦虑。遗传门诊中的医学查体与其他门诊的问诊查体方式有所区别，常常更为全面细致，关注各方面细小但指向性较强的发育缺陷，有些遗传综合征的一些特征也需要患者配合才能显现，因此让患者了解整个遗传门诊过程对促进病情诊断极为重要。

遗传类疾病的诊断常常借助于遗传检测的结果。患者对于检测结果的心理接受程度则常常取决于患者的心理预期。因此，咨询师应及早地协助患者主动参与到整个检测过程中，及早了解为什么临床推荐检测，选择进行检测意味着什么，检测有多大可能可以得到一个明确有效的诊断，甚至得到一个明确、个性化的治疗方案。许多研究发现，在检测前就较为充分了解临床印象及初步方案的患者，在收到无论是阴性还是阳性的检测结果后，由于有更好的心理预期准备，通常能更积极地适应并接受结果及后续健康管理方案。

3.2 遗传检测的选择

遗传咨询师在临床实践中扮演了遗传检测把关人的角色。遗传咨询师通过整合患者需求与临床信息，考量各方面因素，进而协助临床专科医生为患者推荐提供最为合适的检测选择。

临床遗传检测首先可以按其适用临床范畴分为以下几种[6]：

3.2.1 诊断性(确诊性)检测

诊断性遗传检测一般是针对某些已知或高度怀疑的遗传疾病。通常患者有鲜明的、相应的临床表现，遗传检测的目的是为了进一步证实临床的诊断，包括排除或确诊某一疾病。如 Joubert syndrome 患者磁共振影像图上通常会显现磁共振磨牙征(molar tooth sign)，提示较为明确的诊断，遗传检测帮助进一步证实临床诊断，进行亚型分类，并提供针对性预后信息及治疗方案。

3.2.2 预测性(症状前)检测

这一类检测多针对一些特定疾病的高风险个体，通常这些个体有特定家族史或其他高风险因素。这类检测主要用于预测咨询者未来的健康风险，可以帮助精准预测或排除遗传疾病风险[7]。如先证者有亨廷顿病家族史，可以通过对成年家庭成员检测 HTT 基因中 CAG 重复序列的数目来精准预测其发病的风险性。而对于复杂疾病如肿瘤、家族性心血管疾病，则受更多其他遗传因素和环境因素的影响，这类检测可以帮助受检者预估疾病的发病风险，及时改善生活方式，或采取预防性临床治疗来降低发病的风险。遗传咨询师如何解释阳性、阴性或不确定结果，在这些情况下遗传检测的信息表达对患者的临床治疗就至关重要。一般来说阳性结果可能意味着更积极地及早进行预防检测与治疗，阴性结果可以消除受检者一些焦虑。

3.2.3 携带者筛查

携带者筛查主要针对常染色体和 X 连锁隐性遗传疾病且没有个体病史的杂合子携带者。检测对象通常为广大适龄婚育群体，以帮助受检者了解子女得隐性遗传病的发病风险。目前我国推广比较普遍有效的是两广地区高发的珠蛋白生成障碍性贫血基因的携带者筛查。随着我国隐性遗传病数据的完善与遗传检测经济成本的下降，未来应有更多的疾病被纳入携带者健康筛查中。这一筛查项目也会在婚前、产前、有家庭生育计划时得到更广泛的重视与应用。

3.2.4 产前诊断

产前诊断是指在妊娠期通过羊膜腔穿刺或绒毛膜穿刺，取样后进行相关检测而获得胎儿遗传信息进行染色体或分子诊断，以确定或排除某些特定疾病风险。产前诊断的检测决定一般基于家庭史、孕期血清生化检查、超声检查、孕妇外周血游离胎儿 DNA 筛查、孕妇年龄等各种情况。产前诊断是一个特殊的遗传咨询过程，这个过程中咨询者通常感情较为敏感，伴随着沉重的思想负担，遗传咨询师更应注重其心理变化，提供适当的心理咨询支持。

3.2.5 新生儿筛查

新生儿筛查是针对新生儿群体，对一些合并发病风险较高、高危的先天性疾病、遗传性疾病进行群体筛检，使患儿在临床尚未出现疾病表现，而体内生化、代谢或者功能已有变化时作出早期诊断。新生儿筛查结合有效及时的治疗，可以避免患儿重要脏器出现不可逆性损害。通常这类筛查以便捷、灵敏、低成本的检测方法(包括生化检测与 DNA 位点检测)来筛查可治疗的遗传疾病。如苯丙酮尿症已经普遍纳入我国新生儿筛查项目，通过足跟血测定新生儿血苯丙氨酸浓度，使苯丙酮尿症患儿在临床症状尚未出现之前得以早期诊断，并及早通过饮食治疗避免智力落后的发生。

3.2.6 植入前诊断

植入前诊断所针对的对象是发育早期的胚胎。通过对体外培养的试管胚胎的遗传检测，来检测胚胎是否携带有已知遗传疾病，然后通过主动选择健康胚胎移植来协助避免已知家族病和染色体疾病，孕育健康个体。

植入前诊断现在应用广泛,比如脊髓性肌萎缩症(spinal muscular atrophy)携带者家庭可以通过植入前诊断来孕育健康的孩子。许多 X 连锁限于男性的疾病也可以通过植入前性别诊断生育健康的女性后代。

3.2.7 药物基因组检测

这类检测适用于接受药物治疗前的患者。遗传检测可以帮助医生在各类药物中选择药效最高同时副作用最小的药物来提供最个性化的治疗方案。患者基因型的分析可以指向其对不同药物代谢和不同药物在体内的吸收功效,为医生提供临床用药指导。药物基因组学正在不断完善中,不断有新的研究讨论报道不同药物与基因的体内互动。但是,由于药物代谢很大程度上也受各类环境因素的影响(同时使用其他药物、生理状态、饮食等),是一个极为复杂的过程。遗传咨询有助于患者与医生理解其中的意义及其局限性。另一类应用就是靶向性用药。经典例子就是对慢性髓系白血病(chronic myeloid leukemia,CML)患者进行的 BCR/ABLI 融合突变体筛查。如果患者 BCR/ABLI 阳性,也就是费城染色体阳性,临床上即可进行靶向性药物治疗,针对这一融合蛋白的蛋白激酶抑制剂,最为典型的是伊马替尼(imatinib),又称为格列卫(gleevec)。

以上介绍了各种不同类型的遗传检测以及遗传咨询师在其中的不同角色与作用。除了对不同检测临床适用范围的把握,遗传咨询师在面对日渐增多的诊断实验室、检测产品时也应从临床角度出发,对不同遗传检测根据其适用性、局限性进行甄别,为患者群体选择最为专业、合适的遗传检测[8]。遗传咨询师在选择建议检测项目时主要参考以下 3 条标准:分析验证有效性(analytical validity),临床验证有效性(clinical validity)以及临床应用价值(clinical utility)。3 条标准的定义参见表 4-6-1。遗传咨询师对于遗传检测的评估侧重点会有所不同,甚至在面对众多相似的检测选项时需要更为全面综合的考量,以筛选对于患者最为准确有效的检测,真正起到"把关人"的作用[9]。

表 4-6-1 检测项目选择参照标准

标准	定义
分析验证(analytical validity)	指该检测能准确检出目标物的能力,目标物可能是突变、基因型、酶或蛋白质。分析验证包括了分析准确性、分析精度、分析敏感性和分析特异性
临床验证(clinical validity)	指检测结果能预测疾病的能力。在临床实践中指的是,在患者中通过检测实验正确判定疾病存在与否的百分比。临床验证包括了临床敏感性、临床特异性与临床预测值
临床应用价值(clinical utility)	指一项检测可以正面惠及临床诊疗的能力。临床应用价值应包括所有以上度量因素,同时也将经济、社会、心理及临床意义都纳入考虑范围进行权衡,譬如针对特定疾病指征选择单基因检测、全基因组或是基因群检测

3.3 检测前的知情同意,帮助患者作出决定

遗传检测有其特殊的复杂性,检测结果常常会影响到受检者生活的各个方面,而不仅仅局限于临床诊疗[9]。因此帮助辅导患者进行知情选择是遗传咨询师工作中一个重要的环节。

在遗传门诊中,患者群体有时要面临许多选择,如是否选择接受遗传检测,是否选择接受某些医学手段干预,如何对待有出生缺陷风险的胎儿等。每一个对于遗传咨询师来说困难的临床情境,对于患者而言更是难上加难。复杂的遗传及医学背景下,遗传咨询师对问题的综合分析能力及如何辅导患者自主作出选择的能力尤为重要。常见的知情同意咨询过程面临的困难如下:

- 获得诊断及获得有效治疗的可能性:要让患者知晓并非所有遗传诊断都可反馈明确信息,同时有很多遗传疾病即使有明确的诊断,在当前医学水平下也没有有效的治疗干预手段。
- 患者群体所固有的健康观念:患者认知水平所能达到的对发病风险的认识以及对自身健康状况、对发病原因的认知等各有不同。
- 患者本身的心理社会特征:比如家庭亲密程度、性别、教育水平、社会经济地位、信仰、价值观、承压能力等,这些因素均可能影响知情同意的咨询过程。
- 还有患者对于潜在风险的担忧,遗传咨询师要对患者进行心理疏导以达到预期的临床效果。

遗传咨询要时刻遵循自愿非指导性原则。遗传咨询师通过帮助患者了解各种因素,衡量比较,辅导患者主动作出最为符合自身意愿的决定[3]。帮助患者作出决定的方法建议如下:

- 帮助患者(咨询者)树立自信,使他们相信自身具有作出正确决定的能力。
- 通过汲取过去其他实例经验来应对当前的选择。
- 帮助咨询者建立一个决策的流程,逐步引导。
- 帮助咨询者探索影响他们决定的因素及其权重。
- 帮助咨询者从不同角度考虑问题。
- 帮助咨询者从他或她的亲人或其他专业人士处寻求支持与引导。
- 试着引导咨询者进行假设与想象,从自身获取答案(比如"检测结果如果是阳性,你可能会有怎样的反应,会怎样利用这一信息?")。

作出决定对于患者来讲往往是艰难的,在这个过程中遗传咨询师应时时提供心理关注与支持,并尽可能给出全面的信息并确保咨询者充分了解这些信息,作出知情选择。遗传咨询师获取咨询者的知情同意还应涵盖检测的有效性,检测潜在的益处和风险,检测的局限性以及其他的可替代方式,尽可能让咨询者了解疾病可能的

发生风险,建议采用的诊断技术及其临床目的等,最终是否采用某特定诊断技术则应由受检者本人或其家属决定。

4　收到诊断结果后的交流

4.1　检测结果的讨论

诊断结果或再发风险一旦被确定,接下来就是给出信息的阶段。咨询者及其家属需要理解检测经过、检测结果,以及这一结果的临床实际意义。一个优秀的遗传咨询师给出结果时,应当同时注意两个方面,一是提供的信息内容应全面而个性化,二是给出结果的方式方法与心理咨询技巧的运用应该恰到好处。正因为每个咨询者及其家庭的生活社会背景各不相同,对检测结果会有不同的预期、心理准备、情绪反应及心理应对方式。在遗传咨询时,如何准确且有效的传递信息是一门艺术。

从内容角度而言,向咨询者解释遗传检测结果绝不应当局限于"阴性"或"阳性"这样简单的结论。遗传咨询师有义务向咨询者及其家属提供更多结果相关的背景信息、辅助信息,并根据患者教育程度和心理接受能力,调整语言通俗程度及内容探讨深度。但调整探讨深度并不意味着有所保留,遗传咨询师应本着遗传咨询"公开信息原则",给出所有结果及其与疾病相关信息[3]。所应提供的内容 / 信息可参考表4-6-2。

表4-6-2　检测结果咨询内容列表

类别	内容
背景数据	疾病发生率 携带者频率 是否因种族而异
病因	遗传与环境因素 遗传模式 突变是否为新发 对于家族成员的风险
遗传特点	基因与染色体 基因功能 等位基因异质性、座位异质性 外显率
疾病特点	疾病特征症状 发病年龄 受影响的生理心理功能 预后 患者寿命
疾病管理	疾病健康管理方案 治疗手段及其意义 预防手段 针对性筛查

续表

类别	内容
家庭生育 影响	生育检查选项 再发风险 产前检测是否可能 未来生育计划选择(胚胎植入前遗传学诊断、产前诊断等)
资源提供	社会互助资源(特殊教育、专业心理咨询等) 教育资源(病友会、相关阅读材料等) 研究资源(是否有相关研究正在进行及录入条件等)

检测报告的解读是遗传咨询师必备的技能之一,如何解读检测数据在本书其他章节已有进一步展开。此处着重阐述面向咨询者的检测报告临床意义解读。

一般的检测报告根据 ACMG 基因变异解读和指南在临床上可以归为三大类[10],即阳性结果(致病或可能致病变异)、不确定结果(临床意义不明变异)和阴性结果(未检测到变异或良性变异)。随着检测先进技术的引进,如全外显子测序,或全基因组测序,如何解释不确定结果,遗传咨询师面临的挑战越来越大,遗传咨询技巧以及咨询前的知情准备工作也愈发重要。遗传咨询师与咨询者沟通结果时应注意遗传检测的复杂性,向咨询者说明检测结果的具体意义及局限性。譬如:

- 当检测结果为阴性时,不代表受检者的疾病风险可以被完全排除。如受检者自身有某些临床症状但未检出阳性结果或未接受过遗传检测的家属有相关疾病史时,对受检者的阴性结果的分析难度就会上升,该阴性结果有可能说明:①咨询者的确不携带该疾病相关的遗传变异;②真正导致临床症状的疾病并不在检测范围中;③检测本身有误差遗漏;④受检者体内遗传物质可能存在镶嵌现象等。这些可能性都不能完全排除。因此,检测结果为阴性的人,依然有携带未知致病基因变异的可能性。遗传咨询师应考虑其他检测实验方法、其他相关基因,重复检测,或是与咨询者保持联系直到有更可靠的进一步检测可以提供给咨询者。只有在受检者自身没有症状,且对家族中已知的致病变异检测后,仍检出阴性结果才是临床意义上的真阴性。这样的受检者一般来讲没有比一般人群明显更高的发病风险,不需要接受更多的检测或筛查。但环境致畸是另一种特殊情况。有的患者家庭可能由于共享某种环境因素而大大增大某种疾病的再发风险。这也是咨询应该涉及的内容之一。

- 当检测结果不明确时(临床意义不明变异或实验室无法给出明确结果),遗传咨询师应主动与诊断实验室取得联系,了解是否有进一步的检测或证据可以澄清不确定结果,譬如家系检测,或是联系相关科学研究人员看是否有就相关变异的功能研究。临床意义不明性变异(VUS)是指某些基因变异对特定疾病的致病性或风险的影响尚未明确,通常是因为在医学文献中证据有限或相互矛盾。在没有进一步信息的情况下,变异的作用是不确定的,因此常推荐其他家庭成员接受检测来帮助确定变异的意义或鼓励受检者与咨询师、诊断实验室保持联系,以期有新的信息被收集加入时而重新定义这一变异的临床意义。

- 当检测结果为阳性时,咨询内容应包括解释具体的疾病诊断,描述疾病的特征,解释遗传方式,预测个体发病的风险及再发风险,可以采取的防治方案等,具体内容请参照表 4-6-1 的内容。

综上所述,遗传咨询师如何给出信息,并让咨询者最大限度地接受信息是需要技巧与经验积累的,这里列举一些实用的技巧建议:

- 时常练习。可以将亲人、朋友、同事假想为咨询者,或自己一个人练习如何完整且简洁地给出信息,为实际病例积累经验。
- 咨询前做好准备工作。咨询师自身先要理解要给出的信息,才能有条理的解释给咨询者。
- 咨询过程灵活变通。针对每个不同的咨询者调整咨询过程,咨询的内容并不是固定的,步骤顺序也不是固定的,应当以咨询者的不同需求而变。同样的,使用的语言通俗程度,也应根据咨询者理解程度有所不同。
- 理解为上。以使咨询者理解为咨询目的,尽量避免突兀的专业术语,太多无关信息或过快的语速。给咨询者时间消化吸收信息,随时获取咨询者反馈,确保其正确理解。
- 心理关注。及时评估处理咨询者的情绪或心理问题,以达到咨询效果。
- 咨询后保持联系。在某些情况下,随访对于遗传性疾病并不是必需的,但咨询师应当给予咨询者联系方式或前来随访的途径,给予他们进一步了解相关信息,获得教育、心理、临床资源的机会,使咨询者或家属在咨询后仍可以问询相关信息。

咨询者及其家属在得知诊断或疾病发生和再发风险时通常会产生强烈的情绪波动。遗传咨询师在给出信息的同时必须及时评估和处理这一心理问题。其中很重要的一点是,对于咨询者反应有一个预期,但不应持有一种先入为主的"他们应当如何"的应对态度。认可咨询者的情绪反应,不做过多的评判或评论,时时将咨询者作为咨询主体。遗传检测结果尤其是阳性结果对于一个人的一生,甚至他的整个家庭的生活都有着重大的影响。遗传咨询师作为一个旁观者,需要抱着同理心,理解咨询者的反应,进而提供帮助与支持。不同背景的咨询者与其家属可能有完全不同的心理应对方式,任何情绪反应都是正常的,如否认、愤怒、尴尬、焦虑、罪恶感、悲伤等。咨询师在这个过程中需要关注这些情绪,并引导咨询者或家属

通过正面积极的方式化解这些情绪。对于一些极端的心理反应,若超出了咨询师心理治疗能力范围,应将咨询者介绍到专业的心理咨询或治疗机构接受心理疏导。

在遗传咨询师的工作中,不可避免的有时会需要告知咨询者一些如同"噩耗"的坏消息,会极其负面地影响咨询者或家属未来生活的消息。有时是一种预后极差的疾病诊断,有时是一个远超过预期的发病风险,有时是告知新生儿家庭孩子患有某种罕见疾病,有时是剥夺了咨询者最后的生育希望的检测结果等。这些情境对每一个遗传咨询师都是极大的考验与挑战,每一次都需要谨慎对待。遗传咨询师如何应对处理这些情境会直接影响到咨询者对于信息的理解,对医疗系统的满意程度,对于未来是否还存有希望,以及之后能否成功进行心理调节以适应这一信息。

关于如何在临床情境中给出坏消息有许多临床模型建议,但每一个困难的病例,都因背景不同,咨询者不同,解决处理方法自然也不尽相同。但其最终目的都是尽可能地降低咨询者的心理创伤,使他们能理性地接受信息并进行下一步的医疗决策。对于任何咨询师坏消息的咨询都是一个棘手的过程,在北美洲的遗传咨询经验中,常借用肿瘤科的 6 步告知方法作为参考,帮助减轻咨询师的工作难度[11]:

- 准备。计划好要给出的信息内容,营造一个合适的环境,预留足够的时间,过程中尽可能不被打扰。
- 评估。通过开放式问题,评估了解咨询者已知的内容,当前的情绪,确保其处在能够理解更多信息的状态。
- 了解。侧面或有时正面了解咨询者愿意知道多少,愿意其家属被告知多少内容。不要分享过多咨询者不想知道的信息。
- 给出信息。提示咨询者即将给出坏信息,用通俗易懂的语言直白地给出信息。不要使用委婉含糊可能引起歧义的表述方式。允许咨询者有短暂的沉默来处理信息。
- 心理支持。保持同理心,关注患者的反应、情绪。积极地倾听,并通过言语或肢体语言提供心理支持。
- 筹划总结。帮助咨询者筹划一个可执行的方案,并总结咨询中的要点与下一步的计划,进而减低咨询者的焦虑,使他们对于当前状况重获一定的掌控感。

4.2　风险评估与风险教育

在许多情况下,咨询者关心的是个体患病的风险或未来再生育下一代的患病风险。有时咨询者可以通过分析家系,了解遗传类型及个体与先证者的关系,作出风险评估。在统计计算结果时,对单基因病的遗传风险评估可按照孟德尔比率结合概率运算法则进行计算。而在有

更多信息的情况下(如群体携带者频率,年龄与发病风险关系,家族中患病人数与未患病人数比例等),应采用贝叶斯(Bayers)分析方法对遗传风险进行修正评估。多基因遗传病和一些非综合征型出生缺陷的再发风险与多种环境、其他因素有关,且关系复杂,通常利用经验风险数据进行评估。

遗传咨询师作出风险评估后,对于咨询者的教育至关重要。因为从咨询者的角度理解的风险指数才是他将来会为此作出健康相关决定与采取医疗措施的依据[4]。比如,对于一些人而言,40% 的风险升高意味着一半也不到的风险,会被忽视;而对另一部分人,40% 已是显著高于普通人的风险,他们会极为重视甚至引起焦虑。每个个体对于风险的理解都各不相同,遗传咨询师如何有效地进行沟通教育,有以下一些建议可供参考:

- 将风险代入咨询者的健康背景中进行讨论,以便咨询者形成更直观的概念,如根据具体家系家属关系进行演示。
- 通过多种不同的方式方法给出风险,如数字概率、定性描述、书面呈现、绘图示意等。
- 尽可能同时提供绝对风险值,而非仅仅提供相对风险,比如使用"一般人群糖尿病风险为 10%,你的风险为 12%",而不是"你的糖尿病风险是一般人群的 1.2 倍"。
- 用多种不同的方式陈述风险,比如你的癌症发病风险为 40%,同时你不会得这个癌症的可能性是 60%。
- 邀请咨询者复述他 / 她对于这个风险概率的理解,并设想基于此风险他 / 她会怎样应对,采取怎样的行动,已确定咨询者对于风险有个基于自身情况的充分理解把握。

5　遗传咨询结束后

5.1　提供后续信息与心理支持

在主题内容讨论结束后,遗传咨询师也应提供后续信息,使咨询者感受到持续的支持,而不会有咨询关系完全结束的感觉[5]。这包括:

- 为咨询者提供一些内容可靠的阅读参考材料,使其在之后生活中有机会可以自主地进一步了解自身的疾病 / 健康信息。
- 在有其他疾病发生或发病风险时,提供临床转诊介绍。
- 提供病友互助资源,使其有机会结识与自身经历相似的人,彼此分享,互相支持。
- 提供下一次随访方案及联系方式,以便咨询者有需要时使用。

5.2　咨询病史记录

最后,对遗传咨询师而言,每一次的咨询结束后都应做好尽可能详细的病史记录。认真填写病史、家族史、社会信息、辅助检查结果、遗传检测状况结果等客观信息。同时做好总结记录,如与咨询者交流过程中的互动情况、心理评估、后续方案等,以便将来查阅参考。详尽的病史记录不仅对于咨询者的医疗有着重大的意义,也非常有利于咨询师和其他相关医务工作者快速了解患者背景,适应患者的沟通决策模式,更迅速有效地投入到临床工作中。

结　语

遗传咨询是一个交流的过程。本章综述了遗传咨询师应当掌握的知识、交流技巧以及注意事项。遗传咨询并不仅是有关遗传知识的咨询,还包括和遗传相关的、拓展至家庭、社会、医疗健康等多方面内容相结合的一个交流、咨询和教育的过程。在这个交流过程中,遗传咨询师给予患者解答的也并非仅涉及遗传方面的知识,而是涵盖医学、心理学以及社会学等各方面的疑问。

随着基因组学的蓬勃发展和精准治疗概念的日益深入,遗传检测亦逐步遍及到临床的各个方面。随之发展的是对遗传咨询的迫切的市场要求。引用美国的数据,2014 年全美有 2 400 名有资质的遗传咨询师,截至 2016 年,短短两年内这一数目将近翻倍,美国已有 4 000 余名有资质的遗传咨询师,但仍然供不应求。遗传咨询的市场需求在以后的很长一段时间内会以每年近 30% 的比率持续增长[12]。作为遗传咨询这一领域的专业人员,遗传咨询师也会在各个领域,包括临床门诊、分子检测部门、教育领域或医疗保险公司发挥他们的重要作用。

而另一方面,随着遗传信息数据的大量收集和遗传检测的急剧攀升,遗传咨询这一工作也越发有挑战性。尤其是一些新技术的引进,如二代测序、无创产前检测,都加大了遗传咨询的难度。如何专业地综合大量遗传信息,到位地解读咨询过程中的许多不确定信息甚至意外信息,做到最大化的有益于患者的临床治疗或家庭计划,是新时期赋予遗传咨询这一职业的新挑战。

(邵韵如　陈嘉妮　柏劲春)

参考文献

[1] BENNETT R L,FRENCH K S,RESTA R G,et al.Standardized human pedigree nomenclature:update and assessment of the rec-

ommendations of the National Society of Genetic Counselors.J Genet Couns, 2008, 17 (5): 424-433.

[2] SCHNEIDER K A.Counseling about cancer: strategies for genetic counseling.New Jersey: John Wiley & Sons, 2011.

[3] UHLMANN WR, SCHUETTE JL, YASHAR B.A guide to genetic counseling.2nd ed.New Jersey: Wiley-Blackwell, 2009.

[4] VEACH M C, LEROY B, BARTELS D M.Genetic counseling practice: advanced concepts and skills.New Jersey: Wiley-Blackwell, 2010.

[5] WEIL J.Psychosocial genetic counseling.New York: Oxford University Press, 2000.

[6] 陆国辉, 徐湘民 . 临床遗传咨询 . 北京: 北京大学医学出版社, 2007.

[7] 王小荣 . 医学遗传学基础 . 北京: 化学工业出版社, 2008.

[8] 国家卫生和计划生育委员会医政医管局 . 遗传病相关个体化医学检测技术指南(试行), 2015.

[9] HOOKER G W, ORMOND K E, SWEET K, et al.Teaching genomic counseling: preparing the genetic counseling workforce for the genomic era.J Genet Couns, 2014, 23 (4): 445-451.

[10] RICHARDS S, AZIZ N, BALE S, et al.Standards and guidelines for the interpretation of sequence variants: a joint consensus recommendation of the American College of Medical Genetics and Genomics and the Association for Molecular Pathology.Genet Med, 2015, 17 (5): 405-424.

[11] BAILE W F, BUCKMAN R, LENZI R, et al.SPIKES-a six-step protocol for delivering bad news: application to the patient with cancer.Oncologist, 2000, 5 (4): 302-311.

[12] PAIN E.Genetic counseling: A growing area of opportunity. [2019-04-26].http://www.sciencemag.org/careers/2016/06/genetic-counseling-growing-area-opportunity.

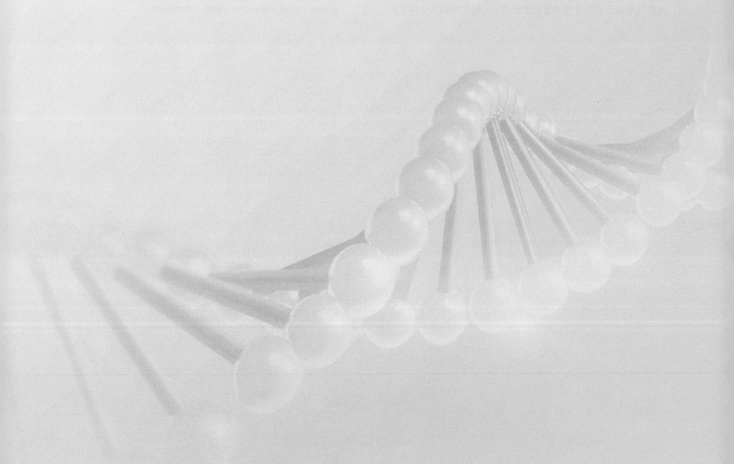

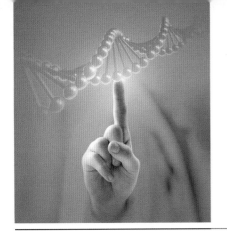

附录 1

基本遗传学知识

缩写	英文全称	中文全称
5mC	5-methylcytosine	5- 甲基胞嘧啶
CpG	cytosine-phosphate-guanosine	胞嘧啶 - 磷酸 - 鸟嘌呤
DNMT	DNA methyltransferase	DNA 甲基转移酶
HD	Huntington disease	亨廷顿病
lncRNA	long non-coding RNA	长链非编码 RNA
MELAS	mitochondrial encephalomyopathy with lactic acidosis and stroke-like episode	线粒体脑肌病伴高乳酸血症和卒中样发作
miRNA	microRNA	微 RNA
mRNA	messenger RNA	信使 RNA
mtDNA	mitochondrial DNA	线粒体 DNA
ncRNA	non-coding RNA	非编码 RNA
NPS	nail-patella syndrome	指甲髌骨综合征
RISC	RNA-induced silencing complex	RNA 诱导基因沉默复合物
rRNA	ribosomal RNA	核糖体 RNA
sncRNA	short non-coding RNA	短链非编码 RNA
tRNA	transfer RNA	转运 RNA

第 1 节 孟德尔遗传

1 概　述

遗传学的伟大创始者孟德尔（Gregor Johann Mendel，1822—1884 年）是奥地利布隆的一位神父，他从 1857—1864 年连续做了 8 年豌豆的杂交实验，在前人的基础上把植物杂交的工作向前推进了一大步，并于 1866 年发表了研究论文，首次提出了分离定律（law of segregation）和自由组合定律（law of independent assortment），由此开创了真正科学、系统的生物遗传和变异研究。1910 年，美国遗传学家摩尔根（Thomas Hunt Morgen，1866—1945 年）在大量遗传学实验的基础上提出了连锁和交换定律（law of linkage and crossover），它和孟德尔的分离定律及自由组合定律并称为遗传学的三大定律，在生物界具有普遍性，共同奠定了现代遗传学的基础。

孟德尔在那些早期研究者失败的领域内获得了成功，这应归功于他卓越的洞察力和科学的方法学。

（1）严格选材：豌豆是自花授粉植物，而且是闭花授粉，所以豌豆在自然状态下一般都是纯种；豌豆具有稳定的易于区分的性状，生长周期较短，产生的子代较多，数学统计分析结果更可信。

（2）精心设计：孟德尔采取单因子分析法，即分别观察和分析在一个时期内一对性状的差异，最大限度地排除各种复杂因素的干扰。

（3）定量分析法：对杂交实验的子代中出现的性状进行分类、计数和数学的归纳。

（4）测交方法的运用：测交是指未知基因型的显性个体与纯合子的隐性个体杂交以测定显性个体基因型的方法。孟德尔巧妙地设计了测交方法，令人信服地证明了他的因子分离假说的正确性。

2 孟德尔遗传定律

2.1 分离定律

在生物的体细胞中，控制同一性状的基因成对存在，不相融合。生物在形成生殖细胞时，成对的基因彼此分离，分别进入不同的生殖细胞，即每个生殖细胞只有亲代成对的同源染色体中的一条。

分离定律适用于解释生物（包括人类）一对相对性状的遗传受一对等位基因控制的遗传现象。在与人舌头相关的遗传机制中，舌头能够由两侧向中间卷曲是显性性状，由显性基因 A 控制（用大写字母表示显性）；不能卷舌是隐性形状，由隐性基因 a 控制（用小写字母表示隐性）。例如，有夫妇二人均能够卷舌（基因型是 Aa），他们的子女中能否出现不能够卷舌者？这一问题可以用分离定律来解释：

由附图 1-1 可见，他们的后代中能卷舌者为 3/4，不能卷舌者为 1/4，能卷舌与不能卷舌的比例为 3∶1。

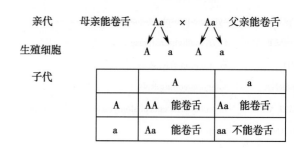

附图 1-1　人类卷舌基因的遗传分离定律

分离定律的意义在于它在生物界具有普遍性，从本质上阐明了遗传变异的机制，证明了基因在体内是独立存在的，基因和性状密切相关。在医学实践中，还可以利用分离定律对单基因病（monogenic disorder）的基因型、遗传方式和临床诊断作出科学的推断，估计患者的子女再患病的概率和风险，指导临床采取正确的防治措施，减少有害基因的传递机会。例如人类全身性白化病的遗传符合孟德尔分离定律，白化病杂合的双亲再生正常孩子的概率是 3/4，生白化病孩子的概率为 1/4。

2.2 自由组合定律

孟德尔在研究一对相对性状得出了分离定律后，又以豌豆为材料进行了两对相对性状个体间的杂交实验，分析了杂交后代的遗传规律，总结出了自由组合定律：生物在形成生殖细胞的过程中，非同源染色体之间是完全独立的，可分可合。同对基因彼此分立，不同对基因之间随机组合，分配到不同的生殖细胞中去。

在研究分析生物两对相对性状的遗传规律中，只有控制两对相对性状的基因各自位于一对同源染色体上时，方可运用自由组合定律进行解释。例如，在人类中，双眼皮受显性基因 A 控制，单眼皮受隐性基因 a 控制；有耳垂受显性基因 B 控制，无耳垂受隐性基因 b 控制；两对等位基因各自位于一对同源染色体上。如果一个家庭中双亲的基因型皆为 AaBb，其子女可能出现哪些性状呢？

由附图 1-2 可知，其子女中将出现双眼皮有耳垂、双眼皮无耳垂、单眼皮有耳垂、单眼皮无耳垂四种表型，比例为 9：3：3：1。

自由组合定律的生物学意义在于，它在分离定律的基础上，进一步揭示了多对基因之间的自由组合的关系，不同基因自由组合是生物学发生变异和生物界多样性形成的重要原因。在临床实践中，可利用自由组合定律分析两种或两种以上遗传病在一个家系中的发病机制、传递规律和患病风险，为遗传病的预测和诊断提供理论依据。

2.3　连锁和交换定律

摩尔根用果蝇进行了大量的杂交实验，他的工作除证实了分离定律和自由组合定律外，还总结了连锁和交换定律（law of linkage and crossing over）：生物在形成生殖细胞时，位于同一条染色体上的基因是连锁在一起，作为一个单位进行传递的，称为连锁；同源染色体上的基因连锁群并非固定不变，在生殖细胞形成过程中，一对同源染色体上的各对等位基因之间可以发生交换，导致同一染色体上基因的重新排列，称为交换。

在研究和分析动植物和人类的两对或两对以上相对性状的遗传、且控制两对或两对以上相对性状的基因位于一对同源染色体上时，可运用连锁和交换定律进行分析。例如附图 1-3 中，红绿色盲（Aa）和血友病 A（Bb）都是 X 连锁隐性遗传病，其致病基因都位于 X 染色体上，呈连锁关系，两基因之间交换率为 10%。有一家系，母亲（X^{Ab}/X^{aB}）× 父亲（X^{ab}/Y），所产生的后代可产生哪些性状呢？

亲本的基因型确定后，便可根据连锁和交换定律，推测出后代可能出现的情况。因交换率为 10%，母亲可产生四种配子，其中两种（AB 和 ab）是交换后的基因型，占总配子的 10%。

连锁对于生命的延续是非常重要的，因为一个细胞中有许多基因，如果它们全部独立，很难设想在细胞分裂过程中每个子细胞都能准确获得每一个基因。交换可以使配子中的基因组变化无穷，从而带来生物个体间的更多变异，为自然选择提供更大的可能。在医学实践中，人们可以利用基因的连锁和交换定律，来推测某种遗传病在胎儿中发生的可能性。例如指甲髌骨综合征（NPS）是一种以指甲和髌骨发育异常或缺如为特征的综合征，部分患者有眼部异常及肾脏受损等症状。本综合征致病基因 *LMX1B* 和 ABO 血型中的 *IA* 基因（A 型或 AB 型）连锁，*LMX1B* 和 *IA* 之间的重组率为 10%。由此可以推测出，患者的后代只要是 A 型或 AB 型血型，一般有 90% 的可能性患指甲髌骨综合征。因此，这种病的患者在妊娠时，如果发现胎儿的血型是 A 型或 AB 型，应采取相应措施，避免生出指甲髌骨综合征患儿。

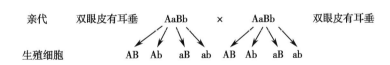

亲代　　双眼皮有耳垂　　AaBb　　×　　AaBb　　双眼皮有耳垂

生殖细胞　　AB　Ab　aB　ab　　AB　Ab　aB　ab

子代

	AB	Ab	aB	ab
AB	AABB 双眼皮 有耳垂	AABb 双眼皮 有耳垂	AaBB 双眼皮 有耳垂	AaBb 双眼皮 有耳垂
Ab	AABb 双眼皮 有耳垂	AAbb 双眼皮 无耳垂	AaBb 双眼皮 有耳垂	Aabb 双眼皮 无耳垂
aB	AaBB 双眼皮 有耳垂	AaBb 双眼皮 有耳垂	aaBB 单眼皮 有耳垂	aaBb 单眼皮 有耳垂
ab	AaBb 双眼皮 有耳垂	Aabb 双眼皮 无耳垂	aaBb 单眼皮 有耳垂	aabb 单眼皮 无耳垂

附图 1-2　人类单双眼皮和有无耳垂的遗传模式

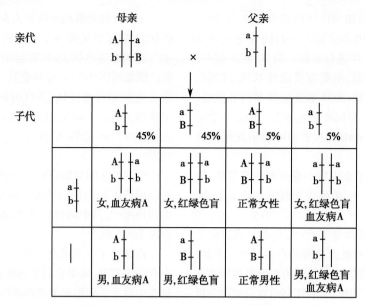

附图 1-3　人类红绿色盲和血友病 A 的遗传模式

3　孟德尔遗传与人类疾病

人类的许多遗传性疾病的遗传方式遵循孟德尔定律，这类疾病被称为孟德尔遗传疾病（Mendelian diseases），又称单基因病（monogenic diseases），是指那些由单个基因的突变而引起的遗传疾病，它们的发生主要受一对等位基因控制。孟德尔遗传疾病有两个基本特征：①具有明显的显、隐性关系；②后代有可预测的基因型和表型比例。根据致病基因所在染色体及其基因显、隐性质的不同，可以将人类孟德尔遗传疾病分为四大类，包括常染色体显性遗传（autosomal dominant inheritance）、常染色体隐性遗传（autosomal recessive inheritance）、性连锁显性遗传（sex-linked dominant inheritance）、性连锁隐性遗传（sex-linked recessive inheritance）。显性遗传是指两个等位基因的任何一个突变，即致病突变在杂合状态下即可引起疾病；隐性遗传是指两个等位基因都必须发生突变，即致病突变必须在纯合的状态下才引起疾病。由于 Y 染色体较短，Y 连锁的遗传（Y-linked inheritance）性状和疾病较罕见。

3.1　常染色体显性遗传

常染色体显性遗传是指控制性状或疾病的显性基因位于常染色体的遗传方式。这种遗传控制方式控制的疾病为常染色体显性遗传病。已知的人类单基因病中，50% 以上属于常染色体显性遗传。

常染色体显性遗传病的基本遗传特征如下：

（1）患者必然有一个亲代患病。

（2）患者的同胞、子女中均有患病个体，且男女没有差别。

亨廷顿病（HD）最早是由美国医生 George Huntington 于 1872 年报道的。患者神经系统逐渐退化，动作失调，出现不可控制的震颤，并能发展成痴呆，甚至死亡。HD 的致病基因 *HTT* 位于 4 号染色体的短臂，杂合子和纯合子都患病，是典型的常染色体显性遗传病。附图 1-4 给出了一个 HD 家庭的系谱图。

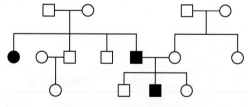

附图 1-4　亨廷顿病系谱图

除了 HD，常见的人类常染色体显性遗传病还包括多囊肾病（polycystic kidney disease）、多发性家族性结肠息肉癌（hereditary nonpolyposis cancer）、马方综合征（Marfan syndrome）、多指 / 趾（polydactyly）等疾病。

3.2　常染色体隐性遗传

常染色体隐性遗传病致病基因在常染色体上，基因性状是隐性的，即只有纯合子时才显示病状，此种遗传病父母双方均为致病基因携带者。该类遗传病的致病基因位于常染色体上，只有在同源染色体上的两个等位基因同时发生突变时，才会发病，而杂合子仅为致病的突变基因携带者，表型和正常人相比没有明显异常。携带者可将突变基因向后代传递。

我们假设常染色体隐性遗传疾病的致病基因为 r,正常等位基因为 R,一个携带者母亲(基因型为 Rr)和一个携带者父亲(基因型为 Rr)生育的孩子,25% 会患病(基因型为 rr),50% 是表型正常的携带者(基因型为 Rr),还有 25% 是完全正常的个体(基因型为 RR)。附图 1-5 给出了一个常染色体隐性遗传病家庭的系谱图,患者的双亲都是突变基因的携带者。我们由此可总结出常染色体隐性遗传疾病的特点是:不是每个世代都出现患者,而且患病概率在男女中没有差别。常见的常染色体隐性遗传病包括苯丙酮尿症(phenykelonuria)、黑尿症(alkaplonuria)、囊性纤维化(cystic fibrosis)、半乳糖血症(galactosemia)、白化病(albinism)等疾病。

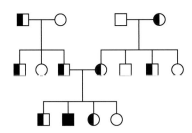

附图 1-5　常染色体隐性遗传病系谱图

3.3　X 连锁显性遗传

控制一种性状或遗传病的基因位于性染色体上,该基因必随着性染色体的传递而传递,其遗传方式称为性连锁遗传(sex-linked inheritance)或称伴性遗传。根据人类的性染色体不同以及性染色体上致病基因的性质不同,可将性连锁遗传分为 X 连锁显性遗传、X 连锁隐性遗传和 Y 连锁遗传。一种性状或疾病受 X 染色体上的显性基因控制,其传递方式称为 X 连锁显性遗传,这类疾病称为 X 连锁显性遗传病。

在 X 连锁显性遗传病中,假定显性致病基因为 A,隐性正常基因为 a,则:女性的基因型有三种,即 X^AX^A、X^AX^a、X^aX^a,前两种基因型的个体患病,后一种个体正常;男性的基因型只有两种,即 X^AY、X^aY,前一种个体患病,后一种个体正常。由于女性有两条 X 染色体,只要其中任何一条带有致病基因就会患病,所以人群中女性患者多于男性患者,约是男性患者的 2 倍。另外,由于人群中致病基因频率很低,故临床上很少看到纯合子(X^AX^A)女性患者,女性患者的基因型绝大多数为杂合子(X^AX^a)。杂合子女性患者的病情通常较轻,可能是正常等位基因可起到功能补偿作用的缘故。

抗维生素 D 佝偻病(vitamin D resistant rickets)即家族性低磷酸血症佝偻病,是一类肾小管遗传缺陷性疾病,属于一种典型的 X 连锁显性遗传病。患者由于肾小管对磷的再吸收和对钙的吸收障碍而导致尿磷增高、血磷下降,小肠对磷、钙的吸收不良,影响到骨质钙化,使个体表现为 “O” 形或 “X” 形腿,骨骼发育畸形,多发性骨折,生长迟缓,行走困难,严重者不能走路。

在附图 1-6 和附图 1-7 中,如果用 D 表示该病的致病基因,d 表示相应的正常基因,那么女性患者(X^DX^d)与正常男性(X^dY)婚配,其儿子与女儿各有 1/2 的可能性患病。如果男性患者(X^DY)与正常女性(X^dX^d)婚配,男性患者的 X^D 一定传给女儿,而不传给儿子,因此,他们的女儿全部患病,儿子全部正常。

根据系谱分析,X 连锁显性遗传病的特点是:

(1) 人群中女性患者多于男性患者,女性患者的病情常较轻。

(2) 患者双亲中必有一方是本病患者。

(3) 男性患者的后代中,女儿都发病,儿子都正常。

(4) 女性患者的后代中,子女发病的可能性各占 1/2。

(5) 可看到连续两代或两代以上出现该病患者。

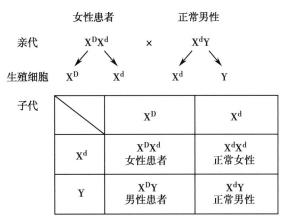

附图 1-6　家族性低磷酸血症佝偻病母本患病遗传模式

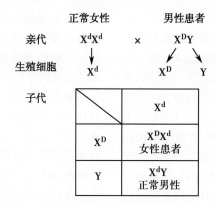

正常女性　　　　男性患者

亲代　　 X^dX^d　　×　　X^DY

生殖细胞　　X^d　　　X^D　　 Y

		X^d
	X^D	X^DX^d 女性患者
	Y	X^dY 正常男性

附图 1-7　家族性低磷酸血症佝偻病父本患病遗传模式

3.4　X 连锁隐性遗传

一种性状或疾病受 X 染色体上的隐性基因控制,其传递方式称为 X 连锁隐性遗传,这类疾病称为 X 连锁隐性遗传病。这类疾病患者绝大多数为男性,这是因为男性只有一条 X 染色体,称为半合子(hemizygote)。男性只要唯一的 X 染色体上带有一个隐性致病基因,即可导致疾病,而女性有两条 X 染色体,需要致病突变的纯合子才会发病。在 X 连锁隐性遗传病中,假定隐性致病基因为 a,显性正常基因为 A,则:女性的基因型有 3 种,即 X^AX^A、X^AX^a、X^aX^a,前两种基因型的个体表型正常,后一种基因型个体由于隐性致病基因纯合而患病,杂合子女性虽然表型正常,但却是致病基因的携带者;男性的基因型有两种,即 X^AY、X^aY,前一种个体正常,后一种个体患病。

历史上有一个著名的英国维多利亚血友病家系,血友病波及欧洲多个国家的王室成员,使得欧洲许多王室都惶恐不安,所以当时把血友病称为“皇室病”。血友病就属于典型的 X 连锁隐性遗传病,附图 1-8 给出了系谱图。

X 连锁隐性遗传病的特点如下:

(1) 人群中男性患者多于女性患者,系谱中往往只有男性患者。

(2) 双亲表型正常时,儿子可能发病,说明致病基因很可能来自母亲,母亲是携带者,女儿虽不会发病,但也

可能是携带者。

(3) 如果家系中出现女性患者,其父亲很可能也是患者,母亲则是携带者或患者。

(4) 突变基因从不由父亲直接传给儿子,男性患者的兄弟、外祖父、舅父、表兄弟、外甥、外孙等也有可能是患者。

4　分析单基因疾病应该注意的问题

4.1　表现度

有些基因在不同个体中的表达很一致,但另外一些基因的表现效应在不同个体中有各种变化。某一基因决定的相应性状和疾病表型在个体中的表现程度称为表现度(expressivity)。同一基因型的个体或同一个体的不同组织,在不同遗传背景和环境因素的影响下,表现程度可产生显著的差异。以多指 / 趾为例,杂合子患者虽然都表现出相应的症状,但不同个体表现的程度有所不同,例如,表现为指 / 趾数多少不一,手多指与脚多趾不一,多出指 / 趾的长短不一等,尽管患者基因型都相同,但由于受各自所处的遗传背景和环境因素的影响不同,临床症状有轻有重。表现度的差异并不影响致病基因向后代传递,依然按孟德尔方式遗传。表现度轻的患者,所生子女并非表现度也轻。

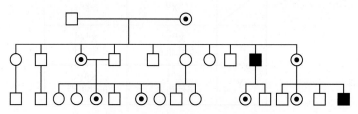

附图 1-8　英国维多利亚血友病系谱图

4.2　外显率

外显率是指一杂合显性基因或纯合隐性基因在一个群体中产生相应表型的比例,一般用百分率(%)来表示。外显率等于 100% 时称为完全外显(complete penetrance),低于 100% 为不完全外显(incomplete penetrance)。很多单基因疾病都表现为不完全外显,不完全外显的存在是显性遗传被误判为隐性遗传的重要原因之一,特别是在小家系中更为突出。以多指/趾为例,假如在调查某一群体后,推测有 100 人是致病基因的杂合子(Aa),但实际上患者为 80 人,另外 20 人表型正常,这时可认为该群体中致病基因(A)的外显率为 80/100×100%=80%。在不完全外显的情况下,就会看到不规则显性遗传现象,患者同胞的发病风险就不再是 1/2,而是 1/2× 外显率。

外显率和表现度是两个不同的概念,区别在于外显率阐述的是相关表型是否出现,是个“质”的问题,而表现度是在出现相关表型的前提下的表现程度,是一个“量”的问题。

4.3　拟表型

表型是基因型和环境相互作用的结果。基因型改变,表型随着改变;环境改变,表型也常随着改变。环境改变所引起的表型改变,有时与由某基因引起的表型变化很相似,这叫作拟表型(phenocopy)。例如,家族性低磷酸血症佝偻病,该遗传病患者不能利用维生素 D 而发生佝偻病,这是遗传因素决定的;可是如果食物中长期缺乏维生素 D 也会引起佝偻病,症状相似,这就是拟表型现象。显然,拟表型是由于环境因素的影响,并非生殖细胞中基因本身改变所致,因此拟表型不会传递给后代。

4.4　遗传异质性

在遗传学中有这样一种现象,虽然是基因型决定表型,但表型相同的个体可能具有不同的基因型,即一种性状可以由多个不同的基因控制,这种现象称为遗传异质性(genetic heterogeneity)。例如,先天性聋哑有常染色体隐性遗传、常染色体显性遗传和 X 连锁隐性遗传 3 种遗传方式,每种遗传方式都有多个致病基因。因此,常可见到两个先天性聋哑患者婚配后的后代并不聋哑的现象。由此可见,先天性聋哑有高度的遗传异质性,在进行遗传咨询时应特别注意。在遗传病中遗传异质性是一个普遍现象。临床症状相似的两个病例,由于遗传基础的不同,其病情发展等都有可能不同,所以对遗传异质性要给予高度重视,这是进行遗传咨询、优生指导的前提。

4.5　基因多效性

一个性状可以受到若干基因的影响,相反地,一个基因也可影响若干性状,故将一个基因可以决定或影响多个性状形成的现象称为基因的多效性(pleiotropy)。基因的多效性会造成一种遗传病可以有复杂的临床表现。例如,苯丙酮尿症是一种遗传代谢病,患者缺乏苯丙氨酸羟化酶,造成体内苯丙氨酸代谢障碍,患者除苯丙酮尿外,还有其他继发症状,如因脑发育障碍而导致智力低下,皮肤有轻微的白化症状等。生命是一个非常复杂的系统,各种基因的表达、调控和作用发挥是相互关联、相互依赖的,并受环境因素的影响。即使一个很简单的生化过程,也需要细胞内多种分子以复杂网络和相互作用的形式进行协调,因此,一个基因的改变常可以引起一系列表型改变。

4.6　从性遗传

常染色体上的基因所控制的性状或遗传病,在表型上受性别的影响而显示出男女分布比例上的差异或表现程度的差异,称为从性遗传(sex-influenced inheritance)。从性遗传与性连锁遗传的表现都与性别有密切关系,但它们是两种截然不同的遗传方式,性连锁遗传的基因位于性染色体上,而从性遗传的基因位于常染色体上。遗传性早秃(hereditary alopecia)为常染色体显性遗传病,是一种从头顶中心向周围扩展的进行性、对称性脱发,男性显著多于女性。杂合子男性也会出现早秃,而杂合子女性常不出现早秃,这是因为秃顶基因的表达受雄性激素的影响,如果女性杂合子体内雄性激素水平升高也会出现秃顶症状。

4.7　限性遗传

控制某种性状或遗传病的致病基因(可位于常染色体上或性染色体上),由于性别限制,只在一种性别中得以表现,而在另一种性别中完全不能表现,这种遗传方式称为限性遗传(sex-limited inheritance)。这种遗传方式中的基因可以传递给后代。例如子宫阴道积水(hydrometrocolpos)是由常染色体隐性基因决定的,在突变纯合子中,女性可以表现相应的症状,男性虽有这种基因,但表现正常,然而无论男性还是女性,致病基因都可向后代传递。限性遗传可能主要由解剖结构上的性别差异造成,也可能受性激素分泌的性别差异限制。从性遗传和限性遗传的现象表明,在常染色体遗传病中有时也可看到疾病分布的性别差异,应注意与性连锁遗传病相区别。

第 2 节 | 非孟德尔遗传

孟德尔遗传定律是现代遗传学的基石。迄今为止，大多数的遗传性疾病都被归于孟德尔遗传病的范畴，其疾病传递遵循孟德尔遗传定律。许多研究结果证明，除了孟德尔遗传定律外，还存在其他的遗传机制。生物体的性状不仅受核基因的控制，还受细胞质基因等因素的控制，虽然核基因是控制性状发育的主要因素，但细胞质基因对个体发育也有着很重要的影响。染色体外基因并不是随着染色体的复制和分裂而均等地分配给两个子代细胞，而是在细胞质中随机地传递给子代，因而其传递规律不符合孟德尔的分离定律和自由组合定律。所以，这种遗传方式称为非孟德尔遗传（non-Mendelian inheritance）。

1　母体效应

按照孟德尔遗传定律，AA×aa 正反交后子代的表型应该是一致的，这是因为双亲在核基因的贡献上是一样的，产生的子代基因型都是 Aa。但有时表型也会不一致，表现为子代的表型主要受到母体基因型的影响，和母体表型相似，这种现象称为母体效应（maternal effect）。

母体效应的产生包括很多方面的原因，如细胞质因子、母体子宫内环境、哺乳行为和抚育行为等。

母体效应有以下遗传学特点：

（1）正反交结果不同。母体效应与卵细胞中核基因产物有关，不属于细胞质遗传的范畴。

（2）母体核基因可通过合成卵细胞质中的物质控制子代的表型。母体的卵细胞质的特性可以影响胚胎的发育，如果只影响幼体的性状，仅出现短暂的母体效应；如果这些物质改变个体一生的性状，则为持久的母体效应。

（3）母体效应的遗传方式本质上仍遵循孟德尔遗传定律，仅子代的分离延迟表现而已，可能延迟到成体，也可能延迟到下一代。

2　基因印记

基因印记（genomic imprinting）是一种不遵循孟德尔遗传定律的依靠单亲传递某些遗传学性状的现象，表现为同一个基因由于来源亲代的性别不同，在子代有完全不同的表达，产生不同表型。某些印记基因只有来自父亲时才具有转录活性，某些印记基因只有来自母亲时才具有转录活性。

基因印记的形成机制与 DNA 甲基化、组蛋白修饰、染色质重塑以及长链非编码 RNA 介导的表观遗传沉默相关。目前认为 DNA 甲基化修饰是基因印记形成的重要原因，印记基因在胚胎的发育过程中会经历印记的擦除、重建及维持等一系列过程。基因组印记的去除发生在原始生殖细胞形成时期，此时来自父系和母系的印记被擦除，随后在配子形成过程中重新形成具有性别特异性的印记。受精后会发生全基因组的去甲基化，而印记基因不发生去甲基化这一过程，从而造成了后代等位基因的表达差异模式。

基因印记有以下遗传学特点：

（1）无论是父源印记或母源印记，子代中男女患病的机会相等。

（2）一个印记基因的家系，出现两种遗传方式时，应从基因印记进行分析。

（3）如果是母源印记，未患病的男孩，其后代可能会患病；如果是父源印记，则未表现的女孩，其后代会有表现。

（4）印记家系与线粒体或细胞质遗传的性质有着根本的不同。

作为一种与孟德尔遗传共同存在并发挥作用的遗传模式，基因印记的功能紊乱可以引发多种发育异常（如贝-维综合征等）、流产和儿童肿瘤（如肾母细胞瘤、视网膜母细胞瘤和慢性粒细胞白血病等），但基因印记确切的形成机制仍有待于深入研究。

3　核外遗传

除了染色体 DNA 外，在细胞质中的线粒体、质体、内共生体等细胞器内也存在一些 DNA 分子，其遗传规律不同于核基因，这是由于细胞器的分离规律不同于染色体分离规律所致，这种遗传方式称为核外遗传（extranuclear inheritance）。人类最重要的核外遗传病是线粒体遗传病，我们将就线粒体展开重点讨论。

线粒体是人体细胞中唯一的具有自主 DNA 的细胞器。线粒体作为真核细胞的能量代谢中心，提供各种生命活动所需的能量（ATP）供细胞利用，很多人体细胞中重要的生化过程都在线粒体中进行。在真核细胞中，线粒体有自身的 DNA 和转录翻译系统，能够进行独立复制。因此有人将线粒体 DNA（mtDNA）称为第 25 号染色体。

mtDNA 是独立于细胞核染色体外的基因组，具有自我复制、转录和编码功能。从附图 1-9 中可见，mtDNA 是由 16 569 个碱基对组成的闭环双链 DNA 分子，外环为重链,含较多的鸟嘌呤残基,而内环为轻链,含有较多的胞嘧啶残基,两条链均具有编码功能。

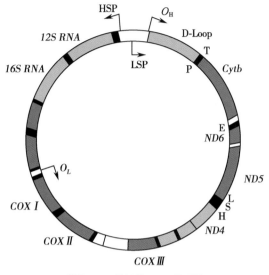

附图 1-9　线粒体 DNA 的结构

3.1　mtDNA 的遗传特征

与核 DNA 相比,mtDNA 具有以下独特的遗传规律:

(1) 半自主性:线粒体具有自己的遗传物质,mtDNA 能够独立地复制、转录和翻译,但是大量的维持线粒体结构和功能的大分子复合物,以及大多数氧化磷酸化酶的蛋白质亚单位均由核 DNA 编码,故 mtDNA 的功能又受核 DNA 的影响,因而是一种半自主复制体。

(2) 多拷贝:与核基因组相比,mtDNA 非常小,但有多个拷贝。每个线粒体含有 2~10 个 mtDNA 拷贝,正常人每个体细胞 mtDNA 拷贝数为 1 000~10 000。拷贝数在不同类型的组织中具有一定特异性,如在神经元中为 1 200~10 800 个拷贝,而在人宫颈癌细胞中约含有 8 000 个拷贝。

(3) 高突变率:mtDNA 的突变率比核 DNA 高 10~20 倍。这种高突变率造成个体及群体 mtDNA 序列差异较大。两个人的 mtDNA 平均每 1 000 个碱基对中就有 4 个不同。人群中含有多种中性和中度有害的 mtDNA 突变,有害的突变由于选择(如遗传瓶颈)而被消除,故突变的 mtDNA 基因虽然很普遍,但线粒体遗传病却并不常见。

(4) 复制分离:复制分离(replicative segregation)是指细胞分裂的复制过程中,mtDNA 随机进入子细胞。mtDNA 在减数分裂和有丝分裂期间都要经过复制分离。人类卵母细胞中虽含有十多万个线粒体,但在卵母细胞成熟中绝大多数线粒体会丧失,数目减至 10~100 个。这种卵母细胞成熟过程中线粒体数目从十多万锐减到少于

100 个的过程就是遗传瓶颈(genetic bottleneck),使得只有少数线粒体真正传给后代,也是造成亲代与子代之间差异的原因。如果保留下来的一个线粒体碰巧携带一种突变基因,那么这个突变基因在发育完成后的个体中就会占有一定的优势。正是由于受精过程与细胞分裂期间线粒体与细胞核的不同行为,以及每个线粒体含有多个 mtDNA 拷贝,导致了线粒体的遗传方式与孟德尔遗传方式不同。

(5) 母系遗传:在精卵结合时,卵母细胞拥有上百万拷贝的 mtDNA,而精子中只有很少的线粒体,受精时几乎不进入受精卵,因此,受精卵中的 mtDNA 几乎全部来自于卵子,来源于精子的 mtDNA 对表型无明显作用,这种双亲信息的不等量表现决定了线粒体遗传病的传递方式不符合孟德尔遗传定律,而是表现为母系遗传(maternal inheritance),即母亲将 mtDNA 传递给她的儿子和女儿,但只有女儿能将其 mtDNA 传递给下一代(附图 1-10)。因此,如果在某个家族中发现一些成员具有相同的临床症状,并且是从受累的女性传递下来的,就应该考虑 mtDNA 突变的可能性。

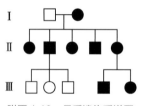

附图 1-10　母系遗传系谱图

(6) 异质性和阈值效应:异质性(heteroplasmy)表示一个细胞或组织含有两种或两种以上类型的 mtDNA。异质性产生的原因可能是 mtDNA 突变,也可能是受精卵中的 mtDNA 存在异质性并被随机分配到子细胞中。在 mtDNA 存在异质性的细胞中,野生型 mtDNA 对突变型 mtDNA 有补偿作用,突变型与野生型 mtDNA 的比例决定了细胞是否出现功能异常。阈值是指能使细胞或组织产生性状异常的突变型 mtDNA 的最小数量。只有 mtDNA 达到或超过阈值,才会出现因能量供应障碍导致的异常表型。mtDNA 的阈值具有很大的个体差异,能量需求高的组织,如脑、骨骼肌、心脏和肝脏等,较低的突变负荷就能引起临床症状;能量需求低的组织,如肺和皮肤,较高的突变负荷才能引发异常情况。

(7) 突变可积累性:mtDNA 的突变会在体细胞中累积。现在已知体细胞里可以累积一种常见的 5kb 大小的 mtDNA 缺失突变,随着年龄的增大,这种突变的比例也会增高,呼吸链功能下降,使像肌肉细胞等通常需要大量能量的组织器官难以保证充足的能量供应。因此,mtDNA 突变体在体细胞中的累积可能与机体衰老有关。

3.2　线粒体遗传病

线粒体遗传病是线粒体基因组中发生基因突变所导致的一类疾病，其传递和表达完全不同于由核基因突变引起的疾病，是一组独特的遗传病。由于线粒体是母系遗传，而且卵细胞线粒体的数目非常多，线粒体突变并非涉及所有的线粒体。在一个线粒体遗传病家族中，由于突变型线粒体在线粒体总数中所占比例不同，家族成员的临床表型可以从正常表型到非常严重的综合征并存，并且患者的发病年龄也不尽相同。只有细胞中突变型线粒体达到一定比例，线粒体产生能量的能力下降到一定阈值时，细胞才会丧失其正常的功能。

致病性 mtDNA 突变通常位于编码蛋白质、转运 RNA（tRNA）或核糖体 RNA（rRNA）的基因上，并能够引起广泛的临床症状。mtDNA 突变与表型之间的关系复杂，同一 mtDNA 突变可以引发不同的疾病表型，例如，线粒体编码 tRNA 基因 3 243 位点的突变（A → G）可能导致线粒体脑肌病伴高乳酸血症和卒中样发作（MELAS）、线粒体心肌病以及慢性进行性外眼肌麻痹。此外，同一疾病表型也可以由不同的突变引起。例如，MELAS 可以由 20 多个点突变或重组突变导致。其他一些因素也可以影响 mtDNA 疾病的临床表现，如野生型与突变型 mtDNA 的比例、涉及突变体及组织表达的阈值效应的不同、器官对呼吸链的依赖程度、核背景和环境因素等。

4　表观遗传

经典遗传学认为遗传的分子基础是核酸，生命的遗传信息储存在核酸的碱基序列上，碱基序列的改变往往会引起生物体表型的改变，而这种改变可以从上一代传递到下一代。然而，随着遗传学的发展，发现机体即使拥有相同的核酸基础，但最终的表型却有所不同。例如，一对同卵双胞胎，具有相同的遗传物质，但是机体后天的表现却仍然有不相同的地方，其主要原因是后天的环境引起了表观遗传信息的变化。再例如，多细胞生物体有着不同类型的细胞，如神经、上皮、肌肉细胞等，同一个个体的细胞的基因型是完全一样的，但是它们的表型是各不相同的，这是由于不同类型的细胞之间存在着基因表达模式（gene expression pattern）的差异。也就是说，决定表型的不是基因本身，而是基因的表达模式。这种基因 DNA 序列不发生改变，基因表达却发生了可遗传的变化，造成基因产物的改变，最终导致相应表型改变的现象称为表观遗传。研究由非 DNA 序列改变引起的可遗传表型改变的科学，称作表观遗传学（epigenetics）。表观遗传学研究过程中陆续诞生了一些新的概念和理论，大大拓展了经典遗传学的研究内容和方法。目前对于表观遗传学方面的研究主要集中于 DNA 甲基化、组蛋白修饰和非编码 RNA 调控，这些遗传模式都不符合孟德尔遗传定律。

4.1　DNA 甲基化

在许多高等真核生物体内，存在 DNA 的胞嘧啶甲基化现象，DNA 甲基化（DNA methylation）主要表现为在 DNA 甲基转移酶（DNMT）的催化作用下，S- 腺苷甲硫氨酸中的甲基转移到胞嘧啶的五位，形成 5- 甲基胞嘧啶（5mC）。在结构基因的 5′ 调控区，胞嘧啶 - 磷酸 - 鸟嘌呤（CpG）二核苷酸常以成簇串联的形式排列，这种富含 CpG 的区域称为 CpG 岛（CpG island），其通常位于结构基因启动子的核心序列和转录起始位点，超过 50% 的编码基因含有 CpG 岛。甲基化能改变基因的构型，CpG 岛中的 5mC 会阻碍转录因子复合体与 DNA 的结合，影响转录因子的转录，从而影响该基因的表达。因此，这是发生在 DNA 上的一类持久且相对稳定的表观遗传修饰，它的主要生物学功能是在染色质水平通过影响转录因子与 DNA 的接触对基因转录加以调节。甲基化和非甲基化的转录活性相差可达百万倍，且甲基化程度与转录的抑制程度相关。X 染色体、基因印记等都是 DNA 甲基化介导的。

4.2　组蛋白修饰

在真核生物中，DNA 并不是以独立的形式裸露在细胞核内的，而是同组蛋白、非组蛋白及少量 RNA 缠绕在一起形成染色质，染色质才是真核生物遗传信息的载体。

组蛋白由两分子的 H2A、H2B、H3 和 H4 组成的一个八聚体的球状结构，组蛋白亚基的氨基端游离出来。游离出来的氨基端尾巴上的许多残基能够发生共价修饰，不同的修饰有可能发生在不同的位点，形成许多不同的信号。组蛋白在进化上是保守的，但在功能上却是动态活跃的。组蛋白修饰主要发生在 N 端的赖氨酸与精氨酸。常见的组蛋白修饰有乙酰化、甲基化、磷酸化、泛素化、糖基化、羰基化等。组蛋白的这类修饰可以改变 DNA 与组蛋白的相互作用，使染色质的构型发生改变。组蛋白的修饰方式不同，其对基因表达的调控也有所不同。组蛋白乙酰化比较重要，主要发生于赖氨酸，可中和赖氨酸的正电荷，因此能够增加组蛋白与 DNA 的斥力，以激活基因转录；组蛋白甲基化主要发生于赖氨酸及精氨酸，能够调节染色质结构及细胞生长和增殖；组蛋白磷酸化主要发生于丝氨酸，在 DNA 损伤修复及细胞分裂和细胞凋亡中起作用；组蛋白泛素化在赖氨酸上较为常见，主要是引起基因沉默。

4.3 非编码 RNA 调控

在真核细胞中有大量转录的一类 RNA 分子,这些 RNA 分子既不行使信使 RNA(mRNA)的功能,也缺乏 tRNA 和 rRNA 的功能,被称之为非编码 RNA(ncRNA)。非编码 RNA 分为管家非编码 RNA 和调控非编码 RNA,管家非编码 RNA 包括 tRNA、rRNA、snRNA 等,而调控非编码 RNA 按其大小主要分为两类:短链非编码 RNA(sncRNA)和长链非编码 RNA(lncRNA)。在生命活动的不同环节,不同长度的非编码 RNA 具有不同的功能,主要通过调控 mRNA 翻译成蛋白质的过程来参与调控生物体的生长、发育和凋亡,而且与人类癌症的发生密切相关。长链非编码 RNA 在基因簇以至于整个染色体水平发挥顺式调节作用,短链 RNA 在基因组水平对基因表达进行调控,其可介导 mRNA 的降解,诱导染色质结构的改变,决定细胞的分化命运,还对外源的核酸序列有降解作用以保护本身的基因组。

微 RNA(miRNA)属于转录后调控因子。它们拥有以下的共同特征:①成熟的 miRNA 长度为 19~25nt;② miRNA 能够互补配对结合于基因序列的侧翼区域;③ miRNA 一般来源于染色体非编码蛋白区的一段;④由核酸酶 DICER(一种 RNase Ⅲ类核酸酶)作用于前体的双链部分生成。目前,在真核生物中已经发现了数百种 miRNA。miRNA 在不同组织发育的不同时段调节基因表达,在进化上具有保守性。miRNA 序列在进化上的保守性说明它们具有重要的生物学功能。miRNA 中一条优势 miRNA 会与 RNA 诱导基因沉默复合物(RISC)结合,形成 RISC 复合物,RISC 复合物再与相应的靶 mRNA 结合,进行靶 mRNA 的切割、翻译抑制等。如果两者序列完全互补,则靶 mRNA 直接被剪切而降解,不能进行翻译过程;如果两者序列不完全互补,则导致靶 mRNA 不稳定,翻译受到抑制,从而发挥对靶 mRNA 的调节作用,参与调控基因表达。

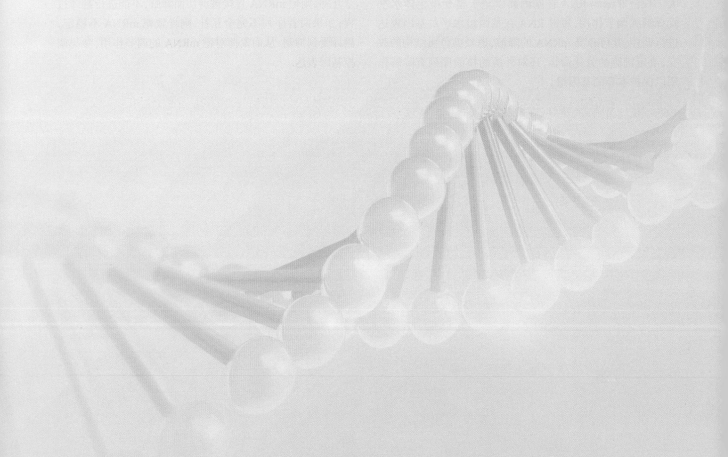

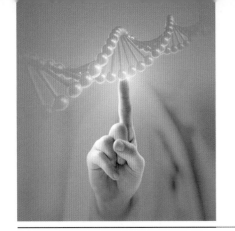

附录 2

中国遗传学会遗传咨询分会介绍

缩写	英文全称	中文全称
ABGC	American Board of Genetic Counseling	美国遗传咨询资质委员会
ACMG	American College of Medical Genetics and Genomics	美国医学遗传学与基因组学会
CBGC	Chinese Board of Genetic Counseling	中国遗传学会遗传咨询分会
PGD	preimplantation genetic diagnosis	胚胎植入前遗传学诊断
PGS	preimplantation genetic screening	胚胎植入前遗传学筛查

目　录

中国遗传学会遗传咨询分会成立于 2015 年 2 月 9 日,英文译名为:Chinese Board of Genetic Counseling,英文缩写为:CBGC。本会是在著名遗传生物学家、中国科学院院士贺林的发起下成立的,由从事遗传学教学和科研的遗传学工作者自愿组成,是非营利性的社会组织。中国遗传学会遗传咨询分会致力于建立标准化的遗传咨询流程,培训专业的遗传咨询人才,推动中国遗传咨询专业化和职业化,促进我国遗传咨询的快速发展,从而降低我国的出生缺陷发生率,提高国民健康水平。

1　遗传咨询分会成立的背景

我国每年有近 100 万出生缺陷儿,发生率高达 5.6%,出生缺陷已成为我国一个重大的公共卫生问题。

随着二孩政策的全面放开,出生缺陷儿的数量将持续增加。此外,我国不孕不育患者人数超过 5 000 万,发生率达 12.5%~15%;我国每年新发肿瘤约 312 万,肿瘤发生率约 6.4%。随着新一代测序技术的发展,为遗传病和癌症的预防、诊断和治疗带来了福音,国家也加大了对此技术的支持力度,遗传咨询是基因测序转向临床应用必不可少的一环。但由于历史原因,遗传咨询过去在我国没有得到重视,到目前为止,我国遗传咨询机构缺乏,没有专业的遗传咨询师,公众对遗传咨询认知不足,这些都严重制约了我国基因测序等先进技术的应用和普及。

遗传咨询通过联合人类基因组技术和人类遗传学知识,为患者开展遗传咨询、基因诊断、遗传病治疗等相关医学服务。遗传咨询师可以将先进的技术以通俗易懂的方式宣传给大众,同时能为普通大众遇到的遗传问题提供建议及相关解决方案,使先进技术迅速、准确地转化为临床应用。因此,为了保障全民健康,降低出生缺陷,遗传咨询势在必行,遗传咨询师必不可少。

为了改变我国遗传咨询领域的现状,推动和促进我国遗传咨询的发展,在著名遗传生物学家、中国科学院院士贺林的发起下,2015 年 2 月 9 日,中国遗传学会遗传咨询分会正式成立,由贺林院士担任主任委员,这标志着基因与健康领域中一个新的里程碑的产生。

2　遗传咨询分会的宗旨

中国遗传学会遗传咨询分会的宗旨是:建立标准化的遗传咨询流程,培训合格的遗传咨询专业人才,推进中国遗传咨询的职业化、正规化,促进中国遗传咨询的发展,提高国民健康水平,降低我国的出生缺陷率。

3　遗传咨询分会的组织机构

中国遗传学会遗传咨询分会机构设置如下:

主任委员	贺　林		
常务委员 (按姓氏笔画排序)	王秋菊　乔　杰　孙路明　陈子江　林东昕 顾东风　黄国英　黄荷凤　黄涛生		
副主任委员	卢煜明　邬玲仟　张世琨		

续表

委员（68人） （按姓氏笔画排序）	于世辉	王 剑	王 磊	王侃侃	王树玉
	王彦林	王晓红	方向东	田国力	兰小平
	边旭明	邢清和	朱丽萍	刘 杰	刘嘉茵
	关 明	孙筱放	苏海翔	李 红	李 秋
	李 敏	李亦学	杨 明	杨亚平	杨慧霞
	沈 珺	沈亦平	张 锋	张 巍	张军强
	张学军	张学红	张学强	张艳丽	陆国辉
	陈 鹏	陈万涛	陈少科	茅彩萍	尚 红
	周 青	周从容	周文浩	郑 波	郝晓柯
	胡 亮	胡娅莉	段 涛	袁慧军	徐丛剑
	徐湘民	凌秀凤	高 媛	黄 山	黄卫东
	黄国宁	龚瑶琴	康熙雄	梁 波	傅启华
	傅松滨	曾 勇	蔡光伟	廖 灿	谭跃球
	颜宏利	冀小平	魏 军		
顾问（18人） （按姓氏笔画排序）	马 端	王红艳	卢大儒	匡延平	刘丽梅
	刘彩霞	孙树汉	孙晓溪	李笑天	狄 文
	张 学	张灼华	赵欣之	赵彦艳	贺 光
	顾学范	徐晨明	曾凡一		

4　遗传咨询分会的主要任务

中国遗传学会遗传咨询分会的主要任务包括：
（1）建立专业的遗传咨询培训和认证机构。
（2）建立标准化的遗传咨询流程。
（3）建立遗传咨询人员临床实习规范。
（4）建立各个领域的遗传咨询指南。
（5）建立遗传咨询人员资格标准和考核要求。
（6）严格培训合格的遗传咨询专业人才。
（7）对合格的遗传咨询人员颁发证书。
（8）开展人类健康和疾病的遗传咨询。
（9）解释各类遗传因素在疾病产生中的作用。
（10）宣传最新分子诊断技术及其在检测中的应用。
（11）发现各类疾病的遗传病因。
（12）提出治疗建议。

5　遗传咨询分会开展的主要工作

5.1　开展临床遗传咨询能力专项培训

中国遗传学会遗传咨询分会自 2015 年 2 月成立以来，一直致力于推动中国遗传咨询的发展，特别是注重对我国遗传咨询专业人才的培养。在国家卫生健康委能力建设和继续教育中心的指导下，中国遗传学会遗传咨询分会实施了临床遗传咨询能力专项培训，并对参与培训的人员进行了临床遗传咨询能力考核。考核通过的学员可获得由中国遗传学会遗传咨询分会和国家卫生健康委能力建设和继续教育中心颁发的"临床遗传咨询能力专

项培训合格证书"（附图 2-1），并授予国家卫生健康委能力建设和继续教育中心 10 学分。

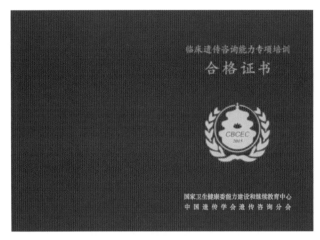

附图 2-1　临床遗传咨询能力专项培训合格证书

本项培训为国家卫生健康委能力建设和继续教育中心唯一认证的临床遗传咨询能力专项培训，培训面向全国卫生系统、科研院校等机构的健康服务人员，通过开展医学遗传咨询专项技能培训，从而提高医疗遗传专业人员队伍整体素质，降低我国的出生缺陷发生率。

截至 2019 年，中国遗传学会遗传咨询分会已成功在全国各地举办了 14 届遗传咨询初级班、4 届中级班和 2 届高级班，培养了一大批遗传咨询专业人才，得到了临床机构的认可，受到了一致好评。

5.1.1　培训体系

目前，临床遗传咨询能力专项培训的培训体系主要参考美国遗传咨询资质委员会（ABGC）认证的大学所开设的遗传咨询师硕士项目的课程设置，与国际接轨，根据学员的不同背景和知识水平，分为初级、中级、高级三个等级的培训。培训方式包括集中培训、远程培训和实践培训。其中初级和中级培训分为集中培训和远程培训，高级培训分为集中培训和实践培训。计划每年举办 2~4 届初级班培训，1~2 届中级班培训，1 届高级班培训，同时设有对应三个级别的临床遗传咨询能力认证考核（附表 2-1）。

附表 2-1　临床遗传咨询能力专项培训体系

	初级班	中级班	高级班
集中培训	√	√	√
远程培训	√	√	
实践培训			√
认证考试（获得学分）	10	10	10

5.1.2　培训班介绍

5.1.2.1　初级班

出生缺陷已成为我国一个重大的公共卫生问题，基

因检测与遗传咨询是降低出生缺陷发生率的有效手段。随着二孩政策的全面放开，开展基因诊断、遗传咨询、遗传病治疗等医学服务已成当务之急。为了推动我国遗传咨询行业的发展，满足临床单位对遗传咨询岗位的需要，中国遗传学会遗传咨询分会在主任委员贺林院士的领导下，将在全国各地举办遗传咨询初级班。

（1）培训方式和内容：初级班的培训方式包括集中培训和远程培训。

集中培训为期一周，主要围绕遗传咨询基础理论、遗传咨询临床应用、遗传咨询检测技术和遗传咨询政策法规四个部分进行基础知识的讲解，涵盖知识范围广泛。

远程培训在集中培训后进行，以网上视频教学的方式开展，共计 12 周，每周发布 1 个教学视频。远程培训会在集中培训的基础上，对内容进行补充和拓展，进一步明晰遗传咨询的目标、方法与技巧，着重培养学员实际解决问题的能力。学员可以灵活安排时间进行学习，完成作业巩固知识，并且每周有专家进行答疑和在线互动。

（2）授课团队：初级班将邀请多位国内外一流的院士、长江学者、国家杰出青年、973 首席等各领域的临床遗传学专家和遗传咨询专科专家进行授课。

（3）招生对象：具有临床资质的临床医生；医学院或生命科学院本科毕业生；分子诊断实验室、医院及第三方检验科室等相关单位的初级职称者；从事相关专业科研教学、临床检验、遗传诊断，遗传咨询工作经历 2 年以上者。

（4）报名方式

1）网上报名：通过遗传咨询分会官方网站 http://www.cbgc.org.cn，在相关培训通知中通过链接填写报名信息。

2）微信报名：关注遗传咨询分会微信公众号 GSC_CBGC，在相关培训通知中通过二维码填写报名信息。

（5）培训目标：旨在帮助学员掌握遗传学、临床、伦理等遗传咨询相关基础理论知识，了解遗传学检测产品特点，使其能进行常见遗传病的检测方案推荐，并对明确遗传方式的疾病初步评估发生风险和进行生育指导，能进行关于常见遗传病知识的人群普及教育。

（6）考核认证：通过初级班集中培训考核和远程培训后，可获得由中国遗传学会遗传咨询分会和国家卫生健康委能力建设和继续教育中心颁发的初级班"临床遗传咨询能力专项培训合格证书"，并授予国家卫生健康委能力建设和继续教育中心 10 学分。

5.1.2.2　中级班

遗传咨询师是连接临床门诊和遗传诊断实验室的桥梁，承担着解密基因密码的任务。一名出色的遗传咨询师，不仅需要有过硬的专业知识，还需要长期工作积累的经验和优秀的沟通能力，因此专业和全面的培训必不可

少。鉴于我国在遗传咨询领域尚处于起步阶段，临床上对遗传咨询师有巨大需求，仅仅理论知识培训是远远不够的，中国遗传学会遗传咨询分会在主任委员贺林院士的领导下，将在全国各地举办遗传咨询中级班。中级班以专科 / 专场的方式开展，更强调具体专业方向和临床实践方面的培养。

（1）培训方式和内容：中级班的培训方式包括集中培训和远程培训。

集中培训为期一周，主要围绕有关专业领域的前沿及热点问题进行全方位、多角度的学术交流和探讨，从具体疾病病例出发，进行针对性的专业培训，培训期间将会进行近 80 例案例的分析与实践，着手培养掌握临床遗传学基础知识和实践技能的专业遗传咨询队伍，帮助患者解读检测报告，评估疾病发生或复发的风险，进行疾病遗传、检测、管理、预防等知识的传授，帮助患者作出正确的选择。

远程培训在集中培训后进行，以网上视频教学的方式开展，共计 12 周，每周发布 1 个教学视频。教学视频以遗传咨询实例讲解为主，包括病史、临床症状、实验室检查、基因检测结果、遗传诊断、遗传咨询等内容。学员可以灵活安排时间进行学习，完成作业巩固知识，并且每周有专家进行答疑和在线互动。

（2）授课团队：中级班将邀请多位国内外一流的有关专业领域的临床遗传学专家和医学遗传学家，以及长期从事临床遗传咨询的一线专家进行授课。

（3）招生对象

1）获得由中国遗传学会遗传咨询分会和国家卫生健康委能力建设和继续教育中心颁发的初级班"临床遗传咨询能力专项培训合格证书"者，报名时请注明第几届培训班结业。

2）若无证书，满足以下任一条件：医学院或生命科学院硕士毕业生；分子诊断实验室、医院及第三方检验科室中级职称者；从事相关专业科研教学、临床检验、遗传诊断，遗传咨询工作经历 5 年以上者。

（4）报名方式

1）网上报名：通过遗传咨询分会官方网站 http://www.cbgc.org.cn，在相关培训通知中通过链接填写报名信息。

2）微信报名：关注遗传咨询分会微信公众号 GSC_CBGC，在相关培训通知中通过二维码填写报名信息。

（5）培训目标：旨在帮助学员掌握具体病例的基因检测、筛查方法和防治措施；熟悉分子诊断技术及遗传咨询方法；熟练分析遗传病的发生风险与再发风险；能解释遗传疾病的病因、病史、筛查方法与应对措施；能解释说明基因检测结果，并进行后期指导。

（6）考核认证：通过中级班集中培训考核和远程培训

后,可获得由中国遗传学会遗传咨询分会和国家卫生健康委能力建设和继续教育中心颁发的中级班"临床遗传咨询能力专项培训合格证书",并授予国家卫生健康委能力建设和继续教育中心 10 学分。

5.1.2.3　高级班

遗传和基因组的前沿进展及相应的技术在人类基因组计划完成后的十几年里取得了巨大的突破,在今后的几十年里仍将迅速发展,将更深入地影响医学各专科的临床实践和转化研究的实施和方向,因此临床医生、实验室诊断师、遗传咨询师均需不断地继续学习,提高理论、技术及实践应用等方面的能力,才能正确快速地将人类基因组计划所承诺的预期益处转化到造福患者上来。中国遗传学会遗传咨询分会将在主任委员贺林院士的领导下举办遗传咨询高级班,以进一步提高大家的临床遗传咨询能力。

(1) 培训方式和内容:高级班的培训方式包括集中培训和实践培训。

集中培训为期一周,内容以遗传咨询的理论知识和临床实践的综合运用为主。

实践培训的形式为在遗传咨询授权培训基地进行为期 3 个月的临床实践,其中包括 1 个月的海外临床培训,将参与报告的签发,并且针对各种遗传病进行遗传咨询和报告解读。

(2) 授课团队:高级班将邀请多位国内外知名的临床遗传学专家和医学遗传学家进行授课。

(3) 招生对象

1) 获得由中国遗传学会遗传咨询分会和国家卫生健康委能力建设和继续教育中心颁发的中级班"临床遗传咨询能力专项培训合格证书"者。

2) 若无证书,满足以下任一条件,需提交相关资料,并获得至少一位遗传学会遗传咨询分会委员的推荐:医学院或生命科学院博士毕业生;医院、分子诊断实验室及第三方检验科室高级职称者;从事相关专业的科研教学、临床检验、遗传诊断,遗传咨询工作经历 10 年以上者。

(4) 报名方式

1) 网上报名:通过遗传咨询分会官方网站 http://www.cbgc.org.cn,在相关培训通知中通过链接填写报名信息。

2) 微信报名:关注遗传咨询分会微信公众号 GSC_CBGC,在相关培训通知中通过二维码填写报名信息。

(5) 培训目标:旨在帮助学员提高临床实践能力,了解遗传咨询标准,掌握特殊和复杂遗传病的基因检测、筛查方法和防治措施;熟悉特殊和复杂遗传病的分子诊断技术及遗传咨询方法;熟练分析特殊和复杂遗传病的发生风险与再发风险;能解释特殊和复杂遗传病的病因、病史、筛查方法与应对措施;能解释说明基因检测结果,并

进行后期指导。

(6) 考核认证:通过高级班集中培训考核和远程培训后,可获得由中国遗传学会遗传咨询分会和国家卫生健康委能力建设和继续教育中心颁发的高级班"临床遗传咨询能力专项培训合格证书",并授予国家卫生健康委能力建设和继续教育中心 10 学分。

5.2　授权遗传咨询培训基地

中国遗传学会遗传咨询分会在全国范围内授权了多家遗传咨询培训基地,作为遗传咨询培训举办单位,积极开展临床实践培训,扩大遗传咨询队伍,为人才培养和职业建立打下基础。

授权的遗传咨询培训基地需满足如下条件:三级甲等医院或同水平医疗机构;具有 10 名以上遗传咨询人员,有临床指导经验;已开通遗传咨询门诊,面积不小于 50m²;可提供临床实践的病例,包括孕前遗传咨询、产前遗传咨询(高龄孕妇、超声异常等)、儿科遗传咨询(普通疾病、专科疾病)、成人/症状前遗传咨询(肿瘤、心血管疾病、神经性疾病等)、遗传病患者的遗传咨询、家系遗传咨询。

目前已授权的遗传咨询培训基地包括山东大学附属生殖医院、广西壮族自治区妇幼保健院、中国医科大学附属盛京医院、西京医院(空军军医大学第一附属医院)、唐都医院(空军军医大学第二附属医院)、四川省人民医院、复旦大学附属儿科医院、上海市妇幼保健中心、华中科技大学同济医学院附属同济医院、武汉市红十字会医院、广州医科大学附属第三医院、南方医科大学、安徽医科大学第一附属医院、安徽医科大学皮肤病研究所、山西省人民医院、上海儿童医学中心、中国福利会国际和平妇幼保健院、北京协和医院、北京大学第三医院、中国医学科学院阜外医院、首都医科大学附属北京天坛医院、郑州大学第一附属医院、郑州大学附属洛阳中心医院、哈尔滨医科大学、哈尔滨工业大学、香港中文大学、上海市第一妇婴保健院、邯郸市中心医院。

5.3　发起人类单靶标基因组计划

人类基因组计划主要解决人类染色体的核苷酸序列问题,在认识具体目标方面显得无力。中国遗传学会遗传咨询分会在贺林院士的倡导下,于 2015 年正式联合各单科组织开展人类单靶标基因组计划,分别解决各单项生命相关的问题。目前已启动的人类单靶标基因组计划包括"中国聋病基因组计划""中国双胎基因组计划""中国胚胎基因组计划""中国新生儿基因组计划"和"中国先天性心脏病基因组计划"。

5.3.1　中国聋病基因组计划

2015 年 11 月 8 日,在中国医疗保健国际交流促进会耳内科分会与中国遗传学会遗传咨询分会的牵头下,中

国聋病基因组计划全面启动落地,该项目旨在应用新一代测序技术,针对百种以上耳聋疾病,包括先天性耳聋、迟发性耳聋、听神经病等进行基因组学研究,深度挖掘聋病患者基因型 - 表型特征,实现聋病的精准防控。可通过中国聋病基因组计划官方网站 http://www.cdgp.org.cn/ 了解详细信息。

5.3.2　中国双胎基因组计划

中国双胎基因组计划由首席单位中国医科大学附属盛京医院和中国遗传学会遗传咨询分会于 2015 年 11 月联合发起,并成立专门的计划委员会。该计划旨在通过计划的实施逐步建立起双胎无创产前检测的标准规范,推动无创产前检测技术在双胎妊娠中的应用,最终实现减少出生缺陷、提高人口素质的目标。可通过中国双胎基因组计划官方网站 http://www.cptgp.org.cn/ 了解详细信息。

5.3.3　中国胚胎基因组计划

中国胚胎基因组计划由首席单位山东大学附属生殖医院和中国遗传学会遗传咨询分会于 2016 年 8 月 7 日在上海联合发起,并成立专门的计划委员会。该计划旨在通过对胚胎的检测及研究,进行大规模的临床验证及探索,获得全面的临床数据,为建立胚胎植入前遗传学筛查 / 胚胎植入前遗传学诊断(PGS/PGD)的临床标准规范及评价新技术对胚胎检测的安全性、准确性和可信度提供理论支持,同时探索未知的胚胎早期发育的奥秘,最终实现减少出生缺陷、提高人口素质的目标。可通过中国胚胎基因组计划官方网站 http://www.cegp.org.cn/ 了解详细信息。

5.3.4　中国新生儿基因组计划

2016 年 8 月 7 日,中国遗传学会遗传咨询分会联合复旦大学附属儿科医院在上海正式启动了中国新生儿基因组计划。计划五年内完成我国 10 万例新生儿基因组测序,构建中国新生儿基因组数据库,并建立新生儿遗传病基因检测标准和遗传咨询体系,促进新生儿遗传病基因检测的产业化,为新生儿保驾护航。

5.3.5　中国先天性心脏病基因组计划

2016 年 10 月 28 日,在上海儿童医学中心与中国遗传学会遗传咨询分会的牵头下,中国国内针对中国儿童出生缺陷中发病率最高的先天性心脏病的基因组研究计划正式启动。中国先天性心脏病基因组计划将致力于发现中国先天性心脏病致病相关基因,并采集孕期相关危险环境因素及相关的流行病学依据,从而为先天性心脏病的一级预防、产前诊断、早期干预以及先天性心脏病的疾病管理提供新的思路和理论基础。

5.4　举办首届公益遗传咨询普及培训班

2016 年 9 月 20 日至 22 日,中国遗传学会遗传咨询分会与上海市妇幼保健中心合作举办了首届公益遗传咨询普及培训班。该培训班主要面向上海市各级助产医疗保健机构及儿童医疗机构的从事妇幼保健与临床服务的相关人员,内容包括遗传咨询最新发展动态及最基础的医学遗传学知识和方法等。来自全市各区妇幼保健机构、助产机构、婚前医学检查机构、产前诊断机构等的 100 余名管理人员和相关医务人员参加了本次培训。本次公益遗传咨询普及培训班的举办有助于进一步普及遗传咨询相关知识,提高相关医务人员的遗传咨询基本技能。

5.5　举办全球首次大型远程遗传咨询义诊活动

2016 年 10 月 11 日,由中国遗传学会遗传咨询分会和上海市妇幼保健中心联合举办的全球首次大型远程遗传咨询义诊活动在上海市妇幼保健中心正式启动。此次遗传咨询义诊以具规模性、集中性的远程结合现场会诊的形式开展,是国内乃至全球遗传咨询领域的首创模式。义诊活动邀请了多位国内外遗传咨询领域的知名专家学者,在为期五天的义诊中以现场咨询和远程会诊的模式,使患者享受到了国内外顶尖遗传咨询师精湛技术和服务,实现了知识最大化、距离最小化,充分整合了国际 / 国内专家资源。这是中国遗传学会遗传咨询分会自成立以来为推动中国遗传咨询发展所进行的又一重大举措。

5.6　形成《中国遗传咨询标准专家共识指南》

遗传咨询师是构建"健康中国"中难以替代的群体,没有遗传咨询师,降低出生缺陷、实现遗传病和肿瘤的预防、治疗与预后,都只能是纸上谈兵。然而,目前我国遗传咨询存在着无遗传咨询职业规范、无遗传咨询临床标准、群众认知不足、科普教育薄弱几大问题。根据我国的特殊情况,2017 年 2 月 18 日,在中国遗传学会遗传咨询分会2017 年年会上,中国遗传咨询学会遗传咨询分会联合遗传咨询领域内的多位中外知名专家学者,形成了《中国遗传咨询标准专家共识指南》,该指南的形成有助于进一步推动中国遗传咨询的标准化、正规化和职业化。

5.7　发布《ACMG 遗传变异分类标准与指南》中文版

2017 年 6 月 25 日,由中国唯一获得美国医学遗传学与基因组学会(ACMG)正式授权的《ACMG 遗传变异分类标准与指南》官方翻译单位——中国遗传学会遗传咨询分会组织编译的《ACMG 遗传变异分类标准与指南》中文版正式发布。该中文版指南的编译工作是在中国遗传学会遗传咨询分会主任委员贺林院士的主导下进行的,由解放军总医院王秋菊团队进行首稿翻译,复旦大学附属儿科医院黄国英团队进行二次修订,后由中国遗传学会遗传咨询分会联合多位专家、委员再次修订与完善,最终正式发布于中国知名学术期刊《中国科学：生命科学》2017 年第 6 期。该中文版指南的发布可以帮助我国医疗工作者和遗传咨询从业者更好地理解《ACMG 遗传变异分类标准与指南》，更加准确和规范地进行遗传变异解读，使遗传咨询更好地服务于临床，有助于促进我国遗传咨询的标准化和正规化，进一步促进我国遗传咨询的发展，降低我国的出生缺陷发生率。

中国遗传学会遗传咨询分会后期还将联合多位遗传咨询领域专家对该中文版指南进行持续的修订与更新，并定期发布修订版。遗传咨询分会搭建了开放、免费、共享的中文翻译协作平台（链接为 http://acmg.cbgc.org.cn），供《ACMG 遗传变异分类标准与指南》中文版的修订与发布使用。公众可通过该平台查看最新版本的指南，或提出修订意见，共同为中国遗传咨询事业的发展作出贡献。

5.8　举办微信会员群"病例分享直播"公益活动

在贺林院士的积极倡导和各方面人士的共同努力下，由中国遗传学会遗传咨询分会主办的微信会员群"病例分享直播活动"于 2017 年 4 月 27 日正式上线。本项活动是由贺林院士发起的公益活动，旨在通过邀请大量的有临床遗传咨询知识和经验的专业人士以公益的形式进行病例分享，使大家积累病例实践经验，提高遗传咨询能力和解决临床实际问题的能力，同时建立病例分享库供大家长期学习使用。本项活动的开展有助于在全国推广遗传咨询知识，促进遗传咨询在临床的应用，进一步推动中国遗传咨询事业的发展。

6　联系方式

官网网址：http://www.cbgc.org.cn/
微信公众号：GSC_CBGC
客服邮箱：support@cbgc.org.cn
培训邮箱：training@cbgc.org.cn
会员邮箱：membership@cbgc.org.cn
新闻邮箱：news@cbgc.org.cn

（梁波）

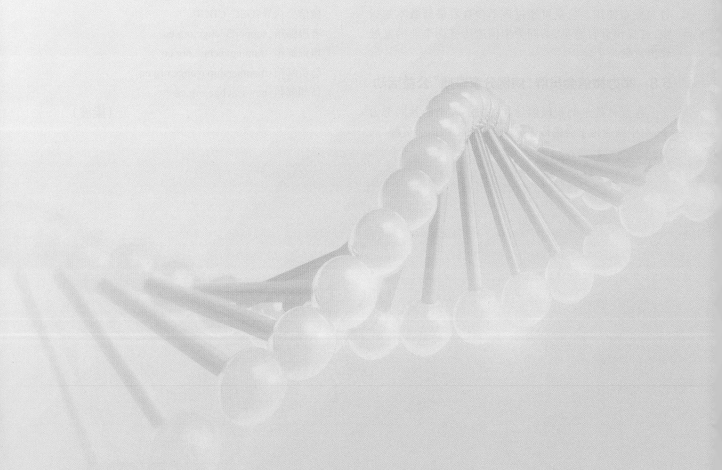

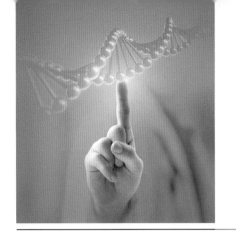

附录 3

检测报告单示例

XXXXXX（单位或机构）检测报告单
产前（或产后）基因芯片检测报告

芯片 ID：XXXXXX

姓名：XXX　　　　　性别：XX　　　　年龄：XX 岁　　　样本编号：XXXXXXXX
送检单位：XXXX 医院　　科室：XX 科　　　送检材料：XX　　接收日期：XXXX
申请医生：XXX　　　　　　　　　　　临床诊断：XXXX
病史：XXXXXX
备注：

结果：

染色体	开始位置/bp	结束位置/bp	长度/bp	CNV	说明
18	131700	78001525	77869825	3	重复

arr[GRCh37]18p11.32q23(131700_78001525) x3

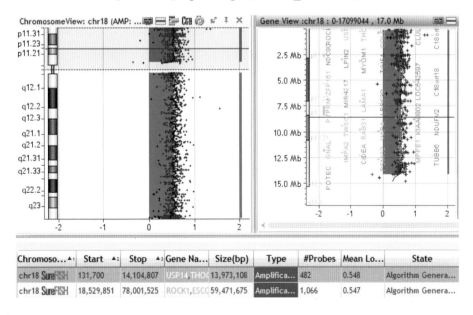

地址：XXXXXXXXXXXXXXXXXXXXX
电话：XXXXXXXXX　　　　传真：XXXXXXXXXX　　　网址：XXXXXXXXXX

XXXXXX（单位或机构）检测报告单

产前（或产后）基因芯片检测报告

检测结果提示：

致病性拷贝数变异

基因芯片分析显示在 18p11.32q23 区域有 78Mb 的拷贝数重复，为**致病性拷贝数变异**。

结果显示有 3 条 18 号染色体，提示为 18 三体综合征（也称 Edwards 综合征）。该综合征在活产中的发生率为 1/8 000~1/6 000，加上早期流产和产前引产，其发生率可为 1/2 600~1/2 500。随着母亲年龄增长，其风险也增加。曾生育过 18 三体综合征患儿的家庭，再生育患儿的风险约为 1%。产前超声异常可有：颈项透明层增厚，宫内生长受限，脉络膜丛囊肿，先天性心脏病，肾脏畸形。约 50% 的 18 三体综合征婴儿存活超过 1 周，5%~10% 可到 1 年[PMID: 23088440]。患者是否具有相关症状，请结合临床分析。

建议：

产前遗传咨询。

说明：

1. 本基因芯片检测采用 XXXXXX 设计的 Fetal DNA Chip Version 1，包含 4.4 万个探针，使用 Agilent 芯片平台可以检测所有常见的非整倍体疾病，还可检出超过一百种由已知基因序列微重复/微缺失引起的疾病，详情请参考：

http://www.xxxxxxxxxxxxxx

2. 本结果不能排除在人类基因组内所有小片段的染色体异常、拷贝数多态性、嵌合体及染色体重排情况(Lafrate A J,Feuk L,Rivera M N, et al. Detection of large-scale variation in the human genome. Nat Genet,2004, 36(19):949-951.)。阴性结果并不能排除由于单亲二倍体、平衡易位、倒位或点突变等基因组异常及此芯片没有涵盖的基因区域所导致的相关遗传性疾病的可能性。

3. 本基因芯片的探针是依据人类基因组序列（hg19）所设计（UCSC Genome Browser, http://genome.ucsc.edu/cgi-bin/hgGateway?org=Human&db=hg19）。

4. 本报告对 CNV 临床意义的解释是基于目前科学研究的基础，可能随着研究的不断发展而有所变化。

检测者：XXX　　　　　复核者：XXX　　　　　　　报告日期：　XXXX

注：本报告仅对该送检标本负责，结果仅供医生及就诊者参考。

地址：XXXXXXXXXXXXXXXXXXX

电话：XXXXXXXXX　　　　传真：XXXXXXXXX　　　　网址：XXXXXXXXX

XXX（单位）孕妇外周血胎儿游离 DNA 产前检测临床报告单

>>送检信息

送检医院：XXX 医院

送检科室：XXX 科室

送检医生：XXX

抽血时间：XXXX

检测时间：XXXX

住 院 号：XXX

床　　号：XXX

>>样本信息

标本编号：XXXX

标本类型：孕妇外周血血浆

标本状态：正常

姓　　名：XXX

年　　龄：XX

孕　　周：XXX

末次月经：XXXX

>>检测方法

检测项目：胎儿 21 三体综合征（T21）、18 三体综合征（T18）、13 三体综合征（T13）

检测方法：母体外周血胎儿游离 DNA 高通量测序分析

>>检测结果

检测项目	检测值(Z)	Z 值参考范围	风险级别	结果
21 三体型	0.84	[-3,3]	低风险	未见明显异常
18 三体型	0.03	[-3,3]	低风险	未见明显异常
13 三体型	0.29	[-3,3]	低风险	未见明显异常

检测者：XXX　XXX　　　分析者：XXX　　　审核者：XXX　　　报告日期：XXXXXX

>>结果描述及建议

结果提示 13 三体型、18 三体型、21 三体型低风险 （风险值≤1:10 000，风险值依据受检者先验风险概率及分析结果估算得出）。本样本中胎儿游离 DNA 占母血浆总游离 DNA 的比例约为 10%。

建议完成胎儿系统 B 超检查及定期进行常规产检。

>>备注

1. 本报告的检测结果只对本次送检的样本负责。

2. 本检测仅针对 21 三体综合征、18 三体综合征和 13 三体综合征 3 种常见胎儿染色体异常。

3. 该技术不适用的检测孕妇人群为：孕周<12^{+0} 周；夫妇一方有明确染色体异常；一年内接受过异体输血、移植手术、异体细胞治疗等；胎儿超声检查提示有结构异常须进行产前诊断；有基因遗传病家族史或提示胎儿罹患基因病高风险；孕期合并恶性肿瘤；医师认为有明显影响结果准确性的其他情形。

4. 鉴于当前医学检测技术发展水平的限制和孕妇个体差异等因素，即使在检测人员已经履行了工作职责和操作规程的前提下，仍有可能出现假阳性和假阴性结果。

5. 本检测结果不能作为最终产前诊断结果，如检测结果为高风险（提示三体），建议受检者进行遗传咨询及相应产前诊断；如检测结果为低风险（未见明显异常），则说明胎儿罹患本筛查目标疾病的风险很低，但不排除其他异常的可能性，仍应进行胎儿系统超声等其他产前检查。

6. 受检者需提供完整、准确、详细的个人资料。因受检者提供的资料不实或其他误导因素而导致检测服务的中断、结果不准确，本院对此不承担责任。

7. 本检测采用 Illumina NextSeq 500 高通量测序平台进行，平均测序深度约为 0.05× 至 0.1×。

医师签字：XXX　　　日期：XXX

地址：XXXXXXXXXXXXXXXX

电话：XXXXXXXXX　　　传真：XXXXXXXXX　　　网址：XXXXXXXXX

XXXXXX（单位或机构）检测报告单

高通量全外显子组测序检测报告

姓　　名：XXX　　　　　性　　别：XX　　　　　年　　龄：XX 岁

标本类型：XXX　　　　　送检科室：XXX 科室　　　联系方式：XXXXXXXXX

住 院 号：XXX　　　　　样本编号：XXX　　　　　测序方法：全外显子组测序(WES)

申请医生：XXX　　　　　接收日期：XXX　　　　　报告日期：XXX

临床诊断：_____

临床症状：

先证者无诱因抽搐，双眼上翻凝视，牙关紧闭，四肢强直抖动，伴神志不清，呼之不应；脑电图异常，MRI（－）；发病后步态较前不稳；1 岁 10 个月会叫爸爸妈妈，肌张力正常。

检测项目：

人类全外显子组测序（WES），主要分析与临床症状相关的基因突变。

检测结论：

检测到有临床意义的基因变异。

基因变异：

基因	参考序列	变异位点 (HGVS)	染色体位置 (GRCh37)	先证者	家系验证	遗传模式	变异分类 (ACMG/AMP)
STXBP1	NM_003165.3	c.569G>A p.Arg190Gln	Chr9:130425623	杂合新发	父母正常	常染色体 显性遗传	致病性 （已报道）

疾病名称：

癫痫性脑病，早发型（Epileptic encephalopathy, early infantile, 4；OMIM 612164），常染色体显性遗传。

结果解释：

经全外显子组测序、生物信息分析、临床症状对照，发现先证者 *STXBP1* 基因新发杂合突变 c.569G>A（NM_003165.3），导致肽链 190 位精氨酸突变为谷氨酰胺，父母外周血均未检测到该突变，已报道为致病突变（ClinVar：RCV000189600.3）。*STXBP1* 基因突变可导致早发型癫痫性脑病，为常染色体显性遗传。其临床症状主要为早发型癫痫伴脑病（发作从婴儿期到 13 岁不等）、中度-重度智力障碍、难治性癫痫和持续的癫痫发作（进展为 West 综合征），癫痫发作类型多样。脑电图的特点是局灶性癫痫活动，爆发抑制等。患儿常出现喂养困难，也可伴发异常腔调、运动障碍（共济失调和肌张力障碍）和精神行为障碍（自闭症）等异常（PMID:19153375, 24623842, 20876469）。STXBP1 肽链 190 位氨基酸突变的两例报道显示，患者出现全身抖动癫痫、脑灰质和白质减少、脑萎缩、全面性发育迟缓等（PMID: 26514728, 23934111）。该症常用的抗癫痫药物为苯巴比妥、丙戊酸和氨己烯酸。严重肌张力障碍、运动障碍、舞蹈症治疗可使用多巴胺类药物。

建议：

进一步临床评估和遗传咨询。

检测：　**XXX　XXX**　　　分析：　**XXX　XXX　XXX**　　　报告签发：　**XXX**

地址：XXXXXXXXXXXXXXXXX

电话：XXXXXXXXX　　　传真：XXXXXXXXX　　　网址：XXXXXXXXX

XXXXXX（单位或机构）检测报告单

高通量全外显子组测序检测报告

检测方法：

    从受检者外周血中提取基因组 DNA 后，采用 Illumina TruSeq Exome library prep kit 捕获全外显子组构建测序文库，HiSeq 测序平台进行测序。所得的测序数据经 TGex、dbNSFP 等软件生物信息分析，包括去除 GnomAD、ESP、1 000G 数据库中频率>0.5%的位点及本地正常人数据库中出现的位点，去除无功能性变异（同义突变、非编码区突变等），致病性预测（SIFT、Polyphen2、MutationTaster 等软件），患者临床症状对照与家系遗传分析，相关疾病数据库与文献查阅，候选基因突变位点根据 ACMG/AMP 指南进行分类，并进行家系验证。

测序参数：

测序编号	XXXXXXX
测序基因数	人类全外显子组
20x 覆盖度	93%

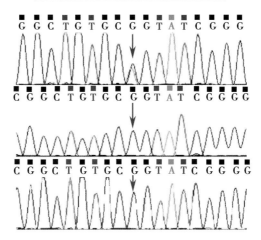

图 1. 家系 Sanger 测序验证（*STXBP1*，NM_003165.3，c.569G>A，由上至下分别为先证者、其父、其母）

备注：

1. 检测结果只对本次样本负责，相关检测结果仅供临床医生参考。
2. 本检测仅针对已知的致病基因。以下情况不在检测范围内：尚未明确的致病基因及突变；>10 个碱基的插入（缺失）突变；染色体大片段缺失与重复、平衡易位、倒位；检测试剂盒未覆盖区域的基因突变；环境等其他非遗传因素引起的疾病。
3. 请了解检测结果的精确度和检出率受限于相关检测技术平台的敏感性和特异性。检测到的候选基因突变，结合患者临床症状，依据现有的文献、数据库及突变功能预测软件，判断其是否为致病性突变。因个体异质性，以及随科学研究的深入，对基因变异的解释可能会发生改变。
4. 有少数患者是嵌合体致病（生殖系、外周血等组织嵌合），即同时存在两种或两种以上的细胞系。在异常突变比例较低的情况下（<15%），本检测可能无法检出。为保证数据分析的精确性，测序覆盖度过低的变异将被滤除。
5. 本检测可能会检测到与患者临床症状不相关的基因突变。
6. 本报告主要参考 Human Genome Build (GRCh37/hg19)、UCSC、OMIM、GnomAD、NCBI、SIFT2、Polyphen2 等数据库及软件。

地址：XXXXXXXXXXXXXXXXX

电话：XXXXXXXXX   传真：XXXXXXXXX   网址：XXXXXXXXXX

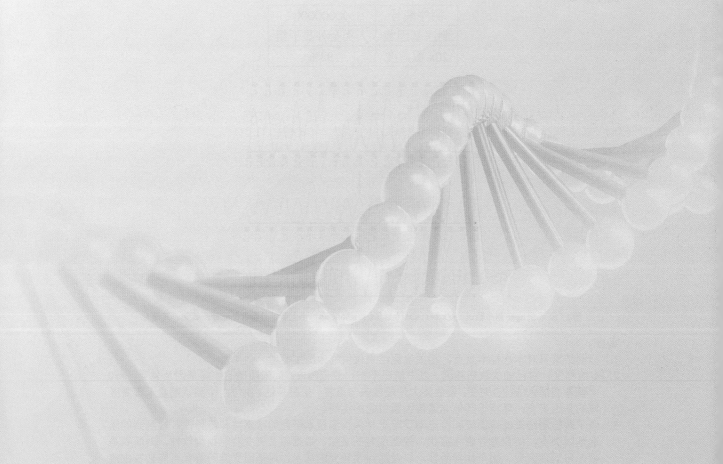

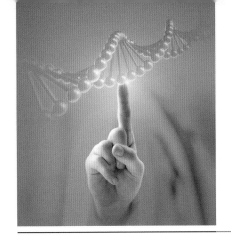

关键词总表

缩写	英文全称	中文全称
–LR 或 LR(–)	negative likelihood ratio	阴性似然比
+LR 或 LR(+)	positive likelihood ratio	阳性似然比
2D-EP	two-dimensional electrophoresis	双向电泳
5caC	5-carboxylcytosine	5- 羧基胞嘧啶
5fC	5-formylcytosine	5- 甲酰基胞嘧啶
5hmC	5-hydroxymethylcytosine	5- 羟甲基胞嘧啶
5-HT	5-hydroxytryptamine	5- 羟色胺
5-HT$_3$	5-hydroxytryptamine 3	5- 羟色胺 3
5-HTT	5-hydroxytryptamine transporter	五羟色胺转运体
5mC	5-methylcytosine	5- 甲基胞嘧啶
A$_4$	androstenedione	雄烯二酮
AA	aplastic anemia	再生障碍性贫血
AABR	automatic auditory brainstem response	自动听性脑干反应
AAT	α 1-antitrypsin	α 1- 抗胰蛋白酶
AATD	α 1-antitrypsin deficiency	α 1- 抗胰蛋白酶缺乏症
ABGC	American Board of Genetic Counseling	美国遗传咨询资质委员会
ABMGG	American Board of Medical Genetics and Genomics	美国医学遗传学与基因组学资质委员会

缩写	英文全称	中文全称
ABR	auditory brainstem respones	听性脑干反应
AC	accuracy	准确性
ACA	anti-centromere antibody	抗着丝粒抗体
ACC	adrenocortical carcinoma	肾上腺皮质癌
ACEI	angiotensin converting enzyme inhibitor	血管紧张素转化酶抑制剂
ACGA	Association of Chinese Geneticists in America	美州华人遗传学会
ACGC	Accreditation Council for Genetic Counseling	美国遗传咨询认证委员会
ACH	achondroplasia	软骨发育不全
ACMG	American College of Medical Genetics and Genomics	美国医学遗传学与基因组学会
ACOG	American College of Obstetricians and Gynecologists	美国妇产科学会
AD	Alzheimer disease	阿尔茨海默病
AD	autosomal dominant	常染色体显性
ADA	American Diabetes Association	美国糖尿病学会
ADHD	attention deficit/ hyperkinetic disorder	注意缺陷多动障碍
ADI	Alzheimer Disease International	国际阿尔茨海默病协会
ADO	allele drop-out	等位基因脱扣
ADOA	autosomal dominant optic atrophy	常染色体显性视神经萎缩
ADPKD	autosomal dominant polycystic kidney disease	常染色体显性遗传多囊肾病
ADPLD	autosomal dominant polycystic liver disease	常染色体显性遗传性多囊肝病
ADR	adverse drug reaction	药物不良反应
AED	anti-epileptic drug	抗癫痫药物
AEMAb	antiendomethal antibody	抗子宫内膜抗体
AER	apical ectodermal ridge	外胚层顶嵴
AFD	Anderson-Fabry disease	安德森 - 法布里病
AFI	amniotic fluid index	羊水指数
AFP	α -fetoprotein	甲胎蛋白
AGL	glycogen debranching enzyme	糖原脱支酶
AhCGAb	anti-human chorionic gonadotropin antibody	抗绒毛膜促性腺激素抗体

缩写	英文全称	中文全称
AhR	aryl hydrocarbon receptor	芳香烃受体
AID	artificial insemination with donor's semen	供精人工授精
AIH	artificial insemination with husband's semen	夫精人工授精
AmAn	aminoglycoside antibiotics	氨基糖苷类抗生素
AML	acute myeloblastic leukemia	急性粒细胞白血病
AMP	Association for Molecular Pathology	美国分子病理学会
ANA	antinuclear antibody	抗核抗体
ANF	α-naphthoflavone	α-萘黄酮
AOH	absence of heterozygosity	杂合缺失
AOVAb	antiovary antibody	抗卵巢抗体
A-P	anterior-posterior	前后轴
APA	anti-phospholipid antibody	抗磷脂抗体
APCR	activated protein C resistance	蛋白C抵抗现象
APD	anteroposterior diameter	前后径
APP	amyloid precursor protein	淀粉样前体蛋白
APS	antiphospholipid syndrome	抗磷脂综合征
APTT	activated partial thromboplastin time	活化部分凝血活酶时间
AR	androgen receptor	雄激素受体
AR	autosomal recessive	常染色体隐性
ARAS	autosomal recessive inheritance Alport syndrome	常染色体隐性遗传型奥尔波特综合征
ARB	angiotensin receptor blockers	血管紧张素受体阻滞剂
AROA	autosomal recessive ocular albinism	常染色体隐性眼白化病
ARPKD	autosomal recessive polycystic kidney disease	常染色体隐性遗传多囊肾病
array CGH	array-based comparative genomic hybridization	比较基因组杂交芯片
ART	assisted reproductive technique	辅助生殖技术
ARVC	arrhy-thmogenic right ventricular cardio-myopathy	致心律失常型右心室心肌病
AS	Angelman syndrome	安格尔曼综合征
ASAb	antisperm antibody	抗精子抗体

缩写	英文全称	中文全称
ASCO	American Society of Clinical Oncology	美国临床肿瘤协会
ASD	atrial septal defect	房间隔缺损
ASHG	American Society of Human Genetics	美国人类遗传学学会
ATP	adenosine triphosphate	三磷酸腺苷
AUC	area under the curve	曲线下面积
AVSD	atrio-ventricular septal defect	房室间隔缺损
BAC	bacterial artificial chromosomes	细菌人工染色体
BC	Bowman capsule	鲍曼囊
BCIE	bullous congenital ichthyosiform erythroderma	大疱性先天性鱼鳞病样红皮病
BDNF	brain derived neurophic factor	脑源性神经营养因子
BER	base excision repair	碱基切除修复
BFH	benign familiar hematuria	良性家族性血尿
BH_4	tetrahydrobiopterin	四氢生物蝶呤
BH_4D	tetrahydrobiopterin deficiency	四氢生物蝶呤缺乏症
BMD	Becker muscular dystrophy	贝克肌营养不良
BMI	body mass index	体重指数
BMP	bone morphogenetic protein	骨形态发生蛋白
BPD	bipolar disorder	双相情感障碍
BWS	Beckwith-Wiedemann syndrome	贝 - 维综合征
CADASIL	cerebral autosomal dominant arteriopathy with subcortical infarcts and leukoencephalopathy	伴有皮质下梗死和白质脑病的常染色体显性遗传性脑动脉病
cADR	cutaneous adverse drug reaction	皮肤药物不良反应
CAH	congenital adrenal hyperplasia	先天性肾上腺皮质增生症
CAP	College of American Pathologists	美国病理学会
CAVD	congenital absence of the vas deferens	输精管先天性缺乏症
CBGC	Chinese Board of Genetic Counseling	中国遗传学会遗传咨询分会
CBM	cherubism	巨颌症
CC	clomiphene citrate	枸橼酸氯米芬
CCAM	congenital cystic adenomatoid malformation	先天性肺囊腺瘤

缩写	英文全称	中文全称
CCD	charge coupled device	电荷耦合器件
CCHS	congenital central hypoventilation syndrome	先天性中枢性低通气综合征
CCMG	Canadian College of Medical Geneticsits	加拿大医学遗传学家协会
CCS	comprehensive chromosome screening	染色体全面筛查
CDA	congenital dyserythropoietic anemia	先天性红细胞生成异常性贫血
CDC	Centers for Disease Control and Prevention	美国疾病控制与预防中心
CDFI	color Doppler flow imaging	彩色多普勒血流显像
CDH	congenital dislocation of hip	先天性髋关节脱位
cDNA	complementary DNA	互补 DNA
CE	capillary electrophoresis	毛细管电泳
ceRNA	competing endogenous RNA	内源竞争 RNA
CFDA	China Food and Drug Administration	国家食品药品监督管理总局
cffDNA	cell-free fetal DNA	胎儿游离 DNA
CFTR	cystic fibrosis transmembrane conductance regulator	囊性纤维化穿膜传导调节蛋白
CGH	comparative genome hybridization	比较基因组杂交
CH	congenital hypothyroidism	先天性甲状腺功能减退症
CHD	congenital heart disease	先天性心脏病
ChIP	chromatin immunoprecipitation	染色质免疫沉淀
ChIP-Seq	chromatin immunoprecipitation sequencing	染色质免疫沉淀测序
CHOP	Children's Hospital of Philadelphia	美国费城儿童医院
CHS	Chedlak-Higashi syndrome	Chedlak-Higashi 综合征
circRNA	circular RNA	环状 RNA
CK	creatine kinase	肌酸激酶
CLIA	Clinical Laboratory Improvement Amendments	美国临床实验室改进法案
CMA	chromosomal microarray analysis	染色体微阵列分析
CMOAT	canalicular multispecific organic anion transporter	微管多特异性有机阴离子转运体
CMT1A	Charcot-Marie-Tooth disease type 1A	夏科 - 马里 - 图思病 1A 型
CMV	cytomegalovirus	巨细胞病毒

缩写	英文全称	中文全称
CNS	central nervous system	中枢神经系统
CNV	copy number variant	拷贝数变异
CNV-Seq	copy number variation sequencing	拷贝数变异测序
COFS	cerebro-oculo-facio-skeletal syndrome	脑 - 眼 - 面 - 骨骼综合征
COMT	catechol-O-methyl transferase	儿茶酚氧位甲基转移酶
COPD	chronic obstructive pulmonary disease	慢性阻塞性肺疾病
CoQ10	coenzyme Q10	辅酶 Q10
cPAS	combinatorial probe-anchor synthesis	联合探针锚定聚合技术
CPD	cyclobutane pyrimidine dimer	环丁烷嘧啶二聚体
CPEO	chronic progressive external ophthalmoplegia	慢性进行性眼外肌瘫痪
CpG	cytosine-phosphate-guanosine	胞嘧啶 - 磷酸 - 鸟嘌呤
CPM	confined placental mosaicism	局限性胎盘嵌合体
CPR	cardiopulmonary resuscitation	心肺复苏
CRL	crown-rump length	冠 - 臀长
CS	Cockayne syndrome	Cockayne 综合征
CSF	cerebral spinal fluid	脑脊液
CSF-1	colony stimulating factor-1	集落刺激因子 -1
cSMART	circulating single-molecule amplification and resequencing technology	环状单分子扩增和重测序技术
CTC	circulating tumor cell	循环肿瘤细胞
ctDNA	circulating tumor DNA	循环肿瘤 DNA
CTGA	complete transposition of great arteries	完全型大动脉转位
CV	coefficient of variation	变异系数
CYP450	cytochrome P450	细胞色素 P450
DBA	Diamond-Blackfan anemia	Diamond-Blackfan 贫血
DBS	deep brain stimulation	脑深部电刺激术
DCM	dilated cardiomyopathy	扩张型心肌病
DD	dentin dysplasia	牙本质发育不良
DDEB	dominant dystrophic epidermolysis bullosa	显性遗传型营养不良型大疱性表皮松解症

缩写	英文全称	中文全称
DDH	developmental dysplasia of the hip	发育性髋关节发育不良
ddNTP	dideoxyribonucleoside triphosphate	双脱氧核糖核苷三磷酸
DEB	dystrophic epidermolysis bullosa	营养不良型大疱性表皮松解症
DEPPK	diffuse epidermolytic palmoplantar keratoderma	弥漫性表皮松解性掌跖角化病
DGI	dentinogenesis imperfect	牙本质发育不全
DGS	DiGeorge syndrome	迪格奥尔格综合征
DHEA	dehydroepiandrosterone	脱氢表雄酮
DHEAS	dehtdroepiandrosterone sulfate	硫酸脱氢表雄酮
DHPR	dihydropteridine reductase	二氢蝶啶还原酶
DIGFA	dot immunogold filtration assay	快速免疫金渗滤法
DILI	drug-induced liver injury	药物性肝损害
DIPI	direct intraperitoneal insemination	直接经腹腔内人工授精
DM1	myotonic dystrophy 1	1型强直性肌营养不良
DMD	Duchenne muscular dystrophy	Duchenne 肌营养不良
DMR	differentially methylated region	差异甲基化区域
DNB	DNA nano ball	DNA 纳米球
DNEPPK	diffuse non-epidermolytic palmoplantar keratoderma	弥漫性非表皮松解性掌跖角化病
DNMT	DNA methyltransferase	DNA 甲基转移酶
dNTP	deoxy-ribonucleoside triphosphate	脱氧核糖核苷三磷酸
DOP-PCR	degenerate oligonucleotide primed-polymerase chain reaction	简并寡核苷酸引物聚合酶链反应
DORV	double outlet of right ventricle	右心室双出口
DPP	dentin phosphoprotein	牙本质磷蛋白
DPPK	diffuse palmoplantar keratoderma	弥漫性掌跖角化病
DRESS	drug rash with eosinophilia and systemic symptom	药物超敏反应综合征
DRPLA	dentatorubral pallidoluysian atrophy	齿状核红核苍白球丘脑下部核萎缩
DS	dermatan sulfate	硫酸皮肤素
DSH	dyschromatosis symmetrica hereditaria	遗传性对称性色素异常症
DSP	dentin sialoprotein	牙本质涎蛋白

缩写	英文全称	中文全称
DUH	dyschromatosis universalis hereditaria	遗传性泛发性色素异常症
D-V	dorsal-ventral	背腹轴
DVT	deep venous thrombosis	深静脉血栓形成
E_2	estradiol	雌二醇
EB	epidermolysis bullosa	遗传性大疱性表皮松解症
EBI	European Bioinformatics Institute	欧洲生物信息研究所
EBS	epidermolysis bullosa simplex	单纯型大疱性表皮松解症
EDMD	Emery-Dreifuss muscular dystrophy	Emery-Dreifuss 肌营养不良
EDTA	ethylenediaminetetra-acetic acid	乙二胺四乙酸
EEG	electroencephalogram	脑电图
EF	ejection fraction	射血分数
EHK	epidermolytic hyperkeratosis	表皮松解性角化过度型鱼鳞病
ELISA	enzyme-linked immunosorbent assay	酶联免疫吸附测定
EM	erythema multiforme	多形红斑
EMBL	European Molecular Biology Laboratory	欧洲分子生物学实验室
EMT	endometriosis	子宫内膜异位症
EPP	erythropoietic protoporphyria	红细胞生成性原卟啉病
EPPK	epidermolytic palmoplantar keratoderma	表皮松解性掌跖角化病
ERG	electroretinogram	视网膜电图
eRNA	enhancer RNA	增强子 RNA
ERT	enzyme replacement therapy	酶替代疗法
ESHRE	European Society for Human Reproduction and Embryology	欧洲人类生殖和胚胎学会
ESRD	end-stage renal disease	终末期肾病
ESTs	expressed sequence tags	表达序列标签
FA	Fanconi anemia	范科尼贫血
FACS	fluorescence-activated cell sorting	荧光激活细胞分选术
FAI	free androgen index	游离雄激素指数
FAP	familial adenomatous polyposis	家族性腺瘤性息肉病

缩写	英文全称	中文全称
FD	Fabry disease	法布里病
FDA	Food and Drug Administration	美国食品药品管理局
FDC	familial dilated cardiomyopathy	家族性扩张型心肌病
FEIA	fluorescent enzyme immunoassay	酶免疫荧光分析
FFA	fundus fluorescein angiography	荧光素眼底血管造影
FFPE	formalin fixed and paraffin embedded	福尔马林固定石蜡包埋
FGF	fibroblast growth factor	成纤维细胞生长因子
FGR	fetal growth restriction	胎儿生长受限
FH	familial hypercholesterolaemia	家族性高胆固醇血症
FHCM	familial hypertrophic cardiomyopathy	家族性肥厚型心肌病
FISH	fluorescence in situ hybridization	荧光原位杂交
FMR1	fragile X mental retardation 1 gene	脆性 X 智力低下基因 1
FPN	ferroportin	铁转运蛋白
FPPK	focal palmoplantar keratoderma	局限性掌跖角化病
FS	fractional shortening	缩短分数
FSGS	focal segmental glomerulosclerosis	局灶节段性肾小球硬化
FSH	follicle stimulating hormone	促卵泡激素
FSS	Freeman-Sheldon syndrome	弗里曼谢尔登综合征
FT	free testosterone	游离睾酮
FT_3	free triiodothyronine	游离三碘甲腺原氨酸
FT_4	free thyroxine	游离甲状腺素
FXS	fragile X syndrome	脆性 X 综合征
G6PD	glucose-6-phoshate dehydrogenase deficiency	葡萄糖 -6- 磷酸脱氢酶缺乏症
GA- I	glutaric acidemia I	戊二酸血症 I 型
GAA	acid alpha-1,4-glucosidase	酸性 α -1,4- 葡萄糖苷酶
GABA	γ -aminobutyric acid	γ - 氨基丁酸
GAG	glycosaminoglycan	糖胺聚糖
GAL	galactosemia	半乳糖血症

缩写	英文全称	中文全称
GALE	uridinediphosphate galactose-4-epimerase	尿苷二磷酸 - 半乳糖 -4- 表异构酶
GALK	galactokinase	半乳糖激酶
GALT	galactose-1-phosphate uridyltransferase	半乳糖 -1- 磷酸尿苷酰转移酶
GBE	glycogen branching enzyme	糖原分支酶
GBM	glomerular basement membrane	肾小球基底膜
GC	gamete complementation	配子互补
GC/MS	gas chromatography/mass spectrometry	气相色谱 - 质谱法
GCDH	glutaryl coenzyme A dehydrogenase	戊二酰辅酶 A 脱氢酶
G-CSF	granulocyte colony stimulating factor	粒细胞集落刺激因子
gDNA	genomic DNA	基因组 DNA
GLM	general linear model	一般线性模型
GLUT2	glucose transporter 2	葡萄糖转运体 2
Gn	gonadotropins	促性腺激素
GnRH	gonadotropin releasing hormone	促性腺激素释放激素
GS	Gardner syndrome	加德纳综合征
GSD	glycogen storage disease	糖原贮积症
GT	geographic tongue	地图样舌
GTP	guanosine triphosphate	鸟苷三磷酸
GTPCH	guanosine triphosphate cyclohydrolase	鸟苷三磷酸环化水解酶
GTR	genetic testing registry	基因检测注册表
GWAS	genome-wide association study	全基因组关联分析
GYS2	glycogen synthase 2	糖原合成酶 2
HA	hemophilia A	血友病 A
HAMPAS	hereditary erythroblastic multinuclearity with a positive acidified serum test	伴酸溶血试验阳性的遗传性幼红细胞多核症
HB	hemophilia B	血友病 B
Hb	hemoglobin	血红蛋白
HbF	fetal hemoglobin	胎儿血红蛋白
HBSS	Hanks' balanced salt solution	Hanks 平衡盐溶液

缩写	英文全称	中文全称
HBV	hepatitis B virus	乙型肝炎病毒
HCC	hepatocellular carcinoma	肝细胞肝癌
hCG	human chorionic gonadotropin	人绒毛膜促性腺激素
HCM	hypertrophic cardiomyopathy	肥厚型心肌病
HCP	hereditary chronic pancreatitis	遗传性慢性胰腺炎
HD	Huntington disease	亨廷顿病
HDAC	histone deacetylase	组蛋白去乙酰化酶
HDR	hypoparathyroidism-deafness-renal dysplasia	甲状旁腺功能减退 - 耳聋 - 肾发育不良
HEP	Human Epigenome Project	人类表观基因组计划
HFGS	hand-foot-genital syndrome	手 - 足 - 生殖器综合征
HGF	hereditary gingival fibromatosis	遗传性牙龈纤维瘤病
HGMD	Human Gene Mutation Database	人类基因突变数据库
HGP	Human Genomo Project	人类基因组计划
HGVS	Human Genome Variation Society	人类基因组变异协会
HH	hereditary hemochromatosis	遗传性血色病
HHS	United States Department of Health and Human Services	美国卫生与人类服务部
HIV	human immunodeficiency virus	人类免疫缺陷病毒
HLA	human leucocyte antigen	人类白细胞抗原
HLHS	hypoplastic left-heart syndrome	左心发育不全综合征
HMBS	hydroxymethylbilane synthase	羟甲基胆素合成酶
HMG	human menopausal gonadotropin	人类绝经期促性腺激素
HMG-CoA	β -hydroxy- β -methylglutaryl-coenzyme A	β - 羟基 - β - 甲基戊二酸单酰辅酶 A
HMWK	high molecular weight kininogen	高分子量激肽原
HNPCC	hereditary non-polyposis colorectal cancer	遗传性非息肉性大肠癌
HOS	Holt-Oram syndrome	霍尔特 - 奥拉姆综合征
HPA	hyperphenylalaninemia	高苯丙氨酸血症
HPFH	hereditary persistence of fetal hemoglobin	遗传性持续性胎儿血红蛋白症
HPS	Hermansky-Pudlak syndrome	Hermansky-Pudlak 综合征

缩写	英文全称	中文全称
HS	heparan sulfate	硫酸乙酰肝素
HSC	hemopoietic stem cell	造血干细胞
HSCT	hematopoietic stem cell transplantation	造血干细胞移植
HSG	hysterosalpingography	子宫输卵管造影术
HSP	H-strand promoter	H 链启动子
HSV	herpes simplex virus	单纯疱疹病毒
IADPSG	International Association of Diabetes and Pregnancy Study Groups	国际糖尿病和妊娠研究组
IBD	inflammatory bowel disease	炎症性肠病
ICD	implantable cardioverter defibrillator	植入型心律转复除颤器
ICI	intra-cervical insemination	宫颈管内人工授精
ICR	imprinting control region	印记控制区
ICSI	intracytoplasmic sperm injection	单精子卵细胞质内注射
IDC	idiopathic dilated cardiomyopathy	特发性扩张型心肌病
IDDM	insulin-dependent diabetes mellitus	胰岛素依赖型糖尿病
IDF	International Diabetes Federation	国际糖尿病联盟
IEF	isoelectric focusing	等电聚焦
IFT	inflow tract	流入道
IGT	impaired glucose tolerance	糖耐量受损
IHH	isolated hypogonadotropic hypogonadism	特发性促性腺激素功能低下型性腺功能减退症
ILAE	International League Against Epilepsy	国际抗癫痫联盟
IMS	immunomagnetic separation	免疫磁珠分离
INSL-3	insulin-like 3	胰岛素样激素 3
iPS cell	induced pluripotent stem cell	诱导多能干细胞
iPTH	intact parathyroid hormone	全段甲状旁腺激素
IRSF	International Rett Syndrome Foundation	国际雷特综合征基金会
ISCA Consortium	International Standards for Cytogenomic Arrays Consortium	国际细胞基因组芯片标准协作组
ISCN	International System for Human Cytogenetic Nomenclature	人类细胞遗传学命名国际体系
ISP	L-strand promoter	L 链启动子

缩写	英文全称	中文全称
ISPD	International Society for Prenatal Diagnosis	国际产前诊断学会
ISUOG	International Society of Ultrasound in Obstetrics and Gynecology	国际妇产科超声学会
ITI	intra-tubal insemination	输卵管内人工授精
IUGR	intrauterine growth restriction	宫内生长受限
IUI	intrauterus insemination	宫腔内人工授精
IV	ichthyosis vulgaris	寻常性鱼鳞病
IVA	isovaleric acidemia	异戊酸血症
IVD	isovaleryl-coenzyme A dehydrogenase	异戊酰辅酶 A 脱氢酶
IVF	in virto fertilization	体外受精
IVF-ET	in vitro fertilization and embryo transfer	体外受精胚胎移植术
IVI	intravaginal insemination	阴道内人工授精
IVIg	intravenous immunoglobulin	静脉注射免疫球蛋白
JEB	junctional epidermolysis bullosa	交界型大疱性表皮松解症
JNPH-MCKD	juvenile nephronophthisis and medullary cystic kidney disease	青年性肾消耗病 - 髓质囊性病综合征
JPS	juvenile polyp syndrome	幼年息肉综合征
KS	keratan sulfate	硫酸角质素
KSS	Kearns-Sayre syndrome	卡恩斯 - 塞尔综合征
LAM	lymphangioleio-myomatosis	淋巴管肌瘤病
LCM	laser capture microdissection	激光捕获显微切割术
LD	linkage disequilibrium	连锁不平衡
LDL	low density lipoprotein	低密度脂蛋白
LDL-C	low density lipoprotein cholesterol	低密度脂蛋白胆固醇
LDLR	low density lipoprotein receptor	低密度脂蛋白受体
LFS	Li-Fraumeni syndrome	利 - 弗劳梅尼综合征
LGMD-1B	limb girdle muscular dystrophy 1B	肢带肌萎缩症 1B 型
LH	luteinizing hormone	黄体生成素
LHON	Leber hereditary optic neuropathy	Leber 遗传性视神经病变
LMWH	low molecular weight heparin	低分子肝素

续表

缩写	英文全称	中文全称
lncRNA	long non-coding RNA	长链非编码 RNA
LQTS	long QT syndrome	长 QT 综合征
LR	likelihood ratio	似然比
LSD	lysosomal storage diseases	溶酶体贮积症
LTBP2	latent transforming β binding protein 2	潜在转化 β 结合蛋白 2
LVH	left ventricular hypertrophy	左心室肥厚
MAIA	magnetic antibody immunoassay	磁性抗体免疫测定
MALBAC	multiple annealing and looping-based amplification cycles	多次退火环状循环扩增
MARSALA	mutated allele revealed by sequencing with aneuploidy and linkage analyses	高通量测序同时检测突变位点、染色体异常以及连锁分析
MBD	methyl-CpG binding domain	甲基化 CpG 结合结构域
MCAD	medium chain acyl-coenzyme A dehydrogenase	中链酰基辅酶 A 脱氢酶
MCADD	medium chain acyl-coenzyme A dehydrogenase deficiency	中链酰基辅酶 A 脱氢酶缺乏症
MCD	minimal changes of glomerulus	肾小球轻微病变
MCDK	multicystic dysplastic kidney	多囊性肾发育不良
MCKD	medullary cystic kidney disease	肾髓质囊性病
M-CSF	macrophage colony-stimulating factor	巨噬细胞集落刺激因子
MDA	multiple displacement amplification	多重置换扩增
MDS	myelodysplastic syndrome	骨髓增生异常综合征
MECP2	methyl-CpG-binding protein-2	甲基化 CpG 结合蛋白 2
MELAS	mitochondrial encephalomyopathy with lactic acidosis and stroke-like episode	线粒体脑肌病伴高乳酸血症和卒中样发作
MERRF	myoclonic epilepsy with ragged-red fibers	肌阵挛性癫痫伴破碎红纤维
MHC	major histocompatibility complex	主要组织相容性复合体
miRNA	microRNA	微 RNA
MKLP1	mitotic kinesin-like protein-1	有丝分裂驱动蛋白样蛋白 1
MLM	mixed linear model	混合线性模型
MLPA	multiplex ligation-dependent probe amplification	多重连接探针扩增
MMA	methylmalonic acidemia	甲基丙二酸血症

缩写	英文全称	中文全称
MMC	mitomycin C	丝裂霉素 C
MN	membranous nephropathy	膜性肾病
MODY	maturity-onset diabetes of the young	青少年成人起病型糖尿病
MPE	maculopapular exanthems	斑丘疹型药疹
MPS	mucopolysaccharidoses	黏多糖贮积症
MR	monosomic rescue	单体救援
MRKH	Mayer-Rokitansky-Küster-Hauser syndrome	米勒管发育不全综合征
mRNA	messenger RNA	信使 RNA
MS/MS	tandem mass spectrometry	串联质谱法
MsPGN	mesangial proliferative glomerulonephritis	系膜增生性肾小球肾炎
mtDNA	mitochondrial DNA	线粒体 DNA
mtRNA	mitochondrial RNA	线粒体 RNA
NADP	nicotinamide adenine dinucleotide phosphate	烟酰胺腺嘌呤二核苷酸磷酸
NARP	neuropathy, ataxia, and retinitis pigmentosa	神经衰弱伴共济失调和色素性视网膜炎
NBCIE	non-bullous congenital ichthyosiform erythroderma	非大疱性先天性鱼鳞病样红皮病
NBS	Nijmegen breakage syndrome	Nijmegen 破裂综合征
NCBI	National Center for Biotechnology Information	美国国立生物技术信息中心
ncRNA	non-coding RNA	非编码 RNA
NDM	neonatal diabetes mellitus	新生儿糖尿病
nDNA	nuclear DNA	核 DNA
NEPPK	non-epidermolytic palmoplantar keratoderma	非表皮松解性掌跖角化病
NER	nucleotide excision repair	核苷酸切除修复
NF1	neurofibromatosis type 1	1 型神经纤维瘤
NGS	next generation sequencing	新一代测序
NICU	neonatal intensive care unit	新生儿重症监护病房
NIH	National Institutes of Health	美国国立卫生研究院
NIPS	non-invasive prenatal screening	无创产前筛查
NIPT	non-invasive prenatal testing	无创产前检测

续表

缩写	英文全称	中文全称
NIPT plus	non-invasive prenatal testing plus	扩展的无创产前检测
NMDA	N-methyl-D-aspartic acid	N-甲基-D-天冬氨酸
NOR	nucleolar organizing region	核仁组织区
NPHP	nephronophthisis	肾消耗病
NPS	nail-patella syndrome	指甲髌骨综合征
NPV 或 –PV	negative predictive value	阴性预测值
NSAID	nonsteroidal anti- inflammatory drug	非甾体抗炎药
NSGC	National Society of Genetic Counselors	美国国家遗传咨询师协会
NT	nuchal translucency	颈项透明层
OA	ocular albinism	眼白化病
OAE	otoacoustic emission	耳声发射
OCA	oculocutaneous albinism	眼皮肤白化病
OCT	optical coherence tomography	光学相干断层成像
OFT	outflow tract	流出道
OGTT	oral glucose tolerance test	口服葡萄糖耐量试验
OHSS	ovarian hyperstimulate syndrome	卵巢过度刺激综合征
OI	osteogenesis imperfecta	成骨不全
OMIM	Online Mendelian Inheritance in Man	在线人类孟德尔遗传
ORF	open reading frame	开放阅读框
P	prevalence	患病率
PA	propionic acidemia	丙酸血症
PACM	pregnancy-associated cardiomyopathy	妊娠相关性心肌病
PAH	phenylalanine hydroxylase	苯丙氨酸羟化酶
PAP	posterior polydactyly	轴后多指/趾
PAPP-A	pregnancy associated plasma protein A	妊娠相关血浆蛋白 A
PAS	periodic acid-Schiff	过碘酸希夫
patUPD（14）	paternal uniparental disomy（14）syndrome	父方 UPD（14）综合征
PBAT	post-bisulfite adapter tagging	重亚硫酸盐处理后接头标记

缩写	英文全称	中文全称
PCC	propionyl-coenzyme A carboxylase	丙酰辅酶 A 羧化酶
PCO	polycystic ovary	卵巢多囊样改变
PCOS	polycystic ovary syndrome	多囊卵巢综合征
PCP	phencyclidine	苯环利定
PCR	polymerase chain reaction	聚合酶链反应
PCR-ASO	polymerase chain reaction-allele specific oligonucleotide	PCR 结合等位基因特异性寡核苷酸杂交法
PCR-RFLP	polymerase chain reaction-restriction fragment length polymorphism	限制性片段长度多态性聚合酶链反应
PD	Parkinson disease	帕金森病
P-D	proximal-distal	近远轴
PDA	patent ductus arteriosus	动脉导管未闭
PDD-NOS	pervasive developmental disorder-not otherwise specified	待分类的广泛发育障碍
PDE	pyridoxine dependent epilepsy	吡哆醇依赖性癫痫
PDGF	platele derived growth factor	血小板衍生生长因子
PE	preeclampsia	子痫前期
PFKM	muscle-type phosphofructokinase	肌肉型磷酸果糖激酶
PG$_2$	prostaglandin 2	前列腺素 2
PGC	primordial germ cell	人类原始生殖细胞
PGD	preimplantation genetic diagnosis	胚胎植入前遗传学诊断
PGDIS	Preimplantation Genetic Diagnosis International Society	胚胎植入前遗传学诊断国际协会
PGS	preimplantation genetic screening	胚胎植入前遗传学筛查
PHA	phytohemagglutinin	植物凝集素
Phe	phenylalanine	苯丙氨酸
PHP	pseudohypoparathyroidism	假性甲状旁腺功能减退症
PJS	Peutz-Jeghers syndrome	黑色素斑 - 胃肠多发性息肉病
PID	primary immunodeficiency disease	原发性免疫缺陷病
PKD	polycystic kidney disease	多囊肾病
PKHD1	polycystic kidney and hepatic disease 1	多囊肾和肝脏疾病 1
PKS	Parkinson syndrome	帕金森综合征

续表

缩写	英文全称	中文全称
PKU	phenylketonuria	苯丙酮尿症
PLD	polycystic liver disease	多囊肝病
PLS	Papillon-Lefevre syndrome	帕皮永 - 勒菲弗综合征
PNDM	permanent neonatal diabetes mellitus	永久性新生儿糖尿病
POF	premature ovarian failure	卵巢功能早衰
POLRMT	mitochondrial RNA polymerase	线粒体 RNA 聚合酶
PPAR γ	peroxisome proliferator activatedreceptor γ	过氧化物酶体增殖体活化受体 γ
PPCM	peripartum cardiomyopathy	围产期心肌病
PPD	preaxial polydactyly	轴前多指 / 趾
PPI	proton pump inhibitor	质子泵抑制剂
PPK	palmoplantar keratoderma	掌跖角化病
PPPK	punctate palmoplantar keratoderma	点状掌跖角化病
PPV 或 +PV	positive predictive value	阳性预测值
PRC	polycomb repressive complex	多梳蛋白抑制复合体
PT	prothrombin time	凝血酶原时间
PTA	plasma thromboplastin antecedent	血浆凝血激酶前质
PTPS	6-pyruvoyl-tetrahydropterin synthase	6- 丙酮酰四氢蝶呤合成酶
PV	predictive value	预测值
PWS	Prader-Willi syndrome	普拉德 - 威利综合征
PYGL	liver glycogen phosphorylase	肝磷酸化酶
PYGM	human myophosphorylase	人肌磷酸化酶
QF-PCR	fluorogenic quantitative polymerase chain reaction	荧光定量聚合酶链反应
qPCR	quantitative polymerase chain reaction	定量聚合酶链反应
RAAS	renin-angiotensin-aldosterone system	肾素 - 血管紧张素 - 醛固酮系统
RB	retinoblastoma	视网膜母细胞瘤
RCA	rolling circle amplification	滚环扩增
RCOG	Royal College of Obstetricians and Gynecologists	英国皇家妇产科医师协会
RDEB	recessive dystrophic epidermolysis bullosa	隐性遗传型营养不良型大疱性表皮松解症

缩写	英文全称	中文全称
RFLP	restriction fragment length polymorphism	限制性片段长度多态性
RGC	retinal ganglion cell	视网膜节细胞
RIF	recurrent implantation failure	反复种植失败
RISC	RNA-induced silencing complex	RNA 诱导基因沉默复合物
ROS	reactive oxygen species	活性氧
RP	retinitis pigmentosa	视网膜色素变性
RPE	retinal pigment epithelium	视网膜色素上皮
RPS19	ribosomal protein S19	糖体蛋白 S19
RRBS	reduced representation bisulfite sequencing	简化代表性亚硫酸氢盐测序
rRNA	ribosomal RNA	核糖体 RNA
RSA	recurrent spontaneous abortion	复发性流产
RSS	Russell-Silver syndrome	拉塞尔 - 西尔弗综合征
RTT	Rett syndrome	雷特综合征
RV	rubellavirus	风疹病毒
SACHDNC	Secretary's Advisory Committee on Heritable Disorders in Newborns and Children	美国新生儿和儿童遗传性疾病咨询委员会
SAM	systolic anterior motion	二尖瓣收缩期前移
SBDS	ribosome maturation factor	核糖体成熟因子
SBL	sequencing by ligation	边连接边测序
SBS	sequencing by synthesis	边合成边测序
SCA17	spinocerebellar ataxia type 17	17 型脊髓小脑性共济失调
SCAR	severe cutaneous adverse drug reactions	重症药疹
scBS-Seq	single-cell bisulfite sequencing	单细胞重亚硫酸盐测序
SCD	sudden cardiac death	心源性猝死
SCID	severe combined immunodeficiency disease	重度联合免疫缺陷病
SCOS	Sertoli-cell-only syndrome	纯睾丸支持细胞综合征
scRNA-Seq	single-cell RNA sequencing	单细胞 RNA 测序
scRRBS	single-cell reduced representation bisulfite sequencing	单细胞简化代表性重亚硫酸盐测序
SCZ	schizophrenia	精神分裂症

缩写	英文全称	中文全称
SD	syndactyly	并指 / 趾畸形
SEGA	subependymal giant cell astrocytoma	室管膜下巨细胞星形细胞瘤
SEN	subependymal nodule	室管膜下结节
SGD	sperm genome decay	精子基因组衰减
SHBG	sex hormone binding globulin	性激素结合球蛋白
SHFM	split-hand/split-foot malformation	先天性裂手 / 裂足畸形
SHL	syndromic hearing loss	综合征型耳聋
siRNA	small interfering RNA	干扰小 RNA
sIUGR	selective intrauterine growth restriction	选择性宫内生长受限
SJS	Stevens-Johnson syndrome	史 - 约综合征
SKY	spectral karyo-typing	光谱染色体核型分析
SLE	systemic lupus erythematosus	系统性红斑狼疮
SMFM	Society for Maternal-Fetal Medicine	美国母胎医学会
SMRT	single molecular real time	单分子实时
sncRNA	short non-coding RNA	短链非编码 RNA
SNP	single nucleotide polymorphism	单核苷酸多态性
SNP array	single nucleotide polymorphism array	单核苷酸多态性微阵列芯片
SNV	single nucleotide variant	单核苷酸变异
SOD	superoxide dismutase	超氧化物歧化酶
SOGC	Society of Obstetricians and Gynaecologists of Canada	加拿大妇产科医师协会
SOP	standard operating procedure	标准操作规程
SRT	substrate reduction therapy	底物减少疗法
SRY	sex-determining region of Y	Y 染色体性别决定区
SSRIs	selective serotonin reuptake inhibitors	选择性 5- 羟色胺再摄取抑制剂
STR	short tandem repeat	短串联重复序列
SUMO	small ubiquitin-like modifier	类泛素
SUPeR-Seq	single-cell universal poly (A)-independent RNA sequencing	单细胞通用的、poly（A）- 独立的 RNA 测序
SXCI	skewed X-chromosomal inactivation	X 染色体失活偏移

缩写	英文全称	中文全称
T1DM	type 1 diabetes mellitus	1 型糖尿病
T2DM	type 2 diabetes mellitus	2 型糖尿病
T_3	triiodothyronine	三碘甲腺原氨酸
T_4	thyroxine	甲状腺素
TA	ethacrynic acid	天尼酸
TAND	tuberous sclerosis-associated neuropsychiatric disorders	结节性硬化相关的神经精神疾患
TAPS	twin anemia polycythemia sequence	双胎贫血多血质序列征
TAS	termination associated sequences	终止结合序列
TBM	tubular basement membrane	肾小管基底膜
TBMN	thin basement membrane ne-phropathy	薄基底膜肾病
TBX5	T-box transcription factor	T-box 转录因子 5
TC	total cholesterol	总胆固醇
TCA	tricyclic antidepressant	三环类抗抑郁药
TCR	T cell receptor	T 细胞受体
TDG	thymine DNA glycosylase	胸腺嘧啶 DNA 糖基化酶
TDT	transmission disequilibrium test	传递不平衡检验
TE	trophectoderm	滋养外胚层
TEN	toxic epidermal necrolysis	中毒性表皮坏死松解症
TEOAE	transient evoked otoacoustic emissions	瞬态诱发耳声发射
TESA	testicular sperm aspiration	睾丸穿刺
TET	ten-eleven translocation	10-11 易位
Tf	transferrin	转铁蛋白
TFAM	transcription factor A, mitochondrial	线粒体转录因子 A
TFB1M	transcription factor B1, mitochondrial	线粒体转录因子 B1
TFB2M	transcription factor B2, mitochondrial	线粒体转录因子 B2
TfR	transferrin receptor	转铁蛋白受体
TGA	transposition of great arteries	大动脉转位
TGF-β	transforming growth factor-β	转化生长因子 -β

缩写	英文全称	中文全称
TIA	transient ischemic attack	短暂性脑缺血发作
TNDM	transient neonatal diabetes mellitus	短暂性新生儿糖尿病
TNF-α	tumor necrosis factor-α	肿瘤坏死因子α
TOF	tetralogy of Fallot	法洛四联症
TOX	toxoplasma	弓形虫
TPH2	tryptophan hydroxylase2	色氨酸羟化酶2
TR	trisomic rescue	三体补救
TRAPS	twin reversed arterial perfusion sequence	双胎反向动脉灌注序列征
TRECs	T-cell receptor excision circles	T细胞受体切除环
TRFIA	time-resolved fluoroimmunoassay	时间分辨荧光免疫分析
tRNA	transfer RNA	转运RNA
TRS	targeted regions sequencing	目标区域测序
TS	Temple syndrome	Temple综合征
TSC	tuberous sclerosis complex	结节性硬化症
TSH	thyroid stimulating hormone	促甲状腺素
TT	total testosterone	总睾酮
TTD	trichothiodystrophy	毛发硫营养障碍
TTTS	twin-twin transfusion syndrome	双胎输血综合征
TXA$_2$	thromboxane A$_2$	血栓素A$_2$
TYR	tyrosinase	酪氨酸酶
Tyr	tyrosine	酪氨酸
TYRP1	tyrosinase relate protein 1	酪氨酸酶相关蛋白酶1
UDP	uridine diphosphate	尿苷二磷酸
uE3	unconjugated estriol	游离雌三醇
UMDF	United Mitochondrial Disease Foundation	线粒体疾病基金会
UNHS	universal newborn hearing screening	新生儿听力筛查
UPD	uniparental disomy	单亲二倍体
URSA	unexplained recurrent spontaneous abortion	不明原因复发性流产

缩写	英文全称	中文全称
UVSS	UV sensitive syndrome	紫外线敏感综合征
VCFS	velo-cardio-facial syndrome	腭 - 心 - 面综合征
VEGF	vascular endothelial growth factor	血管内皮生长因子
VLDL-C	very low density lipoprotein cholesterol	极低密度脂蛋白胆固醇
VSD	ventricular septal defect	室间隔缺损
VTE	venous thrombus embolism	静脉血栓栓塞症
VUS	variant of unknown significance	临床意义不明性变异
vWD	von Willebrand disease	血管性血友病
vWF	von Willebrand factor	血管性假血友病因子
WES	whole exome sequencing	全外显子组测序
WGA	whole genomic amplification	全基因组扩增
WGS	whole-genome sequencing	全基因组测序
WHO	World Health Organization	世界卫生组织
WSN	white sponge naevus	白色海绵状斑痣
XCI	X-chromosome inactivation	X 染色体失活
XD	X-linked dominant	X 连锁显性
XIC	X-chromosome inactivation center	X 染色体失活中心
XLAS	X-linked dominant inheritance Alport syndrome	X 连锁显性遗传型奥尔波特综合征
XP	xeroderma pigmentosum	着色性干皮病
XR	X-linked recessive	X 连锁隐性
YI	Youden index	约登指数
ZMW	zero-mode waveguide	零模波导孔

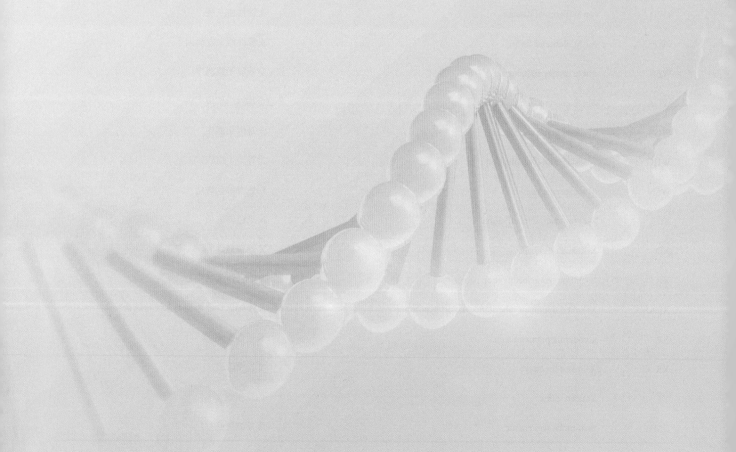

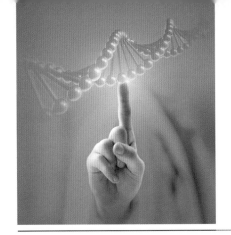

中文索引